NAEMT In Zusammenarbeit mit ACS AMERICAN COLLEGE OF SURGEONS

THE COMMITTEE ON TRAUMA

# PHTLS

## Prehospital Trauma Life Support

ZEHNTE EDITION



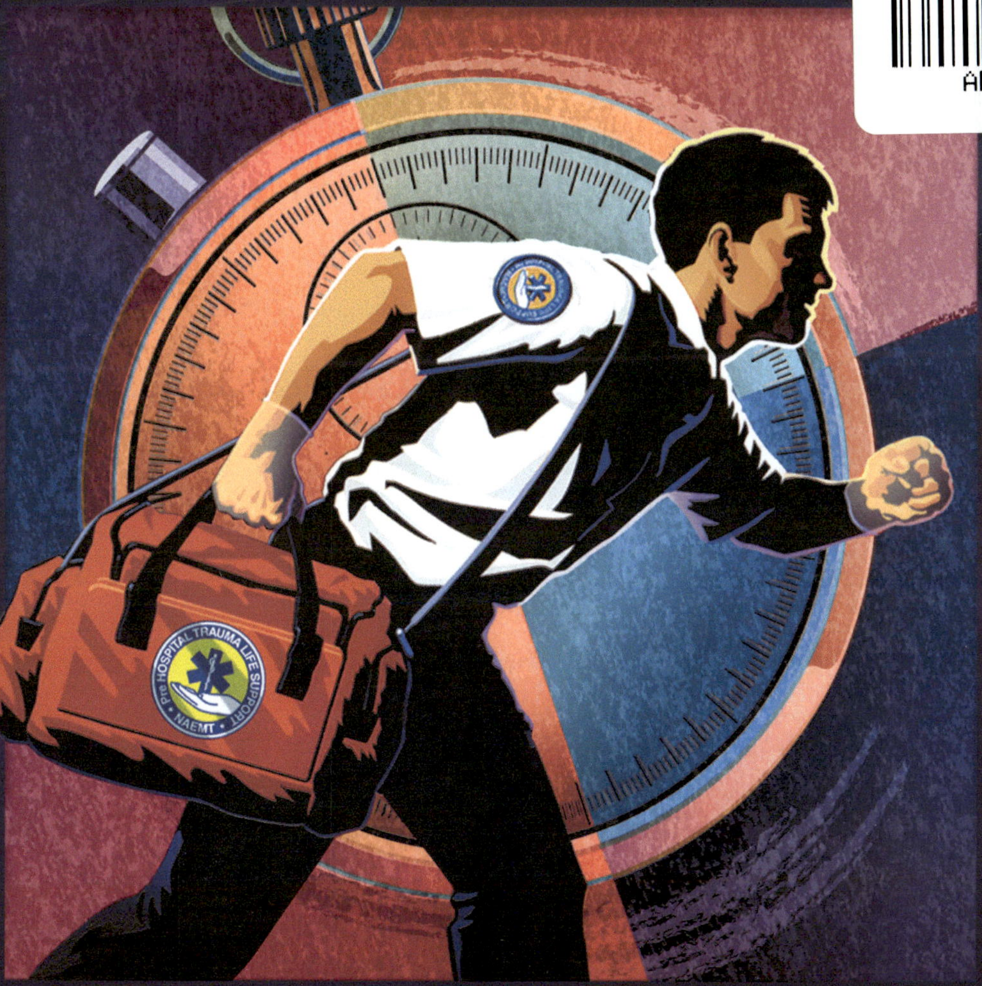

Unterstützt von

east
Eastern Association for the Surgery of Trauma

Special Operations Medical Association

TRAUMA CENTER Association of America

“The fate of the wounded rests in the hands of the one who applies the first dressing.”

“Derjenige, der dem Verwundeten den ersten Verband anlegt, hält dessen Schicksal in den Händen.”

**Dr. med. Nicholas Senn (1844–1908)**

Amerikanischer Chirurg (Chicago, Illinois)

Gründer der Gesellschaft der Militärärzte der Vereinigten Staaten

NAEMT In Zusammenarbeit mit ACS AMERICAN COLLEGE OF SURGEONS THE COMMITTEE ON TRAUMA

# PHTLS

## Prehospital Trauma Life Support

ZEHNTE EDITION

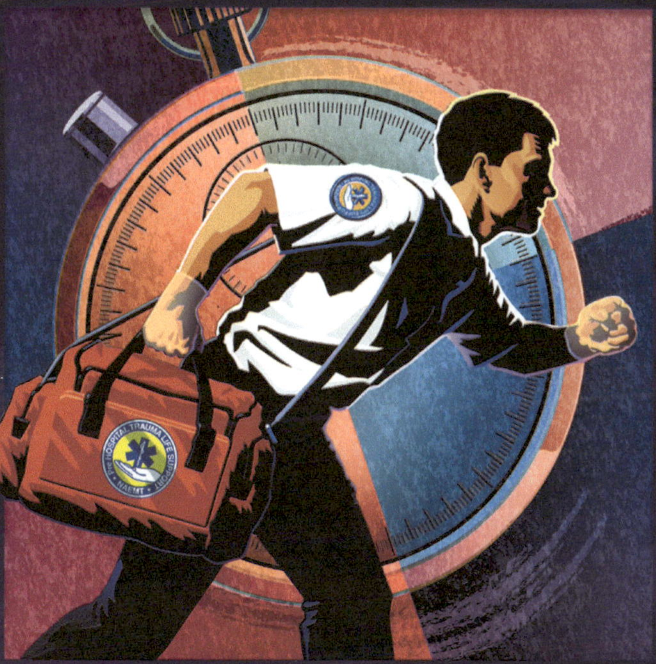

JONES & BARTLETT LEARNING

Unterstützt von

east Eastern Association for the Surgery of Trauma

Special Operations Medical Association

TRAUMA CENTER Association of America

*Hauptgeschäftsstelle*
Jones & Bartlett Learning
25 Mall Road
Burlington, MA 01803
978-443-5000
info@jblearning.com
www.jblearning.com
www.psglearning.com



**Mitwirkende bei der Produktion**
Vizepräsident, Innovative Lern- und Bewertungslösungen: Ada Woo
Leitende Direktorin, Produktion und Bereitstellung von Inhalten: Christine Emerton
Direktorin, Produktmanagement: Cathy Esperti
Produktmanager EMS: Jameel Sylvia
Manager, geistiges Eigentum und Content-Produktion: Kristen Rogers
Managerin für die Produktion von Inhalten: Alison Lozeau
Senior-Spezialistin für geistiges Eigentum: Angela Dooley
Senior-Produktmarketingmanagerin: Elaine Riordan
Direktor, Produktentwicklung: Aaron McKinzie
Leiterin Einkauf: Wendy Kilborn
Inhaltsentwicklung: S4Carlisle Publishing Services
Zusammensetzung: S4Carlisle Publishing Services
Projektmanagement: S4Carlisle Publishing Services
Rechtsspezialistin: Maria Leon Maimone
Titelbild (Titelseite, Teilanfangsseite, Kapitelanfangsseite):
© Ralf Hiemisch/fStop/Getty Images;
© National Association of Emergency Medical Technicians (NAEMT)
Druck und Bindung: CPI Group, UK

Um dieses Produkt zu bestellen, verwenden Sie die ISBN: 9781284311549

6048

Druck bei CPI Group (UK) Ltd Croydon, CRO 4YY

30 29 28 27 26 10 9 8 7 6 5 4 3 2 1

## ABSCHNITT 1 Einführung 1



## ABSCHNITT 2 Untersuchung und Management 55



## ABSCHNITT 3 Spezifische Verletzungen 301



## ABSCHNITT 4 Prävention 581



## ABSCHNITT 5 Massenanfall von Verletzten und Terrorismus 609



## ABSCHNITT 6 Spezielle Überlegungen 681

# ABSCHNITT 1 Einführung 1

## Kapitel 1 PHTLS: Vergangenheit, Gegenwart, und Zukunft 3



## Kapitel 2 Goldene Prinzipien, Präferenzen, und kritisches Denken 27

## ABSCHNITT 2 Untersuchung und Management 55

### Kapitel 3 Schock: Die Pathophysiologie von Leben und Tod 57



### Kapitel 4 Die Kinematik des Traumas 117



### Kapitel 5 Die Einsatzstelle 169

## ABSCHNITT 3 Spezifische Verletzungen 301

### Kapitel 8 Schädel-Hirn-Trauma (SHT) und Trauma der Halswirbelsäule 303



### Kapitel 9 Spinales Trauma 343



### Kapitel 10 Thoraxtrauma 397



### Kapitel 11 Abdominaltrauma 439

## Kapitel 15 Geriatrisches Trauma 557



# ABSCHNITT 4 Prävention 581

## Kapitel 16 Traumaprävention 583



# ABSCHNITT 5 Massenanfall von Verletzten und Terrorismus 609

## Kapitel 17 Katastrophenmanagement 611

## Kapitel 20 Umweltbedingtes Trauma II: Trauma durch Ertrinken und Blitzschlag, Tauch- und Höhentrauma 739



## Kapitel 21 Traumaversorgung in der Wildnis 789



## Kapitel 22 Taktische Verletztenversorgung 833

# Inhaltsverzeichnis spezifische Fertigkeiten

# Danksagungen



## Deutsche Übersetzung

### Projektkoordination und Leitung Übersetzung

**Achim Thamm**
PHTLS NAEMT Switzerland
PHT Committee (2025) und REEC Member
Co-Leiter Rettungsdienst Spital Davos AG

### Fachliche Begutachtung

**Dr. med. Jean-Cyrille Pitteloud**
Nationaler Medizinischer Direktor PHTLS NAEMT Switzerland
At-Large Member, PHT Committee
Head of Anesthesiology, HJBE Hospital Bern County, Switzerland
EMS Medical Director, Jura County Switzerland
Sion, Switzerland

**Dr. med. Stephan Ziegenhorn**
Medizinischer Direktor PHTLS Switzerland
Executive MBA (Universität St. Gallen), Facharzt Allgemeine Innere Medizin, Mitglied FMH, Fähigkeitsausweis Notarzt (SGNOR), Interdisziplinärer Schwerpunkt Klinische Notfallmedizin (SGNOR), Fähigkeitsausweis POCUS (SGUM)

**Dr. med. László Gorove MSc BA**
Emeritus National Medical Director PHTLS Austria

**Karsten Klemm, Facharzt Anästhesiologie**
Medizinischer Direktor PHTLS DE
Oberarzt mbF, Rettungsdienste NordWestSchweiz

### Deutsche Bearbeitung

**Andreas Dammerer, BSc.** (Kapitel 1 und 4)
**Michael Bernhardt, Notfallsanitäter (D), Flight Paramedic** (AREMT) (Kapitel 2)
**Dr. med. Stephan Ziegenhorn, Executive MBA, Facharzt Allgemeine Innere Medizin** (Kapitel 3 und 15)
**Stefanie Cachelin** (Kapitel 5 und 6)
**Karsten Klemm, Oberarzt mbF, Facharzt Anästhesiologie** (Kapitel 7)
**Dominik Geiger** (Kapitel 8)
**Dr. med. Nico Satory, Facharzt für Orthopädie und Unfallchirurgie** (Kapitel 9)
**Dr. med. Sarah Goller** (Kapitel 10)
**Dr. med. Conny Hartmann** (Kapitel 11)
**Dr. med. Thorsten Hauer, stellvertretender klinischer Direktor, Klinik für Allgemein- und Viszeralchirurgie, Bundeswehrkrankenhaus Berlin** (Kapitel 12, 13, 17, und 22)
**Armin Reisinger, MBA** (Kapitel 14, 19, und 20)
**Achim Thamm, Rettungssanitäter (CH), Notfallsanitäter (D)** (Kapitel 3 und 16)
**Dr. med. David Schurter** (Kapitel 18)
**Andreas Queck, BSc. Paramedic (UK), Rettungssanitäter (CH), Notfallsanitäter (D)** (Kapitel 7 und 21)

## Mitwirkende

### Medizinischer Redakteur - Zehnte Edition

**Andrew N. Pollak, MD, FAAOS**
The James Lawrence Kernan Professor and Chairman
Department of Orthopaedics
University of Maryland School of Medicine
Chief Clinical Officer
University of Maryland Medical System
Medical Director Baltimore County Fire Department
Special Deputy U.S. Marshal
Baltimore, Maryland

### Redakteur - Militärische Edition

**Frank K. Butler Jr., MD**
Capt, MC, USN (Retired)
Chairperson
Committee on Tactical Combat Casualty Care
Joint Trauma System
Pensacola, Florida

### Autoren

**Heidi Abraham, MD, EMT-B, EMT-T, FAEMS**
Deputy Medical Director Austin/Travis County Office of the Chief Medical Officer
Austin, Texas
Medical Director New Braunfels Fire Department
New Braunfels, Texas

**Faizan H. Arshad, MD**
Section Chief, Division of EMS
EMS Medical Director—Vassar EMS part of NuVance Health
Asst Residency Program Director—Dept of Emergency Medicine
USAF-R Flight Commander—Critical Care Air Transport Team
Evaluations Subcommittee Chair, Hudson Valley REMAC, New York
Host and Producer of EMS Nation Podcast
Hudson Valley, New York

**Robert D. Barraco, MD, MPH, FACS, FCCP**
Chief Academic Officer
Lehigh Valley Health Network
Associate Dean for Educational Affairs
USF Health Morsani College of Medicine–Lehigh Valley
Allentown, Pennsylvania

**Thomas Colvin, NREMT-P**
Firefighter/Paramedic
Houston Fire Department
Houston, Texas

**Alexander L. Eastman, MD, MPH, FACS, FAEMS**
Senior Medical Officer—Operations
Medical Operations/Office of the Chief Medical Officer
Countering Weapons of Mass Destruction Office

U.S. Department of Homeland Security
Tactical Medical Director, NAEMT
Prehospital Trauma Committee
Washington, D.C.

**Emily Esposito, DO**
Assistant Professor, Department of Emergency Medicine
University of Maryland School of Medicine
R Adams Cowley Shock Trauma Center
Baltimore, Maryland

**Samuel M. Galvagno Jr., DO, PhD, MS, FCCM**
Professor and Executive Vice Chair
Department of Anesthesiology
University of Maryland School of Medicine
State Medical Director, Critical Care Coordination Center (C4), Maryland Institute for Emergency Medical Services Systems
Baltimore, Maryland

**Mark Gestring, MD, FACS**
Medical Director, Kessler Trauma Center
Chief, Acute Care Surgery Division
Professor of Surgery, Emergency Medicine and Pediatrics
University of Rochester School of Medicine
Rochester, New York

**Jennifer M. Gurney, MD, FACS**
COL, MC, U.S. Army
Surgeon, U.S. Army Institute of Surgical Research
Chief, Defense Committee on Trauma and Chair, Committee on Surgical Combat Casualty Care, Joint Trauma System
San Antonio, Texas

**Danielle Hashmi, DO, MS**
Trauma/Burn/Surgical Critical Care
Crozer Chester Medical Center
Upland, Pennsylvania

**Seth C. Hawkins, MD**
Associate Professor of Emergency Medicine, Wake Forest University
Medical Director, Western Piedmont Community College Emergency Services Programs
Medical Director, North Carolina State Parks
Medical Director, National Association for Search & Rescue
Medical Director, Landmark Learning
Chief, Appalachian Mountain Rescue Team
Morganton, North Carolina

**Nancy Hoffmann, MSW**
Senior Director, Education Publishing
National Association of Emergency Medical Technicians
Hopkinton, New Hampshire

**Michael Holtz, MD**
Clinical Assistant Professor of Emergency Medicine
UNLV School of Medicine
Las Vegas, Nevada

**Jay Johannigman, MD, FACS**
Chief Medical Officer
Knight Aerospace's
Trauma Surgeon
Brooke Army Medical Center
San Antonio, Texas

**Brandon Kelly, MD**
Orthopedic Surgery Resident
University of Minnesota
Minneapolis, Minnesota

**Spogmai Komak, MD, FACS**
Assistant Professor, Department of Surgery
McGovern Medical School
University of Texas Health—Houston
Houston, Texas

**Matthew J. Levy, DO, MSc**
Deputy Director of Special Operations
Associate EMS Fellowship Director
Associate Professor of Emergency Medicine
Johns Hopkins University School of Medicine
Baltimore, Maryland

**Angel Ramon Lopez, MD**
General and Trauma Surgeon
Trauma Medical Director
Yuma Regional Medical Center
Yuma, Arizona

**Anthony Loria, MD**
Department of Surgery, Emergency Medicine and Pediatrics
University of Rochester School of Medicine
Rochester, New York

**Steven C. Ludwig, MD**
Professor of Orthopaedics
Chief of the Division of Spine Surgery
Spine Surgery Fellowship Director
Department of Orthopaedics
University of Maryland Medical Center
Baltimore, Maryland

**Angela Lumba-Brown, MD**
Associate Professor and Associate Vice Chair
Department of Emergency Medicine
Stanford University School of Medicine
Co-Director, Stanford Brain Performance Center
Palo Alto, California

**Faroukh Mehkri, DO**
Assistant Professor
Division of Emergency Medical Services
Department of Emergency Medicine
University of Texas at Southwestern Medical Center at Dallas
Deputy Medical Director, Dallas Fire Rescue
Police Officer & Tactical Physician, Dallas SWAT
Dallas Police Department
Dallas, Texas

**Vince Mosesso, MD, FACEP, FAEMS**
Professor of Emergency Medicine
Associate Chief, Division of EMS
University of Pittsburgh School of Medicine
Medical Director, UPMC Prehospital Care
Medical Director, NAEMT Advanced Medical Life
Support Committee
Pittsburgh, Pennsylvania

**Jessica A. Naiditch, MD, FACS**
Trauma Medical Director
Dell Children's Medical Center of Central Texas
Assistant Professor of Surgery & Perioperative Care
Dell Medical School
University of Texas—Austin
Austin, Texas

**Daniel P. Nogee, MD, MHS**
Medical Toxicology Fellow
Department of Emergency Medicine
Emory University School of Medicine
Atlanta, Georgia

**Jean-Cyrille Pitteloud, MD**
Head of Anesthesiology, HJBE Hospital Bern County, Switzerland
EMS Medical Director, Jura County Switzerland
At-Large Member, NAEMT Prehospital Trauma Committee
Sion, Switzerland

**Christine Ramirez, MD, FACS**
Acute Care Surgeon

Associate Chief Medical Information Officer
St. Luke's University Health Network
Clinical Assistant Professor of Surgery
Department of Surgery, Lewis Katz School of Medicine at Temple University
Philadelphia, Pennsylvania

**Katherine Remick, MD, FAAP, FACEP, FAEMS**
Medical Director, San Marcos Hays County EMS System
Executive Lead, National EMS for Children Innovation and Improvement Center
Associate Professor, Departments of Pediatrics and Surgery, Dell Medical School at the University of Texas at Austin
EMS Director, Pediatric Emergency Medicine Fellowship, Dell Medical School
Medical Director, NAEMT Emergency Pediatric Care Committee
Austin, Texas

**Christopher H. Renninger, MD**
Orthopaedic Traumatology
Chief, Orthopaedic Trauma, Tumor and Foot & Ankle Surgery
Walter Reed National Military Medical Center
Bethesda, Maryland

**Thomas Scalea, MD**
Physician in Chief, R Adams Cowley Shock Trauma Center
Distinguished Francis X Kelly Professor of Trauma
University of Maryland School of Medicine
Baltimore, Maryland

**Andrew Schmidt, MD**
Chair, Department of Orthopaedic Surgery
Hennepin Healthcare
Professor, Department of Orthopaedic Surgery
University of Minnesota
Minneapolis, Minnesota

**Justin R. Sempsrott, MD, FAAEM**
Executive Director, Lifeguards Without Borders
Director, International Drowning Researchers' Alliance
Kuna, Idaho

**Jesse Shriki, DO, MS, FACEP**
Department of Critical Care
Vice Chair of Quality and Safety, Department of Medicine
Assistant Clinical Professor, Creighton University
Omaha, Nebraska

**R. Bryan Simon, RN, MSc, DiMM, FAWM**
Co-owner of Vertical Medicine Resources
Owner, Peripatetic Solutions
Director, New River Alliance of Climbers
Associate Editor, Medical Screening for Outdoor Activities
Fayetteville, West Virginia

**Gerard Slobogean, MD, MPH, FRCSC**
Associate Professor
Director of Clinical Research
Department of Orthopaedics
University of Maryland School of Medicine
R Adams Cowley Shock Trauma Center
Baltimore, Maryland

**Will Smith, MD, Paramedic, FAEMS**
Medical Director, Teton County Search and Rescue, Grand Teton National Park, Jackson Hole Fire/EMS, USFS-BTNF
Clinical Assistant Professor, University of Washington School of Medicine
Colonel, MC, U.S. Army Reserve—62A (EMS and Emergency Medicine)
Emergency Medicine, St. John's Health
Jackson, Wyoming

**Deborah M. Stein, MD, MPH**
Professor of Surgery
University of Maryland School of Medicine
Director for Critical Care Services
University of Maryland Medical Center
Baltimore, Maryland

**Alexandra E. Thomson, MD, MPH**
Spine Research Fellow
Department of Orthopaedics, Spine Division
University of Maryland School of Medicine
Baltimore, Maryland

**John Trentini, MD, PhD, FAWM**
Major, USAF, MC
United States Air Force
Las Vegas, Nevada

**David Tuggle, MD, FACS, FAAP**
Associate Trauma Medical Director
Dell Children's Medical Center in Texas
Former Vice-Chair of Surgery and Chief of Pediatric Surgery, OU Medical Center
Austin, Texas

**Brian H. Williams, MD, FACS**
Professor of Trauma and Acute Care Surgery
University of Chicago Medicine
Robert Wood Johnson Foundation Health Policy Fellow
National Academy of Medicine
Chicago, Illinois

**Kelsey Wise, MD**
Orthopedic Surgery Resident
University of Minnesota
Minneapolis, Minnesota

**Ivan B. Ye, MD**
Spine Research Fellow
Department of Orthopaedics, Spine Division
University of Maryland School of Medicine
Baltimore, Maryland

## National Association of Emergency Medical Technicians 2022 Vorstandsmitglieder

### PHTLS–Medizinische Direktoren

**Warren Dorlac, MD, FACS**
PHTLS Medical Director
Col (Retired), USAF, MC, FS
Medical Director, Trauma and Acute Care Surgery
Medical Center of the Rockies
Loveland, Colorado

**Margaret M. Morgan, MD, FACS**
PHTLS Associate Medical Director
Medical Director, Perioperative Services
UC Health Memorial
Colorado Springs, Colorado

### PHT Ausschuss

**Dennis W. Rowe, EMT-P**
Chair, PHT Committee
Director of Government and Industry Relations
Priority Ambulance
Knoxville, Tennessee

**Alexander L. Eastman, MD, MPH, FACS**
Tactical Medical Director
Senior Medical Officer—Operations
Medical Operations/Office of the Chief Medical Officer
Countering Weapons of Mass Destruction Office
U.S. Department of Homeland Security
Washington, D.C.

**Frank K. Butler Jr., MD**
Military Medical Advisor, PHT Committee
CAPT, MC, USN (Retired)
Tactical Combat Casualty Care Consultant to the Joint Trauma System
Pensacola, Florida

**Jean-Cyrille Pitteloud, MD**
At-Large Member, PHT Committee
Head of Anesthesiology, HJBE Hospital Bern County, Switzerland
EMS Medical Director, Jura County Switzerland
Sion, Switzerland

**Anthony S. Harbour, BSN, MEd, RN, NRP**
Member, PHT Committee
Acute Care/EMS Educator, Center for Trauma and Critical Care Education
Virginia Commonwealth University, School of Medicine
Richmond, Virginia
Paramedic/Quality Assurance & Performance Improvement Committee
Goochland County Department of Fire-Rescue and Emergency Services
Goochland, Virginia

**Jim McKendry, BSc, MEM, ACP (Retired)**
Member, PHT Committee
Winnipeg, Manitoba, Canada

**Joanne Piccininni, MBA, NRP, MICP**
Member, PHT Committee
Program Director, Assistant Professor
Bergen Community College Paramedic Science Program
Lyndhurst, New Jersey

**Brian Simonson, MBA, NRP, CHEC**
Member, PHT Committee
SERAC Trauma Coordinator
Novant New Hanover Regional Medical Center
Wilmington, North Carolina

# Gutachter

### Rezensionsexperten der Zehnten Edition

**William Armonaitis, DHPE, MS, NRP, NCEE**
University Hospital EMS
Newark, New Jersey

**Ryan Batenhorst, MEd, NRP**
Creighton University
Omaha, Nebraska

**Shawn Bjarnson, AEMT**
EMS Instructor
Retired Law Enforcement Officer
Gunnison Valley Hospital
Gunnison, Utah

**Mark A. Boisclair MPA, NRP**
EMS Education
Chattahoochee Valley Community College
Phenix City, Alabama

**Dr. Susan Braithwaite**
Western Carolina University
Cullowhee, North Carolina

**Edward Caballero, MBA, NRP, FP-c, CCP-c**
University of Hawai'i at Kapi'olani Community College
Honolulu, Hawaii

**Bernadette Cekuta**
Dutchess Community College
Poughkeepsie, New York

**Joshua Chan**
Flight Paramedic
Life Link III
Minneapolis, Minnesota
EMS Educator/Paramedic
Glacial Ridge Health System
Glenwood, Minnesota

**Claudia Clark, MA, NRP**
Anne Arundel Community College
Arnold, Maryland

**Kevin Curry, AS, NRP, CCEMTP**
United Training Center
Lewiston, Maine

**Charles Dixon, NRP, NCEE**
Nucor Steel Berkeley
Huger, South Carolina

**Joel Ellzie, BS, NRP**
University of South Alabama
Mobile, Alabama

**Ronald Feller Sr., BSEd, MBA, NRP**
Oklahoma EMS Education
Oklahoma City, Oklahoma

**John A. Flora, Firefighter/Paramedic, EMS-I**
EMS Coordinator
Urbana Fire Division
Urbana, Ohio

**Victoria Gallaher, FP-C, CCP**
Nauvoo Fire Protection District
Nauvoo, Illinois

**Jeffery D. Gilliard, PMD, NRP, CCEMTP, FPM, MEd**
EMETSEEI Institute, Inc.
Rockledge, Florida

**David Glendenning**
Captain/Education Coordinator
New Hanover Regional EMS
Wilmington, North Carolina

**James E. Gretz, MBA, NRP, CCP-C**
JeffSTAT – Jefferson Health
Philadelphia, Pennsylvania

**Jason D. Haag, CCEMT-P, CIC**
Upstate Medical University
Syracuse, New York

**Frederick A. Haas Jr., NRP, BS**
Sussex County EMS
Georgetown, Delaware

**Randy Hardick, MA, NREMT-P**
EMS Department Chair, Paramedic Program Director
Saddleback College
Mission Viejo, California

**Greg P. Henington, Paramedic, FP-C, BBA, MBA**
Terlingua Fire & EMS
Terlingua, Texas

**Melanie Jorgenson, BLS Education Specialist**
Regions Hospital EMS Education
St. Paul, Minnesota

**Alan F. Kicks, BSEE**
EMT/BLS/PHTLS Instructor
Bergen County EMS Training Center
Paramus, New Jersey

**Robert Loiselle, MA, NRP, IC**
Patriot Ambulance Service
Flint, Michigan

**Josh Lopez, MA, BS-EMS, NRP, I/C**
University of New Mexico School of Medicine
Department of Emergency Medicine EMS Academy
Albuquerque, New Mexico

**Michael McDonald, RN, NRP**
Loudoun County Combined Fire and Rescue System
Leesburg, Virginia

**Gregory S. Neiman, MS, NRP, NCEE**
VCU Health System
Richmond, Virginia

**Keito Ortiz, Paramedic, NYS CIC, NAEMSE Level II**
Pre-Hospital Care Training Coordinator
Jamaica Hospital Medical Center
Queens, New York

**Kevin Ramdayal**
EMS Deputy Chief
FDNY EMS Training Academy
Queens, New York

**Josh Steele, MBAHA, NRP, FP-C, CMTE**
Hospital Wing
Memphis Medical Center Air Ambulance, Inc.
Memphis, Tennessee

**Melissa Stoddard, MPH, NRP**
Tacoma Community College
Tacoma, Washington

**Brian Turner, CCEMT-P, RN**
Genesis Medical Center
Davenport, Iowa

**Jackilyn E. Williams, RN, MSN, NRP**
Portland Community College Paramedic Program
Portland, Oregon

**Rich Wisniewski, MA, NRP**
South Carolina Department of Health and Environmental Control
Columbia, South Carolina

**Karen "Keri" Wydner Krause RN, CCRN, EMT-P**
Lakeshore Technical College
Cleveland, Wisconsin

## Rezensionsexperten der Neunten Edition

**Alberto Adduci, MD, ED**
Molinette Hospital
Turin, Italy

**J. Adam Alford, BS, NRP**
Old Dominion EMS Alliance
Bon Air, Virginia

**Justin Arnone, BS, NRP, NCEE, TP-C**
East Baton Rouge Parish EMS
Baton Rouge, Louisiana

**Hector Arroyo**
New York City Fire Department Bureau of Training
Bayside, New York

**Ryan Batenhorst, MEd, NRP**
Southeast Community College
Lincoln, Nebraska

**Nick Bourdeau, RN, Paramedic I/C**
Huron Valley Ambulance
Ypsilanti, Michigan

**Dr. Susan Smith Braithwaite, EdD, NRP**
Western Carolina University
Cullowhee, North Carolina

**Lawrence Brewer, MPH, NRP, FP-C**
Rogers State University/Tulsa LifeFlight
Claremore, Oklahoma

**Aaron R. Byington, MA, NRP**
Davis Technical College
Kaysville, Utah

**Bernadette Cekuta**
Dutchess Community College
Wappingers Falls, New York

**Ted Chialtas**
Fire Captain/Paramedic, Paramedic Program Coordinator
San Diego Fire-Rescue Department Paramedic Program
San Diego, California

**Hiram Colon**
New York City Fire Department Bureau of EMS
New York, New York

**Kevin Curry, AS, NRP, CCEMT-P**
United Training Center
Lewiston, Maine

**Charlie Dixon, NRP, NCEE**
Nucor Steel Berkeley
Huger, South Carolina

**John A. Flora, FF/Paramedic, EMS-I**
Urbana Fire Division
Urbana, Ohio

**Fidel O. Garcia, EMT-P**
Professional EMS Education
Grand Junction, Colorado

**Jeff Gilliard, NRP/CCEMT-P/FPC, BS**
President/CEO, Central Florida Office
Emergency Medical Education & Technology Systems Inc.
Rockledge, Florida

**David Glendenning, EMT-P**
Education & Outreach Officer
New Hanover Regional EMS
Wilmington, North Carolina

**Conrad M. Gonzales, Jr., NREMT-P**
San Antonio Fire Department (retired)
San Antonio, Texas

**David M. Gray, BS, EMTP-IC**
Knoxville Fire Department
Knoxville, Tennessee

**Jamie Gray, BS, AAS, FF, NRP (NAEMT/NAEMSE/ATOA)**
State of Alabama Office of EMS
Montgomery, Alabama

**Kevin M. Gurney, MS, CCEMT-P, I/C**
Delta Ambulance
Waterville, Maine

**Jason D. Haag, CCEMT-P, CIC, Tactical Medic**
Finger Lakes Ambulance
Clifton Springs, New York
Wayne County Advanced Life Support Services
Marion, New York
Finger Lakes Regional Emergency Medical Services Council
Geneva, New York

**Poul Anders Hansen, MD**
Medical Director
EMS North Denmark Region
Chairman PHTLS Denmark

**Anthony S. Harbour, BSN, MEd, RN, NRP**
Executive Director
Southern Virginia Emergency Medical Services
Roanoke, Virginia

**Brad Haywood, NRP, FP-C, CCP-C**
Fairfax County Fire and Rescue Academy
Fairfax, Virginia

**Greg Henington**
Terlingua Fire & EMS
Terlingua, Texas

**Paul Hitchcock, NRP**
Front Royal, Virginia

**Sandra Hultz, NREMT-P**
Holmes Community College
Ridgeland, Mississippi

**Joseph Hurlburt, BS, NREMT-P, EMT-P I/C**
Instructor Coordinator/Training Officer
Rapid Response EMS
Romulus, Michigan

**Melanie Jorgenson**
Regions Hospital EMS
Oakdale, Minnesota

**Travis L. Karicofe, NREMT-P**
EMS Officer
City of Harrisonburg Fire Department
Harrisonburg, Virginia

**Brian Katcher NRP, FP-C**
Warrenton, Virginia

**Alan F. Kicks, EMT**
PHTLS Instructor
Bergen County EMS Training Center
Paramus, New Jersey

**Jared Kimball, NRP**
Tulane Trauma Education
New Orleans, Louisiana

**Timothy M. Kimble, AAS, NRP**
Education Coordinator
Carilion Clinic Life Support Training Center
Craig County Emergency Services
New Castle, Virginia

**Don Kimlicka, NRP, CCEMT-P**
Executive Director
Clintonville Area Ambulance Service
Clintonville, Wisconsin

**Jim Ladle, BS, FP-C, CCP-C**
South Jordan City Fire Department
South Jordan, Utah

**Frankie S. Lobner**
Mountain Lakes Regional EMS Council
Queensbury, New York

**Robert Loiselle, MA, NRP, EMSIC**
Bay City, Michigan

**Joshua Lopez, BS-EMS, NRP**
University of New Mexico EMS Academy
Albuquerque, New Mexico

**Kevin M. Lynch, NREMT, NYS CIC**
Greenburgh Police Department: EMS
White Plains, New York

**Christopher Maeder, BA, EMT-P**
Chief
Fairview Fire District
Fairview, New York

**Jeanette S. Mann, BSN, RN, NRP**
Director of EMS Programs
Dabney S. Lancaster Community College
Clifton Forge, Virginia

**Michael McDonald, RN, NRP**
Loudoun County Fire Rescue
Leesburg, Virginia

**Jeff McPhearson, NRP**
Southside Regional Medical Center
Petersburg, Virginia

**David R. Murack, NREMT-P, CCP**
EMS Educator
Lakeshore Technical College
Assistant Chief of Emergency Operations
City of Two Rivers Fire/Rescue
Cleveland, Wisconsin

**Stephen Nacy, FP-C, TP-C, CCEMT-P, NRP, DMT**
Leesburg, Virginia

**Gregory S. Neiman, MS, NRP, NCEE, CEMA(VA)**
VCU Health System
Richmond, Virginia

**Norma Pancake, BS, MEP, NREMT-P**
Pierce County EMS
Tacoma, Washington

**Deb Petty**
St. Charles County Ambulance District
St. Peter's, Missouri

**Mark Podgwaite, NECEMS I/C**
Waterbury Ambulance Service
Waterbury, Vermont

**Jonathan R. Powell, BS, NRP**
University of South Alabama
Mobile, Alabama

**Kevin Ramdayal**
New York City Fire Department Bureau of EMS
New York, New York

**Christoph Redelsteiner, PhD, MSW, MS, EMT-P**
Academic Director Social Work (MA)
Danube University, Krems Austria
Scientific Director
Emergency Health Services Management Program
University of Applied Sciences St. Pölten

**Les Remington, EMT-P, I/C, FI1**
EMS Educator, Trauma Course Coordinator Genesys EMS and Employee Education
Grand Blanc, Michigan

**Ian T.T. Santee, MPA, MICT**
City and County of Honolulu
Honolulu, Hawaii

**Edward Schauster, NREMT-P**
Air Idaho Rescue
Idaho Falls, Idaho

**Justin Schindler, BS, NRP**
Monroe Ambulance
Rochester, New York

**Kimberly Singleton, APRN, MSN, FNP-C**
Gwinnett Medical Center
Lawrenceville, Georgia

**Jennifer TeWinkel Smith, BA, AEMT**
Regions Hospital Emergency Medical Services
Oakdale, Minnesota

**Josh Steele, MBAHA, BS, AAS, NRP, FP-C, I/C**
Hospital Wing (Memphis Medical Center Air Ambulance, Inc.)
Memphis, Tennessee

**Richard Stump, NRP**
Central Carolina Community College
Erwin, North Carolina

**William Torres, Jr., NRP**
Marcus Daly Memorial Hospital
Hamilton, Montana

**Brian Turner, CCEMT-P, RN**
Genesis Medical Center
Davenport, Iowa

**Scott Vanderkooi, BS, NRP**
Department of EMS Education
University of South Alabama
Mobile, Alabama

**Gary S. Walter, NRP, BA, MS**
Union College
International Rescue & Relief
Lincoln, Nebraska

**Mitchell R. Warren, NRP**
Children's Hospital and Medical Center
Omaha, Nebraska

**David Watson, NRP, CCEMT-P, FP-C**
Pickens County EMS
Pickens, South Carolina

**Jackilyn E. Williams, RN, MSN, NRP**
Portland Community College Paramedic Program
Portland, Oregon

**Earl M. Wilson, III, BIS, NREMT-P**
Nunez Community College
Chalmette, Louisiana

**Rich Wisniewski, BS, NRP**
Columbia, South Carolina

**Karen "Keri" Wydner Krause, RN, CCRN, EMT-P**
Lakeshore Technical College
Cleveland, Wisconsin

**Dawn Young**
Bossier Parish School for Technology and Innovative Learning
Bossier City, Louisiana

**Photoshoot Acknowledgments**
We would like to thank the following people and institutions for their collaboration on the photoshoot for this project. Their assistance was appreciated greatly.

**Technical Consultants and Institutions**
UMass Memorial Paramedics, Worcester EMS
Worcester, Massachusetts

**Richard A. Nydam, AS, NREMT-P**
Training and Education Specialist, EMS
UMass Memorial Paramedics, Worcester EMS
Worcester, Massachusetts

**Southbridge Fire Department**
Southbridge, Massachusetts

**Jerry Flanagan**
Account Manager
BoundTree Medical
Dublin, Ohio

# Vorwort



Es ist mir eine Ehre, die bedeutenden Leistungen des Prehospital Trauma Life Support (PHTLS)-Programms anlässlich der Veröffentlichung der 10. Auflage des PHTLS-Lehrbuchs zu würdigen. Seit über 40 Jahren gilt PHTLS als Goldstandard für die Ausbildung von Rettungsdienstfachpersonal in den neuesten Strategien zur Minimierung von Mortalität und Mobilität nach schweren Verletzungen. Dank der langjährigen Zusammenarbeit zwischen der National Association of Emergency Medical Technicians (NAEMT) und dem Committee on Trauma (COT) des American College of Surgeons (ACS) hat sich der PHTLS-Kurs parallel zum Advanced Trauma Life Support (ATLS)-Programm entwickelt und gewährleistet so eine nahtlose Versorgung der Patienten vom präklinischen bis zum klinischen Bereich.

Im Jahr, in dem das ACS Committee on Trauma sein hundertjähriges Bestehen feierte, blickten wir auf die Entwicklung des Rettungswesens in den Vereinigten Staaten zurück. Die Optimierung der präklinischen Versorgung verletzter Patienten ist seit 1922 ein Schwerpunkt des ACS, als der Transport Verletzter als eines der ersten Unterkomitees des ursprünglichen ACS Committee on Fractures eingerichtet wurde. In den 1950er- und 1960er-Jahren entwickelten Chirurgen des COT Standards für die Ausstattung von Rettungswagen sowie für die Ausbildung von Rettungsdienstfachpersonal und Ersthelfern in der grundlegenden Traumaversorgung. Als sich die Notfallmedizin in den USA weiterentwickelte, erkannte Norman E. McSwain Jr., MD, FACS, Gründungsmitglied der NAEMT und Vorsitzender des ACS COT Subcommittee on Emergency Services Prehospital (1981–1986), die Notwendigkeit eines umfassenden Ausbildungsprogramms für präklinische Einsatzkräfte, vergleichbar mit dem ATLS-Kurs – und so entstand PHTLS.

Wie ATLS hat sich auch PHTLS exponentiell zu einem weltweiten Programm entwickelt, das international als einheitlicher, evidenzbasierter Ansatz zur Versorgung der Schwerstverletzten gelehrt wird. PHTLS wurde erweitert, um sowohl die zivile als auch die militärische präklinische Versorgung zu unterstützen und spielte eine entscheidende Rolle bei der Umsetzung der während der Kriege im Irak und in Afghanistan entwickelten Tactical-Combat-Casualty-Care-Leitlinien. Im Gegenzug haben die aus der Versorgung von Kampfverletzten gewonnenen Erkenntnisse die Behandlung ziviler Traumapatienten verbessert.

Diese Auflage von PHTLS integriert zudem die aktualisierten National Guidelines for the Field Triage of Injured Patients von 2021, die die entscheidende Bedeutung der Triage-Entscheidungen von Rettungsdienstfachpersonal anerkennen, um sicherzustellen, dass der richtige Patient innerhalb der richtigen Zeit die angemessene Versorgungsstufe erhält. Der Rettungsdienst bildet das entscheidende erste Glied der Überlebenskette für schwer verletzte Patienten und gewährleistet den zeitkritischen Zugang zum regionalen Traumaversorgungssystems, wie es die aktuellen Leitlinien fordern.

Dr. McSwain lehrte uns: *„Trauma ist von Anfang bis Ende eine chirurgische Erkrankung. Trauma beginnt in dem Moment, in dem das Ereignis eintritt. Die Traumaversorgung beginnt, sobald ein First Responder oder Rettungsdienstfachpersonal am Einsatzort eintrifft – nicht erst, wenn der Patient im Zielkrankenhaus ankommt. Mindestens die Hälfte der Versorgung innerhalb der Goldenen Stunde liegt in den Händen des Rettungsdienstfachpersonals. Trauma ist Teamarbeit, und der Rettungsdienst ist ein entscheidender Teil dieses Teams.“* (Zitat, im Rahmen eines Fachkongress des American College of Surgeons 2003).

Diese 10. Auflage von PHTLS gewährleistet ein standardisiertes Vorgehen in der unmittelbaren Versorgung dieser Patienten, was Leben rettet und optimale Ergebnisse für alle von traumatischen Verletzungen Betroffenen unterstützt.

**Eileen M. Bulger, MD, FACS**
Medical Director of Trauma Programs
American College of Surgeons
Professor of Surgery & Chief of Trauma
Harborview Medical Center, University of Washington

# Deutsche Vorwort

Die 10. Auflage des Prehospital Trauma Life Support (PHTLS)-Lehrbuchs markiert einen wichtigen Meilenstein für die präklinische Traumaversorgung im deutschsprachigen Raum. Seit der Einführung von PHTLS in Deutschland, Österreich und der Schweiz hat sich das Kursprogramm zu einem zentralen Bestandteil der Aus- und Fortbildung im Rettungsdienst entwickelt und leistet einen entscheidenden Beitrag zur kontinuierlichen Qualitätsverbesserung der Versorgung Schwerverletzter.

Die drei Länder verfügen über hochentwickelte Rettungsdienststrukturen, die sich trotz nationaler Unterschiede in Organisation und Rechtsrahmen durch einen hohen Professionalisierungsgrad und eine starke Orientierung an internationalen Leitlinien auszeichnen. PHTLS bildet dabei die gemeinsame fachliche Grundlage, um evidenzbasierte Versorgungskonzepte nach neuesten wissenschaftlichen Erkenntnissen in einheitlicher Sprache zu vermitteln – über Ländergrenzen hinweg.

Die enge Anbindung an internationale Berufsverbände und Fachgesellschaften wie die National Association of Emergency Medical Technicians (NAEMT) und das Committee on Trauma (COT) des American College of Surgeons (ACS) gewährleistet, dass die Inhalte stets dem aktuellen Stand der Wissenschaft entsprechen. Zugleich fließen europäische und nationale Entwicklungen, etwa aus der S3-Leitlinie Polytrauma/Schwerverletzten-Behandlung (D), den TraumaNetzwerken DGU®, dem Österreichischen Traumaregister sowie den Schweizer Traumaversorgungssystemen, in die Anpassung der Lehrinhalte ein.

PHTLS fördert die Interdisziplinarität und Interprofessionalität zwischen präklinischem und klinischem Bereich – ein Grundpfeiler moderner Traumaversorgung in Europa. Der Kursansatz stärkt ein gemeinsames Verständnis von Prioritäten, Entscheidungswegen und Teaminteraktion im Einsatz, was besonders in grenzüberschreitenden Regionen wie dem Alpenraum von hoher Bedeutung ist.

Mit dieser Buchauflage wird die Vision einer international harmonisierten, evidenzbasierten und praxisorientierten Traumaversorgung weiter umgesetzt. Sie würdigt die herausragende Arbeit aller Instruktorinnen und Instruktoren, Kurszentren und Fachgesellschaften in der D-A-CH-Region, die mit großem Engagement zur Etablierung und Weiterentwicklung von PHTLS beigetragen haben.

**Achim Thamm**
PHTLS NAEMT Switzerland
PHT Committee (2025) und REEC Member
Co-Leiter Rettungsdienst Spital Davos AG

Zur besseren Lesbarkeit werden die Bezeichnungen „Rettungsdienstfachpersonal" und „Gesundheitsfachpersonal" einheitlich verwendet. Sie beziehen sich auf alle im Gesundheitswesen tätigen Berufsgruppen.

# Einleitung

## Entwicklungsphilosophie des PHTLS-Lehrbuchs

Mit der Entwicklung der Zehnten Edition dieses Lehrbuchs wurde bewusst die Absicht verfolgt, es als praxisnahes Nachschlagewerk zu gestalten. Es soll jedoch nicht nur ein Werk sein, das im Regal steht und erst bei auftretenden Fragen herangezogen wird. Ebenso wenig soll es lediglich als akademische Grundlage für den PHTLS-Kurs dienen. Wir schafften ein Lehrbuch, das von präklinischen Rettungsdienst- und Gesundheitsfachpersonal gelesen und genutzt werden soll, um eine lebenslange Auseinandersetzung mit der Fachliteratur zu beginnen oder fortzusetzen. Gleichzeitig soll es die Möglichkeit, zu einer gezielten Vorbereitung an die Hand geben.

Bei der Versorgung von Traumapatienten ist es notwendig, einen Plan zu haben. Dieser kann durch lokale oder regionale Algorithmen und auf nationalen Standards basieren. Doch wie der berühmte Boxer Mike Tyson einmal sagte: *„Jeder hat einen Plan, bis er einen Schlag ins Gesicht bekommt.“* Trauma stellt oft genau diesen Schlag dar. Dieser Schlag kann den ursprünglichen Plan zunichtemachen, doch ein solides Fundament aus Wissen und kritischem Denken bereitet auf das Unerwartete vor.

Patienten stellen in unterschiedlichen Situationen unterschiedliche Herausforderungen dar, und auf das Unerwartete vorbereitet zu sein erfordert Wissen und kontinuierliches Lesen. Vorbereitung bedeutet, aus den Fehlern und Erfolgen anderer zu lernen und die darüber veröffentlichte Fachliteratur zu verstehen. Ob in der Architektur, der Chirurgie oder der präklinischen Traumaversorgung – das Verständnis der Fachliteratur beginnt mit dem gründlichen Lesen von Lehrbüchern und setzt sich fort, indem man die dort angegebenen Referenzen nutzt, um sich weiter in Fachartikel, Buchkapitel und weiterführende Literatur einzuarbeiten, welche eine wissenschaftliche Grundlage bilden.

Vorbereitung auf jede Situation bedeutet, die Geschichte dessen zu lesen, was andere in ähnlichen Situationen getan und daraus gelernt haben. Der ehemalige General des Marine Corps und frühere US-Verteidigungsminister James Mattis plädiert für kontinuierliche Vorbereitung durch Lesen. Er argumentiert, dass jedes Problem, dem sich Soldaten im Gefecht stellen müssen, mit hoher Wahrscheinlichkeit bereits zuvor aufgetreten und in der Fachliteratur beschrieben worden ist. Deshalb sei es die Pflicht jedes Soldaten, sich durch intensives Studium dieser Literatur auf den Kampf vorzubereiten. Dasselbe gilt in gewisser Weise für die Traumaversorgung: Ganz gleich, welche Verletzungsmuster ein Patient aufweist, es ist sehr wahrscheinlich, dass ähnliche Fälle bereits dokumentiert und beschrieben wurden, was in der Versorgung funktioniert hat – und was nicht. Mattis wird häufig mit den Worten zitiert: *„Improvisieren und Leichensäcke füllen, während wir erst herausfinden, was funktioniert, erinnert uns an die moralischen Gebote und die Kosten von Inkompetenz in unserem Beruf.“* Auch wenn er diese Aussage auf die Führung von Soldaten im Gefecht bezog, trifft sie ebenso auf die Versorgung verletzter Patienten zu. Wenn Menschenleben auf dem Spiel stehen, können wir es uns nicht leisten, nur zu improvisieren.

Neben seiner Funktion als allgemeines Nachschlagewerk für Rettungsdienstfachpersonal soll dieses Buch auch dabei helfen, Teilnehmende auf den formalen PHTLS-Kurs vorzubereiten und sie durch diesen zu begleiten. Während das Studium der Traumaversorgung und der zugrunde liegenden Wissenschaft von entscheidender Bedeutung ist, gilt dies ebenso für das praktische Training. Rettungsdienst- und Gesundheitsfachpersonal muss seine Fertigkeiten konsequent und regelmäßig üben und darauf vorbereitet sein, diese unter Stress sicher anzuwenden.

Der antike griechische Dichter und Söldner Archilochius schrieb: *„Wir steigen nicht auf das Niveau unserer Erwartungen, wir fallen auf das Niveau unseres Trainings.“* Auch er bezog sich auf die Leistung von Kriegern im Kampf, doch dieses Zitat lässt sich ebenso auf die Arbeit von Rettungsdienst- und Gesundheitsfachpersonal bei der Behandlung verletzter Patienten übertragen. Das Verständnis der eigenen Fertigkeiten und der Aufbau des nötigen Muskelgedächtnisses, um diese Fähigkeiten unter Belastung fehlerfrei anwenden zu können, muss ein fester Bestandteil der regelmäßigen Vorbereitung jeder Rettungsdienst- und Gesundheitsfachperson sein.

Es ist die Kombination aus Planung, Lernen und Üben, die es jeder Rettungsdienst- und Gesundheitsfachkraft ermöglicht, bestmöglich auf die Versorgung von Traumapatienten vorbereitet zu sein. Dieses Buch soll eine wichtige Grundlage bieten, um wirksam zu trainieren, Improvisation zu vermeiden und auch in unerwarteten Situationen *„sicher und souverän“* Entscheidungen treffen zu können.

# Warum PHTLS?

## Pädagogisches Grundprinzip des Kurses

Prehospital Trauma Life Support (PHTLS) konzentriert sich auf Prinzipien, nicht auf Dogmen. Durch den Fokus auf die Grundsätze einer guten Traumaversorgung fördert PHTLS das kritische Denken. Der PHT-Ausschuss der National Association of Emergency Medical Technicians (NAEMT) ist überzeugt, dass Rettungsdienst- und Gesundheitsfachpersonal die besten Entscheidungen für ihre Patienten treffen, wenn sie über ein solides Fundament aus zentralen Prinzipien und evidenzbasiertem Wissen verfügen. Reines Auswendiglernen von Merksätzen ohne Verständnis ihrer Grundlagen wird nicht empfohlen. Ebenso gibt es nicht den einen „PHTLS-Weg", eine bestimmte Fertigkeit auszuführen. Vielmehr wird das zugrunde liegende Prinzip der Fertigkeit vermittelt und anschließend eine akzeptable Methode vorgestellt, die dieses Prinzip erfüllt. Die Autoren sind sich bewusst, dass keine einzelne Methode auf die Vielzahl einzigartiger Situationen im präklinischen Umfeld anwendbar ist.

## Aktuelle Informationen

Die Entwicklung des PHTLS-Programms begann 1981, kurz nach der Einführung des Advanced Trauma Life Support (ATLS)-Programms für Ärztinnen und Ärzte. ATLS-Kursinhalte werden alle vier bis fünf Jahre überarbeitet, relevante Änderungen werden jeweils in die aktuellen Editionen des PHTLS-Programms übernommen. Die 10. Auflage des PHTLS-Programms wurde auf Basis des kommenden ATLS-Kurses 2022, der 10. Auflage des ATLS-Lehrbuchs, Diskussionen mit Mitgliedern des ACS-COT sowie nachfolgender Publikationen in der medizinischen Fachliteratur überarbeitet. Obwohl PHTLS mit den ATLS-Grundsätzen übereinstimmt, ist es speziell darauf ausgerichtet, Lernende auf die besonderen Herausforderungen der präklinischen Traumaversorgung vorzubereiten. Alle Kapitel wurden aktualisiert, um den aktuellen wissenschaftlichen Erkenntnisstand widerzuspiegeln. Videoaufnahmen wichtiger Fertigkeiten sowie ein E-Book stehen online zur Verfügung.

## Wissenschaftliche Grundlagen

Die Autoren, Herausgeber und Übersetzer haben einen evidenzbasierten Ansatz gewählt, der Referenzen aus der medizinischen Fachliteratur einbezieht, welche die zentralen Prinzipien stützen. Zusätzlich werden – sofern relevant – auch Positionspapiere und Leitlinien nationaler Fachgesellschaften sowie einschlägiger D-A-CH-Verbände (Deutschland, Österreich, Schweiz) berücksichtigt und zitiert. Die Literaturangaben wurden ergänzt bzw. aktualisiert, sodass das Rettungsdienst- und Gesundheitsfachpersonal mit entsprechendem Interesse die Originalarbeiten nachlesen können, die die wissenschaftliche Grundlage für unsere Empfehlungen bilden.

## PHTLS - Engagement und Mission

**Während wir das Potenzial des PHTLS-Kurses und der weltweiten Gemeinschaft des Rettungsdienst- und Gesundheitsfachpersonals weiter fördern, müssen wir uns stets die Ziele und Aufgaben des PHTLS-Programms vor Augen führen:**

- Eine verständliche Darstellung der physiologischen Abläufe und der Unfallkinematik von Verletzungen vermitteln.
- Ein Verständnis für die Notwendigkeit und die Methoden der schnellen Beurteilung von Traumapatienten vermitteln.
- Das Fachwissen der Teilnehmenden in Untersuchung und Diagnostik gezielt erweitern und vertiefen.
- Die Fähigkeiten der Teilnehmenden bei der Beurteilung und Versorgung von Traumapatienten gezielt verbessern.
- Die fachliche Kompetenz der Teilnehmenden in ausgewählten präklinischen Interventionen gezielt steigern und festigen.
- Einen Überblick geben und ein strukturiertes Vorgehen für die präklinische Versorgung von Patienten mit Multisystemtrauma vermitteln.
- Ein strukturiertes und priorisierendes Vorgehen fördern – vom zivilen First Responder über alle präklinischen und klinischen interdisziplinären Fachbereiche bis zur Übergabe des Patienten im Zielkrankenhaus.

Ebenso ist es angebracht, unser Leitbild erneut aufzugreifen, das während einer intensiven Marathonsitzung auf der NAEMT-Konferenz 1997 erarbeitet wurde:

> *Das Prehospital Trauma Life Support (PHTLS)-Programm der National Association of Emergency Medical Technicians (NAEMT) dient dem Wohl von Traumapatienten durch die weltweite Aus- und Weiterbildung des Rettungsdienst- und Gesundheitsfachpersonal aller Qualifikationen und Fachdisziplinen. Unter der medizinischen Aufsicht des American College of Surgeons Committee on Trauma (ACS-COT) entwickelt und verbreitet PHTLS Schulungsmaterialien und wissenschaftliche Informationen und fördert so Exzellenz in der präklinischen Traumaversorgung durch alle an der Patientenversorgung beteiligten Rettungsdienst- und Gesundheitsfachkräfte.*

Der Auftrag von PHTLS trägt auch zur Erfüllung der Mission der NAEMT bei.

Das PHTLS-Programm verpflichtet sich zu Qualität und kontinuierlicher Leistungsverbesserung.

Daher verfolgt PHTLS aufmerksam neue Technologien und Methoden in der präklinischen Traumaversorgung, die den Wert des Programms weiter steigern können.

## Unterstützung für die NAEMT

Die NAEMT stellt die administrative Struktur für das PHTLS-Programm bereit. Alle finanziellen Überschüsse aus dem PHTLS-Programm werden in die NAEMT zurückgeführt, um den weiteren Ausbau von PHTLS zu fördern. Damit werden zentrale Anliegen des Rettungsdienstes unterstützt – beispielsweise fachmedizinische Kongresse (u.a. Trauma World Symposium) sowie berufspolitische Interessensgemeinschaften.

## PHTLS ist ein weltweites Programm

Aufgrund des Erfolgs der bisherigen PHTLS-Editionen hat sich das Programm rasant weiterentwickelt. PHTLS-Kurse breiten sich kontinuierlich im zivilen als auch im militärischen Sektor der Vereinigten Staaten aus. Darüber hinaus wird PHTLS inzwischen weltweit, in über 80 Nationen unterrichtet, und weitere Staaten bekunden Interesse, PHTLS einzuführen, um die präklinische Traumaversorgung zu verbessern.

Rettungsdienstfachpersonal trägt die Verantwortung, sich dieses Wissen und diese Fertigkeiten anzueignen, um sie zum Wohl ihrer Patienten einzusetzen. Die Herausgeber und Autoren dieses vorliegenden Textbuches sowie das PHT-Komitee der NAEMT hoffen, dass Sie diese Informationen in Ihre Praxis integrieren und sich erneut dem Engagement für die bestmögliche Versorgung von Traumapatienten widmen.

# National Association of Emergency Medical Technicians (NAEMT)

Die 1975 gegründete NAEMT ist die einzige nationale Organisation in den Vereinigten Staaten, welche die beruflichen Interessen des Rettungsdienstfachpersonal vertritt und fördert. Mitglieder der NAEMT arbeiten in allen Bereichen des Rettungsdienstes, unter anderem bei staatlichen Behörden, Feuerwehren, krankenhausbasierten Rettungsdiensten, privaten Unternehmen, in der Industrie, in Spezialeinsatzteams sowie beim Militär.

Die NAEMT vertritt ihre Mitglieder, indem sie sich für optimale Rahmenbedingungen der präklinischen Patientenversorgung einsetzt und wissenschaftliche Forschung sowie Innovation fördert. Ein zentrales Handlungsfeld ist die NAEMT Education, welche hochqualitative, evidenzbasierte Aus- und Fortbildungsprogramme (z. B. PHTLS, AMLS, TECC, EPC) bereitstellt. Diese von erfahrenen prä- und innerklinisch tätigen Instruktoren entwickelten Kurse verbinden aktuelle wissenschaftliche Erkenntnisse mit modernen Techniken und innovativen Lernmethoden. Ziel ist es, das Fachwissen und die praktischen Kompetenzen des Rettungsdienstfachpersonals nachhaltig zu stärken und durch die Förderung kritischen Denkens fundierte, patientenorientierte Entscheidungen zu ermöglichen.

Nach der Entwicklung durchlaufen die Schulungsprogramme der NAEMT einen strukturierten Prüf- und Optimierungsprozess. In diesem Rahmen werden die jeweiligen Kursinhalte und Lehrmaterialien didaktisch überprüft und angepasst, um Klarheit, fachliche Genauigkeit und Praxisrelevanz für das Rettungsdienstfachpersonal sicherzustellen. Anschließend erfolgt in einem festen Vierjahresrhythmus – oder bei Bedarf früher – eine erneute fachliche und methodisch-didaktische Überarbeitung, damit alle Inhalte dem aktuellen Stand von Forschung, Leitlinien und bewährter Praxis entsprechen.

Die NAEMT bietet ihren Instruktoren sowie den anerkannten Trainingscentern, welche die Schulungsprogramme durchführen, kontinuierliche Unterstützung an. Über 2.500 Trainingscenter – darunter Hochschulen, Rettungsdienste, Feuerwehren, Spitäler und weitere medizinische Bildungseinrichtungen in den USA und in mehr als 80 weiteren Ländern – bieten NAEMT-Schulungsprogramme an. Die Mitarbeitenden der NAEMT-Zentrale in den USA arbeiten eng mit einem internationalen Netzwerk aus Kurskoordinatoren, medizinischen Kursdirektoren, Ausschussmitgliedern, Autoren und affiliierten Faculty-Mitgliedern zusammen, um eine reibungslose administrative Organisation und hochwertige pädagogische Unterstützung der Programme zu gewährleisten.

**Andrew N. Pollak, MD, FAAOS**
Medical Editor, PHTLS
The James Lawrence Kernan Professor and Chairman
Department of Orthopaedics
University of Maryland School of Medicine
Chief Clinical Officer
University of Maryland Medical System
Medical Director Baltimore County Fire Department
Special Deputy U.S. Marshal

# Widmung

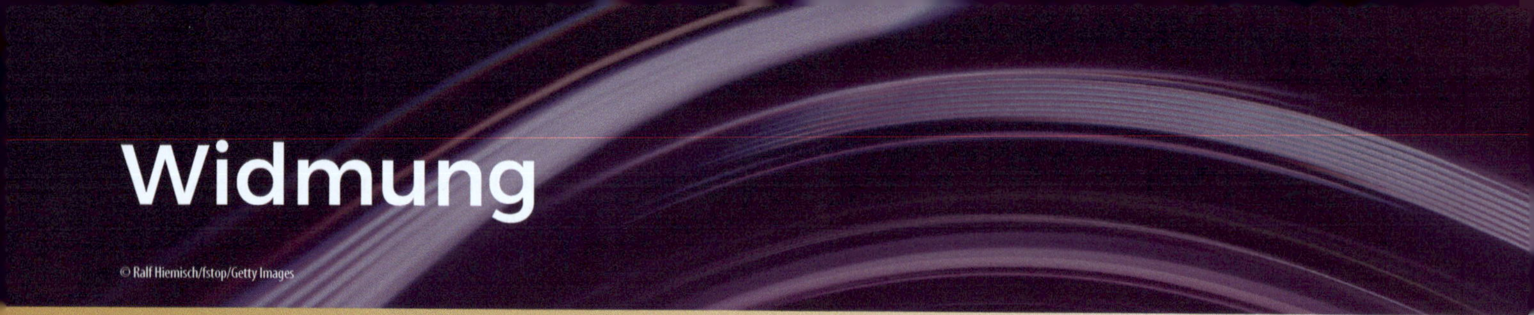

© Ralf Hiemisch/fstop/Getty Images

Diese PHTLS-Ausgabe ist allen präklinischen Einsatzkräften gewidmet, die an der präklinischen Traumaversorgung auf der ganzen Welt tätig sind.

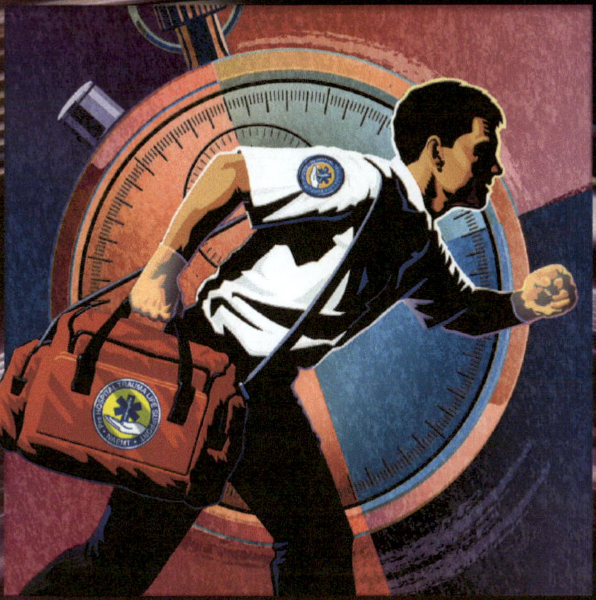

ABSCHNITT 1

# Einführung

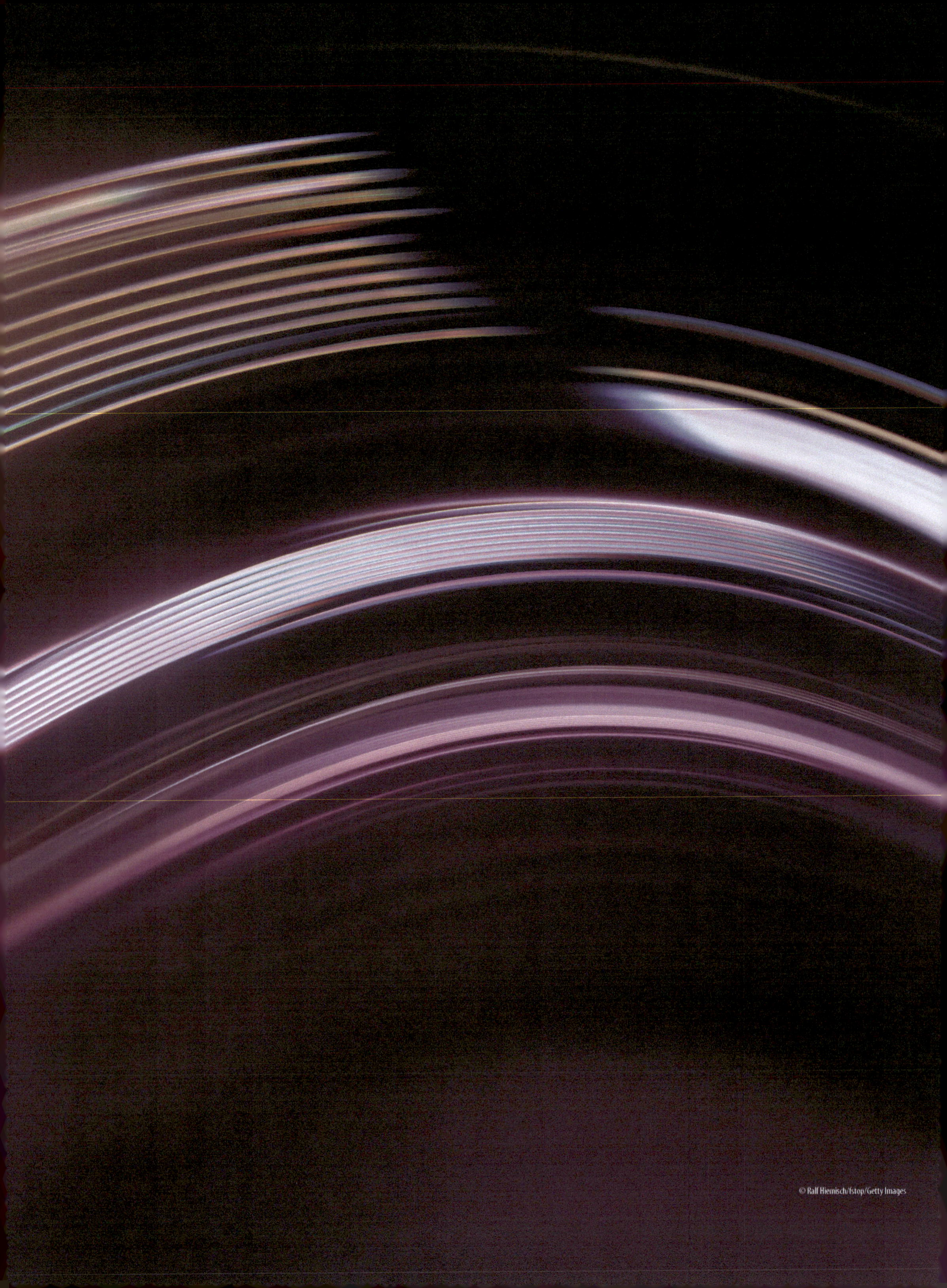

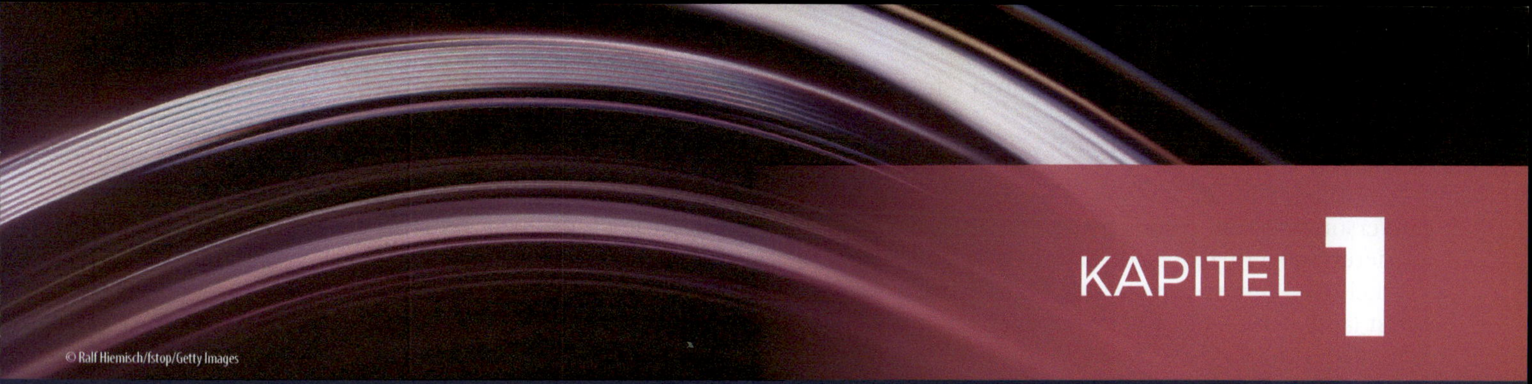
© Ralf Hiemisch/fstop/Getty Images

KAPITEL 1

# PHTLS: Vergangenheit, Gegenwart, und Zukunft

**Autoren**
Andrew N. Pollak, MD, FAAOS
Nancy Hoffmann, MSW

**LERNZIELE** Nach dem Durcharbeiten dieses Kapitels werden Sie in der Lage sein:

- Die Entwicklung und Geschichte der prähospitalen Traumaversorgung nachzuvollziehen.
- Das Ausmaß der menschlichen und finanziellen Auswirkungen von traumatischen Verletzungen zu verstehen.
- Die drei Phasen der Traumabehandlung zu verstehen.

## EINFÜHRUNG

Unsere Patienten haben uns nicht ausgesucht; wir haben uns bewusst entschieden, sie zu versorgen. Wir hätten einen anderen Beruf wählen können, aber das haben wir nicht. Wir übernehmen die Verantwortung für die Patientenversorgung in einigen der schwierigsten Situationen: wenn wir müde sind, wenn es kalt ist, wenn es regnet und dunkel ist und wir nicht wissen, was uns noch erwartet. Wir müssen diese Verantwortung annehmen oder sie abgeben. Wir müssen unseren Patienten die bestmögliche Betreuung und Behandlung zukommen lassen – mit voller Aufmerksamkeit, nicht mit Gerätschaften, die nicht von uns überprüft wurden, nicht mit unvollständiger Ausrüstung und auch nicht mit veraltetem Fachwissen. Wenn wir uns nicht jeden Tag damit beschäftigen, können wir nicht sicher sein, ob unser Fachwissen noch aktuell ist und somit sind wir auch nicht dafür bereit, unseren Patienten die bestmögliche Versorgung zukommen zu lassen. Ein Pre-Hospital-Trauma-Life-Support (PHTLS)-Kurs erweitert und festigt die Kenntnisse und das Wissen all jener, die in der präklinischen Versorgung tätig sind. Darüber hinaus – und das ist viel wichtiger – dient und nutzt er schlussendlich dem Patienten. Am Ende eines jeden Einsatzes müssen wir uns sicher sein, dass wir für jeden Patienten unser Bestes gegeben haben.

## Geschichte der Traumaversorgung in der medizinischen Notfallversorgung

Die Phasen und die Entwicklung der Behandlung von Traumapatienten können in mehrere Zeitabschnitte unterteilt werden, wie Norman McSwain, MD, in einer Rede des American College of Surgeons im Jahr 2003[1] beschrieb.

1. Antike
2. Larrey-Periode
3. Farrington-Ära
4. Moderne präklinische Versorgung

Dieses Buch, der gesamte PHTLS-Kurs sowie die Versorgung von Traumapatienten im Allgemeinen basieren auf Prinzipien, die bereits vor langer Zeit entwickelt und unterrichtet wurden. Die Liste dieser Pioniere ist lang, dennoch verdienen einige von ihnen besondere Erwähnung.

## Antike

Die Gesundheitsversorgung, die in Ägypten, Griechenland, Rom und durch die Israeliten bis hin zur Zeit Napoleons angewandt wurde, kann als „prämoderner Rettungsdienst" verstanden werden. Der Großteil der Versorgungen fand bereits in einer Art „rudimentärer Gesundheitseinrichtung" statt. Weniges wurde jedoch bereits vor Ort im Sinne eines „Rettungsdienstes" durchgeführt.

Die bedeutendste Überlieferung aus dieser Zeit ist der sogenannte „Edwin-Smith-Papyrus". Darin wird bereits vor etwa 4500 Jahren die medizinische Versorgung anhand von Fallberichten beschrieben.

## Larrey-Periode (Ende des 18. Jahrhunderts bis in die 1950er Jahre)

Bereits im späten 18. Jahrhundert erkannte Baron Dominique Jean Larrey, seines Zeichens Leibarzt Napoleons, die Wichtigkeit einer raschen präklinischen Versorgung. Im Jahre 1797 schrieb er, dass „die Abgeschiedenheit unserer Feldlazarette den Verwundeten auf dem Schlachtfeld nicht die notwendige Beachtung zukommen lässt. Somit wurde ich berechtigt, einen Wagen zu entwickeln, welchen ich fliegende Ambulanz nenne." Mit diesen von Pferden gezogenen „fliegenden Ambulanzen"[2] entwickelte er die Möglichkeit der schnellen Rettung Verwundeter vom Schlachtfeld. Darüber hinaus forderte er, dass die Männer, die in diesen „fliegenden Ambulanzen" arbeiteten, sowohl für die Versorgung auf dem Schlachtfeld als auch für die Betreuung während des Transports ausgebildet werden sollten.

Im frühen 19. Jahrhundert führte er bis heute geltende Grundsätze der präklinischen Versorgung ein:

- Die "fliegenden Ambulanzen" sind gleichzusetzen mit "schnellem Transport"
- Zweckdienliche Ausbildungen für medizinisches Personal
- Versorgung Verwundeter auf dem Schlachtfeld und während des Gefechtes
- Präklinsche Blutungskontrolle
- Transport zu nahegelegenen Krankenhäusern
- Versorgung während des Transports
- Einrichtung von („Feld"-) Sanititätsstationen
- („Feld"-)Triage, basierend auf der Schwere von Verletzungen

So führte Larrey („Feld"-) Lazarette ein, die sich nahe den jeweiligen Fronten befanden. Nach ähnlichen Prinzipien gehen Armeen weltweit noch heutzutage vor. Auch forcierte er den raschen Abtransport vom Schlachtfeld hin zu medizinischer Versorgung. Baron Larrey wird heute als Vater des Rettungsdienstes der Neuzeit bezeichnet.

Unglücklicherweise wurden die von Larrey entwickelten Prinzipien für die Versorgung Verwundeter von der „Union Army" zu Beginn des Amerikanischen Bürgerkriegs 60 Jahre später nicht angewandt. Während der ersten Schlacht von Bull Run im August 1861 blieben 3'000 Verwundete für 3 Tage und 600 Verwundete für eine Woche auf dem Schlachtfeld liegen.[1] Bereits ein Jahr später realisierte Jonathan Letterman eigene „Sanitäts-Korps" mit besserer Organisation (**Abbildung 1-1**). So wurden während der zweiten Schlacht von Bull Run 10'000 Verwundete von 300 Ambulanzen innerhalb von 24 Stunden abtransportiert.[3]

Im Rahmen der 1. Genfer Konvention, am 22. August 1864, wurde das Internationale Rote Kreuz gegründet. Die Konvention erkannte die Neutralität von Krankenhäusern, Erkrankten, Verwundeten und allen an der Versorgung beteiligten Personen an. Auch wurde freies Geleit für die sichere Versorgung und den sicheren Abtransport Verwundeter betont. Ebenso wurde die Gleichheit aller Verletzten anerkannt, unabhängig davon, auf welcher Seite des Konfliktes sie standen. Die 1. Genfer Konvention markiert somit den ersten Schritt hin zum sogenannten „Code of Conduct", der innerhalb der Militärs heute noch gültig ist. Innerhalb des „Tactical Combat Casualty Care"(TCCC)-Kurses, einem wichtigen Bestandteil des PHTLS-Programms, ist dieser Verhaltenskodex eine wichtige Komponente.

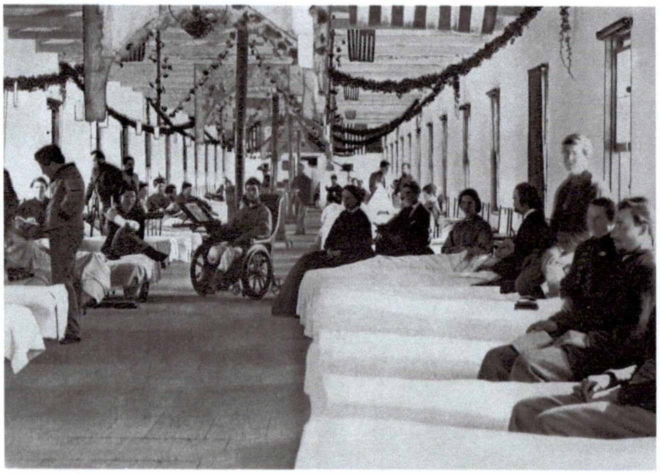

**Abbildung 1-1** Während des Amerikanischen Bürgerkriegs wurden nahe der Front erste Lazarette nach Larreys Vorstellung eingeführt.

### Krankenhäuser, Militär und Leichenhallen

Im Jahr 1865 wurde am Cincinnati General Hospital in Ohio der erste private Rettungsdienst in den USA gegründet.[3] In weiterer Folge entwickelten sich im gesamten US-amerikanischen Bundesgebiet weitere Rettungsdienstsysteme: Bellevue Hospital Ambulance in New York im Jahre 1867;[3] Grady Hospital Ambulance Service in den 1880er Jahren in Atlanta (der älteste im durchgehenden Betrieb befindliche krankenhausbasierte Rettungsdienst); 1885 wurde der Charity Hospital Ambulance Service in New Orleans von dem Chirurgen Dr. A.B. Miles gegründet - um nur einige Beispiele zu nennen. All diese Rettungsdienste wurden bis 1950 von den jeweiligen Krankenhäusern, dem Militär oder von Bestattungsunternehmen aus betrieben.[1]

1891 prägte Dr. Nicholas Senn, Gründer der „Association of Military Surgeons", den Spruch „Das Schicksal der Verwundeten ruht in den Händen jener, die den ersten Verband anlegen." Auch wenn zur Zeit von Dr. Senn der Rettungsdienst im Allgemeinen noch in den Kinderschuhen steckte, sollte er mit seiner Aussage bis zum heutigen Tage recht behalten.

Auch wenn im Laufe der Geschichte durch die zahlreichen kriegerischen Auseinandersetzungen bis hin zum Zweiten Weltkrieg einige Änderungen in der medizinischen Versorgung stattfanden, blieb der primäre Versorgungsauftrag bis Mitte der 1950er Jahre gleich: im militärischen Bereich das Lazarett (Versorgungsstufen Echelon I bis IV) oder das zivile Krankenhaus zu erreichen.

Zu jener Zeit waren viele Rettungsdienste, die an Universitätskliniken angeschlossen waren, mit ärztlichem Personal besetzt. Meist versahen Assistenzärzte in ihrem ersten Ausbildungsjahr Dienst. Der letzte Rettungsdienst, der Ärzte rekrutierte, war das Charity Hospital in New Orleans in den 1960er Jahren. Obwohl Ärzte in der präklinischen Versorgung tätig waren, war der Großteil der Traumaversorgung einfach gehalten. Ausrüstung und Materialien hatten sich im Vergleich zum amerikanischen Bürgerkrieg kaum verändert.[1]

## Ära Farrington (ca. 1950 bis 1970)

Die Ära von Joseph D. „Deke" Farrington, MD (1909–1982), dem Vater des modernen Rettungswesens in den USA, begann um 1950. Mit seinem Artikel „Death in a Ditch" (Tod im Graben) förderte er die Entwicklung der präklinischen Notfallmedizin.4 Bis in die späten 1960er Jahre gelang es ihm und anderen frühen Meinungsführern wie Dr. Oscar Hampton und Dr. Curtis Artz, die moderne Epoche des Rettungsdienstes und der präklinischen Versorgung in den USA zu etablieren.1 Dr. Farrington war hierbei an allen Entwicklungen der Notfallversorgung beteiligt. Seine Arbeit als Vorsitzender diverser Komitees und Fachgesellschaften brachte drei wichtige Dokumente hervor, die als Grundlage für das moderne Rettungswesen gelten: die Ausrüstungsliste für Rettungsfahrzeuge des American College of Surgeons (ACS),[4] die Normen für Ambulanzen des US-Verkehrsministeriums (DOT)[5] sowie die erste Ausbildungsverordnung für Personal im Rettungsdienst (Emergency Medical Technican, EMT). Neben den Bemühungen von Dr. Farrington waren auch andere Wegbegleiter aktiv daran beteiligt, den Stellenwert der präklinischen Versorgung von Traumapatienten hervorzuheben. So veröffentlichte Dr. Robert Kennedy „Early Care of the Sick and Injured Patient" (Die frühzeitige Behandlung des kranken und verletzten Patienten).[6] Dr. Sam Banks führte gemeinsam mit Dr. Farrington 1957 am Chicago Fire Department den ersten Kurs in präklinischer Versorgung durch und förderte somit die bessere Versorgung von Traumapatienten.

In einem im Jahre 1965 herausgegebenen Text konstatierte Dr. George J. Curry, Vorsitzender des American College of Surgeons und deren Committee on Trauma:

> „Bei Unfällen erlittene Verletzungen betreffen jeden Teil des menschlichen Körpers. Sie reichen von einfachen Abschürfungen und Prellungen hin zu multiplen und komplexen Verletzungen, die viele Körpergewebe einbeziehen können. Dies erfordert eine auf den Einzelfall abgestimmte, effiziente und intelligente erste Begutachtung und Versorgung, bevor der Patient abtransportiert wird. Es ist offensichtlich, dass die Leistungen des geschulten Rettungsdienstfachpersonals unverzichtbar sind. Wenn wir eine maximale Effektivität des Personals erwarten, muss ein spezielles Ausbildungsprogramm geschaffen werden." [7]

Der bahnbrechende Grundlagenartikel „Accidental Death and Disabilty: The Neglected Disease of Modern Society" (Unfalltod und Behinderung: Die vernachlässigten Gesundheitsbeeinträchtigungen der modernen Gesellschaft) beschleunigte den Prozess im Jahr 1967.[8] Die National Academy of Sciences bzw. das National Research Council (NAS/NRC) veröffentlichten diesen Artikel nur ein Jahr nach Dr. Currys Aufruf zur Weiterentwicklung.

## Moderne Ära der prähospitalen Versorgung (ca. 1970 bis heute)

### 1970er Jahre

Die Epoche der modernen präklinischen Versorgung begann 1968 mit einem Bericht von Dunlap et al. an das US-Verkehrsministerium. In diesem wurde das Curriculum für die Ausbildung zum Rettungsdienstfachpersonal (EMT) definiert. Zu Beginn EMT-Basic genannt, wird die Ausbildung heute als „EMT" bezeichnet.

Das National Registry of EMTs (NREMT) wurde 1970 gegründet und entwickelte Standards für die Überprüfung und Registrierung von Mitarbeitern im Rettungswesen. Es orientierte sich an den Forderungen von NAS/NRC. Roco Morando war lange Zeit Vorsitzender des NREMT und wurde von den Ärzten Farrington, Hampton und Artz unterstützt.

Dr. Currys Forderung nach einer speziellen Ausbildung für die Versorgung von Traumapatienten wurde anfänglich durch die von Dr. Farrington und Dr. Banks entwickelten Trainings nachgekommen. Das sogenannte „Orange Book" (Emergency Care and Transportation of the Sick and Injured) wurde durch die American Academy of Orthopaedic Surgeons (AAOS), durch die National Highway Traffic Safety Administration (NHTSA) sowie durch das PHTLS-Ausbildungsprogramm veröffentlicht und in den letzten 25 Jahren weiterentwickelt. Die ersten Anstrengungen für das Trainingsprogramm können als eher dürftig bezeichnet werden, jedoch entwickelten sie sich signifikant zum Positiven in vergleichsweiser kurzer Zeit.

Das „Orange Book", eine Idee von Dr. Walter A. Hoyt Jr., wurde erstmals 1971 publiziert und ist mittlerweile in der 12. Auflage erhältlich.[1]

Zeitgleich wurde die Glasgow Coma Scale (GCS) in Glasgow, Schottland, von Dr. Graham Teasdale und Dr. Bryan Jennet für wissenschaftliche Zwecke entwickelt. Dr. Howard Champion brachte die GCS in die USA und ließ sie in die Versorgung bzw. die neurologische Untersuchung von Traumapatienten miteinfließen.[2] Der GCS stellt einen sensiblen Indikator für die kontinuierliche Beurteilung und Verlaufskontrolle des neurologischen Zustands von Traumapatienten dar.

1973 wurde in den USA eine bundesweit einheitliche Gesetzgebung für flächendeckende Rettungsdienstsysteme eingeführt. Diese umfasste insgesamt 15 Abschnitte für ein integriertes Rettungswesen. Dr. David Boyd zeichnete mit dem Department of Health and Human Services (DHHS) für den Inhalt verantwortlich. Eine dieser Säulen betraf auch die Ausbildung. Diese wurde zur Grundlage für die Entwicklung der jeweiligen Curricula für EMT-Basic, EMT-Intermediate sowie EMT-Paramedic. Heutzutage werden diese unterschiedlichen Ausbildungsstufen als Emergency Medical Technician (EMT-Basic; analog Rettungshelfer, Transporthelfer), Advanced Emergency Medical Technician (AEMT; analog Rettungssanitäter, Transportsanitäter) und Paramedic (analog Notfallsanitäter, Dipl. Rettungssanitäter HF) bezeichnet. Anfänglich wurden diese Ausbildungen vom US-Verkehrsministerium definiert und sind auch unter dem Begriff DOT-Curriculum bekannt.

Dr. Nancy Caroline entwickelte daraufhin das Paramedic-Curriculum mit dem ersten Lehrbuch „Emergency Care in the Streets". Es ist mittlerweile in 9. Auflage erhältlich.

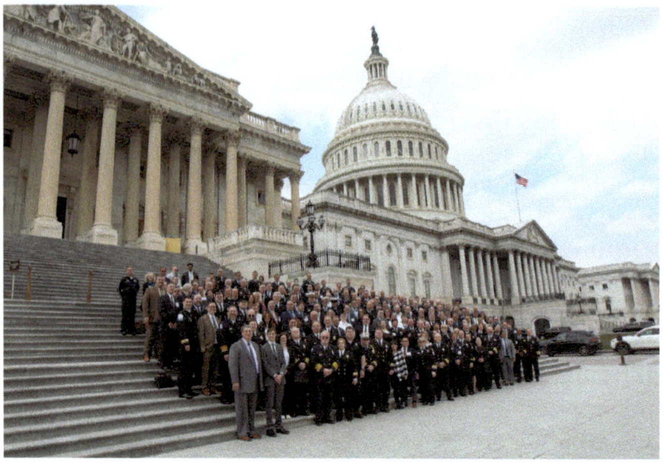

**Abbildung 1-2** 1975 gegründet, ist die NAEMT bis heute die einzige Organisation in den USA, die ausschließlich die Interessen aller im Rettungsdienst tätigen Berufsgruppen vertritt



Der blaue „Star of Life" wurde von der American Medical Association (AMA) als Symbol für einen „Medic Alert" entwickelt. Später erlaubte die AMA der NREMT, dieses Symbol auch als ihr Logo zu verwenden. Weil das Amerikanische Rote Kreuz die Verwendung seines Schutzzeichens als flächendeckende Kennzeichnung für Rettungsfahrzeuge untersagte, genehmigte Dr. Farrington die Verwendung des „Star of Life" als Kennzeichnung für Fahrzeuge der Notfallrettung. Seither entwickelte sich dieses einprägsame Symbol zu einem international verwendeten Logo für den Rettungsdienst.[1]

Die National Association of Emergency Medical Technicians (NAEMT) wurde 1975 mit finanzieller Unterstützung der NREMT gegründet (**Abbildung 1-2**). Die NAEMT ist bis heute die einzige Organisation in den USA, die ausschließlich die Interessen aller im Rettungsdienst tätiger Berufsgruppen vertritt.

## 1980er Jahre

Mitte der 1980er Jahre wurde deutlich, dass sich Traumapatienten von kardiovaskulären Patienten unterscheiden. Unfallchirurgen wie Dr. Frank Lewis und Dr. Donald Trunkey erkannten die grundlegenden Unterschiede zwischen den beiden Patientengruppen: Für die Versorgung internistischer Notfallpatienten stand auch präklinisch der Großteil des dafür benötigten Materials zur Verfügung. Externe Defibrillatoren sowie kreislaufunterstützende Medikamente waren im Rettungsdienst vorhanden. Im Gegensatz hierzu stand der Traumapatient. Die effektivsten Maßnahmen (chirurgische Versorgung innerer Blutungen, Blutersatz) waren präklinisch nicht verfügbar. So gewann der rasche Transport in die richtige Zielklinik zunehmend an Bedeutung. Sowohl

Rettungsdienstfach- als auch klinisches Fachpersonal waren gefordert. Daher wurden auch die Vorhaltung entsprechend ausgebildeter Traumateams im Krankenhaus bis hinein in den Operationssaal, Blutbanken sowie aller für ein funktionierendes Notfallmanagement erforderlicher administrativer Einrichtungen einschließlich Qualitätsmanagement gefordert.

Alle diese Ressourcen sollten bereitgestellt werden, um auf die Ankunft eines Traumapatienten optimal vorbereitet zu sein, insbesondere wenn eine sofortige Operation erforderlich ist, sollte ein OP-Team bereitstehen, um den Patienten schnellstmöglich operativ versorgen zu können.

Im Laufe der Zeit wurden diese Standards überarbeitet und um Konzepte wie die permissive Hypotension (Dr. Ken Mattox) oder die Transfusion von Erythrozytenkonzentraten und Blutplasma im Verhältnis 1:1 (Dr. John Holcomb, Dr. Juan Duchesne) erweitert.[9-12] Bei all diesen Entwicklungen wurde jedoch nie außer Acht gelassen, dass ein Traumapatient so rasch wie möglich in einen patientengerecht ausgestatteten OP-Saal verbracht werden muss.

Die rasche Versorgung von (Trauma-)Patienten hängt von einem einfachen, niederschwelligen Zugang zum Rettungsdienst ab. Dies wird durch eine einheitliche Notrufnummer (112 als „Euronotruf" bzw. 144 als Rettungsnotruf in Österreich und der Schweiz, sowie 911 in den USA), durch geeignete Kommunikationsmittel zur Disposition von Rettungsmitteln sowie durch gut ausgebildetes und ausgerüstetes Rettungsdienstfachpersonal und weiteren Einsatzkräften z.b. der Feuerwehren ermöglicht. Inzwischen haben viele Menschen durch flächendeckende Kampagnen und Breitenausbildung in Erster Hilfe gelernt, wie wichtig der schnelle und frühzeitige Beginn mit lebenserhaltenden Sofortmaßnahmen ist. Für die Traumaversorgung gilt mittlerweile ähnliches. Die aufgeführten Prinzipien sind die Grundlage für eine gute Patientenversorgung. Diese Grundprinzipien wurden um die Kontrolle innerer Blutungen ergänzt, die außerhalb eines Traumazentrums bzw. des OP-Saales nicht erreicht werden kann. Daher sind die schnelle Beurteilung, die adäquate Immobilisation und die schnelle Übergabe des Patienten an die richtige Zielklinik mit sofort verfügbaren OP-Ressourcen das zusätzliche Prinzip, das erst Mitte der 1980er Jahre verstanden wurde. Heutzutage gelten diese Basismaßnahmen als Fundament moderner Notfallversorgung.

Die Leistungen und Errungenschaften der erwähnten Ärzte, Rettungsdienstpioniere und Gesundheitseinrichtungen sind herausragend. Dennoch gibt es eine große Zahl weiterer erwähnenswerter Persönlichkeiten, welche die Entwicklungen hin zu einem modernen Rettungswesen vorangetrieben haben. Ihnen allen gebührt unsere Anerkennung, unser Respekt und unser Dank.

## Fortschritte im neuen Jahrtausend

Alle bisherigen kriegerischen Auseinandersetzungen haben die Traumaversorgung bzw. deren Möglichkeiten massiv vorangetrieben. Hier stellen die letzten 20 Jahre keine Ausnahme dar. Die Konflikte in den vergangen beiden Jahrzehnten (z.B. Irak- und Afghanistankrieg) brachten die wesentlichsten Änderungen in der Versorgung verwundeter Soldaten in der jüngeren Geschichte. Das Department of Defense Joint Trauma System sowie das Committee on Tactical Combat Casualty Care (TCCC) sind hier im Besonderen zu erwähnen. Das US-Verteidigungsministerium etablierte das Joint Trauma System mit dem Ziel, einerseits die beste Überlebenschance, andererseits aber auch die beste funktionelle Rehabilitation jedes im Kampf verwundeten Soldaten zu ermöglichen. Aus diesem Grund führte das Verteidigungsministerium ein Trauma-Register ein (früher bekannt als „Joint Theater Trauma Registry"), um Daten über Verwundete und deren Versorgung zu erhalten. Das Komitee von TCCC nutzt diese Daten als Basis für wissenschaftliche Untersuchungen, die im weiteren Verlauf in die Entwicklung von Behandlungsleitlinien einfließen. Diese Behandlungsleitlinien stehen dem Sanitätseinsatzpersonal zur Verfügung, um die bestmögliche Versorgung zu bieten. Die Umsetzung dieser „Best Practices" für die Versorgung der im Kampf Verwundeten ist zu einem dynamischen Prozess geworden, der den sich verändernden Verhältnissen im Gefecht Rechnung trägt.

Das Ergebnis dieses laufenden Prozesses sind definitiv gerettete Leben. So haben sich beispielsweise die Letalitätsraten im Vergleich zu früheren Konflikten um mehr als die Hälfte reduziert. Die Überlebensrate für im Kampf Verwundete ist auf über 90% angestiegen.[13-14] Bei schwer verletzten Patienten, die Massivtransfusionen benötigten, ließ die Implementierung der sogenannten „Damage Control Resuscitation" die Letalitätsrate von 40% auf 20% sinken.[15]

Diese Fortschritte in der Traumaversorgung sind aber nicht allein dem militärischen Bereich vorbehalten. Auch die zivilen Gesundheitseinrichtungen übernehmen die neuen Erkenntnisse in die klinische Versorgung weit abseits der Frontlinien. Als Beispiel ist unter anderem die mittlerweile flächendeckende Ausrüstung und Anwendung von Tourniquets zu nennen. Die Abbindung wurde lange Zeit als letztmöglicher Ausweg im Rahmen einer starken Blutung akzeptiert. Mittlerweile entwickelt sie sich auch im zivilen Setting (Rettungsdienst und Notfallambulanzen) immer mehr zur Standardversorgung der kritischen Blutung. Die genannten Entwicklungen der letzten 20 Jahre aus der taktischen Verwundetenversorgung werden auch in Zukunft einen deutlichen Einfluss auf die zivile Traumaversorgung haben.

## Rettungsdienst in Österreich

Das Rettungswesen in Österreich kann mittlerweile auf eine über 130-jährige Geschichte zurückblicken. 1880 wurde das Österreichische Rote Kreuz nach dem Vorbild Henry Dunants gegründet.

Bereits 1881 wurde die „Wiener Freiwillige Rettungsgemeinschaft" gegründet. Anlass dafür war der verheerende Brand des Wiener Ringtheaters, dem über 350 Menschen zum Opfer fielen. Acht Jahre später, 1889, gründeten zwei Ärzte in Graz eine Rettungsabteilung innerhalb der Stadtfeuerwehr. Aus dieser Abteilung ging später das bis heute existierende Medizinerkorps des Grazer Roten Kreuzes hervor.

Die Vorläuferorganisation des Arbeiter-Samariterbundes Österreich (ASBÖ) erhielt im Jahr 1927 erstmals Statuten. Nach der Entstehung weiterer freiwilliger Rettungsabteilungen wurde 1892 zwischen der Österreichischen Gesellschaft vom Roten Kreuz, dem Österreichischen Feuerwehrausschuss sowie dem kaiserlichen und königlichen Kriegsministerium folgender Beschluss gefasst: Krankentransportkolonnen innerhalb der Feuerwehren sollten im Kriegsfall zum Verwundetentransport herangezogen werden. Diese Funktion sollte auch in Friedenszeiten aufrechterhalten werden. In Abstimmung mit dem Österreichischen Roten Kreuz (ÖRK) wurde das Rote Kreuz als markantes Erkennungssymbol für diese Einheiten festgelegt.

In den Jahren vor dem Ersten Weltkrieg wurden die Transportmöglichkeiten erweitert: Transportkutschen waren nicht mehr zeitgemäß und es wurden die ersten motorisierten Krankenwagen eingesetzt. In den 1930er Jahren erweiterte sich das Rettungswesen und wurde nun entweder als Teil innerhalb der Feuerwehren oder im Rahmen von kleinen, eigenständigen Verbänden (unter ihnen Rotkreuz-Hilfsvereine) betrieben. Hieraus wird deutlich, dass Freiwilligkeit damals, wie heute die Grundlage für das österreichische Rettungswesen darstellt.

Mit der Annexion Österreichs 1938 durch das Deutsche Reich wurden die bisher bestehenden Strukturen im Rettungsdienst aufgelöst und in jene des Dritten Reiches eingebunden. Erst nach Ende des Zweiten Weltkrieges konnte mithilfe der Besatzungsmächte wieder ein eigenständiges Rettungswesen in Österreich aufgebaut werden.

Lange Zeit herrschte die Meinung vor, dass der Patient so rasch wie möglich ins Krankenhaus gebracht werden müsse (Load-and-go-Prinzip). Engagierte Ärzte verfolgten jedoch den Ansatz, dass der Arzt zum Patienten kommen müsse. Als Folge dieser Überlegungen nahm 1974 der erste Notarztwagen seinen Betrieb in Linz auf. In weiterer Folge wurden 1983 die ersten Notarzthubschrauber Österreichs in Innsbruck, Krems und Salzburg installiert. Mittlerweile verfügt das Land über eine flächendeckende notärztliche Versorgung mit über 100 bodengebundenen Ressourcen sowie deutlich über 20 Notarzthubschraubern.

Als nächster wichtiger Schritt kann die Verabschiedung des Sanitätergesetzes (SanG) im Jahr 2002 gesehen werden. Dieses löste die bisher geltenden Regelungen aus dem Jahr 1961 ab. Durch das neue Gesetz wurde die Ausbildung zum Rettungssanitäter (RS) für den Krankentransport sowie zur Hilfeleistung mit 100 Stunden theoretischer und 160 Stunden praktischer Ausbildung geregelt. Für Notfallrettung und Notarztassistenz wurde der Notfallsanitäter (NFS) neu geschaffen. Dafür sind 480 Stunden Ausbildung, aufbauend auf dem „RS", notwendig. Um das arztfreie Intervall für den Patienten optimal nutzen zu können, wurden die Notfallkompetenzen geschaffen. Dabei gibt es die aufeinander aufbauenden allgemeinen Notfallkompetenzen Arzneimittellehre (NKA) und Venenzugang (NKV) sowie die besondere Notfallkompetenz Intubation und Beatmung (NKI), die mit insgesamt 1.640 Stunden Theorie und Praxis die höchste Stufe der Sanitäterausbildung in Österreich darstellt.

Der Rettungsdienst wird in Österreich großenteils durch gemeinnützige Hilfsorganisationen wie dem ÖRK, dem ASBÖ, der Johanniter Unfallhilfe, dem Malteser Hilfsdienst etc. sichergestellt. Nur die Gemeinde Wien (Wiener Berufsrettung) sowie die Gemeinde Admont betreiben einen kommunalen Rettungsdienst. Daneben gibt es diverse kleinere Rettungsdienste wie z.B. die Betriebsrettung der VOESTALPINE in Linz oder der des Flughafen Wien.

International standardisierte Ausbildungskonzepte wie PHTLS, AMLS, EPC, TCCC/TECC wurden in Österreich durch den Bundesverband Rettungsdienst (BVRD.at) eingeführt und werden zur Aus- bzw. Fortbildung von Notfallsanitätern und Notärzten angeboten.

## Rettungsdienst in der Schweiz

Auch wenn es die Sanität in der Schweiz seit über 100 Jahren gibt, so hat sich die strukturierte Ausbildung zum Rettungssanitäter erst in den letzten 30 Jahren stetig weiterentwickelt. Der Blick in die Vergangenheit zeigt, dass langjährige Bestrebungen nach Fortschritt die Ausbildung den Bedürfnissen der heutigen Zeit angepasst haben. Die vergleichsweise neue Ausbildung zum „Dipl. Rettungssanitäter HF" ist die Antwort auf die Entwicklungen und Veränderungen in der Gesellschaft der Schweiz und bezweckt, die präklinische Patientenversorgung zukunftsgerichtet zu positionieren. Eine gesamtschweizerische Grundlage zur Ausbildung zur/zum Rettungssanitäter/in wurde vom Interverband für Rettungswesen erlassen und ein erster Lehrgang 1977 durchgeführt. Mit einem dreimonatigen Kurs wurde damals die erste strukturierte Ausbildung realisiert.

Erst mit der Einbettung der Ausbildung in die Gesundheitsberufe 1998 konnte eine einheitliche

Reglementierung und Überwachung durch das Schweizerische Rote Kreuz gewährleistet werden. Die neue, auf drei Jahre ausgebaute Ausbildung, die mit einem staatlich geschützten Titel „Dipl. Rettungssanitäter" abschloss, sorgte schweizweit für einen Qualitätssprung in der präklinischen Versorgung. In der Folge wurden alle Berufsausbildungen in der Schweiz in die Zuständigkeit des Bundes integriert. Dies bedeutet seit 2008 eine Nivellierung der höheren Berufsbildung. Damit erhalten erfolgreiche Absolventen eines Bildungsgangs ein Diplom und sind berechtigt, den entsprechenden Titel „Dipl. Rettungssanitäter HF" zu tragen. Diese Ausbildung wird zurzeit an den Höheren Fachschulen in der deutsch-, italienisch- und französischsprachigen Schweiz angeboten. Die dreijährige Ausbildung beruht auf einem nationalen Curriculum, das sich nach dem Modell der Kompetenzorientierung ausrichtet.

PHTLS wurde z.B. im Jahre 2002 im Tessin und im Jahre 2003 in der Deutschschweiz eingeführt und bildet an vielen Höheren Fachschulen der Rettungsszene einen integralen Bestandteil der Ausbildung. Der Rettungssanitäter ist mit seinem dualen Ausbildungssystem und dem damit verbundenen hohen Praktikumsanteil nahe an der beruflichen Realität. Gemäß den gesetzlichen Vorgaben, die in der Schweiz für Höhere Fachschulen erlassen wurden, heißt es: „Die Bildungsgänge der höheren Fachschulen vermitteln den Studierenden Kompetenzen, die sie befähigen, in ihrem Bereich selbständig Fach- und Führungsverantwortung zu übernehmen." Das Fördern der Fähigkeiten zu methodischem und vernetztem Denken sowie die Analyse von berufsbezogenen Aufgabenstellungen und deren praktische Umsetzung stehen im Vordergrund.

Auch wenn Titel und Diplome im Berufsalltag eine untergeordnete Rolle spielen, ist eine von der Rettungsszene und der Öffentlichkeit respektierte und anerkannte Ausbildung wertvoll und für die Studierenden für einen Berufswechsel oder eine Weiterbildung wichtig. Somit ist eine Entwicklungsmöglichkeit im schweizerischen Bildungswesen und vor allem im Kontext des Rettungsdienstes nachhaltig möglich.

## Rettungsdienst in Deutschland

Es gibt durchaus unterschiedliche Meinungen, wo genau die Wurzeln des Rettungsdienstwesens in Deutschland zu finden sind. Wahrscheinlich kann man bis zum Wirken des Chefchirurgen der napoleonischen Armee, Dominique-Jean Larrey, zurückgehen. Mit den von Larrey entwickelten „Fliegenden Ambulanzen" (Ambulances volantes) gelang es den medizinischen Einheiten der französischen Armee schon im frühen 19. Jahrhundert, Verwundete schnell aus dem Schlachtfeld zu evakuieren und sie einer zeitnahen medizinischen Versorgung zuzuführen. Die Erkenntnisse kriegerischer Auseinandersetzungen waren es auch weiterhin, welche die Entwicklung des Rettungsdienstes in Mitteleuropa vorantrieben. So forcierte (Jean-)Henri Dunant nach seinen Erlebnissen in der Schlacht von Solferino im Jahr 1859 die Bildung des Internationalen Komitees des Roten Kreuzes. Die erste Sanitätsordnung des Deutschen Reichs wurde nur wenig später im Jahr 1878 erlassen.

Während des Ersten Weltkriegs kam den Sanitätseinheiten der Armeen eine wachsende Bedeutung zu. Eine wirkliche qualitative Verbesserung in der medizinischen Versorgung konnte indes nicht erreicht werden. In der Zeit zwischen den Weltkriegen entwickelte sich der Sanitätsdienst insbesondere durch neue Techniken des Patiententransports weiter. Waren es ursprünglich vorwiegend Pferdegespanne oder Fahrradanhänger, die für die mobile Rettung zur Verfügung standen, kamen fortan immer mehr motorbetriebene Fahrzeuge zum Einsatz. In der Zeit nach 1945 wurden insbesondere in den britischen Besatzungszonen entlang des Niederrheins und im Norden die Aufgaben des Rettungsdienstes an die Feuerwehren übertragen. Amerikaner und Franzosen betrauten die Hilfsorganisationen, allen voran das Deutsche Rote Kreuz, mit dieser Aufgabe. In der damaligen DDR erfolgte zunächst eine Verstaatlichung des Rettungsdienstes. Bis Mitte der 1970er Jahre wurde aber bald darauf das Deutsche Rote Kreuz für weite Teile des Staatsgebiets der DDR mit der Durchführung des Rettungsdienstes betraut.

Die 1950er Jahre waren die Zeiten des großen Umbruchs – sowohl in West- als auch in Ostdeutschland. In Heidelberg und Köln wurden 1957 die ersten mit Notärzten besetzten Rettungsfahrzeuge in Dienst genommen. In Heidelberg war dies das sogenannte „Klinomobil" auf dem Chassis eines umgebauten Mercedes Reisebusses Typ 0321H. In Köln nannte man das etwas kleinere Modell auf Basis eines Ford Lkw FK 2500 bereits damals „Notarztwagen". Angesichts von über 10'000 Verkehrstoten pro Jahr allein in Westdeutschland wurden diese Konzepte schnell auch in anderen Bereichen kopiert und weiterentwickelt. In der DDR dauerte es bis in die frühen 1960er Jahre hinein, bis auch dort ein erstes Notarztbesetztes Rettungsmittel zum Einsatz kam.

Allen Entwicklungen im fahrzeugtechnischen Bereich zum Trotz musste das Personal bis in die 1970er Jahre warten, bis auch die eigene Ausbildung eine deutliche Aufwertung erfuhr. Der Bund-Länder Ausschuss „Rettungswesen" beschloss im September 1977 das 520-Stunden-Ausbildungsprogramm zur Erlangung des Status eines „Rettungssanitäters". Im November 1989 wurden viele der seither als Rettungssanitäter tätigen Mitarbeiter der Rettungsdienste zu „Rettungsassistenten" ernannt. Diese fortan zweijährige Ausbildung befähigte die Mitarbeiter dazu, deutlich mehr – auch invasive Maßnahmen – an den Notfallpatienten durchzuführen. Entsprechende „Notkompetenz-Schulungen" wurden zunächst in Rheinland-Pfalz, später im gesamten Bundesgebiet angeboten.

Im Jahr 2013 wurde dann eine weitere, zwingend notwendige Reformierung der Ausbildung des Rettungsfachpersonals auf den Weg gebracht und mit Inkrafttreten des Notfallsanitätergesetzes zu Beginn des Jahres 2014 vollendet. In der nunmehr dreijährigen Ausbildung erlernt der Notfallsanitäter (NotSan) gemäß dem sogenannten Pyramidenprozess eine Vielzahl von erweiterten Maßnahmen, die eine zeitgemäße Versorgung der Notfallpatienten sicherstellen. Die bisherigen Rettungsassistenten mussten eine Ergänzungsprüfung ablegen, um gegenüber einem staatlich geführten Prüfungsausschuss ihr medizinisch-fachliches Wissen und eine entsprechende Sozialkompetenz unter Beweis zu stellen. Entscheidenden Anteil an der Verabschiedung des NotSanG, der Erstellung des Pyramidenprozesses und der Schulung der Mitarbeiter in international zertifizierten Kursformaten hatte und hat hierbei der Deutsche Berufsverband Rettungsdienst e.V. (DBRD). Dieser ist gleichzeitig Dachorganisation der DBRD-Akademie GmbH, die in Deutschland für die Ausrichtung der NAEMT-Kurse (z.B. PHTLS) verantwortlich zeichnet.

## Philosophie von PHTLS

PHTLS vermittelt ein Verständnis von Anatomie und Physiologie, der Pathophysiologie des Traumas, der Beurteilung und Versorgung des Traumapatienten anhand des X-ABCDE-Algorithmus sowie die notwendigen praktischen Fertigkeiten, um all dies durchführen zu können – nicht mehr, aber auch nicht weniger. Patienten, die bluten oder insuffizient atmen, haben nur wenig Zeit, bevor sich ihr Zustand drastisch verschlechtert (**Kasten 1-1**). Rettungsdienstfachpersonal muss die Fähigkeit zum kritischen Denken verinnerlicht haben und auch anwenden können, um in der Lage zu sein, Entscheidungen zu treffen, die die Überlebenswahrscheinlichkeit des Patienten steigern. Aus diesen Gründen vermittelt PHTLS den Anwendern KEIN universelles Konzept für die Versorgung von Patienten.

Vielmehr geht es darum, ein Verständnis für die Versorgung von Traumapatienten sowie kritisches Denken zu entwickeln. Jeder Patientenkontakt findet in einem für sich geschlossenen, jederzeit individuellen Setting statt. Wenn der PHTLS-Anwender die Grundlagen medizinischer Versorgung und die jeweiligen Bedürfnisse seiner Patienten versteht, können situationsgerechte Entscheidungen getroffen werden, die die höchste Überlebenschance des Patienten ermöglichen.

Die übergeordneten Grundsätze von PHTLS sind, dass Rettungsdienstfachpersonal über eine gute Wissensbasis und über die notwendigen technischen Fertigkeiten verfügt, sowie zum kritischen Denken befähigt ist, um auch in schwierigen Situationen eine adäquate und suffiziente Patientenversorgung sicherzustellen. Weder verbietet noch schreibt PHTLS bestimmte Handlungen vor. Vielmehr gibt PHTLS dem Anwender das notwendige Wissen und die notwendigen Fertigkeiten an die Hand, um situationsbezogen eigenständig denkend die beste Versorgung für den individuellen Patienten zu gewährleisten.

Suffiziente Hilfe für einen Traumapatienten kann weitreichende Folgen haben. Meist sind Menschen betroffen, die in voller Erwerbstätigkeit stehen. Somit ist auch aus sozioökonomischer Sicht anzustreben, dass Traumapatienten sowohl prä- als auch innerklinisch die bestmögliche Versorgung zuteilwird.

Rettungsdienstfachpersonal kann durch die Qualität seiner Maßnahmen die Lebensdauer und die produktiven Lebensjahre von Traumapatienten verlängern, was der Gesellschaft zugutekommt. Daher hat die

**Kasten 1-1** X-ABCDE

*X-ABCDE ist der traditionell genutzte „rote Faden", der dem Anwender die einzelnen Schritte der primären Versorgung ins Gedächtnis ruft (Airway, Breathing, Circulation, Disability, Exposure/Environment). Das vorliegende Lehrbuch führt eine ergänzende Herangehensweise der primären Versorgung ein. Es wird somit auf die unmittelbare und potenziell irreversible Gefahr einer kritischen Extremitäten- oder körperstammnahen Blutung eingegangen. Das vorangestellte „X" beschreibt die Notwendigkeit einer unmittelbaren Blutstillung, sobald die Sicherheit an der Einsatzstelle gewährleistet ist und noch bevor ein Atemwegsmanagement durchgeführt wird. Kritische Blutungen (z.B. der A. carotis oder A. femoralis) können innerhalb kürzester Zeit zum totalen Blutverlust des Patienten führen. Aufgrund fehlender Möglichkeiten, Erythrozytenkonzentrate oder Blutersatzlösungen im Rettungsdienst zu infundieren, stehen außer dem körpereigenen Blut keine anderen Flüssigkeiten für den Sauerstofftransport zur Verfügung. Daher hat die Kontrolle von kritischen Blutungen aus einer Extremität oder einer anderen kompressiblen Körperregion Vorrang, auch vor der Stabilisierung der Atemwege. Atemwegssicherung, Sicherstellung einer suffizienten Atmung, Stabilisierung des Kreislaufs, Erheben des neurologischen Status sowie eine erweiterte Untersuchung finden im Anschluss an die Kontrolle kritischer Blutungen statt.*

effektive Versorgung von Traumapatienten durch den Rettungsdienst eine erheblich positive Auswirkung auf die Gemeinschaft.

## Epidemiologie und finanzielle Belastungen

Verletzungen haben weltweit tiefgreifende Auswirkungen auf die Gesellschaft. Täglich sterben etwa 14'000 Menschen an den Folgen von Verletzungen. Dies entspricht einer Gesamtsumme von über 5 Millionen verletzungsbedingten Todesfällen jährlich. So sind beispielsweise zwischen dem 1. und dem 45. Lebensjahr Verletzungen die häufigste Todesursache.[16] Die Gesamtheit aller krankheitsbedingten (Tuberkulose, Malaria, HIV/AIDS) Todesfälle in den USA ist verglichen mit den Todesfällen durch Trauma nur etwa halb so groß. Zum Vergleich: Während der COVID-19 Pandemie starben etwa 3 Millionen Menschen im ersten Jahr. Obwohl der Tod durch Trauma beinahe ein pandemisches Ausmaß erreicht, ist es nach wie vor schwierig, trotz der vorliegenden Daten die genauen Ursachen hierfür sowie die notwendigen Maßnahmen daraus abzuleiten.

In den USA fasst das Center for Disease Control and Prevention (CDC) alle Todesfälle im Zusammenhang mit "Trauma" unter dem Überbegriff „unbeabsichtigte Verletzungen und gewaltassoziierte Verletzungen" zusammen. Im wissenschaftlichen Kontext wird hier eine genaue Auswertung schwierig, da nicht alle „unbeabsichtigten Verletzungen" auch tatsächlich der Kategorie „Trauma" zuzuordnen sind. Unbeabsichtigte Verletzungen umfassen eine Reihe von Ursachen, darunter Ertrinken, Vergiftungen, Gebrauch von Schusswaffen, Stürze und Autounfälle. Man muss bedenken, dass Vergiftungen ebenso als Ursache genannt werden und dass Todesfälle infolge von Opioidüberdosierungen auch in dieser Kategorie enthalten sind. Dieses Beispiel zeigt, dass eine sorgfältige Analyse der verfügbaren Daten erforderlich ist, um das vorliegende Problem vollständig analysieren zu können.

Im weiteren Zusammenhang ist es hilfreich, die Trends bei einigen der häufigsten Todesursachen durch unbeabsichtigte Verletzungen über das gesamte Altersspektrum hinweg zu beurteilen. Auf diese Weise lassen sich Schwerpunktbereiche für Prävention, Schulung und öffentliche Aufklärung herausarbeiten. Einige dieser Bereiche sind in (**Abbildung 1-3**) und (**Abbildung 1-4**) dargestellt, wo deutlich wird, dass Ertrinken und Autounfälle in den frühen Lebensjahren bedeutende Todesursachen sind. Mit zunehmendem Alter sinkt die Anzahl der Todesfälle durch Ertrinken, während die Zahl der tödlichen Autounfälle ansteigt und bis etwa zum 25. Lebensjahr zur häufigsten Todesursache wird. Danach werden Vergiftungen zur führenden Ursache für unbeabsichtigte, tödliche Verletzungen und bleiben bis zum Alter von etwa 65 bis 70 Jahren dominant. Ab diesem Alter sind Stürze die häufigste Todesursache.

Wenn die Daten auf diese Weise aufgeschlüsselt werden, wird deutlich, dass über das gesamte Altersspektrum hinweg Verkehrsunfälle nach wie vor eine der Haupttodesursachen sind. Vergiftungen gelten zwar nicht als traumatische Todesursache, nehmen aber als führende

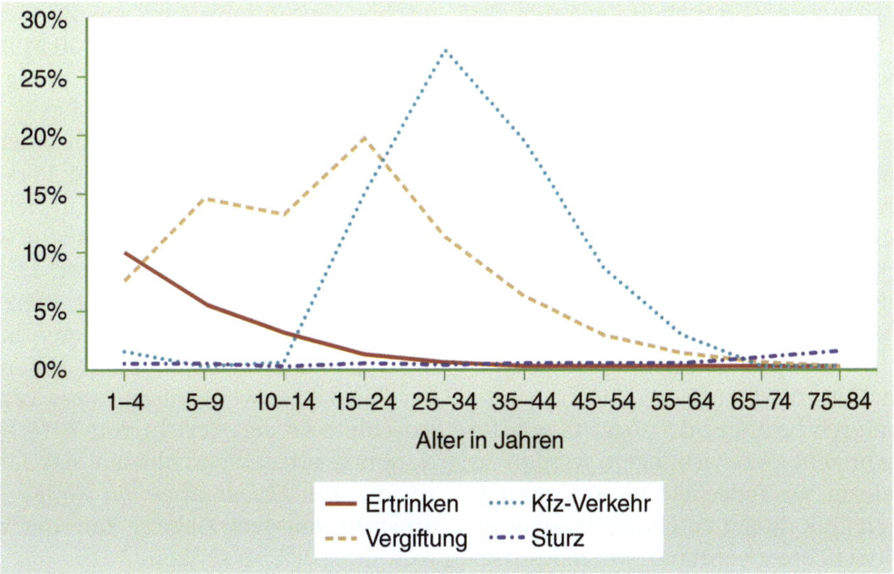


**Abbildung 1-3** Prozentualer Anteil aller Todesfälle nach ausgewählten Ursachen - Alter 1 bis 85 Jahre, 2019.

Daten des National Center for Injury Prevention and Control: WISQARS. 10 führende Todesursachen, Vereinigte Staaten, 2019, alle ethnischen Gruppen. Centers for Disease Control and Prevention. https:// wisqars.cdc.gov/ fatal-leading

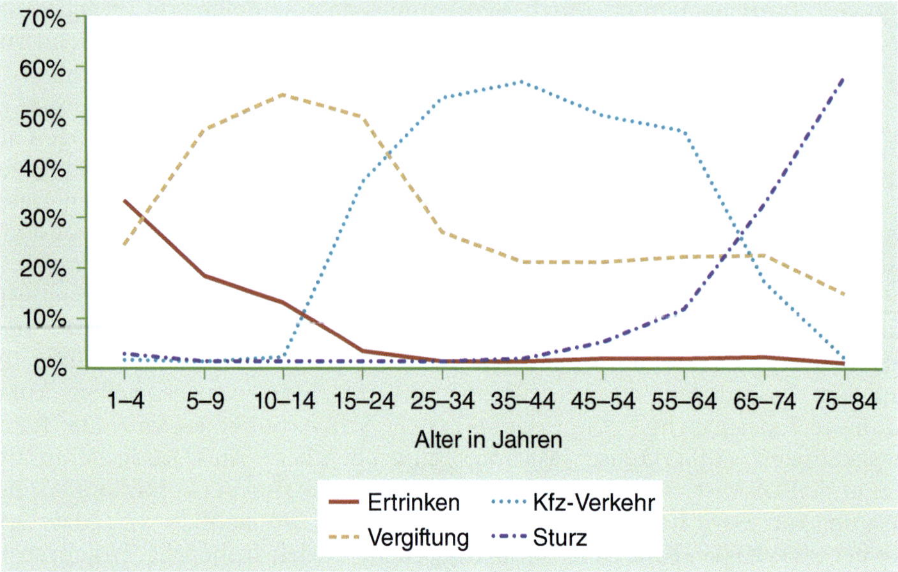


**Abbildung 1-4** Prozentualer Anteil der Todesfälle durch unbeabsichtigte Verletzungen nach ausgewählten Ursachen - Alter 1 bis 85 Jahre, 2019.

Daten des National Center for Injury Prevention and Control: WISQARS. 10 führende Todesursachen, Vereinigte Staaten, 2019, alle ethnischen Gruppen. Centers for Disease Control and Prevention. https:// wisqars.cdc.gov/ fatal-leading

Todesursache im Zusammenhang mit unbeabsichtigten Verletzungen zu – ein Trend, der sich wahrscheinlich auch in Zukunft fortsetzen wird, wenn die Opioid-Krise in den USA, die sich während der COVID-19-Pandemie verschärft hat, anhält.

Die Statistiken zeigen einen besorgniserregenden Trend. Obwohl in der Vergangenheit bereits ein Anstieg von „unbeabsichtigten" Verletzungen zu verzeichnen war, verändern sich die geografischen Regionen der Welt, in denen diese Verletzungen zunehmend auftreten.

In den Industrienationen haben internationale Sicherheitsprogramme sowie die Entwicklungen der modernen Automobil- und Verkehrsindustrie zu einer deutlichen Reduktion von Verkehrstoten geführt. Dennoch nimmt die Gesamtzahl der Todesfälle durch Verkehrsunfälle weltweit zu. Jeden Tag kommen weltweit fast 3'700 Menschen bei Verkehrsunfällen ums Leben. Dieser Trend ist größtenteils auf die rasch zunehmende Nutzung von Fahrzeugen in den Entwicklungsländern zurückzuführen. Es ist wichtig zu beachten, dass die Ressourcen der lokalen Rettungsdienste und der Gesundheitsinfrastruktur dadurch belastet oder sogar überlastet werden können.[16] Ähnliche Auswirkungen werden in den kommenden Jahren für Todesfälle im Zusammenhang mit Verletzungen im Rahmen von Stürzen erwartet.

Stürze sind weltweit die zweithäufigste Todesursache bei unbeabsichtigten Verletzungen. Sie führen jedes Jahr weltweit zu mehr als 650'000 Todesfällen, wiederum überproportional in Ländern mit niedrigem und mittlerem Einkommen.[21] Als Reaktion auf die jährlich steigende Mortalitätsrate durch Stürze haben die Industrieländer Programme zur Untersuchung des Sturzrisikos sowie zur Aufklärung und Prävention initiiert. Dennoch werden in den Vereinigten Staaten jedes Jahr 3 Millionen ältere Menschen wegen sturzbedingter Verletzungen in einer Notaufnahme behandelt. Über 800'000 Menschen müssen aufgrund dieser Verletzungen stationär behandelt werden. Im Jahr 2015 lagen die geschätzten medizinischen Gesamtkosten für sowohl tödliche als auch nicht tödliche Verletzungen bei über 50 Milliarden US-Dollar.[22]

Die Analyse der Todesfälle infolge von Stürzen und Autounfällen zeigt, wie wichtig es ist, diesen Fakten auf globaler Ebene zu begegnen. In einem Bericht aus dem Jahr 2014 wurden Stürze und Verkehrsunfälle als die einzigen traumatischen Todesursachen herausgearbeitet. Bis ins Jahr 2023 ist mit einem weiteren Anstieg zu rechnen.[23] Obwohl die Belastung durch diese Verletzungen weltweit wahrnehmbar ist, ereignen sich 93 % der weltweiten Todesfälle im Straßenverkehr in Ländern mit niedrigem und mittlerem Einkommen, obwohl nur 60 % der Fahrzeuge weltweit auf diese Länder entfallen.[24] Im Anschluss an den Bericht von 2014 haben die Vereinten Nationen offiziell beschlossen, das Jahrzehnt 2021-2030 zur *zweiten Aktionsdekade für Straßenverkehrssicherheit* zu erklären, mit dem Ziel, die Zahl der Verkehrstoten weltweit um 50 % zu senken.[25]

Todesfälle durch Trauma sind sowohl emotional als auch volkswirtschaftlich eine Belastung. Für die Behandlung von Traumapatienten werden Milliarden von Dollar ausgegeben. Hierbei sind allerdings die Kosten für

Rettungsdienste, Versicherungen und Sachschäden nicht mitumfasst. Der National Safety Council schätzte die wirtschaftlichen Auswirkungen von tödlichen und nichttödlichen Traumata in den Vereinigten Staaten im Jahr 2019 auf etwa 1,1 Billionen Dollar.[26] Die rettungsdienstliche Versorgung hat die Möglichkeit, die volkswirtschaftlichen Kosten von Traumata zu reduzieren. So kann beispielsweise die richtige Vorgehensweise bei Halswirbelsäulenverletzungen den Unterschied zwischen lebenslanger Tetraplegie und einer Rückkehr in die Erwerbstätigkeit ausmachen. Dementsprechend kann berechnet werden, dass durch die richtige Versorgung, beispielsweise durch das Erkennen lebensbedrohlicher Blutungen oder durch den raschen Transport eines Patienten in ein Traumazentrum, volkswirtschaftliche Einsparungen von etwa 1,2 Millionen USD pro Patient generiert werden können.[26]

Die folgenden Daten stammen von der Weltgesundheitsorganisation (WHO):

- *Verletzungen im Straßenverkehr sind ein massives Problem für die öffentliche Gesundheit.* Weltweit sterben jährlich 1,3 Millionen Menschen durch Verkehrsunfälle, was durchschnittlich etwa 3'500 Todesfälle pro Tag bedeutet. Für die Altersgruppe der 15- bis 29-Jährigen sind Verkehrsunfälle die häufigste Todesursache. Insgesamt stehen Verkehrsunfälle weltweit an neunter Stelle der Todesursachen und machen etwa 4 % aller Todesfälle aus. Laut Prognosen der WHO wird erwartet, dass ohne geeignete Maßnahmen und Präventionsprogramme diese Zahl bis 2030 auf den siebten Platz der Todesursachen steigen wird. [27]
- *Die Mehrzahl der Verkehrsunfallopfer betrifft Menschen in Ländern mit niedrigem oder mittlerem Einkommen.* Daraus resultiert, dass drei von vier Verkehrstoten weltweit in diesen Ländern verzeichnet werden. Obwohl dort nur etwa 50 % aller Fahrzeuge weltweit fahren, ereignen sich in Entwicklungsländern über 90 % aller tödlichen Verkehrsunfälle (**Abbildung 1-5**).[27]
- *Weltweit sterben jährlich 4,4 Millionen Menschen an Verletzungen.* Sowohl unbeabsichtigte als auch absichtliche Ursachen tragen zu den Todesfällen bei. Straßenverkehrsunfälle sind mit etwa einem Drittel die häufigste Todesursache. Etwa ein Sechstel der Todesfälle ist auf Suizid zurückzuführen, während rund ein Zehntel durch Tötungsdelikte verursacht wird.[16]

Wie diese Daten zeigen, ist das Trauma an sich ein weltweites Problem. Auch wenn die Ursachen sich von Land zu Land unterscheiden, die Konsequenzen tun dies nicht. So gilt für alle Länder, dass ein Großteil der Todesfälle vermeidbar wäre.

Daher gilt für alle in der Traumaversorgung Tätigen, dass nicht nur die Versorgung der Patienten zählt, sondern dass auch der Prävention eine enorm wichtige Rolle zukommen muss. Eine häufig erzählte Geschichte im Rettungswesen illustriert diesen Zusammenhang besonders anschaulich: *„Auf einer langen, kurvigen Bergstraße gibt es eine gefährliche Kurve, in der schon häufig Fahrzeuge ins Schleudern geraten und in weiterer Folge über 30 Meter über einen steilen Abhang abgestürzt sind. Die Verantwortlichen beschließen, einen Rettungswagen an dieser Straße zu stationieren, um die Verunfallten schneller versorgen zu können. Die sinnvollere Intervention hätte aber darin bestanden, Leitplanken zu installieren, um die Unfälle zu vermeiden."*

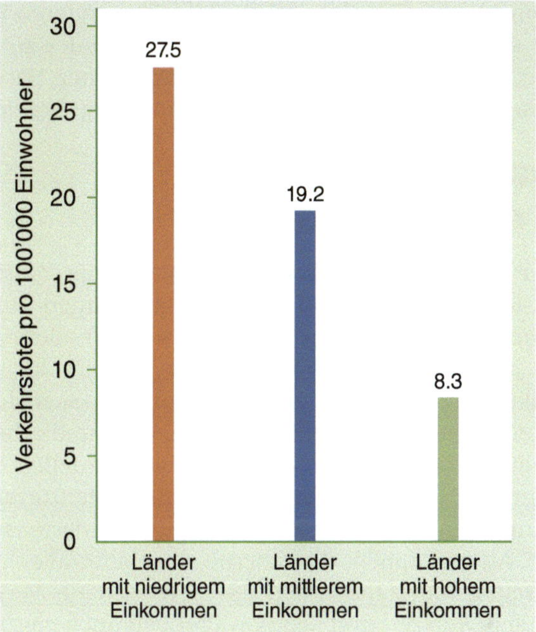


**Abbildung 1-5** Weltweite Verteilung der Todesopfer im Straßenverkehr pro 100'000 Menschen.

Daten der Weltgesundheitsorganisation. Global Status Report on Road Safety 2018. Weltgesundheitsorganisation; 2018. https://www.who.int/publications/i/item/9789241565684

# Die Phasen der Traumaversorgung

Trauma ist nicht gleich Unfall, auch wenn diese Begriffe oft synonym verwendet werden. Ein Unfall ist meist definiert als entweder zufälliges Ereignis oder ein Ereignis aus einer Unachtsamkeit heraus. Die meisten Verletzungen bzw. Unfälle mit Todesfolge fallen unter die zweite Definition und sind somit vermeidbar. Unfallprävention war ein wichtiger und großer Schritt in den Industrienationen, um Verletzungen bzw. deren Ursachen zu vermeiden. Den Entwicklungs- und Schwellenländern steht hier allerdings noch ein langer Weg bevor. Schlecht entwickelte Infrastruktur stellt hier eine der größten Hürden dar, da vor allem der Zugang zu Bildung und Bemühungen hinsichtlich Prävention beeinträchtigt ist.

Unfallbedingte bzw. traumatische Verletzungen lassen sich in **beabsichtigt** und **unbeabsichtigt** herbeigeführt einteilen. Beabsichtigte Verletzungen entstehen aus einem Akt der Gewalt mit dem Ziel, einer anderen Person oder sich selbst zu schaden, zu verletzen oder zu töten. Verletzungen, die nicht aus einer vorsätzlichen Handlung heraus entstehen, werden als unbeabsichtigt bezeichnet.

## Phase vor dem Ereignis (Pre-event Phase)

Die **Phase vor dem Ereignis** umfasst alle Umstände, die zu einer Verletzung führen. Maßnahmen zur Prävention in dieser Phase orientieren sich vor allem an der primären Vermeidung von Verletzungen. Um den größtmöglichen Effekt zu erzielen, konzentrieren sich die Strategien vor allem auf jene Faktoren, welche die höchste Letalität und Morbidität auslösen. Laut aktuellen Untersuchungen sind die unbeabsichtigt herbeigeführten Verletzungen in den USA die vierthäufigste Todesursache in allen Altersgruppen. Annähernd die Hälfte aller unfallbedingten Todesfälle in den USA setzt sich aus Verkehrsunfällen, Stürzen und Schusswaffengebrauch zusammen (**Abbildung 1-6**).[28]

Etwa 85 % der Amerikaner besaßen im Jahr 2021 ein Smartphone, im Vergleich zu 35 % im Jahr 2011.[29] Dieses Wachstum geht mit einem progressiven Anstieg der Zahl der Todesfälle aufgrund von Ablenkung am Steuer einher. Die CDC schätzt, dass abgelenktes Fahren zu etwa 3'000 Todesfällen pro Jahr führt, wobei jüngere Fahrer ein unverhältnismäßig höheres Risiko haben.[30] Präventionsbemühungen, öffentliche Sensibilisierungskampagnen wie "It Can Wait" und "U Drive. U Text. U Pay" wurden in den letzten Jahren mit dem Ziel entwickelt, diesen steigenden Trend einzudämmen (**Abbildung 1-7**).[30] In einigen Staaten wurden diese Programme mit Gesetzen kombiniert, die auf die Nutzung von Mobiltelefonen und mobilen Geräten beim Führen eines Kraftfahrzeugs abzielen. In den EU-Ländern sind seit mehreren Jahren vergleichbare Präventionsprogramme etabliert, und derartige Delikte wurden bereits vor einigen Jahren in die jeweiligen Bußgeldkataloge aufgenommen.

Nach Angaben der Governor's Highway Safety Association, einer Organisation, die sich mit der Sicherheit im Straßenverkehr befasst, gibt es in 24 Staaten Gesetze, die in erster Linie die Benutzung von Mobiltelefonen während der Fahrt verbieten.[31] Texting and Driving ist in 48 Staaten verboten. Die Benutzung von Mobiltelefonen durch Fahranfänger (Fahrer, die jünger als 18 Jahre sind) wurde in 37 Staaten und dem District of Columbia vollständig verboten. Diese Art der abgestuften Rechtsdurchsetzung nach Alter und Erfahrung zielt speziell darauf ab, Verkehrsunfälle in diesen gefährdeten Gruppen zu verhindern.[31]

Eine weitere vermeidbare Ursache für Verkehrsunfälle ist das Fahren unter Alkoholeinfluss.[32] Es wurden erhebliche Anstrengungen unternommen, um dieses Problem bereits in der Phase vor dem Ereignis zu adressieren. Infolge der verstärkten Sensibilisierung der Öffentlichkeit, der Aufklärung und des Drucks zur Änderung der staatlichen Gesetze bezüglich des Blutalkoholgehalts,

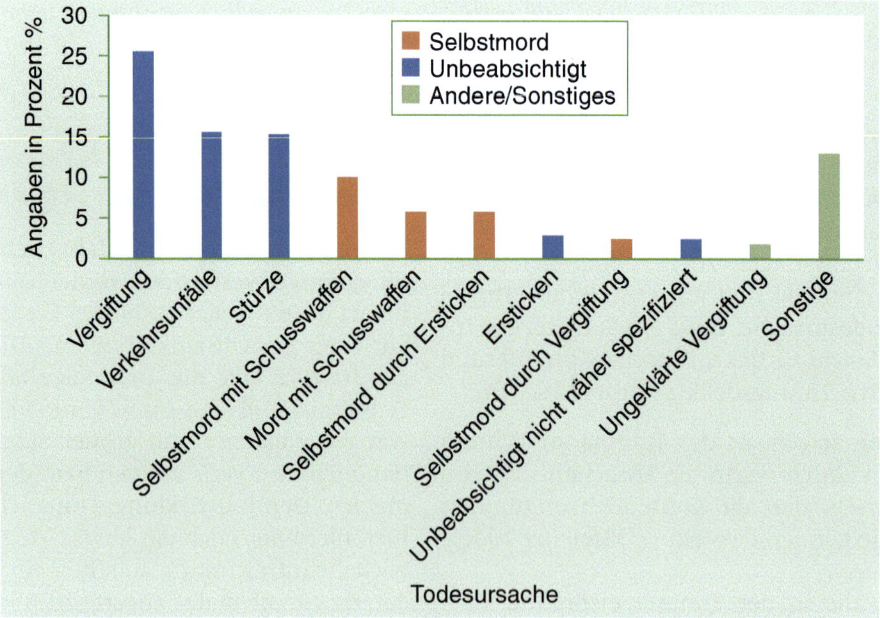


**Abbildung 1-6** Verkehrsunfälle, Stürze, Schusswaffengebrauch führen zur Hälfte aller unfallbedingten Todesfälle.

Daten von National Center for Injury Prevention and Control. 10 führende Todesursachen nach Altersgruppe mit Hervorhebung von gewaltbedingten Todesfällen durch Verletzungen, Vereinigte Staaten - 2018. https:// www.cdc.gov/ injury/images/lc-charts/leading_causes_of_death_by_age_group_violence_2018_1100w850h.jpg

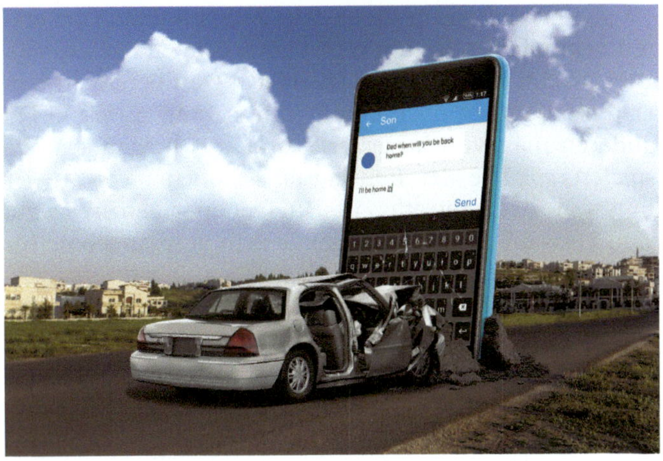

**Abbildung 1-7** Kampagnen zur Sensibilisierung der Öffentlichkeit weisen immer häufiger auf die Risiken des abgelenkten Fahrens hin.



ab dem eine Person als betrunken gilt, ist die Zahl der betrunkenen Fahrer, die in tödliche Unfälle verwickelt sind, seit 1989 kontinuierlich zurückgegangen. In jüngster Zeit haben mehrere Staaten sowohl den medizinischen als auch den Freizeitgebrauch von Marihuana legalisiert. Daten über die Auswirkungen dieser Änderungen auf Todesfälle und Verletzungen im Zusammenhang mit dem Konsum von Marihuana am Steuer liegen noch nicht vor. Es besteht Anlass zur Besorgnis, denn das Risiko von Verkehrsunfällen ist beim Fahren unter dem Einfluss von Alkohol und Cannabis zusammen höher als beim Fahren mit nur einer der beiden Substanzen.[33]

Die Förderung von Programmen zur Sensibilisierung sturzgefährdeter Bevölkerungsgruppen ist ebenfalls ein Bereich, in dem erhebliche Anstrengungen unternommen werden. Die CDC hat die STEADI-Initiative (Stopping Elderly Accidents, Deaths, and Injuries) entwickelt, die Gesundheitsfachpersonal dabei unterstützt, sturzgefährdete Personen zu identifizieren, Risikofaktoren zu erkennen, die für diese Personen veränderbar sind und wirksame Methoden anzubieten, um Stürze zu verhindern, bevor sie auftreten. Rettungsdienste spielen eine entscheidende Rolle bei Stürzen im häuslichen Umfeld, da das größte Risiko für schwere Verletzungen oder tödliche Folgen besteht, wenn zuvor bereits ein Sturz erfolgt ist.[34] Das Rettungsdienstfachpersonal sollte dies im Hinterkopf behalten, wenn es das nächste Mal zu einem Einsatz wegen einer Aufstehhilfe oder eines scheinbar harmlosen Sturzes gerufen wird. Diese Einsätze bieten eine bedeutende Gelegenheit im Gesundheitswesen, um evidenzbasierte Sturzpräventionsprogramme sowohl zu entwickeln als auch zu implementieren.[35]

Die vorhandenen Aufklärungsprogramme zur Prävention von Ertrinkungsunfällen müssen unbedingt bestehen bleiben.[36] Ertrinken ist weltweit die dritthäufigste Todesursache bei unbeabsichtigten Verletzungen.[37] Schwimmkurse bereits im Kleinkindalter und das sogenannte „Babyschwimmen“ können zu einem deutlichen Rückgang bei den (Beinahe-)Ertrinkungsunfällen führen. Aufgrund verstärkter Migration muss berücksichtigt werden, dass Schwimmunterricht nicht für alle Bevölkerungsgruppen zugänglich ist und zudem stark von den finanziellen Möglichkeiten abhängt.

Schließlich sollte angemerkt werden, dass die Vorbereitung seitens der Rettungsdienste auch jene Umstände berücksichtigen muss, die nicht von staatlichen Mitteln finanziert werden oder nicht Teil der bestehenden Programme sind (**Kasten 1-2**).

**Kasten 1-2** Vorbereitung und Prävention

Gezielte Vorbereitung und Prävention umfasst auch die entsprechende und vor allem vollständige Fort- und Weiterbildung mit dem aktuellen Wissensstand der notfallmedizinischen Versorgung. So wie wir zu Hause unsere Computer und Smartphones regelmäßig mit den neuesten Softwareupdates versorgen, genauso müssen wir unser Wissen regelmäßig neuen Guidelines und Lehrmeinungen anpassen. Zu dieser gezielten Vorbereitung gehören der tägliche Fahrzeug-, Material- und Gerätecheck zu Dienstbeginn genauso wie die Absprache der Arbeitsaufteilung mit den Kollegen.

Während unbeabsichtigte Verletzungen niemals ganz ausgeschlossen werden können, ist es uns möglich, durch die genannten Programme, Methoden und durch gezielte Prävention die Folgen derartiger Verletzungen bzw. die daraus resultierenden Todesfälle auf ein Minimum zu reduzieren. Auch in Zukunft wird dem Rettungsdienstfachpersonal in der Prävention während der Phase vor dem Ereignis eine bedeutsame Rolle zukommen.



## Ereignisphase (Event Phase)

Die **Ereignisphase** ist der Zeitpunkt des eigentlichen Traumas. Präventionsmaßnahmen während der Ereignisphase zielen vor allem darauf ab, die Verletzungen an sich – als Auswirkung des Traumas – zu reduzieren. Der Einsatz entsprechender Sicherheitsausrüstung bzw. -vorkehrungen hat einen enormen Einfluss auf den Schweregrad der Verletzungen. Die Verwendung von Sicherheitsgurten, Airbags und Motorradhelmen wirkt sich positiv auf die Minimierung von Verletzungen bzw. sogar auf deren Vermeidung aus (Siehe Kapitel 4, *Die Physik des Traumas*).

Die wechselnden Bestimmungen zur gesetzlichen Motorradhelmpflicht in den USA sind ein anschauliches Beispiel dafür, wie stark der Gesetzgeber die Sicherheit der Bevölkerung beeinflussen kann.: 1966 gab der US-Kongress dem Verkehrsministerium (DOT) die Möglichkeit, Bundesstaaten zu bestrafen, die noch keine Helmpflicht eingeführt hatten.[42] Innerhalb der nächsten 10 Jahre verabschiedeten 47 Bundesstaaten Gesetze zu einer Helmpflicht. Die Befugnisse des DOT wurden durch den Kongress 1975 allerdings wieder zurückgezogen, was zur Folge hatte, dass viele Staaten die Helmpflicht wieder abschafften oder modifizierten. Während seit den frühen 1980er Jahren die Zahl der tödlich verunglückten Motorradfahrer zurückging, begannen sie ab 1998 wieder kontinuierlich zu steigen. Mit Stand August 2021 haben nur 18 Bundesstaaten sowie der District of Columbia eine bestehende Helmpflicht. Weitere 30 Bundesstaaten haben partielle Helmpflicht (z.B.: nur für Personen unter 17 Jahren) gesetzlich verankert. In Illinois und Iowa gibt es keinerlei gesetzliche Regelung.[43,44] Nach Angaben der NHTSA lag die Zahl der Todesfälle im Zusammenhang mit Motorradunfällen im Jahr 2019 bei 5'014, ein leichter Rückgang gegenüber 5'038 im Vorjahr, aber ein deutlicher Anstieg gegenüber 1997 , als 2'056 Menschen bei Motorradunfällen in den Vereinigten Staaten ums Leben kamen.[45] Diese komplexe Geschichte der Gesetzgebung ist nur ein Beispiel, wie sehr der verpflichtende Gebrauch von potenziell lebensrettender Ausrüstung das Outcome der Patienten in der Ereignisphase verändern kann.

Ein weiterer Weg, Verletzungen im Straßenverkehr vorzubeugen, ist der Gebrauch von normierten und zertifizierten Kindersitzen. So führen im deutschsprachigen Raum vor allem die Verkehrsclubs und -vereinigungen Schulungen durch, in denen Eltern den richtigen Umgang mit Kindersitzen erlernen können. *„Füge keinen weiteren Schaden zu"* ist als der Grundsatz der Ereignisphase zu verstehen. Egal ob sie einen privaten Pkw oder einen Rettungswagen fahren, Mitarbeitende von Rettungsorganisationen müssen sich auch selbst schützen und sollen anderen ein Vorbild sein. Sie tragen die Verantwortung für sich selbst, ihre Partner und Arbeitskollegen sowie für den Patienten im Rettungswagen. Daher ist es entscheidend, sicher und vorausschauend zu fahren. Dem Straßenverkehr sollte die gleiche Aufmerksamkeit geschenkt werden wie der Versorgung des Patienten.

## Phase nach dem Ereignis (Post-event Phase)

Die **Phase nach dem Ereignis** befasst sich mit dem Outcome nach einem Trauma. Das gravierendste klinische Ergebnis ist der Tod eines Patienten. Der Unfallchirurg Donald Trunkey, MD, unterteilt die traumatischen Todesfälle in drei Phasen.[46]

Die erste Phase der Todesfälle kann innerhalb der ersten Sekunden, Minuten bis zu einer Stunde nach einem Ereignis auftreten. Viele Todesfälle treten bereits in den ersten Sekunden nach einem Trauma ein, während bei anderen massive Blutverluste eine entscheidende Rolle spielen, solange der Rettungsdienst noch nicht an der Einsatzstelle eingetroffen ist. Um hier entgegenzuwirken, sind Prävention und umfassende Schulungsangebote für die Bevölkerung wichtig. Beispiele dafür sind die verpflichtenden *„Erste-Hilfe-Ausbildungen"* für Führerscheinanwärter und betriebliche *„Ersthelfer in Unternehmen"*, sowie Kampagnen *„Stop the Bleeding"*, welche in den USA durchgeführt werden.[47]

Die *zweite Todesphase* tritt innerhalb der ersten Stunden nach dem Ereignis ein. Diese Todesfälle lassen sich meist durch gute präklinische Versorgung und weitere klinische Behandlung vermeiden.

Die *dritte Phase* der Todesfälle tritt mehrere Tage bis Wochen nach dem Ereignis ein. Diese Todesfälle werden in der Regel durch Multiorganversagen verursacht. Studien deuten darauf hin, dass diese Todesfälle durch zeitgemäße Traumaversorgung und Intensivmedizin vermindert werden können.[48] *„Damage Control-Chirurgie"* ist ein sich entwickelnder Trend in der Traumaversorgung. Durch die abgestufte chirurgische Versorgung in Kombination mit moderner Intensivmedizin und -pflege können Todesfälle der dritten Phase vermieden werden.[49-51] Es gibt Hinweise darauf, dass das Outcome verbessert werden kann, wenn die Grundlagen der Damage-Control-Chirurgie sowie ein zurückhaltendes Flüssigkeitsmanagement mit kristalloiden Infusionslösungen angewendet werden. Anschliessend erfolgt die Stabilisierung des Patienten auf einer spezialisierten Intensivstation, um im weiteren Verlauf die definitive chirurgische Versorgung durchzuführen. Ein frühzeitiges und aggressives Schockmanagement mit Blut und Blutprodukten verbessert das Outcome zusätzlich[52-54] (**Abbildung 1-8**). Die Kombination aus Rettungsdienst, Intensiv- und Traumaversorgung verbessert die Überlebenschancen.

R. Adams Cowley, MD, Gründer des Maryland Institute of Emergency Medical Services Systems (MIEMESS), eines der ersten Traumazentren in den USA, definierte und beschrieb die „Golden Hour", die „Goldene Stunde".[55] Dr. Cowley war basierend auf seinen wissenschaftlichen Untersuchungen der Überzeugung, dass Patienten, die kurz nach Eintritt des Traumas umfassend versorgt werden, eine signifikant höhere Überlebenschance haben als Patienten, die erst mit Verzögerung Hilfe erhalten. Ein Grund für die Verbesserung des Überlebens ist die rasche Blutungskontrolle, durch die der menschliche Körper in der Lage bleibt, Energie zu produzieren, um seine Organfunktionen aufrechterhalten zu können. Für das Rettungsdienstfachpersonal bedeutet dies, die Sauerstoffversorgung und die Herz-Kreislauf-Situation des Patienten sicherzustellen und einen

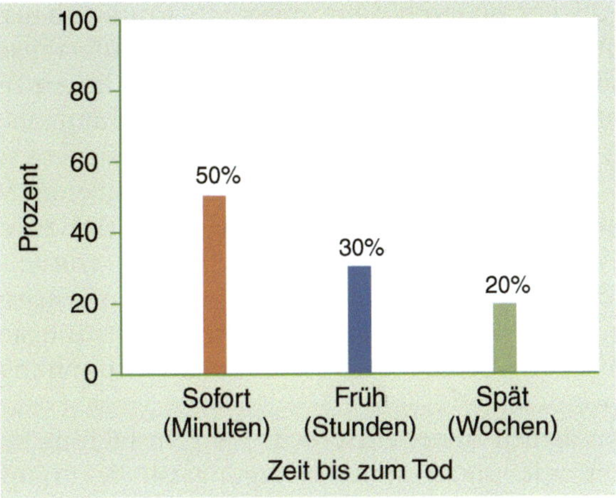


**Abbildung 1-8** Sofortige Todesfälle können durch flächendeckende Breitenausbildung in Erster Hilfe vermieden werden. Frühe Todesfälle können durch rasche und zielgerichtete rettungsdienstliche Versorgung vermindert werden. Spätere Todesfälle können nur durch raschen Transport in die richtige Zielklinik (Traumazentrum) unterbunden werden.



zeitnahen Transport in ein adäquat ausgestattetes und personell vorbereitetes Traumazentrum zu gewährleisten. Dieses muss in der Lage sein, die vor Ort begonnenen Maßnahmen suffizient fortzuführen sowie durch z.B. Blut- und Plasmatransfusionen oder auch operative Eingriffe zu erweitern, um eine umgehende Blutungskontrolle zu erreichen.

Da dieser kritische Zeitraum nicht immer genau eine Stunde beträgt, wird er häufig auch als „Goldenes Intervall" bezeichnet. Einige Patienten haben aufgrund ihrer Verletzung nicht einmal diese eine Stunde Zeit, um behandelt zu werden. In den meisten städtischen Rettungsdiensten in Europa und den Vereinigten Staaten beträgt bspw. die durchschnittliche Zeit, die vom Moment des Unfalls bis zum Eintreffen des Rettungsdienstes vergeht, etwa 7-10 Minuten. Der Transport zum Traumazentrum dauert weitere 8 bis 9 Minuten. Braucht der Rettungsdienst auch nur 10 Minuten am Einsatzort, sind bereits 26 bis 28 Minuten der „Golden Hour" vergangen. Jede weitere Verzögerung kostet somit wertvolle Zeit.

Im deutschsprachigen Raum variieren die Eintreffzeiten je nach Region und topografischen Gegebenheiten. In Deutschland sind die Hilfsfristen in den jeweiligen Bundesländern gesetzlich festgelegt. In Österreich, mit Ausnahme des burgenländischen Rettungsdienstgesetzes, gibt es keine einheitlichen Vorgaben zur Hilfsfrist, jedoch zeigt die Erfahrung, dass die meisten Patienten innerhalb von 15 Minuten erreicht werden können. In der Schweiz gelten ähnliche Eintreffzeiten, wobei die Transportzeiten zu überregionalen Traumazentren aufgrund der topografischen Bedingungen deutlich länger sein können.

In den 1980er und 1990er Jahren dokumentierte ein Traumazentrum, dass bei Verkehrsunfällen und bei Patienten mit penetrierenden Traumata die durchschnittliche Behandlungszeit vor Ort 20 bis 30 Minuten betrug. Dies wirft die Frage auf, die sich jedes Rettungsdienstfachpersonal bei der Versorgung von Traumapatienten stellen muss: „Profitiert der Patient von meinen Maßnahmen? Überwiegt der Nutzen dieser Maßnahmen das Risiko, das durch die Transportverzögerung entsteht?"

Eine der wichtigsten Aufgaben der Rettungsdienste ist, am Notfallort so wenig Zeit wie möglich zu verbringen sowie die zielgerichtete Versorgung und den Transport in die geeignete Klinik zu beschleunigen. In den ersten Minuten am Notfallort müssen der Patient beurteilt, lebensrettende Sofortmaßnahmen durchgeführt sowie der Patient transportfähig gemacht werden. Einer der Grundsätze von PHTLS ist es, die Zeit, welche am Notfallort verbracht wird, zu reduzieren, indem alle Beteiligten (Feuerwehr, Polizei und Rettungsdienst) als eine Einheit vorgehen und „die gleiche Sprache" sprechen. Überdies liegt auch der Transport des Patienten in ein geeignetes Krankenhaus in der Verantwortung des Rettungsdienstes. Ein Faktor, der von immenser Bedeutung für das Überleben der Patienten ist, ist die Zeit, die zwischen dem Eintritt eines Traumas bis zur definitiven Behandlung in einer geeigneten Einrichtung verstreicht.

Die definitive Versorgung von Traumapatienten beinhaltet in der Regel die Kontrolle von Blutungen sowie die Wiederherstellung einer adäquaten Perfusion des Organismus durch den Einsatz von Infusionslösungen. Diese Infusionslösungen sollten möglichst der physiologischen Zusammensetzung des menschlichen Blutes entsprechen, um die hämodynamische Stabilität zu gewährleisten und die Gewebeperfusion zu optimieren. Die Anwendung von Vollblutkonserven (Erythrozyten und Plasma im Verhältnis 1:1) hat bei militärischen Konflikten im Irak und in Afghanistan signifikante Ergebnisse gezeigt. Die Transfusionen ersetzen die durch Blutungen verlorene Sauerstofftransportkapazität sowie die Gerinnungsfaktoren und tragen dazu bei, den notwendigen kolloidosmotischen Druck aufrechtzuerhalten, um Flüssigkeitsverluste aus dem Gefäßsystem zu verhindern. Derzeit sind derartige Präparate im zivilen Rettungsdienst jedoch noch nicht flächendeckend verfügbar, was einen weiteren wichtigen Grund für die frühzeitige und rasche Transportpriorisierung von Traumapatienten in ein Traumazentrum darstellt. Auf dem Weg ins Krankenhaus haben sich abgestimmte und priorisierte Maßnahmen als äußerst wichtig erwiesen (siehe Kapitel 3: „Schock – Pathophysiologie von Leben und Tod"). Eine suffiziente Blutungskontrolle kann unter Umständen weder im Rettungswagen noch im Schockraum erreicht werden. In solchen Fällen sind häufig operative Eingriffe erforderlich. Daher müssen alle Rettungsdienstfachpersonen im Rahmen der Entscheidungsfindung und des kritischen

Denkens berücksichtigen, wie weit die nächste geeignete Zielklinik entfernt ist, wie lange der Transport des Patienten dorthin dauern wird und ob das angestrebte Krankenhaus in der Lage ist, den Patienten zu diesem Zeitpunkt adäquat zu versorgen.

Ein Traumazentrum mit rasch verfügbaren Chirurgen, gut trainierten und erfahrenen Schockraumteams sowie einem umgehend verfügbaren OP-Team ist in der Regel in der Lage, einen Patienten 10–15 Minuten nach dessen Ankunft im Krankenhaus operativ zu versorgen. Solche Prozesse können den Unterschied zwischen Leben und Tod ausmachen (**Kasten 1-3**).

**Kasten 1-3** Traumazentren

Das American College of Surgeons (ACS) setzte die Kriterien und Anforderungen für Traumazentren in „Resources for Optimal Care of the Injured Patient" fest. Nationale und bundesstaateneigene Gesetzgebung sowie das Committee on Trauma (COT) nutzen diese Richtlinien bzw. definieren verschiedene Level der Versorgung. In Bezug auf das ACS soll zwischen Level-I- und Level-II-Traumazentren in den klinischen Anforderungen und im Versorgungsstandard kein Unterschied bestehen. Level-I-Zentren verfügen allerdings über erweiterte medizinische Ausbildung, spezialisierte Versorgungsmöglichkeiten, betreiben vermehrte Forschung und managen ein höheres Patientenaufkommen. Sie sind auch der Mittelpunkt für Traumaversorgungen in einer definierten Region. Level-III-Traumazentren verfügen hingegen über weniger Ressourcen und sind typischerweise in Vorstadtbezirken oder in ländlichen Bereichen angesiedelt. Ihre prinzipielle Aufgabe liegt in einer initialen Versorgung und Stabilisierung, gefolgt von raschem und effizientem Transport in Level-I-bzw. -II-Zentren. Level-IV-Traumazentren verfügen neben einer Notfallversorgung im 24/7-Betrieb nur über wenig Ressourcen. Ihre Hauptaufgabe ist die primäre Grundversorgung und Stabilisierung mit einem raschen Transport in höher qualifizierte Zentren.[60]

Hierbei ist es wichtig anzumerken, dass das ACS nicht definiert, welche Institutionen als Traumazentren gelten. Es überprüft nur, ob Krankenhäuser die jeweils notwendigen Richtlinien für die jeweilige Versorgungsstufe erreichen bzw. einhalten. Die Entscheidung darüber, ob ein bestimmtes Krankenhaus zu einem Traumazentrum avanciert, liegt bei der lokalen und bundesstaatlichen Regierung, üblicherweise nach Überprüfung durch das ACS.



Auf der anderen Seite muss ein Krankenhaus mit chirurgischen Versorgungskapazitäten in Rufbereitschaft erst die Ankunft der Chirurgen und des restlichen Teams abwarten, bevor der Patient vom Schockraum in den OP gebracht werden kann. So verstreicht weitere wertvolle Zeit, bevor definitive operative blutstillende Maßnahmen ergriffen werden können. Dies führt zu einer gesteigerten Letalität (**Abbildung 1-9**). Es wurde eine signifikante Steigerung der Überlebensraten festgestellt, wenn Nicht-Traumazentren von Beginn an umgangen und die Patienten direkt in ein Traumazentrum transportiert werden.[61-69]

Zusätzlich zu der entsprechenden Ausbildung in Unfallchirurgie und Traumaversorgung ist die Erfahrung wichtig. Studien zeigten, dass Chirurgen mit hohen Fallzahlen in hochfrequentierten Traumazentren ein besseres Outcome erzielen als Chirurgen mit weniger Erfahrung.[69,70]

# PHTLS - Vergangenheit, Gegenwart, Zukunft

## Advanced Trauma Life Support (ATLS)

Wie so oft im Leben, brachte eine persönliche Erfahrung die Trendwende in der präklinischen Versorgung. Letztlich führte sie zur Entwicklung des Advanced Trauma Life Support (ATLS) und schlussendlich auch zum PHTLS-Kursprogramm. ATLS begann 1978, zwei Jahre nachdem ein zweimotoriges Kleinflugzeug in einer entlegenen Gegend Nebraskas abgestürzt war. ATLS entwickelte sich aus dem Unfallwrack, den Verletzten und den Toten heraus. An Bord waren James Styner, MD, ein orthopädischer Chirurg, seine Ehefrau sowie deren vier Kinder. Seine Frau wurde beim Aufprall sofort getötet. Seine Kinder wurden schwer verletzt. Alle warteten auf Hilfe, die jedoch nie kam. Nach etwa acht Stunden machte sich der Vater zu Fuß auf den Weg. Nach einem Kilometer Fußweg über eine Schotterstraße erreichte er einen Highway. Nachdem zwei Lkw einfach an ihm vorbeifuhren, konnte er ein Auto anhalten. Gemeinsam fuhren sie zurück zur Absturzstelle, verbrachten die in kritischem Zustand befindlichen Kinder in den Pkw und brachten sie ins nächstgelegene Krankenhaus, einige Kilometer südlich des Unfallortes.

Bei der Ankunft im Krankenhaus mussten sie feststellen, dass die Notaufnahme geschlossen war. Die diensthabende Krankenschwester alarmierte die beiden Allgemeinmediziner in Rufbereitschaft. Nach einer ersten Untersuchung kam eines der verletzten Kinder zum Röntgen. Wenig später wurde diagnostiziert, dass „keine knöcherne Schädelverletzung" vorliege. Eine

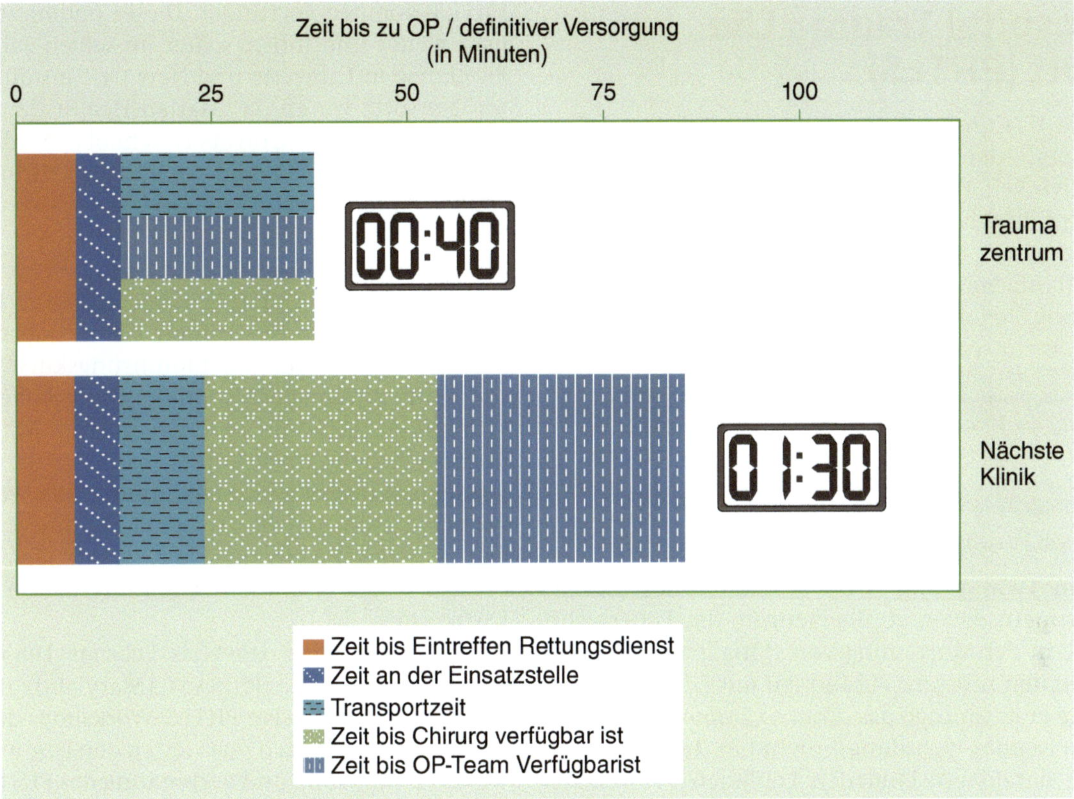


**Abbildung 1-9** Eine direkte Einweisung schwerverletzter Patienten in ein Traumazentrum verkürzt trotz möglicherweise längerer Transportzeit (10-20 Minuten), signifikant die Zeit bis zur operativen Versorgung. Nicht spezialisierte Krankenhäuser sollten gemäß klinischen Leitlinien (u.a. Advanced Trauma Life Support ATLS) umfahren werden, um die Letalität durch zeitnahe chirurgische Interventionen zu reduzieren.



Wirbelsäulenverletzung wurde nicht in Betracht gezogen. Stattdessen begann der Arzt, eine Platzwunde des Kindes zu nähen. Dr. Styner musste all dies mitansehen, rief seinen Arbeitskollegen in Lincoln, Nebraska, an und erzählte ihm, was passiert sei. Dieser sicherte ihm zu, dass er alles Notwendige in die Wege leiten werde, um die überlebenden Familienmitglieder nach Lincoln transferieren zu können.

Die Ärzte und Pflegepersonen in dem kleinen Krankenhaus der Grund- und Regelversorgung hatten nur wenig bis gar keine Erfahrung oder Ausbildung in der Beurteilung und Versorgung von mehreren schwer verletzten Patienten. In den folgenden Jahren erkannten Dr. James Styner und seine Kollegen, dass unbedingt etwas getan werden müsse, um die mangelhaften Zustände rund um die Schwerverletztenversorgung in ländlichen Gebieten zu verbessern. Sie entschieden, dass Ärzte im ländlichen Setting in systematischer Art und Weise in der Versorgung von Traumapatienten geschult und trainiert werden müssten. Styner und seine Kollegen wählten einen Ansatz ähnlich dem Advanced Cardiovascular Life Support (ACLS) und nannten ihn Advanced Trauma Life Support (ATLS).

Ein Lehrplan wurde erarbeitet und in einen logischen Ablauf zur Schwerverletztenversorgung integriert. Die „Treat as you go“-Methode wurde genauso wie das ABC der Traumaversorgung (Airway, Breathing, Circulation) entwickelt, um die Reihenfolge von Untersuchung und Behandlung zu priorisieren. 1978 wurde der ATLS-Prototyp-Kurs mit der Hilfe vieler anderer Chirurgen in Auburn, Nebraska, erstmals getestet. Anschließend wurde das neue Kursformat der Universität von Nebraska präsentiert und schließlich dem American College of Surgeons vorgestellt.

Seit dem ersten ATLS-Kurs in Auburn, Nebraska, sind mittlerweile mehr als vier Jahrzehnte vergangen und das ATLS-Kursformat wächst und verbreitet sich immer weiter. Ursprünglich als Kurs für das ländliche ärztliche Personal in Nebraska gedacht, entwickelte es sich zu einem weltweiten Kursformat für alle Arten traumatologischer Settings. ATLS ist das Fundament des PHTLS-Kursprogramms.

## Pre-Hospital Trauma Life Support (PHTLS)

Dr. Richard H. Carmona, ehemaliger United States Surgeon General (der United States Surgeon General ist der operative Leiter des United States Public Health Service; er wird direkt vom Präsidenten für eine vierjährige Amtszeit ernannt und nimmt zu allen Angelegenheiten des öffentlichen Gesundheitsdienstes gegenüber der US-Regierung Stellung; Anm. d. Übersetzers), schrieb in seinem Vorwort zur sechsten Auflage von PHTLS Folgendes:

> *„Es wurde gesagt, dass wir bei vielen bemerkenswerten Erfolgen auf die Vorarbeit großer Persönlichkeiten zurückgreifen – bei PHTLS ist dies nicht anders. Mit großen Visionen und Leidenschaft, aber auch gegen Widerstände, hat eine kleine Gruppe von Vorreitern durchgehalten und PHTLS vor über einem Vierteljahrhundert entwickelt.“*

Im Jahr 1958 gelang es Dr. Farrington das Chicago Fire Department davon zu überzeugen, das Feuerwehrangehörige in der Versorgung von Notfallpatienten ausgebildet werden müssen. Zusammen mit Dr. Sam Banks entwickelte er in Chicago das *„Trauma Training Program“* - ein wegweisendes Schulungsprogramm für Rettungskräfte. Die daraus entstandenen Leitlinien verbreiteten sich weltweit und erreichten Millionen von Einsatzkräften. Dr. Farrington trieb zeitlebens Verbesserungen im Rettungsdienst voran: von der praktischen Notfallversorgung vor Ort über die Ausbildung bis hin zu gesetzlichen Reformen. Sein Ziel war es, die präklinische Notfallmedizin als eigenständigen Fachbereich zu etablieren und professionell zu gestalten.

Dr. Norman E. McSwain Jr., erster Vorsitzender des ATLS Ad-hoc-Komitees und Vorsitzender des Unterausschusses für die präklinische Versorgung des American College of Surgeons, wusste, dass ATLS tiefgreifende Auswirkungen auf das Outcome von Traumapatienten haben würde. Außerdem war er überzeugt, dass weitaus größere positive Effekte eintreten würden, wenn diese Art der Ausbildung und des Trainings den Rettungsdienstmitarbeitenden zugänglich gemacht würde. Dr. McSwain, Gründungsmitglied des Vorstandes der NAEMT, wurde vom Präsidenten dieser Vereinigung, Gary LaBeau, unterstützt und begann mit der Planung einer präklinischen Version des ATLS-Formats.[71] Präsident LaBeau wies Dr. McSwain und Robert Nelsen (NREMT-P) an, die Machbarkeit eines ATLS-ähnlichen Programms für Rettungsdienste zu prüfen.

Aufgrund seiner Tätigkeit als Professor für Chirurgie an der Tulane University School of Medicine in New Orleans, Louisiana, erhielt Dr. McSwain die notwendige Unterstützung seitens der Universität, um ein erstes Curriculum zusammenstellen zu können, dass später die Grundlage von PHTLS darstellen sollte. Mit diesem ersten Entwurf im Hintergrund wurde 1983 ein erstes PHTLS-Komitee gegründet. Dieses optimierte den Lehrplan weiter und führte später im selben Jahr die ersten Pilotkurse in Lafayette und New Orleans durch. Die ersten Kursorte waren das Marian Health Center in Sioux City, Iowa, die Yale University School of Medicine in New Haven, Connecticut, und das Norwalk Hospital in Norwalk, Connecticut.

Richard W. Vomacka (1946–2001) war Mitglied der Arbeitsgruppe, die das ursprüngliche Format der PHTLS-Kurse entwickelte. PHTLS wurde zu seiner Leidenschaft und so reiste er in den frühen 1980er Jahren durch die Vereinigten Staaten, um Einführungskurse und Workshops für die lokalen Fakultäten abzuhalten. Gemeinsam mit Dr. McSwain und den anderen Mitgliedern der ursprünglichen Arbeitsgruppe nahm er die Feinabstimmungen innerhalb des Programms vor. Vomacka war auch federführend daran beteiligt, eine Zusammenarbeit zwischen PHTLS und dem US-Militär zu erreichen. Ebenso wirkte er an den ersten internationalen PHTLS-Kursen mit.

Von September 1984 bis Februar 1985 wurden in Denver (Colorado), Bethesda (Maryland) und Orlando (Florida) drei intensive PHTLS-Workshops durchgeführt. Diese Veranstaltungen markierten den Beginn der landesweiten Einführung und Verbreitung des PHTLS-Konzepts in den USA. Die Workshops dienten der strukturierten Schulung von Rettungskräften in der prähospitalen Traumaversorgung und legten den Grundstein für die spätere globale Etablierung des PHTLS-Programms als Standard in der notfallmedizinischen Ausbildung. Die Absolventen dieser ersten Kurse fungierten als Multiplikatoren, die das ganze Land bereisten und weitere Fakultätsmitglieder ausbildeten, um die Prinzipien von PHTLS weiterzugeben. Alex Butman, NREMT-P, arbeitete gemeinsam mit Vomacka unermüdlich daran, die ersten beiden Auflagen von PHTLS zu verwirklichen, und investierten hierfür regelmäßig Geld aus eigener Tasche.

Während des gesamten Entwicklungsprozesses von PHTLS lag die medizinische Aufsicht und Kontrolle stets beim Committee on Trauma des American College of Surgeons. Die mehr als 30-jährige Zusammenarbeit zwischen dem American College of Surgeons und der NAEMT garantierte, dass PHTLS-Kursteilnehmende die Möglichkeit erhielten, Traumapatienten die beste Überlebenschance zu geben.

Von 1994 bis 2001 war Dr. Scott B. Frame, FACS, FCCM (1952–2001), der stellvertretende medizinische Direktor für PHTLS. Sein Hauptaugenmerk lag auf der Entwicklung audiovisueller Medien sowie der internationalen Verbreitung von PHTLS. Dies beinhaltete nicht nur die Überarbeitung des Lehrbuchs, sondern auch des Instruktorenhandbuchs und aller dazugehöriger Unterrichtsmaterialien. Mit Erscheinen der fünften Auflage wurde Dr. Frame zum medizinischen Leiter des PHTLS-Programms ernannt. Unter seiner Führung entwickelte sich PHTLS rasant weiter. Auch die weiteren Entwicklungen und die Zukunftssicherheit von PHTLS beruhen auf den Bemühungen und Anstrengungen, die Dr. Frame in seinem Leben für die Patienten und PHTLS unternahm.

Es ist den genannten Personen und noch vielen anderen – es sind zu viele, um alle erwähnen zu können – zu verdanken, dass PHTLS seinen Platz in der präklinischen Versorgung weltweit eingenommen hat und sich weiterverbreitet.

## PHTLS im Militär

Seit 1988 trainiert das US-Militär sein medizinisches Personal umfassend in PHTLS. Unter Koordination des Defense Readiness Training Institute (DMRTI) in Fort Sam, Houston, Texas, wurden die Prinzipien von PHTLS militärischen medizinischen Fachkräften in den USA und an den Überseestandorten beigebracht. Das Army 91 WP Program standardisierte 2001 unter Einbeziehung von PHTLS die Ausbildung von mehr als 58'000 „Combat Medics".

In der vierten Ausgabe von PHTLS wurde ein militärisches Kapitel eingeführt, um auf die speziellen Umstände von Verletzungen einzugehen, die bei militärischen Kampfhandlungen entstehen können. Nach Veröffentlichung der fünften Auflage wurde eine enge Zusammenarbeit zwischen PHTLS und dem neu geschaffenen Committee on Tactical Combat Casualty Care (TCCC) beschlossen. Dieses ist über das Defense Health Board in das US-amerikanische Verteidigungsministerium integriert. Ein erstes Ergebnis dieser Zusammenarbeit war eine militärische Version von PHTLS, die in einer überarbeiteten fünften Auflage 2005 erstmals publiziert wurde. In weiterer Folge wurden durch TCCC und PHTLS ab der sechsten Auflage weitere Kapitel mit vermehrt militärischem Bezug eingeführt. Im Jahr 2010 wurde von der NAEMT erstmals ein TCCC-Kurs angeboten.

## PHTLS international

Die Grundsätze und Prinzipien von PHTLS veranlassten Rettungsdienstfachpersonal und Ärzte außerhalb der USA, die Einführung dieses Kursformates in ihren jeweiligen Ländern zu forcieren. Seit den frühen 1990er Jahren wurde PHTLS international. Die ersten Kurse außerhalb der USA fanden in Großbritannien und Mexiko statt. Bald folgten weitere Länder.

Mit Stand 2019 wurden bereits über 25'600 Menschen weltweit in PHTLS ausgebildet. Mit Veröffentlichung dieser Auflage hat PHTLS Einzug in die präklinische Ausbildung von über 70 Ländern gehalten. Während der vergangenen COVID-19 Pandemie sind die Ausbildungszahlen weltweit zurückgegangen, da sich die Rettungsdienste anderen Schwerpunkten widmen mussten. Die NAEMT hat jedoch reagiert und neue Ansätze, wie z.B. virutal-learning, etabliert. Die globale PHTLS-Familie unterrichtet nun wieder sowohl in Präsenz- als auch in E-Learning Veranstaltungen.

### Übersetzungen

Durch die zunehmende internationale Verbreitung und Vernetzung unserer PHTLS-Familie ist das Kursprogramm derzeit in Arabisch, Chinesisch, Deutsch, Englisch, Französisch, Griechisch, Italienisch, Koreanisch, Norwegisch, Portugiesisch, Spanisch und Türkisch verfügbar.

### Zukunftsvisionen

Das PHTLS-Kursprogramm wird seine Mission weiterverfolgen, um all jenen die bestmögliche präklinische Ausbildung zur Traumaversorgung zukommen zu lassen, die diese benötigen. PHTLS basiert immer auf den aktuellen evidenzbasierten Kenntnissen der präklinischen Traumaversorgung. PHTLS verpflichtet sich, aus allen zur Verfügung stehenden und vertrauenswürdigen Quellen diese wissenschaftlichen Erkenntnisse herauszuarbeiten.

Genauso wie sich die präklinische Versorgung von Traumapatienten weiterentwickelt, geschieht dies auch innerhalb des PHTLS-Programms. Wir engagieren uns in der laufenden Evaluierung des Programms, um Probleme zu identifizieren und Verbesserungen einfließen zu lassen, wo immer nötig. Wir wenden neue Methoden und Technologien an, um die Qualität von PHTLS weiter zu verbessern.

Wir werden uns bemühen, sicherzustellen, dass unser Programm den Bedürfnissen aller Patienten in allen Ländern der Welt gerecht wird. Seit 2010 beschäftigt sich PHTLS Europa damit, die Qualität des Programms zu messen und Verbesserungsbedarf festzustellen. 2012 wurde das World Trauma Symposium eingeführt, um aktuelle Entwicklungen, Erkenntnisse und kritische Diskussionen zu präsentieren. 2018 wurde das RECC (Regional European Education Committee) gegründet. Ähnliche Vereinigungen bildeten sich auch in Lateinamerika (2019) und im Nahen Osten (2021). Seit 2012 findet jährlich das World-Trauma-Symposium statt. Dort werden die neuesten Erkenntnisse, Trends und Kontroversen in der prähospitalen Traumaversorgung vorgestellt und diskutiert. Derartige Programme bringen die praktische Arbeit von Anwendern sowie Wissenschaft und Forschung zusammen, um gemeinsam die Traumaversorgung weiterzuentwickeln. Deren Beiträge und die Beiträge aller Instruktoren, medizinischen Direktoren, Koordinatoren, Autoren und Rezensenten innerhalb des PHTLS-Netzwerks sorgen dafür, dass die kontinuierliche Weiterentwicklung und erfolgreiche Umsetzung des PHTLS-Kursprogramm weiterwachsen und gedeihen kann.

PHTLS gewährleistet, dass geschulte Fachkräfte (Rettungsdienst/Gesundheitswesen) patientenorientierte Kompetenzen zuverlässig anwenden:

- Patienten effizient und effektiv beurteilen.
- Schockzustände und Hypoxie erkennen.
- Die richtigen Maßnahmen zum richtigen Zeitpunkt einleiten.
- Patienten in das nächste geeignete Krankenhaus transportieren.

## ZUSAMMENFASSUNG

- Die präklinische Versorgung hat ihre Wurzeln im späten 18. Jahrhundert, als Baron Dominique Jean Larrey, Napoleons Leibarzt, den Bedarf an schneller, prähospitaler Versorgung erkannte. Die Entwicklung der Notfallmedizin verlief zunächst langsam, bis 1950 Dr. J.D. „Deke" Farrington bedeutende Fortschritte in der außerklinischen Versorgung initiierte. Seither hat sich die präklinische Notfallmedizin kontinuierlich weiterentwickelt.
- Die Grundsätze von PHTLS betonen, dass Anwender über fundiertes Wissen verfügen, kritisch denken können und in der Lage sind, auch unter schwierigen Bedingungen exzellente Patientenversorgung zu gewährleisten.
- Weltweit zählen Verletzungen zu den Hauptursachen für Tod und Behinderung, was nicht nur die Betroffenen, sondern auch die gesamte Gesellschaft durch volkswirtschaftliche Belastungen betrifft.
- Die Traumaversorgung wird in drei Phasen unterteilt: Pre-event-Phase (Phase vor dem Ereignis), Event-Phase (Ereignisphase) und Post-event-Phase (Phase nach dem Ereignis). In allen drei Phasen können Maßnahmen ergriffen werden, um die Folgen zu verringern. Das Rettungsdienstfachpersonal trägt in jeder Phase entsprechende Verantwortung und übernimmt unterschiedliche Aufgaben.
- Das Konzept der "Goldenen Stunde" oder der "Goldenen Periode" ist die Grundlage der präklinischen Versorgung. Forschungsergebnisse zeigten, dass der rasche Transport in die geeignete Klinik ein Schlüssel für die Verbesserung des Outcomes ist.
- Das PHTLS-Kursprogramm ist nach dem Vorbild der „Advanced Trauma Life Support"-Kurse (ATLS) im Jahr 1978 entstanden. Damals wurden rascher Transport und die Versorgung während des Transports betont. Mit der Weiterentwicklung von PHTLS ging die medizinische Supervision an das Committee on Trauma des American College of Surgeons über. Für mehr als 30 Jahre stellte die Partnerschaft zwischen dem American College of Surgeons und der National Association of Emergency Medical Technicians (NAEMT) sicher, dass PHTLS-Kursteilnehmer die Möglichkeit erhielten, Traumapatienten die größtmöglichen Überlebenschancen zu bieten.

# Quellenverzeichnis


1. McSwain NE. Prehospital care from Napoleon to Mars: the surgeon's role. *J Am Coll Surg.* 2005;200(44): 487-504.
2. Larrey DJ. *Mémoires de Chirurgie Militaire, et Campagnes* [*Memoirs of Military Surgery and Campaigns of the French Armies*]. Paris, France: J. Smith and F. Buisson; 1812-1817. English translation with notes by R. W. Hall of volumes 1-3 in 2 volumes; 1814. English translation of volume 4 by J. C. Mercer; 1832.
3. Rockwood CA, Mann CM, Farrington JD, et al. History of emergency medical services in the United States. *J Trauma.* 1976;16(4):299-308.
4. Farrington JD. Death in a ditch. *Bull Am Coll Surg.* 1967;52(3):121-132.
5. Federal Specifications for Ambulance, KKK-A-1822D. United States General Services Administration, Specifications Section, November 1994.
6. Kennedy R. *Early Care of the Sick and Injured Patient.* American College of Surgeons; 1964.
7. Curry G. *Immediate Care and Transport of the Injured.* Charles C. Thomas Publisher; 1965.
8. Committee on Trauma and Committee on Shock, Division of Medical Sciences. *Accidental Death and Disability: The Neglected Disease of Modern Society*. National Academy of Sciences/National Research Council; 1966.
9. Holcomb JB, Jenkins D, Rhee P, et al. Damage control resuscitation: directly addressing the early coagulopathy of trauma. *J Trauma.* 2007;62(2):307-310.

10. Holcomb JB, Tilley BC, Baraniuk S, et al. Transfusion of plasma, platelets, and red blood cells in a 1:1:1 vs a 1:1:2 ratio and mortality in patients with severe trauma: the PROPPR randomized clinical trial. *JAMA.* 2015;313(5):471-482.
11. Borgman MA, Spinella PC, Perkins JG, et al. The ratio of blood products transfused affects mortality in patients receiving massive transfusions at a combat support hospital. *J Trauma.* 2007;63(4):805-813.
12. Holcomb JB, Wade CE, Michalek JE, et al. Increased plasma and platelet to red blood cell ratios improves outcome in 466 massively transfused civilian trauma patients. *Ann Surg.* 2008;248(3):447-458.
13. Eastridge BJ, Jenkins D, Flaherty S, et al. Trauma system development in a theater of war: experiences from Operation Iraqi Freedom and Operation Enduring Freedom. *J Trauma.* 2006;61(6):1366-1372.
14. Ling GS, Rhee P, Ecklund JM. Surgical innovations arising from the Iraq and Afghanistan wars. *Annu Rev Med.* 2010;61:457-468.
15. Borden Institute. *Emergency War Surgery 2014.* 4th ed. Office of the Surgeon General; 2014.
16. World Health Organization. Injuries and violence. Published March 19, 2021. Accessed November 11, 2021. https://www.who.int/news-room/fact-sheets/detail/injuries-and-violence
17. World Health Organization. The true death toll of COVID-19. Accessed November 11, 2021. https://www.who.int/data/stories/the-true-death-toll-of-covid-19-estimating-global-excess-mortality
18. Centers for Disease Control and Prevention. Accessed November 11, 2021. Fatal injury and violence data. https://www.cdc.gov/injury/wisqars/fatal.html
19. Centers for Disease Control and Prevention. 10 leading causes of death, United States, 2019, all races, both sexes. Accessed November 11, 2021. https://wisqars.cdc.gov/fatal-leading
20. Centers for Disease Control and Prevention. Road traffic injuries and deaths—A global problem. Last reviewed December 14, 2020. Accessed November 11, 2021. https://www.cdc.gov/injury/features/global-road-safety/index.html
21. World Health Organization. Falls. Published April 26, 2021. Accessed November 11, 2021. https://www.who.int/news-room/fact-sheets/detail/falls
22. Centers for Disease Control and Prevention. Important facts about falls. Last reviewed February 10, 2017. Accessed November 11, 2021. https://www.cdc.gov/homeandrecreationalsafety/falls/adultfalls.html
23. World Health Organization. Injuries and violence: the facts, 2014. Published 2014. Accessed November 11, 2021. http://apps.who.int/iris/bitstream/10665/149798/1/9789241508018_eng.pdf
24. World Health Organization. Road traffic injuries. Published June 21, 2021. Accessed November 11, 2021. https://www.who.int/news-room/fact-sheets/detail/road-traffic-injuries
25. United Nations General Assembly. Improving global road safety. Resolution adopted by the General Assembly on 31 August 2020. Published September 2, 2020. Accessed November 11, 2021. https://undocs.org/en/A/RES/74/299
26. National Safety Council. *Injury facts: Societal costs.* Accessed November 11, 2021. https://injuryfacts.nsc.org/all-injuries/costs/societal-costs/
27. World Health Organization. World traffic injuries: the facts. Accessed November 11, 2021. http://www.who.int/violence_injury_prevention/road_safety_status/2015/magnitude_A4_web.pdf?ua=1
28. Centers for Disease Control and Prevention. 10 leading causes of injury deaths by age group highlighting violence-related injury deaths, United States – 2018. Accessed November 11, 2021. https://www.cdc.gov/injury/images/lc-charts/leading_causes_of_death_by_age_group_violence_2018_1100w850h.jpg
29. O'Dea S. Percentage of U.S. adults who own a smartphone from 2011 to 2021. *Statista.* Published May 12, 2021. Accessed November 11, 2021. https://www.statista.com/statistics/219865/percentage-of-us-adults-who-own-a-smartphone/
30. Centers for Disease Control and Prevention. Distracted driving. Last reviewed March 2, 2021. Accessed November 11, 2021. https://www.cdc.gov/transportationsafety/distracted_driving/index.html#problem
31. Governors Highway Safety Association. Distracted driving. Accessed August 18, 2021. https://www.ghsa.org/state-laws/issues/distracted%20driving
32. Mothers Against Drunk Driving. Accessed November 11, 2021. http://www.madd.org/
33. Sewell RA, Poling J, Sofuoglu M. The effect of cannabis compared with alcohol on driving. *Am J Addict.* 2009;18(3)185-193.
34. Centers for Disease Control and Prevention, National Center for Injury Prevention and Control. Fact sheet: risk factors for falls. Published 2017. Accessed November 11, 2021. https://www.cdc.gov/steadi/pdf/Risk_Factors_for_Falls-print.pdf
35. Centers for Disease Control and Prevention, National Center for Injury Prevention and Control. Preventing falls: a guide to implementing effective community-based fall prevention programs. Published 2015. Accessed November 11, 2021. https://www.cdc.gov/homeandrecreationalsafety/pdf/falls/fallpreventionguide-2015-a.pdf
36. American Red Cross. Red Cross launches campaign to cut drowning in half in 50 cities. Published May 20, 2014. Accessed November 11, 2021. https://www.redcross.org/about-us/news-and-events/press-release/red-cross-launches-campaign-to-cut-drowning-in-half-in-50-cities.html
37. World Health Organization. Drowning. Published April 27, 201. Accessed November 11, 2021. https://www.who.int/news-room/fact-sheets/detail/drowning#:~:text=Key%20facts,000%20annual%20drowning%20deaths%20worldwide
38. Ramos W, Beale A, Chambers P, Dalke S, Fielding R. Primary and secondary drowning interventions: The American Red Cross Circle of Drowning Prevention and Chain of Drowning Survival. *Int J Aquatic Res Educ.* 2015;9(1):89-101.

39. American Red Cross. Water safety. Accessed November 11, 2021. http://www.redcross.org/get-help/how-to-prepare-for-emergencies/types-of-emergencies/water-safety
40. Association of Aquatic Professionals. Drowning prevention education. Accessed November 11, 2021. https://aquaticpros.org/drowning-prevention-education
41. YMCA. Water safety and swimming. Accessed November 11, 2021. https://www.ymca.org/what-we-do/healthy-living/water-safety
42. Goodwin A, Kirley B, Sandt L, et al., eds. *Countermeasures That Work: A Highway Safety Countermeasure Guide for State Highway Safety Offices*. 7th ed. National Highway Traffic Safety Administration; 2013:5-7.
43. Insurance Institute of Highway Safety. Motorcycles: motorcycle helmet use. Data updated November 2021. Accessed November 11, 2021. https://www.iihs.org/topics/motorcycles/motorcycle-helmet-laws-table
44. Edgar Synder and Associates. Motorcycle helmet laws—by state. Accessed November 11, 2021. https://www.edgarsnyder.com/motorcycle-accidents/state-helmet-laws
45. Insurance Information Institute. Facts and statistics: Motorcycle crashes. Accessed November 11, 2021. https://www.iii.org/fact-statistic/facts-statistics-motorcycle-crashes
46. Trunkey DD. Trauma. *Sci Am.* 1983;249(2):28-35.
47. U.S. Department of Homeland Security. Stop the bleed. Published June 16, 2017. Accessed November 11, 2021. https://www.dhs.gov/stopthebleed
48. Cuschieri J, Johnson JL, Sperry J, et al. Benchmarking outcomes in the critically injured trauma patient and the effect of implementing standard operating procedures. *Ann Surg*. 2012;255(5):993-999.
49. Rotondo MF, Zonies DH. The damage control sequence and underlying logic. *Surg Clin North Am.* 1997;77(4):761-777.
50. Sugrue M, D'Amours SK, Joshipura M. Damage control surgery and the abdomen. *Injury*. 2004;35(7):642-648.
51. Beldowicz BC. The evolution of damage control in concept and practice. *Clin Colon Rectal Surg*. 2018;31(1):30-35.
52. Rotondo MF, Schwab CW, McGonigal MD, et al. "Damage control": an approach for improved survival in exsanguinating penetrating abdominal injury. *J Trauma*. 1993;35(3):375-382.
53. Schreiber MA. Damage control surgery. *Crit Care Clin.* 2004;20(1):101-118.
54. Parr MJ, Alabdi T. Damage control surgery and intensive care. *Injury*. 2004;35(7):713-722.
55. University of Maryland Medical Center. Tribute to R Adams Cowley, MD. Accessed November 11, 2021. https://www.umms.org/ummc/health-services/shock-trauma/about/history
56. Demetriades D, Chan L, Cornwell EE, et al. Paramedic vs. private transportation of trauma patients: effect on outcome. *Arch Surg.* 1996;131(2):133-138.
57. Cornwell EE, Belzberg H, Hennigan K, et al. Emergency medical services (EMS) vs. non-EMS transport of critically injured patients: a prospective evaluation. *Arch Surg.* 2000;135(3):315-319.
58. Kotwal RS, Howard JT, Oramn JA, et al. The effect of a golden hour policy on the morbidity and mortality of combat casualties. *JAMA Surg.* 2016;151(1):15-24.
59. Alarhayem AQ, Myers JG, Dent D, et al. Time is the enemy: mortality in trauma patients with hemorrhage from torso injury occurs long before the "Golden Hour." *Am J. Surg.* 2016;212(6):1101-1105.
60. American Academy of Surgeons. *Resources for Optimal Care of the Injured Patient.* 6th ed. American College of Surgeons; 2014. Accessed November 11, 2021. https://www.facs.org/quality-programs/trauma/tqp/center-programs/vrc/resources
61. Demetriades D, Martin M, Salim A, Rhee P, Brown C, Chan L. The effect of trauma center designation and trauma volume on outcome in specific severe injuries. *Ann Surg*. 2005;242(4):512-519. doi: 10.1097/01.sla.0000184169.73614.09
62. Peleg K, Aharonson-Daniel L, Stein M, et al. Increased survival among severe trauma patients: the impact of a national trauma system. *Arch Surg.* 2004;139(11):1231-1236.
63. Edwards W. Emergency medical systems significantly increase patient survival rates, Part 2. *Can Doct.* 1982;48(12):20-24.
64. Haas B, Jurkovich GJ, Wang J, et al. Survival advantage in trauma centers: expeditious intervention or experience? *J Am Coll.* 2009;208(1):28-36.
65. Scheetz LJ. Differences in survival, length of stay, and discharge disposition of older trauma patients admitted to trauma centers and nontrauma center hospitals. *J Nurs Scholarsh.* 2005;37(4):361-366.
66. Norwood S, Fernandez L, England J. The early effects of implementing American College of Surgeons level II criteria on transfer and survival rates at a rurally based community hospital. *J Trauma.* 1995;39(2):240-244; discussion 244-245.
67. Kane G, Wheeler NC, Cook S, et al. Impact of the Los Angeles county trauma system on the survival of seriously injured patients. *J Trauma.* 1992;32(5):576-583.
68. Hedges JR, Adams AL, Gunnels MD. ATLS practices and survival at rural level III trauma hospitals, 1995-1999. *Prehosp Emerg Care.* 2002;6(3):299-305.
69. Konvolinka CW, Copes WS, Sacco WJ. Institution and per-surgeon volume vs. survival outcome in Pennsylvania's trauma centers. *Am J Surg.* 1995;170(4):333-340.
70. Margulies DR, Cryer HG, McArthur DL, et al. Patient volume per surgeon does not predict survival in adult level I trauma centers. *J Trauma.* 2001;50(4):597-601; discussion 601-603.
71. McSwain NE. Judgment based on knowledge: a history of Prehospital Trauma Life Support, 1970-2013. *J Trauma Acute Care Surg.* 2013;75:1-7.

# Weiterführende Literatur

Callaham M. Quantifying the scanty science of prehospital emergency care. *Ann Emerg Med.* 1997;30:785.

Cone DC, Lewis RJ. Should this study change my practice? *Acad Emerg Med.* 2003;10:417.

Haynes RB, McKibbon KA, Fitzgerald D, et al. How to keep up with the medical literature: II. Deciding which journals to read regularly. *Ann Intern Med.* 1986;105:309.

Keim SM, Spaite DW, Maio RF, et al. Establishing the scope and methodological approach to out-of-hospital outcomes and effectiveness research. *Acad Emerg Med.* 2004; 11:1067.

Lewis RJ, Bessen HA. Statistical concepts and methods for the reader of clinical studies in emergency medicine. *J Emerg Med.* 1991;9:221.

MacAvley D. Critical appraisal of medical literature: an aid to rational decision making. *Fam Pract.* 1995;12:98.

Reed JF III, Salen P, Bagher P. Methodological and statistical techniques: what do residents really need to know about statistics? *J Med Syst.* 2003;27:233.

Sackett DL. How to read clinical journals: V. To distinguish useful from useless or even harmful therapy. *Can Med Assoc J.* 1981;124:1156.

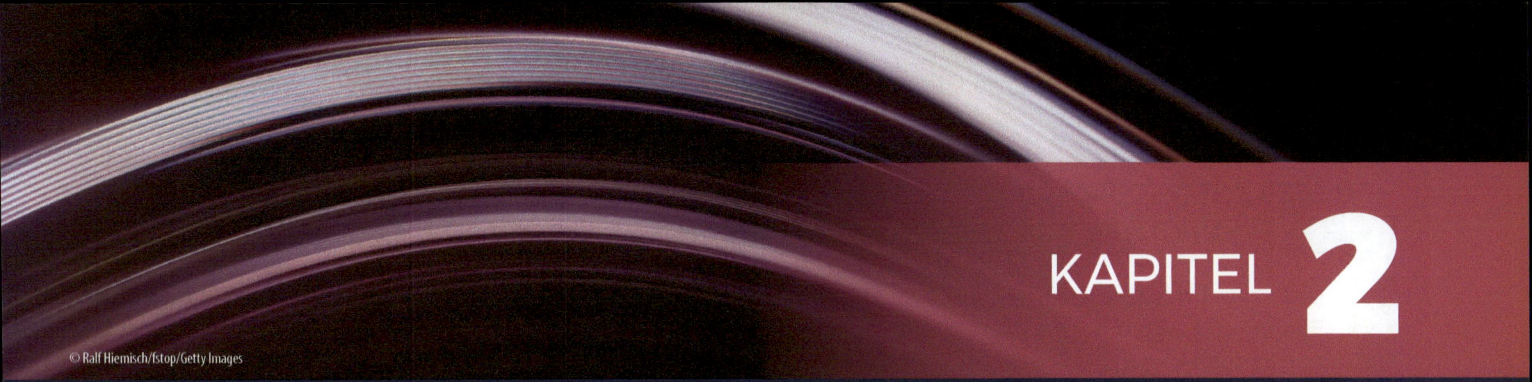



KAPITEL 2

# Goldene Prinzipien, Präferenzen, und kritisches Denken

**Autoren**
Andrew N. Pollak, MD, FAAOS
Nancy Hoffmann, MSW

## LERNZIELE

Nach dem Durcharbeiten dieses Kapitels werden Sie in der Lage sein:

- Die Unterschiede zwischen Prinzipien und Präferenzen im Kontext der Entscheidungsfindung im Einsatz zu beschreiben
- Die Prinzipien der Traumaversorgung bei einem konkreten traumatologischen Notfall zu diskutieren
- Die Fähigkeiten des kritischen Denkens anzuwenden, um in einer speziellen Situation die bevorzugte Methode zur Umsetzung der Prinzipien der Traumaversorgung festzulegen
- Die vier Prinzipien der ethischen Entscheidungsfindung mit der Traumaversorgung in Verbindung zu bringen
- Anhand eines Trauma-Fallbeispiels die daran beteiligten ethischen Fragen und den Umgang damit zu diskutieren
- Die Bedeutung der „Goldenen Stunde" bzw. des „Goldenen Zeitfensters" zu erkennen
- Die 14 „Goldenen Prinzipien" der präklinischen Versorgung von Traumapatienten zu diskutieren
- Die unterschiedlichen Bereiche und die Wichtigkeit präklinischer Forschung und Fachliteratur zu erkennen.

## FALLBEISPIEL

Sie und Ihr Kollege (ein Notfallsanitäter und ein Rettungssanitäter) erreichen gemeinsam eine Einsatzstelle, bei der zwei Fahrzeuge im Bereich einer Kreuzung kollidiert sind. Ihr Rettungswagen ist das einzige derzeit verfügbare Rettungsmittel. In einem Kleintransporter sitzt ein junger, erwachsener, nicht angeschnallter Mann, der stark nach Alkohol riecht und eine Unterarmfehlstellung aufweist. Der Kleintransporter hat einen Pkw seitlich getroffen und die Beifahrertür stark eingedrückt. Auf dem Beifahrersitz sitzt eine ältere Frau, die scheinbar nicht atmet; die Windschutzscheibe direkt vor ihr weist Risse auf. Die Fahrerin des Pkw ist ebenfalls verletzt, jedoch bei Bewusstsein und sehr ängstlich. Auf den Rücksitzen sitzen zwei angeschnallte Kinder. Das Kind auf der eingedrückten Beifahrerseite scheint etwa 3 Jahre alt zu sein; es zeigt keine Reaktion und

(*Fortsetzung nächste Seite*)

**FALLBEISPIEL (FORTSETZUNG)**

ist in seinem Sitz zusammengesunken. Auf der Fahrerseite sitzt ein angeschnallter, hysterisch schreiender 5-jähriger Junge auf einer Sitzerhöhung; scheinbar ist er unverletzt. Der Fahrer des Kleintransporters ist offensichtlich verletzt, mit einer offenen Unterarmfraktur, aber er ist streitsüchtig, beleidigend und lehnt die Behandlung ab. Währenddessen erkundigt sich die Fahrerin des Pkw verzweifelt nach ihren Kindern und ihrer Mutter.

- Wie würden Sie bei diesem Unfall mit mehreren verletzten Patienten vorgehen?
- Welcher dieser Patienten hat die höchste Behandlungspriorität?
- Was würden Sie der Mutter über den Zustand ihrer Kinder sagen?
- Wie würden Sie mit dem offenbar betrunkenen Fahrer des Transporters umgehen?
- Würden Sie dem offenbar betrunkenen Fahrer zugestehen, die Behandlung zu verweigern?

## EINFÜHRUNG

Seit dem Entstehen des Gemäldes von Sir Luke Fildes, das einen besorgten und frustrierten Arzt am Bett eines erkrankten Kindes darstellt (**Abbildung 2-1**), hat sich die Medizin stark verändert. Damals gab es noch keine Antibiotika, lediglich geringe Kenntnisse über die meisten Erkrankungen und nur eine rudimentäre Chirurgie. Medikamente waren meist pflanzliche Heilmittel. Über viele Jahre hinweg war die Medizin keine exakte Wissenschaft, sondern eher eine Art Kunst. Inzwischen wurden beachtliche Fortschritte in unserem Verständnis der Krankheiten, der Entwicklung von Pharmazeutika und der Anwendung von Technologien gemacht. Die Forschung erlaubt uns eine bessere medizinische Patientenversorgung. Aber auch wenn die Medizin sich von der „Kunst" mehr zu einer Wissenschaft weiterentwickelt hat, bleibt sie ein Stück weit „Kunst".

Erst in den 1950er Jahren machte man sich Gedanken über die Ausbildung der Leute, die sich vor Ankunft in der Notaufnahme um die Patienten kümmerten. Die Ausbildung des Rettungsdienstfachpersonals hat sich deutlich weiterentwickelt. Zu dieser Entwicklung kommt die Verantwortung des Einzelnen hinzu, in einer sich ständig weiterentwickelnden und expandierenden Medizin seine Fertigkeiten und das Fachwissen auf dem aktuellen Stand zu halten. Die Kenntnisse werden durch Lesen von Fachliteratur und den Besuch von Fortbildungsveranstaltungen und Kongressen sowie E-Learning aufrechterhalten. Die Fähigkeiten verbessern sich mit zunehmender Erfahrung und Feedback, vergleichbar einem Chirurgen oder Flugzeugpiloten. So wie ein Pilot nach seinem ersten Flug nicht allein fliegt, reicht es nicht, wenn das Rettungsdienst- oder Gesundheitsfachpersonal eine Fertigkeit nur einmal oder nur in einer bestimmten Situation eingesetzt hat, um diese sicher zu beherrschen. Die Wissenschaft der präklinischen medizinischen Versorgung beinhaltet grundlegende Kenntnisse der:

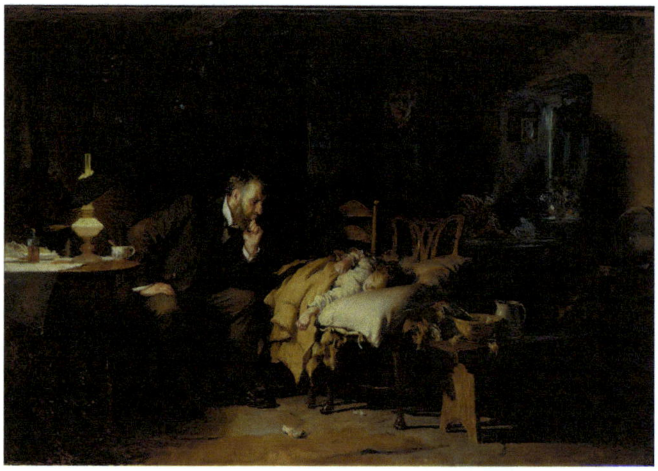

**Abbildung 2-1** „The Doctor" von Sir Luke Fildes zeigt einen besorgten Arzt, am Bett eines kranken Kindes sitzend. Der verhältnismäßige primitive Zustand der medizinischen Versorgung bot damals nur wenige Behandlungsmöglichkeiten, außer hoffnungsvollem Warten und Beobachten.



1. Anatomie – die Organe, Knochen, Muskeln, Arterien, Nerven und Venen des menschlichen Körpers
2. Physiologie – ein Verständnis der Interaktion der Gewebe, Organe und Körpersysteme, um die Funktion des Menschen sicher zu stellen.
3. Pharmakologie - die Lehre der Medikamente und ihrer Wirkung auf den Körper.
4. Beziehungen zwischen diesen Komponenten und wie diese sich gegenseitig beeinflussen

Basierend auf dem Verständnis dieser Aspekte kann das Rettungsdienst- und Gesundheitsfachpersonal die Verletzungen des Patienten verstehen und die Logik in den Behandlungsentscheidungen zur Verbesserung des Zustands nachvollziehen.

Zu den wesentlichen Verbesserungen in der Wissenschaft der Medizin gehören technologische Fortschritte und die Weiterentwicklung der Diagnostik. Die Möglichkeit, einen Patienten zu beurteilen, zu diagnostizieren und zu behandeln, hat sich mit den bildgebenden Verfahren Computertomografie (CT), Sonografie und Magnetresonanztomografie (MRT) erheblich verbessert. Die klinischen Labore können nahezu jeden Elektrolyten, jedes Hormon oder jegliche im menschlichen Körper vorkommende Substanz messen. Die Pharmaindustrie entwickelt ständig neue Medikamente. Endovaskuläre und interventionelle radiologische Behandlungen führen zu geringerer Invasivität und weniger Komplikationen. Die Kommunikation der Rettungsdienste hat sich enorm verbessert und das Global Positioning System (GPS) trägt dazu bei, auch Patienten in entlegenen Gebieten zu finden. Die Eintreffzeiten in ländlichen Gegenden sind gesunken und die Patientenversorgung hat sich infolge der technischen Fortschritte verbessert.

Um diese wissenschaftlichen Fortschritte in der Medizin zu nutzen, besteht die „Kunst der Medizin" auch heute noch darin, dass das Rettungsdienstfachpersonal die Erkenntnisse der Wissenschaft mit der bestmöglichen individuellen Versorgung der Patienten verbinden. Präklinisch tätiges Rettungsdienstfachpersonal muss erkennen können, welche Patienten schwer verletzt sind und welche einen schnellen Transport in welches Krankenhaus benötigen. Sie müssen entscheiden können, welche Maßnahmen vor Ort ergriffen werden sollten und welche während des Transports. Die Fähigkeit, festzulegen, welche Maßnahmen und Techniken eingesetzt werden, um das übergeordnete Ziel – die Endorganperfusion im Schockzustand – zu erreichen, ist entscheidend. All dies sind Beispiele für die „Kunst der Medizin".

Wie alle „Künste" hat auch die Medizin Leitprinzipien. Dieses Kapitel beinhaltet die Goldenen Prinzipien der Traumaversorgung. Das PHTLS-Programm basiert darauf, dass die Patientenversorgung auf Entscheidungen und nicht auf starren Vorgaben beruhen sollte – daher die Goldenen Prinzipien, die das präklinische Rettungsdienstfachpersonal dabei unterstützen, das Patientenoutcome zu verbessern, unter anderem indem sie schnelle Untersuchungen vornehmen, zügig lebensrettende Interventionen durchführen und Traumapatienten zum nächsten geeigneten Krankenhaus transportieren. Selbstverständlich bedeutet dies nicht, dass Behandlungsempfehlungen wie Algorithmen oder lokale Protokolle ohne Bedeutung für die präklinische Versorgung von Traumapatienten sind. Vielmehr muss die Anwendung dieser Vorgaben immer durch ein tiefgreifendes Verständnis der Anatomie und Pathophysiologie der zugrundeliegenden Verletzungsmuster und der dadurch zu erwartenden negativen Einflüsse auf den Patienten gelenkt, beeinflusst und im Zweifel auch angepasst oder gar unterlassen werden.

# Prinzipien und Präferenzen

Die Wissenschaft der Medizin liefert die Grundlagen für die **Prinzipien** der medizinischen Versorgung. Einfach gesagt definieren Prinzipien die Ziele, die das Rettungsdienstfachpersonal erreichen muss, um die Chancen für das Überleben und die Genesung der Patienten zu verbessern. Wie diese Prinzipien durch den Einzelnen implementiert werden können, um Patienten so effizient wie möglich zu versorgen, hängt von der gewählten Präferenz ab. Die **Präferenz** beschreibt, mit welcher Vorgehensweise (Methode) die wissenschaftlichen Prinzipien bei der Patientenversorgung zur Anwendung gelangen. So vereinigen sich Wissenschaft und Kunst sowie Erfahrung in der Medizin zum Wohl der Patienten.

Am Beispiel des Atemwegsmanagements kann der Unterschied zwischen Prinzip und Präferenz veranschaulicht werden: Das Prinzip besteht darin, dass sauerstoffhaltige Luft durch einen offenen Atemweg in die Alveolen geleitet werden muss, um den Sauerstoff-Kohlendioxid-Austausch mit roten Blutkörperchen zu ermöglichen, damit Sauerstoff an andere Gewebe abgegeben werden kann. Dieses Prinzip gilt für alle Patienten. Die Präferenz ist, wie das Atemwegsmanagement konkret bei einem bestimmten Patienten erfolgt. In einigen Fällen hält der Patient selbst seine Atemwege offen; bei anderen Patienten muss das Rettungsdienst- oder Gesundheitsfachpersonal entscheiden, welches Hilfsmittel am besten geeignet ist. Mit anderen Worten: Der Anwender muss festlegen, welches das beste Vorgehen ist, damit die Atemwege offen sind, Sauerstoff in die Lungen gelangt und das Kohlendioxid abgeatmet werden kann. Die Kunst bzw. Präferenz ist, wie sich das Rettungsdienst- oder Gesundheitsfachpersonal entscheidet, das Prinzip anzuwenden. Zum Teil basieren diese Präferenzen auf qualitativ hochwertigen, klinischen randomisierten Studien. Dies bezeichnet man als evidenzbasierte Medizin. Ein großer Teil dieser Kunst basiert jedoch lediglich auf Erfahrungen oder Überlieferungen. Versorgungsstandards geben hierbei die minimalen Anforderungen vor, die jeder Anwender während der Versorgung des einzelnen Patienten erfüllen muss.

Die Präferenzen, auf welche Weise die Prinzipien zu erreichen sind, hängen von mehreren Faktoren ab: der Situation, dem Zustand des Patienten, dem Wissen des Anwenders bezüglich verfügbaren medizinischen Evidenzen sowie seinen Fertigkeiten und Erfahrungen, lokalen Protokollen (SOPs, Standard Operating Procedures) und der verfügbaren Ausrüstung (**Kasten 2-1**).

**Kasten 2-1** Prinzipien und Präferenzen

**Prinzip** – Ein grundlegender wissenschaftlicher oder anatomischer / physiologisch basierter Grundsatz zur Verbesserung des Patientenzustands und der Überlebenschance.

**Präferenz** – Auf welche Art der einzelne Rettungsdienstmitarbeitende das Prinzip umsetzt erreicht.

Die Präferenz, mit der das Prinzip erreicht wird, hängt von mehreren Faktoren ab:

- Der aktuell vorliegenden Situation
- Dem Patientenzustand
- Dem Wissen des Anwenders sowie seinen Fertigkeiten und Erfahrungen
- Lokalen Protokollen/Handlungsanweisungen (SOPs), Algorithmen
- Der verfügbaren Ausrüstung



Das PHTLS-Kurskonzept beinhaltet den Grundsatz, dass der Patient auf Grundlage von situationsangemessenen Entscheidungen behandelt wird und nicht anhand starrer Abläufe. Das Ziel der Patientenversorgung ist es, das Prinzip zu erreichen. Wie dies erreicht wird (d.h., wie das Rettungsdienst- oder Gesundheitsfachpersonal sich entscheidet, den Patienten zu behandeln), ist die Präferenz, die auf der Situation, dem Zustand des Patienten, dem Wissens- und Kenntnisstand, den lokalen Protokollen und der zu der Zeit verfügbaren Ausrüstung beruht – die verschiedenen Komponenten sind in Kasten 2-1 aufgezählt.

Die Philosophie des PHTLS-Programms ist, dass jede Situation und jeder Patient anders sind. PHTLS lehrt, wie wichtig ein hohes Maß an Verständnis und die Fertigkeiten sind, um die notwendigen Maßnahmen durchzuführen. Die Untersuchungen, Einschätzungen und Entscheidungen, die an der Einsatzstelle getroffen werden, sollten auf die Bedürfnisse dieses Patienten zugeschnitten sein, der zu genau diesem Zeitpunkt und in dieser Situation versorgt wird. Lokale Protokolle und Algorithmen sind hilfreich für die Orientierung und Richtung, aber sie müssen ausreichend flexibel sein, wenn es in einer Situation Anpassungsbedarf gibt. Sinnvolle Entscheidungen können durch das Verständnis für die zugrunde liegenden Prinzipien und kritisches Denken getroffen werden, um das Ziel zu erreichen.

Da die Präferenz nur die Art und Weise darstellt, wie eine Rettungsdienstfachperson das Ziel erreicht, wird das Prinzip nicht in jeder Situation auf die gleiche Weise erreicht. Nicht alle Rettungsdienstfachpersonen weisen ein identisches Kompetenzniveau auf. Die erforderliche Ausrüstung ist möglicherweise nicht an jeder Einsatzstelle verfügbar. Nur weil ein Instruktor, ein Dozent oder ärztlicher Leiter eine bestimmte Technik bevorzugt, heißt das nicht, dass dies die beste Technik für jede Rettungsdienstfachperson in jeder Situation ist. Entscheidend ist, das Prinzip zu erreichen. Wie dieses erreicht werden kann und wie die Versorgung des Patienten erfolgt, hängt von den in Kasten 2-1 aufgeführten Faktoren ab. Diese werden in den folgenden Abschnitten ausführlicher beschrieben.

## Situation

Die Situation umfasst alle Faktoren an der Einsatzstelle, die einen Einfluss darauf haben, wie sich die Patientenversorgung gestaltet. Dazu gehören folgende Aspekte, ohne Anspruch auf Vollständigkeit:

- Gefahren an der Einsatzstelle – einschließlich Infektionsrisiken
- Anzahl der Patienten
- Wo die Patienten sich befinden
- Position des Unfallfahrzeugs
- Kontaminationen oder Gefahrstoffe (CBRNE)
- Feuer bzw. Brandgefahr
- Wetter
- Absicherung der Einsatzstelle durch die Polizei
- Zeit bzw. Entfernung zum Krankenhaus inkl. Unterscheidung zwischen der Leistungsfähigkeit der nächsten Klinik gegenüber dem nächsten Traumazentrum
- Anzahl der Rettungskräfte und anderer potenzieller Helfer an der Einsatzstelle
- Zuschauer
- Transportkapazität an der Einsatzstelle
- Andere entfernter einsatzbereite Transportmittel (z.B. Rettungshubschrauber, weitere Rettungswagen)



Alle diese Bedingungen und Umstände können sich ständig ändern und beeinflussen die Möglichkeiten der Rettungskräfte, auf die Bedürfnisse des Patienten zu reagieren.

Stellen Sie sich zum Beispiel die folgende Situation vor: Ein einzelnes Fahrzeug ist auf einer Landstraße an einem Waldrand mit einem Baum kollidiert. Das Wetter ist kalt und klar (02:00 Uhr morgens). Die bodengebundene Transportzeit zum Traumazentrum beträgt 35 Minuten. Ein Rettungshubschrauber (RTH) kann vom vor Ort befindlichen Rettungsdienst nachgefordert werden. Der RTH ist in 5 Minuten startklar und seine Flugzeit beträgt 15 Minuten. Ein Krankenhaus der Grund- und Regelversorgung ist 15 Minuten entfernt und verfügt über einen Hubschrauberlandeplatz. Transportieren Sie den Patienten bodengebunden zum Krankenhaus der Grund- und Regelversorgung, oder verbleiben Sie an der Einsatzstelle und warten auf den RTH?

Einige Beispiele dafür, wie sich die Situation auf eine Maßnahme wie die Bewegungseinschränkung der Wirbelsäule auswirken kann:

**Situation 1:**

- Verkehrsunfall
- Windschutzscheibe ist spinnennetzartig beschädigt
- Warmer, sonniger Tag
- Kein Verkehr auf der Straße

*Management*

- Der Patient wird im Fahrzeug untersucht – er hat Schmerzen im Rücken und klagt über Schwäche in den Beinen.
- Ggf. wird eine Zervikalstütze angelegt.
- Der Patient wird ggf. mit einem Hilfsmittel in der Bewegung eingeschränkt.
- Er wird aus dem Fahrzeug achsengerecht gehoben.
- Er wird auf die Trage – ggf. mit Vakuummatratze - gelegt.
- Die körperliche Untersuchung wird komplettiert.
- Der Patient wird ins Krankenhaus transportiert.



**Situation 2:**

- Identisch mit Situation 1, außer dass Benzin ausläuft, der Motorraum raucht und keine Feuerwehr vor Ort ist
- Es besteht Sorge hinsichtlich Brandgefahr

*Management*

- Es wird eine schnelle Rettung durchgeführt.
- Der Patient wird in ausreichenden Abstand zum Fahrzeug gebracht.
- Der Patient wird untersucht und festgelegt, ob eine Bewegungseinschränkung der Wirbelsäule erforderlich ist.
- Die körperliche Untersuchung wird komplettiert.
- Der Patient wird ins Krankenhaus transportiert.



**Situation 3:**

- Der Patient ist in einem Haus im Vollbrand
- Der Patient ist nicht gehfähig

*Management*

- Keine Untersuchung.
- Der Patient wird aus dem Haus gerettet.
- Er wird auf eine Schaufeltrage gelegt.
- Der Patient wird in ausreichenden Abstand zum Haus gebracht.
- Die körperliche Untersuchung wird vorgenommen.
- Der Patient wird zum Krankenhaus transportiert, abhängig von seinem Zustand.



**Situation 4:**

- Versuchter Banküberfall mit Schusswaffengebrauch
- Ein Polizist hat eine Schussverletzung im Knie und blutet stark

*Management*

- Beurteilung aus der Distanz (z. B. mit einem Fernglas)
- Sind weitere Wunden vorhanden?
- Kann der Patient noch seine Dienstwaffe nutzen?
- Sagen Sie dem Patienten, er soll sich dicht an der Leiste ein Tourniquet anlegen.
- Der Patient soll in eine geschützte Position kriechen.
- Retten Sie den Patienten, sobald die Umstände es erlauben.



## Patientenzustand

Der nächste Bestandteil des Entscheidungsprozesses betrifft den Gesundheitszustand des Patienten. Die wichtigste diesbezügliche Frage ist: „Wie stark gefährdet ist dieser Patient?" Einige Aspekte, die hier einfließen werden, umfassen das Alter des Patienten, physiologische Faktoren, welche die Endorganperfusion beeinflussen (Blutdruck, Puls, Atemfrequenz, Hauttemperatur etc.), Verletzungsmechanismus, den Zustand des Patienten vor dem Ereignis, Medikamente, die der Patient einnimmt, sowie Drogen- und Alkoholkonsum. Diese und andere Faktoren erfordern ein kritisches Denken, um zu bestimmen, was vor und während des Transports zu tun ist und welches Transportmittel verwendet werden sollte.

Kommen wir zurück zum Verkehrsunfall des Fahrzeugs, das mit einem Baum kollidierte: Der Patient hat Atemnot mit einer Atemfrequenz von 30/Minute, seine Herzfrequenz beträgt 110 Schläge/Minute, der palpatorisch ermittelte Blutdruck beträgt 90 mmHg und er kann einfache Anweisungen nicht befolgen. Er ist Mitte 20, hatte keinen Sicherheitsgurt getragen und liegt vornübergebeugt auf dem Armaturenbrett neben dem ausgelösten

Fahrerairbag. Er hat einen deformierten rechten Oberschenkel und eine offene Sprunggelenkfraktur links mit starker Blutung. Etwa 1 Liter Blut ist auf dem Boden in der Nähe des Knöchels zu sehen.

## Kompetenz des Rettungsdienstfachpersonals

Sein Wissen erlangt das Rettungsdienstfachpersonal aus verschiedenen Quellen, z. B. der Grundausbildung, kontinuierlichen Fortbildungen, dem ständigen Lesen von Fachliteratur, den lokalen Protokollen, der Berufserfahrung und dem Ausbau seiner praktischen Fertigkeiten.

Lassen Sie uns als Beispiel erneut das Atemwegsmanagement betrachten. Der Kenntnisstand und die Erfahrung einer Rettungsdienstfachperson beeinflussen maßgeblich die Wahl des Atemwegsmanagements. Mit wieviel Selbstsicherheit eine Fertigkeit ausgeübt werden kann, hängt von der Häufigkeit ab, mit der diese Maßnahme in der Vergangenheit ausgeführt wurde. Als Rettungsdienstfachperson müssen Sie überlegen: Kann der Patient seinen Atemweg selbst ohne weitere Hilfe offenhalten? Wenn nicht, welche Verfahren bzw. Hilfsmittel sind verfügbar und welche davon beherrschen Sie gut? Wann haben Sie das letzte Mal endotracheal intubiert? Wie gut können Sie mit dem Laryngoskop umgehen? Wie gut sind Sie mit der Anatomie des Oropharynx vertraut? Wie oft haben Sie bei einem lebenden Patienten oder wenigstens an einem Tiertrainingsmodell eine Notfallkoniotomie durchgeführt? Ohne die entsprechenden Fähigkeiten und Erfahrungen wäre es für den Patienten wahrscheinlich besser, ihn mit einem Nasopharyngeal- oder Oropharyngealtubus und Beutel-Masken-Beatmung oder einem supraglottischen Atemweg zu versorgen, anstatt sich für ein anspruchsvolles Verfahren wie die endotracheale Intubation oder einen chirurgischen Atemweg zu entscheiden. Immer ist die schnellste und sicherste Maßnahme zur Sicherung des Atemweges, mit den geringsten Risiken für zusätzliche Komplikationen, die Option, die Sie wählen sollten.

Um auf das Beispiel des Patienten im Unfallfahrzeug zurückzukommen: Die Rettungswagenbesatzung arbeitet seit 2 Jahren zusammen. Beide haben sich regelmäßig fortgebildet. Die letzte Fortbildung in endotrachealer Intubation (ETI) liegt ein Jahr zurück. Einer der beiden hat vor zwei Monaten zuletzt intubiert, sein Kollege vor einem Monat. Eine Erlaubnis für den Einsatz eines Muskelrelaxans haben die beiden nicht; sie können jedoch bei Bedarf eine Analgosedierung vornehmen. Sie wurden kürzlich in der Blutungskontrolle mit Tourniquets und Hämostyptika trainiert. Wie wird sich ihr Trainingslevel darauf auswirken, wie dieser Patient an der Einsatzstelle jetzt behandelt wird?

## Lokale Protokolle (Handlungsanweisungen, Algorithmen)

PHTLS geschultes Rettungsdienstfachpersonal handelt an der Einsatzstelle gemäß dem Kompetenzrahmen, der durch Ausbildung, Berufserfahrung, Zertifizierungen sowie Vorgaben der Rettungsdienstleiter und ärztlichen Leiter definiert ist. Protokolle legen fest, was sie unter welchen Umständen tun sollen. Diese Protokolle sollen und können nicht in Kochbuchform beschreiben, wie man jeden Patienten versorgt. Stattdessen sollen sie das Vorgehen am Patienten in einer systematischen Weise leiten, die konsistent mit bewährten Vorgehensweisen, den verfügbaren Ressourcen und dem eigenen Wissensstand ist. In dem Beispiel des Verkehrsunfalls kann eine Rapid Sequence Induction mit endotrachealer Intubation nützlich und in einigen Situationen indiziert sein, aber wenn die lokalen Protokolle dem nicht-ärztlichen Rettungsdienstfachpersonal keine Narkosedurchführung gestatten (wie in notarztbasierten Rettungssystemen üblich), können sie diese auch nicht anwenden. Lokale Protokolle legen häufig fest, welche Vorgehensweisen und Transportziele das Rettungsdienstfachpersonal auswählen sollte. Sie können beispielsweise die Nachforderung zusätzlicher Einsatzkräfte oder den Transport zu einem bestimmten Traumazentrum regeln.

## Verfügbare Ausrüstung

Die Erfahrung einer Rettungsdienstfachperson bringt nichts, wenn nicht die geeignete Ausrüstung zur Verfügung steht. Rettungsdienstfachpersonen müssen die Geräte oder Materialien verwenden, die an der Einsatzstelle verfügbar sind. So kann Blut beispielsweise die beste Option für Traumapatienten darstellen, aber präklinisch ist Blut häufig nicht verfügbar. Daher stellen balancierte kristalloide Vollelektrolytlösungen aufgrund ihrer Verfügbarkeit oft die einzige Option dar. Je nach Verletzungsmuster des Patienten kann eine permissive Hypotension angezeigt sein. Dieses spezielle Thema wird im Kapitel 3: „Schock: Pathophysiologie von Leben und Tod" ausführlicher besprochen.

Kommen wir noch einmal auf das Fallbeispiel zurück: Es steht eine komplette Ausrüstung zur Verfügung, die zu Schichtbeginn überprüft wurde. Sie umfasst Endotrachealtuben, Laryngoskope, supraglottische Atemwege, Guedel- und Wendel-Tuben, Tourniquets und andere Ausrüstung und Zubehör, die den gültigen nationalen Normen und Empfehlungen der Fachgesellschaften entspricht.[1] Dem Rettungsdienstfachpersonal stehen alle geeigneten Materialien einschließlich Hämostyptika zur Verfügung. Da keine aufwändige technische

Rettung erforderlich ist, entscheidet sich das Team für einen bodengebundenen Transport in das nächste geeignete Traumazentrum. Die Wartezeit für einen RTH würde die definitive Versorgung verzögern. Der Patient hat einen freien und sicheren Atemweg, auf Grund der Atemschwierigkeiten wird er mit Sauerstoff versorgt, eine assistierte Beatmung ist vorbereitet. Durch manuellen Druck auf die Weichteile proximal der offenen linksseitigen Sprunggelenksfraktur lässt sich die Blutung kontrollieren. Sie stellen eine ausreichende Bewegungseinschränkung der HWS und BWS mit Hilfe einer HWS-Orthese sowie einer Vakuummatratze sicher, schienen die Oberschenkelfraktur des Patienten dabei mit – dies spart Zeit - und transportieren ihn in das nächstgelegene Traumazentrum.

Ein gutes Beispiel für Prinzipien, statt Präferenzen ist die Versorgung eines Patienten mit Atemstillstand. Das Prinzip besteht darin, dass der Atemweg freigehalten werden muss, um eine ungehinderte Sauerstoffzufuhr in die Lungen zu gewährleisten. Die Präferenz, also welche der Behandlungsoptionen ausgewählt wird, hängt von den verschiedenen Faktoren ab (Situation, Zustand des Patienten, Wissen des Rettungs- und Gesundheitsfachpersonal, lokale Protokolle und Erfahrungen in den Fertigkeiten sowie verfügbare Ausrüstung). Ein Ersthelfer auf der Straße, der lediglich über ein Training in kardiopulmonaler Reanimation (CPR) verfügt, kann nur eine Mund-zu-Mund-Beatmung durchführen; ein First Responder kann beispielsweise einen Oro- oder Nasopharyngealtubus einlegen und eine Beutel-Masken-Beatmung durchführen; das Rettungsdienstfachpersonal kann sich für einen extraglottischen Atemweg oder eine endotracheale Intubation entscheiden; ein Sanitätssoldat im Kampf wählt womöglich eine Notfallkoniotomie oder gar nichts, wenn er sich in einem anhaltenden Feuergefecht befindet; und das Gesundheitsfachpersonal in der Notaufnahme bzw. dem Schockraum hat evtl. ein Videolaryngoskop oder eine Fiberoptik zur Verfügung, wobei Videolaryngoskope zunehmend auch im Rettungsdienst Einzug halten. Keine der Entscheidungen ist zu einem bestimmten Zeitpunkt für einen bestimmten Patienten falsch und ebenso ist keine Entscheidung jederzeit korrekt.

Dieses Konzept der Prinzipien und Präferenzen für die Versorgung von Traumapatienten zeigt sich besonders eindrücklich bei militärischen Konflikten. Aus diesem Grund verfasste das Committee on Tactical Combat Casualty Care (Co-TCCC) den militärischen Teil des PHTLS-Buches. Für den Sanitätssoldaten gehört zur Beurteilung der Einsatzstelle, ob gerade eine aktive Kampfhandlung stattfindet oder nicht, die Lokalisation des Gegners, die taktische Lage, die derzeit verwendete Art der Waffen und der verfügbare Schutz für den Verwundeten. Obwohl es gerade bei Kampfhandlungen besonders offensichtlich ist, dass Änderungen bei der Präferenz (der Versorgungsstrategie) vorgenommen werden müssen, gibt es ähnliche Überlegungen im zivilen Bereich, z. B. bei Sondereinheiten der Polizei oder Einheiten, die in anderen Gefahrenzonen agieren (Personenschützer u.ä.). So entdeckt beispielsweise ein Feuerwehrmann inmitten eines brennenden Hauses einen am Boden liegenden Patienten. Es ist in dieser Situation weder sicher noch vernünftig den Patienten hinsichtlich Atmung und Kreislauf grundlegend einzuschätzen. Der erste Schritt besteht darin, den Patienten aus dem brennenden Gebäude zu bringen und erst dann die Atemwege und den Puls des Patienten zu überprüfen.

Für den Sanitätssoldaten, der in eine Kampfhandlung verwickelt werden kann, gelten drei Phasen der Verwundetenversorgung, die vom Co-TCCC entwickelt wurden:

1. *Care Under Fire/threat* – Patientenversorgung unter Beschuss
2. *Tactical Field Care* – Patientenversorgung außerhalb der unmittelbaren Feindeinwirkung, aber die Gefährdung dauert an
3. *Tactical Evacuation Care* – Versorgung von Verwundeten in als sicher eingeschätzter Umgebung

*Mit freundlicher Genehmigung des Committee on Tactical Combat Casualty Care*

Während die Prinzipien der Patientenversorgung sich nie ändern, können sich die Präferenzen der Patientenversorgung aufgrund eines oder mehrerer dieser Faktoren erheblich unterscheiden. Für weitere Details und Erläuterungen verweisen wir auf das Kapitel 22: *Zivile Taktische Verletztenversorgung* oder die militärische Ausgabe des PHTLS-Manuals. (Diese situationsbedingten Unterschiede werden in Kapitel 5: *Die Einsatzstelle* und Kapitel 22: *Zivile Taktische Verletztenversorgung* näher beschrieben.)

# Kritisches Denken

Um die für die Lage eines bestimmten Patienten benötigten Prinzipien erfolgreich anzuwenden und die beste Präferenz dafür zu wählen, ist kritisches Denken entscheidend. Unter kritischem Denken wird in der Medizin ein Prozess verstanden, bei dem das Rettungsdienstfachpersonal die Situation, den Patienten und alle verfügbaren Ressourcen bewertet (**Kasten 2-2**). Das Rettungsdienstfachpersonal analysiert diese Informationen dann schnell und wählt die optimale Strategie, um dem Patienten die bestmögliche Versorgung zu bieten. Der Prozess des kritischen Denkens erfordert, dass das Rettungsdienstfachpersonal einen Aktionsplan entwickelt, diesen Plan initiieret, den Plan während der Patientenversorgung fortlaufend neu bewertet und bei Bedarf

**Kasten 2-2** Bestandteile des kritischen Denkens in der Notfallversorgung

1. Situationsbeurteilung
2. Beurteilung des Patienten
3. Beurteilung der vorhandenen Ressourcen
4. Analyse der möglichen Lösungen
5. Abwägung der relativen Risiken und Nutzen der Behandlungsoptionen, um die bestmögliche Vorgehensweise für diesen Patienten zu finden
6. Formulierung eines konkreten Plans zum weiteren Vorgehen
7. Umsetzung dieses Plans
8. Neubeurteilung des Patienten zur Evaluation des Plans
9. Notwendige Anpassungen des Plans
10. Ständige Wiederholung der Schritte 8 & 9 bis zum Abschluss der Versorgung



Anpassungen im Plan vornimmt (**Kasten 2-3**). Kritisches Denken ist eine erlernte Fähigkeit, die sich durch Anwendung und Erfahrung verbessert.[2] Um als Rettungsdienstfachpersonal erfolgreich zu sein, ist es wichtig, sich kritisches Denkvermögen anzueignen, um alle Informationen in einer sich rasch und ständig verändernden Welt zu erfassen und zu verarbeiten.[3]

Für Rettungsdienstfachpersonal umfasst der Prozess des kritischen Denkens die gesamte Einsatzphase – von der ersten Einschätzung der Einsatzmeldung über die Patientenübergabe im Krankenhaus bis zur abschließenden Einsatznachbesprechung (Debriefing). Kritisches Denken spielt auch bei der Auswahl des geeigneten Krankenhauses eine Rolle. Hier sind die verfügbaren Transportmittel und die Transportzeit zu den verschiedenen Krankenhäusern zu berücksichtigen. Alle diese wichtigen Entscheidungen basieren auf der jeweiligen Situation, dem Zustand des Patienten, der Kompetenz des Rettungsdienstfachpersonals und der verfügbaren Ausrüstung.

Kritisches Denken sollte weder dogmatisch noch leichtgläubig sein; gefragt ist stattdessen eine offene Einstellung gepaart mit gesunder Skepsis.[4] Rettungsdienstfachpersonal muss die wissenschaftliche Genauigkeit aller Ansätze infrage stellen. Aus diesem Grund muss das eingesetzte Rettungsdienstfachpersonal über ein sehr gutes fachliches Wissen und Können verfügen, das für entsprechende Entscheidungen genutzt werden kann. Kritisches Denken darf jedoch nicht so weit gehen, dass dadurch die Patientenversorgung verzögert wird. Schon Aristoteles äußerte die Ansicht, dass nicht mehr Gewissheit verlangt werden kann, als das Thema zulässt.[5] Wenn das Rettungsdienstfachpersonal einen Patienten beurteilt und versorgt, wäre es nachlässig, Maßnahmen in der Hoffnung zu verzögern, absolute Gewissheit bezüglich der Diagnose des Patienten zu erlangen. Eine solche Gewissheit ist unmöglich und würde lediglich erforderliche Interventionen verzögern. Das Rettungsdienstfachpersonal muss aufgrund der zu diesem Zeitpunkt verfügbaren Informationen eine möglichst fundierte Bewertung und Entscheidung treffen.

Eine angemessene medizinische Versorgung, wie sie von PHTLS propagiert wird, basiert auf kritischem Denken: „wissensbasierte Entscheidungen". Robert Carroll beschrieb kritisches Denken als Konzepte und Prinzipien, nicht als starre und unveränderliche Regeln oder Schritt-für-Schritt-Vorgehensweisen. In den PHTLS-Kursen wird durchgängig betont, dass Algorithmen immer auch Raum für kritisches Denken erlauben müssen. Die Leitlinien für die Patientenversorgung müssen flexibel sein. Kritisches Denken erfordert diese Flexibilität. Leitlinien sollten das Rettungsdienstfachpersonal lediglich bei ihrem Denkprozess unterstützen. Ebenso sollen sie sicherstellen, dass entscheidende Schritte in der Patientenversorgung nicht vergessen werden. Ein Beispiel hierfür ist die Überprüfung der Tubuslage nach endotrachealer Intubation. Hier wird sowohl eine endtidale $CO_2$-Messung und Beurteilung der kapnometrischen Kurvenform als auch eine Auskultation gefordert. Sofern in der Realität eine auskultatorische Beurteilung nicht möglich ist -nicht auf Grund einer Fehllage, aber da sie sich gerade in einem Rettungshubschrauber befinden und es einfach zu laut ist – werden sie sich auf die Kapnographie verlassen. Allerdings ist ihnen auch bewusst, dass dies nicht dieselbe Sicherheit wie eine Auskultation oder ein Röntgenbild des Thorax bietet – die jedoch beide hier nicht verfügbar sind.

## Verwendung von kritischem Denken, um Beurteilungsfehler zu vermeiden

Alle Einsatzkräfte sind im Einsatz mit Vorurteilen und Ablenkungen belastet, die den Prozess des kritischen Denkens und die Entscheidungsfindung bei der Patientenbehandlung beeinflussen können. Diese Voreingenommenheit muss erkannt werden und darf die Patientenversorgung nicht beeinträchtigen. Sie hat oft mehrere Ursachen, z. B. eine frühere Erfahrung, die entweder erhebliche positive oder negative Auswirkungen hatte. Zwei Grundsätze tragen zum Wohl der Patienten bei:

1. Gehen Sie bis zum Beweis des Gegenteils vom Worst-Case-Szenario (schlimmster anzunehmender Fall) aus und
2. Halten Sie sich an das Prinzip - *„primum non nocere"*, mit anderen Worten: „Füge keinen weiteren Schaden zu".

**Kasten 2-3**

Was ist passiert? Welche Maßnahmen sind erforderlich? Welche Ressourcen stehen zur Verfügung? In die Analyse müssen einbezogen werden:

- Lagebeurteilung
- Erkennen von Gefahren für den Patienten und aller Einsatzkräfte
- Patientenzustand
- Dringlichkeit der Maßnahmen
- Ort der Versorgung (Einsatzstelle, auf dem Transport, nach Ankunft in der Klinik)
- Anzahl der Patienten an der Einsatzstelle
- Anzahl der benötigten Rettungsmittel
- Transportprioritäten
- Geeignete Zielklinik

**Analyse**
Jedes dieser Elemente muss in die Analyse einbezogen werden und unverzüglich mit dem Erfahrungswissen und dem Wissen der Rettungsdienstfachperson abgeglichen werden, um zielgerichtet Maßnahmen zur optimalen Patientenversorgung abzuleiten.

**Erstellen eines Plans**
Der Plan, um ein bestmögliches Ergebnis für den Patienten zu erreichen, muss entwickelt und ständig kritisch überprüft werden. Ist ein Schritt fehlerhaft? Sind alle Schritte umsetzbar? Fehlen Schritte? Sind die zur Umsetzung erforderlichen Ressourcen verfügbar? Bietet der Plan mit hoher Wahrscheinlichkeit ein positives Ergebnis? Gibt es einen besseren Plan?

**Umsetzung**
Der Plan muss zielgerichtet und strukturiert umgesetzt werden. Dabei sind klare Zielvorgaben sowie eine Rettungsdienstfachperson zu benennen, die Verantwortung für Entscheidungen trägt. Zeigen sich im Verlauf Abweichungen vom gewünschten Ergebnis, prüft die medizinische Leitung regelmäßig Nutzen-Risiko-Verhältnis und passt die Maßnahmen an. Hierbei können sowohl die verantwortliche Rettungsdienstfachperson als auch das Team konkrete Verbesserungsvorschläge einbringen.

**Neubeurteilung**
Die aktuelle Lage ist kontinuierlich anhand objektiver Parameter (Vitalwerte, klinische Symptome, Behandlungsverlauf) zu reevaluieren. Erfordern dynamische Veränderungen bei Patienten oder in der Situation eine Planmodifikation? Die Versorgungsstrategie muss adaptiert werden, sofern: keine Stabilisierung / Besserung des Patienten eintritt oder, sich Komplikationen abzeichnen. Entscheidungsgrundlage bilden Trendanalysen (u.a. Monitoringverlauf) und klare Abbruchkriterien für die aktuelle Therapie.

**Änderungen des Plans während der Versorgung**
Alle Veränderungen, die bei der Versorgung festgestellt werden, sollen wie oben beschrieben beurteilt und analysiert werden. Änderungen werden vom Rettungsdienstfachpersonal entsprechend vorgenommen, so dass eine bestmögliche Versorgung weiterhin stattfinden kann. Änderungen in den Entscheidungen auf Grund der Neubeurteilung dürfen hierbei nicht als Fehler im ursprünglichen Prozessablauf gesehen werden. Vielmehr ist der Patientenzustand im ständigen Wechsel. Die Anpassung der Behandlungsstrategie ist somit ein Indiz für die Fähigkeit des Verantwortlichen kritisch zu denken und mit Überzeugung zu führen.



Bei der Versorgung von Patienten sollen sich die Einsatzkräfte nicht von den „scheinbaren" Umständen, die zu der aktuellen Situation geführt haben könnten, leiten lassen.

Häufig ist das Bild beim ersten Patientenkontakt nicht vollständig nachvollziehbar. Daher müssen das kritische Denken und die Vorgehensweise des Rettungsfachpersonals auf Worst-Case-Szenarien basieren. Entscheidungen sollten auf den besten verfügbaren Informationen basieren. Der kritisch Denkende ist ständig auf der Suche nach „weiteren Informationen", und sobald diese verfügbar sind, wird darauf reagiert. Der Prozess des kritischen Denkens muss während der Untersuchung des Patienten, der Beurteilung der Einsatzstelle und weiterer Rahmenbedingungen fortgesetzt werden. Rettungsdienstfachpersonal sollte immer vorausschauend denken und Entwicklungen und Probleme antizipieren, statt nur zu reagieren.

## Rasche Entscheidungsfindung durch kritisches Denken

Der Rettungsdienst erfordert schnelle Entscheidungen und die Fähigkeit, die erlernten Fertigkeiten situativ reflektiert anzuwenden – bei unterschiedlichen Verletzungen und Erkrankungen. Dabei sind Effizienz und Sorgfalt entscheidend. Optimal ist eine Kombination aus standardisierten Abläufen (Protokolle, Algorithmen,

Empfehlungen) und individueller Expertise bei der Wahl der Vorgehensweise. An der Einsatzstelle muss kritisches Denken schnell, aber auch gründlich, flexibel und objektiv sein.

Am Einsatzort haben Rettungskräfte oft nur Sekunden, um Lage, Patientenstatus und Ressourcen zu beurteilen und erste Entscheidungen zu treffen. Gelegentlich steht ihnen mehr Zeit zur Verfügung, diese sollte dann sinnvoll genutzt werden – doch das ist meist die Ausnahme.

## Kritisches Denken zur Situationsanalyse

Informationen werden mit vier der fünf Sinne gesammelt: Sehen, Riechen, Tasten und Hören (siehe Kapitel 6: „Der Patient"). Diese bei der initialen Untersuchung (Primary Survey) gewonnenen Informationen und Vitalwerte werden vom Rettungsdienstfachpersonal analysiert, um einen Behandlungsplan bis zur Übergabe im geeigneten Krankenhaus zu.

In der Regel beginnt die Untersuchung eines Traumapatienten mit dem Primary Survey, der nach dem X-ABCDE-Schema erfolgt: eXsanguinierender Blutungen, Atemwege (Airway), Atmung (Breathing), Kreislauf (Circulation), Bewusstseinslage (Disability) sowie Umgebung und vollständige Untersuchung (Exposure / Environment).

Dabei beinhaltet kritisches Denken, dass der für den Patienten bedrohlichste Zustand vom Rettungsdienstmitarbeitenden priorisiert wird. Wenn der Patient wegen einer starken äußeren Blutung im Schock ist, stellt die Anwendung von direktem Druck auf die Blutungsquelle den geeignetsten ersten Schritt dar. Normalerweise folgt der Ablauf - z. B. beim internistischen Patienten - dem ABCDE-Schema, aber bei einem Traumapatienten kann es zum Verbluten führen, wenn man sich zuerst um die Atemwege kümmert, anstatt eine starke äußere Blutung zu kontrollieren. Dies zu erkennen ist kritisches Denken. Genauso gehört die Erkenntnis dazu, dass weitere Maßnahmen erfolgen müssen, wenn der direkte Druck auf die Wunde nicht zum Kontrollieren der Blutung führt. Kritisches Denken beinhaltet ebenso, dass eine kleinere Blutung der Extremitäten eben keine eXsanguinierende / lebensbedrohliche Blutung darstellt und somit erst im weiteren Verlauf des Primary Survey adressiert wird. Ziel des kritischen Denkens ist es, aus allen im Moment verfügbaren Informationen über den Patienten, die Einsatzsituation, den Fähigkeiten des eingesetzten Rettungsdienstfachpersonals und der materiellen Ressourcen Entscheidungen zum Wohle des Patienten zu treffen.

Kritisches Denken ist eine weitreichende Fähigkeit, die das genaue Prüfen, Unterscheiden und Bewerten von Informationen sowie das Reflektieren der gewonnenen Informationen umfasst, um Urteile zu fällen und fundierte klinische Entscheidungen zu treffen.[6]

## Kritisches Denken im Verlauf der Patientenversorgung

Die Kunst und Wissenschaft der Medizin, verbunden mit solidem Wissen über Prinzipien und der Anwendung geeigneter Entscheidungen, sichern die bestmögliche Versorgung des Patienten. Bei der Versorgung von Patienten mit akuten Verletzungen gibt es im Wesentlichen vier Phasen:

1. Die präklinische Phase
2. Die erste Versorgungsphase im Krankenhaus (Schockraum, OP)
3. Die Phase der Stabilisierung und definitiven Versorgung
4. Die langfristige Genesungsphase und die Rehabilitation, um dem Patienten wieder ein „normales" Leben zu ermöglichen

Die gleichen Prinzipien gelten in allen Phasen der Patientenversorgung. Alle Mitarbeitenden im Gesundheitswesen müssen während des gesamten Prozesses kritisch denken – vom Moment der Verletzung bis zur Entlassung des Patienten. Das Rettungsdienstfachpersonal ist unmittelbar in die präklinische Erstversorgung eingebunden, sollte sich jedoch des gesamten Behandlungsprozesses bewusst sein und kritisches Denken einsetzen, um eine nahtlose Versorgung zu gewährleisten. Dabei muss es über die aktuelle Situation hinaus auch die zukünftigen Bedürfnisse des Patienten im Blick behalten, bis er endgültig entlassen wird. Das Ziel der Behandlung besteht darin, die Verletzungen des Patienten adäquat zu versorgen, um eine erfolgreiche Genesung zu gewährleisten und dem Patienten eine optimale gesundheitliche Verfassung zu ermöglichen, die dem vor dem Unfall vergleichbar ist.

Zum kritischen Denken gehört beispielsweise die Erkenntnis, dass die sofortige Schienung eines frakturierten Unterarms bei einem polytraumatisierten Patienten nicht zu den vorrangigen Maßnahmen gehört. Bei der Entscheidung muss jedoch berücksichtigt werden, wie die langfristige Armfunktion, nach einer Entlassung aussehen soll. Spielt der Erhalt der armbezogenen Funktion eine wichtige Rolle für die spätere Lebensqualität des Patienten, ist die Schienung bereits in der präklinischen Versorgung entsprechend zu priorisieren.

# Ethik

Das Rettungsdienstfachpersonal ist häufig mit ethisch anspruchsvollen und zeitkritischen Situationen konfrontiert. Aufgrund unzureichender Ausbildung im Bereich einer *„speziellen Rettungsdienst-Ethik"* fühlt es sich oft unvorbereitet und sich selbst überlassen. Kritisches Denken bietet eine wichtige Grundlage, um auch in schwierigen ethischen Entscheidungen fundiert und verantwortungsvoll handeln zu können – eine Fähigkeit, die vom professionellen Rettungsdienstfachpersonal immer wieder verlangt wird.

Dieser Kapitelabschnitt soll dabei helfen, ethische Prinzipien und Konzepte anzuwenden, um ein Bewusstsein für Ethik und ethisches Denken zu entwickeln. Ziel ist es, Rahmenbedingungen zu schaffen, die das Verständnis für auch komplexe ethische Fälle erleichtern. Dabei baut es auf den grundlegenden ethischen Prinzipien auf, die vielen Mitarbeitenden im Gesundheitswesen bereits bekannt sind. Um die Inhalte praxisnah und verständlich zu machen, werden konkrete präklinische Fälle genutzt. Außerdem wird der Austausch über ethische Fragen zwischen verschiedenen Berufsgruppen im Gesundheitswesen gefördert.

## Ethische Grundsätze

Jeder trifft Entscheidungen auf Grundlage bestimmter Werte, Überzeugungen oder sozialer Regeln. Diese Regeln sind allgemein anerkannte Vorstellungen darüber, was moralisch richtig ist, und werden oft als Prinzipien bezeichnet. Die Ethik nutzt eine Reihe solcher moralischer Prinzipien, um bei der Entscheidung zu unterstützen, was richtig oder falsch ist. In der Medizin gibt es eine Reihe von Prinzipien, die oft genutzt werden, um ein ethisch angemessenes Verhalten sicherzustellen und bei der ethischen Entscheidungsfindung behilflich zu sein. Diese ethischen Prinzipien sind **Autonomie** (Selbstbestimmung), **Schadensvermeidung**, **Fürsorge** (Gutes tun) und **Gerechtigkeit**. Die Verwendung dieser vier Prinzipien bietet einen Rahmen, innerhalb dessen man Vor- und Nachteile der Behandlungsoptionen abwägen kann, um im besten Interesse des Patienten vorzugehen.[5]

*Autonomie* bedeutet „Selbstbestimmung". In der Medizin bezieht es sich auf das Recht des Patienten, über seine Gesundheit und Behandlung ohne unangemessene Einflussnahme selbst zu bestimmen. Mit anderen Worten: Entscheidungsfähige Erwachsene mit Urteilsvermögenkönnen über ihre Gesundheitsversorgung selbst bestimmen. *Schadensvermeidung* verpflichtet den Behandelnden dazu, keinen Schaden am Patienten zu verursachen. *Fürsorge* bedeutet „Gutes tun" und fordert vom Rettungsdienstfachpersonal, auf eine Weise zu handeln, die den Nutzen für den Patienten maximiert und gleichzeitig Risiken minimiert. *Gerechtigkeit* bezieht sich im Zusammenhang mit der Traumaversorgung in der Regel auf eine faire und angemessene Verteilung medizinischer Ressourcen. Gerechtigkeit bei Traumapatienten tritt häufig erst in den Vordergrund, wenn die verfügbaren Ressourcen für die Versorgung aller Patienten nicht ausreichen. In solchen Situationen, zum Beispiel bei einem Unfall mit mehreren Verletzten, werden Patienten mit höherem Behandlungsbedarf gegenüber denen mit geringerem Bedarf priorisiert. Dadurch erhalten die besonders vulnerablen Patientengruppen oft mehr medizinische Materialien und werden mit größerem Personalaufwand versorgt, basierend auf gemeinsamen Werten und dem Prinzip der fairen Verteilung. Bei einem Massenanfall von Verletzten (MANV) erhalten vulnerable Patienten oft eine niedrigere Priorität, um Ressourcen auf die Patienten mit höheren Überlebenschancen zu konzentrieren. Gerechtigkeit hängt in der Einsatzlage von den verfügbaren Ressourcen und ihrer fairen Verteilung ab.[8] In der Traumaversorgung können Verletzungen die Entscheidungsfähigkeit von Patienten beeinträchtigen. Da meist an Unfallorten keine Angehörigen oder gesetzliche Vertreter sofort vorhanden sind, sollte das Rettungsdienstfachpersonal es versuchen, dem Patienten die Situation verständlich zu erklären, um seine Selbstbestimmung zu wahren. Dabei sind nur begrenzt Informationen verfügbar, diese sollten jedoch möglichst klar vermittelt werden. Der Grundsatz der Nichtschädigung fordert, die Beweglichkeit der Brust- und Lendenwirbelsäule bei Patienten mit hochenergetischem Trauma und Atemnot aufgrund von Adipositas zu begrenzen, beispielsweise durch Stabilisierung auf einer Vakuummatratze. Während die Fürsorge nahelegt, den Kopf des Patienten anzuheben, um die Atmung zu erleichtern, besteht das Risiko, durch diese Maßnahme zusätzliche Verletzungen zu verursachen oder bestehende zu verschlimmern. Eine geeignete Möglichkeit wäre, die Trage im Kopf- und Rumpfbereich um 30 Grad zu erhöhen oder eine umgekehrte Trendelenburg-Position einzusetzen, bei der Kopf- sowie Rumpfbereich erhöht und die Füße tiefer liegen, um beide Prinzipien – Vermeidung von Verletzungen und Atemerleichterung – angemessen zu berücksichtigen.

### *Patienteneinwilligung und Aufklärung*

Die informierte Einwilligung ist ein rechtsverbindlicher Entscheidungsprozess, bei dem die Rettungsdienstfachperson einem einwilligungsfähigen Patienten oder einem gesetzlich bevollmächtigten Vertreter die erforderlichen medizinischen Informationen bereitstellt. Ziel ist, dem Patienten die Möglichkeit zu geben, eine freie Entscheidung über eine medizinische Maßnahmen zu treffen oder diese abzulehnen. Ein gesetzlich bevollmächtigter Vertreter ist eine Person, die im Sinne des Patienten Entscheidungen trifft, wenn dieser selbst nicht in der Lage ist, eigenständig zu entscheiden[5]. Obwohl die Einwilligungserklärung rechtlich als Dokument gilt, dokumentiert sie in erster Linie das Aufklärungsgespräch. Es obliegt dem medizinischen Rettungsdienstfachpersonal, dem Patienten verständliche medizinische Informationen zu vermitteln, um die Grundlage für eine Entscheidung im Einklang mit den eigenen Werten, Überzeugungen und

Wünschen zu schaffen. Damit eine Einwilligung nach Aufklärung rechtsgültig ist, müssen folgende Voraussetzungen erfüllt sein:

- Sie müssen im kognitiven Sinne entscheidungsfähig sein.
- Sie müssen in der Lage sein, ihr Verständnis von Diagnose, Prognose und Behandlungsmöglichkeiten zu vermitteln.
- Sie müssen imstande sein, freiwillig zuzustimmen oder abzulehnen.
- Sie müssen die geplante Behandlung aktiv ablehnen oder ihr zustimmen.[5,9,10]

Die Beurteilung dieser Aspekte ist schon im medizinischen Alltag nicht immer leicht, aber in einer Notsituation ist dies besonders schwierig. Obwohl viele Menschen die Begriffe Urteilsvermögen und Entscheidungsfähigkeit synonym verwenden, sind sie in juristischer Hinsicht nicht das Gleiche. **Urteilsvermögen** meint, sich ein Urteil im Sinne eines auf Rationalität gegründeten Handelns selbst bilden zu können. **Entscheidungsfähigkeit** bedeutet, sich in bestimmten Situationen bewusst entscheiden zu können. Eine Entscheidung setzt voraus, dass man die Wahl zwischen zwei oder mehreren Alternativen hat.

Die Patienteneinwilligung respektiert das Recht auf die eigene Entscheidung. Im Notfall kann diese Entscheidungsfähigkeit eingeschränkt oder zur Gänze entfallen sein. Dann gelten nach der Rechtsordnung Schutz- und Handlungspflichten, sodass auch ohne Einwilligung zu behandeln ist. Folgender Rahmen ist zu beachten:

1. Der Patient kann aufgrund einer psychischen/kognitiven Einschränkung (auch Bewusstlosigkeit) nicht einwilligen und ein gesetzlicher Vertreter steht nicht zur Verfügung.
2. Die (Notfall-)Behandlung ist medizinisch indiziert.
3. Die Maßnahmeneinleitung duldet keinen Aufschub.[7]

## Privatsphäre (Datenschutz) und Vertraulichkeit

Im Gesundheitswesen bezieht sich die **Privatsphäre** auf das Recht von Patienten, zu kontrollieren, wer Zugang zu ihren persönlichen Daten und Krankenunterlagen hat. Privatsphäre kann in diesem Kontext mit Datenschutz gleichgesetzt werden. **Vertraulichkeit** bezieht sich auf die Verpflichtung aller Mitarbeitenden im Gesundheitswesen, Patientendaten nicht an andere Personen als die vom Patienten autorisierten Personen, andere an der Patientenversorgung beteiligte medizinische Fachkräfte und für die Verarbeitung verantwortliche Stellen weiterzugeben. In anderen Fällen, etwa bei Kindesmissbrauch oder Gewalt gegen ältere Menschen, kann die Weitergabe von Informationen erlaubt sein.

In Abhängigkeit von den Umständen muss das Rettungsdienstfachpersonal möglicherweise andere Personen (z. B. die Familie, Freunde oder Nachbarn) in die Anamneseerhebung (Fremdanamnese) und Behandlung einbeziehen, wenn der Patient nicht imstande ist, selbst adäquat Auskunft zu geben. Patienteninformationen sollten nur an das medizinische Behandlungsteam weitergegeben werden. Im öffentlichen Raum ist darauf zu achten, das Patienten vor Schaulustigen oder Vertretern des öffentlichen Interesses, wie Medien, geschützt werden.

## Ehrlichkeit

In ethischer Hinsicht kann Ehrlichkeit eine Herausforderung darstellen.[10] Ehrlichkeit ist sowohl eine Erwartung als auch ein notwendiger Bestandteil beim Aufbau einer vertrauensvollen Beziehung zum Patienten. Ein ehrliches Gespräch zeigt Respekt für den Patienten und ermöglicht die Entscheidungsfindung auf der Grundlage wahrheitsgetreuer Informationen. Insbesondere im Rettungsdienst gibt es jedoch Situationen, in denen Ehrlichkeit gegenüber dem Patienten die Gefahr birgt, zusätzlichen Schaden anzurichten. Beispiele sind Unfälle mit mehreren Verletzten, bei denen Überlebende nach dem Zustand verstorbener oder schwer verletzter Angehöriger fragen. In solchen Fällen kann die Verpflichtung, ehrlich zu sein, durch den ethischen Grundsatz, keinen Schaden zu verursachen, eingeschränkt werden.[7] Es ist inakzeptabel, einen Patienten zu täuschen. Das Verzögern sensibler Informationen kann jedoch notwendig sein, wenn der Patient aufgrund einer akuten Erkrankung, Verletzung oder des Zustands (z.B. psychische Überforderung) nicht in der Lage ist, die Informationen vollständig zu verarbeiten oder angemessen zu verstehen.

# Das „Goldene Zeitfenster": zeitkritische Rahmenbedingungen

In den späten 1960er Jahren entwarf Dr. R. Adams Cowley das Konzept eines entscheidenden Zeitraums, in dem die definitive Patientenversorgung bei einem kritisch verletzten Patienten beginnen sollte. In einem Interview sagte er:

„Es gibt eine, Goldene Stunde' zwischen Leben und Tod. Wenn Sie schwer verletzt sind, bleiben Ihnen weniger als 60 Minuten, um zu überleben. Vielleicht sterben Sie nicht genau zu dem Zeitpunkt, das kann drei Tage oder zwei Wochen später stattfinden, aber es hat etwas Irreversibles in Ihrem Körper stattgefunden.[11]

Dr. Cowley hatte definitiv das richtige Konzept. Man muss sich jedoch klarmachen, dass ein Patient nicht immer über den Luxus einer „Goldenen Stunde“ verfügt. Der Begriff „Stunde“ soll veranschaulichen und stellt keine wörtlich gemeinte Beschreibung einer Zeitspanne dar. Ein Patient mit einer penetrierenden Herzverletzung mag nur wenige Minuten bis zur definitiven Behandlung haben, bevor der traumatische Schock irreversibel wird. Hingegen kann ein Patient mit geringer anhaltender, innerer Blutung aus einer isolierten Femurfraktur mehrere Stunden oder länger Zeit haben, bis die Fraktur definitiv versorgt wird.

Da die *„Goldene Stunde“* kein 60-minütiger Zeitrahmen im wortwörtlichen Sinne ist und aufgrund der Verletzungen von Patient zu Patient variiert, ist ein weiterer gebräuchlicher Begriff das „Goldene Zeitfenster“. Wenn ein kritisch verletzter Patient innerhalb dieses „Goldenen Zeitfensters“ eine definitive Versorgung erhält, d.h. Blutungskontrolle und sonstige lebensrettende Maßnahmen, wird seine Überlebenschance stark verbessert. Das American College of Surgeons Committee on Trauma nutzt dieses Konzept, um zu betonen, wie wichtig es ist, den Patienten in eine Klinik zu transportieren, in der er durch ein erfahrenes Team zeitgerecht versorgt werden kann. Das Management des Rettungsdienstfachpersonals bei schwerwiegendem Trauma muss eine Reihe unvorhersehbarer Faktoren berücksichtigen. Die folgenden grundsätzlichen Ziele bleiben jedoch immer gleich:

1. Verschaffen Sie sich einen Zugang zum Patienten.
2. Erkennen und behandeln Sie lebensbedrohliche Verletzungen.
3. Minimieren Sie die Zeit an der Einsatzstelle durch eine schnelle Beurteilung, zügige Transportvorbereitung und die Reduktion der Behandlung auf die Maßnahmen, welche zur Abwendung einer akuten Lebensgefahr zwingend nötig sind.
4. Transportieren Sie den Patienten mit dem geeignetsten Rettungsmittel so rasch wie möglich in die nächstliegend geeignete Klinik.

Die meisten hier vermittelten Vorgehensweisen und Prinzipien sind nicht neu und viele davon werden bereits in der rettungsdienstlichen Grundausbildung vermittelt. Das PHTLS-Kurskonzept unterscheidet sich jedoch auf folgende Weise davon:

- Es werden aktuelle, evidenzbasierte Leitlinien für die Behandlung von Traumapatienten angewendet.
- Ein systematischer Ansatz zur Priorisierung der Versorgung bei Mehrfachverletzungen ist ein zentraler Bestandteil der Behandlung.
- PHTLS bietet ein strukturiertes Schema für die Durchführung von Interventionen.

# Warum Traumapatienten sterben

Studien, die Todesursachen bei Traumapatienten analysieren, zeigen mehrere Variablen abhängig von Ort und Zeit auf. Eine Studie aus Russland aus 1975 mit über 700 traumatisch bedingten Todesfällen ergab, dass die meisten Patienten, die rasch ihren Verletzungen erlagen, zu einer dieser drei Kategorien gehören: massiver akuter Blutverlust (36 %), schwere Verletzungen von lebenswichtigen Organen wie dem Gehirn (30 %) sowie Atemwegsverlegungen und akutes Atemversagen (25 %)[13]. Eine im Jahr 2010 veröffentlichte Studie aus Dallas zeigte, dass 76 % der Patienten, die rasch starben, nicht überlebbare Verletzungen des Kopfes, der Aorta oder des Herzens erlitten hatten.[14] 2020 veröffentlichten Kalkwarf et al in Houston Zahlen, nach denen 17 % der Todesfälle bei Trauma auf Blutungen zurückzuführen waren, wobei 45 % dieser Todesfälle durch schnellere Blutungskontrolle und Interventionen vermeidbar gewesen wären.[15] Im Jahr 2013 wurde eine Studie veröffentlicht, die eine Reduktion der Todesfälle aufgrund von Multiorganversagen bzw. in der dritten Phase der Behandlung feststellte (Kapitel 1: „PHTLS: Vergangenheit, Gegenwart und Zukunft“).[16] Diese Verringerung der Todesfälle kann auf Verbesserungen der modernen Traumaversorgung sowohl im Rettungsdienst, als auch im Krankenhaus zurückgeführt werden.

Neben der Zeit bis zur endgültigen chirurgischen Versorgung spielt eindeutig auch die Zeit, während der eine Hypotonie vorliegt, eine Rolle. Im Jahr 2002 zeigten Clarke et al. in einer Studie aus Philadelphia, dass die Mortalität bei hypotensiven Patienten mit Bauchtrauma mit jeden 3 Minuten, die der Patient länger in der Notaufnahme verbringt, um 1 % steigt.[17] 2016 berichteten Meizoso und Kollegen in Miami über eine Verdreifachung des Risikos zu versterben bei Schussverletzungen und Hypotension, wenn der Aufenthalt in der Notaufnahme nach Eintreffen auf mehr als 10 Minuten verzögert wird.[18]

Aber was passiert bei diesen Patienten auf zellulärer Ebene? Die Stoffwechselvorgänge des menschlichen Körpers werden durch Energie aufrechterhalten, vergleichbar mit einer Maschine. Dies wird im Kapitel 3: „Schock: Pathophysiologie von Leben und Tod“ vertieft. Der Schock kann als ein Versagen der Energieproduktion im Körper angesehen werden, die durch ein Versagen der Sauerstoffversorgung und des Kohlendioxidabtransportes auf Gewebeebene verursacht wird. Wie eine Maschine erzeugt der menschliche Körper seine eigene Energie, muss dafür aber Treibstoff bekommen. Für unseren Körper sind diese Treibstoffe Sauerstoff und Glukose. Der Körper kann Glukose in Form von Glykogen und Fett speichern, um später darauf zuzugreifen.

Sauerstoff kann jedoch nicht gespeichert werden. Er muss den Zellen des Körpers ständig zugeführt werden. Die uns umgebende sauerstoffhaltige Luft gelangt durch die Kontraktion des Zwerchfells und der Interkostalmuskeln in die Lunge (Sogwirkung). Der Sauerstoff diffundiert über die alveolokapilläre Membran, bindet an das Hämoglobin der roten Blutkörperchen und wird dann durch das Herz-Kreislauf-System in alle Gewebe des Körpers transportiert. Mithilfe von Sauerstoff „verbrennen" die Zellen die Glukose; dies erfolgt durch komplexe Stoffwechselprozesse (Glykolyse, Zitronensäurezyklus und Elektronentransport) und erzeugt letztlich die Energie, die für alle Körperfunktionen benötigt wird. Diese Energie wird als Adenosintriphosphat (ATP) gespeichert. Ohne ausreichende Energie in Form von ATP funktionieren wesentliche metabolische Vorgänge nicht normal, die Zellen beginnen abzusterben und es kommt zum Organversagen.

**Azidose, Hypothermie** und **Koagulopathie** – auch als *„Tödliche Trias"* bekannt – sind Faktoren, welche in Summe bei Traumapatienten zu einem höheren Risiko zu versterben beitragen. Diese Faktoren stehen nicht isoliert jeweils für sich. Blutung und Schock führen durch einen vermehrt anaeroben Stoffwechsel zur Azidose. Durch Blutungen gehen auch Gerinnungsfaktoren verloren. Dies verschlechtert die Gerinnung, Blutungen verstärken sich schon in frühen Schockphasen, der Schock schreitet schneller voran. Im weiteren Verlauf führt die Aktivierung der Blutplättchen sowie der Gerinnungskaskade dann sogar zur Hyperkoagulation und somit zu einem höheren Risiko von Lungenembolien sowie Multiorganversagen. Bis zu 25 % der zivilen und ein Drittel der militärischen Traumapatienten im Schock erleiden eine Koagulopathie.[19,20] Obwohl die Umgebungstemperatur die Ursache für Hypothermie ist, vermindert Schock und Blutverlust die thermoregulatorische Fähigkeit des Körpers, was die Hypothermie verschärft und die hämostatische Funktion weiter beeinträchtigt. Zudem stellt Hypothermie einen eigenständigen Risikofaktor für Koagulopathie dar, wodurch die Blutungsneigung weiter verstärkt wird. Das Trio aus Azidose, Hypothermie und Koagulopathie ist faktisch tödlich und muss somit schnellstmöglich beseitigt werden.

Die Empfindlichkeit der Zellen gegenüber Sauerstoffmangel ist von Organ zu Organ unterschiedlich (**Kasten 2-4**). Selbst wenn Zellen in einem Organ schwer geschädigt werden, können sie doch noch eine Weile funktionieren (Kapitel 3: „Schock: Pathophysiologie von Leben und Tod" bzgl. der Auswirkungen bei länger anhaltendem Schock). Der Schock ist tödlich, wenn ein Patient nicht sofort behandelt wird; aus diesem Grund propagierte schon Dr. Cowley den schnellen Transport des Patienten in den Operationssaal, damit innere Blutungen kontrolliert werden können.

**Kasten 2-4** Schock

Sobald das Herz nicht mehr ausreichend mit Sauerstoff versorgt wird, fehlt den Herzmuskelzellen die Fähigkeit ausreichend Energie zu produzieren, um Blut in die anderen Gewebe zu pumpen. Hat der Patient zum Beispiel durch eine Schussverletzung der Aorta viele Erythrozyten und Volumen verloren, schlägt das Herz noch mehrere Minuten weiter, ehe es versagt. Wird nun Volumen wieder zugeführt, so ist das Herz trotzdem nicht in der Lage seine Funktion wieder aufzunehmen, sofern die Zellen zu lange ohne Sauerstoff waren und untergegangen sind.

Auch wenn eine Ischämie, wie wir sie im schweren Schock sehen, Gewebsschäden hervorruft, sind diese Organschäden initial oft nicht erkennbar. In den Lungen entwickelt sich das ARDS (Acute Respiratory Distress Syndrom) oft erst 48 Stunden nach dem ischämischen Geschehen, Nieren- oder Leberversagen zeigen sich in der Regel sogar erst nach Tagen. Auch wenn alle Gewebe im Körper durch einen Sauerstoffmangel betroffen sind, so zeigen sie doch eine unterschiedliche Toleranz für Ischämie. Beispielhaft sei hier eine Hirnschädigung durch Minderdurchblutung und daraus resultierender Hypoxie im Schock genannt. Die Neuronen können sich schon nach kurzer Ischämie nicht mehr erholen und sterben ab – es entsteht eine dauerhafte Hirnschädigung. Der restliche Körper kann hingegen noch Jahre weiterleben.



Das „Goldene Zeitfenster" stellt einen entscheidenden Zeitraum dar, in dem eine Abfolge von Ereignissen das Gesamtergebnis und Langzeitüberleben des Patienten verschlechtern kann. Wenn in diesem Zeitraum rasch die richtige Behandlung erfolgt, ist ein Großteil des Schadens reversibel. Wenn keine geeigneten Interventionen zur Verbesserung der Sauerstoffversorgung und zum Stoppen der Blutung eingeleitet werden, kann der Schock fortschreiten und schließlich zum Tod führen. Zudem müssen Azidose, Hypothermie und Koagulopathie schnellstmöglich bekämpft werden. Damit Traumapatienten die besten Überlebenschancen haben, sollten verschiedene Faktoren gewährleistet sein. Neben einer Erreichbarkeit der Feuerwehr-, Rettungsdienst- oder Polizeileitstellen über die europäische Notrufnummer (112) können Leitstellendisponenten bereits die Versorgung an der Einsatzstelle initiieren, indem sie Anweisungen zur Blutungskontrolle u.ä. geben. Die Versorgung an der Einsatzstelle wird mit dem Eintreffen des Rettungsdienstes fortgeführt, die nächsten Stationen sind die Notaufnahme, der Operationssaal und die Intensivstation sowie, sofern angebracht, eine Rehabilitationsklinik. Traumamanagement ist eine „Mannschaftssportart". Der Patient „gewinnt", wenn alle Mitglieder des Trauma-Teams – von denen an der Einsatzstelle bis zu denen im Traumazentrum – gut zusammenarbeiten.

# Die Goldenen Prinzipien der präklinischen Versorgung von Traumapatienten

Dieses PHTLS-Textbuch behandelt in verschiedenen Kapiteln die Untersuchung und Therapie von Patienten mit Verletzungen bestimmter Körperregionen und -organen. Obwohl die Organsysteme einzeln vorgestellt werden, ist bei vielen schwerverletzten Patienten mehr als eine Körperregion bzw. Organsystem betroffen – daher der Begriff Multisystemtrauma-Patient (sogenanntes Polytrauma). Das präklinische Rettungsdienstfachpersonal muss die Behandlung von Patienten mit Mehrfachverletzungen nach den *„Goldenen Prinzipien der präklinischen Versorgung von Traumapatienten"* durchführen und dabei Prioritäten setzen. Beachten Sie, dass diese Prinzipien nicht unbedingt in der angegebenen Reihenfolge ausgeführt, aber dass zur optimalen Versorgung des verletzten Patienten alle Prinzipien berücksichtigt werden müssen. Die „Goldenen Prinzipien" werden hier kurz besprochen. Sie finden im Text Verweise auf andere Kapitel, in denen die Prinzipien ausführlicher dargestellt werden. **Tabelle 2-1** bietet einen schnellen Überblick, welches die zugehörigen Kapitel sind.

**Tabelle 2-1** Zugehörige Kapitel für die 14 „Goldenen Prinzipien"

| Goldene Prinzipien | Zugehörige(s) Kapitel |
|---|---|
| 1. Gewährleisten Sie die Sicherheit der Rettungskräfte und der Patienten. | Kapitel 5: *Die Einsatzstelle*<br>Kapitel 16: *Trauma Prävention* |
| 2. Beurteilen Sie die Lage an der Einsatzstelle, um den Bedarf an weiteren Einsatzkräften und Rettungsmitteln zu erkennen. | Kapitel 5: *Die Einsatzstelle*<br>Kapitel 17: *Katastrophenmanagement*<br>Kapitel 18: *Massenvernichtungswaffen* |
| 3. Kontrolliere und stoppe alle signifikanten Blutungen. | Kapitel 3: *Schock: Pathophysiologie von Leben und Tod*<br>Kapitel 11: *Abdominaltrauma*<br>Kapitel 12: *Trauma des Bewegungsapparates*<br>Kapitel 21: *Notfallmedizin in der Wildnis*<br>Kapitel 22: *Taktische Verletztenversorgung* |
| 4. Nutzen Sie den Primary Survey (initiale Untersuchung), um lebensbedrohliche Zustände zu erkennen. | *Kapitel 6: Der Patient* |
| 5. Erkennen Sie die Kinematik, die die Verletzungen verursacht hat. | Kapitel 4: Kinematik des Traumas |
| 6. Führen Sie ein adäquates Atemwegsmanagement unter gleichzeitiger HWS-Inlinestabilisierung durch. | Kapitel 7: Atemwege und Ventilation<br>Kapitel 8: Schädel-Hirn-Trauma<br>Kapitel 9: *Spinales Trauma* |
| 7. Unterstützen Sie die Atmung und verabreichen Sie Sauerstoff, um eine $SpO_2$ von 94 % oder höher zu erreichen. | Kapitel 7: *Atemwege und Ventilation*<br>Kapitel 8: *Schädel-Hirn-Trauma* |

*(Fortsetzung nächste Seite)*

**Tabelle 2-1** Zugehörige Kapitel für die 14 „Goldenen Prinzipien" (*Fortsetzung*)

| Goldene Prinzipien | Zugehörige(s) Kapitel |
|---|---|
| 8. Führen Sie eine Schocktherapie inkl. Schienung muskuloskelettaler Verletzungen durch und erhalten Sie die normale Körpertemperatur oder stellen diese wieder her. | Kapitel 3: *Schock: Pathophysiologie von Leben und Tod*<br>Kapitel 12: *Trauma des Bewegungsapparates*<br>Kapitel 19: *Trauma durch Hitze und Kälte*<br>Kapitel 21: *Notfallmedizin in der Wildnis* |
| 9. Wenden Sie geeignete Prinzipien zur Einschränkung der Wirbelsäulenbewegung an, basierend auf den Beschwerden und dem psychischen Zustand des Patienten und unter Berücksichtigung des Verletzungsmechanismus. | Kapitel 9: *Spinales Trauma*<br>Kapitel 21: *Notfallmedizin in der Wildnis* |
| 10. Organisieren Sie nach Ankunft an der Einsatzstelle zeitgerecht den Transport von kritisch verletzten Patienten ins nächstgelegene, geeignete Traumazentrum. | Kapitel 6: *Der Patient*<br>Kapitel 8: *Schädel-Hirn-Trauma*<br>Kapitel 10: *Thoraxtrauma*<br>Kapitel 13: *Verbrennungen* |
| 11. Verabreichen Sie angemessenen Volumenersatz zur Aufrechterhaltung einer Mindestperfusion während des Transports in die aufnehmende Klinik. | Kapitel 3: *Schock: Pathophysiologie von Leben und Tod*<br>Kapitel 13: *Verbrennungen* |
| 12. Führen Sie die Patientenanamnese und den Secondary Survey erst durch, wenn lebensbedrohliche Probleme behandelt oder ausgeschlossen sind. | Kapitel 6: *Der Patient* |
| 13. Führen Sie eine adäquate Analgosedierung durch. | Kapitel 6: *Der Patient*<br>Kapitel 10: *Thoraxtrauma*<br>Kapitel 11: *Abdominaltrauma*<br>Kapitel 12: *Trauma des Bewegungsapparates*<br>Kapitel 13: *Verbrennungen*<br>Kapitel 14: *Pädiatrisches Trauma*<br>Kapitel 15: *Geriatrisches Trauma* |
| 14. Teilen Sie der aufnehmenden Klinik alle relevanten Informationen über den Patienten und seine Verletzungen mit. | Kapitel 6: *Der Patient* |



## 1. Gewährleisten Sie die Sicherheit der Rettungskräfte und der Patienten

Bei der Ankunft am Einsatzort hat die Sicherheit für alle Rettungsdienstfachpersonen oberste Priorität, um eine Gefährdung zu vermeiden. Traumatologische Einsatzstellen sind mit die gefährlichsten, denen wir uns im Rettungsdienst stellen. Das Rettungsdienstfachpersonal muss ein kontinuierliches Situationsbewusstsein für alle möglichen Einsatzstellen entwickeln und diese Fähigkeit durch regelmäßiges Training vertiefen, um Risiken frühzeitig zu erkennen und zu vermeiden (**Abbildung 2-2**). Dies beinhaltet nicht nur die Sicherheit der Patienten, sondern auch die aller weiter beteiligten

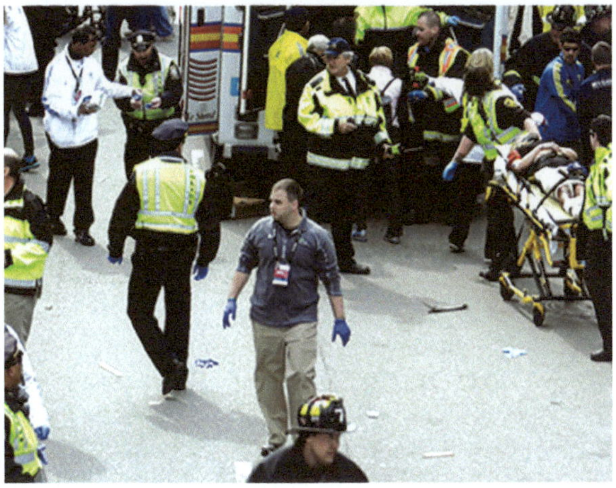

**Abbildung 2-2** Sicherheit an der Einsatzstelle hat und bleibt die höchste Priorität bei jedem Notfall. Durch ein geschultes Situationsbewusstsein kann Rettungsdienstfachpersonal Risiken vermeiden.



dritten Personen. Potenzielle Gefahren können oft, basierend auf den Informationen der Rettungsleitstelle, vorhergesehen werden. Einzelheiten zu diesem Goldenen Prinzip finden Sie in Kapitel 16: *Traumaprävention* und Kapitel 5: *Die Einsatzstelle*.

## 2. Beurteilen Sie die Lage an der Einsatzstelle, um den Bedarf an weiteren Kräften und Rettungsmitteln zu erkennen

Während der Anfahrt zur Einsatzstelle und unmittelbar nach der Ankunft sollte das Rettungsdienstfachpersonal eine schnelle Lagebeurteilung durchführen, um den Bedarf an zusätzlichen oder spezialisierten Einsatzkräften zu ermitteln. Beispiele hierfür sind weiteres Rettungsdienstfachpersonal, Rettungshubschrauber, Einsatzkräfte der Feuerwehr oder Spezialisten für technische Rettung (u.a. Höhenretter, usw.). Der Bedarf an diesen Ressourcen sollte erwogen und bei Bedarf so früh wie möglich nachgefordert werden. Eine einheitliche Führung – personell wie technisch – ist sicherzustellen. Für nähere Informationen zu diesem Goldenen Prinzip siehe Kapitel 5: *Die Einsatzstelle*.

## 3. Stoppen Sie jede starke äußere Blutung

Bei Traumapatienten ist eine starke äußere Blutung sofort zu stoppen. In vielen Fällen werden andere Maßnahmen zur Lebensrettung, wie beispielsweise eine Volumentherapie, priorisiert. Es ist jedoch evident, dass diese Maßnahmen bei anhaltenden äußeren Blutungen niemals zu einer ausreichenden Wiederherstellung der Perfusion und der Gewebeoxygenierung führen werden.

Auch wenn Blutpräperate für eine Transfusion im Rettungsdienst inzwischen immer häufiger (Luftrettung, Medical Intervention Car (MIC) etc.) zur Verfügung stehen, muss die Blutungskontrolle ein vorrangiges Ziel des Rettungsdienstfachpersonals sein, damit eine ausreichende Anzahl Erythrozyten im Kreislauf verbleibt: *Jeder Erythrozyt zählt*. Die Blutungskontrolle wird in diesem Buch an zahlreichen Stellen besprochen, insbesondere im Kapitel 3: *Schock: Pathophysiologie von Leben und Tod*, aber auch im Kapitel 11: *Abdominaltrauma*, Kapitel 12: *Trauma des Bewegungsapparates*, Kapitel 21: *Notfallmedizin in der Wildnis* und Kapitel 22: *Taktische Verletztenversorgung*.

## 4. Nutzen Sie den Primary Survey (initiale Untersuchung), um lebensbedrohliche Zustände zu erkennen

Die schnelle, systematische X-ABCDE-Vorgehensweise ermöglicht die rasche Einschätzung der Vitalfunktionen des Patienten und das Erkennen von lebensbedrohlichen Problemen (**Kasten 2-5**). Der Primary Survey folgt dabei der „Treat as you go"-Philosophie, das meint "Behandlung im Ablauf". Sobald lebensbedrohliche Probleme festgestellt werden, wird die Behandlung unmittelbar eingeleitet, wobei viele Schritte des Primary Surveys gleichzeitig durchgeführt werden. Dieses „Goldene Prinzip" wird im Kapitel 6: *Der Patient* im Einzelnen besprochen.

## 5. Erkennen Sie die Kinematik, die die Verletzungen hervorgerufen hat

Das Kapitel 4: *Kinematik des Traumas* bietet dem Leser eine Grundlage, wie kinetische Energie zu Verletzungen des Traumapatienten führen kann. Wenn Rettungsdienstfachpersonal die Einsatzstelle erreicht und sich dem Patienten nähert, sollten sie die Kinematik des Traumas beachten, die in der konkreten Situation gewirkt hat (**Abbildung 2-3** und **Abbildung 2-4**). Die Kenntnis typischer Verletzungsmuster hilft dabei, Verletzungen zu erahnen und den Patienten an den richtigen Körperregionen zu untersuchen. Die Einbeziehung der Kinematik des Traumas darf jedoch die Patientenuntersuchung und -behandlung nicht verzögern. Sie kann aber in die allgemeine Beurteilung der Einsatzstelle und in die Fragen einbezogen werden, die an den Patienten und Zeugen des

**Kasten 2-5** kritischer oder potenziell kritischer Traumapatient: Zeit an der Einsatzstelle möglichst auf 10 Minuten begrenzen

Vorhandensein eines der folgenden lebensbedrohlichen Zustände

1. Atemwegsprobleme
2. Ateminsuffizienz, erkennbar an:
   - Atemfrequenz (AF) $<$ 10/min oder $>$ 29/min
   - Atemnot (Dyspnoe) oder Bedarf an assistierter / unterstützender Beatmung
   - Hypoxie (periphere Sauerstoffsättigung [$SpO_2$] $<$ 90 % bei Raumluft)
   - Offener oder instabiler Thorax
   - Verdacht auf Pneumothorax, Spannungspneumothorax
3. Schwere äußere Blutungen oder Verdacht auf innere Blutungen
4. Schock, auch im kompensierten Zustand
5. Neurologische Veränderungen
   - Unfähigkeit, einfache Befehle zu befolgen (GCS: beste motorische Antwort $<$ 6)
   - Krampfanfälle
   - Verdacht einer Rückenmarksverletzung mit sensorischen oder motorischen Defiziten
6. Penetrierende Traumata an Kopf, Hals oder Rumpf oder proximal der Ellenbogen oder der Knie
7. Amputation oder subtotale Amputation proximal der Hand- oder Fußgelenke



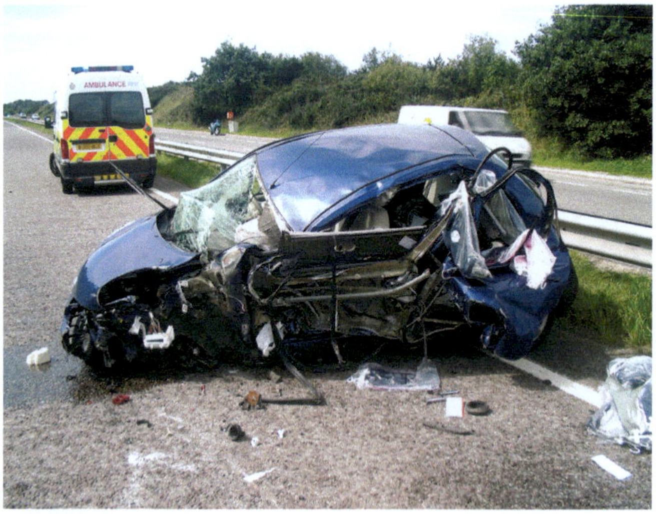

**Abbildung 2-3** Erkennen Sie die Kinematik, die die Verletzungen hervorgerufen hat.

Mit freundlicher Genehmigung von Dr. Mark Woolcock

Ereignisses gerichtet werden. Die Kinematik des Traumas spielt auch eine wichtige Rolle bei der Auswahl des Zielkrankenhauses für den Patienten (**Kasten 2-6**).

## 6. Führen Sie ein adäquates Atemwegsmanagement unter gleichzeitiger HWS-Bewegungseinschränkung durch

Bei der Behandlung kritisch verletzter Patienten hat, nach der Gewährleistung der Sicherheit an der Einsatzstelle und dem Stoppen starker Blutungen, das Atemwegsmanagement die höchste Priorität. Jede Rettungsdienstfachperson muss in der Lage sein, die „grundlegenden Fertigkeiten" des Atemwegsmanagements souverän durchzuführen: HWS- Bewegungseinschränkung, manuelles Ausräumen der Atemwege, einfache Techniken zum Freimachen und Offenhalten der Atemwege (Absaugen und Esmarch-Handgriff) sowie die Verwendung von Guedel- oder Wendeltuben. Dieses „Goldene Prinzip" wird am umfassendsten im Kapitel 7: *Atemwege und Ventilation* besprochen, aber wichtige Aspekte dazu finden sich auch in Kapitel 8: *Schädel-Hirn-Trauma* und Kapitel 9: *Spinales Trauma*.

## 7. Unterstützen Sie die Atmung und verabreichen Sie Sauerstoff, um eine $SpO_2$ % ≥ 94 % zu erreichen

Die Untersuchung der Atemtätigkeit und die Therapie diesbezüglicher Probleme ist ein weiterer sehr wichtiger Aspekt bei der Versorgung des kritisch verletzten Patienten. Rettungsdienstfachpersonal muss eine Bradypnoe (zu langsame Atemfrequenz) oder Tachypnoe (zu schnelle Atemfrequenz) erkennen und die Atemtätigkeit ggf. mit Beutel-Masken-Beatmung unter Verwendung von Sauerstoff unterstützen. Traumapatienten mit offensichtlichen oder vermuteten lebensbedrohlichen Zuständen benötigen ein erweitertes Atemwegsmanagement. Dieses „Goldene Prinzip" wird im Kapitel 7: *Atemwege und Ventilation* ausführlich besprochen, weitere wichtige Aspekte dazu finden sich im Kapitel 8: Schädel-Hirn-Trauma.

## 8. Führen Sie eine Schocktherapie inkl. Schienung muskuloskelettaler Verletzungen durch und erhalten Sie die normale Körpertemperatur oder stellen diese wieder her

Sobald starke äußere Blutungen gestoppt wurden, muss das präklinsche Rettungsdienstfachpersonal andere

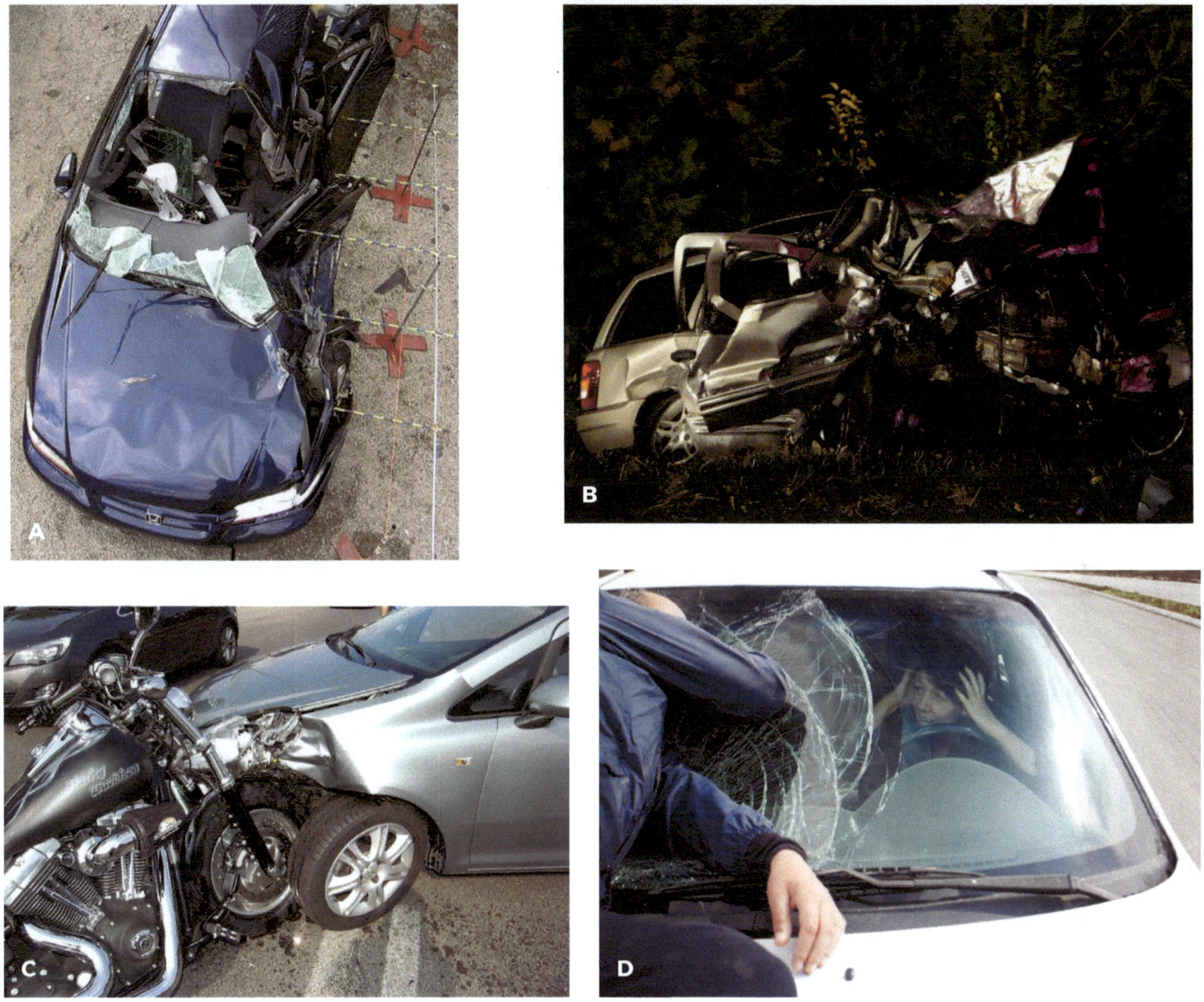

**Abbildung 2-4** Schwerwiegende Autounfälle. **A.** Heftiger Seitenaufprall. **B.** Starke Verformung des Motorraums. **C.** Achsentrennung. **D.** Fußgänger mit starker Wucht getroffen.

Mit freundlicher Genehmigung von Stewart C. Wang, MD.

Ursachen und Komplikationen des Schocks berücksichtigen. Zum Beispiel kann eine Fraktur innere Blutungen verursachen, die man weder sehen noch durch Verbände oder Druck stoppen kann. Das achsengerechte Ruhigstellen der frakturierten Extremität kann im Rettungsdienst das einzige Mittel zur Verlangsamung dieses Blutverlustes darstellen. Wenn die Körpertemperatur des Patienten nicht durch aktive Maßnahmen aufrechterhalten wird, kann es zur starken Unterkühlung kommen. Die Hypothermie beeinträchtigt das körpereigene Blutgerinnungssystem erheblich. Daher ist es wichtig, Decken zu verwenden (z. B. die Wärmedecke Ready Heat®), angewärmte Infusionslösungen zu verabreichen und den Patientenraum im Rettungswagen vorzuwärmen und warm zu halten. Das Kapitel 12: *Trauma des Bewegungsapparates* behandelt Methoden zur Schienung von Extremitätenverletzungen. Maßnahmen zum Wärmeerhalt und zur Vermeidung von Unterkühlung finden sich insbesondere in Kapitel 19: *Trauma durch Hitze und Kälte* und Kapitel 21: *Notfallmedizin in der Wildnis*.

## 9. Stellen Sie eine an den neurologischen Status sowie die Beschwerden des Patienten angepasste Bewegungseinschränkung der Wirbelsäule sicher

Zu Beginn der Patientenversorgung soll eine manuelle Stabilisierung und Bewegungseinschränkung der Hals-,

**Kasten 2-6** Kriterien zur Aufnahme in den Schockraum eines Traumazentrums mit Aktivierung des Schockraumteams, nach dem Grade of Recommendation (GoR), Deutsche Gesellschaft für Unfallchirurgie (DGU)

| Schockraum-Indikation bei Trauma | |
|---|---|
| Folgende **pathologische Befunde** nach Trauma erfordern eine sofortige Aktivierung des Schockraumteams. | **GoR A Empfehlung – Schockraum soll!**<br>▪ **A/B-Problem**<br>• Atemstörungen ($SpO_2 < 90\%$)<br>• erforderliche Atemwegssicherung<br>• AF < 10/min oder > 29/min<br>▪ **C-Problem**<br>• $RR_{sys} < 90$mmHG<br>• HF > 120/min<br>• Schockindex > 0.9<br>• positiver eFAST<br>▪ **D/E-Problem**<br>• GCS ≤ 12<br>• Hypothermie < 35°C |
| Folgende **Verletzungen** nach Trauma erfordern eine sofortige Aktivierung des Schockraumteams. | **GoR A Empfehlung – Schockraum soll!**<br>▪ instabiler Thorax<br>▪ mechanisch instabile Beckenverletzung<br>▪ penetrierende Verletzungen der Rumpf-Hals-Region<br>▪ sensomotorisches Defizit nach Wirbelsäulenverletzung<br>**GoR B Empfehlung – Schockraum sollte!**<br>▪ Frakturen von mind. 2 großen Röhrenknochen<br>▪ Verbrennungen >20% und Grad ≥2b |
| Folgende **prähospitale Maßnahmen** nach Trauma erfordern eine sofortige Aktivierung des Schockraumteams. | **GoR A Empfehlung – Schockraum soll!**<br>▪ erforderliche Atemwegssicherung<br>▪ Thoraxentlastung<br>▪ Perikardpunktion<br>▪ Katecholamingabe<br>▪ Anlage Tourniquet |
| Folgende **Unfallmechanismen** nach Trauma erfordern eine sofortige Aktivierung des Schockraumteams. | **GoR B Empfehlung – Schockraum sollte!**<br>▪ Sturz / Absturz aus über 3 Metern Höhe<br>▪ Verkehrsunfall mit Ejektion aus dem Fahrzeug<br>▪ Verkehrsunfall mit Fraktur langer Röhrenknochen |
| Folgende **geriatrische Patientenzustände** nach Trauma erfordern eine sofortige Aktivierung des Schockraumteams. | **GoR B Empfehlung – Schockraum sollte!**<br>▪ $RR_{sys} < 100$mmhg<br>▪ bekanntes oder vermutetes Schädel-Hirn-Trauma und GCS ≤ 14<br>▪ 2 oder mehr verletzte Körperregionen |
| Grundsätzlich kann der Rettungsdienst darüber hinaus auch bei Nicht-Erfüllen der genannten Kriterien jederzeit das Schockraumteam aktivieren, wenn der Patient als kritisch eingeschätzt wird. | |

Quelle: S3-Leitlinie Polytrauma/Schwerverletzten-Behandlung, Deutsche Gesellschaft für Unfallchirurgie, AWMF-Register-Nr. 187-023, Stand: 12/2022 mit redaktionellen Änderungen 06/2023

Daten von Rixen, D., Steinhausen, E., Dahmen, J., Bouillon, B., & German Society of Trauma Surgery (DGU) (2012). S3-Leitlinie Polytrauma/Schwerverletzten-Behandlung. Erste Operationsphase: Bedeutung--Möglichkeiten--Schwierigkeiten? [S3 guideline on treatment of polytrauma/severe injuries. Initial surgical phase: significance--possibilities--difficulties?]. Der Unfallchirurg, 115(1), 22–29. https://doi.org/10.1007/s00113-011-2104-9

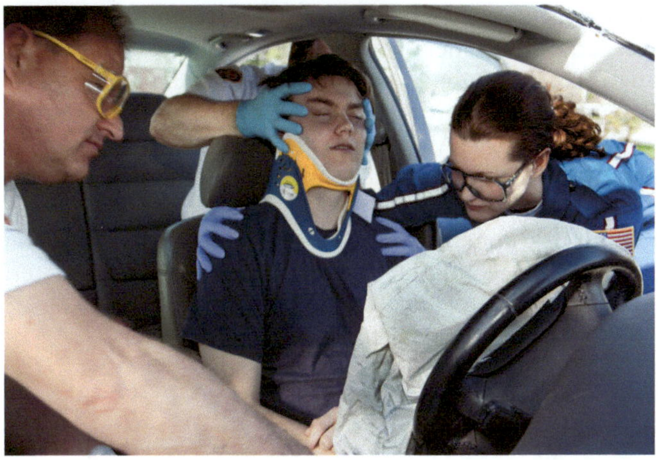

**Abbildung 2- 5** Erhalten Sie eine Bewegungseinschränkung bei Patienten mit einer Indikation dazu über den gesamten Transport aufrecht

Mit freundlicher Genehmigung von Rick Brady

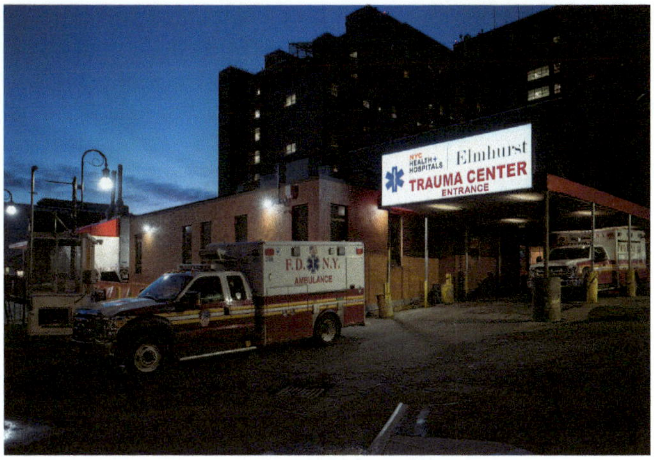


**Abbildung 2-6** Beginnen Sie den Transport von kritisch verletzten Patienten ins nächstgelegene geeignete Traumazentrum so bald wie möglich nach Ankunft an der Einsatzstelle



Brust- und Lendenwirbelsäule durchgeführt und aufrechterhalten werden bis der Transport abgeschlossen ist oder eine Bewegungseinschränkung als nicht notwendig eingeschätzt wird (**Abbildung 2-5**). Einzelheiten zu den Indikationen und Methoden der Wirbelsäulen-Immobilisierung finden Sie im Kapitel 9: *Spinales Trauma*.

## 10. Beginnen Sie den Transport von kritisch verletzten Patienten ins nächstgelegene geeignete Traumazentrum so bald wie möglich nach Ankunft an der Einsatzstelle

Schwer verletzte Patienten (Kasten 2-6) sollten so schnell wie möglich nach der Erstversorgung an der Einsatzstelle zum nächstgeeigneten Traumazentrum transportiert werden, idealerweise innerhalb von 10 Minuten, wann immer dies möglich ist – in den „Platinum 10 Minuten" (**Abbildung 2-6**). Obwohl das Rettungsdienstfachpersonal Techniken wie die supraglottische Atemwegssicherung alternativ die endotracheale Intubation mit Videolaryngoskopie, Beatmung oder eine intravenöse Infusionstherapie beherrschen, sind viele der Patienten in einem hämorrhagischen Schock und benötigen vor allem zwei Dinge, die im Rettungsdienst (meistens) nicht verabreicht werden können: *1. Erythrozytenkonzentrate* (für den Sauerstofftransport) und *2. Frischplasma* (für die Gerinnungsfunktion und zur Förderung der Blutstillung). Das Rettungsdienstfachpersonal muss sich bewusst sein, dass das nächstgelegene Krankenhaus für viele Traumapatienten möglicherweise nicht die am besten geeignete Einrichtung ist. Sie müssen die Bedürfnisse des Patienten und die Fähigkeiten des Zielkrankenhauses berücksichtigen, um zu entscheiden, welche Einrichtung den Patienten am besten versorgen kann. Die Entscheidungsfindung wird im Kapitel 6: *Der Patient* besprochen. Dieser Grundsatz gilt für alle Traumapatienten und wird außerdem in Kapitel 8: *Schädel-Hirn-Trauma* und Kapitel 13: *Verbrennungen* weiterführend dargestellt.

## 11. Verabreichen Sie angemessenen Volumenersatz zur Aufrechterhaltung einer Mindestperfusion während des Transports in das aufnehmende Krankenhaus.

Bei einem kritisch verletzten Traumapatienten sollte der Transportbeginn niemals verzögert werden, um noch weitere i. v. Zugänge zu legen und eine Infusionsbehandlung durchzuführen. Obwohl kristalloide Vollelektrolytlösungen das verlorene Volumen ersetzen und die Gewebsperfusion verbessern, können sie keinen Sauerstoff transportieren und enthalten keine Gerinnungsfaktoren. Außerdem kann die Wiederherstellung eines normalen Blutdrucks zur Auflösung von Gerinnseln in Blutgefäßen führen, die bereits verschlossen waren. Dies führt zu einer zusätzlichen Blutung. Dadurch wird die Sterblichkeit der Patienten erhöht. Daher besteht die Priorität darin, wie im vorherigen „Goldenen Prinzip" besprochen, die Patienten in eine für sie geeignete Einrichtung zu bringen. Dennoch kann die (vorzugsweise) Verabreichung einer balancierten, kristalloiden Vollelektrolytlösung (z. B. Jonosteril® oder Sterofundin®) wertvoll sein, so etwa bei nachweislichem Schädel-Hirn-Trauma bei gleichzeitiger Hypotension. Die Infusionsbehandlung kann zwar bei nahezu jedem Trauma eine Rolle spielen, Kapitel 3: *Schock: Pathophysiologie von Leben und Tod* und Kapitel 13: *Verbrennungen* behandeln das Thema jedoch besonders ausführlich.

## 12. Führen Sie die Patientenanamnese und den Secondary Survey erst durch, wenn lebensbedrohliche Probleme behandelt oder ausgeschlossen sind

Falls während des Primary Surveys (X-ABCDE) lebensbedrohliche Zustände festgestellt werden, müssen diese unmittelbar behandelt werden. In diesem Fall sollte der Patient, falls irgend möglich, innerhalb der „Platinum 10 Minuten" transportiert werden. Wenn jedoch keine lebensbedrohlichen Zustände festgestellt werden, wird ein Secondary Survey durchgeführt. Es handelt sich dabei um eine systematische, körperliche „Kopf-bis-Fuß-Untersuchung", die dazu dient, alle Verletzungen zu erkennen. Dazu gehört auch die Anamnese mithilfe des SAMPLER-Schemas (**S**ymptome, **A**llergien, **M**edikamente, **P**atientenvorgeschichte, **L**etzte Mahlzeit, **E**reignisse vor dem Unfall sowie **R**isikofaktoren).

Die zu A, B und C (Atemweg, Belüftung, Kreislauf) gehörenden Untersuchungen sowie die Vitalzeichen des Patienten sollten regelmäßig erneut evaluiert werden, da bei Patienten, die zunächst keine lebensbedrohlichen Zustände gezeigt haben, später eine Zustandsverschlechterung auftreten kann. Dieses „Goldene Prinzip" wird im Kapitel 6: *Der Patient* im Einzelnen besprochen.

## 13. Führen Sie eine adäquate Schmerzbehandlung durch

Patienten, die schwere Verletzungen erlitten haben, leiden üblicherweise unter starken Schmerzen. Früher dachte man, dass eine Analgesie die Symptome des Patienten verschleiern und somit die Diagnostik nach der Ankunft des Patienten im Krankenhaus erschweren würde. Zahlreiche Studien haben aber gezeigt, dass dies unzutreffend ist. Solange keine Kontraindikationen bestehen, müssen Patienten an der Einsatzstelle eine ausreichende Analgesie erhalten. Ruhigstellung bzw. Schienung von Frakturen ist ein wichtiger, nicht-pharmakologischer Bestandteil der Analgesie. Esketamin (Ketanest-S®) beeinträchtigt bei entsprechender Dosierung (z. B. 0,25 mg/kg KG i. v.) weder Atmung noch Schutzreflexe und ruft keine Kreislaufdepression hervor. Je nach Freigabe im Rettungsdienstbereich kann auch Fentanyl (z. B. 2 µg/kg KG i. v.) zur Analgesie beim Traumapatienten verwendet werden. Die beiden genannten Medikamente können auch intranasal appliziert werden (z. B. bei pädiatrischen Patienten; hier wird Esketamin höher dosiert: 1–2 mg/kgKG i. n.). Die Analgesie wird im Kapitel 6: *Der Patient* ausführlich behandelt und findet sich in fast jedem Kapitel dieses Buches. Eine Zugehörigkeit zu besonderen Altersgruppen (Kind, geriatrischer Patient) ist keine Rechtfertigung für die Vorenthaltung einer adäquaten Analgesie. Kapitel 14: Pädiatrisches Trauma und Kapitel 15: *Geriatrisches Trauma* gehen näher darauf ein.

## 14. Teilen Sie dem aufnehmenden Krankenhaus alle relevanten Informationen über den Patienten und seine Verletzungen mit

Die Kommunikation mit dem aufnehmenden Krankenhaus umfasst drei auf den Traumapatienten bezogene Aspekte:

- Informationen vor Erreichen des Krankenhauses (Voranmeldung)
- Mündliche Übergabe bei Ankunft im Schockraum oder Behandlungsraum des Krankenhauses
- Schriftliche Dokumentation in Form eines Rettungsdienst- oder Notarzteinsatzprotokolls

Die Behandlung eines Traumapatienten ist eine Teamarbeit. Sie beginnt im Rettungsdienst und setzt sich im Krankenhaus fort. Eine gute Voranmeldung ermöglicht dem aufnehmenden Krankenhaus die Mobilisierung benötigter Ressourcen, um eine optimale Versorgung des Patienten zu gewährleisten (Schockraumalarm). Das Kapitel 6: *Der Patient* geht auf eine effektive Kommunikation mit dem Zielkrankenhaus ein und gilt für alle Patienten.

# Forschung

In der Vergangenheit gab es wenige aussagekräftige Untersuchungen, die sich speziell mit der präklinischen Notfallmedizin befassten; dies hat sich jedoch in den letzten Jahren geändert. Eine Vielzahl bisher etablierter Standards in der präklinischen Notfallmedizin wird mittlerweile durch evidenzbasierte Studien hinterfragt. So gelten beispielsweise Tourniquets nicht mehr ausschließlich als Ultima Ratio zur Blutstillung, sondern werden zunehmend, auch früher eingesetzt, sofern eine lebensbedrohliche Blutung vorliegt. Fortgeschrittene Atemwegsmaßnahmen wie endotracheale Intubation ohne die Möglichkeit einer Videolaryngoskopie sind in der präklinischen Phase zunehmend kontraindiziert, da sie mit erhöhten Komplikationsraten verbunden sind, insbesondere bei unzureichender Erfahrung des Rettungsdienstfachpersonals. Ebenso wird die Gabe kristalloider Volumenlösungen heute nur noch sparsam und mit klar definierten Zielsetzungen angewandt, um eine Überwässerung und damit verbundene Komplikationen zu vermeiden. Zwar gibt es in der Literatur kontroverse Aussagen, aber letztlich bietet die evidenzbasierte Medizin auch für den Rettungsdienst fundierte Aussagen, die dem Wohl der Patienten dienen. Damit Sie, basierend auf Ihrem Wissen, Training und Fertigkeiten, die beste Behandlung für das konkrete Erkrankungs-/Verletzungsmuster Ihrer Patienten auswählen können, beschreibt dieses Buch, wie die Evidenz aus vorliegenden Studien und sonstigen Veröffentlichungen zu interpretieren ist.

## Notfallmedizinische Fachliteratur

Ein wichtiges Ziel von PHTLS besteht darin, sicherzustellen, dass die Empfehlungen in diesem Textbuch zum Zeitpunkt der Veröffentlichung das bestmögliche verfügbare medizinische Wissen (Evidenz) beinhalten. PHTLS begann damit in der sechsten englischen Auflage und hat dies in den nachfolgenden Auflagen beibehalten. Für die behandelten Themen und Empfehlungen finden Sie in jedem Kapitel die zugrunde liegenden Quellen sowie Literaturhinweise für zusätzliche Recherchen (weitere Informationen zur Bewertung von notfallmedizinischer Fachliteratur finden Sie am Ende dieses Kapitels im Abschnitt *Weiterführende Literatur*.). Alle Mitarbeitenden im Gesundheitswesen sollten sich die Veröffentlichungen und Studien, die die Grundlagen für ihre tägliche Arbeit beinhalten, beschaffen, lesen und sich kritisch damit auseinandersetzen.

Um die verfügbare Fachliteratur optimal nutzen zu können, müssen Sie verstehen, wodurch genau sich aussagekräftige medizinische Fachliteratur auszeichnet und wie die verschiedenen Informationsquellen zu interpretieren sind. Sie müssen sich also mit evidenzbasierter Medizin (EbM) beschäftigen. Oftmals ist ein medizinisches Fachbuch die erste Quelle für Informationen zu einem bestimmten Thema. Wenn dann das Interesse wächst und die Fragestellungen anspruchsvoller werden, werden Veröffentlichungen oder Studien gesucht, die auf diese speziellen Fragestellungen eingehen. Zum Teil finden Sie solche Quellen im Literaturverzeichnis dieses Buches, zum Teil in anderer Fachliteratur, womöglich sind noch gar keine Beiträge zu diesen Fragestellungen veröffentlicht worden. Bevor die Fachliteratur unsere Entscheidungen und die Patientenversorgung beeinflusst, muss eine Überprüfung der verschiedenen Literaturquellen inklusive Bewertung der Qualität und der Belege für den Nutzen einer Maßnahme (Evidenzgrad) erfolgen.

## Evidenzgrade bzw. -klassen

Es gibt in der Medizin eine Reihe unterschiedlicher Systeme für die Beurteilung der Qualität und der wissenschaftlichen Beweiskraft von Veröffentlichungen. Unabhängig vom konkreten System bestehen zwischen ihnen bestimmte Gemeinsamkeiten. Die Bewertung einer Studie beginnt damit, zu prüfen, weshalb und mit welcher Fragestellung die Studie gemacht worden ist. Als Nächstes gilt es herauszufinden, welche „Methodik" zugrunde liegt. Dies beschreibt das Studiendesign. Es hat maßgeblichen Einfluss auf die Evidenzgrade bzw. -klassen. Dabei hat jeder Typ von Studie Vor- und Nachteile[21]. So kann man z. B. keine Umfrage nutzen, um ein neues mit einem alten Operationsverfahren zu vergleichen. Für diese Fragestellung braucht man ein anderes Studiendesign.

Die aussagekräftigsten Studien mit der höchsten Evidenzklasse sind randomisierte, kontrollierte Doppelblind-Studien (Randomized, Double-blinded Controlled Trial, RCT). Studien dieser Art führen üblicherweise zum Evidenzgrad bzw. der Evidenzklasse I. Diese Studienmethodik gilt als die beste, weil 1. alle Patienten in der Studie randomisiert sind (randomisiert = nach dem Zufallsprinzip zugeteilt, d.h. jeder Patient hat die gleiche Chance auf Zuordnung in die Kontrollgruppe bzw. Experimentalgruppe) und 2. weder die Forscher noch die Patienten wissen, ob die zu testende Substanz oder ein Placebo verabreicht wurde (doppelblind). Diese Faktoren minimieren die Wahrscheinlichkeit einer Verzerrung (sog. Bias = systematischer Fehler bei der Datenerhebung), die sich auf die Ergebnisse oder deren Interpretation auswirkt. Es spielt aber auch eine Rolle, wie die Teilnehmenden der Studie ausgewählt wurden, welche Ausschlusskriterien es etwa gab und ob die Teilnehmerzahl groß genug war, um die Frage beantworten zu können. Neben diesen genannten Faktoren spielen noch weitere eine Rolle (z. B. der Zeitraum der Studie usw.).

Evidenzklasse-II-Aussagen umfassen im Allgemeinen andere medizinische Studien, z. B. nicht randomisierte, unverblindet durchgeführte Studien, retrospektive Fall-Kontroll-Studien und Kohortenstudien.

Evidenzklasse-III-Ergebnisse kommen durch Fallstudien, Fallberichte, Konsensusdokumente, Lehrbuchmaterial und Expertenansicht zustande. Belege der Klasse III sind die schwächste Beweisquelle, obwohl sie oft am einfachsten zu erhalten sind.

Eine kritische Überprüfung der Literatur, die sich speziell auf präklinische Notfallmedizin bezieht, ergibt leider, dass die Mehrzahl der veröffentlichten Forschungsergebnisse in die Evidenzklasse III gehört. Bislang hat bemerkenswert wenig Forschung stattgefunden, die Ergebnisse der Evidenzklasse I präsentiert. Viele Erkenntnisse stammen aus der klinischen Notfallmedizin und wurden dann auf den Rettungsdienst übertragen und an das präklinische Umfeld angepasst. Somit basiert auch heute noch der größte Teil der rettungsdienstlichen Behandlung auf Belegen der Evidenzklasse III, jedoch werden immer mehr rettungsdienstliche Studien der Klassen I und II durchgeführt. Klasse-I-Studien sind in der Präklinik schwer durchführbar, weil sie eine Einwilligung des Patienten voraussetzen. Die rettungsdienstliche Praxis basiert mit wenigen Ausnahmen auf „Expertenmeinungen", wie sie üblicherweise in Lehrbuchkapiteln zu finden sind. Dabei ist die fachliche Expertise dieser Autoren unterschiedlich zu bewerten.

Zwischenzeitlich wurde ein Konsens darüber erzielt, ein einheitliches Bewertungssystem für die Evidenzgrade bzw. -klassen und die Stärke der sich daraus ergebenden Empfehlungen zu verwenden.[22] Es wurden verschiedene Graduierungssysteme entwickelt; dabei hat sich jedoch gezeigt, dass keines besser als das andere ist. Im deutschsprachigen Raum sind die Leitlinien der Arbeitsgemeinschaft der Wissenschaftlichen Medizinischen Fachgesellschaften (AWMF, https://www.awmf.org/) sehr verbreitet. Die AWMF-Leitlinien werden in mehrere Entwicklungsstufen eingeteilt (S1 bis S3), dabei hat S3 die höchste wissenschaftliche Beweiskraft. Im Kontext der Schwerverletzen-Behandlung sind hier besonders die „S3-Leitlinie Polytrauma/Schwerverletzten-Behandlung" der Deutschen Gesellschaft für Unfallchirurgie sowie die „S1-Leitlinie Prähospitale Notfallnarkose beim Erwachsenen" der Deutschen Gesellschaft für Anästhesiologie und Intensivmedizin hervorzuheben.

## Schritte zur Bewertung von Fachliteratur

Das Rettungsdienstfachpersonal sollte die (notfall-) medizinische Fachliteratur kennen und publizierte Studien kritisch lesen und bewerten, denn die Fachliteratur kann nützliche Informationen zu Therapien enthalten, aber auch Hinweise auf nutzlose oder möglicherweise schädliche Behandlungen. Aber wie lesen Sie medizinische Fachliteratur und bewerten diese kritisch?

Hierzu sollte jeder in der Notfallmedizin Tätige die wichtigsten Studienformen und deren Wert kennen. Hierzu finden Sie in **Tabelle 2-2** eine Übersicht.

**Tabelle 2-2** Häufig verwendete Forschungsstudiendesigns

| Studientyp | Beschreibung |
|---|---|
| Systematischer Review | Eine Übersicht aller zu einem Thema relevanten Studien; diese werden ausgewertet und bewertet – eine abschließende Beurteilung findet statt. |
| Meta-Analyse | Mehrere Doppel-Blind-Studien zum selben Thema werden zusammengefasst. |
| Doppel-Blind-Studien (Randomized controlled trial RCT) | Studien, deren Design zur Reduktion des Bias geeignete Probanden nach einem Zufallsprinzip den verschiedenen Interventions- bzw. Behandlungsgruppen zuordnet. |
| Kohortenstudien | Prospektive Beobachtungsstudien, bei denen zwei Patientengruppen entlang einer Zeitachse begleitet und zu bestimmten Zeiten evaluiert werden. |
| Kontrollierte Fallstudien | Beobachtungsstudien, in denen retrospektiv Gruppen mit bekanntem unterschiedlichem Outcome nach festgelegten Unterscheidungskriterien in der Versorgung evaluiert werden. |
| Fallberichte | Ungesteuerte Berichte über das Ergebnis bei einzelnen Patienten oder kleinen Patientengruppen mit ähnlichen Krankheitsbildern und Interventionen. |
| Expertenkonsens | Akademische Zusammenfassung der Meinung allgemein anerkannter Experten zu einer spezifischen Fragestellung oder einem Thema. |

## ZUSAMMENFASSUNG

- Prinzipien (oder die Wissenschaft der Medizin) definieren allgemein, was die Rettungskräfte zu tun haben, damit die Überlebenswahrscheinlichkeit und das Outcome der Patienten optimiert werden.
- Präferenzen (oder die Kunst der Medizin) sind die konkreten Methoden, um das Prinzip zu erreichen. Überlegungen bezüglich der Methodenwahl umfassen:
  - Aktuelle Lage
  - Zustand des Patienten
  - Kenntnisse und Erfahrungen
  - Verfügbare Ausrüstung
- Im Rettungsdienst versteht man unter kritischem Denken einen Prozess, bei dem das Rettungsdienstfachpersonal die Situation, den Patienten und die Ressourcen beurteilen. Diese Informationen werden rasch analysiert und kombiniert, um dem Patienten die bestmögliche Behandlung zu bieten.
- Es gibt vier Prinzipien der medizinischen Ethik: Autonomie des Individuums (Selbstbestimmung), Schadensvermeidung, Fürsorge (Gutes tun) und Gerechtigkeit. Rettungsdienstmitarbeitende müssen ethische Denkfähigkeiten entwickeln, weil diese notwendig sind, um ethische Konfliktsituationen im Rettungsdienst zu bewältigen.
- Die Goldenen Prinzipien der präklinischen Versorgung von Traumapatienten sind:
  1. Gewährleisten Sie die Sicherheit der Rettungskräfte und der Patienten.
  2. Beurteilen Sie die Lage an der Einsatzstelle, um den Bedarf an weiteren Kräften und Rettungsmitteln zu erkennen.
  3. Stoppen Sie jede starke äussere Blutung
  4. Nutzen Sie den Primary Survey (initiale Untersuchung), um lebensbedrohliche Zustände zu erkennen.
  5. Erkennen Sie die Kinematik, die die Verletzungen hervorgerufen hat.
  6. Führen Sie ein adäquates Atemwegsmanagement unter gleichzeitiger HWS-Stabilisierung durch.
  7. Unterstützen Sie die Atmung und verabreichen Sie Sauerstoff, um eine $SpO_2$ von 94 % oder höher zu erreichen.
  8. Führen Sie eine Schocktherapie inkl. Schienung muskuloskelettaler Verletzungen durch, und erhalten Sie die normale Körpertemperatur oder stellen diese wieder her.
  9. Schränken Sie Bewegungen der Wirbelsäule angepasst an die Beschwerden des Patienten, den neurologischen Status und unter Berücksichtigung der Kinematik ein.
  10. Organisieren Sie nach Ankunft an der Einsatzstelle zeitgerecht den Transport von kritisch verletzten Patienten ins nächstgelegene geeignete Traumazentrum.
  11. Verabreichen Sie angemessenen Volumenersatz zur Aufrechterhaltung einer Mindestperfusion während des Transports in das aufnehmende Krankenhaus.
  12. Führen Sie die Patientenanamnese und den Secondary Survey erst durch, wenn lebensbedrohliche Probleme behandelt oder ausgeschlossen sind.
  13. Führen Sie eine adäquate Schmerzbehandlung durch.
  14. Teilen Sie dem aufnehmenden Krankenhaus alle relevanten Informationen über den Patienten und seine Verletzungen mit
- Die Forschung liefert die Grundlage für alle medizinischen Vorgehensweisen; das gilt auch für den Rettungsdienst.
- Die Qualität von Studien und die Aussagekraft der Schlussfolgerungen und Empfehlungen variieren je nach Studiendesign.

## WIEDERHOLUNG FALLBEISPIEL

Sie und Ihr Kollege (ein Notfallsanitäter und ein Rettungssanitäter) erreichen gemeinsam eine Einsatzstelle, bei der zwei Fahrzeuge im Bereich einer Kreuzung kollidiert sind. Ihr Rettungswagen ist das einzige derzeit verfügbare Rettungsmittel. In einem Kleintransporter sitzt ein junger, erwachsener, nicht angeschnallter Mann, der stark nach Alkohol riecht und eine Unterarmfehlstellung aufweist. Der Kleintransporter hat einen Pkw seitlich getroffen und die Beifahrertür stark eingedrückt. Auf dem Beifahrersitz sitzt eine ältere Frau, die scheinbar nicht atmet; die Windschutzscheibe direkt vor ihr weist Risse auf. Die Fahrerin des PKW ist

(*Fortsetzung nächste Seite*)

## WIEDERHOLUNG FALLBEISPIEL (FORTSETZUNG)

ebenfalls verletzt, jedoch bei Bewusstsein und sehr ängstlich. Auf den Rücksitzen sitzen zwei angeschnallte Kinder. Das Kind auf der eingedrückten Beifahrerseite scheint etwa 3 Jahre alt zu sein; es zeigt keine Reaktion und ist in seinem Sitz zusammengesunken. Auf der Fahrerseite sitzt ein angeschnallter, hysterisch schreiender 5-jähriger Junge auf einer Sitzerhöhung; scheinbar ist er unverletzt. Der Fahrer des Kleintransporters ist offensichtlich verletzt, mit einer offenen Unterarmfraktur, aber er ist streitsüchtig, beleidigend und lehnt die Behandlung ab. Währenddessen erkundigt sich die Fahrerin des Pkw verzweifelt nach ihren Kindern und ihrer Mutter.

- Wie würden Sie bei diesem Unfall mit mehreren Patienten vorgehen?
- Welcher dieser Patienten hat die höchste Behandlungspriorität?
- Was würden Sie der Mutter über den Zustand ihrer Kinder sagen?
- Wie würden Sie mit dem offenbar betrunkenen Fahrer des Transporters umgehen?
- Würden Sie dem offenbar betrunkenen Fahrer zugestehen, die Behandlung zu verweigern?

## AUFLÖSUNG DES FALLBEISPIELS

In diesem Fallbeispiel mit fünf Patienten steht die RTW-Besatzung vor einer Triage-Situation, denn die Anzahl der Patienten übersteigt die des Rettungsdienstfachpersonals deutlich. In dieser Art von Situation wird mit der Triage der ethische Begriff der „Gerechtigkeit" unmittelbar anwendbar. Ihre verfügbaren Ressourcen – zwei Rettungsdienstfachkräfte – sind begrenzt und müssen so eingesetzt werden, dass die beste Behandlung für die meisten Patienten erreicht wird. Dies beinhaltet die Entscheidung, wer zuerst und von wem behandelt wird.

In diesem Fallbeispiel muss schnell entschieden werden, ob zuerst die ältere Frau oder das bewusstlose Kind behandelt werden soll. Häufig hat ein Kind eine höhere Überlebenschance als ein älterer Erwachsener, wenn beide vergleichbare Verletzungen erlitten haben. Jedoch können die Triage-Entscheidungen durch weitere Untersuchungen, Informationen und das klinische Bild beeinflusst werden.

Zum Beispiel könnte die Mutter berichten, dass das bewusstlose Kind eine unheilbare Erkrankung hat; in dem Fall wäre eine allein auf dem Alter basierende Triage-Entscheidung möglicherweise nicht gerechtfertigt.

Zwar bieten Triage-Algorithmen in solchen Situationen Hilfestellungen und versuchen, ethisch gerecht zu sein, sie können aber nicht jede einzelne Situation berücksichtigen. Daher ist es hilfreich, wenn das Rettungsdienstfachpersonal über ein grundlegendes Verständnis des ethischen Prinzips von Gerechtigkeit verfügen, gerade in Situationen, in denen unter großem Zeitdruck Triage-Entscheidungen getroffen werden müssen.

Das Erscheinungsbild des Kleintransporter-Fahrers kann zu stereotypen Verhaltensweisen und Beurteilungen seitens der Rettungskräfte führen. Stereotype sind oft ungenaue, verallgemeinernde, mentale Vereinfachungen oder Überzeugungen über eine Gruppe von Menschen, die (unbewusst bzw. automatisch) dazu verleiten, die Menschen zu kategorisieren und sie darauf basierend zu behandeln. Vorgefasste Meinungen über das Aussehen und Verhalten eines Patienten können eine faire und gerechte Behandlung beeinträchtigen.

Das Rettungsdienstfachpersonal hat zwar die Verpflichtung, Patienten stets fair zu behandeln, aber sie müssen sich nicht unnötigen Gefahren aussetzen. Sie haben das Recht, sowohl sich selbst zu schützen als auch dafür zu sorgen, dass sie imstande bleiben, andere zu versorgen und zu behandeln.

Neben dem Aspekt der Gerechtigkeit gibt es in diesem Fallbeispiel auch Herausforderungen hinsichtlich der Autonomie. Sie müssen die Entscheidungsfähigkeit sowohl des Kleintransporter-Fahrers als auch der Fahrerin des Autos beurteilen. Beide sind verletzt und aufgelöst, der Kleintransporter-Fahrer ist möglicherweise alkoholisiert. Darüber hinaus kann die Fahrerin gebeten werden, medizinische Entscheidungen für sich selbst und die beiden Kinder zu treffen, ggf. auch für die Mutter. Wenn Sie zu der Einschätzung gelangen, dass beide Fahrer nicht entscheidungsfähig sind, setzen Sie die Behandlung gemäß den etablierten Algorithmen bzw. im besten Interesse der Patienten fort.

## AUFLÖSUNG DES FALLBEISPIELS (FORTSETZUNG)

Das Ausbalancieren von Risiken und Vorteilen ist ein wichtiger Teil der medizinischen Entscheidungsfindung. In diesem Fallbeispiel erkundigt sich die Fahrerin danach, wie es ihrer Mutter und ihren Kindern geht. Sie sind zwar einerseits verpflichtet, die Wahrheit zu sagen, um Vertrauen in der Beziehung zum Patienten herzustellen. Anderseits sollten Sie bedenken, dass die Patientin verletzt und wahrscheinlich traumatisiert ist, und insofern eine herabgesetzte Entscheidungsfähigkeit vorliegen kann. Eine vollständige Auskunft über den Zustand ihrer Mutter und ihres bewusstlosen Kindes könnte sie noch mehr traumatisieren. Ihre möglichen Reaktionen darauf könnten ihre Entscheidungsfähigkeit weiter beeinträchtigen und bei dem wachen, 5-jährigen Kind, das bereits hysterisch ist, zusätzliche Aufregung hervorrufen. Die Prinzipien der Schadensvermeidung und Fürsorge (Gutes tun) rechtfertigen, dass Sie im Einzelfall nach Abwägung der Vor- und Nachteile die vollständige Offenlegung auf später verschieben. So verhält es sich auch hier; es könnte Schaden hervorrufen, die Fahrerin über den Zustand ihrer Angehörigen zu informieren. Hierdurch sollte die Pflicht zu Ehrlichkeit jedoch nicht korrumpiert werden.

Wie in diesem Fallbeispiel deutlich wird, gibt es in der Ethik selten Richtig-oder-falsch-Lösungen für schwierige Situationen. Vielmehr kann die Ethik einen Rahmen vermitteln, der aus den vier in diesem Kapitel diskutierten Prinzipien besteht: Autonomie des Individuums (Selbstbestimmung), Schadensvermeidung, Fürsorge (Gutes tun) und Gerechtigkeit. Innerhalb dieses Rahmens soll versucht werden, die richtigen Entscheidungen in ethisch schwierigen Situationen zu treffen.

# Quellenverzeichnis


1. Lyng J, Adelgais K, Alter R, et al. Recommended essential equipment for basic life support and advanced life support ground ambulances 2020: a joint position statement. Prehosp Emerg Care. 2021;25(3):451-459. doi: 10.1080/10903127.2021.1886382
2. Hendricson WD, Andrieu SC, Chadwick DG, et al. Educational strategies associated with development of problem-solving, critical thinking, and self-directed learning. J Dent Educ. 2006;70(9):925-936.
3. Cotter AJ. Developing critical-thinking skills. EMS Mag. 2007;36(7):86.
4. Carroll RT. Becoming a Critical Thinker: A Guide for the New Millennium. 2nd ed. Boston, MA: Pearson Custom Publishing; 2005.
5. Beauchamp TL, Childress JF. Principles of Biomedical Ethics. 6th ed. New York, NY: Oxford University Press; 2009.
6. Banning M. Measures that can be used to instill critical-thinking skills in nurse prescribers. Nurse Educ Pract. 2006;6(2):98-105.
7. Bamonti A, Heilicser B, Stotts K. To treat or not to treat: identifying ethical dilemmas in EMS. JEMS. 2001;26(3):100-107.
8. Daniels N Just Healthcare. Cambridge University Press; 1985
9. Derse AR. Autonomy and informed consent. In: Iserson KV, Sanders AB, Mathieu D, eds. Ethics in Emergency Medicine. 2nd ed. Tucson, AZ: Galen Press; 1995:99-105.
10. Post LF, Bluestein J, Dubler NN. Handbook for Health Care Ethics Committees. Baltimore, MD: The Johns Hopkins University Press; 2007.
11. University of Maryland Medical Center. History of the Shock Trauma Center: tribute to R Adams Cowley, MD. http://umm.edu/programs/shock-trauma/about/history. Updated December 16, 2013. Accessed October 17, 2021.
12. Lerner EB, Moscati RM. The Golden Hour: scientific fact or medical "urban legend"? Acad Emerg Med. 2001; 8:758.
13. Tsybuliak GN, Pavlenko EP. Cause of death in the early post-traumatic period. Vestn Khir Im I I Grek. 1975;114(5):75.
14. Gunst M, Ghaemmaghami V, Gruszecki A, Urban J, Frankel H, Shafi S. Changing epidemiology of trauma deaths leads to a bimodal distribution. Proc (Bayl Univ Med Cent). 2010;23(4):349-354.
15. Kalkwarf KJ, Drake SA, Yang Y, et al. Bleeding to death in a big city: an analysis of all trauma deaths from hemorrhage in a metropolitan area over one year. J Trauma Acute Care Surg. 2020;89(4):716-722.
16. Sobrino J, Shafi S. Timing and causes of death after injuries. Proc (Bayl Univ Med Cent). 2013;26(2):120-123.
17. Clarke JR, Trooskin SZ, Doshi PJ, Greenwald L, Mode CJ. Time to laparotomy for intra-abdominal bleeding from trauma does affect survival for delays up to 90 minutes. J Trauma. 2002 Mar;52(3):420-425. doi: 10.1097/00005373-200203000-00002
18. Meizoso JP, Ray JJ, Karcutskie CA 4th, et al. Effect of time to operation on mortality for hypotensive patients with gunshot wounds to the torso: the Golden 10 Minutes. J Trauma Acute Care Surg. 2016 Oct;81(4):685-691. doi: 10.1097/TA.0000000000001198
19. Niles SE, McLaughlin DF, Perkins JG, et al. Increased mortality associated with the early coagulopathy of trauma in combat casualties. J Trauma. 2008;64(6):1459-1463; discussion 1463-1465.

20. Brohi K, Singh J, Heron M, Coats T. Acute traumatic coagulopathy. J Trauma. 2003;54(6):1127-1130.
21. Frieden TR. Evidence for health decision making—beyond randomized, controlled trials. N Engl J Med. 2017;377:465-475. doi: 10.1056/NEJMra1614394
22. Mitchell EA, Scragg R, Stewart AW, et al. Results from the first year of the New Zealand Cot Death Study. N Z Med J. 1991;104:71-77.

# Weiterführende Literatur

Adams JG, Arnold R, Siminoff L, Wolfson AB. Ethical conflicts in the prehospital setting. Ann Emerg Med. 1992;21(10):1259.

Beauchamp TL, Childress JF. Principles of Biomedical Ethics. 7th ed. New York, NY: Oxford University Press; 2013.

Buchanan AE, Brock DW. Deciding for Others: The Ethics of Surrogate Decision Making. New York, NY: Cambridge University Press; 1990.

Fitzgerald DJ, Milzman DP, Sulmasy DP. Creating a dignified option: ethical consideration in the formulation of prehospital DNR protocol. Am J Emerg Med. 1995;13(2):223.] Iverson KV. Foregoing prehospital care: should ambulance staff always resuscitate? J Med Ethics. 1991;17:19.

Iverson KV. Withholding and withdrawing medical treatment: an emergency medicine perspective. Ann Emerg Med. 1996;28(1):51.

Marco CA, Schears RM. Prehospital resuscitation practices: a survey of prehospital providers. Ethics Emerg Med. 2003;24(1):101.

Mohr M, Kettler D. Ethical aspects of prehospital CPR. Acta Anaesthesiol Scand Suppl. 1997;111:298-301.

Sandman L, Nordmark A. Ethical conflict in prehospital emergency care. Nurs Ethics. 2006;13(6):592.

Travers DA, Mears G. Physicians' experiences with prehospital do-not-resuscitate orders in North Carolina. Prehosp Disaster Med. 1996;11(2):91.

Van Vleet LM. Between black and white. The gray area of ethics in EMS. JEMS. 2006;31(10):55-56, 58-63; quiz 64-65. https://broschueren.nordrheinwestfalendirekt.de/broschuerenservice/justizministerium/flyer-betreuungsrecht-vorsorgevollmacht-und-patientenverfuegung/1104 https://www.bundesgesundheitsministerium.de/patientenverfuegung.html

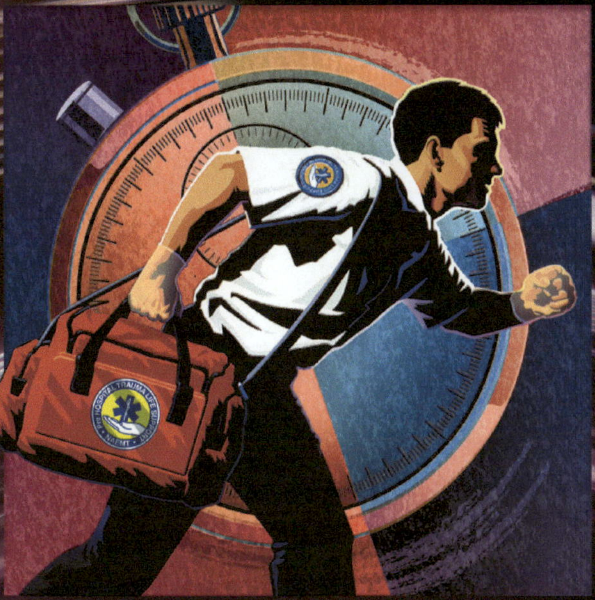

ABSCHNITT 2

# Untersuchung und Management

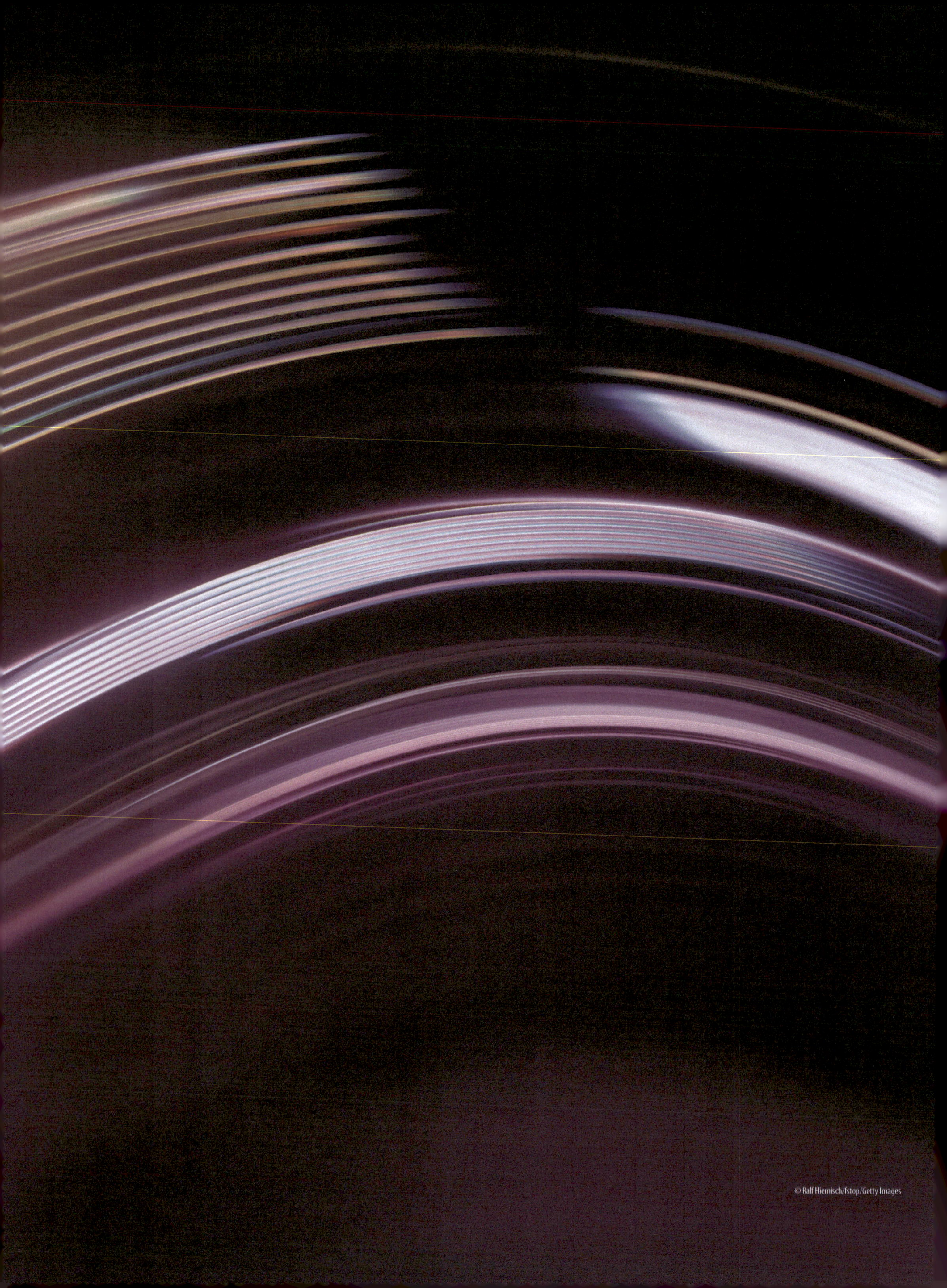

KAPITEL 3



# Schock: Die Pathophysiologie von Leben und Tod

**Autoren**
Samuel Galvagno, DO, PhD, FAMPA, FCCM
Jesse Shirki, DO, MS, FACEP

## LERNZIELE

Nach dem Durcharbeiten dieses Kapitels werden Sie in der Lage sein:

- Den Schock und seine Unterformen zu definieren,
- Zu erläutern, wie Vorlast, Nachlast und kardiale Kontraktionsfähigkeit das Herzzeitvolumen beeinflussen.
- Den Schock nach der Ätiologie zu klassifizieren.
- Die Pathophysiologie des Schocks und sein Voranschreiten in Phasen zu erläutern.
- Den Zusammenhang des Schocks mit dem Säure-Basen-Haushalt, der Energieproduktion, der Ätiologie, der Prävention und der Behandlung herzustellen.
- Die Untersuchungsbefunde beim Schock zu beschreiben.
- Praktische Merkhilfen zu benennen, um einen Schock zu erkennen.
- Die verschiedenen Typen des Schocks klinisch zu unterscheiden.
- Die Grenzen der Schocktherapie in der Präklinik zu diskutieren.
- Die Notwendigkeit eines schnellen Transports und einer frühzeitigen zielgerichteten Schocktherapie bei verschiedenen Schockformen zu verstehen.
- Die Prinzipien einer Schocktherapie beim Traumapatienten anzuwenden.
- Die notwendigen Komponenten für den Sauerstofftransport aufzuzählen (Fick'sches Prinzip).
- Die Einschränkungen des anaeroben Stoffwechsels bei der Deckung des zellulären Bedarfs zu verstehen.

## FALLBEISPIEL

Sie und Ihr Kollege werden zu einem Motorrad-Unfall alarmiert. Das Motorrad kam von der Strasse ab und überschlug sich mehrfach, bis es schliesslich an einen Telefonmast prallte. Bei Ihrer Ankunft finden Sie den 29jährigen männlichen helmtragenden Patienten in Rückenlage auf dem Boden liegend vor. Er liegt ungefähr 15 Meter vom Motorrad entfernt und wirkt im General Impression potenziell kritisch. Er gibt Schmerzen in Brust, Sacrum und linker Hüfte an.

Die körperliche Untersuchung ergibt eine blasse Hautfarbe. Der Patient ist kaltschweißig, die peripheren Pulse sind schwach tastbar. Der Brustkorb hat eine Prellmarke, und das Becken ist instabil. Der Patient ist

*(Fortsetzung nächste Seite)*

**FALLBEISPIEL (FORTSETZUNG)**

wach und orientiert. Es zeigen sich folgende Vitalparameter: Die Pulsfrequenz liegt bei 110 Schlägen pro Minute, der Blutdruck ist 82/56 mmHg. Die Sauerstoffsättigung ($SpO_2$) beträgt 92 % unter Raumluft und die Atemfrequenz liegt bei 28 Atemzügen pro Minute mit verminderten Atemgeräuschen rechts.

- Welche möglichen Verletzungsmuster erwarten Sie in Folge dieses Unfallmechanismus?
- Wie würden Sie diese Verletzungen vor Ort behandeln?
- Was sind die führenden pathologischen Vorgänge bei diesem Patienten?
- Wie behandeln Sie die pathophysiologischen Ursachen bei diesem Patienten?
- Sie arbeiten in einem ländlich geprägten Gebiet, das nächste Traumazentrum ist weit entfernt. Wie verändert diese Situation Ihr notfallmedizinisches Vorgehen?

## EINFÜHRUNG

Schock, das Wort stammt aus dem Französischen «choc», ist definiert als inadäquate Perfusion der Zellen, was zu einem weitreichenden Verlust des Sauerstofftransportes und Dysfunktion der vitalen Organe führt.[1] Der Schock wurde erstmalig 1872 von Dr. John Collins Warren als „rüdes Aus-den-Angeln-Heben der Maschinerie des Lebens".[2] In den 1970er Jahren war das trauma-assoziierte Schockgeschehen das Thema weiterer Forschung. Daher konnte man die pathophysiologischen Vorgänge erklären, welche zu inadäquater Perfusion von Geweben und Zellen und letztlich zum Tod führen.[3]

Eines der zentralen Ziele von Präklinik, klinischer Notfallmedizin und Intensivmedizin ist die Gewebeoxygenierung. Schock ist ein pathologischer Zustand, charakterisiert durch ein Ungleichgewicht von Sauerstoffangebot und -nachfrage. Daher sind eine schnelle Diagnose, Erstbehandlung und endgültige Therapie des traumabedingten Schocks essenziell, um Todesfälle zu vermeiden und Behandlungsergebnisse zu verbessern.

Die Beurteilung und Behandlung von Traumapatienten beginnt bereits im Primary Survey. Dabei geht es darum, Störungen frühzeitig zu erkennen und zu behandeln, die die Sauerstoffversorgung aller Körperzellen beeinträchtigen oder verhindern. Daher ist das Wissen des Rettungsdienstfachpersonals über physiologische und pathophysiologische Vorgänge, die zum Tod führen könnten, von höchster Wichtigkeit sobald Anomalien identifiziert und behandelt werden müssen.

Im präklinischen Umfeld wird die therapeutische Herausforderung, einen Patienten im Schock zu behandeln dadurch erhöht, dass sie in einem anspruchsvollen und manchmal gefährlichen Umfeld erfolgen muss, in dem hochentwickelte diagnostische und versorgungstechnische Hilfsmittel entweder nicht zur Verfügung stehen oder nicht praktikabel anzuwenden sind. Dieses Kapitel befasst sich mit den Ursachen eines traumaassoziierten Schocks und beschreibt die pathophysiologischen Veränderungen, um Behandlungsstrategien zu identifizieren.

# Die Physiologie des Schocks

## Der Metabolismus

Der menschliche Körper besteht aus mehr als 100 Millionen Zellen, wobei jede einzelne Energie benötigt. Zellen behalten ihre normalen Stoffwechselfunktionen bei, indem sie Energie in Form von Adenosintriphosphat (ATP) produzieren und verwenden - die Energiewährung des menschlichen Metabolismus. Die effizienteste Methode zur Erzeugung dieser benötigten Energie ist der aerobe Stoffwechsel. Die Zellen nehmen Sauerstoff und Glukose auf und verstoffwechseln beides durch einen komplexen physiologischen Prozess, der neben der Energie auch Wasser und Kohlendioxid produziert. Während dieses Prozesses wird Glucose in den Mitochondrien zu Pyruvat umgewandelt und tritt anschließend als Coenzym A in den Zitratzyklus ein.

Wenn der aerobe Stoffwechselweg durch einen Mangel an Sauerstoff unterbrochen wird, dann werden die Schritte zum Eintreten des Pyruvats in den Zitratzyklus unterbrochen, und es wird auf den anaeroben Metabolismus gewechselt. Der anaerobe Metabolismus braucht – im Gegensatz zum aeroben Metabolismus – keinen Sauerstoff. Im anaeroben Metabolismus wird Glucose zu Milchsäure (Laktat) abgebaut, die als Nebenprodukt entsteht. Obwohl manche Organe wie das Gehirn, das Herz, die Leber und Skelettmuskeln Laktat als temporären Energielieferanten nutzen können, ist die Energieausbeute deutlich geringer als die der Glucose. Eine Laktatanhäufung ist eine Ursache einer metabolischen Azidose, die durch einen erniedrigten pH (vermehrte

Wasserstoffionen im Blut) definiert ist. Wenn der pH unter 7.20 fällt, ist die myokardiale Kontraktionsfähigkeit stark vermindert.[4]

Wenn der anaerobe Stoffwechsel nicht zeitnah rückgängig gemacht wird, können die Zellen nicht weiter funktionieren und sterben ab. Sollte eine Mindestanzahl von Zellen in einem Organ sterben, ist das Organ nicht mehr funktionsfähig. Der Ausfall lebenswichtiger Organe kann zum Tod des Patienten führen.

Es ist wichtig, den Unterschied zwischen Ischämie, Hypoxämie und Hypoxie zu verstehen. Ischämie ist definiert als insuffizienter Blutfluss, um die Oxygenierung zu gewährleisten. Ischämie entsteht, wenn der Blutfluss zu dem Gewebe unterbrochen ist. Der Ischämie folgt eine zeitabhängige Kaskade von geringem Sauerstoffgehalt im Blut (Hypoxämie), wenig Sauerstoff in Körpergeweben (Hypoxie) und Zelltod. Die Empfindlichkeit der Zellen gegenüber Sauerstoffmangel variiert von Organsystem zu Organsystem und ist im Gehirn, im Herz und in den Lungen am größten. Hierbei sind nur vier bis sechs Minuten nötig, um bei einem anaeroben Stoffwechsel eines oder mehrere dieser lebenswichtigen Organe irreparabel zu schädigen. Haut- und Muskelgewebe haben eine deutlich längere ischämische Toleranz von vier bis sechs Stunden. Die Bauchorgane liegen im Allgemeinen zeitlich zwischen diesen beiden Gruppen und können einen anaeroben Metabolismus von 45 bis 90 Minuten überstehen (**Tabelle 3-1**).

Die Aufrechterhaltung der normalen Zellfunktion hängt entscheidend von der Beziehung und Interaktion mehrerer Körpersysteme ab. Die Atemwege des Patienten müssen frei sein und die Atmung muss ausreichend Volumen und Tiefe haben. Das Herz muss normal funktionieren und pumpen. Das Herz-Kreislauf-System muss genügend rote Blutkörperchen (Erythrozyten) zur Verfügung haben, um den Gewebezellen des gesamten Körpers ausreichend Sauerstoff zuzuführen, damit diese Zellen Energie produzieren können.

**Tabelle 3-1** Die Organtoleranz gegenüber Ischämie

| Organ | Ischämische Toleranz |
|---|---|
| Herz, Gehirn, Lungen | 4–6 Minuten |
| Nieren, Leber, Magen-Darm-Trakt | 45–90 Minuten |
| Muskeln, Knochen, Haut | 4–6 Stunden |

Modifiziert von: American College of Surgeons (ACS) Committee on Trauma: Advanced Trauma Life Support for Doctors: Student Course Manual. 7th ed. Chicago, IL: ACS; 2004.

Die präklinische Untersuchung und Behandlung eines Traumapatienten zielen darauf ab, den anaeroben Stoffwechsel zu verhindern oder umzukehren, wodurch der Zelltod und letztendlich der Tod des Patienten vermieden werden. Das Sicherstellen, dass kritische Systeme des Körpers (freie Atemwege des Patienten, ausreichend vorhandene Atmung und suffizienter Kreislauf) korrekt zusammenarbeiten, ist der Schwerpunkt des Primary Surveys. Diese Funktionen werden beim Traumapatienten durch die folgenden Abläufe behandelt:

- Aufrechterhaltung eines freien Atemwegs und einer ausreichenden Atmung, um den Erythrozyten ausreichend Sauerstoff zuzuführen
- Bei Bedarf assistierte Beatmung unter sinnvoller Verwendung von zusätzlichem Sauerstoff
- Aufrechterhaltung einer adäquaten Durchblutung und Perfusion der Gewebezellen mit sauerstoffreichem Blut

# Die Definition des Schocks

Der Schock wird als eine generalisierte Umstellung des Zellstoffwechsels von der aeroben auf eine anaerobe Energiegewinnung als einer Folge der Hypoperfusion beschrieben. Somit ist die Zufuhr von Sauerstoff auf zellulärer Ebene nicht ausreichend, um die Stoffwechselbedürfnisse des Körpers zu erfüllen. Ein Schock ist nicht definiert als niedriger Blutdruck, schnelle Pulsfrequenz oder kühle, feuchte Haut. Dies sind lediglich systemische Manifestationen des gesamten pathologischen Prozesses, welcher Schock genannt wird. Die korrekte Definition von Schock ist eine unzureichende Gewebeperfusion (Sauerstoffversorgung) auf zellulärer Ebene, was zu einem anaeroben Stoffwechsel und somit zu einem Verlust der Energieproduktion führt, die zum Überleben erforderlich ist. Basierend auf dieser Definition kann der Schock in Bezug auf zelluläre Perfusion und Sauerstoffversorgung klassifiziert werden. Das Verständnis der zellulären Veränderungen, die sich aus diesem Zustand der Hypoperfusion ergeben, sowie die endokrinen, mikrovaskulären und kardiovaskulären Effekte sowie Gewebe- und Endorganeffekte werden dabei helfen, die Behandlungsstrategien anzuwenden.

Das Verständnis dieses Prozesses ist wichtig, um den Körper bei der Wiederherstellung des aeroben Stoffwechsels und der Energieproduktion zu unterstützen. Das Rettungsdienstfachpersonal muss also verstehen, was auf zellulärer Ebene im Körper geschieht, und muss in der Lage sein, einen Behandlungsplan zur Verhinderung oder Umkehr des Schocks zu entwickeln. Die normalen physiologischen Reaktionen, mit denen der Körper sich vor der Entwicklung eines Schocks schützt, müssen verstanden, erkannt und interpretiert werden. Nur dann kann ein zielführender Ansatz zur Behandlung eines Patienten im Schockzustand entwickelt werden.

Ein Schock kann einen Patienten an der Einsatzstelle, in der Notaufnahme, im Operationssaal (OP) oder auf der Intensivstation töten. Obwohl der tatsächliche physische Tod um mehrere Stunden oder sogar mehrere Wochen verzögert werden kann, ist die häufigste Todesursache von Schock-Patienten, dass die Behandlung des Schocks nicht frühzeitig und adäquat begonnen wurde. Das Fehlen der Versorgung von Zellen mit sauerstoffhaltigem Blut führt zu einem anaeroben Stoffwechsel, zu einer Verringerung der Energieproduktion und letztlich zum Absterben von Zellen. Selbst wenn einige Zellen in einem Organ zunächst verschont werden, kann der Tod später eintreten, da die verbleibenden Zellen die Funktionen des Organs nicht unbegrenzt aufrechterhalten können. Im folgenden Abschnitt wird dieses Phänomen erklärt. Das Verständnis dieses Prozesses ist wichtig, um den Körper bei der Wiederherstellung des aeroben Stoffwechsels und der Energieproduktion zu unterstützen.

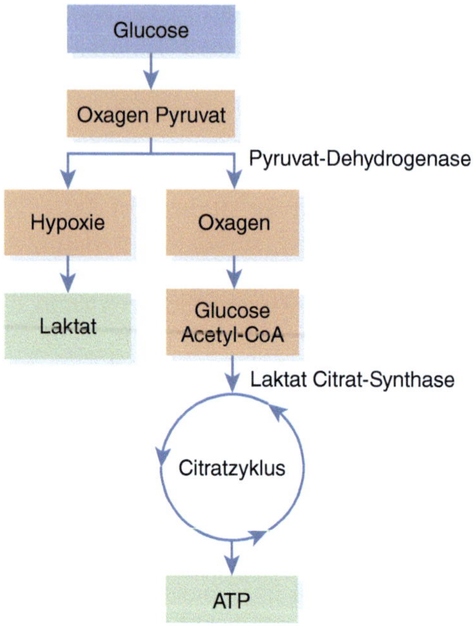


**Abbildung 3-1** Bei Hypoxie wird Pyruvat bevorzugt zu Laktat umgewandelt, statt aerob im Citratzyklus zur ATP-Produktion verwertet zu werden.



# Die Pathophysiologie des Schocks

## Stoffwechsel: Der menschliche Motor

Die Zellen nehmen Sauerstoff auf und verstoffwechseln diesen durch einen komplizierten physiologischen Prozess, an dessen Ende Energie entsteht. Gleichzeitig braucht der zelluläre Metabolismus Energie, und dafür brauchen die Zellen Treibstoff – Glucose – um diesen Prozess durchführen zu können. Jedes Glucosemolekül liefert 38 energiespeichernde ATP-Moleküle, wenn Sauerstoff verfügbar ist. Wie bei jedem Verbrennungsvorgang wird auch hier ein Nebenprodukt erzeugt. Im Körper werden Sauerstoff und Glucose zu Energie umgewandelt, wobei Wasser und Kohlendioxid als Nebenprodukte anfallen.

Der zelluläre Stoffwechselprozess ähnelt dem Prozess in einem Kraftfahrzeugmotor, wenn Benzin und Luft gemischt und verbrannt werden, um Energie zu erzeugen. Hierbei wird u.a. Kohlendioxid als Nebenprodukt erzeugt. Der Motor bewegt das Auto, die Heizung wärmt den Fahrer, und der erzeugte Strom wird für die Scheinwerfer verwendet. All das geschieht durch das brennende Benzin-Luft-Gemisch im Fahrzeugmotor.

Gleiches gilt für den menschlichen Motor. Der aerobe Stoffwechsel ist der wichtigste Antrieb, wobei der anaerobe Stoffwechsel das kurzfristige Reservesystem darstellt. Leider ist es kein starkes Reservesystem. Es produziert viel weniger Energie als der aerobe Stoffwechsel und versagt schneller. Tatsächlich produziert der anaerobe Stoffwechsel nur zwei ATP-Moleküle, was eine 19-fache Verringerung der Energieausbeute bedeutet. Er kann jedoch das Überleben für eine kurze Zeit sicherstellen, während der Körper des Patienten sich selbständig mit Unterstützung des Rettungsdienstfachpersonals regeneriert.

Das Hauptnebenprodukt des anaeroben Stoffwechsels ist eine große Menge an Milchsäure (Laktat, **Abbildung 3-1**). Wenn der anaerobe Stoffwechsel nicht schnell zu einem aeroben Stoffwechsel überführt wird, können die Zellen in der zunehmend sauren Umgebung nicht mehr funktionieren und ohne ausreichende Energiezufuhr letztlich absterben. Wenn in einem Organ eine große Zahl von Zellen abstirbt, wird seine Funktion erheblich eingeschränkt. Die verbleibenden Zellen müssen die verlorene Leistung kompensieren, um die Organfunktion aufrechtzuerhalten. Ist diese Belastung zu hoch, kann die Kompensationsfähigkeit erschöpft werden, sodass es schließlich zum Organversagen kommt.

Ein klassisches Beispiel ist ein Patient, der einen Herzinfarkt erlitten hat. Blutfluss und Sauerstoffzufuhr werden zu einem Teil des Myokards (Herzmuskels) unterbrochen, und einige Herzzellen sterben ab. Der Verlust dieser Zellen beeinträchtigt die Herzfunktion und verringert somit die Herzleistung und Sauerstoffversorgung des restlichen Herzens. Dies führt wiederum zu einer weiteren Verringerung der

Sauerstoffversorgung der verbleibenden Herzmuskelzellen. Wenn zu wenige Myokardzellen vital bleiben oder die verbleibende myokardiale Funktion nicht ausreicht, um eine adäquate Organperfusion sicherzustellen, kann sich eine Herzinsuffizienz entwickeln. Kommt es zu keiner wesentlichen Verbesserung des Herzzeitvolumens, ist der Zustand mit dem Überleben des Patienten nicht vereinbar.

Ein anderes Beispiel für diesen tödlichen Prozess tritt in den Nieren auf. Wenn die Nieren verletzt oder von ausreichend sauerstoffreichem Blut abgeschnitten werden, sterben einige Nierenzellen und die Nierenfunktion nimmt ab. Andere Zellen sind möglicherweise gefährdet, funktionieren aber noch eine Weile, bevor auch sie absterben. Wenn zu viele Nierenzellen sterben, führt die verminderte Nierenfunktion zu einer unzureichenden Elimination der toxischen Nebenprodukte des Stoffwechsels. Der Anstieg von Toxinen im Blut beschleunigt den Zelltod im gesamten Körper zusätzlich. Wenn diese systemische Verschlechterung anhält, sterben kontinuierlich mehr Zellen und Organe im Körper ab und schließlich stirbt der gesamte Organismus (der Mensch).

Je nach anfänglich verletztem Organ kann die Zeit zwischen Zelltod und Tod des Organismus sehr kurz oder verzögert sein. Es kann nur 4-6 Minuten dauern oder auch 2-3 Wochen, bevor der durch Hypoxie oder Hypoperfusion verursachte Schaden zum Tod des Patienten führt. Die Effektivität der vom Rettungsdienstfachpersonal durchgeführten Maßnahmen zur Umkehrung oder Verhinderung von Hypoxie und Hypoperfusion in der kritischen präklinischen Phase ist möglicherweise nicht sofort ersichtlich. Dennoch sind diese Handlungen unfraglich notwendig für das Überleben des Patienten. Diese initialen Handlungen sind kritische Bestandteile der „goldenen Stunde des Traumas“ nach Dr. med. R. Adams Cowley.[5] Diese Zeitspanne wird mittlerweile auch als „Goldene Zeitspanne“ bezeichnet, da bekannt ist, dass manchen Patienten viel weniger als eine Stunde zur Verfügung steht, bis lebensbedrohliche Zustände behandelt sein müssen.

## Sauerstoffversorgung (Fick'sches Prinzip)

Das Fick'sche Prinzip beschreibt die für die Sauerstoffversorgung der Körperzelle notwendigen Teilprozesse. Diese drei Komponenten sind:

1. die Sauerstoffbindung an die Erythrozyten in den Lungen
2. der Transport der oxygenierten Erythrozyten ins Gewebe
3. die Abgabe von Sauerstoff an die Zellen des Gewebes

Das Fick'sche Prinzip kann mit der folgenden Formel zusammengefasst werden:

$$VO_2 = CO \times (CaO_2 - CvO_2)$$

$VO_2$ ist der Sauerstoffverbrauch (ml $O_2$-Verbrauch pro Minute) und ist ein Index der körperlichen Leistungsfähigkeit. CO ist der Cardiac Output, welcher das Produkt der Herzfrequenz (Schläge pro Minute) und dem Schlagvolumen des Herzens (ml) ist. $CaO_2$ ist die Konzentration an Sauerstoff im arteriellen Blut, $CvO_2$ dementsprechend im venösen Blut. Die Konzentration des Sauerstoffs im arteriellen und venösen Blut ist abhängig von der Menge an Hämoglobin, dem Anteil an im Blut gelösten Sauerstoff und dem Sauerstoffpartialdruck. Der Normwert für die $VO_2$ ist abhängig vom Alter und dem Aktivitätsgrad: Normwerte in Ruhe für einen Mann reichen von 35 bis 40 ml/kg/min, für Frauen 27 bis 30 ml/kg/min. Weltklasseläufer haben maximale $VO_2$-Werte bis 85 ml/kg/min, Weltklasseläuferinnen bis 77 ml/kg/min

Ergänzend zu einem offenen Atemweg und adäquater Atmung ist ein entscheidender Teil dieses Prozesses, dass der Patient über ausreichend Erythrozyten verfügt, um den Zellen im gesamten Körper genügend Sauerstoff für die Energieproduktion zuzuführen.

Dieser Prozess wird durch den Säure-Basen-Status im Körper des Patienten beeinflusst. Möglicherweise versorgen Sie aber einen Patienten, der ausreichend atmet und unter Sauerstoffgabe eine gute Sättigung zeigt, der sich jedoch aufgrund einer Unterkühlung und damit folgender mangelnden Möglichkeit zur Sauerstoffabgabe auf zellulärer Ebene trotzdem im anaeroben Stoffwechsel befindet. Die präklinische Behandlung des Schocks zielt darauf ab sicherzustellen, dass die Komponenten des Fick'schen Prinzips aufrechterhalten werden, damit der Zelltod verhindert wird. Diese Komponenten sind der Schwerpunkt des prähospitalen Primary Surveys und werden in die Behandlung des Traumapatienten durch die folgenden Maßnahmen adressiert:

- Die Kontrolle lebensbedrohlicher Blutungen an den Extremitäten.
- Die Sicherstellung eines freien Atemweges und einer suffizienten Atmung.
- Die Applikation von zusätzlichem Sauerstoff.
- Die Vermeidung einer Hypothermie.
- Die Aufrechterhaltung eines suffizienten Kreislaufs.

Die erste Komponente (Oxygenierung der Lungen und der roten Blutkörperchen) des Fick'schen Prinzips wird ausführlich im Kapitel 7: *„Atemwege und Ventilation“* behandelt. Die zweite Komponente beinhaltet die Perfusion, welche die Gewebe und Zellen mit Blut versorgt. Ein hilfreicher Vergleich bei der Betrachtung der Perfusion ist das Bild der roten Blutkörperchen als Transportwaggons eines Zuges, der Lungen als Bahnhöfe, um Sauerstoff zu empfangen und Kohlendioxyd abzuladen,

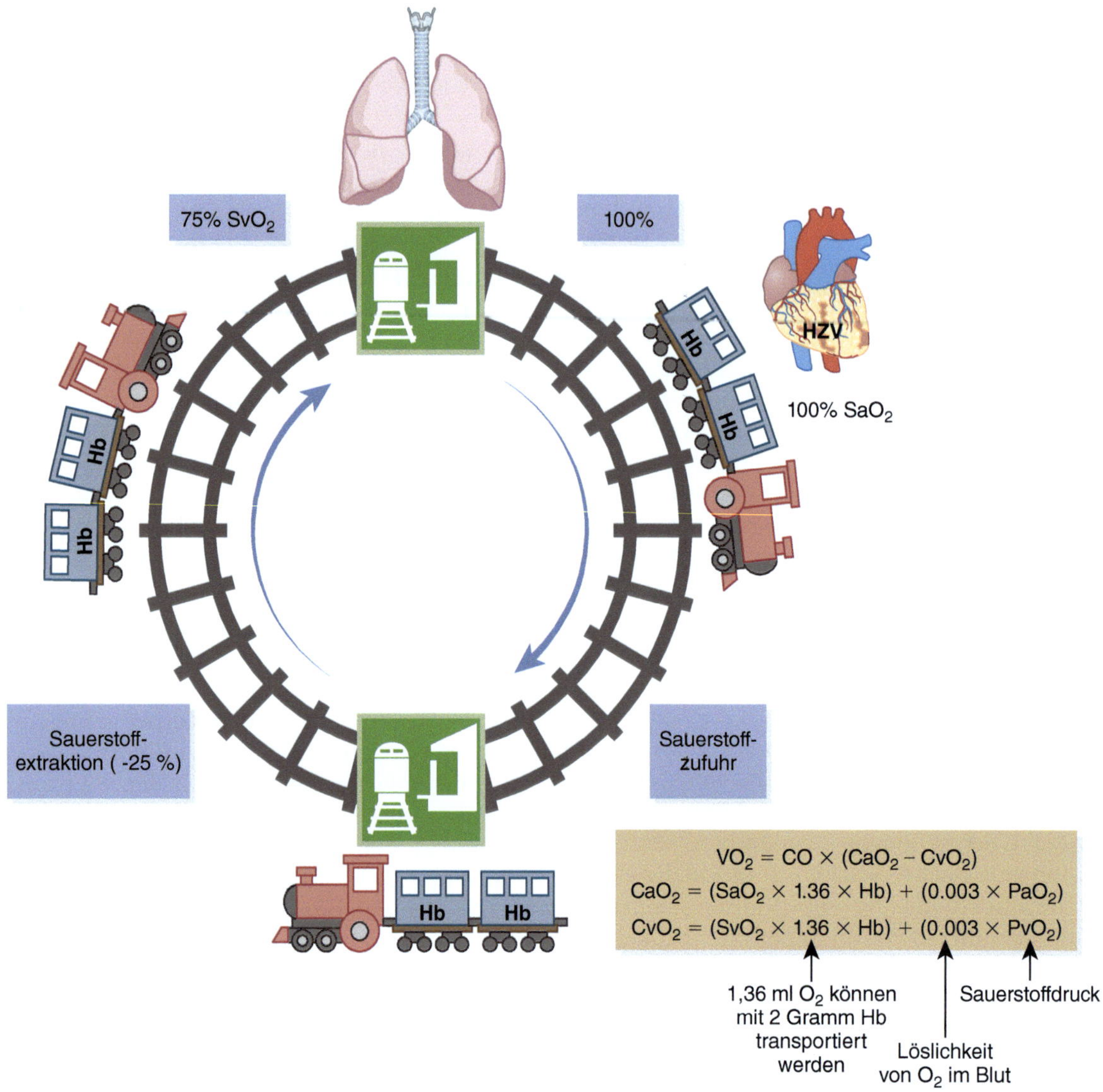


**Abbildung 3-2** $SvO_2$ als Parameter des Verhältnisses zwischen Sauerstoffangebot und Sauerstoffverbrauch: Unter physiologischen Bedingungen werden etwa 25 % des angebotenen Sauerstoffs extrahiert, sodass 70–75 % venös zum Herzen zurückkehren. Eine erniedrigte $SvO_2$ weist auf ein Missverhältnis zugunsten eines erhöhten Verbrauchs und/oder eines verminderten Angebots hin.



der Blutgefäße als Schienen und der Körperzellen als Haltestellen des Zuges. Normalerweise werden beim gesunden Menschen nur 25 % des Sauerstoffs verbraucht. Dies wird im Krankenhaus als gemischtvenöse Sauerstoffsättigung ($SvO_2$; **Abbildung 3-2**) gemessen und überwacht.

Eine ungenügende Anzahl von Transportwaggons, Verengungen entlang der Schienen, und/oder ein zu langsamer Zug können allesamt zu einer verminderten Sauerstoffversorgung und damit Gewebezelltod führen.

## Zelluläre Perfusion und Schock

Die wichtigsten Faktoren der zellulären Perfusion sind das Herz (das als Pumpe oder Motor des Systems fungiert), das Flüssigkeitsvolumen (das als Hydraulikflüssigkeit wirkt), die Blutgefäße (die als Rohrleitungen dienen) und schließlich die Zellen des Körpers. Basierend auf diesen Komponenten des Perfusionssystems kann der Schock in die folgenden Kategorien unterteilt werden:

1. Hypovolämischer Schock: Beim Traumapatienten primär hämorrhagischer Genese und durch einen absoluten Verlust zirkulierenden Blutvolumens und der damit verbundenen reduzierten Sauerstofftransportkapazität verursacht. Er stellt die häufigste Ursache eines Schocks beim Traumapatienten dar.

2. Distributiver Schock: Verursacht durch eine reduzierte Wandspannung und dadurch Weitstellung der Gefäße aus vielerlei Gründen, so z.B. eine Rückenmarksverletzung, Sepsis oder Anaphylaxie.
3. Kardiogener Schock: Verursacht durch ein Pumpversagen des Herzens – oftmals nach einem Herzinfarkt.
4. Obstruktiver Schock: Beschreibt extrakardiale, zumeist mechanische Faktoren, die die Füllung oder die Entleerung des Herzens oder der großen Gefäße einschränken, z. B. bei einem Spannungspneumothorax.

Die bei Weitem häufigste Ursache des Schocks beim Traumapatienten ist die Hypovolämie, die aus einer Blutung resultiert. Der sicherste Ansatz bei der Behandlung des Traumapatienten im Schock besteht darin, die Ursache des Schocks als hämorrhagisch zu betrachten, sofern nichts anderes nachgewiesen wird.

# Anatomie und Pathophysiologie des Schocks

## Kardiovaskuläre Reaktionen

### Das Herz

Das menschliche Herz besteht aus zwei Herzhälften, die durch die Herzscheidewand voneinander getrennt sind. Jede Hälfte wiederum besteht aus zwei Hohlräumen, einem Vorhof (Atrium) und einer Herzkammer (Ventrikel). Die Hauptaufgabe der Vorhöfe besteht darin, das Blut zu sammeln, sodass die Kammern schnell gefüllt werden können, um eine Verzögerung im Pumpablauf ähnlich wie bei einem Turbolader zu minimieren. Der rechte Vorhof füllt sich mit dem sauerstoffarmen Blut aus der oberen und unteren Hohlvene (V. cava superior und inferior) und pumpt es durch die Trikuspidalklappe in die rechte Herzkammer. Von dort aus wird das Blut mit jeder Kontraktion durch die Pulmonalklappe in die Lungenarterien gepumpt (**Abbildung 3-3**). Das Blut strömt durch die Lungen, wobei die Erythrozyten mit Sauerstoff beladen und von Kohlendioxid befreit werden. Das in den Lungen oxygenierte Blut gelangt in den linken Vorhof und durch die Mitralklappe in die linke Herzkammer. Danach wird das Blut durch die Kontraktion des Herzens über die Aorta in die Arterien und damit in sämtliche Gewebe transportiert.

Obwohl es sich beim Herzen nur um ein Organ handelt, besteht es aus zwei Subsystemen. Der rechte Vorhof, der das Blut aus dem Körper erhält und die rechte Kammer, die das Blut in die Lungen weiterpumpt, werden als rechtes Herz bezeichnet. Der linke Vorhof, der das sauerstoffreiche Blut aus den Lungen erhält, sowie die linke Kammer, die das Blut in den Körper pumpt, werden als linkes Herz bezeichnet (**Abbildung 3-4**). Zwei wichtige Konzepte, die es zu verstehen gilt, sind die Vorlast (das den rechten Vorhof erreichende Blutvolumen) und die Nachlast (der Druck, gegen den das Blut ausgeworfen werden muss, wenn es aus dem linken Ventrikel gepumpt wird).

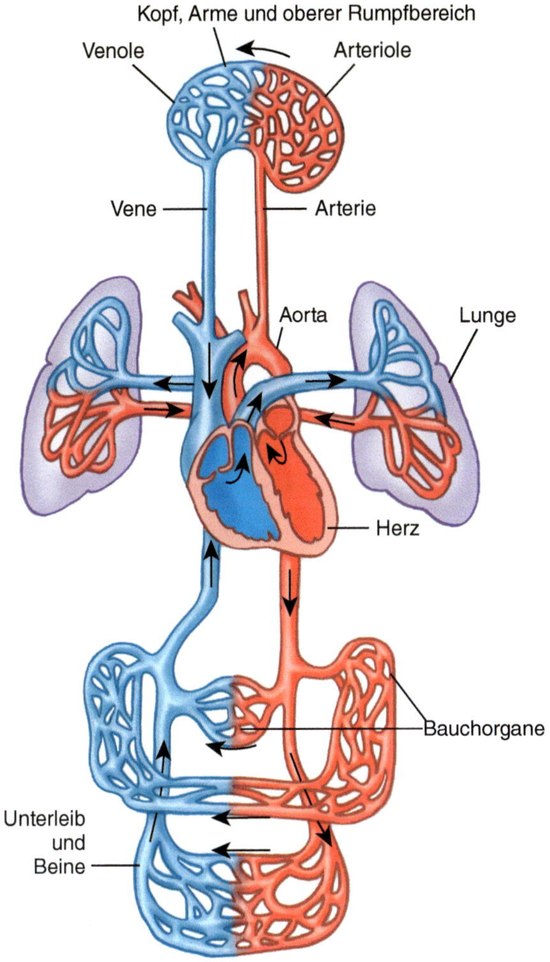


**Abbildung 3-3** Mit jeder Kontraktion des rechten Ventrikels wird das Blut durch die Lungen gepumpt. Von dort gelangt das Blut über die Kontraktionen des linken Atriums und des linken Ventrikels weiter über die Aorta in den Körperkreislauf.



Durch die Kontraktion des linken Ventrikels wird Blut durch das Kreislaufsystem gepumpt. Dieser plötzliche Druckanstieg erzeugt eine Pulswelle. Der Höhepunkt des Druckanstiegs ist der systolische Blutdruck, der die durch ventrikuläre Kontraktion (Systole) erzeugte Kraft der Pulswelle darstellt. Der minimale Druck zwischen

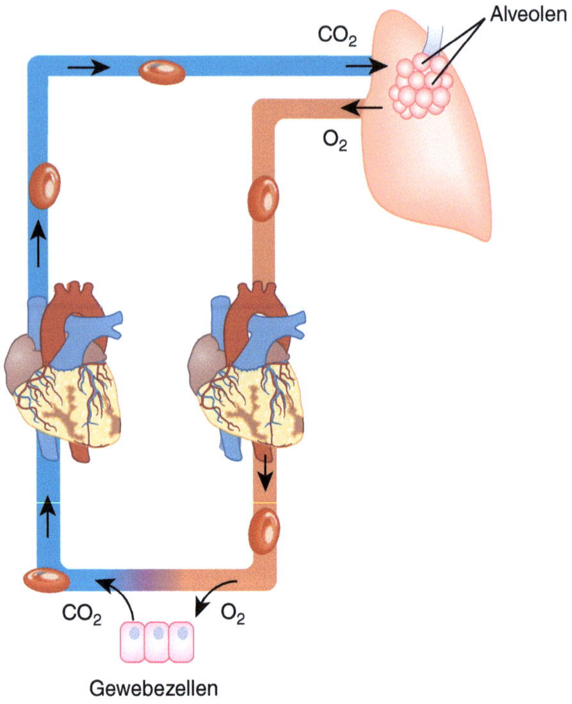


**Abbildung 3-4** Auch wenn das Herz als ein einziges Organ betrachtet wird, funktioniert es, als wären es zwei. Sauerstoffarmes Blut wird von der V. cava superior und inferior in das rechte Herz aufgenommen und durch die Lungenarterie in die Lunge gepumpt. Dort wird das Blut mit Sauerstoff versorgt. Anschließend fließt das Blut durch die Lungenvenen zurück in das Herz und wird aus dem linken Ventrikel zurück in den Körper gepumpt.



den Kontraktionen ist der diastolische Blutdruck, der im System verbleibt, während sich der linke Ventrikel wieder füllt (Diastole). Die Differenz zwischen dem systolischen und dem diastolischen Druck wird als Pulsdruck bezeichnet. Dieser Pulsdruck ist der Druck des Blutes, wenn es in den Kreislauf gedrückt wird. Es ist der Druck, den man an den Fingerspitzen spürt, wenn man den Puls des Patienten prüft.

Ein anderer Begriff, der im Zusammenhang mit Blutdruck und Schock verwendet wird, aber im präklinischen Umfeld oft nicht ausreichend genug berücksichtigt wird, ist der mittlere arterielle Druck (MAP). Diese Messgröße gibt gegenüber dem systolischen und diastolischen Druck allein eine realistischere Einschätzung des Gesamtdrucks zur Erzeugung des Blutflusses. Er liefert eine numerische Darstellung der Perfusion des Endorgans. Der MAP ist der durchschnittliche Druck im Gefäßsystem und wird wie folgt berechnet:

$$\text{MAP} = \text{Diastolischer Blutdruck} + 1/3 \text{ Pulsdruck}$$
oder
$$\text{MAP} = (2 \times \text{DBD}) + \text{SBD}/3$$

Zum Beispiel wird der MAP eines Patienten mit einem Blutdruck von 120/80 mmHg wie folgt berechnet:

$$\begin{aligned} \text{MAP} &= 80 + ([120 - 80]/3) \\ &= 80 + (40/3) \\ &= 80 + 13.3 \\ &= 93.3, \text{ gerundet auf 93 mmHg} \end{aligned}$$

Viele automatische, nichtinvasive Blutdruckmessgeräte (NIBP) berechnen zusätzlich neben dem systolischen und diastolischen Druck den MAP. Dies ist äußerst hilfreich bei der Behandlung von Traumapatienten bei denen eine permissive Hypotonie-Strategie angewandt wird. Diese permissive Hypotonie-Strategie wird im Abschnitt „Management des Volumens" ausführlicher behandelt. Der normale MAP liegt zwischen 70 und 100 mmHg.

Der Schock Index (SI) ist eine weitere Berechnung, die oft zur Einschätzung des Schweregrades genutzt wird. SI ist die Herzfrequenz dividiert durch den systolischen Blutdruck. Sowohl Herzfrequenz als auch Blutdruck können in der ersten, kompensierten Phase des Schocks normal sein. Darüber hinaus können andere Faktoren wie Medikamente, extremes Alter und andere Faktoren diese Vitalparameter verändern. Der SI wurde bei Patienten untersucht, die ein Risiko für einen Schock aufwiesen oder ein Schock aus unterschiedlichsten Ursachen bereits bestand, einschliesslich Blutungen, Myokardinfarkt, Lungenembolie und Sepsis[6]. Der normale SI liegt im Allgemeinen bei 0.7, Traumapatienten mit einem SI ≥ 0.9 haben nachweislich eine höhere Mortalität und ein höheres Risiko für kritische Blutungen.[7,8]

Das bei jeder Kontraktion des Ventrikels in das Kreislaufsystem gepumpte Blutvolumen wird als Schlagvolumen bezeichnet. Das über eine Minute in das System gepumpte Blutvolumen wird Herzzeitvolumen genannt. Die Formel zur Berechnung des Herzzeitvolumens lautet:

$$\text{Herzzeitvolumen (HZV)} = \text{Herzfrequenz (HF)} \times \text{Schlagvolumen (SV)}$$
$$\text{Normales HZV} = 5\text{-}6 \text{ Liter pro Minute}$$

Das Herzzeitvolumen wird in Litern pro Minute (l/min) angegeben und wird in der Präklinik nicht gemessen. Dennoch ist es wichtig, die Beziehung zwischen dem Herzzeitvolumen und dem Schlagvolumen zu kennen, um die Schocktherapie besser verstehen zu können. Für eine effektive Herzarbeit muss ein adäquates Blutvolumen in den Hohlvenen bzw. den Pulmonalvenen vorhanden sein, um die Ventrikel zu füllen.

Der Frank-Starling-Mechanismus ist ein wichtiges Konzept, das erklärt, wie diese Beziehung funktioniert. Das Volumen aus der V. cava füllt das Herz (Vorlast) und dehnt die Herzmuskelfasern. Je mehr sich die Ventrikel füllen, desto größer ist die Dehnung der Herzmuskelfasern und desto stärker ist die Kontraktion des Herzens bis hin zum Punkt der Überdehnung. Ein signifikanter

Blutverlust oder eine intravasale Hypovolämie vermindern die sogenannte Vorlast des Herzens, sodass die Muskelfasern nicht entsprechend vorgedehnt werden. Das führt zu einer geringeren Kontraktionskraft und einem geringeren Schlagvolumen. Dadurch sinkt der Blutdruck. Wenn der Füllungsdruck des Herzens andererseits aber zu groß ist, werden die Herzmuskelfasern überdehnt und es kann auch kein zufriedenstellendes Schlagvolumen gepumpt werden, was wiederum zum Abfall des Blutdrucks führt.

Der Widerstand, den der linke Ventrikel überwinden muss, um Blut in das Arteriensystem zu pumpen, wird als Nachlast oder **systemischer Gefäßwiderstand** bezeichnet. Mit zunehmender peripherer arterieller Konstriktion steigt der Widerstand gegen den Blutfluss und das Herz muss eine größere Kraft aufbringen, um Blut in das Arteriensystem zu pumpen. Umgekehrt verringert eine periphere Vasodilatation die Nachlast.

Der Körperkreislauf enthält mehr Kapillaren und eine größere Gesamtlänge aller Blutgefäße als der Lungenkreislauf. Deshalb arbeitet das linke Herz mit größerem Druck und hat eine größere Nachlast als das rechte System. Anatomisch ist aus diesen Gründen der linke Ventrikel etwa dreimal kräftiger und dicker als der rechte.

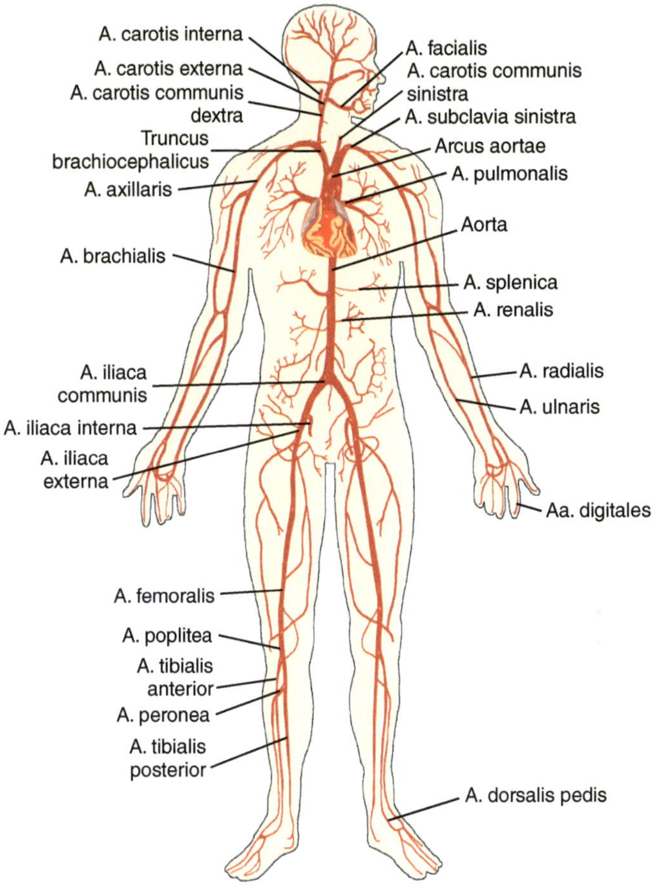


**Abbildung 3-5** Hauptarterien des Körpers



## Blutgefäße

Die Blutgefäße enthalten das Blut und leiten es zu den verschiedenen Bereichen und Zellen des Körpers. Sie sind die „Autobahnen" des physiologischen Zirkulationsprozesses. Das große Gefäß, welches das Blut aus dem linken Ventrikel ableitet, ist die Aorta. Diese kann jedoch nicht jede Zelle versorgen, weshalb sie sich in viele immer kleiner werdende Gefäße aufteilt (**Abbildung 3-5**). Eine Kapillare kann lediglich eine Zelle breit sein. Daher können Sauerstoff und Nährstoffe, die von Erythrozyten und Plasma befördert werden, leicht durch die Wände der Kapillare in die umgebenden Gewebezellen diffundieren (**Abbildung 3-6**).

Jede Zelle hat eine Begrenzung, die Zellmembran genannt wird. Die Zwischenraumflüssigkeit befindet sich zwischen der Zellmembran und der Kapillarwand. Die Menge dieser interstitiellen Flüssigkeit variiert sehr stark. Wenn wenig Flüssigkeit vorhanden ist, sind die Zellmembran und die Kapillarwand näher beieinander und Sauerstoff kann leicht zwischen ihnen diffundieren. Wenn zu viel Flüssigkeit (Ödem) in diesen Raum gezwungen wird (wie es bei einer übermäßigen Gabe von kristalloiden Infusionen der Fall sein kann), bewegen sich die Zellen weiter von den Kapillaren weg, wodurch der Transfer von Sauerstoff und Nährstoffen weniger effizient wird.

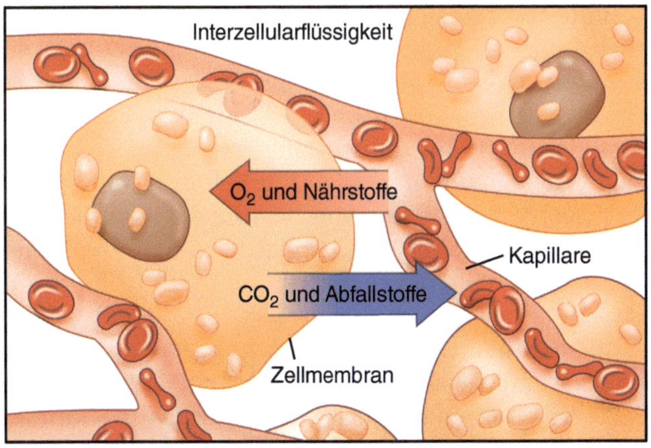


**Abbildung 3-6** Sauerstoff und Nährstoffe gelangen aus dem Kapillarblut über das Interstitium in die Zellen. Kohlendioxid wird aus dem Gewebe ins Blut aufgenommen, überwiegend im Bicarbonat-Puffersystem transportiert und in der Lunge abgeatmet.



Die Größe des Gefäßvolumens wird durch glatte Muskeln in den Wänden der Arterien und Arteriolen und in geringen Maßen von Muskeln in den Wänden der Venen und Venolen bestimmt. Diese Muskeln reagieren über das sympathische Nervensystem auf Signale aus dem Gehirn, auf die zirkulierenden Hormone Adrenalin und Noradrenalin sowie auf andere chemische Stoffe, wie beispielsweise Stickstoffmonoxid. Je nachdem, ob die Muskeln zur Kontraktion angeregt werden oder sich entspannen, führen diese Muskelfasern in den Gefäßwänden entweder zu einer Verengung oder Erweiterung der Blutgefäße und beeinflussen dadurch den Blutdruck des Patienten.

Es gibt drei Flüssigkeitskompartimente: die intravaskuläre Flüssigkeit (Flüssigkeit in den Gefäßen), die intrazelluläre Flüssigkeit (Flüssigkeit in der Zelle) und die interstitielle Flüssigkeit (Flüssigkeit zwischen den Zellen und Gefäßen). Wenn interstitielle Flüssigkeit in übermäßigen Mengen vorhanden ist, führt dies zu Ödemen und einem schwammigen teigigen Gefühl, sobald die Haut mit dem Finger komprimiert wird.

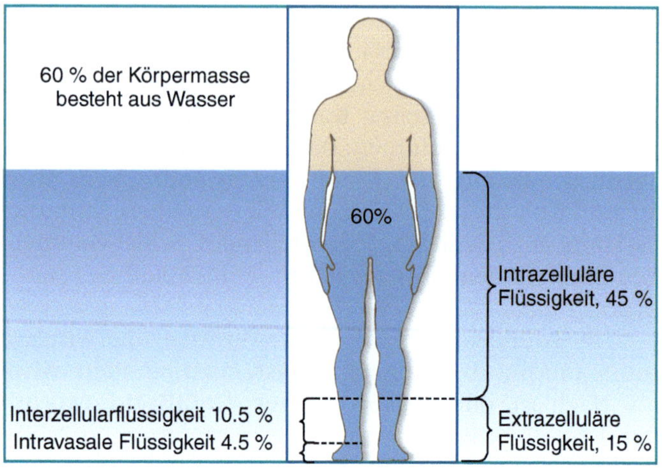


**Abbildung 3-7** Das Körperwasser macht 60 % des Körpergewichts aus. Dieses Wasser wird in die intrazelluläre und die extrazelluläre Flüssigkeit aufgeteilt. Die extrazelluläre Flüssigkeit wird zusätzlich noch einmal in die interstitielle und die intravasale Flüssigkeit unterteilt.



# Hämodynamische Reaktion

## *Das Blut*

Die flüssige Komponente des Kreislaufsystems – das Blut – enthält (1) Erythrozyten für den Sauerstofftransport, (2) infektionsbekämpfende Faktoren (weiße Blutkörperchen und Antikörper) sowie (3) Blutplättchen und Gerinnungsfaktoren, die für die Blutgerinnung z. B. bei Gefäßverletzungen unerlässlich sind. Des Weiteren bilden Proteine für den Zellaufbau, Nährstoffe wie Glukose und andere Substanzen, die für den Stoffwechsel und das Überleben notwendig sind, wichtige Bestandteile des Blutes. Die verschiedenen Proteine und Mineralien sorgen für einen hohen **kolloidosmotischen Druck**, der verhindert, dass Wasser durch die Gefäßwände austritt. Das Flüssigkeitsvolumen im Gefäßsystem muss der Kapazität der Blutgefäße entsprechen, wenn der „Behälter“ angemessen gefüllt und die Durchblutung aufrechterhalten werden soll. Jede Abweichung des Volumens im „Gefäßsystembehälter“ im Vergleich zum Blutvolumen in diesem „Behälter“, beeinflusst den Blutfluss entweder positiv oder negativ.

Der menschliche Körper besteht zu 60 % aus Wasser, die Grundlage aller Körperflüssigkeiten. Eine Person, die 70 Kilogramm wiegt, besteht also zu ungefähr 40 Litern Wasser. Dabei unterscheidet man zwei Komponenten: die intrazelluläre und die extrazelluläre Flüssigkeit. Wie bereits erwähnt, weist jede Art von Flüssigkeit bestimmte wichtige Eigenschaften auf (**Abbildung 3-7**). Die **intrazelluläre Flüssigkeit**, also die Flüssigkeit in der Zelle, macht ungefähr 45 % des Körpergewichts aus. Die **extrazelluläre Flüssigkeit**, also die Flüssigkeit außerhalb der Zellen, kann weiter in zwei Untertypen unterteilt werden: in die interstitielle und die intravasale Flüssigkeit. Die **interstitielle Flüssigkeit**, die die Gewebszellen umgibt und auch im Liquor cerebrospinalis (im Gehirn und im Spinalkanal) sowie in der Gelenkflüssigkeit (in den Gelenken) enthalten ist, macht ungefähr 10,5 % des Körpergewichts aus. Die intravasale Flüssigkeit schließlich, die in den Blutgefäßen gefunden wird und als Träger für die zellulären Bestandteile des Blutes sowie für Sauerstoff und andere Nährstoffe dient, bildet ca. 4,5 % des Körpergewichts.

Neben dem Blutfluss durch das Gefäßsystem gibt es zwei weitere Hauptarten von Flüssigkeitsverschiebungen: (1) die Bewegung zwischen dem Plasma und der interstitiellen Flüssigkeit (durch die Kapillarwände) und (2) die Bewegung zwischen den intrazellulären und interstitiellen Flüssigkeitskammern (durch die Zellmembranen).

Der Flüssigkeitsstrom durch die Kapillarwände wird bestimmt durch 1. die Differenz zwischen dem hydrostatischen Druck in der Kapillare (der die Flüssigkeit herausdrückt) und dem hydrostatischen Druck außerhalb der Kapillare (der die Flüssigkeit hineindrückt), 2. dem Unterschied des onkotischen Drucks in den Kapillaren (der von der Proteinkonzentration abhängt und die Flüssigkeit im Gefäßsystem hält) und dem onkotischen Druck außerhalb der Kapillaren (der die Flüssigkeit herauszieht) und 3. der „Leckage“ oder der Permeabilität der Kapillare (**Abbildung 3-8**). Hydrostatischer Druck, onkotischer Druck und Kapillarpermeabilität werden durch den Schockzustand sowie durch die Art und das Volumen der Infusionslösung beeinflusst, was zu Veränderungen des zirkulierenden Blutvolumens, der Hämodynamik und eines Ödems im Gewebe oder der Lunge führen kann.

Die Flüssigkeitsbewegung zwischen dem intrazellulären und dem interstitiellen Raum erfolgt über Zellmembranen, die hauptsächlich durch osmotische Effekte bestimmt wird. Osmose ist der Prozess, bei dem gelöste

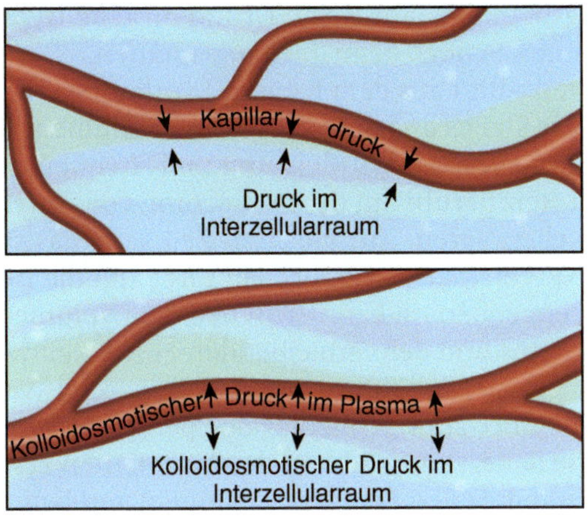


**Abbildung 3-8** Die Kräfte, die den Flüssigkeitsfluss durch die Kapillaren steuern



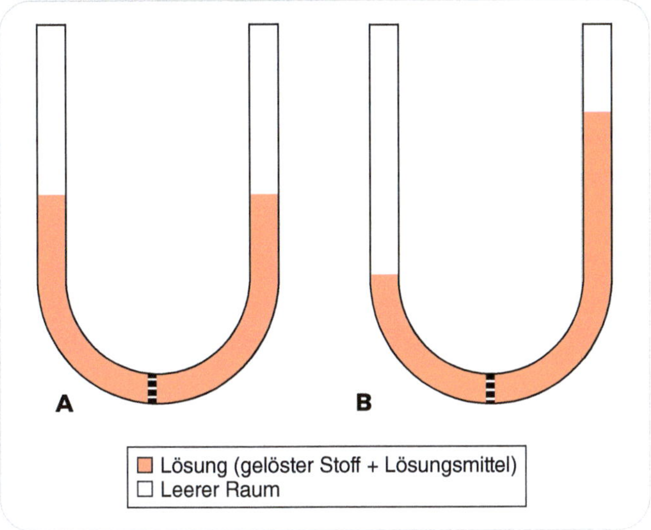


**Abbildung 3-9** **A.** Eine U-förmige Röhre, in der die beiden Hälften durch eine semipermeable Membran getrennt sind, enthält eine gleiche Menge an Wasser und festen Partikeln. **B.** Wenn ein gelöster Stoff, der nicht durch die semipermeable Membran diffundieren kann, zu einer Seite, nicht aber zur anderen hinzugegeben wird, fließt die Flüssigkeit durch die Membran, um die zugesetzten Partikel zu verdünnen. Der Druckunterschied in der Höhe der Flüssigkeit im U-Rohr wird als osmotischer Druck bezeichnet.



Stoffe durch eine semipermeable Membran (durchlässig für Wasser, relativ undurchlässig für gelöste Stoffe) getrennt werden. Die Bewegung von Wasser wird über diese Membran, basierend auf der Konzentration des gelösten Stoffs, gesteuert. Das Wasser wandert aus dem Kompartment mit niedrigerer Konzentration in dasjenige mit höherer gelöster Konzentration, um das osmotische Gleichgewicht über die semipermeable Membran aufrechtzuerhalten (**Abbildung 3-9**).

# Endokrine Reaktion

## *Das Nervensystem*

Das **autonome Nervensystem** steuert und kontrolliert die unwillkürlichen Körperfunktionen wie Atmung, Verdauung und die Herz-Kreislauf-Funktionen. Es ist in zwei Subsysteme unterteilt – das sympathische und das parasympathische Nervensystem. Diese Systeme stehen einander gegenüber, um die Vitalsysteme im Gleichgewicht zu halten.

Das **sympathische Nervensystem** erzeugt die Kampf- oder Fluchtreaktion. Diese Reaktion bewirkt gleichzeitig, dass das Herz schneller und stärker schlägt, die Atemfrequenz erhöht und die Blutgefäße zu nicht wesentlichen Organen (Haut und Magen-Darm-Trakt) verengt werden, während es die Gefäße erweitert und den Blutfluss zu den Muskeln verbessert. Das Ziel dieses Systems ist es, ausreichende Mengen an sauerstoffangereichertem Blut in kritischem Gewebe zu halten, während Blut aus nicht essenziellem Bereich weggeschafft wird, damit das Individuum auf eine Notfallsituation reagieren kann. Im Gegensatz dazu verlangsamt das **parasympathische Nervensystem** die Herzfrequenz, verringert die Atemfrequenz und erhöht die Magen-Darm-Aktivität.

Bei Patienten, die nach einem Trauma stark bluten, versucht der Körper, den Blutverlust zu kompensieren und die Energieproduktion aufrechtzuerhalten. Das Herz-Kreislauf-System wird durch das vasomotorische Zentrum in der Medulla oblongata reguliert. Als Reaktion auf einen vorübergehenden Blutdruckabfall gelangen die Reize über die Hirnnerven IX und X, via Dehnungsrezeptoren in den Karotissinus und dem Aortenbogen zum Gehirn. Diese Stimulationen führen zu einer erhöhten Aktivität des sympathischen Nervensystems, wobei der periphere vaskuläre Widerstand aufgrund einer Arteriolen-Verengung und eines erhöhten Herzzeitvolumens sowie aufgrund einer erhöhten Frequenz und Kraft der Herzkontraktion erhöht wird. Ein gesteigerter Venentonus erhöht das Blutvolumen im Kreislauf. Das Blut wird von den Extremitäten, dem Darm und den Nieren zu lebenswichtigeren Bereichen – Herz und Gehirn – umgeleitet, deren Gefässe sich auch unter starker sympathischer Stimulation nur wenig zusammenziehen. Diese Reaktionen zeigen sich in kalten und zyanotischen Extremitäten, einer verminderten Urinproduktion und verminderter Darmdurchblutung.

Eine Abnahme des linken Vorhoffüllungsdrucks, ein Abfall des Blutdrucks oder eine Änderung der Plasma-Osmolalität (die Gesamtkonzentration aller gelösten Stoffe im Blut) verursachen die Freisetzung des antidiuretischen Hormons (ADH) aus der Hypophyse und von Aldosteron aus den Nebennieren, die die Rückhaltung von Natrium und Wasser durch die Nieren steigern. Dieser

Prozess hilft, das intravaskuläre Volumen zu vergrößern. Für diesen Mechanismus sind jedoch viele Stunden erforderlich, um einen klinischen Effekt zu bewirken.

# Klassifikation des traumatischen Schocks

Die bestimmenden Faktoren der zellulären Perfusion sind das Herz (das als Pumpe oder Motor des Systems wirkt), das Flüssigkeitsvolumen (das als Hydraulikflüssigkeit wirkt), die Blutgefäße (die als Leitungen oder Rohre dienen) und schließlich jede einzelne Zelle des Körpers. Basierend auf diesen Komponenten des Perfusionssystems kann der Schock in die folgenden Kategorien eingeteilt werden (**Kasten 3-1**).

# Schocktypen

## Hypovolämischer Schock

Bei einer akuten Blutung (Verlust von Plasma und Erythrozyten), ist das Verhältnis zwischen Flüssigkeitsvolumen und Gefäßkapazität unausgeglichen. Die Kapazität bleibt konstant, aber das Flüssigkeitsvolumen ist vermindert. Ein hypovolämischer Schock ist die häufigste Schockursache in der Präklinik und ein Blutverlust der weitaus häufigste und gefährlichste Grund für eine Hypovolämie und einen Schock beim Traumapatienten.

Wenn Blut aus dem Kreislauf verloren geht, wird das Herz zur Steigerung des Herzminutenvolumens durch die Erhöhung von Auswurfleistung und -frequenz angeregt. Dieser Reiz beruht auf der Freisetzung von Adrenalin aus den Nebennieren. Zur gleichen Zeit setzt das sympathische Nervensystem Noradrenalin frei, um die Blutgefäße zu verengen. Somit kann zwischen dem Volumen des Gefässsystems und der verbleibenden Flüssigkeit wieder ein angemessenes Verhältnis hergestellt werden. Vasokonstriktion führt zum Schließen der peripheren Kapillaren, was die Sauerstoffzufuhr zu den betroffenen Zellen reduziert, um dort den Wechsel von einem aeroben zu einem anaeroben Metabolismus zu erzwingen.

Diese kompensatorischen Gegenmaßnahmen funktionieren bis zu einem gewissen Punkt und tragen vorübergehend dazu bei, die Vitalfunktionen des Patienten aufrechtzuerhalten. Ein Patient, der Anzeichen für eine stattfindende Kompensation, wie z. B. eine Tachykardie oder einen steigenden SI aufweist, ist bereits im Schockzustand und nicht erst „auf dem Weg dahin". Wenn die Abwehrmechanismen die verlorene Blutmenge nicht mehr kompensieren können, sinkt der Blutdruck des Patienten. Diese Abnahme des Blutdrucks markiert den Wechsel von kompensiertem zum dekompensierten Schock – ein Zeichen für den bevorstehenden Tod. Wenn es nicht zu einer zielgerichteten Stabilisierung kommt, führt der unbehandelte Schock unweigerlich zum Tod.

**Kasten 3-1** Arten des traumatischen Schocks

Die häufigsten Arten von Schock nach einem Trauma im präklinischen Umfeld sind:

- hypovolämischer Schock
  - das Gefäßvolumen ist kleiner als die Gefässgrösse
  - resultierend aus einem Blut- und Flüssigkeitsverlust
    - hämorrhagischer Schock
- distributiver Schock
  - der Gefäßraum ist größer als normal
    - neurogener „Schock" (Hypotonie als ein Ergebnis einer extremen Weitstellung der Gefässe)
- kardiogener Schock
  - das Herz pumpt nicht adäquat
  - resultierend aus einer Verletzung am Herzen
- obstruktiver Schock
  - der Blutfluss ist durch Obstruktion behindert
  - resultierend aus einem Spannungspneumothorax oder einer Herzbeuteltamponade



### *Hämorrhagischer Schock*

Der durchschnittliche erwachsene Mensch mit einem Gewicht von 70 kg hat ein zirkulierendes Blutvolumen von etwa fünf Litern. Die Hämorrhagie (hypovolämischer Schock infolge eines akuten Blutverlustes) wird jeweils abhängig von der Schwere und von der Menge des Blutverlustes in vier Klassen eingeteilt (**Tabelle 3-2**). Diese Klassifizierung ist mit Vorbehalt zu betrachten, da die Klassen keine absoluten Werte des Blutverlustes beschreiben und deutliche Überlappungen möglich sind (**Abbildung 3-10**):

1. Blutungen der Klasse I bedeuten einen Verlust von bis zu 15 % des Blutvolumens beim Erwachsenen (bis zu 750 Milliliter [ml]). Dieses Stadium hat nur wenige klinische Zeichen. Die Tachykardie ist häufig minimal und es treten keine messbaren Änderungen des Blutdrucks, des Pulsdrucks oder der Atemfrequenz auf. Die meisten gesunden Patienten, die diesen Blutverlust erleiden, benötigen lediglich eine Flüssigkeitssubstitution, solange kein weiterer Blutverlust auftritt. Die körpereigenen Kompensationsmechanismen stellen das Verhältnis zwischen der intravaskulären „Behältergröße"

**Tabelle 3-2** Klassifizierung des hämorrhagischen Schocks

| | Klasse I | Klasse II | Klasse III | Klasse IV |
|---|---|---|---|---|
| Blutverlust (in ml) | < 750 | 750–1.500 | 1.500–2.000 | > 2.000 |
| Blutverlust (% des gesamten Blutvolumens) | < 15 % | 15–30 % | 30–40 % | > 40 % |
| Herzfrequenz (Schläge pro Minute) | ↔ | ↔/↑ | ↑ | ↑/↑↑ |
| Blutdruck | ↔ | ↔ | ↔/↓ | ↓ |
| Pulsdruck | ↔ | ↓ | ↓ | ↓ |
| ZNS/mentaler status | etwas ängstlich, | Mild ängstlich, | ängstlich, verwirrt | verwirrt, lethargisch |
| Basenüberschuss | 0 bis -2 | -2 bis -6 | -6 bis -10 | Mehr als -10 |
| Notwendigkeit einer Transfusion | Beobachten | Möglich | Ja | Massentransfusion |

↑ = vermehrt, ↓ = vermindert, ↔ = normalwertig

Hinweis: Die Trends und Beschreibungen der Kriterien, die für die Schockklassen aufgeführt sind, sollten nicht als absolute und alleinige Faktoren interpretiert werden. Die hier angeführten Werte können sich auch signifikant überlappen.

Reproduziert aus: American College of Surgeons (ACS) Committee on Trauma. Advanced Trauma Life Support for Doctors: Student Course Manuel. 8$^{th}$ ed. Chicago, IL: ACS; 2008.

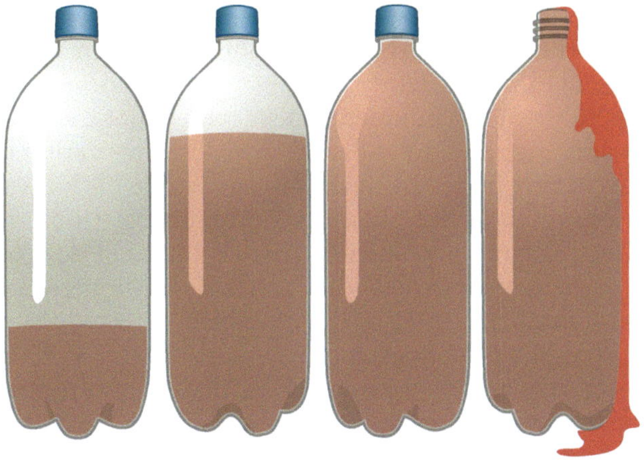


**Abbildung 3-10** Die ungefähre Menge an Blutverlust bei Blutungen der Klasse I, II, III, IV



und dem verfügbaren Flüssigkeitsvolumen wieder her und unterstützen die Aufrechterhaltung des Blutdrucks.

2. Blutungen der Klasse II können einen Verlust von 15 bis 30 % des Blutvolumens (ungefähr 750 bis 1500ml) bedeuten. Die meisten Erwachsenen sind in der Lage, diesen Blutverlust durch Aktivierung des sympathischen Nervensystems zu kompensieren, wodurch der Blutdruck aufrechterhalten wird. Klinische Befunde umfassen eine Tachykardie, eine erhöhte Atemfrequenz und einen verringerten Pulsdruck. Die klinischen Hinweise auf diese Phase sind Tachykardie, Tachypnoe und normaler systolischer Blutdruck. Da der Blutdruck normal ist, wird diese Reaktion als „kompensierter Schock" bezeichnet. Der Patient ist im Schock, aber zu diesem Zeitpunkt kompensationsfähig. Der Schockindex kann in dieser Phase erhöht sein (> 0.9) Die Patienten zeigen sich häufig ängstlich und schreckhaft. Obwohl die Urinproduktion normalerweise nicht in der Präklinik gemessen wird, sinkt diese bei einem Erwachsenen leicht auf 20 oder 30 ml pro Stunde, weil der Körper sich bemüht, Flüssigkeit zurückzuhalten. Gelegentlich benötigen diese Patienten eine Bluttransfusion im Krankenhaus.
3. Blutungen der Klasse III entsprechen einem Verlust von 30 bis 40 % des Blutvolumens (ungefähr 1500 bis 2000 ml). Wenn der Blutverlust diesen Punkt erreicht, können die meisten Patienten den Volumenverlust nicht mehr kompensieren und es kommt zu einer Hypotonie. Der Schockindex ist >1.0. Die

klassischen Schockbefunde sind offensichtlich und umfassen Tachykardie (Herzfrequenz über 120 bis 140 Schlägen pro Minute), Tachypnoe (Atemfrequenz von 30 bis 40 Atemzügen pro Minute) und schwere Angst- bzw. Verwirrtheitszustände. Die Urinproduktion fällt auf 5 bis 15 ml pro Stunde. Viele dieser Patienten benötigen eine Bluttransfusion und eine chirurgische Intervention, um eine hinreichende Stabilisierung zu erreichen und die Blutung zu kontrollieren.

4. Blutungen der Klasse IV entsprechen einen Verlust von mehr als 40 % des Blutvolumens (mehr als 2000 ml). Diese Menge an Blutverlust resultiert in einem schweren Schock, welcher durch eine ausgeprägte Tachykardie (Herzfrequenz über 120 bis 140 Schlägen pro Minute), Tachypnoe (Atemfrequenz von über 35 Atemzügen pro Minute), ausgeprägte Verwirrung oder Lethargie und typischerweise einen stark verringerten systolischen Blutdruck im Bereich von 60 mmHg gekennzeichnet ist. Diese Patienten haben nur wenige Minuten, um zu überleben (**Abbildung 3-11**). Das Überleben hängt von der sofortigen Kontrolle der Blutung (Operation bei inneren Blutungen) und von aggressiver Volumengabe von Blut und Blutprodukten, inklusive einer Massentransfusion ab. Die Massentransfusion ist definiert als Gabe von 3 Einheiten Erythrozytenkonzentrat (EK) innerhalb einer Stunde oder mehr als 10 EK in 24 Stunden.[9,10]

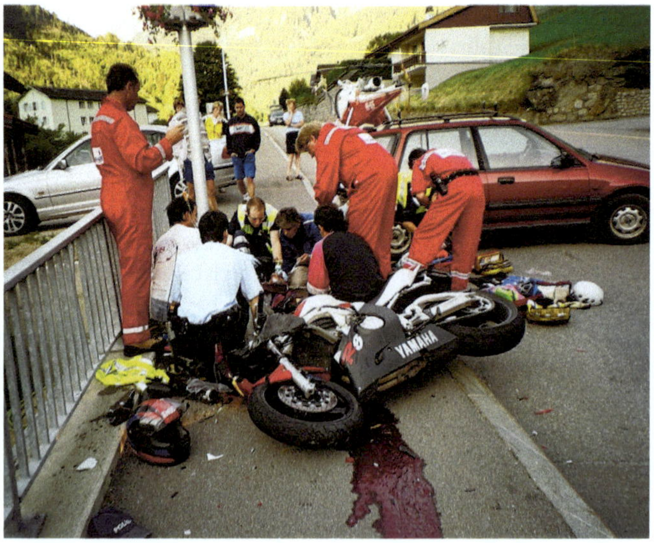


**Abbildung 3-11** Massiver Blutverlust, wie bei diesem Patienten nach einem Motorradunfall, kann schnell zum Schock führen.

Foto mit freundlicher Genehmigung von Air Glaciers, Schweiz

Die Geschwindigkeit, mit der ein Patient einen Schock entwickelt, hängt davon ab, wie schnell das Blut aus dem Kreislauf verloren geht. Bei einem Patienten, der Blut verliert, muss die Blutung gestoppt werden. Wenn ein signifikanter Blutverlust aufgetreten ist, müssen Bluttransfusionen verabreicht werden. Die verlorene Flüssigkeit ist Vollblut, das alle seine verschiedenen Komponenten enthält, einschließlich Erythrozyten mit Sauerstofftransportkapazität, Thrombozyten, Gerinnungsfaktoren und Proteine, um den osmotischen Druck aufrechtzuerhalten.

In der präklinischen Umgebung ist ein Vollblutersatz oder sogar eine Komponententherapie normalerweise nicht verfügbar. Daher sollte bei präklinischen Traumapatienten im hämorrhagischen Schock die Blutungskontrolle durch das Rettungsdienstfachpersonal im Vordergrund stehen, begleitet von einer zurückhaltenden, zielgerichteten Infusionstherapie mit kristalloiden Lösungen und Blutprodukten wenn indiziert und verfügbar. Zudem sind die Patienten schnellstmöglich in ein Krankenhaus zu transportieren, in dem Blut, Plasma und Thrombozytenkonzentrate verfügbar sind und notfallchirurgische Maßnahmen zur Blutungskontrolle durchgeführt werden können. Tranexamsäure (TXA) ist ein gerinnungsstabilisierendes Medikament, welches seit Jahren zur Blutungskontrolle auch in der Präklinik eingesetzt wird. TXA bindet an Plasminogen und verhindert, dass dieses zu Plasmin umgewandelt wird, wodurch der Abbau von Fibrin in einem Blutgerinnsel verhindert wird.

Frühere Forschungsergebnisse zum Schock empfahlen drei Liter Elektrolytlösung für jeden Liter verlorenes Blut.[11] Diese hohe Flüssigkeitsmenge wurde für notwendig erachtet, da nur etwa ein Viertel bis ein Drittel des Volumens einer isotonischen Kristalloidlösung wie NaCl 0.9% oder Ringer-Lactatlösung 30 bis 60 Minuten nach dem Infundieren intravaskulär verblieb.

Neuere Forschungsergebnisse konzentrieren sich auf den Ansatz, dass dem Patienten auf dem Weg zum Krankenhaus ein begrenztes Volumen an Elektrolytlösung verabreicht wird, bevor der Patient im Krankenhaus dann mit Blutprodukten behandelt wird. Wird jedoch zu viel kristalloide Flüssigkeit verabreicht, kann es zu vermehrter interstitieller Flüssigkeit (Ödem) kommen, die möglicherweise den Sauerstofftransfer zuerst zu den verbliebenen Erythrozyten und dann in die Gewebezellen beeinträchtigt. Das Ziel ist nicht, den Blutdruck auf Normalwerte zu bringen, sondern ausreichend Flüssigkeit zur Verfügung zu stellen, um die Perfusion aufrechtzuerhalten und weiterhin den Transport sauerstoffreicher Erythrozyten zu Herz, Gehirn und Lungen zu ermöglichen. Die Anhebung des Blutdrucks mit Kristalloiden auf normale Werte führt nur zur Verdünnung von Gerinnungsfaktoren sowie das Auflösen von Gerinnseln und vermehrter Blutung.

Die üblicherweise bevorzugte kristalloide Infusionslösung zur Behandlung des hämorrhagischen Schocks ist Ringer-Laktat. NaCl-Lösung in 0.9%iger Konzentration («physiologische» Kochsalzlösung) ist eine weitere isotonische kristalloide Volumenersatzlösung. Ihre Verwendung kann jedoch zur Hyperchlorämie (deutlicher Anstieg des Chloridspiegels im Blut) führen, was bei grossen Volumengaben zu einer Azidose führen kann.

Bei signifikantem Blutverlust ist die optimale Ersatzflüssigkeit idealerweise so nahe wie möglich dem Vollblut entsprechend.[12,13] Der erste Schritt ist die Verabreichung von Erythrozyten und Plasma in einem Verhältnis von 1:1. Thrombozyten und andere Gerinnungsfaktoren werden nach Bedarf hinzugefügt. Plasma enthält eine große Anzahl von Gerinnungsfaktoren und anderen Komponenten, die zur Kontrolle des Blutverlusts aus kleinen Gefäßen benötigt werden.

Es gibt 13 Faktoren in der Gerinnungskaskade (**Abbildung 3-12**). Bei Patienten mit massivem Blutverlust und der Notwendigkeit von großen Volumina an Blutprodukten sind diese Faktoren verloren gegangen. Die Plasmatransfusion ist eine zuverlässige Quelle für die meisten dieser Faktoren. Wenn ein großer Blutverlust eingetreten ist, dann braucht es zur Kontrolle der Hämorrhagie eines grossen Gefäßes eine operative Versorgung, oder in manchen Fällen eine endovaskuläre Platzierung von thrombogenem Metall oder gerinnungsfördernden Schwämmen für die definitive Versorgung.

## Distributiver (vasogener) Schock

Ein distributiver oder vasogener Schock tritt auf, wenn sich das Volumen des Gefäßsystems ohne eine proportionale Zunahme des Flüssigkeitsvolumens erweitert. Nach einem akuten Trauma tritt dies typischerweise bei Patienten auf, die eine Rückenmarksverletzung erlitten haben.

### Neurogener „Schock"

Ein neurogener „Schock" oder besser eine neurogene Hypotonie (Hypotonie ohne Tachykardie) tritt auf, wenn eine Rückenmarksverletzung den Weg des sympathischen Nervensystems unterbricht. Hierbei handelt es sich in der Regel um Verletzungen des Zervikalbereichs (Halsbereich) oder des oberen Thoraxbereichs. Aufgrund des Verlustes der sympathischen Kontrolle des Gefäßsystems, das die glatten Muskeln in den Wänden der Blutgefäße kontrolliert, erweitern sich die peripheren Gefäße unterhalb des Verletzungsniveaus. Die Verringerung des Systemgefäßwiderstandes führt zur peripheren Vasodilatation. Der Patient mit einem neurogenen Schock ist nicht hypovolämisch – das normale Blutvolumen reicht einfach nicht aus, um das Volumen des vasodilatierten Körperkreislaufs zu füllen.

Bei der neurogenen Form des Schocks bleibt die Sauerstoffversorgung des Gewebes in der Regel ausreichend (MAP > 65 mmHg). Die Perfusion ist trotz des niedrigen Blutdrucks (neurogene Hypotonie) normal. Außerdem bleibt die Energieproduktion bei neurogener Hypotonie ausreichend.

Obwohl sowohl ein dekompensierter, hypovolämischer Schock als auch eine neurogene Hypotension zu einem verringerten systolischen Blutdruck führen, sind die klinischen Zeichen und Vitalparameter sowie die Behandlung für jede Erkrankung unterschiedlich (**Tabelle 3-3**). Ein hypovolämischer Schock ist durch einen verringerten systolischen und diastolischen Druck und einen schwachen Pulsdruck gekennzeichnet. Der neurogene Schock zeigt zwar auch einen verringerten systolischen und diastolischen Druck, aber der Pulsdruck bleibt normal oder nimmt sogar zu. Hypovolämie führt zu kalter, feuchter, blasser oder zyanotischer Haut und zu einer verzögerten kapillären Füllungszeit. Bei einem neurogenen Schock hat der Patient insbesondere unterhalb (caudal) des verletzten Bereichs warme und trockene Haut. Bei Patienten mit hypovolämischem Schock ist der Puls schwach, fadenförmig und schnell. Bei einer neurogenen Hypotension zeigt sich der Puls aufgrund unbehelligter parasympathischer Aktivität des Herzens typischerweise eher bradykard als tachykard, wobei die Pulsqualität schwach sein kann. Hypovolämie führt zu einem verminderten Bewusstseinsniveau oder zumindest zu Angstzuständen und nicht selten Aggressivität. Bei fehlendem Schädel-Hirn-Trauma ist der Patient mit neurogener Hypotension in liegender Position in der Regel aufmerksam, orientiert und bei klarem Verstand (**Kasten 3-2**).

Bei Patienten mit neurogener Hypotension liegen häufig Begleitverletzungen vor, die zu signifikanten Blutungen führen können. Daher sollten Patienten, die eine neurogene Hypotension und potenzielle physische Anzeichen einer Hypovolämie haben, zunächst so behandelt werden, als ob ein Blutverlust vorliegt. Die Blutdruckstabilisierung mit Vasopressoren kann hilfreich sein, sollte aber nur nach Sicherung einer ausreichenden Infusionstherapie zur Stabilisierung der hämorrhagischen Komponente der Hypotonie in Betracht gezogen werden.

## Der kardiogene Schock

Ein kardiogener Schock oder ein Versagen der Pumpaktivität des Herzens resultiert aus Ursachen, die entweder intrinsischer (Folge einer direkten Herzschädigung) oder extrinsischer (im Zusammenhang mit einem Problem außerhalb des Herzens) Art sind.

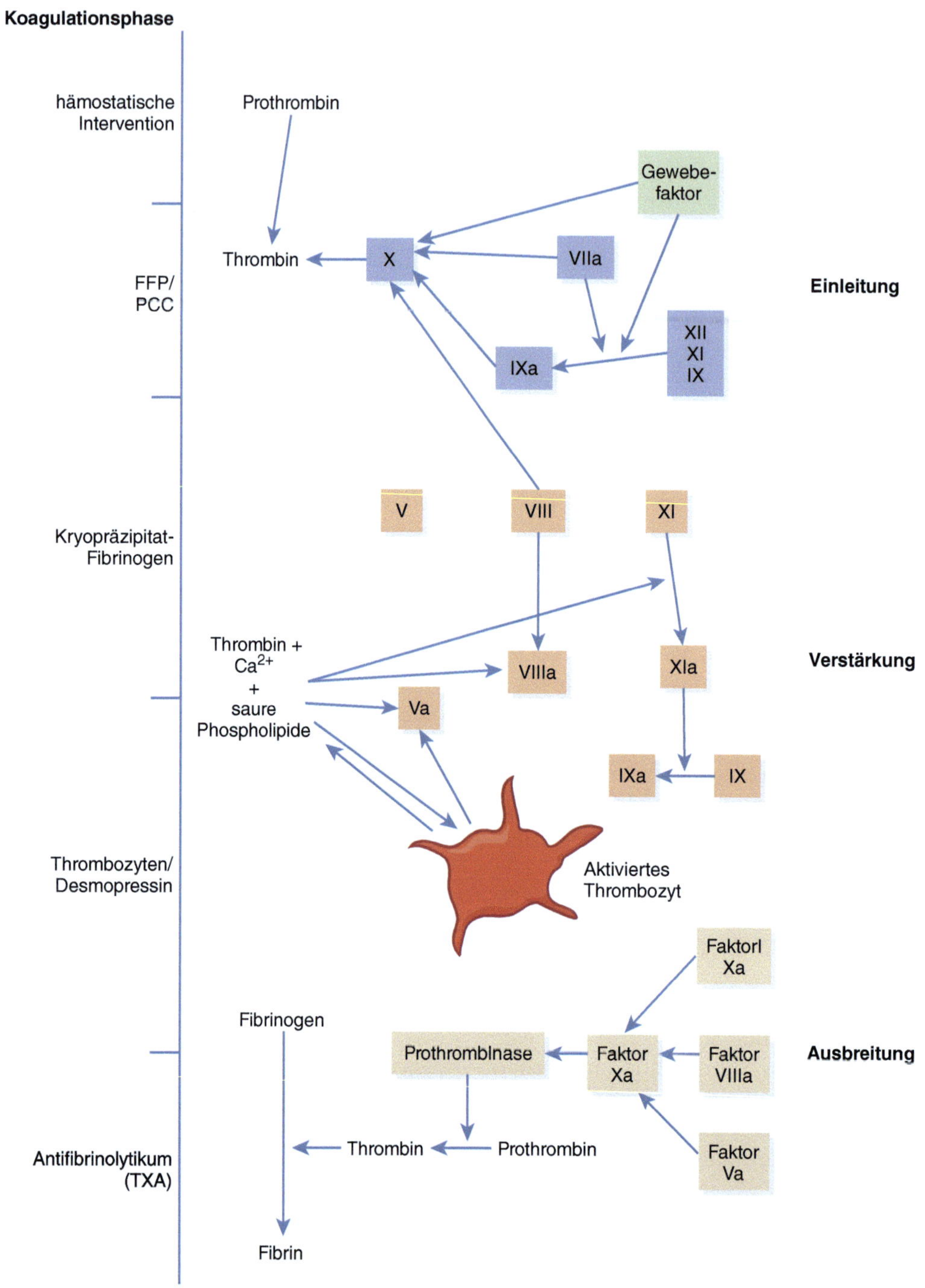


**Abbildung 3-12** Gerinnungskaskade: Eine visuelle Beschreibung der Gerinnungskaskade mit klinischem Korrelat. Ein Blutgerinnsel formt sich über 3 Phasen: Einleitung, Verstärkung und Ausbreitung. Die Formation eines Blutgerinnsels wird eingeleitet, verschiedene Gerinnungsfaktoren werden aktiviert und Prothrombin wird zu Thrombin umgewandelt. Das Gerinnsel wird verstärkt durch die Aktivierung von verschiedenen Gerinnungsfaktoren inklusive Calcium. Während das Blutgerinnsel sich vergrössert, spielen die Plättchen eine zentrale Rolle und zusätzliche Gerinnungsfaktoren stimulieren die Bildung von mehr Thrombin und Fibrin. Das Gerinnsel kann sich auch auflösen: Beim Trauma werden die Gerinnsel durch Fibrinolyse manchmal zu früh aufgelöst. Dem kann man durch ein Antifibrinolytikum (z.B. Tranexamsäure) entgegenwirken, um die normale Stabilität des Blutgerinnsels zu erhalten. Empfohlene notfallmässige Behandlungsmassnahmen (z.B. Blutprodukte) werden aufgeführt entsprechend den verschiedenen Stadien der Gerinnungskaskade.

Abkürzungen: FFP: Fresh Frozen Plasma (Frisch gefrorenes Plasma), PCC Prothrombin Complex Concentrate (Prothrombin-Komplex-Konzentrat)

**Tabelle 3-3** Klinische Zeichen der verschiedenen Schocktypen

| Vitalzeichen | Hypovolämischer Schock | Neurogene Hypotension | Kardiogener Schock |
|---|---|---|---|
| Hauttemperatur / Hautqualität | kühl, feucht | warm, trocken | kühl, feucht |
| Hautfarbe | blass, zyanotisch | rosig | blass, zyanotisch |
| Blutdruck | abfallend | abfallend | abfallend |
| Bewusstseinszustand | verändert | klar | verändert |
| Kapilläre Füllungszeit | verlängert | normal | verlängert |



**Kasten 3-2** Neurogene Hypotension versus spinaler Schock

Der Begriff neurogene Hypotension bezieht sich auf eine Störung des sympathischen Nervensystems, typischerweise aufgrund einer Verletzung des Rückenmarks oder eines hämodynamischen Phänomens, das zu einer erheblichen Erweiterung der peripheren Arterien führt. Unbehandelt kann dieses zu einem Schock und gestörter Perfusion von Gewebe führen. Obwohl die beiden Zustände in einem Atemzug genannt werden, sollte jedoch keine Verwechslung mit dem spinalen Schock erfolgen. Dieser Begriff bezieht sich auf eine Verletzung des Rückenmarks, die zu einem vorübergehenden Verlust des spinalen Reflexbogens führt.



## *Intrinsische Ursachen*

### Schädigung von Herzmuskelzellen

Jede Verletzung, die den Herzmuskel beschädigt, kann sich auf die Auswurfleistung auswirken. Die Schädigung kann zum Beispiel durch direkte Quetschung des Herzmuskels verursacht werden (wie bei einer stumpfen Herzverletzung, die eine Herzkontusion verursacht). Bei dieser Art von Verletzung kommt es zu einem Teufelskreis: Verminderte Oxygenierung verursacht verminderte Kontraktilität, was zu einer verminderten Herzleistung und somit zu einer Verringerung der systemischen Durchblutung führt. Eine verminderte Perfusion führt zu einer anhaltenden Abnahme der Sauerstoffzufuhr und somit zu einer Fortsetzung des Teufelskreises. Wie jeder Muskel arbeitet auch der Herzmuskel schlechter, wenn er gequetscht oder geschädigt wurde.

### Herzklappenverletzungen

Ein plötzlicher, kräftiger Druck auf die Brust oder den Bauch kann die Herzklappen beschädigen. Eine schwere Herzklappenverletzung führt zu einer akuten Herzklappeninsuffizienz, bei der eine erhebliche Menge Blut in die Kammer zurückfließt, aus der sie gerade gepumpt wurde. Diese Patienten entwickeln häufig sehr schnell eine Herzinsuffizienz, die sich in einem Lungenödem und kardiogenem Schock äußert. Ein neu aufgetretenes Herzgeräusch ist ein wichtiger diagnostischer Hinweis.

## *Extrinsische Ursachen*

### Herzbeuteltamponade

Flüssigkeit im Herzbeutel verhindert, dass das Herz während der diastolischen Phase (Entspannung) des Herzzyklus vollständig gefüllt wird. Bei einem Trauma tritt Blut aus einer Perforation des Herzmuskels in die Perikardhöhle ein. Das Blut sammelt sich, nimmt Raum ein und verhindert, dass sich die Wände des Ventrikels ausreichend ausdehnen können. Das hat zwei negative Auswirkungen auf das Herzzeitvolumen: 1. Für jede Kontraktion steht weniger Volumen zur Verfügung, da sich die Ventrikel nicht vollständig ausdehnen können und 2. eine unzureichende Füllung verringert die Dehnung des Herzmuskels und führt zu einer verringerten Stärke der Herzkontraktion. Zusätzlich wird bei jeder Kontraktion mehr Blut durch das Loch aus dem Ventrikel in den Herzbeutel gedrückt, wodurch das Herzminutenvolumen weiter beeinträchtigt wird (**Abbildung 3-13**). Ein schwerer Schockzustand und Tod können die Folge sein. (Siehe auch Kapitel 10, *Thoraxtrauma, für weitere Informationen.*)

## *Spannungspneumothorax*

Wenn in die Pleurahöhle einer Thoraxhälfte Luft eindringt, kollabiert die Lunge zunächst durch ihre elastischen Rückstellkräfte. Wird durch einen Ventilmechanismus

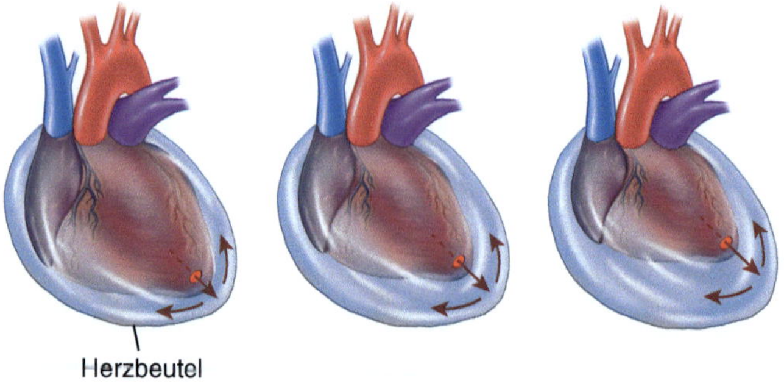


**Abbildung 3-13** Herzbeuteltamponade. Da Blut aus einem Loch im Herzmuskel in die Perikardhöhle strömt, begrenzt es die Expansion des Ventrikels. Daher kann der Ventrikel nicht vollständig gefüllt werden. Wenn sich mehr Blut im Perikardraum ansammelt, steht weniger Raum für den Ventrikel zur Verfügung und das Herzminutenvolumen wird reduziert.



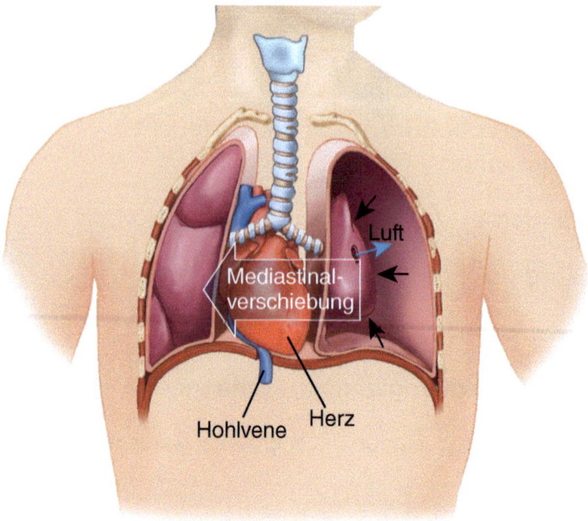


**Abbildung 3-14** Spannungspneumothorax. Wenn die im Pleuraspalt eingeschlossene Luftmenge stetig zunimmt, kollabiert nicht nur die Lunge auf der betroffenen Seite, sondern das Mediastinum verschiebt sich auf die andere Seite. Die mediastinale Verschiebung beeinträchtigt den venösen Rückstrom des Blutes zum Herzen durch die obere und untere Hohlvene, wodurch das Herzzeitvolumen verringert und gleichzeitig die gegenüberliegende Lunge komprimiert wird.



im gleichzeitig verletzten Lungengewebe und unter Beatmung auch noch Druck in der betroffenen Brusthöhle aufgebaut, wird die entsprechende Lunge zusätzlich komprimiert. Die betroffene Lunge kann die Luft nicht mehr wie üblich über den Nasopharynx einatmen, was zu mindestens vier Problemen führen kann:

1. Das Atemzugvolumen wird mit jedem Atemzug verringert.
2. Die kollabierten Alveolen stehen nicht für die Sauerstoffübertragung an die Erythrozyten zur Verfügung.
3. Die Lungenblutgefäße sind kollabiert, wodurch der Blutfluss in die Lunge und das Herz verringert wird.
4. Eine größere Kraft der Herzkontraktion ist erforderlich, um Blut durch die Lungengefäße zu drücken (pulmonale Hypertonie).

Wenn sich das Mediastinum verschiebt, wird die gegenüberliegende Lunge komprimiert. Die Kompression und das Abknicken der Vena cava superior und inferior behindern den venösen Rückstrom des Blutes zum Herzen, was zu einem deutlichen Rückgang der Vorlast führt (**Abbildung 3-14**). All diese Faktoren reduzieren das Herzzeitvolumen, und es kommt schnell zu einem Schock. (Weitere Informationen finden Sie im Kapitel 10: *„Thoraxtrauma"*.)

# Beurteilung des Schockpatienten

Bei der Beurteilung des Schockzustands muss nach den subtilen ersten Anzeichen einer Hypoperfusion der vitalen Organe gesucht werden. Dies erfordert im präklinischen Umfeld die Beurteilung von Organen und Systemen, die sofort untersucht werden können. Solche Systeme sind das zentrale Nervensystem (ZNS), das kardiovaskuläre System, das Atmungssystem, die Haut und die Extremitäten sowie die Nieren. Zu den Anzeichen einer verminderten Durchblutung, Energieproduktion und der Reaktion des Körpers gehören:

- verminderte Vigilanz, Angst, Desorientierung, auffälliges Verhalten (ZNS),
- Tachykardie, verminderter systolischer Blutdruck und Pulsdruck (kardiovaskuläres System),
- schnelle, flache Atmung (Atmungssystem),
- kalte, blasse, feuchte, kaltschweißige oder sogar zyanotische Haut mit verlängerter kapilläre Füllungszeit (Haut und Extremitäten) und
- verminderte Urinausscheidung (Nieren), die im präklinischen Umfeld selten, allenfalls bei längerem oder verzögertem Transport bei Vorhandensein eines Blasendauerkatheters festgestellt wird.

Weil Blutverlust bei einem Traumapatienten die häufigste Ursache des Schocks ist, muss das Rettungsdienstfachpersonal bis zum Beweis des Gegenteils bei jeder Hypotension von einem massiven Blutverlust ausgehen. Sie sollen mit der höchsten Priorität zuerst nach äußeren Blutungen suchen und sie, falls möglich, sofort unter Kontrolle bringen. Die Kontrolle der Blutung kann Techniken wie das Anwenden von direktem Druck, Druckverband, Beckengurt und Tourniquets oder das Schienen von Extremitätenfrakturen beinhalten.

Wenn es keine Anzeichen für eine äußere Blutung gibt, sollte eine innere Blutung vermutet werden. Da die endgültige Therapie einer der inneren Blutung im präklinischen Umfeld nicht umzusetzen ist, erfordert die Identifizierung einer inneren Blutungsquelle einen schnellen Transport in die nächste geeignete Klinik. Innere Blutungen können im Thorax, im Bauchraum, im Becken oder im Retroperitoneum auftreten. Hinweise auf stumpfe oder penetrierende Brustverletzungen mit verminderten Atemgeräuschen lassen auf eine Blutungsquelle im Thorax schließen. Der Unterleib, das Becken und das Retroperitoneum können eine Blutungsquelle mit Anzeichen eines stumpfen (z. B. Ekchymose) oder eines penetrierenden Traumas sein. Dazu gehören eine abdominelle Auftreibung oder Druckempfindlichkeit im Unterleib, Beckeninstabilität, Beinlängenverkürzungen, durch Bewegung verstärkte Schmerzen im Beckenbereich, perineale Ekchymosen und Blut am Harnröhrengang. In einigen Gegenden wird prähospitaler Ultraschall zur Durchführung einer erweiterten fokussierten Beurteilung mit Sonographie für Trauma (eFAST) verwendet, um Anzeichen für innere Blutungen zu erkennen.[14] Die eFAST-Untersuchung kann intraperitoneale Flüssigkeit (d. h. Blut) oder Anzeichen erkennen, die auf einen Pneumothorax nach einem stumpfen Trauma hindeuten.

Wenn nach der Beurteilung keine Blutung als Ursache des Schocks vermutet wird, müssen die anderen Schockursachen in Betracht gezogen werden. Dazu gehören die Herzbeuteltamponade und der Spannungspneumothorax (beides offensichtlich durch gestaute Halsvenen gegenüber kollabierten Halsvenen bei hämorrhagischem Schock) oder der neurogene Schock. Verminderte Atemgeräusche auf der Seite der Brustverletzung, ein subkutanes Emphysem, Atemnot (Tachypnoe) und eine Trachealverschiebung (selten am Einsatzort zu beobachten) deuten auf einen Spannungspneumothorax hin. Das Vorhandensein dieser Anzeichen deutet auf die Notwendigkeit einer sofortigen Dekompression der betroffenen Brustseite hin.

Es können unterschiedliche Symptome bei unterschiedlichen Schockformen auftreten. So können zum Beispiel stumpfe oder penetrierende Traumata, gedämpfte Herztöne, die auf eine Herzbeuteltamponade hinweisen (in dem meist lauten prähospitalen Umfeld schwer zu hören) oder Arhythmien einen Hinweis auf einen kardiogenen Schock geben. Hypotonie und Bradykardie in Verbindung mit warmen Extremitäten lassen eine neurogene Hypotonie vermuten. Die meisten, wenn nicht alle dieser Symptome, können von dem aufmerksamen Rettungsdienstfachpersonal erkannt und für die jeweilige Schockform angemessen behandelt werden, wenn es präklinisch machbar ist.

Die Untersuchung des Patienten kann in einzelne Bereiche unterteilt werden. So ist es wichtig zu beurteilen, ob der Atemweg des Patienten frei ist, ob seine Atmung suffizient ist und wie die Perfusion des Patienten ist (Hautfarbe/-temperatur, kapilläre Füllungszeit und Blutdruck). Jeder dieser Aspekte wird im Folgenden in der initialen Beurteilung (Primary Survey) und der erweiterten Beurteilung (Secondary Survey) einzeln abgehandelt. Die gleichzeitige Bewertung dieser Aspekte ist ein wichtiger Bestandteil der Patientenbeurteilung und ist notwendig, um in möglichst kurzer Zeit viele Informationen über den Patienten zu gewinnen.

## Initiale Beurteilung (Primary Survey)

Einer der ersten Schritte bei der Beurteilung eines Patienten ist die initiale Beurteilung des Patientenzustandes. Die folgenden Anzeichen weisen auf einen lebensbedrohlichen Zustand des Patienten hin:

- leichte Angst, die in eine Verwirrung oder eine verminderte Bewusstseinslage übergeht,
- leichte Tachypnoe, die in eine schnelle, angestrengte Atmung übergeht,
- leichte Tachykardie, die in eine ausgeprägte Tachykardie übergeht,
- schwacher Radialispuls, der in einen fehlenden Radialispuls übergeht,
- blasse oder zyanotische Hautfarbe,
- verlängerte kapilläre Füllungszeit,
- Verlust der Pulse an den Extremitäten,
- Hypothermie und
- Durstgefühl.

Jede Beeinträchtigung der Atemwege, der Atmung oder des Kreislaufsystems muss unverzüglich vor einer weiteren Verschlechterung behoben werden. Die folgenden Schritte werden in einer Reihenfolge aufgeführt, obwohl alle dieser Untersuchungen und Behandlungen nach Möglichkeit mehr oder weniger simultan durchgeführt (**Kasten 3-3** und **Kasten 3-4**).

### *Lebensbedrohliche Blutungen*

Blutende Patienten sterben schnell. So ist es möglich, in wenigen Minuten nach einer signifikanten arteriellen Verletzung zu verbluten, weshalb äußere Blutungen sofort gestoppt werden müssen. Der Patient kann auf der Hauptquelle der Blutung liegen oder sie kann durch die Kleidung des Patienten verborgen sein. Der Patient kann eine signifikante Menge von Blut aufgrund von Kopfhautverletzungen (hohe Dichte von Blutgefäßen) oder aufgrund von Verletzungen großer Blutgefäße (A. subclavia, axillaris, brachialis, radialis, ulnaris, carotis, femoralis oder poplitea) verlieren. Untersuchen Sie den Patienten

**Kasten 3-3** XABCDE

Der Primary Survey des Traumapatienten betont die Kontrolle von lebensbedrohlichen externen Blutungen als ersten Schritt in der Sequenz. Obwohl die Schritte des Primary Surveys in sequenzieller Weise unterrichtet und dargestellt werden, können und sollen diese - je nach verfügbarer Hilfe - simultan durchgeführt werden. Die Schritte können anhand des Akronyms XABCDE erinnert werden.

- **X** – (eXsanguinating bleedings) Kontrolle von lebensbedrohlichen äusseren Blutungen
- **A** – Airway: Atemwegsmanagement mit Inline-Stabilisation der Halswirbelsäule wenn angebracht
- **B** – Breathing: Atmung (Beatmung und Sauerstoffapplikation)
- **C** – Circulation: Kreislauf (Perfusion und andere Blutungen)
- **D** – Disability: neurologisches Defizit
- **E** – Expose/Environment: Entkleiden des Patienten, Beurteilung aller relevanten Körperregionen, Wärmeerhalt



**Kasten 3-4** MARCH

MARCH ist ein alternatives Akronym wie XABCDE, mit welchem das Patientenassessment beschrieben werden kann. MARCH wird von Rettungsdienstfachpersonal verwendet, die im Traumabereich und taktischen Situationen tätig sind. MARCH steht für

- **M** - Massive hemorrhage (massive Blutung): Stoppe die lebensbedrohliche Blutung mit einem Tourniquet, Beckengurt, hämostatischen Verband oder konventionellem Druckverband.
- **A** - Airway (Atemweg): Untersuche den Atemweg auf Obstruktion und halte diesen offen durch Positionierung, nasopharyngealer Atemwegshilfe, erweitertem Atemwegsmanagement oder chirurgische Intervention.
- **R** - Respirations (Respiration): Untersuche auf penetrierende Thoraxwunden, offene (saugende) Thoraxwunden und Spannungspneumothoraces.
- **C** - Circulation (Kreislauf): Untersuche und behandle einen Schock. Etabliere einen i.v.- oder i.o.-Zugang und initiiere eine Volumengabe wenn medizinisch indiziert.
- **H** - Head/hypothermia (Kopf/Hypothermie): Verhindere eine sekundäre Hirnschädigung, welche durch eine Hypotension, Hypoxie oder einen erhöhten ICP entstehen kann. Schütze den Patienten vor Hypothermie. Hitze, chemische oder giftige Stoffe können ebenso Risikofaktoren sein. Schiene jede grössere Fraktur, und schränke die Wirbelsäulenbeweglichkeit für Risikopatienten ein (MARCH PAWS-Akronym - Pain (Schmerz), Antibiotics (Antibiotika), Wounds (Wunden), Splinting (Schienung))

Der MARCH-Ansatz ist nahezu identisch mit dem XABCDE-Ansatz, welches die Herangehensweise von Rettungsdienstfachpersonal bei zivilen Traumapatienten ist. Eine direkte Gegenüberstellung hebt die Gemeinsamkeiten hervor:

| | |
|---|---|
| **M**assive hemorrhage | e**X**sanguinating hemorrhage |
| **A**irway | **A**irway |
| **R**espirations | **B**reathing |
| **C**irculation | **C**irculation |
| **H**ead/hypothermia | **D**isability |
| | **E**xpose/environment |



schnell auf Anzeichen für schwere Blutungen aus einem grossen Gefäß und leiten Sie geeignete Maßnahmen ein, wie z. B. das Anlegen eines Extremitäten-Tourniquets, eines Druckverbands am Kopf oder das Austamponieren einer Wunde, die nicht anders behandelbar ist.

## Atemweg

Der Atemweg sollte bei allen Patienten rasch untersucht werden. Ein offener Atemweg ist die vitale Voraussetzung, um ausreichende Mengen an Sauerstoff zu den Zellen transportieren zu können. In der Reihenfolge der Priorität sind nachfolgend die Patienten aufgelistet, die ein umgehendes Atemwegsmanagement benötigen:

1. Patienten, die nicht atmen
2. Patienten mit einem offensichtlich kompromittierten Atemweg
3. Patienten mit pathologischen Atemgeräuschen
4. Patienten mit einer abnormalen Atemfrequenz

## Atmung

Der anaerobe Stoffwechsel, der mit einer verminderten zellulären Sauerstoffversorgung einhergeht, führt zu einem Anstieg von Laktat. Die aus der Azidose erzeugten Wasserstoffionen werden durch das Puffersystem im Körper in Wasser und Kohlendioxid umgewandelt. Das Sensorsystem des Gehirns erkennt diese abnormale Zunahme der Kohlendioxidmenge und stimuliert das Atmungszentrum, um die Geschwindigkeit und die Tiefe der Atmung zu erhöhen, damit das Kohlendioxid abgeatmet werden kann. Eine Tachypnoe ist daher häufig eines der ersten Anzeichen eines anaeroben Stoffwechsels und somit eines Schocks, sogar noch eher als eine erhöhte Pulsfrequenz. Im Primary Survey muss die Atemfrequenz nicht ausgezählt werden. Stattdessen sollte die Atmung als langsam, normal, schnell oder sehr schnell eingeschätzt werden. Eine sehr langsame Atemfrequenz in Verbindung mit einem Schock deutet im Allgemeinen darauf hin, dass sich der Patient in einem schweren Schockzustand befindet und möglicherweise kurz vor einem Herzstillstand steht. Eine schnelle Atemfrequenz ist auch bedenklich und muss Anstoß für die Suche nach der Ursache des Schocks sein. Es könnte auch ein Zeichen für ein rein respiratorisches Problem sein, wie z. B. ein einfacher Pneumothorax oder eine beginnende Herzbeuteltamponade.

Ein Patient, der versucht, eine Sauerstoffmaske zu entfernen, insbesondere wenn diese Reaktion mit Angst und Verwirrung einhergeht, zeigt ein weiteres Anzeichen einer zerebralen Ischämie. Dieser Patient hat „Lufthunger" und hat das Bedürfnis nach mehr Sauerstoff. Das Vorhandensein einer Maske über der Nase und dem Mund gibt ihm das Gefühl eines Atemhindernisses. Dies sollte für den Helfer ein Hinweis darauf sein, dass der Patient wahrscheinlich zu wenig Sauerstoff erhält und das Gehirn deshalb hypoxäm ist.

Eine verminderte Sauerstoffsättigung ($SpO_2$), gemessen mit dem Pulsoxymeter, bestätigt die Hypoxämie. Jeder Pulsoxymeter-Wert unter 94 % (auf Meereshöhe) ist besorgniserregend und sollte als Anstoss zur Ursachensuche der Hypoxämie dienen. Die Messung und kontinuierliche Überwachung des endtidalen Kohlendioxids ($etCO_2$) ist Routine bei Patienten im Rettungsdienst, deren Atemweg durch eine Intervention wie z.B. eine Intubation gesichert worden ist. Während die Korrelation zwischen dem $etCO_2$ und dem Partialdruck von Kohlendioxid im arteriellen Blut ($PaCO_2$) bei dem Patienten mit ausreichender Perfusion gut ist, ist die Korrelation bei dem Patienten im Schock schlecht, wodurch seine Nützlichkeit zur Beurteilung der Atmung eingeschränkt wird. Die Überwachung des $etCO_2$ kann aber immer noch helfen, Veränderungen und Trends der Perfusion zu erkennen.

Es ist immer wichtig, sich daran zu erinnern, die Monitorwerte im Zusammenhang mit dem klinischen Bild des Patienten zu bewerten. Wenn das Aussehen des Patienten auf eine Hypoxämie hindeutet, behandeln Sie den Patienten wegen der Hypoxämie, auch wenn Ihnen der Monitor etwas anderes anzeigt. Beachten Sie zum Beispiel, dass periphere Pulsoxymetriemessungen nicht zuverlässig sind, wenn sich Patienten im dekompensierten Schock befinden. Weil in der Präklinik die zentrale Pulsoxymetrie in der Regel nicht verfügbar ist, sollte die Kurvenform des Oxymeters betrachtet werden, um die Zuverlässigkeit der Messung zu bestimmen. Das Plethysmogramm tritt normalerweise pulssynchron auf.

## Kreislauf

Es gibt zwei Komponenten bei der Beurteilung der Zirkulation:

- Hämorrhagie und die Menge an verlorenem Blut
- Perfusion mit sauerstoffreichem Blut
  - gesamter Körper
  - regional

Die Informationen, die sich während der Beurteilung des Herz-Kreislauf-Systems ergeben, helfen zum einen, eine schnelle Bestimmung des totalen Blutvolumens und der Perfusion des Patienten zu erhalten, zum anderen erlauben sie eine simultane Beurteilung spezifischer Körperregionen. Wenn z. B. die kapilläre Füllungszeit, der Puls, die Hautfarbe (oder die Farbe des Nagelbettes bei dunkel pigmentierten Patienten) und die Temperatur der unteren Extremität geprüft werden, zeigen sie vielleicht eine eingeschränkte Perfusion an, während die gleichen Zeichen in der oberen Extremität möglicherweise normal sind. Diese Diskrepanz bedeutet nicht, dass diese Zeichen ungenau wären, sondern dass die Körperregionen unterschiedlich perfundiert werden. Die wichtigste Frage, die beantwortet werden muss, ist die Frage nach dem „Warum"! Daher ist es wichtig, die Zirkulation und die Perfusion in mehr als einem Teil des Körpers zu überprüfen und sich daran zu erinnern, dass sich die Beurteilung des körperlichen Zustandes nicht nur auf einen Körperteil bezieht.

## Hämorrhagie

Bemühungen, die Perfusion wiederherzustellen, sind bei anhaltender Blutung wenig bis gar nicht wirksam. Schwere äußere Blutungen sollten im Primary Survey als erstes gestoppt worden sein. Das Rettungsdienstfachpersonal sollte regelmässig eine Neubeurteilung des Patienten vornehmen, um sicherzustellen, dass die Blutung weiterhin sistiert, und sollte nach zusätzlichen Blutungsquellen suchen.

Ein Blutverlust bedeutet immer den Verlust von Erythrozyten und einen daraus resultierenden Verlust der Sauerstofftransportfähigkeit. Während ein blutender Patient möglicherweise einen „normalen" $SpO_2$-Wert hat, weil das Blut vollständig mit Sauerstoff gesättigt ist, wird die gesamte Sauerstoffversorgung insuffizient sein, um alle Körperzellen zu versorgen – und das führt zur Hypoxie.

## Puls

Die nächste wichtige Untersuchung bezüglich der Perfusion ist der Puls. Anfänglich wird bestimmt, ob der Puls an der untersuchten Arterie spürbar ist. Im Allgemeinen weist der Verlust eines Radialpulses auf eine schwere Hypovolämie (oder seltener einen vaskulären Schaden am

Arm) hin. Insbesondere wenn ein zentraler Puls, wie der an einer Halsschlagader oder einer Oberschenkelarterie, schwach, fadenförmig oder extrem schnell ist, lässt sich ein Schluss auf den Status des Kreislaufs des gesamten Körpers ziehen. Wenn der Puls tastbar ist, sollten sein Charakter und seine Stärke wie folgt beurteilt werden:

- Ist der Puls stark oder schwach und fadenförmig tastbar?
- Ist der Puls normal, zu schnell oder zu langsam?
- Ist der Puls regelmäßig oder unregelmäßig?

Obwohl viele an der Behandlung von Traumapatienten beteiligte Personen sich auf den Blutdruck des Patienten konzentrieren, sollte während des Primary Surveys keine kostbare Zeit aufgewendet werden, um den Blutdruck zu messen. Der exakte Wert des Blutdrucks ist bei dem Primary Survey viel weniger aussagekräftig als bei anderen früheren Anzeichen eines Schocks. Signifikante Informationen können aus der Pulsfrequenz und ihrem Charakter bestimmt werden. Bei einer Serie von Traumapatienten war ein radialer Puls, der von den Probanden als „schwach" charakterisiert wurde, mit einem Blutdruck verbunden, der im Durchschnitt 26 mmHg niedriger war als ein als „normal" angenommener Puls. Noch wichtiger ist, dass Traumapatienten mit einem schwachen Puls ein 15-mal höheres Sterberisiko hatten als solche mit einem normalen Puls.[15] Obwohl der Blutdruck im Allgemeinen zu Beginn des Secondary Surveys ermittelt wird, kann der Blutdruck zu einem früheren Zeitpunkt der Patientenbeurteilung palpiert oder gemessen werden, wenn ausreichend Personal zur Verfügung steht.

## Vigilanz

Die Bewertung des Bewusstseinszustandes eines Patienten ist Teil des „D" im X-ABCDE-Schema. Hier wird der mentale Status erhoben. Ein veränderter psychischer Status kann eine Beeinträchtigung der zerebralen Oxygenierung aufgrund einer verminderten Perfusion darstellen. Die Beurteilung des Bewusstseinsgrades ist eine Beurteilung der Perfusion und Funktion des Endorgans. Bei einem ängstlichen, verwirrten Patienten sollte so lange angenommen werden, dass er eine globale zerebrale Ischämie in Verbindung mit einem anaeroben Stoffwechsel hat, bis das Gegenteil festgestellt wird. Eine Überdosierung von Medikamenten und Alkohol sowie ein Schädel-Hirn-Trauma (SHT) sind Bedingungen, die nicht schnell behandelt werden können. Eine globale zerebrale Ischämie hingegen kann behandelt werden. Daher sollten alle Patienten, bei denen eine globale zerebrale Ischämie vorliegen könnte, so behandelt werden, als wäre sie vorhanden.

Neben dem Hinweis auf eine Hypoxämie und schlechte Durchblutung deutet auch ein reduziertes Bewusstsein auf ein SHT hin. Die Kombination von Hypoxämie oder vermindertem Blutdruck und SHT hat einen tiefgreifenden negativen Einfluss auf das Überleben der Patienten. Dies zeigt eine Studie mit über 13.000 Schädel-Hirn-Verletzten, bei denen Hypotonie und/ oder Hypoxämie signifikant mit einer erhöhten Mortalität assoziiert waren. Lag beides zusammen vor, lag die Mortalität bei über 40%.[16] In einer nachfolgenden Studie derselben Autoren zeigte die Umsetzung von präklinischen Leitlinien zur Vorbeugung von Hypoxämie und Hypotonie einen signifikanten Überlebensvorteil für schwerverletzte TBI-Patienten.[17] Daher müssen zur Vermeidung einer Mortalität und der Entstehung von Sekundärschäden wie Hypoxämie und Hypotonie unverzüglich behandelt bzw. vermieden werden.

## Hautfarbe

Eine blasse oder marmorierte Hautfarbe weist auf nicht sauerstoffreiches Hämoglobin und eine unzureichende Sauerstoffversorgung der Peripherie hin. Blasse, marmorierte oder blaue (zyanotische) Hautfarbe ist das Ergebnis einer unzureichenden Durchblutung, die auf eine der folgenden drei Ursachen zurückzuführen ist:

1. Periphere Vasokonstriktion (am häufigsten mit Hypovolämie assoziiert)
2. Reduziertes Angebot an Erythrozyten (akute Anämie)
3. Unterbrechung der Blutversorgung dieses Abschnitts des Körpers, wie sie bei einer Fraktur oder Verletzung eines Blutgefäßes auftreten könnte, das diesen Teil des Körpers versorgt.

Eine blasse Haut kann ein lokaler oder generalisierter Befund mit unterschiedlichen Auswirkungen sein. Andere Untersuchungsergebnisse können herangezogen werden, um festzustellen, ob die blasse Haut ein lokales und systemisches Problem ist. Bei hypoxischen Patienten, die eine signifikante Anzahl ihrer Erythrozyten durch Blutung verloren haben, entwickelt sich die Zyanose möglicherweise nicht. Bei Patienten mit dunkel pigmentierter Haut ist die Zyanose in der Haut möglicherweise schwer zu erkennen, sie kann jedoch an Lippen, dem Zahnfleisch, am Nagelbett und den Handinnenflächen festgestellt werden.

## Hauttemperatur

Wenn der Körper das Blut von der Haut zu den lebenswichtigen Organen umleitet, sinkt die Hauttemperatur. Haut, die sich kühl anfühlt, deutet auf eine Vasokonstriktion, eine verminderte Hautperfusion und eine verminderte Energieproduktion und daher auf einen Schock hin. Während der Beurteilung kann eine signifikante Menge Wärme über die Haut verloren gehen. Somit sollte alles unternommen werden, um den Patienten vor Auskühlung zu schützen. Die Umweltbedingungen, unter denen die Untersuchung gemacht wurde, können das Ergebnis ebenso beeinflussen wie eine isolierte Verletzung, die die Durchblutung beeinflussen kann.

## Hautbeschaffenheit

Zusätzlich zu Hautfarbe und -temperatur wird geprüft, ob sich die Haut trocken oder feucht anfühlt. Traumapatienten die sich durch Hypovolämie im Schock befindet, haben typischerweise feuchte, kaltschweißige Haut. Im Gegensatz dazu hat der Patient mit Hypotonie aufgrund eines neurogenen Schocks normalerweise warme und trockene Haut.

## Rekapillarisierungszeit

Als Rekapillarisierungszeit wird die Zeit definiert, die erforderlich ist, um komprimierte Kapillaren erneut zu perfundieren, nach dem peripher (z.B. Daumenballen), oder zentral (z.B. Sternum) Blut aus ihnen «weggedrückt» wurde. Sie stellt eine direkte Messung der tatsächlichen Perfusion eines Körperteils dar. Bei physiologischen und normothermen Bedingungen beträgt die Rekapillarisierungszeit ≤ 2 Sekunden.

Die Fähigkeit des Herz-Kreislauf-Systems, die Kapillaren wieder zu perfundieren, nachdem Blut aus ihnen «weggedrückt» wurde, bildet ein wichtiges Kriterium der Kreislaufbeurteilung. Die Einschätzung dieses Systems erfolgt durch die Komprimierung der Kapillaren, um das gesamte Blut zu entfernen. Die anschließende Messung der Nachfüllzeit liefert Einblicke in die Perfusion des Kapillarbetts, das gerade untersucht wird. Im Allgemeinen stellt der Körper zuerst die Zirkulation in den distalsten Teilen ein und stellt dort die Zirkulation zuletzt wieder her. Die Beurteilung z.b. des Daumenballen, liefert früher Hinweise, auf eine sich entwickelnde Hypoperfusion. Darüber hinaus gibt es einen deutlichen Hinweis auf eine erfolgreiche Schocktherapie. Wie bei vielen anderen Symptomen, die ein Patient zeigt, können jedoch verschiedene Umstände – sowohl die Umwelt als auch physiologische Umstände – die Ergebnisse verändern.

In Studien wird die Rekapillarisierungszeit als schlechtes «alleiniges Ausschlusskriterium» für das Ausmass eines Schockgeschehens beschrieben. Trotzdem kann auf die Qualität der Kapillarperfusion und in gewissem Umfang auf die gesamte Kreislaufsituation geschlossen werden. Gerade wegen der einfachen Durchführbarkeit beim sonst schwer erreichbaren Patienten gibt sie eine unterstützende Information, die in Verbindung mit den anderen klinischen Untersuchungen der Schockbeurteilung eine gewisse Aussagekraft hat.

Eine verzögerte Rekapillarisierungszeit kann ein Hinweis auf einen Schock mit einer eingeschränkten Perfusion sein. Es gibt aber zahlreiche andere Ursachen: arterielle Verletzungen durch Frakturen, Gefäßverletzungen durch penetrierende Traumata, Hypothermie oder Arteriosklerose. Eine weitere Ursache für eine schlechte Rekapillarisierungszeit entsteht durch vermindertes Herzzeitvolumen infolge einer nicht blutigen Hypovolämie.

Die Rekapillarisierungszeit ist ein hilfreiches diagnostisches Zeichen, das ebenso für die Bewertung des Verlaufs eines Patienten herangezogen werden kann. Sind die Rettungsmaßnahmen und die Therapie des Schocks zielgerichtet und entwickeln sich positiv, wird sich auch die Rekapillarisierungszeit verbessern.

## Defizite der neurologischen Funktionen

Eine Körperfunktion, die präklinisch einfach evaluiert werden kann, ist die des Gehirns. Mindestens sechs Zustände können bei Traumapatienten zu einem veränderten GCS oder zu einer Verhaltensänderung führen:

1. Hypoxämie
2. Schlaganfall
3. Schock mit gestörter zerebraler Perfusion
4. Schädel-Hirn-Trauma (SHT)
5. Intoxikationen mit Alkohol, Drogen oder Giftstoffen
6. metabolische Erkrankungen wie Diabetes, epileptische Anfälle und Eklampsie

Von diesen sechs Zuständen ist die Hypoxämie am einfachsten zu behandeln – und diejenige, die den Patienten am schnellsten tötet, wenn sie nicht behandelt wird. Jeder Patient mit verändertem Bewusstsein sollte so behandelt werden, als wäre eine verminderte zerebrale Oxygenierung die Ursache. Eine veränderte Bewusstseinslage ist normalerweise eines der ersten sichtbaren Anzeichen eines Schocks.

Ein SHT kann als primär (verursacht durch direktes Trauma des Gehirngewebes) oder sekundär (durch die Auswirkungen von Hypoxämie, Hypoperfusion, Ödemen, Verlust der Energieproduktion, usw.) betrachtet werden. Im präklinischen Umfeld gibt es keine wirksame Behandlung für den primären Hirnschaden, aber ein sekundärer Hirnschaden kann durch Aufrechterhaltung der Sauerstoffzufuhr und der Durchblutung im Wesentlichen verhindert oder erheblich reduziert werden.

Die Funktionsfähigkeit des Gehirns nimmt ab, wenn die Perfusion und die Sauerstoffzufuhr abnehmen und sich eine Ischämie entwickelt. Die Verminderung der Hirnfunktion entwickelt sich über mehrere Stufen und unterschiedliche Areale des Gehirns sind betroffen. Angst und aggressives Verhalten sind in der Regel die ersten Anzeichen, gefolgt von einer Verlangsamung der Denkprozesse und einer Abnahme der motorischen und sensorischen Funktionen des Körpers. Die zerebrale

Funktion ist ein wichtiges und messbares präklinisches Schockzeichen. Man sollte davon ausgehen, dass ein aggressiver, streitlustiger, ängstlicher Patient oder ein Patient mit vermindertem GCS ein hypoxisches Gehirn hat, bis eine andere Ursache festgestellt werden kann. Hypoperfusion und zerebrale Hypoxämie begleiten häufig eine Hirnverletzung und verschlechtern das Outcome. Selbst kurze Episoden von Hypoxämie und Schock können die ursprüngliche Hirnverletzung verschlimmern und zu schlechteren Behandlungsergebnissen führen.

### *Entkleideten Patienten untersuchen/ Erhalt von Körperwärme*

Der Körper des Patienten wird entkleidet, um nach weniger offensichtlichen äußeren Blutungen und Anhaltspunkten für innere Verletzungen zu suchen. Die Möglichkeit einer Unterkühlung muss unbedingt berücksichtigt werden. Diese Untersuchung sollte am besten im beheizten Patientenraum des Rettungswagens durchgeführt werden, um den Patienten vor den Umweltfaktoren und den neugierigen Blicken der Öffentlichkeit zu schützen.

## Erweiterte Beurteilung (Secondary Survey)

In allen Fällen, bei denen Anzeichen einer lebensbedrohliche Situation (u.a. Schock, schwerwiegende Verletzungen) des Patienten vorliegen, ist ein Secondary Survey vor Ort aus zeitlichen Gründen zu vernachlässigen. Wenn die Zeit es erlaubt, kann das Secondary Survey auf dem Weg zum Krankenhaus durchgeführt werden, wenn keine anderen, wichtigeren Probleme priorisiert behandelt werden müssen.

### *Vitalparameter*

Die Messung aller Vitalzeichen ist einer der ersten Schritte des Rettungsdienstfachpersonals im Secondary Survey oder nach der Wiederholung des Primary Surveys, wenn einige Minuten während des Transports zur Verfügung stehen.

#### Atemfrequenz

Die normale Atemfrequenz eines Erwachsenen beträgt 12 bis 20 Atemzüge pro Minute. Diese Frequenz hängt vom Alter ab (siehe Kapitel 14: *„Pädiatrisches Trauma"*). 20 bis 30 Atemzüge pro Minute weisen auf eine grenzwertige abnormale Atemfrequenz hin. Das kann auf den Beginn eines Schocks und die Notwendigkeit von zusätzlichem Sauerstoff hinweisen. Eine Frequenz von mehr als 30 Atemzügen pro Minute zeigt ein spätes Schockstadium und die Notwendigkeit einer unterstützten Beatmung an. Der physiologische Antrieb für die erhöhte Atemfrequenz ist die durch Schock verursachte Azidose, die gewöhnlich mit einem verringerten Atemzugvolumen einhergeht. Alle Abweichungen von den physiologischen Atemfrequenzen bedingen eine genaue Untersuchung, um die potenzielle Quelle der Minderperfusion zu finden. Eine genaue Atemfrequenz wird meistens durch die Überwachung vom $etCO_2$ erhalten.

#### Puls

Im Secondary Survey wird die Pulsfrequenz genauer bestimmt. Die normale Pulsfrequenz für einen Erwachsenen beträgt 60 bis 100 Schläge pro Minute. Bei Frequenzen unterhalb dieses Bereiches (Ausnahme: Ausdauersportler) sollten ein ischämisches Herz, Medikamente oder ein höhergradiger AV-Block in Betracht gezogen werden. Ein Puls im Bereich von 100 bis 120 Schlägen pro Minute kennzeichnet einen Patienten, der einen frühen Schock mit einer kompensatorischen Tachykardie hat. Ein Puls über 120 Schlägen pro Minute ist ein eindeutiges Anzeichen eines Schocks, sofern die Tachykardie nicht durch Schmerzen oder Angst verursacht wird, und ein Puls über 140 Schläge pro Minute gilt als kritisch.

#### Blutdruck

Einer der am wenigsten sensitiven Marker für einen Schock ist der Blutdruck. Der Blutdruck fällt erst, wenn der Patient durch einen absoluten und relativen Flüssigkeitsverlust hochgradig hypovolämisch ist. Ein verminderter Blutdruck deutet darauf hin, dass der Patient die Hypovolämie und Hypoperfusion nicht mehr kompensieren kann. Bei ansonsten gesunden Patienten kann der Blutverlust 30 % des Blutvolumens übersteigen, bevor die kompensatorischen Mechanismen des Patienten ausfallen und der systolische Blutdruck unter 90 mmHg fällt. Aus diesem Grund sind die Atemfrequenz, die Pulsfrequenz und der -charakter, die Rekapillarisierungszeit und der GCS sensitivere Hinweise einer Hypovolämie als der Blutdruck.

Wenn der Blutdruck sinkt, herrscht bereits eine äusserst kritische Situation. Eine schnelle Intervention ist dringend notwendig, da der Patient einen signifikanten Blutverlust erlitten hat. In der präklinischen Umgebung hat ein hypotensiver Patient bereits ein erhebliches Blutvolumen verloren und ein fortlaufender Blutverlust ist wahrscheinlich. Die Entwicklung der Hypotonie als erstes Anzeichen eines Schocks bedeutet, dass frühere Anzeichen übersehen wurden.

Der Schweregrad der Situation und die geeignete Art der Intervention variieren je nach Ursache der Erkrankung. Zum Beispiel ist ein niedriger Blutdruck, der mit einem neurogenen Schock verbunden ist, weitaus nicht so kritisch wie ein niedriger Blutdruck aufgrund eines hypovolämischen Schocks. **Tabelle 3-4** zeigt die Anzeichen zur Beurteilung des kompensierten und dekompensierten hypovolämischen Schocks.

**Tabelle 3-4** Schockbeurteilung bei kompensiertem und dekompensiertem Schock

| Vitalzeichen | Kompensiert | Dekompensiert |
|---|---|---|
| Puls | erhöht; tachykard | stark erhöht; ausgesprochen tachykard, kann sich in eine Bradykardie entwickeln |
| Haut | blass, kühl, feucht | blass, kalt, wachsartig |
| Blutdruck | normal | erniedrigt |
| Bewusstsein | unverändert | verändert, von desorientiert bis komatös |



Ein bedeutender, aber vermeidbarer Fehler ist es, den systolischen Blutdruck mit dem Herzzeitvolumen und der Organperfusion gleichzusetzen. Wie zuvor betont, ist in der Regel ein erheblicher Blutverlust erforderlich, bevor der Patient hypotensiv wird (Klasse III-Blutung). Patienten weisen aber schon bei einem Verlust von 15-30 % ihres Blutvolumens, trotz eines normalen systolischen Blutdrucks, ein vermindertes Herzzeitvolumen und eine unzureichende Gewebe-Oxygenierung auf. Idealerweise wird der Schock in den früheren Stufen erkannt und behandelt, bevor die Dekompensation eintritt.

Eine weitere mögliche Fehlerquelle besteht darin, einen hypotensiven Blutdruckwert, der sich bei der nächsten Messung wieder normalisiert hat (als Teil der Kompensation), nicht zu glauben. Außerdem ist es möglich, trotz mehrfacher nicht-invasiver Messungen keinen adäquaten Messwert zu erhalten. Beide Fehlermöglichkeiten sollten bis zum Beweis des Gegenteils beachtet werden. Ignorieren Sie diese potenziell bedrohlichen Zeichen nicht.

Isolierte Schädel-Hirn-Traumata erzeugen keine Hypotonie. Deshalb muss beachtet werden, dass ein niedriger Blutdruck beim SHT-Patienten durch eine Hypovolämie (gewöhnlich Blutverlust) und nicht durch die Hirnverletzung selbst ausgelöst wird. Eine Ausnahme stellen kleine Kinder (unter sechs Monaten) dar. Blutungen innerhalb des Schädels können sich aufgrund der offenen Fontanellen zu einem hypovolämischen Schock entwickeln.

### *Zusätzliche Monitoring-Möglichkeiten*

Gegenwärtige technische Entwicklungen zeigen Überwachungsmöglichkeiten auf, die bei der Behandlung des akut verletzten Patienten helfen. Diese sind Weiterentwicklungen der schon vorhandenen Möglichkeiten und sollten in gar keinem Fall die physiologische Patientenuntersuchung ersetzen. So können z. B. Ultraschallgeräte in der Präklinik zur Identifizierung freier abdominaler Flüssigkeiten dienen. Ultraschall zur Identifizierung des Volumenstatus, die Messung der Gewebe-Oxygenierung, der Schockindex (SI) und der kompensatorische Reserveindex sind Methoden, die sich weiterentwickeln können, um Anwendern in der präklinischen Praxis zu helfen.

Der „Kompensationsreserve-Index" (CRI) ist eine nicht-invasive Messung der Fähigkeit des Körpers, einen Blutverlust auszugleichen. CRI-Messgeräte befinden sich derzeit in klinischer Erprobung. Mithilfe künstlicher Intelligenz können sie u. a. aus der pulsoxymetrisch gemessenen Pulswellenform des Patienten eine bevorstehende Dekompensation des Kreislaufs vorhersagen.[18] Es wurde gezeigt, dass diese Geräte einen deutlich besseren Vorhersagewert für ein Schockgeschehen haben als alleinige Änderungen der Herzfrequenz, des Blutdrucks, des Schockindex (SI) oder der $SpO_2$.[19] Erste Forschungsergebnisse deuten darauf hin, dass der CRI eine frühe und genaue Methode zur Beurteilung des Schocks beim Traumapatienten darstellt, da er die Frühwarnzeichen für einen Volumenmangel des Patienten erkennt.[20]

## Muskuloskelettale Verletzungen

Frakturen, insbesondere Mehrfachfrakturen können zu signifikanten inneren Blutung führen. Frakturen des Femurs und des Beckens sind von größter Bedeutung. Beckenfrakturen, insbesondere solche, die aus signifikanten Stürzen oder Quetschmechanismen resultieren, können zu massiven inneren Blutungen in den retroperitonealen Raum führen. Auch Kombinationen aus offenen und geschlossenen Frakturen führen meist zu massivsten Blutverlusten, jedoch fehlen evidenzbasierte Daten. Ein Patient mit stumpfem Trauma kann mehrere Frakturen und einen Schock der Klasse III oder IV aufweisen, jedoch keinen Hinweis auf externen Blutverlust, Hämatothorax, Blutungen im Unterleib oder Beckenfraktur aufweisen. Beispielsweise kann ein erwachsener Fußgänger, der von einem Fahrzeug angefahren wird und vier Rippenfrakturen, eine Humerusfraktur, eine Femurfraktur und beidseitige Schienbein- und Fibulafrakturen erleidet, zudem innere Blutungen haben, die so stark sind, dass der Patient wegen eines Schocks stirbt, wenn dieser nicht erkannt und unzureichend behandelt wird.

## Verfälschende Faktoren

Zahlreiche Faktoren können die Einschätzung des Traumapatienten verfälschen und die üblichen Anzeichen eines Schocks verdecken oder abschwächen. Diese Faktoren können das unvorsichtige Rettungsdienstfachpersonal dazu verleiten, einen Traumapatienten fälschlicherweise für stabil zu halten, obwohl er dies nicht ist.

### Alter

Patienten, die sehr jung (Neugeborene) oder sehr alt sind, verfügen nur über eingeschränkte Kapazitäten, akute Blutverluste oder andere Schockzustände zu kompensieren. Schon geringe Verletzungen, die von einem gesunden Erwachsenen gut toleriert werden, können bei diesen Patienten zu dekompensierten Schockzuständen führen. Auf der anderen Seite können Kinder und junge Erwachsene einen Blutverlust sehr lange kompensieren und erscheinen bei einer ersten Beurteilung relativ unauffällig, bevor sich ihr Zustand plötzlich verschlechtert und die Patienten dekompensieren. Bei näherer Betrachtung können subtile Anzeichen für einen Schock wie z. B. eine leichte Tachykardie und Tachypnoe, blasse Haut mit verzögerter Rekapillarisierungszeit sowie ein Angstgefühl erkennbar sein. Aufgrund ihrer leistungsfähigen Kompensationsmechanismen sind Kinder, die in einem dekompensierten Schockstadium vorgefunden werden, hochgradig gefährdet. Ältere Patienten sind bei einem länger andauernden Schockzustand anfälliger für verschiedene Komplikationen wie akutes Nierenversagen.

### Sportler

Gut trainierte Sportler haben oft ausgeprägte Kompensationsmechanismen. Viele haben Ruheherzfrequenzen im Bereich von 40 bis 50 Schlägen pro Minuten, was bei einem initialen Primary Survey zunächst verwirrend sein kann. Eine Herzfrequenz von 100 bis 110 Schlägen pro Minuten oder eine Hypotonie bei gut trainierten Personen können Warnhinweise für eine signifikante Blutung sein.

### Schwangerschaft

Während einer Schwangerschaft kann das Blutvolumen einer Frau um 45 % bis 50 % ansteigen. Herzfrequenz und -zeitvolumen während der Schwangerschaft sind ebenfalls erhöht. So kann eine schwangere Frau keine Anzeichen eines Schocks zeigen, bis ihr Blutverlust 30 % bis 35 % ihres gesamten Blutvolumens übersteigt. Lange bevor eine schwangere Frau Anzeichen einer Hypoperfusion zeigt, kann der Fötus nachteilig beeinflusst werden, da der Kreislauf der Plazenta empfindlicher auf die vasokonstriktiven Wirkungen der Katecholamine reagiert, die als Reaktion auf den Schockzustand freigesetzt werden. Während des dritten Trimenons kann der gravide Uterus die untere Hohlvene komprimieren, den venösen Rückstrom zum Herzen stark verringern und zu einer Hypotonie führen. Eine Anhebung der rechten Seite (Verlagerung des Uterus nach links) der schwangeren Patientin, nachdem Sie auf dem Spineboard oder der Vakuummatratze immobilisiert wurde (mindestens 30°), kann diese Kompression lindern (Uterus wird von der Vena cava inferior weg verlagert, was den Blutfluss zum Herzen wieder ermöglicht (steigende Vorlast)). Eine Hypotonie bei einer schwangeren Frau, die nach der Durchführung dieses Manövers fortbesteht, stellt in der Regel einen lebensbedrohlichen Blutverlust dar.

### Vorbestehende Erkrankungen

Patienten mit schwerwiegenden vorbestehenden Erkrankungen, wie koronarer Herzkrankheit, Herzinsuffizienz und chronisch obstruktiver Lungenerkrankung, sind in der Regel weniger in der Lage, Blutungen und den Schock im Allgemeinen zu kompensieren. Bei diesen Patienten können pektanginöse Beschwerden auftreten, wenn ihre Herzfrequenz ansteigt, um den Blutdruck stabil zu halten. Patienten mit implantierten Herzschrittmachern mit fest eingestellter Herzfrequenz können typischerweise keine kompensatorische Tachykardie entwickeln, um den Blutdruck aufrechtzuerhalten. Patienten mit Diabetes haben oftmals eine längere Verweildauer in der Klinik und erleiden häufig mehr Komplikationen als Patienten ohne diese Vorerkrankung. Ihre Blutgefäße sind aufgrund der Langzeitwirkung von Hyperglykämie möglicherweise weniger elastisch und sie haben auch eine verringerte Empfindlichkeit und Fähigkeit, auf hämodynamische Veränderungen zu reagieren.

### Medikamente

Zahlreiche Medikamente können die Kompensationsmechanismen des Körpers beeinträchtigen. Beta-adrenerge Blocker und Calciumkanalblocker zur Behandlung einer Hypertonie können verhindern, dass eine Person eine kompensatorische Tachykardie entwickelt, um den Blutdruck aufrechtzuerhalten. Darüber hinaus können nichtsteroidale Antirheumatika (NSAIDs), die zur Behandlung von Arthritis und muskuloskelettalen Schmerzen eingesetzt werden, die Thrombozytenaktivität und Blutgerinnung beeinträchtigen und zu einer verstärkten Blutung führen. Neuere gerinnungshemmende Medikamente können die Gerinnung für mehrere Tage blockieren und es gibt neben Tranexamsäure kein präklinisches Gegenmittel, um die Gerinnungsstörung zu beheben. Thrombozytenaggregationshemmer und Antikoagulanzien („Blutverdünner") können die Wahl des Traumazentrums beeinflussen. Kann während der Patientenversorgung anamnestisch eine Vormedikation erfragt werden, sind dies wichtige Informationen, die dem übernehmenden Krankenhaus mitgeteilt werden müssen.

### Zeitspanne zwischen Unfall und Behandlung

In Situationen, wo der Rettungsdienst kurze Anfahrtswege hat, können Patienten angetroffen werden, die lebensbedrohliche innere Verletzungen aufweisen, aber noch nicht genug Blut verloren haben, um einen schweren Schock zu erleiden (Blutung der Klasse III oder IV). Sogar Patienten mit penetrierenden Wunden an der Aorta, Vena cava oder den Beckengefäßen können mit einem normalen systolischen Blutdruck im Schockraum eintreffen, wenn die Anfahrtszeit des Rettungsdienstes sowie die präklinische Behandlungs- und Transportzeit kurz sind. Die Annahme, dass Patienten nicht bluten, nur weil sie „gesund aussehen", ist häufig falsch. Der Patient kann „gesund aussehen", weil er oder sie sich in einem kompensierten Schock befindet oder weil nicht genügend Zeit verstrichen ist, bis sich die Anzeichen eines Schocks manifestieren. Die Patienten sollten gründlich auf kleinste Anzeichen eines Schocks untersucht werden und es sollte angenommen werden, dass innere Blutungen vorhanden sind. Davon sollte so lange ausgegangen werden, bis das Gegenteil bewiesen ist. Der Umstand, innere Blutungen verspätet zu erkennen, ist ein Grund, warum eine kontinuierliche Neubewertung von Traumapatienten unerlässlich ist

## Therapie

Die Schritte der Schocktherapie sind:

1. Kontrollieren Sie alle äußeren schweren Blutungen.
2. Stellen Sie die Sauerstoffversorgung sicher (freie Atemwege und suffiziente Atmung).
3. Erkennen Sie Blutungen (Kontrolle von äußeren Blutungen; Erkennen von möglichen inneren Blutungen).
4. Transportieren Sie den Patienten zur weiteren Behandlung in ein geeignetes Krankenhaus.
5. Beginnen Sie eine angepasste Infusionstherapie.

Neben der Sicherung der Atemwege und der Ventilation zur Aufrechterhaltung der Sauerstoffversorgung besteht das Hauptziel der Schockbehandlung darin, die Quelle oder Ursache zu identifizieren, die Ursache so spezifisch wie möglich zu behandeln und die Durchblutung zu unterstützen. Durch Aufrechterhaltung der Perfusion und Sauerstoffzufuhr zu den Zellen wird die Energieproduktion unterstützt und die Zellfunktion kann sichergestellt werden.

In der Präklinik sollten externe Blutungsquellen sofort identifiziert und direkt gestoppt werden. Innere Blutungen als Schockursache können im präklinischen Umfeld in der Regel nicht definitiv behandelt werden. Daher ist hier das Ziel, den Patienten in das nächstgelegene Traumazentrum zu transportieren und den Kreislauf bestmöglich zu stabilisieren. Die präklinische Notfallversorgung setzt sich aus den folgenden Punkten zusammen:

- Kontrolle von äußeren und inneren Blutungen in größtmöglichen Umfang. Jeder Erythrozyt zählt!
- Verbesserte Oxygenierung der roten Blutkörperchen durch:
  - angemessenes Atemwegsmanagement
  - assistierte Beutel-Masken-Beatmung und Bereitstellung einer hohen Konzentration an zusätzlichem Sauerstoff (Anteil des eingeatmeten Sauerstoffs [$FiO_2$] größer als 0,85)
- Verbesserung der Zirkulation, damit die Erythrozyten die Gewebe effizienter versorgen und so eine Verbesserung der Oxygenierung und Energieproduktion auf zellulärer Ebene erreicht wird.
  - Gezielte Volumentherapie durch balancierte, isotone oder kristalloide Vollelektrolytlösungen, die idealerweise vorgewärmt sind.[74]
  - Verabreichung von Blutprodukten, sofern verfügbar.
  - Vermeiden von Hypothermie.
- Umgehender Transport in eine geeignete Klinik, um die Blutung zu stoppen und verlorene Erythrozyten, Plasma, Gerinnungsfaktoren und Blutplättchen zu ersetzen.

Ohne geeignete Maßnahmen verschlechtert sich der Zustand des Patienten weiterhin rasch, bis er den endgültigsten „stabilen" Zustand – den Tod – erreicht.

Bevor eine Entscheidung bezüglich der notwendigen Therapie bei einem Schockpatienten getroffen wird, sollten folgende vier Fragen gestellt werden:

1. Welche Schockursache liegt vor?
2. Welche definitive Behandlung ist für diesen Patienten erforderlich?
3. Wo kann diese definitive Behandlung am besten erfolgen?
4. Welche überbrückenden Schritte können präklinisch vorgenommen werden, um den Zustand des Patienten zu verbessern, bis er einer endgültigen Versorgung zugeführt wird?

Obwohl die erste Frage schwierig zu beantworten ist, hilft die Identifizierung der Schockursache bei der Bestimmung sowohl der Zielklinik als auch der Maßnahmen, die während der präklinischen Versorgung nötig sind, um die Überlebenschance des Patienten zu verbessern.

### Lebensbedrohliche Blutungen

Starke Blutungen müssen schnell gestoppt werden. Es sind sowohl eine Reihe verschiedener Tourniquets für die Verwendung bei Extremitäten- oder stammnahen

Blutungen als auch verschiedene Arten von hämostatischen Verbänden für ein „Woundpacking" (Ausstopfen der Wunde) erhältlich. Lebensbedrohliche Blutungen müssen sofort und entschlossen behandelt werden.

## Kontrollieren von Blutungen

In der Präklinik werden schwere äußere Blutungen mittels folgender Techniken gestoppt:

- Direkte manuelle Kompression
- Druckverbände (u.a. Emergency Bandage), wenn möglich mit Woundpacking und hämostyptischen Blutstillungsmitteln.
- Blutungskontrolle durch erweiterte Systeme, wenn erforderlich
  - Tourniquet-Anlage, bei lebensgefährlichen äusseren Blutungen, die durch andere Massnahmen nicht zeitgerecht gestoppt werden können.
  - Beckengurt-Anlage, bei klinischen Anhaltspunkten einer Beckenringverletzung, oder instabiler Beckenringverletzung und hämodynamischer Instabilität
  - Junctional Tourniquet-Anlage, wenn lebensgefährliche äussere Blutungen im Bereich des Körperstamms, nicht durch andere Massnahmen zeitgerecht gestoppt werden können

Die Kontrolle von externen Blutungen sollte schrittweise erfolgen und eskalieren, wenn sich durch die ersten Maßnahmen die Blutungen nicht kontrollieren lassen (**Abbildung 3-15**). In einigen Situationen kann es erforderlich sein, für die anfängliche, schnelle Blutungskontrolle ein Tourniquet anzulegen.

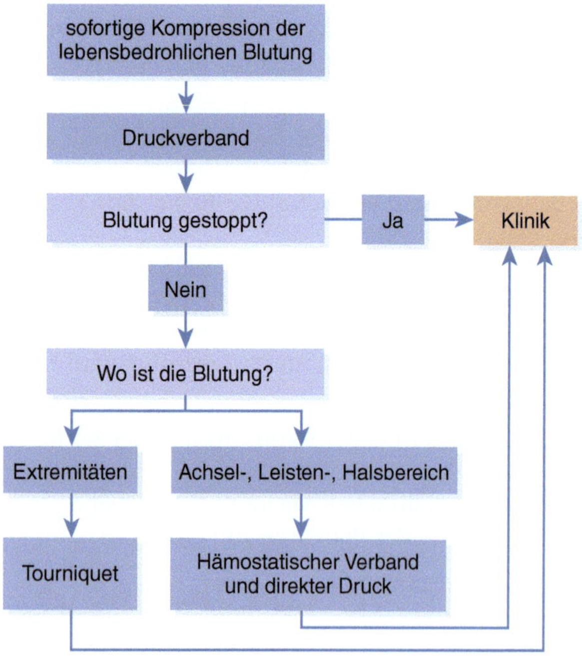


**Abbildung 3-15** Blutungskontrolle.



### Direkter Druck

Direkter manueller Druck oder ein Druckverband, der direkt über einer Blutungsstelle angewendet wird, ist die initiale Technik, um äußere Blutungen zu kontrollieren. Diese Anwendung von Druck basiert auf dem Prinzip von Bernoulli und beinhaltet verschiedene Überlegungen:

Flüssigkeitsverlust = Transmuraler Druck x Grösse des Lochs im Gefäss

Der **transmurale Druck** ist die Differenz zwischen dem Druck innerhalb des Gefäßes und dem Druck außerhalb des Gefäßes. Der Druck, den das intravaskuläre Volumen und der Blutdruck auf die Innenseite der Blutgefäße ausüben, wird als **intramuraler (intraluminaler) Druck** bezeichnet. Die von außen gegen die Wand des Blutgefäßes (z. B. durch eine Hand oder ein Verband) ausgeübte Kraft wird als **extramuraler (extraluminaler) Druck** bezeichnet.

Transmuraler Druck = Intramuraler Druck - Extramuraler Druck

Je höher der Druck im Gefäß ist, desto kräftiger wird das Blut durch die Gefäßverletzung herausgepresst. Je mehr Druck das Rettungsdienstfachpersonal ausübt, desto langsamer tritt Blut aus. Direkter Druck auf die Wunde erhöht den extramuralen Druck und somit verringert sich der Flüssigkeitsaustritt.

Die physiologischen Fähigkeiten des Körpers, auf eine Blutung zu reagieren und diese zu kontrollieren, sind von folgenden Faktoren abhängig:

- Größe des Gefäßes
- Druck innerhalb des Gefäßes
- Verfügbarkeit funktionstüchtiger Gerinnungsfaktoren
- Fähigkeit des Gefäßes, zu kontrahieren und somit den Defekt in der Gefäßwand und den Blutfluss in diesem Bereich zu minimieren
- Druck des Gewebes in der Verletzungsregion sowie der zusätzliche Druck von außen, der durch das Rettungsdienstfachpersonal aufgewendet wird.

Blutgefäße, insbesondere Arterien, die vollständig durchtrennt sind, ziehen sich zusammen und verengen sich komplett. Es kommt häufig zu geringeren Blutungen aus dem Stumpf einer Extremität mit vollständiger Amputation als aus einer Extremität mit schwerem Trauma, bei denen Blutgefäße beschädigt, aber nicht vollständig durchtrennt werden.

Direkter Druck über der Blutungsstelle erhöht den extraluminalen Druck und reduziert somit den transmuralen Druck, wodurch die Blutung verlangsamt oder gestoppt wird. Der direkte Druck hat auch eine zweite und gleichermaßen wichtige Funktion. Die Gefäße werden durch den Druck zusammengepresst, der Querschnitt nimmt ab, die Größe des Lecks wird verkleinert und der Blutfluss in den betroffenen Gefäßen wird reduziert. Auch wenn die Blutung nicht vollständig gestoppt werden kann, wird sie möglicherweise so verringert, dass das Gerinnungssystem ein noch vorhandenes Leck verschließen kann. Aus diesem Grund ist der direkte Druck bei der Kontrolle von Blutungen fast immer erfolgreich. Mehrere Studien über die Punktion von Femoralarterien mit anschließender Blutung im Herzkatheterlabor zeigen, dass ein direkter Druck auf die Wunde eine effiziente Technik darstellt.[21,22]

Wird im Vergleich ein undichtes Rohr herangezogen, kann man einfach einen Finger über das Loch halten, um das Leck vorübergehend zu stoppen. Anderweitig kann auch ein Band zur kurzfristigen Behebung des Lecks um das Rohr gewickelt werden. Dasselbe Konzept gilt für den blutenden Patienten. Direktem Druck auf die offene Wunde folgt ein Druckverband. Damit der Druckverband jedoch am effektivsten ist, muss der Druck direkt auf die Verletzung im Gefäß ausgeübt werden. Ein einfacher Wundverband, der auf der Haut über der Wunde platziert wird, übt keinen direkten Druck auf die Blutungsstelle selbst aus. Um den größten Nutzen aus einem Druckverband zu ziehen, sollte Verbandmaterial tief in die Wunde eingebracht und dieses mit elastischen Binden von außen fixiert werden. Dieses Tamponieren kann mit einfachen Mullbinden erfolgen oder mithilfe von hämostatischen Verbandsmaterialien wie Combat Gauze, Chito Gauze oder Celox.[23] Der Schlüssel zum Erfolg liegt darin, diese Verbandmaterialien bis an die Basis der Wunde, direkt auf die Blutungsquelle zu bringen. Werden hierzu hämostatische Verbandsmaterialien genutzt, muss anschließend ein direkter Druck von mindestens 3 Minuten (oder gemäß Herstellerangaben), bei einfachem Verbandsmull von mindestens zehn Minuten ausgeübt werden.

### DREI KRITISCHE PUNKTE

Drei zusätzliche Punkte bezüglich des direkten Drucks auf die Wunde sollten erwähnt werden.

1. Wenn eine penetrierende Wunde, bei der sich der Gegenstand noch in der Wunde befindet, versorgt wird, sollte der Druck seitlich und nicht auf den Gegenstand ausgeübt werden. Bei Pfählungsverletzungen sollte der Gegenstand unbedingt in der Wunde belassen werden, da der Gegenstand unter Umständen ein Gefäß verletzt hat, das jetzt durch ebendiesen Gegenstand tamponiert wird. Würde man den Gegenstand entfernen, könnte dies in einer unkontrollierten inneren Blutung resultieren.
2. Nach einer erfolgten Blutungskontrolle durch direkten Druck ist die Anlage eines Druckverbands erforderlich, da die Aufrechterhaltung des manuellen Drucks weitere Versorgungsmassnahmen und einen zügigen Transport in ein Traumazentrum verzögern könnte.
3. Das Ausüben von Druck auf einer Wunde hat Vorrang vor der Applikation eines intravenösen Zugangs und der Verabreichung von Vollelektrolytlösungen. Es wäre ein schwerwiegender Fehler, einen Traumapatienten mit zwei sorgfältig fixierten Zugängen und angeschlossenen Infusionslösungen in die Klinik zu bringen, während der Patient infolge einer insuffizienten Blutstillung verblutet.

## Tourniquets

Wenn eine Extremitätenblutung durch Druck nicht unmittelbar gestillt werden kann, ist die Anlage eines Tourniquets der nächste Schritt zur Blutungskontrolle. Tourniquets waren aufgrund der Besorgnis von möglichen Komplikationen, wie Schäden an Nerven und Blutgefäßen und des möglichen Verlustes der Gliedmaße, wenn das Tourniquets zu lange angebracht ist, in Verruf geraten. Keines dieser Bedenken wurde allerdings nachgewiesen. Tatsächlich haben Daten aus den Kriegen im Irak und in Afghanistan genau das Gegenteil gezeigt.[24,25] Dass durch die Anlage von Tourniquets keine schwerwiegenden Folgen wie Amputationen verursacht wurden. Daten aus der militärischen Erfahrung legen nahe, dass richtig angewendete Tourniquets 7 von 100 Todesfällen verhindert haben könnten.[26,27]

Die erfolgreiche Kontrolle einer massiven Blutung mithilfe eines Tourniquets liegt bei 80 % oder höher.[28,29] Zudem werden Tourniquets, die den arteriellen Zufluss verhindern, seit Jahren mit großem Erfolg durch Chirurgen im OP eingesetzt. Richtig eingesetzt, sind Tourniquets nicht nur sicher, sondern auch lebensrettend. [30,31]

Eine Studie des Militärs im Irak und in Afghanistan zeigte einen deutlichen Überlebensunterschied, wenn ein Tourniquet rechtzeitig angewendet wurde, bevor der Patient in einen Schock fiel, verglichen mit dem Zeitpunkt, zu dem der Blutdruck bereits abgefallen war.[32] Das Überleben der Patienten der erstgenannten Gruppe lag bei 96 %. Wurde das Tourniquet erst nach Eintreten des Schocks platziert, betrug die Überlebensrate lediglich 4 %. Dies zeigt, dass bei schweren, nicht anders kontrollierbaren «exsanguinierenden» Extremitäten-Blutungen, die Anlage eines Tourniquet nicht verzögert werden sollte.

## Varianten an Tourniquets

Viele kommerzielle Tourniquets wurden für das US-Militär entwickelt, vermarktet und sind einfach zu handhaben. Insgesamt acht Tourniquets werden durch das Committee on Tactical Combat Casualty Care des Department of Health Agency-Joint Trauma System als empfehlenswert eingestuft: Combat Application Tourniquet der

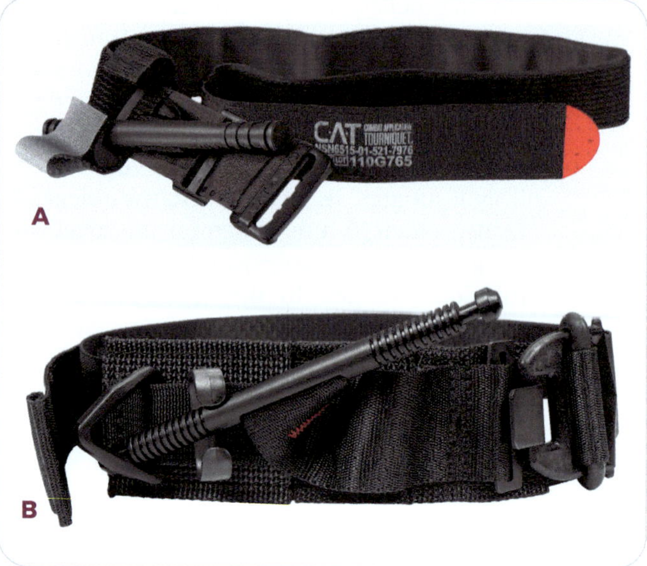


**Abbildung 3-16** **A.** Ein C-A-T Tourniquet. **B.** Ein SOF-T Tourniquet.



Generationen 6 und 7 (C-A-T Gen 6, C-A-T Gen 7), Emergency and Military Tourniquet (EMT ), Special Operations Force Tactical Tourniquet - Wide, Generation 3 (SOFTT-W), Tactical Mechanical Tourniquet (TMT), Ratcheting Medical Tourniquet-Tactical (RMT-T), SAM Extremity Tourniquet (SAM-XT), und Tactical Pneumatic Tourniquet, 2-inch (TPT2) (**Abbildung 3-16**).[33] Sie erfüllen bei richtiger Anwendung, die Vorgaben einer einhändigen Selbstanlage durch den Verletzten und ein effektives Abbinden des arterio-venösen Systems an den oberen und unteren Extremitäten.[33]

## ANWENDUNG

Tourniquets sind körperstammnah (Achsel/Leiste) an der betroffenen Extremität anzubringen. Wenn ein Tourniquet die Blutung nicht komplett stoppen kann, sollte ein weiteres, wenn möglich proximal des ersten angelegt werden. Wenn man zwei Tourniquets nebeneinander anlegt, vergrößert sich die Kompressionsfläche um das Doppelte, was eine Blutstillung wahrscheinlicher macht. Ist das Tourniquet einmal angebracht, sollte der Wundbereich nicht bedeckt werden, um ihn besser sehen und überwachen zu können.

Diverse Quellen empfehlen die Anlage eines Tourniquets in einem bestimmten Abstand (Handbreit ober- bzw. unterhalb von Gelenken) proximal der Blutungsquelle, im Gegensatz zur primären körperstammnahen Anlage. In der präklinischen Versorgung, mit meist kurzen Transportzeiten und einer schnellen definitiven klinischen Versorgung, ist dies aus diversen Gründen zu überdenken:

1. Elektive operative Erfahrungen zeigen, dass proximale Anwendungen sicher und effektiv sind.
2. Eine äußere wahrgenommene «starke Blutung», ist möglicherweise nicht repräsentativ für weitere innere Blutungen im verletzten Bereich. Dies gilt bei stumpfen und penetrierenden Traumata gleichermassen. Verletzungsbereiche können sich weiter nach proximal erstrecken, als die Stelle an der das Tourniquet / Druckverband angelegt wurde. Hierdurch kommt es zu anhaltenden Blutungen aus dem Verletzungsbereich, obwohl der distal ausgeübte Druck auf ein angemessenes Niveau gebracht wurde. Eine möglichst proximale Anlage eines Tourniquets ist daher zu bevorzugen.
3. Theoretisch bestehen Verletzungsrisiken in Bereichen, wo Nervenstrukturen nahe der Haut mit darunter liegenden Knochenvorsprüngen (eminentia ossea) liegen (u.a. Nervus peroneus «Fibulanerv» oder Nervus ulnaris «Ellenbogennerv»). Bei Anlage von Tourniquets in diesen Bereichen kann es zu Nervenverletzungen kommen.
4. An bestimmten Stellen entlang von oberen und unteren Extremitäten, kann eine Blutungskontrolle erschwert werden, da knöcherne Vorsprünge, welche nahe an der Haut liegen zu einer inadäquaten Weichteilkompression führen und dadurch die arterielle Kompression behindern.

## RICHTIGE ANLAGE

Ein Tourniquet muss fest genug angelegt werden, um den arteriellen Fluss zu blockieren. Ein Tool, das nur den venösen Abfluss von einer Extremität staut, verstärkt die Blutung aus einer Wunde. Es besteht eine direkte Beziehung zwischen dem zur Kontrolle der Blutung erforderlichen Druck und der Größe der Extremität. Daher muss ein Tourniquet im Durchschnitt an einem Bein fester als an einem Arm platziert werden, um die Blutung zu stillen.

## ZEITLIMIT

Bei elektiven Operationen an den Extremitäten, werden arterielle Tourniquets regelmässig bis 150 Minuten lang sicher, ohne signifikante Nerven- und Muskelschäden verwendet, um Blutungen zu verhindern. Selbst im vorstädtischen oder ländlichen Rettungsdienst sind die meisten Transportzeiten deutlich kürzer als diese. Allgemein sollte ein Tourniquet bis zur Ankunft im nächstgelegenen geeigneten Krankenhaus am Patienten belassen werden. Die Benutzung über einen längeren Anwendungszeitraum hat sich im militärischen Einsatz in den Vereinigten Staaten von Amerika keine wesentliche Patientenverschlechterung gezeigt.[33] Wenn die Anlage eines Tourniquets erforderlich ist, wird im Regelfall eine Notoperation erforderlich sein, um die Blutungsquelle zu versorgen.

**Kasten 3-5** Protokoll für das Anlegen eines Tourniquets

Tourniquets sollten verwendet werden, wenn eine Kontrolle der Blutung mit direktem Druck oder Druckverband nicht möglich oder scheitert. Die einzelnen Schritte zum Anlegen eines Tourniquets sind:

1. Positionieren Sie ein Tourniquet am Oberschenkel knapp unterhalb der Leiste und am Oberarm knapp unterhalb der Achsel. Achten Sie auf ein enges Anlegen des Tourniquets, um ein Therapieversagen zu vermeiden.
2. Drehen Sie den Knebel so lange, bis die Blutung steht und sichern Sie den Knebel an dieser Stelle.
3. Die Abbindezeit ist unbedingt zu notieren. „TQ 2145" bedeutet zum Beispiel, dass das Tourniquet um 21.45 Uhr angelegt wurde. Die meisten Tourniquets haben eine dafür vorgesehene Schreibfläche, auf der die Uhrzeit notiert werden kann. Alternativ können Sie die Zeit mit einem wasserfesten Filzstift auf dem Patienten notieren.
4. Lassen Sie das Tourniquet unbedeckt, sodass Sie es sehen und weiterhin beurteilen können. Falls die Blutung nicht zu kontrollieren ist, sollte ein zweites Tourniquet direkt oberhalb des ersten angebracht werden.
5. Verabreichen Sie bei Bedarf ein Analgetikum.
6. Transportieren Sie den Patienten in ein geeignetes Krankenhaus mit entsprechenden chirurgischen Kapazitäten.



Daher ist die ideale Zielklinik für einen solchen Patienten eine mit umgehend verfügbaren angemessenen chirurgischen Kapazitäten.

In der Vergangenheit wurde häufig empfohlen, ein Tourniquet alle 10 bis 15 Minuten zu lockern, damit etwas Blut in die verletzte Extremität fließen kann. Der Blutfluss würde dazu beitragen, die Gliedmaßen zu erhalten und eine nachfolgende Amputation zu verhindern. Diese Praxis führt nur dazu, den Blutverlust des Patienten zu erhöhen, und wirkt sich nicht auf die verletzten Gliedmaßen aus. Nach aktuellen Empfehlungen ist ein angelegtes Tourniquet so lange an Ort und Stelle belassen, bis eine endgültige chirurgische Versorgung möglich ist. Es gibt Situationen, wobei Tourniquets vorsorglich (z.B. eingeklemmte Gliedmassen), durch Drittpersonen (z.B. Polizeibeamte) oder aus zeitlichen Gründen (General Impression) angelegt wurden. In diesen Fällen sind im weiteren Behandlungsverlauf Überlegungen anzustellen, ob es einer Anlage eines Tourniquets bedarf oder konventionelle Verbände ausreichen, um angelegte Tourniquets zu lösen (nachdem Lösen verbleiben sie in der vorherigen Position).

Ein Tourniquet kann für einen wachen Patienten schmerzhaft sein und eine Schmerztherapie sollte in Betracht gezogen werden. **Kasten 3-5** zeigt einen beispielhaften Ablauf für die Anwendung eines Extremitäten-Tourniquets.

## Blutstillende Produkte

Die US-amerikanische Zulassungsbehörde FDA (Food and Drug Administration) hat eine Reihe topischer Blutstillungsmittel zur Verwendung zugelassen. Hämostatische Mittel sind so konzipiert, dass sie in eine Wunde gelegt oder gestopft werden können, um die Blutgerinnung an dieser Stelle zu verbessern und die Kontrolle lebensbedrohlicher Blutungen zu fördern, die nicht mit direktem Druck gestoppt werden können, oder in

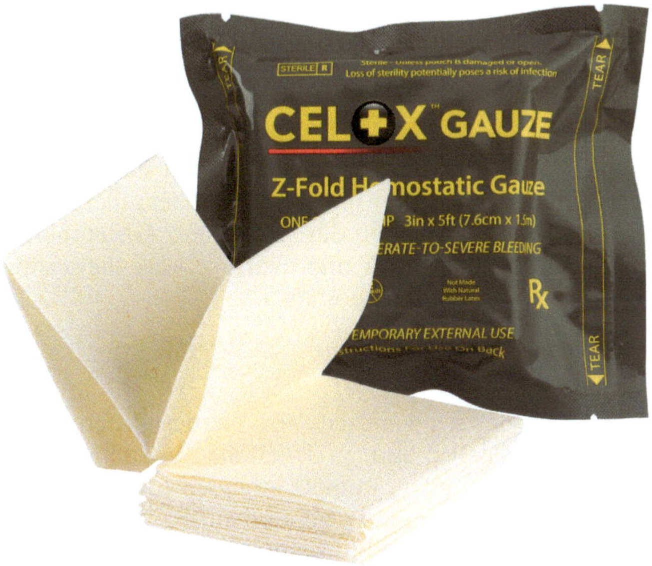


**Abbildung 3-17** Ein hämostatischer Verband ist so ausgelegt, dass er direkt in eine Wunde „gepackt" werden kann, an der die Anlage eines Tourniquets nicht möglich ist.



Körperbereichen liegen, die für die Platzierung von Tourniquets nicht geeignet sind. Diese Wirkstoffe liegen im Allgemeinen in Form einer Gaze vor, die mit dem hämostatischen Material imprägniert ist, das auf die Blutungsquelle aufgebracht oder gestopft wird (**Abbildung 3-17**).

Bei offenen traumatischen Gefässverletzungen an «Verbindungsstellen» vom Körperstamm zu den Extremitäten (junctional vascular Injuries) oder lebensbedrohlichen offenen abdominellen Blutungen, ist die Verwendung von hämostatischen Produkten sinnvoll.

- Hämostatische Verbände wie Combat Gauze, Celox und Chito Gauze, sind so konzipiert, dass sie fest in eine Wunde «gepresst» und nicht nur als Verband zur Abdeckung von offenen Verletzungen verwendet werden. Die meisten Hersteller empfehlen einen dreiminütigen direkten Druck nach erfolgreicher Anwendung, gefolgt von einem kontinuierlichen Druck mittels eines Druckverbandes.

- Der RevMedx™ Applikator XSTAT® 30 beinhaltet « komprimierte kleine hämostatische Schwämme», welche sich nach dem Kontakt mit Blut oder Flüssigkeit, innerhalb von 20 Sekunden um das 10-fache vergrössern. Er ist besonders für die «schonende Tamponierung» von schweren Blutungen, vor allem im Leisten- und Achselbereich geeignet.
- Die iTClamp (Polycarbonatklemme mit Metallzähnen) ist eine vorübergehende Massnahme, um bei einer blutenden Wunde einen Tamponadeneffekt kurzfristig zu erzielen.[34]

Es gilt zu beobachten, wie sich diese Empfehlungen in Zukunft weiter entwickeln werden. So ergaben mehrere tierexperimentelle Studien, dass die Anwendung der neueren Generation von hämostatischen Produkten einen positiven Erfolg auf das Überleben bei grossen Blutverlusten zeigten.[35-37]

Stehen keine hämostatischen Produkte zur Verfügung, kann einfacher Verbandmull zum Austamponieren verwendet werden. Der primäre Faktor liegt hier bei der Kontrolle von Blutungen durch ein tiefes Austamponieren und direkten Druck und nicht die koagulationsfördernde Wirkung der Hämostatika.

### Kontrolle von Blutungen im Bereich großer Gelenke

Wunden in den sogenannten „Verbindungsbereichen" des Körpers, an Stellen also, an denen die Extremitäten und der Kopf sich mit dem Rumpf verbinden (Leiste, Achselhöhle, Schulter und Hals), können aufgrund der großen Blutgefäße zu starken Blutungen führen. Insbesondere Wunden der unteren Extremitäten von z. B. Sprengkörpern (IEDs) führen häufig zu hohen Amputationen und Wunden, die die Platzierung eines Extremitäten-Tourniquets nicht ermöglichen. Das US-Militär hat eine Reihe von Hilfsmitteln in Kriegen eingesetzt, mit denen Blutungen aus solchen Wunden unter Kontrolle gebracht werden konnten (**Abbildung 3-18**). Zu diesen Geräten gehören die Combat Ready Clamp (CRoC; Combat Medical Systems), das Junctional Emergency Treatment Tool (JETT North American Rescue Products, LLC) und das SAM Junctional Tourniquet (SJT; SAM Medical Products). Es gibt im zivilen Rettungsdienst nahezu keine Erfahrungen oder Evidenz bezüglich der Wirksamkeit dieser Produkte,

### Hochlagerung und Abdrücken

In der Vergangenheit wurde der Schwerpunkt auf die Hochlagerung der Extremitäten und die Kompression von Druckpunkten (proximal zur Blutungsstelle) als Zwischenschritt bei der Blutungskontrolle gelegt. Keine Studie konnte bisher zeigen, dass bei einer angehobenen Extremität die Blutung schwächer wird. Wenn ein Knochen in der Extremität gebrochen ist, kann dieses Manöver möglicherweise dazu führen, dass eine geschlossene Fraktur in eine offene Fraktur umgewandelt wird oder sich eine innere Blutung verstärkt. Außerdem wurde der Nutzen des Drucks auf die Druckpunkte (A. brachialis oder A. femoralis) nie bewiesen und die Wahrscheinlichkeit diesen auf einem Transport wirksam aufrechtzuerhalten scheint eher gering. Aufgrund der vorliegenden Erkenntnissen wird dies nicht mehr empfohlen.

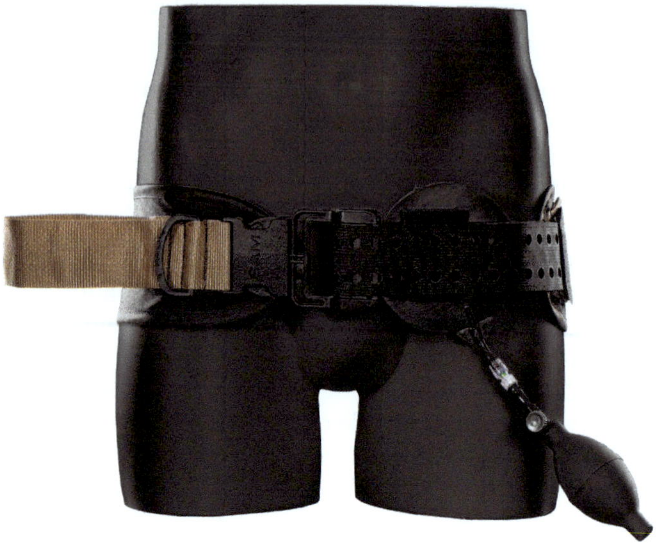

**Abbildung 3-18** SAM Junctional Tourniquet (Verwendung mit Genehmigung von SAM Medical)



## Atemweg

In der präklinischen Umgebung können erweiterte Techniken zur Sicherung der Atemwege und zur Aufrechterhaltung der Ventilation erforderlich sein (siehe Kapitel 7: *„Atemwege und Ventilation"*). Die Kompetenz in der Atemwegssicherung, insbesondere bei längeren Transportzeiten, sollte nicht unterschätzt werden.

## Atmung

Sobald ein sicherer Atemweg gewährleistet ist, sollten Patienten im Schock oder bei denen ein Schockrisiko besteht (fast alle Traumapatienten) so bald wie möglich 100 % Sauerstoff ($FiO_2$ von 1,0) erhalten. Dieser Grad der Oxygenierung kann praktisch nur erreicht werden, wenn eine dicht sitzende Sauerstoffmaske mit Reservoir angewendet wird. Nasenbrillen und einfache Gesichtsmasken erfüllen diese Anforderung nicht. $SpO_2$ sollte bei praktisch allen Traumapatienten durch Pulsoxymetrie überwacht und bei oder über 94 % (auf Meereshöhe) gehalten werden, unter Berücksichtigung dessen, was vom Patienten toleriert wird.

Falls der Patient nicht atmet oder die Atmung absolut insuffizient erscheint, sind zunächst die Atemwege mittels modifiziertem Esmarch-Handgriff zu öffnen. Ebenso können zusätzliche Atemwegshilfen wie oro- oder nasopharyngeale Tuben verwendet werden. Wird durch diese Maßnahmen keine normale Atemtätigkeit erreicht, sollte umgehend mit einer Masken-Beutel-Beatmung begonnen werden. Dabei muss vermieden werden, den Patienten im Schock zu hyperventilieren, da sonst eine negative physiologische Reaktion erfolgt, die vor allem Patienten im hypovolämischen Schock oder mit einem SHT schadet. Eine zu tiefe oder zu schnelle Beatmung kann eine Alkalose hervorrufen. Aufgrund dieser chemischen Reaktion erhöht sich die Affinität von Hämoglobin zu Sauerstoff, was zu einer verminderten Sauerstoffabgabe an das Gewebe führt. Zudem kann eine Hyperventilation den intrathorakalen Druck erhöhen. Dies führt zur Beeinträchtigung des venösen Rückflusses zum Herzen und zur Hypotonie. Aktuelle Daten aus Tierexperimenten zeigen, dass bei einer mittelschweren Hypovolämie, die mit einer normalen oder erhöhten Atemfrequenz behandelt wird, der systolische Blutdruck und somit das Herzzeitvolumen weiter sinkt. Es wird vermutet, dass der erhöhte intrathorakale Druck für die Hypotension verantwortlich ist, weil dieser den venösen Rückfluss vermindert.[20,21] Bei zu schnellem Beatmen kann der Anstieg des intrathorakalen Drucks entweder auf große Tidalvolumina (10-12 ml/kg Körpergewicht) oder auf die Bildung von „auto-PEEP" (positiver End-Exspiratorischer Druck) zurückzuführen sein (unzureichende Ausatmung führt zu zunehmendem Verbleib von Luft in der Lunge). Bei Patienten mit Schädel-Hirn-Trauma führt eine unbeabsichtigte Hyperventilation zu einer zerebralen Gefäßverengung und einer verminderten Durchblutung. Mehrere Studien belegen, dass Patienten mit Schädel-Hirn-Trauma die hyperventiliert wurden, ein schlechteres Outcome durch einen sekundären Hirnschaden erzielten.[16,17,38] Bei erwachsenen Patienten ist ein Tidalvolumen (6 ml/kg Ideal-KG) bei 10 Beatmungen pro Minute ausreichend.

Zur Aufrechterhaltung der **Normokapnie** (normaler Kohlendioxidspiegel im Blut) des Patienten mit ausreichender Sauerstoffversorgung soll die $etCO_2$-Überwachung in Verbindung mit der Pulsoxymetrie eingesetzt werden. Jedoch kann bei Patienten mit eingeschränkter Lungenperfusion die Korrelation zwischen $etCO_2$ und $PaCO_2$ verändert sein und eine genaue Beurteilung der Ventilation wird erschwert.

## *Kreislauf*

Neben lebensbedrohlichen äusseren Blutungen, die als erstes erkannt und behandelt werden, ist ein drohendes Kreislaufversagen durch innere Blutungen zu erkennen und es sind Massnahmen für eine schnelle innerklinische chirurgische Behandlung zu ergreifen. Bis dahin sollte ein funktionierender Kreislauf mit angepasster Volumentherapie sichergestellt werden.

### Innere Blutungen

Innere Blutungen infolge von Frakturen müssen zusätzlich beachtet werden. Unsachgemäße Behandlungen von verletzten Extremitäten können nicht nur eine geschlossene Fraktur in eine offene umwandeln, sondern auch innere Blutungen an Knochenenden, angrenzendem Muskelgewebe oder beschädigten Gefäßen erheblich verstärken. Mit dem Ziel, mögliche Blutungsquellen zu minimieren, sollten Frakturen der Extremitäten immobilisiert werden. Liegen keine Anzeichen einer lebensbedrohlichen Situation vor, können bei Vorhandensein mehrerer Extremitätenfrakturen, diese einzeln immobilisiert werden. Zeigt sich in der Erstuntersuchung (Primary Survey), dass eine lebensbedrohliche Situation vorliegt, ist der Patient umgehend z. B. mit einem Spineboard oder einer Vakuummatratze zu immobilisieren. Dabei werden alle Extremitäten auf anatomische Weise immobilisiert, was einen schnellen Transport in ein überregionales Traumazentrum ermöglicht. In einer Studie zur prähospitalen Anlage von Beckenschlingen (Beckengurt) im präklinischen Umfeld zeigte sich, dass durch trainierte Anwender eine korrekte Positionierung in 80% der Fälle erreicht werden konnte. Es wird daher angenommen, dass Patienten mit Verdacht einer Beckenringverletzung oder Becken- und hämodynamischer Instabilität von einer frühzeitigen Verwendung von Beckengurten profitieren, so können Blutungen aus Beckenfrakturen begrenzt und die Mortalität möglicherweise eingrenzt werden. Eine Gefährdung der Patienten durch die Verwendung solcher Hilfsmittel im präklinischen Umfeld ist nicht belegt.

### Permissive Hypotension

In direkter Beziehung zur Geschwindigkeit des Blutverlustes aus einem «defekten» Gefäss stehen die Grösse des Lecks, der **intraluminale Druck** (MAP) und der **extraluminale Druck** des umgebenden Gewebes. Bei inneren nicht kontrollierbaren Blutungen ist der systolische Blutdruck auf einem Niveau von 80 bis 90 mmHg zu halten, um die Perfusion lebenswichtiger Organe zu gewährleisten. Ein Anstreben einer Normotension durch das Überinfundieren von gängigen Infusionsprodukten sollte aufgrund der Gefahr einer verstärkten Blutung durch «Aufplatzen» eines gebildeten Blutgerinnsel (Thrombus) und der Gefahr sekundärer Gefässverletzung vermieden werden. Mehrere Studien belegen, dass eine permissive Hypotension bis zur innerklinischen chirurgischen Versorgung durchführbar ist und die Mortalität nicht erhöht.[39-34] Einzige Ausnahme stellen Patienten dar, die ein Schädel-Hirn-Trauma oder Rückenmarksverletzungen erlitten haben. Liegen Verletzungen dieser Art und gleichzeitig eine Hypotonie aufgrund eines Blutverlustes vor, sollte eine aggressivere Substitution von Infusions- oder präferiert Blutprodukten oder Behandlung mit Vasopressoren erfolgen, um einen systolischen Blutdruck von mindestens 110 mmHg aufrechtzuerhalten.[43,45]

Zusammenfassend die Schritte zur Behandlung von externen und inneren Blutungen

1. Die Erhöhung des Aussendrucks durch direkten «manuellen Druck». Bei äusseren lebensbedrohlichen Blutungen wird das Lumen des Blutgefässes durch den Druck verkleinert und die Differenz zwischen dem Innen- und Aussendruck des Gefässes verringert. Beides trägt dazu bei, den Blutfluss zu reduzieren.
2. «Permissive Hypotension» stellt sicher, dass der intraluminale Druck nicht zu stark erhöht wird und es zu keinen schwerwiegenden sekundären Gefässverletzungen kommt.

## Defizite der neurologischen Funktionen

Es gibt keine eindeutige, spezifische Intervention für Schockpatienten mit eingeschränktem Bewusstsein. Falls der Patient einen pathologischen neurologischen Status hat, ist dieser das Resultat einer zerebralen Hypoxie und schlechter Perfusion. Eine Therapie zur Verbesserung der Oxygenierung und der Perfusion wird auch die neurologische Situation verbessern.

## Entkleideten Patienten untersuchen/Erhalt von Körperwärme

Es ist sehr wichtig, die Körpertemperatur des Patienten im normalen Bereich zu halten. Eine Hypothermie resultiert aus einer kalten Umgebung und entsteht durch konvektiven und konduktiven Wärmeverlust, und weitere physikalische Gegebenheiten (Kapitel 19: *„Umweltbedingtes Trauma: Hitze und Kälte"*). Darüber hinaus wirken sich der Energieverlust und ein anaerober Stoffwechsel negativ auf die Wärmeproduktion aus. Am besorgniserregendsten ist die Beeinträchtigung der Blutgerinnung durch Hypothermie. Des Weiteren führt sie zur Dysfunktionen des Myokards, Koagulopathien, Hyperkaliämie, Vasokonstriktion und vielen anderen Problemen, die einen negativen Effekt auf das Outcome des Patienten haben.[46] Obwohl eine niedrige Temperatur das Gewebe kurzfristig schützen kann, muss dieser Temperaturabfall sehr schnell und sehr ausgeprägt sein, damit ein Schutzeffekt eintritt. Die Effektivität solch schneller Temperaturwechsel ist für Schockpatienten nach einem Trauma allerdings nicht nachgewiesen.

Im präklinischen Umfeld kann es schwierig sein, die Kerntemperatur zu erhöhen, sobald sich eine Hypothermie entwickelt hat. Daher sollten alle Schritte eingeleitet werden, die in der Präklinik unternommen werden können, um die normale Körpertemperatur zu erhalten. Nachdem der Patient ausgezogen und untersucht wurde, muss er anschließend vor weiterer Auskühlung geschützt werden. Jegliche nasse Kleidung, einschließlich der mit Blut getränkten Kleidung, wird vom Patienten entfernt, da nasse Kleidung den Wärmeverlust erhöht. Der Patient wird an der Einsatzstelle mit Decken (z. B. einer Rettungsdecke) bedeckt.

Nach der Beurteilung und Lagerung auf die Trage wird der unter Schock stehende Patient in den erwärmten Patientenraum gebracht. Idealerweise wird der Patientenraum eines Rettungswagens beim Transport eines schwer verletzten Patienten auf 29 °C oder mehr gehalten. Der Wärmeverlust in einem kalten Fahrzeug wäre sehr hoch. Die Bedingungen müssen für den Patienten, nicht für die Helfer ideal sein, denn der Patient ist die wichtigste Person im Notfall. Eine gute Faustformel ist: Wenn es dem Rettungsdienstfachpersonal im Patientenraum angenehm ist, ist es für den Patienten zu kalt.

## Patiententransport

Eine effektive Behandlung eines Patienten im traumatischen Schock kann nur durch einen Chirurgen in einem Operationssaal erfolgen, in dem auch die Möglichkeit besteht, nach Bedarf Blutprodukte zu verabreichen. Weil all dies in der Präklinik nicht zur Verfügung steht, ist ein rascher Transport in eine adäquate Klinik, die in der Lage ist, die Therapie der Verletzungen durchzuführen, wichtig. Ein schneller Transport bedeutet nicht, wichtige Behandlungsschritte zu missachten oder zu vernachlässigen (das althergebrachte „Scoop And Run"). Ziel ist es, dass das Rettungsdienstfachpersonal schnell die wichtigsten, potenziell lebensrettenden Maßnahmen wie Atemwegsmanagement, Beatmung und Kontrolle der Blutungen einleitet. Es sollte keine Zeit mit unangebrachter Beurteilung oder unnötigen Manövern zur Immobilisation vergeudet werden. Während des Transports eines kritisch verletzten Patienten ins Zielkrankenhaus können viele Schritte wie das Fortführen einer Volumentherapie, das Aufwärmen des Patienten und sogar der Secondary Survey durchgeführt werden.

### *Patientenlagerung*

Normalerweise werden Patienten im Schockzustand in flacher, liegender Position transportiert. Spezielle Lagerungen wie die Trendelenburg-Lagerung (Schräglage mit Füßen höher als der Kopf) oder die „Schocklagerung"

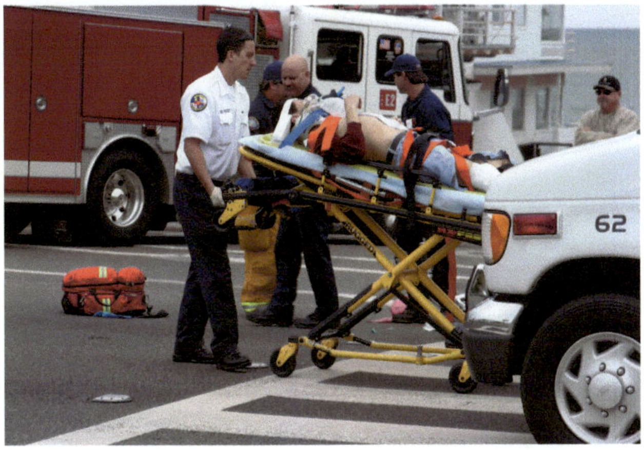

**Abbildung 3-19** Das Oberteil der Trage wird im Verhältnis zum Fussende und dem restlichen Körper 30° schräg gestellt, oder das Spineboard / die Vakuummatratze in eine 30° angehobene (umgekehrte Trendelenburg-) Position gebracht.



(Kopf und Rumpf flach, Beine erhöht), obwohl sie seit 150 Jahren verwendet werden, hat sich nicht als wirksam erwiesen. Die Trendelenburg-Lagerung kann eine bereits eingeschränkte Atmung durch das Gewicht des Abdomens, das auf das Zwerchfell drückt, in gewissen Umfang weiter beeinträchtigen. Bei Patienten mit einem SHT kann der Hirndruck steigen. Noch wichtiger ist der Umstand, dass die Gefäße von Patienten mit einem hypovolämischen Schock maximal kontrahiert sind.[47] Somit ist eine signifikante Autotransfusion von Blut der unteren Extremitäten in die lebenswichtigen Organe nur vorübergehend zu erwarten. Patienten mit isoliertem SHT sollten typischerweise mit 30 Grad erhöhtem Oberkörper transportiert werden.[48] Diese Position verbessert den zerebralen Perfusionsdruck und senkt den intrakraniellen Druck. Wenn ein Patient intubiert ist, ist es außerdem vorteilhaft, den Oberkörper auf 30 Grad anzuheben, um ein Aspirationsrisiko das das Risiko für eine Ventilator-assoziierte Pneumonie zu verringern. Es ist wichtig zu beachten, dass der Oberkörper des Patienten bei dieser Lagerung NICHT im Bereich der Taille (zwischen Hüfte und Brustkorb) gebeugt wird, was eine mögliche Verletzung der thorakolumbalen Wirbelsäule verschlimmern könnte (**Abbildung 3-19**).

# Gefäßzugang

## *Intravenöser Zugang*

Grundsätzlich sollte bei allen Traumapatienten mit erkennbar lebensbedrohlichem Zustand oder bei Patienten, bei denen solche vermutet werden, unverzüglich ein intravenöser Zugang etabliert werden, um bei Bedarf eine weiterführende medikamentöse Therapie (z. B. eine Reanimation) einleiten zu können. Es sollte jedoch berücksichtigt werden, dass die Etablierung eines intravenösen Zugangs keine Verzögerung eines zügigen Verbringens in den Rettungswagen bzw. eines Transports des schwer verletzten Patienten in die Klinik mit sich bringen sollte. Falls ein i.v. Zugang schwierig zu legen ist, stellt ein intraossärer Zugang eine gute Alternative dar.

Obwohl eine Volumentherapie bei Traumapatienten mit schwerem Schock empirisch sicherlich sinnvoll ist, wurde in keiner Studie ein verbessertes Outcome gezeigt, wenn die Volumentherapie bereits präklinisch durchgeführt wurde. Eine Studie zeigte, dass die Verwendung von Infusionslösungen keinen Nutzen hatte, bevor die Blutung nicht gestoppt wurde.[39,40]

Patienten, die im Schock sind oder möglicherweise schwere Verletzungen erlitten haben, sollten einen oder vorzugsweise zwei intravenöse Zugänge mit großem Durchmesser (18 Gauge) gelegt bekommen. Die Geschwindigkeit der Flüssigkeitsverabreichung ist direkt proportional zur vierten Potenz des Radius des Katheters und umgekehrt proportional zu seiner Länge, was bedeutet, dass mehr Flüssigkeit durch einen kürzeren Katheter mit größerem Durchmesser fließt als durch einen längeren Katheter mit kleinerem Durchmesser. Die bevorzugte Stelle für den intravenösen Zugang ist eine Vene des Unterarms. Alternative Stellen für den intravenösen Zugang sind die Venen der Ellenbeuge, der Hand und des Oberarms (Vena cephalica).

## *Intraossärer Zugang*

Eine Alternative für den Gefäßzugang bei Erwachsenen ist der intraossäre Zugangsweg.[49,50] Die intraossäre Verabreichung von Flüssigkeiten ist nicht neu und wurde von Dr. Walter E. Lee im Jahr 1941 beschrieben.[49] Ein intraossärer Zugang kann auf verschiedene Weise etabliert werden. Er wird am häufigsten an Stellen wie dem distalen Femur, dem Humeruskopf oder der proximalen oder distalen Tibia etabliert. Studien zeigen, dass die besten Flussraten durch den Humeruskopf und den distalen Femurbereich erfolgen. Zudem kann das Sternum (Brustbein) unter Verwendung dafür zugelassener Systeme als Zugangsstelle für einen intraossären Zugang punktiert werden (**Abbildung 3-20, Abbildung 3-21,** und **Abbildung 3-22**).[50-52] Diese Techniken werden immer häufiger routinemäßig in der Präklinik angewendet. Dennoch sollte der Fokus auf einen schnellen Transport und nicht auf die Gabe von Infusionen gelegt werden. Bei verzögerter Rettung oder langem Transportweg ins Zielkrankenhaus ist der intraossäre Zugang bei Erwachsenen eine gute Alternative. Der initiale Injektionsschmerz in das Knochenmark muss mit geeigneten Lokalanästhetika gedämpft werden (außer bei Kindern wegen des Risikos der Überdosierung).

# Volumentherapie

Es gibt zwei Kategorien von Volumenersatz, die in den letzten 50 Jahren zur Behandlung von Traumapatienten

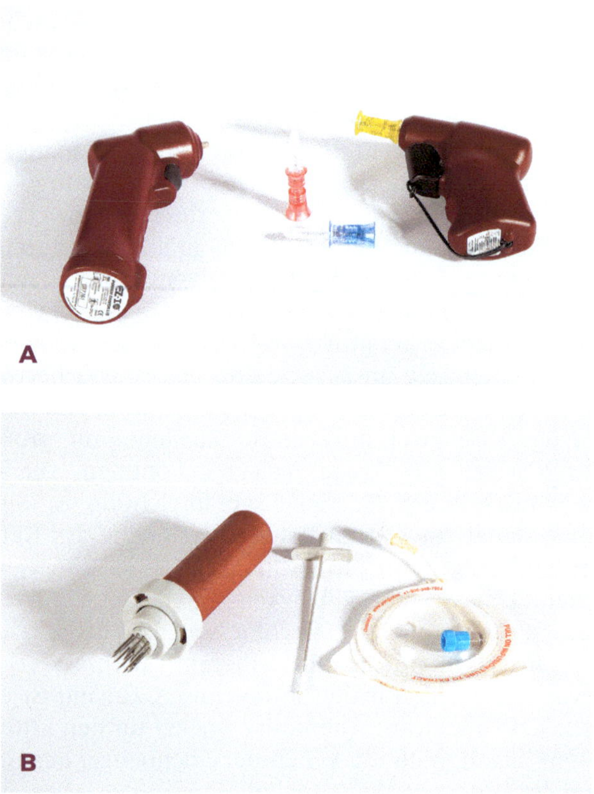


**Abbildung 3-20** **A.** IO-Nadeln und IO-Injektion Gun für die manuelle Einführung (verschiedene Größen dargestellt). **B.** Arrow Fast One IO-Sternum.



verwendet wurden – Blut- und Infusionslösungen.[53] Diese Produkte können wie folgt weiter unterteilt werden:

- Blut und Blutprodukte
  - Erythrozytenkonzentrat
  - Blutprodukte aus aufbereitetem Vollblut
    - Gefrorenes Frischplasma (GFP)
    - Gerinnungsfaktoren
  - Vollblut (im deutschsprachigen Raum unüblich)
- Infusionslösungen
  - Isotone balancierte kristalloide (Voll-) Elektrolytlösungen (Ringer-Laktat/-Acetat)
  - Hypertone Flüssigkeiten
    - NaCl 3%
  - Kolloidale Volumenersatzmittel (HAES, Gelatine, [Humanalbumin])
  - Blutersatzlösungen (nur experimenteller Gebrauch)

Jedes dieser Produkte hat Vor- und Nachteile.

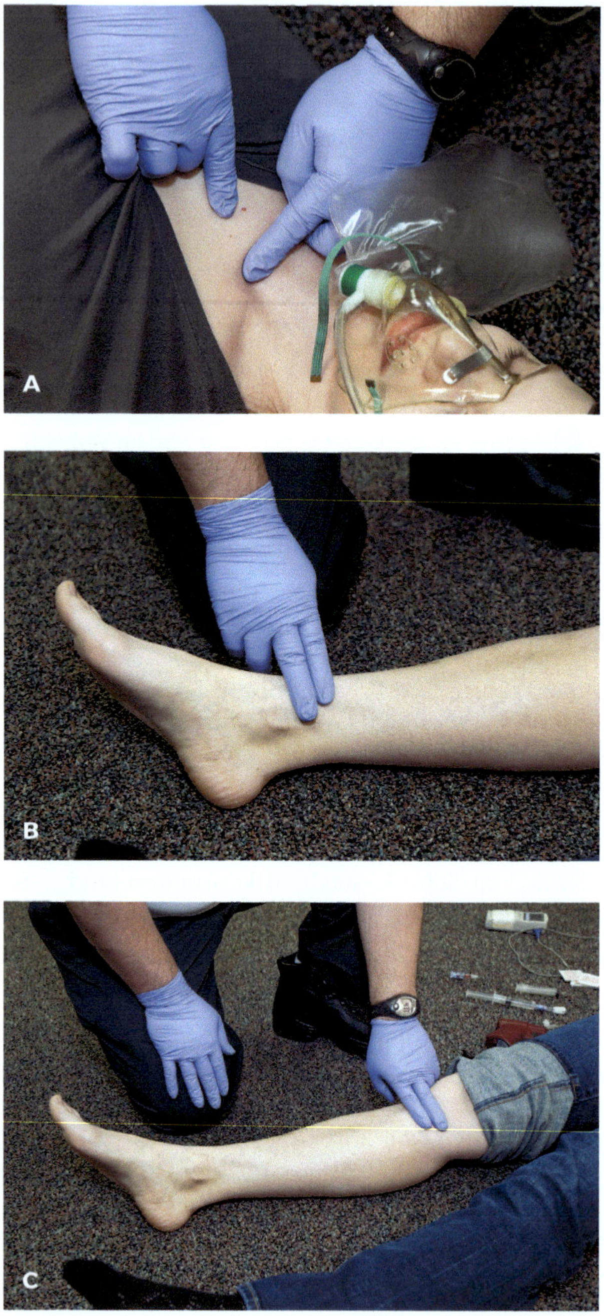


**Abbildung 3-21** **A.** Einführungsstelle am Sternum am Manubrium unterhalb der suprasternalen Kerbe. Beachten Sie, dass die EZ-IO-Vorrichtung nicht an der Sternum-Stelle verwendet werden kann. **B.** Distale Tibia Insertionsstelle oberhalb des Knöchels. **C.** Proximale Tibia Insertionsstelle unterhalb des Knies.



## Blut

Wegen seiner Fähigkeit, Sauerstoff zu transportieren, bleiben Blut oder verschiedene Blutprodukte die Flüssigkeit der Wahl für einen Patienten bei schwerem hämorrhagischem Schock. Die Erfahrungen des US-Militärs als Folge der Kriege im Irak und in Afghanistan haben gezeigt, wie wichtig es ist, Vollblut, Erythrozyten

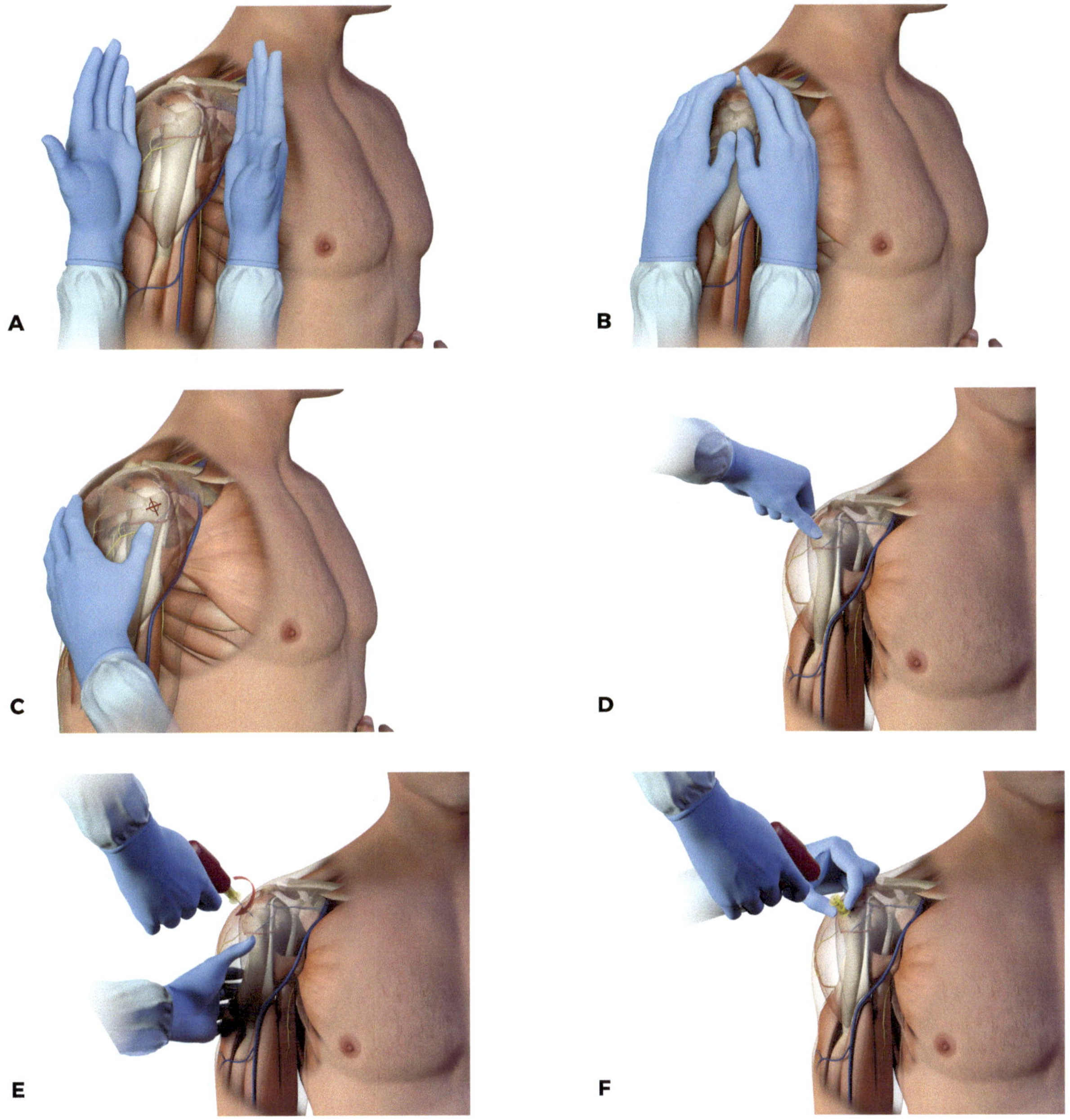


**Abbildung 3-22** Einsetzen des EZ-IO®-Geräts in den proximalen Humerus. **A.** Lokalisieren Sie die Insertionsstelle, indem Sie die ulnare Seite Ihrer Hände senkrecht über die Axilla legen. Die ulnare Seite der anderen Hand wird seitlich entlang der Mittellinie des Oberarms platziert. **B.** Legen Sie Ihre Daumen zusammen über den Arm. Dadurch wird die vertikale Insertionslinie am proximalen Humerus identifiziert. **C.** Ertasten Sie den chirurgischen Hals des Humerus. Dieser sollte sich wie ein Golfball auf einem Tee anfühlen; die Stelle, an der der "Ball" auf das "Tee" trifft, ist der chirurgische Hals. Die Einstichstelle befindet sich 1 bis 2 Zentimeter (cm) oberhalb des chirurgischen Halses. **D.** Halten Sie einen Daumen an die Einstichstelle. **E.** Drücken Sie mit der anderen Hand die Nadel durch die Haut, bis die Spitze den Knochen berührt. Drücken Sie den Abzug und üben Sie dabei sanften, gleichmäßigen Druck aus. **F.** Stabilisieren Sie den Nadelansatz nach dem Einstechen und verwenden Sie eine Stabilisierungsvorrichtung. Die Platzierung wird mit einer Spülung mit normaler Kochsalzlösung (5-10 ml bei Erwachsenen; 2-5 ml bei Säuglingen/Kindern) bestätigt.

und Plasma für das Überleben verletzter Soldaten anzuwenden. Dieses „rekonstituierte" Blut ersetzt die verlorene Sauerstofftragfähigkeit, Gerinnungsfaktoren und Proteine, die zum Aufrechterhalten des kolloidosmotischen Druckes (KOD) erforderlich sind, um einen Flüssigkeitsverlust aus dem Gefäßsystem zu verhindern. Leider ist Blut im präklinischen Umfeld wegen der Lagerung oft problematisch. Blut und seine Komponenten sind nur sehr begrenzt haltbar, wenn sie nicht bis unmittelbar vor ihrem Gebrauch gekühlt oder eingefroren bleiben. In Europa gibt es vereinzelte präklinische Systeme, in denen Bluttransfusionen nach lokalen Protokollen durchgeführt werden.[54,55]

Zurzeit wird in einigen Ländern lyophilisiertes Plasma in der präklinischen Versorgung von Patienten eingesetzt. Lyophilisiertes Plasma ist menschliches Plasma, das für die einfachere Handhabung gefriergetrocknet wurde. Somit hat es eine ungefähre Haltbarkeit von zwei Jahren, es kann bei Raumtemperatur gelagert werden, muss jedoch vor der Transfusion aufgelöst werden. Plasmaprodukte werden aktuell schon von einigen Rettungsdiensten in den Vereinigten Staaten von Amerika mitgeführt. In einer wissenschaftlichen Studie, an der mehr als 500 Patienten teilnahmen, zeigte der präklinische Einsatz von aufgetautem Plasma eine signifikante Verbesserung der 30-Tage-Mortalität bei Traumapatienten, die dem Risiko eines hämorrhagischen Schocks ausgesetzt waren.[56]

## *Infusionslösungen*

In Ermangelung der praktikablen Verfügbarkeit von Blutprodukten in der Präklinik finden im Rettungsdienst unterschiedliche Volumenersatzmittel Anwendung. Diese werden in folgende Kategorien eingeteilt: (1) isotone Kristalloide, (2) hypertone Kristalloide, (3) synthetische Kolloide und (4) künstliche Sauerstoffträger.

### Isotone kristalloide Infusionslösungen

Isotone Kristalloide sind balancierte Salzlösungen, die aus Elektrolyten zusammengesetzt sind (Substanzen, die in geladene Teilchen zerfallen, wenn sie in Wasser gelöst werden). Sie wirken kurzzeitig als effektives Volumenersatzmittel, besitzen jedoch keine Sauerstofftransportfähigkeit. Sofort nach der Gabe füllen Kristalloide den durch Blutverlust freien Raum in den Gefäßen, wobei die Vorlast und das Herzminutenvolumen verbessert werden. Balancierte Kristalloidlösungen enthalten spezifische Mengen an Natrium, Kalium, Kalzium, Chlorid und Malat oder Acetat. Im Vergleich unterschiedlicher balancierter Kristalloide konnte bisher kein klarer Vorteil für ein bestimmtes Produkt gefunden werden. **Normale Kochsalzlösung** (0,9 % Natriumchlorid [NaCl]-Lösung mit einem pH-Wert von 5,5) ist eine Alternative für die Volumentherapie, jedoch besteht die Gefahr, dass sich bereits nach moderaten Infusionsmengen eine hyperchlorämische Azidose entwickelt. Alternativen mit nachweislich weniger Nierenfunktionsstörungen bei kritisch kranken Erwachsenen, wären Normosol und Plasma-Lyte, mit einem ausgeglichenen pH-Wert von 7,4.[57] Glukoseinfusionen (5%) sind keine effektiven Volumenersatzmittel und haben in der Volumentherapie von Traumapatienten nichts verloren.

Innerhalb von 30 bis 60 Minuten nach der Verabreichung einer kristalloiden Lösung verbleibt nur etwa ein Drittel bis ein Viertel des infundierten Volumens im Herz-Kreislauf-System. Der Rest hat sich in das Interstitiums verschoben, da sowohl die Elektrolyte als auch das Wasser frei permeabel sind. Das verlorene Volumen wird zu Ödemen in Weichteilen und Organen des Körpers. Diese zusätzliche Flüssigkeit verursacht Schwierigkeiten bei der Aufnahme und Abgabe von Sauerstoff an den Erythrozyten.

### Hypertone kristalloide Infusionslösungen

Hypertone Kristalloidlösungen weisen im Vergleich zum Blutplasma eine extrem hohe Konzentration an Elektrolyten auf. Die gebräuchlichste Lösung ist eine **hypertone Salzlösung**, bestehend aus 7,5 % NaCl, was der 8-fachen Konzentration einer normalen Salzlösung entspricht. Weitere Konzentrationen von 2% und 3% hypertoner Salzlösungen kommen nicht selten in Traumazentren und neurochirurgischen Abteilungen zum Einsatz. Hypertone Salzlösungen sind ein effektiver Plasmaexpander, zumal eine kleine 250ml-Infusion oft die gleiche Wirkung hat, wie die Gabe von 2 bis 3 Litern isotonischer Kochsalzlösung.[58,59] Eine Analyse mehrerer Studien über hypertone Kochsalzlösung konnte jedoch kein besseres Outcome gegenüber dem Einsatz isotoner Infusionen nachweisen.[60] Dennoch haben hypertone Salzlösungen in experimentellen Versuchen mehrere mutmassliche Vorteile, darunter antiifektiöse und entzündungshemmende Wirkungen gezeigt.[61]

### Synthetische kolloidale Infusionslösungen

Proteine sind große, vom Körper produzierte Moleküle, die aus Aminosäuren zusammengesetzt sind. Sie haben unzählige Funktionen. Albumin, eines der Blutproteine, hilft, die Flüssigkeit im Intravasalraum zu halten. Der Einsatz von menschlichem Albumin ist wegen seiner begrenzten Verfügbarkeit teuer. Blutprodukte wie Humanalbumin sind lagerungsempfindliche Arzneimittel und unterliegen zudem dem Transfusionsgesetz sowie einer strengen Chargendokumentationspflicht. Diese Nachteile machen die Anwendung im Regelrettungsdienst nahezu unmöglich.

Bei der Verabreichung synthetischer Kolloide bei einem Patienten im hämorrhagischen Schock werden Kolloide wie Gelatine (4 %) eingesetzt, die durch ihren kolloidosmotischen Druck dazu beitragen, intravasales Volumen im Gefäßsystem daran zu hindern, durch die

Gefäßwand nach außen zu diffundieren. Durch diesen Wirkmechanismus sind sie bei größeren Blutverlusten effektiver als Kristalloide, um das intravasale Blutvolumen aufrechtzuerhalten. Zu berücksichtigen ist, dass weder Kristalloide noch Kolloide Sauerstoff transportieren.

Gelatinelösungen sind in Europa verbreitet und haben ein gewisses Allergiepotenzial. Mit einer Infusion von Gelatinelösungen wird das intravasale Volumen für mehrere Stunden erhöht.

Hydroxyethylstärke und Dextran sind synthetische Kolloide, die durch Verknüpfung zahlreicher Stärke- (Amylopektin) oder Dextrose-Moleküle entstehen, bis sie in der Größe einem Albuminmolekül ähnlich sind. Bei intensivmedizinischen Patienten besteht die Sorge, dass dieser Wirkstoff insbesondere bei Überdosierung vermehrt akute Nierenschäden nach sich ziehen könnte. [62,63]

Die Verwendung von Kristalloiden im Vergleich zu Kolloiden hat zu einer langjährigen Debatte im Management von Traumapatienten geführt.[64] Eine Studie mit fast 7000 Patienten, die auf der Intensivstation aufgenommen wurden, zeigte keinen Unterschied im Outcome, wenn Patienten mit Kolloid (Albumin) oder mit normaler Kochsalzlösung behandelt wurden.[65] Es gibt keine ausreichenden Forschungserkenntnisse, die eine Verwendung synthetisch kolloidalen Infusionslösungen innerklinisch oder präklinisch zur Behandlung eines Schock empfehlen.

### Künstliche Sauerstoffträger als Blutersatz

Bluttransfusionen haben verschiedene Einschränkungen und unerwünschte Eigenschaften: die Notwendigkeit der Blutgruppenbestimmung und der serologischen Verträglichkeitsprobe, Chargendokumentationspflicht, eine kurze Haltbarkeit, schnelle Verderblichkeit bei Raumtemperatur, die Gefahr von Blutgruppenverwechslungen und transfusionsassoziiertem Reaktionen sowie der nicht zu 100 Prozent auszuschliessenden Übertragung von Krankheiten und ein zunehmender Mangel an Blutspenden. Das hat dazu geführt, dass die Forschung in den letzten 30 Jahren an der Herstellung künstlicher Sauerstoffträger arbeitet. Das Militär spielte eine zentrale Rolle bei der Suche nach einer Flüssigkeit, die Blut ersetzt und weder gekühlt noch typisiert werden muss. Dies könnte verwundeten Soldaten problemlos auf dem Feld infundiert werden und zur Schockbehandlung beitragen.

Perfluorkarbone (PFCs) sind synthetische Komponenten, die eine hohe Sauerstofflöslichkeit besitzen. Dieses Material kann ungefähr 50 Mal mehr Sauerstoff transportieren als Blutplasma. PFCs enthalten weder Hämoglobin noch Protein und sind völlig frei von biologischem Material, weshalb keine Gefahr der Krankheitsübertragung besteht. Sauerstoff wird in PFCs gelöst und auf diese Weise transportiert. Die Versuche der ersten Generation waren aufgrund einiger Probleme, einschließlich einer kurzen Halbwertszeit und der Notwendigkeit einer gleichzeitigen hohen $FiO_2$-Gabe, ernüchternd. Neuere PFCs haben weniger Nachteile, aber ihre Rolle als Sauerstoffträger ist weiterhin ungeklärt.

Die meisten hämoglobinbasierten Sauerstoffträger (HBOCs) verwenden das gleiche Sauerstofftransportmolekül (Hämoglobin), das in den menschlichen roten Blutkörperchen als auch in denen von Rindern und Schweinen vorkommt. Der wesentliche Unterschied zwischen HBOCs und menschlichem Blut besteht darin, dass das Hämoglobin in HBOCs nicht in einer Zellmembran enthalten ist. Dadurch sind keine Blutgruppenbestimmungen und serologische Verträglichkeitsproben erforderlich, da eine Antigen-Antikörperreaktion ausgeschlossen werden kann. Zudem können die meisten HBOCs über einen längeren Zeitraum gelagert werden, was sie zur idealen Lösung für Massenanfälle von Patienten macht. Frühere Probleme mit sauerstofftragenden Lösungen auf Hämoglobinbasis schlossen die Toxizität durch Hämoglobin ein. Bis heute wurde keine dieser Lösungen für den Menschen als sicher oder wirksam befunden.[61]

### Warme Infusionslösungen

Jede Infusionslösung, die einem Schockpatienten infundiert wird, muss wärmer als Raumtemperatur sein. Die ideale Temperatur für Infusionslösungen liegt bei 39°C (102°F). Infusionswärmer, die die Infusionsflüssigkeit aktiv wärmen, sind teuer, aber bei längeren Transporten gerechtfertigt. Auf den meisten Rettungsmitteln der präklinischen Versorgung werden sie jedoch nicht standardmäßig vorgehalten. Dennoch sollte dafür gesorgt werden, dass Infusionen mindestens in den Wärmeschubläden oder -schränken der Rettungsmittel gewärmt vorhanden sind. Entsprechend der DIN EN 1789 ist diese Ausstattung heute serienmäßig und stellt eine einfache und zuverlässige Methode dar, warme Infusionen vorzuhalten. Daneben gibt es weitere Materialien, die es ermöglichen, Infusionen und Infusionssysteme zu isolieren, um ein Auskühlen dieser zu verzögern. Sind keine dieser Möglichkeiten vorhanden, können Wärmepacks behelfsweise eingesetzt werden, die um die Infusion herum platziert werden. Dabei sollte die Tropfgeschwindigkeit so gewählt werden, dass eine relevante Abkühlung der Flüssigkeit bis zum Infundieren in die Vene vermieden wird.

## Management der Volumentherapie

Wie bereits beschrieben, gibt es erhebliche Diskussionen der Volumentherapie beim Schockpatienten im präklinischen Umfeld.[66] Vor der Einführung von PHTLS in den Vereinigten Staaten von Amerika hat das Rettungsdienstfachpersonal den Therapieansatz von Notfallmedizinern aus dem klinischen Umfeld angewendet: Verabreichen Sie dem Schockpatienten so lange kristalloide Flüssigkeit, bis sich die Vitalwerte normalisiert haben (Puls <100/min und $RR_{sys}$ > 100 mmHg). Wenn genügend kristalloide Lösungen infundiert wurden, um die Vitalzeichen auf normale Werte zu bringen, sollte sich die Perfusion des Patienten verbessert haben. Zu dieser Zeit glaubten Experten, dass dann die Laktatazidose gepuffert, die Energieproduktion in den Zellen wieder aufgenommen wird und das Risiko eines irreversiblen Schocks und eines akuten Nierenversagens abnimmt. Nichtsdestotrotz zeigten sich in keiner Studie über Traumapatienten im präklinischen Umfeld eine Verbesserung des Outcome und eine Senkung der Mortalität nach einer Volumentherapie.

In den letzten 20 Jahren leistete PHTLS einen großen Beitrag, dass alte, teilweise für ein anderes Umfeld entwickelte Konzepte überdacht wurden und bei kritisch verletzten Patienten der Transport nicht wegen einer langwierigen Volumentherapie verzögert wird. In einer Studie der National Trauma Data Bank, die über 776.000 Patienten umfasst, wird die präklinische intravenöse Volumensubstitution vor dem Transport mit einer erhöhten Mortalität in Verbindung gebracht. Der kritisch verletzte Patient im Schock benötigt dringend Blut und einen Chirurgen, der die Blutung stoppen kann, was beides nicht am Unfallort möglich ist. Es gibt kaum Gründe, die den Transport eines kritisch verletzten Patienten in den Schockraum verzögern sollten, um kritische Blutungen kontrolliert behandeln zu können. Die präklinische Volumentherapie muss gemäß dem Patientenzustand individuell angepasst werden (**Abbildung 3-23**).

## Unkontrollierbare Blutung

Bei Patienten mit Verdacht auf eine innere Blutung im Thorax, Abdomen oder Becken sollte eine suffiziente Volumentherapie (falls keine Blutprodukte zur Verfügung stehen) titriert angewendet werden, um einen systolischen Blutdruck im Bereich von über $RR_{sys}$ 80 mmHg aufrechtzuerhalten, was einem MAP von 60 bis 65 mmHg entspricht. Dies sollte eine adäquate Perfusion der Nieren garantieren, ohne die unkontrollierten Blutungen zu verschlimmern. Es sollte kein Bolus gegeben werden, da dieser den Blutdruck unkontrolliert anheben kann, was zu einer Verschlimmerung der unkontrollierbaren Blutungen führen könnte. Die derzeitige Philosophie der zurückhaltenden Gabe von Kristalloiden im präklinischen Umfeld und während der Erstversorgung innerhalb der Klinik wird mit verschiedenen Begriffen wie permissive Hypotension, oder hypotensive Volumentherapie bezeichnet. All diese Begriffe zeigen auf, dass es eine Balance geben muss zwischen der Menge der Flüssigkeit, die gegeben wird, und dem Ausmaß der Blutdrucksteigerung. Erreicht der Patient die Klinik, wird die Volumengabe mit Plasma und Blutprodukten (Erythrozyten-, Thrombozyten-, Gerinnungsfaktorenkonzentrate) oder Vollblut in einem bedarfsgerechten Verhältnis fortgesetzt, bis die Blutung chirurgisch gestoppt ist. Nach erfolgreicher Blutungskontrolle wird der Blutdruck dann durch eine differenzierte Katecholamintherapie und ein individuell nach Laborwerten abgestimmtes Verhältnis von Infusionen und Transfusionen von Blutprodukten in normale Bereiche zurückgeführt.

## Verletzungen des zentralen Nervensystems

Hypotension ist mit einer erhöhten Mortalität bei der Diagnose von Schädel-Hirn-Trauma-Patienten verbunden.[16] Patienten mit Verletzungen des zentralen Nervensystems profitieren von einer aggressiveren Flüssigkeitstherapie. Leitlinien, die von der Brain Trauma Foundation (auf die sich auch die Deutsche Gesellschaft für Neurochirurgie bezieht) sowie auch die deutsche S3-Schwerverletztenleitlinie, empfehlen, einen systolischen Blutdruck ≥ 110 mmHg bei Patienten mit Verdacht auf ein Schädel-Hirn-Trauma anzustreben.[45,46,74] Konsensleitlinien, die sich auf die Behandlung von Rückenmarksverletzung konzentrieren, empfehlen, nicht nur die Vermeidung einer Hypotonie (systolischen Blutdruck < 90 mmHg), sondern auch einen MAP von mindestens 85 bis 90 mmHg beizubehalten, um die Durchblutung des Rückenmarks zu verbessern. Um dieses Ziel zu erreichen, ist eine aggressivere Volumentherapie angezeigt, was mit dem Risiko verbunden ist, begleitende Blutungen zu verstärken. Die zerebrale Perfusion ist für die Erholung des Gehirns und die Prävention von Sekundärschäden unerlässlich.

## Kontrollierte Blutung

Patienten mit schweren äußeren Blutungen, die präklinisch kontrolliert werden konnten, können mit einer umfangreichen Volumentherapie behandelt werden, vorausgesetzt es besteht kein Verdacht auf eine intrathorakale, intraabdominale oder retroperitoneale Verletzung. Dazu gehören z. B. große Kopfhautverletzung oder eine Extremitätenverletzung, die ein großes Gefäß in Mitleidenschaft gezogen hat, die Blutung aber mit einem Druckverband oder mittels eines Extremitäten-Tourniquets kontrolliert werden konnte. Erwachsene Patienten, die in diese Kategorie fallen und einen Schock der Klasse II, III oder IV aufweisen, sollten einen anfänglichen Bolus von 250 ml warmer balancierter kristalloider Vollelektrolytlösung erhalten, der bis zu insgesamt zwei Liter wiederholt wird, um einen systolischen Blutdruck von 90 mmHg zu erreichen. Pädiatrische Patienten sollten einen Bolus von 10 ml (eine wiederholte Bolusgabe ist bei Bedarf möglich) ml/kg Körpergewicht erwärmter kristalloider Lösung erhalten. Wie bereits beschrieben, sollte dies immer während des Transports zur nächstgelegenen geeigneten Klinik erfolgen. Vitalzeichen, einschließlich Puls, Atemfrequenz und Blutdruck, sollten überwacht werden, sodass die Reaktion des Patienten auf die Volumentherapie beurteilt werden kann. In den meisten städtischen Regionen wird der Patient vor Abschluss der Infusionstherapie die Zielklinik erreichen.

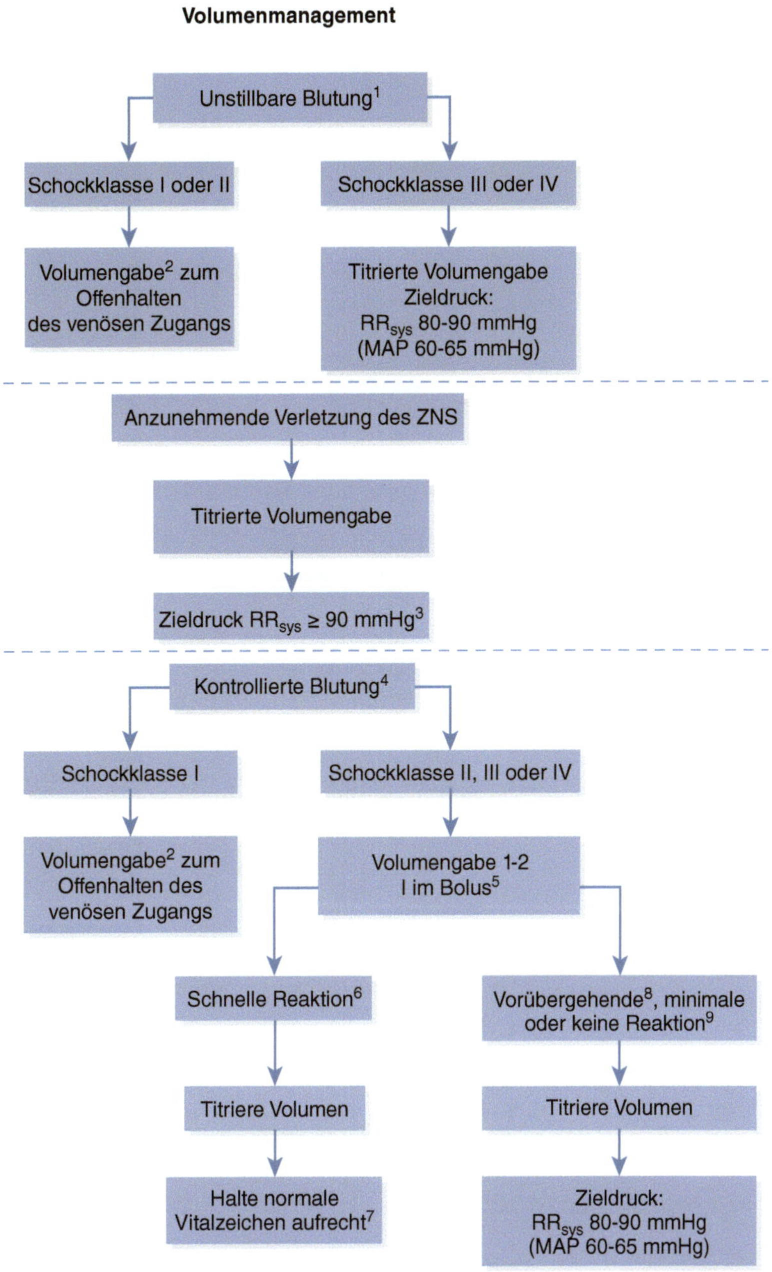


[1] Anzunehmende intrathorakale, intraabdominale oder retroperitoneale Blutung
[2] Etwa 30 ml pro Stunde
[3] Erwäge MAP 85-90 mmHg bei Verletzung des Spinalstrangs
[4] externe Blutungskontrolle mittels Druckverband, topischen hämostatischen Mitteln oder Tourniquet
[5] Warme kristalloide Lösung (wenn möglich 39 °C)
[6] Schnelle Reaktion = Vitalzeichen normalisieren sich
[7] HF < 120/Min.; $RR_{sys}$ > 90 mmHg bei Erwachsenen
[8] Vorübergehende Antwort = Vitalzeichen verbessern sich initial, dann verschlechtern sie sich

**Abbildung 3-23** **A.** Management der Volumentherapie.

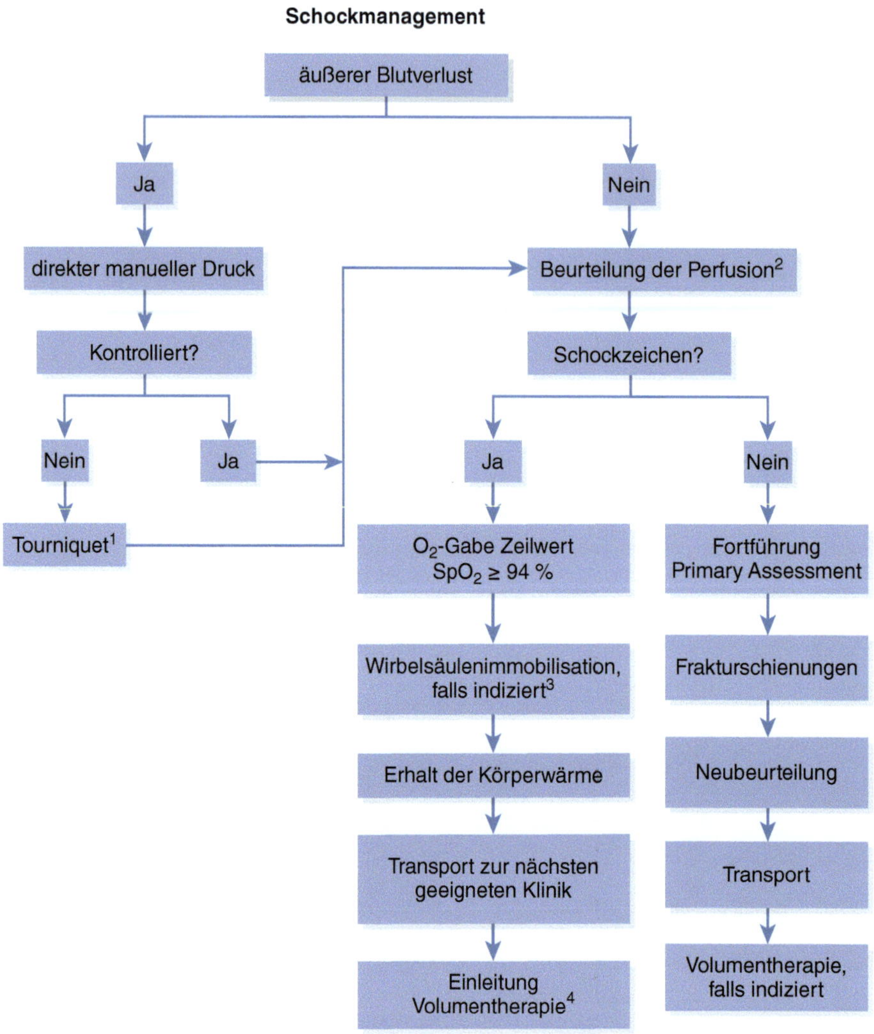


[1] Ein kommerziell hergestelltes Tourniquet, eine Blutdruckmanschette oder ein Dreiecktuch sollte unmittelbar proximal der Blutungsstelle angelegt und so fest angezogen werden, bis die Blutung stoppt. Die Anlegezeit wird auf dem Tourniquet vermerkt.

[2] Die Beurteilung der Perfusion beinhaltet die Tastbarkeit, die Qualität und den Ort der Pulse; Hautfarbe, -temperatur und -feuchtigkeit sowie die Rekapillarisierungszeit

[3] Siehe Indikationen im Algorithmus zur Wirbelsäulenimmobilisation

[4] Anlage von zwei großlumigen (14- oder 16- Gauge), siehe Algorithmus Volumenmanagement

**Abbildung 3-23** (*Fortsetzung*) **B.** Algorithmus zum Management des Schocks.



Der initiale Flüssigkeitsbolus kann folgende drei Reaktionen bewirken:

1. Schnelle Reaktion: Die Vitalzeichen erholen sich schnell und bleiben normal. Dies deutet darauf hin, dass der Patient weniger als 20 % des Blutvolumens verloren hat und dass die Blutung kontrolliert wurde.
2. Vorübergehend Reaktion: Die Vitalzeichen verbessern sich zunächst (Puls verlangsamt sich und Blutdruck steigt). Bei der Neubewertung zeigen diese Patienten jedoch eine Verschlechterung mit wiederkehrenden Schockzeichen. Diese Patienten haben üblicherweise zwischen 20 % und 40 % des gesamten

Blutvolumens verloren, eine anhaltende Blutung ist wahrscheinlich.

3. Minimale oder keine Reaktion: Diese Patienten zeigen keine signifikante Verbesserung der Schockzeichen auf einen Flüssigkeitsbolus von 1 bis 2 Litern, aufgrund einer massiven oder anhaltenden Blutung.

Patienten, die eine schnelle Reaktion zeigen, sind Kandidaten für eine kontinuierliche Volumentherapie, bis sich die Vitalzeichen stabilisiert haben und die klinischen Zeichen des Schocks verschwunden sind. Patienten, die eine vorübergehende Reaktion oder minimale bzw. keine Reaktion zeigen, haben wahrscheinlich eine persistierende innere Blutung. Diese Patienten werden am besten mit einer relativen Hypotonie bzw. moderaten Flüssigkeitstherapie versorgt. Der systolische Zielblutdruck liegt im Bereich von 80 bis 90 mmHg (MAP von 60 bis 65 mmHg), sofern kein Schädel-Hirn-Trauma oder eine Rückenmarksverletzung vorliegen. Patienten ohne Reaktion auf eine Volumentherapie haben höchstwahrscheinlich massive Blutungen und profitieren von einem zügigen Transport in ein Traumazentrum.

### Tranexamsäure (TXA)

Eine Therapie, die bei der Behandlung des Traumapatienten ein großes Potenzial zu bieten scheint, ist die Verabreichung von Tranexamsäure (TXA). Tranexamsäure ist ein synthetischer Stoff, der der Aminosäure Lysin ähnelt, und wird schon seit Jahrzehnten zur Verringerung von gynäkologischen Blutungen, während kardiologischer oder orthopädischer Operationen oder Zahnextraktionen bei Patienten mit einer Hämophilie eingesetzt. Mit Aktivierung der Gerinnungskaskade (Abbildung 3-12) zur Bildung eines Blutgerinnsels infolge einer Gefäßverletzung beginnt parallel dazu der Prozess der Fibrinolyse, um diese Gerinnsel zeitversetzt wieder aufzulösen. TXA behindert diesen Fibrinolyseprozess, um das gerade entstandene Gerinnsel zu erhalten und zu stabilisieren. TXA hat zudem eine entzündungshemmende Wirkung.[67]

Studien haben gezeigt, dass TXA das Outcome von schwer verletzten Traumapatienten die sich in einem Schock (hypoton und tachykard) sind, verbessern kann.[68-70] TXA ist am wirksamsten, wenn es früh verabreicht wird (d.h. innerhalb von 3 Stunden, nach dem Ereignis). Zudem sind Forschungsarbeiten am Laufen, um weitere Indikationen für den Einsatz von TXA in der präklinischen Versorgung zu ermitteln, einschliesslich der Gabe bei Schädel-Hirn-Traumapatienten, da vorhandene Studien keinen einheitlichen Nutzen nachwiesen.[71,72] Schwerverletzte, die eine Bluttransfusion benötigen (u.a. hämorrhagischer Schock, erhöhtes Laktat, schwerwiegende Amputationen, penetrierendes Thorax- oder Abdominaltrauma), und Anzeichen eines signifikanten Schädel-Hirn-Trauma aufweisen (z.B. reduzierter GCS im Zusammenhang mit einem stumpfen Abdominaltrauma) sollen TXA erhalten. Aktuelle Leitlinien in der taktischen Versorgung von Verletzten empfehlen eine einmalige Gabe von 2 g TXA intravenös oder intraossär. Die S3-Leitlinie Polytrauma/Schwerverletzten-Behandlung empfiehlt 1 g TXA über 10 Minuten und eine eventuelle weitere Gabe von 1 g in einer Infusion über 8 Stunden. Zudem soll spätestens innerklinisch zusätzlich die Gabe von Fibrinogen (initial 3-6 g bzw. 30-60 mg/kg) bei lebensbedrohlichen Blutungen und/oder Schock erfolgen.[75]

# Komplikationen bei einem Schock

Hypothermie, Koagulopathie und Azidose werden in der Literatur häufig als die „tödliche Trias" beschrieben. Diese Zustände sind nicht die eigentlichen Todesursachen, sondern sind vielmehr als vermeidbare Begleitumstände zu werten. Einerseits weisen sie auf einen anaeroben Stoffwechsel mit gestörter Energiegewinnung hin, zum anderen stellen sie die notwendige Indikation sofortiger Behandlungsmaßnahmen, die den aeroben Stoffwechsel wieder herstellen können. Bei Patienten im fortschreitenden oder inadäquat behandelten Schock können verschiedene Komplikationen auftreten. Deshalb sind eine frühe Erkennung und ein umfangreiches Schockmanagement von essenzieller Bedeutung. Die Qualität der präklinischen Versorgung hat einen erheblichen Einfluss auf den klinischen Verlauf und das Outcome der Patienten. Werden Symptome eines Schocks frühzeitig erkannt und behandelt, kann sich dies auf eine verkürzte stationäre Behandlungszeit auswirken und die Überlebenschancen des Patienten verbessern sich. Obwohl die folgenden Komplikationen in der Präklinik selten anzutreffen sind, werden sie dem Rettungsdienstfachpersonal bei Interhospitaltransporten begegnen. Kenntnisse über die Pathophysiologie des Schockgeschehens sind die Voraussetzung dafür, die Schwere des Zustands und die Bedeutung einer frühen Blutungskontrolle und wohldosierten Volumengabe zu verstehen.

## Akutes Nierenversagen

Eine gestörte Perfusion der Nieren überführt den aeroben Stoffwechsel der Nieren in einen anaeroben Stoffwechsel (prärenales Nierenversagen). Die verringerte Energieproduktion führt zu einem Anschwellen der Zellen, was wiederum die Nierenperfusion verringert und somit zu einem Fortschreiten des anaeroben Stoffwechsels führt. Die Zellen des Tubulussystems der Nephronen reagieren sehr empfindlich auf einen Sauerstoffmangel und sterben aufgrund der Hypoxie nach etwa 45 bis 60 Minuten. Dieser als akute tubuläre Nekrose (ATN) oder letztlich akutes Nierenversagen bezeichnete Zustand reduziert den Filtrationsprozess in den Nephronen (intrarenales Nierenversagen). Die Nieren verlieren darüber hinaus die Fähigkeit, Säuren und Elektrolyte auszuscheiden, was zu einer metabolischen Azidose und Hyperkaliämie führt. Diese Patienten benötigen meist eine Dialyse über mehrere Wochen oder Monate. Die meisten Patienten mit einem schockbedingten Nierenversagen können im Verlauf eventuell eine normale Nierenfunktion wiedergewinnen.

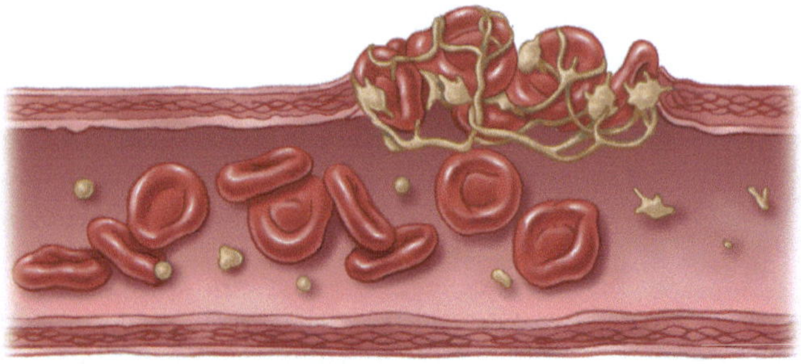

**Abbildung 3-24** An der Blutgerinnung sind mehrere Enzyme und Faktoren beteiligt, die schließlich zur Bildung von Fibrinmolekülen führen, die als Matrix zum Einschluss von Blutplättchen dienen und einen Pfropfen in der Gefäßwand bilden, um Blutungen zu stoppen.



## Akutes respiratorisches Distress-Syndrom (ARDS) des Erwachsenen

Ein akutes respiratorisches Distress-Syndrom (ARDS) entsteht durch Schädigung der Alveolarzellen. Dies führt zu einer verminderten Energieproduktion und einer Gefährdung des Stoffwechsels dieser Zellen. Bedingt durch ein Kapillarleck kommt es zu einem Flüssigkeitsaustritt aus dem Intravasalraum in das Interstitium und die Alveolen. Dies erschwert die Diffusion des Sauerstoffs von den Alveolen durch die Kapillarwände ins Blut und die Bindung an die roten Blutkörperchen. Durch Überinfusion mit kristalloiden Flüssigkeiten kann dieser Zustand verstärkt werden. Das Problem des Lungenversagens wurde zwar erstmals im Zweiten Weltkrieg beobachtet, aber hat erst während des Vietnamkriegs größere Aufmerksamkeit erlangt, wo es mit dem Begriff „Da-Nang-Lunge" (nach dem Standort des Krankenhauses, in dem viele dieser Fälle auftraten) beschrieben wurde. Das ARDS beschreibt ein nicht kardial bedingtes Lungenödem. In seinen Ursachen und den Therapieoptionen grenzt es sich klar vom kardialen Lungenödem ab, das durch eine dekomenpensierte Herzinsuffizienz verursacht wird. Die Behandlungsmaßnahmen zur Schadensbegrenzung (Damage Control Resuscitation) umfassen lungenprotektive Beatmung, eine zurückhaltende Infusionstherapie, permissive Hypotension, Bluttransfusionen sowie die Korrektur von Hypothermie und Azidose. Ein Wechsel hin zu diesen Strategien konnte das Auftreten eines ARDS in der akuten Verletztenphase (24 bis 72 Stunden) signifikant verringern.

## Gerinnungsversagen

Der Begriff „Koagulopathie" bezieht sich auf eine Beeinträchtigung der normalen Gerinnungskapazität des Blutes. Sie kann z. B. durch Hypothermie (verminderte Körpertemperatur), eine Verdünnung der Gerinnungsfaktoren durch Infusionen oder den Verbrauch von Gerinnungsfaktoren, um eine Blutung zu kontrollieren (Verbrauchskoagulopathie), ausgelöst werden. Die normale Gerinnungskaskade umfasst verschiedene Enzyme und resultiert letztendlich in der Bildung eines festen Fasernetzes aus Fibrinmolekülen, das eine Matrix bildet, in die Thrombozyten eingeschlossen werden, um auf diese Weise die Gefäßwand abzudichten (**Abbildung 3-24**). Dieser Prozess funktioniert am besten innerhalb eines Temperaturbereichs, der in der Nähe der normalen Körpertemperatur liegt. Fällt die Körperkerntemperatur ab, sinkt die Gerinnungskapazität dramatisch. Die Gerinnungsfaktoren können auch aufgebraucht sein, weil sie für die Hämostase genutzt wurden, um die Blutung zu kontrollieren. Letztendlich entwickelt sich ein Teufelskreis aus Hypothermie, Azidose und fortschreitender Blutungsneigung: Die Hypothermie sorgt wegen der eingeschränkten Gerinnung für ein Fortbestehen der Blutung, der Blutverlust führt zu einem weiteren Abfall der Körperkerntemperatur und die verminderte Perfusion verschlimmert die Azidose. Dieser Teufelskreis muss das Rettungsdienstfachpersonal durch geeignete Maßnahmen unterbrechen; ansonsten muss mit einer weiteren Verschlechterung des Schockzustands gerechnet werden. Die zielgenaue Anwendung unterschiedlicher Gerinnungsfaktorpräparate oder von Antihyperfibrinolytika wie Tranexamsäure konnte in verschiedenen Studien die Komplikationen durch Koagulopathien vermindern.

## Leberversagen

Schwere Leberschäden sind im fortschreitenden Schockgeschehen präklinisch ein mögliches, wenn auch seltenes Problem. Der Nachweis einer Schädigung der Leber durch einen Schock wird in der Regel erst nach mehreren Tagen erbracht, wenn die Laborergebnisse erhöhte Leberwerte zeigen. Leberversagen manifestiert sich durch anhaltende Hypoglykämie, anhaltende Laktatazidose und Gelbsucht. Da die Leber viele der für die Hämostase notwendigen Gerinnungsfaktoren produziert, verschlimmert eine Einschränkung der Leberfunktion eine Koagulopathie.

## Infektionsrisiko

Mit einem schweren Schock entwickelt sich ein erhöhtes Risiko einer Infektion. Mehrere Ursachen sind denkbar:

- Eine wesentliche Abnahme der Anzahl weißer Blutkörperchen prädisponiert den Schockpatienten für eine Infektion und festigt so die Gerinnungsprobleme.
- Ischämie und Minderung der Energieproduktion in den Zellen der Darmwand des Schockpatienten können dazu führen, dass Bakterien in die Blutbahn gelangen.
- verminderte Funktion des Immunsystems durch Ischämie und Verlust der Energieproduktion
- Eine erhöhte Permeabilität der Kapillarmembranen in der Lunge infolge einer ischämischen Verletzung und von zirkulierenden Entzündungsfaktoren führt zu Flüssigkeitsansammlungen in den Alveolen. Dies führt zu Ateminsuffizienz und der Notwendigkeit einer endotrachealen Intubation. Die Kombination dieser Faktoren prädisponiert Schockpatienten für Lungenentzündungen, die eine Sepsis verursachen können.
- Fulminante Infektionen sind auch möglich durch mehrere operativen Eingriffe, intravenöse Zugänge und Blasendauerkatheter, die das Infektionsrisiko bei dem schwer verletzten Patienten erhöhen.

## Multiorganversagen (MOV)

Ein Schock, der nicht suffizient behandelt wird, kann zunächst zum Versagen eines und später zu einem simultanen Versagen mehrerer Organe führen. Häufig tritt eine begleitende Sepsis auf, was zu einem Syndrom eines Multiorganversagens (MOV) führen kann.

Das Versagen eines einzelnen wichtigen Organs oder -systems (z. B. Lunge, Niere, Leber) ist mit einer Mortalität von ca. 40 % assoziiert. Ein Herz-Kreislauf-Versagen aufgrund eines kardiogenen oder septischen Schocks kann nur vereinzelt behoben werden. Beim Ausfall von vier Organsystemen im Schockgeschehen steigt die Mortalität auf 100 %.[75]

# Längere Transportzeiten

Während eines längeren Transports eines Schockpatienten ist es wichtig, dass die Perfusion der lebenswichtigen Organe aufrecht erhalten bleibt. Das Atemwegsmanagement sollte vor einem langen Transport optimiert werden. Der Patient sollte endotracheal intubiert werden, wenn irgendwelche Zweifel zur Suffizienz der Atemwege bestehen. Bei Bedarf wird maschinell beatmet, wobei auf ein adäquates Tidalvolumen und Atemfrequenz zu achten ist. Die Pulsoxymetrie wird kontinuierlich gemessen. Zur Beurteilung der Beatmungsqualität, der Kreislaufsituation und der Lage des Endotrachealtubus dient die Kapnographie. Ein deutlicher Abfall des $etCO_2$ weist auf eine Tubusdislokation oder einen ausgeprägten Blutdruckabfall des Patienten hin. Bei Verdacht auf einen Spannungspneumothorax muss dieser entlastet oder zumindest das Material bereitgelegt werden, um sofort intervenieren zu können, falls der Patient hämodynamisch instabil wird.

Das Ausüben von manuellem Druck auf signifikante äußere Blutungen ist bei langen Transporten nicht praktikabel, weshalb diese Verletzungen mit Druckverbänden versorgt werden sollten. Ist ein Druckverband nicht ausreichend, muss ein Tourniquet in Erwägung gezogen werden. In der außerordentlich unwahrscheinlichen Situation, in der ein Tourniquet angewendet und mit einer längeren Transportzeit von mehr als vier Stunden gerechnet wird, müssen Nutzen und Risiko einer Tourniquetversorgung nach Anwendung weiterer blutstillenden Massnahmen abgewogen werden. Der Wechsel vom Tourniquet zurück auf einen Druckverband sollte nicht versucht werden in den folgenden Situationen: 1. Anwesenheit eines Schocks der Klasse III oder IV, 2. Kompletter Amputation, 3. Unmöglichkeit der Überwachung der Blutstillung, 4. Wenn das Tourniquet länger als 6 Stunden angelegt ist.[26] Blutverlust durch Frakturen sollte mit einer Schienung oder einem Beckengurt vermindert werden.

Wie bereits beschrieben, sind Verfahren zur Aufrechterhaltung der physiologischen Körpertemperatur bei längerer Transportzeit besonders wichtig. Zusätzlich zum erwärmten Patientenraum sollte der Patient mit Decken oder Wärmefolien zur Erhaltung der Körperwärme zugedeckt werden. Wann immer möglich, sollten vorgewärmte Infusionslösungen angewendet werden. Infusionslösungen mit Raumtemperatur können beim Traumapatienten zu einer Hypothermie führen, die wiederum die Gerinnung des Patienten negativ beeinflusst.

Bei längeren Transportzeiten sollten zwei großlumige intravenöse Zugänge gelegt werden. Sowohl bei Kindern als auch bei Erwachsenen muss die Alternative eines intraossären Zugangs in Erwägung gezogen werden, falls ein peripherer intravenöser Zugang nicht möglich ist.

Bei Patienten mit dem Verdacht auf andauernde innere Blutungen sollte der systolische Blutdruck von 80 bis 90 mmHg (MAP von 60 bis 65 mmHg) nicht aktiv gesteigert werden. Einerseits wird hierdurch eine minimale Perfusion der wichtigen Organe erhalten, gleichzeitig aber auch das Risiko einer Wiederaufnahme der Blutung minimiert. Bei Patienten mit Verdacht auf SHT oder Rückenmarksverletzungen sollte der systolische Blutdruck $\geq$ 110 mmHg gehalten werden. Die Vitalzeichen sollten regelmäßig überprüft werden, um den Erfolg der Therapie zu überwachen. In regelmäßigen Abständen sind Atemfrequenz, Herzfrequenz, Blutdruck, Hautkolorit und -temperatur, Rekapillarisierungszeit, GCS-Score, $SpO_2$ und $etCO_2$, falls vorhanden, zu dokumentieren.

Die Etablierung eines Urin-Dauerkatheters ist für kurze Transportzeiten nicht sinnvoll. Grundsätzlich ist aber die Überwachung der Urinproduktion ein wichtiges Instrument in der Beurteilung des Kreislaufs, um die Entscheidung einer Notwendigkeit von zusätzlicher Volumengabe bei längeren Transportzeiten (z. B. Interhospitaltransfer) zu erleichtern. Entsprechende Patienten sollten vom abgebenden Krankenhaus mit Harnblasenkatheter ausgestattet sein, damit die Urinproduktion überwacht werden kann. Eine ausreichende Urinproduktion liegt bei 0,5 ml/kg/Stunde für Erwachsene, 1 ml/kg/Stunde für pädiatrische Patienten und 2 ml/kg/Stunde für Säuglinge unter einem Jahr. Ein wichtiger Indikator dafür, dass der Patient weiteres Volumen benötigt, kann eine geringere Urinproduktion als die oben angegebene Menge sein.

Falls es die Zeit und die regionalen Gegebenheiten bei längeren Transporten zulassen, sollte eine Magensonde bei intubierten Patienten gelegt werden. Wenn der Patient ein Mittelgesichtstrauma erlitten hat, sollte die Magensonde nicht über die Nase, sondern über den Mund gelegt werden. Eine Magenüberblähung kann – insbesondere bei Kindern – eine unerklärliche Hypotonie und Arrhythmien verursachen oder die Beatmung erschweren. Die Platzierung einer Magensonde reduziert den Magendruck und kann das Risiko von Erbrechen und Aspiration verringern.

## ZUSAMMENFASSUNG

- Beim Traumapatienten ist ein Blutverlust die häufigste Ursache für einen Schockzustand.
- Durch ein komplexes System, dem sogenannten „aeroben Stoffwechsel", produziert der Mensch mithilfe von Glukose und Sauerstoff die für die Lebenserhaltung notwendige Energie. In diesem Prozess kommt es darauf an, dass die Atmungsorgane dem Kreislauf ausreichend Sauerstoff zuführen, der in der Lage sein muss, den Sauerstoff an die Zellen des Körpers abzugeben.
- Das Reservesystem für den aeroben Stoffwechsel wird als anaerober Stoffwechsel bezeichnet. Es benötigt keinen Sauerstoff, ist aber ineffizient und erzeugt nur eine geringe Menge an Energie.
- Schock ist ein Zustand der generalisierten Veränderung der Zellfunktionen des aeroben über den anaeroben Stoffwechsel bis hin zur Hypoperfusion der Gewebezellen. Dabei ist die Abgabe von Sauerstoff auf zellulärer Ebene unzureichend, um den Stoffwechselbedarf zu decken. Infolgedessen wird die zelluläre Energieproduktion reduziert und kann über kurz oder lang zum Zelltod führt.
- Folgende Schockformen werden unterschieden:
  - hypovolämisch – primär hämorrhagisch beim Traumapatienten, verursacht durch Verlust von zirkulierenden Blutzellen und Flüssigkeitsvolumen mit Sauerstofftransportfähigkeit (die häufigste Schockursache beim Traumapatienten)
  - distributiv (oder vasogen) – in Verbindung mit einem abnormalen vaskulären Tonus
  - kardiogen – im Zusammenhang mit einer Störung der Pumpleistung des Herzens, die häufig nach einem Herzinfarkt oder einer traumatischen Herzbeuteltamponade eintritt
  - obstruktiv – häufig bei Traumapatienten in Form eines Spannungspneumothorax bzw. einer Herzbeuteltamponade
- Die Versorgung des Patienten im Schock beginnt mit einer angemessenen und kompletten Beurteilung des Patienten, angefangen mit dem Erfassen des Unfallereignisses und einer schnellen visuellen Inspektion, um offensichtliche Zeichen des Schocks oder eines Blutverlustes zu identifizieren.
- Die Maßnahmen zur Behandlung eines Schocks sind:
  - Kontrolle aller äußeren lebensbedrohlichen Blutungen
  - Sicherstellen einer suffizienten Oxygenierung und Ventilation (Atemwegsmanagement)
  - Lokalisierung möglicher Blutungsquellen
  - Zuführung zu einer definitiven Versorgung
  - Bei Bedarf Durchführung einer der Kreislaufsituation angepassten Therapie mit Infusionen und ggf. Blutprodukten
- Äußere Blutungen sollten mit direktem Druck kontrolliert werden, gefolgt von der Anwendung eines Druckverbandes. Ist dies nicht schnell wirksam, sollte ein Tourniquet an Extremitäten angewendet werden. Ein hämostatischer Verband kann auch eine zusätzliche Blutungskontrolle ermöglichen. Bei Verdacht auf eine Beckenringfraktur, instabiles Becken mit hämodynamischer Relevanz ist die Anlage eines Beckengurtes empfohlen.
- nicht-hämorrhagische Schockursachen bei einem Traumapatienten (z. B. Spannungspneumothorax) können mitunter schnell korrigiert werden.
- Bei allen Traumapatienten im Schock sind neben der Aufrechterhaltung einer ausreichenden Sauerstoffversorgung auch eine

## ZUSAMMENFASSUNG (FORTSETZUNG)

schnelle Rettung und ein zügiger Transport in ein Traumazentrum erforderlich. Dort kann die Ursache des Schocks gezielt identifiziert und behandelt werden.

- Ein zügiger Transport in ein Traumazentrum sollte vor Ort nicht durch Maßnahmen wie einen intravenösen Zugang bei schwierigen Venenverhältnissen verzögert werden. Der intraossäre Zugangsweg ist hier eine gute und zeitsparende Alternative.
- Eine übermäßige Volumensubstitution ist zu vermeiden, um die Gefahr von Ödembildungen und weiteren Blutungen beim Traumapatienten im hämorrhagischen Schock zu minimieren.

## WIEDERHOLUNG FALLBEISPIEL

Sie und Ihr Kollege werden zu einem Motorrad-Unfall alarmiert. Das Motorrad kam von der Strasse ab und überschlug sich mehrfach, bis es schliesslich an einen Telefonmast prallte. Bei Ihrer Ankunft finden Sie den 29jährigen männlichen helmtragenden Patienten, in Rückenlage auf dem Boden liegend vor. Er liegt ungefähr 15 Meter vom Motorrad entfernt und wirkt in der General Impression potenziell kritisch. Er gibt Schmerzen in Brust, Sacrum und linker Hüfte an.

Die körperliche Untersuchung ergibt eine blasse Hautfarbe. Der Patient ist kaltschweißig, die peripheren Pulse sind schwach tastbar. Der Brustkorb hat eine Prellmarke, und das Becken ist instabil. Der Patient ist wach und orientiert. Es zeigen sich folgende Vitalparameter: Die Pulsfrequenz liegt bei 110 Schlägen pro Minute, der Blutdruck ist 82/56 mmHg. Die Sauerstoffsättigung ($SpO_2$) beträgt 92 % unter Raumluft und die Atemfrequenz liegt bei 28 Atemzügen pro Minute mit verminderten Atemgeräuschen rechts.

- Welche möglichen Verletzungsmuster erwarten Sie in Folge dieses Unfallmechanismus?
- Wie würden Sie diese Verletzungen vor Ort behandeln?
- Was sind die führenden pathologischen Vorgänge bei diesem Patienten?
- Wie behandeln Sie die pathophysiologischen Ursachen bei diesem Patienten?
- Sie arbeiten in einem ländlich geprägten Gebiet, das nächste Traumazentrum ist weit entfernt. Wie verändert diese Situation Ihr notfallmedizinisches Vorgehen?

## AUFLÖSUNG DES FALLBEISPIELS

Sie erkennen, dass der Patient Anzeichen eines hämorrhagischen Schocks (erhöhte Herzfrequenz, gesteigerte Atemfrequenz) aufweist. Sie haben den Verdacht auf eine innere Blutung. Infolge der Kinematik und Verletzungszeichen des Beckens legen Sie einen Beckengurt an und immobilisieren den Patienten mittels Schaufeltrage und Vakuummatratze. Sie verbringen den Patienten in den Rettungswagen und transportieren ihn zum nächstgelegenen Traumazentrum.

Während der Fahrt verabreichen Sie hochdosiert Sauerstoff (12-15 l/min über eine $O_2$-Maske mit Reservoir) und etablieren zwei grosslumige intravenöse Zugänge (18-Gauge), sodass ein $RR_{sys}$ von 80 - 90 mmHg (MAP $\geq$ 60 mmHg) erzielt wird. Aufgrund der Hämodynamik des Patienten und des Potenzials für innere Blutungen verabreichen Sie ihm 1g Tranexamsäure über 10 Minuten. Sie infundieren warme Infusionslösungen und verhindern einen Wärmeverlust durch Verwendung einer Patientendecke und durch das Aufheizen des Patientenraums im Rettungswagen. Auf dem Weg zum Traumazentrum melden Sie Ihren Patienten telefonisch für den Schockraum an. Neben Reassessments und der Dokumentation Ihrer Maßnahmen führen Sie noch einen Secondary Survey durch, bei dem festgestellt wird, dass der Patient Antikoagulanzien einnimmt. Bei der Ankunft im Traumazentrum übergeben Sie den einen stabilen Patienten dem Schockraumteam.

# Quellenverzeichnis


1. Janssens U, Graf J. Shock—what are the basics? Internist (Berl). 2004;45(3):258-266.
2. Gross SD. A System of Surgery: Pathological, Diagnostic, Therapeutic, and Operative. Blanchard and Lea; 1859.
3. Knisely MH, Cowley RA, Hawthorne I, Garris D. Separation of shock types: experimental and clinical separation of hypovolemic and septic shock. Angiology. 1970;21(11):728-744.
4. Galvagno SM. Emergency pathophysiology. Teton NewMedia, 2004.
5. Cowley RA. A total emergency medical system for the state of Maryland. Md State Med J. 1975;45:37-45.
6. Koch E, Lovett S, Nghiem T, et al. Shock index in the emergency department: utility and limitations. Emerg Med. 2019;11:179-199.
7. Cannon CM, Braxton CC, Kling-Smith M, et al. Utility of the shock index in predicting mortality in traumatically injured patients. J Trauma Acute Care Surg. 2009;67(6):1426-1430.
8. Olaussen A, Blackburn T, Mitra B, et al. Shock index for prediction of critical bleeding post-trauma: A systematic review. Emerg Med Austral. 2014;26:223-228.
9. Savage SA, Sumislawski JJ, Zarzaur BL, Dutton WP, Croce MA, Fabian TC. The new metric to define large-volume hemorrhage: results of a prospective study of the critical administration threshold. J Trauma Acute Care Surg. 2015;78(2):224-229.
10. Meyer DE, Cotton BA, Fox EE, et al. A comparison of resuscitation intensity and critical administration threshold in predicting early mortality among bleeding patients: a multicenter validation in 680 major transfusion patients. J Trauma Acute Care Surg. 2018;85(4):691-696.
11. McClelland RN, Shires GT, Baxter CR, et al. Balanced salt solutions in the treatment of hemorrhagic shock. JAMA. 1967;199:830-834.
12. Duchesne JC, Hunt JP, Wahl G, et al. Review of current blood transfusion strategies in a mature level I trauma center: were we wrong for the last 60 years? J Trauma. 2008;65(2):272-276; discussion 276-278.
13. Holcomb JB, Jenkins D, Rhee P, et al. Damage control resuscitation: directly addressing the early coagulopathy of trauma. J Trauma. 2007;62(2):307-310.
14. Amaral CB, Ralston DC, Becker TK. Prehospital point-of-care ultrasound: a transformative technology. SAGE Open Medicine. 2020;8:1-6.
15. McManus J, Yershov AL, Ludwig D, Holcomb JB, Salinas J, Dubick MA, Convertino VA, Hinds D, David W, Flanagan T, Duke JH. Radial pulse character relationships to systolic blood pressure and trauma outcomes. Prehosp Emerg Care. 2005 Oct-Dec;9(4):423-8. doi: 10.1080/10903120500255891. PMID: 16263676.
16. Spaite DW, Hu C, Bobrow BJ, et al. The effect of combined out-of-hospital hypotension and hypoxia on mortality in major traumatic brain injury. Ann Emerg Med. 2017; 69(1):62-72. doi: 10.1016/j.annemergmed.2016.08.00
17. Spaite DW, Bobrow BJ, Keim SM, et al. Association of statewide implementation of the prehospital traumatic brain injury treatment guidelines with patient survival following traumatic brain injury: the Excellence in Prehospital Injury Care (EPIC) study. JAMA Surg. 2019;154(7):e191152.
18. Convertino VA, Koons NJ, Suresh M. Physiology of human hemorrhage and compensation. Compr Physiol. 2021;11:1531-1574.
19. Convertino VA, Schauer SG, Weitzel EK, et al. Wearable sensors integrated with compensatory reserve monitoring in critically injured trauma patients. Sensors. 2020;20(22):6463.
20. Convertino VA, Johnson MC, Alarhayem A, et al. Compensatory reserve detects subclinical phases of shock with more expeditious prediction for need of life-saving interventions compared to vital signs and arterial lactate. Transfusion. 2021;61:S167-S173.
21. Koreny M, Riedmuller E, Nikfardjam M, et al. Arterial puncture closing devices compared with standard manual compression after cardiac catheterization: systematic review and meta-analysis. JAMA. 2004;291:350-357.
22. Walker SB, Cleary S, Higgins M. Comparison of the FemoStop device and manual pressure in reducing groin puncture site complications following coronary angioplasty and coronary stent placement. Int J Nurs Pract. 2001;7:366-375.
23. Peng HT. Hemostatic agents for prehospital hemorrhage control: a narrative review. Military Med Res. 2020;7:13. doi: 10.1186/s40779-020-00241-z
24. Butler FK. The US Military Experience with Tourniquets and Hemostatic Dressings in the Afghanistan and Iraq Conflicts. Bull Am College Surg. 2015:100: September Supplement: 60-65.
25. Kragh JF, Walters TJ, Baer DG, et al. Survival with emergency tourniquet use to stop bleeding in major limb trauma. Ann Surg. 2009;249(1):1-7.doi:10.1097/SLA.0b013e31818 842ba.
26. Beekley AC, Sebesta JA, Blackbourne LH, et al. Prehospital tourniquet use in Operation Iraqi Freedom: effect on hemorrhage control and outcomes. J Trauma. 2008;64(2):S28-S37.
27. Kragh JF Jr, Walters TJ, Baer DG, et al. Practical use of emergency tourniquets to stop bleeding in major limb trauma. J Trauma. 2008;64(2):S38-S50.
28. Bellamy RF. The causes of death in conventional land warfare: implications for combat casualty care research. Mil Med. 1984;149:55-62.
29. Mabry RL, Holcomb JB, Baker AM, et al. United States Army Rangers in Somalia: an analysis of combat casualties on an urban battlefield. J Trauma. 2000;49:515-528.
30. Lakstein D, Blumenfeld A, Sokolov T, et al. Tourniquets for hemorrhage control on the battlefield: a 4-year accumulated experience. J Trauma. 2003;54:S221-S225.
31. Eilertsen KA, Winberg M, Jeppesen E, Hval G, Wisborg T. Prehospital tourniquets in civilians: a systematic review. Prehosp Disaster Med. 2021;36(1):86–94.
32. Kragh JF, Walters TJ, Baer DG, et al. Survival with emergency tourniquet use to stop bleeding in major limb trauma. Ann Surg. 2009;249(1):1-7.

33. Montgomery HR, Hammesfahr R, Fisher AD, et al. 2019 recommended limb tourniquets in tactical combat casualty care. J Spec Ops Med. 19(4);27-50.
34. Joint Trauma System. Tactical Combat Casualty Care Guidelines 2020. Accessed September 30, 2021. https://deployedmedicine.com/content/40
35. Kheirabadi BS, Scherer MR, Estep JS, Dubick MA, Holcomb JB. Determination of efficacy of new hemostatic dressings in a model of extremity arterial hemorrhage in swine. J Trauma. 2009 Sep;67(3):450-459; discussion 459-460. doi: 10.1097/TA.0b013e3181ac0c99
36. Kheirabadi BS, Edens JW, Terrazas IB, et al. Comparison of new hemostatic granules/powders with currently deployed hemostatic products in a lethal model of extremity arterial hemorrhage in swine. J Trauma. 2009 Feb;66(2):316-326; discussion 327-328. doi: 10.1097/TA.0b013e31819634a1
37. Kunio NR, Riha GM, Watson KM, Differding JA, Schreiber MA, Watters JM. Chitosan based advanced hemostatic dressing is associated with decreased blood loss in a swine uncontrolled hemorrhage model. Am J Surg. 2013 May;205(5):505-510. doi: 10.1016/j.amjsurg.2013.01.014
38. Dumont TM, Visioni AJ, Rughani AI, et al. Inappropriate prehospital ventilation in severe traumatic brain injury increases in-hospital mortality. J Neurotrauma. 2010;27(7):1233-1241.
39. Bickell WH, Wall MJ Jr, Pepe PE, et al. Immediate versus delayed fluid resuscitation for hypotensive patients with penetrating torso injuries. N Engl J Med. 1994 Oct 27;331(17):1105-1109.
40. Dutton RP, Mackenzie CF, Scalea TM. Hypotensive resuscitation during active hemorrhage: impact on in-hospital mortality. J Trauma. 2002 Jun;52(6):1141-1146.
41. Schreiber MA, Meier EN, Tisherman SA, et al.; ROC Investigators. A controlled resuscitation strategy is feasible and safe in hypotensive trauma patients: results of a prospective randomized pilot trial. J Trauma Acute Care Surg. 2015 Apr;78(4):687-695; discussion 695-697.
42. Carrick MM, Morrison CA, Tapia NM, et al. Intraoperative hypotensive resuscitation for patients undergoing laparotomy or thoracotomy for trauma: early termination of a randomized prospective clinical trial. J Trauma Acute Care Surg. 2016 Jun;80(6):886-896.
43. Woolley T, Thompson P, Kirkman E, et al. Trauma Hemostasis and Oxygenation Research Network position paper on the role of hypotensive resuscitation as part of remote damage control resuscitation. J Trauma Acute Care Surg. 2018 Jun;84(6 Suppl 1):S3-S13.
44. Woodward L, Alsabri M. Permissive hypotension vs. conventional resuscitation in patients with trauma or hemorrhagic shock: a review. Cureus. 2021 Jul 19;13(7):e16487.
45. Carney N, Totten AM, O'Reilly C, et al. Guidelines for the management of severe traumatic brain injury, fourth edition. Neurosurgery. 2017 Jan 1;80(1):6-15.
46. Gentilello LM. Advances in the management of hypothermia. Surg Clin North Am. 1995;75(2):243-256.
47. Marino PL. The ICU Book. 4th ed. Lippincott Williams & Wilkins, 2014.
48. Johnson S, Henderson SO. Myth: The Trendelenburg position improves circulation in cases of shock. Can J Emerg Med. 2004;6:48.
49. Deboer S, Seaver M, Morissette C. Intraosseous infusion: not just for kids anymore. J Emerg Med Serv. 2005;34:56-63.
50. Sawyer RW, Bodai BI, Blaisdell FW, et al. The current status of intraosseous infusion. J Am Coll Surg. 1994;179:353-360.
51. Macnab A, Christenson J, Findlay J, et al. A new system for sternal intraosseous infusion in adults. Prehosp Emerg Care. 2000;4:173.
52. Glaeser PW, Hellmich TR, Szewczuga D, et al. Five-year experience in prehospital intraosseous infusions in children and adults. Ann Emerg Med. 1993;22:1119.
53. Marino PL, Galvagno SM. The Little ICU Book. Wolters Kluwer; 2017.
54. Shand S, Curtis K, Dinh M, et al. Prehospital blood transfusion in New South Wales, Australia: a retrospective cohort study. Prehosp Emerg Care. 2021;25(3):404-411.
55. Roehl A, Grottke O. Prehospital administration of blood and plasma products. Curr Opin Anaesthesiol. 2021;34(4):507-513.
56. Sperry JL, Guyette FX, Brown JB, et al. Prehospital plasma during air medical transport in trauma patients at risk for hemorrhagic shock. N Engl J Med. 2018;379(4):315-326.
57. Semler MW, Self WH, Wanderer JP, et al. Balanced crystalloids versus saline in critically ill adults. N Engl J Med. 2018;378:829-839.
58. Vassar MJ, Fischer RP, Obrien PE, et al. A multicenter trial of resuscitation of injured patients with 7.5% sodium chloride: the effect of added dextran 70. Arch Surg. 1993;128:1003-1013.
59. Vassar MJ, Perry CA, Holcroft JW. Prehospital resuscitation of hypotensive trauma patients with 7.5% NaCl versus 7.5% NaCl with added dextran: a controlled trial. J Trauma. 1993;34:622-633.
60. Wade CE, Kramer GC, Grady JJ. Efficacy of hypertonic 7.5% saline and 6% dextran in treating trauma: a meta-analysis of controlled clinical trials. Surgery. 1997;122:609-616.
61. Galvagno SM, Mackenzie CF. New and future resuscitation fluids for trauma patients using hemoglobin and hypertonic saline. Anesthesiol Clin. 2013;31:1-19.
62. Zarychanski R, Abou-Setta AM, Turgeon AF, et al. Association of hydroxyethyl starch with mortality and acute kidney injury in critically ill patients requiring volume resuscitation. JAMA. 2013;309:678-688.
63. Lewis SR, Pritchard MW, Evans DJW, et al. Colloids versus crystalloids for fluid resuscitation in critically ill people. Cochrane Database Syst Rev. 2018;8:CD000567. doi: 10.1002/14651858.CD000567.pub7
64. Rizoli SB. Crystalloids and colloids in trauma resuscitation: a brief overview of the current debate. J Trauma. 2003;54:S82-S88.
65. SAFE Study Investigators. A comparison of albumin and saline for fluid resuscitation in the intensive care unit. N Engl J Med. 2004;350:2247-2256.

66. Haut ER, Kalish BT, Cotton BA, et al. Prehospital intravenous fluid administration is associated with higher mortality in trauma patients: a National Trauma Data Bank analysis. Ann Surg. 2011;253(2):371-377.
67. Jimenez JJ, Iribarren JL, Lorente L, et al.: Tranexamic acid attenuates inflammatory response in cardiopulmonary bypass surgery through blockade of fibrinolysis: a case control study followed by a randomized double-blind controlled trial. Crit Care. 2007;11:R117.
68. Guyette FX, Brown JB, Zenati MS, et al. Tranexamic acid during prehospital transport in patients at risk for hemorrhage after injury: a double-blind, placebo-controlled, randomized clinical trial. JAMA Surg. 2020;156(10):11-20.
69. The CRASH-2 Collaborators. Effects of tranexamic acid on death, vascular occlusive events, and blood transfusion in trauma patients with significant haemorrhage (CRASH-2): a randomised, placebo-controlled trial. Lancet. 2010;376:23-32.
70. Morrison JJ, Dubose JJ, Rasmussen TE, Midwinter MJ. Military Application of Tranexamic Acid in Trauma Emergency Resuscitation (MATTERs) study. Arch Surg. 2012;147:113-119.
71. Bossers SM, Loer SA, Bloemers FW, et al. Association between prehospital tranexamic acid administration and outcomes of severe traumatic brain injury. JAMA Neurol. 2021;78(3):338-345.
72. CRASH-3 Trial Collaborators. Effects of tranexamic acid on death, disability, vascular occlusive events and other morbidities in patients with acute traumatic brain injury (CRASH-3): a randomised, placebo-controlled trial. Lancet. 2019;394(10210):1713-1723.
73. Drew B, Auten J, Donham B, et al. The use of tranexamic acid in tactical combat casualty care. J Spec Oper Med. 2020;20(3):36-43.
74. Deutsche Gesellschaft für Unfallchirurgie e.V. & Deutsche Gesellschaft für Orthopädie und Unfallchirurgie e.V.: S3-Leitlinie Polytrauma/Schwerverletztenbehandlung (AWMF Registernummer 187-023), Version 4.1 (12/2022), verfügbar unter https://register.awmf.org/assets/guidelines/187-023k_S3_Polytrauma-Schwerverletzten-Behandlung_2023-06.pdf. Zugriff am 09.09.2025.
75. Marshall JC, Cook DJ, Christou NV, et al. The multiple organ dysfunction score: a reliable descriptor of a complex clinical syndrome. Crit Care Med. 1995;23:1638-1652.

## Weiterführende Literatur

American College of Surgeons (ACS) Committee on Trauma. Shock. In: Advanced Trauma Life Support Student Course Manual. 10th ed. ACS; 2018.

Hemorrhage and hypovolemia. In: Marino PL, Galvagno SM. The Little ICU Book. Wolters-Kluwer, 2017.

Hypoperfusion. In: Bledsoe B, Porter RS, Cherry RA, eds. Essentials of Paramedic Care. 2nd ed. Brady-Pearson Education; 2011:257-265.

Revell M, Greaves I, Porter K. Endpoints for fluid resuscitation in hemorrhagic shock. J Trauma. 2003;54:S637.

Shock. In: Bledsoe B, Porter RS, Cherry RA, eds. Essentials of Paramedic Care. 2nd ed. Brady-Pearson Education; 2011:837-849.

Somand DM, Ward KR. Approach to traumatic shock. In: Tintinalli J, ed. Emergency Medicine: A Comprehensive Study Guide. 9th ed. McG

SPEZIELLE FERTIGKEITEN

# Intraossärer Gefäßzugang

**Prinzip: Etablierung eines Gefäßzugangs für Infusionslösungen und Medikamente, wenn ein intravenöser Zugang nicht möglich ist.**

Diese Methode kann sowohl bei Erwachsenen als auch bei pädiatrischen Patienten mit einer Vielzahl von auf dem Markt verfügbaren Medizinprodukten angewendet werden.

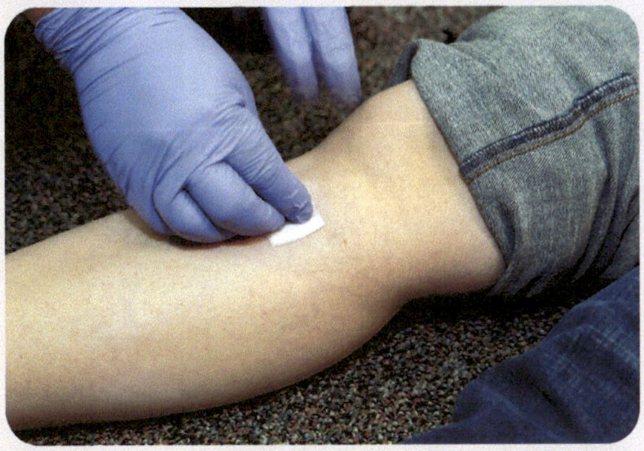

**1** Bereiten Sie das benötigte Material vor. Hautdesinfektionsmittel, IO-Kanüle in geeigneter Länge, Luer-Lock-Spritze mit 10 ml NaCl, befüllte Verbindungsleitung (EZ-Connect), Druckinfusionsmanschette mit eingelegter Infusion und Dreiwegehahn, Fixierpflaster, Kanülenabwurfbehälter. Die Tibia kann bei Kindern/Erwachsenen proximal und distal gebohrt werden. Proximal: von der Tuberositas tibiae etwas nach medial. Distal: etwas oberhalb des Innenknöchels. Identifizieren Sie die korrekte Punktionsstelle gemäß Herstellervorgabe. Desinfizieren Sie die Stelle.

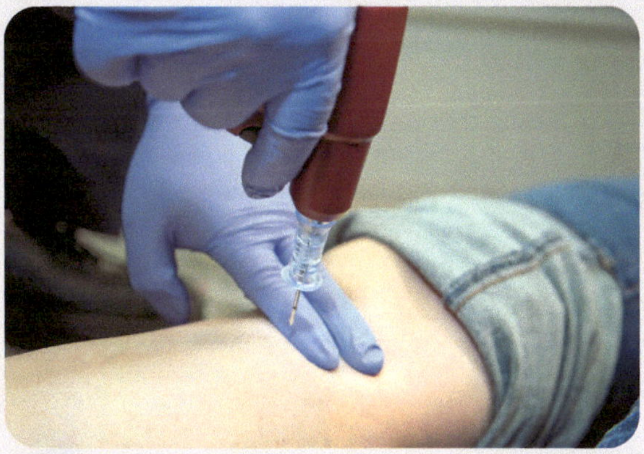

**2** Halten Sie den Bohrer so, dass die Kanüle in einem Winkel von 90 Grad zur Punktionsstelle liegt. Durchstechen Sie die Haut, ohne die Bohrfunktion zu betätigen. Bei der EZ-IO muss darauf geachtet werden, dass bei Knochenkontakt noch die 5 mm Markierung (der schwarze Ring) sichtbar ist. Anderenfalls ist die Kanüle zu kurz. Betätigen Sie den Auslöser des EZ-Bohrer und bohren Sie die Kanüle in den Knochen, ohne Druck auszuüben. Bei Erwachsenen bohren Sie bis auf das Hautniveau, bei Kindern hören Sie mit Bohren auf, sobald der Widerstand verloren geht.

(*Fortsetzung nächste Seite*)

## Intraossärer Gefäßzugang (Fortsetzung)

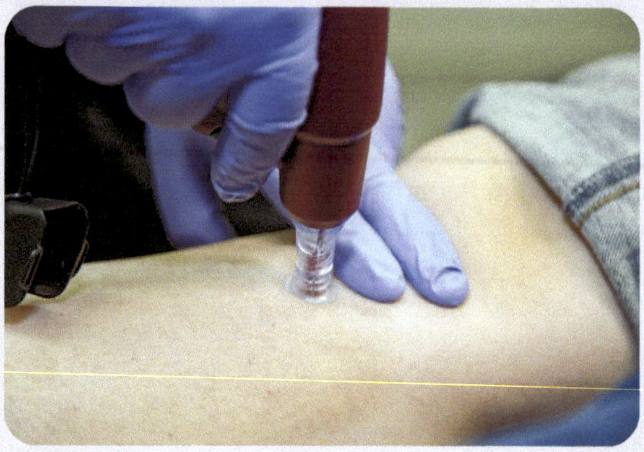

**3** Sobald die Kanüle sich ausreichend tief im Knochen befindet, hören Sie auf mit bohren. Sichern Sie die Kanüle mit Daumen und Zeigefinger an der freien Hand. Entfernen Sie den Bohrer senkrecht von der Kanüle.

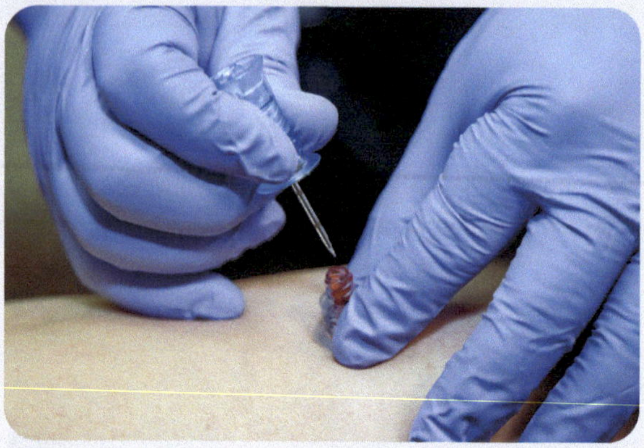

**4** Entfernen Sie den Trokar durch etwa zweieinhalb Drehungen gegen den Uhrzeigersinn. Erste optische Lagekontrolle: Ist Blut in der Trokarspitze zu sehen.

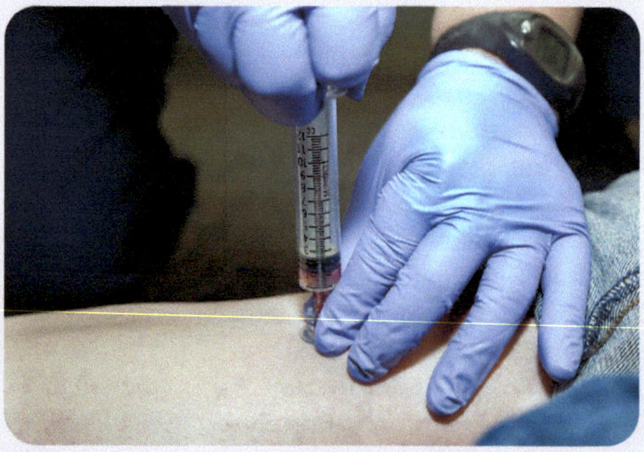

**5** Eine mit Kochsalzlösung gefüllte Spritze, auf den IO Kanülenschaft aufsetzen. Den Spritzenkolben leicht zurückziehen und prüfen, ob Knochenmarkflüssigkeit in die Kochsalzlösung aspiriert wird. Ein fehlender Rückfluss („*dry tap*“) ist dabei nicht ungewöhnlich.

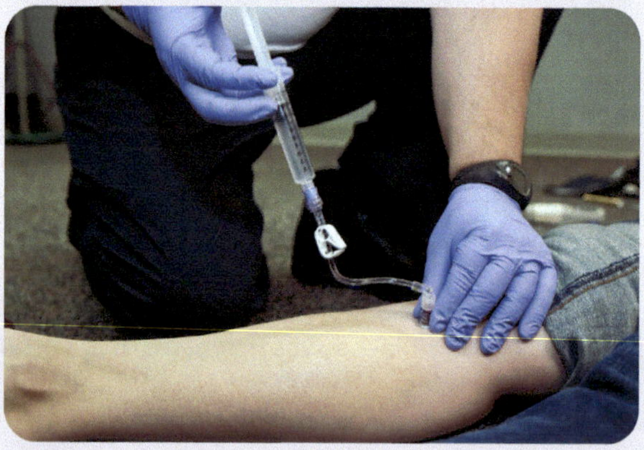

**6** Nach der Fixierung der IO-Kanüle mit einem EZ-IO® Stabilizer oder EZ-Stabilizer™ wird die Verbindungsleitung angeschlossen. Als Nächstes injizieren Sie die Infusionslösung und beobachten, ob hierdurch eine Schwellung verursacht wird. Ist das nicht der Fall, konnektieren Sie die Infusionsleitung und stellen die Flussmenge ein. Beschriften Sie nun das beigefügte Patientenband mit Datum und Zeit der Anlage.

# Tourniquet Anlage

## C-A-T-Anwendung an der oberen Extremität

Auf diesen Fotos wird das Combat Application Tourniquet (C-A-T) gezeigt. Es kann jedes zugelassene Tourniquet verwendet werden.

*Anmerkung:* Ein Patient mit einer starken Blutung, die eine Anwendung des Extremitäten-Tourniquets rechtfertigt, kann einen Kreislaufkollaps erleiden. Daher sollte er schnell in Rückenlage gebracht werden. In unserem Beispiel sitzt die Person aufrecht, um die Demonstration des Verfahrens zur Anwendung des Tourniquets zu erleichtern.

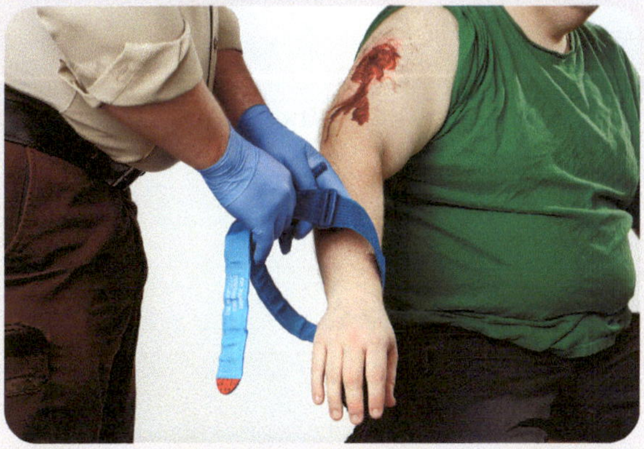

**1** Platzieren Sie das Tourniquet, möglichst proximal (alternativ mindestens handbreit distal, nicht auf Gelenken) zur verletzten Stelle, so dass wenn erforderlich ein zweites Tourniquet oberhalb des erstangelegten platziert werden könnte. Hierzu können Sie die verletzte Extremität direkt durch die Tourniquetschlaufe führen, oder das Tourniquet um die betroffene Extremität legen und das Klettband durch den inneren und äußeren Schlitz der Zugschnalle ziehen.

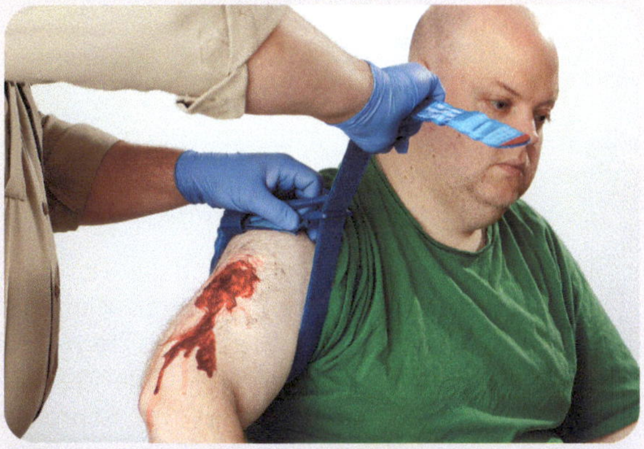

**2** Ziehen Sie das Tourniquet initial gut fest zu (pre-tightening) und führen Sie es auf die Rückseite.

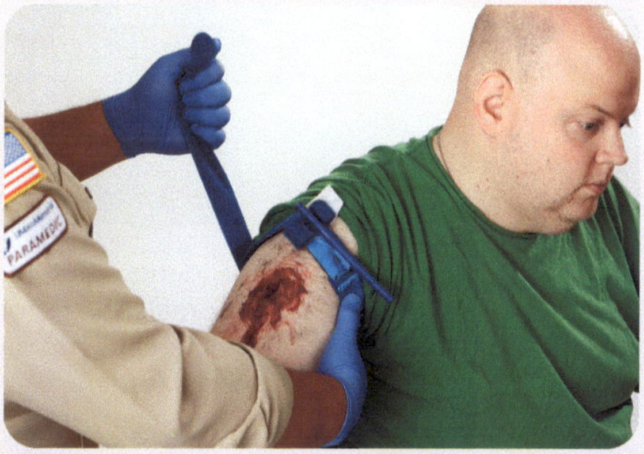


**3** Befestigen Sie das Klettband auf der flauschbesetzten Rückseite.

*(Fortsetzung nächste Seite)*

## Tourniquet Anlage (Fortsetzung)

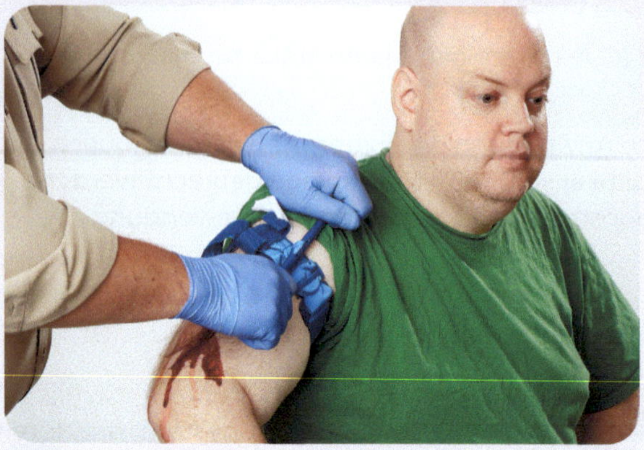

**4** Drehen Sie den Knebel, bis die Blutung aufhört (in der Regel sind nicht mehr als drei Umdrehungen um 180 Grad erforderlich).

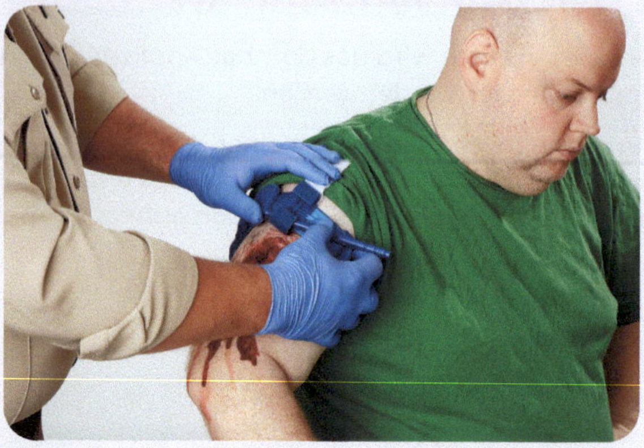

**5** Fixieren Sie den Knebel in die Haltespange.

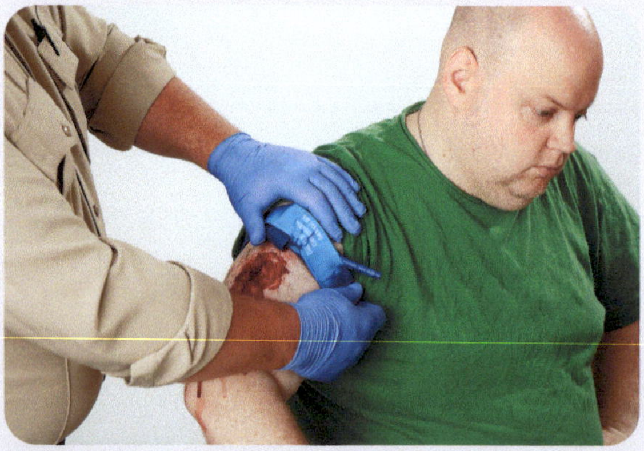

**6** Führen Sie das restliche Klettband durch die Haltespange. Bei schmalen Extremitäten kann das Klettband auch ein zweites Mal um die Extremität geführt werden.

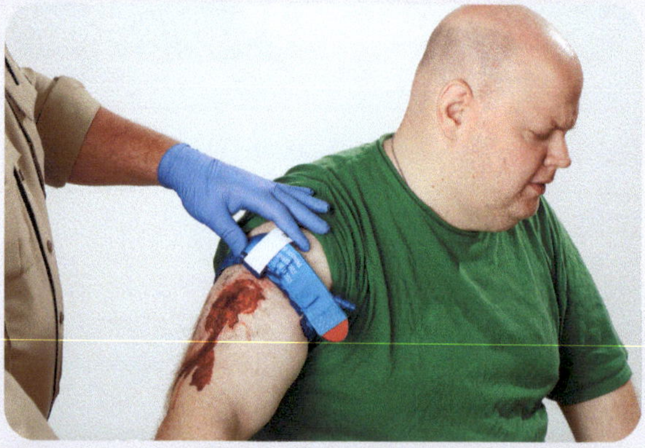

**7** Sichern Sie den Knebel und das Klettband mit einem weiteren kleineren Klettstreifen. Hierzu ziehen Sie fest an dem Streifen, führen ihn auf die gegenüberliegende Seite der Haltestange und fixieren ihn dort. Schreiben Sie nun die Zeit der Anlage des Tourniquets auf dem kleinen Klettstreifen oder sichtbar an der Extremität auf.

## Tourniquet Anlage *(Fortsetzung)*

### C-A-T-Anwendung an der unteren Extremität

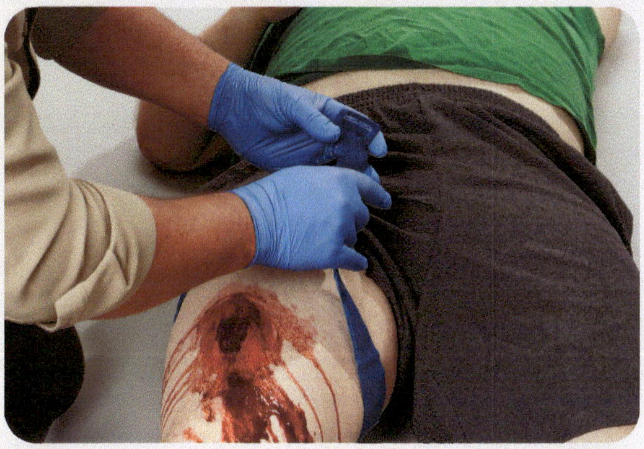

**1** Platzieren Sie das Tourniquet, möglichst proximal (alternativ mindestens handbreit distal, nicht auf Gelenken) zur verletzten Stelle, so dass wenn erforderlich ein zweites Tourniquet oberhalb des erstangelegten platziert werden könnte.

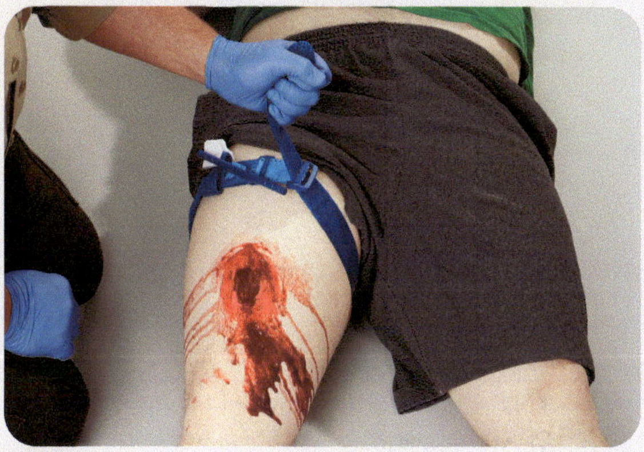

**2** Führen Sie das Klettband durch den inneren und äußeren Schlitz der Zugschnalle, wodurch das Band fixiert, wird.

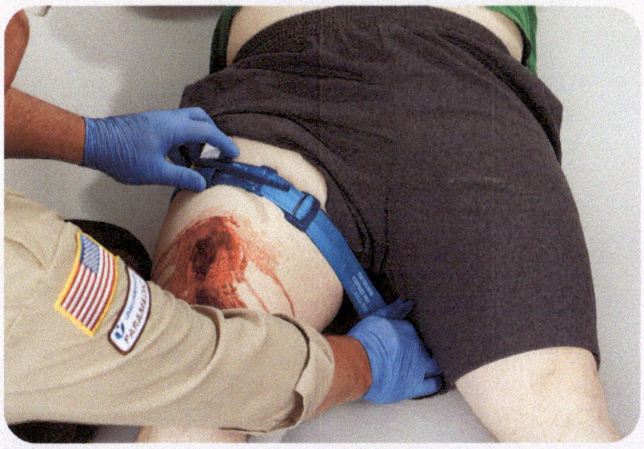

**3** Ziehen Sie das Klettband initial fest zu (pre-tightening) und fixieren Sie es auf der flauschbesetzten Rückseite.

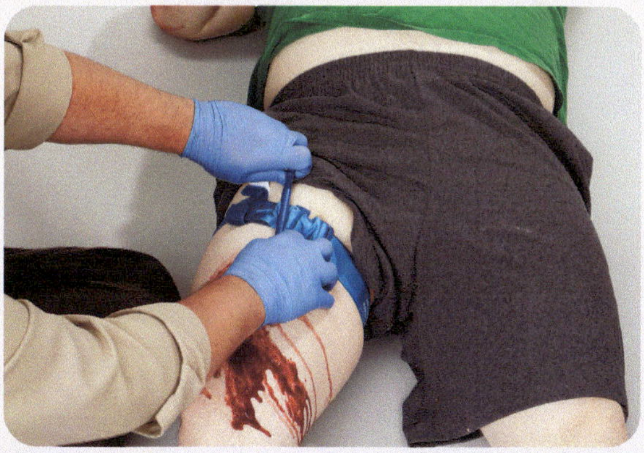

**4** Drehen Sie den Knebel, bis die Blutung aufhört (in der Regel sind nicht mehr als drei Umdrehungen um 180 Grad erforderlich).

*(Fortsetzung nächste Seite)*

## Tourniquet Anlage *(Fortsetzung)*

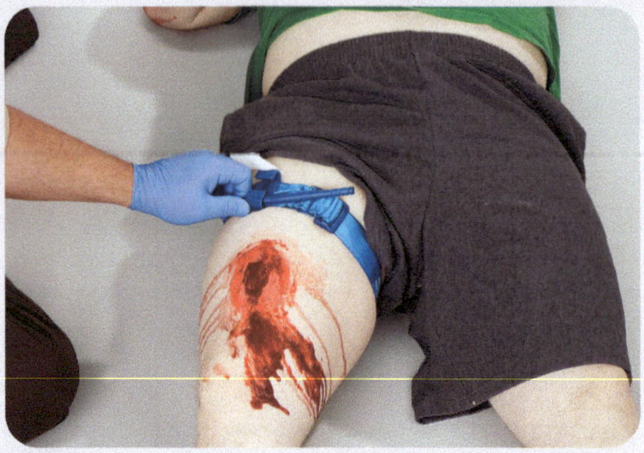

**5** Fixieren Sie den Knebel in die Haltespange.

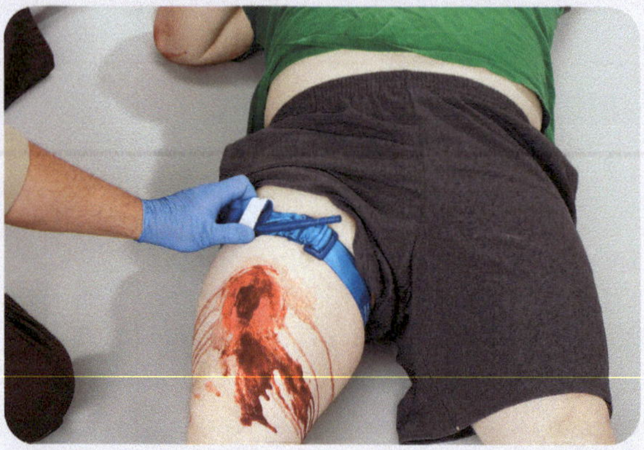

**6** Sichern Sie den Knebel und das Klettband mit einem weiteren kleineren Klettstreifen. Hierzu ziehen Sie fest an dem Streifen, führen ihn auf die gegenüberliegende Seite der Haltestange und fixieren ihn dort. Schreiben Sie nun die Zeit der Anlage des Tourniquets auf dem kleinen Klettstreifen oder sichtbar an der Extremität auf.

Gelegentlich können mehrere Extremitäten-Tourniquets erforderlich sein, um Blutungen zu stoppen. Platzieren Sie zusätzliche Tourniquet unmittelbar neben (wenn möglich proximal) vom bereits liegenden Tourniquet.

## Wundtamponade mit einfachem oder hämostatischen Verbandmull

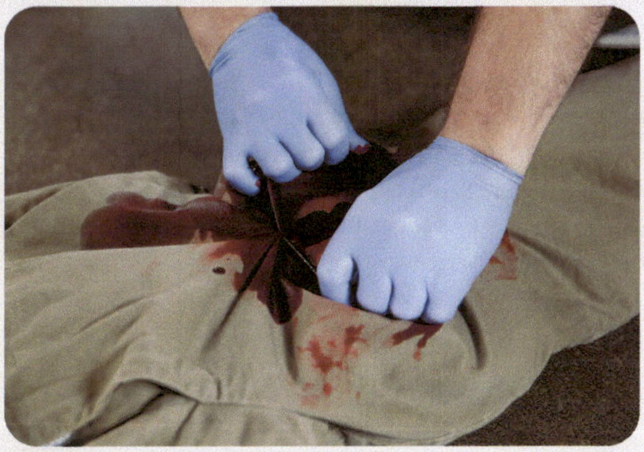

**1** Legen Sie die Wunde frei.

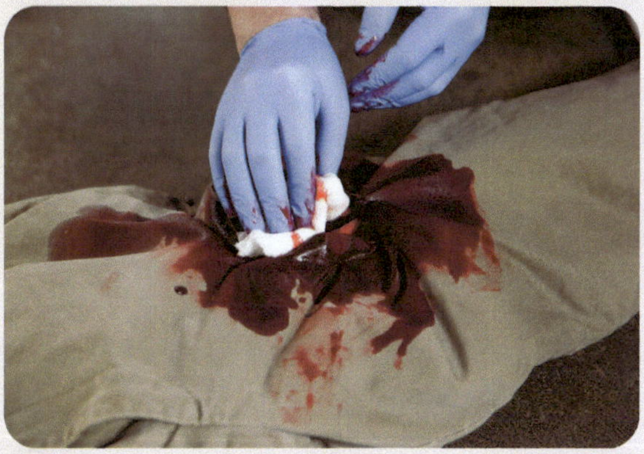

**2** Entfernen Sie überschüssiges Blut mit einer Kompresse. Versuchen Sie dabei, alle sich gebildeten Gerinnsel zu erhalten. Lokalisieren Sie die Blutungsquelle innerhalb der Wunde.

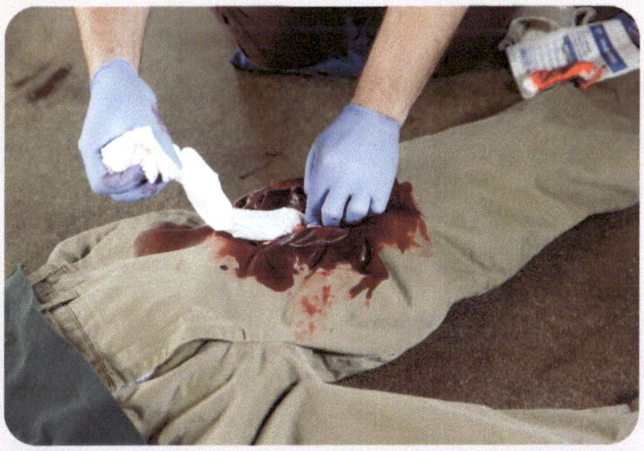

**3** Entnehmen Sie das Verbandmaterial aus der Verpackung und packen Sie den gesamten Verbandmull direkt und mit kräftigem Druck in die Wundhöhle. Tamponieren Sie die Wundhöhle vollständig aus.

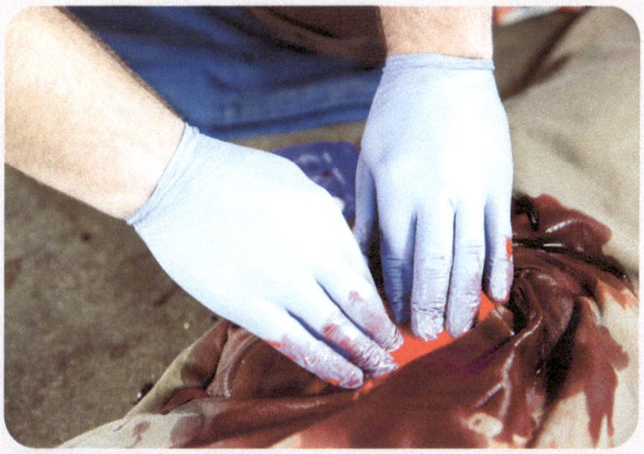

**4** Üben Sie für mindestens 3 Minuten (bei Anwendung eines Hämostatikums gemäß den Anweisungen des Herstellers) bzw. 10 Minuten bei Verwendung eines einfachen Verbandmulls Druck auf die Wunde und den Verbandmull aus.

*(Fortsetzung nächste Seite)*

## Wundtamponade mit einfachem oder hämostatischen Verbandmull *(Fortsetzung)*

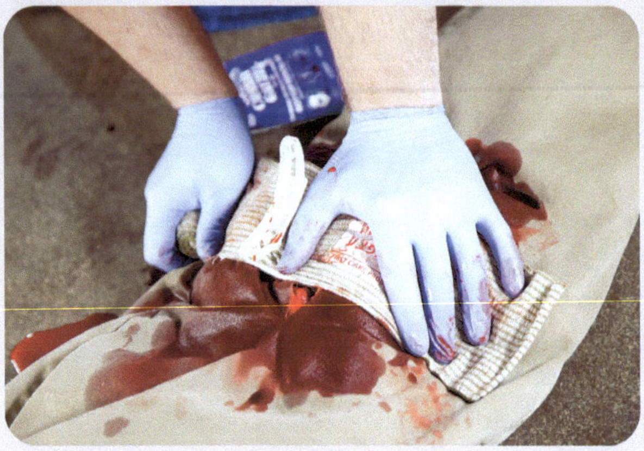

**5** Beurteilen Sie den Verband wiederholt, um sicherzustellen, dass die Blutung zum Stillstand gekommen ist. Belassen Sie den Verband unbedingt in der Wunde. Zum Schutz der Wunde und zur Fixierung der Tamponade ist ein Druckverband anzulegen.

## Druckverband mit einem Trauma-Wundverband (Emergency Bandage oder Trauma Bandage)

**Prinzip: Gewährleistung eines umlaufenden mechanischen Drucks mit Abdeckung einer offenen Extremitätenverletzung mit einer unkontrollierbaren Blutung**

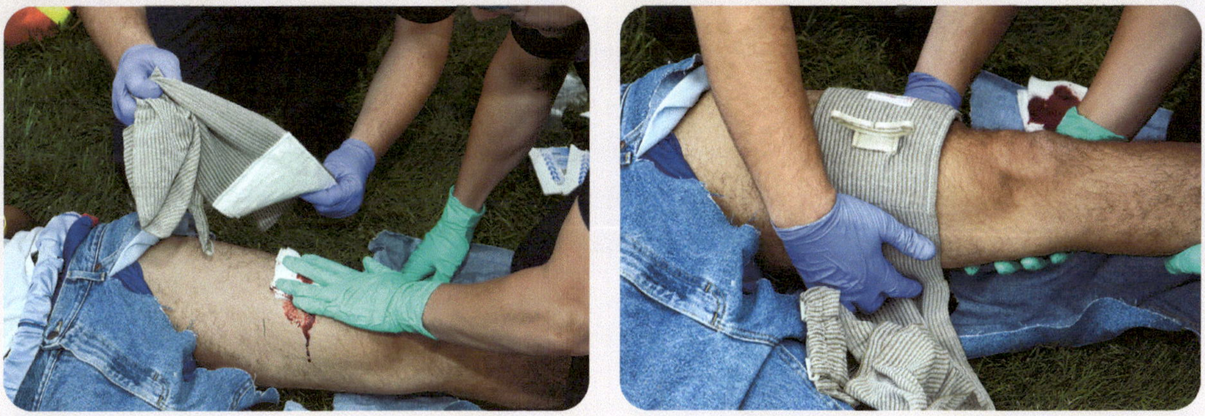

**1** Sorgen Sie für Ihre persönliche Schutzausrüstung und positionieren Sie die Wundauflage auf die Blutungsquelle.

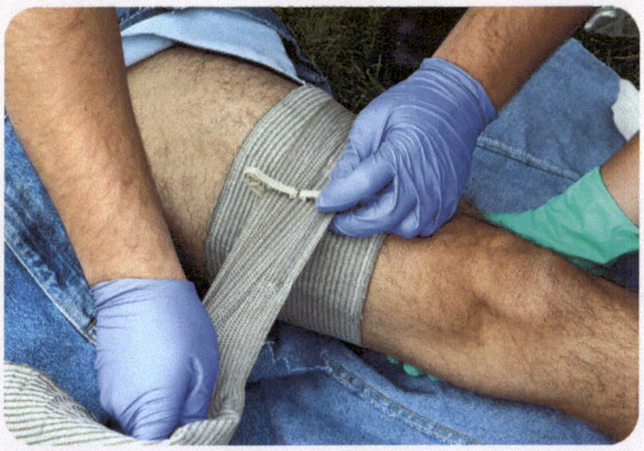

**2** Wickeln Sie die elastische Bandage mindestens einmal um die Extremität.

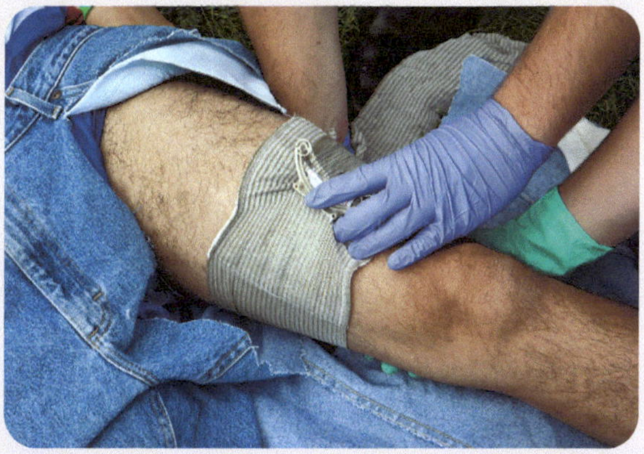

**3** Legen Sie die elastische Bandage durch die Spange.

*(Fortsetzung nächste Seite)*

## Druckverband mit einem Trauma-Wundverband (Emergency Bandage oder Trauma Bandage) *(Fortsetzung)*

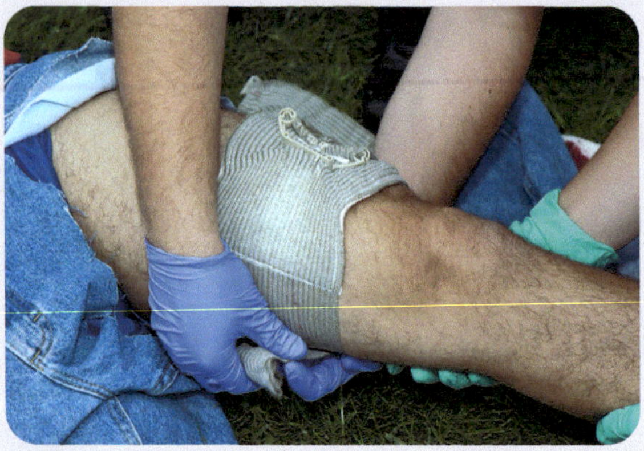

**4** Wickeln Sie die Bandage fest um die verletzte Extremität in die entgegengesetzte Richtung. Damit üben Sie genügend Druck auf die Wunde aus, um die Blutung unter Kontrolle zu behalten.

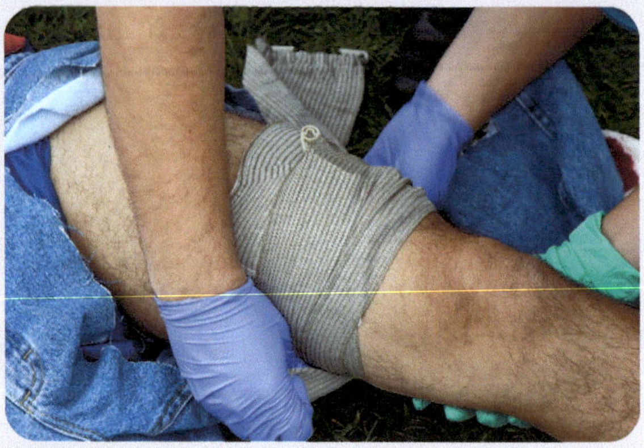

**5** Wickeln Sie die Bandage weiter um die Extremität.

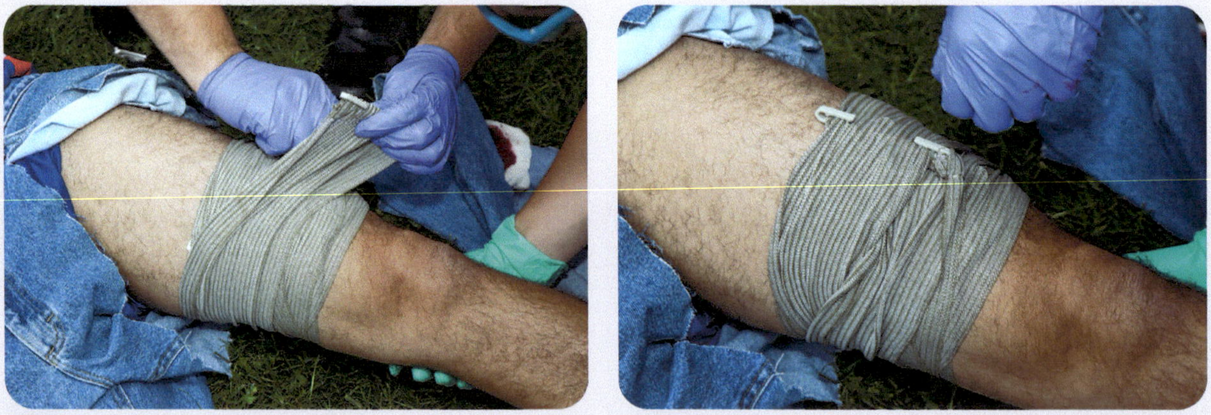

**6** Sichern Sie das Ende der Bandage, um einen kontinuierlichen Druck auf die Blutung aufrechtzuerhalten.

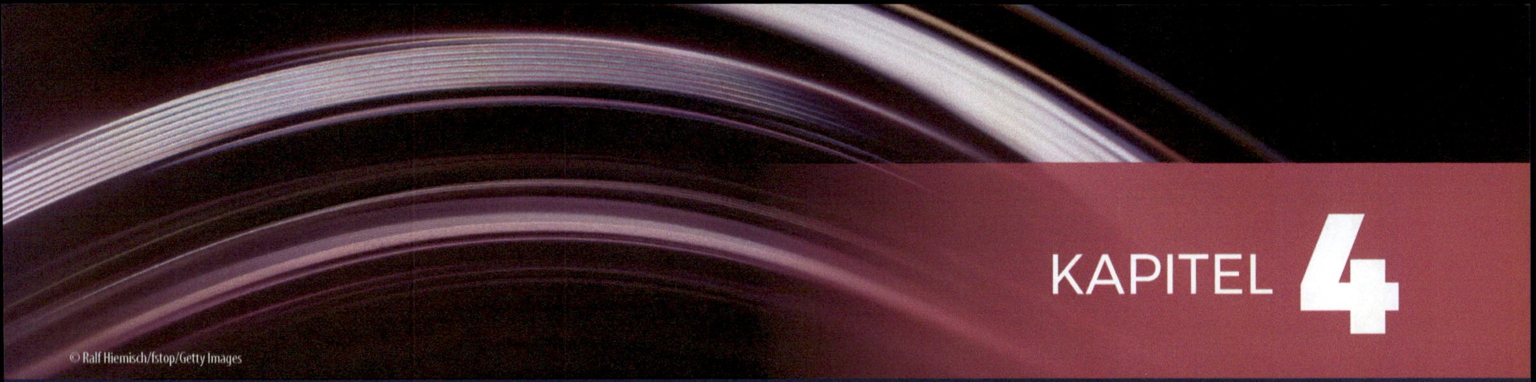

© Ralf Hiemisch/fstop/Getty Images

KAPITEL 4

# Die Kinematik des Traumas

**Autoren**
Andrew Schmidt, MD
Kelsey Wise, MD
Brandon Kelly, MD

## LERNZIELE

Nach dem Durcharbeiten dieses Kapitels werden Sie in der Lage sein:

- Den Begriff „Energie" im Zusammenhang mit der Entstehung von Verletzungen zu definieren.
- Die Zusammenhänge zwischen den Gesetzen der Bewegungslehre, der Energie und der Kinematik des Traumas zu erklären.
- Das Verhältnis von Verletzungen und Energieaustausch zu Geschwindigkeit zu beschreiben.
- Energieaustausch und Kavitation zu besprechen.
- Anhand der Beschreibung eines Verkehrsunfalls unter Anwendung der Kinematik des Traumas, die wahrscheinlichsten Verletzungsmuster für einen nicht angeschnallten Insassen zu prognostizieren.
- Die spezifischen Verletzungen und deren Ursachen in Bezug auf innere und äußere Beschädigungen eines Fahrzeuges zu beschreiben.
- Die Funktion von Rückhaltesystemen für Fahrzeuginsassen zu besprechen.
- Die Gesetze der Bewegungslehre und Energie in Beziehung zu anderen Mechanismen als Verkehrsunfälle zu setzen (z. B. Explosionen, Stürze).
- Die fünf Phasen von Explosionsverletzungen und die Verletzungen, die in den jeweiligen Phasen entstehen, zu definieren.
- Den Unterschied in der Entstehung von Verletzungen durch Niedrig-, Mittel- und Hochenergiewaffen zu erklären.
- Das Verhältnis der Oberfläche eines auftreffenden Objektes zu Energieaustausch und Entstehung von Verletzungen zu beschreiben.
- Die Prinzipien der Kinematik des Traumas in das Assessment von Traumapatienten zu integrieren.

## FALLBEISPIEL

Noch vor Sonnenaufgang, an einem kalten Wintermorgen, werden Sie als Rettungsdienstfachpersonal zu einem Verkehrsunfall mit einem Pkw alarmiert. Bei der Ankunft finden Sie ein einzelnes Fahrzeug vor, das auf einer Landstraße gegen einen Baum geprallt ist. Das vordere Ende des Fahrzeugs scheint den Baum getroffen zu haben. Daraufhin hat sich das Auto um den Baum gedreht und wurde in den Straßengraben zurückgeschleudert. Der Fahrer scheint der einzige Insasse zu sein. Der Airbag hat ausgelöst und der Fahrer sitzt stöhnend, immer noch angeschnallt, auf dem Fahrersitz. Sie erkennen Schäden am vorderen Ende des

(*Fortsetzung nächste Seite*)

**FALLBEISPIEL (FORTSETZUNG)**

Autos, wo es auf den Baum aufgeprallt ist, sowie Schäden am hinteren Ende, die durch das Schleudern in den Graben entstanden sind.

- Wie schätzen Sie das Verletzungspotenzial für diesen Patienten aufgrund der Kinematik bei diesem Ereignis ein?
- Wie würden Sie den Zustand des Patienten - basierend auf der Kinematik des Traumas - beschreiben?
- Welche Verletzungen erwarten Sie?

## EINFÜHRUNG

In den USA wurden 2019 36.096 Menschen bei Verkehrsunfällen getötet. Dies bedeutet einen Rückgang von etwa 2% (739 Personen) im Vergleich zu 2018, jedoch eine Erhöhung um etwa 1.000 Tote verglichen mit 2015.[1] Die Weltgesundheitsorganisation (WHO) berichtet, dass jährlich weltweit 1,35 Millionen Menschen ihr Leben bei Verkehrsunfällen verlieren. In der Altersgruppe der 5- bis 29-Jährigen sind Verkehrsunfälle somit die Haupttodesursache.[2] Weltweit gesehen bleibt die Rate an Todesfällen im Straßenverkehr somit seit dem Jahr 2000 nahezu konstant, obwohl es zu einer insgesamten Zunahme an Verkehrsunfällen kommt. Mehr als 90% dieser Todesfälle treten in Ländern mit niedrigem bis mittlerem Einkommen auf und betreffen vor allem Fußgänger sowie Rad- und Motorradfahrer.[2] Im deutschsprachigen Raum gestalten sich die Zahlen wie folgt:

- Deutschland: Im Jahr 2024, 2759 Tote im Straßenverkehr
- Österreich: Im Jahr 2024, 351 Tote im Straßenverkehr
- Schweiz: Im Jahr 2024, 250 Tote im Straßenverkehr

In den USA sind die Zahlen für Tote durch Schusswaffengebrauch nach wie vor auf einem hohen Niveau. Im Jahr 2019 verloren knapp 40.000 Menschen ihr Leben durch Schusswaffen. Mehr als 60% entfallen auf Suizide, gefolgt von Gewaltdelikten.[3] Explosionsverletzungen sind in einigen Ländern ebenso eine relevante Ursache für Verletzungen, während in anderen Ländern penetrierende Verletzungen, durch beispielsweise Messerattacken, zunehmen. Die Zahlen für den deutschsprachigen Raum sind auf den jeweiligen Homepages der Länder ersichtlich (z.B.: Statistik Austria: www.statistik.at, Statistisches Bundesamt: www.statista.de oder Bundesamt für Statistik www.bfs.admin.ch).

Das erfolgreiche Management von Traumapatienten hängt von der Identifizierung offensichtlicher und versteckter Verletzungen ab und erfordert den Einsatz guter Beurteilungsfähigkeiten. Es ist schwierig, die Verletzungen im präklinischen Umfeld exakt zu identifizieren. Das Verständnis über das Verletzungspotenzial und über die Bedeutung von kritischem Blutverlust ist für das Rettungsfachpersonal entscheidend. Erst dadurch wird es möglich, geeignete Triage-, Management- und Transportentscheidungen zu treffen.

Das Management eines jeden Patienten beginnt (nach der ersten Stabilisierung) mit der Geschichte der Verletzung des Patienten. Im Fall des Traumas ist die Geschichte der Aufprall und die Auswirkungen der Energieübertragung, die aus diesem Aufprall resultiert.[4] Das Verständnis über den Prozess der Kraftübertragung ermöglicht es dem Rettungsdienstfachpersonal, einen hohen Prozentsatz der potenziell auftretenden Verletzungen zu antizipieren.

Die Kinematik des Traumas beschäftigt sich mit der Bewegung von Objekten ohne Bezugnahme auf die Kräfte, die die Bewegung verursachen.[4] Jede Verletzung, die sich aus einer auf den Körper ausgeübten Kraft ergibt, steht in direktem Zusammenhang mit der Interaktion zwischen dem Körper und einem sich bewegenden Objekt, das den Körper trifft. Wenn das Rettungsdienstfachpersonal, unabhängig von ihrer Qualifikation, die Prinzipien der Kinematik des Traumas oder die damit verbundenen Mechanismen nicht versteht, können Verletzungen übersehen werden. Das Verständnis dieser Prinzipien wird den Verdacht auf bestimmte Verletzungen erhöhen, die aufgrund eines bestimmten Mechanismus wahrscheinlich auftreten werden. Diese Informationen und der Verdacht auf Verletzungen können zur Beurteilung des Patienten vor Ort herangezogen und an das Gesundheitsfachpersonal im Schockraum übermittelt werden. Vor Ort und während des Transportes können diese vermuteten Verletzungen so behandelt werden, dass eine bestmögliche Patientenversorgung gewährleistet und kein weiterer Schaden zugefügt wird.

Nicht offensichtliche, aber dennoch schwere Verletzungen können tödlich sein, wenn sie am Unfallort nicht erkannt und dem medizinischen Team bei der Ankunft im Traumazentrum oder dem zuständigen Krankenhaus nicht mitgeteilt werden. Zu wissen, wo man nach Verletzungen suchen muss und wie man sie beurteilt, ist ebenso wichtig, wie zu wissen, was man nach der Feststellung von Verletzungen tun muss. Eine vollständige, genaue Anamnese eines traumatologischen Ereignisses und die richtige Interpretation, werden diese Informationen liefern. Viele Verletzungen eines Patienten lassen sich durch eine genaue Begutachtung der Szenerie erahnen, noch bevor der Patient untersucht wird.

Dieses Kapitel behandelt die allgemeinen Prinzipien über das Verständnis der Kinematik des Traumas. Die allgemeinen Grundlagen beginnen mit den Gesetzen der Mechanik, die den Energieaustausch regeln, und den allgemeinen Auswirkungen des Energieaustauschs. Mechanische Prinzipien beschreiben die Interaktion des menschlichen Körpers mit den Komponenten eines Unfalls. Ein Zusammenstoß ist die Interaktion, die auftritt, wenn ein Gegenstand mit Energie, meist etwas Festes, auf einen anderen Gegenstand trifft. Obwohl wir das Wort *„Zusammenstoß"* oft mit dem Aufprall eines Kraftfahrzeugs in Verbindung bringen, kann es sich auch um den Aufprall eines fallenden Körpers auf den Bürgersteig, das Auftreffen eines Projektils auf das äußere und innere Gewebe des Körpers oder die Druckwelle und den Splitterflug einer Explosion beziehen. All diese Ereignisse beinhalten einen Energieaustausch, alle führen zu Verletzungen, alle können zu potenziell lebensbedrohlichen Zuständen führen und alle erfordern eine korrekte Behandlung durch sachkundiges und vorausschauend agierendes Rettungsdienstfachpersonal.

# Allgemeine Grundsätze

Ein traumatisches Ereignis lässt sich in drei Phasen unterteilen: 1. Vor dem Ereignis, 2. während des Ereignisses und 3. nach dem Ereignis. Vereinfacht ausgedrückt ist die Phase vor dem Ereignis die Präventionsphase (**Kasten 4-1**). In der Phase während des Ereignisses kommt es zum Energieaustausch oder zu physikalischen Traumata (Energiekräften). Die Phase nach dem Ereignis ist schließlich die Phase der Patientenversorgung.

Egal, ob die Verletzung durch einen Autounfall, eine Waffe, einen Sturz oder durch den Einsturz eines Gebäudes verursacht wird, es entsteht eine Verletzung durch die Übertragung von Energie auf den menschlichen Körper.

**Kasten 4-1 Traumaprävention**

Die effizienteste und effektivste Methode zur Behandlung von Verletzungen ist es, zu verhindern, dass sie überhaupt entstehen. Gesundheitsfachpersonal auf allen Ebenen spielt eine aktive Rolle in der Verletzungsprävention, um die besten Ergebnisse nicht nur für die Gesellschaft insgesamt, sondern auch für sich selbst zu erzielen. Die Rettungsdienstsysteme wandeln sich von einer rein reagierenden Disziplin zu einer breiteren, effektiveren Disziplin, die Aspekte wie die öffentliche Primärversorgung einbezieht und mehr Gewicht auf die Prävention legt. Das *Kapitel 16: „Traumaprävention"* beschreibt die Rolle des Rettungsdienstfachpersonals bei der Traumaprävention.



## Vorereignisphase

Die Vorereignisphase umfasst alle Ereignisse, die dem Ereignis vorausgegangen sind. Bedingungen, die vor dem Vorfall vorhanden waren und für das Management der Verletzungen des Patienten wichtig sind, werden als Teil der Vorgeschichte gesehen. Zu diesen Überlegungen gehören die akuten oder bereits bestehenden Erkrankungen des Patienten (und Medikamente zur Behandlung dieser Erkrankungen), die Einnahme von Genussmitteln (illegale und verschreibungspflichtige Medikamente, Alkohol, usw.) und der Geisteszustand des Patienten.

Typischerweise haben junge Traumapatienten keine chronischen Krankheiten. Bei älteren Patienten können jedoch Erkrankungen, die bereits vor dem Trauma bestanden, schwerwiegende Komplikationen bei der präklinischen Beurteilung und Behandlung des Patienten verursachen und das Ergebnis erheblich beeinflussen. So kann beispielsweise ein 75-jähriger Fahrer eines Fahrzeugs, das gegen einen Strommast geprallt ist, Brustschmerzen haben, die auf einen Myokardinfarkt (Herzinfarkt) hinweisen. Hat der Fahrer den Unfall und daraufhin einen Herzinfarkt erlitten, oder hatte er den Unfall wegen seines Herzinfarkts? Nimmt der Fahrer Medikamente (z.B. Betablocker), die eine Beschleunigung der Herzfrequenz unter Schock verhindern? Die meisten dieser Erkrankungen haben nicht nur direkten Einfluss auf die Beurteilungs- und Versorgungsstrategien (siehe *Kapitel 5: „Die Einsatzstelle"* und *Kapitel 6: „Der Patient"*), sondern sind auch wichtig für die gesamte Patientenversorgung. Auch wenn sie nicht unbedingt die Kinematik des Traumas eines Unfalls beeinflussen.

## Ereignisphase

Die Ereignisphase beginnt zum Zeitpunkt des Aufpralls zwischen einer sich bewegenden Masse und einer zweiten Masse. Die zweite Masse kann beweglich oder stationär sein und kann entweder ein Objekt oder eine Person sein. Am Beispiel eines Verkehrsunfalls treten bei den meisten Verkehrsunfällen drei Aufprallarten auf:

1. ein Zusammenstoß beider Objekte
2. ein Aufprall der Insassen innerhalb des Fahrzeugs
3. ein Aufprall der Organe im Körperinneren der Insassen

Wenn beispielsweise ein Fahrzeug auf einen Baum prallt, ist der erste Aufprall die Kollision des Fahrzeugs mit dem Baum an sich. Der zweite Aufprall ist der des

Insassen des Fahrzeugs gegen das Lenkrad oder die Windschutzscheibe. Wenn der Insasse angeschnallt ist, kommt es zu einem Aufprall zwischen ihm und dem Sicherheitsgurt. Der dritte Aufprall erfolgt zwischen den inneren Organen und der Brust- bzw. Bauchwand oder dem Schädel des Insassen.

Der Begriff „Unfall" wird typischerweise mit einem Zwischenfall mit einem Kraftfahrzeug assoziiert, bezieht sich aber nicht unbedingt auf einen Unfall mit einem Fahrzeug. Der Aufprall eines Fahrzeugs auf einen Fußgänger, der Aufprall eines Geschosses in den Bauch und der Aufprall eines Bauarbeiters auf Asphalt nach einem Sturz sind weitere Beispiele für einen Unfall. Beachten Sie, dass bei einem Sturz nur die zweite und dritte Art eines Aufpralls beteiligt ist.

Bei allen Unfällen wird Energie zwischen einem sich bewegenden Objekt und dem Gewebe des menschlichen Körpers, oder zwischen dem sich bewegenden menschlichen Körper und einem stationären Objekt übertragen. Die Richtung, in der der Energieaustausch stattfindet, die Menge an Energie, die beteiligt ist, und die Wirkung dieser Kräfte auf den Patienten sind wichtige Überlegungen zu Beginn der Beurteilung.

## Nachereignisphase

Während der Nachereignisphase werden die gesammelten Informationen über die Unfall- und Vorereignisphase verwendet, um einen Patienten zu beurteilen und zu versorgen. Diese Phase beginnt, sobald die Energie aus dem Aufprall absorbiert wird. Das Auftreten von Komplikationen durch lebensbedrohliche Traumata kann langsam oder schnell erfolgen (oder diese Komplikationen können verhindert oder deutlich reduziert werden), abhängig von der Betreuung vor Ort und auf dem Transport ins Krankenhaus. In der Nachereignisphase sind das Verständnis der Kinematik des Traumas, das Antizipieren bestimmter Verletzungen sowie eine gute Beurteilung entscheidend für das Outcome der Patienten.

Um die Auswirkungen der Kräfte zu verstehen, die zu Verletzungen führen, muss das Rettungsdienstfachpersonal zunächst zwei Komponenten verstehen: den Energieaustausch und die menschliche Anatomie. Wie sieht beispielsweise bei einem Verkehrsunfall die Szenerie aus? Wer prallte gegen wen oder wogegen, und mit welcher Geschwindigkeit? Wie schnell erfolgte die Dezeleration Wurden von den Insassen geeignete Rückhaltevorrichtungen wie Sicherheitsgurte verwendet? Haben die Airbags ausgelöst? Wurden die Kinder in den Kindersitzen richtig angeschnallt? Wurden sie im Fahrzeug herumgeschleudert? Wurden Insassen aus dem Fahrzeug herausgeschleudert? Haben sie dabei andere Objekte getroffen? Wenn ja, wie viele und welcher Art waren diese Objekte? Diese und viele andere Fragen müssen beantwortet werden, wenn es darum geht, die Kraftübertragung zu verstehen und diese Informationen zur Vorhersage von Verletzungen und einer angemessenen Patientenversorgung umzusetzen.

Das versierte Rettungsdienstfachpersonal wird sein Wissen über die Kinematik des Traumas bei der Beurteilung der Szene nutzen, um festzustellen, welche Kräfte und Bewegungen beteiligt waren und welche Verletzungen durch diese Kräfte hätten entstehen können. Da die Kinematik des Traumas auf den Grundprinzipien der Physik basiert, ist ein Verständnis der entsprechenden physikalischen Gesetze notwendig.

# Energie

Die ersten Schritte in der Rekonstruktion der Ereignisabfolge beinhalten die Auswertung der Ereignisse, die zum Zeitpunkt des Aufpralls aufgetreten sind (**Abbildung 4-1**), eine grobe Einschätzung der Energie, die auf den menschlichen Körper übertragen wurde, und eine grobe Beurteilung der daraus resultierenden Bedingungen.

## Energie- und Bewegungsgesetze

**Newtons erstes Bewegungsgesetz**, auch **Trägheitsprinzip** genannt, besagt, dass ein ruhender Körper so lange in Ruhe bleibt und ein sich bewegender Körper so lange in Bewegung bleibt, bis eine andere Kraft von außen auf diesen Körper einwirkt. Der Skifahrer in (**Abbildung 4-2**)

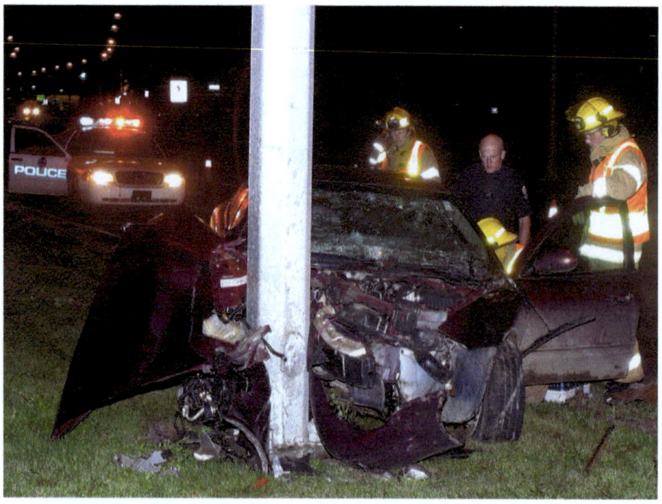


**Abbildung 4-1** Die Beurteilung des Notfall- bzw. Unfallortes ist entscheidend. Informationen wie Aufprallrichtung, Verformung der Fahrgastzelle und Umfang des Energieaustausches geben Aufschluss über mögliche Verletzungen der Insassen.

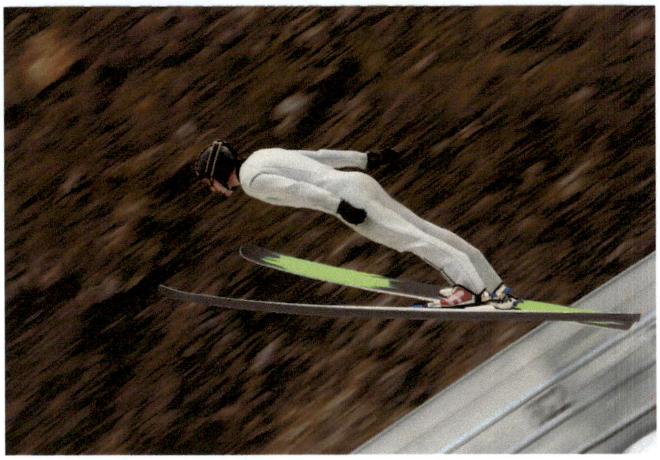

**Abbildung 4-2** Der Skispringer bewegte sich nicht, bis die Energie der Schwerkraft ihn die Schanze hinunter bewegt. Sobald er in Bewegung ist, auch in der Luft, hält ihn der Impuls in Bewegung, bis er auf etwas trifft oder auf den Boden zurückkehrt, und die Energieübertragung (Reibung oder Kollision) bewirkt, dass er zum Stillstand kommt.



sitzt zunächst in Ruhe auf einem Balken, bis ihn die ungehinderten Schwerkräfte den Hang hinunterbewegen. Sobald er sich in Bewegung setzt, hebt er vom Boden ab und bleibt in Bewegung, bis er auf ein Hindernis trifft oder wieder auf den Boden zurückkehrt und dadurch zum Stillstand kommt.

Wie bereits erwähnt, gibt es bei jeder Kollision, bei der der Körper des potenziellen Patienten in Bewegung ist, drei Zusammenstöße:

1. das Fahrzeug, das auf ein ruhendes oder sich bewegendes Objekt trifft
2. der potenzielle Patient, der auf das Innere des Fahrzeugs trifft, gegen einen Gegenstand prallt oder bei einer Explosion von Energie getroffen wird
3. die inneren Organe, die mit dem Inneren des menschlichen Körpers kollidieren, oder von ihren tragenden Strukturen abgerissen werden.

Ein Beispiel ist ein Insasse, der auf dem Vordersitz eines Fahrzeugs sitzt und nicht angeschnallt ist. Wenn das Fahrzeug auf einen Baum trifft und dadurch gestoppt wird, bewegt sich der nicht angeschnallte Insasse mit der gleichen Geschwindigkeit weiter, bis er auf die Lenksäule, das Armaturenbrett oder die Windschutzscheibe trifft. Der Zusammenstoß mit diesen Objekten stoppt zwar die Vorwärtsbewegung des Thorax oder Kopfes, die inneren Organe bleiben jedoch weiterhin in Bewegung, bis sie auf die Innenseite des Thorax, des Abdomens oder des Schädels treffen und deren Vorwärtsbewegung letztendlich gestoppt wird.

Wie durch das **Gesetz zur Energieerhaltung** und **Newtons zweites Bewegungsgesetz** (**Aktionsprinzip**) beschrieben wird, kann Energie weder erschaffen noch zerstört werden. Sie kann lediglich umgewandelt werden. Die Bewegung eines Fahrzeugs ist eine Form der Energie. Zum Starten wird die Energie des Motors über das Getriebe auf die Räder übertragen, die das Fahrzeug durch die Reibung mit dem Untergrund in Bewegung versetzen. Um das Fahrzeug anzuhalten, muss die Bewegungsenergie in eine andere Form umgewandelt werden. Dies geschieht beispielsweise durch die Umwandlung in Wärme durch die Bremsen oder durch Verformung der Karosserie bei einer Kollision. Wenn ein Fahrer die Bremsen betätigt, wird die Bewegungsenergie durch die Bremsbeläge und durch die Reifen in Reibungswärme (thermische Energie) umgewandelt. Das Fahrzeug wird dadurch abgebremst.

**Newtons drittes Bewegungsgesetz** Actio-Reactio-Prinzip ist das bekannteste der drei Newtonschen Gesetze. Es besagt, dass auf jede Aktion oder Kraft eine gleich große und entgegengesetzte Reaktion folgt. Wenn wir über den Boden gehen, übt die Erde eine Kraft auf uns aus, die der Kraft, die wir auf die Erde ausüben, entspricht. Wer schon einmal eine Schrotflinte abgefeuert hat, hat das dritte Gesetz in Form des Rückstoßes des Gewehrkolbens gegen die Schulter gespürt.

So wie die mechanische Energie eines Fahrzeugs, das gegen eine Wand prallt, durch die Verformung der Karosserie oder anderer Teile abgebaut wird, muss die Bewegungsenergie der Organe und der Strukturen im Inneren des Körpers abgebaut werden, wenn deren Vorwärtsbewegung abrupt gestoppt wird. Die gleichen Konzepte gelten für den menschlichen Körper, wenn er von einer sich bewegenden Masse wie beispielsweise einem Messer, einem Projektil oder einem Baseballschläger getroffen wird.

**Die kinetische Energie** ist eine Funktion der Masse und Geschwindigkeit eines Objekts. Obwohl sie streng genommen nicht identisch sind, kann das Gewicht eines Opfers zur Darstellung seiner Masse verwendet werden. Ebenso wird der Begriff „Tempo“ verwendet, um die Geschwindigkeit darzustellen (die sich tatsächlich aus Tempo und Richtung zusammensetzt). Bei der Berechnung der kinetischen Energie $E_{kin}$ stehen Masse und Geschwindigkeit in folgendem Verhältnis zueinander:

kinetische Energie = Die Hälfte der Masse mal der Geschwindigkeit zum Quadrat

$$KE = 1/2\ (mv^2)$$

Folglich wird die kinetische Energie einer 68 kg schweren Person, die mit 48 km/h unterwegs ist, wie folgt berechnet:

$$KE = 68/2 \times 48^2 = 78.338 \text{ Energieeinheiten}$$

Zum leichteren Verständnis werden hier keine exakten physikalischen Maßeinheiten angegeben. Die *„kinetischen Einheiten"* dienen hier nur zum Vergleich. Somit soll dargestellt werden, wie sich in der Formel eine Veränderung der Energiemenge auswirkt. Wie gerade gezeigt, hätte eine 68 kg schwere Person, die mit 48 km/h unterwegs ist, 78 336 Energieeinheiten, die bei Verzögerung in eine andere Form umgewandelt werden müssen. Diese Änderung erfolgt in Form von Verformungen am Fahrzeug und Verletzungen der darin befindlichen Person. Es sei denn, die Energieabgabe kann in einer weniger schädlichen Form passieren oder durch z. B. den Sicherheitsgurt oder Airbags abgemildert werden.

Es ist hilfreich zu wissen, welcher Faktor – Masse oder Geschwindigkeit – in der Formel den größten Einfluss auf die erzeugte kinetische Energie hat. Um dies zu ermitteln, nehmen Sie das Beispiel einer Person, die mit einer Geschwindigkeit von 48 km/h fährt, und fügen Sie ihr 5 kg hinzu, sodass die Masse nun 73 kg.

$$\text{KE} = 73/2 \times 48^2 = 84.096 \text{ Energieeinheiten}$$

Diese Erhöhung um 5 kg hat eine Erhöhung der kinetischen Energie um 5 760 kinetische Einheiten zur Folge. Kehren wir zum vorigen Beispiel einer 68 kg schweren Person zurück und erhöhen nun aber die Geschwindigkeit von 48 km/h auf 64 km/h:

$$\text{KE} = 68/2 \times 64^2 = 139.264 \text{ Energieeinheiten}$$

Diese Geschwindigkeitssteigerung hat eine Zunahme der kinetischen Energie um 55.168 kinetische Einheiten zur Folge.

Diese Berechnungen zeigen, dass die Erhöhung der Geschwindigkeit die kinetische Energie viel stärker erhöht als die Erhöhung der Masse. Bei einem Hochgeschwindigkeitsunfall kommt es zu einem viel höheren Energieaustausch (und damit zu schwereren Verletzungen der Insassen und zu einer stärkeren Verformung des Fahrzeugs) als bei einem Unfall mit geringerer Geschwindigkeit. Die Geschwindigkeit ist exponentiell und die Masse ist linear, was die Geschwindigkeit zum kritischeren Faktor macht, auch wenn es eine große Massendifferenz zwischen zwei Objekten gibt.

Bei der Annahme der Verletzungen bei einem Hochgeschwindigkeitsunfall kann es hilfreich sein, daran zu denken, dass die an der Einleitung eines Ereignisses beteiligte Kraft gleich der am Ende dieses Ereignisses übertragenen oder abgeführten Kraft ist.

$$\text{Beschleunigung} \times \text{Masse (Gewicht)} = \text{Kraft (Energie)} = \text{Masse} \times \text{Dezeleration (Verzögerung)}$$

Kraft (Energie) ist erforderlich, um einen Körper in Bewegung zu versetzen. Diese Kraft wird benötigt, um eine bestimmte Geschwindigkeit zu erzeugen. Die vermittelte Geschwindigkeit ist abhängig vom Gewicht (Masse) der Struktur. Sobald diese Energie auf den Körper übertragen und in Bewegung gesetzt wird, bleibt der Körper in Bewegung, bis die Energie gestoppt wird (Newtons erstes Bewegungsgesetz). Dieser Energieverlust bringt andere Komponenten in Bewegung (Gewebeteilchen) oder geht als Wärme verloren (wird beispielsweise an die Bremsscheiben der Räder abgegeben). Ein Beispiel für diesen Prozess ist eine Schussverletzung. In der Kammer einer Pistole befindet sich eine Patrone, die Schießpulver enthält. Wenn dieses Schießpulver entzündet wird, verbrennt es sehr schnell und erzeugt eine Energie, die die Kugel mit großer Geschwindigkeit aus dem Lauf drückt. Diese Geschwindigkeit entspricht dem Gewicht der Kugel und der Energiemenge, die durch die Verbrennung des Schießpulvers erzeugt wird. Um zu verzögern (Newtons erstes Bewegungsgesetz), muss die Kugel ihre Energie an die Struktur, auf die sie trifft, abgeben. Diese Energieübertragung führt zu einer Explosion im Gewebe, die der Explosion entspricht, die in der Kammer der Waffe stattfand, als die Kugel den Lauf verlassen hat. Das gleiche Phänomen zeigt sich beim fahrenden Pkw, beim Sturz aus großer Höhe oder bei einer Explosion.

Ein weiterer wichtiger Faktor bei einem Aufprall ist der Bremsweg. Je kürzer der Bremsweg und je abrupter der Bremsvorgang, umso mehr Energie wird auf den Insassen übertragen und umso schwerwiegender sind die Schäden und Verletzungen. Betrachten Sie ein Fahrzeug, das an einer Betonwand aufprallt, gegenüber einem, das anhält, wenn die Bremsen betätigt werden. Beide verbrauchen die gleiche Energiemenge, nur auf unterschiedliche Weise. Der Energieaustausch (in die Fahrzeugkarosserie oder in die Bremsscheiben) ist unterschiedlich und erfolgt über eine unterschiedliche Distanz und Zeit. Beim ersten Fahrzeug wird die Energie in sehr kurzer Entfernung und Zeit durch die Verformung der Karosserie aufgenommen. Beim Zweiten wird die Energie über eine längere Strecke und Zeitspanne durch die entstehende Wärme der Bremsen aufgenommen. Die Vorwärtsbewegung des Fahrzeuginsassen (Energie) wird beim ersten Beispiel durch Verletzungen an Weichteilen und Knochen absorbiert. Beim zweiten Beispiel wird die Vorwärtsbewegung weitestgehend zusammen mit der Vorwärtsbewegung des Fahrzeugs in die Bremsen abgeleitet.

Dieses umgekehrte Verhältnis zwischen Bremsweg und Verletzung gilt auch für Stürze. Eine Person hat eine bessere Chance, einen Sturz zu überleben, wenn sie auf einer kompressiblen Oberfläche, wie z. B. Tiefschnee, landet. Ein Sturz aus der gleichen Höhe, der auf einer harten Oberfläche, wie beispielsweise Beton endet, kann zu schwereren Verletzungen führen. Das kompressible Material (d.h. der Schnee) erhöht den Bremsweg und absorbiert zumindest einen Teil der Energie, anstatt die gesamte Energie vom Körper aufzunehmen. Die Folge sind weniger Verletzungen und Schäden am Körper. Dieses Prinzip gilt auch für andere Unfallarten. Ein nicht angeschnallter Fahrer wird stärker verletzt als ein Fahrer, der einen Sicherheitsgurt verwendet, da das Rückhaltesystem und nicht der Körper einen wesentlichen Teil der Energieübertragung absorbiert.

Folglich muss ein bewegter Körper, der zum Stillstand kommen soll, sämtliche Energie in eine andere Energieform umwandeln oder sie auf ein anderes Objekt übertragen. Wenn beispielsweise ein Fahrzeug auf einen Fußgänger trifft, wird der Fußgänger vom Fahrzeug weggeschleudert (**Abbildung 4-3**). Obwohl das Fahrzeug durch den Aufprall etwas verlangsamt wird, verleiht die größere Kraft des Fahrzeugs dem leichteren Fußgänger viel mehr Beschleunigung, als er aufgrund der Massendifferenz zwischen beiden an Geschwindigkeit verliert. Die weicheren Körperteile des Fußgängers gegenüber den härteren Bauteilen des Fahrzeugs bedingen auch mehr Verletzungen für den Fußgänger als Schäden für das Fahrzeug.

## Energieübertragung zwischen einem festen Gegenstand und dem menschlichen Körper

Wenn der menschliche Körper mit einem festen Objekt kollidiert – oder umgekehrt –, bestimmt die Anzahl der Körpergewebepartikel, die von dem festen Objekt getroffen werden, die Menge der ausgetauschten Energie. Diese Energieübertragung ist für das Ausmaß der Schädigung (Verletzung) des Patienten verantwortlich. Die Anzahl der betroffenen Gewebepartikel wird durch die

1. Dichte des Gewebes (Partikel pro Volumen) und
2. die Größe der Kontaktfläche des Aufpralls

bestimmt.

### Dichte

Je dichter das Gewebe (gemessen in Partikeln pro Volumen), desto größer ist die Anzahl der Partikel, die von einem sich bewegenden Objekt beeinflusst werden, und desto größer ist daher die Rate und die Gesamtmenge der ausgetauschten Energie. Schlägt man mit der Faust in ein Federkissen und mit der gleichen Geschwindigkeit gegen eine Ziegelwandwand, stellen sich an der Hand unterschiedliche Effekte ein. Beim Schlag gegen die solide Wand absorbiert die Faust mehr Energie als beim Schlag auf das weniger dichte Federkissen. Dies wiederum führt zu einem anderen Verletzungsausmaß (**Abbildung 4-4**).

Vereinfacht ausgedrückt hat der Körper drei verschiedene Arten von Gewebedichten: die Luftdichte (ein Großteil der Lunge und einige Teile des Darms), die Wasserdichte (Muskeln und die meisten festen Organe, z. B. Leber, Milz, usw.) und die Festkörperdichte (Knochen). Daher hängt die Höhe des Energieaustausches (mit daraus resultierender Verletzung) davon ab, welche Art von Gewebe betroffen ist.

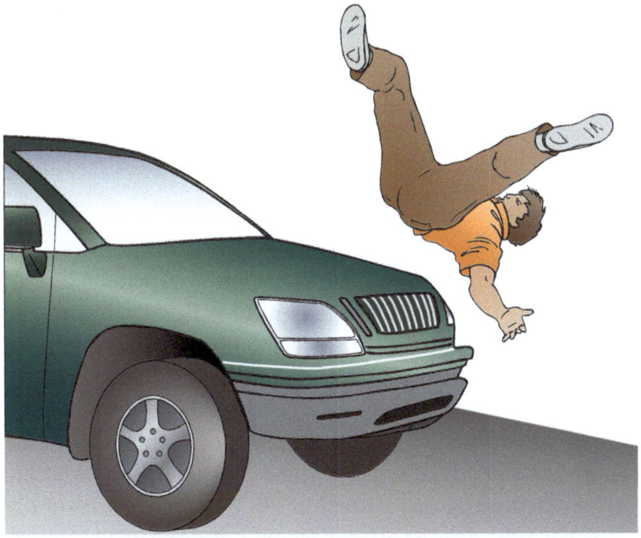

**Abbildung 4-3** Die Energieübertragung von einem fahrenden Fahrzeug auf einen Fußgänger verletzt dessen Gewebe und gibt dem Fußgänger Geschwindigkeit und Energie, wodurch das Opfer vom Aufprallpunkt weggeschleudert wird. Seine Verletzungen entstehen an den Stellen, wo er mit dem Fahrzeug zusammenstößt und wo er auf den Boden oder ein weiteres Fahrzeug trifft.



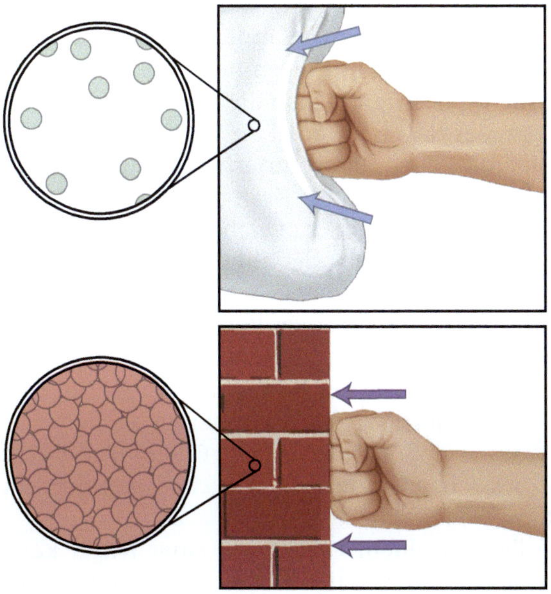

**Abbildung 4-4** Die Faust absorbiert mehr Energie, wenn sie auf die dichte Ziegelwand trifft, als wenn sie auf das weniger dichte Federkissen trifft, das die Kraft ableitet.

## Kontaktfläche

Wird eine Hand aus dem Fenster eines fahrenden Autos gehalten, dann übt der Fahrtwind einen Druck auf diese aus. Wenn die Handfläche horizontal und parallel zur Strömungsrichtung des Windes ausgerichtet ist, wirkt ein gewisser Druck auf die Vorderseite der Hand (Finger), da Luftpartikel auf diese treffen. Dreht man die Hand um 90 Grad in eine vertikale Position, wird eine größere Fläche in den Wind gestellt, was bedeutet, dass mehr Luftpartikel mit der Hand kollidieren und die Kraft auf die Hand erhöht wird.

Bei traumatologischen Ereignissen können die zugeführte Energie und die daraus resultierenden Schäden durch jegliche Änderung der Größe der Aufprallfläche verändert werden. Beispiele für diesen Effekt auf den menschlichen Körper sind die Vorderseite eines Autos, ein Baseballschläger oder eine Gewehrkugel. Die Vorderfläche des Automobils trifft einen großen Teil des Patienten, ein Baseballschläger hat mit einem kleineren Bereich Kontakt und ein Projektil mit einem sehr kleinen Bereich. Die Menge der Energieübertragung, die dem Patienten Schaden zufügen würde, hängt von der Energie des Objekts und der Dichte des Gewebes entlang der Bahn der Energieübertragung ab.

Wenn sich die gesamte Aufprallenergie auf einen kleinen Bereich konzentriert und diese Kraft den Widerstand der Haut übersteigt, wird das Objekt die Haut durchdringen. Stellen Sie sich den Unterschied anhand eines Hammerschlages auf einen Holztisch einerseits und dem Einschlagen eines Nagels in diesen Holztisch andererseits vor. Wenn Sie mit dem Hammer auf den Tisch schlagen, wird die Kraft des Hammers auf die Oberfläche des Tisches und den gesamten Hammerkopf verteilt. Dadurch wird das Eindringen begrenzt und es entsteht nur eine Delle. Wendet man die gleiche Kraft beim Einschlagen des Nagels an, wird die gesamte Kraft auf seine sehr kleine Fläche konzentriert und der Nagel durchdringt das Holz. Wenn die Kraft auf eine größere Fläche verteilt wird und die Haut dabei nicht durchdrungen wird (wie der Hammer, der auf den Tisch schlägt), wird die Verletzung als **stumpfes Trauma** bezeichnet. Wenn die Kraft über einen kleinen Bereich ausgeübt wird und das Objekt in die Haut und das darunter liegende Gewebe eindringt (wie der Hammer, der den Nagel durch den Tisch treibt), wird die Verletzung als **penetrierendes Trauma** definiert. In beiden Fällen wird durch die Kraft des auftreffenden Objekts ein Hohlraum im Patienten geschaffen.

Selbst bei einem Objekt wie einer Kugel kann die Aufpralloberfläche aufgrund von Faktoren wie der Größe der Kugel, ihrer Bewegung (Taumeln) im Körper, der Verformung („Pilz") und der Fragmentierung unterschiedlich sein. Diese Faktoren werden im weiteren Verlauf dieses Kapitels erläutert.

## Kavitation

Die grundlegenden Mechanismen des Energieaustauschs sind relativ einfach. Der Aufprall auf die Gewebepartikel beschleunigt diese Gewebepartikel vom Aufprallpunkt weg. Diese Partikel werden dann selbst zu beweglichen Objekten und prallen gegen andere Gewebepartikel, wodurch ein *„Dominoeffekt"* entsteht. Ebenso, wenn ein fester Gegenstand auf den menschlichen Körper trifft oder wenn der menschliche Körper in Bewegung ist und auf einen stationären Gegenstand trifft, werden die Gewebepartikel des menschlichen Körpers aus ihrer normalen Position heraus bewegt, wodurch ein Loch oder eine Höhle entsteht. Dieser Prozess wird als **Kavitation** bezeichnet. Ein gängiges Beispiel, das die Kavitation visuell veranschaulicht, ist das Billardspiel.

Die weiße Kugel wird durch die Kraft der Muskeln im Arm über einen Billardtisch bewegt. Die weiße Kugel kollidiert mit den aufgelegten Kugeln am anderen Ende des Tisches. Die vom Arm ausgehende Anfangsenergie wird über die weiße Kugel auf jede der anderen Kugeln übertragen (**Abbildung 4-5**). Die weiße Kugel gibt ihre Energie an die anderen Kugeln ab. Die anderen Kugeln beginnen sich zu bewegen, während die weiße Kugel, die ihre Energie verloren hat, langsamer wird oder sogar anhält. Die anderen Kugeln nehmen diese Energie als Bewegung auf und bewegen sich vom Punkt des Zusammenstoßes weg. Es wurde ein Hohlraum geschaffen, in dem sich zuvor die aufgelegten Kugeln befanden. Die gleiche Art von Energieaustausch findet statt, wenn eine Bowlingkugel die Bahn hinunterrollt und auf die Pins am anderen Ende trifft. Das Resultat dieser Energieübertragung ist ein Hohlraum. Die gleiche Art Energieaustausch findet sowohl bei stumpfen als auch bei penetrierenden Traumata statt.

Es werden zwei Arten von Hohlraumbildungen unterschieden:

- Eine *temporäre Höhle* wird durch die Dehnung des Gewebes verursacht, die zum Zeitpunkt des Aufpralls auftritt. Aufgrund der elastischen Eigenschaften des Körpergewebes kehrt ein Teil oder der gesamte Inhalt der temporären Höhle in ihre ursprüngliche Position zurück. Größe, Form und Teile der Höhle, die Teil der bleibenden Schädigung werden, hängen vom Gewebetyp, der Elastizität des Gewebes und dem Ausmaß der Erholung des Gewebes ab. Die Ausdehnung dieser Kavitation ist in der Regel bei der Untersuchung durch Rettungsdienst- oder Gesundheitsfachpersonal selbst Sekunden nach dem Aufprall nicht zu erkennen.
- Eine *permanente Höhle* bleibt nach der Rückbildung des temporären Hohlraums bestehen und ist der sichtbare Teil der Gewebezerstörung. Darüber hinaus wird durch den direkten Aufprall des Objekts auf das

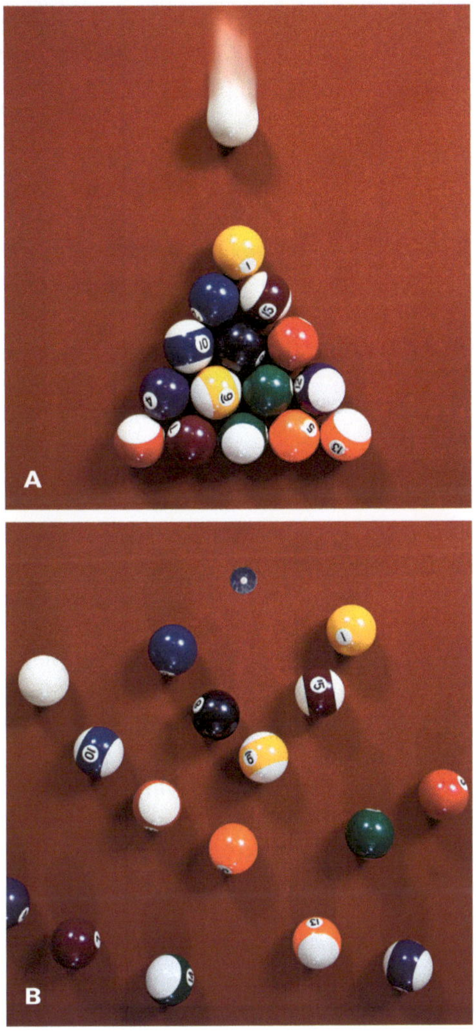


**Abbildung 4-5** **A.** Die Energie der weißen Kugel wird auf jede der anderen Kugeln übertragen. **B.** Die Energieübertragung drückt die Kugeln auseinander und ein Hohlraum entsteht.



Gewebe eine sog. „Crush-Kavitation" erzeugt. Beide Hohlräume sind bei der Untersuchung des Patienten zu sehen (**Abbildung 4-6**).[5]

Das Ausmaß des permanenten Hohlraums, der nach Rückbildung des temporären Hohlraums bestehen bleibt, hängt von der Elastizität (Dehnfähigkeit) des betroffenen Gewebes ab. Schlägt man beispielsweise mit einem Baseballschläger kraftvoll in ein Stahlfass, hinterlässt dieser Schlag eine Delle bzw. einen Hohlraum. Wendet man nun die gleiche Kraft auf und schlägt mit dem Schläger in Schaumstoff, bleibt kein Hohlraum bestehen (**Abbildung 4-7**). Der Unterschied liegt in der Elastizität. Der Schaumstoff ist elastischer als das Stahlfass. Der menschliche Körper ähnelt eher dem Schaumstoff als dem Fass. Schlägt eine Person einer anderen in den Bauch, würde sie spüren, wie der Bauch nachgibt. Zieht man die Faust wieder zurück, bleibt keine Delle bzw. kein Hohlraum bestehen. Ebenso hinterlässt ein gegen den Thorax geschlagener Baseballschläger keinen offensichtlichen Hohlraum in der, Brust. Dennoch würde er Schäden verursachen. Einerseits durch den direkten Kontakt, andererseits durch den durch Energieübertragung erzeugten Hohlraum. Der Verlauf des Ereignisses und die Interpretation über den Energieaustausch liefern die Informationen, die erforderlich sind, um die potenzielle Größe des temporären Hohlraums zum Zeitpunkt des Aufpralls zu bestimmen. Die Organe oder die beteiligten Strukturen lassen Rückschlüsse auf die zu erwartenden Verletzungen zu.

Wenn der Abzug einer geladenen Waffe betätigt wird, trifft der Schlagbolzen auf das Zündhütchen und verursacht eine Explosion in der Patrone. Die durch diese Explosion erzeugte Energie wird auf das Projektil übertragen, das aus der Mündung der Waffe heraus beschleunigt wird. Das Geschoss hat nun Energie oder Kraft (Beschleunigung × Masse = Kraft). Sobald eine

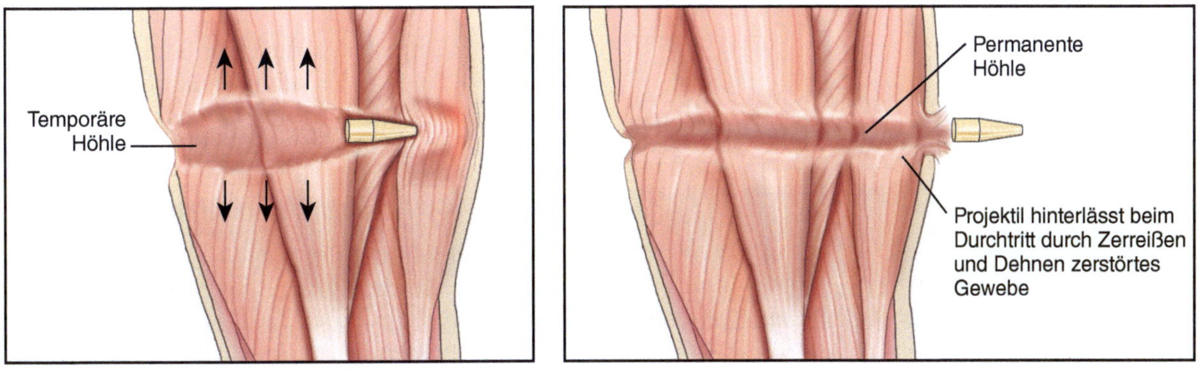


**Abbildung 4-6** Die Gewebeschädigung ist größer als der permanente Hohlraum, der nach einer Schussverletzung bestehen bleibt. Je schneller oder schwerer das Projektil, desto größer die temporäre Höhle und desto größer die Zone der Gewebeschädigung.

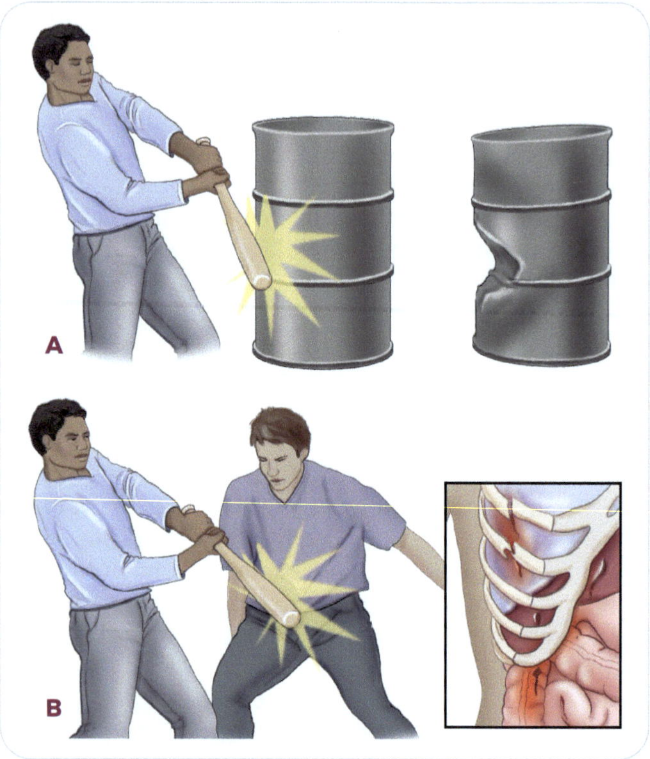


**Abbildung 4-7** **A.** Das Schlagen eines Baseballschlägers in ein Stahlfass hinterlässt eine Delle oder einen Hohlraum an der Seite. **B.** Das Schlagen eines Baseballschlägers gegen eine Person hinterlässt in der Regel keinen sichtbaren Hohlraum. Die Elastizität des Rumpfes bringt den Körper in der Regel wieder in seine ursprüngliche Form, obwohl ein Schaden aufgetreten ist.



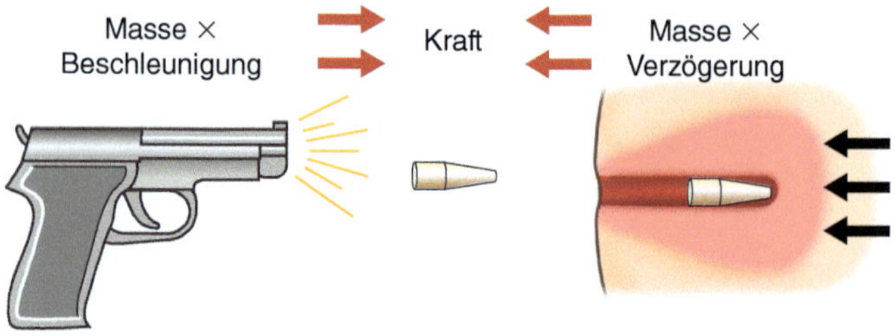


**Abbildung 4-8** Wenn ein Projektil in Gewebe eindringt, überträgt es dessen kinetische Energie auf das Gewebe, mit dem es in Kontakt kommt. Dadurch beschleunigt das Gewebe vom Projektil weg.



solche Kraft übertragen wird, kann die Kugel nicht mehr verlangsamen, bis sie von einer äußeren Kraft an ihrer Bewegung gehindert wird (Newtons erstes Bewegungsgesetz). Damit die Kugel im menschlichen Körper stoppt, muss eine Explosion im Gewebe stattfinden, die der Explosion in der Waffe entspricht (Beschleunigung × Masse = Kraft = Masse × Verzögerung ; (**Abbildung 4-8**). Diese Explosion ist das Ergebnis der Energieübertragung, die die Gewebepartikel aus ihrer normalen Position heraus beschleunigt und einen Hohlraum schafft.

### Stumpfes und penetrierendes Trauma

Traumata werden im Allgemeinen als stumpfe oder penetrierende Traumata eingestuft. Allerdings sind die Energieübertragung und die verursachten Verletzungen bei beiden Arten ähnlich. In beiden Fällen tritt Kavitation auf. Nur die Art und Richtung sind unterschiedlich. Der einzige wirkliche Unterschied ist die Penetration der Haut. Wenn die gesamte Energie eines Objekts auf einen kleinen Bereich der Haut konzentriert ist, wird die Haut wahrscheinlich reißen, das Objekt wird in den Körper eindringen und auf seinem Weg einen konzentrierteren Energieaustausch erzeugen. Dies kann zu einer größeren Zerstörungskraft in diesem Bereich führen. Ein größeres Objekt, dessen Energie sich über eine größere Hautfläche verteilt, kann die Haut dagegen nicht durchdringen. Der Schaden verteilt sich auf eine größere Fläche des Körpers und das Verletzungsmuster ist weniger punktuell. Ein Beispiel hierfür ist der Unterschied zwischen dem Aufprall eines großen Lastwagens auf einen Fußgänger und den Auswirkungen einer Schussverletzung (**Abbildung 4-9**).

Die Kavitation bei stumpfen Traumata ist meist auf eine vom Auftreffpunkt weg gerichtete, temporäre Höhlenbildung beschränkt. Penetrierende Traumata erzeugen sowohl eine temporäre als auch eine permanente Höhle. Die entstehende temporäre Höhle breitet sich sowohl in frontaler als auch in lateraler Richtung vom Weg der Energieabgabe aus.

## Stumpfes Trauma

Die Beurteilung der wahrscheinlichen Umstände vor Ort, die zu einem Unfall mit daraus resultierendem stumpfem Trauma führten, gibt Aufschluss über die Schwere der Verletzungen und über die potenziell beteiligten Organe.

Die zu bewertenden Faktoren sind:

- Aufprallrichtung
- äußere Beschädigung des Fahrzeugs (Art und Schwere)
- innere Beschädigung (z. B. Intrusion der Fahrgastzelle, Verformung des Lenkrads bzw. der Lenksäule, Brüche der Windschutzscheibe, Spiegelschäden, Spuren am Armaturenbrett)
- Verteilung der Insassen im Fahrzeug

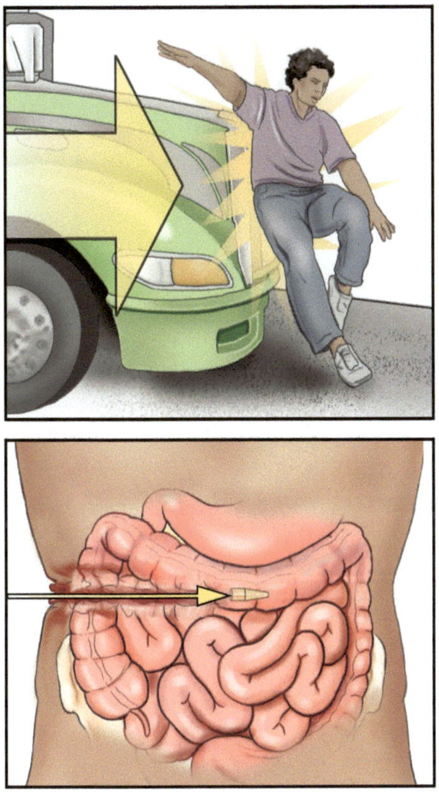

**Abbildung 4-9** Die bei der Kollision eines Fahrzeugs mit einer Person entstehende Kraft verteilt sich im Allgemeinen auf eine große Fläche. Die bei einem Zusammenstoß zwischen einem Projektil und einer Person entstehende Kraft hingegen ist auf eine kleine Fläche beschränkt und führt zum Eindringen in den Körper und die darunter liegenden Strukturen.



- Rückhalteeinrichtungen, die zum Zeitpunkt des Aufpralls eingesetzt oder ausgelöst wurden.

Bei stumpfen Traumata wirken zwei Kräfte, **Scher-** und **Kompressionskräfte**, die beide zu Kavitationen führen können. Scherkräfte entstehen, wenn ein Organ oder eine Struktur (oder Teile davon) die Geschwindigkeit schneller ändert als ein anderes Organ oder eine andere Struktur. Dieser Unterschied in der Beschleunigung (oder Verzögerung) führt dazu, dass sich Teile lösen und (ab)reißen können. Ein klassisches Beispiel für ein Schertrauma ist die Ruptur der thorakalen Aorta. Die Aorta ascendens und der Aortenbogen werden lose im Mediastinum gehalten, während die Aorta descendens fest mit der Wirbelsäule verbunden ist. Bei plötzlicher Verzögerung können sich die Aorta ascendens und der Aortenbogen weiterbewegen, während die Aorta. descendens an Ort und Stelle gehalten wird. Dies erzeugt Scherkräfte und kann in weiterer Folge zur Ruptur der Aorta führen (**Abbildung 4-10**).

*Kompressionskräfte* treten auf, wenn ein Organ oder eine Struktur (oder Teile davon) direkt zwischen anderen Organen oder Strukturen eingeklemmt wird. Ein häufiges Beispiel für Kompressionskräfte ist die Kompression des Darms zwischen der Wirbelsäule und der Innenseite der vorderen Abdominalwand bei einem Patienten, der nur mit einem Beckengurt angeschnallt ist (**Abbildung 4-11**). Verletzungen können durch jede Art von Aufprall entstehen wie z.B. Verkehrsunfälle, Fußgängerunfälle mit Fahrzeugen, Stürze, Sportverletzungen oder Explosionsverletzungen. Alle diese Mechanismen werden separat erläutert, einschließlich der Auswirkungen der Energieübertragung auf die anatomischen Strukturen der einzelnen Körperregionen.

Wie bereits in diesem Kapitel dargelegt, manifestieren sich bei stumpfen Traumata drei Kollisionen. Das Fahrzeug kollidiert mit einem Objekt, der Insasse kollidiert mit dem Fahrzeug und die Organe des Insassen prallen gegen die Körperhöhle. Die erste dieser Kollisionen wird im Zusammenhang mit Verkehrsunfällen, Stürzen und Explosionen behandelt. Die beiden letztgenannten werden im Zusammenhang mit den spezifischen betroffenen Körperregionen behandelt.

## Verkehrsunfälle

Es existiert eine Vielzahl möglicher Ursachen für stumpfe Traumata. Verkehrsunfälle einschließlich Motorradunfälle sind jedoch die häufigsten.[6] Im Jahr 2023 starben auf den Straßen der EU (inkl. Schweiz, Norwegen und Liechtenstein) rund 20.418 Menschen. Die Mehrheit der Verstorbenen stellen PKW-Insassen dar, gefolgt von Motor- radfahren und Fußgängern.[6]

Verkehrsunfälle können wie folgt unterteilt werden

1. Frontalaufprall
2. Heckaufprall
3. seitlicher Aufprall
4. Rotationsaufprall
5. Überschlag[6]

Obwohl jedes Muster Unterschiede aufweist, liefert eine exakte Einschätzung dieser fünf Muster einen tieferen Einblick in ähnliche Arten von Unfällen.

Eine Möglichkeit zur Abschätzung der potenziellen Verletzungen der Insassen besteht darin, das Fahrzeug zu betrachten und festzustellen, welche der fünf Arten von Kollisionen in welcher Richtung und mit welchem Energieaustausch stattgefunden hat. Auf den Insassen wirkt die gleiche Kraft aus der gleichen Richtung wie auf das Fahrzeug. Somit können die potenziellen Verletzungen vorhergesagt werden.[6] Die Energieübertragung auf den Insassen kann jedoch durch die Aufnahme von Energie durch das Fahrzeug reduziert werden.

### Frontalaufprall

In (**Abbildung 4-12**) hat das Fahrzeug mittig einen Strommast erfasst. Der Aufprallpunkt stoppte zwar die

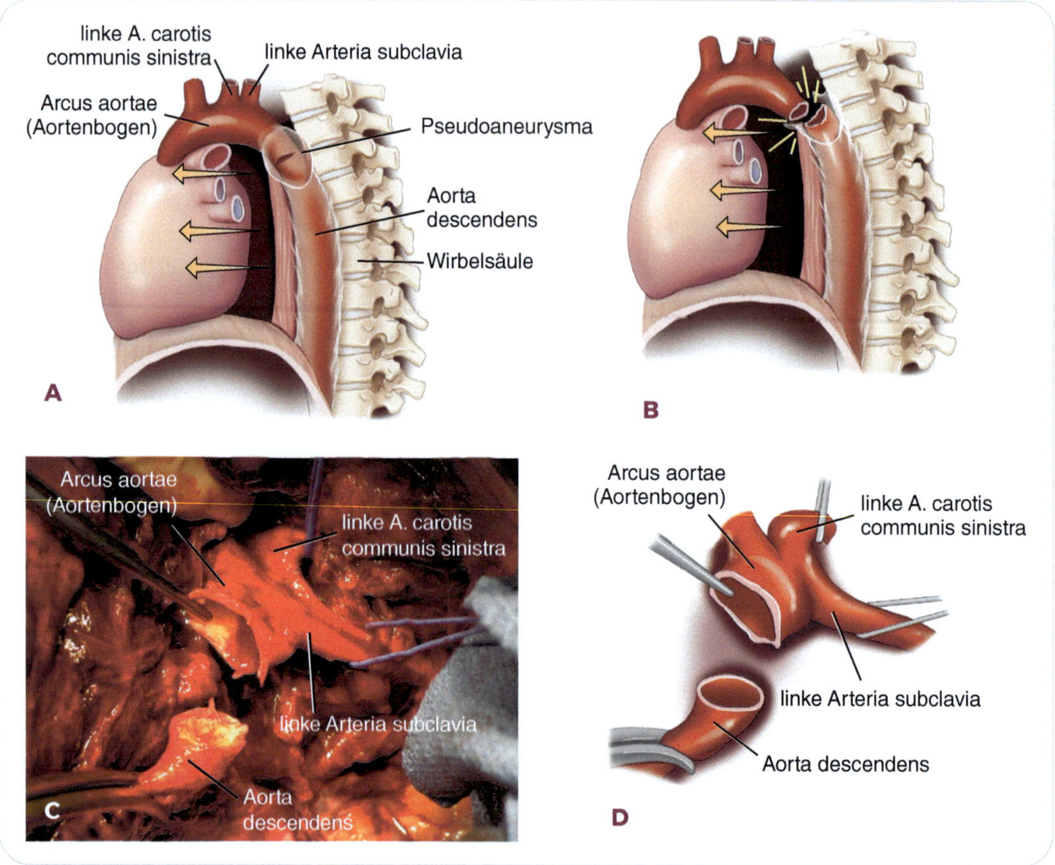


**Abbildung 4-10** **A.** Die Aorta descendens ist eine relativ unbewegliche Struktur, die den Bewegungen der Brustwirbelsäule folgt. Das Herz sowie der Aortenbogen hingegen sind frei beweglich. Eine Beschleunigung des Thorax bei einem Seitenaufprall oder einer raschen Dezeleration bei einem Frontalaufprall erzeugen unterschiedliche Beschleunigungskräfte, die auf Aorta, Aortenbogen und das Herz einwirken. Dadurch kann es zu einer Schädigung der Tunica intima und somit zur Bildung eines Pseudoaneurysmas kommen. **B.** Risse bzw. Verletzungen am Übergang von Aortenbogen zur Aorta descendens können zu einem Totalabriss und somit zu massivem Blutverlust in den Thorax führen. **C.** intra-operative Aufnahme einer traumatischen Aortenruptur **D.** Abbildung einer traumatischen Aortenruptur.



Vorwärtsbewegung, aber der Rest des Pkw bewegte sich weiter, bis die Energie durch die Verformung des Fahrzeugs abgebaut wurde. Das gleiche Bewegungs- bzw. Verzögerungsmuster tritt beim Fahrer auf und führt zu Verletzungen. So stößt die stabile Lenksäule mit der Brust des Fahrers zusammen. So wie das Fahrzeug nach dem initialen Aufprall an der Vorderseite immer noch in Vorwärtsbewegung war, bewegt sich der Thorax nach dem Aufprall des Brustbeins gegen das Lenkrad weiter nach vorne. Dies geschieht so lange, bis die Energie durch Verformung oder sogar einen möglichen Bruch der Rippen absorbiert wird. Dieser Prozess kann darüber hinaus auch Herz und Lunge komprimieren, da sich diese zwischen dem Brustbein und der Wirbelsäule sowie der hinteren Brustwand befinden.

Das Ausmaß des Schadens am Fahrzeug hängt von der Geschwindigkeit des Fahrzeugs zum Zeitpunkt des Aufpralls ab. Je größer das Eindringen in die Karosserie des Fahrzeugs, desto größer ist die wahrscheinliche Geschwindigkeit zum Zeitpunkt des Aufpralls. Je höher die Fahrzeuggeschwindigkeit, desto größer der Energieaustausch und desto höher die Wahrscheinlichkeit, dass die Insassen verletzt werden.

Obwohl sich das Fahrzeug bei einem Frontalaufprall abrupt nicht mehr vorwärtsbewegt, bewegt sich der Insasse weiter und folgt einem von zwei möglichen Wegen: nach oben über oder nach unten unter das Lenkrad.

Durch die Verwendung von Sicherheitsgurten, das Auslösen von Airbags oder anderen Sicherheitseinrichtungen kann ein Teil oder sogar die gesamte Energie

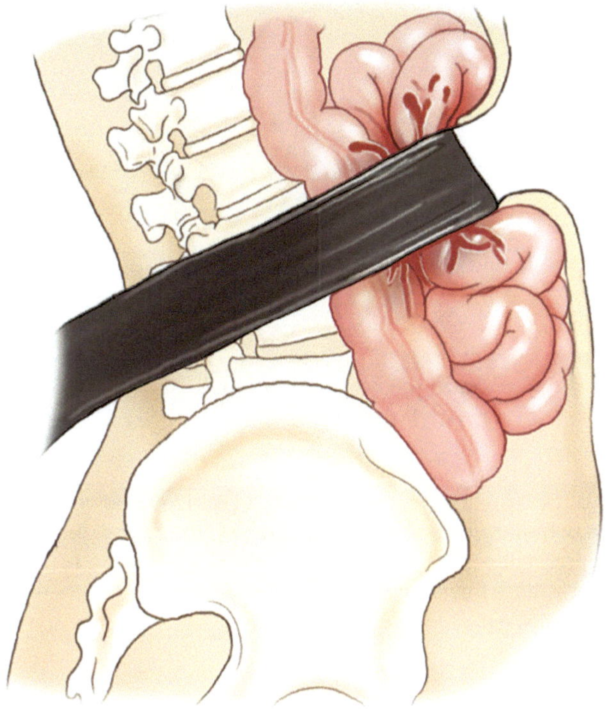

**Abbildung 4-11** Ein nicht korrekt angelegter Sicherheitsgurt oberhalb des Beckens kann die Bauchorgane im Falle eines Aufpralls schädigen. Mögliche Folgen sind Verletzungen, der Pankreas und anderen retroperitonealer Organe oder Rupturen von Duodenum oder des Kolons.



absorbiert werden und somit Verletzungen der Insassen abgemildert oder ganz verhindert werden. Der Einfachheit halber wird in den folgenden Beispielen davon ausgegangen, dass der Fahrer nicht angeschnallt war.

## Bewegung über das Lenkrad

In dieser Situation drückt die Vorwärtsbewegung den Körper nach oben und über das Lenkrad (**Abbildung 4-13**) ; Zuerst trifft in der Regel der Kopf auf die Windschutzscheibe, den Windschutzscheibenrahmen oder das Dach. Dabei wird seine Vorwärtsbewegung aufgehalten. Der Rumpf allerdings bleibt weiterhin in Bewegung, bis seine Energie bzw. Kraft entlang der Wirbelsäule aufgenommen bzw. abgebaut wird. Die Halswirbelsäule ist das am wenigsten geschützte Segment der Wirbelsäule. Je nach Position des Körpers kollidieren schlussendlich der Thorax oder das Abdomen mit der Lenksäule. Der Aufprall des Thorax auf die Lenksäule resultiert in Verletzungen des Thorax (Rippen und Sternum), des Herzens, der Lunge und der Aorta (siehe Abschnitt „Regionale Auswirkungen stumpfer Traumata“). Durch den Aufprall des Abdomens gegen die Lenksäule können Organe komprimiert und gequetscht werden. Zudem können Überdruckverletzungen, insbesondere am Zwerchfell, sowie Rupturen an Hohl- organe auftreten.

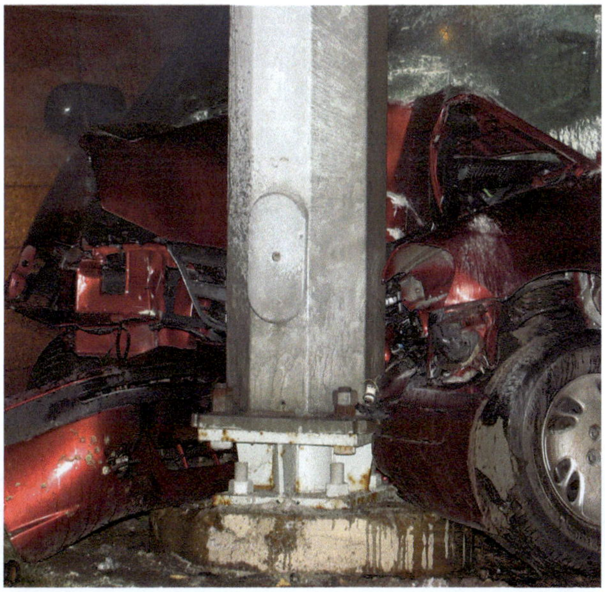

**Abbildung 4-12** Im Falle einer Kollision mit einem Strommast kommt die Front des Fahrzeugs zum Stillstand, während der hintere Teil des Fahrzeugs weiter vorwärts bewegt wird und eine Verformung des Fahrzeugs verursacht.



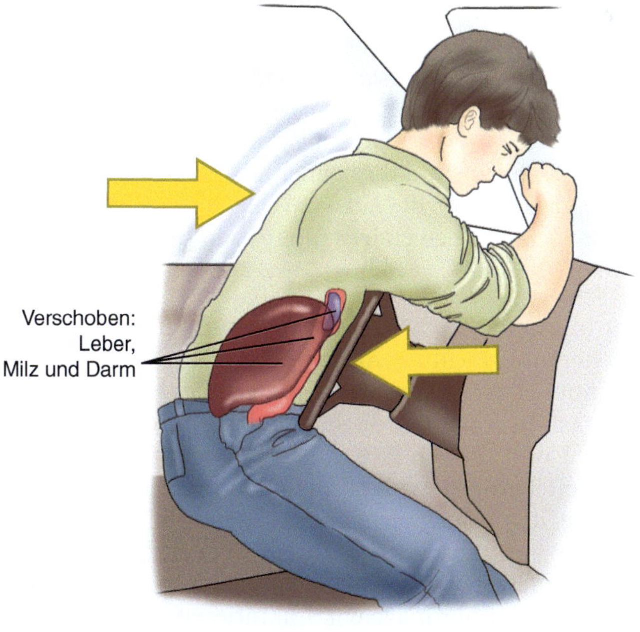


**Abbildung 4-13** Die Einstellung des Sitzes und die Position der Insassen können die anfängliche Kraft auf den Oberkörper richten, wobei der Kopf einer Aufwärtsbewegung über das Lenkrad folgt.

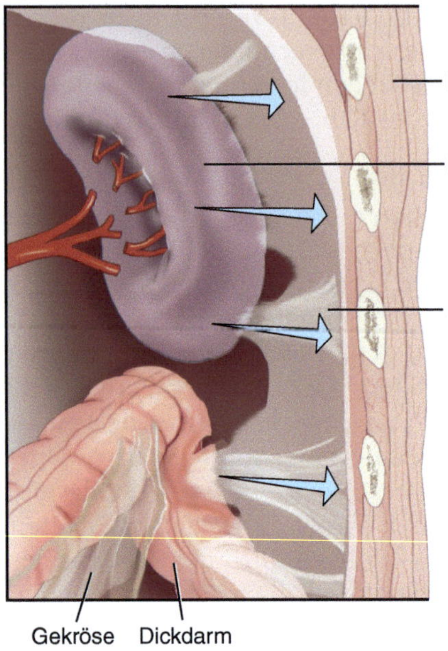


**Abbildung 4-14** Organe können von ihren Ankerpunkten an der Bauchdecke abreißen. Milz, Niere und Dünndarm sind besonders anfällig für diese Art von Scherkräften.



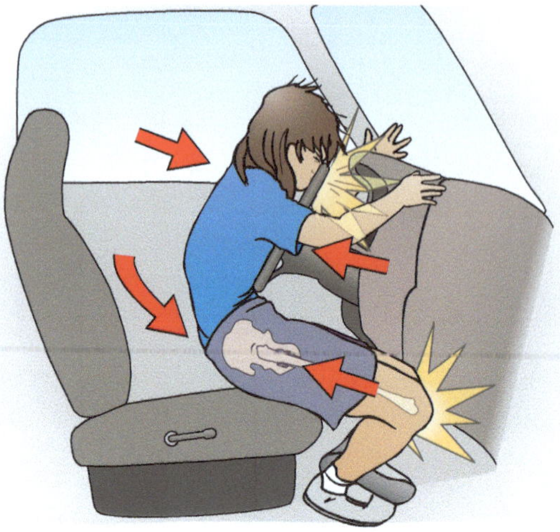

**Abbildung 4-15** Der Insasse und das Fahrzeug bewegen sich gemeinsam vorwärts. Das Fahrzeug stoppt und der nicht angeschnallte Insasse setzt seine Vorwärtsbewegung so lange fort, bis diese Bewegung gestoppt wird.



Die Nieren, die Milz und die Leber sind ebenfalls Scherkräften ausgesetzt, vor allem wenn das Abdomen auf das Lenkrad trifft. Ein Organ kann aus seinen anatomischen Verankerungen und seinem Stützgewebe herausgerissen werden (**Abbildung 4-14**). So führt beispielsweise die weitere Vorwärtsbewegung der Nieren nach dem Stillstand der Wirbelsäule zu hohen Scherkräften entlang der sie versorgenden Blutgefäße. Aorta und Vena cava sind fest mit der hinteren Abdominalwand und der Wirbelsäule verbunden. Die weitere Vorwärtsbewegung der Nieren kann die Nierengefäße bis zur Ruptur dehnen. Durch einen ähnlichen Mechanismus kann die Aorta am Übergang vom Aortenbogen in die Aorta descendens rupturieren (Abbildung 4-9).

## Bewegung unter das Lenkrad

Der Insasse bewegt sich nach vorne und unten aus dem Sitz heraus in Richtung Armaturenbrett (**Abbildung 4-15**). Die notwendige Kenntnis im Bereich der Kinematik des Traumas lässt sich an diesem Beispiel durch die Verletzungen der unteren Extremität verdeutlichen. Da viele der Verletzungen schwer zu identifizieren sind, ist es wichtig, den Unfallmechanismus zu verstehen.

Der Fuß, der bei gestecktem Knie auf dem Boden oder dem Bremspedal steht, kann infolge der Körperbewegung im Sprunggelenk frakturieren. Meist sind die Knie jedoch bereits gebeugt, und die Kraft wird nicht auf den Knöchel übertragen. Deshalb prallen die Knie gegen das Armaturenbrett.

Das Knie hat zwei mögliche Anprallpunkte gegen das Armaturenbrett: die Tibia und den Femur

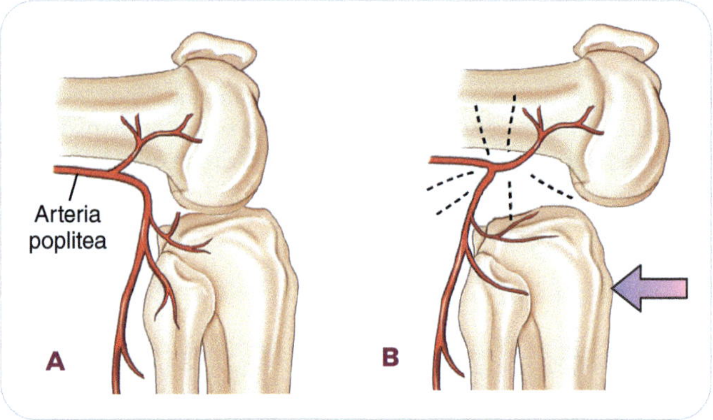


**Abbildung 4-16** **A.** Das Knie hat zwei mögliche Anprallpunkte bei einem Verkehrsunfall: Tibia und Femur. **B.** Die Arteria poplitea liegt nahe am Gelenk und ist oben fest mit dem Femur und unten mit der Tibia verbunden. Ein Auseinanderbewegen dieser Knochen führt zur Dehnung, zum Abknicken oder gar zur Ruptur der Arterie.



(**Abbildung 4-16A**). Wenn das Schienbein auf das Armaturenbrett trifft und zuerst stoppt, bleibt der Oberschenkelknochen in Bewegung und schiebt sich über das Schienbein. Als Folge droht eine Knieluxation mit gerissenen Bändern, Sehnen und Verletzungen anderer Stützstrukturen im Knie. Da die Arteria poplitea nahe am Kniegelenk liegt, ist eine Luxation des Gelenkes häufig mit einer Verletzung dieses Gefäßes verbunden.[7] Entweder kann die Arterie vollständig rupturieren oder die Gefäßwand (Intima) alleine wird verletzt (**Abbildung 4-16B**). In beiden Fällen kann sich im verletzten Gefäß ein Blutgerinnsel bilden, was zu einer signifikant verminderten

Durchblutung unterhalb des Knies führt. Ein frühzeitiges Erkennen der Knieverletzung und des Potenzials für Gefäßverletzungen wird das Rettungsdienstfachpersonal auf eine notwendige Beurteilung der Gefäße in diesem Bereich hinweisen.

Das frühzeitige Erkennen und die frühzeitige Behandlung einer Verletzung der Arteria poplitea verringern signifikant die Komplikationen einer distalen Extremitäten- Ischämie. Die Perfusion in das Gewebe muss innerhalb von ca. 6 Stunden wiederhergestellt werden. Verzögerungen können auftreten, wenn das Rettungsdienstfachpersonal die Kinematik des Traumas nicht berücksichtigt oder wichtige Hinweise bei der Beurteilung des Patienten übersehen hat.

Obwohl die meisten dieser Patienten Hinweise auf Knieverletzungen aufweisen, ist eine Beschädigung des Armaturenbretts im Bereich der Knie ein Schlüsselindikator dafür, dass erhebliche Energie auf das Gelenk und angrenzende Strukturen gewirkt hat (**Abbildung 4-17**). Im Krankenhaus sind weitere Untersuchungen erforderlich, um die möglichen Verletzungen ausschließen oder bestätigen zu können.

Findet der Aufprall im Bereich des Femurs statt, wird die Energie vom Schaft des Knochens aufgenommen, der daraufhin frakturieren kann (**Abbildung 4-18**). Wenn der Oberschenkelknochen intakt bleibt, kann die weitere Vorwärtsbewegung des Beckens auf den Oberschenkelknochen wirken und den Oberschenkelkopf aus der Pfanne luxieren (**Abbildung 4-19**).

Nachdem die Knie und Beine ihre Vorwärtsbewegung gestoppt haben, prallt der Oberkörper gegen die Lenksäule oder das Armaturenbrett. Der nicht angeschnallte Insasse kann dann ähnliche Verletzungen erleiden, wie sie im Abschnitt „Bewegung über das Lenkrad" beschrieben wurden.

Das Erkennen dieser potenziellen Verletzungen und die Weitergabe der Informationen an das Schockraum-Team können zu einem deutlich besseren Behandlungserfolg für den Patienten führen.

## Heckaufprall

Heckaufprallkollisionen treten auf, wenn ein langsameres oder stehendes Fahrzeug von hinten von einem Fahrzeug getroffen wird, das sich mit höherer Geschwindigkeit bewegt. Zum besseren Verständnis wird das sich schneller bewegende Fahrzeug als „Projektilfahrzeug" und das langsamer fahrende oder stehende Objekt als „Zielfahrzeug" bezeichnet. Bei solchen Kollisionen wird

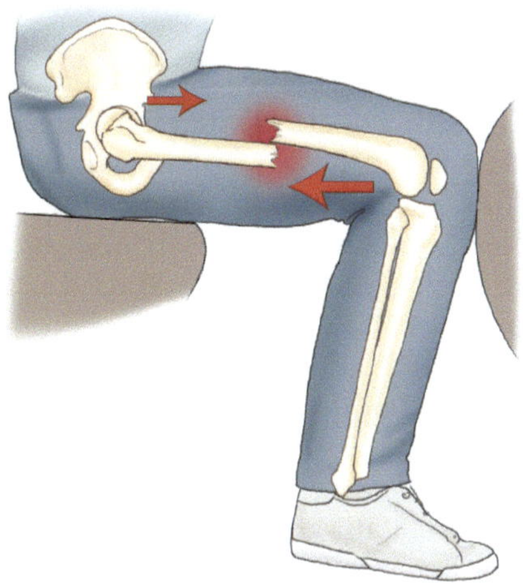

**Abbildung 4-18** Ist der Oberschenkelknochen der Anprallpunkt, wird die Energie vom Oberschenkelschaft absorbiert. Dieser kann daraufhin frakturieren.



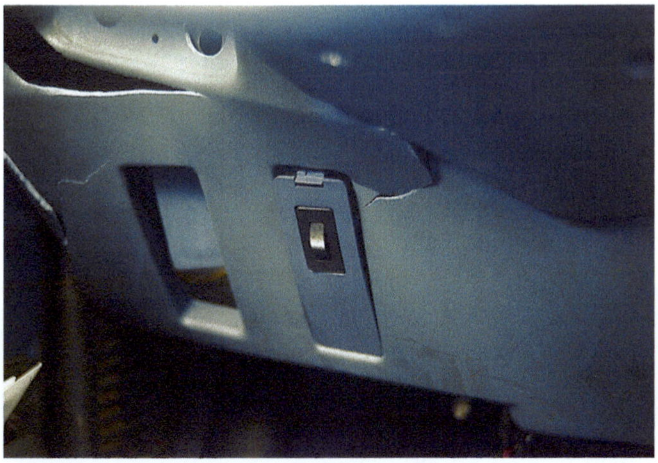

**Abbildung 4-17** Eine Beschädigung des Armaturenbretts gibt Rückschlüsse darauf, dass über das Knie bzw. angrenzende Strukturen erhebliche Energie übertragen wurde.



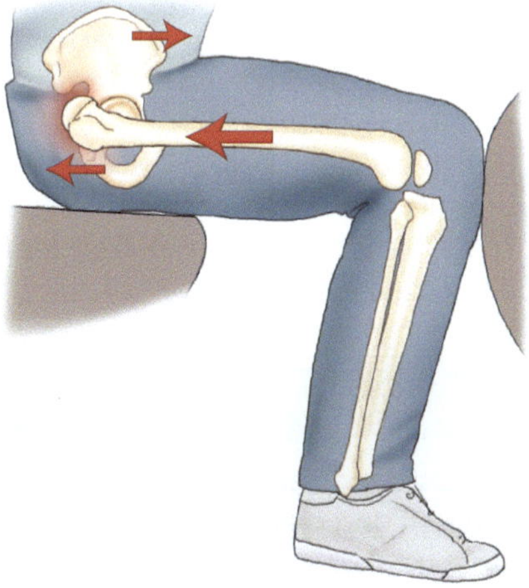

**Abbildung 4-19** Die fortgesetzte Vorwärtsbewegung des Beckens im Vergleich zum Oberschenkelknochen kann zu einer posterioren Dislokation des Hüftgelenks führen.

die Energie der Vorwärtsbewegung des Projektilfahrzeuges zum Zeitpunkt des Aufpralls in eine Beschleunigung des Zielfahrzeugs umgewandelt. Dadurch werden beide Fahrzeuge beschädigt. Je größer der Geschwindigkeitsunterschied der beiden Fahrzeuge ist, desto größer sind die Kraft des Aufpralls und desto mehr Energie steht zur Verfügung, um Beschleunigung und Schäden zu erzeugen.

Bei einem Heckaufprall wird das Zielfahrzeug vorwärts beschleunigt. Alles, was am Rahmen befestigt ist, bewegt sich mit der gleichen Geschwindigkeit vorwärts. Dazu gehören auch die Sitze, in denen die Insassen sitzen. Die nicht fest mit dem Fahrzeug verbundenen Objekte, einschließlich der Insassen, beginnen erst dann mit der Vorwärtsbewegung, wenn etwas, das mit dem Chassis des Fahrzeugs verbunden ist, die Energie der Vorwärtsbewegung auf sie zu übertragen beginnt. So wird beispielsweise der Rumpf durch die Rückenlehne des Sitzes beschleunigt, nachdem ein Teil der Energie von den Federn in den Sitzen aufgenommen wurde. Wenn die Kopfstütze unsachgemäß hinter und unter dem Hinterhauptbein des Kopfes positioniert ist, beginnt der Kopf seine Vorwärtsbewegung nach dem Rumpf, was zu einer Überstreckung des Halses führt. Das Scheren und Strecken der Bänder und anderer Stützstrukturen, insbesondere im vorderen Teil des Halses, kann zu Verletzungen führen (**Abbildung 4-20A**).

Wenn die Kopfstütze richtig positioniert ist, bewegt sich der Kopf ungefähr zeitgleich mit dem Rumpf und damit ohne Überstreckung (**Abbildung 4-20B**) sowie **Kasten 4-2**). Wenn sich das Zielfahrzeug ungehindert vorwärtsbewegen kann bis es von selbst zum Stillstand kommt, wird der Insasse wahrscheinlich keine nennenswerten Verletzungen erleiden, da der Großteil der Körperbewegung vom Sitz getragen wird, ähnlich wie bei einem Astronauten, der in die Umlaufbahn befördert wird.

Kollidiert das Fahrzeug jedoch auf ein anderes Fahrzeug oder Objekt oder betätigt der Fahrer die Bremsen und stoppt plötzlich, bewegen sich die Insassen weiter vorwärts und folgen dem charakteristischen Muster eines Frontalaufpralls. Die Kollision beinhaltet dann zwei Zusammenstöße - hinten und frontal. Der doppelte Aufprall erhöht die Verletzungsgefahr.

**Kasten 4-2** Kopfstützen

Aufgrund von Osteoporose, verminderter Halsmuskelmasse und degenerativen Wirbelsäulenerkrankungen wie Arthritis tragen ältere Patienten häufiger Nackenverletzungen, auch bei sachgemäßer Verwendung der Kopfstütze, davon.[8]



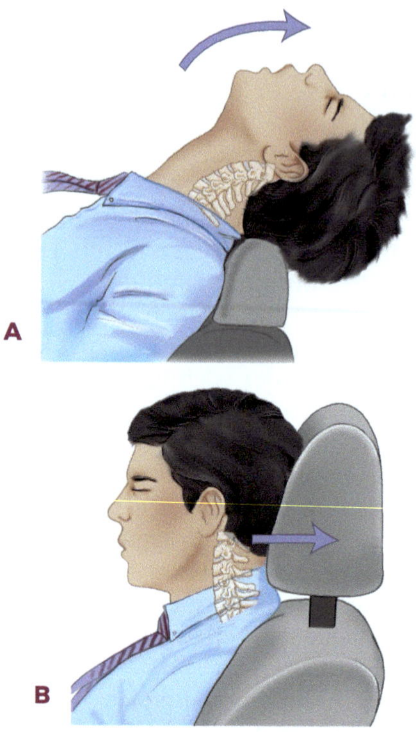


**Abbildung 4-20** **A.** Ein Heckaufprall bewegt den Rumpf nach vorne. Wenn die Kopfstütze falsch eingestellt ist, wird der Kopf über die Oberseite der Kopfstütze gestreckt. **B.** Ist die Kopfstütze korrekt positioniert, bewegt sich der Kopf mit dem Rumpf gemeinsam und Nackenverletzungen werden verhindert oder reduziert.



## Seitenaufprall

Seitliche Aufprallmechanismen geschehen meist an Kreuzungen oder wenn das Fahrzeug seitlich gegen einen Baum oder Strommasten prallt. Findet die Kollision an einer Kreuzung statt, wird das Zielfahrzeug durch den Aufprall in die Bewegungsrichtung des Projektilfahrzeuges beschleunigt. Die Tür oder die komplette Seite des Fahrzeugs, an der der Aufprall stattfindet, wird gegen die dahinter befindlichen Insassen gedrückt. Die Insassen können aufgrund der seitlichen Beschleunigung verletzt werden (**Abbildung 4-21**). Ein weiteres Verletzungsrisiko besteht durch die Intrusion der Fahrgastzelle, wenn sich die Karosserie nach innen verformt (**Abbildung 4-22**). Verletzungen durch die Bewegung des Fahrzeugs sind weniger schwerwiegend, wenn der Insasse angeschnallt ist und sich somit mit der Beschleunigung des Fahrzeugs mitbewegen kann.[9]

Fünf Körperregionen unterliegen bei einem Seitenaufprall einem erhöhten Verletzungsrisiko:

- *Schlüsselbein (Klavikula)*: Die Klavikula kann komprimiert werden und frakturieren, wenn die Kraft gegen die Schulter gerichtet ist (**Abbildung 4-23A**).

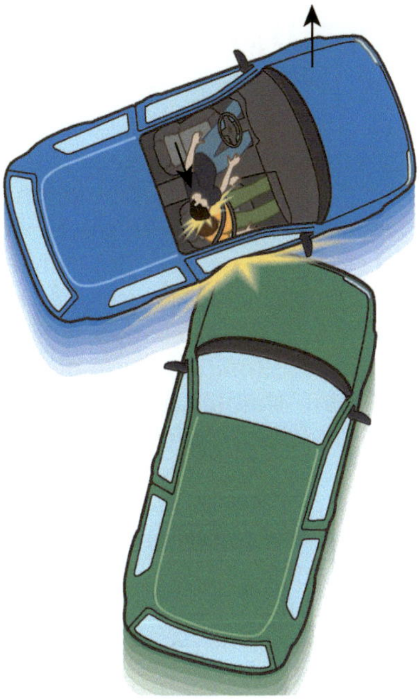

**Abbildung 4-21** Beim Seitenaufprall bewegen sich ein nicht angeschnallter Insasse und das auftreffende Fahrzeug aufeinander zu. Ein angeschnallter Insasse bewegt sich mit der seitlichen Beschleunigung mit.



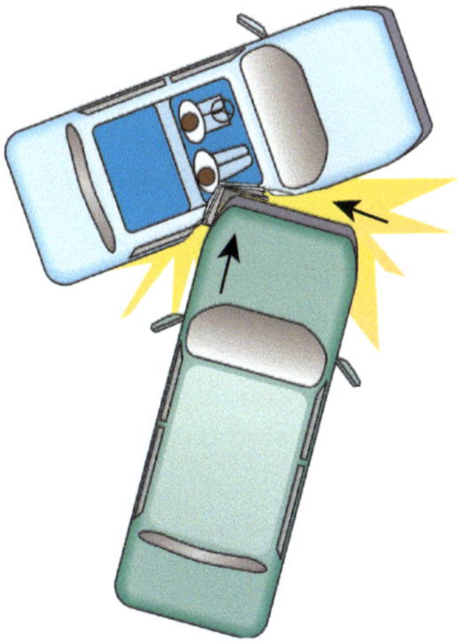

**Abbildung 4-22** Das Eindringen von Fahrzeugteilen in den Fahrgastraum stellt ein weiteres Verletzungsrisiko dar.



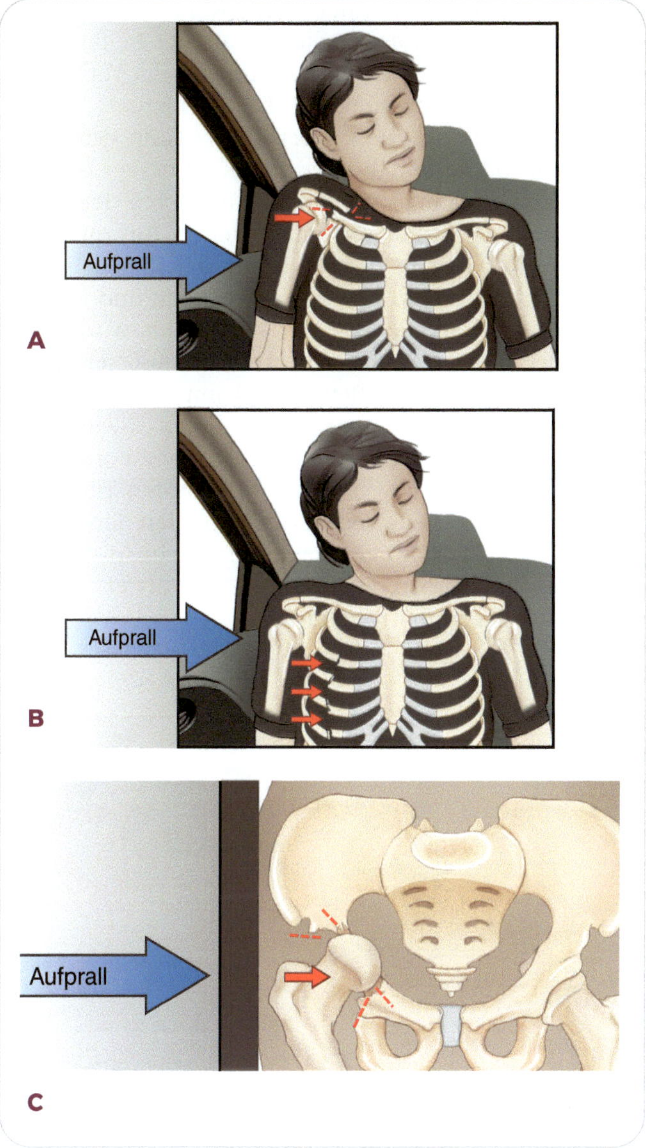


**Abbildung 4-23** **A.** Bei einer Kompression der Schulter gegen das Schlüsselbein kann es zu Frakturen der diaphysären Region des Schlüsselbeins kommen. **B.** Die seitliche Kompression gegen Thorax und Abdomen kann zu Rippenfrakturen und Verletzungen der darunterliegenden Organe wie Milz, Leber und Niere führen. **C.** Der seitliche Aufprall gegen den Femur drückt den Femurkopf (*caput femoris*) durch die Gelenkpfanne (*acetabulum*) oder frakturiert das Becken.



- *Brustkorb (Thorax)*: Die Kompression der Thoraxwand nach innen kann zu Rippenbrüchen, Lungenkontusionen oder Kompressionsverletzungen der unter dem Thorax befindlichen Organe sowie zu Überdruckverletzungen (z. B. Pneumothorax) führen (**Abbildung 4-23B**). Schertraumata der Aorta können durch die Querbeschleunigung entstehen (25 % der Scherverletzungen der Aorta treten bei Seitenaufprallkollisionen auf).[10,11]
- *Bauchraum (Abdomen) und Becken (Pelvis)*: Der seitliche Aufprall komprimiert und frakturiert das Becken und drückt den Oberschenkelkopf aus der Hüftgelenkspfanne (**Abbildung 4-23C**). Auf der Fahrerseite sitzende Insassen sind anfällig für Milzverletzungen,

da sich die Milz auf der linken Körperseite befindet. Wohingegen Insassen, die sich auf der Beifahrerseite befinden, aufgrund der anatomischen Verhältnisse eher eine Verletzung der Leber erleiden.

- Halswirbelsäule (Neck): Der Rumpf kann sich wie bei einem Heckaufprall unter dem Kopf hervor bewegen. Der „Befestigungspunkt" des Kopfes (an der Wirbelsäule) liegt hinter und unter dem Schwerpunkt des Kopfes. Daher ist die Bewegung des Kopfes, im Verhältnis zum Hals, eine seitliche Flexion und Rotation. Die kontralaterale Seite der Wirbelsäule wird auseinandergezogen (Distraktion) und die ipsilaterale Seite komprimiert. Diese Bewegung kann zu Wirbelkörperfrakturen, luxierten Facettengelenken sowie zu Rückenmarksschädigungen führen (**Abbildung 4-24**).
- Kopf: Der Kopf kann sowohl gegen den Türrahmen als auch gegen die Seitenscheibe prallen. Ein Aufprall an derselben Fahrzeugseite verursacht in der Regel mehr bzw. schwerere Verletzungen als ein Aufprall an der gegenüberliegenden.

## Rotationsaufprall

Kollisionen dieser Art treten auf, wenn eine Ecke des Fahrzeugs auf ein unbewegliches Objekt, die Ecke eines anderen Fahrzeugs oder ein Fahrzeug trifft, das sich langsamer oder in die entgegengesetzte Richtung des ersten Fahrzeugs bewegt. Nach dem Ersten Newton'schen Bewegungsgesetz stoppt diese Ecke des Fahrzeugs, während der Rest des Fahrzeugs seine Vorwärtsbewegung fortsetzt, bis die komplette Energie abgebaut bzw. umgewandelt ist.

Kollisionen mit Rotationsaufprall führen zu Verletzungen, die eine Kombination der Verletzungen aus Frontalaufprall und Seitenaufprall darstellen. Der Insasse bewegt sich weiter vorwärts und wird dann, wenn sich das Fahrzeug um den Aufprallpunkt dreht, von der Seite des Fahrzeugs (wie bei einer seitlichen Kollision) getroffen (**Abbildung 4-25**).

Bei mehreren Insassen hat der Patient, der dem Aufprallpunkt am nächsten ist, wahrscheinlich die

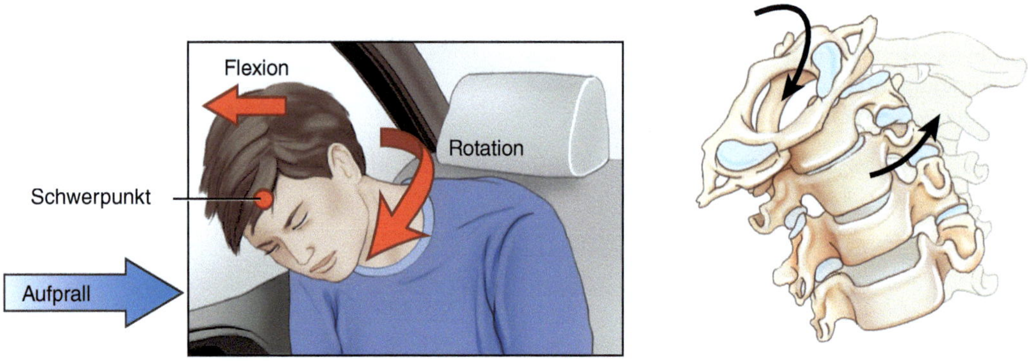


**Abbildung 4-24** Der Schwerpunkt des Kopfes liegt vor und oberhalb des Drehpunktes zwischen Kopf und HWS. Bei einem Seitenaufprall wird der Rumpf abrupt unter dem Kopf weg beschleunigt. Gleichzeitig dreht sich der Kopf sowohl in lateralen als auch in anterior - posterioren Achsen in Richtung des Aufpralls. Diese Bewegungen trennen die Wirbelkörper voneinander und verdrehen sie. Luxierte Facettengelenke, Bänderrisse und laterale Kompressionsfrakturen sind die Folge.



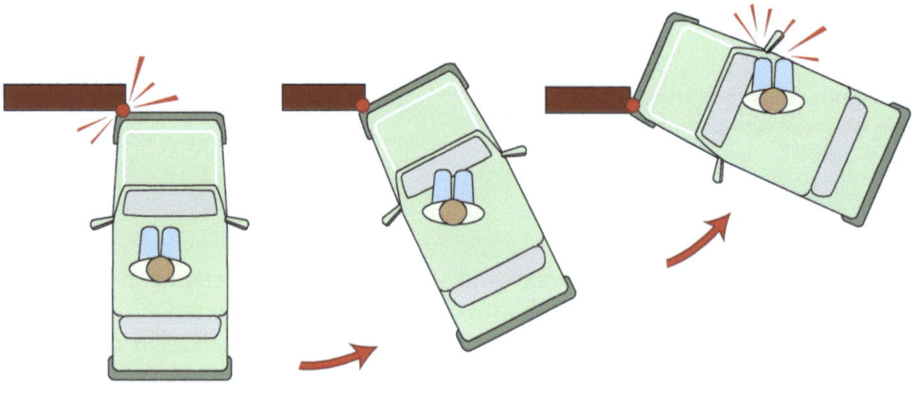

**Abbildung 4-25** Bei einem Rotationsaufprall bewegt sich der Insasse zuerst vorwärts und dann seitlich, wenn sich das Fahrzeug um den Aufprallpunkt dreht.

schwersten Verletzungen, da die gesamte Energie des Aufpralls in seinen Körper übertragen wird. Weitere Insassen können von der Verformung und Drehung des Fahrzeugs profitieren, da bereits ein Teil der Energie abgebaut wurde, bevor sie von ihren Körpern aufgenommen werden kann.

## Überschlag

Während eines Überschlags kann ein Fahrzeug mehrmals in vielen verschieden Winkeln aufprallen. Dies gilt ebenso für den Körper eines nicht angeschnallten Insassen und dessen innere Organe (**Abbildung 4-26**). Bei jedem dieser Aufpralle können Verletzungen auftreten. Bei Überschlägen ist ein angeschnallter Insasse aufgrund der erheblichen Kräfte, die von einem rotierenden Fahrzeug erzeugt werden, für Schertraumata exponiert. Obwohl die Insassen selbst durch die Sicherheitsgurte an der Bewegung gehindert werden, bewegen sich die inneren Organe weiter und können aus ihrem Bindegewebe herausgerissen werden. Schwerwiegendere Verletzungen treten auf, wenn Insassen nicht angeschnallt sind. In diesen Fällen werden die Insassen beim Überschlag oftmals aus dem Fahrzeug geschleudert und entweder beim Überrollen des Fahrzeugs gequetscht oder durch den Aufprall auf den Boden verletzt. Werden die Insassen auf die Fahrbahn geschleudert, können sie vom nachfolgenden Verkehr überrollt werden.[12]

## Inkompatibilität des Fahrzeugs

Die am Unfall beteiligten Fahrzeugtypen spielen eine entscheidende Rolle für das Verletzungs- und Todesrisiko der Insassen. Bei einem Seitenaufprall zwischen zwei Autos ohne Airbags sterben beispielsweise die Insassen des auf der Seite getroffenen Autos mit höherer Wahrscheinlichkeit als die Insassen des Fahrzeugs, das frontal auf das Auto trifft. Dieses unverhältnismäßige Risiko für die Insassen des getroffenen Fahrzeugs lässt sich weitgehend durch den Mangel an Knautschzone auf der Seite eines Fahrzeugs erklären. Im Vergleich dazu kann es zu einer starken Verformung der Front eines Fahrzeugs kommen, bevor Teile oder das andere Fahrzeug in den Fahrgastraum eindringen. Handelt es sich bei dem vom Seitenaufprall getroffenen Fahrzeug allerdings um einen Geländewagen (SUV), Transporter oder Pick-up, stellt sich das Risiko für einen tödlichen Zusammenstoß für die Insassen in beiden Fahrzeugen nahezu als gleich dar. Dies liegt daran, dass die Fahrgasträume von Geländewagen, Transportern und Pick-ups höher über dem Boden liegen als die eines normalen Pkw. Dies bedeutet, dass die Insassen einer direkten seitlichen Krafteinwirkung eher entgehen.

Schwerere Verletzungen und ein stark erhöhtes Todesrisiko für Fahrzeuginsassen treten auf, wenn ein Pkw von einem Transporter, SUV oder Pick-up seitlich getroffen wird. Bei diesem Szenario sterben die Insassen des seitlich getroffenen Fahrzeugs mit größerer Wahrscheinlichkeit als die Insassen im größeren bzw. höher gelegenen Fahrzeug. Dieser Unterschied ergibt sich aus dem höheren Schwerpunkt und der erhöhten Masse des größeren Fahrzeuges. Die Kenntnis über die unterschiedlichen Fahrzeugtypen, in denen sich die Insassen bei einem Unfall befanden, kann für das Rettungsdienstfachpersonal hilfreich bei der Annahme und Beurteilung von schwerwiegenden Verletzungen sein.

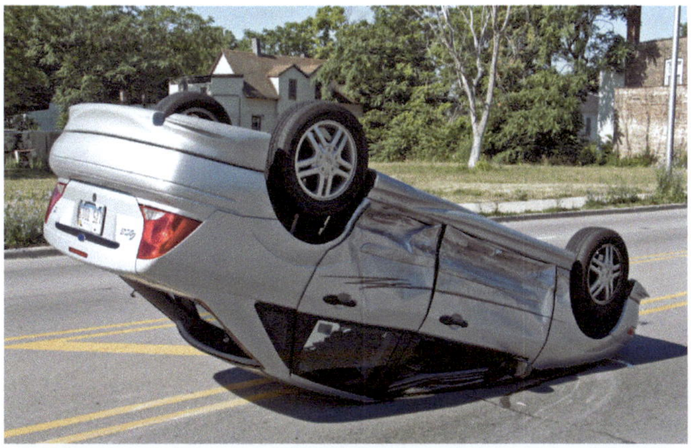

**Abbildung 4-26** Während eines Überschlags kann der nicht angeschnallte Insasse ganz oder teilweise aus dem Fahrzeug herausgeschleudert werden. Ebenso ist ein Herumschleudern im Fahrzeug möglich. Dieser Mechanismus führt zu multiplen und teilweise unvorhersehbaren, oft schwerwiegenden Verletzungen.



## Insassenschutz- und Rückhaltesysteme

### Sicherheitsgurte

Bei den zuvor beschriebenen Verletzungsmustern wurde davon ausgegangen, dass die Insassen nicht angeschnallt waren. Die National Highway Traffic Safety Administration (NHTSA) meldet einen stetigen Anstieg der Sicherheitsgurtnutzung seit dem Jahr 2000. So waren im Jahr 2020 etwa nur 9,7% aller Fahrzeuginsassen auf den vorderen Plätzen nicht angeschnallt.[13] Für den deutschsprachigen Raum gibt es eine ähnliche Datenlage. So nimmt seit der Einführung der Gurtpflicht im D-A-CH Raum in den 1970er Jahren, die Zahl der sogenannten Gurtmuffel stetig ab. Zur genaueren Betrachtung der Statistiken wird hier auf die jeweiligen Webauftritte verwiesen (z.B.: www.statistik.at, www.statista.de und www.bfs.admin.ch). Die NHTSA weist auch auf geschlechterspezifische Unterschiede hin. So verwenden Männer (88,4%) seltener die

Sicherheitsgurte als Frauen (92,8%). Ebenso kommt es in jüngerem Alter zu einer selteneren Nutzung der Sicherheitsgurte, so etwa in der Gruppe der 16- bis 24-jährigen nur zu 86,9%.[13] Das Nicht-Verwenden des Sicherheitsgurtes steigert das Risiko aus dem Fahrzeug geschleudert zu werden. Diese sogenannte „Ejektion" ist für etwa ein Viertel aller Todesfälle bei Kraftfahrzeugunfällen verantwortlich. 83% aller Personen, die aus dem Fahrzeug geschleudert wurden, kamen ums Leben. Darüber hinaus erlitt eines von 13 Opfern eine Wirbelsäulenfraktur.[12] Nach dem Herausschleudern aus einem Fahrzeug kommt es zu einem zweiten Aufprall, wenn der Körper der betroffenen Person auf den Boden oder gegen ein anderes Objekt außerhalb der Fahrgastzelle stößt. Dieser Aufprall kann zu schwereren Verletzungen als der primäre Zusammenstoß führen. Das Todesrisiko ist für herausgeschleuderte Insassen sechsfach erhöht. Sicherheitsgurte retten nachweislich Leben.[14,15]

Die NHTSA berichtet, dass in 49 US-Bundesstaaten sowie dem District of Columbia eine Gurtpflicht für Erwachsene und Kinder besteht. Die einzige Ausnahme stellt New Hampshire dar: hier gibt es lediglich eine Gurtpflicht für Kinder. Die Daten zeigen, dass das Risiko tödlicher Verletzungen durch die Verwendung der Sicherheitsgurte um etwa 45% sowie das Risiko für schwerwiegende Verletzungen um etwa 50% gesenkt werden kann.[16] Im Jahr 2017 haben Sicherheitsgurte in etwa 15.000 Leben in den USA gerettet.[15] Von den über 22.215 Verkehrstoten im Jahr 2019, war etwa die Hälfte (47%) nicht angeschnallt.[17] In Deutschland, Österreich und der Schweiz sind etwa 20–30 % der Verkehrstoten auf das Nichtanschnallen im Fahrzeug zurückzuführen.

Was passiert, wenn die Insassen angeschnallt sind? Wenn ein Sicherheitsgurt richtig angelegt ist, wird der Druck des Aufpralls vom Becken und dem Thorax absorbiert, was zu einem geringeren Risiko für schwere Verletzungen führt (**Abbildung 4-27**). Die ordnungsgemäße Verwendung von Sicherheitsgurten überträgt die Kraft des Aufpralls vom Körper des Insassen sowohl auf den Sicherheitsgurt als auch auf das Rückhaltesystem. Mit der Verwendung von Sicherheitsgurten wird die Wahrscheinlichkeit lebensbedrohlicher Verletzungen stark reduziert.[14,18,19]

Sicherheitsgurte müssen ordnungsgemäß angelegt werden, um wirksam zu sein. Ein unsachgemäß verwendeter Sicherheitsgurt kann im Falle eines Unfalls nicht vor Verletzungen schützen, sondern sie sogar verursachen. Beim lockeren Tragen von Beckengurten oder bei einem falschen Verlauf über dem Becken können Kompressionsverletzungen der Bauchorgane auftreten. Verletzungen der intraabdominalen Organe (wie Milz, Leber und Bauchspeicheldrüse) entstehen durch Kompression zwischen dem Sicherheitsgurt und der hinteren Bauchdecke oder Wirbelsäule (Abbildung 4-10). Erhöhter intraabdominaler Druck kann zu einer Zwerchfellruptur und einer Herniation der Bauchorgane führen. Beckengurte

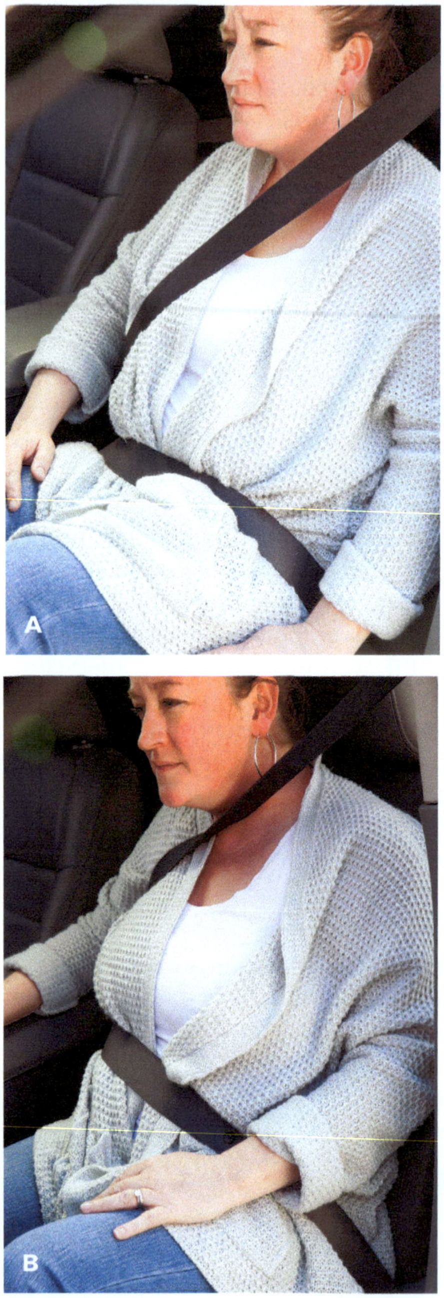


**Abbildung 4-27** **A.** Ein richtig angelegter Sicherheitsgurt verläuft beidseitig vor dem oberen Anteil der Beckenschaufel und oberhalb des Femurs. Dabei liegt er so straff an, dass er in dieser Position verbleibt. Das schalenförmige Becken schützt dabei die weichen Bauchorgane. **B.** Ein unsachgemäß angebrachter Sicherheitsgurt kann im Falle eines Unfalls zu erheblichen Verletzungen führen.

sollten in Kombination mit einem Schultergurt getragen werden. Vordere Kompressionsfrakturen der Lendenwirbelsäule entstehen, wenn der obere und untere Teil des Rumpfes über den zurückgehaltenen 12. thorakalen bzw. 1. oder 2. lumbalen Wirbelkörper gebeugt werden. Aus diesem Grund sind Zweipunkt- oder Beckengurte kein geeigneter Schutz. Gelegentlich führen Fahrzeuginsassen den Diagonalgurt unter den Arm und nicht über die Schulter, was die Wirksamkeit des Gurtes beeinträchtigt. Mit dem Erlass und der Durchsetzung von Gesetzen, die das Anlegen von Sicherheitsgurten vorschreiben, hat sich weltweit die Schwere der aus Unfällen resultierenden Verletzungen verringert. Darüber hinaus nahm die Zahl tödlicher Unfälle deutlich ab.

### Airbags

Airbags (in Kombination mit Sicherheitsgurten) bieten allen Fahrzeuginsassen zusätzlichen Schutz. Ursprünglich wurden Insassenairbag-Systeme entwickelt, um die Vorwärtsbewegung der Insassen im Falle eines Unfalls abzufangen. Die Airbags absorbieren langsam Energie, indem sie den Bremsweg des Körpers verlängern. Sie sind extrem effektiv bei der initialen Kollision von Frontal- und Beinah-Frontaufprall (65 % bis 70 % der Kollisionen, die in einem Winkel von 30 Grad um die Frontscheinwerfer stattfinden). Airbags entleeren sich jedoch unmittelbar nach dem Aufprall und sind daher bei Mehrfachkollisionen nicht wirksam. Innerhalb von 0,5 Sekunden entfaltet und entleert sich ein Airbag. Wenn das Fahrzeug nach dem ersten Aufprall in eine erneute Kollision mit einem Fahrzeug oder beispielsweise einem Baum verwickelt ist, bieten die Airbags keinen Schutz mehr. Seitenairbags tragen zusätzlich zum Schutz der Insassen bei, ebenso wie eine Vielzahl weiterer Airbagsysteme: Kopf-, Fenster-, Center- oder Fußgängerairbags sind nur eine Auswahl der derzeit verfügbaren Systeme.

Wenn sich die Airbags entfalten, können sie kleine, aber sichtbare Verletzungen verursachen, die das Rettungsdienstfachpersonal erkennen und versorgen muss (**Kasten 4-3**). Zu diesen Verletzungen gehören Schürfwunden an Armen, Thorax und im Gesicht (**Abbildung 4-28**), Fremdkörper im Gesicht und in den Augen sowie Verletzungen bei (Sonnen-)Brillenträgern (**Abbildung 4-29**).

Airbags, die nicht ausgelöst haben, können sowohl für Patienten als auch das Rettungsdienstfachpersonal eine Gefahr darstellen. Die Sicherung sollte die Versorgung oder Rettung des Patienten aus dem Fahrzeug jedoch nicht verzögern.

Airbags stellen eine erhebliche Gefahr für Säuglinge und Kinder dar, wenn das Kind nicht angeschnallt ist oder auf einem rückwärts gerichteten Kindersitz (z.B. Maxi-Cosi) auf der Beifahrerseite mitfährt. Aus diesem Grund lässt sich bei vielen Fahrzeugen der Beifahrerairbag deaktivieren.

**Kasten 4-3** Gefahren- und Sicherheitshinweise für Airbags

Beifahrerairbags haben sich als gefährlich für Kinder und kleine Erwachsene erwiesen, insbesondere wenn Kinder in einer nicht korrekten Position auf dem Beifahrersitz oder in falsch eingebauten Kindersitzen sitzen. Kinder bis zum Alter von 12 Jahren sollten immer in einem für ihre Größe geeigneten (Kinder-)Sitz auf der Rückbank sitzen. Schätzungen ergaben, dass ca. 46 % aller Auto- und Kindersitze falsch verwendet werden. Eine Analyse der unsachgemäßen Verwendung von Kindersitzen, die sich nach ihrer Sitzpositionierung richten, ergab folgende Ergebnisse: vorwärtsgerichtete Kindersitze werden zu 61 % unsachgemäß verwendet, rückwärtsgerichtete Babyschalen zu 49 %, rückwärtsgerichtete Kompakt-Kindersitze zu 44 %, rückhaltesystemlose Sitzerhöhungen zu 24 % und Sitzerhöhungen mit Rückenlehne zu 16 %.[20]

Der Abstand zwischen Fahrer und Front-Airbag Abdeckung sollte immer mindestens 25 cm, bei Beifahrern mindestens 45 cm betragen. In den meisten Fällen sind Verletzungen durch Auslösen des Airbags bei Verwendung der richtigen Sitzpositionen und -abstände auf einfache Abschürfungen beschränkt.

Viele Fahrzeuge haben heute eine Vielzahl an Airbags. Diese können Seiten-, Fenster- bzw. Kopf, Knie- und sogar Fußraumairbag mit einschließen. Auch in der zweiten Sitzreihe bauen einige Hersteller bereits Airbagsysteme ein.



## Motorradunfälle

Motorradunfälle machen jedes Jahr eine beträchtliche Anzahl der Todesfälle in der Unfallstatistik aus. Die physikalischen Gesetze über Beschleunigung und Kraftübertragung gelten für alle Verkehrsteilnehmer gleichermaßen. Dennoch unterscheiden sich die Verletzungsmuster von Motorrad-, Pkw- und Lkw-Unfällen teils erheblich. Diese Unterschiede zeigen sich bei jeglicher Energieübertragung: beim Frontal- oder Seitenaufprall ebenso wie beim Wegschleudern. Ein weiterer Faktor, der das Mortalitäts- und Verletzungsrisiko deutlich erhöht, ist das baulich bedingte Fehlen eines schützenden Rahmens bzw. die fehlende Knautschzone um Motorradfahrende herum – im Gegensatz zu mehrspurigen Kraftfahrzeugen.

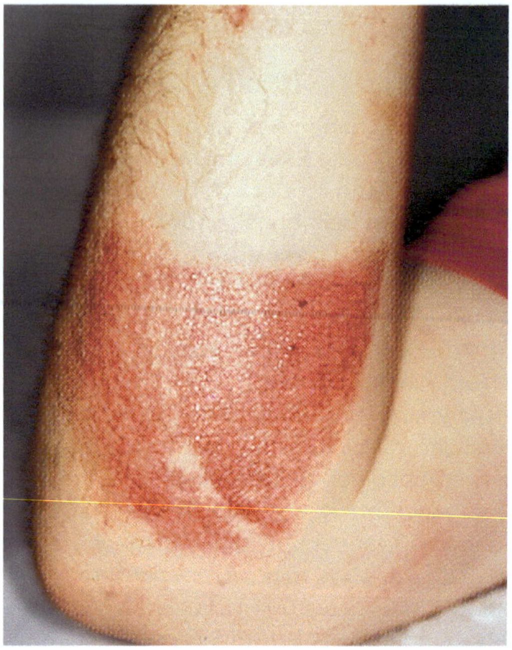

**Abbildung 4-28** Abschürfungen am Unterarm entstehen, wenn die Hände beim Auslösen des Airbags am Lenkrad sind.

Mit freundlicher Genehmigung von Norman McSwain, MD, FACS, NREMT-P.

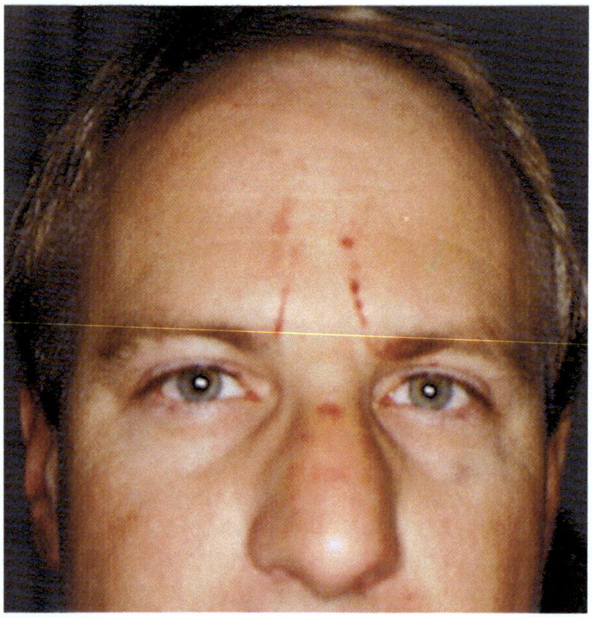

**Abbildung 4-29** Airbags können bei Brillenträgern zu Schürfwunden sowie weiteren Verletzungen im Gesicht und an den Augen führen.

Mit freundlicher Genehmigung von Norman McSwain, MD, FACS, NREMT-P.

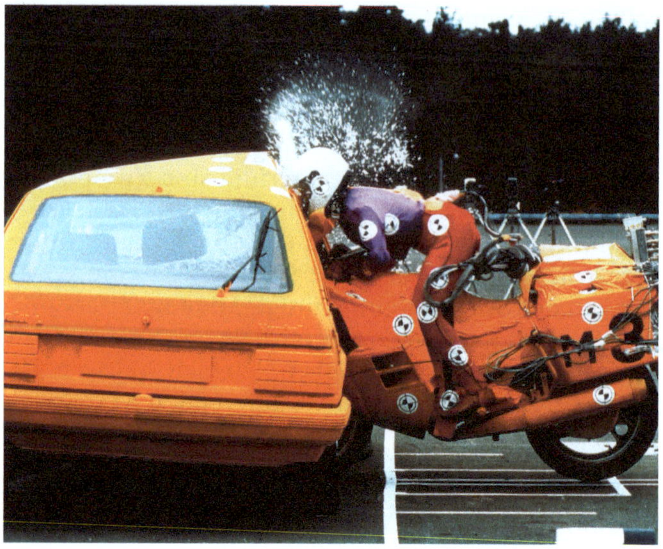

**Abbildung 4-30** Die Position des Motorradfahrers liegt während des Frontalaufpralls oberhalb des Drehpunkts der Vorderachse.

© TRL Ltd./Science Source

## *Frontalaufprall*

Eine frontale Kollision mit einem festen Gegenstand stoppt die Vorwärtsbewegung eines Motorrads (**Abbildung 4-30**). Da der Schwerpunkt des Motorrads über und hinter der Vorderachse liegt, die bei einer solchen Kollision oft zum Drehpunkt wird, kippt das Motorrad nach vorne und der Fahrer kann gegen den Lenker prallen. Abhängig davon, welcher Körperteil zuerst am Lenker aufprallt, wird der Fahrer Verletzungen an Kopf, Thorax, Abdomen oder Becken davontragen. Bleiben die Füße auf den Fußrasten des Motorrads und treffen die Oberschenkel auf den Lenker, wird die Vorwärtsbewegung durch den Schaft der Oberschenkel absorbiert und führt in der Regel zu bilateralen Oberschenkelfrakturen (**Abbildung 4-31**). „Open-Book"-Beckenfrakturen sind ebenfalls ein häufiges Resultat beim Zusammenstoß von Becken und Lenker. Hierbei öffnet sich der hintere Beckenring wie der Falz eines Buches. Derartige Verletzungen können zu lebensbedrohlichen Einblutungen in das Becken führen. Die sofortige Anlage eines Beckengurtes stellt hier eine lebensrettende Maßnahme dar. Bei der Versorgung einer Beckenverletzung eines Motorradfahrers handelt es sich um ein hervorragendes Beispiel vom Wissenstransfer über die Kinematik des Traumas hin zur praktischen, präklinischen Versorgung, die potenziell lebensrettend sein kann.

## *Schrägaufprall*

Bei einer Kollision mit Schrägaufprall trifft das Motorrad schräg auf ein Objekt. Das Motorrad stürzt dabei auf den Fahrer oder klemmt ihn zwischen Motorrad und dem Objekt ein. Es kann zu Weichteilverletzungen oder Frakturen der oberen oder unteren Extremitäten kommen (**Abbildung 4-32**). Durch die Energieübertragung können auch Verletzungen an Organen innerhalb des Abdomens auftreten.

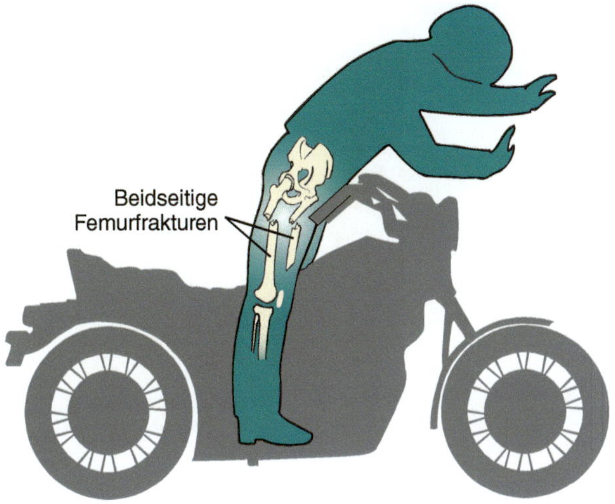


**Abbildung 4-31** Der Körper bewegt sich weiterhin vorwärts und über das Motorrad hinweg, sodass die Oberschenkel gegen den Lenker prallen. Der Fahrer kann aber auch über den Lenker geschleudert werden.



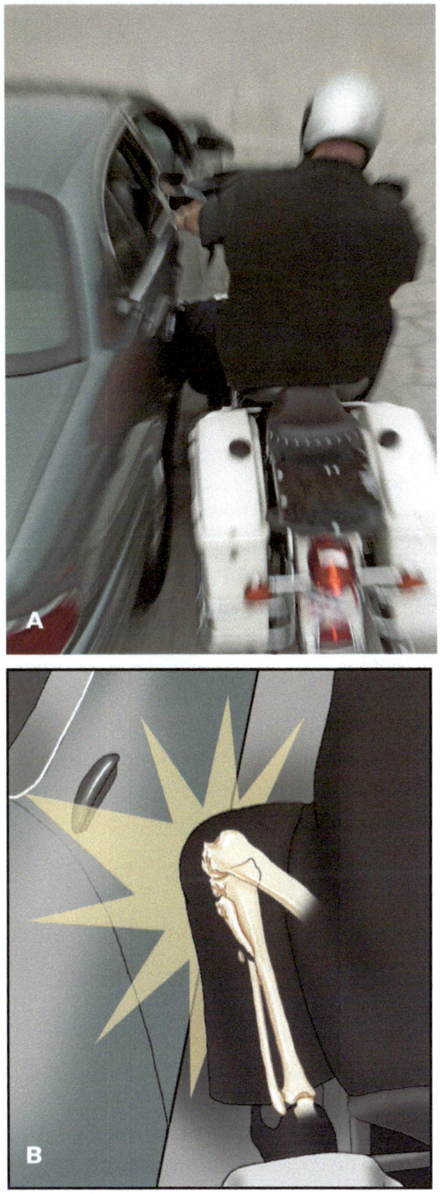


**Abbildung 4-32** **A.** Prallt das Motorrad schräg auf ein Objekt, klappt es wie eine Schere zusammen. **B.** Dieses Zusammenklappen klemmt die untere Extremität der betroffenen Person zwischen dem Objekt und dem Motorrad ein.



## Wegschleudern

Aufgrund der fehlenden Sicherheitsgurte ist der Fahrer anfällig dafür, vom Motorrad geschleudert zu werden. Fahrer setzt dabei seine Flugbahn fort, bis Kopf, Arme, Thorax, Abdomen oder Beine auf ein anderes Objekt, wie beispielsweise ein Kraftfahrzeug, einen Telefonmast oder die Straße, treffen. Verletzungen treten am Aufprallpunkt auf und breiten sich auf den Rest des Körpers aus, bis die Energie vollständig absorbiert wird.[21]

## Verletzungsprävention

Viele Motorradfahrer tragen keine angemessene Schutzausrüstung. Dazu gehören Stiefel, Lederbekleidung und Helme. Von diesen drei Ausrüstungsgegenständen bietet der Helm den besten Schutz. Er ist ähnlich wie der Schädel aufgebaut: außen stabil und stützend, innen energieabsorbierend. Seine Struktur absorbiert einen Großteil des Aufpralls und verringert so Verletzungen im Gesichtsbereich, am Schädel und am Gehirn. Der Helm bietet nur minimalen Schutz für den Nacken, kann aber keine Nackenverletzungen verursachen. Helmpflichtgesetze tragen wirksam dazu bei, dass Motorradfahrer häufiger einen Helm tragen. Das Tragen von Motorradhelmen verringert das Risiko von Kopfverletzungen und Todesfällen bei Motorradunfällen erheblich.[22]

Das Motorrad „hinzulegen" ist ein Manöver, mit dem sich die Fahrer bei einem bevorstehenden Unfall rasch vom Motorrad trennen wollen (**Abbildung 4-33**). Der Fahrer dreht das Motorrad zur Seite und schleift dabei das untere Bein über den Boden. Diese Aktion verzögert den Fahrer stärker als sein Motorrad, sodass sich dieses unter ihm hervor bewegt. Somit schleift der Fahrer über den Untergrund, ist aber nicht zwischen Motorrad und dem Objekt eingeklemmt. Die Motorradfahrer erleiden bei diesem Vorgehen in der Regel Schürfwunden („Road Rash") und kleinere Frakturen. Schwerwiegende Verletzungen werden allerdings meist vermieden, da der Fahrer nicht zwischen zwei Gegenständen eingeklemmt

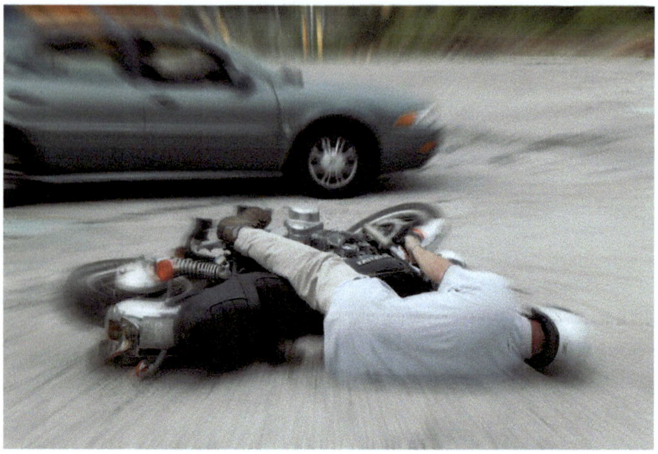

**Abbildung 4-33** Um zu verhindern, dass er zwischen zwei Stahlteilen (Motorrad und Fahrzeug) eingeklemmt wird, legt der Fahrer das Motorrad bewusst „flach" und wendet so eine Verletzung ab. Diese Taktik führt jedoch häufig zu Abschürfungen, da der Fahrer auf dem Asphalt abgebremst wird.



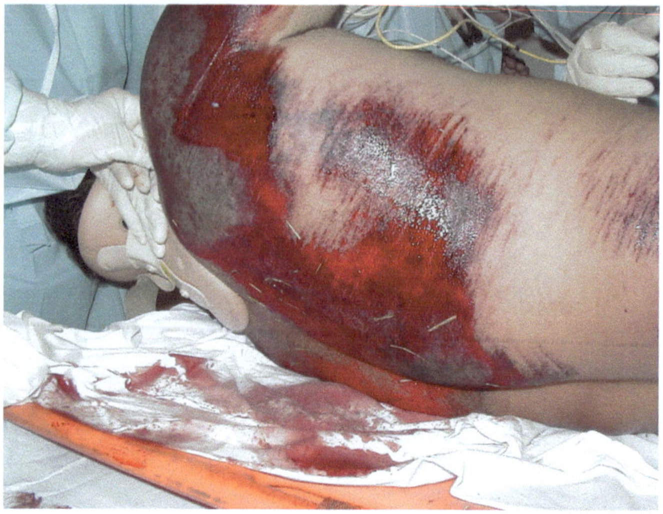

**Abbildung 4-34** „Road Burns" - Schürfwunden nach einem Motorradunfall ohne Schutzkleidung.



wird. Das Risiko mit anderen Gegenständen (z.B. Straßenlaternen oder Ähnlichem) zu kollidieren, bleibt jedoch weiterhin bestehen (**Abbildung 4-34**).

## Verletzungen von Fußgängern

Unfälle zwischen Fußgängern und Fahrzeugen verlaufen in drei Phasen, von denen jede ihr eigenes Verletzungsmuster aufweist:

1. Der erste Auf- und Anprall erfolgt vorwiegend an den Beinen und Hüfte bzw. Becken (**Abbildung 4-35A**).
2. Der Rumpf wird auf die Motorhaube des Fahrzeugs geschleudert (und kann gegen die Windschutzscheibe prallen (**Abbildung 4-35B**).
3. Der Fußgänger fällt dann vom Fahrzeug auf den Boden. Dies meist mit dem Kopf voran, was möglicherweise mit einem HWS-Trauma einhergeht (**Abbildung 4-35C**).

Die Verletzungen bei Unfällen mit Fußgängern variieren vor allem je nach Größe des Fußgängers und der Höhe des Fahrzeugs (**Abbildung 4-36**). Bei einem Kind und einem Erwachsenen, die vor einem Fahrzeug stehen, zeigen sich verschiedene anatomische Aufprallpunkte gegen das Fahrzeug.

Erwachsene werden in der Regel zuerst von der Stoßstange des Fahrzeugs an den Unterschenkeln getroffen, wodurch Schien- und Wadenbein frakturieren können. Wenn nun Thorax und Abdomen nach vorne fallen, werden sie, abhängig von der Höhe der Motorhaube oder der Windschutzscheibe, getroffen." with „Wenn nun Thorax und Abdomen nach vorne fallen, werden sie abhängig von der Höhe der Motorhaube oder der Windschutzscheibe getroffen.. Dieser erhebliche zweite Aufprall kann zu Frakturen des Femurs, des Beckens, der Rippen und der Wirbelsäule führen. Dabei kann es zu schweren intraabdominalen oder intrathorakalen Verletzungen und Schertraumata kommen. Trifft der Kopf einer verunfallten Person auf die Haube oder bewegt sich weiter nach oben, sodass der Kopf auf die Windschutzscheibe trifft, können Verletzungen des Gesichts, des Kopfes sowie der Hals- und Brustwirbelsäule auftreten. Hat das Fahrzeug eine große Frontfläche (z. B. bei Lkw und SUV), wird der gesamte Fußgänger gleichzeitig getroffen.

Der dritte Aufprall erfolgt, wenn die verunfallte Person vom Fahrzeug weggeschleudert wird und auf den Untergrund trifft. Dies kann zu einen erheblichen Schlag auf einer Seite des Körpers führen, der Hüfte, Schulter und Kopf verletzt. Kopfverletzungen treten häufig auf, wenn die betroffene Person entweder auf das Fahrzeug oder auf den Untergrund trifft. Da alle drei Zusammenstöße zu einer plötzlichen, heftigen Bewegung von Rumpf, Hals und Kopf führen, muss immer von einer instabilen Wirbelsäule ausgegangen werden. Die betroffene Person kann ebenso von einem nachfolgenden Fahrzeug erneut erfasst oder überrollt werden.

Aufgrund ihrer geringeren Körpergröße werden Kinder zunächst höher am Körper getroffen als Erwachsene (**Abbildung 4-37A**). Der erste Aufprall durch die Stoßstange, betrifft in der Regel die Beine (über den Knien) oder das Becken des Kindes. Der

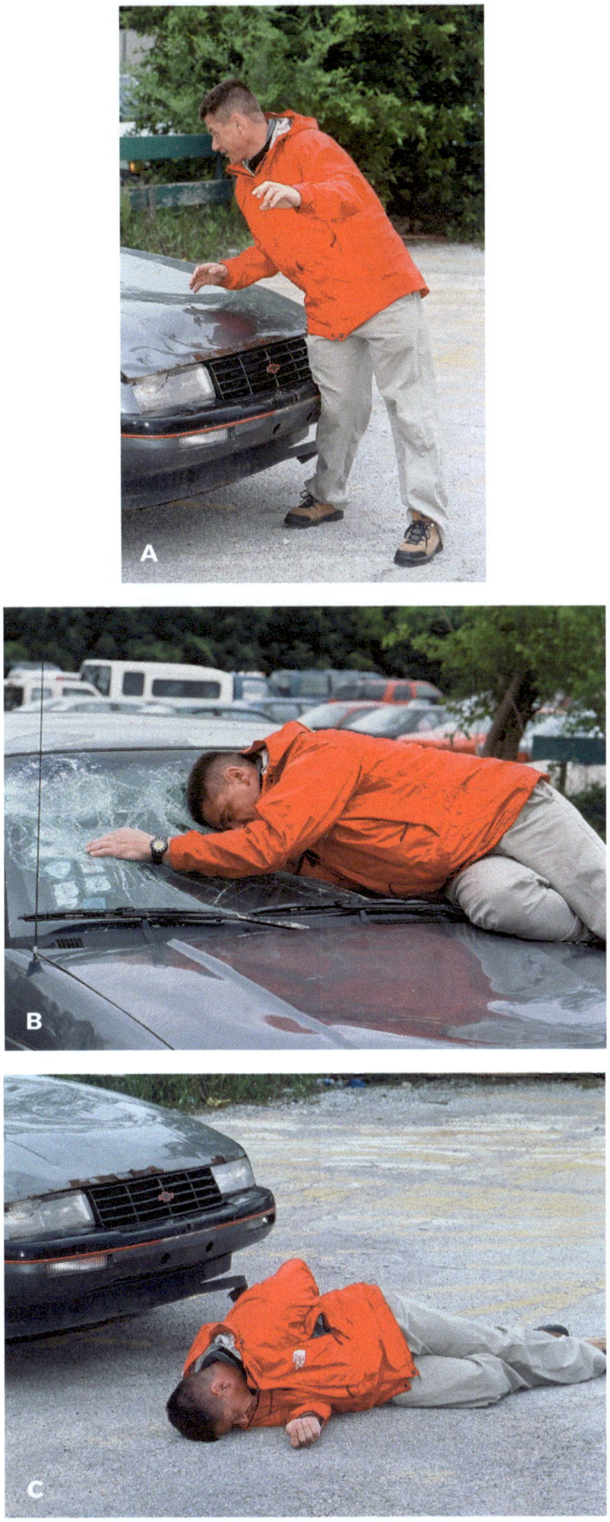


**Abbildung 4-35** Phasen von Unfällen, bei denen ein Fahrzeug auf einen Fußgänger trifft: **A.** Phase 1: Erster Aufprall gegen Beine und eventuell Hüfte **B.** Phase 2: Der Rumpf wird auf die Motorhaube geschleudert. **C.** Phase 3: Der Fußgänger fällt vom Fahrzeug auf den Boden.



zweite Aufprall erfolgt beinahe unmittelbar danach, wenn die Vorderseite der Motorhaube auf den Thorax des Kindes trifft. Anschließend prallen Kopf und Gesicht auf die vordere oder obere Seite der Motorhaube (**Abbildung 4-37B**). Aufgrund der geringeren Größe und des geringeren Gewichts des Kindes wird es eventuell nicht wie ein Erwachsener vom Fahrzeug weggeschleudert. Stattdessen kann das Kind unter das Fahrzeug gezogen und mitgeschleift oder überrollt werden (**Abbildung 4-37C**). Fällt das Kind nach hinten und gerät vollständig unter das Fahrzeug, kann jegliche Art an Verletzung entstehen (z. B. durch Mitschleifen, Anprallen an Fahrzeugbauteilen oder durch Überrollen).

Bleibt der Fuß während des Aufpralls am Boden, erfährt das Kind eine Energieübertragung an Oberschenkel, Hüfte und Abdomen. Dadurch werden das Becken und das Abdomen vom Aufprall weggedrückt. Aufgrund der Trägheit unbewegter Massen folgt der Oberkörper mit Verzögerung. Diese starke Beugung kann zu Frakturen im Becken, an den Oberschenkeln sowie zu Wirbelsäulenverletzungen führen.

Aufgrund der kindlichen Neugier wird sich ein Kind vermutlich einem herannahenden Fahrzeug zu- anstatt abwenden. Daher sind an der Körpervorderseite und dem Gesicht eher Verletzungen zu erwarten. Erwachsene werden eher versuchen auszuweichen bzw. sich wegzudrehen. Hier sind Verletzungen eher am Rücken oder seitlich zu erwarten.

Wie Erwachsene können auch Kinder, die von einem Fahrzeug angefahren werden, eine Kopfverletzung erleiden. Aufgrund der plötzlich auftretenden und heftigen Gewalteinwirkung auf Kopf, Hals und Rumpf stehen HWS-Verletzungen ganz oben auf der Liste der potenziellen Verletzungen.

Die Kenntnis über den Phasenverlauf der jeweiligen Zusammenstöße bei der Kollision eines Fahrzeugs mit einem Fußgänger und das Wissen über die jeweils zugrunde liegenden Verletzungen sind entscheiden für eine erste Abschätzung und Festlegung des geeigneten Patientenmanagements.

## Stürze

Betroffene Personen können bei Stürzen durch multiple Aufpralle Verletzungen erleiden. Für die Beurteilung potenzieller Verletzungen sind die geschätzte Sturzhöhe, die Aufpralloberfläche und die zuerst aufschlagende Körperregion wichtige Faktoren. Mit diesen Informationen können Aussagen zum Ausmaß der Energie und der daraus resultierenden Energieübertragung gemacht werden. Personen, die aus größeren Höhen fallen, haben eine höhere Verletzungshäufigkeit, da ihre Geschwindigkeit mit dem Sturz zunimmt. Stürze aus mehr als sechs Metern bei Erwachsenen und drei Metern bei

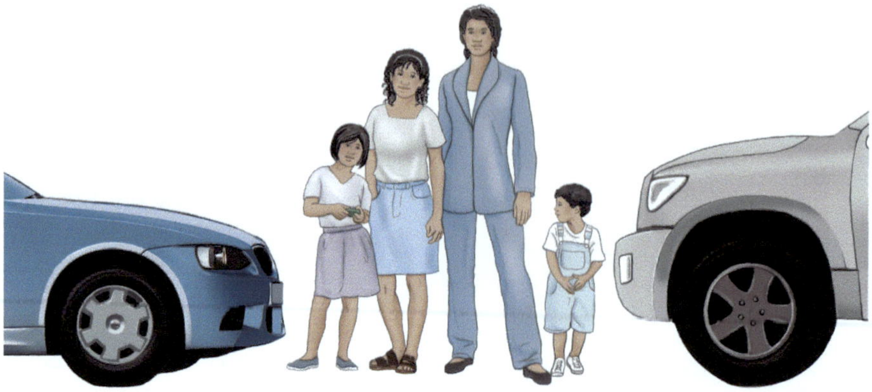

**Abbildung 4-36** Verletzungen, die durch Unfälle zwischen Fahrzeug und Fußgänger entstehen, variieren je nach Körpergröße des Fußgängers und der Höhe des Fahrzeugs.



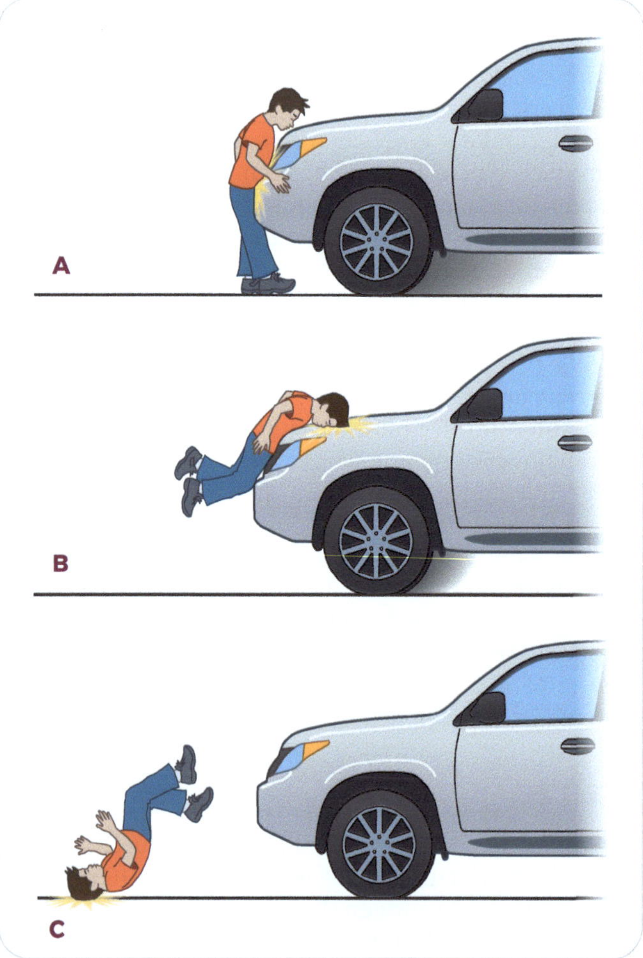


**Abbildung 4-37** **A.** Der erste Aufprall bei einem Kind trifft Oberschenkel oder Becken. **B.** Der zweite Aufprall geschieht, wenn der Kopf und das Gesicht des Kindes auf die Frontpartie oder Motorhaube treffen. **C.** Ein Kind kann, wie hier gezeigt, vom Fahrzeug weggeschleudert werden, aber auch unter das Fahrzeug geraten und mitgeschleift werden.



Kindern (zwei- bis dreifache Körpergröße) sind häufig mit schwerwiegenden Verletzungen verbunden.[23] Die Art der Oberfläche, auf der die Person aufkommt und der Grad der Kompressibilität (Verformbarkeit durch Energieübertragung) beeinflussen auch den Bremsweg. Verletzungen im Rahmen von Stürzen im pädiatrischen Bereich werden im Kapitel 14: „Pädiatrisches Trauma" näher erläutert.

Im Alltag sind beidseitige Frakturen des Fersenbeins (Calcaneus), Kompressions- oder Scherfrakturen der Knöchel sowie distale Tibia- oder Fibulafrakturen oft mit einer Landung auf den Füßen verbunden. Nachdem die Füße aufgeprallt sind und somit ihre Bewegung stoppt, sind die Beine das nächste Körperteil, das Energie absorbiert. Tibiaplateau-Frakturen, Frakturen der langen Röhrenknochen und Hüftfrakturen können die Folge sein. Der Körper wird durch das Gewicht von Kopf und Rumpf, die sich noch bewegen, komprimiert. Dies kann zu Kompressionsfrakturen der Wirbelsäule im Brust- und Lendenbereich führen. Hyperflexion kann in jedem konkaven Abschnitt der S-förmigen Wirbelsäule entstehen. Dies verursacht Kompressionsverletzungen in den konkaven Abschnitten und Distraktionsverletzungen in den konvexen Abschnitten.

Fällt eine Person nach vorne auf die ausgestreckten Arme, kann es zu Frakturen an einem oder beiden Handgelenken kommen. Wenn die Person nicht auf den Füßen gelandet ist, untersucht das Rettungsdienstfachpersonal zunächst jenen Teil des Körpers, der zuerst aufgeschlagen ist. Dann bewertet sie den Weg der Energieübertragung und bestimmt das Verletzungsmuster.

Fällt die betroffene Person in einer geradlinigen Bewegung auf den Kopf, wie es beispielsweise bei Sprüngen in flaches Wasser passiert, komprimieren das gesamte Gewicht und die Kraft des Oberkörpers, des Beckens und der Beine den Kopf und die Halswirbelsäule. Eine Fraktur der

Halswirbelsäule, ähnlich wie bei der Bewegung über das Lenkrad bei einem Frontalaufprall, kann die Folge sein.

## Sportverletzungen

Bei vielen Sport- und Freizeitaktivitäten wie Skifahren, Tauchen, Baseball oder Fußball können schwere Verletzungen auftreten. Diese Verletzungen können vor allem durch abrupte Verzögerung oder durch exzessive Kompression, Rotationsbewegungen, Hyperextension oder Hyperflexion verursacht werden. In den letzten Jahren sind verschiedene Sportaktivitäten für ein breites Publikum zugänglich und verfügbar geworden. Oft fehlen allerdings notwendige körperliche Voraussetzungen, Training und teilweise auch eine geeignete Schutzausrüstung. Freizeitsportarten und -aktivitäten umfassen Teilnehmer jeden Alters. Sportarten wie Skifahren (v.a. Carving-Ski), Wasserski, Radfahren (auch E-Bikes) und Skateboarden sind allesamt potenzielle Hochgeschwindigkeitsaktivitäten. Bei Sportarten wie Downhill-Biken, Motocross und Schneemobilfahren können ähnliche Verzögerungskräfte, Kollisionen und Aufpralle wie bei Motorrad- und anderen Verkehrsunfällen auftreten.

Schutzausrüstung, die beim Sport getragen wird, kann einerseits einen gewissen Schutz bieten, andererseits kann davon für andere Personen ein potenzielles Verletzungsrisiko ausgehen. Als Beispiel sei der Helm eines Football-Spielers genannt. Dieser kann bei seinem Gegenüber Verletzungen hervorrufen.

Die potenziellen Verletzungen, die aus einer Hochgeschwindigkeitskollision hervorgehen, ähneln denen, die man bei einem Verkehrsunfall erleiden kann. Wird man beispielsweise von einem Skateboard, Schneemobil oder Fahrrad geschleudert, können die auftretende Energieübertragung und die potenziellen Verletzungen mit dem Herausgeschleudert werden aus einem Pkw durchaus verglichen werden (siehe die spezifischen Mechanismen von Verkehrs- und Motorradunfällen, die zuvor beschrieben wurden).

Die spezifischen Unfall- und Verletzungsmechanismen der verschiedenen Sportarten sind zu zahlreich, um sie hier alle auflisten zu können. Die allgemeinen Prinzipien entsprechen jedoch jenen von Fahrzeugunfällen im Allgemeinen. Während der Beurteilung der Verletzungsmechanismen sollen sich das Rettungsdienst- und Gesundheitsfachpersonal folgende Fragen stellen, um die Verletzungen besser beurteilen und identifizieren zu können:

- Welche Kräfte haben wie auf den Patienten gewirkt?
- Was sind offensichtliche Verletzungen?
- Auf welches Objekt oder welchen Teil des Körpers wurde die Energie übertragen?
- Welche weiteren Verletzungen könnten durch diesen Energietransfer verursacht worden sein?
- Wurde Schutzkleidung getragen?
- Kam es zu abrupter Kompression, Verzögerung oder Beschleunigung?
- Welche verletzungsverursachenden Bewegungen fanden statt (z.B. Hyperflexion, Hyperextension, Kompression, seitliche Biegung)?

Beinhaltet der Unfallmechanismus einen Zusammenprall bei hoher Geschwindigkeit, z. B. die Kollision zweier Skifahrer, so ist die Befragung von Zeugen zur Rekonstruktion des genauen Unfallereignisses oftmals schwierig. Bei derartigen Unfällen sind die Verletzungen des einen Verletzten oft hinweisgebend für die Untersuchung des anderen. Im Allgemeinen bedarf es der Kenntnis darüber, welcher Körperteil eines Verletzten welchen Körperteil des anderen Verletzten getroffen hat und welche Verletzungen durch die Energieübertragung entstanden sind . Wenn beispielsweise ein Skifahrer eine Aufprallfraktur des Beckens erleidet, muss ein Körperteil des anderen Skifahrers mit erheblicher Kraft getroffen worden sein. Daher muss von einer ähnlich schwerwiegenden Verletzung ausgegangen werden. Wenn der Kopf des zweiten Skifahrers das Becken des ersten Skifahrers traf, sind schwere Kopfverletzungen und eine instabile Wirbelsäulenverletzung zu erwarten.

Gebrochene oder beschädigte Ausrüstungsgegenstände oder Sportgeräte sind ebenfalls ein wichtiger Indikator für Verletzungen und müssen in die Bewertung des Verletzungsmechanismus einbezogen werden. Ein gebrochener Sporthelm ist ein Hinweis für das Ausmaß der aufgetretenen Kräfte. Da Ski aus hochfesten Materialien bestehen, zeigt ein gebrochener Ski an, dass extreme Kräfte aufgetreten sind. Diese Kräfte wirkten auch, obwohl der Verletzungsmechanismus unscheinbar erscheinen kann. Ein Schneemobil mit stark beschädigter Front gibt einen Hinweis darauf, mit welcher Kraft es beispielsweise gegen einen Baum geprallt ist. Ein gebrochener Eishockeyschläger nach einem Gerangel während des Spiels wirft die Frage auf, ob er durch den Kampf gebrochen wurde oder ob es ein Resultat des normalen Spielverlaufes war.

In schwere Unfälle verwickelte Patienten, die angeben, keine ernsthaften Verletzungen erlitten zu haben, müssen so eingeschätzt und behandelt werden, als ob möglicherweise schwere Verletzungen vorliegen. Folgende Schritte sind durchzuführen:

1. Untersuchen Sie den Patienten auf lebensbedrohliche Verletzungen.
2. Untersuchen Sie den Patienten bezüglich des Unfallmechanismus. (Was ist passiert? Wie ist es genau passiert?)
3. Ermitteln Sie, ob und wie die Kräfte, die eine Person verletzt haben, auch noch auf eine andere Person eingewirkt haben.

4. Überprüfen Sie, ob Schutzausrüstung getragen wurde (vielleicht wurde diese bereits entfernt).
5. Beurteilen Sie Beschädigungen an der Schutzausrüstung (was sind die Auswirkungen dieser Schädigung auf den Körper des Patienten?).
6. Beurteilen Sie, ob der Schaden durch diesen Vorfall verursacht wurde oder ob er bereits vorhanden war und sich verschlimmert hat.
7. Untersuchen Sie den Patienten gründlich auf mögliche Begleitverletzungen.

Stürze bei hohen Geschwindigkeiten, Kollisionen und Stürze aus großer Höhe, die ohne schwere Verletzungen einhergehen, sind in vielen Kontaktsportarten üblich. Die Fähigkeit von Athleten, beinahe unglaubliche Kollisionen und Stürze zu überleben und dabei nur geringe Verletzungen zu erleiden, kann oft zu Verwirrung führen. Dies ist aber meist auf die guten energieabsorbierenden Eigenschaften ihrer (Schutz-)Ausrüstung zurückzuführen. Dadurch kann aber bei diesen Sportlern das dennoch hohe Verletzungspotenzial übersehen werden. Die Prinzipien der Kinematik des Traumas und die genaue Betrachtung der Abläufe und Mechanismen geben Auskunft über Sportunfälle, bei denen größere Kräfte als üblich gewirkt haben. Die Kinematik des Traumas ist eine wesentliche Information, um mögliche zugrunde liegende Verletzungen zu identifizieren. Sie ist auch entscheidend für die weitere Untersuchung und Behandlung im Krankenhaus.

## Regionale Auswirkungen eines stumpfen Traumas

Der Körper kann in mehrere Regionen unterteilt werden: Kopf, Hals, Thorax, Abdomen, Becken und Extremitäten. Jede Körperregion ist unterteilt in:

- einen äußeren Teil, der in der Regel aus Haut, Knochen, Weichteilen, Gefäßen und Nerven besteht, und
- einen inneren Teil, der in der Regel die (lebenswichtigen) inneren Organe beinhaltet.

Die durch Druck- und Scherkräfte verursachten Verletzungen werden verwendet, um einen Überblick über potenzielle Verletzungen in jeder Komponente und Region zu geben.

### Kopf

Die einzige externe Indikation für Kompressions- und Scherverletzungen am Schädel eines Patienten sind Weichteilverletzungen der Kopfhaut, eine Kontusion der Kopfhaut bzw. ein spinnennetzartiges Splittern der Windschutzscheibe eines Fahrzeuges („bulls-eye-fracture“) (**Abbildung 4-38**).

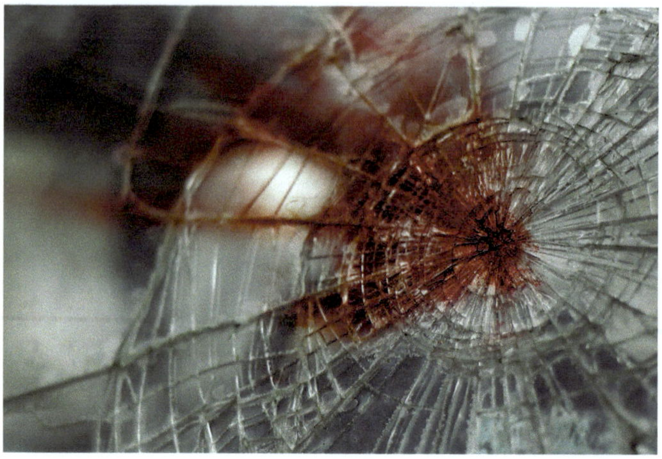

**Abbildung 4-38** Eine Beschädigung der Windschutzscheibe, die als Bulls-Eye-Splitterung (ein spinnennetzartiges Bersten), bezeichnet wird, ist ein signifikantes Indiz für einen Aufprall mit dem Kopf und einer Energieübertragung auf Schädel und HWS.



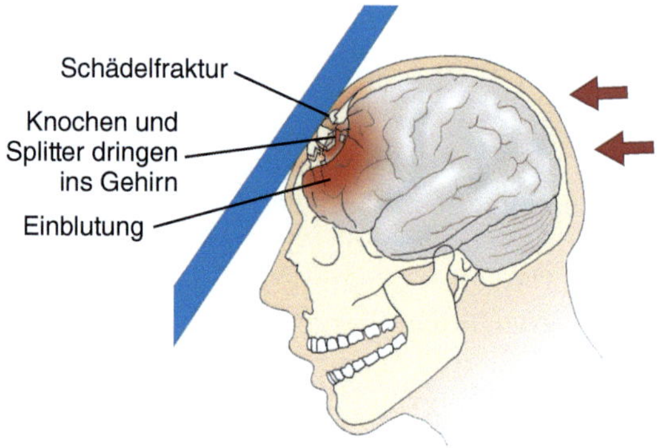


**Abbildung 4-39** Prallt der Schädel gegen ein Objekt, können fragmentierte Knochensegmente in das Hirngewebe eindringen.



#### Kompression

Bei einer Bewegung des Körpers mit dem Kopf voran, wie sie beispielsweise bei einem Frontalzusammenstoß oder einem Sturz mit dem Kopf voran auftritt, fungiert der Kopf als erste Struktur, die den Aufprall und den Energieaustausch aufnimmt. Die fortgesetzte Bewegungsenergie des Rumpfes bewirkt eine Kompression des Kopfes. Der initiale Energieaustausch manifestiert sich an der Kopfhaut sowie der Schädeldecke. Die Schädeldecke kann eingedrückt und frakturiert werden, sodass die fragmentierten Knochensegmente des Schädels in das Gehirn gedrückt werden (**Abbildung 4-39**).

#### Scherverletzungen

Nachdem der Schädel seine Vorwärtsbewegung gestoppt hat, bewegt sich das Gehirn im Inneren immer noch nach vorne. Dadurch drückt es gegen die intakte oder

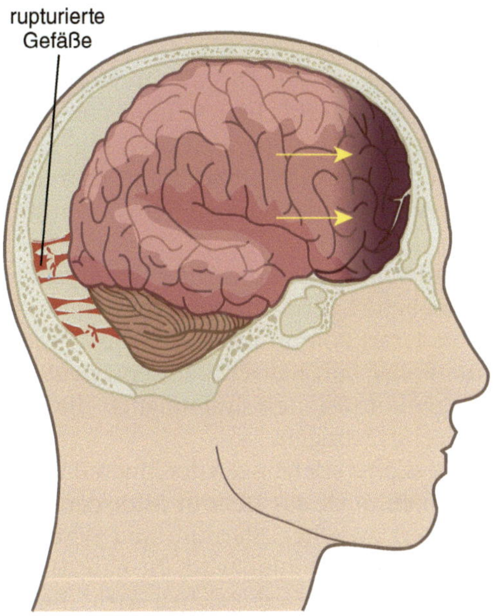


**Abbildung 4-40** Wenn der Schädel seine Vorwärtsbewegung stoppt, bewegt sich das Gehirn weiter nach vorne. Der Teil des Gehirns, der dem Aufprall am nächsten ist, wird komprimiert, gequetscht und eventuell zerrissen. Der am weitesten vom Aufprall entfernte Teil wird vom Schädel getrennt, wobei die betroffenen Gefäße rupturieren bzw. verletzt werden können.


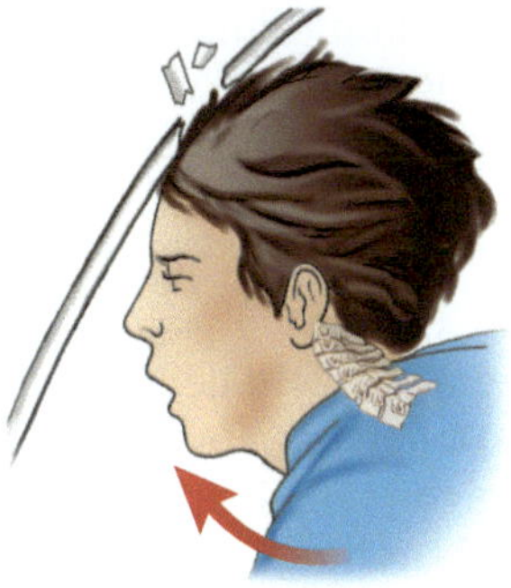

**Abbildung 4-41** Der Schädel stoppt häufig seine Vorwärtsbewegung, der Rumpf jedoch nicht. Dieser setzt die Vorwärtsbewegung fort, bis seine Bewegungsenergie vollständig absorbiert ist. Der schwächste Punkt in dieser Vorwärtsbewegung ist die Halswirbelsäule.


frakturierte Schädeldecke. Daraus resultieren Gehirnerschütterungen, Prellungen oder Lazerationen. Das Gehirn ist weich und kompressibel, daher wird es beim Aufprall gegen den knöchernen Schädel gestaucht. Aufgrund der Vorwärtsbewegung des Gehirns im Vergleich zur Verzögerung des Schädels kann es vor allem im hinteren Bereich des Gehirns zu Dehnungen oder Rupturen entweder des Hirngewebes an sich oder der versorgenden Gefäße kommen (**Abbildung 4-40**). Blutungen in den epiduralen, subduralen oder subarachnoidalen Raum können ebenso die Folge sein wie diffuse axonale Verletzungen des Gehirns. Wird das Gehirn vom Rückenmark getrennt, erfolgt dies am ehesten im Bereich des Hirnstammes.

## *Halswirbelsäule*

### Kompression

Die Schädelkalotte ist recht stabil und kann somit den Aufprall einer Kollision absorbieren. Die Halswirbelsäule ist jedoch viel flexibler. Der anhaltende Druck vom immer noch in Bewegung befindlichen Rumpf auf den Schädel erzeugt eine Beugung oder Kompression (**Abbildung 4-41**). Hyperflexion oder Hyperextension können zu Frakturen oder Dislokationen eines oder mehrerer Wirbelkörper und zu Verletzungen des Rückenmarks führen. Das Resultat können dissoziierte Bandscheiben, Frakturen, Rückenmarkskompressionen oder Weichteilverletzungen (Bänder) sein (**Abbildung 4-42**). Die direkte

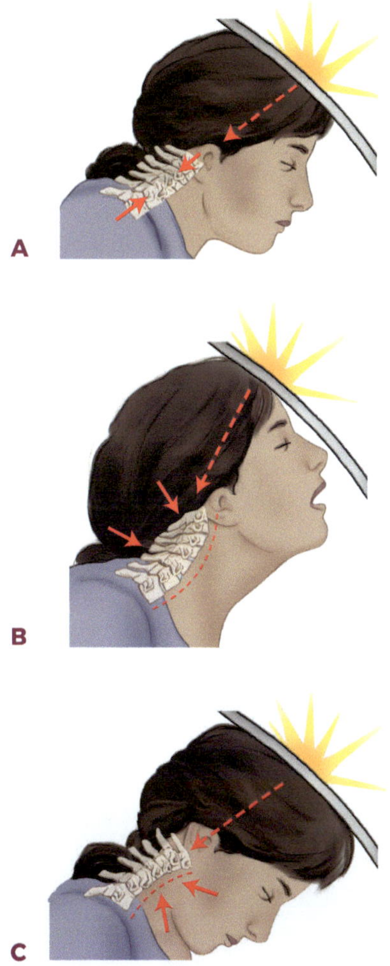


**Abbildung 4-42** Die Wirbelsäule kann direkt entlang ihrer eigenen Achse komprimiert **(A)**, oder in Hyperextension **(B)**, oder Hyperflexion **(C)** gestaucht werden.

Inline-Kompression komprimiert die knöchernen Wirbelkörper. Sowohl Biegung als auch Inline-Kompression können zu einer instabilen Wirbelsäule führen.

### Scherverletzungen

Der Schwerpunkt des Schädels liegt weiter vorne und höher als der Punkt, an dem der Schädel an der Wirbelsäule fixiert ist. Daher führt ein seitlicher Aufprall auf den Rumpf bei nicht stabilisiertem Hals zu einer seitlichen Beugung und Drehung des Halses (Abbildung 4-22). Extreme Flexion oder Hyperextension können auch zu Dehnungsverletzungen der Weichteile des Halses führen.

## *Thorax*

### Kompression

Wenn der Aufprall einer Kollision auf den vorderen Teil des Thorax zentriert ist, wird die anfängliche Energie auf das Sternum übertragen. Wenn das Sternum zum Stillstand kommt, bewegen sich die hintere Thoraxwand (Muskeln und Brustwirbelsäule) und die Organe in der Brusthöhle weiter nach vorne, bis die Organe auf das Sternum treffen und gegen dieses komprimiert werden.

Die weitere Vorwärtsbewegung des hinteren Thorax bewirkt eine elastische Verformung der Rippen. Wird die Stabilität der Rippen überschritten, können frakturierte Rippen und ein instabiler Thorax die Folge sein (**Abbildung 4-43**). Flexionsschäden mit daraus resultierender Kompression oder Frakturen an der thorakolumbalen Wirbelsäule können auftreten. Diese Verletzung ähnelt dem Anprall eines Fahrzeuges gegen eine Böschung. Der Rahmen des Fahrzeugs verformt sich, wodurch ein Teil der Energie absorbiert wird. Das Heck des Fahrzeugs bewegt sich weiter vorwärts, bis die Verformung des Rahmens die gesamte Energie absorbiert. Auf die gleiche Weise bewegt sich die hintere Thoraxwand weiter, bis die Rippen die gesamte Energie aufgenommen haben.

Die Kompression der Thoraxwand kommt vor allem bei frontalen sowie seitlichen Aufprallsituationen häufig vor. Dieser Mechanismus erzeugt den sog. „Papiertüten-Effekt", der zu einem Pneumothorax führen kann. Die betroffene Person atmet kurz vor einem Aufprall instinktiv tief ein und hält die Luft an. Dadurch kommt es zu einem Glottisschluss, der die Luftwege dicht verschließt. Durch erhebliche Energieübertragung beim Aufprall wird der Thorax derart komprimiert, dass die Lungen wie eine Papiertüte voller Luft platzen können (**Abbildung 4-44**). Auch Lungenkontusionen sind möglich, die ihrerseits die Atmung beeinträchtigen.

Kompressionsverletzungen der inneren Strukturen des Thorax können auch das Herz in Mitleidenschaft ziehen. Wenn das Herz zwischen Sternum und Wirbelsäule komprimiert bzw. eingeklemmt wird, ist eine Herzkontusion die Folge. Dies kann zu erheblichen Arrhythmien führen. Eine häufiger auftretende Verletzung ist die Kompression der Lunge mit daraus resultierender Lungenkontusion. Obwohl sich die klinischen Folgen auch erst im Laufe der Zeit entwickeln können, kommt es zu einer sofortigen Einschränkung der regelrechten Ventilationsfähigkeit des Patienten. Eine Lungenkontusion kann sowohl für das Rettungsdienst- als auch für das Gesundheitsfachpersonal Konsequenzen in der Versorgung haben. In Situationen, in denen lange Transportzeiten erforderlich sind, kann dieser Umstand während der Fahrt eine wichtige Rolle spielen.

### Scherverletzungen

Das Herz, die Aorta ascendens und der Aortenbogen liegen relativ frei im Thorax. Die Aorta descendens ist jedoch fest mit der hinteren Thoraxwand und der Wirbelsäule verbunden. Die daraus resultierende Bewegung der Aorta ist mit der eines Stethoskops vergleichbar,

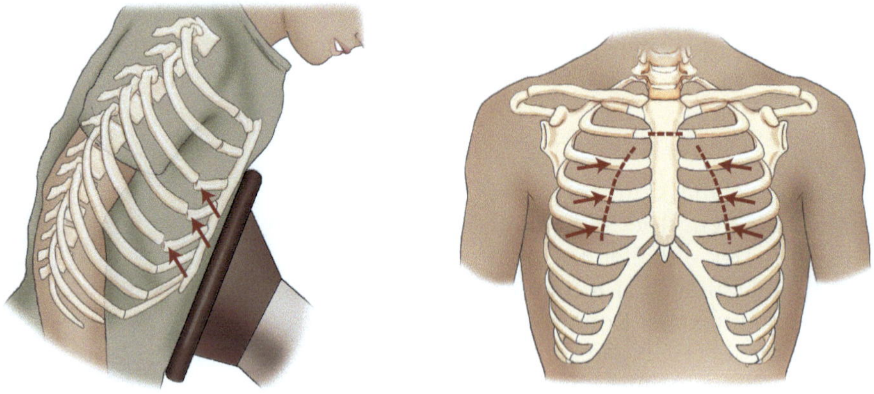

**Abbildung 4-43** Rippen, die durch externe Kompression in die Brusthöhle gedrückt werden, frakturieren normalerweise an mehreren Stellen und rufen das klinische Bild des instabilen Thorax hervor.

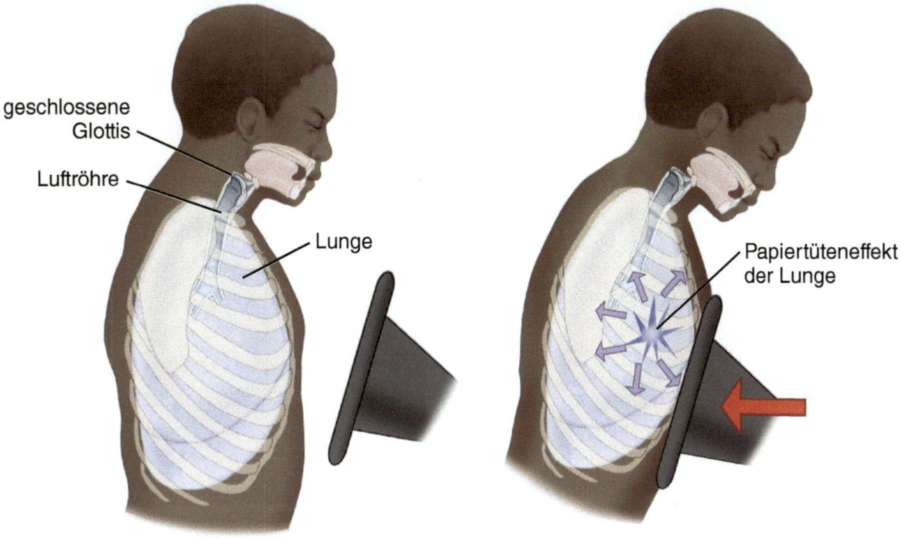


**Abbildung 4-44** Die durch einen frontalen oder seitlichen Aufprall ausgelöste Lungenkompression gegen eine geschlossene Glottis ähnelt dem Effekt, bei dem eine luftgefüllte und verschlossene Papiertüte schlagartig komprimiert wird. Sowohl die Tüte als auch die Lungen reißen.



wenn der starre, dem Ohr zugewandte Teil mit einer Hand gehalten wird und das freie Ende mit der Membran ungehindert schwingen kann. Verzögert der knöcherne Teil des Thorax bei einer Kollision abrupt, setzen das Herz und der proximale Teil der Aorta ihre Vorwärtsbewegung fort. Die erzeugten Scherkräfte können die Aorta an der Verbindungsstelle vom freien zum fixierten Abschnitt zerreißen (Abbildung 4-12).

Eine Ruptur der Aorta kann zu einer sofortigen, vollständigen Durchtrennung der Aorta („freie Ruptur"), gefolgt von schnellem Ausbluten führen. Bei einer „gedeckten Ruptur" bleiben eine oder mehrere Schichten der Gefäßwand intakt. Aufgrund des hohen Druckes, unter dem die anderen Wandschichten stehen, kann es einerseits zu einer Sickerblutung kommen. Andererseits kann sich ein traumatisches Aneurysma bilden. Dies ähnelt einer Blase, die sich an einer schwachen Stelle eines Reifens oder Schlauchs bildet. Das Aneurysma kann schließlich innerhalb von Minuten, Stunden oder auch erst Tage nach der ursprünglichen Verletzung reißen. Es ist entscheidend, dass das Rettungsdienstfachpersonal die Möglichkeit derartiger Verletzungen erkennt und diese Informationen an das aufnehmende Krankenhaus weiterleitet.

Scherverletzungen können an der thorakolumbalen Wirbelsäule auftreten, was sowohl zu einfachen als auch dislozierten Frakturen führen kann. Damit einhergehend ist die Möglichkeit neurologischer Ausfälle aufgrund von Rückenmarksverletzungen. Jede weitere Bewegung setzt die Patienten einem Risiko für sekundäre neurologische Schädigungen aus. Ebenso kann eine übermäßige Dehnung entlang der thorakolumbalen Wirbelsäule zu einer instabilen Fraktur oder Dislokation mit potenziellen neurologischen Ausfällen führen.

## Abdomen

### Kompression

Innere Organe, die von der Wirbelsäule während einer Frontalkollision gegen das Lenkrad oder das Armaturenbrett gedrückt werden, können rupturieren. Dieser plötzliche Druckanstieg ist mit der Wirkung vergleichbar, wenn das Organ auf einem Amboss liegend von einem Hammer getroffen wird. Auf diese Weise werden häufig Milz, Leber und Nieren verletzt.

Verletzungen können auch durch Überdruck im Bauchraum entstehen. Das Zwerchfell (Diaphragma) ist ein 5 mm dicker Muskel, der sich quer über das Abdomen spannt und den Bauchraum vom Brustkorb trennt. Durch seine Kontraktion dehnt sich die Pleurahöhle zur Belüftung der Lungen aus. Die vordere Bauchdecke besteht aus zwei Schichten Faszien und einem sehr starken Muskel. Drei seitliche Muskelgruppen mit dazugehörigen Faszienschichten, die lumbale Wirbelsäule und ihre zugehörigen Muskeln, geben der hinteren Bauchwand Festigkeit. Das Diaphragma ist die schwächste aller Strukturen, die die Bauchhöhle umgeben. Es kann bei steigendem intraabdominalen Druck rupturieren (**Abbildung 4-45**). Es treten die folgenden vier häufigen Folgen auf:

- Der physiologische „Blasebalg-Effekt" des Zwerchfells geht verloren. Die Atmung ist somit behindert und nur erschwert möglich.

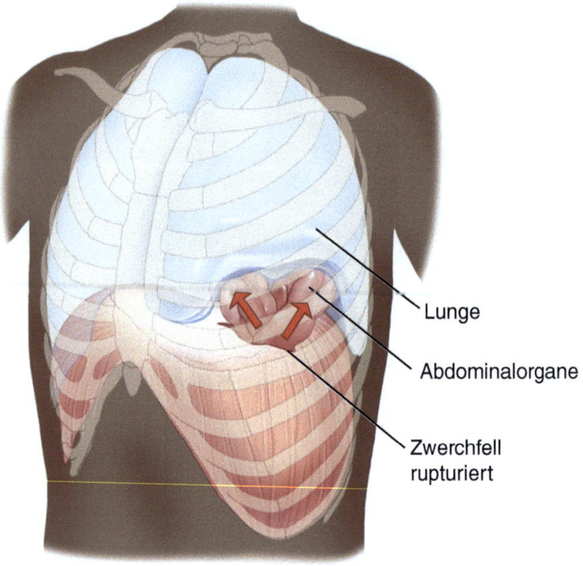


**Abbildung 4-45** Durch erhöhten intraabdominalen Druck kann das Zwerchfell (Diaphragma) rupturieren.



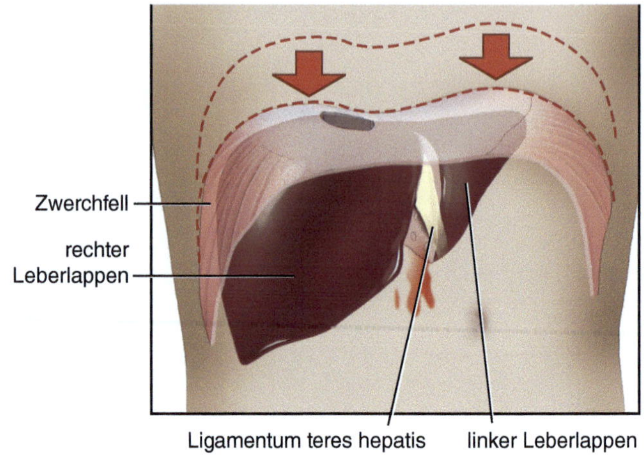


**Abbildung 4-46** Die Leber wird nicht durch eine feste Struktur gestützt. Ihre Hauptstützstruktur ist das frei bewegliche Diaphragma. Während einer Abwärtsbewegung des Körpers (z. B. unter das Lenkrad) bewegt sich die Leber in die gleiche Richtung. Wenn der Rumpf verzögert wird, bewegt sich die Leber weiter gegen das Ligamentum teres hepatis, das sie förmlich durchschneidet. Dieser Vorgang ist vergleichbar mit der Bewegung eines Schneidedrahts durch einen Block Käse.



- Bauchorgane können in die Brusthöhle eindringen und den für die Lungenexpansion zur Verfügung stehenden Platz reduzieren (Zwerchfellhernie oder „Enterothorax").
- Die verlagerten Organe können durch Abschnürung ihrer Blutversorgung ischämisch werden.
- Wenn eine intraabdominale Blutung vorliegt, kann diese auch einen Hämatothorax verursachen.

Eine weitere Verletzung, die durch erhöhten intraabdominellen Druck verursacht wird, ist der plötzliche retrograde Blutfluss über die Aorta gegen die Aortenklappe. Durch die Krafteinwirkung kann die Aortenklappe rupturieren. Diese Verletzung ist zwar selten, kann aber auftreten, wenn die Unfallkinematik zu einem schnellen Anstieg des intraabdominalen Drucks geführt hat (z. B. Kollision mit dem Lenkrad oder Graben- bzw. Tunneleinsturz). Dieser rasche Druckanstieg führt zu einem plötzlichen Anstieg des Blutdrucks in der Aorta. Das Blut wird retrograd gegen die Aortenklappe gepresst, wobei der entstehende Druck hoch genug ist, um die Klappenspitzen rupturieren zu lassen.

## Scherverletzungen

Verletzungen der Bauchorgane manifestieren sich an den Befestigungspunkten der Organe am Mesenterium. Im Falle einer Kollision wird die Vorwärtsbewegung des Körpers unterbrochen, während die Organe ihre Bewegung nach vorne fortsetzen. Dies resultiert in Einrissen an den Befestigungspunkten der Organe an der Bauchdecke. Im Falle einer Fixierung des Organs durch eine Gewebebrücke kann es zu einem Einriss auch längs der Gewebebrücke kommen (Abbildung 4-11). Es sei darauf hingewiesen, dass bei einer derartigen Verletzung die Nieren, der Dünndarm, der Dickdarm sowie die Milz potenziell betroffen sein können.

Eine weitere Verletzung, die häufig aufgrund einer abrupten Verzögerung auftritt, ist die Leberruptur durch deren Anprall gegen das Ligamentum teres hepatis. Die Leber ist am Zwerchfell aufgehängt, aber nur minimal an der hinteren Bauchwand in der Nähe der Lendenwirbelsäule befestigt. Das Ligamentum teres verbindet den linken Leberlappen mit der vorderen Bauchwand in der Nähe des Bauchnabels. Bei einem Frontalaufprall oder einem Sturz mit den Beinen voran bewegt sich die Leber gegen das Ligamentum teres. Dieses durchtrennt die Leber ähnlich wie ein Schneidedraht einen Block Käse (**Abbildung 4-46**)

Beckenfrakturen sind die Folge von Verletzungen am äußeren Abdomen und können zu Läsionen der Harnblase oder der Blutgefäße im Bereich des Beckens führen. 4 % bis 15 % aller Patienten mit Beckenfrakturen haben auch eine Verletzung des Urogenitals.[24]

Beckenfrakturen, die durch seitliche Kompression (v.a. einen Seitenaufprall) entstehen, bestehen aus zwei Komponenten. Einerseits die Kompression des proximalen Femurs in das Becken, die den Kopf des Femurs in die Hüftpfanne drückt. Dabei kommt es häufig zu Frakturen des Hüftgelenks. Eine weitere Kompression des Oberschenkelknochens und/oder der Seitenwände des Beckens führt zu Kompressionsfrakturen der Beckenknochen oder des Beckenrings. Da ein Ring in der Regel nicht an nur einer Stelle bricht, kommt es folglich zu zwei Frakturen des Rings, obwohl einige der Frakturen auch das Acetabulum betreffen können.

Andererseits treten anteriore Kompressionsfrakturen auf, wenn die Kompressionskräfte direkt über der Symphyse wirken. Die auftretenden Kräfte führen entweder zu einem Bruch der Symphyse und die beiden Seiten driften auseinander, oder die Fuge bricht seitlich und schiebt sich in Richtung Iliosakralgelenk (ISG). Dieser letztgenannte Mechanismus öffnet das Gelenk und erzeugt das sogenannte Open-Book.

Scherfrakturen betreffen in der Regel das Ilium und den Sakralbereich. Diese Scherkräfte ziehen das Gelenk auseinander. Da Gelenke in einem Ring, wie z. B. dem Becken, in der Regel an zwei Stellen gebrochen werden müssen, kommt es häufig zu einer weiteren Fraktur entlang des Beckenrings.

Für detailliertere Informationen über Beckenfrakturen haben Andrew Burgess und seine Co-Autoren diese Mechanismen der Verletzung ausführlich erörtert.[25]

# Penetrierendes Trauma

## Kinematik des penetrierenden Traumas

Die zuvor diskutierten physikalischen Prinzipien sind bei der Behandlung von penetrierenden Verletzungen gleichermaßen wichtig. Auch hier wird die kinetische Energie, die ein Objekt auf das Körpergewebe überträgt, durch die folgende Formel dargestellt:

$$KE = 1/2\ (mv^2)$$

Energie kann weder produziert noch zerstört werden. Sie kann nur umgewandelt werden. Dieses Prinzip ist wichtig, um ein penetrierendes Trauma zu verstehen. Zum Beispiel hat ein Projektil in der mit Schwarzpulver gefüllten Patronenhülse keine Kraft. Zündet jedoch das Zündhütchen, verbrennt das Pulver und schnell expandierende Gase werden freigesetzt, die in kinetische Energie umgewandelt werden. Die Kugel bewegt sich nun aus dem Lauf der Waffe heraus und auf ihr Ziel zu.

Nach Newtons erstem Bewegungsgesetz wird ein ballistisches Geschoss seine Geschwindigkeit beibehalten, bis es von einer äußeren Kraft beeinflusst wird. Wenn die Kugel auf etwas trifft, wie z.B. einen menschlichen Körper, trifft sie auf die einzelnen Gewebezellen. Die von Geschwindigkeit und Masse abhängige kinetische Energie des Geschosses überträgt sich auf die Zellen, zerstört diese und verdrängt sie unter Kavitation aus ihrer Position:

$$\text{Masse} \times \text{Beschleunigung} = \text{Energie} = \text{Masse} \times \text{Dezelaration}$$

### Einflussfaktoren auf die Größe der Oberfläche

Je größer die Oberfläche des sich bewegenden Projektils, desto größer ist die Anzahl der Partikel, die getroffen werden. Daraus folgt also: je größer die entstehende Energieübertragung, desto größer ist der entstehende Hohlraum. Die Größe der stirnseitigen Oberfläche eines Projektils wird durch drei Faktoren beeinflusst: durch das Profil, das Taumeln und die Zersplitterung. Auf Basis dieser Faktoren kann der (potenzielle) Energieaustausch analysiert werden.

#### Profil

Das Profil beschreibt die anfängliche Größe eines Projektils und seine Größe zum Zeitpunkt des Aufpralls. Das Profil eines Eispickels ist viel kleiner als das eines Baseballschlägers, dessen Profil wiederum viel kleiner ist als das eines Lkw. Ein Hohlspitzgeschoss deformiert sich beim Aufprall pilzförmig (**Kasten 4-4**). Diese Veränderung vergrößert die Oberfläche bzw. den Querschnitt. Dadurch wird mehr Energie auf das Zielobjekt übertragen. Da mehr Gewebepartikel getroffen werden, entsteht ein größerer Hohlraum und es kommt zu mehr Verletzungen.

Prinzipiell sollte eine Kugel auf ihrer Flugbahn auf dem Weg zum Ziel aerodynamisch bleiben. Geringer Luftwiderstand (= möglichst wenig Luftpartikel treffen) ist vorteilhaft. Dieser erlaubt dem Geschoss, den größten Teil seiner Geschwindigkeit beizubehalten. Um allzu viel Widerstand zu vermeiden, wird der Stirnbereich in konischer Form klein gehalten. Viel Luftwiderstand wirkt sich hingegen nachteilig aus. Ein perfektes Geschossdesign hat wenig Luftwiderstand, aber viel mehr Aufprallfläche beim Durchdringen des Körpergewebes. Wenn dieses Projektil auf menschliches Gewebe trifft, verformt sich dieses dabei. Durch die Vergrößerung der Eintrittsfläche

**Kasten 4-4** Deformationsgeschosse

Eine Munitionsfabrik in Dum Dum, Indien, stellte ein Projektil her, das sich beim Aufprall ausdehnte. Ballistische Experten erkannten, dass dieses Design mehr Schaden anrichten würde, als im Krieg notwendig sei. Daher wurden diese Kugeln in militärischen Konflikten verboten. Die Petersburger Erklärung von 1868 und das Haager Übereinkommen von 1899 bestätigten dieses Prinzip und verurteilten diese „Dum-Dum"-Geschosse und andere sich ausdehnende Projektile wie Silberkugeln, Hohlspitzgeschosse, Teilmantelgeschosse und andere Deformationsgeschosse sowie deren Verwendung im Krieg.

findet eine viel größere Energieübertragung vom Projektil auf das Gewebe statt. Folglich behält das ideale Projektil in der Luft seine Form und verformt sich erst beim Auftreffen.

### Taumeln

Taumeln beschreibt die permanente Drehbewegung des Geschosses, die zu einer andauernden Änderung des Winkels innerhalb des Körpers im Vergleich zum Auftreffwinkel führt. Der Schwerpunkt eines keilförmigen Geschosses liegt näher an der Basis als an der Spitze des Geschosses. Wenn die Spitze des Projektils etwas trifft, verzögert es schnell. Der Impuls des Geschosses treibt es weiter voran, wobei der Schwerpunkt versucht, der führende Punkt des Projektils zu werden. Eine leicht asymmetrische Form führt zu einer Taumelbewegung. Wenn das Projektil taumelt, treffen die seitlichen Strukturen zuerst auf. Dieser Effekt bewirkt aufgrund der höheren Zahl an getroffenen Gewebepartikeln einen höheren Energieaustausch. Dieser wiederum verursacht schwerere Verletzungen (**Abbildung 4-47**).

### Fragmentierung bzw. Zersplitterung

Die Fragmentierung beschreibt, ob das Projektil zersplittert und damit einen größeren Widerstand und eine höhere Energieübertragung erzeugt. Es gibt zwei Arten von Fragmentierungsgeschossen:

- Fragmentierung beim Austritt aus der Waffe (z.B.: Schrotpatronen) (**Abbildung 4-48**) und
- Fragmentierung nach Eintritt in den Körper

Die Fragmentierung innerhalb des Körpers kann aktiv oder passiv sein. Aktive Fragmentierung liegt vor, wenn das Projektil einen Sprengstoff enthält, der im Körper explodiert. Im Gegensatz dazu sind Geschosse mit weichen Spitzen oder vertikalen Einkerbungen in der Spitze sowie Sicherheitsmunition („safety slug“), die viele kleine Fragmente enthält, um den Schaden durch Auseinanderbrechen beim Aufprall zu erhöhen, Beispiele für passive Fragmentierung. Die resultierende Masse der Fragmente erzeugt eine größere Oberfläche als ein einzelnes massives Geschoss. Die Energie wird dadurch rascher an das Gewebe übertragen. Wenn das Projektil zerbricht, wird es sich über ein größeres Gebiet ausbreiten. Dies führt dazu, dass:

- mehr Gewebepartikel durch die größere Oberfläche getroffen werden, und
- die Verletzungen über einen größeren Teil des Körpers verteilt werden, da mehr Organe getroffen werden (**Abbildung 4-49**).

## Schadens- und Energieklassen

Das Wissen über die Energiekapazität eines penetrierenden Objekts hilft dabei, den Schaden, der durch eine penetrierende Verletzung verursacht wurde, einzuschätzen. Waffen, die penetrierende Verletzungen verursachen, lassen sich nach ihrer Energiekapazität in Nieder-, Mittel- und Hochenergiewaffen einteilen.

### *Niedrigenergiewaffen*

Zu den Niedrigenergiewaffen zählen handgeführte Waffen wie ein Messer oder auch ein Eispickel. Diese

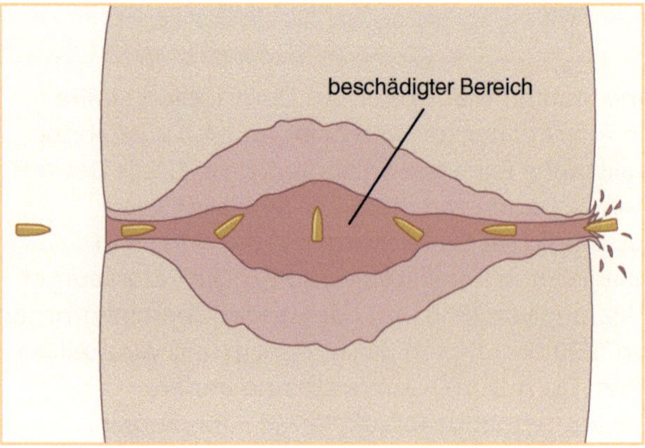


**Abbildung 4-47** Die Taumelbewegung eines Projektils maximiert dessen Schaden bei einer Drehung im Gewebe um 90 Grad.



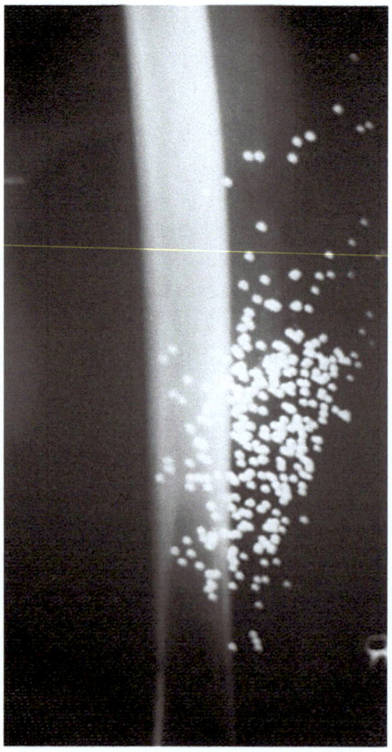

**Abbildung 4-48** Schrotmunition fragmentiert beim Austritt aus der Waffe. Der maximale Schaden wird auf kurze Distanzen verursacht.

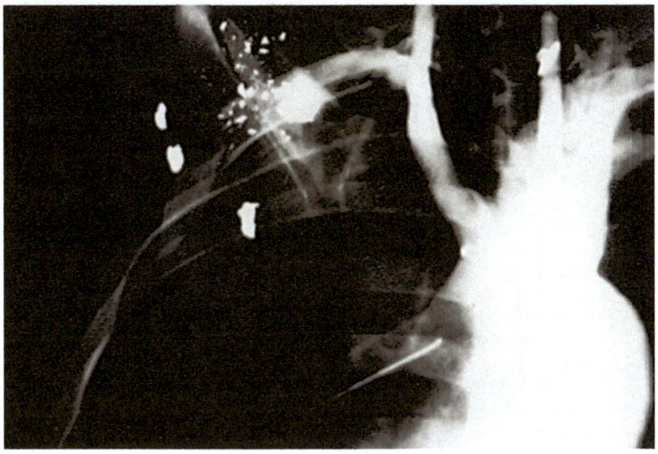

**Abbildung 4-49** Zersplittert die Munition beim Auftreffen auf einen Körper, vergrößert sich dadurch die Oberfläche der Projektilteile, wodurch Verletzungen in einem größeren Bereich auftreten.



Waffen verursachen Schäden nur mit ihren scharfen Spitzen oder Schneidekanten. Da es sich um Verletzungen mit geringer Geschwindigkeit handelt, sind sie in der Regel mit weniger sekundären Traumata verbunden (d.h. es kommt zu weniger Kavitation). Verletzungen bei diesen Patienten können insofern eingeschätzt werden, indem man den Weg der Waffe in den Körper verfolgt. Wenn die Waffe bereits entfernt wurde, sollte das Rettungsdienstfachpersonal versuchen, die Art der verwendeten Waffe zu bestimmen, sofern es die Zeit erlaubt.

Das Handposition des Angreifers ist ein wichtiger Faktor, um den Weg des Messers zurückverfolgen zu können. Männer neigen dazu, mit der Klinge auf der Daumenseite in einer Aufwärts- oder Einwärtsbewegung zuzustechen. Frauen neigen hingegen dazu, die Klinge auf der Seite des kleinen Fingers zu halten, und von oben nach unten zuzustechen (**Abbildung 4-50**).

Ein Angreifer kann ein bereits im Körper steckendes Messer hin und her bewegen. Somit kann eine einfach erscheinende Eintrittswunde zu einem falschen Sicherheitsgefühl führen. Die Eintrittswunde kann klein sein, aber die Schäden im Inneren können dennoch beträchtlich sein. Die maximale Reichweite der Klinge im Körperinneren entspricht dem Gebiet der potenziellen Schädigung (**Abbildung 4-51**).

Die Untersuchung der Patienten auf damit verbundene Verletzungen ist wichtig. So kann beispielsweise das Zwerchfell bei tiefem Ausatmen bis zur Höhe der Mamillen reichen. Eine Stichwunde in der unteren Brust kann sowohl intraabdominale als auch intrathorakale Strukturen verletzen. Umgekehrt kann eine Wunde im Oberbauch auch auf Verletzungen des unteren Thorax hindeuten.

Penetrierende Traumata können nicht nur durch Waffengewalt, sondern auch durch andere spitze Gegenstände wie etwa Zaunpfosten und Straßenschilder bei Verkehrsunfällen, Skistöcke und Verletzungen durch Lenker im Radsport entstehen.

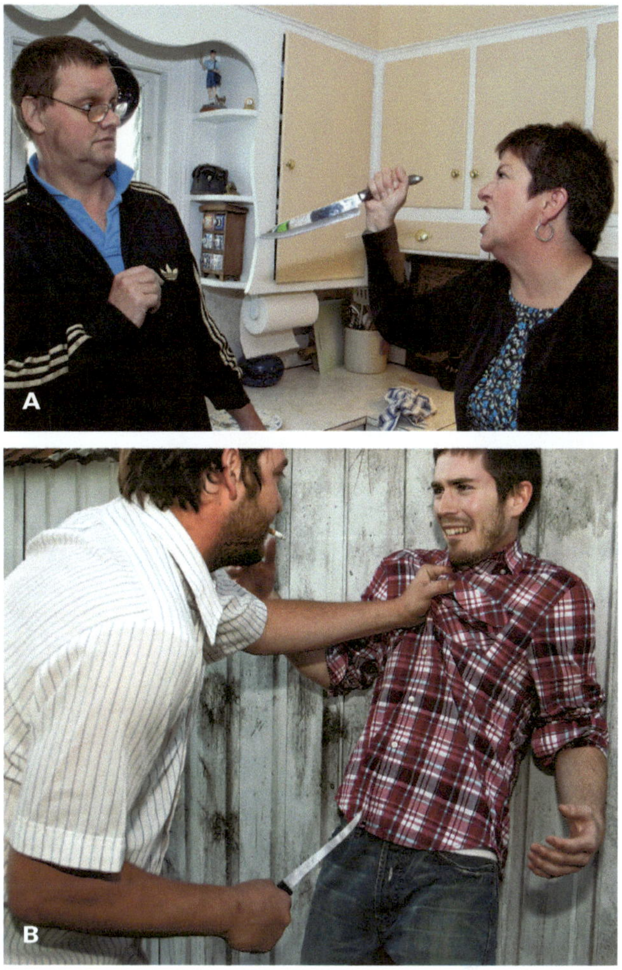


**Abbildung 4-50** Die Bewegungsbahn des Messers wird durch die Position der Hand am Griff bestimmt. **A.** Bei einer Positionierung der Finger auf der Oberseite des Griffs wird eine Abwärtsbewegung ausgelöst. **B.** Befindet sich der Daumen auf der Oberseite, ist die Bewegungsbahn aufwärts- oder einwärts gerichtet.



## Mittel- und Hochenergiewaffen

Schusswaffen lassen sich grundsätzlich in zwei Gruppen einteilen:

- Waffen mittlerer Energie und
- Waffen hoher Energie

Waffen mit mittlerer Energie beinhalten Pistolen und einige Gewehre, deren Mündungsgeschwindigkeit 305 m/sec beträgt. Der von dieser Waffe geschaffene temporäre Hohlraum ist drei- bis fünfmal so groß wie das

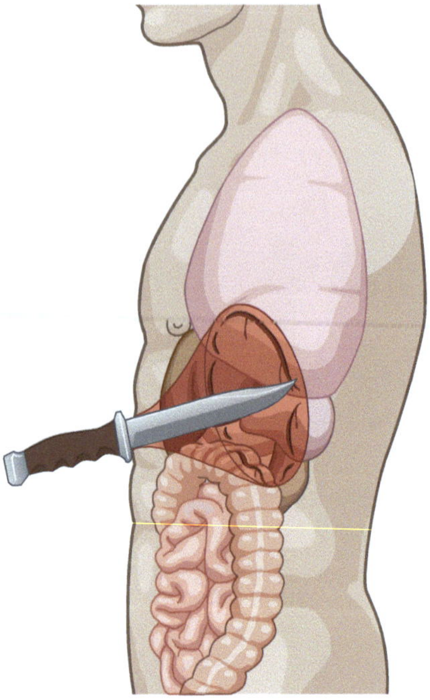

**Abbildung 4-51** Die Verletzungen, die durch ein Messer zugefügt werden, hängen von der Bewegung der Klinge im Körper des Verletzten ab.



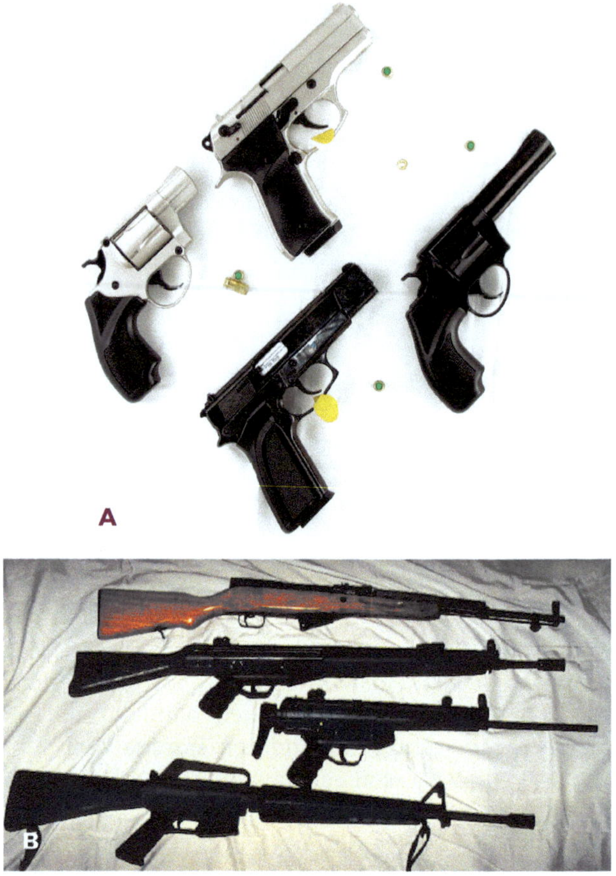


**Abbildung 4-52** **A**. Waffen mit mittlerer Energie sind in der Regel Waffen mit kurzen Läufen und Patronen, die wenig Energie entwickeln. **B**. Hochenergiewaffen



Kaliber der Kugel. Hochenergiewaffen haben eine Mündungsgeschwindigkeit von über 610 m/sec und dadurch eine deutlich höhere Mündungsenergie. Sie erzeugen einen temporären Hohlraum, der in etwa das 25-Fache des Kalibers beträgt. Mit zunehmender Menge Schießpulver in der Patrone und zunehmender Größe des Geschosses steigen Geschwindigkeit und Masse des Geschosses und damit seine kinetische Energie (**Abbildung 4-52**). Die Masse des Geschosses ist ein wichtiger, aber kleinerer Beitrag zur kinetischen Energie als die Geschwindigkeit ($KE = ½ [mv^2]$).

Die Geschossmasse sollte jedoch nicht unterschätzt werden. Im amerikanischen Bürgerkrieg hatte das Kentucky Long Gewehr Kaliber 0,55 „Minié Ball" fast die gleiche Mündungsenergie wie das moderne M16 Sturmgewehr. Die Masse des Flugkörpers wird dann wichtig, wenn man sich die Zerstörung aus einem aus nächster Nähe abgefeuerten 12 Gauge Schrotgewehr oder einer IED („improvised explosive device") - Explosion vorstellt.

Im Allgemeinen verletzen Mittel- und Hochenergiewaffen nicht nur das Gewebe entlang des direkten Weges des Projektils. Auch das Gewebe auf jeder Seite der temporären Höhle entlang des Schusskanals wird geschädigt. Auch bei diesen Waffen beeinflussen die Variablen Profil, Taumelbewegung und Fragmentierung die Geschwindigkeit der Energieübertragung und damit das Ausmaß und die Richtung der Verletzung. Der Druck auf Gewebepartikel, die aus der Bahn des Projektils beschleunigt werden, komprimiert und dehnt das umgebende Gewebe (**Abbildung 4-53**).

Hochenergetische Waffen feuern Hochgeschwindigkeitsgeschosse ab (**Abbildung 4-54**). Gewebeschäden sind bei hochenergetischen penetrierenden Objekten signifikant größer als bei Objekten mit mittlerer Energie. Das durch ein Hochgeschwindigkeitsgeschoss erzeugte Vakuum in der Wunde kann Kleidung, Bakterien und andere Fremdkörper von der Oberfläche in die Wunde ziehen.

Auch die Entfernung, aus der die Waffe abgefeuert wurde, spielt bei Überlegungen zur Einschätzung von Verletzungen eine Rolle. Der Luftwiderstand verlangsamt das Geschoss; eine Vergrößerung der Distanz verringert daher die Energie zum Zeitpunkt des Aufpralls und führt zu weniger Verletzungen. Die meisten Schüsse mit Handfeuerwaffen werden aus nächster Nähe durchgeführt. Somit hängt die Schwere der Verletzung eher mit den betroffenen anatomischen Strukturen und der Energie der abgefeuerten Waffe zusammen als mit dem Verlust an kinetischer Energie.

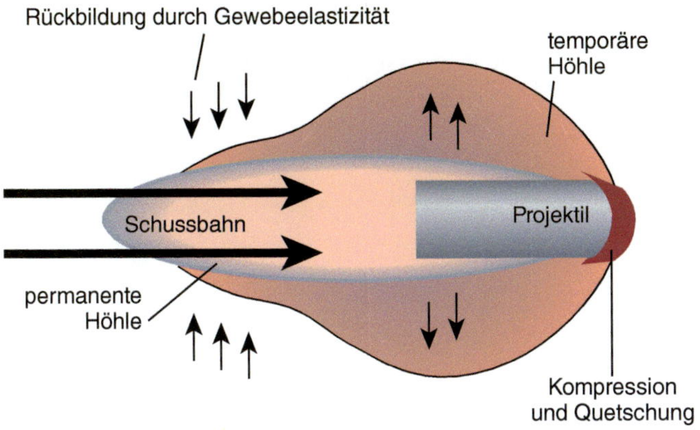


**Abbildung 4-53** Ein Geschoss zerkleinert Gewebe in seinem direkten Weg. Im Sog des Projektils entsteht ein Hohlraum. Das zerstörte Gewebe bildet eine permanente Höhle. Auch die temporäre Ausdehnung führt zu Verletzungen.



## Hochenergiewaffen

### Kavitation

Das ungewöhnliche Verletzungsmuster einer AK-47 wird von Fackler und Malinowski beschrieben. Aufgrund seiner Exzentrizität taumelt das Geschoss und bewegt sich fast im rechten Winkel (90 Grad) zum Trefferareal. Während dieser Taumelbewegung rotiert das Projektil bis zu dreimal im Körper. Dementsprechend größere Kavitationen bleiben zurück.[26] Diese sehr hohe Energieübertragung führt zu erheblichen Schäden.

Die Größe der permanenten Höhle ist von der Elastizität des betroffenen Gewebes abhängig. Dringt beispielsweise ein- und dasselbe Projektil mit der gleichen Geschwindigkeit entweder in einen Muskel oder in die Leber ein, sind die Verletzungen sehr unterschiedlich. Der Muskel hat eine viel höhere Elastizität. Dadurch dehnt er sich aus und ein relativ kleiner permanenter Hohlraum entsteht. Die Leber hat jedoch wenig Elastizität; sie entwickelt Risslinien und einen viel größeren permanenten Hohlraum, als er durch die gleiche Energieübertragung im Muskel entsteht.[27,28]

### Fragmentierung

Die Kombination einer hochenergetischen Waffe mit der Fragmentierung eines Projektils kann zu erheblichen Schäden führen. Sollte ein Hochenergiegeschoss beim Aufprall zerbersten (was viele nicht tun), wird die Auftrefffläche sehr groß sein und zu erheblichen Weichteilverletzungen führen. Fragmentiert die Kugel, wenn sie auf eine harte Struktur im Körper trifft (z. B. Knochen), tritt an dieser Stelle eine große Kavitation auf. Die knöchernen Fragmente werden daraufhin selbst zu schadenverursachenden Splittern. Eine erhebliche Zerstörung des Knochens sowie angrenzender Organe und Gefäße kann die Folge sein.[26]

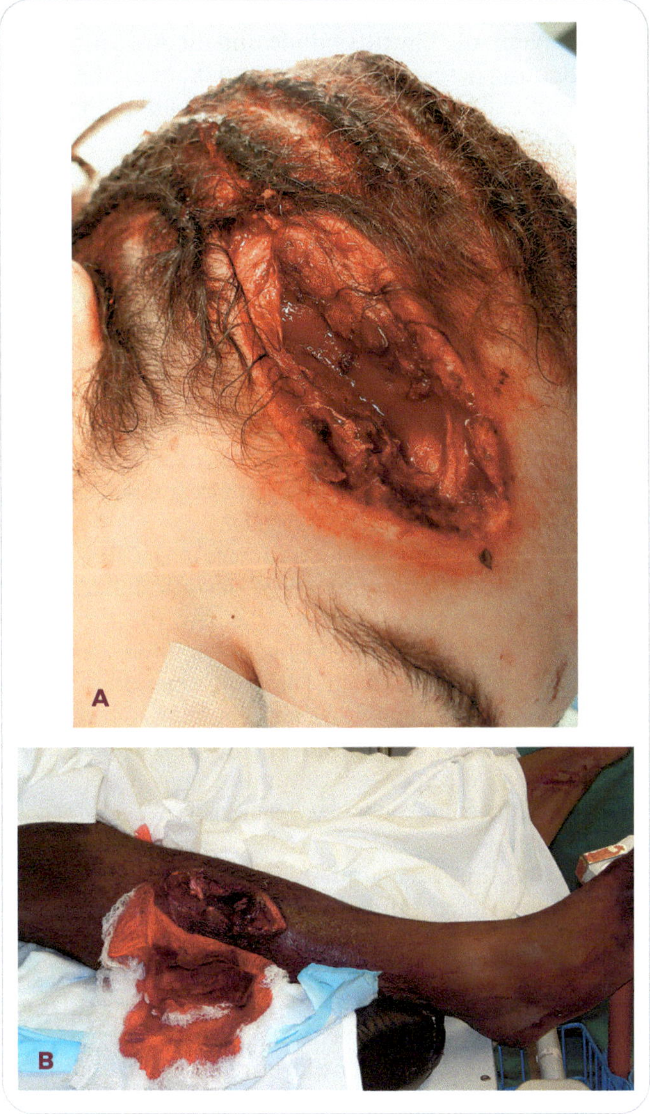


**Abbildung 4-54** **A.** Streifwunde an der Kopfhaut, verursacht durch ein Projektil aus einer Hochgeschwindigkeitswaffe, die Schädelkalotte ist intakt. **B.** Hochgeschwindigkeits-Schusswunde am Bein mit großer, dauerhafter Hohlraumbildung.



Emil Theodor Kocher, ein in der zweiten Hälfte des 19. Jahrhunderts lebender Chirurg, war äußerst engagiert im Verständnis der Ballistik und der durch Waffen verursachten Schäden. Er war ein starker Verfechter des Verbots von „Dum-Dum"-Geschossen.[29]

## Ein- und Austrittswunden

Gewebeschäden treten sowohl an den Ein- und Austrittsstellen des Projektils als auch auf dem Weg durch den Körper auf. Das Wissen über die Position des Betroffenen, die Position des Angreifers und die verwendete

Waffe ist hilfreich bei der Beurteilung des Verletzungskanals. Wenn die Eintrittswunde und die Austrittswunde in Beziehung gesetzt werden können, können die anatomischen Strukturen, die wahrscheinlich auf diesem Weg verletzt wurden, erahnt werden.

Die Beurteilung von Schusswunden liefert wertvolle Informationen für die weitere Behandlung des Patienten und die Übermittlung an das aufnehmende Krankenhaus. Deuten zwei Löcher im Bauch des Verletzten darauf hin, dass ein einzelnes Projektil eingetreten und wieder ausgetreten ist oder dass zwei Projektile eingetreten sind und sich beide noch im Patienten befinden? Hat das Projektil die Mittellinie überschritten (was in der Regel schwerere Verletzungen verursacht) oder ist es auf derselben Seite geblieben? In welche Richtung ist das Projektil geflogen? Welche inneren Organe liegen wahrscheinlich entlang des Schusskanals?

Ein- und Austrittswunden führen in der Regel, aber nicht immer, zu erkennbaren Verletzungsmustern am Weichteilgewebe. Die Bewertung des wahrscheinlichen Kanals eines penetrierenden Objekts ist für das Rettungsdienstfachpersonal hilfreich. Diese Informationen sollten an die Gesundheitsfachkräfte im Krankenhaus weitergegeben werden. Allerdings verfügen Rettungsdienstfachkräfte (sowie die meisten Gesundheitsfachkräfte) nicht über die Erfahrung oder das Fachwissen eines forensischen Pathologen. Daher ist die Beurteilung, welche Wunde eine Eintritts- und welche eine Austrittswunde ist, mit viel Unsicherheit behaftet. Diese Informationen dienen ausschließlich zur Unterstützung der Patientenversorgung. Daraus sollen keine Rückschlüsse zur rechtlichen Beurteilung des Vorfalls gezogen werden. Diese beiden Punkte dürfen nicht miteinander verwechselt werden. Das Rettungsdienstfachpersonal muss über so viele Informationen wie möglich verfügen, um dem Patienten die bestmögliche Versorgung zukommen lassen zu können. Für die rechtliche Beurteilung im Zusammenhang mit Ein- und Austrittswunden sind Kriminalbehörden entsprechend geschult.

Eine Eintrittswunde stützt sich gegen das darunter liegende Gewebe. Eine Austrittswunde wird nicht durch anatomische Strukturen unterstützt. Je nach Eintrittswinkel präsentiert sich erstere typischerweise als runde oder ovale Eintrittswunde. Letztere ist in der Regel eine **sternförmige Wunde** („starburst wound") (**Abbildung 4-55**). Da sich das Projektil beim Eindringen in den Körper dreht, hinterlässt es einen kleinen, rosa Abrieb (von einer Größe von 1 bis 2 mm) (**Abbildung 4-56**) und (**Abbildung 4-57**). Bei der Austrittswunde ist kein Abrieb vorhanden. Wenn die Mündung zum Zeitpunkt der Schussabgabe direkt auf die Haut aufgesetzt wurde, gelangen die expandierenden Gase in das Gewebe und erzeugen bei der Untersuchung ein Knirschen oder Knistern (Krepitationen) (**Abbildung 4-58**). In einem Abstand von 5 bis 7 cm von der Mündung zur Haut verbrennen die austretenden heißen Gase die Haut. Bei einem Abstand von 5 bis 15 cm lagern sich Rauch- und Schmauchpartikel an der Haut ab. Innerhalb eines Abstands von bis zu 25 cm „tätowieren" die brennenden Kordit-Partikel die Haut mit 1 bis 2 mm großen Stellen.

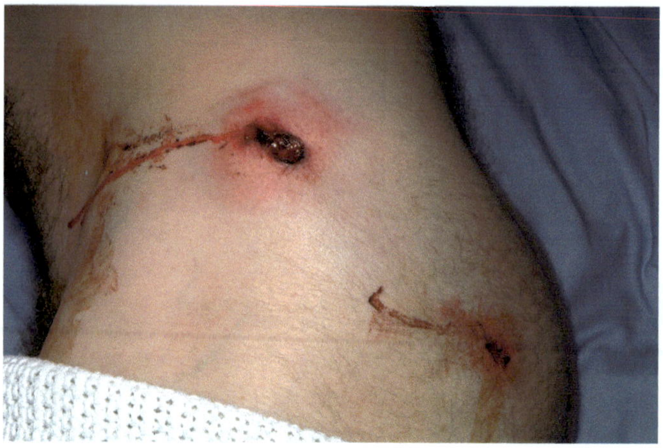

**Abbildung 4-55** Die Eintrittswunde ist rund oder oval. Eine Austrittswunde ist dagegen oft sternförmig oder verläuft linear.



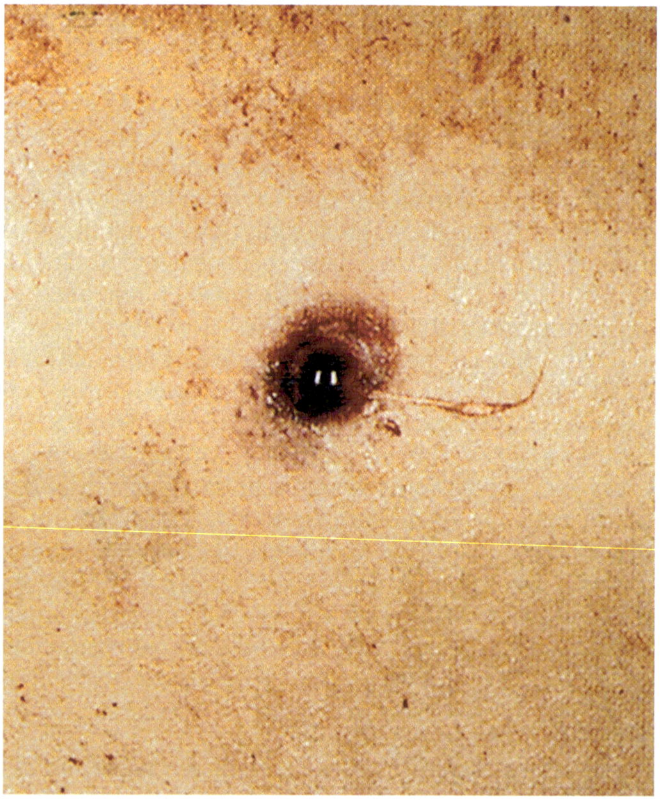

**Abbildung 4-56** Die Abriebkante zeigt, dass das Geschoss von rechts oben nach links unten eingedrungen ist.

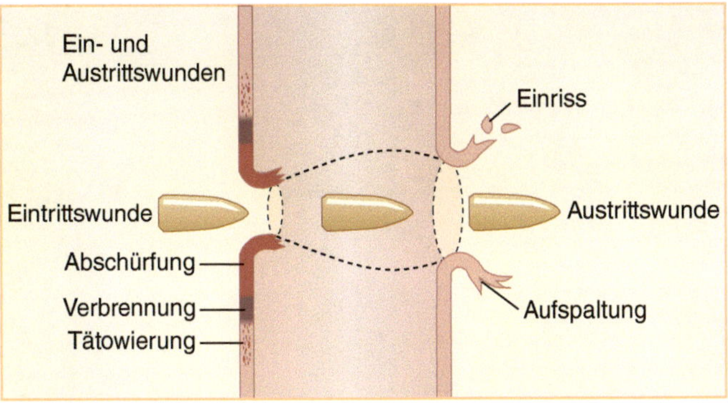


**Abbildung 4-57** Rotation und Kompression des Geschosses erzeugen an der Eintrittsstelle runde oder ovale Löcher. Beim Austritt hingegen wird die Wunde aufgerissen.



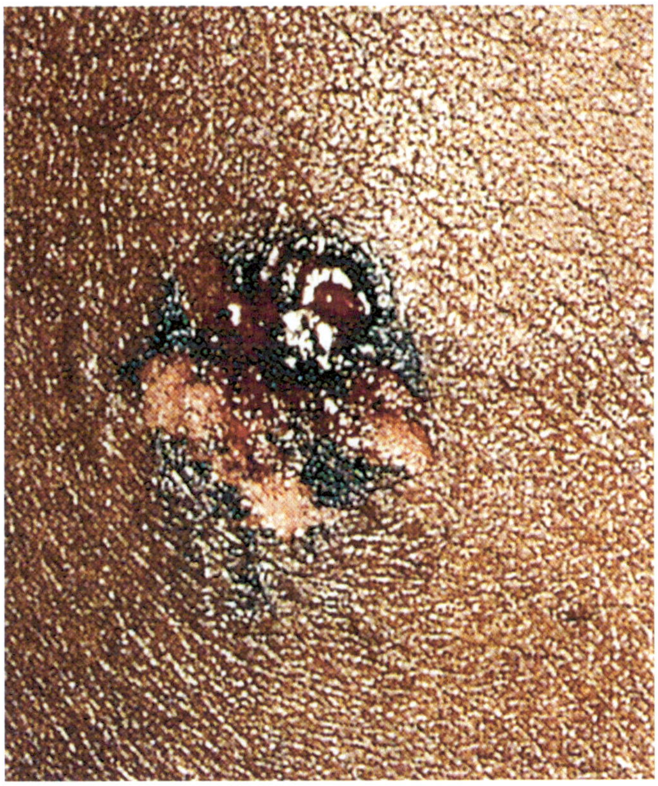

**Abbildung 4-58** Heiße Gase, die aus einer sich in der Nähe zur Haut befindlichen Mündung entweichen, erzeugen Teil- und Vollverbrennungen.



## Regionale Auswirkungen des penetrierenden Traumas

Dieser Abschnitt beschäftigt sich mit den Auswirkungen penetrierender Verletzungen auf die verschiedenen Regionen des Körpers.

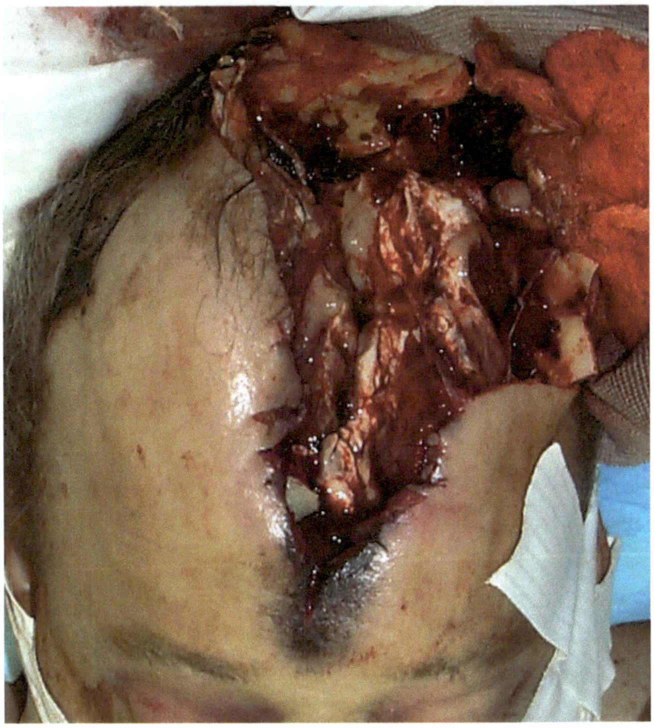

**Abbildung 4-59** Dringt ein Projektil in den Schädel ein, wird seine Energie in einem geschlossenen Raum verteilt. Der Effekt ist mit der Zündung eines Feuerwerkskörpers in einem geschlossenen Behälter vergleichbar. Sind die auftretenden Kräfte stark genug, explodieren sowohl der Behälter mit dem Feuerwerkskörper als auch der Schädel von innen nach außen.



### Kopf

Nachdem ein Geschoss in den Schädel eingedrungen ist, wird dessen Energie in einem geschlossenen Raum verteilt. Gewebepartikel, die vom Projektil weg beschleunigt werden, werden gegen den Schädelknochen gedrückt. Dieser kann sich im Gegensatz zur Haut, zu den Muskeln oder dem Abdomen nicht ausdehnen. Aus diesem Grund kommt es zu schwereren Verletzungen, da das Hirngewebe gegen die Innenseite des Schädels gedrückt wird und sich nicht ausdehnen kann. Leichter zu veranschaulichen ist dieser Vorgang, wenn man sich vorstellt, was passiert, wenn man einen Feuerwerkskörper in einen Apfel steckt und in eine Metalldose legt. Explodiert nun der Feuerwerkskörper, wird der Apfel an der inneren Wand der Dose zerstört. Sind die Kräfte des eindringenden Projektils nun groß genug, kann der Schädel von innen nach außen explodieren (**Abbildung 4-59**).

Eine Kugel kann der Krümmung des Schädelinneren folgen. Dies kommt vor, wenn sie schräg eintritt und nicht genügend Energie hat, um wieder aus dem Schädel auszutreten. Dieser sich dabei bildende Schusskanal kann zu erheblichen Schäden führen (**Abbildung 4-60**). Klein- und mittelkalibrige Waffen (z.B. Kaliber 0,22 oder

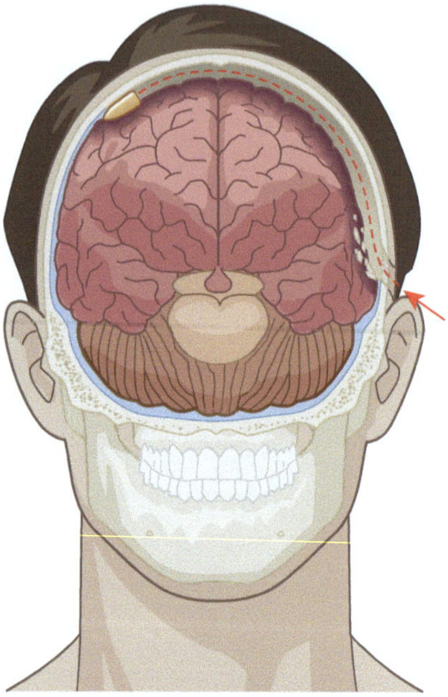

**Abbildung 4-60** Das Projektil kann der Krümmung des Schädels folgen.



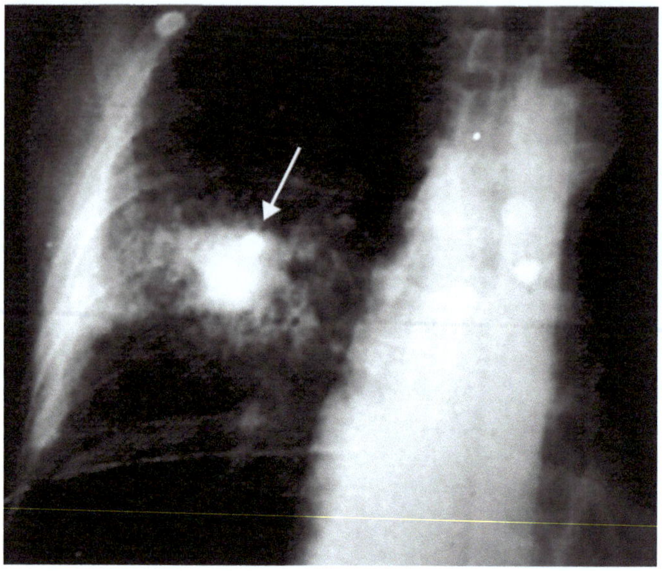

**Abbildung 4-61** Lungenverletzung, die durch distale Hohlraumbildung verursacht wurde. Der Pfeil zeigt ein Projektilfragment.

Mit freundlicher Genehmigung von Norman McSwain, MD, FACS, NREMT-P.

0,25) werden aufgrund dieser Eigenschaft als Attentäterwaffe („assassin's weapon") bezeichnet, da sie in den Schädel eindringen und ihre gesamte Energie auf das Gehirn übertragen.

## Thorax

Im Inneren des Thoraxes befinden sich drei große Gruppen von Strukturen: die Lungen, ein Teil des Gefäßsystems und der Gastrointestinaltrakt. Die Knochen und Muskeln der Thoraxwand und der Wirbelsäule bilden die äußere Struktur des Thoraxes. Eine oder mehrere der anatomischen Strukturen dieser Systeme können durch ein penetrierendes Objekt verletzt werden.

### Die Lunge

Lungengewebe ist weniger dicht als Blut, feste Organe oder Knochen. Daher trifft ein penetrierendes Objekt weniger Partikel, überträgt somit weniger Energie und schädigt dadurch das Lungengewebe weniger. Verletzungen der Lunge können klinisch bedeutsam sein (**Abbildung 4-61**), einer chirurgischen Intervention bedürfen jedoch weniger als 15% der Patienten.[30]

### Das Gefäßsystem

Kleinere Gefäße, die nicht an der Thoraxwand befestigt sind, können ohne größere Schäden zur Seite verschoben werden. Größere Gefäße wie die Aorta und die Vena cava sind jedoch weniger beweglich, da sie an der Wirbelsäule oder dem Herzen befestigt sind. Sie können dadurch nicht so leicht ausweichen und sind somit anfälliger für Verletzungen.

Das Myokard (fast ausschließlich Muskelmasse) dehnt sich bei einem Treffer aus und zieht sich danach zusammen. Somit entsteht nur ein kleiner Defekt. Aufgrund der Dicke des Herzmuskels könnten die sofortigen Auswirkungen (z.B. Blutungen) einer niederenergetischen Penetration mittels Messer, oder sogar aus einem kleinen, mittelenergetischen 0,22-Kalibergeschoss nicht unmittelbar lebensbedrohlich sein. Dieser Mechanismus verschafft Zeit für einen schnellen Transport des Patienten in ein geeignetes Krankenhaus.

### Der Gastrointestinaltrakt

Die **Speiseröhre**, der Teil des Magen-Darm-Traktes, der durch die Thoraxhöhle verläuft, kann penetriert werden. Deren Inhalt kann somit in den Thorax laufen. Anzeichen und Symptome einer solchen Verletzung können auch erst mehrere Stunden oder gar Tage nach der Verletzung auftreten.

## Abdomen

Das Abdomen enthält drei Arten an Strukturen: luftgefüllt, fest und knöchern. Eine Verletzung mit einem niederenergetischen Projektil verursacht möglicherweise keine nennenswerten Schäden. Nur etwa 30 % der Messerstiche in das Abdomen erfordern eine chirurgische Intervention. Verletzungen durch Geschosse mittlerer Energie (z.B. Wunden durch

Handfeuerwaffen) sind schwerwiegender, weshalb die meisten von ihnen eine operative Versorgung bedingen. Bei Verletzungen durch Mittelenergieprojektile führt die Schädigung von Festkörper- und Gefäßstrukturen jedoch häufig nicht zu einem sofortigen Verbluten. Dies ermöglicht es dem Rettungsdienstfachpersonal, den Patienten rechtzeitig zur effektiven chirurgischen Versorgung in ein geeignetes Krankenhaus zu transportieren.

### Extremitäten

Penetrierende Verletzungen der Extremitäten können Schäden an Knochen, Muskeln, Nerven oder Gefäßen verursachen. Wenn Knochen getroffen werden, werden knöcherne Fragmente zu Sekundärprojektilen, die das umgebende Gewebe schädigen (**Abbildung 4-62**). Muskeln dehnen sich oft vom Schusskanal weg aus, wodurch Blutungen hervorgerufen werden können. Das Geschoss kann in die Blutgefäße eindringen. Ebenso sind Beinahetreffer möglich, welche die Intima der Blutgefäße verletzen und so zur Bildung von Thromben und zu Gefäßverschlüssen innerhalb von Minuten bis Stunden führen können.

## Wunden durch Schrotflinten

Schrotflinten zählen zwar nicht zu den Hochgeschwindigkeitswaffen, sehr wohl aber zu den Hochenergiewaffen. Aus nächster Nähe abgefeuert können sie tödlicher sein als so manches hochenergetische Gewehr. Handfeuerwaffen und Gewehre weisen auf der Innenseite des Laufes in der Regel **Züge** auf, um den Projektilen auf ihrer Flugbahn einen bestimmten Drall zu geben. Im Gegensatz dazu besitzen die meisten Schrotflinten eine glatte Innenwand, die eine Ladung Projektile in Richtung Ziel lenkt. Schrotflinten können auch über sogenannte „**chokes**" verfügen. Dabei handelt es sich um eine Laufverengung, die das Streuverhalten der Schrotgarbe beeinflusst. Eine Flinte kann dabei einen fest eingebauten Choke haben oder aber über auswechselbare Einsätze verfügen, um die Schrotmunition in unterschiedlichen Mustern und Formen zu zerstreuen. Bei jeder Schussabgabe aus einer Schrotflinte wird eine große Anzahl von Kugeln mit einer bestimmten **Streuung** ausgestoßen. Gekürzte („abgesägte") Läufe verstärken diese Streuung.

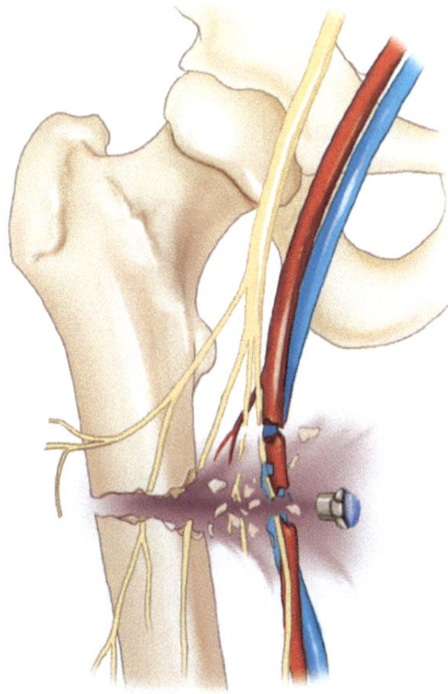

**Abbildung 4-62** Knochenfragmente werden zu Sekundärprojektilen, die durch den gleichen Mechanismus wie das ursprüngliche Geschoss Verletzungen verursachen.



Obwohl bei Schrotflinten verschiedene Arten von Munition verwendet werden können, ist die Struktur der meisten Patronen ähnlich. Typische Schrotmunition besteht aus Schießpulver, Füllmaterial und den Projektilen. Nach der Zündung werden alle diese Komponenten aus der Mündung herausgetrieben und können einer getroffenen Person Verletzungen zufügen. Bestimmte Arten von Schießpulver können die Haut bei Verletzungen im Nahbereich „**tätowieren**". Füllmaterial besteht in der Regel aus gleitfähigem Papier, Fasern oder Kunststoff. Damit werden die Schrotkugeln vom Schießpulver getrennt. Wenn diese Füllung nicht rechtzeitig und vollständig entfernt wird, kann es zu einer Infektion der Schusswunde kommen. Die Munition kann in Größe, Gewicht und Zusammensetzung variieren. Eine Vielzahl unterschiedlicher Schrotmunition steht zur Verfügung. Diese reicht von gepressten Metallpulvern bis hin zu Vogelschrot (kleine Metallpellets), Bockschusspatronen (größere Metallpellets), Flintenlaufgeschosse („slugs", ein einziges Metallgeschoss) und in jüngster Zeit auch Kunststoff- und Gummialternativen. Die durchschnittliche Patrone ist mit 28 bis 43 Gramm Kugeln geladen. Füllstoffe (Polyethylen- oder Polypropylengranulat) innerhalb der Patrone können ebenfalls in die oberflächlichen Hautschichten eindringen.

Patronen zur Vogeljagd enthalten 200 bis 2.000 Kugeln, bei Bockschuss-Munition sind es hingegen nur 6 bis 20 Kugeln (**Abbildung 4-63**). Zu beachten ist, dass sich die Kugeln mit zunehmender Größe in Bezug auf die effektive Reichweite und Energieübertragung immer mehr einer 0,22-Kaliber Munition annähern. Auch die dabei entstehenden Wunden ähneln sich. Größere Patronen, auch „Magnumpatronen" genannt, sind ebenfalls erhältlich. Diese enthalten entweder mehr Schießpulver, um die Mündungsgeschwindigkeit zu erhöhen, oder mehr Schießpulver und eine größere Schrotladung.

### Kategorien von Schrotschusswunden

Die Art der verwendeten Munition ist wichtig für die Beurteilung von Verletzungen. Entscheidend ist jedoch die Entfernung, aus der auf den Verletzten geschossen

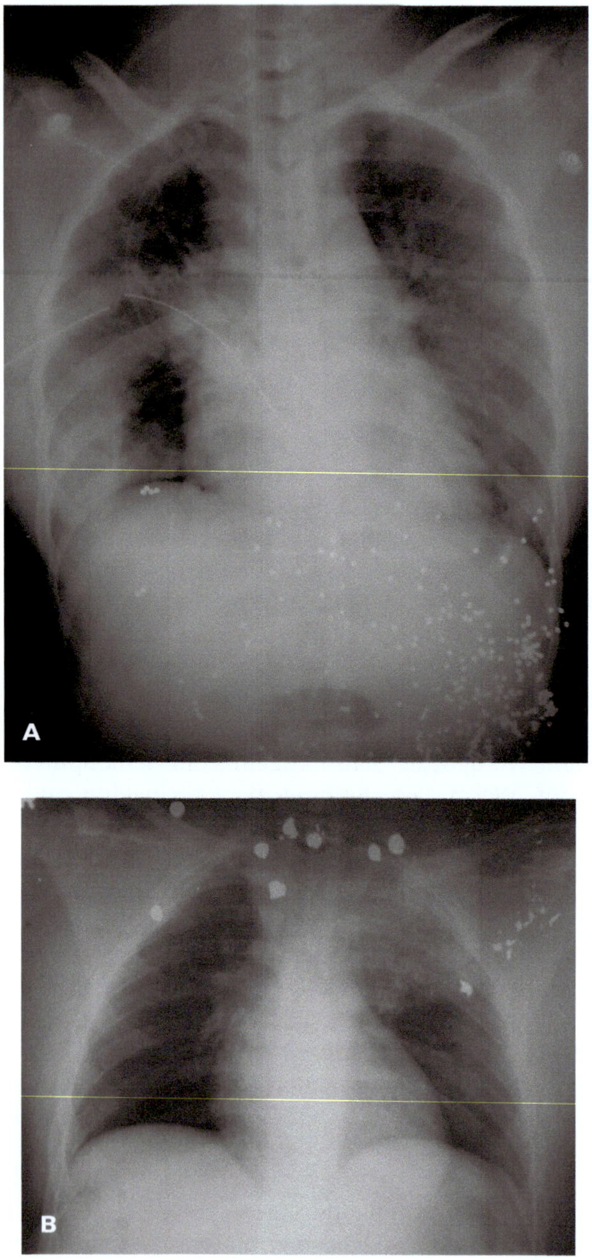


**Abbildung 4-63** **A.** Eine durchschnittliche Vogelschrotpatrone enthält 200 bis 2.000 Kugeln. **B.** Eine Bockschusspatrone kann 6 bis 20 Kugeln enthalten.

Mit freundlicher Genehmigung von Norman McSwain, MD, FACS, NREMT-P.

wurde (**Abbildung 4-64**). Schrotflinten setzen eine große Anzahl meist kugelförmiger Projektile frei. Diese Art Geschoss ist besonders für die negativen Auswirkungen des Luftwiderstands anfällig. Daher verlangsamen sie sich sehr schnell nach Verlassen der Mündung. Durch diesen Widerstand wird die effektive Reichweite der Waffe verringert. Auch das Bild der entstehenden Verletzungen ist sehr unterschiedlich. Folglich werden Schrotschusswunden in vier Hauptkategorien eingeteilt:

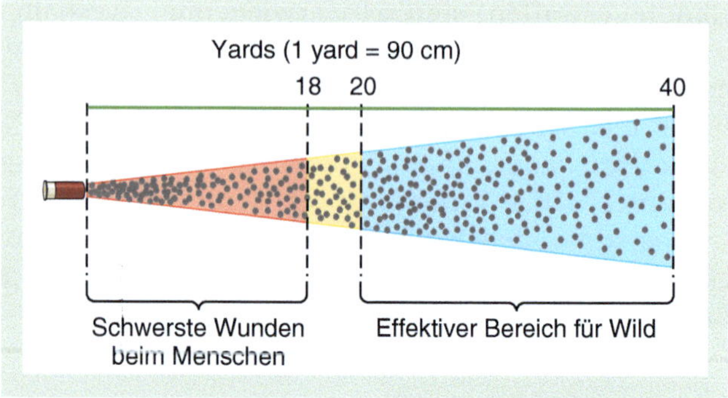


**Abbildung 4-64** Der Durchmesser der Streuung einer Schusssäule vergrößert sich mit zunehmender Reichweite..

Daten von Der DeMuth WE Jr. The mechanism of shotgun wounds. J Trauma. 1971;11:219–229; Sherman RT, Parrish RA. Management of shotgun injuries: a review of 152 cases. J Trauma. 1963;3:76–86.

Kontakt- (aufgesetzt), Nah-, Mittel- und Langdistanzwunden (**Abbildung 4-65**).

## Kontaktwunden

Kontaktwunden entstehen, wenn die Mündung die betroffene Person zum Zeitpunkt der Schussabgabe berührt. Dies führt in diesem Bereich typischerweise zu kreisförmigen Eintrittswunden, die Ruß oder den Abdruck der Mündung aufweisen können (Abbildung 4-57). Häufig treten aufgrund der hohen Temperaturen der expandierenden Gase Verbrennungen an den Wundrändern auf. Auch sternförmige Wunden sind möglich. Aufgrund der austretenden heißen Gase bei der Schussabgabe, die danach das Körpergewebe wieder verlassen, entsteht dieses Muster. Kontaktwunden führen in der Regel zu weitverbreiteten Gewebeschäden und sind mit einer hohen Letalität verbunden. Die Länge des Laufes einer Standardflinte erschwert die Durchführung eines Suizids, da es schwierig ist, den Abzug zu erreichen und zu drücken. Derartige Versuche enden oft mit einer Spaltung des Gesichts, ohne dass der Schuss das Gehirn erreicht hätte.

## Kurzdistanzwunden

Bei Verletzungen aus nächster Nähe (weniger als 1,8 Meter) weisen die Wunden typischerweise kreisförmige Eintrittswunden auf. Im Vergleich zu Kontaktverletzungen ist jedoch die Wahrscheinlichkeit höher, dass sich Ruß, Schießpulver oder Füllmaterial an den Wundrändern befinden. Darüber hinaus können Abschürfungen und Markierungen durch den Aufprall der Ladungsmasse beobachtet werden, die mit den durch die Geschosse verursachten Wunden übereinstimmen. Verletzungen aus nächster Nähe verursachen erhebliche Schäden bei Patienten. Geschosse, die aus dieser Entfernung abgefeuert werden, besitzen noch genügend Energie, um tief in Strukturen einzudringen, und weisen ein etwas breiteres Streumuster auf. Dieses Muster erhöht das Ausmaß der Verletzung, da die Geschosse durch Weichteilgewebe dringen.

| Wundtyp | Kontakt | Kurzdistanz | Mitteldistanz | Langdistanz |
|---|---|---|---|---|
| Wundbild | 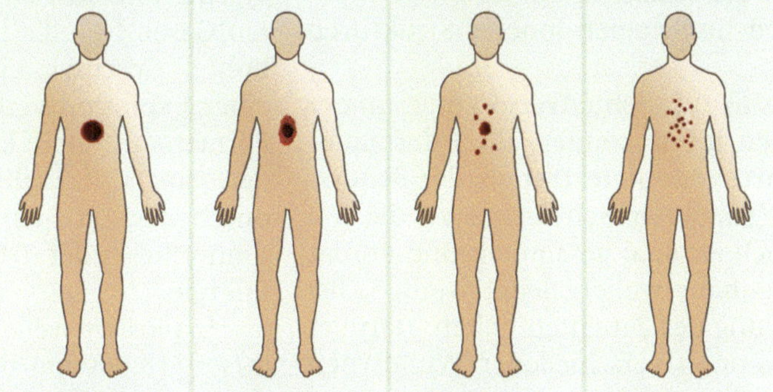 | | | |
| Verletzung | ausgedehnte Gewebeschädigung | Eindringen jenseits tiefer Faszien | Eindringen in subkutanes Gewebe und Faszien | Eindringen in oberflächliche Hautschichten |
| Mortalität | 85–90 % | 15–20 % | 0–5 % | 0% |

**Abbildung 4-65** Muster von Schrotschusswunden



## Mitteldistanzwunden

Mitteldistanzwunden zeichnen sich durch das Auftreten kleiner Löcher aus, die im Randbereich einer zentralen Schusswunde zu finden sind. Diese werden durch sogenannte „Satelliten-Kügelchen" ausgelöst. Dieses Verletzungsmuster ist das Ergebnis der Ausbreitung einzelner Kugeln, die sich aus dem Gros der Schrotgarbe herauslösen. Üblicherweise tritt dieses Phänomen bei einer Entfernung von 1,8 bis 5,5 Metern auf. Diese Verletzungen sind eine Mischung aus tiefen, penetrierenden Wunden und oberflächlichen Wunden und Abschürfungen. Aufgrund der tiefen, durchdringenden Komponenten dieser Verletzung kann die Mortalitätsrate bei Verletzten mit gemischten Wundmustern jedoch ähnlich hoch sein wie bei Verletzungen aus nächster Nähe.

## Langdistanzwunden

Langdistanzwunden sind selten tödlich. Diese Wunden sind typischerweise durch die klassische Ausbreitung von verstreuten Kügelchen gekennzeichnet und resultieren aus einer Distanz von mehr als 5,5 Metern. Trotz der, aufgrund der Distanz, niedrigeren Geschwindigkeiten kann die Munition dennoch erhebliche Schäden an bestimmten empfindlichen Geweben oder Körperteilen (z.B. Augen) verursachen. Darüber hinaus können größere Schrotkugeln eine ausreichende Geschwindigkeit beibehalten, um tiefe Strukturen auch auf große Entfernung zu schädigen. Das Rettungsdienstfachpersonal muss die kumulativen Auswirkungen vieler kleiner Schussverletzungen und deren Lokalisation, mit Fokus auf empfindliches Gewebe, beachten. Eine adäquate Entkleidung ist bei der Untersuchung eines Traumapatienten unerlässlich. Verletzungen durch Schrotflinten bilden hierbei keine Ausnahme.

## Beurteilung von Schrotschusswunden

Diese unterschiedlichen Eigenschaften müssen bei der Beurteilung des Verletzungsmusters bei Patienten mit Schrotschussverletzungen berücksichtigt werden. So könnte beispielsweise eine einzelne kreisförmige Wunde durch einen aufgesetzten oder aus Nahdistanz abgefeuerten Schuss mit Vogelschrot oder Bockschussmunition entstanden sein. In diesem Fall würde ein eher engerer Schusskanal vorliegen. Umgekehrt kann es sich aber auch um ein einzelnes Flintenlaufgeschoss handeln, das aus Mittel- bis Langdistanz abgefeuert wurde. Nur eine detaillierte Untersuchung der Wunde ermöglicht die Differenzierung dieser Verletzungen mit eventuell erheblicher Schädigung der inneren Strukturen, trotz der auffallend unterschiedlichen Munitionseigenschaften.

Aufgesetzte oder aus Nahdistanz abgefeuerte Schüsse können optisch zu einer beeindruckenden Wundsituation führen. Schüsse auf die Brust können zu einem offenen Pneumothorax führen, während es bei Bauchschüssen bis hin zum Austritt der Gedärme kommen kann. Gelegentlich kann eine einzelne Kugel eines Schusses aus Mitteldistanz tief genug vordringen, um den Darm zu perforieren, was schließlich zu einer Peritonitis führt. Ebenso ist eine Verletzung großer Gefäße möglich, die ihrerseits zur Minderdurchblutung einer Extremität oder eines Organs führen kann. Andererseits kann ein Patient, der mehrere kleine Wunden in einem Spreizmuster aufweist, Dutzende von Eintrittswunden haben. Jedoch hatte keines der Projektile genügend kinetische Energie, um die Faszie zu durchschlagen, geschweige denn erhebliche Schäden innerer Strukturen zu verursachen.

Obwohl die sofortige Patientenversorgung immer im Vordergrund stehen muss, können alle Informationen (z.B. Munitionsart, vermutete Distanz der Schussabgabe, Anzahl der abgefeuerten Schüsse, usw.), die von dem Rettungsdienstfachpersonal gesammelt und an das aufnehmende Krankenhaus weitergeleitet werden, bei der weiteren Behandlung des Patienten helfen. Darüber hinaus kann das Erkennen verschiedener Wundtypen einen wichtigen Hinweis auf weitere innere Verletzungen geben.

# Explosionsverletzungen

## Verletzungen durch Explosionen

Sprengkörper sind die am häufigsten verwendeten Waffen in kriegerischen Konflikten und bei Terroristen. Sie richten bei Menschen Verletzungen an, die auf vielfachen Mechanismen beruhen und äußerst komplex sein können. Die größten Herausforderungen für alle in der Versorgung nach Explosionen Beteiligten sind einerseits die große Anzahl an Patienten und andererseits das Vorhandensein multipler penetrierender Verletzungen (**Abbildung 4-66**).[31]

## Kinematik einer Explosion

Explosionen sind physikalische, chemische oder nukleare Reaktionen, die zur plötzlichen Freisetzung großer Energiemengen führen. Diese Energie wird in Form von Wärme und schnell expandierenden, hoch komprimierten Gasen frei, die in der Lage sind, Splitter mit extrem hohen Geschwindigkeiten zu transportieren. Die mit einer Explosion verbundene Energie kann in mehreren Formen auftreten: kinetische und thermische Energie in der **Explosionswelle**, kinetische Energie von Splittern durch das Zerlegen der Explosionswaffe und weiterer umherfliegender Trümmerteile und elektromagnetische Energie.

Explosionswellen können sich mit mehr als 5.000 m/sec (18.000 km/h) fortbewegen und bestehen aus statischen und dynamischen Komponenten. Die statische Komponente (Explosionsüberdruck) erfasst Objekte im Umfeld der Explosion und übt einen diskontinuierlichen Druckanstieg – bis zu einem **Überdruckspitzenwert** - von allen Seiten aus, der als **Stoßfront** oder **Druckwelle** bezeichnet wird. Nach der Druckwelle sinkt der Überdruck auf den Umgebungsdruck ab. Dabei wird durch das Zurücksaugen von Luft oft ein Teilvakuum gebildet (**Abbildung 4-67**).

Die dynamische Komponente (**dynamischer Druck**) ist richtungsabhängig und wird als Explosionswind wahrgenommen. Die primäre Bedeutung des Explosionswindes besteht darin, dass er Splitter und Trümmerteile mit Geschwindigkeiten von mehreren Tausend Metern pro Sekunde bewegen kann (schneller als ballistische Standardwaffen wie Projektile oder Granaten).[29] Während die effektive Reichweite sowohl des statischen als auch des dynamischen Drucks in Metern gemessen wird, beschleunigen sich die Fragmente durch den dynamischen Druck, sodass sie die Explosionswelle überholen und zur Hauptursache für Verletzungen in Bereichen von mehreren Hundert Metern werden.

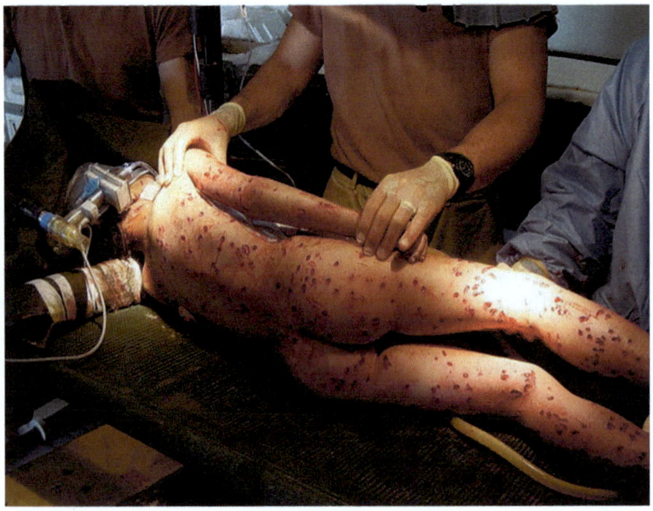

**Abbildung 4-66** Patient mit multiplen Splitterverletzungen durch eine Bombenexplosion

Mit freundlicher Genehmigung von Maj. Scott Gering, Operation Iraqi Freedom.

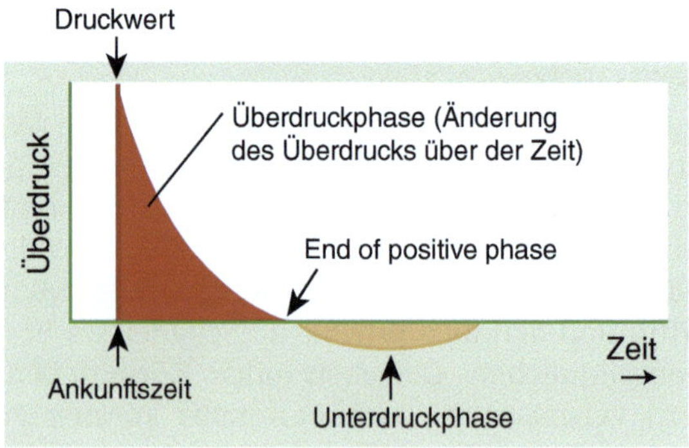


**Abbildung 4-67** Druck-Zeitdiagramm einer Explosionswelle. Diese Grafik zeigt den plötzlichen massiven Druckanstieg (Explosionsüberdruck), den folgenden Druckabfall und die Unterdruckphase.

Reproduziert aus Federal Emergency Management Agency. Primer to Design Safe School Projects in Case of Terrorist Attacks: Providing Protection to People and Buildings. Author; 2003:Chapter 4. https://www.fema.gov/pdf/plan/prevent/rms/428/fema428_ch4.pdf

## Wechselwirkung zwischen Druckwelle und Körper

Explosionsdruckwellen interagieren mit dem Körper und anderen Strukturen, indem sie die Energie der Druckwelle auf die Struktur übertragen. Diese Energie bewirkt, dass sich die Struktur in Abhängigkeit ihrer Festigkeit und ihrer natürlichen Schwingungsdauer verformt. Unterschiedlich dichte Grenzflächen innerhalb einer Struktur verursachen komplexe Umformungen, Konvergenzen und Kopplungen der übertragenen Druckwellen. Derartige Wechselwirkungen zeigen sich vor allem an großdimensionalen Schnittstellen zwischen festem Gewebe, Luft oder Flüssigkeit (z. B. Lunge, Herz, Leber und Darm).

## Explosionsbedingte Verletzungen

Nach der Richtlinie 6025.21E24 des US-Verteidigungsministeriums werden Verletzungen durch Explosionen als primär, sekundär, tertiär, quartär und quintär eingestuft (**Tabelle 4-1**). Die Detonation eines Sprengkörpers löst eine Kette von Wechselwirkungen in den Objekten und Personen in der Explosionsumgebung aus.[30] Wenn ein Individuum nah genug an einer Explosion ist, erhöht die anfängliche Druckwelle den Druck im gesamten Körper und verursacht Spannungs- und Scherkräfte insbesondere in gasgefüllten Organen wie Ohren, Lunge und seltener dem Darm. Die Morbidität und Mortalität primärer Explosionsverletzungen nehmen einerseits mit

**Tabelle 4-1** Klassifizierung von Explosionsverletzungen

| Kategorie | Definition | typische Verletzungen |
|---|---|---|
| **primär** | ▪ entsteht durch Kontakt der Druckwelle mit dem Körper<br>▪ Spannungs- und Scherkräfte treten in Geweben auf<br>▪ Wellen werden an den Grenzflächen unterschiedlich dichter Gewebe verstärkt / reflektiert<br>▪ luftgefüllte Organe (Lunge, Ohr, usw.) sind besonders gefährdet | ▪ Trommelfellruptur<br>▪ „blast lung" (Lungenkontusion durch Druckwelle oder Explosion) / pulmonales Barotrauma<br>▪ Augenverletzungen<br>▪ Gehirnerschütterung |
| **sekundär** | ▪ ballistische Wunden hervorgerufen durch:<br>• Primärfragmente (Teile der Explosionswaffe)<br>• Sekundärfragmente (Teile der Umgebung, z. B. Glas)<br>▪ Die Gefahr einer Verletzung durch Splitter reicht weiter als die der Druckwelle. | ▪ penetrierende Verletzungen<br>▪ traumatische Amputationen<br>▪ Platzwunden<br>▪ Kopfverletzungen |
| **tertiär** | ▪ Die Druckwelle schleudert entweder Personen gegen Oberflächen und Objekte oder Objekte gegen Personen. Dies wird als sog. Ganzkörper-Translokation bezeichnet.<br>▪ Quetschverletzungen durch strukturelle Schäden und Gebäudeeinstürze | ▪ stumpfe Verletzungen<br>▪ Crush-Syndrom<br>▪ Kompartment-Syndrom<br>▪ Frakturen |
| **quartär** | ▪ sonstige explosionsbezogene Verletzungen oder Erkrankungen | ▪ Verbrennungen<br>▪ Inhalationstrauma<br>▪ Verletzung oder Infektion durch Kontamination |
| **quintär** | ▪ Verletzungen durch spezifische Zusatzstoffe wie Bakterien und Strahlung („dirty bombs") | Verletzung oder Infektion durch Kontamination oder Strahlung |

Daten von Pennardt A. Blast injuries. *Medscape*. Updated August 6, 2021. Accessed October 26, 2021. https://emedicine.medscape.com/article/822587-overview; U.S. Department of Defense, Blast Injury Research Coordinating Office. Blast Injury 101. June 18, 2019. Accessed October 26, 2021. https://blastinjuryresearch.amedd.army.mil/index.cfm/blast_injury_101; Department of Defense. Taxonomy of Injuries from Explosive Devices. Department of Defense Directive (DoDD) 6025.21E. Accessed October 26, 2021. https://www.esd.whs.mil/Portals/54/Documents/DD/issuances/dodd/602521p.pdf? ver=2018-10-24-112151-983; National Association of Emergency Medical Technicians. *PHTLS: Prehospital Trauma Life Support*. Military 9th ed. Jones & Bartlett Learning; 2021.

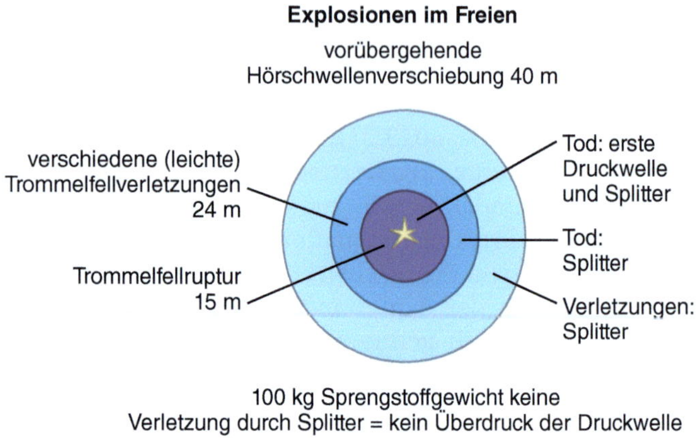


**Abbildung 4-68** Morbidität und Mortalität als Funktion der Entfernung zu einer freien Explosion von 100 kg Sprengstoff.



zunehmendem Abstand vom Ort der Detonation ab und sind andererseits proportional zur Größe der Explosion (**Abbildung 4-68**). Diese primären Explosionsverletzungen treten in geschlossenen Räumen häufiger auf, da die Druckwelle von den Oberflächen abprallt und dadurch das zerstörerische Potential erhöht wird.[33]

Der sofortige Tod durch ein pulmonales Barotrauma („blast lung") tritt bei Explosionen in geschlossenen Räumen häufiger auf als bei Bombenangriffen im Freien.[29-36] 95 % der Explosionsverletzungen im Irak und in Afghanistan sind auf Explosionen im Freien zurückzuführen.[37]

Die häufigste Form der primären Explosionsverletzung ist die Trommelfellruptur.[38,39] Trommelfellrupturen, die bereits bei Drücken von nur 0,3 bar auftreten können,[38-40] sind oft die einzigen signifikanten Überdruckverletzungen. Der nächsthöhere Schwellenwert liegt bei ca. 2,8 bar. Hier treten typischerweise Lungenverletzungen wie Pneumothorax, Luftembolie, interstitielles und subkutanes Emphysem und Pneumomediastinum auf.[41] Daten von Soldaten der Operation Iraqi Freedom mit Verbrennungsverletzungen bestätigen, dass eine Trommelfellruptur keine Rückschlüsse auf eine Lungenverletzung zulässt.

Die Stoßfront der Druckwelle einer Explosion löst sich schnell auf. Darauf folgt der Explosionswind. Dieser beschleunigt Splitter und andere Trümmerteile und erzeugt dadurch penetrierende Verletzungen. Obwohl diese Verletzungen als sekundär bezeichnet werden, sind sie in der Regel das vorherrschende Verletzungsmuster.[42] Der Explosionswind schleudert sowohl große Objekte gegen Menschen oder Menschen gegen harte Oberflächen (Ganzkörper- oder Teilkörpertranslokation) und verursacht stumpfe (tertiäre Explosion) Verletzungen. Zu dieser Kategorie von Verletzungen gehören auch Verletzungen durch Quetschung, die durch Schäden an z. B. Gebäudestrukturen oder durch Einstürze verursacht werden.[41] Die bei Explosionen entstehende Hitze, Flammen, Gase und der Rauch verursachen quartäre Verletzungen. Zu diesen zählen Verbrennungen, Inhalationstraumata und Erstickungen.[42] Zu den quintären Verletzungen zählen Schädigungen durch, dem Sprengkörper zugesetzte, Stoffe wie Krankheitserreger, Chemikalien oder radioaktive Stoffe („dirty bomb").

## Verletzungen durch Splitter

Herkömmliche Sprengwaffen sind so konzipiert, dass sie durch Splitterwirkung den größtmöglichen Schaden verursachen. Bei anfänglichen Geschwindigkeiten von mehreren tausend Metern pro Sekunde werden die Splitter bei der Detonation einer 23 kg Bombe über 300 Meter verstreut. Der tödliche Radius des Explosionsüberdrucks liegt bei ca. 15 Metern. Die Hersteller militärischer und terroristischer Waffen verfolgen das Ziel, die Splitterwirkung zu maximieren und den zerstörerischen Radius einer Explosion deutlich zu erhöhen.

Nur wenige Sprengkörper verursachen Verletzungen allein durch den Explosionsüberdruck. Schwere primäre Explosionsverletzungen sind im Vergleich zu der überwiegenden Anzahl sekundärer und tertiärer Verletzungen relativ selten. So haben nur wenige Patienten Verletzungen, die aufgrund der primären Explosionseffekte entstanden sind. Die gesamte Palette der explosionsbezogenen Verletzungen wird oft generalisiert als „Explosionsverletzungen" bezeichnet. Dies führt zu großer Verwirrung darüber, was tatsächlich als Explosionsverletzung gilt.

Da sich die Energie der Druckwelle schnell abbaut, sind die meisten Sprengkörper so konstruiert, dass sie vor allem durch Splitter Schaden verursachen. Dies können einerseits primäre Fragmente sein, die durch Zerlegung der Explosionswaffe entstehen. Andrerseits kann es sich auch um sekundäre Fragmente handeln, die aus der Umgebung hochgewirbelt werden. Unabhängig davon, ob die Fragmente aus zerbrochenen Munitionshülsen, fliegenden Trümmern oder sonstigen Objekten, die Terroristen oft in selbst gemachte Bomben einbauen, entstehen, erhöhen sie exponentiell die Reichweite und Letalität von Sprengstoffen und sind die Hauptursache für explosionsbezogene Verletzungen.

## Multifaktorielle Verletzungen

Neben den direkten Auswirkungen einer Explosion muss das Rettungsdienstfachpersonal auch die anderen Verletzungsursachen durch Explosionen berücksichtigen. So kann beispielsweise eine IED („improvised explosive device"), die auf die Zerstörung eines Fahrzeugs abzielt, den Insassen nur minimalen initialen Schaden zufügen. Das Fahrzeug selbst kann jedoch vertikal beschleunigt werden oder von der Straße abkommen. Dieser Mechanismus kann zu Kollisionen und Überschlägen führen.

Unter diesen Umständen erleiden die Insassen eine Verletzung, die auf den zuvor beschriebenen Mechanismen für ein stumpfes Trauma beruht.

Im militärischen Bereich kann den Insassen eines Fahrzeugs aufgrund ihrer Schutzkleidung ein gewisser Schutz vor stumpfen Verletzungen gewährt werden. Darüber hinaus ist es allerdings auch möglich, das Soldaten nach einem IED-Angriff beim Verlassen des Fahrzeuges durch weitere Angreifer unter Beschuss genommen werden, wodurch sie möglicherweise penetrierende Traumata erleiden können.

## Anwendung der Kinematik des Traumas bei der körperlichen Untersuchung

Die Untersuchung und Beurteilung von Traumapatienten muss Kenntnisse über die Kinematik des Traumas beinhalten. Zum Beispiel weist ein Fahrer, der gegen das Lenkrad prallt (stumpfes Trauma), zum Zeitpunkt des Aufpralls einen großen Hohlraum im vorderen Bereich des Thorax auf. Das Sternum kehrt jedoch schnell in seine Ausgangsposition zurück, wenn der Fahrer vom Lenkrad zurückprallt. Wenn zwei Personen im Rettungsdienst den Patienten getrennt voneinander untersuchen - einer, der die Kinematik des Traumas versteht und einer, der diese nicht in seine Untersuchung mit einbeziehen kann, wird sich jene Person ohne Kenntnis der Kinematik des Traumas nur mit dem blauen Fleck auf der Brust des Patienten beschäftigen. Jene Person jedoch, die die Kinematik des Traumas in ihrer Versorgung einbeziehen kann, wird erkennen und verstehen, dass zum Zeitpunkt des Aufpralls ein großer Hohlraum vorhanden war. Dadurch mussten sich die Rippen beugen. In weiterer Folge wurden Herz, Lunge und große Gefäße komprimiert. Sachkundiges Rettungsdienstfachpersonal wird daher Verletzungen der betroffenen Organe und Strukturen vermuten.

Rettungsdienstfachpersonal, das schwere intrathorakale Verletzungen vermutet, wird diese Möglichkeit in ihre Versorgungsstrategie einfließen lassen und einen raschen Transport initiieren, anstatt sich auf eine kleine Weichteilverletzung zu konzentrieren. Schnelle Identifikation, richtiges Verstehen und eine angemessene Versorgung der zugrunde liegenden Verletzungen spielen eine entscheidende Rolle dabei, ob ein Patient überlebt oder stirbt.

### ZUSAMMENFASSUNG

- Das Einbeziehen der Prinzipien der Kinematik des Traumas in die Beurteilung von Traumapatienten ist entscheidend, um das Potenzial für schwere oder lebensbedrohliche Verletzungen zu entdecken.
- Die meisten Verletzungen können durch Kenntnis der Energieübertragung, die zum Zeitpunkt einer Kollision mit dem menschlichen Körper stattfindet, verstanden werden. Die Kenntnis der Kinematik des Traumas ermöglicht es, nicht sofort erkennbare Verletzungen zu identifizieren und angemessen zu versorgen. Verletzungen, die unerkannt und deshalb unbehandelt bleiben, tragen wesentlich zur Morbidität und Mortalität bei Traumapatienten bei.
- Energie kann weder erschaffen noch zerstört, sondern nur umgewandelt werden. Die kinetische Energie eines Objekts - ausgedrückt als Funktion seiner Geschwindigkeit und Masse (Gewicht) - wird beim Zusammenstoß auf ein anderes Objekt übertragen.
- Die Schädigung des betroffenen Objektes oder Körpergewebes hängt nicht nur von der kinetischen Energie des Objekts ab, sondern auch von der Fähigkeit des Gewebes, den ausgeübten Kräften gegenüber standzuhalten.

**Stumpfes Trauma**

- Die Richtung des Aufpralls definiert sowohl Verletzungsmuster als auch -risiko: frontal, seitlich, von hinten, Rotation, Überschlag oder Schräganprall.
- Das Herausgeschleudert werden aus einem Fahrzeug reduziert den Aufprallschutz.
- Energieabsorbierende Schutzeinrichtungen sind wichtig. Diese Vorrichtungen beinhalten Sicherheitsgurte, Airbags, „Drop-down-Motoren“ und energieabsorbierende Autoteile wie Stoßfänger, nachgebende Lenkräder, Armaturenbretter und Helme. Der Schaden an den Fahrzeugen und die Richtung des Aufpralls zeigen an, welche Insassen am schwersten verletzt wurden.
- Fußgängerverletzungen variieren je nach Körpergröße und Körperteil, der direkten Kontakt mit dem Fahrzeug hatte.

(*Fortsetzung nächste Seite*)

## ZUSAMMENFASSUNG (FORTSETZUNG)

**Stürze**

- Die vor dem Aufprall zurückgelegte Strecke beeinflusst die Schwere der Verletzungen.
- Die energieabsorbierende Fähigkeit der Oberfläche am Ende des Sturzes (z.B. Beton vs. weicher Schnee) beeinflusst die Schwere der Verletzung.
- Die Körperteile, die als erstes aufschlugen, und der Verlauf der Energieübertragung im Körper des Verletzten sind entscheidend.

**Penetrierendes Trauma**

- Die Energie variiert abhängig von der primär verwendeten Tatwaffe:
  - Niedrigenergie - Messer
  - Mittelenergie - die meisten Handfeuerwaffen
  - Hochenergie - Gewehre, Sturmgewehre, usw.
- Die Entfernung des Opfers zum Täter und die Objekte, die die Kugel getroffen haben könnte, beeinflussen die Energiemenge zum Zeitpunkt des Aufpralls. Dadurch wird auch die für die Übertragung auf den Körper zur Verfügung stehende Energie und somit das Verletzungspotential beeinflusst.
- Organe in der Nähe des Weges des penetrierenden Objekts legen die möglichen lebensbedrohlichen Verletzungen fest.
- Der Weg der penetrierenden Verletzung wird durch Ein- und Austrittswunde bestimmt.

**Explosionen**

- Es gibt fünf Verletzungstypen bei einer Explosion:
  - primär - Explosionsdruckwelle
  - sekundär - Projektile (die häufigsten explosionsbedingten Verletzungen)
  - tertiär - Schleudern des Körpers gegen ein anderes Objekt
  - quartär - Hitze und Flammen
  - quintär - Strahlung, Chemikalien, Krankheitserreger (dirty bomb)

## WIEDERHOLUNG FALLBEISPIEL

Noch vor Sonnenaufgang, an einem kalten Wintermorgen, werden Sie und Ihr Partner zu einem Verkehrsunfall mit einem Pkw alarmiert. Bei der Ankunft finden Sie ein einzelnes Fahrzeug vor, das auf einer Landstraße gegen einen Baum geprallt ist. Das vordere Ende des Fahrzeugs scheint den Baum getroffen zu haben. Daraufhin hat sich das Auto um den Baum gedreht und wurde in den Straßengraben zurückgeschleudert. Der Fahrer scheint der einzige Insasse zu sein. Der Airbag hat ausgelöst und der Fahrer sitzt stöhnend, immer noch angeschnallt, auf dem Fahrersitz. Sie erkennen Schäden am vorderen Ende des Autos, wo es auf den Baum aufgeprallt ist, sowie Schäden am hinteren Ende, die durch das Schleudern in den Graben entstanden sind.

- Wie hoch ist das Verletzungsrisiko für diesen Patienten aufgrund der physikalischen Umstände des Unfalls ?
- Wie würden Sie den Zustand des Patienten basierend auf der Kinematik des Traumas beschreiben?
- Welche Verletzungen erwarten Sie?

## AUFLÖSUNG DES FALLBEISPIELS

Wenn Sie sich dem Patienten nähern, führt Ihr Wissen über die Kinematik des Traumas dazu, dass Sie sich über potenzielle Verletzungen des Schädels, der Halswirbelsäule, des Thorax sowie des Abdomens Gedanken machen. Der Patient reagiert, aber seine Sprache ist verwaschen und er riecht nach Alkohol. Während Sie die manuelle In-line Stabilisierung seines Kopfes und seiner HWS durchführen, bemerken Sie eine kleine Platzwunde am Nasenrücken, während Sie ihn auf weitere Verletzungen hin untersuchen. Er gibt zu, dass er getrunken hat, und ist zeitlich und örtlich nicht orientiert.

**AUFLÖSUNG DES FALLBEISPIELS (FORTSETZUNG)**

Als Sie den Sicherheitsgurt lösen, bemerken Sie Schmerzempfindlichkeit und eine Schürfwunde über seinem linken Schlüsselbein. Er beklagt sich auch über Schmerzen im Gesicht, im Nacken, im Bereich der Brust und der Mitte des Abdomens. Aufgrund seines Alkoholkonsums, seiner undeutlichen Sprache und seiner Verwirrung können Sie schwerwiegendere Verletzungen nicht ausschließen. Also immobilisieren Sie die Wirbelsäule während der Rettung aus dem Fahrzeug.

Bei der während der Fahrt ins Traumazentrum fortgesetzten Untersuchung stellen Sie Schmerzen in beiden unteren Quadranten des Abdomens fest. Dies führt zu Ihrer Einschätzung, dass der Patient intraabdominelle Verletzungen (Blutung, Hohlorganperforation) erlitten haben könnte.

# Quellenverzeichnis


1. U.S. Department of Transportation, National Highway Traffic Safety Administration. 2015 motor vehicle crashes overview. Published December 2020. Accessed October 1, 2021. https://crashstats.nhtsa.dot.gov/Api/Public/ViewPublication/813060
2. World Health Organization. Global Status Report on Road Safety 2018. Published June 7, 2018. Accessed October 1, 2021. https://www.who.int/publications/i/item/9789241565684
3. Centers for Disease Control and Prevention/National Center for Health Statistics. All firearm deaths. Accessed October 1, 2021. https://www.cdc.gov/nchs/fastats/injury.htm
4. Hunt JP, Marr AB, Stuke LE. Kinematics. In: Mattox KL, Moore EE, Feliciano DV, eds. *Trauma*. 7th ed. McGraw-Hill; 2013.
5. Hollerman JJ, Fackler ML, Coldwell DM, et al. Gunshot wounds: 1. bullets, ballistics, and mechanisms of injury. *Am J Roentgenol*. 1990;155(4):685-690.
6. Centers for Disease Control and Prevention. Leading causes of death. Updated April 20, 2017. Accessed May 30, 2017. https://www.cdc.gov/injury/wisqars/index.html
7. Boyce RH, Singh K, Obremskey WT. Acute management of traumatic knee dislocations for the generalist. *J Am Acad Orthop Surg*. 2015 Dec;23(12):761-768.
8. Hernandez IA, Fyfe KR, Heo G, et al. Kinematics of head movement in simulated low velocity rear-end impacts. *Clin Biomech*. 2005;20(10):1011-1018.
9. Kumaresan S, Sances A, Carlin F, et al. Biomechanics of side-impact injuries: evaluation of seat belt restraint system, occupant kinematics, and injury potential. *Conf Proc IEEE Eng Med Biol Soc*. 2006;1:87-90.
10. Siegel JH, Yang KH, Smith JA, et al. Computer simulation and validation of the Archimedes lever hypothesis as a mechanism for aortic isthmus disruption in a case of lateral impact motor vehicle crash: a Crash Injury Research Engineering Network (CIREN) study. *J Trauma*. 2006;60(5):1072-1082.
11. Horton TG, Cohn SM, Heid MP, et al. Identification of trauma patients at risk of thoracic aortic tear by mechanism of injury. *J Trauma*. 2000;48(6):1008-1013; discussion 1013-1014.
12. Insurance Information Institute. Facts + Statistics: Highway Safety. Accessed October 1, 2021. https://www.iii.org/fact-statistic/facts-statistics-highway-safety
13. Enriquez J. Occupant restraint use in 2020: Results from the NOPUS controlled intersection study (Report No. DOT HS 813 186). National Highway Traffic Safety Administration. Published September 2021. Accessed October 1, 2021. https://crashstats.nhtsa.dot.gov/Api/Public/ViewPublication/813186
14. U.S. Department of Transportation, National Highway Traffic Safety Administration. 2011 motor vehicle crashes: overview. Published December 2012. Accessed September 29, 2017. http://www-nrd.nhtsa.dot.gov/Pubs/811701.pdf
15. Insurance Institute for Highway Safety. Seat belts. Accessed October 2, 2021. https://www.iihs.org/topics/seat-belts#laws
16. Kahane CJ. Lives saved by vehicle safety technologies and associated Federal Motor Vehicle Safety Standards, 1960 to 2012 – Passenger cars and LTVs – With reviews of 26 FMVSS and the effectiveness of their associated safety technologies in reducing fatalities, injuries, and crashes. (Report No. DOT HS 812 069). National Highway Traffic Safety Administration. Published January 2015. Accessed October 2, 2021. https://crashstats.nhtsa.dot.gov/Api/Public/ViewPublication/812069
17. National Highway Traffic Safety Administration. Seat belts. Accessed October 2, 2021. https://www.nhtsa.gov/risky-driving/seat-belts
18. U.S. Department of Transportation, National Highway Traffic Safety Administration. Lives saved in 2008 by restraint use and minimum drinking age laws. *Traffic Safety Facts*. Published May 2010. Accessed September 29, 2017. https://crashstats.nhtsa.dot.gov/Api/Public/ViewPublication/811153
19. National Center for Statistics and Analysis U.S. Department of Transportation, National Highway Traffic Safety Administration. Seat belt use in 2020: use rates in the states and territories. *Traffic Safety Facts*. Report No. DOT HS 813 109. Published April 2021. Accessed January 4, 2022. https://crashstats.nhtsa.dot.gov/Api/Public/ViewPublication/813109

20. Greenwell NK. *Results of the National Child Restraint Use Special Study* (Report No. DOT HS 812 142). National Highway Traffic Safety Administration; May 2015.
21. Rogers CD, Pagliarello G, McLellan BA, et al. Mechanism of injury influences the pattern of injuries sustained by patients involved in vehicular trauma. *Can J Surg.* 1991;34(3):283-286.
22. Mayrose J. The effects of a mandatory motorcycle helmet law on helmet use and injury patterns among motorcyclist fatalities. J Safety Res. 2008;39(4):429-32. Published August 6, 2008. Accessed February 25, 2022. https://pubmed.ncbi.nlm.nih.gov/18786430/
23. Centers for Disease Control and Prevention. Guidelines for field triage of injured patients: recommendations of the National Expert Panel on Field Triage. *MMWR.* 2012;61:1-20.
24. Pedersen A, Stinner DJ, McLaughlin HC, Bailey JR, Walter JR, Hsu JR. Characteristics of genitourinary injuries associated with pelvic fractures during Operation Iraqi Freedom and Operation Enduring Freedom. *Mil Med.* 2015 Mar;180(3 Suppl):64-67.
25. Burgess AR, Eastridge BJ, Young JW, et al. Pelvic ring disruptions: effective classification system and treatment protocols. *J Trauma.* 1990;30(7):848-856.
26. Fackler ML, Malinowski JA. Internal deformation of the AK-74: a possible cause for its erratic path in tissue. *J Trauma.* 1998;28(Suppl 1):S72-S75.
27. Fackler ML, Surinchak JS, Malinowski JA, et al. Wounding potential of the Russian AK-74 assault rifle. *J Trauma.* 1984;24(3):263-266.
28. Fackler ML, Surinchak JS, Malinowski JA, et al. Bullet fragmentation: a major cause of tissue disruption. *J Trauma.* 1984;24(1):35-39.
29. Fackler ML, Dougherty PJ. Theodor Kocher and the Scientific Foundation of Wound Ballistics. *Surg Gynecol Obstet.* 1991;172(2):153-160.
30. American College of Surgeons (ACS) Committee on Trauma. *Advanced Trauma Life Support Course.* ACS; 2002.
31. Wade CE, Ritenour AE, Eastridge BJ, et al. Explosion injuries treated at combat support hospitals in the Global War on Terrorism. In: Elsayed N, Atkins J, eds. *Explosion and Blast-Related Injuries.* Elsevier; 2008.
32. Department of Defense. Directive Number 6025:21E: Medical Research for Prevention, Mitigation, and Treatment of Blast Injuries. Published July 5, 2006. Accessed October 2, 2021. https://www.esd.whs.mil/Portals/54/Documents/DD/issuances/dodd/602521p.pdf?ver=2018-10-24-112151-983
33. Leibovici D, Gofrit ON, Stein M, et al. Blast injuries: bus versus open-air bombings—a comparative study of injuries in survivors of open-air versus confined-space explosions. *J Trauma.* 1996;41:1030-1035.
34. Gutierrez de Ceballos JP, Turégano-Fuentes F, Perez-Diaz D, et al. The terrorist bomb explosions in Madrid, Spain—an analysis of the logistics, injuries sustained, and clinical management of casualties treated at the closest hospital. *Crit Care Med.* 2005;9:104-111.
35. Gutierrez de Ceballos JP, Turégano Fuentes F, Perez Diaz D, et al. Casualties treated at the closest hospital in the Madrid, March 11, terrorist bombings. *Crit Care Med.* 2005;34(Suppl 1):S107-S112.
36. Avidan V, Hersch M, Armon Y, et al. Blast lung injury: clinical manifestations, treatment, and outcome. *Am J Surg.* 2005;190:927-931.
37. Ritenour AE, Blackbourne LH, Kelly JF, et al. Incidence of primary blast injury in U.S. military overseas contingency operations: a retrospective study. *Ann Surg.* 2010;251(6):1140-1144.
38. Ritenour AE, Wickley A, Ritenour JS, et al. Tympanic membrane perforation and hearing loss from blast overpressure in Operation Enduring Freedom and Operation Iraqi Freedom wounded. *J Trauma.* 2008;64:S174-S178.
39. Zalewski T. Experimentelle Untersuchungen uber die Resistenzfahigkeit des Trommelfells. *Z Ohrenheilkd.* 1906;52:109.
40. Helling ER. Otologic blast injuries due to the Kenya embassy bombing. *Mil Med.* 2004;169:872-876.
41. Nixon RG, Stewart C. When things go boom: blast injuries. *Fire Engineering.* May 1, 2004.
42. National Association of Emergency Medical Technicians. Explosions and weapons of mass destruction. In: Pollak AN, ed. *PHTLS: Prehospital Trauma Life Support.* 9th ed. Jones & Bartlett Learning; 2018.


# Weiterführende Literatur


Alderman B, Anderson A. Possible effect of air bag inflation on a standing child. In: *Proceedings of 18th American Association of Automotive Medicine.* American Association of Automotive Medicine; 1974.

American College of Surgeons (ACS) Committee on Trauma. *Advanced Trauma Life Support Course.* ACS; 2018.

Anderson PA, Henley MB, Rivara P, et al. Flexion distraction and chance injuries to the thoracolumbar spine. *J Orthop Trauma.* 1991;5(2):153.

Anderson PA, Rivara FP, Maier RV, et al. The epidemiology of seatbelt-associated injuries. *J Trauma.* 1991;31(1):60.

Bartlett CS. Gunshot wound ballistics. *Clin Orthop.* 2003;408:28.

DePalma RG, Burris DG, Champion HR, et al. Current concepts: blast injuries. *N Engl J Med.* 2005;352:1335.

Di Maio VJM. *Gunshot Wounds: Practical Aspects of Firearms, Ballistics and Forensic Techniques.* CRC Press; 1999.

Garrett JW, Braunstein PW. The seat belt syndrome. *J Trauma.* 1962;2:220.

Huelke DF, Mackay GM, Morris A. Vertebral column injuries and lap-shoulder belts. *J Trauma.* 1995;38:547.

Huelke DF, Moore JL, Ostrom M. Air bag injuries and occupant protection. *J Trauma.* 1992;33(6):894.

Hunt JP, Marr AB, Stuke LE. Kinematics. In: Mattox KL, Moore EE, Feliciano DV, eds. *Trauma.* 7th ed. McGraw-Hill; 2013.

Joksch H, Massie D, Pichler R. *Vehicle Aggressivity: Fleet Characterization Using Traffic Collision Data.* Department of Transportation; 1998.

McSwain NE Jr, Brent CR. Trauma rounds: lipstick sign. *Emerg Med*. 1998;21:46.

McSwain NE Jr, Paturas JL. *The Basic EMT: Comprehensive Prehospital Patient Care*. 2nd ed. Mosby; 2001.

Ordog GJ, Wasserberger JN, Balasubramaniam S. Shotgun wound ballistics. *J Trauma*. 1922;28:624.

Oreskovich MR, Howard JD, Compass MK, et al. Geriatric trauma: injury patterns and outcome. *J Trauma*. 1984;24:565.

Rutledge R, Thomason M, Oller D, et al. The spectrum of abdominal injuries associated with the use of seat belts. *J Trauma*. 1991;31(6):820.

States JD, Annechiarico RP, Good RG, et al. A time comparison study of the New York State Safety Belt Use Law utilizing hospital admission and police accident report information. *Accid Anal Prev*. 1990;22(6):509.

Swierzewski MJ, Feliciano DV, Lillis RP, et al. Deaths from motor vehicle crashes: patterns of injury in restrained and unrestrained victims. *J Trauma*. 1994;37(3):404.

Sykes LN, Champion HR, Fouty WJ. Dum-dums, hollowpoints, and devastators: techniques designed to increase wounding potential of bullets. *J Trauma*. 1988;28:618.

KAPITEL 5

# Die Einsatzstelle

**Autor**
Matthew Levy, DO

## LERNZIELE

Nach dem Durcharbeiten dieses Kapitels sind Sie in der Lage:

- Potenzielle Gefahren für Menschenleben und Sicherheit an Einsatzstellen frühzeitig, systematisch und lageabhängig zu erkennen sowie kontinuierlich zu reevaluieren
- Gefahren zu benennen, die spezifisch für bestimmte Einsatzsituationen sind
- Die Sicherheit der Einsatzstelle, die vorliegende Lage sowie die Traumakinematik einzuschätzen, um fundierte Entscheidungen zur Patientenversorgung zu treffen
- Geeignete Maßnahmen zur Minimierung von Gefahren zu benennen und umzusetzen
- Bei einem Massenanfall von Verletzten (MANV) – einschließlich besonderer Einsatzlagen wie Gefahrgutereignissen oder lebensbedrohlichen Einsatzlagen (LebEL) – ein Sichtungssystem Prätriage bzw. Triage unter Einbezug relevanter Untersuchungsbefunde anzuwenden

## FALLBEISPIEL

Sie werden zu einer häuslichen Auseinandersetzung alarmiert. Es ist 2:45 Uhr in einer heißen Sommernacht. Als Sie an dem Einfamilienhaus eintreffen, hören Sie zwei Personen laut streiten, sowie Kinder, die im Hintergrund weinen. Die Polizei wurde parallel alarmiert, ist aber noch nicht am Einsatzort angekommen.

- Welche Bedenken haben Sie bei diesem Einsatz?
- Welche Überlegungen müssen Sie anstellen, bevor Sie Kontakt zu den Hausbewohnern aufnehmen?

## EINFÜHRUNG

Es gibt eine Reihe von Bedenken, die das Rettungsdienstfachpersonal bei Eintreffen an einer Einsatzstelle berücksichtigen sollte:

1. Sobald Sie den Einsatz erhalten haben, müssen die potenziell mit dem Notruf in Zusammenhang stehenden Gefahren bedacht werden. Basierend auf den vom Disponenten übermittelten Informationen nehmen Sie während der Anfahrt eine vorläufige Einschätzung der Gefahrenlage an der Einsatzstelle vor. Im Rahmen dieser Bewertung wird auch überlegt, ob andere Einsatzkräfte wie Polizei und/oder Feuerwehr notwendig sind.

2. Für alle, die an einer Einsatzstelle eintreffen, hat die umfassende Beurteilung der Lage oberste Priorität. Diese beinhaltet: (1) die Feststellung, ob die Einsatzstelle für den Rettungsdienst ausreichend sicher ist, um sich ihr gefahrlos zu nähern, (2) die Sicherstellung des Schutzes für Einsatzkräfte und Patienten sowie die (3) Anpassung der Patientenversorgung an die jeweils aktuellen Gegebenheiten. Erkannte Gefahren oder Probleme müssen vor Beginn der Versorgung einzelner Patienten beseitigt werden. In bestimmten Einsatzlagen – etwa bei Kampfhandlungen oder Gefahrgutunfällen – gewinnt die Lagebeurteilung nochmals an Bedeutung und kann direkten Einfluss auf die Patientenversorgung haben. Die Ersteinschätzung sowie die fortlaufende Re-Evaluation sind dynamische Prozesse: Es ist jederzeit aufmerksam zu beobachten, was im Umfeld der Einsatzkräfte geschieht. Eine zunächst als sicher eingestufte Einsatzstelle kann sich rasch verändern – in solchen Fällen müssen alle Einsatzkräfte vorbereitet sein, sofort angemessene Schutzmaßnahmen zu ergreifen.
3. Die Gesamtbeurteilung der Einsatzstelle zeigt, ob ein einzelner oder mehrere Patienten zu versorgen sind. Sobald es mehrere Betroffene gibt, wird die Situation als Unfall mit mehreren Patienten als „Massenanfall von Verletzten (MANV) oder Großschadensereignis“ eingestuft. Ein MANV liegt dann vor, wenn die Anzahl der Patienten die verfügbaren Ressourcen übersteigt. In diesem Fall verschiebt sich der Fokus: Statt alle Mittel auf den am schwersten verletzten Patienten zu konzentrieren, hat die Rettung möglichst vieler Patienten Vorrang. Das Vorgehen bei einem MANV wird im Kapitel 17: *„Katastrophenmanagement“* ausführlich beschrieben.

   Eine erste Kurzsichtung (Prätriage) dient dazu, rasch zu erkennen, wer zuerst behandelt werden muss, wenn mehrere Verletzte vorhanden sind. Die Priorisierung erfolgt dabei nach folgender Reihenfolge: a) lebensbedrohliche Zustände, b) Verletzungen mit drohendem Verlust von Extremitäten, c) alle weiteren, weniger dringlichen Verletzungen.

# Beurteilung der Einsatzstelle

Die Beurteilung der Einsatzstelle beginnt bereits in der Leitstelle: Entweder durch strukturierte Befragung des Anrufers oder durch Informationen von bereits eingetroffenen Einsatzkräften. Diese Angaben werden an die alarmierten Rettungsmittel übermittelt, um bereits vor Eintreffen eine erste Lageeinschätzung zu ermöglichen.

Während der Anfahrt zur Einsatzstelle sollte die Zeit genutzt werden, um die bevorstehenden Aufgaben und deren Aufteilung im Team abzustimmen. Eine klare und strukturierte Kommunikation ist entscheidend – sie kann den Unterschied zwischen einem geordneten Einsatzablauf und einem chaotischen Szenario ausmachen. Für eine erfolgreiche Lagebewältigung sind gute Beobachtungs-, Wahrnehmungs- und Kommunikationsfähigkeiten unerlässlich.

Der Prozess der Informationsgewinnung beginnt unmittelbar mit dem Eintreffen an der Einsatzstelle. Bevor mit der Patientenversorgung begonnen wird, sollte das Rettungsdienstfachpersonal die Lage anhand folgender Aspekte systematisch beurteilen:

1. Ersten Gesamteindruck von der Einsatzstelle gewinnen – mit besonderem Fokus auf Sicherheitsaspekte und potenzielle akute Gefahren für Einsatzkräfte und Patienten.
2. Umfeld beobachten, insbesondere Angehörige, Unbeteiligte und Schaulustige, um potenzielle Störungen, emotionale Belastung oder zusätzliche Risiken frühzeitig zu erkennen.
3. Das Erscheinungsbild der Einsatzstelle prägt die Gesamteinschätzung und bildet die Grundlage für eine dynamische Lageerkennung. Durch gezieltes Beobachten und aktives Zuhören werden möglichst viele Informationen aufgenommen und eingeordnet.

Da sich sowohl die Situation am Einsatzort als auch der Zustand der Patienten rasch ändern können, ist eine kontinuierliche Bewertung der Lage unerlässlich. Werden Veränderungen im Einsatzgeschehen nicht rechtzeitig erkannt, kann dies schwerwiegende Folgen für das Rettungsdienstfachpersonal und die Patienten haben.

Die Beurteilung der Einsatzstelle konzentriert sich im Wesentlichen auf zwei Kernaspekte: die Sicherheit – für alle Beteiligten sowie die situative Einschätzung – der Gesamtlage und ihrer Entwicklung

## Sicherheit

Der wichtigste Aspekt bei der Annäherung an eine Einsatzstelle ist die Sicherheit aller Einsatzkräfte. *Wird das Rettungsfachpersonal selbst zum Opfer, kann nicht nur keine Hilfe mehr geleistet werden – es erhöht sich zugleich die Zahl der zu versorgenden Personen.* Die Patientenversorgung darf daher erst beginnen, wenn die Einsatzstelle ausreichend gesichert ist und für das Rettungsdienstfachpersonal keine vermeidbaren Gefahren mehr bestehen. Die Risiken reichen von alltäglichen Gefährdungen wie dem Kontakt mit Blut, Körperflüssigkeiten oder infektiösem Material bis hin zu seltenen, aber potenziell lebensbedrohlichen Szenarien – etwa der Exposition gegenüber chemischen Kampfstoffen.

Die Sicherung der Einsatzstelle umfasst die Gewährleistung der Sicherheit sowohl für das Rettungsdienstfachpersonal als auch für die Patienten. Grundsätzlich ist der Patient zunächst aus der Gefahrenzone in einen sicheren Bereich zu verbringen, bevor diagnostische Maßnahmen oder therapeutische Interventionen eingeleitet werden. Gegebenenfalls sind vor einer umfassenden medizinischen Versorgung zusätzliche Maßnahmen erforderlich, wie z.B. eine Dekontamination des Patienten. Gefahren für Patienten und Einsatzkräfte können unter anderem durch rutschige Flächen, Feuer, herabhängende Stromleitungen, Explosivstoffe, Gefahrstoffe (einschließlich Körperflüssigkeiten, Verkehr, Hochwasser, Waffen) oder Umwelteinflüsse entstehen. Zudem kann ein Angreifer noch vor Ort sein und eine Bedrohung für Patient, Einsatzkräfte oder Unbeteiligte darstellen. In sogenannten lebensbedrohlichen Einsatzlagen (LebEL), insbesondere bei aktiven Bedrohungen wie einem Amoklauf oder Schusswaffeneinsatz, ist die enge und koordinierte Zusammenarbeit mit der Polizei entscheidend: Nur so kann das Rettungsdienstfachpersonal möglichst schnell und sicher zum Patienten vordringen und dessen Überlebenschancen erhöhen.

## Situation

Auf die Gefahrenbeurteilung folgt die Lageeinschätzung. Diese umfasst sowohl Faktoren, die das Vorgehen des Rettungsdienstfachpersonals bei der Patientenversorgung beeinflussen können, als auch einsatzspezifische Aspekte, die den Patienten direkt betreffen. Bei der Einschätzung der Lage sollten unter anderem folgende Fragestellungen berücksichtigt werden:

- Was ist tatsächlich am Einsatzort geschehen? Welche Umstände haben zum Ereignis geführt? Handelt es sich um ein absichtlich herbeigeführtes oder ein unbeabsichtigtes Ereignis?
- Wer hat den Notruf abgesetzt – und aus welchem Grund?
- Wie war der Unfallmechanismus? (Kapitel 4: *Kinematik des Traumas*). Ein gutes Verständnis der Kinematik hilft dabei, potenzielle Verletzungsmuster frühzeitig zu erkennen und gezielt darauf zu reagieren.
- Wie viele Personen sind betroffen und wie alt sind sie?
- Wird zusätzliches Rettungsdienstfachpersonal zur Patientenversorgung oder für den Abtransport benötigt?
- Sind Feuerwehr oder Polizei erforderlich? Oder weiteres Fachpersonal, z. B. vom Energieversorger?
- Wird spezielles Rettungs- oder Bergungsmaterial benötigt?
- Ist ein Transport mit dem Rettungshubschrauber erforderlich?
- Wird ein Notarzt (ggf. mehrere) benötigt?
- Könnte ein internistisches Problem den Unfall hervorgerufen haben (z. B. ein Verkehrsunfall, der durch einen Herzinfarkt oder Schlaganfall des Fahrers verursacht wurde)?

Viele Fragen, die mit der Sicherheit und der Situation an der Einsatzstelle in Zusammenhang stehen, weisen deutliche Überschneidungen auf. So spielen Fragen zur Sicherheit eine Rolle in bestimmten Situationen und auch umgekehrt. Diese Aspekte werden in den folgenden Abschnitten ausführlich behandelt.

# Sicherheitsprobleme

## Sicherheit im Straßenverkehr

Verkehrsunfälle sind die häufigste Ursache für Todesfälle und Verletzungen beim Rettungsdienstfachpersonal.[1] Zwar ereignen sich die meisten dieser Vorfälle durch Kollisionen mit dem Einsatzfahrzeug auf dem Weg zum Einsatzort, doch ein erheblicher Teil betrifft Unfälle, die während der Arbeit an der Unfallstelle selbst geschehen – insbesondere bei Verkehrsunfällen. Dabei spielen verschiedene Faktoren eine Rolle, die zu Verletzungen oder gar zum Tod von Einsatzkräften führen können (**Abbildung 5-1**). Einige dieser Risiken – wie

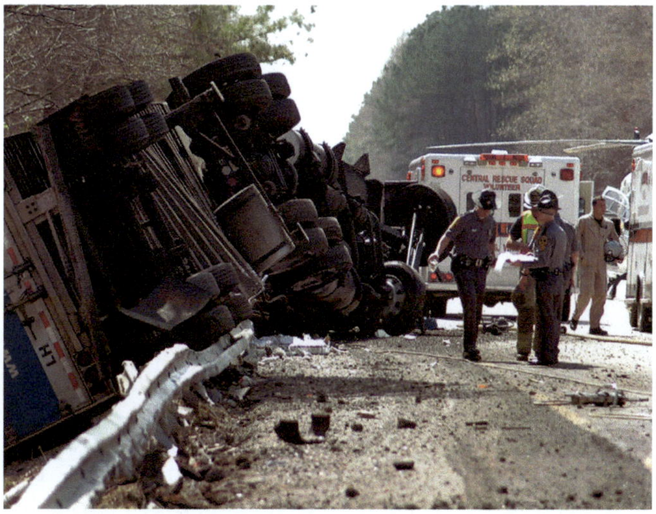

**Abbildung 5-1** Ein großer Teil des getöteten oder verletzten Rettungsdienstfachpersonals arbeitete an Einsatzorten von Verkehrsunfällen

Witterungsverhältnisse oder der Zustand der Fahrbahn – lassen sich nicht beeinflussen. Umso wichtiger ist es, dass das Rettungsdienstfachpersonal sich dieser Gefahren bewusst ist und umsichtig handelt, um das Risiko so weit wie möglich zu minimieren.

## Wetter- und Lichtbedingungen

Einsätze bei Verkehrsunfällen finden häufig unter erschwerten Bedingungen statt, etwa bei ungünstiger Wetterlage und in den Nachtstunden. In den Wintermonaten müssen Einsatzkräfte mit Schnee und Eis rechnen, was sowohl die Anfahrt als auch das Arbeiten an der Einsatzstelle gefährlich macht. Weitere kritische Wetterlagen wie Nebel, Starkregen oder Sandstürme verschlechtern die Sicht zusätzlich – mit dem Risiko, dass herannahende Fahrzeuge die abgestellten Einsatzfahrzeuge zu spät erkennen oder nicht mehr rechtzeitig abbremsen können

## Straßenverhältnisse

Autobahnen und Schnellstraßen gewährleisten zwar einen hohen Verkehrsfluss, stellen jedoch bei Unfällen ein erhebliches Risiko für alle Einsatzkräfte dar. Stau- und Rückstaubildungen führen zu gefährlichen Einsatzbedingungen. Besonders auf Fahrbahnabschnitten mit eingeschränkter Sicht (z.B. Brückenabschnitten, oder Straßen mit Kuppen und Senken). Nicht selten verzichtet die Polizei auf eine vollständige Sperrung der Fahrbahn, um den Verkehrsfluss aufrechtzuerhalten. Auch wenn dies für die alle Einsatzkräfte ein erhöhtes Risiko bedeutet, kann so das Risiko von Folgeunfällen am Stauende verringert werden.

Landstraßen bringen eigene Herausforderungen mit sich: Zwar ist das Verkehrsaufkommen meist geringer als auf städtischen Straßen, dafür sind sie oft kurvig, schmal oder unübersichtlich. So bleibt Fahrern meist wenig Reaktionszeit, um auf eine Unfallstelle zu reagieren. Zudem ist die Straßenpflege in ländlichen Gebieten häufig weniger intensiv – nach Unwettern können nasse Blätter, Schlamm oder Schnee die Fahrbahn wochenlang gefährlich glatt machen. In abgelegenen Regionen erschweren Witterungsverhältnisse wie Nebel, Schnee oder Eis nicht nur die Anfahrt für den Rettungsdienst, sondern erhöhen auch das Unfallrisiko für die Verkehrsteilnehmer.

# Strategien zur Risikominderung

Rettungsdienstfachpersonal muss zu jeder Tages- und Nachtzeit sowie bei allen Wetterbedingungen einsatzbereit sein. Daher sind Maßnahmen erforderlich, um das Risiko zu verringern, nicht selbst zum Opfer an einer Einsatzstelle nach einem Verkehrsunfall zu werden. Der wirksamste Ansatz ist, die Anzahl der Einsatzkräfte vor Ort zu begrenzen – insbesondere auf Schnellstraßen und Autobahnen. Vor Ort sollten sich nur so viele Personen befinden, wie zur Durchführung der notwendigen Maßnahmen erforderlich sind. So erhöht beispielsweise das Vorhandensein von drei Rettungswagen und einem Notarzteinsatzfahrzeug bei lediglich einem Patienten das Risiko erheblich, dass Einsatzkräfte von vorbeifahrenden Fahrzeugen erfasst werden. Obwohl viele Alarmierungsprotokolle auf Schnellstraßen mehrere Rettungsmittel vorsehen, sollten – abgesehen vom zuerst eintreffenden Rettungsmittel – alle weiteren Fahrzeuge an einem nahegelegenen, geeigneten Bereitstellungsraum warten, bis ihr Einsatz tatsächlich erforderlich wird.

## Reflektierende Kleidung

In den meisten Fällen werden Einsatzkräfte von Fahrzeugen erfasst, weil die Fahrer sie aufgrund unzureichender Sichtbarkeit nicht wahrgenommen haben, wie anschließend polizeilich zu Protokoll gegeben wird. Zur Verbesserung der Sichtbarkeit ist das Tragen von hochsichtbarer Warnkleidung bei allen Einsätzen im Straßenverkehr – tagsüber wie nachts – verpflichtend. In vielen Organisationen gilt daher die klare Vorgabe: *„Boots on the ground – Warnweste an"*, d. h. jede Einsatzkraft muss beim Verlassen des Fahrzeugs eine Warnweste oder entsprechende Schutzkleidung tragen. Für das Rettungsdienstfachpersonal in Deutschland, Österreich und der Schweiz ist das Tragen von Warnkleidung mit retroreflektierendem und fluoreszierendem Material vorgeschrieben. Die Anforderungen richten sich nach der europäischen Norm EN ISO 20471 (**Abbildung 5-2**) In Deutschland verpflichtet die Deutsche Gesetzliche Unfallversicherung Vorschrift (DGUV) die Arbeitgeber, entsprechende persönliche Schutzausrüstung bereitzustellen. Österreich regelt die Verpflichtung über das Arbeitnehmerschutzgesetz

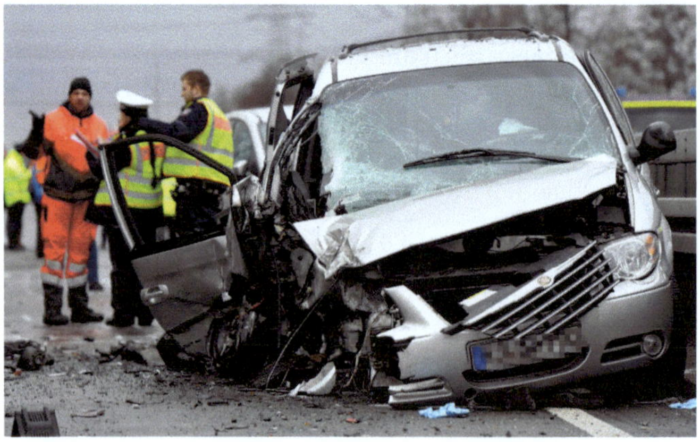

**Abbildung 5-2** Ein großer Teil der getöteten oder verletzten Rettungsdienstmitarbeiter arbeitete bei Verkehrsunfällen.

© Marius Becker/dpa picture alliance archive/Alamy Stock Photo sowie die Vorgaben der Allgemeinen Unfallversicherungsanstalt (AUVA). Die Schweiz regelt das Tragen von Warnkleidung in den EKAS-Richtlinien (Eidgenössische Koordinationskommission für Arbeitssicherheit) sowie in den Vorgaben der schweizerische Unfallversicherungsanstalt (SUVA). Hierdurch ist für das Rettungsdienstfachpersonal in allen drei Ländern sichergestellt, dass Einsatzkräfte auf Straßen durch hochsichtbare Schutzkleidung optimal erkennbar ist.

## Fahrzeugpositionierung und Warnvorrichtungen

Die Ausrüstung sollte so positioniert werden, dass sie entnommen werden kann, ohne den fließenden Verkehr betreten zu müssen. Einige Rettungsdienste haben dafür spezielle SOP`s entwickelt, insbesondere für das sichere Abstellen von Einsatzfahrzeugen. So kann beispielsweise ein größeres Fahrzeug gezielt als „Puffer" eingesetzt werden, um eine Fahrspur abzuschirmen und so zusätzlichen Schutz zu bieten.

Der Einsatzleiter trägt die Verantwortung dafür, dass die Fahrzeuge so positioniert werden, dass das Rettungsdienstfachpersonal bestmöglich geschützt ist. Die zuerst eintreffenden Rettungswagen sollten möglichst in direkter Linie („auf der Spur") hinter dem verunfallten Fahrzeug abgestellt werden (**Abbildung 5-3**). Auch wenn dies das spätere Einladen des Patienten erschweren kann, steht der Schutz von Einsatzkräften und Patienten vor dem rückwärtigen Verkehr an erster Stelle. Weitere, später eintreffende Rettungsmittel sollten, auf der dem Unfall zugewandten Straßenseite parken – idealerweise mit größerem Abstand zur Einsatzstelle, um dem fließenden Verkehr mehr Zeit zur Reaktion zu ermöglichen.

Scheinwerfer oder Fernlichter, sollten ausgeschaltet werden, sofern sie nicht zur gezielten Ausleuchtung der Einsatzstelle benötigt werden. Andernfalls könnten entgegenkommende Fahrer geblendet und abgelenkt werden. Auch die Anzahl der Warnleuchten an der Einsatzstelle sollte begrenzt werden, da zu viele Lichter entgegenkommende Fahrer verwirren können. Zur frühzeitigen Warnung des Verkehrs werden häufig Hinweisschilder mit der Aufschrift „Unfall" aufgestellt. Ergänzend können Lichtstäbe oder Warnlampen zur Absicherung und Verkehrslenkung eingesetzt werden. Reflektierende Pylonen eignen sich gut, um eine sichere Verkehrsführung um die Einsatzstelle herum zu gewährleisten (**Abbildung 5-4**).

Das Rettungsdienstfachpersonal sollte während des gesamten Einsatzes im laufenden Straßenverkehr konsequent auf seine Sicherheit achten. Bevor das Fahrzeug verlassen wird, muss der Verkehr in beide Richtungen sorgfältig beobachtet werden. Die seitliche Tür im hinteren Bereich des Rettungswagens sollte grundsätzlich nicht geöffnet oder benutzt werden, wenn sich der Rettungswagen im Bereich des fließenden Verkehrs befindet. Falls ein Ausstieg erforderlich ist, sollte – nach einer Sichtkontrolle durch das Fenster – ausschließlich

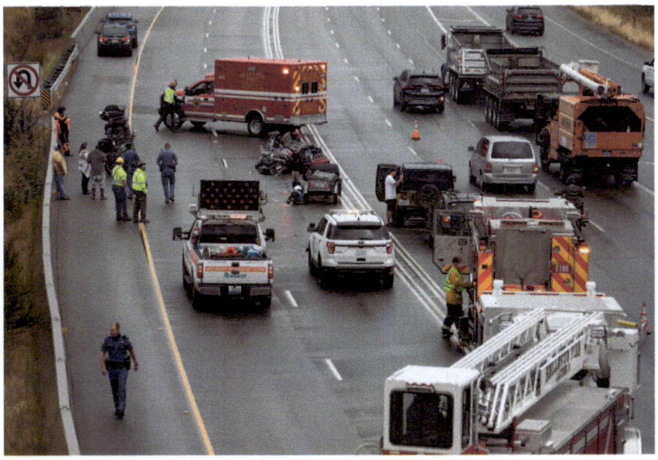

**Abbildung 5-3** Die korrekte Position eines Rettungsfahrzeug.



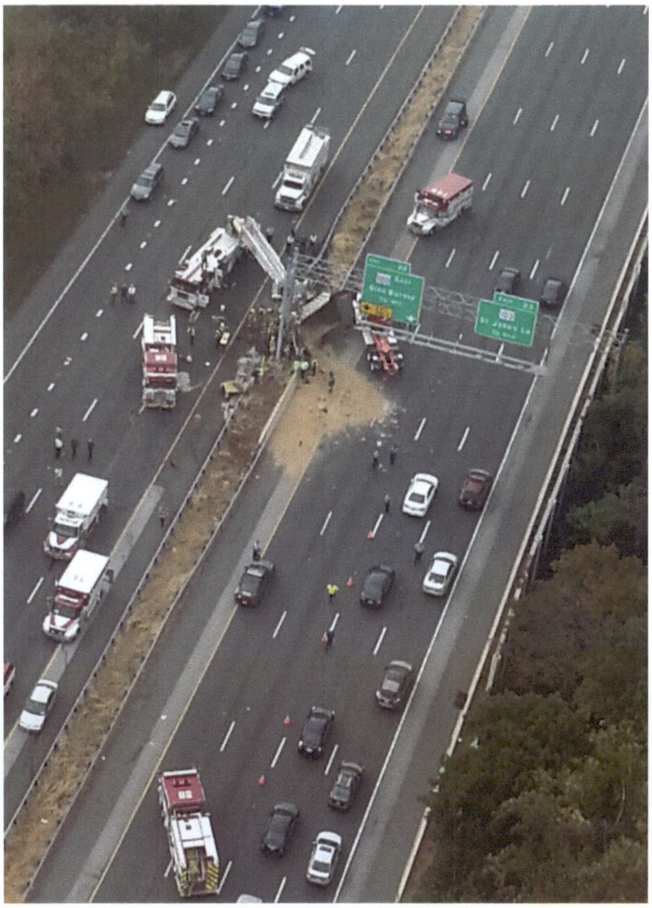

**Abbildung 5-4** Die richtige Platzierung von Verkehrsleitmitteln (z. B. Pylonen, Leitkegel, Lichtsignale).

die hintere Tür verwendet werden. Beim Aussteigen aus dem Einsatzfahrzeug ist grundsätzlich auf *drei Kontaktpunkte* zu achten (*vergleichbar mit dem Absteigen einer Leiter*): Handlauf, Tür und Tritt. *Das bedeutet zwei Hände und ein Fuß = drei Kontaktpunkte mit dem Fahrzeug.*

Wenn der Verkehr geregelt werden muss, sollte diese Aufgabe von der Polizei oder von entsprechend geschultem Personal übernommen werden, damit sich der Rettungsdienst auf die Patientenversorgung konzentrieren kann. Verwirrende oder widersprüchliche Anweisungen an Fahrzeugführer erhöhen das Sicherheitsrisiko zusätzlich. Am sichersten ist es, wenn der Verkehr möglichst ungehindert fließen kann und um die Einsatzstelle herumgeleitet wird.

### Schulung zur Verkehrssicherheit

Es gibt verschiedene Ausbildungsprogramme, die speziell darauf ausgerichtet sind, Einsatzkräfte im sicheren Arbeiten an Unfallstellen im Straßenverkehr zu schulen. Jede Rettungsdienstorganisation sollte sich über die Verfügbarkeit dieser Programme vor Ort informieren und sie in die jährlich vorgeschriebenen Fortbildungsmaßnahmen integrieren. Die Kurse befähigen Einsatzkräfte, eine sicherheitsorientierte Denkweise zu entwickeln und aktiv zu einer gelebten Sicherheitskultur in ihrer Organisation beizutragen – sowohl bei Einsätzen im Straßenverkehr als auch im häuslichen Umfeld.

## Gewalttätigkeit

Jeder Einsatz kann das Rettungsdienstfachpersonal in ein emotional angespanntes Umfeld führen. Daher wird die Polizei hinzugezogen, bevor Einsatzkräfte Orte betreten, an denen Gewalt stattgefunden hat oder zu erwarten ist. Doch auch vermeintlich harmlose Einsatzstellen können sich schnell zu gefährlichen Situationen entwickeln. Umso wichtiger ist es, dass das Rettungsdienstfachpersonal stets aufmerksam bleibt und auf subtile Anzeichen achtet, die auf eine Veränderung der Lage hinweisen. Patienten, Angehörige oder Umstehende sind möglicherweise nicht in der Lage, die Situation objektiv zu erfassen. Sie könnten die Anfahrtszeit als zu lang empfinden, Aussagen oder Maßnahmen missverstehen oder emotional überreagieren, insbesondere bei traumatischen Ereignissen. Ein sicheres, professionelles Auftreten in Kombination mit Respekt und Empathie ist daher essenziell. So gelingt es, das Vertrauen der Betroffenen zu gewinnen und gleichzeitig die Kontrolle über den Einsatz zu behalten.

Es ist wichtig, dass Rettungsdienstfachpersonal darin geschult wird, eine Einsatzstelle aufmerksam zu beobachten. Dabei sind bestimmte Beobachtungsfähigkeiten für die Sicherheit unerlässlich. Dazu gehören das Einschätzen der Anzahl und Position anwesender Personen beim Eintreffen, das Verhalten von Passanten (z. B., ob sie sich der Einsatzstelle nähern oder sich entfernen), sichtbare Anzeichen von Stress oder Anspannung sowie unerwartete oder auffällige Reaktionen auf die Anwesenheit des Rettungsdienstes. Auch das eigene „Bauchgefühl" kann ein wertvoller Hinweis auf eine mögliche Gefahr sein. Besondere Aufmerksamkeit gilt den Händen von Patienten und Umstehenden, da von ihnen die größte unmittelbare Gefahr ausgehen kann. Achten Sie zudem auf Hinweise, dass Personen möglicherweise bewaffnet sind – etwa durch unpassend schwere oder übergroße Kleidung, in der sich Waffen verbergen lassen. Lassen Sie sich möglichst zu einem Patienten führen, anstatt selbst vorauszugehen – so behalten Sie potenziell gefährliche Personen im Blick. Wird eine Bedrohungssituation erkannt, sollte sofort eine Rückzugsentscheidung getroffen werden. Die Patientenversorgung kann dann im geschützten Umfeld des Rettungswagens fortgesetzt werden. Die Sicherheit des Rettungsdienstfachpersonals hat oberste Priorität. Deshalb muss bei jedem Einsatz ein Flucht- bzw. Rückzugsweg eingeplant werden, um die Einsatzstelle im Notfall schnell verlassen zu können.

Stellen Sie sich folgende Einsatzsituation vor: Sie und Ihre Kollegin befinden sich im Wohnzimmer eines Patienten. Während Ihre Kollegin gerade den Blutdruck misst, betritt plötzlich ein offenbar alkoholisierter Mann den Raum durch den hinteren Eingang des Hauses. Er wirkt aggressiv, und es scheint, als würde ein Pistolengriff aus seinem Hosenbund herausragen. Ihre Kollegin bemerkt ihn nicht, da sie ganz auf den Patienten konzentriert ist. Der Verdächtige beginnt, Ihre Anwesenheit in Frage zu stellen, zeigt sich stark erregt wegen Ihrer Uniform und Organisationsemblems. Seine Hände bewegen sich wiederholt in Richtung seines Hosenbundes und wieder davon weg. Er läuft nervös umher und murmelt vor sich hin. Wie können Sie und Ihre Kollegin auf eine solche Situation vorbereitet sein?

### Umgang mit potenziell gewalttätigen Situationen

Rettungsdienstfachpersonal sollte im Vorfeld klare Absprachen treffen, wie im Umgang mit gewalttätigen Patienten oder aggressiven Dritten vorzugehen ist. Werden Strategien erst in der akuten Situation entwickelt, ist ein Scheitern sehr wahrscheinlich. Bewährt haben sich beispielsweise das „Hands-on/Hands-off"-Prinzip (eine Person übernimmt den direkten Kontakt, die andere hält sich zurück) sowie zuvor festgelegte Codewörter oder diskrete Handzeichen für Notfälle.

- **Rollenverteilung im Team:** Ein Teammitglied konzentriert sich auf die medizinische Versorgung (Hands-on), das andere Teammitglied (Hands-off) übernimmt die Beobachtung der Umgebung und achtet auf potenzielle Gefahren.

- **Verwendung von Codewörtern oder diskreten Handzeichen:** So können Gefahrensituationen stillschweigend signalisiert werden, ohne eine Eskalation zu provozieren.
- **Rückzugsstrategie festlegen:** Vor Betreten der Einsatzstelle sollte klar sein, wie ein sicherer Rückzug erfolgen kann, falls sich die Situation zuspitzt.

Es gibt verschiedene Strategien, um mit potenziell gefährlichen Einsatzsituationen umzugehen. Dabei steht die eigene Sicherheit stets an oberster Stelle. Die folgenden vier Grundprinzipien können helfen, angemessen zu reagieren:

1. **Fernbleiben**: Bei Einsätzen an als gewalttätig bekannten Orten sollte das Rettungsdienstfachpersonal nicht direkt zur Einsatzstelle fahren. Stattdessen wird an einem sicheren Ort gewartet, bis die Polizei die Lage überprüft und die Einsatzstelle offiziell freigegeben hat.
2. **Rückzug**: Wenn sich bei der Annäherung an die Einsatzstelle unerwartete Gefahren zeigen, verlassen Sie den Bereich umgehend und diskret. Ziehen Sie sich zum Einsatzfahrzeug zurück, informieren Sie die Leitstelle und fordern Sie umgehend polizeiliche Unterstützung an.
3. **Deeskalieren**: Sollte sich die Situation während der Patientenversorgung zuspitzen, versuchen Sie, mithilfe verbaler Deeskalationstechniken Spannungen abzubauen. Bleiben Sie ruhig, respektvoll und professionell – bereiten Sie sich jedoch parallel auf einen möglichen Rückzug vor.
4. **Selbstschutz**: Als absolut letzter Ausweg kann eine Selbstverteidigung notwendig werden, jedoch ausschließlich zum Zweck der Flucht oder Befreiung. Unterlassen Sie jede Form von Verfolgung oder Festsetzung. Stellen Sie sicher, dass die Polizei alarmiert wurde und auf dem Weg ist.

### Der aktive Angreifer

Einsätze mit einem aktiven Schützen oder Angreifer treten leider immer häufiger auf. Um die Überlebenschancen der Betroffenen zu verbessern, zeichnet sich zunehmend der Trend ab, dass Rettungsdienste in enger Zusammenarbeit mit der Polizei deutlich früher in solche Einsatzlagen vordringen als bisher üblich. Dabei geht zunächst ein polizeiliches Kontaktteam vor, um die Bedrohung zu binden oder auszuschalten. Unmittelbar danach folgt ein gemeinsames Team aus Rettungsdienst und Polizei, dass die Verletzten schnell identifiziert und mit der medizinischen Versorgung beginnt (Kapitel 22 *"Taktische Verletztenversorgung (TEMS)"*). Solche Einsätze erfordern jedoch eine umfassende Einsatzplanung, intensive Schulungen und eine exakte Koordination. Improvisierte Teams, die nicht speziell für diese Lage trainiert wurden, dürfen keinesfalls eingesetzt werde, sie gefährden sich selbst und andere.

# Situationsbedingte Herausforderungen

Es gibt zahlreiche situative Faktoren, die die medizinische Versorgung durch das Rettungsdienstfachpersonal am Einsatzort erheblich beeinflussen können.

## Tatorte

Traumapatienten, die im Rettungsdienst versorgt werden, können betroffene Personen vorsätzlicher Gewalt sein. Neben Schuss- und Stichverletzungen zählen dazu auch Angriffe mit Fäusten, stumpfen Gegenständen oder Strangulationsversuche. Ebenso können Personen absichtlich von einem Fahrzeug erfasst, von einer Höhe gestoßen oder aus einem fahrenden Fahrzeug gedrängt worden sein, was zu schweren Verletzungen führt. Auch ein Verkehrsunfall kann als Tatort gelten, wenn z. B. Alkohol- oder Drogeneinfluss, rücksichtsloses Verhalten, überhöhte Geschwindigkeit oder Ablenkung durch Handybenutzung vermutet wird.

Bei der Behandlung solcher Patienten arbeiten Rettungsdienst und Polizei eng zusammen (**Abbildung 5-5**). Obwohl beide Seiten das gemeinsame Ziel verfolgen, Leben zu retten, können ihre unterschiedlichen Aufgaben am Tatort zu Zielkonflikten führen. Rettungsdienstfachpersonal konzentriert sich auf die Sicherung

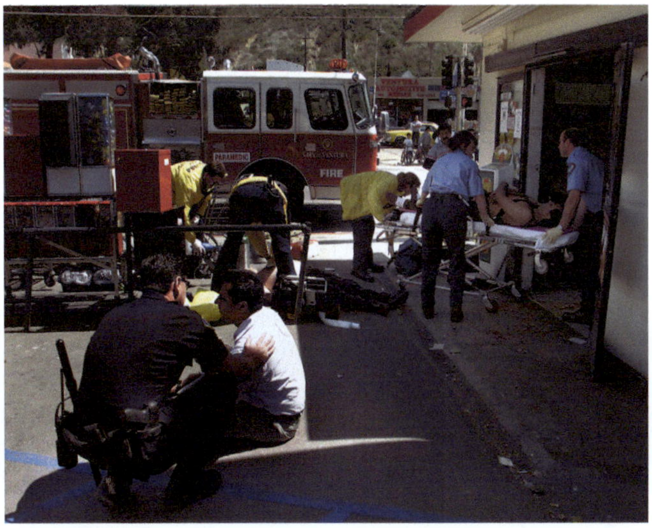

**Abbildung 5-5** An einem Tatort arbeiten Rettungsdienst und Polizei zusammen. Beweise sollen möglichst gesichert werden – doch die Patientenversorgung hat stets Vorrang.

der Lebenszeichen und die medizinische Versorgung der Patienten, während die Polizei Beweise sichert und gegebenenfalls Täter festnimmt. Die polizeiliche Arbeit darf dabei die angemessene Patientenversorgung niemals behindern. Muss der Tatort im Rahmen der Patienteneinschätzung oder Behandlung betreten werden, ist dies sorgfältig zu dokumentieren und der Polizei umgehend mitzuteilen. Es sollten alle Anstrengungen unternommen werden, die Umstände am Tatort möglichst unverändert zu lassen – allerdings niemals auf Kosten einer optimalen und zeitgerechten Patientenversorgung.

Wenn das Rettungsdienstfachpersonal die generelle Vorgehensweise der Polizei am Tatort kennt, kann es nicht nur die Patientenversorgung optimieren, sondern auch die Zusammenarbeit mit den polizeilichen Einsatzkräften verbessern – und so möglicherweise zur Festnahme des Täters beitragen. Bei schweren Straftaten (z. B. Tötungsdelikten, ungeklärten Todesfällen, Sexualdelikten oder tödlichen Verkehrsunfällen) führt die Polizei in der Regel die Spurensicherung und Beweissicherung durch. Typische Aufgaben der Polizei umfassen dabei:

- Gründliche Untersuchung des Tatorts zur Identifikation aller Beweismittel, einschließlich Waffen und Patronenhülsen
- Anfertigung von Fotos
- Erstellung einer Tatortskizze
- Dokumentation aller Personen, die den Tatort betreten haben
- Durchführung einer besonders gründlichen Inspektion, um potenzielle Beweise zu entdecken
- Suche und Sicherung von Spuren, z. B. Fingerabdrücke oder Gegenstände mit DNA-Spuren (z. B. Zigarettenstummel, Haarsträhnen, Fasern)

Ermittlungsbeamte der Kriminalpolizei gehen davon aus, dass jede Person, die einen Tatort betritt, Spuren mit hineinbringt und unbewusst auch Spuren wieder mit hinausnimmt. Ziel der Ermittlungen ist es daher, die vom Täter eingebrachten und entfernten Spuren zu identifizieren. Damit dies gelingt, muss nachvollziehbar bleiben, welche Spuren von anderen Personen – etwa Polizeikräften, Rettungsdienstfachpersonal oder unbeteiligten Dritten – hinterlassen oder verändert wurden. Rettungsdienstfachpersonal, das sich am Tatort bewegt, kann unbeabsichtigt Beweise verändern, zerstören oder kontaminieren, und so die kriminalpolizeiliche Untersuchung erheblich erschweren.

Gelegentlich trifft das Rettungsdienstfachpersonal vor der Polizei an einem potenziellen Tatort ein. Ist das Opfer bereits verstorben, sollte der Bereich vorsichtig und ohne Berührung von Gegenständen wieder verlassen und das Eintreffen der Polizei abwartet werden. Auch wenn Ermittler grundsätzlich bestrebt sind, einen Tatort möglichst unberührt vorzufinden, verstehen sie, dass es in bestimmten Situationen notwendig sein kann, einen Körper zu drehen oder Objekte zu bewegen, um Zugang zum Patienten zu erhalten und seine Vitalfunktionen zu beurteilen. Falls es erforderlich ist, den Patienten zu transportieren oder vor dem Eintreffen der Polizei einen Leichnam oder andere Gegenstände zu bewegen, wird die Kriminalpolizei in der Regel folgende Punkte nachvollziehen wollen:

- Wann wurden die Veränderungen am Tatort vorgenommen?
- Zu welchem Zweck erfolgte die Bewegung?
- Wer hat die Veränderungen vorgenommen?
- Zu welchem Zeitpunkt wurde der Tod des Patienten durch das Rettungsdienstfachpersonal festgestellt?

Betritt der Rettungsdienst einen Tatort vor der Polizei, kann die Kriminalpolizei eine Aussage zu Beobachtungen oder Handlungen verlangen. Dies dient nicht der Kritik, sondern der Fallaufklärung. Wurden Gegenstände ohne Handschuhe berührt, können Fingerabdrücke zur Spurensicherung genommen werden.

Ein sorgfältiger Umgang mit der Kleidung von Patienten kann wichtige Beweise sichern. Muss Kleidung entfernt werden, sollte wenn möglich darauf geachtet werden, nicht durch Schuss- oder Stichlöcher zu schneiden. Wird Kleidung dennoch verändert, müssen Zeitpunkt und Grund dokumentiert werden. Entfernte Kleidung sollte wenn möglich in Papiertüten (nicht in Plastiktüten) aufbewahrt und der Kriminalpolizei übergeben werden.

Ein weiterer wichtiger Aspekt bei betroffenen Pateinten von Gewaltverbrechen ist der Wert von Aussagen, die der Patient während der Versorgung durch das Rettungsdienstfachpersonal macht. Manche Patienten nennen in Anbetracht ihrer schweren Verletzungen den Täter. Solche Aussagen müssen dokumentiert und an die Kriminalpolizei weitergegeben werden. Wenn möglich, sollte die Polizei über die kritische Lage informiert werden, damit ein Beamter zugegen ist, falls der Patient Angaben zum Täter machen kann. Solche Aussagen werden als „Sterbeerklärung" (engl. *dying declaration*) bezeichnet.

## Gefahrgut

Das Risiko einer Gefahrstoffexposition lässt sich nicht allein daran erkennen, dass man sich in einer *„gefährlichen"* Umgebung befindet. Gefahrstoffe sind in der heutigen Zeit weit verbreitet. Sie finden sich in Fahrzeugen, Gebäuden und sogar in Privathaushalten. Zusätzlich zu klassischen Gefahrstoffen gilt dies ebenso für biologische, chemische oder radiologische Gefahrenlagen sowie für Massenvernichtungswaffen. Da diese Gefahren in sehr unterschiedlicher Form auftreten können, sollte für alle Einsatzkräfte mindestens eine Grundausbildung im Bereich Gefahrstoffe erforderlich sein. Im deutschsprachigen Raum wird dabei zwischen verschiedenen

Ausbildungsstufen unterschieden, die an die internationale Terminologie (*HazMat* = Hazardous Materials) angelehnt sind:

- **Awareness (Grundlagenkenntnis):** Basiswissen über Gefahrstoffeinsätze. Das Rettungsdienstfachpersonal sollte Gefahren erkennen, den Eigenschutz wahren und die Alarmierung der Feuerwehr oder Spezialkräfte veranlassen.
- **Operations (Einsatzunterstützung):** Kenntnisse zur Absicherung der Einsatzstelle, Einrichtung von Absperrungen, Dekontaminations- und Sicherheitszonen sowie Maßnahmen zur Eindämmung der Ausbreitung. In Deutschland entspricht dies z. B. Tätigkeiten der Feuerwehr auf FwDV-Basis; in Österreich und der Schweiz sind vergleichbare Feuerwehr- und Zivilschutzstrukturen etabliert.
- **Technician (Fachausbildung):** Spezialkräfte (z. B. Gefahrgutzug, Chemiewehr) sind befähigt, im Gefahrenbereich tätig zu werden und das Austreten von Gefahrstoffen aktiv zu stoppen.
- **Specialist (Expertenstufe):** Höchstes Ausbildungsniveau mit vertiefter Expertise in Chemie, Toxikologie oder Strahlenschutz. Diese Kräfte beraten Einsatzleitungen, erstellen Einsatzkonzepte und koordinieren Maßnahmen auf überregionaler Ebene.

## Sicherheit am Einsatzort

Da die Sicherheit des Rettungsdienstfachpersonals oberste Priorität hat, ist eine erste wesentliche Aufgabe die Beurteilung der Einsatzstelle im Hinblick auf eine mögliche Gefahrstoffexposition. Bereits die Angaben der Leitstelle können auf den Verdacht eines Gefahrstoffeinsatzes hinweisen. Ein Einsatz mit einer größeren Zahl von Patienten, die ähnliche Symptome wie Atemnot oder Krampfanfälle zeigen, sollte stets an eine mögliche Exposition mit Gefahrstoffen denken lassen.

Bestätigt sich der Verdacht, liegt der Schwerpunkt zunächst auf der Absicherung der Einsatzstelle und der Nachforderung geeigneter Kräfte, um den Gefahrenbereich abzusperren sowie betroffene Patienten und Personen zu dekontaminieren. Grundsatz: „Ist die Einsatzstelle nicht sicher, muss sie sicher gemacht werden." Kann der Rettungsdienst die Sicherheit nicht selbst herstellen, sind umgehend Spezialkräfte nachzufordern (z. B. Feuerwehr mit Gefahrgut- oder ABC-Einheiten, Chemiewehr, Zivilschutz). Zur Identifikation von Gefahrstoffen stehen im deutschsprachigen Raum verschiedene Hilfsmittel zur Verfügung, wie u.a. „GAMS-Regel, ERI-Cards oder Gefahrstoffdatenbanken" (**Abbildung 5-6**), nationale Alarm- und Ausrückeordnungen sowie spezialisierte Fachberater Chemie/Strahlenschutz. Diese liefern grundlegende Informationen zu Schutzabständen, Brand- und Gesundheitsgefahren sowie möglichen Symptomen bei Betroffenen.

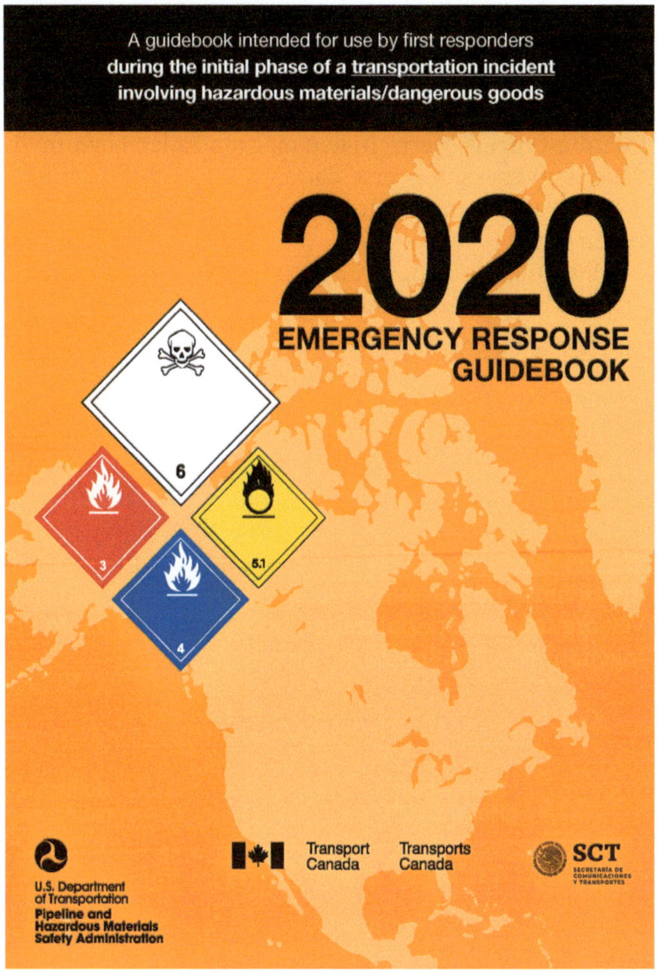


**Abbildung 5-6** In den USA stellt das *„Emergency Response Guidebook* (ERG)" des Verkehrsministeriums wichtige Informationen für Gefahrguteinsätze bereit und ist auch als Smartphone-App verfügbar. Im deutschsprachigen Raum übernehmen diese Funktion u. a. Gefahrstoffkarten (ERI-Cards), Gefahrgutdatenbanken der Feuerwehren sowie die Giftnotrufzentralen.

Übernommen aus U.S. Department of Transportation, Transport Canada, and Secretariat of Communications and Transport of Mexico. 2020 Emergency Response Guidebook. Pipeline and Hazardous Materials Safety Administration, U.S. Department of Transportation 2024 https://www.phmsa.dot.gov/sites/phmsa.dot.gov/files/2024-04/ERG2024-Eng-Web-a.pdf

Zur Erkennung von Gefahrstoffen sollten Gefahrgut- und Gefahrstoffkennzeichnungen auf Warntafeln mit einem Fernglas aus sicherer Entfernung abgelesen werden. Können sie mit bloßem Auge ohne Hilfsmittel erkannt werden, befindet man sich bereits zu nah und ist vermutlich einer Exposition ausgesetzt. Als Faustregel gilt: Wenn der ausgestreckte Daumen bei gestrecktem Arm das gesamte Schadensereignis nicht abdeckt, ist der Abstand zu gering.

An einer Einsatzstelle mit Gefahrstoffen gilt: *„Niemand rein, niemand raus."* Die Absperrung muss konsequent durchgesetzt werden. Der Bereitstellungsraum ist in sicherer Entfernung, in Wind- und Höhenrichtung vom Gefahrenbereich, einzurichten. Ein- und Ausgänge zum Gefahrenbereich bleiben bis zum Eintreffen spezialisierter Gefahrstoffeinheiten (z. B. Feuerwehr, ABC-Zug, Chemiewehr) gesperrt. In den meisten Fällen beginnt die Patientenversorgung erst dann, wenn ein dekontaminierter Patient an das Rettungsdienstfachpersonal übergeben wird.

Für die Rettungskräfte ist es wichtig, die Führungsstruktur und die Einteilung in verschiedene „Zonen" bei einem Gefahrgutunfall zu verstehen (**Abbildung 5-7**). Bei Gefahrgutunfällen oder bei lebensbedrohlichen (polizeilichen) Einsatzlagen wird die Einsatzstelle im Allgemeinen in drei Zonen eingeteilt: eine heiße, eine warme und eine kalte Zone. Eine Beschreibung dieser Zonen finden Sie im Kapitel 18: *„Massenvernichtungswaffen."*

Bei komplexen Gefahrstoffeinsätzen kann der Rettungsdienst mitalarmiert werden, um die medizinische Versorgung von Spezialkräften sicherzustellen, die in der sogenannten „Heißen Zone" arbeiten.

## Massenvernichtungswaffen

Der Einsatz bei Vorfällen mit Massenvernichtungswaffen (MVW) weist ähnliche Sicherheits- und Einsatzaspekte auf wie Einsätze mit Gefahrstoffen.

Bei Einsätzen mit mehreren Betroffenen, die ähnliche Symptome zeigen, oder nach einer Explosion muss stets bedacht werden, (1) ob es sich um den Einsatz von Massenvernichtungswaffen handeln könnte und (2) ob ein sekundärer Sprengkörper vorhanden ist, der gezielt die Einsatzkräfte treffen soll (Kapitel 18 *„Massenvernichtungswaffen"*)

Um nicht selbst zum Patienten zu werden, muss das Rettungsdienstfachpersonal den Drang widerstehen, vorschnell in eine Gefahrenlage vorzudringen. Stattdessen sollten sie die Einsatzstelle von einer windabgewandten Position aus anfahren und aufmerksam nach Hinweisen auf den möglichen Einsatz von MVW suchen. Offensichtliche Flüssigkeiten, Pulver, Dämpfe oder Rauchstellen sind strikt zu meiden. Ein Betreten der Einsatzstelle erfolgt für das Rettungsdienstfachpersonal

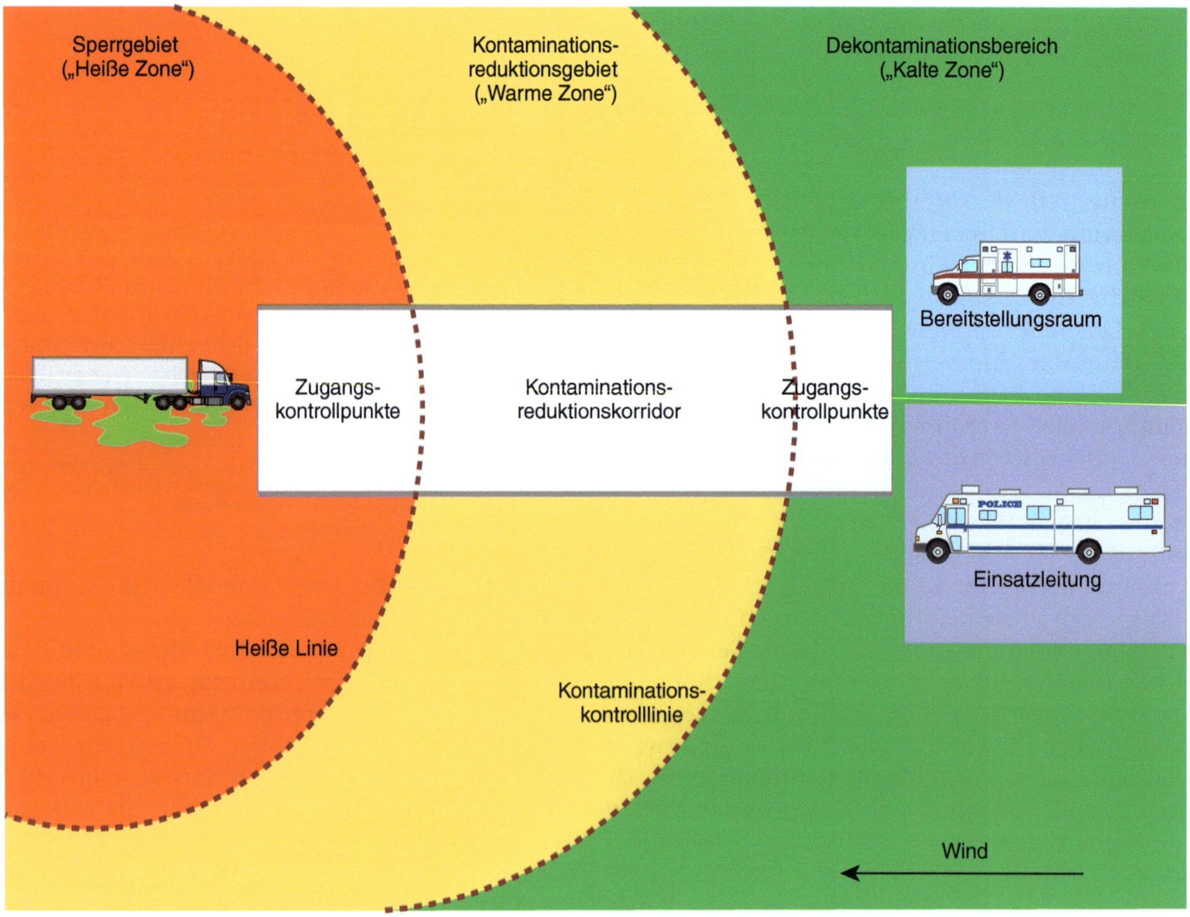


**Abbildung 5-7** Bei Gefahrgutunfällen oder bei lebensbedrohlichen (polizeilichen) Einsatzlagen wird die Einsatzstelle im Allgemeinen in drei Zonen eingeteilt: eine heiße, eine warme und eine kalte Zone.

ausschließlich nach eindeutiger Identifikation des Stoffes sowie erst, wenn entsprechende Schutzausrüstung vorhanden ist und die Einsatzleitung den Zugang freigibt. Geschlossene oder schlecht belüftete Räume sind ohne spezielle Ausbildung und erweiterte persönliche Schutzausrüstung (PSA) strikt zu meiden (Kapitel 18 *„Massenvernichtungswaffen"*).

Sobald ein chemisches, biologisches, radioaktives, nukleares (CBRN)- oder MVW-Ereignis als mögliche Ursache in Betracht gezogen wird, muss der Eigenschutz sowie der Schutz nachrückender Kräfte oberste Priorität haben. Dazu gehört der Einsatz von erweiterter PSA, die sich nach der Funktion und dem Ausbildungsstand der jeweiligen Einsatzkraft richtet. Einsatzkräfte, die in der *„Heißen Zone"* tätig werden, benötigen den höchsten Schutz für Haut und Atemwege. In der *„Kalten Zone"* sind in der Regel Standardhygienemaßnahmen ausreichend. Die Information, dass es sich möglicherweise um ein CBRN-/MVW-Ereignis handelt, ist unverzüglich an die Leitstelle weiterzugeben, damit nachrückende Einsatzkräfte aller Organisationen frühzeitig gewarnt sind. Bereitstellungsräume für zusätzliches Material, Einsatzkräfte oder Rettungshubschrauber sind grundsätzlich in Windrichtung abgewandt („upwind") und in sicherer Entfernung vom Schadensort einzurichten.

Der Einsatzort muss abgesichert und in *Gefahrenzonen* unterteilt werden – *Heiße Zone* (Hot Zone), *Warme Zone* (Warm Zone) und *Kalte Zone* (Cold Zone) – in enger Abstimmung mit Polizei und Feuerwehr. Gleichzeitig sind Bereiche für die *Dekontamination* einzurichten. Sobald die Art des Gefahrstoffes oder Agens (chemisch, biologisch, radiologisch, nuklear) festgestellt wurde, können Fachkräfte spezifische Antidote, Medikamente oder Antibiotika anfordern.

## Absperr- und Gefahrenbereiche

Genauso, wie an einer Einsatzstelle mit Gefahrgut Maßnahmen ergriffen werden, um die Ausbreitung des Gefahrguts und weitere Kontamination zu verhindern, müssen bei einer Einsatzlage mit MVW Absperr- und Gefahrenbereiche festgelegt werden. Die Einhaltung dieser Grundsätze verringert die Wahrscheinlichkeit der Ausbreitung von Kontaminationen und der Verletzung von Einsatzkräften und Umstehenden. **Tabelle 5-1** listet obligatorische und bevorzugte Evakuierungsdistanzen bei Bombendrohungen auf.

Typischerweise werden diese Absperr- und Gefahrenbereiche zur Veranschaulichung als drei konzentrische Kreise dargestellt (Abbildung 5-6). In der Realität werden sie jedoch aufgrund der geografischen Gegebenheiten und den Windbedingungen wahrscheinlich bei den meisten Einsatzstellen unregelmäßig geformt sein. Wenn ein Patient bei einem Gefahrguteinsatz oder Anschlagsszenario aus dem Absperr- und Gefahrenbereich in ein Krankenhaus oder zum Behandlungsplatz gebracht wird, muss überprüft werden, ob der Patient dekontaminiert wurde. Falls das nicht der Fall ist, muss eine Dekontamination erfolgen.

**Tabelle 5-1** Bombendrohungen: Sichere Evakuierungsdistanzen

| Beschreibung der Bedrohung | Explosionswirkung (TNT in Kilogramm) | Obligatorische Evakuierungsdistanz | Bevorzugte Evakuierungsdistanz |
|---|---|---|---|
| 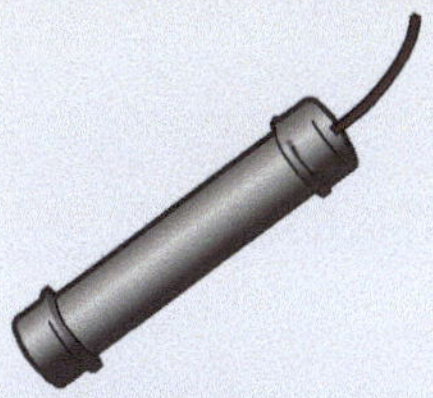 © Jones & Bartlett Learning **Rohrbombe** | 5 lb (2.3 kg) | 70 ft (21,3 m) | 1,200 ft (365,8 m) |
| 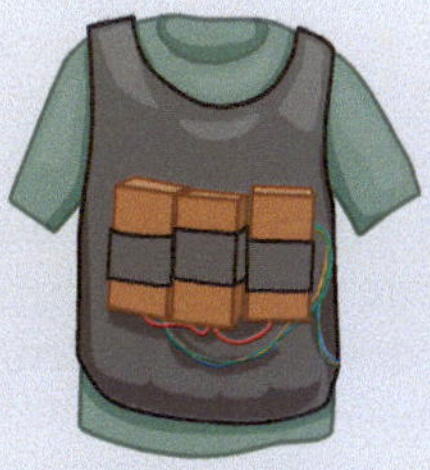 © Jones & Bartlett Learning **USBV Sprengstoffgürtel** | 20 lb (9.3 kg) | 110 ft (33,5 m) | 1,700 ft (518 m) |

(*Fortsetzung nächste Seite*)

**Tabelle 5-1** Bombendrohungen: Sichere Evakuierungsdistanzen (*Fortsetzung*)

| Beschreibung der Bedrohung | Explosionswirkung (TNT in Kilogramm) | Obligatorische Evakuierungsdistanz | Bevorzugte Evakuierungsdistanz |
|---|---|---|---|
| 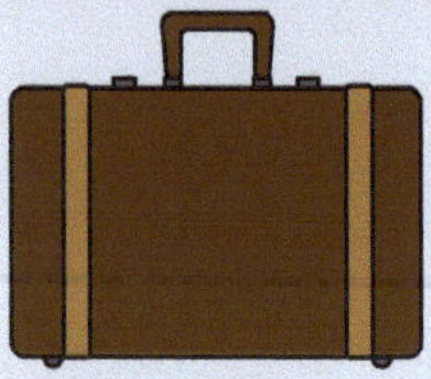 © Jones & Bartlett Learning **Aktentasche / Kofferbombe** | 50 lb (22.7 kg) | 150 ft (45,7 m) | 1,850ft (564 m) |
| 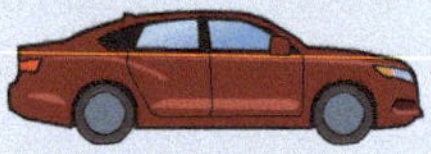 © Jones & Bartlett Learning **PKW** | 500 lb (227 kg) | 320 ft (97,5 m) | 1,900 ft (579 m) |
| 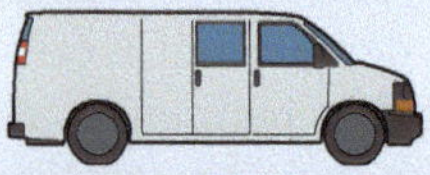 © Jones & Bartlett Learning **SUV / Transporter** | 1,000 lb (454 kg) | 400 ft (122 m) | 2,400 ft (731,5 m) |
| 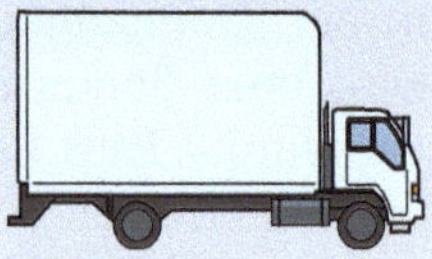 © Jones & Bartlett Learning **mittlere LKW mit Kofferaufbau** | 4,000 lb (1.814 kg) | 640 ft (195 m) | 3,800 ft (1.158 m) |
| 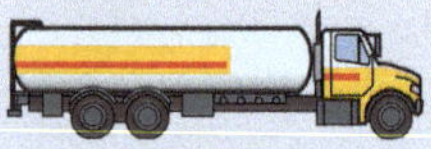 © Jones & Bartlett Learning **großer LKW** | 10,000 lb (4.536 kg) | 860 ft (262 m) | 5,100 ft (1.554,5 m) |
| 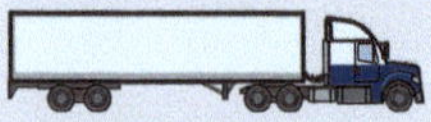 © Jones & Bartlett Learning **Sattelschlepper** | 60,000 lb (27.216 kg) | 1,570 ft (479 m) | 9,300 ft (2.835 m) |

Anmerkung: lb = Pfund; kg = Kilogramm; ft = Fuß; m = Meter; USBV = unkonventionelle Spreng- und Brandvorrichtung

Daten des U.S. Department of Homeland Security

## Dekontamination

Unabhängig davon, ob es sich um einen Gefahrstoffunfall oder einen CBRN-/MVW-Einsatz handelt, ist häufig eine Dekontamination exponierter Personen erforderlich. Unter Dekontamination versteht man die Reduktion oder Entfernung gefährlicher chemischer, biologischer oder radiologischer Agenzien. Vorrang hat dabei stets die eigene Sicherheit, insbesondere wenn eine fortgesetzte Exposition nicht ausgeschlossen werden kann. Die Dekontamination des Patienten durch entsprechend ausgebildetes Fachpersonal ist der nächste Schritt. Dadurch wird das Risiko einer Gefährdung des Rettungsdienstfachpersonals bei der Untersuchung und Behandlung reduziert und eine Kontamination von Material sowie Fahrzeugen verhindert.

Die Arbeitsschutzbehörde OSHA (Occupational Safety and Health Administration) veröffentlicht in den USA Richtlinien für die Eigenschaften von PSA, die von Rettungsdienstfachkräften in einer potenziell gefährlichen Umgebung getragen wird. Im deutschsprachigen Raum richtet sich der Schutz des Rettungsdienst- und Feuerwehreinsatzpersonals bei Gefahrstoff- und CBRN-Einsätzen nach nationalen Vorgaben. In Deutschland sind vor allem die Gefahrstoffverordnung (GefStoffV), die Feuerwehr-Dienstvorschrift 500 sowie die Technischen Regeln für Gefahrstoffe (z. B. TRGS 525) maßgeblich. In der Schweiz gelten die ArGV 3, die VUV, die EKAS-Richtlinie 6508 und die Chemikalien-Risikoreduktions-Verordnung (ChemRRV), ergänzt durch Suva-Vorgaben zur Schutzausrüstung. In Österreich bilden das Arbeitnehmer-Schutzgesetz (ASchG), die PSA-Verordnung (PSA-V) und die Grenzwerteverordnung (GKV) die Grundlage; zusätzlich bestehen Richtlinien des Österreichischen Bundesfeuerwehrverbands zum Einsatz von Chemikalienschutzanzügen und Atemschutz. Einsätze in kontaminierten Bereichen sind nur durch speziell geschulte Kräfte mit ABC-/CBRN-Ausbildung zulässig. Erforderlich ist geeignete persönliche Schutzausrüstung, von chemikalienbeständiger Kleidung mit Umluft unabhängigem Atemschutz bis zu gasdichten Chemikalienschutzanzügen. Regelmäßiges Training im Umgang mit dieser Ausrüstung ist unerlässlich, um die Sicherheit der Einsatzkräfte und Patienten zu gewährleisten (Kapitel 18 „*Massenvernichtungswaffen*)

Um die Möglichkeit einer sekundären Kontamination von Rettungsdienstfachpersonal zu vermeiden, sollte der Patient, wenn er in der Lage dazu ist, sich selbständig an dem Dekontaminationsprozess beteiligen. Die Überwachung der Dekontamination durch Rettungsdienstfachpersonal beinhaltet auch die sichere Entsorgung des Gefahrstoffes, um eine weitere Kontamination der Umgebung zu meiden. Für Einzelheiten zu den Schritten der Dekontamination siehe Kapitel 13: *Verbrennungen*.

## Sekundäranschläge

Alle präklinischen Einsatzkräfte müssen mit einem möglichen Sekundäranschlag rechnen, der sich gezielt gegen sie richtet. Wenige Monate nach dem Bombenanschlag auf die Olympischen Sommerspiele 1996 in Atlanta (Georgia), wurden in der Metropolregion Atlanta zwei weitere Bombenanschläge verübt. Bei den Anschlägen auf eine Einrichtung für Schwangerschaftsabbruch sowie einen Nachtclub wurden Sekundärsprengsätze eingesetzt – das erste Mal seit 17 Jahren in den Vereinigten Staaten. Ziel war offenbar, Einsatzkräfte, die sich bereits am Ort der ersten Explosion befanden, gezielt zu töten oder zu verletzen. In der Einrichtung für Schwangerschaftsabbruch wurde der zweite Sprengsatz nicht rechtzeitig entdeckt, wodurch sechs Menschen zu Schaden kamen. International werden derartige Sekundärbomben von terroristischen Gruppen regelmäßig als Taktik eingesetzt.

Als Reaktion auf diese Vorfälle erarbeitete die Georgia Emergency Management Agency Richtlinien für Rettungsdienste, Feuerwehren und Polizeibehörden, die bei Explosionseinsätzen tätig werden und dabei mit der Möglichkeit einer platzieren Sekundärbombe rechnen müssen:

1. *Keine elektronischen Geräte verwenden.* Schallwellen von Mobiltelefonen und Radios können die Detonation einer Sekundärbombe auslösen, besonders wenn sie in der Nähe der Bombe verwendet werden. Geräte, die von den Nachrichtenmedien verwendet werden, können ebenfalls eine Detonation auslösen.
2. *Ausreichenden Abstand zur Einsatzstelle einhalten.* Die heiße Zone sollte sich 300 m in alle Richtungen (auch vertikal) von der ursprünglichen Explosionsstelle erstrecken. Da immer stärkere Bomben verwendet werden, wird ihr Wirkungsbereich immer größer. Die erste Bombenexplosion kann die Infrastruktur, beispielsweise Gas- und Stromleitungen, beschädigen, was die Sicherheit der Einsatzkräfte weiter gefährdet. Das Betreten und Verlassen der heißen Zone sollte sorgfältig kontrolliert werden.
3. *Schnelle Evakuierung der Verletzten von der Einsatzstelle und aus der heißen Zone.* Die Einsatzleitung sollte in 600 bis 1.200 m Entfernung vom Ort der ersten Detonation eingerichtet werden. Möglichst sollten geschulte TECC-Einheiten (Rettungsdienstfachpersonal und Spezialeinheiten der Polizei) Verletzte aus der heißen Zone möglichst rasch evakuieren. Dabei erfolgt nur eine lebensrettende Minimalversorgung (z. B. Blutungskontrolle, Atemwegsfreihalten), bis Patienten und Einsatzkräfte den gefährdeten Bereich verlassen haben.
4. *Zusammenarbeit mit der Kriminalpolizei, damit Beweismittel erhalten bleiben bzw. nicht zerstört werden.* Bombenanschlägen stellen einen Tatort dar und das Rettungsdienstfachpersonal sollte nur das machen, was für die Evakuierung von Verletzten notwendig ist. Mögliche Beweisstücke, die unabsichtlich mit einem Verletzten vom Einsatzort entfernt wurden, sollten dokumentiert und an die Ermittlungsbehörden übergeben werden, um die Beweiskette zu erhalten. Das Rettungsdienstfachpersonal sollte genau dokumentieren, wo sie sich am Einsatzort befanden und mit welchen Gegenständen sie Kontakt hatten.

## Führungsstruktur

Im Rettungsdienst ist bei einem Einsatz eine Rettungsdienstfachperson für die medizinische Versorgung verantwortlich, während eine weitere in unterstützender Funktion tätig ist. Mit zunehmender Einsatzgröße und der Beteiligung weiterer Organisationen gewinnt ein formalisiertes System mit klar definierten Führungs- und Kommunikationsstrukturen an Bedeutung, um eine effektive Koordination und Kontrolle des Einsatzes sicherzustellen.

### Führungssystem

Das **Incident Command System (ICS)** – im deutschsprachigen Raum sinngemäß als technische oder örtliche Einsatzleitung bezeichnet – entwickelte sich in den USA aus Planungsstrukturen, die ursprünglich zur Koordination mehrerer Feuerwehren bei Großbränden genutzt wurden. 1987 veröffentlichte die National Fire Protection Association (NFPA) hierzu den Standard 1561, der später überarbeitet und unter dem Titel *Standard on Emergency Services Incident Management System and Command Safety* neu gefasst wurde. Dieses System ist flexibel und kann an Ereignisse jeder Art und Größe angepasst werden. In den 1990er-Jahren entstand zudem das National Fire Incident Management System (IMS), das speziell für regional begrenzte und kleinere Einsatzlagen eine weiter verfeinerte Struktur bereitstellt.

Unabhängig von Größe oder Art des Einsatzes sorgt die strukturierte Führungsorganisation des Incident Command System (ICS) für eine geordnete und effiziente Bewältigung der Lage. Zentrales Prinzip ist die Einrichtung einer Einsatzführung vor Ort mit klarer Zuweisung von Verantwortlichkeiten. Diese wird durch das zuerst eintreffende Rettungsmittel initiiert. Das ICS basiert auf fünf wesentlichen Schlüsselelementen.

1. *Einsatzleitung*: Sorgt für die Gesamtübersicht am Einsatzort und stellt die Kommunikation sicher, damit Einsatzmittel gezielt an die Einsatzstelle gebracht und Patienten koordiniert abtransportiert werden können.
2. *Taktische Einsatzführung*: Umfasst Einheiten, die für die taktischen Anforderungen des Einsatzes zuständig sind. Beispiele hierfür sind Brandbekämpfung, Rettungsdienst und technische Rettung.
3. *Planung*: Dies ist ein fortlaufender Prozess, bei dem die aktuellen und potenziellen Anforderungen des Einsatzes bewertet und die entsprechenden Maßnahmen geplant werden. Während des gesamten Einsatzverlaufs dient dieser Prozess dazu, die Wirksamkeit der laufenden Maßnahmen zu überprüfen und gegebenenfalls Anpassungen in Vorgehen und Taktik vorzuschlagen.
4. *Logistik*: hat die Aufgabe, angeforderte Ressourcen dort bereitzustellen, wo sie benötigt werden. Dazu gehören Personal, Unterkünfte, Fahrzeuge und Ausrüstung.
5. *Finanzen*: Verwaltet die finanziellen Aspekte des Einsatzes. Dazu gehört die Erfassung aller eingesetzten Einsatzkräfte, Dienstleister und Lieferanten, um die Gesamtkosten zu bestimmen und Zahlungen für Personal, Material und Leistungen sicherzustellen.

### Gemeinsamen Einsatzleitung

Eine Erweiterung des ICS ist die sogenannte gemeinsame Einsatzleitung (Unified Command). Dieses Konzept trägt der Notwendigkeit Rechnung, verschiedene Organisationen und Fachdisziplinen – etwa Rettungsdienst, Feuerwehr und Polizei – gemeinsam zu führen und abzustimmen. Dadurch entsteht eine zusätzliche Führungsstruktur, die den koordinierten Einsatz von Ressourcen über Gemeinde-, Bezirks-/Kreis- sowie Kantons- bzw. Landesgrenzen hinweg technisch und organisatorisch sicherstellt.

### Nationales System für Einsatz- und Gefahrenmanagement

Am 28. Februar 2003 wies Präsident George W. Bush den Minister des Heimatschutzministeriums (Homeland Security) mit der Präsidentenweisung HSPD-5 an, ein *National Incident Management System (NIMS)* zu entwickeln. Ziel dieser Präsidentenweisung war die Schaffung eines widerspruchsfreien, landesweiten Ansatzes für Bundes-, Landes- und Kommunalverwaltungen, um effektiv zusammenzuarbeiten, sich auf innerstaatliche Vorfälle vorzubereiten, darauf zu reagieren und sich von diesen zu erholen, unabhängig von Ursache, Größe oder Komplexität. Das Department of Homeland Security setzte das NIMS am 1. März 2004 in Kraft, nachdem Arbeitsgruppen aus staatlichen und lokalen Regierungsbeamten und Vertretern der National Association of Emergency Medical Technicians (NAEMT), der Fraternal Order of Police (FOP, der größte Berufsverband US-amerikanischer Polizisten), der International Association of Fire Chiefs (IAFC) und der International Association of Emergency Managers (IAEM) sowie einer großen Anzahl anderer öffentlicher Sicherheitsorganisationen sich eingehend mit der Thematik auseinandergesetzt hatten.[2]

Ein direktes Pendant zum US-amerikanischen NIMS gibt es im deutschsprachigen Raum nicht. In Deutschland regeln die Katastrophenschutzgesetze der Länder und Feuerwehr-Dienstvorschriften die Führung, in Österreich das Katastrophenschutzgesetz und länderspezifische Pläne, in der Schweiz die kantonalen Bevölkerungsschutzgesetze unter Koordination des Bundesamt für Bevölkerungsschutz. Gemeinsam ist allen Systemen die Einrichtung einer örtlichen oder gemeinsamen Einsatzleitung zur abgestimmten Zusammenarbeit von Feuerwehr, Rettungsdienst und Polizei.

NIMS konzentriert sich auf folgende Merkmale des Einsatzmanagements:

- Einheitliche Terminologie (klare Sprache „plain English")
- Modulare Organisationsstruktur
- Führung nach definierten Zielen
- Orientierung an einem Einsatzplan (*incident Action Plan*)
- Führbarkeit durch angemessene Anzahl von Mitarbeitenden/Einheiten
- Vordefinierte Einsatz- und Bereitstellungsräume
- Umfassendes Ressourcenmanagement
- Integrierte Kommunikation
- Geregelte Übergabe der Einsatzführung
- Einhaltung von Befehls- und Einheitsstrukturen
- Gemeinsame Einsatzleitung (*Unified Command*)
- Nachweis und Kontrolle von Personal und Material
- Gezielte Dislozierung von Einsatzkräften
- Informations- und Nachrichtenmanagement

Zentrale Bestandteile von NIMS

1. **Vorbereitung**: Planung, Training, Übungen und Vorsorge.
2. **Kommunikation und Informationsaustausch**: einheitliche Verfahren für Austausch und Verarbeitung von Informationen.
3. **Ressourcenmanagement**: systematische Erfassung, Zuweisung und Nachverfolgung von Personal, Material und Ausrüstung
4. **Führung und Einsatzmanagement**: klare Strukturen für Leitung, Koordination und Zusammenarbeit.
5. **Kontinuierliches Management und Pflege**: laufende Weiterentwicklung, Anpassung und Qualitätssicherung des Systems.

### Führung

Die Führungsfunktion umfasst die **Einsatzleitung** (*incident commander*) sowie unterstützende **Führungsstäbe**. Bei jedem Einsatz muss eine verantwortliche Leitungsperson benannt werden, die den Gesamteinsatz koordiniert. Je nach Größe und Art des Ereignisses können zusätzliche Funktionen eingesetzt werden, z. B. *Medien- und Informationsbeauftragte*, ein *Sicherheitsbeauftragter* oder eine *Verbindungsstelle zu anderen Organisationen*. Weitere Rollen können bei Bedarf durch die Einsatzleitung eingerichtet werden. Im deutschsprachigen Raum entspricht dies der **örtlichen Einsatzleitung**; bei größeren oder komplexen Schadenslagen wird eine **gemeinsame Einsatzleitung** gebildet. In einer *örtlichen Einsatzleitung* trägt ein Einsatzleiter allein die Verantwortung eines Einsatzes, während in einer gemeinsamen Einsatzleitung Vertreter verschiedener Organisationen (z. B. Feuerwehr, Rettungsdienst, Polizei, Zivilschutz) gemeinsam Ziele, Prioritäten und Maßnahmen für den Einsatzablauf festlegen. Dadurch können unterschiedliche Kommunikations- und Einsatzstandards vereinheitlicht werden (**Abbildung 5-8**).

Im erweiterten Rahmen von NIMS wird die Lage- und Informationsgewinnung (*Intelligence*) als zusätzliche Funktion berücksichtigt. Dazu zählen je nach Einsatzlage Risikoanalysen, medizinische Lageinformationen, Wetterdaten, Gebäudestrukturen oder Angaben zu Gefahrstoffen. Im deutschsprachigen Raum sind diese Aufgaben in der Regel dem Stabsbereich Lage/Planung zugeordnet, können bei Bedarf jedoch durch die Einsatzleitung separat geführt werden.

IIm NIMS kann der Einsatzleiter (IC) die Lage- und Informationsgewinnung dem Führungsstab, dem Planungs- oder Einsatzabschnitt oder einer eigenständigen Stabsfunktion zuordnen.

## Einsatz- und Maßnahmenpläne

Einsatz- und Maßnahmenpläne (Incident Action Plans, IAPs) enthalten die übergeordneten Ziele und Strategien, die durch die Einsatzleitung bzw. gemeinsame Einsatzleitung festgelegt werden. Die Ausarbeitung und Dokumentation erfolgt durch den *Stabsbereich Lage/Planung*. Der IAP legt die taktischen Ziele und Unterstützungsmaßnahmen für einen definierten Einsatzzeitraum – meist 12 bis 24 Stunden fest. Zusätzlich sorgt der Bereich Lage/Planung für eine laufende Auswertung und Rückmeldung, um sicherzustellen, dass die Maßnahmen den Anforderungen der Lage entsprechen.

Bei sehr großen Schadenslagen können mehrere Einsatzführungsstrukturen parallel eingerichtet werden. Zur übergeordneten Koordination wird eine Bereichs- oder Gesamteinsatzleitung eingesetzt. Diese hat keine unmittelbaren operativen Aufgaben, übernimmt jedoch die strategische Führung und die Abstimmung zwischen den einzelnen Einsatzleitungen.

- Aufgaben einer Bereichs- bzw. Gesamteinsatzleitung
- Festlegung der übergeordneten Prioritäten für den Gesamteinsatz.
- Bereitstellung der notwendigen Mittel entsprechend den festgelegten Schwerpunkten, Sicherstellung dass die einzelnen Einsatzlagen angemessen geführt werden.
- Gewährleistung einer einheitlichen und wirksamen Kommunikation.
- Abstimmung der Einsatzprioritäten, damit sie sich nicht widersprechen und mit den Vorgaben der Behörden übereinstimmen.

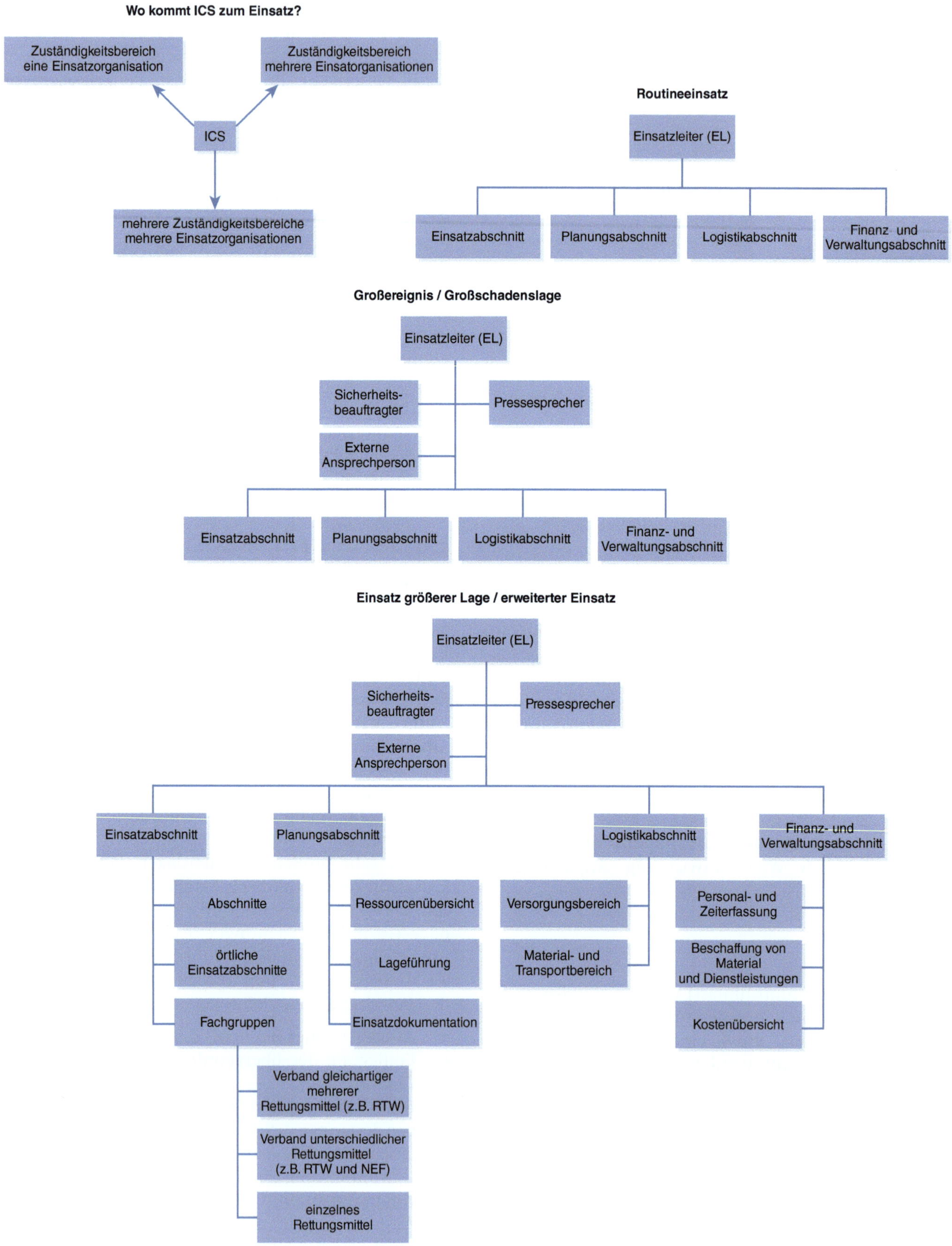


**Abbildung 5-8** Die Einsatzführungsstruktur im ICS ist flexibel und skalierbar. Je nach Lage können die fünf Kernbereiche – Führung, Einsatz, Planung, Logistik und Finanzen – erweitert oder reduziert werden. Der medizinische Einsatzabschnitt koordiniert dabei Versorgung, Triage, Transport sowie die Kommunikation mit Zielkliniken.

- Ermittlung von besonders dringlichem Ressourcenbedarf und Meldung an übergeordnete Führungsstäbe oder Lagezentren (z. B. Führungsstab / Kantonales Führungsorgan / Landeskatastrophenschutzbehörde).
- Sicherstellung, dass Sofortmaßnahmen für die Notfallbewältigung koordiniert werden und ein Übergang in die längerfristige Wiederherstellung möglich ist.
- Verantwortung für Personalführung, Nachweis und sichere Arbeitsbedingungen.

Hazardous Materials Training & Research Institute. *Emergency and Disaster Response to Chemical Releases*. January 2006.

Detaillierte Informationen sowie Schulungsprogramme zum Incident Command System (ICS) und zum National Incident Management System (NIMS) finden sich in den USA auf der Website der Federal Emergency Management Agency (FEMA). Für den deutschsprachigen Raum stehen vergleichbare Inhalte und Trainingsprogramme bei den zuständigen Katastrophenschutzbehörden zur Verfügung, beispielsweise beim Bundesamt für Bevölkerungsschutz und Katastrophenhilfe (BBK, Deutschland), beim Bundesamt für Bevölkerungsschutz (BABS, Schweiz) oder beim Bundesministerium für Inneres (Österreich).

In den USA bietet die Federal Emergency Management Agency (FEMA) standardisierte ICS-Trainingsmodule (z. B. ICS-100, ICS-200, ICS-700 und ICS-800) online an. Im deutschsprachigen Raum existieren vergleichbare Ausbildungsprogramme bei den nationalen Bevölkerungsschutzbehörden (**Kasten 5-1**).

**Kasten 5-1** Ressourcen für Führungsausbildung im Bevölkerungsschutz

Im deutschsprachigen Raum stellen die zuständigen Katastrophenschutzbehörden folgende Ressourcen für die Ausbildung im Bereich Einsatzführung und Krisenmanagement bereit.

- **Deutschland:** *Bundesakademie für Bevölkerungsschutz und Zivile Verteidigung (BABZ, ehemals AKNZ)* bietet Lehrgänge zu Führung, Stabsarbeit und Einsatzmanagement an https://www.bbk.bund.de/DE/Themen/Akademie-BABZ/akademie-babz_node.html
- **Österreich:** *Bundesministerium für Inneres (BMI), Abteilung II/12 Katastrophenschutz und Krisenmanagement:* verantwortlich für Ausbildung und Übungen im Bereich Katastrophenmanagement und Führung. https://www.bmi.gv.at/
- **Schweiz:** *Bundesamt für Bevölkerungsschutz (BABS)*, verantwortlich für das Modul „Führung im Bevölkerungsschutz" mit standardisierten Ausbildungspfaden (Zivilschutz-Kommandantenkurse, Stabsarbeit, Krisenkommunikation). https://www.babs.admin.ch/de

Für Informationen zu Ausbildungsangeboten im Bereich Einsatzführung und Krisenmanagement können sich Interessierte an die zuständigen nationalen Bevölkerungsschutzbehörden wenden.

Daten von den zuständigen nationalen Bevölkerungsschutzbehörde wurden am 03. Mai 2026 abgerufen.

## Berufliche Exposition gegenüber blutübertragbaren Erregern

Vor der Entdeckung des erworbenen Immundefektsyndroms (AIDS) Anfang der 1980er-Jahre unterschätzten Rettungsdienst- und Gesundheitsfachpersonal weitgehend die Gefahren des Kontakts mit Blut und Körperflüssigkeiten. Obwohl bereits bekannt war, dass Hepatitisviren über Blut übertragen werden können, wurde Blutkontakt häufig eher als lästig, statt als ernsthaftes berufliches Risiko wahrgenommen. Mit der hohen Sterblichkeit von AIDS und der Erkenntnis, dass das Humane Immundefizienz-Virus (HIV) als Auslöser von AIDS über Blut übertragen werden kann, änderte sich das Bewusstsein grundlegend. Gesundheitsbehörden wie die Centers for Disease Control and Prevention (CDC) und die Arbeitsschutzbehörde OSHA entwickelten daraufhin verbindliche Richtlinien zum Schutz vor blutübertragbaren Krankheitserregern. Auch heute zählen Hepatitis-B-Virus (HBV), Hepatitis-C-Virus (HCV) und HIV zu den wichtigsten blutübertragbaren Erregern. Während HIV historisch der Auslöser für diese Schutzmaßnahmen war, ist hervorzuheben, dass Hepatitis-Infektionen – insbesondere HBV – deutlich leichter übertragen werden können und bereits eine wesentlich geringere Virusmenge für eine Infektion ausreicht.

Epidemiologische Daten zeigen, dass Mitarbeiter des Gesundheitswesens sich sehr viel häufiger bei Patienten mit durch Blutkontakt übertragbaren Krankheiten anstecken als umgekehrt Patienten bei Mitarbeitern des Gesundheitswesens. Expositionen durch Blut erfolgen typischerweise über die **Haut** bzw. **Schleimhäute**. Eine Exposition über die Haut liegt vor, wenn eine Person eine Stichwunde mit einem kontaminierten scharfen Objekt, etwa einer Kanüle oder einem Skalpell, erleidet. Dabei hängt das Infektionsrisiko sowohl von dem infektiösen Material als auch der durch die Verletzung eingebrachten Blutmenge ab. Bei einer Schleimhautexposition ist die Übertragung einer Krankheit meist unwahrscheinlicher und umfasst die Exposition von Blut gegenüber verletzter Haut, wie z. B. eine Weichteilwunde (z. B. Abschürfung, oberflächliche Risswunde) oder gegenüber einer Hauterkrankung (z. B. Akne) oder Schleimhäuten (z. B. Bindehaut des Auges).

## Virushepatitis

Hepatitis kann durch Nadelstichverletzungen sowie mukokutane Expositionen über nicht intakte Haut auf Beschäftigte im Gesundheitswesen übertragen werden. Wie bereits erwähnt, ist das Risiko einer Infektion nach Blutkontakt mit Patienten, die an Hepatitis erkrankt sind, deutlich höher als das Infektionsrisiko mit HIV. Konkret beträgt die Infektionsrate nach einer Exposition gegenüber HBV-kontaminierten Nadeln 37 % bis 62 %. Das Risiko einer HCV-Infektion liegt bei etwa 1,8 % (1 von 50 Fällen).[3] Die unterschiedlichen Infektionsraten lassen sich vor allem durch die Konzentration der Viruspartikel im infizierten Blut erklären: HBV-positives Blut enthält in der Regel 100 Millionen bis 1 Milliarde Viruspartikel pro Milliliter, HCV-positives Blut etwa 1 Million Partikel pro Milliliter und HIV-positives Blut lediglich 100 bis 10.000 Partikel pro Milliliter.

Obwohl mehrere Hepatitisviren identifiziert wurden, stellen insbesondere HBV und HCV die größte Gefahr für Rettungsdienst- und Gesundheitsfachpersonal nach Blutkontakt dar. Eine virale Hepatitis verursacht eine akute Leberentzündung (**Kasten 5-2**). Die Inkubationszeit (Zeit von der Exposition bis zum Auftreten klinischer Symptome) beträgt in der Regel 60 bis 90 Tage. Bis zu 30 % der mit HBV Infizierten zeigen dabei einen asymptomatischen Verlauf.[3]

Ein Impfstoff, der aus dem Hepatitis-B-Oberflächenantigen (HBsAg) hergestellt wird, bietet einen wirksamen Schutz vor einer HBV-Infektion.[6] Vor Einführung dieser Impfung infizierten sich jedes Jahr über 10.000 Beschäftigte im Gesundheitswesen mit HBV, mehrere Hundert starben an fulminanter Hepatitis oder an Spätfolgen einer chronischen Infektion.[7] Heute gilt die Hepatitis-B-Impfung für Beschäftigte im Rettungsdienst und Gesundheitswesen in Deutschland, Österreich und der Schweiz als verbindlicher Standard. Arbeitgeber sind verpflichtet, diese Impfung allen Mitarbeitenden in Risikobereichen anzubieten. Fast alle Personen, die die dreiteilige Impfserie vollständig erhalten, entwickeln schützende Antikörper (Anti-HBs), die durch eine Blutuntersuchung nachgewiesen werden können.

Kommt es vor Abschluss der Impfserie zu einer Exposition mit potenziell infektiösem Blut, kann durch die sofortige Gabe von Hepatitis-B-Immunglobulin (HBIG) ein passiver Schutz erzielt werden. Dieses Vorgehen ist Bestandteil der aktuellen Empfehlungen von RKI (Deutschland), BAG (Schweiz) und den österreichischen Gesundheitsbehörden. Für das Rettungsdienstfachpersonal ist die HBV-Impfung ein wesentlicher Bestandteil der beruflichen Vorsorge und ein unverzichtbarer Schutz vor einer der häufigsten und gefährlichsten blutübertragbaren Infektionen.

### Kasten 5-2 Hepatitis

Die klinischen Manifestationen einer Virushepatitis umfassen Schmerzen im rechten Oberbauch, Müdigkeit, Appetitlosigkeit, Übelkeit, Erbrechen sowie eine Veränderung der Leberfunktion. Ikterus, eine Gelbfärbung der Haut, entsteht durch einen erhöhten Bilirubinspiegel im Blut. Obwohl die meisten Patienten mit Hepatitis ohne schwerwiegende Komplikationen sich gut erholen, entwickelt ein kleiner Prozentsatz eine akute fulminante Leberinsuffizienz, die tödlich verlaufen kann. Ein erheblicher Anteil der Genesenen entwickelt zudem einen Trägerstatus, bei dem ihr Blut weiterhin infektiös bleibt und das Virus übertragen kann.

Wie bei der HBV-Infektion kann auch die Infektion mit HCV von einem leichten, asymptomatischen Verlauf bis zu Leberversagen und Tod reichen. Die Inkubationszeit für Hepatitis C ist etwas kürzer als für Hepatitis B, typischerweise 6 bis 9 Wochen. Chronische Infektionen mit HCV treten häufiger auf als bei HBV und etwa 75 bis 85 % der HCV-Patienten entwickeln eine dauerhaft abnormale Leberfunktion; dadurch werden sie anfällig für hepatozelluläres Karzinom.[4] Hepatitis C wird hauptsächlich durch Blut übertragen, während Hepatitis B durch Blut oder sexuellen Kontakt übertragen werden kann. Das Risiko, sich beim Gebrauch intravenöser Drogen mit HCV zu infizieren, steigt mit der Dauer des intravenösen Drogenkonsums.[5] Die Bluttransfusion war vor der routinemäßigen Testung von Blutspenden auf HBV und HCV der Hauptgrund für eine Hepatitis.



## Humanes Immundefizienz-Virus

Nach der Infektion greift das HI-Virus das Immunsystem seines neuen Wirtes an. Mit der Zeit nimmt die Anzahl bestimmter Arten weißer Blutkörperchen dramatisch ab, was die Anfälligkeit des Erkrankten für ungewöhnliche Infektionen oder Krebserkrankungen erhöht (**Kasten 5-3**).

Nur etwa 0,3 % (ca. 1 von 300) aller Nadelstichverletzungen mit HIV-positivem Blut führen zu einer Infektion.[4] Das Risiko steigt jedoch deutlich, wenn eine größere Blutmenge übertragen wird, wenn das Blut von

**Kasten 5-3** Humanes Immundefizienz-Virus

Es existieren zwei Serotypen: **HIV-1** (weltweit, verantwortlich für fast alle AIDS-Fälle) und **HIV-2** (vorwiegend Westafrika). Während anfangs vor allem homosexuelle Männer, i. v. Drogenkonsumierende und Hämophilie-Patienten betroffen waren, tritt HIV heute in allen Bevölkerungsgruppen auf. Der HIV-Suchtest erfolgt meist als **ELISA** (*Enzyme-Linked Immunosorbent Assay*) oder moderner **Kombinationstest (Antigen/Antikörper-Test der 4. Generation)**. Diese Verfahren sind sehr empfindlich, können aber falsch-positive Ergebnisse liefern. Daher muss jedes positive Resultat mit spezifischen Bestätigungstests (z. B. Western Blot, Immunoblot oder Nukleinsäuretest) überprüft werden. AIDS wird diagnostiziert, wenn HIV-Infizierte typische opportunistische Infektionen oder Tumoren entwickeln. Durch moderne antiretrovirale Therapien kann der Krankheitsverlauf deutlich verlangsamt werden, was vielen Betroffenen ein weitgehend normales Leben ermöglicht.

Für Rettungsfachpersonal entscheidend: **Das Risiko einer beruflichen HBV- oder HCV-Infektion ist wesentlich höher als das einer HIV-Übertragung**.



einem Patienten im fortgeschrittenen Krankheitsstadium stammt, bei tiefen perkutanen Verletzungen oder bei Verletzungen durch eine blutgefüllte Nadel. HIV wird primär über infektiöses Blut oder Sperma übertragen, jedoch gelten auch vaginale Sekrete sowie Perikard-, Peritoneal-, Pleura-, Amnion- und Liquorflüssigkeit als potenziell infektiös. Tränenflüssigkeit, Urin, Schweiß, Stuhl und Speichel werden dagegen, sofern keine sichtbare Blutbeimengung vorliegt, im Allgemeinen nicht als infektiös angesehen.

Eine zeitgerechte **Postexpositionsprophylaxe (PEP)** nach Hochrisikokontakt kann das Risiko einer Serokonversion und chronischen Infektion erheblich senken. Daher ist nach einer beruflichen Exposition eine sofortige Meldung an den betriebsärztlichen Dienst dringend erforderlich.

## *Standardhygienemaßnahmen*

Da eine klinische Untersuchung nicht zuverlässig erkennen lässt, welche Patienten ein Infektionsrisiko darstellen, wurden Standardhygienemaßnahmen etabliert. Sie dienen dem Schutz des Rettungsdienst- und Gesundheitsfachpersonals vor Kontakt mit Blut und anderen potenziell infektiösen Körperflüssigkeiten und schützen zugleich auch Patienten. vor Infektionen, die vom Behandlungsteam ausgehen könnten.

*Die US-amerikanische Arbeitsschutzbehörde OSHA hat Vorschriften entwickelt, nach denen Arbeitgeber und ihre Mitarbeiter die allgemeingültigen Vorsichtsmaßnahmen am Arbeitsplatz einhalten müssen.* Im deutschsprachigen Raum basieren diese Vorgaben auf den Empfehlungen des Robert Koch-Instituts (Deutschland), des Bundesamts für Gesundheit (Schweiz) sowie der österreichischen Gesundheitsbehörden. Zu den Standardhygienemaßnahmen zählen der konsequente Einsatz persönlicher Schutzausrüstung wie Handschuhe, Schutzkittel, Masken und Augenschutz sowie ein sicherer Umgang mit Kanülen und anderen scharfen oder spitzen Instrumenten.

Gerade bei Traumapatienten mit äußerer Blutung ist besondere Vorsicht geboten, da Blut als eines der infektiösesten Körperflüssigkeiten gilt. Daher sollte während der gesamten Patientenversorgung stets geeignete Schutzkleidung getragen werden.

## *Materielle Schutzmaßnahmen*

### Handschuhe

Handschuhe sollen im Rettungsdienst grundsätzlich getragen werden. Besonders gilt dies, wenn man verletzte Haut, Schleimhäute oder durch Blut oder andere Körperflüssigkeiten kontaminierte Bereiche berührt. Da Beschädigungen der Handschuhe bei der Behandlung eines Patienten leicht auftreten können, sollten die Handschuhe regelmäßig auf Defekte untersucht, und bei Bedarf sofort gewechselt, werden (**Abbildung 5-9**). Bei einem Unfall mit mehreren Verletzten sollen die Handschuhe vor jedem neuen Patientenkontakt gewechselt werden.

### Mundschutz und Gesichtsschutz

Ein Mundschutz dient dazu, die Mund- und Nasenschleimhaut des Rettungsdienstfachpersonals vor Infektionserregern zu schützen, insbesondere in Situationen, in denen Krankheitserreger über die Luft oder durch Tröpfchen übertragen werden könnten. Mundschutz und Gesichtsschutz sollten sofort ausgetauscht werden, wenn sie nass oder verschmutzt sind.

Chirurgische Masken schützen vor Kontaktinfektionen, die durch unterschiedlich große Tröpfchen (beim Husten, Niesen) ausgestoßen werden (z. B. Influenza, RSV). Der Schutz vor anderen aerogenen Krankheiten, wie Tuberkulose, Varizellen, und das für Covid-19 verantwortliche Virus, erfordert eine FFP2 / FFP3 Maske. Eine FFP2 / FFP3 Maske muss richtig angepasst werden, um eine ausreichende Abdichtung gegenüber der Pathogenen zu schaffen.

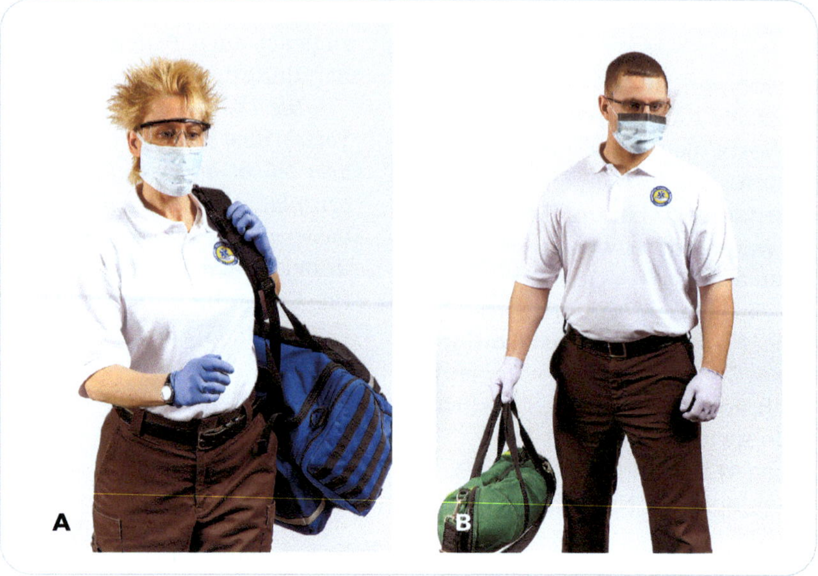


**Abbildung 5-9** Die persönliche Schutzausrüstung (PSA) umfasst im Rettungsdienst mindestens Handschuhe, Gesichtsschutz und Augenschutz. **A.** Schutzbrille, Gesichtsmaske und Handschuhe. **B.** Gesichtsschutz, Gesichtsmaske und Handschuhe



### Augenschutzbrille

Rettungsdienstfachpersonal sollte immer dann einen Augenschutz tragen, wenn die Gefahr besteht, dass infektiöse Tröpfchen oder Blut verspritzt werden, wie beim Atemwegsmanagement mit Blut im Oropharynx, bei der Versorgung stark blutender Wunden oder generell in allen Situationen, in denen auch ein Mundschutz erforderlich ist.

### Schutzkittel

Einwegkittel mit flüssigkeitsdichten Kunststoffeinlagen bieten den bestmöglichen Schutz, sind jedoch im präklinischen Umfeld oft sehr unbequem und nur eingeschränkt praktikabel. Schutzkittel oder kontaminierte Kleidung sollten bei starker Verschmutzung umgehend gewechselt werden.

### Reanimationsmaterialien

Entsprechendes Equipment wie beispielsweise ein Beatmungsbeutel mit Maske sollte vorhanden sein und eingesetzt werden, um die Exposition von Rettungsdienstfachpersonal mit Speichel, Blut oder Erbrochenem während einer Reanimationsbehandlung zu vermeiden. Als zusätzlichen Schutz fürs Personal sollten die Geräte für die Überdruckbeatmung von Patienten mit geeigneten Filtern ausgerüstet sein.

## Händehygiene

Die Händehygiene ist ein zentrales Prinzip der Infektionsprävention. Bei sichtbarer Verschmutzung durch Blut oder andere Körperflüssigkeiten müssen die Hände mit Wasser und Seife gründlich gewaschen werden. Alkoholbasierte Händedesinfektionsmittel sind wirksam gegen viele Krankheitserreger, jedoch ungeeignet, wenn eine sichtbare Verschmutzung vorliegt.

Stehen Wasser und Seife nicht zur Verfügung, können alkoholbasierte Desinfektionsmittel zumindest eine Zwischenreinigung und Schutzwirkung bieten. Grundsätzlich sollten die Hände sowohl **vor dem Anziehen** als auch **nach dem Ausziehen von Handschuhen** mit Wasser und Seife oder einem alkoholbasierten Mittel **gereinigt oder desinfiziert werden**.

## Vermeidung von Nadelstichverletzungen

Wie bereits beschrieben, stellen perkutane Expositionen gegenüber Blut oder Körperflüssigkeiten von Patienten ein wesentliches Übertragungsrisiko für Infektionen beim Rettungsdienst- und Gesundheitsfachpersonal dar. Viele dieser Expositionen entstehen durch Stichverletzungen mit kontaminierten Nadeln oder anderen scharfen Instrumenten.

**Zur Prävention gilt:** Unnötige Nadeln und Sharps (*scharfe oder spitze medizinische Instrumente*) vermeiden, gebrauchte Nadeln niemals wieder aufsetzen (Recapping) und wo immer möglich Sicherheitsmechanismen einsetzen (**Kasten 5-4**).

**Kasten 5-4** Prävention von Nadelstichverletzungen

Rettungsdienstfachpersonal ist einem erheblichen Risiko durch Verletzungen mit Nadeln und anderen scharfen/spitzen Instrumenten („Sharps") ausgesetzt. Strategien zur Risikoreduktion umfassen:

- **Sicherheitsprodukte verwenden**, z. B. Kanülen und Skalpelle mit Schutzmechanismus, automatisch zurückziehbare Lanzetten.
- **Nadellose Systeme einsetzen**, die eine Medikamentengabe über Ports ohne Kanülen ermöglichen.
- **Kein Recapping** – gebrauchte Kanülen oder Sharps niemals wieder aufsetzen oder weiterreichen.
- **Sofortige Entsorgung** benutzter Kanülen und Sharps in stich- und bruchfeste Abwurfbehälter, nicht zwischendurch ablegen oder weitergeben.
- **Fertigspritzen bevorzugen**, anstatt Medikamente aus Ampullen aufzuziehen.
- **Kenntnis und Einhaltung des Expositionsschutzplans** der eigenen Organisation sicherstellen.
- **Führen eines Nadelstichverletzungsregisters**(„Sharps Injury Log"), um Vorfälle systematisch zu erfassen und Prävention zu verbessern.



## Umgang mit beruflicher Exposition

Die US-amerikanische Arbeitsschutzbehörde schreibt vor, dass jede Gesundheitseinrichtung einen Plan zum Umgang mit beruflicher Exposition gegenüber Blut und Körperflüssigkeiten vorhalten muss. Auch im deutschsprachigen Raum sind Arbeitgeber im Rettungs- und Gesundheitswesen verpflichtet, einen solchen *Expositionsschutzplan* bereitzustellen. Er beschreibt das konkrete Vorgehen bei Kontakt mit potenziell infektiösem Material und legt die Verantwortlichkeiten fest.

Bei perkutanen Verletzungen (z. B. Nadelstich) oder mukokutanen Kontakt (z. B. Spritzer auf Schleimhäute oder verletzte Haut) sind unverzüglich Maßnahmen zur Infektionsprophylaxe einzuleiten. Dazu gehören eine *Tetanus-Auffrischimpfung* bei unklarem Impfschutz, eine *Hepatitis-B-Postexpositionsprophylaxe* abhängig vom Impfstatus sowie eine frühzeitige *HIV-Postexpositionsprophylaxe (PEP)* (**Kasten 5-5**), die idealerweise innerhalb von zwei Stunden begonnen werden sollte. Für **Hepatitis C** steht keine wirksame Postexpositionsprophylaxe zur Verfügung, weshalb engmaschige Kontrolluntersuchungen erforderlich sind, um eine Infektion frühzeitig zu erkennen.

**Kasten 5-5** Postexpositionsprophylaxe (PEP)

Nach einer perkutanen oder mukokutanen Exposition gegenüber Blut oder anderen potenziell infektiösen Körperflüssigkeiten können durch geeignete Sofortmaßnahmen und den Einsatz einer Postexpositionsprophylaxe (PEP) Infektionen mit viraler Hepatitis oder HIV in vielen Fällen verhindert oder das Risiko deutlich reduziert werden.

Zu den erforderlichen Schritten gehören insbesondere:

1. **Verhinderung bakterieller Infektionen**
   - Exponierte Hautstellen gründlich mit antiseptischer Seife und Wasser reinigen.
   - Exponierte Schleimhäute (z. B. Auge, Mund) mit reichlich Wasser oder Kochsalzlösung spülen.
   - Bei unklarem Impfstatus oder wenn die letzte Impfung länger als 5 Jahre zurückliegt: *Tetanus-Auffrischimpfung* verabreichen.
2. **Basisuntersuchungen durchführen**
   - **Beim exponierten Mitarbeitenden**: Bestimmung von Hepatitis-B-Oberflächenantikörpern (HBs-Ak), HCV- und HIV-Status.
   - **Beim Indexpatienten (falls bekannt und möglich)**: Serologie für Hepatitis B und C sowie HIV-Test (idealerweise Schnelltest).
3. **Prävention einer HBV-Infektion**
   - **Nicht geimpfte Mitarbeitende**: Erste Dosis HBV-Impfung + Gabe von Hepatitis-B-Immunglobulin (HBIG).
   - **Teilweise oder vollständig geimpfte Mitarbeitende**: Wenn kein ausreichender Antikörperschutz (HBs-Ak) nachweisbar ist und der Indexpatient HBV-positiv ist, ebenfalls Gabe von HBIG.
   - HBIG kann bis zu 7 Tage nach Exposition wirksam verabreicht werden, optimal so früh wie möglich.
4. **Prävention einer HIV-Infektion**
   - Eine **Postexpositionsprophylaxe (PEP)** wird abhängig von Art der Exposition sowie vom HIV-Status und dem Infektionsrisiko des Indexpatienten eingeleitet.
   - Ist der Indexpatient HIV-negativ, ist keine PEP erforderlich.
   - Die Auswahl des geeigneten PEP-Regimes sollte durch einen erfahren Facharzt erfolgen und idealerweise innerhalb von 2 Stunden nach Exposition begonnen werden.

Die konkreten Abläufe sind in den *Expositions- und Hygieneplänen* der jeweiligen Einrichtungen festgelegt und orientieren sich an den aktuellen Empfehlungen von *RKI (Deutschland), BAG (Schweiz)* und den *österreichischen Gesundheitsbehörden.*

## Patientenbeurteilung und Triage

Sobald alle zuvor genannten Aspekte berücksichtigt wurden, kann der eigentliche Prozess der Patientenbeurteilung und -behandlung beginnen. Die größte Herausforderung besteht, wenn das Rettungsdienstfachpersonal mit mehreren Verletzten konfrontiert ist.

Triage ist ein französisches Wort und bedeutet „sortieren". Es handelt sich dabei um einen Prozess, bei dem Patienten Behandlungs- und Transportprioritäten zugewiesen werden. Im präklinischen Bereich wird Triage in zwei unterschiedlichen Kontexten angewendet:

1. Ausreichend Ressourcen stehen zur Verfügung, um alle Patienten zu versorgen.In diesem Fall werden die schwerstverletzten Patienten zuerst behandelt und transportiert, während Patienten mit leichteren Verletzungen später versorgt werden.
2. Die Anzahl der Patienten übersteigt die unmittelbaren Kapazitäten vor Ort. Ziel der Triage in dieser Situation ist es, das Überleben der größtmöglichen Zahl von Patienten sicherzustellen. Die Patienten werden in Kategorien eingeteilt, und die Versorgung muss rationiert werden, weil nicht genügend Ressourcen für alle gleichzeitig zur Verfügung stehen.

Zwar erleben nur wenige Rettungsdienstmitarbeiter ein Großschadensereignis (Massenanfall von Verletzten, MANV) mit **50 bis 100 oder mehr Verletzten**, jedoch sind viele an Einsätzen mit **10 bis 20 Patienten** beteiligt – und fast alle haben bereits Vorfälle mit **2 bis 10 Patienten** versorgt.

Bei Einsätzen, bei denen ausreichend Rettungsdienstfachkräfte und Ausrüstung zur Verfügung stehen, können die am schwersten verletzten Patienten zuerst behandelt und transportiert werden. Bei einem MANV mit sehr hoher Patientenzahl (Großschadensfall) erfordern die begrenzten Kapazitäten, dass die Patienten mit der größten Überlebenschance vorrangig behandelt und transportiert werden. Diese Patienten haben Behandlungs- und Transportpriorität (**Abbildung 5-10**).

Das Ziel der Patientenversorgung bei einem Massenanfall von Verletzten (MANV) ist es, mit den vorhandenen Ressourcen den größtmöglichen Nutzen für die größtmögliche Zahl an Patient zu erzielen. Es liegt in der Verantwortung des Rettungsdienstfachpersonals, Entscheidungen darüber zu treffen, welche Patienten zuerst behandelt werden. Die üblichen Regeln der Notfallversorgung (*„jedes Leben retten"*) gelten bei einem MANV nur eingeschränkt. Maßgeblich ist das Prinzip, *so viele Leben wie möglich zu retten.* Reichen die verfügbaren Ressourcen nicht aus, um alle Betroffenen gleichzeitig adäquat zu versorgen, müssen diese Ressourcen vorrangig den Patienten zugeteilt werden, die die beste Überlebenschance haben. Ein klassisches Beispiel: Steht die Entscheidung zwischen einem Patienten mit schwerstem Schädel-Hirn-Trauma und einem Patienten mit akuter intraabdomineller Blutung, ist es im Rahmen eines MANV richtig, zunächst den Patienten mit der *potenziell überlebbaren Verletzung,* also mit der intraabdominellen Blutung, zu behandeln. Wird der Patient mit schwerstem Schädel-Hirn-Trauma zuerst versorgt, besteht die Gefahr, dass beide Patienten versterben.

Bei einem Massenanfall von Verletzten (MANV) müssen Patienten mit schwersten Verletzungen unter Umständen als *niedrigere Priorität* eingestuft werden. Ihre Behandlung wird zurückgestellt, bis zusätzliche Kräfte und Ressourcen verfügbar sind. Dies sind schwierige Entscheidungen, doch das Rettungsdienstfachpersonal muss schnell und situationsgerecht handeln. Es ist nicht vertretbar, bei einem Patienten mit traumatischem Herz-Kreislaufstillstand und kaum vorhandener Überlebenschance umfangreiche Reanimationsmaßnahmen einzuleiten, während gleichzeitig mehrere andere Patienten mit einer *beherrschbaren Atemwegsobstruktion oder einer schweren äußeren Blutung* versterben.

Ein einzigartiges Szenario, in dem die üblichen Sichtungsprinzipien nicht angewendet werden, ist der Massenanfall von Verletzten durch einen *Blitzschlag.* In diesem Fall haben *reanimationspflichtige Patienten höchste Priorität,* im Gegensatz zum üblichen Vorgehen bei einem MANV. Die Begründung: Wache und kreislaufstabile Patienten nach Blitzschlag haben in der Regel eine gute Prognose und benötigen oft keine sofortige Therapie. Dagegen ist ein Herz-Kreislaufstillstand nach Blitzschlag häufig Folge einer *vorübergehenden vegetativen Dysregulation,* die sich in vielen Fällen durch *Herzdruckmassage und Beatmung* erfolgreich behandeln lässt.

Das am häufigsten verwendete **Sichtungsschema** teilt Patienten in fünf Kategorien ein – abhängig vom Behandlungsbedarf und von der Überlebenswahrscheinlichkeit:

1. **Sofort / Akut behandlungsbedürftig (Rot, Kategorie I)**
   - Lebensbedrohliche Verletzungen oder Erkrankungen, die mit sofortigen, einfachen Maßnahmen behandelt werden können und bei denen eine gute Überlebenschance besteht.

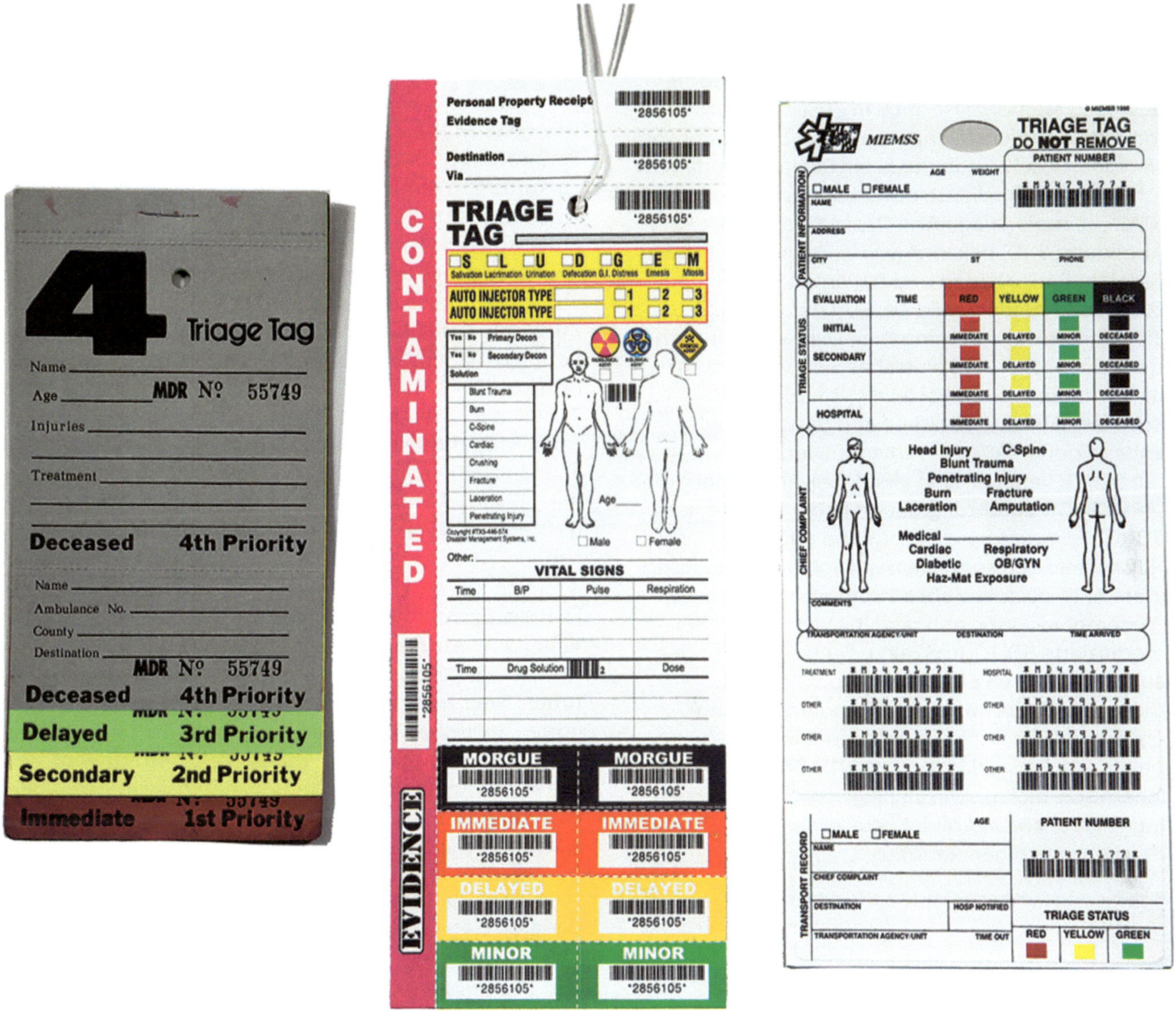


**Abbildung 5-10** Beispiele für Patientenanhängekarten mit vier Sichtungskategorien.



- *Beispiel: Atemwegsverlegung, massive äußere Blutung, Spannungspneumothorax.*

2. **Dringend, aber zeitlich verzögert (Gelb, Kategorie II)**
   - Schwere, jedoch nicht unmittelbar lebensbedrohliche Verletzungen, die zeitnah behandelt werden müssen, aber kurzfristig warten können.
   - *Beispiel: Fraktur eines langen Röhrenknochens, stabile Thoraxverletzung.*
3. **Leicht verletzt (Grün, Kategorie III)**
   - Patienten mit geringen Verletzungen, deren Behandlung nachrangig erfolgen kann. Diese „gehfähig Verletzten" können teilweise auch zur Unterstützung (z. B. Tragen von Material, Betreuung anderer) eingesetzt werden.
   - *Beispiel: kleinere Platzwunden, Prellungen, leichte Verbrennungen.*
4. **Geringe Überlebenschance / Erwartet (Schwarz oder Blau, Kategorie IV)**
   - Patienten mit extrem schweren Verletzungen, bei denen aufgrund der verfügbaren Ressourcen eine Behandlung aussichtslos ist und die Versorgung zurückgestellt wird.
   - *Beispiel: großflächige Verbrennungen > 80 %, schwerstes Schädel-Hirn-Trauma mit fehlenden Vitalfunktionen.*

**Kasten 5-6** START-Triage

Im Jahr 1983 entwickelte medizinisches Personal des Hoag Memorial Hospital in Zusammenarbeit mit Rettungsdienstfachpersonal der Feuerwehr von Newport Beach (Kalifornien) ein Sichtungsverfahren für den Rettungsdienst, das unter dem Namen START (**S**imple **T**riage **A**nd **R**apid **T**reatment, Abbildung 5-10) bekannt wurde. Ziel war es, schwer verletzte Patientinnen und Patienten schnell und zuverlässig zu identifizieren. START dient nicht zur Erstellung einer medizinischen Diagnose, sondern stellt ein rasches und einfaches Sichtungssystem dar. Grundlage sind drei leicht überprüfbare Kriterien „Atmung, Kreislauf und Bewusstsein", anhand derer Patienten erkannt werden, die durch ihre Verletzungen akut lebensgefährdet sind. Die Durchführung dauert in der Regel nur *30–60 Sekunden* pro Patient und erfordert weder Hilfsmittel noch spezielle medizinische Ausrüstung (Kapitel 17, „*Katastrophenmanagement*") Als Weiterentwicklung entstand in Deutschland der modifizierte START (mSTaRT), der die Erfahrungen aus europäischen Einsätzen berücksichtigt. Dieses System erweitert die Standardsichtung um zusätzliche Aspekte, unter anderem für besondere Einsatzlagen wie CBRN-Ereignisse (chemisch, biologisch, radiologisch, nuklear) sowie Intoxikationen, und bildet heute den Standard im deutschsprachigen Raum.

Mit freundlicher Genehmigung vom Hoag Hospital Newport Beach and the Newport Beach Fire Department.

5. **Tot (Schwarz, außerhalb der Sichtungskategorien)**
   - Keine Vitalzeichen (kein Puls, keine Atmung, keine Reaktion). Unter Katastrophenbedingungen erfolgt in der Regel keine Reanimation.

Im deutschsprachigen Raum (D-A-CH) werden Patienten mit Verbrennungen von mehr als 80 % der Körperoberfläche, insbesondere bei zusätzlichem Inhalationstrauma, im Rahmen der Sichtung als nicht überlebensfähig eingestuft, während im US-amerikanischen Original dafür meist 90 % angegeben werden.

**Kasten 5-6**, **Abbildung 5-11**, und **Abbildung 5-12** zeigen ein häufig angewandtes Sichtungsschema, das als **START** (Simple Triage and Rapid Treatment) bekannt ist. Dieses System arbeitet mit nur vier Kategorien: **Sofort (Rot)**, **Verzögert (Gelb)**, **Leicht (Grün)** und **Tot (Schwarz)**.

## Wie funktioniert START?

Die erste Maßnahme besteht darin, jeden gehfähigen Patienten zu einem ausgewiesenen, sicheren Bereich zu führen. Wenn die Patienten gehen und Aufforderungen folgen können, werden sie als *„gering verletzt"* eingestuft. Sobald mehr Rettungsdienstfachpersonal zur Verfügung steht, werden sie erneut untersucht und einer Sichtungskategorie zugewiesen. Diese anfängliche Zuteilung führt dazu, dass weniger vermutlich schwer verletzte Patienten gesichtet werden müssen. Die Eselsbrücke „30-2-Can Do" stellt den Beginn der START-Triage dar (Abbildung 5-12). Im englischen Original reimt sich die Eselsbrücke: thirty – two – can do. Die „30" bezieht sich auf die Atemfrequenz des Patienten, die „2" bezieht sich auf die Rekapillarisierungszeit und das „do" auf die Fähigkeit des Patienten, Aufforderungen zu befolgen. Jeder gehfähige Patient mit einer Atemfrequenz unter 30 pro Minute, einer Rekapillarisierungszeit von weniger als 2 Sekunden und der Fähigkeit, Aufforderungen zu folgen, wird als *„gering verletzt"* eingestuft. Wenn Patienten diese Kriterien erfüllen, aber nicht gehfähig sind, werden sie in die Kategorie *„Spätere Behandlung"* eingestuft. Patienten die a) bewusstlos sind oder b) eine schnelle Atmung aufweisen oder c) eine verzögerte Rekapillarisierungszeit oder d) keinen tastbaren Radialispuls haben, kommen in die Kategorie *„Sofortbehandlung"*.

Im Rahmen des Patientenkontakts sollen nur zwei grundlegende lebensrettende Maßnahmen durchgeführt werden: Freimachen der Atemwege und Stoppen von äußeren Blutungen. Bei Patienten mit Atemstillstand sollen das Rettungsdienstfachpersonal die Atemwege freimachen; wenn dadurch die Spontanatmung wieder einsetzt, wird der Patient der Kategorie *„Sofortbehandlung"* zugewiesen. Eine kardiopulmonale Reanimation (CPR) soll nicht durchgeführt werden. Falls die Spontanatmung nicht wieder einsetzt, wird der Patient der Kategorie *„Tot"* zugewiesen. Umherstehende oder „gehfähige Patienten" können von den Rettungsteams angehalten werden, die Atemwege freizuhalten oder Druck auf blutende Wunden auszuüben, Verbände anzulegen usw.

Eine erneute Triage wird auch erforderlich, wenn die Patienten längere Zeit an der Einsatzstelle bleiben müssen, weil die Transportkapazitäten nicht ausreichen. Mithilfe der START-Kriterien werden schwer verletzte Patienten möglicherweise in die Kategorie *„Spätere Behandlung"* eingestuft. Je länger diese Patienten unbehandelt bleiben, desto größer ist die Wahrscheinlichkeit einer Zustandsverschlechterung. Daher sind eine erneute Untersuchung und Triage im zeitlichen Verlauf sinnvoll.

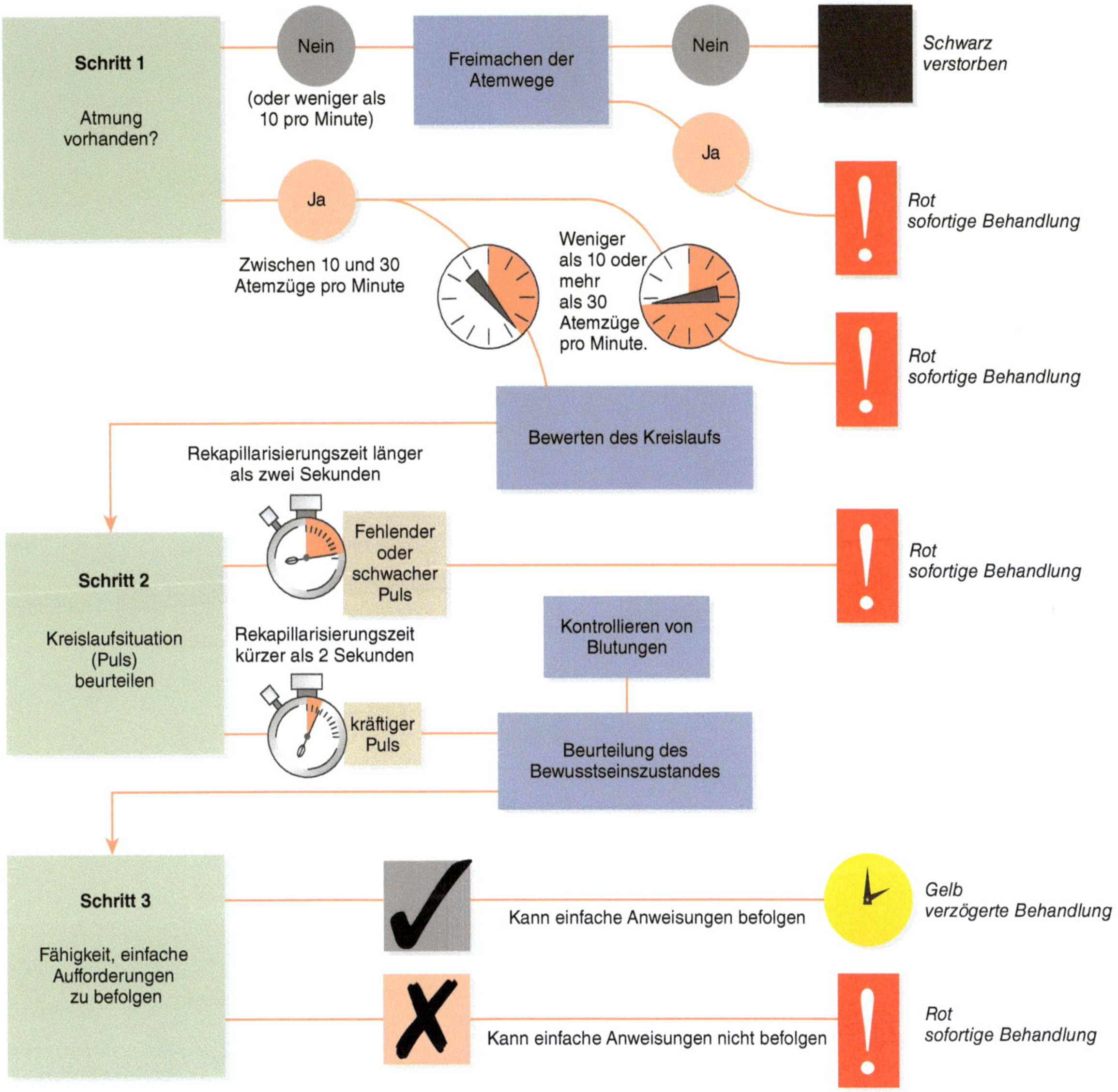


**Abbildung 5-11** Algorithmus START-Triage

Mit freundlicher Genehmigung des Hoag Hospital Newport Beach und Newport Beach Fire Department.

Atmung 30

Kreislauf 2

Bewusstsein Can Do

**Abbildung 5-12** START-Triage-Algorithmus “30-2-can-do”.

Mit freundlicher Genehmigung des Hoag Hospital Newport Beach und Newport Beach Fire Department.

Ein speziell für den Einsatz bei Massenanfällen von Verletzten (MANV) entwickeltes Sichtungssystem ist das *SALT-Triage-System* (**Kasten 5-7** und **Abbildung 5-13**).[8]

**Kasten 5-7** SALT Triage

Das SALT-Triage-System wurde von den Centers for Disease Control and Prevention (CDC) in Zusammenarbeit mit einem Expertengremium, das zahlreiche medizinische Organisationen vertrat, entwickelt. Ziel war es, eine Triage-Methode zu schaffen, die als Grundlage für ein national einheitliches Sichtungssystem dienen kann. Das Verfahren beginnt mit einer groben Vorsortierung: Betroffene werden aufgefordert, zu gehen oder die Hand zu heben. Patienten, die darauf nicht reagieren, werden anschließend gezielt auf lebensbedrohliche Zustände untersucht und danach einer der Kategorien sofort, verzögert, leicht, aussichtslos oder tot zugeordnet (Abbildung 5-13).

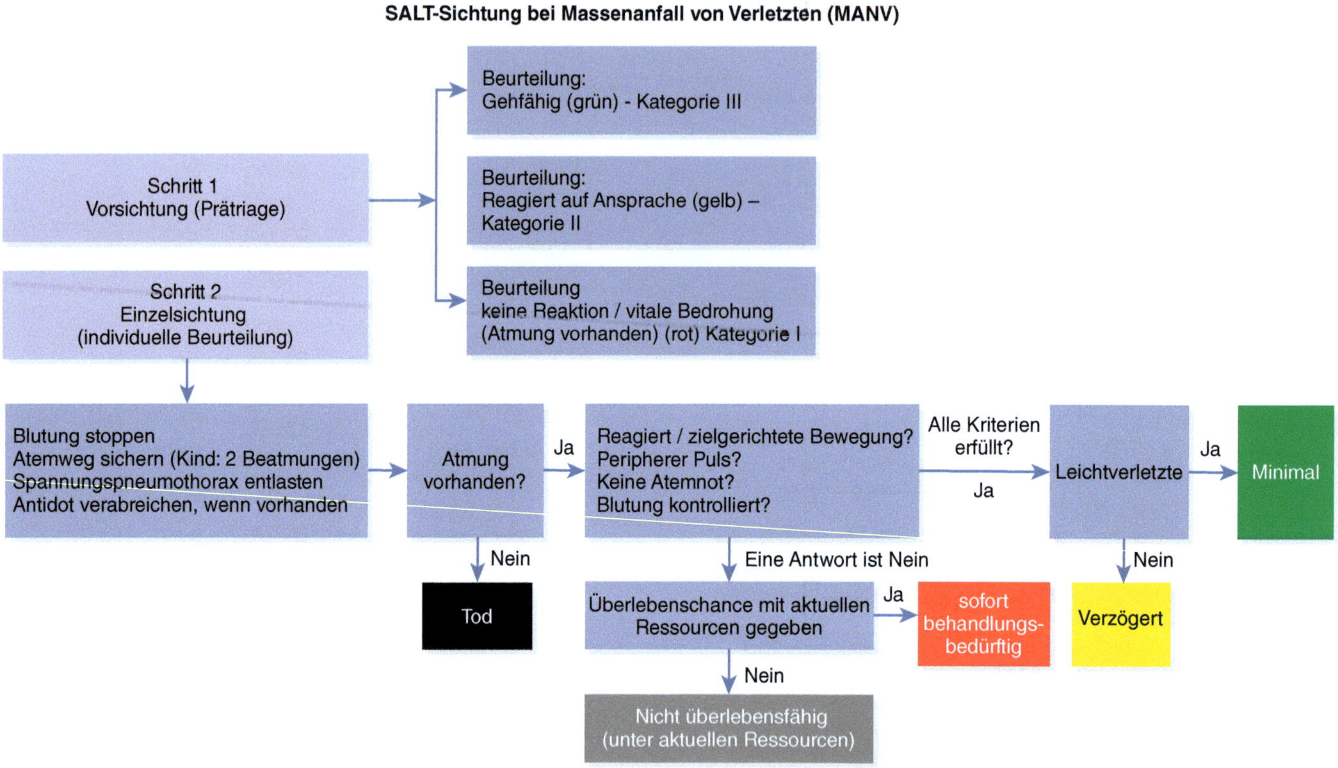


**Abbildung 5-13** SALT Triage Algorithmus

Hinweis: LSI steht für „lifesaving interventions“ (lebensrettende Maßnahmen). *Modifiziert nach Chemical Hazards Emergency Medical Management, U.S. Department of Health and Human Services. SALT-Massenanfall-Triage-Algorithmus (Sortieren, Beurteilen, lebensrettende Maßnahmen, Behandlung/Transport). Zugriff am 14. Dezember 2021. https://chemm.hhs.gov/salttriage.htm*

## ZUSAMMENFASSUNG

- *Zur Beurteilung jeder Einsatzstelle gehört die Beachtung von Sicherheitsaspekten. Diese beinhalten Gefahren aller Art, beispielsweise durch Straßenverkehr, Umweltbedingungen, Gewalttätigkeit und Aggression, Krankheitserreger und Gefahrgut.*
- *Die dynamische Beurteilung der Einsatzstelle stellt sicher, dass die Einsatzfähigkeit von Rettungsdienstfachpersonal und Ausrüstung erhalten bleiben und dass Einsatzkräfte vor Gefahren geschützt werden, die nicht isoliert oder entfernt werden können.*
- *Manchmal können Gefahren schnell ausgeschlossen werden. Bewertet man eine Einsatzstelle aber nicht hinsichtlich potenzieller Gefahren, bleiben sie unerkannt.*
- *Das Rettungsdienstfachpersonal muss Risiken in potenziell gefährlichen Situationen antizipieren und minimieren. Zum Beispiel sollten sie reflektierende Schutzkleidung tragen und das Einsatzfahrzeug bei Verkehrsunfällen strategisch günstig abstellen. An Einsatzstellen, an denen aggressive oder gewalttätige Personen zugegen sind, sollten die Teams einen Plan haben, um nicht selbst zum Opfer von Gewalt zu werden.*
- Bei lebensbedrohlichen Einsatzlagen, an Tatorten oder nach Terroranschlägen muss das Rettungsdienstfachpersonal sein Vorgehen und die Patientenversorgung der besonderen Gefährdungslage anpassen.
- *Größere Notfallereignisse (MANV, Großschadensfälle) werden durch die Einhaltung spezieller Führungs- und Kommunikationsstrukturen beherrscht. Der Rettungsdienst ist Teil dieser Strukturen. Das Rettungsdienstfachpersonal muss die*

(*Fortsetzung nächste Seite*)

## ZUSAMMENFASSUNG (FORTSETZUNG)

*entsprechenden Abläufe und ihre eigene Rolle innerhalb der speziellen Führungs- und Kommunikationsstrukturen kennen und verstehen.*

- *Das Rettungsdienstfachpersonal muss sich vor einer Kontamination durch infektiöses Material, wie zum Beispiel im Blut befindliche Krankheitserreger wie Hepatitis-Viren und HIV schützen. Am wichtigsten ist die Anwendung allgemeingültiger Vorsichtsmaßnahmen, z.B. die Verwendung von materiellen Barrieren (Handschuhe, Schutzbrille usw.), das Händewaschen und die Händedesinfektion sowie die Vermeidung von Stichverletzungen.*
- Rettungsdienstfachpersonal, das mit einer größeren Anzahl von Patienten konfrontiert wird, muss darauf vorbereitet sein, diese abhängig von ihrem Zustand und den verfügbaren Ressourcen einer geeigneten Sichtungskategorie zuzuweisen..

## WIEDERHOLUNG FALLBEISPIEL

Sie werden zu einer häuslichen Auseinandersetzung alarmiert. Es ist 2:45 Uhr in einer heißen Sommernacht. Als Sie an dem Einfamilienhaus eintreffen, hören Sie zwei Personen laut streiten, sowie Kinder, die im Hintergrund weinen. Die Polizei wurde parallel alarmiert, ist aber noch nicht am Einsatzort angekommen.

- Welche Bedenken haben Sie bei diesem Einsatz?
- Welche Überlegungen müssen Sie anstellen, bevor Sie Kontakt zu den Hausbewohnern aufnehmen?

## AUFLÖSUNG DES FALLBEISPIELS

Die Beurteilung dieser Einsatzstelle zeigt mehrere potenzielle Gefahrenquellen auf. Einsätze im Zusammenhang mit häuslicher Gewalt zählen zu den gefährlichsten Situationen, denen Rettungsdienstfachpersonal begegnen kann. Solche Lagen eskalieren häufig und bergen ein hohes Risiko für Übergriffe auf Einsatzkräfte. In vielen Fällen ist es daher sinnvoll, das Eintreffen der Polizei abzuwarten, bevor der Einsatzort betreten wird.

Wie bei allen Patienten mit blutenden Verletzungen besteht zudem das Risiko einer Übertragung von Krankheitserregern. Entsprechende Schutzmaßnahmen, etwa Handschuhe, Mund-Nasen-Schutz und Schutzbrille, sind unbedingt erforderlich.

In diesem Fall entscheiden Sie sich, das Haus erst nach Eintreffen der Polizei zu betreten. Vor Ort stellen Sie bei einer der angetroffenen Personen mehrere Prellungen im Gesicht sowie eine kleinere Platzwunde an der Wange fest. Die Polizeibeamten nehmen die zweite beteiligte Person in Gewahrsam und kümmern sich um die Unterbringung der Kinder.

Währenddessen führen Sie den Primary Survey (Erstuntersuchung) beim Patienten durch, der keine lebensbedrohlichen Befunde ergibt. Auch der anschließende Secondary Survey (weiterführende Untersuchung) zeigt keine weiteren Verletzungen. Der Patient wird ohne Komplikationen in die nächstgelegene geeignete Klinik transportiert.

# Quellenverzeichnis


1. Miller A. Emergency medical service personnel injury and fatality in the United States. J Epidemiol Res. 2018;4(2): 9-18.
2. Federal Emergency Management Agency, U.S. Department of Homeland Security. National Incident Management System. 3rd ed. October 2017. Accessed October 17, 2021. https://www.fema.gov/sites/default/files/2020-07/fema_nims_doctrine-2017.pdf
3. Kuhar DT, Henderson DK, Struble KA, et al. Updated US Public Health Service guidelines for the management of occupational exposures to human immunodeficiency virus and recommendations for postexposure prophylaxis [published correction appears in Infect Control Hosp Epidemiol. 2013 Nov;34(11):1238. Dosage error in article text]. Infect Control Hosp Epidemiol. 2013;34(9): 875-892. doi:10.1086/672271
4. Chen SL, Morgan TR. The natural history of hepatitis C virus (HCV) infection. Int J Med Sci. 2006;3(2):47-52.
5. Bell J, Batey RG, Farrell GC, Crewe EB, Cunningham AL, Byth K. Hepatitis C virus in intravenous drug users. Med J Aust. 1990 Sep 3;153(5):274-276.
6. Poland GA, Jacobson RM. Prevention of hepatitis B with the hepatitis B vaccine. N Engl J Med. 2004;351:2832.
7. U.S. Department of Health and Human Services, Centers for Disease Control and Prevention. Exposure to blood: what healthcare personnel need to know. July 2003. Accessed October 17, 2021. https://www.cdc.gov/hai/pdfs/bbp/exp_to_blood.pdf
8. Lerner EB, Schwartz RB, Coule PL, et al. Mass casualty triage: an evaluation of the data and development of a proposed national guideline. Disaster Med Pub Health Prep. 2008;2:S25-S34.


# Weiterführende Literatur


Centers for Disease Control and Prevention: See website for information on standard precautions and postexposure prophylaxis, www.cdc.gov.

National Institute for Occupational Safety and Health. Workplace solutions: preventing exposure to bloodborne pathogens among paramedics. DHHS (NIOSH) Publication No. 2010-139.

Rinnert KJ. A review of infection control practices, risk reduction, and legislative regulations for blood-borne disease: applications for emergency medical services. Prehosp Emerg Care. 1998;2(1):70.

Rinnert KJ, O'Connor RE, Delbridge T. Risk reduction for exposure to blood-borne pathogens in EMS: National Association of EMS Physicians. Prehosp Emerg Care. 1998;2(1):62.

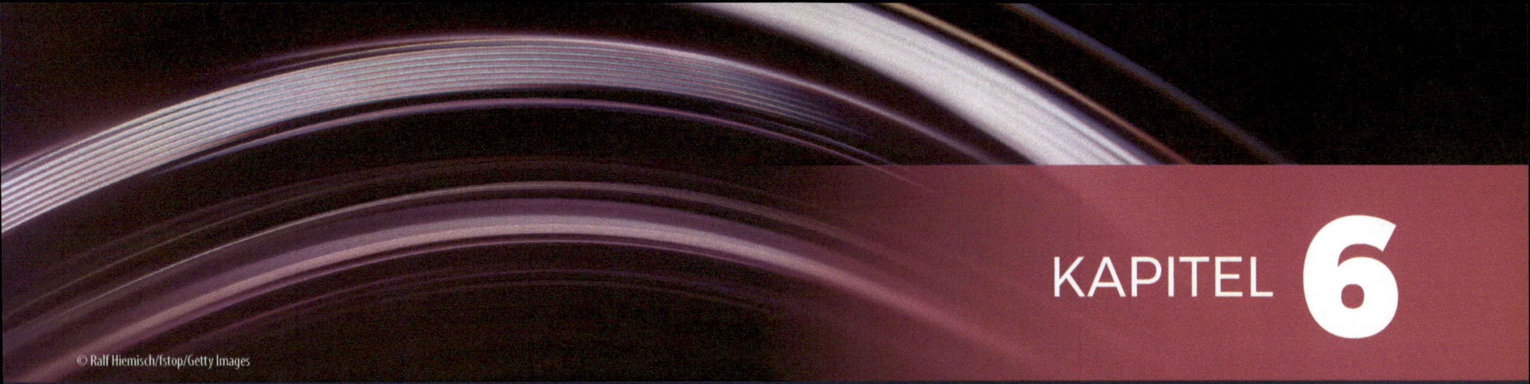



KAPITEL 6

# Patientenuntersuchung und Behandlung

**Autoren**
Vince Mosesso, MD, FACEP
Michael Holtz, MD

## LERNZIELE

Nach dem Durcharbeiten dieses Kapitels werden Sie in der Lage sein:

- Den Stellenwert der Patientenuntersuchung im Kontext der gesamten Traumabehandlung einzuordnen
- Zu beschreiben, wie ein Primary Survey (initiale Untersuchung) schnell durchgeführt wird und wie dabei Untersuchung und Therapie in den Ablauf integriert werden
- Die Bestandteile des Secondary Surveys (erweiterte Untersuchung) zu beschreiben und wann diese bei der Versorgung eines Traumapatienten zur Anwendung kommen
- Anhand der Untersuchungsergebnisse das geeignete Zielkrankenhaus für einen Traumapatienten festzulegen

## FALLBEISPIEL

Es ist ein klarer Samstagmorgen Anfang November, die Außentemperatur liegt bei 5,5 °C. Sie werden in ein Wohngebiet alarmiert, wo eine Person vom Dach eines zweistöckigen Hauses gestürzt ist. Am Einsatzort empfängt Sie ein Familienmitglied und führt Sie in den Hinterhof. Dort berichtet dieser, der Patient habe mit einem Laubgebläse die Regenrinnen gereinigt, als er das Gleichgewicht verlor und aus etwa 3,5 m Höhe auf den Rücken stürzte. Nach dem Sturz war der Patient zunächst kurz bewusstlos. Als der Angehörige den Notruf über 112 absetzte, war er jedoch bereits wieder bei Bewusstsein. Beim Eintreffen finden Sie einen etwa 40-jährigen männlichen Patienten in Rückenlage vor. Zwei Ersthelfer befinden sich bereits an seiner Seite. Der Patient ist wach, orientiert und ansprechbar. Es bestehen keine Hinweise auf eine akute, starke äußere Blutung. Während Ihr Kollege eine manuelle In-Line-Stabilisation (MILS) des Kopfes und Halswirbelsäule vornimmt, erheben Sie eine strukturierte orientierte Anamnese. Der Patient berichtet über ausgeprägte Schmerzen im Bereich der oberen und unteren Wirbelsäule.

Ihre initiale Befragung verfolgt mehrere Ziele: Erhebung der Hauptbeschwerden, Einschätzung der initialen Bewusstseinslage sowie Beurteilung der Atemtätigkeit. Da keine Hinweise auf eine akute respiratorische Insuffizienz bestehen, führen Sie das *Primary Survey* fort. Der Patient beantwortet ihre Fragen adäquat, womit eine Orientierung zu Person, Ort und Zeit festgestellt werden kann.

- Welche Verletzungen erwarten Sie, basierend auf der Kinematik des Traumas, bei diesem Patienten?
- Was sind Ihre nächsten Schritte?
- Wie versorgen Sie diesen Patienten weiter?

## EINFÜHRUNG

Die Untersuchung ist das Fundament bei der Versorgung aller Patienten. Sowohl für den Traumapatienten als auch für andere kritisch kranke Patienten, ist die Untersuchung die Grundlage, auf der alle Therapie- und Transportentscheidungen basieren. Dabei wird ein Gesamteindruck vom Zustand des Patienten gewonnen und Ausgangswerte von Atmung, Kreislauf und neurologischer Status ermittelt. Wenn lebensbedrohliche Zustände festgestellt werden, werden diese sofort behandelt. Wenn die Zeit und der Patientenzustand es erlauben, wird ein Secondary Survey durchgeführt, um Verletzungen zu erkennen, die nicht lebensbedrohlich sind bzw. die nicht den Verlust von Gliedmaßen befürchten lassen. Unter Umständen findet diese erweiterte Untersuchung während des Patiententransports statt.

All diese Schritte werden schnell und effizient durchgeführt. Ziel ist dabei, die Zeit an der Einsatzstelle zu minimieren. Kritische Patienten sollten nur so lange in der Präklinik versorgt werden, wie es zur Behandlung von unmittelbarer Lebensgefahr notwendig ist, es sei denn, sie sind eingeklemmt, oder es gibt andere Umstände, die einen raschen Transport verhindern. Durch die Anwendung der im PHTLS-Kurs erlernten Prinzipien kann die Zeit vor Ort auf das notwendige Maß reduziert, und der Patient rasch in ein geeignetes Zielkrankenhaus transportiert werden. Eine erfolgreiche Untersuchung und Therapie erfordern sehr gute Kenntnisse über die Pathophysiologie des Traumas und eine gute Behandlungsstrategie, die schnell und effektiv durchgeführt werden muss.

In der Literatur zur Behandlung von Traumapatienten wird oftmals die Notwendigkeit betont, den Traumapatienten sehr rasch zu transportieren, damit eine definitive chirurgische Versorgung erfolgen kann. Der Grund dafür ist, dass kritische Traumapatienten oftmals Verletzungen, wie innere Blutungen, die präklinisch nicht behandelt werden können, aufweisen. Das Stoppen von kritischen inneren Blutungen erfolgt innerklinisch, hauptsächlich im Operationssaal (OP).

Bei der Untersuchung und Versorgung des Traumapatienten stehen folgende Aspekte im Vordergrund: (1) die Kontrolle lebensbedrohlicher Blutungen, (2) die Sicherung der Atemwege, (3) die Gewährleistung einer adäquaten Oxygenierung, (4) die Sicherstellung einer suffizienten Ventilation, (5) die Aufrechterhaltung einer ausreichenden Perfusion sowie (6) die Überprüfung der neurologischen Funktion. Diese Abfolge gewährleistet sowohl die Fähigkeit des Körpers zur Sauerstoffaufnahme als auch die Möglichkeit der Erythrozyten, den aufgenommenen Sauerstoff effektiv in das Gewebe zu transportieren.

Dr. Adams Cowley entwickelte das Konzept der „Goldenen Stunde" des Traumas. Er glaubte, dass die Zeitspanne zwischen dem Auftreten von Verletzungen und der endgültigen Versorgung entscheidend sei. In diesem Zeitintervall, in dem es unkontrolliert blutet und aufgrund einer verminderten Gewebsperfusion ein Sauerstoffmangel auftritt, kommt es zu Schäden im gesamten Organismus.

Die sogenannte ‚Goldene Stunde' stellt keinen starren 60-Minuten-Zeitrahmen dar, sondern beschreibt ein variables Zeitfenster, dessen Dauer vom individuellen Verletzungsmuster und der physiologischen Reserve des Patienten abhängt. Einige Patienten haben weniger als eine Stunde Zeit bis zur definitiven Versorgung, andere haben mehr Zeit. Das Rettungsdienstfachpersonal ist dafür verantwortlich, die Dringlichkeit einer Situation zu erkennen und den Patienten zügig in ein geeignetes Zielkrankenhaus zu transportieren, in der die definitive Behandlung durchgeführt werden kann. Um den Patienten in das geeignete Zielkrankenhaus zu bringen, muss das Rettungsdienstfachpersonal schnell den Schweregrad der Verletzungen und die damit ggf. einhergehende Lebensgefahr erkennen. Der Patient erhält vor Ort nur die notwendigen lebensrettenden Maßnahmen, und die Priorität des schnellen Transports wird festgestellt. In vielen städtischen Rettungsdiensten beträgt die durchschnittliche Zeit zwischen Alarmierung und Ankunft des Rettungswagens an der Einsatzstelle 8–9 Minuten. Dabei ist die Zeitspanne vom Unfallereignis bis zum Absetzen des Notrufs und bis zur Bearbeitung durch die Leitstelle noch nicht mitgerechnet. Das Rettungsdiensfachpersonal benötigt üblicherweise weitere 8–9 Minuten, um den Patienten in eine Klinik zu transportieren. Wenn für die Versorgung an der Einsatzstelle nur 10 Minuten benötigt werden, vergehen 30 Minuten, bis der Patient in der Zielklinik eintrifft. In jeder weiteren Minute, die am Einsatzort verbracht wird, blutet der Patient unter Umständen weiter und wertvolle Zeit der „Goldenen Stunde" bzw. des „Goldenen Intervalls" geht verloren.

Um diesen kritischen Aspekt des Traumamanagements anzugehen, sind eine schnelle, effiziente Beurteilung und Therapie des Patienten essenziell. Die Zeit am Einsatzort sollte minimiert werden, und obwohl das Konzept der „Platinum 10 Minuten" nicht durch valide Forschungsergebnisse gestützt wird, gibt es Hinweise darauf, dass eine schnelle Behandlung vor Ort einen Vorteil für den Patient bietet.[1] Es gibt gute Hinweise, dass verzögertes Eintreffen von Traumapatienten mit hämorrhagischen Schock im OP Saal nach Erstversorgung in einer Notaufnahme, mit eine erhöhte Mortalität verbunden ist.[2-3] Es ist daher davon auszugehen, dass verzögertes Eintreffen in einer Notaufnahme ebenfalls zum Nachteil des Patienten ist. Es gilt als evident und unstrittig, dass die Blutungskontrolle ein zentraler Bestandteil in der Therapie des hämorrhagischen Schocks ist. Gleichzeitig existieren keine belastbaren Daten, die darauf hinweisen, dass eine verlängerte präklinische Verweildauer oder erweiterte Maßnahmen am Einsatzort einen prognostischen Vorteil für den Patienten bewirken.

Je länger der Traumapatient an der Einsatzstelle bleibt, desto größer ist die Gefahr von anhaltendem Blutverlust und Tod. Eine verlängerte Verweildauer an der Einsatzstelle ist, nur durch mildernde Umstände wie eine länger dauernde Rettungszeit (Einklemmung), Gefahren an der Einsatzstelle oder andere vergleichbare Situationen zu rechtfertigen. Es gibt kaum Gründe dafür, den Transport eines blutenden Traumapatienten zum Operationssaal aufzuschieben.

Dieses Kapitel befasst sich mit den Grundlagen der Patientenuntersuchung und dem Primary Survey an der Einsatzstelle und basiert auf den Empfehlungen, die von den Ärzten im Rahmen des Advanced-Trauma-Life-Support-Programms (ATLS, ein Kurs für die Versorgung im Schockraum) vermittelt wird.[5] Dabei geht Prehospital Trauma Life Support (PHTLS) auf die Besonderheiten der präklinischen Versorgung ein, da ATLS auf die innerklinische Versorgung fokussiert. Die beschriebenen Prinzipien sind mit denen identisch, die in der rettungsdienstlichen Grundausbildung bzw. in Fortbildungen vermittelt werden, obwohl gelegentlich eine andere Terminologie verwendet werden kann. Zum Beispiel wird bei ATLS der Ausdruck *„Primary Survey"* verwendet, um die initiale Untersuchung und Behandlung des Patienten zu beschreiben, während die nationalen Standards für die Rettungsdienstausbildung in den USA hingegen den Begriff *„Primary Assessment"* nutzen. In den meisten Fällen ist das Gleiche gemeint und die Unterschiede beruhen lediglich darauf, dass verschiedene Kursformate unterschiedliche Begrifflichkeiten verwenden.

# Prioritäten festlegen

Folgende drei Prioritäten gelten bei der Ankunft an der Einsatzstelle:

1. Die erste Priorität besteht ausnahmslos in der Beurteilung von Situation und Sicherheit an der Einsatzstelle. Die persönliche Schutzausrüstung (PSA) muss zu den Anforderungen des Einsatzes passen und die allgemeinen Vorsichtsmaßnahmen (zum Schutz vor Blut und Körperflüssigkeiten) müssen beachtet werden. Schutzmaßnahmen gegen aerogene oder durch Tröpfchen übertragenen Krankheiten sollten Anhand der lokalen Ausbreitung von diesen Krankheiten getragen werden. Kapitel 5: *„Die Einsatzstelle"* behandelt dieses Thema ausführlich.
2. Einschätzung der Notwendigkeit von weiteren Ressourcen. Das Rettungsdienstfachpersonal muss das Potential für mehrere Verletzte oder einen Massenanfall von verletzten Personen/ ein größeres Notfallereignis erkennen. Bei einem Massenanfall wechselt die Priorität von der Behandlung des am schwersten verletzten Patienten zur Rettung von möglichst vielen Patienten (das Beste für die größtmögliche Anzahl Patienten erreichen). Faktoren, die bei einer Vielzahl Patienten die Triage-Entscheidungen beeinflussen, sind die Schwere der Verletzungen und die vorhandenen Ressourcen (Personal und Material) für die Behandlung von Patienten. Die Kapitel 5: *„Die Einsatzstelle"* sowie Kapitel 17: *„Katastrophenmanagement"* behandeln dieses Thema ausführlich.
3. Sobald eine erste kurze Einschätzung der Einsatzstelle vorgenommen wurde, und die dadurch entstehenden dringlichen Maßnahmen angegangen sind, kann die Aufmerksamkeit auf die Untersuchung der einzelnen Patienten gelenkt werden. Der Prozess der Untersuchung und Behandlung beginnt mit dem/den am schwersten verletzten Patienten, falls es die Ressourcen erlauben. Schwerpunkte werden in folgender Reihenfolge gesetzt: (1) lebensgefährliche Zustände, (2) Umstände, die zum Verlust von Extremitäten führen können, und (3) alle anderen Zustände, die jedoch nicht lebensbedrohlich sind oder zum Verlust von Extremitäten führen. Abhängig von der Schwere der Verletzungen, der Anzahl der Verletzten und der Distanz zur aufnehmenden Klinik, kann es dazu kommen, dass sich die Einsatzkräfte nicht um Verletzungen vor Ort kümmern, die weder lebensgefährlich sind noch zum Verlust von Gliedmaßen führen können.

Dieses Kapitel konzentriert sich auf die entscheidenden Fähigkeiten des kritischen Denkens, die vom Rettungsdiensfachpersonal benötigt werden, um eine gute Patientenbeurteilung durchzuführen, die erhobenen Befunde zu interpretieren und Prioritäten bei der Behandlung zu setzen, damit die Patientenbehandlung einwandfrei verläuft.

# Primary Survey

Beim kritisch verletzten Patienten mit einem Multisystemtrauma (Polytrauma) liegt die Priorität auf der schnellen Identifikation und Behandlung lebensbedrohlicher Zustände (**Kasten 6-1**) im Rahmen des Primary Survey nach dem X-ABCDE-Schema. Während die Mehrheit der Traumapatienten nur isolierte Verletzungen aufweist, wie etwa eine einzelne Extremitätenfraktur, und damit ausreichend Zeit für eine strukturierte

**Kasten 6-1** Mehrfach verletzter versus einfach verletzter Traumapatient

- Ein **Multisystemtraumapatient** weist Verletzungen auf, die mehr als ein Organsystem betreffen, beispielsweise das pulmonale, kardiovaskuläre, neurologische, gastrointestinale, muskuloskelettale oder dermatologische System. Ein typisches Beispiel ist ein Patient nach einem Verkehrsunfall mit Schädel-Hirn-Trauma (SHT), Lungenkontusionen, Milzverletzung mit Schock sowie einer Femurfraktur.
- Ein Patient mit einem **isoliertem Trauma** weist Verletzungen nur in einem Organsystem auf. Ein Beispiel wäre eine isolierte Sprunggelenksfraktur ohne einen Hinweise auf Hämorrhagie oder Schock. Innerhalb dieses einen Systems können jedoch mehrere Verletzungen gleichzeitig vorliegen.



Durchführung von Primary und Secondary Survey besteht, ist dies bei physiologisch instabilen Patienten mit Multisystemtrauma oft nicht möglich. In diesen Fällen beschränkt sich die präklinische Versorgung häufig auf das Primary Survey mit sofortiger Kontrolle lebensbedrohlicher Blutungen, Sicherung der Atemwege, Gewährleistung von Oxygenierung und Ventilation, Aufrechterhaltung der Zirkulation und Perfusion sowie Beurteilung der neurologischen Funktionen. Der Schwerpunkt liegt auf der raschen Beurteilung, der umgehenden Einleitung lebensrettender Maßnahmen und dem schnellstmöglichen Transport in ein geeignetes Zielkrankenhaus. Dabei gilt, dass der Fokus auf einem schnellem Transport die Notwendigkeit präklinischer Interventionen nicht ersetzt, sondern diese parallel initiiert und während des Transports fortgeführt werden müssen.

Es muss zur Routine gehören, lebensbedrohliche Verletzungen frühzeitig zu erkennen und Behandlungsprioritäten zu setzen. Voraussetzung dafür ist, dass das Rettungsdienstfachpersonal die Abläufe des *Primary Survey* und des *Secondary Survey* sicher beherrscht. Sie müssen die logische Struktur der prioritätenorientierten Untersuchung und Behandlung verstehen und diese konsequent vollständig durchführen – unabhängig von der Schwere der Verletzung. Darüber hinaus reflektiert das Rettungsdienstfachpersonal stets die zugrunde liegende Pathophysiologie der Verletzungen des Patienten.

Eine der häufigsten lebensbedrohlichen Zustände beim Trauma ist die unzureichende Gewebeoxygenierung (Schock), die zu einem anaeroben Stoffwechsel führt. Unter Stoffwechsel versteht man den Prozess, durch den Zellen Energie produzieren. Für einen normalen Zellstoffwechsel sind vier Voraussetzungen notwendig: (1) eine ausreichende Anzahl an Erythrozyten, (2) die Oxygenierung dieser Erythrozyten in der Lunge, (3) der Transport der Erythrozyten zu den Zellen im gesamten Körper sowie (4) die Abgabe des Sauerstoffs an diese Zellen. Die Maßnahmen im Rahmen des Primary Survey zielen darauf ab, Störungen in diesen Bereichen zu identifizieren und zu korrigieren. Der anaerobe Stoffwechsel führt zu einer weniger effizienten Energiegewinnung und zur Ausbildung einer Laktatazidose.

## General Impression

Der General Impression beginnt mit der Erfassung eines allgemeinen Eindrucks des Patienten, wobei simultan Atemweg, Atmung, Kreislauf und die neurologische Situation (Reaktion auf Ansprechen) des Patienten eingeschätzt werden, um schwerwiegende, offensichtliche Probleme bezüglich Oxygenierung und Kreislauf, bestehender Blutungen oder grober Deformationen zu erkennen. Wenn sich das Rettungsdienstfachpersonal dem Patienten nähert, beobachtet es, ob eine starke, durch manuellen Druck beherrschbare äußere Blutung besteht, ob der Patient suffizient atmet, ob er wach oder bewusstlos ist, ob er sich selbst aufrecht halten kann und sich spontan bewegt. Sobald man sich neben dem Patienten befindet, stellt man sich kurz vor und fragt den Patienten: „Was ist Ihnen passiert?" Antwortet der Patient adäquat in ganzen Sätzen, weiß das Rettungsdienstfachpersonal, dass der Patient offene Atemwege hat, über eine so suffiziente Atmung verfügt, dass er sprechen kann, und dass er eine ausreichende Durchblutung des Gehirns und eine akzeptable neurologische Funktion aufweist. Bei diesem Patienten liegen wahrscheinlich keine lebensbedrohlichen Zustände vor, die eine sofortige medizinische Behandlung erfordern.

Kann der Patient nicht adäquat antworten oder wirkt vital bedroht, wird sofort ein detailliertes *Primary Survey* durchgeführt, um lebensgefährliche Probleme zu erkennen. Innerhalb weniger Sekunden verschafft sich das Rettungsdienstfachpersonal einen Gesamteindruck. Die rasche Beurteilung der Vitalfunktionen zeigt, ob der Patient aktuell oder unmittelbar kritisch ist.

## Ablauf des Primary Survey

Das *Primary Survey* muss rasch und in einer klar definierten Reihenfolge durchgeführt werden. Befindet sich nur eine einzelne Rettungsdienstfachperson beim Patienten (z. B. im Rahmen eines MANV), können lebensrettende Interventionen unmittelbar erfolgen, sobald vitale Bedrohungen erkannt werden. Lässt sich ein Problem schnell beheben, etwa durch Absaugen der Atemwege oder das Anlegen eines Tourniquets, sollte dies sofort durchgeführt werden, bevor der nächste Schritt erfolgt. Kann eine Störung hingegen nicht unmittelbar am Einsatzort behandelt werden, wie beispielsweise ein Schock infolge einer vermuteten inneren Blutung, wird das *Primary Survey* konsequent und ohne Verzögerung vollständig abgeschlossen. Sind zwei oder mehr Rettungsdienstfachpersonen verfügbar, kann ein Teammitglied das *Primary Survey* fortführen, während andere parallel die erforderlichen Maßnahmen einleiten. Werden mehrere vitale Bedrohungen festgestellt, dient das *Primary Survey* der Priorisierung der Versorgung. Grundsätzlich gilt: Komprimierbare äußere Blutungen werden zuerst behandelt, anschließend Atemwegsprobleme vor Störungen der Atmung – und so fort in der vorgegebenen Reihenfolge.

Für alle Patienten, egal ob ältere Patienten, Kinder oder Schwangere, wird das Primary Survey in derselben Art und Weise durchgeführt. Damit wird gewährleistet, dass alle Bestandteile des Primary Survey enthalten sind und keine Pathophysiologien übersehen werden.

Das *Primary Survey* des Traumapatienten betont das Stoppen lebensbedrohlicher äußerer Blutungen als ersten des Ablaufs. Obwohl die Schritte des *Primary Survey* gelehrt und dargestellt werden, als würden sie nacheinander erfolgen, können und sollen viele Maßnahmen simultan durchgeführt werden. Die Abfolge lässt sich mithilfe des Merkschemas **X-ABCDE** einprägen. Angemerkt sei, dass das X vor dem ABCDE sich vom englischen Begriff „eXsanguinating hemorrhage" ableitet, dies bedeutet sinngemäß etwa „lebensbedrohliche Blutung" oder „ausbluten".

- *X—Lebensbedrohliche äußere Blutungen (Stoppen von starken, äußeren Blutungen)*
- *A—Atemwegsmanagement und manuelle In-Line-Stabilisation (MILS)*
- *B—Belüftung der Lungen, Oxygenierung/Beatmung*
- *C—Circulation (Kreislauf) Perfusion und Stoppen weiterer Blutungen*
- *D—Defizite der neurologischen Funktionen*
- *E—Entkleideten Patienten untersuchen/Erhalt von Körperwärme*

## X – Lebensbedrohliche äußere Blutungen

Im Rahmen des *Primary Survey* beim Traumapatienten muss eine vital bedrohliche äußere Hämorrhagie sofort erkannt und behandelt werden. Liegt eine exsanguinierende Blutung vor, ist diese noch vor der Atemwegssicherung, oder gleichzeitig, sofern ausreichend Rettungsdienstfachpersonal vorhanden ist, zu kontrollieren, noch bevor weitere Maßnahmen wie eine Immobilisation der Wirbelsäule durchgeführt werden. Solche Blutungen betreffen typischerweise arterielle Verletzungen an den Extremitäten, können jedoch auch von der Kopfhaut oder an Übergangsbereichen zwischen Extremität und Rumpf (sog. *junctional bleeding*) sowie an anderen Lokalisationen auftreten. Eine Studie aus Berlin zeigte, dass mehr als die Hälfte der vermeidbaren Todesfälle nach Trauma durch Blutungen verursacht wurde.

Eine *lebensbedrohliche Extremitätenblutung* wird am effektivsten durch das *sofortige Anlegen eines Tourniquets* gestoppt, das so proximal wie möglich an der betroffenen Extremität positioniert wird (z. B. in Leisten- oder Axillaregion). Weitere Maßnahmen zur Blutungskontrolle wie direkter manueller Druck oder hämostyptische Substanzen können ergänzend eingesetzt werden, dürfen jedoch die Anlage eines Tourniquet weder verzögern noch ersetzen. Bei schweren, nicht-arteriellen Blutungen an Extremitäten sowie bei Blutungen am Körperstamm sind direkter manueller Druck, ein Wundtamponieren (*Woundpacking*) mit hämostyptischem Material und das Anlegen eines adäquaten Druckverbandes die Standardmaßnahmen. Blutungen aus distalen oder kleineren Arterien können gelegentlich durch lokale Kompression des betroffenen Gefäßes kontrolliert werden, dies stellt jedoch lediglich eine Übergangslösung dar, bis ein Tourniquet angelegt werden kann. Schwere Blutungen in *junctionalen* Regionen (Übergang von Rumpf zu Hals oder Extremitäten) können, falls verfügbar, mit einem speziellen *Junctional Tourniquet* oder einer chirurgischen Klemme kontrolliert werden. Alternativ erfolgt die Versorgung durch Wundtamponade mit hämostatischer Gaze in Kombination mit einem adäquat angelegten Druckverband (**Kasten 6-2**).

**Kasten 6-2** Schwere Stammnahe Blutungen (Junctional Hemorrhage)

Der Begriff „*Junctional Hemorrhage*" ist definiert als Blutung, die in einem Bereich auftritt, in dem zwei unterschiedliche anatomische Körperabschnitte aufeinandertreffen. Er wird hier mit „stammnahe Blutungen" übersetzt. Beispiele hierfür sind der Unterbauch, die Leistengegend, die Achselhöhlen **Abbildung 6-1**. Das Anlegen eines Tourniquets oder Druckverbandes ist in diesen Bereichen häufig sowohl unpraktisch als auch ineffektiv.

Die **Schlüsselmaßnahme zur Behandlung junctionaler Hämorrhagien** ist die gezielte Kompression der großen Gefäße proximal der Verletzungsstelle. Im präklinischen Setting kann hierfür ein erheblicher manueller Druck auf die

*(Fortsetzung nächste Seite)*

**Kasten 6-2** Schwere Stammnahe Blutungen (Junctional Hemorrhage) (*Fortsetzung*)

A. femoralis, A. iliaca oder A. axillaris erforderlich sein, um die Blutung zu reduzieren. Für diesen Zweck stehen mittlerweile verschiedene kommerzielle Devices zur Verfügung. In der Regel erfolgt die Anwendung in Kombination mit aufgebrachter hämostatischer Gaze und einem Druckverband. Darüber hinaus gibt es Evidenz für die *frühzeitige Anlage* eines Beckengurtes bei Patienten mit traumatischer Amputation einer unteren Extremität oberhalb des Kniegelenkes, um die Blutungskontrolle zu unterstützen.[6] Die bei diesen Verletzungen auftretenden hohen Krafteinwirkungen führen häufig auch zu Begleitverletzungen angrenzender Strukturen wie des Beckengürtels oder des Schultergürtels, sodass eine entsprechende Stabilisierung dieser Regionen mitbedacht werden sollte.

*Das Committee on Tactical Combat Casualty Care (CoTCCC) empfiehlt drei speziell für den Einsatz bei stammnahen Blutungen entwickelte Tourniquets. Dazu gehören die Combat Ready Clamp (CRoC), das Junctional Emergency Treatment Tool (JETT) und das SAM Junctional Tourniquet (SJT). In Studien, in denen diese Geräte unter standardisierten Laborbedingungen miteinander verglichen wurden, konnten verschiedene Vor- und Nachteile identifiziert werden. Diese sollten bei der Auswahl eines Tourniquets berücksichtigt werden.*[6-10]

*Beim Versuch, stammnahe Blutungen zu stoppen, ist es sehr wichtig, dass (1) ein erheblicher direkter Druck und Kompression auf die Blutgefäße im Bereich der Blutung angewendet wird und (2) ein Druckverband, idealerweise mit einem Hämostyptikum, direkt an der offene Wundoberfläche platziert wird. Wenn diese beiden Methoden kombiniert werden, bieten sie bessere Überlebenschancen bei traumatischen Verletzungen, die sonst oft tödlich verlaufen.*[11] *Die Kernaussage lautet: Sie müssen so schnell wie möglich ein Druckverband anlegen und Druck auf blutende Arterien ausüben.*



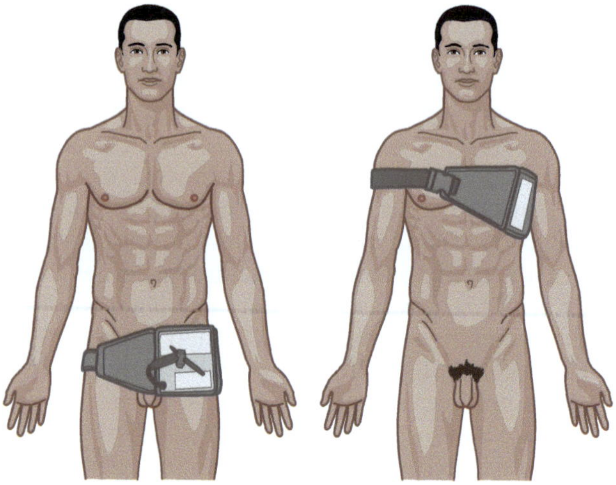

**Abbildung 6-1** Die „stammnahen Körperregionen" (Junctional Areas) befinden sich im Leisten- und Achselbereich



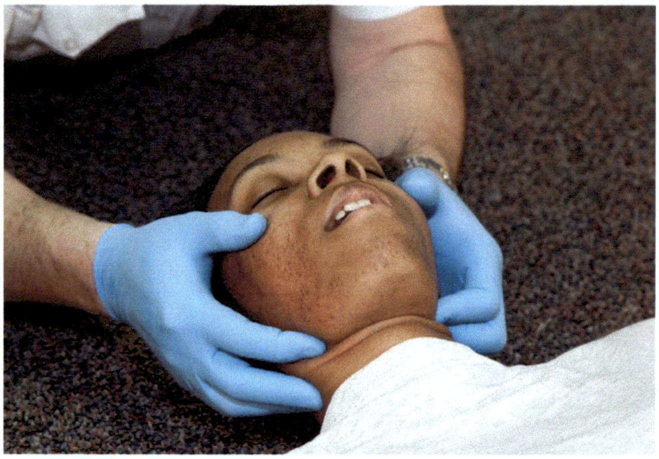

**Abbildung 6-2** Wenn die Atemwege verlegt sind, müssen sie unter kontinuierlicher Stabilisierung der Halswirbelsäule frei gemacht und gehalten werden.



## *A – Atemwegsmanagement und manuelle In-Line-Stabilisation (MILS) der HWS*

### Atemwege

Das Rettungsdienstfachpersonal überprüft rasch die Atemwege des Patienten, um sich zu vergewissern, dass diese offen und frei sind und keine Gefahr der Verlegung besteht. Wenn die Atemwege verlegt sind, muss das Rettungsdienstfachpersonal diese umgehend mittels manueller Methoden wie *Trauma Chin Lift* oder *Trauma Jaw Thrust* (**Abbildung 6-2**) öffnen und, falls nötig, Blut, Fremdkörper oder Erbrochenes entfernen. Sobald entsprechende Hilfsmittel zur Hand sind und Personal zur Verfügung steht, kann das Atemwegsmanagement erweitert werden, z. B. mittels Absaugen, Guedel- oder Wendl-Tubus, supraglottischer Atemwege, endotrachealer Intubation oder transtrachealer Methoden (z. B. perkutane transtracheale Ventilation). Bei der Auswahl der geeigneten Technik zur Sicherung der Atemwege spielen mehrere Faktoren eine Rolle. Dazu gehören das verfügbare Material, die Fähigkeiten des Anwenders, sowie die Entfernung zum geeigneten Zielkrankenhaus. Manche Verletzungen der Atemwege,

z. B. Larynxfrakturen oder eine teilweise Ruptur der Trachea, können durch Intubationsversuche verschlimmert werden. Weitere Einzelheiten zum Atemwegsmanagement stehen im Kapitel 7: *„Atemwege und Ventilation"*.

### Halswirbelsäulen-Stabilisierung

Jeder Traumapatient, der einer erheblichen stumpfen Gewalt ausgesetzt war, steht unter dem Verdacht, eine Wirbelsäulenverletzung erlitten zu haben, bis diese sicher ausgeschlossen werden kann. Ältere oder chronisch kranke Patienten weisen selbst bei gering ausgeprägten Verletzungsmechanismen ein erhöhtes Risiko für Wirbelsäulenverletzungen auf. Daher sollte bei diesen Patientengruppen ein hoher klinischer Verdachtsindex auf eine Wirbelsäulenverletzung bestehen. (Kapitel 9: *Spinales Trauma*). Obwohl die Sicherung der Atemwege Priorität hat, muss das Rettungsdienstfachpersonal gleichzeitig stets eine mögliche Halswirbelsäulenverletzung berücksichtigen. Vermehrte Bewegungen, gleich in welche Richtung, können neurologische Schäden verursachen bzw. verschlimmern, da im Rahmen einer Fraktur Knochenfragmente den Spinalkanal komprimieren können. Die Halswirbelsäule und Kopf des Patienten sollte daher während der Durchführung des Atemwegsmanagements und einer ggf. notwendigen Beatmung in einer neutralen Position manuelle In-Line stabilisiertz sein. Damit ist nicht gemeint, dass die beschriebenen und erforderlichen Maßnahmen zur Atemwegssicherung unterlassen werden sollten oder dürften. Stattdessen müssen die erforderlichen Maßnahmen durchgeführt und gleichzeitig unnötige Bewegungen der Wirbelsäule vermieden werden. Müssen bereits angelegte Immobilisationshilfsmittel zur erneuten Untersuchung oder zur Durchführung notwendiger Maßnahmen entfernt werden, erfolgt bis zur erneuten Anlage eine manuelle In-Line-Stabilisierung der Halswirbelsäule. Bei penetrierendem Trauma ist eine Wirbelsäulenimmobilisation nicht indiziert.[12]

## B – Belüftung (Ventilation und Oxygenierung)

Eine ungestörte Atmung gewährleistet, dass Sauerstoff in die Lungen des Patienten gelangt, um den aeroben Stoffwechsel (Metabolismus) aufrechtzuerhalten. Eine Hypoxie kann aus einer ungenügenden Belüftung (Ventilation) der Lunge resultieren und führt zu einem Sauerstoffmangel im Gewebe. Sobald die Atemwege frei sind, können die Qualität und Quantität der Atmung (Ventilation) folgendermaßen festgestellt werden:

1. Überprüfen Sie, ob der Patient atmet, indem Sie auf Bewegungen des Brustkorbs achten und fühlen, ob ein Luftstrom vor Mund oder Nase wahrnehmbar ist.
2. Falls der Patient nicht atmet (Apnoe), beginnen Sie sofort mit einer Beutel-Masken-Beatmung inklusive zusätzlicher Sauerstoffanreicherung, bevor Sie weiter untersuchen. Dabei sollte die Halswirbelsäule, wenn angezeigt, in einer neutralen Position belassen werden.
3. Stellen Sie sicher, dass die Atemwege frei sind, und führen Sie bei Bedarf eine Beatmung durch. Ein Guedel- oder Wendl-Tubus kann – sofern keine Hinweise auf ein schweres Gesichtstrauma bestehen und der Patient dies toleriert – zur Sicherung der Atemwege eingesetzt werden. Reagiert der Patient weiterhin nicht adäquat, sollte die Anlage eines erweiterten Atemwegs in Betracht gezogen werden. Die Entscheidung hängt vom aktuellen klinischen Zustand des Patienten sowie von der Entfernung zum nächstgelegenen Traumazentrum ab. Zu den Optionen gehören supraglottische Atemwegshilfen (sofern kein Anhalt für ein oropharyngeales Trauma besteht) oder die endotracheale Intubation, welche ausschließlich durch erfahrene Anwender durchgeführt werden sollte. Zusätzlich ist stets die Möglichkeit einzuplanen, Blut, Erbrochenes oder andere Flüssigkeiten aus den Atemwegen abzusaugen.
4. Falls der Patient atmet, schätzen Sie Atemfrequenz und -tiefe ab, um abzuklären, ob der Patient eine suffiziente Atmung hat. Zur Erinnerung: Das Atemminutenvolumen ergibt sich aus der Atemfrequenz multipliziert mit dem Atemzugvolumen ($AF \times AZV = AMV$, Kapitel 7: *„Atemwege und Ventilation"*).
5. Stellen Sie sicher, dass keine Hypoxie besteht und die periphere Sauerstoffsättigung $\geq 94\ \%$ beträgt. Verabreichen Sie Sauerstoff (ggf. in Form einer assistierten Beatmung) in dem Maße, wie es zur Erlangung einer ausreichend $SpO_2$ erforderlich ist.
6. Falls der Patient bei Bewusstsein ist, achten Sie darauf, ob er problemlos in ganzen Sätzen sprechen kann.

Die Atemfrequenz kann in folgende fünf Stufen eingeteilt werden:

1. *Apnoe.* Der Patient atmet nicht. Dazu gehört auch Schnappatmung, da diese zu keinem effektiven Gasaustausch führt.
2. *Langsam.* Eine langsame Atemfrequenz von weniger als 10 Atemzügen/min (Bradypnoe) kann auf eine schwere Verletzung oder Ischämie (Minderdurchblutung mit Gefahr des Sauerstoffmangels) des Gehirns hinweisen. In diesen Fällen muss das Rettungsdienstfachpersonal sicherstellen, dass ein ausreichendes

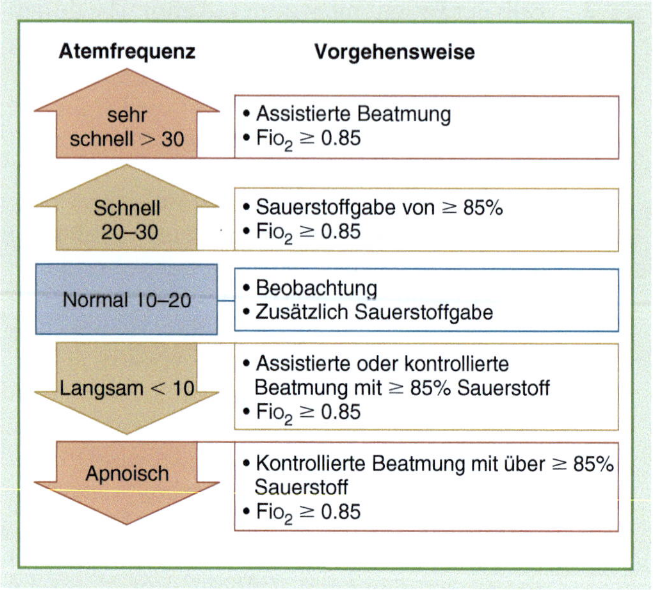


**Abbildung 6-3** Empfohlenes Vorgehen auf Basis der spontanen Atemfrequenz.



Atemminutenvolumen erzielt wird. Es kann erforderlich sein, die Atmung des Patienten zu unterstützen oder kontrolliert zu beatmen. Die assistierte oder kontrollierte Beatmung des Patienten mit einem Beatmungsbeutel und zusätzlicher Sauerstoffanreicherung sollte eine periphere Sauerstoffsättigung ≥ 94 % gewährleisten (**Abbildung 6-3**).

3. *Normal.* Wenn die Atemfrequenz zwischen 10 und 20 Atemzügen/min liegt, sollte das Rettungsdienstfachpersonal auf ein ausreichendes Atemzugvolumen und periphere Sättigung achten. Die zusätzliche Sauerstoffgabe sollte, falls indiziert, durchgeführt werden.
4. *Schnell.* Falls die Atemfrequenz zwischen 20 und 30 Atemzügen/min liegt (Tachypnoe), sollte der Patient genau beobachtet werden, um zu erkennen, ob sich sein Zustand verbessert oder verschlechtert. Der Antrieb für eine beschleunigte Atmung entsteht durch vermehrte Anreicherung von $CO_2$ im Blut oder eine verminderte Sauerstoffkonzentration (durch Hypoxie oder Anämie). Schmerzen oder psychologischer Stress kann ebenfalls zu einer erhöhten Atemfrequenz führen. Wenn der Patient schnell atmet, muss die Ursache gefunden werden. Eine schnelle Atmung kann anzeigen, dass nicht genügend Sauerstoff das Körpergewebe erreicht. Dies führt zu einem vermehrten anaeroben Metabolismus (Kapitel 3: *„Schock: Pathophysiologie von Leben und Tod"*) und damit letztlich zu einer erhöhten $CO_2$-Konzentration im Blut und einer metabolischen Azidose. Die Rezeptoren im Körper registrieren die erhöhte $CO_2$-Konzentration und beschleunigen die Atemfrequenz über das Atemzentrum im Hirnstamm, um dies abzuatmen. Deshalb weist eine erhöhte Atemfrequenz darauf hin, dass der Patient entweder mehr Sauerstoff oder eine bessere Perfusion oder beides, benötigt. Die Verabreichung von Sauerstoff ist dann erforderlich, um eine Sättigung von 94% oder höher zu erzielen. Das Rettungsdienstfachpersonal muss den Patienten kontinuierlich überwachen, um eine Verschlechterung seines Zustandes frühzeitig zu erkennen.
5. *Sehr schnell.* Eine Atemfrequenz von mehr als 30 Atemzügen/min (schwere Tachypnoe) weist auf eine relevante respiratorische Beeinträchtigung hin und kann Ausdruck einer Hypoxie, eines anaeroben Metabolismus oder beider Zustände sein. Dies kann in der Folge zu einer respiratorischen und/oder metabolischen Azidose führen. Die Ursache für diese ungewöhnlich schnelle Atmung muss sofort gesucht werden. Handelt es sich um einen Sauerstoffmangel infolge unzureichender Oxygenierung, um eine Störung des Sauerstofftransports durch inadäquate Perfusion oder um eine verminderte Sauerstoffträgerkapazität aufgrund einer schweren Hämorrhagie? Verletzungen, bei denen mit einer derart erheblichen Beeinträchtigung der Atmung gerechnet werden muss, sind der Spannungspneumothorax, ein instabiler Thorax mit Lungenkontusion, ein massiver Hämatothorax und der offene Pneumothorax. Sobald die Ursache erkannt wurde, muss die Behandlung unverzüglich erfolgen (Kapitel 10: *„Thoraxtrauma"*). Patienten mit einer Atemfrequenz von mehr als 30 Atemzügen/min benötigen Sauerstoff. Überwachen Sie bei diesen Patienten sorgfältig, ob Anzeichen für eine Erschöpfung bzw. Ateminsuffizienz auftreten (Anstieg der $CO_2$-Konzentration, schlechte Sauerstoffsättigung, Vigilanzminderung), und beginnen Sie mit einer assistierten Beutel-Masken-Beatmung, um eine adäquate Atemminutenvolumen und periphere Sauerstoffsättigung zu erzielen.

Bei einem Patienten mit auffälliger Atmung sollte der Thorax rasch entkleidet, inspiziert und palpiert werden. Anschließend erfolgt die Auskultation der Lungen, um abgeschwächte, pathologische oder fehlende Atemgeräusche zu erkennen. Verletzungen, die typischerweise zu einer relevanten Beeinträchtigung der Atmung führen können, sind der Spannungspneumothorax, der instabile Thorax, hohe Rückenmarksverletzungen sowie das Schädel-Hirn-Trauma. Diese Zustände sollten bereits im Rahmen des Primary Survey erkannt werden und erfordern eine sofortige Unterstützung der Ventilation. Ein vermuteter Spannungspneumothorax ist umgehend durch eine Nadeldekompression zu entlasten.

Bei der Beurteilung der Atemfunktion müssen sowohl die Atemtiefe (Atemzugvolumen) als auch die Atemfrequenz berücksichtigt werden. So kann ein Patient zwar mit einer normalen Frequenz von 16/min atmen, dabei jedoch nur sehr flache Atemzüge mit geringem Atemzugvolumen durchführen. Umgekehrt kann bei normaler Atemtiefe eine deutlich erhöhte oder erniedrigte Atemfrequenz vorliegen. Das Atemminutenvolumen ergibt sich aus dem Produkt von Atemfrequenz und Atemzugvolumen. *(des Primary Survey: „Atemwege und Ventilation").*

## C – Kreislauf - Perfusion und andere Blutungen

Das Erkennen eines eingeschränkten oder versagenden Kreislaufs ist der nächste Schritt in der Versorgung von Traumapatienten. Eine ausreichende Oxygenierung der roten Blutkörperchen bringt dem Patienten keinen Vorteil, sofern der Sauerstoff nicht an das Gewebe abgegeben wird. Der erste Schritt im Primary Survey eines Traumapatienten bestand im Erkennen und Stoppen lebensbedrohlicher äußerer Blutungen. Nach Beurteilung von Atemweg und Atmung werden Herzzeitvolumen und Perfusion evaluiert. Blutungen, unabhängig davon, ob sie äußerlich oder innerlich sind, gehören zu den häufigsten vermeidbaren Todesursachen beim Trauma. Die Versorgung weniger schwerer Blutungen erfolgt in diesem Abschnitt des Primary Surveys, nachdem Atemweg und ausreichende Ventilation gesichert wurden.

### Stoppen von äußeren Blutungen

Äußere Blutungen werden als erster Schritt im Primary Survey entdeckt und gestoppt. Wenn schwere Blutungen nicht so früh wie möglich kontrolliert werden, erhöht sich das Risiko für einen tödlichen Ausgang erheblich. Es gibt drei Arten von äußeren Blutungen:

1. *Kapilläre Blutungen* werden durch Hautabschürfungen verursacht. Hierbei sind die feinen Kapillaren unter der Hautoberfläche verletzt. Diese Blutungen sind in der Regel nicht lebensbedrohlich. Normalerweise ist diese Art von Blutung bereits vor dem Eintreffen des Rettungsdienstfachpersonals an der Einsatzstelle verlangsamt oder sistiert.
2. *Venöse Blutungen* werden durch Verletzungen einer Vene verursacht, z. B. durch Schnittverletzungen. Sie führen zu einem stetigen Fluss von dunklem Blut aus der Wunde. Venöse Blutungen lassen sich in der Regel durch direkten Druck kontrollieren. Sie sind meist nicht lebensbedrohlich, außer bei Verletzung großer Venen oder anhaltendem Blutverlust über einen längeren Zeitraum.
3. *Arterielle Blutungen* werden durch Verletzungen der Arterien verursacht. Hierbei ist es am wichtigsten, aber zugleich auch am schwierigsten, die Blutung zu stoppen. Typischerweise ist spritzendes, hellrotes Blut zu sehen. Es kann aber auch sein, dass das Blut schnell aus der Wunde fließt, wenn eine tief liegende Arterie verletzt wurde. Selbst eine kleine Stichwunde einer tief liegenden Arterie kann lebensgefährliche Blutverluste hervorrufen.

Das Primary Survey kann nicht fortgeführt werden, bevor eine äußere hämorrhagische Blutung gestoppt ist. Das Stillen von kapilläre und venösen Blutung erfolgt dann später während das „C" (Kreislauf) Teil Die rasche Kontrolle lebensbedrohlicher arterieller Blutungen gehört zu den wichtigsten Zielen in der Versorgung des Traumapatienten.

Die Blutung kann folgendermaßen gestoppt (kontrolliert) werden:

1. *Direkter Druck:* Dies bezeichnet die gezielte Kompression der Blutungsquelle. Hierzu werden Kompressen – bevorzugt hämostyptische Gaze – direkt auf die Blutungsstelle aufgelegt, sofern diese identifiziert werden kann. Anschließend wird kontinuierlicher Druck auf die Wunde ausgeübt. Bei sichtbaren und komprimierbaren arteriellen Blutungen kann auch die Kompression der betroffenen Arterie mit dem Finger effektiv zur Blutstillung beitragen. Hämostyptische Verbandstoffe sollten dabei für mindestens 3 Minuten beziehungsweise entsprechend den Herstellerangaben komprimiert werden; bei konventionellen Verbandstoffen sollte der Druck kontinuierlich für mindestens 10 Minuten aufrechterhalten werden. Der Druck sollte nicht vor Ablauf der empfohlenen Kompressionsdauer unterbrochen werden, um die Wunde auf anhaltende Blutungen zu kontrollieren, da dies die Bildung eines stabilen Gerinnsels beeinträchtigen kann. Die manuelle Druckausübung bindet die volle Aufmerksamkeit eines Helfers und limitiert dessen Möglichkeit, weitere Maßnahmen am Patienten durchzuführen. Alternativ oder bei begrenzten personellen Ressourcen kann ein Druckverband angelegt werden. Hierfür stehen verschiedene kommerzielle Systeme (z.B. Emergency Bandage), zur Verfügung; alternativ kann ein Druckverband auch mit Kompressen und einer elastischen Binde angelegt werden.. Wenn die Blutung nicht kontrolliert wird, ist es egal, wie viel Sauerstoff und Infusionslösungen verabreicht werden, denn die Perfusion wird sich angesichts einer Blutung von größerem Volumen nicht verbessern lassen.

2. *Tourniquets:* Tourniquets wurden früher oftmals als Ultima Ratio („letzter Ausweg") beschrieben. Die Erfahrungen aus militärischen Konflikten, sowie die routinemäßige und sichere Anwendung von Tourniquets während Operationen führten zu einer Meinungsänderung.[13-15] Tourniquets haben sich beim Stoppen von starken äußeren Blutungen an Extremitäten als sehr effektiv erwiesen und sollten eingesetzt werden, falls direkter Druck oder ein Druckverband nicht ausreichen oder wenn nicht genug Personal vorhanden ist, um die alternativen Methoden anzuwenden (Kapitel 3: *„Schock: Pathophysiologie von Leben und Tod"*). Das Hochhalten der Extremität oder der Druck auf sogenannte Druckpunkte werden nicht mehr empfohlen, weil keine ausreichenden Daten für ihre Effizienz vorliegen.[13-15] Wie bereits erwähnt, sollte ein Tourniquet bei starken oder lebensbedrohlichen Blutungen anstelle von oder gleichzeitig mit anderen Maßnahmen zur Blutungskontrolle (d.h. als First-Line-Behandlung für diese Art von Blutung) angewendet werden. Nichtkommerzielle, improvisierte Abbindungen weisen vermutlich eine geringere Effektivität als die im Handel erhältlichen Tourniquets auf.[18]

**Kasten 6-3** Rekapillarisierungszeit

Die Rekapillarisierungszeit wird durch Druck auf das Nagelbett der Finger oder Zehen sowie – insbesondere bei Säuglingen – an Stirn oder Sternum erhoben. Dieser Druck presst das Blut aus den sichtbaren Kapillaren. Die Geschwindigkeit, mit der das Blut nach Nachlassen des Drucks zurückfließt (Rekapillarisierungszeit), ist ein Maß zur Beurteilung des Blutflusses in diesen distalen Körperregionen. Eine Rekapillarisierungszeit größer als > 2 Sekunden weist auf eine inadäquate Durchblutung der Kapillaren hin. Dennoch ist sie für sich allein genommen nur ein unzureichender Hinweis auf einen Schock, weil sie durch verschiedene andere Faktoren beeinflusst wird. Dies sind z. B. periphere Durchblutungsstörungen (Arteriosklerose), eine kalte Umgebungstemperatur, Medikamente mit gefäßverengender oder -erweiternder Wirkung oder ein neurologischer Schock. Im Rahmen dieser Beispiele ist die Rekapillarisierungszeit ein schlechter Indikator für die Beurteilung der kardiovaskulären Funktion. Die Rekapillarisierungszeit hat zwar ihren Platz in der Beurteilung eines adäquaten Kreislaufs, sollte aber immer im Kontext mit anderen Parametern (z. B. dem Blutdruck) bewertet werden.



## Perfusion

Die hämodynamische Gesamtsituation kann anhand klinischer Parameter eingeschätzt werden. Hierzu zählen die Beurteilung von Pulsqualität und Herzfrequenz, Hautkolorit, -temperatur und -feuchtigkeit sowie – sofern kein schweres Schädel-Hirn-Trauma vorliegt – die Evaluation des Vigilanzstatus als indirekter Parameter der zerebralen Perfusion (**Kasten 6-3**).Bei älteren Patienten, Kindern oder Personen, die mit bestimmten Medikamenten eingestellt sind, kann die Beurteilung der Perfusion schwierig sein. Beim Traumapatienten ist ein Schockzustand bis zum Beweis des Gegenteils als hämorrhagisch bedingt anzusehen. (Kapitel 3: *„Schock: Pathophysiologie von Leben und Tod"*).

Mögliche Lokalisationen für eine massive innere Blutung sind der Thorax (beide Pleurahöhlen), das Abdomen (Peritonealraum), das Becken, der Retroperitonealraum sowie die Extremitäten (vor allem die Oberschenkel). Bei Verdacht auf eine innere Blutung werden Thorax, Abdomen, Becken und Oberschenkel entkleidet, um sie rasch auf Verletzungszeichen zu inspizieren und zu palpieren. Blutungen in diesen Bereichen lassen sich prähospital nur schwer kontrollieren. Falls indiziert und verfügbar, sollte ein Beckengurt frühzeitig angelegt werden, um potenzielle *„open-book"*-Beckenverletzungen zu stabilisieren. Das übergeordnete Ziel besteht im schnellstmöglichen Transport in ein geeignetes Zielkrankenhaus mit den erforderlichen Ressourcen, dem entsprechenden Gesundheitsfachpersonal und der Möglichkeit, Blutungen im Operationssaal rasch definitiv zu kontrollieren.

## Puls

Der Puls wird hinsichtlich Vorhandensein, Qualität und Regelmäßigkeit beurteilt. Eine kurze Überprüfung des Pulses erlaubt die Einschätzung, ob eine Tachykardie, Bradykardie oder ein irregulärer Rhythmus vorliegt. In der Vergangenheit galt das Vorhandensein eines Radialispulses als Hinweis auf einen systolischen Blutdruck von mindestens 80 mmHg, das Vorhandensein eines Femoralispulses auf mindestens 70 mmHg und das Vorhandensein ausschließlich eines Karotispulses auf etwa 60 mmHg. Studien haben jedoch gezeigt, dass diese Annahme ungenau ist und zu einer Überschätzung des Blutdrucks führt.[19] Während das Fehlen peripherer Pulse bei gleichzeitig tastbaren zentralen Pulsen in der Regel auf eine ausgeprägte Hypotonie hinweist, sollte das Vorhandensein peripherer Pulse nicht zu einer falschen Sicherheit bezüglich des Blutdrucks verleiten.

Im Primary Survey ist die exakte Bestimmung der Pulsfrequenz nicht erforderlich. Stattdessen wird zunächst eine grobe Einschätzung vorgenommen, die genaue Pulsfrequenz wird zu einem späteren Zeitpunkt erhoben. Bei Traumapatienten ist es entscheidend, behandelbare Ursachen für abnorme Vitalzeichen und klinische Befunde in Betracht zu ziehen. Die Kombination aus eingeschränkter Perfusion und beeinträchtigter Atmung sollte das Rettungsdienstfachpersonal an einen möglichen Spannungspneumothorax denken lassen. Wenn klinische Zeichen vorliegen, kann eine Nadeldekompression lebensrettend sein (Kapitel 10: „*Thoraxtrauma*").

### Haut

Die Haut kann sehr viel über die Kreislaufsituation des Patienten verraten.

- *Farbe:* Die Haut wird blass, wenn Blut aus einem Bereich umverteilt wird. Eine Blässe ist mit einer verminderten Perfusion assoziiert. Eine Zyanose (bläuliche Verfärbung) weist auf eine unzureichende Oxygenierung hin. Die Zyanose entsteht durch die Durchblutung der betroffenen Region mit sauerstoffarmem Blut. Hautpigmentierung kann diese Beurteilung erschweren. Bei Patienten mit stark pigmentierter Haut hilft die Untersuchung des Nagelbett, Handinnenflächen oder Fußsohlen sowie der Schleimhäute, insbesondere der palpebralen Bindehaut, da sich Farbveränderungen meist zuerst an den Augenlidern, Lippen, am Zahnfleisch oder an den Fingerspitzen zeigen, da diese Bereiche relativ wenig pigmentiert sind.
- *Temperatur:* Die Temperatur der Haut wird von den Umgebungsbedingungen beeinflusst. Eine kühle Haut weist auf eine verminderte Perfusion, ungeachtet der Ursache, hin. Die Hauttemperatur des Patienten wird normalerweise mit dem Handrücken gefühlt. Die Haut sollte sich warm anfühlen, aber weder heiß noch kühl.
- *Feuchtigkeit:* Normalerweise ist die Haut trocken. Eine feuchte Haut ist mit Schock und schlechter Perfusion assoziiert. Letztere wird durch eine Zentralisation des Kreislaufs (Vasokonstriktion der peripheren Blutgefäße) verursacht. Bei der Beurteilung der Haut müssen jedoch die Umgebungsbedingungen berücksichtigt werden. Ein Patient in einer heißen oder feuchten Umgebung kann zu Beginn der Untersuchung eine feuchte Haut haben, unabhängig von der Schwere der Verletzung.

## D – Defizite der neurologischen Funktionen

Nach einer möglichst umfassenden Untersuchung und Behandlung der Faktoren, die für den Sauerstofftransport zu den Lungen und seine Verteilung im gesamten Organismus zuständig sind, wird in der initialen Untersuchung als Nächstes die zerebrale Funktion beurteilt. Sie stellt einen indirekten Marker für die Beurteilung der zerebralen Oxygenierung dar. Dies beginnt damit, den Bewusstseinsgrad des Patienten zu ermitteln.

Bis zum Beweis des Gegenteils sollte das Rettungsdienstfachpersonal verwirrte, aggressive, streitlustige oder unkooperative Traumapatienten als hypoxisch ansehen oder an ein Schädel-Hirn-Trauma denken. Die meisten Patienten wollen Hilfe, wenn sie sich in einem kritischen Zustand befinden. Wenn ein Patient diese Hilfe ablehnt, muss der Grund hinterfragt werden. Fühlt sich ein Patient von der Anwesenheit des Rettungsdienstfachpersonals bedroht? In solchen Fällen müssen diese versuchen, das Vertrauen des Patienten zu gewinnen. Wenn nichts an der Einsatzstelle bedrohlich ist, lässt sich ein pathophysiologisches Geschehen vermuten und reversible Ursachen sollten identifiziert und behandelt werden. Während der Untersuchung muss nachgefragt werden, ob der Patient zu irgendeinem Zeitpunkt nach Auftreten der Verletzung bewusstlos war, ob toxische Substanzen involviert sein könnten (und um welche es sich handeln könnte) und ob der Patient eine vorbestehende Erkrankung hat, die eine Bewusstseinstrübung oder ein ungewöhnliches Verhalten verursachen könnte. Eine sorgfältige Beobachtung des Einsatzortes kann diesbezüglich wertvolle Informationen liefern.

Ein herabgesetzter Bewusstseinsgrad lässt das Rettungsdienstfachpersonal an folgende Möglichkeiten denken:

1. Verminderte zerebrale Oxygenierung (verursacht durch Hypoxie/Hypoperfusion) oder ausgeprägte Hypoventilation ($CO_2$-Narkose)
2. ZNS (Zentralnervensystem)-Verletzung (z. B. Schädel-Hirn-Trauma)
3. Drogeneinfluss oder Alkoholvergiftung oder (sonstige) Giftexposition
4. Metabolische Entgleisung, besonders eine Hypoglykämie (hervorgerufen durch z. B. Diabetes, epileptischer Anfall, Kreislaufstillstand)

Ausführliche Erörterungen zum herabgesetzten Bewusstseinszustand und zur Glasgow Coma Scale (GCS) finden sich im Kapitel 8: „*Schädel-Hirn-Trauma*".

Die Glasgow Coma Scale (GCS) ist ein Bewertungssystem, um den Bewusstseinszustand zu bestimmen, und ist gegenüber dem AVPU-Schema zu bevorzugen (**Kasten 6-4**).[20] Sie stellt eine einfache und schnell anwendbare Methode dar, um die zerebrale Funktion zu beschreiben, und korreliert mit dem Outcome des Patienten, dies gilt insbesondere für die beste motorische Reaktion. Der initial erhobene GCS-Wert wird als Ausgangswert für eine fortlaufende Überwachung der neurologischen Funktion genutzt. Er ist in drei verschiedene Bereiche unterteilt: 1. *Augen* öffnen, 2. beste *verbale* Reaktion und 3. beste *motorische* Reaktion. Das Rettungsdienstfachpersonal beschreibt die *bestmögliche* Reaktion zu jedem Bereich der GCS (**Abbildung 6-4**). Wenn bei

### Kasten 6-4 Das AVPU-Schema

Das Akronym AVPU (deutsch WASB = Wach, Reaktion auf Ansprache, Reaktion auf Schmerzreiz, Bewusstlosigkeit) wird oft verwendet, um den Bewusstseinszustand des Patienten zu beschreiben. **A** steht für *alert* (Ist der Patient wach?), **V** für Reaktion auf *verbalen* Stimulus (Reaktion nur auf Ansprache?), **P** für Reaktion auf *painful* Stimulus (reagiert nur auf einen Schmerzreiz) und **U** für *unresponsive* (Bewusstlosigkeit). Dieser Ansatz ist zwar einfach, liefert jedoch keine detaillierten Informationen darüber, wie der Patient auf verbale oder schmerzhafte Reize reagiert. Anders gesagt: Wenn der Patient auf verbale Ansprache reagiert – ist er dann orientiert, verwirrt oder äußert er nur unverständliche Laute? Ebenso: Wenn der Patient auf Schmerzreiz reagiert – lokalisiert er den Schmerzreiz, zieht er sich zurück oder zeigt er eine Beuge- (Dekortikations-) oder Streckhaltung (Dezerebrationshaltung)? Aufgrund dieser fehlenden Präzision hat die Anwendung von AVPU (WASB) an Bedeutung verloren.



| **Augen öffnen** | **Punkte** |
|---|---|
| Spontan | 4 |
| Auf Aufforderung | 3 |
| Auf Schmerzreiz | 2 |
| Keine Reaktion | 1 |
| **Verbale Reaktion** | |
| Konversationsfähig, orientiert | 5 |
| Konversationsfähig, nicht orientiert | 4 |
| Unzusammenhängende Worte | 3 |
| Unverständliche Laute | 2 |
| Keine Reaktion | 1 |
| **Motorische Reaktion** | |
| Befolgt Aufforderungen | 6 |
| Gezielte Schmerzabwehr | 5 |
| Ungezielte Schmerzabwehr | 4 |
| Auf Schmerzreiz Beugeabwehr (abnormale Beugung) | 3 |
| Auf Schmerzreiz Strecksynergismen | 2 |
| Keine Reaktion auf Schmerzreiz | 1 |
| Gesamtpunktzahl | |

**Abbildung 6-4** Glasgow Coma Scale (GCS).



einem Patienten z. B. das rechte Auge so geschwollen ist, dass er es nicht öffnen kann, er aber das linke Auge spontan öffnet, erhält er 4 Punkte für *„spontanes Augenöffnen"*. Wenn ein Patient z.B. die Augen geschlossen hat, sollte das Rettungsdienstfachpersonal ihn ansprechen (*„Öffnen Sie die Augen"*). Falls der Patient auf die Ansprache nicht reagiert, kann ein Schmerzstimulus, z. B. Druck auf das Nagelbett mit einem Stift oder Kneifen in die Haut im Achselbereich, angewandt werden.

Das Rettungsdienstfachpersonal kann die verbale Reaktion des Patienten einordnen, indem es fragt: *„Was ist Ihnen passiert?"* Wenn der Patient voll orientiert ist, wird er eine suffiziente Antwort geben. Anderenfalls wird die Antwort eingestuft als: konversationsfähig – nicht orientiert, unzusammenhängende Worte, unverständliche Laute, keine Reaktion.

Die dritte Komponente der GCS ist die beste motorische Reaktion. Das Rettungsdienstfachpersonal gibt dem Patienten ein einfaches Kommando wie z.B. *„Heben Sie zwei Finger der linken Hand"*. Befolgt der Patient dies, erhält er den höchsten Punktwert, nämlich 6 Punkte. Ein Patient, der den Finger des Rettungsdienstfachpersonals drückt oder greift, zeigt möglicherweise lediglich einen Greifreflex und folgt nicht gezielt einer Aufforderung. Wenn ein Patient der Aufforderung nicht folgt, kommt ein Schmerzstimulus, wie oben beschrieben, zur Anwendung. Dabei sollte wieder die beste motorische Reaktion notiert werden. Ein Patient, der *gezielt* den Schmerzstimulus abwehrt, erhält 5 Punkte. Andere mögliche Reaktionen auf den Schmerz sind: *ungezielte Schmerzabwehr*, auf Schmerzreiz Beugeabwehr (*abnormale Beugung*), auf Schmerzreiz *Strecksynergismen*, keine Reaktion auf Schmerzreiz.

Der maximale GCS-Wert beträgt 15 und weist auf einen Patienten ohne neurologisches Defizit hin. Der niedrigste Wert von 3 gilt als sehr ungünstiges Zeichen. Ein GCS von weniger als 8 weist auf eine schwere Verletzung hin, Werte zwischen 9 und 12 auf eine mittelschwere und Werte zwischen 13 und 15 auf eine leichte Verletzung. Ein GCS $\leq 8$ stellt ein kritisches Schwellenkriterium dar und erfordert die unmittelbare Prüfung einer definitiven Atemwegssicherung (RSI). Das Rettungsdienstfachpersonal sollte die einzelnen Komponenten der Glasgow Coma Scale (GCS) differenziert erfassen und weitergeben. Diese sollten sowohl Bestandteil der mündlichen Schockraumübergabe im Zielkrankenhaus als auch der schriftlichen Einsatzdokumentation sein. Oft ist es sinnvoller, die einzelnen Komponenten des GCS mitzuteilen, anstatt nur den Gesamtscore zu nennen, da spezifische Veränderungen dadurch nachvollziehbar dokumentiert werden können. Ein Patientenbericht mit der Angabe „E4, V4, M6" verdeutlicht beispielsweise, dass der Patient zwar verwirrt ist, aber Aufforderungen befolgt.

*Obwohl das GCS-Ergebnis bei der Zustandsbeschreibung von Traumapatienten sehr verbreitet ist, gibt es mehrere Probleme, die seine Brauchbarkeit im präklinischen Umfeld einschränken können. Zum Beispiel hat sich gezeigt, dass verschiedene Personen bei ein und demselben Patienten voneinander abweichende Interpretationen des Bewusstseinszustandes vornehmen und daraus unterschiedliche Therapien resultieren.*[21-23] *Daher wurde nach einem einfacheren Bewertungssystem gesucht, das immer noch eine prädiktive Aussagekraft für den Schweregrad und das Outcome von Traumapatienten hat. Es gibt Hinweise darauf, dass die alleinige Beurteilung der GCS-Komponente „beste motorische Reaktion" für die Beurteilung eines Patienten quasi genauso nützlich ist wie der gesamte Score.*[24] *Es wurde gezeigt, dass die Erfordernis einer Intubation des Patienten und das Überleben bis zur Krankenhausentlassung exakt vorhergesagt werden können.*[25] Eine Studie legt sogar nahe, dass die Frage, ob ein Patient Aufforderungen befolgen kann (d. h. ein motorischer Score von 6 vorliegt) oder nicht, den Schweregrad der Verletzung ebenso gut vorhersagt wie der gesamte GCS-Score.[26]

Falls der Patient weder wach noch orientiert ist und auch keine Aufforderungen befolgen kann, sollte auf Spontanbewegungen des Patienten geachtet und die Pupillen kontrolliert werden. Sind beide Pupillen rund, gleich groß und reagieren sie prompt auf Licht (Pupils Equal and Round, Reactive to Light = PERRL) oder sind sie lichtstarr und weit? Ein GCS-Wert unter 14 in Kombination mit einer abnormalen Pupillenreaktion kann auf ein lebensgefährliches Schädel-Hirn-Trauma hinweisen.

### E – Entkleideten Patienten untersuchen/Erhalt von Körperwärme

Ein früher Schritt beim Primary Survey des Patienten ist dessen vollständige Entkleidung, da nur so alle Verletzungen sicher erkannt werden können (**Abbildung 6-5**). Das Sprichwort „Der Teil des Körpers, der nicht entkleidet wird, ist der am schwersten verletzte" ist sicher nicht immer, aber doch oft genug zutreffend, um eine Ganzkörperuntersuchung zu rechtfertigen. Zudem kann Blut durch die Bekleidung aufgesaugt und dadurch „unbemerkt" bleiben. Sobald der ganze Körper des Patienten inspiziert wurde, muss der Patient wieder zugedeckt und vor weiterer Auskühlung geschützt werden.

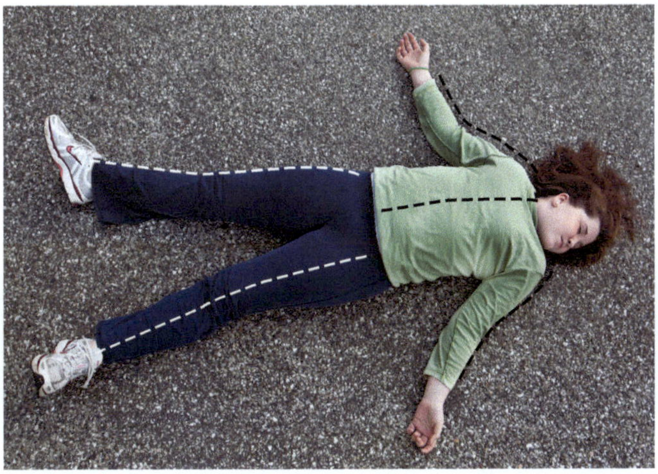

**Abbildung 6-5** Die Kleidung kann schnell entfernt werden, indem sie entlang der gestrichelten Linien aufgeschnitten wird



Für eine gründliche Untersuchung muss der Patient entkleidet werden. Gleichzeitig stellt die Unterkühlung (Hypothermie) ein ernsthaftes Problem dar. Im Freien sollten daher nur die Körperregionen entkleidet werden, die untersucht werden müssen. Im warmen und geschützten Rettungswagen sollte der Patient vollständig entkleidet und der Wärmeerhalt anschließend so rasch wie möglich wieder sichergestellt werden.

Die Anzahl der Bekleidungsstücke, die im Rahmen der körperlichen Inspektion entfernt werden sollten, ist der Schwere der Verletzungen anzupassen. Eine generelle Regel ist, nur so wenig wie möglich, aber so viel wie nötig zu entfernen, um die Verletzungen zu erkennen. Wenn ein Patient wach und orientiert ist und lediglich eine isolierte Verletzung vorliegt, muss im Allgemeinen nur die Bekleidung im Bereich der Verletzung entfernt werden. Patienten, die einem Unfallmechanismus ausgesetzt waren, der für eine schwerwiegende Verletzung spricht, oder die einen reduzierten Bewusstseinszustand aufweisen, sollten vollständig entkleidet werden. Das Rettungsdienstfachpersonal muss keine Angst haben, die Bekleidung zu entfernen, wenn dies der einzige Weg für eine komplette Untersuchung und suffiziente Behandlung ist. Manchmal können Patienten mehrfach verletzt sein, wenn sie z. B. angeschossen wurden und danach einen Verkehrsunfall verursachen. Potenziell lebensgefährliche Verletzungen können übersehen werden, wenn der Patient ungenügend entkleidet wird. Wenn Verletzungen unerkannt bleiben, können Sie auch nicht versorgt werden.

Besonders vorsichtig sollte beim Zerschneiden bzw. Entfernen der Bekleidung von Patienten eines Verbrechens vorgegangen werden (**Kasten 6-5**).

In kühlen Umgebungen können aktiv wärmende Decken (z. B. solche, die sich nach Kontakt mit Luft selbst erwärmen, beispielsweise Ready-Heat®) sinnvoll eingesetzt werden. Die Heizung des Rettungswagens sollte so eingestellt werden, dass es im Patientenraum ausreichend warm wird, selbst wenn das Rettungsdienstfachpersonal dies als unangenehm empfinden.

## Simultane Untersuchung und Behandlung

Wie bereits in diesem Kapitel erwähnt, wird das Primary Survey zwar schrittweise dargestellt und unterreichtet, viele Maßnahmen können jedoch gleichzeitig (simultan) erfolgen. *Wenn der Patienten Ihnen im Verlauf Fragen beantwortet, z. B. „Wo haben Sie Schmerzen?", dann sagt Ihnen das zugleich, dass der Patient freie Atemwege hat und wie seine derzeitige Atmung ist.* Währenddessen kann das Rettungsdienstfachpersonal den Radialispuls tasten und Hauttemperatur sowie Hautfeuchtigkeit beurteilen. Der Bewusstseinszustand und die Orientierung lassen sich an der Angemessenheit der verbalen Antworten erkennen.

**Kasten 6-5** Beweissicherung an Einsatzstellen/Tatorten

Unglücklicherweise handelt es sich bei Traumapatienten mitunter um Personen von Gewalttaten. In solchen Fällen ist das Rettungsdienstfachpersonal angehalten, dazu beizutragen, dass Beweisstücke an der Einsatzstelle bzw. am Tatort durch die Kriminalpolizei sichergestellt werden. Falls die Bekleidung des Patienten aufgeschnitten werden muss, sollte nicht durch Löcher geschnitten werden, die von Projektilen (Schusswaffen), Messern oder anderen Gegenständen verursacht wurden. Dies könnte ansonsten die Sicherung von Beweisen erschweren. Falls Kleidungsstücke entfernt werden müssen, sollten diese in einer Papiertüte (nicht in Plastiktüten) asserviert und dann direkt am Einsatzort an die Polizei übergeben werden, bevor der Patient abtransportiert wird. Alle Waffen, Drogen oder persönliche Gegenstände, die während der Untersuchung gefunden werden, sollten ebenfalls an die Polizei übergeben und auf dem Einsatzprotokoll dokumentiert werden. Falls der Zustand des Patienten einen Abtransport zum Krankenhaus erzwingt, bevor die Polizei an der Einsatzstelle erscheint, werden diese Gegenstände zum Krankenhaus mitgenommen und die Behörden darüber in Kenntnis gesetzt. Beachten Sie jedoch, dass die Patientenversorgung immer an erster Stelle steht. Keine Untersuchung oder Behandlung darf zugunsten einer strafrechtlichen Untersuchung verzögert oder modifiziert werden.



Anschließend kann der Patient rasch von Kopf bis Fuß auf Blutungen oder andere Verletzungen untersucht werden. Eine zweite Rettungsdienstfachperson kann parallel angewiesen werden, bei einer äußeren Blutung direkten Druck oder ein Tourniquet anzulegen, während die andere Rettungsdienstfachperson Atemweg und Atmung weiter beurteilt. Auf diese Weise gelingt eine schnelle Erfassung lebensbedrohlicher Zustände. Das Primary Survey sollte regelmäßig wiederholt werden, insbesondere bei schwer verletzten Patienten.

## Monitoring während der initialen Untersuchung (Primary Survey)

*Einige apparative Hilfsmittel sind im Rahmen der Bewertung des Patientenzustands hilfreich bzw. gelten als unverzichtbar:*

- *Pulsoxymetrie:* Ein Pulsoxymeter sollte bereits während des Primary Survey oder sobald verfügbar angewendet werden. Der Sauerstoff wird so titriert, dass eine $SpO_2$ von ≥ 94 % erreicht wird. Die Pulsoxymetrie liefert zudem zusätzlich Informationen über die Herzfrequenz. Sinkt die $SpO_2 < 94\%$, muss das Primary Survey sofort wiederholt werden, um die Ursache zu erkennen. Zu beachten: Die Pulsoxymetrie zeigt die Werte mit Verzögerung („*Lag Time*") an, da das Signal über 5–30 Sekunden gemittelt wird. Bei Patienten mit schlechter peripherer Perfusion oder Vasokonstriktion kann sich diese Verzögerung auf bis zu 120 Sekunden ausdehnen. Dadurch kann ein Patient vorübergehend trotz Hypoxie normale Werte haben oder umgekehrt. Auch Störfaktoren wie Kohlenmonoxid können die Messung verfälschen.
- *Endtidale Kohlendioxidmessung ($etCO_2$):* Die Messung des exspiratorischen Kohlendioxids ($etCO_2$) ist hilfreich, um die korrekte Lage eines Endotrachealtubus oder supraglottischen Atemwegs zu bestätigen. Gleichzeitig erlaubt sie eine indirekte Einschätzung des arteriellen Kohlendioxidgehalts ($PaCO_2$).[28] Auch wenn $etCO_2$ und $PaCO_2$ insbesondere bei Patienten mit einem Multisystemtrauma nicht immer exakt übereinstimmen, liefert der Trendverlauf der $etCO_2$-Werte wertvolle Hinweise zur Steuerung der Beatmungsfrequenz.
- *Elektrokardiografie (EKG)-Monitoring:* Die Überwachung des EKGs ist nicht so nützlich wie die Pulsoxymetrie, weil eine reguläre Herzaktion im EKG nicht automatisch bedeutet, dass der Patient eine adäquate Kreislaufsituation hat. Aus diesem Grund müssen Puls und/oder Blutdruck des Patienten nach wie vor gemessen werden, um die Kreislaufsituation einschätzen zu können. Genau wie beim Pulsoxymeter kann der eingeschaltete Piepston des EKGs der Anwender auf Änderungen der Herzfrequenz oder Rhythmus aufmerksam machen.
- *Automatische nichtinvasive Blutdruckmessung (NIBP):* Die Messung des Blutdrucks ist im Allgemeinen kein Bestandteil des Primary Survey. Bei kritisch verletzten Patienten, bei denen kein Secondary Survey möglich ist, kann eine initiale manuelle Blutdruckmessung mit anschließender automatischer Intervall NIBP-Messung während des Transports wertvolle Hinweise auf das Schockausmaß geben. Wann immer möglich, sollten das Rettungsdienstfachpersonal den Blutdruck manuell mit Stethoskop messen, anstatt einen automatischen Blutdruckmessapparat (NIBP) zu verwenden. Beim Traumapatienten ist die auskultatorische manuelle Messung genauer als die NIBP.[29] Nichtdestotrotz, erlaubt die maschinelle Messung mit einem eingestellten Intervalzeit, eine Basisüberwachung, ohne zusätzlichen Personalaufwand.

# Lebensrettende Maßnahmen

Der Abschnitt lebensrettende Maßnahmen beschreibt die Schritte einer korrekten Behandlung der lebensbedrohlichen Probleme, die im Primary Survey erkannt werden. ie PHTLS-Vorgehensweise basiert auf dem Prinzip des „Treat As You Go", wonach erkannte lebensbedrohliche Zustände bereits im Primary Survey unmittelbar beziehungsweise zum frühestmöglichen Zeitpunkt behandelt werden sollen (**Abbildung 6-6**).

## Transport

Werden im Primary Survey lebensbedrohliche Verletzungen oder Vitalzeichen festgestellt, erfolgen vor Ort nur die unbedingt notwendigen lebensrettenden Maßnahmen und Interventionen. Anschließend sollte der Patient unverzüglich in den Rettungswagen verbracht und so schnell wie möglich in ein geeignetes Zielkrankenhaus (Traumazentrum), transportiert werden (**Kasten 6-6**). Mit Ausnahme besonderer Umstände gilt: die Zeit am Einsatzort ist so kurz wie möglich zu halten.

Die aktuelle Forschung hat schlechtere Ergebnisse bei schwer verletzten Traumapatienten gefunden, wenn viel Zeit an der Einsatzstelle verbracht wurde, im Gegensatz zu einem frühzeitigen Transport. Dies traf insbesondere für Patienten mit Hypotonie, instabilem Thorax und penetrierenden Verletzungen zu. Diese Erkenntnisse unterstützten das Konzept, dass die Zeit vor Ort so kurz wie möglich sein sollte, wobei nur lebensrettende Eingriffe bei reversiblen Zuständen vor Ort vorgenommen werden sollten.[30]

## Infusionstherapie

Ein weiterer wichtiger Schritt in der Notfallbehandlung ist es, das kardiovaskuläre System mit einem adäquaten intravasalen Volumen so schnell wie möglich wiederherzustellen. Ziel ist dabei nicht die sofortige Normalisierung des Blutdrucks, sondern die Gabe von Flüssigkeit in einem Ausmaß, das eine ausreichende Perfusion der lebenswichtigen Organe gewährleistet. Obwohl einige bodengebundene Rettungsdienste inzwischen Blutprodukte prähospital zur Verfügung haben[31], sind diese in der Regel meist der Luftrettung und den aufnehmenden Zielkrankenhäusern vorbehalten. Balancierte Vollelektrolytlösung sind meistens das Mittel der Wahl für die Infusionstherapie am Notfallort. Ringer-Laktat enthält neben Natrium und Chlorid auch geringe Mengen an Kalium, Kalzium und Laktat und führt dadurch zu einer geringeren Azidose als Kochsalzlösung. Kristalloide ersetzen jedoch weder die Sauerstofftransportkapazität der verlorenen Erythrozyten noch die für die Gerinnung erforderlichen Thrombozyten. Daher ist der rasche Transport des schwer verletzten Patienten in ein geeignetes Zielkrankenhaus zwingend erforderlich. Angesichts der Risiken einer übermäßigen Kristalloidgabe müssen diese Lösungen mit Bedacht eingesetzt und auf konkrete klinische Zielwerte titriert werden.

Wenn möglich, sollten ein oder zwei großlumige (18G) periphervenöse Zugänge in Unterarm- oder Ellenbeugenvenen gelegt werden. Gelingt die Anlage eines i.v.-Zugangs nicht innerhalb kurzer Zeit, ist ohne Verzögerung ein intraossärer Zugang zu etablieren. Der proximale Humerus bietet dabei höhere Durchflussraten als die proximale Tibia.[32] Im Allgemeinen sind zentralvenöse Zugänge (V. subclavia, V. jugularis interna oder V. femoralis) in der rettungsdienstlichen Behandlung von Traumapatienten nicht indiziert. Die Menge der zu applizierenden Flüssigkeit hängt vom klinischen Bild ab, insbesondere davon, ob Blutungen beim Beginn der Infusionstherapie bereits kontrolliert wurden, ob ein niedriger Blutdruck vorliegt oder ob der Verdacht auf ein Schädel-Hirn-Trauma besteht. Eine Studie legt nahe, dass die präklinische Infusionstherapie für Patienten mit Hypotonie vorteilhaft ist, jedoch bei Patienten ohne Hypotonie schädlich sein kann.[33] Im Kapitel 3: *„Schock: Pathophysiologie von Leben und Tod"* und im Kapitel 8: *„Schädel-Hirn-Trauma"* werden die Leitlinien für die Infusionstherapie beschrieben.

Vor Ort einen i. v. Zugang zu legen, kann bei schwierigen Verhältnissen die Zeit an der Einsatzstelle unangemessen verlängern und den Transport verzögern. Wie bereits beschrieben, kann eine definitive Behandlung des blutenden Patienten nur in einem Krankenhaus geschehen. Ein Patient, der z. B. eine Milzruptur hat und 50 ml Blut pro Minute verliert, wird bis zur Behandlung im Operationssaal in jeder Minute weiterhin diese Menge an Blut verlieren. In dem Sinne führen periphervenöse Zugänge, die vor Ort unter großem Zeitaufwand gelegt werden, nicht nur zu einem größeren Blutverlust, sondern verringern auch die Überlebenschance des Patienten. Natürlich gibt es Ausnahmen, wenn z. B. der Patient eingeklemmt ist und daher nicht rasch transportiert werden kann.

Äußere Blutungen müssen vor Beginn einer Infusionstherapie gestoppt werden. Eine aggressive Infusionstherapie sollte vermieden werden, weil sie den Blutdruck anheben kann und dadurch die Thrombusbildung beeinträchtigt wird, indem Blutgerinnsel („Clots") am Ort ihrer Entstehung „weggespült" werden. Außerdem wird das Blut durch eine aggressive Infusionstherapie stark verdünnt, sodass weniger Thrombozyten und Gerinnungsfaktoren im Kreislauf zirkulieren. Ein weiterer sehr wichtiger Aspekt ist, dass ein kontinuierlicher Volumenersatz keine Alternative zur manuellen Kontrolle von äußeren Blutungen und zum zügigen Transportbeginn bei inneren Blutungen darstellt.

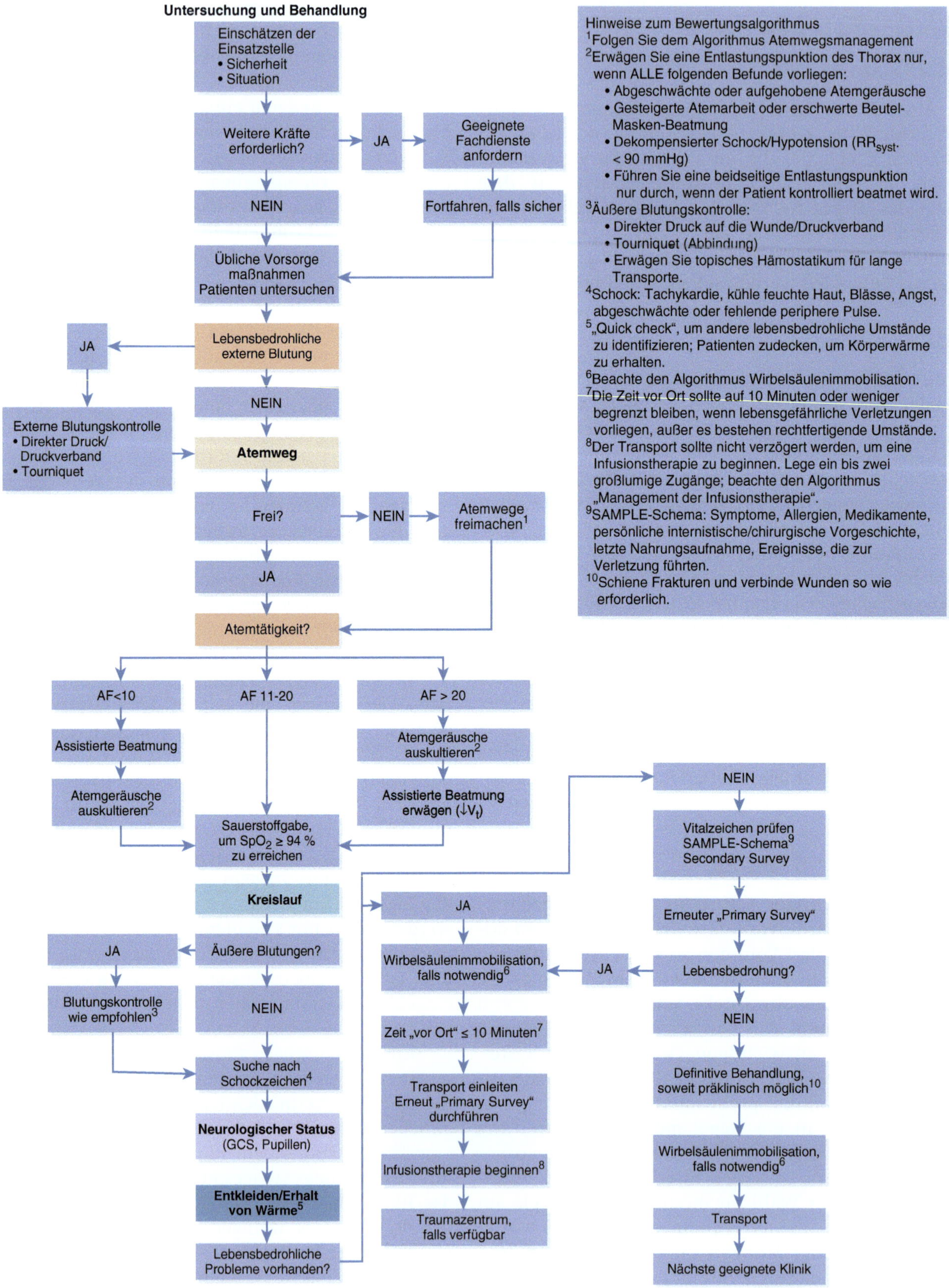


**Abbildung 6-6** Algorithmus Untersuchung und Behandlung

**Kasten 6-6** Der Traumapatient in kritischem Zustand

*Verbleiben Sie so kurz wie möglich an der Einsatzstelle (idealerweise zehn Minuten oder weniger), falls einer der folgenden lebensbedrohlichen Zustände vorliegt:*

1. *Atemweg nicht frei oder bedroht*
2. *Beeinträchtigte Atmung, erkennbar an:*
   - *Sehr langsame oder schnelle Atemfrequenz*
   - *Hypoxie ($SpO_2 < 94$ %, trotz Sauerstoffgabe)*
   - *Dyspnoe*
   - *Offener Pneumothorax oder instabiler Thorax mit paradoxer Atmung*
   - *V. a. (Spannungs-)Pneumothorax*
3. *Starke äußere Blutung oder V. a. innere Blutungen*
4. *Pathologischer neurologischer Status*
   - *GCS-Wert ≤ 13 oder beste motorische Reaktion < 6*
   - *Epileptische Anfälle*
   - *Sensorische oder motorische Defizite*
5. *Penetrierende Verletzungen an Kopf, Hals, Körperstamm oder den Extremitäten (proximal von Knie bzw. Ellenbogen)*
6. *Totale oder subtotale Amputation proximal der Finger bzw. Zehen*
7. *Jede Verletzung, bei der einer der folgenden Punkte zutrifft:*
   - *Anamnestisch ernsthafte Erkrankung (z. B. KHK, COPD, Gerinnungsstörungen, Einnahme von Gerinnungshemmern)*
   - *Alter > 55 Jahre*
   - *Hypothermie*
   - *Brandverletzungen*
   - *Schwangerschaft*



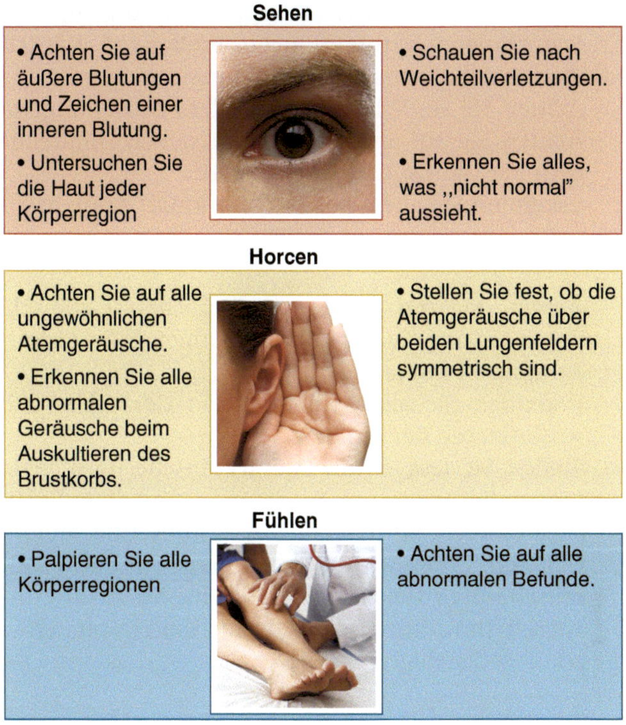


**Abbildung 6-7** Die körperliche Untersuchung eines Traumapatienten beinhaltet eine sorgfältige Beobachtung, Auskultation und Palpation

Foto vom Auge: © REKINC1980/iStock/Getty Images Plus/Getty Images.; Foto vom Ohr: © vvs1976/iStock/Getty Images Plus/Getty Images.; Foto der Hände: © Image Point Fr/Shutterstock. Art: © National Association of Emergency Medical Technicians (NAEMT)

# Secondary Survey

Der Secondary Survey, auch „detaillierte Anamnese und körperliche Untersuchung" genannt, beinhaltet die Untersuchung des Patienten von Kopf bis Fuß. Bevor mit dem Secondary Survey begonnen wird, muss das Primary Survey abgeschlossen sein. Das Ziel des Secondary Survey ist es, weitere Verletzungen zu identifizieren oder ggf. weitere Probleme zu entdecken, die während des Primary Survey übersehen wurden. Da ein sorgfältig durchgeführter Primary Survey der Identifikation sämtlicher unmittelbar lebensbedrohlicher Zustände dient, konzentriert sich der Secondary Survey definitionsgemäß auf die Erkennung weniger dringlicher Verletzungen und Befunde. Daher wird ein kritisch verletzter Patient so schnell wie möglich transportiert und bleibt nicht unangemessen lange für eine erweiterte Beurteilung vor Ort.

Der Secondary Survey folgt einem strukturierten „Sehen-Hören-Fühlen"-Konzept zur systematischen Untersuchung des Patienten. Die Untersuchung erfolgt dabei von kranial nach kaudal – beginnend am Kopf über Hals, Thorax und Abdomen bis zu den Extremitäten – und schließt eine detaillierte neurologische Untersuchung ein (**Abbildung 6-7**).

Die Untersuchung wird genutzt, um aus allen erhobenen Befunden einen Plan zur adäquaten weiteren Patientenversorgung abzuleiten.

## SEHEN

- Untersuchen Sie die Haut jeder Körperregion.
- Achten Sie auf äußere Blutungen und Anzeichen einer inneren Blutung wie ein gespanntes Abdomen, geschwollene Extremitäten oder große bzw. sich ausdehnende Hämatome.

- Schauen Sie nach Weichteilverletzungen, inkl. Schürfungen, Verbrennungen, Prellungen, Hämatomen, Schnittwunden und Stichverletzungen.
- Achten Sie auf Schwellungen oder Fehlstellungen.
- Achten Sie auf abnormale Druckstellen (Eindellungen) der Haut sowie die Hautfarbe.
- Erkennen Sie alles, was „nicht normal" aussieht.

### HÖREN

- Achten Sie auf alle ungewöhnlichen Geräusche, wenn der Patient ein- bzw. ausatmet. Eine normale Atmung ist fast lautlos.
- Erkennen Sie alle pathologischen Geräusche beim Auskultieren der Lungen.
- Stellen Sie fest, ob die Atemgeräusche über beiden Lungenfeldern symmetrisch sind (**Abbildung 6-8**).
- Auskultieren Sie über der A. carotis und anderen Gefäßen. Erkennen Sie alle außergewöhnlichen Geräusche über Gefäßen, die auf eine Verletzung hinweisen (im rettungsdienstlichen Umfeld oft schwer zu bewerkstelligen).

### FÜHLEN

- Palpieren Sie den gesamten Körper systematisch und mit festem Druck. Achten Sie darauf, ob sich Körperstrukturen bewegen, die sich normalerweise nicht bewegen sollten, ob Krepitationen oder ein subkutanes Emphysem bestehen, ob der Patient Druckschmerzen angibt, ob alle Pulse vorhanden sind und ob sich abnorme Pulsationen tasten lassen, die physiologischerweise nicht vorhanden sein sollten.
- Bewegen Sie vorsichtig alle Gelenke. Achten Sie auf Krepitationen, Schmerzen, Bewegungseinschränkungen oder pathologische Beweglichkeit.

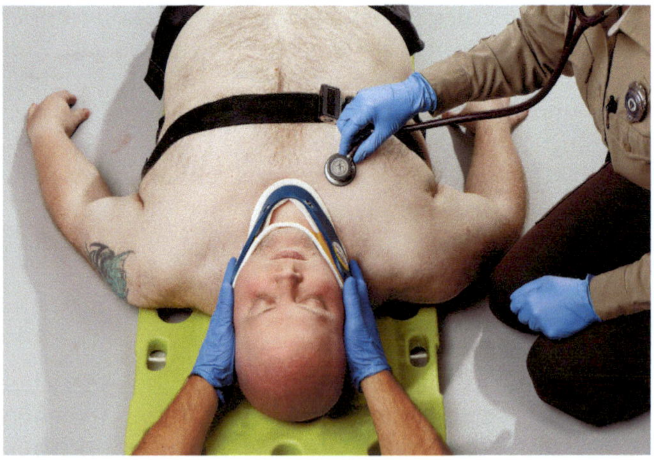

**Abbildung 6-8** Stellen Sie fest, ob die Atemgeräusche über beiden Lungenfeldern symmetrisch sind



## Vitalparameter

Der erste Schritt des Secondary Survey ist die Erhebung der Vitalzeichen. Pulsfrequenz und -qualität, Atemfrequenz und -tiefe sowie die weiteren Parameter aus dem Primary Survey werden dabei fortlaufend überprüft und mit den vorherigen Befunden verglichen, da sich relevante Veränderungen sehr rasch einstellen können. Abhängig von der Situation kann eine weitere Rettungsdienstfachperson die Vitalzeichen erheben, während die erste den Primary Survey abschließt, um Verzögerungen zu vermeiden. Exakte Werte für Pulsfrequenz, Atemfrequenz und Blutdruck sind jedoch im Primary Survey von Patienten mit schwerem Multisystemtrauma nicht entscheidend. Die genaue Messung kann daher bis nach Abschluss der entscheidenden Schritte von lebensrettenden Maßnahmen Stabilisierung zurückgestellt werden.

Die ermittelten Vitalzeichen sollten Blutdruck, Pulsfrequenz und -qualität, Atemfrequenz (inkl. Atemgeräusche), Sauerstoffsättigung (Pulsoxymetrie), und Temperatur (Hauttemperatur und Körpertemperatur) umfassen. Die vollständigen Vitalzeichen werden nach Möglichkeit alle drei bis fünf Minuten erneut gemessen und notiert. Der Zeitpunkt bei irgendwelchen Änderungen oder medizinischen Problemen sollte ebenfalls notiert werden. Auch bei Verfügbarkeit eines automatischen nichtinvasiven Blutdruckmessgeräts (NIBP) sollte der erste Blutdruck manuell gemessen werden. Automatische Blutdruckmessgeräte könnten ungenau messen, falls eine schwere Hypotension beim Patienten besteht. Daher sollten in diesen Fällen alle Blutdruckmessungen manuell durchgeführt werden oder es wird zumindest ermittelt, in welchem Verhältnis der automatisch gemessene Wert zum manuell gemessenen Blutdruck steht.

## SAMPLER-Anamnese

Das Rettungsdienstfachpersonal erstellt eine kurze Anamnese des Patienten. Diese Informationen müssen auf dem Patientenprotokoll dokumentiert und dem medizinischen Personal im aufnehmenden Zielkrankenhaus übermittelt werden. Das Akronym SAMPLER hilft dabei, sich an die wichtigsten Fragen zu erinnern:

- *Symptome:* Was ist die Hauptbeschwerde des Patienten? Schmerzen? Atemnot? Taubheitsgefühle? Parästhesien?
- *Allergien:* Hat der Patient irgendwelche Allergien, insbesondere auf Medikamente?
- *Medikamente:* Welche verschreibungspflichtigen oder nicht verschreibungspflichtigen Medikamente (einschließlich Vitamine, Nahrungsergänzungsmittel und andere rezeptfreie Medikamente) nimmt der Patient regelmäßig ein? Konsumiert der Patient regelmäßig sonstige Drogen (z. B. Kokain, Marihuana, Amphetamine) und war das insbesondere heute der Fall?

- *Persönliche medizinische und chirurgische Vorgeschichte:* Hat der Patient relevante medizinische Probleme, die eine dauerhafte medizinische Behandlung erfordern? Wurde der Patient in der Vergangenheit operiert?
- *Letzte Nahrungsaufnahme / letzte Menstruation:* Wie lange ist es her, dass der Patient zuletzt gegessen und getrunken hat? Viele Traumapatienten müssen operiert werden und eine kürzliche Nahrungsaufnahme erhöht das Aspirationsrisiko während der Narkoseeinleitung. Bei Frauen im gebärfähigen Alter: Wann war die letzte Regelblutung? Besteht die Möglichkeit einer Schwangerschaft?
- *Ereignis:* Was passierte vor dem Unfall bzw. führte zu diesem? Dazu gehört auch das Eintauchen in Wasser (Beinahe-Ertrinken bzw. Hypothermie) oder gefährliche Substanzen, mit denen der Patient in Kontakt gekommen ist.
- *Risiko Faktoren:* Wohnt der Patient allein und hat eine erhöhte Sturzneigung? Haben das Wetter oder sonstige Umweltgeschehen zu dem Risiko eines Traumas beigeführt? Sind patientengruppenspezifische Besonderheiten zu berücksichtigen (z. B. bei Kindern, geriatrischen Patienten, Adipositas oder Schwangerschaft)?

## Untersuchung der Körperregionen

### Kopf

Bei der Inspektion von Kopf und Gesicht können Kontusionen, Schürfwunden, Platzwunden, Fehlstellungen, Blutungen, knöcherne Defekte des Gesichtsschädels und des Schädels sowie Auffälligkeiten an Auge, Augenlid, äußerem Ohr, Mund und Unterkiefer erkannt werden. Zur Untersuchung des Kopfes gehören die folgenden Schritte:

- Durchsuchen Sie die Haare gründlich nach Weichteilverletzungen der Kopfhaut
- Kontrollieren Sie die Pupillen hinsichtlich Pupillenweite, Lichtreaktion, Seitendifferenz sowie möglicher Entrundungen
- Palpieren Sie vorsichtig das Gesicht und den Schädel, um Krepitationen, Abweichungen, Vertiefungen oder abnormale Beweglichkeit zu identifizieren. (Dies ist besonders wichtig, um Kopfverletzungen vor der radiologischen Untersuchung zu entdecken). **Abbildung 6-9** zeigt die normale anatomische Struktur von Gesicht und Schädel.
- Vorsicht ist angezeigt, wenn die Pupillen eines bewusstlosen Traumapatienten mit Mittelgesichtsverletzung beurteilt werden. Selbst das Ausüben eines geringen Drucks kann einen Augapfel mit stumpfer oder penetrierender Verletzung weiter schädigen.

Frakturen der Mittelgesichtsknochen sind häufig mit einer Fraktur der Schädelbasis im Bereich der Siebplatte (Lamina cribrosa) vergesellschaftet. Liegt ein Mittelgesichtstrauma vor (z. B. Verletzungen zwischen Oberlippe und Augenhöhlen (Orbitae)), sollte eine Magensonde – falls erforderlich – über den Mund und nicht über die Nase eingeführt werden.

### Hals

Der Hals wird auf Prellungen, Schürfwunden, Wunden, Hämatome und Deformitäten hin untersucht, die das

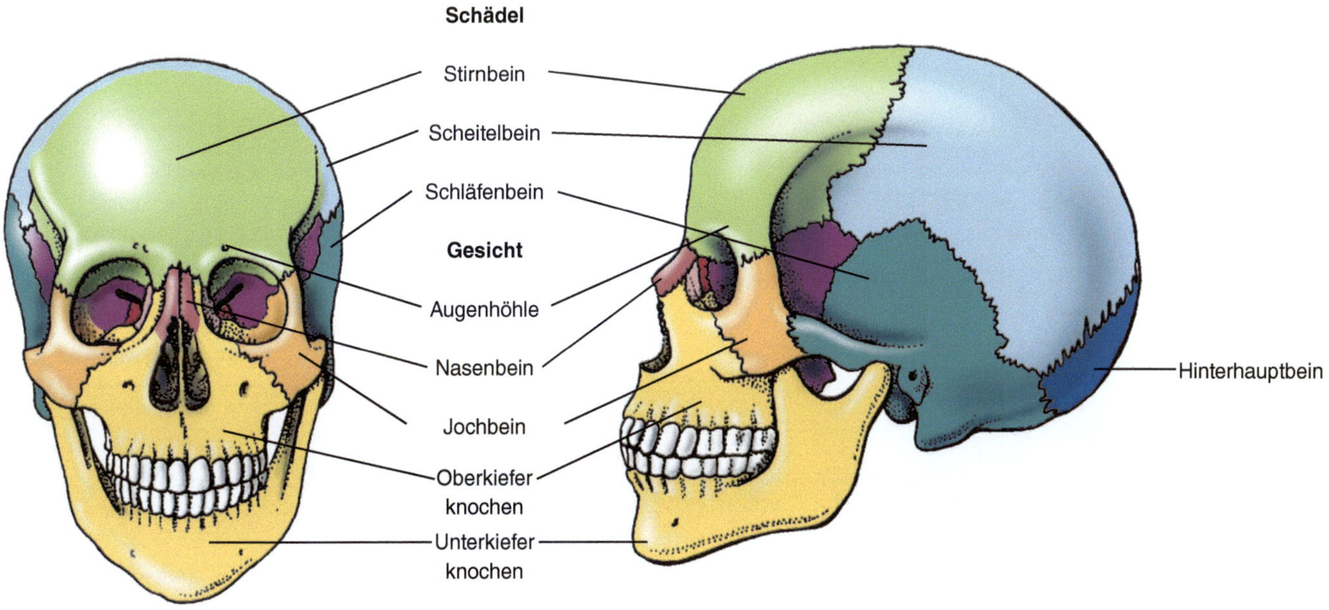


**Abbildung 6-9** Normale Anatomie des Gesichts und des Schädels.

Rettungsdienstfachpersonal auf mögliche tiefere Verletzungen hinweisen. Eine Palpation kann subkutane Emphyseme aufdecken, die laryngealen, trachealen oder pulmonalen Ursprungs sein können. Krepitation des Larynx, Heiserkeit und subkutanes Emphysem sind die klassische Trias einer Larynxfraktur. Fehlende Schmerzen der Halswirbelsäule können helfen, eine HWS-Fraktur auszuschließen, sofern dieser Befund mit bestimmten *weiteren Kriterien* kombiniert wird. Hingegen weisen Schmerzen häufig auf eine Fraktur, Luxation oder eine Verletzung des Bandapparates hin. Das Rettungsdienstfachpersonal führt diese Untersuchung vorsichtig durch und achtet darauf, dass die Halswirbelsäule jederzeit in einer stabilen, anatomisch neutralen In-Line-Position verbleibt. Das Fehlen von neurologischen Symptomen bedeutet nicht, dass eine Verletzung der Halswirbelsäule ausgeschlossen werden kann. Eine Reevaluierung im Verlauf kann die Zunahme eines Hämatoms oder eine Trachealdeviation sichtbar machen. **Abbildung 6-10** zeigt die normale anatomische Struktur des Halses.

## Thorax

Der Thorax ist kräftig, robust und elastisch und kann dadurch erhebliche Kräfte absorbieren. Dennoch ist eine sorgfältige Untersuchung notwendig, um relevante Verletzungen zu erkennen. Dabei gilt es, gezielt auf Deformitäten, penetrierende Verletzungen, Stichwunden, Prellmarken und Schürfungen zu achten. Weitere wichtige Hinweise sind Schonhaltung oder Abwehrspannung, asymmetrische Thoraxexkursionen, paradoxe Atmung sowie interkostale, suprasternale oder supraklavikuläre Einziehungen oder Hervorwölbungen. Eine Prellung im Sternumbereich kann das einzige äußere Anzeichen einer zugrunde liegenden Herzverletzung darstellen. Penetrierende Verletzungen können zudem Strukturen betreffen, die weit entfernt von der Eintrittspforte liegen. Für die Beurteilung ist es entscheidend, die anatomischen Verhältnisse zu berücksichtigen, da das Zwerchfell seine Lage abhängig von der Atmung verändert. Bei maximaler Exspiration verläuft es etwa auf Höhe des vierten Interkostalraums ventral, des sechsten Interkostalraums lateral und des achten Interkostalraums dorsal (**Abbildung 6-11**). Penetrierende Verletzungen unterhalb dieser Linie, etwa in Höhe der Mamillen, oder solche, deren Verlauf unterhalb dieser Linie vermutet werden muss, sollten stets den Verdacht auf eine kombinierte Thorax- und Abdominalverletzung nahelegen.

Die Auskultation mit dem Stethoskop ist ein wesentlicher Bestandteil der Thoraxuntersuchung. Der Patient befindet sich dabei meist in Rückenlage, sodass in der Regel nur die vordere und laterale Thoraxwand auskultierbar sind. In dieser Position ist es wichtig, normale von abgeschwächten Atemgeräuschen zu unterscheiden. Abgeschwächte oder fehlende Atemgeräusche deuten auf einen Pneumothorax, Spannungspneumothorax oder Hämothorax hin. Knisterrasseln (Crackles), das posterior (bei Log-Rolls) oder lateral zu hören ist, kann auf eine Lungenkontusion hinweisen. Eine Perikardtamponade äußert sich durch leise bzw. gedämpfte

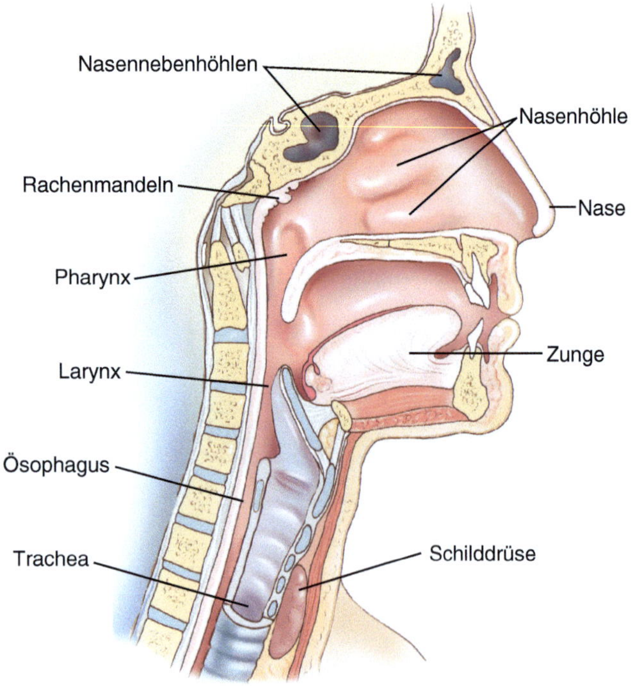


**Abbildung 6-10** Normale Anatomie des Halses.



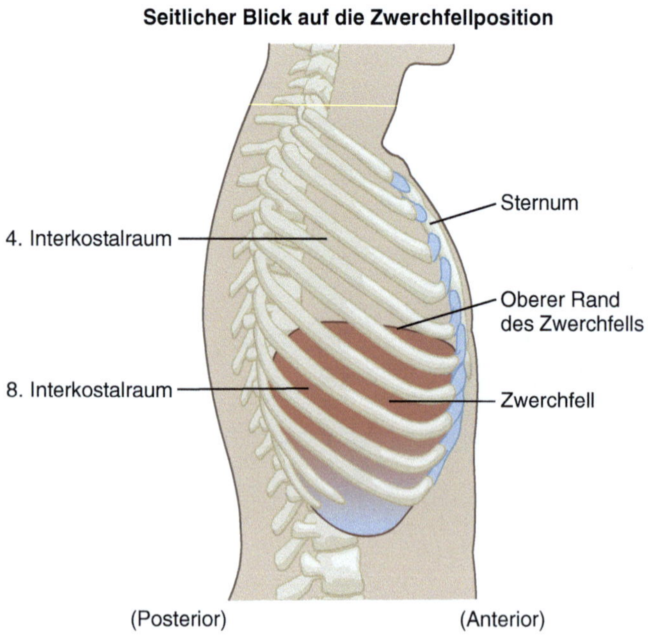


**Abbildung 6-11** Seitlicher Blick auf die Zwerchfellposition bei voller Exspiration.

Herztöne, diese können jedoch im Einsatzumfeld (z. B. Umgebungsgeräusche, Lärm im Rettungswagen) schwer erkennbar sein.

Kleine Areale mit Rippenfrakturen können auf schwere zugrunde liegende Lungenkontusion hinweisen. Jede Form von Kompressionsverletzungen des Thorax können zu einem Pneumothorax führen (**Abbildung 6-12**). Der Thorax ist auf das Vorliegen von subkutanem Emphysem (Luft im Weichteilgewebe) zu palpieren.

## Abdomen

Die Untersuchung des Abdomens beginnt, wie bei anderen Körperteilen auch, zunächst mit einer Inspektion. Hautabschürfungen und Ekchymosen (kleinförmige, fleckenförmige Hautblutungen) können Hinweise auf innere Verletzungen sein, insbesondere Ekchymosen im Bereich des Bauchnabels und der Flanke treten bei retroperitonealen Blutungen auf. Nach Verkehrsunfällen sollte das Abdomen rund um den Bauchnabel sorgfältig untersucht werden, um z. B. charakteristische quer verlaufende Prellmarken zu erkennen, die durch einen falschliegenden Sicherheitsgurt verursacht wurden. Ein erheblicher Teil der Patienten mit solchen charakteristischen Zeichen weisen innere Verletzungen, meistens betreffend auf den Dünndarm, auf.[34-36] Auch Lendenwirbelverletzungen sind mit dem „Sicherheitsgurtabdruck“ assoziiert.

Die Untersuchung des Abdomens beinhaltet auch die Palpation aller vier Quadranten, um Druckempfindlichkeit, eine Abwehrspannung oder einen harten Bauch festzustellen. Beim Palpieren wird registriert, ob der Bauch weich oder hart ist. Wenn Bauchschmerzen, Abwehrspannung etc. diagnostiziert wurden, gibt es keine Gründe, den Bauch weiter zu untersuchen. Weitere Informationen werden das präklinische Management nicht verändern, führen nur zu einer Belastung des Patienten und verzögern unnötig den Transport in ein nächstgeeignetes Zielkrankenhaus. Auch eine Auskultation des Abdomens bringt keine präklinisch relevanten Informationen bei Traumapatienten. Die Peritonealhöhle kann eine große Blutmenge aufnehmen, oft mit minimaler oder gar keiner Umfangsvermehrung des Abdomens.

Ein herabgesetzter Bewusstseinszustand, z. B. beim Schädel-Hirn-Trauma, unter Einfluss von Alkohol oder anderen Drogen, verschleiert die Aussagekraft der Untersuchung des Abdomens.

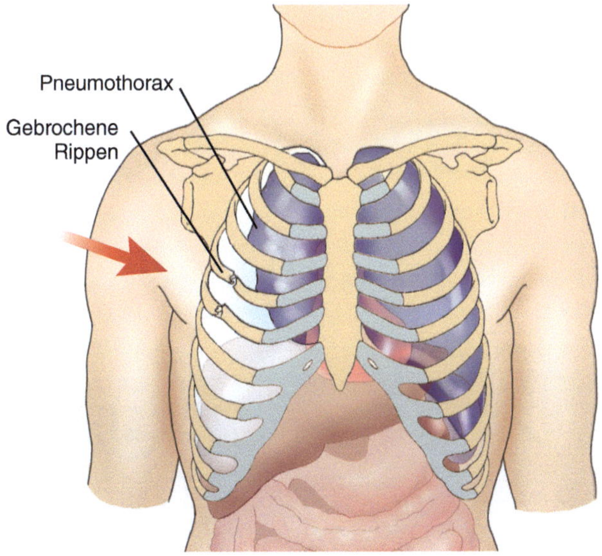


**Abbildung 6-12** Kompressionsverletzungen der Brust können zu Rippenbrüchen und daraus resultierendem Pneumothorax führen.



## Becken

Das Becken wird durch Inspektion und Palpation beurteilt. Zunächst erfolgt eine visuelle Inspektion auf Schürfungen, Prellungen, Hämatome, Riss- oder Schnittwunden, offene Frakturen sowie Zeichen einer Umfangzunahme. Beckenfrakturen können zu massiven inneren Blutungen führen und innerhalb kurzer Zeit eine hämodynamische Instabilität verursachen. Die Palpation des Beckens liefert im prähospitalen Umfeld nur begrenzte zusätzliche Informationen. Sie wird deshalb ausschließlich einmalig im Rahmen des Primary Survey bei C durchgeführt, um Druckschmerz und Instabilität zu erkennen. Wiederholte Palpation ist zu vermeiden, da dadurch Frakturfragmente verschoben und gebildete Gerinnsel (Clots) zerstört werden können, was eine Blutung verschlimmern würde. Dabei wird zunächst versucht, das Becken vorsichtig von lateral zu komprimieren. Lässt sich hierbei eine Instabilität feststellen, gilt die Diagnose als gestellt und die Untersuchung wird sofort beendet. Zeigt sich der Beckenring in dieser Kompressionsrichtung stabil, kann in einem zweiten Schritt eine vorsichtige anterior-posterior gerichtete Kompression auf die Spinae iliacae anteriores superiores erfolgen, um eine Instabilität in dieser Ebene zu prüfen. Dieses Manöver ist jedoch umstritten. Zeigen sich Anzeichen von Instabilität, darf keine weitere Palpation erfolgen. Stattdessen ist unmittelbar eine Stabilisierung mit einem Beckengurt notwendig. Ist kein entsprechendes Hilfsmittel verfügbar, sollte eine provisorische Stabilisierung mit einem straff gezogenen Laken auf Höhe der Trochanteren erfolgen. Studien zeigen, dass selbst bei trainierten Anwendern in der prähospitalen Anwendung nur etwa 80 % der Beckengurte korrekt angelegt wurden, was die praktische Schwierigkeit und das Risiko einer Verschlechterung verdeutlicht.[59] Der Transport muss zielgerichtet in ein Zielkrankenhaus mit der Möglichkeit zur definitiven Blutungskontrolle erfolgen.

### Genitalien

Normalerweise wird eine Untersuchung der Genitalien im Rettungsdienst nicht durchgeführt. Dennoch sollte auf äußere Blutungen geachtet werden, z. B. Blutabgang aus der Harnröhre oder das Vorliegen eines Priapismus. Der Abgang von klarer Flüssigkeit kann bei einer schwangeren Patientin zudem eine Ruptur der Fruchtblase anzeigen.

### Rücken

Der Rücken wird auf mögliche Verletzungen untersucht. Dies erfolgt idealerweise im Rahmen des Logroll-Manövers, beispielsweise beim Umlagern des Patienten auf ein Spineboard oder eine Vakuummatratze beziehungsweise vor dem Einsatz einer Schaufeltrage. In dieser Position werden die Atemgeräusche über dem dorsalen Thorax auskultiert, der Rücken auf Prellungen, Schürfungen und Deformitäten inspiziert und die Wirbelsäule vorsichtig auf Druckschmerz abgetastet.

### Extremitäten

Die Untersuchung der Extremitäten beginnt mit dem Schlüsselbein bei den oberen Extremitäten, dem Becken bei den unteren Extremitäten und von dort jeweils nach distal bis zu den Endgliedern. Jeder einzelne Knochen und jedes Gelenk sollten visuell auf Deformitäten, Hämatome und Blutungen untersucht werden. Zugleich wird durch Palpation nach Krepitationen, Schmerzen, Abwehrspannung und pathologischer Beweglichkeit gesucht. Jede vermutete Fraktur sollte immobilisiert werden. Es werden auch die Durchblutung, die Motorik und die sensorische Funktion der Nerven (sog. DMS-Untersuchung) der Endgliedern geprüft. Wenn eine Extremität immobilisiert wurde, sollten davor und danach die Pulse, die Beweglichkeit und die Sensorik geprüft werden.

## Neurologische Untersuchung

So wie es bei der Untersuchung der anderen Körperregionen beschrieben wurde, wird die neurologische Untersuchung im Rahmen des Secondary Survey viel detaillierter ausgeführt als beim Primary Survey. Die Ermittlung des GCS-Wertes, die Untersuchung der motorischen und sensorischen Funktionen und die Beobachtung der Pupillenreaktion gehören innerhalb des Secondary Surveys zur neurologischen Untersuchung. Eine Untersuchung der Extremitäten im Hinblick auf die Sensorik und motorischen Reaktionen deckt Gefühlsstörungen und Schwächen bzw. Lähmungen in den Extremitäten auf (was für Gehirn- oder Rückenmarksverletzungen spricht) und hilft, Areale zu identifizieren, die genauer untersucht werden müssen.

Im Rahmen der Pupillenreaktionskontrolle achtet das Rettungsdienstfachpersonal auf die beidseits identische Lichtreaktion und Größe. Ein kleiner Anteil der Bevölkerung besitzt auch unter normalen Bedingungen unterschiedlich große (anisokore) Pupillen. Trotzdem sollten auch bei diesen Patienten die Pupillen beidseits symmetrisch auf Licht reagieren. Pupillen, die unterschiedlich schnell auf Licht reagieren, werden als unterschiedlich lichtreagibel beschrieben. Ungleiche Pupillen können bei einem bewusstlosen Traumapatienten einen Hinweis auf einen erhöhten Hirndruck oder Druck auf den 3. Hirnnerv geben, ausgelöst z. B. durch ein Hirnödem oder eine rasch zunehmende Hirnblutung (**Abbildung 6-13**). Direkte Verletzungen der Augen können ebenfalls unterschiedliche Pupillenreaktion auslösen.

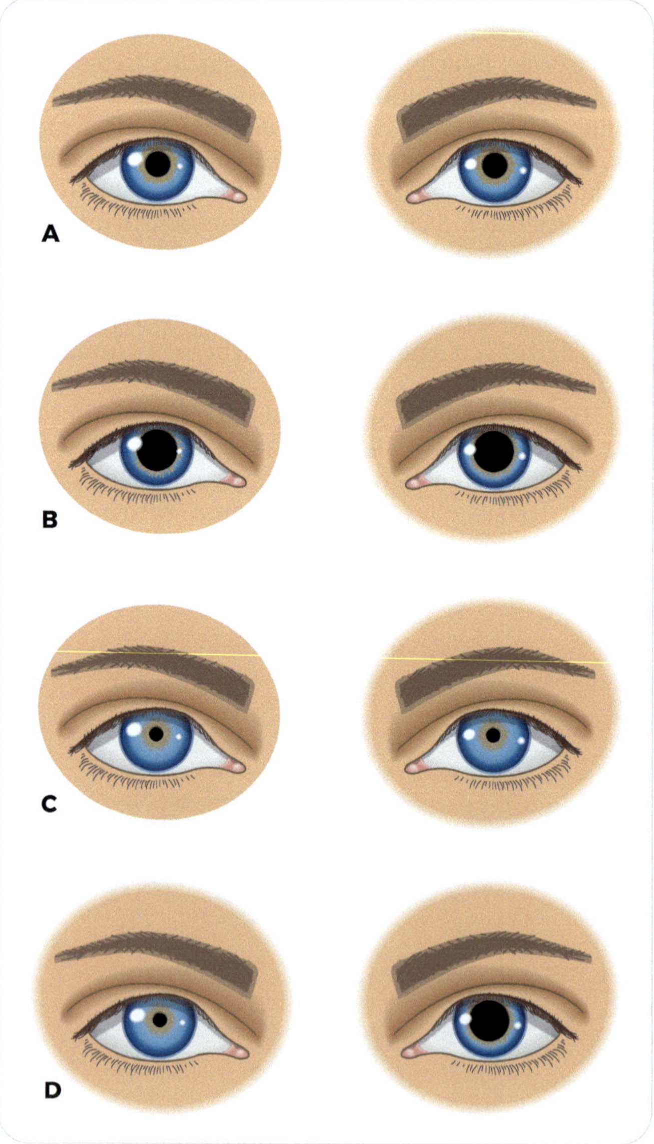


**Abbildung 6-13** **A** Normale Pupillen. **B** Erweiterte Pupillen (Mydriasis). **C** Enge (stecknadelartige) Pupillen (Miosis). **D** Ungleiche Pupillen (Anisokorie).

# Definitive Behandlung an der Einsatzstelle

Der Begriff definitive Behandlung beschreibt einen Zustand, bei dem eine Therapie oder Behandlung die zugrunde liegende Problematik komplett behebt. Nachfolgend finden Sie einige Beispiele für eine definitive Behandlung:

- Bei einem Patienten mit Kammerflimmern ist die definitive Behandlung die Defibrillation, woraus im Idealfall ein normaler Rhythmus mit Spontankreislauf resultiert (Return of Spontaneous Circulation, ROSC).
- Bei einem Patienten im hypoglykämischen Koma ist die definitive Behandlung die intravenöse Applikation von Glukose und die Wiederherstellung normaler Blutzuckerwerte.
- Bei einem Patienten mit Atemwegverlegung ist die definitive Behandlung das Freimachen der Atemwege und die Oxygenierung, was z. B. durch Vorziehen des Unterkiefers („Trauma Jaw Thrust") und die Beatmung erreicht werden kann.
- Für einen Patienten mit starker innerer Blutung ist die definitive Behandlung die Kontrolle der Blutung durch chirurgische Intervention oder Angioembolisation (künstlich hervorgerufener Gefäßverschluss) und eine Schocktherapie.

Während einige Probleme bereits vor Ort in der Präklinik definitiv behandelt werden können, ist hingegen die definitive Behandlung von vielen Verletzungen bei einem kritischen Traumapatienten, nur durch Behandlung im Krankenhaus möglich. Alles, was die definitive Behandlung verzögert, verschlechtert die Überlebenschancen des Patienten. Möglicherweise können eine Verletzung oder Problematik präklinisch definitiv behandelt werden, die meisten Traumapatienten weisen jedoch mehr als eine Verletzung auf, die eine Behandlung im Krankenhaus erfordern.

## Vorbereitung des Transports

Wie bereits erwähnt, sollte bei allen Traumapatienten mit signifikantem Verletzungsmechanismus von Wirbelsäulenverletzungen ausgegangen werden. Deshalb ist die Stabilisierung der Wirbelsäule, sofern dies indiziert ist, ein zentraler Punkt bei der Transportvorbereitung des Traumapatienten.

Falls die Zeit vorhanden ist, wird folgendermaßen vorgegangen:

- Sorgfältige Schienung von Extremitätenfrakturen mithilfe geeigneten Schienungsmaterials.
- Falls der Patient in einem kritischen Zustand ist, werden alle Frakturen zügig immobilisiert, indem der Patient auf einem Spineboard oder der Vakuummatratze stabilisiert wird.
- Verbände bei schwerwiegenden Wunden, soweit erforderlich (d.h. Wunden mit aktiver Blutung, Austritt von Bauchorganen).

### Transport

Der Transport sollte so früh wie möglich beginnen, sobald der Patient in den Rettungswagen verbracht wurde, und sich das Rettungsdienstfachpersonal mit lebensbedrohlichen Problemen befasst hat. Eine Verzögerung am Einsatzort, etwa durch das Legen eines venösen Zugangs oder die vollständige Durchführung des Secondary Survey, verlängert nur die Zeit bis zur Gabe von Bluttransfusionen und der definitiven Blutungskontrolle im Zielkrankenhaus. Die weitere Reevaluation und Maßnahmen der Volumentherapie erfolgen während des Transports. Bei kritisch verletzten Traumapatienten stellt die frühzeitige Aufnahme des Transports den wichtigsten Bestandteil der präklinischen Definitivversorgung dar. Auch bei Patienten, deren Zustand zunächst nicht kritisch erscheint, sollte der Transport zeitnah begonnen werden, da sich verborgene Verletzungen jederzeit verschlechtern können.

## Auswahl der geeigneten Zielklinik

Die Auswahl des geeigneten Zielkrankenhauses für einen kritisch verletzten Patienten kann ebenso wichtig sein wie andere lebensrettende Maßnahmen in der prähospitalen Versorgung und basiert auf der Einschätzung der vorliegenden oder vermuteten Verletzungen (**Kasten 6-7**). Seit mehr als 40 Jahren belegen zahlreiche Publikationen, dass Krankenhäuser, die sich auf die Versorgung von Traumapatienten spezialisiert und vorbereitet haben (Traumazentren) bessere Behandlungsergebnisse erzielen.[37-41] Eine 2006 veröffentlichte, von den Centers for Disease Control and Prevention (CDC) finanzierte Studie zeigte, dass Patienten eine um 25 % höhere Überlebenschance hatten, wenn sie in einem Maximalversorger behandelt wurden, verglichen mit einer Versorgung in einem Nicht-Traumazentrum.[42] Obwohl 82,1 % der US-Bevölkerung innerhalb von 60 Minuten ein Traumazentrum erreichen können, wurde etwas mehr als die Hälfte aller Verletzten nicht in einem ausgewiesenen Traumazentrum versorgt – darunter 36 % der Schwerverletzten.[43-45] Die Datenlage ist eindeutig: Die Mortalität nach schweren Verletzungen sinkt signifikant, wenn Patienten in ausgewiesene Traumazentren transportiert werden.

Für das Rettungsdienstfachpersonal ist es eine anspruchsvolle Entscheidung, festzulegen, welche Patienten am besten in ein Traumazentrum transportiert werden. Eine sinnvolle Entscheidung bewegt sich zwischen „Übertriage“ und „Untertriage“. Alle Patienten in ein Traumazentrum zu bringen („Übertriage“), hätte zur Folge, dass dort viele Patienten behandelt werden müssen, welche die speziellen Fähigkeiten des Zielkrankenhauses gar nicht benötigen. Dies könnte dazu führen, dass schwer verletzten Patienten nicht so optimal versorgt werden, weil die große Anzahl zu versorgender leicht verletzter Patienten die Ressourcen binden. Auf der anderen Seite des Spektrums ist der schwer verletzte Patient, der in ein Zielrankenhaus gebracht wird, das kein Traumazentrum ist („Untertriage“). Dies kann ebenfalls zu einem schlechteren Outcome des Patienten führen, weil dem Krankenhaus die erforderlichen Möglichkeiten und Fertigkeiten zur Versorgung des Patienten fehlen. Ein gewisses Maß an „Untertriage“ scheint unvermeidlich zu sein, weil einige lebensbedrohliche Zustände im Rettungsdienst nicht erkannt werden können. Um eine „Untertriage“ zu minimieren, schätzen Experten, dass bei 30–50 % der Fälle eine „Übertriage“ erforderlich ist. Damit ist gemeint, dass 30–50 % der in ein Traumazentrum transportierten Patienten die dort angebotenen speziellen Möglichkeiten nicht benötigen.[47]

Die – auch in der D-A-CH Region – übliche Definition für „Polytrauma“ oder „Schwerverletzten“ ist ein Injury Severity Score (ISS) von 16 oder mehr Punkten (**Kasten 6-8**). Allerdings kann der ISS erst dann genau festgelegt werden, nachdem bereits alle Diagnosen gestellt wurden, dies beinhaltet auch bildgebende Verfahren (z. B. Computertomografie). Somit kann der ISS im Rettungsdienst nicht ermittelt werden. Es wurden

### Kasten 6-7 Nationale Richtlinie zur prähospitalen Triage von Traumapatienten

Die vom American College of Surgeons Committee on Trauma herausgegebene *National Guideline for the Field Triage of Injured Patients* (zuvor von den Centers for Disease Control and Prevention veröffentlicht) teilt Traumapatienten in Gruppen mit hohem und mittlerem Risiko für eine schwere Verletzung ein. Patienten mit hohem Risiko (*„rote Kriterien“*) sollten in das höchstverfügbare Traumazentrum transportiert werden. Patienten mit mittlerem Risiko (*„gelbe Kriterien“*) können sicher in jedes Traumazentrum gebracht werden. In beiden Fällen müssen die geografischen Gegebenheiten des jeweiligen regionalen Traumasystems berücksichtigt werden.[46] Ähnliche Konzepte finden sich auch in der D-A-CH-Region. Hier stellen die zertifizierten TraumaNetzwerke (z. B. TraumaNetzwerk DGU® in Deutschland, vergleichbare Strukturen in Österreich und der Schweiz) sicher, dass Patienten anhand festgelegter Kriterien in ein regional oder überregional zuständiges Traumazentrum transportiert werden.

*Daten vom American College of Surgeons. COT releases updated national guideline for field triage of injured patients. Reviewed May 3, 2022. Accessed June 1, 2022. https://www.facs.org/for-medical-professionals/news-publications/news-and-articles/acs-brief/may-10-2022-issue/cot-releases-updated-national-guideline-for-field-triage-of-injured-patients*

### Kasten 6-8 Bewertung mit dem Injury Severity Score (ISS)

Verschiedene Scoring-Systeme werden genutzt, um Patienten mit traumatischen Verletzungen im Krankenhaus zu analysieren und zu kategorisieren. Diese Systeme können auch eingesetzt werden, um den weiteren Verlauf bzw. das Outcome der Patienten basierend auf dem Schweregrad ihrer Verletzungen vorherzusagen. In der Regel werden sie jedoch erst berechnet, nachdem der Patient im Traumazentrum vollständig untersucht wurde. Für die prähospitale Triage verletzter Patienten sind sie daher nur von begrenztem Nutzen, besitzen aber einen erheblichen Wert im Rahmen der Qualitätssicherung und Qualitätsverbesserung (QA/QI) der Traumaversorgung.

Ein sehr verbreiteter Score zur Einordnung der Verletzungsschwere ist der **Injury Severity Score (ISS)**. Beim ISS werden die Verletzungen von sechs Körperregionen erfasst:

1. Kopf und Hals
2. Gesicht
3. Thorax
4. Abdomen
5. Extremitäten (inkl. Becken)
6. Körperoberfläche / Weichteile (External)

Nur die schwerste Verletzung einer Körperregion wird berücksichtigt. Nach Ermittlung der schwersten Verletzung wird dieser ein Punktwert von 1 bis 6 zugewiesen, der sich vom **Abbreviated Injury Scale (AIS)** ableitet:

1. *Leicht*
2. *Mäßig*
3. *Ernsthaft*
4. *Schwer*
5. *Lebensbedrohlich*
6. *Tödlich*

Die drei höchsten Werte werden anschließend quadriert, um den schwersten Verletzungen ein höheres Gewicht zu geben und die leichteren Verletzungen weniger zu berücksichtigen. Diese quadrierten Werte werden dann addiert, um den endgültigen *Injury Severity Score (ISS)* zu berechnen.[48]

Höhere ISS-Werte korrelieren linear mit Mortalität, Morbidität, Krankenhausaufenthaltsdauer, Langzeiteinschränkungen usw. Das Hauptproblem beim ISS ist einerseits, dass Fehler beim AIS-Scoring sogar im Quadrat in die Gesamtscore-Berechnung eingehen. Andererseits wird kein Unterschied zwischen den verletzten Körperregionen gemacht, die für sich ja unterschiedlich empfindlich sind. Zwar bringt der ISS Score dem Rettungsdienstfachpersonal keinen unmittelbaren Nutzen bei der Einschätzung von Traumapatienten an der Einsatzstelle, aber ein Verständnis dafür, wie der ISS berechnet wird und was z. B. ein ISS-Score von 16 oder mehr Punkten aussagt, ist nützlich beim Lesen von Fachliteratur.



alternative Definitionen vorgeschlagen, die Traumapatienten einschließen, die (1) in der Notaufnahme oder innerhalb von 24 Stunden nach der Aufnahme versterben, (2) eine massive Transfusion von Blutprodukten benötigen, (3) auf eine Intensivstation aufgenommen werden müssen, (4) eine dringende Operation aufgrund ihrer Verletzungen erfordern oder (5) eine Kontrolle einer inneren Blutung mittels interventioneller Angiographie benötigen. Obwohl all diese Definitionen für Forschungszwecke nützlich sind, können sie vom Rettungsdienstfachpersonal nicht identifiziert werden.

Um die Patienten zu identifizieren, die am meisten von der Behandlung in einem Traumazentrum profitieren, hat die American College of Surgeons Committee on Trauma (ACS-COT) in Mai 2022 die „Guidelines for Field Triage of Injured Patients: Recommendations of the National Expert Panel" aktualisiert (**Abbildung 6-14**). Das Dokument enthält Empfehlungen, welche das Rettungsdienstfachpersonal dabei unterstützen, geeignete Entscheidungen über das Transportziel für einzelne Traumapatienten zu treffen.

*Die Empfehlungen zur Auswahl des geeigneten Zielkrankenhauses für Traumapatienten (Field Triage Guidelines) bestehen aus vier Schritten:*

- *Verletzungsmuster:* Dieser Abschnitt listet körperliche Befunde auf, die mit schweren Verletzungen (z.B. instabilen Thorax, Beckenringfraktur, aktive Blutung) in Verbindung stehen können. Diese Patienten erfordern den Transport in ein möglichst maximalversorgendes Traumazentrum.
- *Neurologischer Status und Vitalparameter:* Diese Patienten haben eine veränderte Bewusstseinslage und/oder Zeichen eines kritischen Zustandes, die eine Behandlung im Traumazentrum erfordern.
- *Unfallmechanismus:* Die hier aufgeführten Kriterien helfen dabei, Patienten zu erkennen, bei denen „versteckte", äußerlich nicht sichtbare Verletzungen vorliegen, die Einfluss auf die Entscheidung zum Transport eines Patienten in ein Traumazentrum haben.
- *Besondere Erwägungen:* Diese Kriterien beziehen sich auf Faktoren, wie zum Beispiel eine vorbestehende Antikoagulation, Verbrennungen, oder Schwangerschaft, die auf eine Entscheidung ein Patient in ein Traumazentrum zu transportieren auswirken.

Patienten mit schweren Verletzungsmustern oder auffälligem neurologischem Status bzw. instabilen Vitalparametern sollten in ein regionales maximalversorgendes Traumazentrum transportiert werden. Liegen ausschließlich Kriterien des Unfallmechanismus oder Hinweise aus der klinischen Einschätzung des Rettungsdienstfachpersonals auf ein relevantes Trauma vor, sollte der Transport in das nächstgeeignete Zielkrankenhaus erfolgen; dabei muss es sich nicht zwingend um ein maximalversorgendes Krankenhaus handeln. Wie alle Entscheidungshilfen dient auch dieses Schema lediglich als Orientierung und ersetzt nicht das klinische Urteilsvermögen. Im Zweifelsfall sollte der Patient in ein maximalversorgendes Traumazentrum transportiert werden."

## Transportdauer

Wie bereits erwähnt, sollte das Rettungsdienstfachpersonal das Zielkrankenhaus entsprechend der Schwere der Verletzungen auswählen. Einfach gesagt heißt das, der Patient sollte zum nächsten für ihn geeigneten Krankenhaus transportiert werden (das nächstgelegene Krankenhaus, das die Probleme des Patienten am besten versorgen kann). Wenn der Patient schwer verletzt ist oder die Gefahr einer persistierenden Blutung besteht, sollte das Rettungsdienstfachpersonal den Patienten in ein Zielkrankenhaus transportieren, welches die Möglichkeit hat, den Patienten schnell definitiv zu versorgen (z. B. ein Traumazentrum wenn möglich).

Wenn ein Rettungswagen z. B. 8 Minuten nach Alarmierung an der Einsatzstelle eintrifft und dann 6 Minuten für die Erstversorgung, Rettung und das Einladen benötigt, sind schon 14 Minuten des „Goldenen Intervalls" vorbei. Das nächste Krankenhaus ist 5, das nächste Traumazentrum hingegen 14 Fahrminuten entfernt. Stellen Sie sich zwei Fälle vor. Im ersten Fall wird der Patient ins Traumazentrum transportiert. Bei

## Nationale Richtlinien für die Triage von verletzten Patienten vor Ort

### ROTE KRITERIEN

***Hohes Risiko für schwere Verletzungen***

#### Verletzungsmuster

- Penetrierende Verletzungen an Kopf, Hals, Rumpf und proximalen Extremitäten
- Schädeldeformation, Verdacht auf Schädelfraktur
- Verdacht auf Wirbelsäulenverletzung mit neu aufgetretenen motorischen oder sensiblen Ausfällen
- Instabilität oder Deformität der Thoraxwand beziehungsweise Verdacht auf einen instabilen Thorax
- Verdacht auf Beckenfraktur
- erdacht auf Frakturen von mindestens zwei proximalen langen Röhrenknochen
- Zerquetschte, mit ausgedehnter Weichteilavulsion verletzte, traumatisch amputierte oder pulselose Extremität.
- Traumatische Amputation proximal des Hand- beziehungsweise Sprunggelenks
- Aktive Blutung, die die Anlage eines Tourniquets oder ein Wound-Packing mit kontinuierlicher manueller Kompression erfordert.

#### Bewusstseinszustand und Vitalfunktionen

**Alle Patienten**

- Kann Anweisungen nicht befolgen (motorischer GCS < 6)
- RR < 10 oder > 29 Atemzüge/min
- Atemnot oder Bedarf an Atemunterstützung
- Raumluftsättigung < 90 %

**Alter 0–9 Jahre**

- SBP < 70 mm Hg + (2 x Alter in Jahren)

**Alter 10–64 Jahre**

- SBP < 90 mmHg oder
- HR > SBP

**Alter > 65 Jahre**

- SBP < 110 mmHg oder
- HR > SBP

***Patienten, die eines der oben genannten ROTEN Kriterien erfüllen, sollten in ein maximalversorgendes Traumazentrum transportiert werden, das im Rahmen des regionalen Versorgungssystems am schnellsten erreichbar ist.***

### GELBE KRITERIUM

***Mäßiges Risiko für schwere Verletzungen***

#### Verletzungsmechanismus

- Autounfall mit hohem Risiko
  - Teilweise oder vollständige Herausschleuderung
  - Erhebliche Deformation des Fahrgastraums (einschließlich Dachbereich)
    - >12 Zoll Insassenstelle ODER
    - >30 cm an der Insassenposition, ODER
    - >45 cm an beliebiger Stelle, ODER
    - Notwendigkeit der Befreiung eines eingeklemmten Patienten
  - Tod im Fahrgastraum
  - Kind (Alter 0–9 Jahre) nicht angeschnallt oder in ungesichertem Kindersitz
  - Fahrzeugtelemetriedaten, die Hinweise auf eine schwere Verletzung liefern.
- Personen, die mit erheblicher Wucht aus bzw. von einem Transportmittel geschleudert wurden (z. B. Motorrad, Geländefahrzeug oder Pferd).
- Fußgänger oder Fahrradfahrer mit erheblicher Aufprallenergie, die geschleudert oder überfahren wurden
- Sturz aus einer Höhe von >3 m (alle Altersgruppen)

#### Beurteilung durch den Rettungsdienst

**Risikofaktoren berücksichtigen, darunter:**

- Leichte Stürze bei Kleinkindern (≤ 5 Jahre) oder älteren Erwachsenen (≥ 65 Jahre) mit erheblicher Aufprallkraft auf den Kopf
- Einnahme von Antikoagulanzien
- Verdacht auf Kindesmisshandlung
- Personen mit besonderem pflegerischem oder medizinischem Versorgungsbedarf
- Schwangerschaft > 20 Wochen
- Verbrennungen in Verbindung mit Trauma
- Kinder sollten bevorzugt in Zielkliniken mit pädiatrischer Versorgungsmöglichkeit transportiert werden

**Im Zweifel in ein Traumazentrum transportieren.**

***Patienten mit mindestens einem GELBEN Kriterium ohne Erfüllung eines ROTEN Kriteriums sollten bevorzugt in ein verfügbares Traumazentrum des regionalen Versorgungssystems transportiert werden; ein maximalversorgendes Traumazentrum ist hierfür nicht zwingend erforderlich.***

**Abbildung 6-14** Die Entscheidung, wohin ein schwer verletzter Patient transportiert wird, ist von großer Tragweite. Sie wird von der Leistungsfähigkeit und der Entfernung der infrage kommenden Krankenhäuser beeinflusst.

Ankunft dort sind das Schockraumteam, die Chirurgen und der Operationssaal bereit. Nach 10 Minuten im Schockraum sind lebensrettende Eingriffe durchgeführt, die notwendige Bildgebung ist erfolgt, sowie Blut abgenommen und der Patient wurde in den Operationssaal gebracht. Insgesamt sind seit der Alarmierung des Rettungswagens 38 Minuten vergangen. Im zweiten Fall wird der Patient in das nächstgelegene Krankenhaus gebracht, das 9 Minuten schneller als das Traumazentrum erreichbar ist. Dieses hat zwar einen Assistenzarzt in der Notaufnahme, aber der Chirurg und das Operationsteam sind außer Haus. Die Versorgungszeit für den Patienten in der Notaufnahme kann sich hier von 10 auf 45 Minuten ausdehnen, bis der Chirurg im Krankenhaus eintrifft und den Patienten untersucht. Weitere 30 Minuten vergehen, nachdem der Chirurg entschieden hat, dass der Patient operiert werden muss, bis der Operationssaal und das restliche chirurgische Team bereitstehen. Dies ergibt im zweiten Beispiel eine Gesamtzeit von 94 Minuten oder dauert 2½-mal länger als im Traumazentrum (Fall 1), bis der Patient im OP ist. Die eingesparten 9 Minuten Fahrweg kosten nachher tatsächlich 56 Minuten bei der Untersuchung und Behandlung, um die persistierende Blutung zu stoppen. Während dieser Zeit hätte die operative Versorgung inklusive Blutungskontrolle im Traumazentrum bereits begonnen.

In einem ländlichen Gebiet, wo ein Transport ins nächste Traumazentrum 45–60 Minuten oder länger dauern kann, ist eine Versorgung im nächsten Krankenhaus schneller erreichbar und deshalb möglicherweise vorzuziehen.

Allerdings ist zu bedenken, dass viele Krankenhäuser niedrigerer Versorgungsstufe keine definitive Behandlung für schwer verletzte Patienten gewährleisten können und diese Patienten daher in ein Traumazentrum weiterverlegt werden. Wenn dies im oben genannten Fall 2 zuträfe, würde die Zeitspanne bis zur definitiven Behandlung noch länger dauern.

## Transportmittel

Ein weiterer Aspekt bei der Patientenbeurteilung und der Entscheidung über den Transport betrifft die Wahl des Transportmittels. In den Rettungssystemen der D-A-CH Region steht ein breites Netzwerk der Luftrettung zur Verfügung. Die Luftrettung kann für kritisch verletzte Traumapatienten ein höheres Versorgungsniveau bieten als bodengebundene Rettungsdienste. Unter bestimmten Umständen kann die Luftrettung zudem schneller und schonender sein als der bodengebundene Transport. Wie bereits erwähnt, gilt: Ist ein Rettungshubschrauber (RTH) in einer Region verfügbar und für die jeweilige Situation geeignet, sollte die Entscheidung für seinen Einsatz möglichst früh im Beurteilungsprozess getroffen werden, um den größtmöglichen Nutzen für den Patienten zu erzielen. Bei Patienten mit Kriterien für ein maximalversorgendes Traumazentrum sollte der Einsatz eines RTH insbesondere bei zu erwartendem Zeitvorteil erwogen werden.

# Monitoring und (fortlaufende) Reevaluation

Nach dem Abschluss des Primary Survey und der Erstversorgung beginnt das Rettungsdienstfachpersonal mit der Erweiterung des Patientenmonitorings, der Reevaluation der Vitalzeichen und der Wiederholung der initialen Untersuchung. Dies wird mehrmals durchgeführt, entweder während des Transports in das nächst geeignete Zielkrankenhaus oder, bei verzögertem Transport, vor Ort. Die kontinuierliche Reevaluation der Bestandteile aus dem Primary Survey dient dazu, eine Verschlechterung des Patienten zu erkennen und die identifizierten Probleme umgehend zu behandeln. Eine besondere Aufmerksamkeit muss auf alle signifikanten Veränderungen der Vitalfunktionen gelegt werden. Treten diese auf, muss ständig überprüft werden, ob das Vorgehen erfolgreich war, oder eine Änderung des bisherigen Vorgehens erforderlich ist. Weiterhin hilft das Monitoring, diese Veränderungen rasch zu bemerken und Probleme zu erkennen, die während der initialen Beurteilung übersehen wurden oder noch nicht ersichtlich waren. Häufig ist der Zustand des Patienten nicht offensichtlich. Den Patienten gut zu beobachten und hinzuhören, liefert dem Rettungsdienstfachpersonal viele Informationen. Wie diese gesammelt werden, ist weniger entscheidend, als dass alle Informationen gesammelt werden. Reevaluationen sollten so schnell und sorgfältig wie möglich durchgeführt werden. Auf die speziellen Aspekte des Monitorings bei längeren Transporten wird später in diesem Kapitel eingegangen.

# Informationsübermittlung an das Zielkrankenhaus

Die Übermittlung von Informationen durch das Rettungsdienstfachpersonal an das Gesundheitsfachpersonal im Schockraum oder einer Notaufnahme des Zielkrankenhauses, ist ein wichtiger Bestandteil einer qualitativ hochwertigen Patientenversorgung. Unterscheiden lassen sich Informationen, die 1. vor dem Eintreffen im Zielkrankenhaus übermittelt werden, 2. die im Rahmen der Patientenübergabe mündlich erfolgen und 3. solche, die in Form eines Einsatzprotokolls schriftlich hinterlassen werden. Die Voranmeldung sollte so früh wie möglich erfolgen. Dies ermöglicht dem Zielkrankenhaus, das benötigte Gesundheitsfachpersonal (Schockraumteam) und Material bereitzustellen. Die Voranmeldung sollte folgende Informationen beinhalten:

- Geschlecht des Patienten und geschätztes oder tatsächliches Alter
- Verletzungsmechanismus
- Alle erkannten oder vermuteten Verletzungen sowie lebensgefährliche Probleme
- Aktuelle Vitalparametern
- Bereits durchgeführte Maßnahmen und das Ansprechen oder auch Nichtansprechen auf die erfolgte Therapie
- Geschätzte Ankunftszeit im Zielkrankenhaus (Schockraum / Notaufnahme)

Wenn es die Zeit erlaubt, können zusätzliche Informationen übermittelt werden, zum Beispiel relevante Vorerkrankungen und Medikamente, weitere nicht lebensbedrohliche Verletzungen, Merkmale der Einsatzstelle einschließlich der verwendeten oder getragenen Schutzausrüstung des Patienten (Sicherheitsgurt, Helm etc.) sowie Angaben zu weiteren beteiligten Patienten. Andernfalls können diese Informationen auch erst bei der Patientenübergabe im Zielkrankenhaus weitergegeben werden.

Mit Abschluss der mündlichen Übergabe an das innerklinische Gesundheitsfachpersonal und der Übernahme der Patientenversorgung durch dieses endet die Verantwortung des Rettungsdienstfachpersonals. Die mündliche Übergabe ist ausführlicher als die Voranmeldung über Funk oder Telefon, aber weniger detailreich als die Dokumentation des Einsatzprotokolls. Sie enthält eine kurze Beschreibung über die Unfallkinematik, den Patientenzustand, die ersten Behandlungsschritte und wie der Patient darauf reagiert hat. Die Übergabe muss klar hervorheben, was sich seit der Patientenanmeldung verändert hat. Eine gute Übergabe fördert auch den Teamgedanken bei der Patientenversorgung.

In einigen Traumazentren in den USA erfolgt die Übergabe in einer vorgegebenen Struktur, um Kommunikationsprobleme zwischen Rettungsdienstfachpersonal und innerklinischen Gesundheitsfachpersonal zu vermeiden. Bei Ankunft im Schockraum untersucht der Leiter des Schockraumteams (Trauma Team Leader) den Patienten rasch, um insbesondere sicherzustellen, dass der Patient atmet und einen Puls hat. Dann halten alle Mitarbeiter inne, um dem Teamleader des Rettungsdienstes einen sogenannten „20-second shout-out“ zu ermöglichen, also einer ganz kurzen, auf das wesentliche fokussierten Übergabe, die etwa 20 Sekunden dauert. Diese rasche Übergabe sollte Folgendes beinhalten:

1. Alter, Geschlecht, Verletzungsmechanismus und Zeitpunkt des Ereignisses
2. Vitalparameter, insbesondere Blutdrücke < 90 mmHg
3. Festgestellte Verletzungen
4. Präklinisch durchgeführte Maßnahmen
5. Veränderungen im Verlauf, insbesondere solche des Kreislaufs und der neurologischen Funktion
6. Anamnese, Allergien und Medikamente – insbesondere insbesondere eine bestehende Antikoagulation (z. B. DOAK, Vitamin-K-Antagonisten, Thrombozytenaggregationshemmern)

Bei schwerverletzten Patienten kann das Traumateam seine Erstbeurteilung nicht länger als 20 bis 30 Sekunden unterbrechen. Zusätzliche Informationen können daher an eine weitere Gesundheitsfachkraft oder ein anderes Teammitglied des Schockraumteams weitergegeben werden, das nicht direkt mit der Untersuchung oder den Maßnahmen am Patienten beschäftigt ist.

Ebenso wichtig ist das Erstellen eines Einsatzprotokolls. Dieses sollte aus zwei wesentlichen Gründen besonders sorgfältig ausgefüllt werden:

1. Es ermöglicht dem Gesundheitsfachpersonal des Zielkrankenhauses, sich ein Bild vom Zustand des Patienten und der Behandlungen an der Einsatzstelle zu machen, falls Fragen auftauchen, wenn das Rettungsdiensfachpersonal schon weg ist.
2. Es hilft dem Träger des Rettungsdienstes, eine Qualitätskontrolle sicherzustellen, indem Daten für die Nachbereitung des Falles bereitgestellt werden.

Aus diesen Gründen ist es wichtig, das Einsatzprotokoll exakt und vollständig auszufüllen und es im aufnehmenden Zielkrankenhaus abzugeben. Eine Kopie des Einsatzprotokolls sollte beim Patienten bleiben. Der Nutzen des Einsatzprotokolls ist gering, wenn dieses erst Stunden oder Tage später beim Patienten eintrifft. Wenn ein Rettungsdienst die Daten elektronisch verarbeitet, kann zumindest eine schriftliche Zusammenfassung der wichtigsten Informationen hinterlegt werden, das vollständige Einsatzprotokoll wird dann elektronisch nachgereicht.

Das Einsatzprotokoll ist Bestandteil der medizinischen Patientenakte und erfüllt zugleich eine juristische Funktion. Es dokumentiert die Situation am Einsatzort, die erhobenen Befunde sowie alle ergriffenen Maßnahmen. Im Bedarfsfall kann es auch vor Gericht als Beweismittel herangezogen werden. Es stellt eine vollständige Beschreibung sämtlicher Verletzungen und aller präklinisch durchgeführten Handlungen dar. Rettungsdienstfachpersonal hält darin fest, welche Informationen eingeholt wurden und welche Beobachtungen, Diagnosen und Behandlungen am Patienten erfolgt sind. Darüber hinaus dient das Protokoll der wissenschaftlichen Nachbereitung. Traumazentren, die beispielsweise Daten für Register wie das Traumaregister der DGU oder das Reanimationsregister der DGAI erheben, sind auf die präklinischen Angaben angewiesen. Ein sorgfältig ausgefülltes Einsatzprotokoll liefert hier wertvolle Informationen und unterstützt eine fundierte wissenschaftliche Auswertung.

# Sonderfälle

## Traumatischer Herz-Kreislauf-Stillstand

Ein traumatischer Herz-Kreislauf-Stillstand unterscheidet sich deutlich von einem primär medizinischen Herz-Kreislauf-Stillstand. Während bei medizinischen Ursachen meist eine Atemwegsproblematik, wie etwa eine Fremdkörperaspiration, oder eine kardiale Dysrhythmie zugrunde liegt und die Patienten am Einsatzort oft erfolgreich reanimiert werden können, ist der traumatische Herz-Kreislauf-Stand in der Regel die Folge einer massiven Hämorrhagie oder eines schweren Schädel-Hirn-Traumas. In solchen Situationen sind präklinische Wiederbelebungsversuche in den meisten Fällen nicht erfolgreich. Die Überlebenschancen nach traumatischem Kreislaufstillstand sind insgesamt sehr gering. In den USA überleben weniger als 4 % der Patienten, und unter 2 % erreichen ein gutes neurologisches Ergebnis. Im deutschsprachigen Raum (D-A-CH) zeigen Registerdaten vergleichbare Ergebnisse mit einer Überlebensrate von etwa 3–5 % und weniger als 2 % mit günstigem neurologischem Outcome.[60,61] Experten schätzen jedoch, dass etwa 15 % der traumatisch bedingten *Todesfälle potenziell oder definitiv vermeidbar sind.*[62-64]

Die präklinische Versorgung beim traumatisch bedingten Herz-Kreislauf-Stillstand ist komplex und erfordert die Berücksichtigung zahlreicher Faktoren. Leitlinien und Positionspapiere der *National Association of EMS Physicians (NAEMSP)*, des *American College of Surgeons Committee on Trauma* sowie des *European Resuscitation Council (ERC)* spiegeln den aktuellen Stand der wissenschaftlichen Evidenz wider. Dennoch müssen neue Forschungsergebnisse und lokale Rahmenbedingungen berücksichtigt werden, sodass regionale Protokolle in einzelnen Punkten von diesen Empfehlungen abweichen können.

### Allgemeine Vorgehensweise

Beim traumatisch bedingten Kreislaufstillstand soll mit Wiederbelebungsmaßnahmen begonnen werden, sofern keine eindeutigen Todeszeichen oder Kriterien für ein Unterlassen vorliegen. Äußere Blutungen müssen sofort kontrolliert werden. Thoraxkompressionen sind zwar in vielen Algorithmen vorgesehen, ihre Wirksamkeit ist bei schwerem Trauma mit schweren inneren Gefäßverletzungen jedoch begrenzt. Dennoch sollte bei potenziell überlebensfähigen Patienten mit den Maßnahmen der Herz-Lungen-Wiederbelebung (HLW) begonnen werden, wobei die Behandlung der reversiblen Ursachen – Hypoxie, Spannungspneumothorax, Perikardtamponade, Hypovolämie, Hypothermie und Obstruktion der Atemwege – oberste Priorität hat. Unterbrechungen der Kompressionen sind zu vermeiden.[52]

Die Atemwege werden unter manuelle In-Line-Stabilisation der Halswirbelsäule gesichert. Je nach Erfordernis erfolgt dies mit einem supraglottischen Atemweg oder durch endotracheale Intubation. Die endotracheale Intubation ist mittels Videolarynxkopie und ggf. Bogie durchzuführen. Eine kontinuierliche Kapnografie (Ziel $etCO_2$-Normwerte sind anstreben 35-40 mmHg, bei SHT mit Einklemmungszeichen 30-35 mmHg, bis zur definitiven neurochirurgischen Intervention) ist obligat. Im Rahmen eines traumatischen Herz-Kreislauf-Stillstands sollte von einem Spannungspneumothorax ausgegangen und eine sofortige beidseitige Entlastungspunktion durchgeführt werden, nach Empfehlung der S3-Leitlinie Polytrauma / Schwerverletzten Behandlung vorzugsweise im 4.-5. Interkostalraum mit einer Thoraxentlastungsnadel oder als chirurgische bilaterale Thorakostomie. Die Kreislaufstabilisierung umfasst eine konsequente Blutungskontrolle (Druckverband, Tourniquet, Beckengurt) sowie die Gabe von Infusionslösungen über großlumige i.v.- oder i.o.-Zugänge. Dabei sollen Isotone balancierte Elektrolytlösungen nur in begrenzter Menge verabreicht werden (Ziel ist permissive Hypotonie $RR_{sys}$ 80–90 mmHg; bei SHT $RR_{sys}$ ≥90–110 mmHg). Wenn verfügbar, sollten prähospital Erythrozytenkonzentrate verabreicht werden. Tranexamsäure soll frühzeitig gegeben werden. Das Monitoring schließt ein EKG und Rhythmusanalyse ein, bei Kammerflimmern oder pulsloser ventrikulärer Tachykardie ist sofort zu defibrillieren. Bei nicht schockbaren Rhythmen steht die Ursachenbehebung im Vordergrund und richtet sich medikamentös an die aktuellen Empfehlungen der Wiederbelebungsgesellschaften.

Die Vorortzeit muss kurz bleiben. Nur lebensrettende Maßnahmen sollten präklinisch erfolgen, anschließend erfolgt der rasche Transport in ein geeignetes Traumazentrum. Luftrettung kann durch Geschwindigkeit oder Verfügbarkeit von Blutprodukten Vorteile bieten, transportiert aber vielerorts keine Patienten bei laufender Reanimation – dies erfordert Beachtung lokaler SOPs.

In den USA wird folgendes empfohlen: Tritt der Kreislaufstillstand unter Anwesenheit des Rettungsdienstes auf oder besteht Grund zur Annahme, dass er erst wenige Minuten vor Eintreffen eingetreten ist, und kann der Patient innerhalb von 10–15 Minuten ein Traumazentrum erreichen, ist ein sofortiger Transport unter laufender Reanimation sinnvoll. Ist dies nicht möglich, können Wiederbelebungsmaßnahmen am Einsatzort durchgeführt und ggf. beendet werden, wenn sie erfolglos bleiben.

### Verzicht auf eine kardiopulmonale Reanimation

Wiederbelebungsversuche bei Patienten, die mit sehr hoher Wahrscheinlichkeit nicht überleben werden, setzen das Rettungsdienstfachpersonal einem nicht vertretbaren

Risiko aus – sowohl durch den Kontakt mit Blut und Körperflüssigkeiten als auch durch mögliche Verletzungen während eines risikoreichen Transports. Zudem binden erfolglose Maßnahmen wertvolle Ressourcen, die für vital bedrohte, überlebensfähige Patienten benötigt werden. Daher ist ein verantwortungsbewusstes und situationsangepasstes Vorgehen erforderlich, wenn über den Beginn von Reanimationsmaßnahmen bei traumatisch bedingtem Herz-Kreislaufstillständen entschieden wird.

Verschiedene amerikanische Fachgesellschaften – NAEMSP und ACS-COT – haben gemeinsam Leitlinien für den Verzicht oder Abbruch einer Reanimation bei Traumapatienten im präklinischen Setting herausgegeben.[53] Bei Patienten eines Ertrinkungsunfalls, Blitzschlagopfern, hypothermen Patienten sowie bei Kindern oder schwangeren Patientinnen sollte in besonderem Maße abgewogen werden, ob auf eine Wiederbelebung verzichtet bzw. diese abgebrochen wird. Ein Patient, der bei einem Verkehrsunfall mit Kreislaufstillstand aufgefunden wird, hat diesen möglicherweise aufgrund eines internistischen Problems (z. B. eines Myokardinfarkts) erlitten, dafür spricht insbesondere, wenn der Patient älter ist oder nur minimale Verletzungen hat. Wenn vermutet wird, dass der Kreislaufstillstand eine internistische Ursache hat, wird die Reanimation nach den üblichen BLS-/ALS-Algorithmen durchgeführt. Laut den ERC-Leitlinien treten circa 2,5 % der nichttraumatischen außerklinischen Kreislaufstillstände in Fahrzeugen auf. In diesen Fällen liegt häufig ein defibrillierbarer Rhythmus vor, d.h. Kammerflimmern oder eine pulslose ventrikuläre Tachykardie.

Bei Patienten mit Kreislaufstillstand, bei denen vermutet wird, dass dieser sehr wahrscheinlich traumatisch bedingt ist, kann auf eine Reanimation verzichtet und der Patient für tot erklärt werden, wenn die folgenden Bedingungen erfüllt werden:[53]

- Offensichtlich nicht mit dem Leben zu vereinbarenden Verletzungen (z. B. Enthauptung) oder sichere Todeszeichen (Verwesung, Leichenflecke an den abhängigen Körperpartien oder Leichenstarre).
- Bei Patienten eines stumpfen Traumas kann eine Wiederbelebung unterbleiben, wenn der Patient bei der Ankunft des Rettungsdienstes weder Atmung noch Puls aufweist und kein regulärer Rhythmus im EKG vorliegt.
- Bei Patienten eines penetrierenden Traumas kann ein Wiederbelebungsversuch unterbleiben, wenn der Patient bei der Ankunft des Rettungsdienstes weder Atmung noch Puls aufweist und andere Lebenszeichen (Pupillenreflexe, spontane Bewegungen, regulärer Rhythmus im EKG) fehlen.

Bei der Beurteilung eines potenziell verstorbenen Traumapatienten ist äußerste Vorsicht geboten. Ein Unterlassen von Reanimationsmaßnahmen ist nur dann medizinisch vertretbar, wenn zuvor eine sorgfältige Untersuchung durchgeführt wurde. Jährlich werden Fälle beschrieben, in denen Patienten fälschlicherweise für verstorben erklärt wurden, obwohl noch Vitalzeichen vorhanden waren. Auch wenn die meisten dieser Patienten später an ihren Verletzungen versterben, sind solche Irrtümer sowohl für das Rettungsdienstfachpersonal als auch für die beteiligten rettungsdienstlichen Leistungserbringer problematisch. In unübersichtlichen Einsatzsituationen mit mehreren Betroffenen besteht die Gefahr, dass das Vorhandensein eines Pulses nicht zuverlässig überprüft wird. Schwerstverletzte Traumapatienten können extrem bradykard und hypoton sein, was die Einschätzung zusätzlich erschwert.

Bevor entschieden wird, auf eine Reanimation zu verzichten, muss deshalb zwingend eine adäquate Untersuchung erfolgen. Dazu gehören: Palpation des Pulses, möglichst an mehreren Stellen, die Beurteilung des neurologischen Status (z. B. Pupillenreaktion, spontane Bewegungen oder Reaktion auf Schmerzreize) sowie das Anlegen eines EKG-Monitorings.

Erwägungen zur Entscheidung auf eine Reanimation zu verzichten bei einen traumatischen Kreislaufstillstand sind in **Tabelle 6-1** dargestellt.

## Abbruch einer Reanimation

Die NAEMSP (National Association of EMS Physicians) und das ACS-COT (American College of Surgeons Committee on Trauma) haben überarbeitete Leitlinien zur Beendigung von Reanimationsmaßnahmen im Rettungsdienst veröffentlicht. Ein Abbruch der Reanimation bei Traumapatienten sollte erwogen werden, wenn keine Lebenszeichen vorhanden sind und trotz adäquater rettungsdienstlicher Behandlung, einschließlich nur minimal unterbrochener Reanimationsmaßnahmen und Behandlung reversibler Ursachen, kein ROSC (Return of Spontaneous Circulation) erzielt wird (**Tabelle 6-2**).

Die angemessene Dauer der Reanimationsmaßnahmen bei traumatischem Kreislaufstillstand, bevor ein Abbruch in Betracht gezogen werden sollte, ist bislang nicht eindeutig festgelegt. Ein praktikabler Richtwert sind etwa 15 Minuten Reanimationsmaßnahmen. Allerdings können lokale Protokolle abweichende Zeiträume vorsehen. Nach Beginn eines Transports ist ein Abbruch von Reanimationsmaßnahmen in der Regel nicht mehr sinnvoll umsetzbar.

# Analgesie

Früher wurde die Schmerztherapie bei Traumapatienten stark eingeschränkt, da man Nebenwirkungen von Opioiden wie Atemdepression, Vasodilatation und damit verbundene Hypotonie oder Hypoxie befürchtete.

**Tabelle 6-1** Erwägungen zu dem Verzicht auf einer Reanimation bei Traumapatienten

| Erwägung | Klinischen Erscheinungsbild | Empfehlung |
|---|---|---|
| Auch mit der Durchführung einer Reanimation ist der Tod des Patienten das wahrscheinlichste Ergebnis | ▪ Patient ist pulslos, apnoeisch, zeigt keine organisierte elektrische Aktivität auf dem EKG, keine spontanen Bewegungen oder Pupillenreflexen | Verzicht auf Reanimation<br>STOP |
| Die Verletzungen sind nicht mit dem Leben zu vereinbaren | ▪ Enthauptung, traumatische Zertrennung des Körperstamms (Hemikorporektomie) | Verzicht auf Reanimation<br>STOP |
| Evidenz eines prolongierten Kreislaufstillstandes besteht | ▪ Leichenstarre<br>▪ Totenflecken<br>▪ Fäulnis | Verzicht auf Reanimation<br>STOP |
| Evidenz einer nicht traumatischen Ursache des Kreislaufstillstandes * | ▪ Verkehrsunfall mit geringem Schaden und ein nur gering verletzter Patient<br>▪ Ein Sturz von einer sonst nicht tödlichen Höhe ohne Nachweise von schweren Verletzungen | Mit Reanimationsmaßnahmen beginnen.<br>GO |

* Bei diesen Patienten besteht der Verdacht, dass ein Trauma infolge eines Kreislaufstillstandes passiert, statt die Ursache dafür ist (z.B. Sturz von einer Leiter nach massiven Herzinfarkt oder Verkehrsunfall infolge einer Apoplex).



**Tabelle 6-2** Abbruchkriterien für eine Reanimation beim traumatischen Kreislaufstillstand

| Erscheinungsbild oder Überlegung | Klinischer oder EKG-Befund | Empfehlung |
|---|---|---|
| Lebenszeichen sind vorhanden | ▪ Vorhandensein von Spontanatmung, Bewegungen, Puls, messbarem Blutdruck | Wiederbelebung nicht abbrechen<br>GO |
| PEA mit regulärem Rhythmus im EKG vorhanden | ▪ Normofrequent oder tachykarde Schmalkomplex-PEA (höhere Überlebenswahrscheinlichkeit)<br>▪ Bradykarde Breitkomplex-PEA (geringere Überlebenswahrscheinlichkeit) | Wiederbelebung nicht abbrechen<br>GO |

(*Fortsetzung nächste Seite*)

**Tabelle 6-2** Abbruchkriterien für eine Reanimation beim traumatischen Kreislaufstillstand (*Fortsetzung*)

| Erscheinungsbild oder Überlegung | Klinischer oder EKG-Befund | Empfehlung |
|---|---|---|
| Der Patient könnte von einer Notfallthorakotomie im Schockraum profitieren | ▪ Penetrierendes Thoraxtrauma, bei dem zunächst noch Lebenszeichen vorhanden waren<br>▪ Normofrequente oder tachykarde Schmalkomplex-PEA | Wiederbelebung nicht abbrechen<br>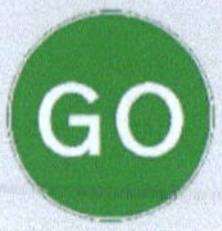 |
| Trotz effektiver Wiederbelebung verändert sich der Rhythmus im EKG zu einem prognostisch ungünstigeren Befund | ▪ Eine normfrequente Schmalkomplex-PEA degeneriert zu einer bradykarden Breitkomplex-PEA | Abbruch der Wiederbelebung erwägen<br> |
| Die Dauer der Wiederbelebung spricht für eine schlechte Prognose | ▪ Soll im Allgemeinen nicht länger als 15 Minuten andauern<br>▪ Spezielle Patientengruppen erfordern ggf. eine Wiederbelebung > 15 Minuten | Abbruch der Wiederbelebung erwägen<br>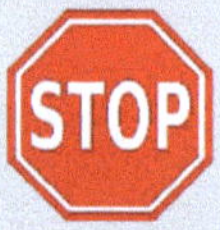 |

Hinweise: *EKG = Elektrokardiogramm; PEA = pulslose elektrische Aktivität.*



Dadurch blieb vielen Patienten eine notwendige Analgesie vorenthalten. Später erfolgte eine Phase großzügiger Opioidgabe mit dem Ziel vollständiger Schmerzfreiheit, mit gravierenden Folgen wie Abhängigkeit und Überdosierungen. Heute wird ein ausgewogenes Vorgehen empfohlen: adäquate Schmerztherapie ja, Opiate nur gezielt und so sparsam wie möglich, ergänzt durch nicht-pharmakologische Maßnahmen.[55] Die Wahl der Schmerztherapie sollte sich nach Wirksamkeit und Sicherheit richten und darf lebensrettende Maßnahmen oder den raschen Transport in ein geeignetes Zielkrankenhaus nicht verzögern.[56]

Nicht-pharmakologische Schmerztherapie umfasst Maßnahmen wie Immobilisation/Schienung, Kühlung sowie beruhigende Kommunikation. Für die pharmakologische Analgesie stehen zahlreiche Optionen zur Verfügung: Nicht-Opioide wie Paracetamol, Ketamin und nichtsteroidale Antirheumatika (NSAR) sowie Opioide wie Fentanyl, Morphin oder Hydromorphon. Opioide sollten jedoch zurückhaltend eingesetzt werden. Fentanyl gilt oft als Mittel der ersten Wahl, da es schnell wirkt, nur kurz anhält und die Hämodynamik kaum beeinflusst. Eine weitere attraktive Option ist Ketamin in analgetischer (sub-dissociative) Dosierung, da es bei sachgemäßer Gabe die hämodynamische Stabilität und die Atemfunktion erhält.[57]

Bei der Verabreichung von Analgetika muss der Patient engmaschig überwacht werden, sowohl hinsichtlich der Schmerzreduktion als auch möglicher Nebenwirkungen oder Komplikationen. Das Monitoring umfasst Pulsoxymetrie, Herzfrequenz, Bewusstseinslage und regelmäßige Blutdruckkontrollen. Wenn verfügbar, sollte zusätzlich ein $etCO_2$-Monitoring erfolgen.

## Verletzungen durch zwischenmenschliche Gewalt / Misshandlung

Rettungsdienstfachpersonal ist häufig als erstes am Einsatzort und kann so Anzeichen einer möglichen Misshandlung erkennen. Vor Ort, beispielsweise in einer Wohnung, können Beobachtungen gemacht und relevante Details an das Zielkrankenhaus weitergeleitet werden, damit die zuständigen sozialen Dienste informiert werden. Oft ist das Rettungsdienstfachpersonal die einzigen medizinisch geschulten Personen, die diese stille Gefahr wahrnehmen, vermuten und weitergeben können. Im deutschsprachigen Raum bestehen je nach Land spezifische gesetzliche Vorgaben: Verdachtsfälle von Misshandlung müssen, abhängig von der nationalen bzw. kantonalen/landesrechtlichen Regelung, an die zuständigen Behörden gemeldet werden. Dies gilt unabhängig davon, ob bereits das innerklinische Gesundheitsfachpersonal informiert wurde.

Grundsätzlich kann jeder Mensch, unabhängig vom Alter , Opfer oder Täter von Misshandlung sein. Schwangere, Säuglinge, Kleinkinder, Kinder, Jugendliche, junge Erwachsene, Menschen mittleren Alters sowie ältere Erwachsene sind gleichermaßen gefährdet. Misshandlung kann in verschiedenen Formen auftreten, u. a. physisch, psychisch (emotional), sexuell oder finanziell. Sie kann sowohl durch aktives Handeln (Kommission, z. B. körperliche Gewalt oder sexueller Missbrauch) als auch durch Unterlassen (Omission, z. B. Vernachlässigung von abhängigen Personen) erfolgen. Dieser Abschnitt behandelt die spezifischen Misshandlungsformen nicht im Detail, sondern beschreibt allgemeine Merkmale und soll die Aufmerksamkeit und den Verdacht des Rettungsdienstfachpersonals schärfen.

Typische Merkmale eines möglichen Täters sind beispielsweise eine Schilderung des Hergangs, die nicht zu den Verletzungen passt, das Bagatellisieren der Verletzungen, eine negative oder abweisende Haltung, übertriebenes Selbstbewusstsein, aggressive Reaktionen gegenüber dem Rettungsdienstfachpersonal oder, bei Kindern, ein fehlendes elterliches Interesse bzw. die Weigerung, Fragen zu beantworten. Hinweise auf ein mögliches Opfer von Misshandlung sind u. a. auffällige Zurückhaltung oder Schweigsamkeit, das Ausweichen vor Detailfragen, starrer oder fehlender Blickkontakt zu anwesenden Personen, das Bagatellisieren eigener Verletzungen sowie die Weigerung, Kleidung abzulegen, die Verletzungen sichtbar machen würde. Da Misshandlungen in sehr unterschiedlichen Formen auftreten können, sollte das Rettungsdienstfachpersonal stets eine hohe Aufmerksamkeit und einen begründeten Verdacht bewahren, insbesondere wenn Schilderung und Befunde nicht übereinstimmen.

## Längere Transportzeiten und Interhospitaltransfer

Obwohl die meisten Transporte in städtischen Regionen weniger als 30 Minuten dauern, können auch dort die Transportzeiten aus unterschiedlichen Gründen (z. B. durch Wetterbedingungen, durch Staus, durch eine momentan nicht passierbare Klappbrücke etc.) länger dauern. Es wird empfohlen, solche Verzögerungen auf dem Protokoll zu dokumentieren, damit später ersichtlich wird, warum die Transportzeit ungewöhnlich lange gedauert hat. In sehr ländlichen Gegenden ist es für das Rettungsdienstfachpersonal hingegen normal, dass die Patienten während eines Notfalltransports routinemäßig viel länger betreut werden. Außerdem werden die Rettungsdienste für Sekundärtransporte von einem Krankenhaus zum anderen, sowohl boden- als auch luftgebunden, eingesetzt. Diese Transporte können bis zu mehreren Stunden andauern.

Bei langen Transporten von Traumapatienten, insbesondere bei Interhospitalverlegungen, sind besondere Vorbereitungen erforderlich. Dabei müssen vorab Aspekte berücksichtigt werden, die den Patienten, die Rettungsdienstbesatzung sowie die Ausrüstung betreffen.

### Patientenbezogene Aspekte

Hierzu werden zwei Dinge unterschieden: zum einen diejenigen, die im Rahmen der Übernahme des Patienten im abgebenden Krankenhaus sichergestellt werden müssen, zum anderen diejenigen, die während des Transports von Bedeutung sind. Im Rahmen der Übernahme des Patienten sollte sich das Rettungsdienst- und Gesundheitsfachpersonal davon überzeugen, dass der Endotrachealtubus adäquat fixiert ist. Vor dem Transport sollten alle invasiven Installationen (u.a. venöse Zugänge, arterielle und zentralvenöse Katheter, Magensonde) sorgfältig auf Lage und Fixierung kontrolliert werden. Es ist sehr ärgerlich, wenn bei der Umlagerung des Patienten oder zu einem späteren Zeitpunkt ein Zugang o. Ä. verloren geht, weil er nicht ausreichend fixiert gewesen ist. Hinsichtlich der korrekten Lage eines ZVK ist es nützlich, sich beim abgebenden Krankenhaus zu erkundigen, ob eine Lagekontrolle erfolgt ist, etwa durch eine Röntgen-Thorax-Aufnahme. Befunde, z. B. Laborergebnisse oder eine aktuelle Blutgasanalyse sowie CT- oder Röntgenbilder, sollten mitgenommen werden. Die Erfahrung hat gezeigt, dass es sehr hilfreich ist, wenn das Rettungsdienstfachpersonal im Zielkrankenhaus nicht nur die Zielstation, sondern auch den zuständigen Ansprechpartner kennt (mit Namen und möglichst einer Telefonnummer).

Während des Transports ist es von größter Wichtigkeit, dass der Patientenraum gut gewärmt wird. Wie schon an anderer Stelle beschrieben, ist Hypothermie für einen Traumapatienten eine potenziell tödliche Komplikation. Deshalb sollte das Fahrzeug gut geheizt werden. Wenn Sie, als vollständig bekleidete Rettungsdienstfachperson, die Temperatur im Patientenraum als angenehm empfinden, ist es für den Patienten sehr wahrscheinlich zu kalt. Der Patient sollte auf der Patiententrage adäquat angegurtet und diese im Rettungswagen korrekt fixiert werden. Der Patient sollte so gesichert sein, dass die Rettungsdienstfachperson zu den verletzten Körperstellen und invasiven Installationen einen möglichst guten Zugang hat. Zusätzliche Geräte (z. B. Monitore oder Sauerstoffflaschen) müssen vorschriftsmäßig gesichert sein, damit sie bei einem plötzlichen Ausweichmanöver oder einem Unfall nicht zum Geschoss werden. Zusatzgeräte sollten nicht auf dem Patienten gelagert werden, da dies bei längeren Transporten für den Patient unangenehm sind und Druckstellen verursachen könnten.

Der Patient sollte während des Transports regelmäßig im Sinne des Primary Survey überwacht und die klinischen Vitalzeichen sollten in bestimmten Abständen kontrolliert werden. EKG-Monitoring, Pulsoxymetrie, invasive oder nichtinvasive Blutdruckmessung und Kapnografie (die auch bei nichtintubierten Patienten einsetzbar ist) sind das Minimum an Überwachung. Das Rettungsdienstfachpersonal sollte so gut ausgebildet sein, dass mögliche Probleme des Patienten vorausschauend erkannt werden können. Kritische Patienten sollten grundsätzlich nur von Rettungsdienstfachpersonal transportiert werden, das über genügend Erfahrung verfügt. Falls davon ausgegangen wird, dass während des Transports die Transfusion von Erythrozytenkonzentrate (EK) erforderlich sein wird, muss das eingesetzte Rettungsdienstfachpersonal im Umgang damit vertraut sein. Im deutschsprachigen Raum erfolgen solche Transporte in der Regel mittels Intensivtransportwagen (ITW) und speziell geschultem Rettungsdienstfachpersonal.

Es sollten zwei Behandlungspläne erstellt werden. Der erste, der medizinische Plan, wird ausgearbeitet, um erwartete und unerwartete medizinische Probleme während des Transports zu lösen. Das benötigte Material, Medikamente und sonstiger Vorrat sollten leicht verfügbar sein. Der zweite, der Transport Plan, beschreibt die schnellste Fahrtstrecke zum Zielkrankenhaus. Wetter, Straßenzustände (Baustellen) und Verkehr sollten berücksichtigt werden. Zusätzlich sollte das Personal die Kliniken entlang der Strecke kennen, falls ein Problem auftritt, das nicht innerhalb des Rettungswagens gelöst werden kann.

Folgende Hilfsmittel sind während des Sekundärtransports des Patienten nützlich:

- *Magensonde:* Eine oral oder nasal eingelegte Magensonde ermöglicht die Magenentlastung. Durch kontinuierliches oder intermittierendes Absaugen können Regurgitation und Aspiration sowie Übelkeit beim wachen Patienten verhindert bzw. vermindert werden.
- *Blasendauerkatheter (DK):* Die Überwachung der Urinausscheidung ist ein sensitiver Indikator für die renale Perfusion und ein Marker für den Volumenstatus des Patienten.
- *Arterielle oder venöse Blutgasanalysen (BGA) als sog. Point-of-Care-Verfahren:* Während die Pulsoxymetrie wertvolle Informationen über die Oxyhämoglobin-Sättigung liefert, kann die Blutgasanalyse wichtige Hinweise zum $pCO_2$, pH-Wert und zum Base Excess (BE) geben, letzterer gilt als Marker für den Schweregrad des Schocks.

## Teambezogene Aspekte

Die Sicherheit der Besatzung ist genauso wichtig wie die des Patienten. Das Rettungsdienstfachpersonal sollte, gerade für längere Transporte, ausgeruht sein und ausreichend gegessen und getrunken haben. Ein aktuelles evidenzbasiertes Review empfiehlt einige Maßnahmen zur Bewältigung von Müdigkeit; dazu gehören koffeinhaltige Getränke, kurze Erholungsschlafphasen (Power-Napping) und die Vermeidung von Schichten, die 24 Stunden oder länger andauern.[58] Das Team muss eine adäquate Sicherheitsausrüstung tragen, z. B. Sicherheitsgurte, die auch angelegt sein müssen, außer eine Behandlung am Patienten verhindert dies. Die Besatzungsmitglieder verwenden allgemeine Schutzmaßnahmen wie das Tragen von Handschuhen und führen ihre persönliche Schutzausrüstung (PSA) mit, um sich gegen Körperflüssigkeiten und Blut zu schützen.

## Materialbezogene Aspekte

Bei langen Transporten betreffen die ausrüstungsbezogenen Aspekte das Einsatzfahrzeug, die Materialien, Medikamente, Überwachungsgeräte und die Kommunikationsmittel. Das Rettungsmittel (boden- oder luftgebunden) muss technisch einwandfrei und ausreichend betankt sein. Die Besatzung muss sicherstellen, dass genügend Materialien und Medikamente verfügbar und griffbereit sind, darunter Verbandsmaterial, Infusionen, Sauerstoff und Analgetika. Der Medikamentenvorrat sollte sich an den zu erwartenden Patientenbedürfnissen orientieren und Sedativa, Myotonolytikum (Muskelrelaxans), Analgetika und Antibiotika umfassen. Als Faustregel gilt: etwa 50 % mehr Material und Medikamente mitführen als voraussichtlich benötigt, um Verzögerungen abzufangen. Medizinische Geräte wie Monitore (mit aktiven Alarmfunktionen), Sauerstoffdruckminderer, Beatmungsgeräte und Absaugeinheiten müssen zuverlässig funktionieren. Auch eine ausreichende Stromversorgung (Stromwandler 220 Volt), inklusive Ersatzbatterien, ist sicherzustellen. Der Erfolg eines langen Transports hängt zudem maßgeblich von einer funktionierenden Kommunikation ab, sowohl innerhalb des Teams um Rettungsdienst- und Gesundheitsfachpersonal als auch mit den Rettungsleitstellen und dem aufnehmenden Zielkrankenhaus.

Das Management spezifischer Verletzungen bei langen Transporten wird in den entsprechenden Kapiteln dieses Buches behandelt.

## ZUSAMMENFASSUNG

- Die Überlebenschancen von Traumapatienten hängen davon ab, dass Umstände, die zur Verminderung der Gewebeperfusion führen, umgehend erkannt und behandelt werden.
- Das Erkennen solcher Umstände erfordert eine systematische, prioritätenorientierte und logische Abfolge der Informationsbeschaffung und des Reagierens darauf. Dieser Prozess wird als Einschätzung bzw. Untersuchung des Patienten bezeichnet (Patient Assessment).
- Die Einschätzung des Patienten beginnt bereits mit der Beurteilung der Einsatzstelle (inklusive Sicherheit), gefolgt vom General Impression (erst Eindruck), den der Patient macht, und wird mit Primary Survey (X-ABCDE) fortgesetzt. Sofern der Zustand des Patienten dies erlaubt und genug Personal zur Verfügung steht, folgt hierauf der Secondary Survey (detaillierte Anamnese und körperliche Untersuchung).
- Die während dieses Prozesses gewonnenen Informationen werden analysiert und als Grundlage für die Therapie und Transportentscheidungen genutzt.
- Bei der Versorgung von Traumapatienten stellt ein übersehenes Problem eine verpasste Chance dar, die Überlebenswahrscheinlichkeit des Patienten zu erhöhen.
- Nachdem gleichzeitig die Situation und die Sicherheit an der Einsatzstelle beurteilt wurden, wird das Primary Survey nach dem X-ABCDE-Schema durchgeführt:
  - X – Lebensbedrohliche äußere Blutungen (Stoppen von starken, äußeren Blutungen)
  - A – Atemwegsmanagement und manuelle In-Line-Stabilisation (MILS) der HWS
  - B – Belüftung der Lungen, Oxygenierung/Beatmung
  - C – Circulation (Kreislauf) Kontrolle von bereits identifizierten Blutungen (X-Probleme) und Identifizierung von möglichen inneren Verletzungen / Blutungen
  - D – Defizite der neurologischen Funktionen
  - E – Entkleideten Patienten untersuchen/Erhalt von Körperwärme
- Obwohl die Bestandteile des X-ABCDE aufeinander folgend dargestellt werden, werden viele Maßnahmen des Primary Survey in schneller Reihenfolge und simultan durchgeführt.
- Lebensbedrohliche Probleme müssen nach dem Prinzip „erkennen und behandeln" unmittelbar therapiert werden. Nach Blutstillung sowie Sicherung von Atemweg und Atmung sollte der Patient rasch transportiert werden. Da die präklinischen Behandlungsmöglichkeiten limitiert sind, steht der zügige Transport zur definitiven Versorgung im Vordergrund.
- Das Primary Survey und Secondary Survey werden in regelmäßigen Abständen wiederholt, um Veränderungen im Zustand des Patienten rasch zu erkennen und umgehend darauf reagieren zu können.
- Das Outcome des Patienten kann erheblich verbessert werden, indem das Rettungsdienstfachpersonal das am besten geeignete Zielkrankenhaus für den Patienten auswählt, den Patienten dort voranmeldet und alle durchgeführten Maßnahmen und Befunde sorgfältig schriftlich dokumentiert.

## WIEDERHOLUNG FALLBEISPIEL

Es ist ein klarer Samstagmorgen Anfang November, die Außentemperatur liegt bei 5,5 °C. Sie werden in ein Wohngebiet alarmiert, wo eine Person vom Dach eines zweistöckigen Hauses gestürzt ist. Am Einsatzort empfängt Sie ein Familienmitglied und führt Sie in den Hinterhof. Dort berichtet dieser, der Patient habe mit einem Laubgebläse die Regenrinnen gereinigt, als er das Gleichgewicht verlor und aus etwa 3,5 m Höhe auf den Rücken stürzte. Nach dem Sturz war der Patient zunächst kurz bewusstlos. Als der Angehörige den

(*Fortsetzung nächste Seite*)

## WIEDERHOLUNG FALLBEISPIEL (FORTSETZUNG)

Notruf über 112 absetzte, war er jedoch bereits wieder bei Bewusstsein. Beim Eintreffen finden Sie einen etwa 40-jährigen männlichen Patienten in Rückenlage vor. Zwei Ersthelfer befinden sich bereits an seiner Seite. Der Patient ist wach, orientiert und ansprechbar. Es bestehen keine Hinweise auf eine akute, starke äußere Blutung. Während Ihr Kollege die manuelle In-Line-Stabilisation (MILS) Kopfes und Halswirbelsäule vornimmt, erheben Sie strukturierte orientierte Anamnese. Der Patient berichtet über ausgeprägte Schmerzen im Bereich der oberen und unteren Wirbelsäule.

Ihre initiale Befragung verfolgt mehrere Ziele: Erhebung der Hauptbeschwerden, Einschätzung der initialen Bewusstseinslage sowie Beurteilung der Atemtätigkeit. Da keine Hinweise auf eine akute respiratorische Insuffizienz bestehen, führen Sie das *Primary Survey* fort. Der Patient beantwortet ihre Fragen adäquat, womit eine Orientierung zu Person, Ort und Zeit festgestellt werden kann.

- Welche Verletzungen erwarten Sie, basierend auf der Kinematik des Traumas, bei diesem Patienten?
- Was sind Ihre nächsten Schritte?
- Wie versorgen Sie diesen Patienten weiter?

## AUFLÖSUNG DES FALLBEISPIELS

Sie sind seit einer Minute vor Ort und haben bereits viele wichtige Informationen erhalten, die Ihnen bei der weiteren Beurteilung und Behandlung des Patienten helfen. In den ersten 15 Sekunden seit Patientenkontakt haben Sie sich einen allgemeinen Eindruck vom Patienten verschafft und festgestellt, dass keine lebensrettenden Sofortmaßnahmen erforderlich sind. Mit ein paar einfachen Handgriffen haben Sie die X-, A-, B-, C- und D-Maßnahmen des Primary Survey durchgeführt. Es gab keine starken äußeren Blutungen. Der Patient sprach ohne Schwierigkeiten mit Ihnen, was darauf hindeutet, dass seine Atemwege frei sind und er nicht unter Atemnot leidet. Gleichzeitig hat ihr Kollege unter Berücksichtigung des Verletzungsmechanismus die Halswirbelsäule stabilisiert. Sie haben den Radialispuls sowie die Haut des Patienten hinsichtlich Farbe, Temperatur und Feuchtigkeit beurteilt. Diese Befunde deuten darauf hin, dass keine unmittelbare Gefahr für den Kreislaufzustand des Patienten besteht. Darüber hinaus haben Sie gleichzeitig keine ersten Anzeichen einer neurologischen Beeinträchtigung festgestellt, da der Patient wach und bei Bewusstsein ist, Fragen angemessen beantwortet und alle Extremitäten bewegen kann. Diese Befunde, sowie die Informationen über den Sturz helfen Ihnen dabei, den Bedarf an zusätzlichen Ressourcen, die Art des erforderlichen Transports und die Art der Einrichtung, in die Sie den Patienten bringen sollten, zu bestimmen.

Nachdem Sie diese Schritte abgeschlossen haben und keine sofortigen lebensrettenden Maßnahmen erforderlich sind, fahren Sie frühzeitig in der Patientenbeurteilung mit Schritt E des Primary Survey fort und ermitteln anschließend die Vitalparameter. Sie entkleiden den Patienten, um nach weiteren Verletzungen und Blutungen zu suchen, die möglicherweise durch die Kleidung verdeckt sind, und decken den Patienten anschließend zu, um ihn vor einem Wärmerverlust zu schützen. Im Rahmen dieses Vorgehens führen Sie eine weiterführende, strukturierte und orientierende körperliche Untersuchung durch und identifizieren zusätzliche, nicht vital bedrohliche Verletzungen..

Die nächsten Schritte, die Sie unternehmen werden, sind die Versorgung des Patienten, einschließlich der Immobilisation der gesamten Wirbelsäule, der Schienung von Extremitätenverletzungen, der Einleitung des Transports und der Kommunikation mit der Leitstelle und der aufnehmenden Klinik. Während der Fahrt zum Krankenhaus werden Sie den Patienten weiterhin regelmäßig beurteilen und überwachen, einen i.v.-Zugang legen, eine sichere und angemessene Analgesie gemäß lokaler Protokolle verabreichen und offene Wunden versorgen, sofern es die Zeit erlaubt. Aufgrund der Traumakinematik sowie der beobachteten Bewusstlosigkeit besteht ein Verdacht auf ein Schädel-Hirn-Trauma, Verletzungen der unteren Extremitäten sowie Wirbelsäulenverletzungen.

# Quellenverzeichnis


1. Brown JB, Rosengart MR, Forsythe RM, et al. Not all prehospital time is equal: influence of scene time on mortality. J Trauma Acute Care Surg. 2016;81:93-100.
2. Meizoso JP, Ray JJ, Karcutskie CA 4th, et al. Effect of time to operation on mortality for hypotensive patients with gunshot wounds to the torso: the golden 10 minutes. J Trauma Acute Care Surg. 201;81(4):685-691. doi: 10.1097/TA.0000000000001198
3. Clarke JR, Trooskin SZ, Doshi PJ, Greenwald L, Mode CJ. Time to laparotomy for intra-abdominal bleeding from trauma does affect survival for delays up to 90 minutes. J Trauma. 2002;52(3):420-425. doi: 10.1097/00005373-200203000-00002
4. Brown E, Tohira H, Bailey P, et al. Longer prehospital time was not associated with mortality in major trauma: a retrospective cohort study, Prehosp Emerg Care. 2019;23(4): 527-537. doi: 10.1080/10903127.2018.1551451
5. Advanced Trauma Life Support (ATLS) Subcommittee, Committee on Trauma. Initial assessment and management. In: Advanced Trauma Life Support Course for Doctors, Student Course Manual. 10th ed. American College of Surgeons; 2018.
6. Kotwal RS, Butler FK, Gross KR, et al. Management of junctional hemorrhage in Tactical Combat Casualty Care: TCCC guidelines–proposed change 13-03. J Spec Oper Med. 2013;13:85-93.
7. Kragh JF Jr, Mann-Salinas EA, Kotwal RS, et al. Laboratory assessment of out-of-hospital interventions to control junctional bleeding from the groin in a manikin model. Am J Emerg Med. 2013;31:1276-1278.
8. Kragh JF Jr, Parsons DL, Kotwal RS, et al. Testing of junctional tourniquets by military medics to control simulated groin hemorrhage. J Spec Oper Med. 2014;14:58-63.
9. Kragh JF, Kotwal RS, Cap AP, et al. Performance of junctional tourniquets in normal human volunteers. Prehosp Emerg Care. 2015;19:391-398.
10. Chen J, Benov A, Nadler R, et al. Testing of junctional tourniquets by medics of the Israeli Defense Force in control of simulated groin hemorrhage. J Spec Oper Med. 2016;16:36-42.
11. Bulger EM, Snyder D, Schoelles K, et al. An evidence-based prehospital guideline for external hemorrhage control: American College of Surgeons Committee on Trauma. Prehosp Emerg Care. 2014;18(2):163-173.
12. Fischer PE, Perina DG, Delbridge TR, et al. Spinal motion restriction in the trauma patient: a joint position statement. Prehosp Emerg Care. 2018;22(6):659-661. doi: 10.1080/10903127.2018.1481476
13. Kragh JF, Littrel ML, Jones JA, et al. Battle casualty survival with emergency tourniquet use to stop limb bleeding. J Emerg Med. 2011;41:590-597.
14. Beekley AC, Sebesta JA, Blackbourne LH, et al. Prehospital tourniquet use in Operation Iraqi Freedom: effect on hemorrhage control and outcomes. J Trauma. 2008; 64:S28-S37.
15. Doyle GS, Taillac PP. Tourniquets: a review of current use with proposals for expanded prehospital use. Prehosp Emerg Care. 2008;12:241-256.
16. First Aid Science Advisory Board. First aid. Circulation. 2005;112(III):115.
17. Swan KG Jr, Wright DS, Barbagiovanni SS, et al. Tourniquets revisited. J Trauma. 2009;66:672-675.
18. King DR, Larentzakis A, Ramly EP; Boston Trauma Collaborative. Tourniquet use at the Boston Marathon bombing: lost in translation. J Trauma Acute Care Surg. 2015;78(3):594-599.
19. Deakin CD, Low JL. Accuracy of the advanced trauma life support guidelines for predicting systolic blood pressure using carotid, femoral, and radial pulses: observational study. Br Med J. 2000;321(7262):673-674.
20. Teasdale G, Jennett B. Assessment of coma and impaired consciousness: a practical scale. Lancet. 1974;2:81-84. doi: 10.1016/s0140-6736(74)91639-0
21. Bledsoe B, Casey M, Feldman J, et al. Glasgow Coma Scale scoring is often inaccurate. Prehosp Disaster Med. 2015;30(1): 46-53.
22. Gill MR, Reiley DG, Green SM. Interrater reliability of Glasgow Coma Scale scores in the emergency department. Ann Emerg Med. 2004;43(2):215-223.
23. Kerby JD, Maclennan PA, Burton JN, Mcgwin G, Rue LW. Agreement between prehospital and emergency department Glasgow Coma scores. J Trauma. 2007;63(5): 1026-1031.
24. Healey C, Osler TM, Rogers FB, et al. Improving the Glasgow Coma Scale score: motor score alone is a better predictor. J Trauma. 2003;54:671-678.
25. Beskind DL, Stolz U, Gross A, et al. A comparison of the prehospital motor component of the Glasgow Coma Scale (mGCS) to the prehospital total GCS (tGCS) as a prehospital risk adjustment measure for trauma patients. Prehosp Emerg Care. 2014;18(1):68-75.
26. Kupas DF, Melnychuk EM, Young AJ. Glasgow Coma Scale motor component ("patient does not follow commands") performs similarly to total Glasgow Coma Scale in predicting severe injury in trauma patients. Ann Emerg Med. 2016;68(6):744-750.
27. Aguilar SA, Davis DP. Latency of pulse oximetry signal with use of digital probes associated with inappropriate extubation during prehospital rapid sequence intubation in head injury patients: case examples. J Emerg Med. 2012;42(4):424-428.
28. Vithalani VD, Vlk S, Davis SQ, Richmond NJ. Unrecognized failed airway management using a supraglottic airway device. Resuscitation. 2017;119:1-4.
29. Davis JW, Davis IC, Bennink LD, Bilello JF, Kaups KL, Parks SN. Are automated blood pressure measurements accurate in trauma patients? J Trauma. 2003;55(5):860-863.
30. Brown JB, Rosengart MR, Forsythe RM, et al. Not all prehospital time is equal: influence of scene time on mortality. J Trauma Acute Care Surg. 2016;81:93-100.

31. Pokorney DM, Braverman MA, Edmundson PM, et al. The use of prehospital blood products in the resuscitation of trauma patients: a review of prehospital transfusion practices and a description of our regional whole blood program in San Antonio, TX. IBST Sci Ser. 2019;14(3):332-342.
32. Pasley J, Miller CH, Dubose JJ, et al. Intraosseous infusion rates under high pressure: a cadaveric comparison of anatomic sites. J Trauma Acute Care Surg. 2015; 78(2):295-299.
33. Brown JB, Cohen MJ, Minei JP, et al. Goal directed resuscitation in the prehospital setting: a propensity adjusted analysis. J Trauma Acute Care Surg. 2013;74(5): 1207-1214.
34. Biswas S, Adileh M, Almogy G, Bala M. Abdominal injury patterns in patients with seatbelt signs requiring laparotomy. J Emerg Trauma Shock. 2014;7(4):295-300.
35. Bansal V, Conroy C, Tominaga GT, Coimbra R. The utility of seat belt signs to predict intra-abdominal injury following motor vehicle crashes. Traffic Inj Prev. 2009;10(6):567-572.
36. Chandler CF, Lane JS, Waxman KS. Seatbelt sign following blunt trauma is associated with increased incidence of abdominal injury. Am Surg. 1997;63(10):885-888.
37. Moylan JA, Detmer DE, Rose J, Schulz R. Evaluation of the quality of hospital care for major trauma. J Trauma. 1976;16(7):517-523.
38. West JG, Trunkey DD, Lim RC. Systems of trauma care: a study of two counties. Arch Surg. 1979;114(4):455-460.
39. West JG, Cales RH, Gazzaniga AB. Impact of regionalization: the Orange County experience. Arch Surg. 1983;118(6):740-744.
40. Shackford SR, Hollingworth-Fridlund P, Cooper GF, Eastman AB. The effect of regionalization upon the quality of trauma care as assessed by concurrent audit before and after institution of a trauma system: a preliminary report. J Trauma. 1986;26(9):812-820.
41. Waddell TK, Kalman PG, Goodman SJ, Girotti MJ. Is outcome worse in a small volume Canadian trauma centre? J Trauma. 1991;31(7):958-961.
42. MacKenzie EJ, Rivara FP, Jurkovich GJ, et al. A national evaluation of the effect of trauma-center care on mortality. N Engl J Med. 2006;354(4):366-378.
43. Branas CC, MacKenzie EJ, Williams JC, et al. Access to trauma centers in the United States. JAMA. 2005;293(21):2626-2633.
44. Nathens AB, Jurkovich GJ, Rivara FP, Maier RV. Effectiveness of state trauma systems in reducing injury-related mortality: a national evaluation. J Trauma. 2000;48(1): 25-30; discussion 30-31.
45. Report Card Task Force Members, American College of Emergency Physicians (ACEP) Staff. America's emergency care environment, a state-by-state report card: 2014 edition. Ann Emerg Med. 2014;63(2):97-242.
46. American College of Surgeons. COT Releases Updated National Guideline for Field Triage of Injured Patients. Reviewed May 3, 2022. Accessed June 1, 2022. https://www.facs.org/for-medical-professionals/news-publications/news-and-articles/acs-brief/may-10-2022-issue/cot-releases-updated-national-guideline-for-field-triage-of-injured-patients/
47. American College of Surgeons. Resources for the Optimal Care of the Injured Patient. 6th ed. American College of Surgeons; 2014.
48. Baker SP, O'Neill B, Haddon W Jr, Long WB. The injury severity score: a method for describing patients with multiple injuries and evaluating emergency care. J Trauma. 1974;14(3):187-196.
49. McCoy CE, Chakravarthy B, Lotfipour S. Guidelines for field triage of injured patients: in conjunction with the Morbidity and Mortality Weekly Report published by the Centers for Disease Control and Prevention. West J Emerg Med. 2013;14(1):69-76.
50. Centers for Disease Control and Prevention. Guidelines for field triage of injured patients: recommendations of the national expert panel on field triage 2011. Morb Mortal Wkly Rep. 2012;61:1-21.
51. Truhlar A, Deakin CD, Soar J, et al. European Resuscitation Council Guidelines for Resuscitation 2015. Section 4: cardiac arrest in special circumstances. Resuscitation. 2015;95:148-201.
52. American Heart Association. 2015 guidelines for cardiopulmonary resuscitation and emergency cardiovascular care. Circulation. 2015;132:S313-S314.
53. National Association of EMS Physicians and American College of Surgeons Committee on Trauma. NAEMSP position statement: withholding of resuscitation for adult traumatic cardiopulmonary arrest. Prehosp Emerg Care. 2013;17:291.
54. The National Association of EMS Physicians (NAEMSP) and the American College of Surgeons Committee on Trauma (ACS-COT). Termination of resuscitation for adult traumatic cardiopulmonary arrest. Prehosp Emerg Care. 2012;16(4):571.
55. U.S. Department of Health and Human Services. What is the U.S. opioid epidemic? Reviewed October 27, 2021. Accessed February 11, 2022. https://www.hhs.gov/opioids/about-the-epidemic/index.html
56. Alonso-Serra HM, Wesley K. Prehospital pain management. Prehosp Emerg Care. 2003;7(4):482-488. doi: 10.1080/312703002260
57. Morgan MM, Perina DG, Acquisto NM, et al. Ketamine use in prehospital and hospital treatment of the acute trauma patient: a joint position statement. Prehosp Emerg Care. 2021;25(4):588-592, doi: 10.1080/10903127.2020.1801920
58. Patterson DP, Higgins JS, Van Dongen HPA, et al. Evidence-based guidelines for fatigue risk management in emergency medical services. Prehosp Emerg Care. 2018; 22(1):89-101.
59. https://register.awmf.org/assets/guidelines/187-023l_S3_Polytrauma-Schwerverletzten-Behandlung_2023-06.pdf
60. Böttiger BW, et al. Survival after cardiac arrest due to trauma: results from the German Resuscitation Registry. *Crit Care*. 2011;15(6): R272.
61. Hildebrand F, et al. Survival after traumatic cardiac arrest is possible – a comparison of German patient registries. *Eur J Trauma Emerg Surg*. 2022;48(6):4459-4468.
62. Trauma-Related Preventable Deaths in Berlin 2010: Need to Change Prehospital Management Strategies and Trauma Management Education. Kleber C, Giesecke MT,

Tsokos M, Haas NP, Buschmann CT. World Journal of Surgery. 2013;37(5):1154-61. doi:10.1007/s00268-013-1964-2.
63. Preventable and Potentially Preventable Deaths in Severely Injured Elderly Patients: A Single-Center Retrospective Data Analysis of a German Trauma Center. Schoeneberg C, Schilling M, Probst T, Lendemans S. World Journal of Surgery. 2014;38(12):3125-32. doi:10.1007/s00268-014-2755-0.
64. Are Pre-Hospital Trauma Deaths Preventable? A Systematic Literature Review. Pfeifer R, Halvachizadeh S, Schick S, et al. World Journal of Surgery. 2019;43(10): 2438-2446. doi:10.1007/s00268-019-05056-1.

# Weiterführende Literatur

Merchant RM, Topjian AA, Panchal AR, et al. Part 1: executive summary: 2020 American Heart Association guidelines for cardiopulmonary resuscitation and emergency cardiovascular care. Circulation. 2020;142:S337-S357.

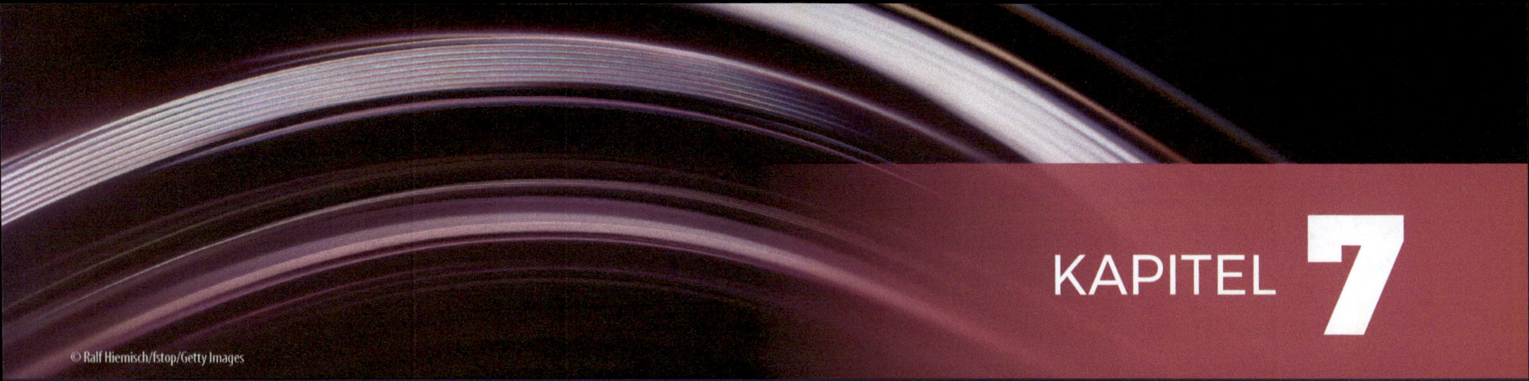



KAPITEL 7

# Atemwege und Ventilation

**Autoren**
Jean-Cyrille Pitteloud, MD
Jay Johannigman, MD, FACS, FCCM

## LERNZIELE

Nach dem Durcharbeiten dieses Kapitels werden Sie in der Lage sein:

- die Prinzipien der Ventilation und des Gasaustausches auf Ihre Patienten anzuwenden und in Ihr Assessment zu integrieren
- zu erkennen, wie traumatische Verletzungen die Prozesse der Ventilation und Oxygenierung beeinträchtigen
- die Auswirkungen einer gestörten Oxygenierung und Ventilation auf die Perfusion und das Fortschreiten eines traumatischen Schockgeschehens darzulegen
- den Einfluss eines Traumas auf das Atemminutenvolumen (AMV) und die Oxygenierung zu verstehen
- zwischen Ventilation und Oxygenierung zu unterscheiden
- die Mechanismen zu erklären, warum die supplementäre Sauerstoffgabe und eine unterstützende Beatmung für Traumapatienten von Nutzen sind.
- in Einsätzen mit Traumapatienten die effektivste Methode zur Sicherstellung eines freien Atemweges zu wählen
- in unterschiedlichen Szenarien das jeweils angemessene Management bezüglich des Atemwegs, der Oxygenierung und der Beatmung zu wählen.
- Risiken und Nutzen verschiedenster invasiver Methoden auf Basis der aktuellen Forschung zu verstehen und zu beurteilen.
- die Indikationen und Limitationen des endtidalen $CO_2$-Monitorings ($etCO_2$, Kapnometrie und -grafie) beim Traumapatienten zu kennen.

## FALLBEISPIEL

Sie werden zu einem Motorradunfall auf einer viel befahrenen Bundesstraße gerufen. Beim Eintreffen an der Einsatzstelle sehen Sie einen jungen, männlichen Patienten ungefähr 15 Meter von einem stark beschädigten Motorrad entfernt in Rückenlage liegen. Der Patient bewegt sich nicht und trägt immer noch seinen Helm. Aus der Entfernung erkennen Sie eine beschleunigte Atmung. Beim Näherkommen sehen Sie um den Kopf des Patienten herum eine Blutlache und nehmen schnarchende und gurgelnde Atemgeräusche war.

(*Fortsetzung nächste Seite*)

**FALLBEISPIEL (FORTSETZUNG)**

Das nächstgelegene Traumazentrum ist 15 Minuten entfernt. Der Leitstellendisponent informiert Sie darüber, dass aufgrund schlechten Wetters kein Rettungshubschrauber zur Verfügung steht.

- Welche Anzeichen für eine Beeinträchtigung der Atemwege sind bei diesem Patienten erkennbar?
- Welche weiteren Informationen würden Sie, falls vorhanden, von Zeugen oder den Rettungskräften anfordern?
- Welche sind die entscheidenden Anzeichen und Symptome einer gestörten Oxygenierung und Ventilation, auf die während der ersten Einschätzung geachtet werden sollte?
- Beschreiben Sie die Abfolge der Maßnahmen, die Sie zur Behandlung des Patienten sowohl vor Ort als auch während des Transports durchführen

# EINFÜHRUNG

Zu den entscheidenden Fähigkeiten in der präklinischen Notfallmedizin gehören das Freimachen und Offenhalten der Atemwege sowie die Sicherstellung des Gasaustauschs.

Ein unzureichendes Management von Atemwegen und Ventilation, mit darauf folgender ungenügender Sauerstoffversorgung, gefährdet innerhalb kürzester Zeit insbesondere sensible Organsysteme wie das Zentralnervensystem (ZNS) oder das Myokard und birgt die Gefahr irreversibler Schäden. Die Fähigkeit, einen gefährdeten Atemweg und eine mangelhafte Oxygenierung zu erkennen, stellt ein Schlüsselelement dar, um die Auswirkungen eines Traumas zu minimieren.

Definition:

- Die **Oxygenierung** beschreibt den Prozess, bei dem Sauerstoffmoleküle, die eingeatmet wurden, durch die Alveolarmembran diffundieren, an Hämoglobin binden und schließlich an das Gewebe abgegeben werden..
- Die **Ventilation** entspricht der Belüftung der Lunge durch Ein- und Ausatmung, um den Gasaustausch in der Alveole zu ermöglichen.

Der aerobe Stoffwechsel stellt die effizienteste Form der Energiegewinnung im menschlichen Körper dar, wobei Sauerstoff auf zellulärer Ebene eine entscheidende Rolle spielt.

Das respiratorische System hat zwei Hauptfunktionen:

1. *Die Zuführung von Sauerstoff zur Bindung an Hämoglobin und anschließendem Transport in die Zellen.* Da der Körper praktisch keine Sauerstoffreserven vorhält, führt ein Sauerstoffmangel innerhalb von Minuten zum Zelltod.
2. *Die Ausscheidung von Kohlendioxid, das als Abfallprodukt des Zellstoffwechsels entsteht.* Eine unzureichende Ventilation und folglich ausbleibende $CO_2$-Elimination können rasch zu Azidose und Koma führen.

Ein effektives respiratorisches System muss sowohl die Oxygenierung als auch die Ventilation sicherstellen, um das Leben zu ermöglichen.

## Anatomie

Das respiratorische System setzt sich aus den oberen und unteren Atemwegen zusammen (**Abbildung 7-1**). Jede Komponente des Systems spielt eine wichtige Rolle bei der Aufrechterhaltung des Gasaustausches.

### Obere Atemwege

Die oberen Atemwege bestehen aus der Nasen- und Mundhöhle (**Abbildung 7-2**). Neben ihrer Funktion in der Ventilation dienen die oberen Atemwege gleichzeitig der Nahrungs- und Flüssigkeitsaufnahme. Aufgrund dieser Doppelfunktion weisen die Strukturen eine robuste und zugleich raffinierte Anatomie mit einer hochkomplexen Innervierung auf. Die Luft wird in der Nasenhöhle angewärmt, befeuchtet und gefiltert. Im Anschluss an die Nasenhöhle folgt der Pharynx, der sich vom weichen Gaumen bis zum oberen Ende der Speiseröhre erstreckt. Der Pharynx besteht aus Muskeln und Schleimhaut und ist in drei Abschnitte unterteilt: den Nasopharynx (oberer Teil), den Oropharynx (mittlerer Teil) und den Hypopharynx (unterer Teil).

*Unterhalb des Pharynx folgen der Ösophagus, der in den Magen mündet, und die Trachea, die sich in die unteren Atemwege fortsetzt.*

Den Übergang zwischen dem Hypopharynx und der Trachea bildet der Larynx (**Abbildung 7-3**), der die Stimmbänder sowie die Muskeln für deren Koordination enthält und von einem starken, schützenden Knorpelgehäuse umgeben ist. Die Stimmbänder sind Gewebefalten, die in den Atemweg hineinragen und Töne erzeugen können. Durch ihre Beweglichkeit können sie nicht nur Klänge erzeugen und modifizieren, sondern auch den Atemweg abdichten und so vor Aspiration schützen. Die

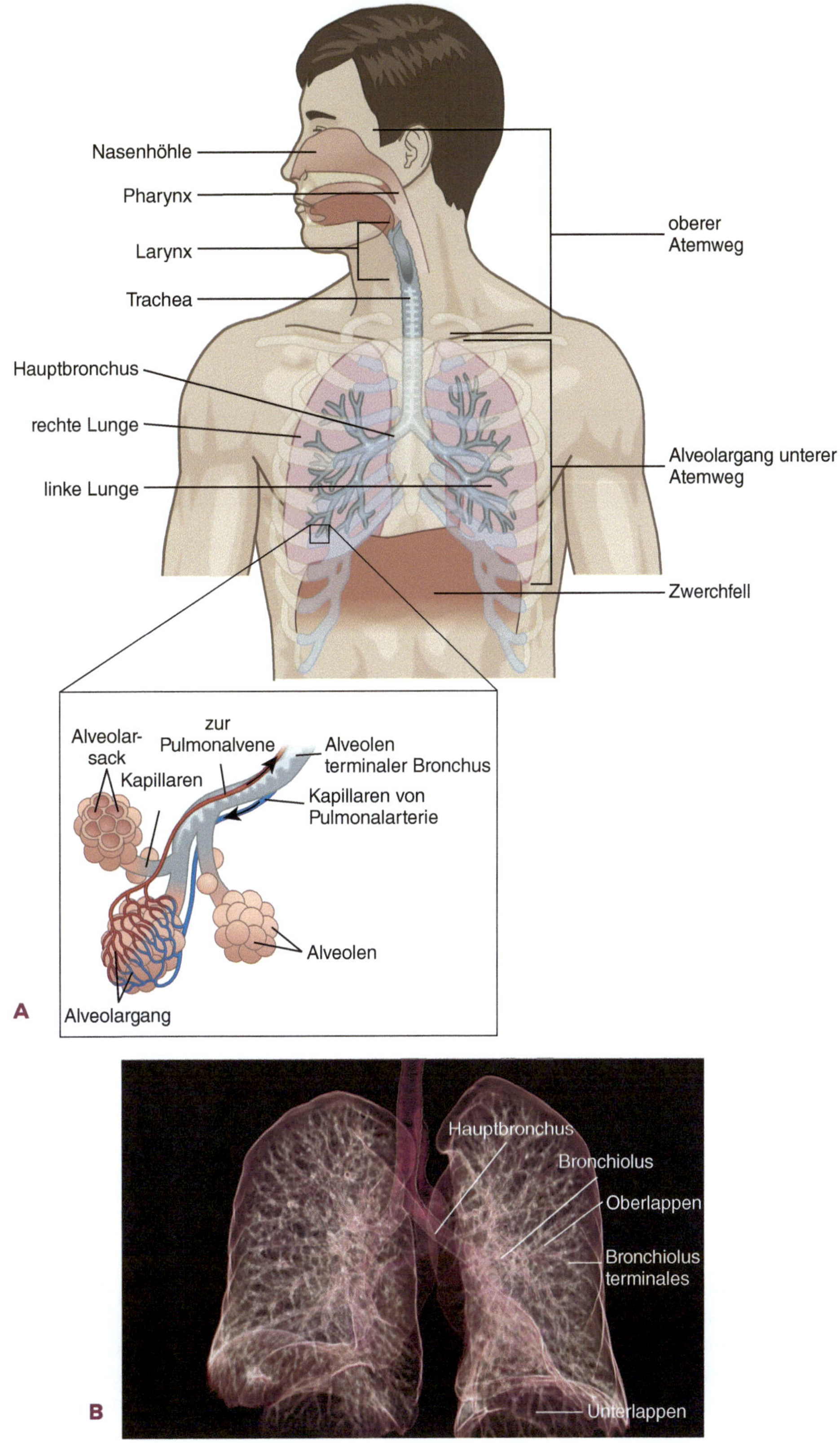


**Abbildung 7-1 A.** Organe des Respirationssystems: obere und untere Atemwege **B.** Querschnitt des unteren Respirationstrakts

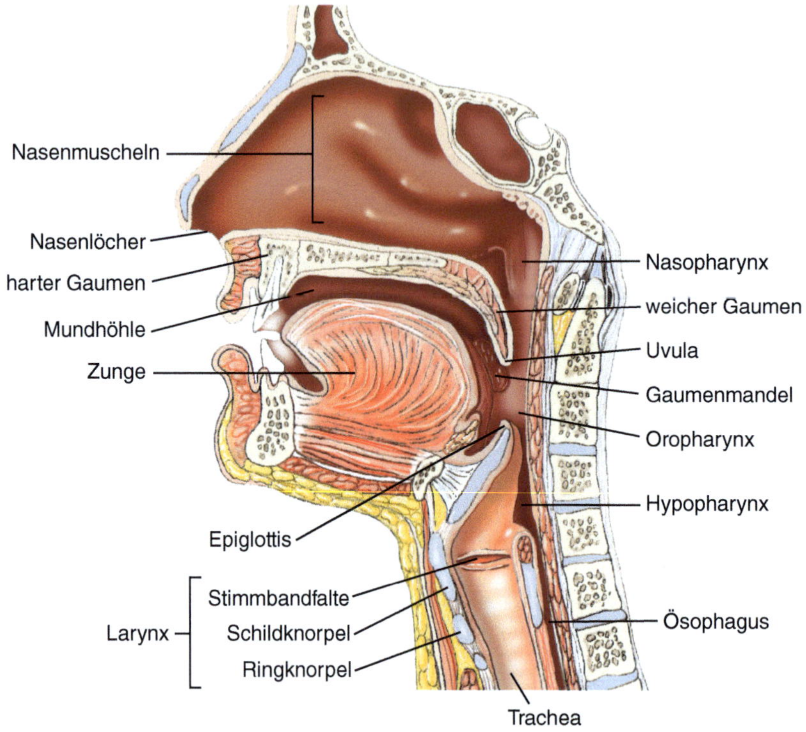


**Abbildung 7-2** Sagittalschnitt der Nasenhöhle und des Pharynx von medial.



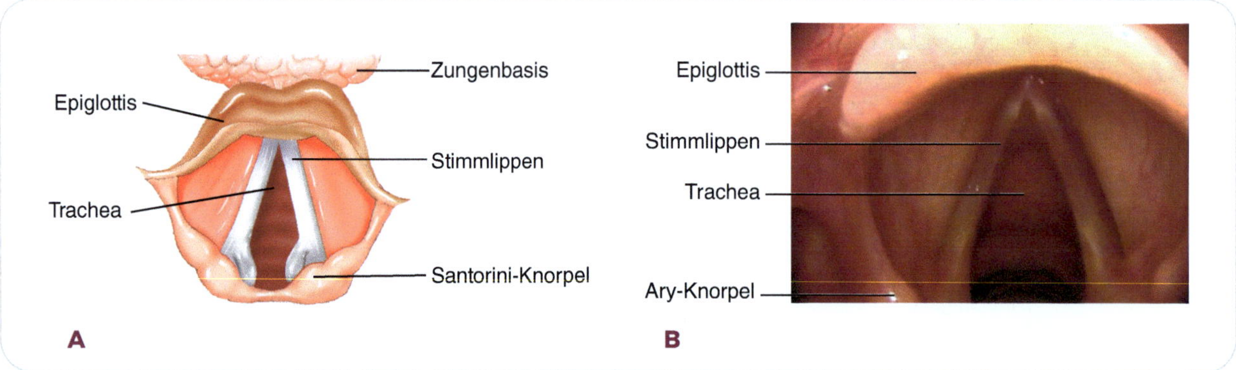


**Abbildung 7-3** Aufsicht auf die Stimmlippen in Relation zu den paarigen Larynxknorpeln und der Epiglottis. Im Gegensatz zu dem oberen Respirationstrakt, der aus den festen Strukturen wie Zähnen und Muskeln besteht, besteht der Larynx aus filigraneren Bestandteilen wie der dünnen Schleimhaut und teils zartem Knorpelgewebe. Dies führt zu deutlichen Unterschieden in der Verletzungsanfälligkeit beispielsweise während therapeutischer Interventionen.



"falschen Stimmbänder" oder Taschenfalten leiten den Luftstrom durch die Stimmbänder und werden durch die rückseitigen Aryknorpel unterstützt. Direkt oberhalb des Larynx befindet sich die Epiglottis, ein bewegliches Klappenventil, das die Luft in die Trachea leitet und Flüssigkeiten sowie feste Stoffe in den Ösophagus umleitet.

## Untere Atemwege

Die unteren Atemwege umfassen die Trachea mit ihren Verzweigungen (Bronchialbaum) und die beiden Lungenflügel. Die Aufgaben der unteren Atemwege umfassen die Filtration (Trachea, Bronchien, Bronchioli) sowie die Weiterleitung der Luft zu den Alveolen für den Gasaustausch. Die empfindliche Schleimhaut, das Flimmerepithel, reagiert äußerst sensibel, wenn sie mit Stoffen außer Luft in Kontakt kommt. Während der Inspiration durchläuft die Atemluft sowohl die oberen als auch die unteren Atemwege, bevor sie die Alveolen erreicht, wo der Gasaustausch stattfindet. Die Trachea teilt sich in den rechten und linken Hauptbronchus. Der rechte Hauptbronchus ist kürzer, weiter und steiler als der linke. Der rechte Hauptbronchus zweigt mit einem Winkel von etwa 25 Grad von der Trachea ab, während der linke einen Winkel von etwa 45 Grad bildet. Dieser anatomische Unterschied erklärt, warum die Platzierung des Tubus im rechten Hauptbronchus häufig zu Komplikationen bei der Intubation führen kann. Jeder Hauptbronchus unterteilt sich wiederum in Lappenbronchien, dann in Segmentbronchien, die schließlich in knorpelfreie Bronchiolen übergehen und in Alveolen münden. Die Alveolen sind die funktionellen Einheiten der Lunge und bestehen aus winzigen Luftbläschen, die von einem Kapillarnetz umgeben sind. Hier findet der Gasaustausch zwischen dem Atmungssystem und dem Kreislaufsystem statt.

Man kann das Lungengewebe mit einem Schwamm vergleichen, der sich aus Millionen von kleinen Ballons, den Alveolen, zusammensetzt. Diese wiederum sind von äußerst dünnen Gefäßschichten umgeben, wodurch eine riesige Oberfläche für den Gasaustausch entsteht. Die durchschnittliche erwachsene Lunge verfügt über eine Oberfläche von etwa 100 Quadratmetern, was etwa dem 50-fachen der Hautfläche entspricht. Die Lunge selbst besitzt keine eigene Muskulatur; ihre Expansion wird durch die Befestigung am Brustkorb gewährleistet, wodurch die Alveolen kontinuierlich mit Luft gefüllt bleiben und ein vollständiger Kollaps der Lunge vermieden wird. Das Luftvolumen, das nach einer normalen Ausatmung in der Lunge verbleibt, wird als funktionelle Residualkapazität (FRC) bezeichnet. Bei einem Erwachsenen beträgt dieses Volumen in der Regel 2,5 Liter. Nach einer normalen Ausatmung befinden sich die ausdehnende Elastizität des Brustkorbs und die zusammenziehenden elastischen Rückstellkräfte der Lunge in einem Gleichgewicht, das durch die Oberflächenspannung der dünnen Flüssigkeitsschicht im Pleuraspalt aufrechterhalten wird. Es ist nicht möglich, die gesamte Luft aus der Lunge auszuatmen. Selbst nach einer maximalen, erzwungenen Ausatmung verbleibt etwa 1 Liter Luft in der Lunge (das Residualvolumen). Durch dieses ausgewogene System ist sichergestellt, dass sich in den Alveolen immer ein ausreichendes Volumen befindet, um den Austausch von Sauerstoff und Kohlendioxid während des gesamten Atemzyklus zu gewährleisten.

# Physiologie

Während eines regulären Atemzyklus dehnt sich das Volumen der Brusthöhle aus, wodurch ein intrathorakaler Unterdruck entsteht. Dieser Unterdruck zieht Luft bis in die Alveolen. Umgekehrt fördert die Entspannung des Brustkorbs und die elastischen Rückstellkräfte der Lunge bei der Ausatmung die Bewegung der Luft nach außen. Durch das koordinierte Zusammenwirken folgender Strukturen vergrößert sich das Volumen der Brusthöhle:

- Das **Zwerchfell** verschiebt sich durch Kontraktion nach kaudal, vergleichbar mit dem Stempel einer Spritze, um das Volumen des Brustkorbs zu vergrößern und einen Unterdruckgradienten zu erzeugen, der die Luft in den Alveolen saugt (**Abbildung 7-4A**). Das Zwerchfell wird durch den Nervus phrenicus (C3-C5) innerviert. Bei normaler, ruhiger Atmung erzeugt die Zwerchfellmechanik allein bereits den für die Ventilation notwendigen Unterdruck.
- Wird zusätzliches Atemvolumen benötigt, um die Sauerstoffaufnahme zu erhöhen, Kohlendioxid abzuatmen oder einen zunehmenden Atemwegswiderstand zu überwinden, können die Rippen durch den Einsatz der Interkostalmuskulatur in eine aufrechtere Position zwischen Sternum und den Wirbelkörpern gebracht werden und somit das Volumen des Brustkorbs vergrößern (**Abbildung 7-4B**). Bei dieser Form der Atmung werden die Bewegungen der Brustwand deutlicher sichtbar.
- Wenn ein noch größeres Atemzugvolumen erforderlich ist, wird auch noch die Halsmuskulatur (v.a. Musculus sternocleidomastoideus) aktiviert und erweitert das Volumen der Brusthöhle durch eine Aufwärtsbewegung (**Abbildung 7-4C**). Diese akzessorischen Atmungsmuskeln werden von den zervikalen Wurzeln C2-C7 innerviert.
- Die normale Ausatmung erfolgt passiv durch die Elastizität des Brustkorbs. Wenn eine schnellere / forcierte Ausatmung erforderlich ist, kann die Exspiration durch den Einsatz der Interkostal- und Bauchmuskulatur verstärkt werden (**Tabelle 7-1**).

Um Druckveränderungen für Ein- und Ausatmung zu erzeugen, ist ein intakter Brustkorb unerlässlich. Eine Verletzung oder Beeinträchtigung der Brustwand kann beim Patienten die Fähigkeit beeinträchtigen, die erforderlichen Druckgradienten für eine angemessene Ventilation zu erzeugen. Eine Wunde, die die Brustwand durchdringt, schafft einen alternativen Weg für den Eintritt von Luft zwischen der Atmosphäre und der Brusthöhle, wodurch Luft in den Thorax, jedoch nicht in die Alveolen, eindringt. Dieser Mechanismus kann zu einem Pneumothorax führen (*Siehe Kapitel 10, Thoraxtrauma*).

Wenn Umgebungsluft die Alveolen erreicht, diffundiert der Sauerstoff durch die Alveolarmembran in die roten Blutkörperchen, wo er an eine der vier Sauerstoffbindungsstellen andockt (drei von vier Sauerstoffbindungsstellen [75 %] sind **vor** der Oxygenierung besetzt, vier von vier **nach** der Oxygenierung [98-100 %]; **Abbildung 7-5A**) Gleichzeitig wird Kohlendioxid als Endprodukt des Zellstoffwechsels in umgekehrter Richtung vom Plasma in die Alveolen transportiert. Etwa 10 % des Kohlendioxids sind im Plasma gelöst, etwa 20 % sind an das Hämoglobin gebunden, und etwa 70 % existieren in Form von Bikarbonat im Plasma. Es wird von den Kapillaren über die Alveolarmembran in

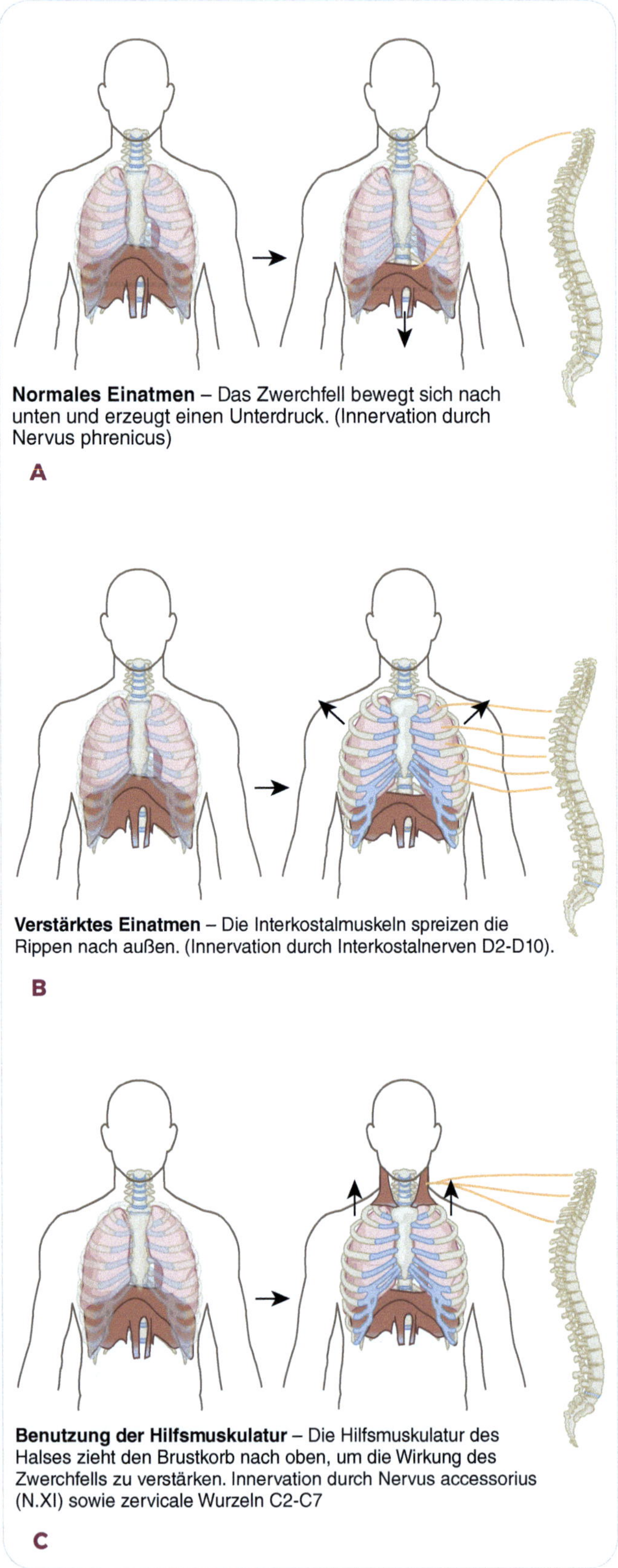


**Abbildung 7-4** **A.** Normale Inspiration. **B.** Verstärkte Inspiration. **C.** Einsatz der Hilfsmuskeln.



**Tabelle 7-1** Atemmechanik

| | Inspiration | Exspiration |
|---|---|---|
| Normale Inspiration | Zwerchfell | Passiv |
| Erhöhte Atemarbeit | Zwerchfell und Interkostal-muskulatur | Interkostal-muskulatur |
| Extreme Atemarbeit | Zwerchfell, Interkostal-muskulatur, Atemhilfsmuskulatur | Interkostal- und Bauch-muskulatur |



die Alveolen transportiert und mit jedem Atemzug abgeatmet (**Abbildung 7-5B**). Die oxygenierten roten Blutkörperchen und das Plasma mit einer geringen $CO_2$-Konzentration werden über die linke Herzkammer in die Peripherie zu den Zellen des Körpers gepumpt.

## Der Atemantrieb

Die Regulation der Ventilation erfolgt durch den Hirnstamm in Abhängigkeit vom pH-Wert des arteriellen Blutes. In der Zelle entsteht aus Sauerstoff und Glukose Energie, während $CO_2$ gebildet wird. Das $CO_2$ wird im Blut als Bikarbonat ($HCO_3^-$), einer schwachen Säure (pH = 6,3), gelöst, was das arterielle Blut saurer macht. Bei einem Anstieg des $PCO_2$-Werts im Blut diffundiert $CO_2$ in den Liquor, was wiederum zur Freisetzung von $H^+$-Ionen führt. Diese stimulieren die zentralen Chemorezeptoren im Mittelhirn und lösen damit eine Erhöhung der Atemfrequenz und des Atemzugvolumens aus. Das gesteigerte Atemminutenvolumen führt zu vermehrter $CO_2$-Ausatmung. Periphere Chemorezeptoren (Glomus caroticum) reagieren ebenfalls auf den arteriellen $PCO_2$, machen jedoch weniger als 20 % der Atemregulation aus. Der pH-Wert des Blutes ist ein bedeutenderer Auslöser für den Atemantrieb als der Sauerstoffgehalt, der erst bei ausgeprägter Hypoxämie einen relevanten Stimulus darstellt. Dies mag auf den ersten Blick unlogisch erscheinen, ermöglicht dem Gehirn jedoch, proaktiv auf den Sauerstoffverbrauch zu reagieren, anstatt reaktiv auf Sauerstoffmangel.

## Totraum

Die Alveolen sind von sehr feinen Kapillargefäßen umgeben, die von der Alveolarluft nur durch eine dünne Membran getrennt sind, über die der Gasaustausch stattfindet. Bevor die Luft die Lunge erreicht, passiert

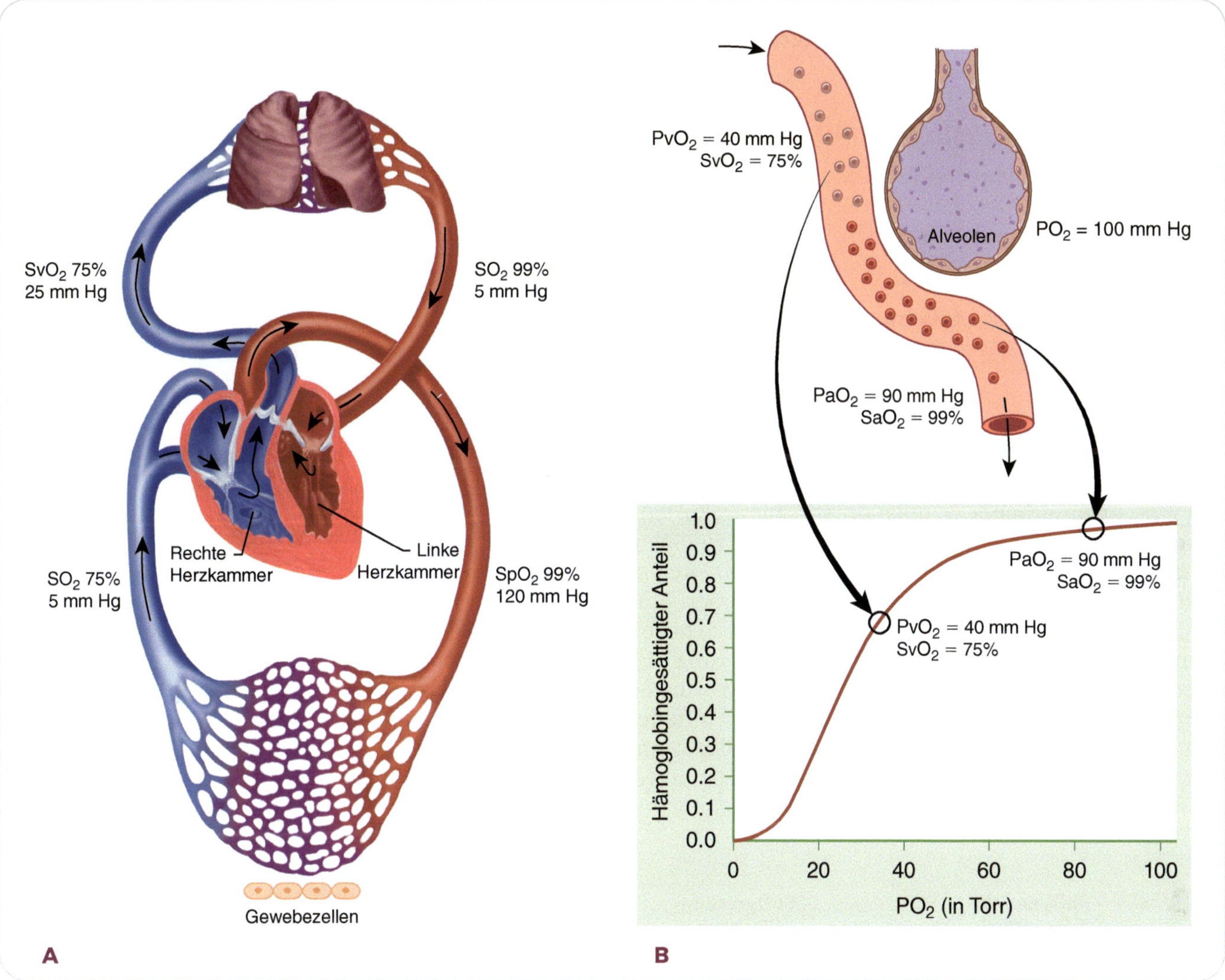


**Abbildung 7-5** **A.** Venöses Blut wird über das venöse Niederdrucksystem (5 mmHg in der oberen Hohlvene kurz vor dem Eintritt in das Herz) zum Herzen transportiert und vom rechten Herzen in den Lungenkreislauf gepumpt (25 mmHg nach Verlassen des rechten Ventrikels). Dabei wird Sauerstoff aus den Alveolen in die roten Blutkörperchen aufgenommen, während $CO_2$ aus dem Plasma in die Lunge diffundiert. Das vollständig mit Sauerstoff angereicherte Blut wird dann durch das arterielle Hochdrucksystem in die Körperperipherie gepumpt. **B.** Während die Erythrozyten die Alveolarmembran passieren, kommen sie mit Sauerstoffmolekülen in Kontakt, was durch die zunehmende Bindung an Hämoglobin zu einer Steigerung der Sauerstoffsättigung [$SO_2$] führt) und der Sauerstoffpartialdruck im Blut ($PO_2$) steigt kontinuierlich an.



sie Mund- und Rachenraum sowie die Bronchien, die nicht am Gasaustausch beteiligt sind. Beim Erwachsenen ergibt sich daraus ein Volumen von etwa 150 ml, in dem kein Gasaustausch stattfindet, und das als Totraum bezeichnet wird. Die letzten 150 ml eines jeden Atemzugs erreichen also nie die Alveole, was bei normaler Atmung kein relevantes Problem darstellt, jedoch bei eingeschränkter Ventilation schnell an Bedeutung gewinnen kann. Zudem nimmt das Totraumvolumen bei tiefer Einatmung relativ zu.

Um ein ausreichendes Sauerstoffangebot sicherzustellen, müssen die Alveolen ständig mit frischer Atemluft belüftet werden. Diese Ventilation ist auch die Grundlage für die Elimination von $CO_2$. Die Ventilation ist messbar. Die Menge Luft eines Atemzuges wird Atemzugvolumen genannt. Multipliziert man das Atemzugvolumen mit der Atemfrequenz pro Minute, ergibt sich das **Atemminutenvolumen**:

**Atemminutenvolumen AMV =
Tidalvolumen Vt × Atemfrequenz AF**

Während der normalen Ruheatmung werden pro Atemzug 500 ml Luft eingeatmet. Ca. 150 ml dieses Volumens nehmen nicht am Gasaustausch teil (Totraum). Nur ca. 350 ml sind dann pro Atemzug am Gasaustausch beteiligt. Beträgt das Atemzugvolumen 500 ml und die

Atemfrequenz 14 Atemzüge pro Minute, kann das Atemminutenvolumen wie folgt berechnet werden:

**AMV = 500ml × 14/min**

**= 7000ml / min oder 7 l/Minute**

Berücksichtigt man den Totraum, wird deutlich, dass nur 4,9 l/min die Alveolen erreichen und dementsprechend am Gasaustausch teilnehmen:

**500ml – 150ml = 350ml**

**350ml × 14/min = 4900ml/min oder 4,9l/min**

Die zweite Rechnung beschreibt die **effektive Ventilation**, die sich aus Atemminutenvolumen minus Totraumvolumen ergibt.

Kann das Atemminutenvolumen nicht an einen gesteigerten Bedarf angepasst werden, liegt beim Patienten eine unzureichende Ventilation vor. Dieser Zustand wird als **Hypoventilation** bezeichnet und führt zu einem Abfall des Sauerstoffangebots sowie einer $CO_2$-Retention in den Alveolen und entsprechend im Körper. Eine Hypoventilation tritt üblicherweise auf, wenn Schädel-Hirn- oder Thoraxtrauma zu einer Veränderung des Atemmusters oder zu nicht adäquaten Atembewegungen führen. Zum Beispiel atmet ein Patient mit Rippenfrakturen aufgrund starker Schmerzen schnell und flach. Angenommen, er hat ein Atemzugvolumen von 200 ml bei einer Atemfrequenz von 30 Atemzügen pro Minute. Das Atemminutenvolumen dieses Patienten kann wie folgt berechnet werden:

**AMV = 200ml × 30/min**

**= 6000ml /min oder 6l/min**

Wenn zur Sicherstellung eines angemessenen Gasaustauschs bei einem gesunden Erwachsenen in Ruhe 7 l/min benötigt werden, sind 6 l/min deutlich unzureichend, um den Sauerstoffbedarf zu decken und das entstehende $CO_2$ abzuatmen. Infolgedessen wird die Sauerstoffkonzentration in der Lunge sinken und $CO_2$ sich anreichern. Bei Berechnung der effektiven Ventilation wird das volle Ausmaß des Zustands des Patienten deutlich:

**200ml – 150ml = 50ml**

**50ml × 30/min = 1500ml/min oder 1,5l/min**

Im oben errechneten Beispiel erreicht nahezu keine mit Sauerstoff angereicherte Luft die Alveolen, sondern gelangt lediglich über die Trachea bis in die Bronchien. Unbehandelt führt diese Hypoventilation rasch zu einer ausgeprägten Hypoxämie, Azidose, Multiorganversagen und schließlich zum Tod (**Abbildung 7-6**)

Das Beispiel verdeutlicht, dass eine Hypoventilation auch bei Patienten mit einer Atemfrequenz von 30

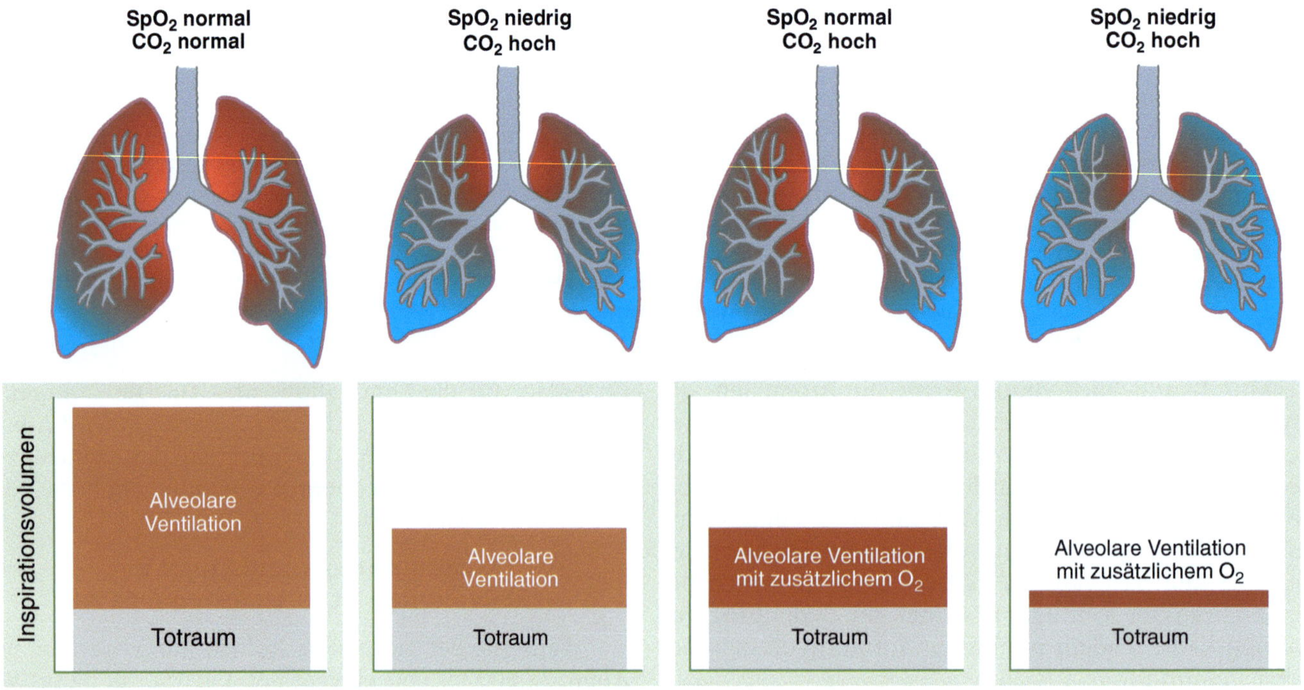


**Abbildung 7-6** Mit zunehmender Abnahme des Inspirationsvolumens nimmt die Fähigkeit ab, das Hämoglobin ausreichend mit Sauerstoff zu beladen, und gleichzeitig erfolgt eine unzureichende Elimination von $CO_2$ aus der Lunge.

Atemzügen pro Minute auftreten kann. Bei der Beurteilung der Ventilation ist allein die Atemfrequenz nicht ausreichend, auch das Atemzugvolumen muss unbedingt berücksichtigt werden. Eine normale oder beschleunigte Atemfrequenz sollte nicht automatisch als ausreichende Ventilation interpretiert werden.

Die Evaluierung der respiratorischen Funktion umfasst stets die Beurteilung von Ventilation, Diffusion und Transportkapazität. Ohne angemessene Sauerstoffaufnahme in der Lunge, Transport ins Gewebe und entsprechende Metabolisierung in der Zelle wechselt die Zelle in den anaeroben Stoffwechsel, der deutlich weniger effizient in der Energiegewinnung ist (ungefähr 18-mal weniger effizient). Zudem wird durch den anaeroben Stoffwechsel Laktat produziert, dessen übermäßige Anhäufung wiederum negative Auswirkungen auf den Zellstoffwechsel hat.

## Der Sauerstofftransport

Während $CO_2$ im Plasma gut löslich ist, ist die Löslichkeit von Sauerstoff im Plasma sehr begrenzt. Daher muss Sauerstoff gebunden an Hämoglobin (Hb) innerhalb der Erythrozyten transportiert werden. Jedes Hämoglobinmolekül verfügt über vier Bindungsstellen für Sauerstoff. Die Affinität von Hämoglobin für Sauerstoff variiert in Abhängigkeit vom Sauerstoffpartialdruck $pO_2$. In der sauerstoffreichen Umgebung der Lunge wird Sauerstoff an die $O_2$-Bindungsstellen des Hämoglobins gebunden, im Gewebe, wo der Sauerstoffpartialdruck viel niedriger ist, ändert sich die Konformation des Hämoglobinmoleküls, was zur Freisetzung von $O_2$ ins Gewebe führt.

Wie zuvor erwähnt, ist die physikalische Löslichkeit des Sauerstoffs im Plasma sehr begrenzt. Daher wird der größte Teil des Sauerstofftransports ins Gewebe von der Sättigung der Hämoglobinmoleküle mit Sauerstoff bestimmt.

Die drei Phasen der Oxygenierung umfassen die äußere Atmung, das Sauerstoffangebot und die innere Atmung (Zellatmung). Eine adäquate Versorgung mit Sauerstoff ist von allen drei Phasen abhängig:

1. Unter der *äußeren Atmung* versteht man die Aufnahme von Sauerstoff ($O_2$) aus der Umgebungsluft in das Blut durch Diffusion in den Alveolen der Lunge. Die Luft besteht zu etwa 20,95 % aus Sauerstoff, 78,1 % aus Stickstoff, 0,93 % aus Argon und 0,04 % aus Kohlendioxid. Praktisch wird häufig eine vereinfachte Zusammensetzung mit 21 % $O_2$ und 79% $N_2$ angegeben. In den Alveolen liegt der Sauerstoff als freies Gas vor und übt einen Partialdruck aus. Eine Erhöhung der inspiratorischen Sauerstoffkonzentration ($FiO_2$) führt zu einem Anstieg des alveolären Sauerstoffpartialdrucks ($PAO_2$), was die Diffusion von $O_2$ ins Blut verstärkt. Die Menge an diffundiertem Sauerstoff ist direkt proportional zum jeweiligen Partialdruck (Henry-Gesetz).
2. Der *Sauerstofftransport* ($DO_2$) beschreibt die Menge an Sauerstoff ($O_2$), die pro Minute zu den Zellen gelangt. Er ist abhängig vom Herzzeitvolumen (HZV), der Hämoglobinkonzentration (Hb) und der arteriellen Sauerstoffsättigung ($SaO_2$). Zur Berechnung wird der arterielle Sauerstoffgehalt ($CaO_2$) herangezogen, der sich wie folgt ergibt:

   $$\mathbf{CaO_2 = 1{,}34 \times Hb \times SaO_2}$$

   Die Konstante 1,34 ml $O_2$/g Hb entspricht der sogenannten Hüfner-Zahl, die angibt, wie viel Sauerstoff ein Gramm Hämoglobin binden kann. Der gesamte Sauerstofftransport ergibt sich dann aus:

   $$\mathbf{DO_2 = HZV \times CaO_2}$$

3. Die innere Atmung bezeichnet die Diffusion von Sauerstoff aus den Erythrozyten in die Mitochondrien der Körperzellen. Dort wird der Sauerstoff im Rahmen kataboler Stoffwechselprozesse, vor allem in der Glykolyse, im Citratzyklus und in der Atmungskette, zur Synthese von ATP genutzt. Für das grundlegende Verständnis reicht es zu wissen, dass Sauerstoff essenziell für die aerobe Energiegewinnung auf zellulärer Ebene ist.

# Pathophysiologie

Das Leistungsvermögen des respiratorischen Systems kann durch ein Trauma beeinträchtigt werden, sodass eine adäquate Sauerstoffversorgung und eine suffiziente $CO_2$-Abatmung nicht mehr gewährleistet sind. Es gibt viele Gründe für eine Hypoxie. Obwohl es einige Überschneidungen gibt, ist es wichtig, zwischen den Begriffen Hypoxämie und Hypoxie zu differenzieren. Hypoxämie bezeichnet den verminderten Sauerstoffpartialdruck im Blut, während Hypoxie den Sauerstoffmangel im Gewebe beschreibt.

Zu den Ursachen einer traumatisch bedingten Hypoxämie gehören:

- Verminderter Sauerstoffpartialdruck in der Umgebungs- oder Atemluft
  - Beispielsweise durch Trauma in Höhenlagen / Höhenluft oder Transport des Patienten über Meereshöhe (Flughöhe, etc.)
- Hypoventilation
  - Verlegung der Atemwege
  - Verminderter Atemantrieb durch z.B. Intoxikationen, Schädel-Hirn-Trauma

  - Lähmungen der Atemmuskulatur bei cervikalen Rückenmarksverletzungen
  - Hypoventilation durch Schmerz wie z.B. im Rahmen von Rippenfrakturen
- Ventilations-Perfusions-Mismatch: ein Ungleichgewicht zwischen Ventilation (V) und Perfusion (Q). Eine Beeinträchtigung der Ventilation bei erhaltener Perfusion (niedriger V/Q Quotient) führt typischerweise zur Hypoxämie: wobei der alveoläre Sauerstoffgehalt bei (zunächst) erhaltener Perfusion sinkt. Eine Hypoxämie kann auch bei einem hohen V/Q-Quotienten oder einem "physiologischen Totraum" auftreten, wenn die Lunge zwar ventiliert, aber nicht perfundiert wird. Ein Shunt stellt ein Extrem eines niedrigen V/Q-Missverhältnisses dar, bei dem die Lunge zwar perfundiert, aber nicht ventiliert ist.
  - Niedriger V/Q-Quotient und Shunt:
    - Verletzung von Lungengewebe wie z.B. bei der Lungenkontusion
    - verminderte Belüftung der Lunge durch Aspiration, Atelektase, Lungenkollaps
  - Hoher V/Q-Quotient
    - Lungenembolie
    - Schock
  - Diffusionsabnormalitäten (Beeinträchtigung des Gasaustausches über der Alveolarmembran
    - Lungenödem
    - Ausgeprägte Anämie (verminderte Kapazität, Sauerstoff aufzunehmen)

Eine Hypoxie im Gewebe kann durch jede Art von Hypoxämie verursacht werden, jedoch kann eine ausreichende kompensatorische Steigerung des Herzzeitvolumens diesen Effekt mildern. Darüber hinaus kann eine Hypoxie auch ohne Hypoxämie auftreten, wenn der Sauerstoff im Gewebe nicht verwertet werden kann, beispielsweise aufgrund einer verminderten Sauerstoffverwertung durch Toxine oder Gifte, wie z. B. Cyanidvergiftungen.

## Ursachen und Lokalisationen von Atemwegsobstruktionen beim Traumapatienten

Die häufigste Ursache für die Verlegung der oberen Atemwege ist das Zurückfallen der Zunge mit einer Blockade des Hypopharynx (**Abbildung 7-7A**). Dies tritt in Situationen auf, in denen die Schutzreflexe der oberen Atemwege beeinträchtigt sind (z. B. durch Intoxikationen) oder wenn das Zurückfallen der Zunge mechanisch ermöglicht wird, wodurch der Hypopharynx blockiert wird, wie dies beispielsweise bei Mandibulafrakturen der Fall sein kann.

Durch eine Verlegung der Atemwege auf Höhe des Hypopharynx kommt es zu schnarchenden Geräuschen und abnormen Thoraxbewegungen. Bei Traumapatienten kann sich komplizierend sowohl Blut als auch Sekret in den oberen Atemwegen ansammeln. Dies kann durch die Lagerung des Patienten und einfache Atemwegssicherungsmanöver wie den Trauma Jaw Thrust (modifizierter Esmarch'scher Handgriff) oder durch das einfache Anheben des Kinns (Chin Lift) korrigiert werden.

Insbesondere bei Patienten mit eingeschränkter Vigilanz oder nach schwerem Trauma, die nicht mehr in der Lage sind, ihre Atemwege selbstständig freizuhalten, stellt die Ansammlung von Blut, Sekret oder Fremdkörpern im Hypopharynx eine häufige Ursache für eine obere Atemwegsverlegung dar (**Abbildung 7-7B**). Gurgelnde Atemgeräusche sind ein sicheres Zeichen dafür, dass der Patient nicht in der Lage ist, seine Atemwege selbstständig offen zu halten, und es jederzeit zu einer Aspiration und/oder Verlegung der Atemwege kommen kann. Dieses Problem kann zumindest vorübergehend durch ein Logroll-Manöver oder das Absaugen der oberen Luftwege behoben werden.

Eine dritte häufige Lokalisation einer Obstruktion der oberen Luftwege ist der Larynx, verursacht durch ein direktes Trauma am Larynxknorpel oder bedingt durch ein Inhalationstrauma, welches zur Schleimhautanschwellung führt (**Abbildung 7-7C**). Die Klinik manifestiert sich in Heiserkeit und einem Stridor und ist deutlich komplizierter zu beheben. Häufig wird hier ein invasives Atemwegsmanagement wie die **endotracheale Intubation** oder eine Notfallkoniotomie notwendig. Unabhängig von der Erfahrung ist es von größter Bedeutung, diesen Zustand zu erkennen und den Transport ins Krankenhaus zu beschleunigen oder frühzeitig Unterstützung anzufordern.

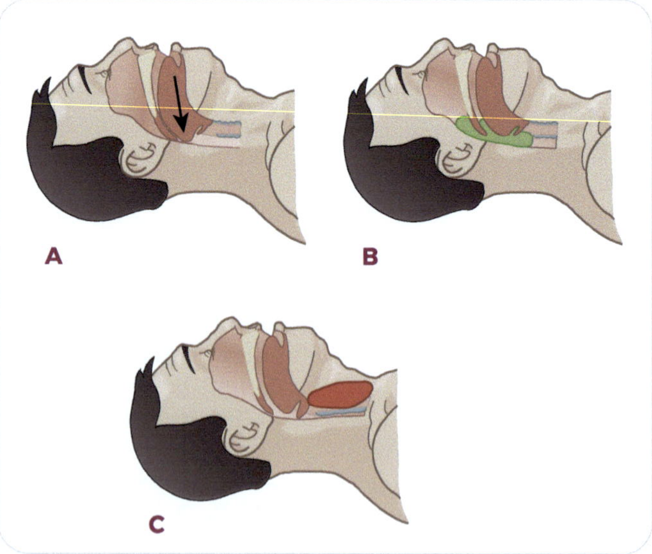


**Abbildung 7-7** Häufige Ursachen für eine Atemwegsverlegung. **A.** Atemwegsverlegung durch die Zunge **B.** Erbrochenes, Blut oder andere Sekrete. **C.** Direktes Larynxtrauma oder Inhalationstrauma.

Bei einer partiellen Verlegung der oberen Atemwege ist aufgrund des erhöhten Atemwegswiderstandes eine vermehrte Atemarbeit erforderlich, um weiterhin ein ausreichendes Tidalvolumen aufrechtzuerhalten. Dies führt häufig zu einem verstärkt wahrnehmbaren Atemgeräusch. Wenn der Patient zu dieser zusätzlichen Anstrengung nicht in der Lage ist, kommt es zu einem verminderten Atemzugvolumen bis hin zum Atemstillstand. Dies ist besonders häufig bei Kindern der Fall. Die beste Therapie besteht darin, den Atemweg des Patienten manuell freizumachen und Positions- bzw. Lagerungsoptimierungen wie eine stabile Seitenlage oder eine aufrechte, vorgebeugte Sitzposition zu erwägen. Auch bei Patienten, deren Inspirationsbemühungen im Rahmen einer Thorax- oder Rückenmarksverletzung unzureichend sind, kann die Öffnung der Atemwege eine effektivere Atmung ermöglichen. Eine Sauerstofftherapie ist bei verlegtem Atemweg ohne Nutzen.

# Beurteilung der Atemwege und der Atmung

Die Fähigkeit, Atemwege und Atmung zu beurteilen, ist Grundvoraussetzung für ein effektives Atemwegsmanagement. Viele Aspekte der Atemwegsevaluation werden im Rettungsdienst erfasst, ohne explizit darüber nachzudenken. Ein Traumapatient, der wach ist und der den Helfer beim Eintreffen mit normaler Stimme anspricht, hat vermeintlich einen freien und unbeeinträchtigten Atemweg. Dennoch hilft eine strukturierte Beurteilung, potenzielle, ggf. auch zukünftige Atemwegsprobleme zu erkennen (**Abbildung 7-8**). Bei vigilanzgeminderten Patienten hat die Beurteilung der Atemwege einen noch höheren Stellenwert, bevor man sich weiteren Verletzungen nachrangiger Priorität zuwendet. Folgende Punkte sollten in der initialen Beurteilung (Primary Survey) berücksichtigt werden:

- Beurteilung ob die Atemwege frei sind
- Beurteilung des Mundraums, dabei auf Fremdkörper und Flüssigkeiten achten
- Beurteilung von Fehlstellungen und Schwellungen im Kiefer und Halsbereich
- Beurteilung der Atemgeräusche
- Beurteilung von Atembewegungen sowie möglichen Einziehungen des Thorax

## Position der Atemwege und des Patienten

Bereits beim ersten Anblick des Patienten sollten Sie dessen Position genau beobachten. In Rückenlage besteht bei Patienten ein erhöhtes Risiko für eine Atemwegsverlegung durch das Zurückfallen der Zunge. Die meisten Traumapatienten werden zur Immobilisierung der Wirbelsäule auf dem Spineboard oder der Vakuummatratze in Rückenlage gelagert. Bei Patienten mit eingeschränkter Vigilanz sollte regelmäßig auf eine mögliche Atemwegsverlegung überprüft werden. In einigen Fällen kann das Einbringen eines Oro- oder Nasopharyngealtubus erforderlich sein, um einen freien Atemweg zu gewährleisten. Es ist zu beachten, dass Patienten, die in Seitenlage einen freien Atemweg haben, in Rückenlage eine Atemwegsobstruktion entwickeln können.

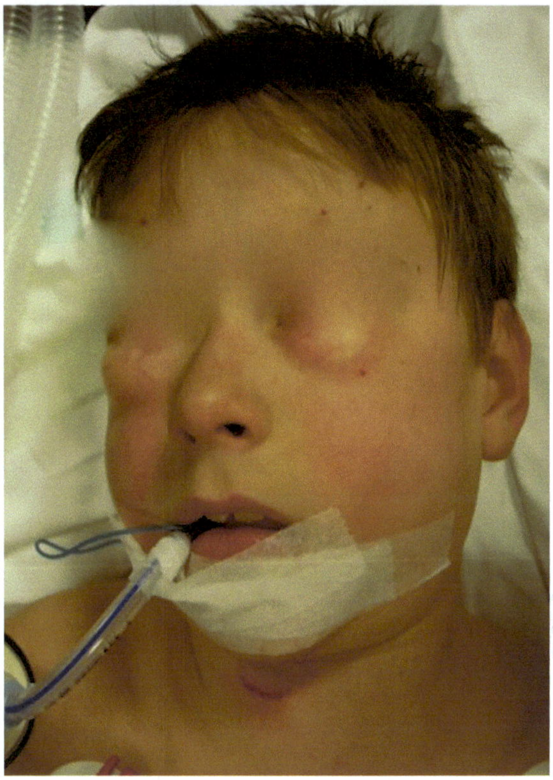

**Abbildung 7-8** Ein Patient, mit ventralem Halstrauma, was zu einer Ruptur der Luftröhre mit subkutanem Emphysem an Hals und Gesicht geführt hat. Blickt man lediglich in den Mund des Patienten und überspringt bei der Beurteilung den Hals, entgehen einem wahrscheinlich kritische Information.

Mit freundlicher Genehmigung von Dr. med. J.C. Pitteloud, Schweiz

Patienten mit massivem Mittelgesichtstrauma und aktiven Blutungen erfordern besondere Aufmerksamkeit. Dabei sollte die Position, in der sie aufgefunden wurden, beachtet werden – insbesondere dann, wenn diese spontan die Atemwege freihält. In solchen Fällen kann es sinnvoll sein, die Lagerung zunächst beizubehalten. In einigen Fällen könnte dies bedeuten, dass der Patient in aufrechter Position verbleibt. Das Verbringen dieser Patienten in Rückenlage könnte zu einer Atemwegsverlegung oder möglichen Aspiration von Blut führen. Es ist wichtig, eine Möglichkeit zur Absaugung bereitzuhalten, um gegebenenfalls Blut oder Sekrete zu entfernen. Die Halswirbelsäule muss möglicherweise manuell in der Position stabilisiert werden, die einen freien Atemweg gewährleistet. Eine Stabilisierung der thorakolumbalen Wirbelsäule ist in aufrechter Position deutlich schwieriger umzusetzen. Wenn die bessere Wirbelsäulenschutzoption mit einer potenziellen Gefährdung des Atemwegs einhergeht, sollte die Priorität darauf liegen, die Atemwege offen zu halten. Das bedeutet jedoch nicht zwangsläufig, dass ein Patient, der in Rückenlage gefunden wird, in eine aufrechte Position gebracht werden sollte. Hierbei besteht die Gefahr, dass eine instabile Fraktur an der Brust- und Lendenwirbelsäule disloziert.

## Pathologische Atemgeräusche der oberen Atemwege

Geräusche, die abgesehen von normalen Stimmgeräuschen, aus den oberen Atemwegen kommen, können auf eine Obstruktion oder andere Beeinträchtigung hinweisen. Diese Geräusche sind oft schon beim Herantreten an den Patienten hörbar und werden in der Regel durch eine teilweise Verlegung der oberen Atemwege verursacht, die durch die Zunge, Speichel, Blut oder Fremdkörper entstehen kann.

Die Art des Geräusches kann Aufschluss über die Lokalisation und Ursache geben. Schnarchende Atemgeräusche entstehen beispielsweise durch die Verlegung der oberen Atemwege, zum Beispiel durch das Zurückfallen der Zunge. Gurgelnde Geräusche treten auf, wenn sich Blut, Erbrochenes oder Sekret im Pharynxbereich ansammelt. Sie sind ein Anzeichen dafür, dass der Patient nur noch über eingeschränkte Schutzreflexe verfügt und nicht mehr in der Lage ist, seine Atemwege offen zu halten. Ein Stridor weist auf eine Verengung auf Ebene der Stimmbänder hin und kann sowohl während der Ein- als auch der Ausatmung auftreten. Ein Stridor wird in der Regel durch direktes Trauma, das Vorhandensein eines Fremdkörpers oder eine Schwellung der Schleimhäute, beispielsweise bei einem Inhalationstrauma, verursacht. Die Schwellung der Schleimhaut im Larynxbereich stellt eine herausfordernde Situation dar, da sie an der engsten Stelle der oberen Atemwege auftritt und ein schnelles und gezieltes Handeln erfordert, um eine vollständige Verlegung der Atemwege zu verhindern.

## Untersuchung der Atemwege auf Verlegung

Da der obere Atemweg von der Nase bis zum Jugulum reicht, ist ein einfacher Blick in den Mund nicht ausreichend. Überprüfen Sie den Mundraum des Patienten und suchen Sie nach Fremdkörpern, Erbrochenem, Blut, groben anatomischen Abweichungen sowie Hämatomen oder Schwellungen. Anschließend beurteilen Sie die vordere Halsseite bis zum Jugulum (Abbildung 7-7 und 7-8). Eine gründliche Bewertung der Atemwege ist entscheidend, da einige besonders gefährliche Obstruktionen im Halsbereich auftreten können. Fremdkörper in den oberen Atemwegen müssen entfernt werden.

## Beurteilung der Thoraxbewegungen

Reduzierte Bewegungen des Brustkorbes können auf eine Verlegung der Atemwege hinweisen. Einziehungen, der Einsatz der Atemhilfsmuskulatur und eine erhöhte Atemarbeit bzw. -anstrengung können Anzeichen für eine Beeinträchtigung der Atemwege sein.

Die vermehrte Atemarbeit, die zur Überwindung eines teilweise verlegten Atemwegs erforderlich ist, führt zu einem steigenden negativen intrathorakalen Druck. Dadurch werden das weiche Gewebe und die Muskulatur der Brustwand sowie der Interkostalraum brusteinwärts gesogen. Dies führt zu Einziehungen zwischen den Rippen und am Jugulum während der Inspiration, besonders gut bei Kindern zu beobachten. Wenn Einziehungen festgestellt werden, sollten sie als unmittelbares Zeichen einer potenziellen Atemwegsobstruktion interpretiert werden, was eine aktive Suche nach einer Verlegung erfordert.

Mit zunehmender Obstruktion des Atemwegs kann es zu einer Schaukelatmung oder inversen Atmung kommen. Dabei senkt sich das Zwerchfell während der Einatmung, was zu einer Vorwölbung des Abdomens (normalerweise während der Inspiration) und zu einem Einziehen des Thorax (nicht normal) führt. Bei Entspannung des Zwerchfells kehrt sich dieser Vorgang um. Wenn das Rettungsdienstfachpersonal ein solches Atemmuster beobachtet, sollte es nicht nur an eine Atemwegsverlegung denken, sondern diese schnellstmöglich ausschließen bzw. behandeln.

# Management

## Sicherung der Atemwege

Nach der Kontrolle kritischer Blutungen hat die Sicherung der Atemwege bei der Behandlung eines Traumapatienten höchste Priorität. Idealerweise sollte der Atemweg des Traumapatienten nicht nur offen gehalten, sondern auch vor Aspiration und Schwellung geschützt werden. In den meisten Fällen kann ein offener Atemweg sehr schnell und ohne zusätzliches Material durch einen einfachen Handgriff hergestellt werden. Unabhängig davon, wie die Atemwege gesichert werden, muss immer eine Verletzung der Halswirbelsäule (HWS) in Betracht gezogen werden. Daher erfordert die Anwendung aller beschriebenen Methoden eine gleichzeitige manuelle Inline-Stabilisierung (MILS) der HWS in Neutralposition bis zur Entscheidung bezüglich einer vollständigen Immobilisation des Patienten. Bei schweren penetrierenden Traumata haben Erkenntnisse gezeigt, dass sich eine Wirbelsäulenimmobilisation aufgrund der zeitlichen Komponente eher nachteilig auswirken kann (Kapitel 10: "Spinales Trauma").

## Wichtige Fertigkeiten

Das Atemwegsmanagement bei Traumapatienten reicht von einfachen bis hin zu komplexen Maßnahmen. In der Frühphase sind jedoch meist grundlegende Interventionen ausreichend und führen häufig zum Erfolg. Rettungsdienstfachpersonal muss – unabhängig von Ausbildungsstand oder Erfahrung – in der Lage sein, diese essenziellen Basismaßnahmen sicher durchzuführen. Sie ermöglichen häufig eine temporäre Atemwegssicherung, während weiterführende hochinvasiver Interventionen erst bei persistierender Obstruktion erforderlich werden. Manuelle und einfache Methoden sind in der Regel effektiver, schneller und risikoärmer als komplexe Verfahren, die mehr Ressourcen erfordern und bei unsachgemäßer Anwendung schädlich sein können.

Rettungsdienstfachpersonal muss immer das Risiko gegen den Nutzen hochinvasiver komplexer Methoden abwägen. Solche anspruchsvollen Verfahren erfordern ein hohes Maß an Fachkenntnissen und Training, sowie eine enge Überwachung, und sollten nur bei wirklicher Notwendigkeit eingesetzt werden. Die Sicherung und Aufrechterhaltung der Atemwege können in vier unterschiedliche Level unterteilt werden: manuell, einfach, alternativ und invasiv. Die Anwendung dieser Maßnahmen muss patientenorientiert sowie der Situation und der Schwere der Verletzung angemessen erfolgen.

# Atemwegshilfen und Manöver

Der erste Schritt im Atemwegsmanagement besteht in der schnellen Inspektion des Mund-Rachen-Raums. Fremdkörper wie Essensreste, abgebrochene Zähne und Blut können sich im Mund des Patienten befinden. Diese können mit dem Finger oder einer Absaugung entfernt werden. Das Einbringen eines Beißschutzes oder eines Oropharyngealtubus kann bei der Atemwegssicherung hilfreich sein. Zusätzlich kann der Patient in die Seitenlage gebracht werden (oder in eine aufrechte Position, sofern ein potenzielles Wirbelsäulentrauma ausgeschlossen werden kann), um Sekret, Blut und Erbrochenes, insbesondere bei großen Mengen, mit Hilfe der Schwerkraft zu entfernen. Bei Verdacht auf ein Wirbelsäulentrauma kann der Patient mit Hilfe des Logroll-Manövers achsengerecht auf die Seite gedreht werden.

## Einfache manuelle Manöver

Bei bewusstlosen Patienten erschlafft die Zunge und kann dadurch in den Hypopharynx zurückfallen, was zu einer Atemwegsobstruktion führen kann. Dies ist die häufigste Ursache für solche Obstruktionen. Manuelle Methoden zur Beseitigung dieser Art von Obstruktion sind einfach durchzuführen, da die Zunge am Unterkiefer fixiert ist und sich mit ihm nach vorne bewegt. Jedes Manöver, das den Unterkiefer nach vorne bewegt, zieht auch die Zunge von der Rückseite des Hypopharynx weg:

- **Trauma Jaw Thrust (modifizierter Esmarch-Handgriff):** Bei Patienten mit Verdacht auf Schädel-Hirn-Trauma, Halswirbel- oder Gesichtstrauma wird die Halswirbelsäule manuell in einer neutralen Inlineposition stabilisiert. Mit dem Trauma Jaw Thrust Manöver kann der Atemweg bei minimaler oder sogar ganz ohne Bewegung von Kopf und Hals geöffnet werden (**Abbildung 7-9A**). Die Daumen werden auf den jeweiligen Jochbeinen positioniert, während Zeige- und Mittelfinger in den entsprechenden Unterkieferwinkeln platziert werden und den Unterkiefer nach vorne ziehen. Dieses Manöver ermöglicht es, gleichzeitig die Atemwege freizumachen und die Halswirbelsäule inline zu stabilisieren, und stellt somit eine "All-in-One"-Technik dar, die jede Rettungsdienst- oder Gesundheitsfachperson in der Traumaversorgung beherrschen sollte.
- **Trauma Chin Lift:** Während eine Person die manuelle Inlinestabilisierung der Halswirbelsäule durchführt, greift eine zweite Person das Kinn des Patienten und öffnet über einen Zug nach vorne den Mund (**Abbildung 7-9B**). Im Gegensatz zum Trauma Jaw Thrust sind für diese Methode zwei Behandler erforderlich. In einer früheren Version wurde der Daumen im Mundraum des Patienten platziert, was jedoch gefährlich ist, da der Patient unter Umständen in den Daumen des Behandlers beißen konnte.

Diese beiden Techniken bewegen die Mandibula nach vorne (anterior) und leicht nach unten (kaudal), um die Zunge von den hinteren oberen Atemwegen zu entfernen und den Mund leicht zu öffnen. Der Trauma Jaw Thrust schiebt die Mandibula vorwärts, während der Trauma Chin Lift die Mandibula nach vorne zieht. Beide Techniken sind modifizierte Anwendungen des bekannten „Jaw-Thrust“ (Esmarch-Handgriff) und „Chin-Lift“. Die beschriebenen Modifikationen schützen die HWS beim Öffnen der Atemwege.

## Absaugung

Ein Traumapatient ist möglicherweise nicht selbstständig in der Lage, die Atemwege von Sekret, Erbrochenem, Blut und Fremdkörpern zu befreien. Deshalb ist das Absaugen eine essenzielle Methode, um die Atemwege offen zu halten.

Bewusstseinsgetrübte Patienten, die nicht intubiert sind, benötigen häufig ein intensives Absaugen der oberen

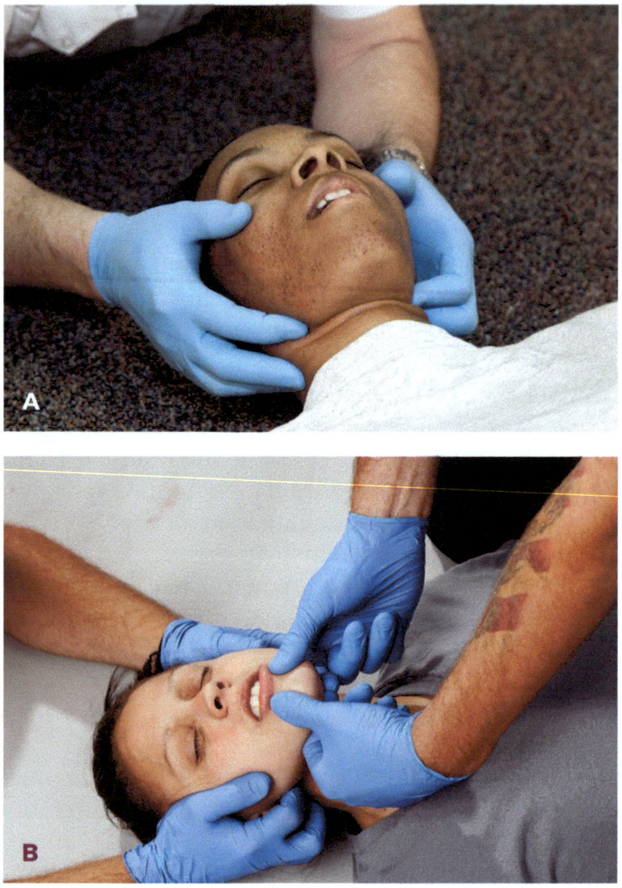


**Abbildung 7-9** **A.** Trauma Jaw Thrust (modifizierter Esmarch-Handgriff). Die Daumen werden auf dem jeweiligen Jochbein positioniert, während der Zeige- und Mittelfinger in den entsprechenden Unterkieferwinkeln platziert werden und den Unterkiefer nach vorn/oben ziehen. **B.** Trauma Chin Lift. Der Trauma Chin Lift hat eine ähnliche Funktion wie der Trauma Jaw Thrust. Der Unterkiefer wird nach vorne bewegt, wodurch der Zungengrund angehoben wird.



Atemwege. Vor dem Eintreffen des Rettungsdienstes können sich bereits große Mengen an Blut oder Erbrochenem angesammelt haben, wodurch die Ventilation und der Sauerstofftransport in die Alveolen beeinträchtigt werden können. Falls die Menge an Erbrochenem und Blut so groß ist, dass eine Absaugeinheit allein nicht ausreicht, kann der Patient mittels Logroll-Manöver unter Inlinestabilisierung der Halswirbelsäule in eine Seitenposition gebracht werden, um die Schwerkraft für das Freimachen der Atemwege zu nutzen. Eine großlumige starre Absaugung ist bevorzugt, um den Oropharynx von Fremdmaterial zu befreien; eine seitliche Einführung, lateral der Zähne, wird von den Patienten am besten toleriert. Obwohl die Hypoxie bei prolongiertem Absaugen eine wichtige und zu vermeidende Komplikation darstellt, wird ein komplett verlegter Atemweg ebenfalls keinen Gasaustausch ermöglichen. Daher sollten das forcierte Absaugen und die supportive seitliche Patientenlagerung fortgeführt werden, bis eine zumindest partielle Atemwegsöffnung erreicht wurde. Nach langem Absaugen kann der Patient mit hochkonzentriertem Sauerstoff hyperoxygeniert werden. Dies sollte am besten mit einer Sauerstoffmaske mit Reservoir und einem $O_2$-Flow von 15 l/min erfolgen oder über eine Beutel-Masken-Beatmung mit high-flow $O_2$. Ziel muss es sein, einen möglichst hohen Sauerstoffanteil (> 95 %) in der Inspirationsluft zu erreichen.

# Auswahl von Atemweghilfsmitteln

Wird während der initialen Beurteilung (Primary Survey) ein Atemwegsproblem erkannt, sind umgehend Maßnahmen zu treffen, um einen freien Atemweg herzustellen und diesen zu sichern. In erster Linie sind manuelle Manöver wie z. B. ein Trauma-Jaw-Thrust durchzuführen, die den Atemweg zunächst öffnen. Anschließend werden regelhaft zusätzliche Hilfsmittel benötigt, um den Atemweg weiterhin offenzuhalten. Das Hilfsmittel sollte entsprechend dem Ausbildungsstand des Rettungsdienst- bzw. Gesundheitsfachpersonals und nach einer Risiko-Nutzen-Bewertung (Kapitel 2: *„Goldene Prinzipien, Präferenzen und kritisches Denken"*) erfolgen. Zudem sollte eine patientenorientierte Entscheidung getroffen werden: „Was ist das beste Hilfsmittel für diesen Patienten in dieser speziellen Situation, um den Atemweg offenzuhalten?" (**Kasten 7-1**).

Die Fort- und Weiterbildung des Rettungsdienstfachpersonals sollte regelmäßige Auffrischungen in der Anwendung von Basishilfsmitteln sowie von alternativen Atemwegshilfsmitteln entsprechend der Vorgaben lokaler Protokolle umfassen. Je häufiger gerade komplexe Maßnahmen wie die endotracheale Intubation oder die Notfallkoniotomie angewendet oder trainiert werden, umso größer ist die Wahrscheinlichkeit eines Erfolges.

Rettungsdienstfachpersonal, welches gerade erst seine Ausbildung beendet und diese komplexen Maßnahmen

**Kasten 7-1** Faktoren bei der Auswahl von Hilfsmitteln im Airwaymanagement

- Ist die Maßnahme geeignet, den Atemweg offen zu halten?
- Passt die Maßnahme zu meinem Ausbildungs- / Trainingsstand?
- Verfüge ich über Equipment und Assistenz?
- Erwarte ich Schwierigkeiten im Atemwegsmanagement?
- Wie ist die Transportzeit ins Krankenhaus?

bisher nicht am Patienten durchgeführt hat, wird bei einem schwierigen Atemweg im Vergleich zu einer erfahrenen Rettungsdienst- bzw. Gesundheitsfachperson, die diese Interventionen schon mehrfach in ihrer Berufslaufbahn durchgeführt oder dabei assistiert hat, eine deutlich geringere Erfolgsaussicht aufweisen können. Daher ist es entscheidend, regelmäßige Schulungen und praxisnahe Trainings durchzuführen, um die Fähigkeiten und das Selbstvertrauen des Rettungsdienst und Gesundheitsfachpersonals in Bezug auf komplexe Atemwegsmanagementverfahren zu stärken. Je mehr Arbeitsschritte eine Maßnahme enthält und je komplexer diese ist, desto schwieriger ist es, sie zu erlernen und letztlich zu beherrschen.

Mit zunehmendem Schwierigkeitsgrad steigen auch die Anforderungen an die Ausbildung, sowohl bei der Erstausbildung als auch im kontinuierlichen Training zur Aufrechterhaltung der erlernten Fertigkeiten. Im Allgemeinen gilt: Je schwieriger ein Verfahren durchzuführen ist, desto größer ist die Gefahr für den Patienten, dass die Maßnahme scheitert oder Fehler auftreten, insbesondere im Bereich des Atemwegsmanagements.

In Abhängigkeit von der jeweiligen Situation stehen verschiedene Arten von Atemwegshilfen bzw. Manövern zur Verfügung:

Einfache Manöver (mit Hilfsmitteln, die eine Atemwegsobstruktion durch die Zunge verhindern)

- Oropharyngealtubus (z.B. Guedel)
- Nasopharyngealtubus (z.B. Wendl)

Um über die genannten Hilfsmittel auch beatmen zu können, ist eine entsprechende Maske erforderlich (in der Regel als Masken-Beutel-Einheit)

Alternative (auch: erweiterte) Manöver (mit Hilfsmitteln, die den Atemweg oberhalb der Stimmbänder sichern sollen; auch supraglottische Atemwegshilfen SGA genannt

- Larynxmaske
- Larnyxtubus

Invasive (auch: definitive) Manöver (mit Hilfsmitteln, die die Luftröhre in irgendeiner Form abdichten und den Atemweg unterhalb der Stimmbänder sichern)

- Endotrachealtubus ET
- Chirurgischer Atemweg

# Basis Atemwegssicherungstechniken

Wenn die Atemwegsöffnung durch manuelle Techniken scheitert oder nicht kontinuierlich gewährleistet werden kann, ist der Einsatz von Atemwegshilfen notwendig (**Abbildung 7-10**). Nach dem Platzieren eines einfachen Hilfsmittels kann die Entscheidung, die Atemwegssicherung in Abhängigkeit von dem Patienten und der Situation zu eskalieren, angemessen sein. Die einfachen Atemwegshilfen werden im Folgenden vorgestellt.

Zu den grundlegenden Atemwegshilfen im Basic Life Support (BLS) zählen der oro- und nasopharyngeale Atemweg. Diese einfachen Hilfsmittel verhindern lediglich, dass der Zungengrund den Atemweg blockiert. Falls der Atemweg aufgrund von Schwellungen oder Erbrochenem verlegt ist, können diese Hilfsmittel allein keinen freien Atemweg gewährleisten. Trotzdem sind sie für die häufigsten Atemwegsprobleme im Erstangriff sinnvolle und einfache Werkzeuge.

## Oropharyngealtubus (Guedel-Tubus)

Das am häufigsten verwendete Hilfsmittel zum Offenhalten der oberen Atemwege ist der Oropharyngealtubus (Guedel-Tubus; **Abbildung 7-11A**). Die Platzierung kann je nach Situation in anatomischer Orientierung oder initial invertiert mit anschließender 180°-Rotation erfolgen. Bei Kindern sollte die Applikation

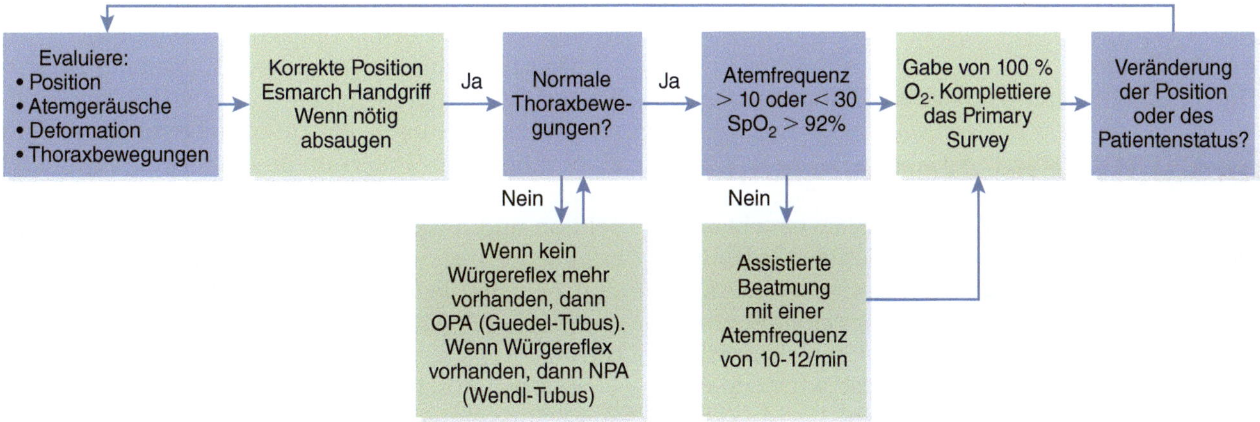


**Abbildung 7-10** Basisalgorithmus für das Atemwegsmanagement.

ausschließlich in anatomischer Lage und mit besonderer Vorsicht erfolgen, um Verletzungen des weichen Gaumens zu vermeiden.

**Indikationen**

- Der Patient ist aufgrund der zurückgefallenen Zunge unfähig, seine Atemwege offenzuhalten.
- bei intubierten Patienten als Beißschutz

**Kontraindikationen**

- wache oder somnolente Patienten
- Patienten mit Würgereflex

**Komplikationen**

- Da der Oropharyngealtubus den Schluck- bzw. Würgereflexreflex stimuliert, kann er bei wachen Patienten Würgen, Erbrechen oder einen Laryngospasmus auslösen.
- Die häufigste Komplikation besteht darin, dass es nicht gelingt, einen offenen Atemweg vollständig herzustellen bzw. aufrechtzuerhalten; in diesem Fall kann eine zusätzliche Anhebung des Kinns (mod. Esmarch-Handgriff, Chin Lift) hilfreich sein.

## Nasopharyngealtubus (Wendl-Tubus)

Der Nasopharyngealtubus (Wendl-Tubus; **Abbildung 7-11B**) ist ein weiches, gummiartiges Hilfsmittel, das durch ein Nasenloch entlang der hinteren leichten Wölbung (Kurvatur) des Naso- und Oropharynx eingeführt wird.

**Indikationen**

- Der Patient ist unfähig, seinen Atemweg offenzuhalten.

**Kontraindikationen**

- Obwohl einige wenige Fallberichte[1] über die intrakranielle Lage eines Wendl-Tubus existieren, gibt es keine Evidenz dafür, dieses Tool bei Gesichts- oder Schädelbasisfrakturen nicht verwenden zu dürfen. Eine korrekte Indikationsstellung und Einführtechnik minimieren das Risiko.[4]

**Komplikationen**

- Durch das Einführen verursachte Blutungen

## Supraglottische Atemwegshilfen

Das Prinzip der alternativen Atemwegshilfen besteht darin, dass sie die oberen Atemwege offen sowie vom Verdauungstrakt getrennt halten und gleichzeitig eine ausreichende Abdichtung bieten, die eine Überdruckbeatmung ermöglicht. Supraglottische Atemwegshilfen (SGA) können bei Patienten nützlich sein, deren Atemwege schwierig offen zu halten sind, oder bei Patienten, die eine Überdruckbeatmung benötigen und eine suffiziente (dichte) Maskenbeatmung nicht etabliert werden kann (**Abbildung 7-12**).

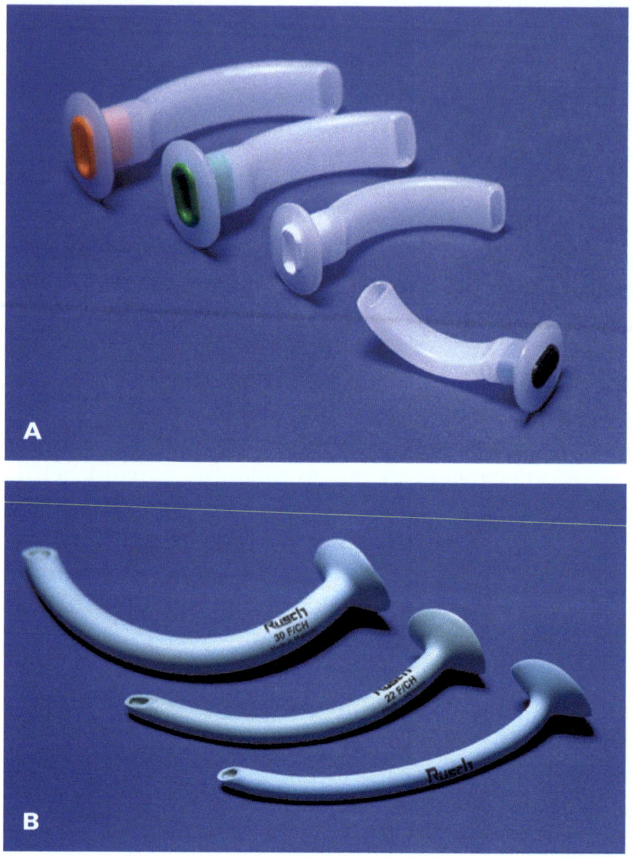


**Abbildung 7-11** **A.** Oropharyngealtubus (OPA) **B.** Nasopharyngealtubus (NPA).



Zu den supraglottischen Atemwegshilfen gehören Larynxmaske (LMA) und der Larynxtubus (LT). Die LMA liegt über dem Kehlkopfeingang und dichtet diesen supraglottisch ab, während ihre Spitze den Eingang zur Ösophagus verschließt. Der Larynxtubus hingegen dichtet sowohl den Oropharynx als auch den Hypopharynx durch aufblasbare Cuffs ab; seine distale Spitze verschließt ebenfalls den Ösophagus (**Tabelle 7-2**).

Da sowohl die Larynxmaske als auch der Larynxtubus auf den hinteren Teil des Rachens drücken, sind sie nur bei bewusstlosen Patienten anwendbar. Aufgrund einer möglichen Okklusion des Atemweges bei falscher Platzierung sollte die korrekte Lage immer durch Inspektion und Auskultation des Brustkorbs sowie Kapnographie verifiziert werden. Sämtliche Atemwegshilfen sind in verschiedenen Größen erhältlich und müssen entsprechend der Anatomie des Patienten eingesetzt werden.

Supraglottische Atemwegshilfen zeichnen sich durch ihre einfache und schnelle Platzierung aus – in Studien meist in unter 20 Sekunden.[5] Sie ermöglichen eine sichere Anwendung unabhängig von der

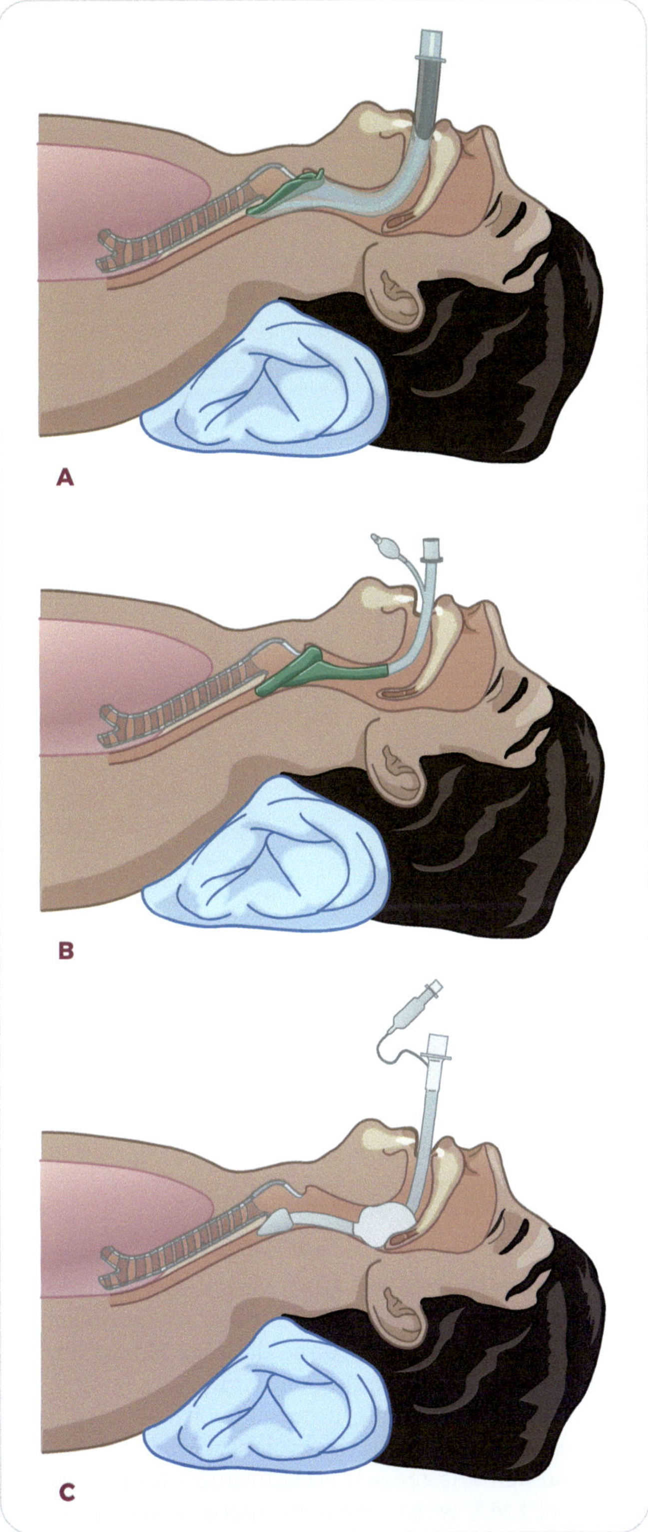


**Abbildung 7-12** **A.** i-gel: Abdichtung des Kehlkopfes über einen nicht-aufblasbaren Cuff. **B.** Larynxmaske: Abdichtung des Kehlkopfes über einen aufblasbaren Cuff. **C.** Larynx-Tubus: der distale Cuff dichtet den Ösophagus, der proximale den Rachenraum ab, über die Öffnung zwischen den Cuffs gelangt die Luft in die Lunge.



Patientenposition, was insbesondere bei Traumapatienten mit Zugangs- oder Bergungsschwierigkeiten sowie bei Verdacht auf eine HWS-Verletzung von Vorteil ist.[6] Zudem sind sie bei schwieriger Maskenbeatmung hilfreich, wenn eine effektive Überdruckbeatmung erforderlich ist (**Abbildung 7-13**).

Die supraglottischen Atemwegshilfen erreichen -selbst bei pädiatrischen Patienten[7]- eine Atemwegsabdichtung von 16-26 $cmH_2O$, was in der Regel eine effektive Überdruckbeatmung ermöglicht. Zudem können sie zu einem gewissen Grad auch den Ösophagus abdichten (bis etwa 16 $cmH_2O$), was dazu beitragen kann, eine passive Regurgitation weniger wahrscheinlich zu machen. Die SGA 2.Generation verfügen zusätzlich über ein Lumen zur Entlastung des Magens über einen Absaugkatheter oder eine Magensonde. Hierdurch wird die Aspirationsgefahr weiter verringert und die Effektivität der Beatmung verbessert.

Da durch Erbrechen jedoch Drücke von bis zu 300 $cmH_2O$ erzeugt werden können, bieten die SGA zwar eine recht gute Atemwegssicherung, jedoch keinen vollständigen Aspirationsschutz. Eine weitere Einschränkung besteht in der supraglottischen Positionierung: ein Larynxödem kann über die SGA nicht suffizient adressiert werden.

### Indikationen

- Für geübtes und autorisiertes Rettungsdienstfachpersonal ist ein supraglottischer Atemweg das erste Hilfsmittel bei einem bewusstlosen Patienten, der über keine Schutzreflexe verfügt. Das Einführen der SGA ist einfacher und schneller zu etablieren als die endotracheale Intubation.
- Ein supraglottischer Atemweg stellt eine gute Alternative dar, wenn eine Intubation nicht durchgeführt werden kann oder misslingt und eine Ventilation auch mittels Beutel-Masken-Beatmung, Wendl- oder Guedel-Tubus nicht zufriedenstellend gelingt.

### Kontraindikationen

- intakter Würgereflex
- bekannte Erkrankungen des Ösophagus (Diese Kontraindikation gilt insbesondere für den Kombi- und den Larynxtubus. Das Risiko bei der Larynxmaske ist geringer, da diese nicht im Ösophagus zum Liegen kommt.)
- kürzliche Einnahme einer ätzenden Substanz

### Komplikationen

- Würgen und Erbrechen, falls der Würgereflex noch intakt ist
- Aspiration
- Ösophagusverletzungen
- Hypoxie und Hypoventilation bei fehlerhafter Platzierung

**Tabelle 7-2** Supraglottische Atemwegshilfen

| | Atemwegsabdichtung | Aufblasbarer Cuff | Magenentlastung | Intubationsmöglichkeit |
|---|---|---|---|---|
| Larynxmaske LMA Classic | Larynxebene | Ja | Nein | Ja |
| Larynxmaske LMA supreme | Larynxebene | Ja | Ja | Nein |
| i-gel Larynxmaske | Larynxebene | Nein | Ja | Ja |
| Larynxtubus | Oropharynx | Ja | Modellabhängig | Nein |



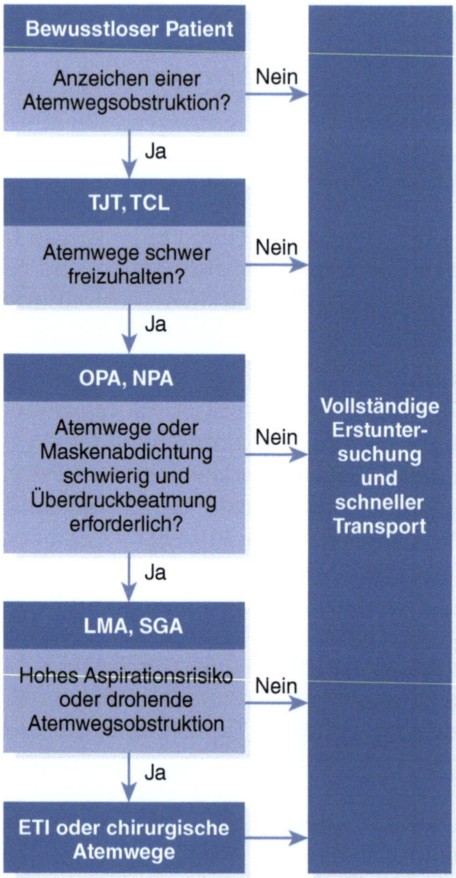


**Abbildung 7-13** Basistechniken zur Herstellung und Aufrechterhaltung eines offenen Atemwegs sind für viele bewusstlose Patienten ausreichend. Alternative Techniken können hilfreich sein, wenn eine erschwerte Maskenbeatmung vorliegt, ein hohes Aspirationsrisiko besteht oder eine suffiziente Überdruckbeatmung zu etablieren ist. Abkürzungen: TCL, Trauma chin lift; TJT, Trauma jaw thrust.



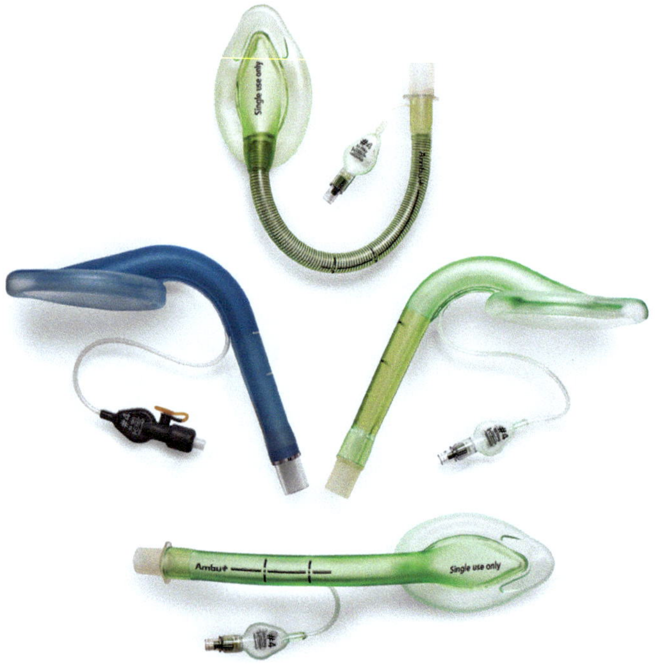


**Abbildung 7-14** Larynxmaske, LMA.



# Larynxmaske (LMA)

Die Larynxmaske (Laryngeal mask airway, LMA) ist die am weitesten verbreitete supraglottische Atemwegshilfe. Sie besteht aus einem aufblasbaren Silikonring an einem Silikontubus (**Abbildung 7-14**). Nach dem Einsetzen stellt der elliptisch geformte Cuff eine ringförmige Abdichtung des Hypopharynx sicher, ohne dass die Maske direkt in die Larynxebene vorgeschoben wird.

Es sind mittlerweile unterschiedlichste Larynxmasken im Angebot, inklusive solcher Modelle, die über einen steifen anatomisch vorgeformten Tubus verfügen. Die i-gel LMA weist eine Besonderheit auf, sie besteht aus einem thermoplastischen Elastomer. Sie wurde so konstruiert, dass kein aufblasbarer Cuff notwendig ist, um eine Abdichtung des Pharynx, Larynx sowie der perilaryngealen Strukturen zu erreichen, während Druckschäden vermieden werden. Dadurch entfällt zusätzlich die Notwendigkeit einer Cuffdruck-Spritze, was sie besonders wertvoll für militärische oder sonstige taktische Einsätze macht.

Vorteile der Larynxmaske sind:

- Die LMA ist für ein blindes Einführen geeignet. Eine direkte Sicht auf die Trachea und Stimmbänder ist nicht nötig.
- Larynxmasken sind von Neugeborenen- bis zu Erwachsenengrößen erhältlich.

Mittlerweile bestehen umfangreiche Erfahrungen im prähospitalen Einsatz der LMA vor allem in Europa und Nordamerika sowie bei militärischen Einsätzen. Eine Weiterentwicklung der LMA ist die Intubations-LMA. Diese wird genauso eingeführt wie die ursprüngliche LMA, ermöglicht aber das Vorschieben eines flexiblen Tubus durch die Maske in die Trachea.

## Intubationslarynxmaske

Die Intubationslarynxmaske (intubating laryngeal mask airway; ILMA) ist ähnlich aufgebaut wie die LMA und wird auf die gleiche Weise eingeführt. Sie ermöglicht die sekundäre Einführung eines Endotrachealtubus und leitet den Tubus automatisch in die Luftröhre. Auch wenn die Position des Endotrachealtubus in der Trachea bestätigt wurde, wird die ILMA in der Regel während eines Transports an Ort und Stelle belassen, um den Endotrachealtubus zu stabilisieren und als Backup zu dienen.

Die ILMA ist nur in Erwachsenengrößen erhältlich. Sie kann als Hilfsmittel zur vorübergehenden Atemwegskontrolle beim eingeklemmten Patienten dienen und eine Intubation ermöglichen, sobald der Zugang zum Patient gegeben ist.

## I-gel Larynxmaske

Die I-gel LMA dichtet den Atemweg durch einen nicht aufblasbaren Cuff ab und kann blind platziert werden. Obwohl sich die Abdichtung auf Höhe der Glottisöffnung befindet, stellt sie im Gegensatz zum Endotrachealtubus keinen sicheren Aspirationsschutz dar.

Die I-gel LMA ist in allen Größen erhältlich, vom Neugeborenen bis zum Erwachsenen. Ihre Vorteile liegen in einem reduzierten Verletzungsrisiko für den Atemweg und der einfach zu erlernenden Einführtechnik.

## Larynxtubus

Der Larynxtubus (laryngeal tube airway LTA ) ist ein doppellumiger Tubus mit einem distalen und proximalen Cuff. Das primäre Lumen ist für die Beatmung vorgesehen. Das zweite Lumen ermöglicht das Einführen eines Absaugkatheters zur Magenentlastung. Der LTA bietet weniger Schutz vor Aspiration als ein Endotrachealtubus, ermöglicht aber ebenso eine Überdruckbeatmung.

Der LTA ist in Kinder- bis Erwachsenengrößen erhältlich. Aufgrund des Doppellumendesigns kann der LTA auch zur Umintubation (mittels Fiberoptik oder Videolaryngoskop) eingesetzt werden.

# Der invasive (definitive) Atemweg

Ein Tubus, der distal der Stimmbandebene in der Trachea (Luftröhre) positioniert ist und den Atemweg blockiert, wird als invasiver Atemweg bezeichnet. Dieser Tubus gewährleistet einen freien und gleichzeitig sicheren Atemweg, bietet den effektivsten Schutz vor Aspiration und ermöglicht eine wirksame Überdruckbeatmung durch Abdichten des Atemwegs. Zwei Möglichkeiten eines invasiven Atemwegs werden hier diskutiert: der Endotrachealtubus und der chirurgische Atemweg.

## Endotracheale Intubation

Die endotracheale Intubation wurde in der Vergangenheit als die ideale Methode betrachtet, um die Atemwege bei Traumapatienten zu sichern, die apnoeisch sind, keine Schutzreflexe mehr aufweisen oder eine assistierte Ventilation benötigen (**Abbildung 7-15**). Die Bedeutung der endotrachealen Intubation wird jedoch zunehmend kontrovers diskutiert, da Studien uneinheitliche Ergebnisse bezüglich der Mortalität erbracht haben.[8]

Im Unterschied zur Intubation im Operationssaal, die als ein sehr sicheres Verfahren mit seltenen Komplikationen gilt, ist die Notfallintubation eines kritischen Patienten im prähospitalen Umfeld ein risikoreiches Verfahren, das potenziell schwerwiegende Komplikationen mit sich bringen kann. Selbst in gut ausgestatteten und gut besetzten Notaufnahmen oder Intensivstationen kam es bei Notfallintubationen kritisch kranker Patienten in 40 % der Fälle zu kardiovaskulärer Instabilität, in 9 % zu schwerer Hypoxie und in bis zu 3 % der Fälle zu einem Herzkreislaufstillstand.[9] Dies könnte erklären, warum der Einfluss auf die Überlebensrate der Patienten in einigen präklinischen Studien trotz einer Intubationserfolgsrate von über 97 % weniger eindeutig ist. In Studien konnte zudem nachgewiesen werden, dass in einer städtischen Umgebung kritisch verletzte Patienten mit

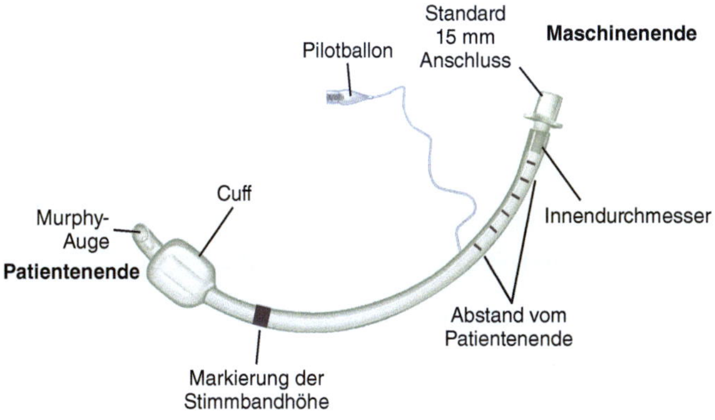


**Abbildung 7-15** Charakteristische Merkmale eines Endotrachealtubus.

endotrachealer Intubation kein besseres klinisches Outcome hatten als solche, die mit Beatmungsbeutel und Guedel-Tubus transportiert wurden.[10] Daher wird die Rolle der Intubation zunehmend hinterfragt, und bisher konnten nur wenige Studien einen tatsächlichen Nutzen dieser Technik nachweisen.[11]

Ein noch besseres Verständnis der Indikationen sowie die Optimierung der Technik könnten dennoch das Überleben der Patienten positiv beeinflussen.

**Vorteile der endotrachealen Intubation**

- Abdichtung der Atemwege
- Ermöglichung einer Überdruckbeatmung
- Optimaler Aspirationsschutz

**Nachteile**

- Zeitaufwand
- Erfordert intravenöse Leitung, Medikamente und Monitoring (**Tabelle 7-3**)
- Erfordert geschultes und erfahrenes Rettungsdienst- bzw. Gesundheitsfachpersonal
- Hohe Komplikationsrate

Die Entscheidung zur Durchführung einer Atemwegssicherung mittels endotrachealer Intubation oder alternativen Atemwegshilfen sollte stets nach einer sorgfältigen Risiko-Nutzen-Abwägung erfolgen, die eine Evaluation bezüglich eines zu erwartenden schwierigen Atemweges, das Erfahrungs- und Trainingsniveau des Durchführenden sowie den zusätzlichen Zeitaufwand vor Ort berücksichtigt. Laut einer umfangreichen europäischen Studie betrug die durchschnittliche zusätzliche Zeit vor Ort bei der Durchführung einer endotrachealen Intubation acht Minuten.[12]

Es besteht kein Zweifel daran, dass die prähospitale Intubation im Allgemeinen schwieriger ist als eine Intubation im Krankenhaus und zusätzlich die Einsatzzeit verlängert, unabhängig vom Ausbildungsstand des Rettungsdienstfachpersonals. Während es gute Gründe für die Intubation eines Patienten mit thermischem Inhalationstrauma für einen 30-minütigen Flug geben mag, erscheinen die Gründe weniger zwingend, wenn der Patient bewusstlos und hypotensiv ist, kein Gesichtstrauma aufweist und ein gut ausgestattetes sowie gut besetztes Traumazentrum innerhalb von fünf Minuten erreichbar ist.[13]

## Abschätzung einer schwierigen Intubation

Vor einer endotrachealen Intubation ist es zwingend erforderlich, die Schwierigkeit der geplanten Intubation abzuschätzen. Es gibt viele Faktoren, die eine schwierige Intubation bei einem Traumapatienten verursachen können. Manche stehen in direktem Verhältnis zum Trauma bzw. sind dadurch verursacht, andere liegen an anatomischen Besonderheiten des Patienten, wiederum andere resultieren aus seiner aktuellen Körperposition.

HEAVEN ist ein Akronym zur Vorhersage einer schwierigen Intubation[14], dass für die Anwendung am Traumapatienten in der prähospitalen Umgebung besser geeignet zu sein scheint als traditionelle, krankenhaus- oder bürobasierte Bewertungsmethoden (**Kasten 7-2**).

Auch die Transportzeit kann ein Faktor sein, der die Wahl der Methode beeinflusst. Ein Beispiel hierfür ist der Patient, der effektiv mittels Guedel-Tubus und Masken-Beutel-Beatmung zum nahe gelegenen Traumazentrum transportiert wird. Hier kann eine Entscheidung gegen die Intubation und für den Transport unter einfachen, aber ausreichenden Maßnahmen getroffen werden. In jedem Fall aber muss das Rettungsdienstfachpersonal die Risiken der komplexeren Maßnahmen zur Atemwegsicherung gegen deren Nutzen abwägen.

**Tabelle 7-3** Equipment zur endotrachealen Intubation

| Ventilation und Oxygenierung | Intubation | Plan B |
|---|---|---|
| Beatmungsbeutel | Endotrachealtubus mit Cuff | Larynxmaske |
| Unterschiedliche Masken | Blockerspritze | Koniotomie-Set |
| Sauerstoffflasche | Führungsstab / Bougie | |
| OPA and NPA | Laryngoskop | |
| | Starre, dicklumige Absaugkatheter | |
| Monitoring mit EKG, NIBD, $SpO_2$, und $etCO_2$ | | |
| IV Infusionsleitung für Analgetika, Hypnotika, Muskelrelaxantien, Vasopressoren | | |

Abkürzungen: EKG, Elektrokardiogramm; $etCO_2$, endtidales oder endexpiratorisches Kohlenstoffdioxid; IV, intravenös; NIBD, nichtinvasiver Blutdruck; NPA, nasopharyngealer Atemweg (Wendl); OPA, oropharyngealer Atemweg (Guedel); $SpO_2$, periphere Sauerstoffsättigung

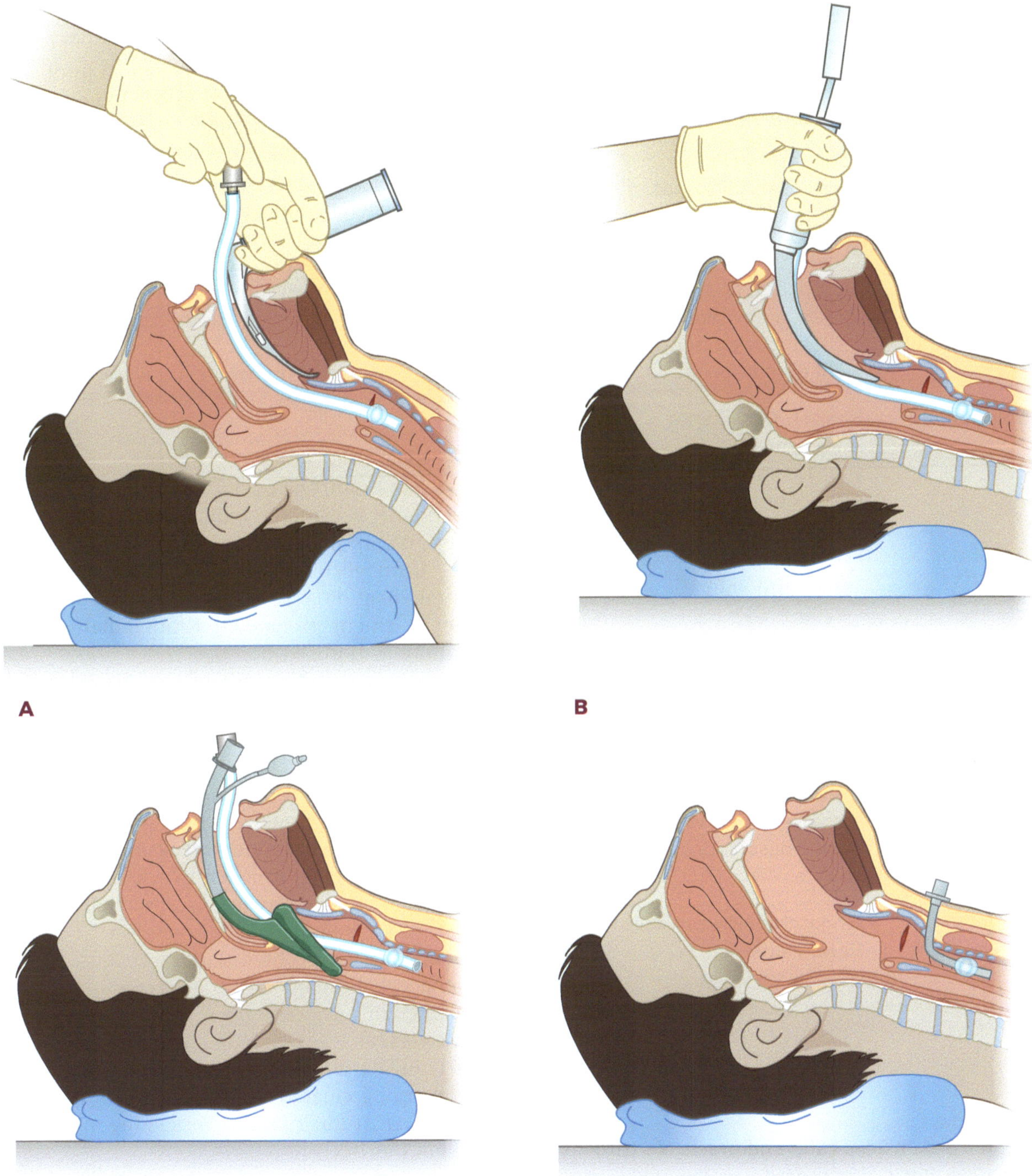


**Abbildung 7-16** Als invasiver Atemweg gilt ein in der Luftröhre unterhalb der Stimmbänder liegender geblockter Tubus. Er bietet einen definitiven Aspirationsschutz und verhindert eine Atemwegsobstruktion durch Schwellung. Die Etablierung eines invasiven Atemwegs bei einem bewussten oder halbbewussten Patienten erfordert einen intravenösen Zugang, Narkosemedikamente und Patientenmonitoring. **A.** Orotracheale Intubation unter direkter Visualisierung mit einem Laryngoskop. **B.** Orotracheale Intubation unter indirekter Sicht mit Hilfe eines Videolaryngoskops, wodurch weniger Druck auf die Halswirbelsäule ausgeübt wird. **C.** Intubation mit einer Larynxmaske. **D.** Ein chirurgischer Atemweg bietet prinzipiell einen schnellen Zugangsweg mit einfachem Equipment, ist in lokaler Anästhesie durchführbar, erfordert jedoch umfassendes Training.

**Kasten 7-2** HEAVEN-Kriterien

| | |
|---|---|
| **H**ypoxemia | $SpO_2 \leq 93$ % zum Zeitpunkt der initialen Laryngoskopie. |
| **E**xtremes of size | Pädiatrischer Patient ≤ 8 Jahre oder Adipositas. |
| **A**natomic challenge | Trauma, Tumor, Schwellung, Fremdkörper oder andere Anomalien, die die laryngoskopische Sicht einschränken. |
| **V**omit/blood/fluid | Klinisch signifikante Ansammlung von Flüssigkeiten, Erbrochenem, Blut, o.ä. im Pharynx / Hypopharynx zum Zeitpunkt der Laryngoskopie. |
| **E**xsanguination | Verdacht auf (akute hämorrhagische) Anämie, die möglicherweise einen Sättigungsabfall während der (narkoseassoziierten) Apnoe beschleunigen könnte. |
| **N**eck | Eingeschränkte zervikale Beweglichkeit |

Reproduziert aus Davis D, Olvera DJ. HEAVEN criteria: derivation of a new difficult airway prediction tool. Air Med J. 2017;36(4):195-197. https://doi.org/10.1016/j.amj.2017.04.001

Ungeachtet dessen bleibt die endotracheale Intubation vorerst noch der Goldstandard der Atemwegsicherung, da sie Folgendes gewährleistet:

- Isolation die Atemwege
- Möglichkeit der Beatmung mit 100 % Sauerstoff ($FiO_2$ von 1,0)
- Elimination von Atemwegs-Leckagen wie z.B. bei der Maskenbeatmung
- Aspirationsschutz (Erbrochenes, Fremdmaterial, Blut)
- Ermöglichung der trachealen Absaugung und
- Verhinderung einer Magenaufblähung

## INDIKATIONEN

- Patienten, die nicht in der Lage sind, ihre Atemwege selbst zu schützen – oft assoziiert mit einem Glasgow Coma Scale (GCS)-Wert < 8 – gelten als intubationspflichtig. Diese Schwelle wird jedoch in neueren Studien zunehmend hinterfragt.[15]
- Patienten mit signifikanten Oxygenierungsproblemen, die eine hohe inspiratorische Sauerstoffkonzentration $FiO_2$ benötigen.
- Patienten mit signifikanter Einschränkung der Ventilation, die eine Überdruckbeatmung benötigen.
- Lange Transportzeit in ein Krankenhaus, das eine definitive Atemwegssicherung durchführen kann.
- Unmöglichkeit, die Atemwege mit weniger invasiven Methoden zu sichern.

## KONTRAINDIKATIONEN

- Mangel an Erfahrung oder Training.
- Fehlen einer geeigneten Indikation.
- hohe Wahrscheinlichkeit einer Fehlintubation bzw. Unmöglichkeit einer Intubation (relative Kontraindikation).
- Nähe zu einem geeigneten Krankenhaus (relative Kontraindikation).
- Hypovolämie und hämorrhagischer Schock (relative Kontraindikation).

## KOMPLIKATIONEN

- Hypoxie durch mehrere Intubationsversuche.
- Hyperkapnie durch mehrere Intubationsversuche.
- Bradykardie verursacht durch vagale Reizung.
- Erhöhung des intrakraniellen Drucks.
- Verletzung der Atemwege mit anschließender Blutung und Schwellung.
- Intubation in den rechten Hauptbronchus.
- Ösophageale Intubation.
- Erbrechen mit Aspiration.
- Zahnschäden.
- Verletzung der Stimmbänder.
- Aggravierung einer HWS-Verletzung ohne neurologisches Defizit hin zu einer Verletzung mit neurologischem Defizit.
- Umwandlung eines einfachen Pneumothorax in einen Spannungspneumothorax durch Überdruckbeatmung.
- Kreislaufkollaps durch sedierende Medikamentenapplikation kombiniert mit zu hohen Beatmungsdrücken.

Wie bei allen Maßnahmen und Prozeduren sollte das Rettungsdienstfachpersonal zusammen mit den ärztlichen Verantwortlichen eine umfassende Risiko-Nutzen-Abwägung durchführen, bevor komplexe Maßnahmen implementiert werden. Die Durchführung von Maßnahmen allein aufgrund der Erlaubnis des "lokalen Protokolls" ist nicht sinnvoll.

Zusätzlich ist im Einsatz eine Risiko-Nutzen-Abwägung erforderlich, die auf den körperlichen Befunden und der vorliegenden Situation basiert. Dabei sollten Faktoren wie die Transportzeit, die Lokalisation (städtisch oder ländlich), die Fähigkeiten des Rettungsdienstfachpersonals (**Kasten 7-3**) und andere relevante Aspekte berücksichtigt werden. Es ist wichtig zu betonen, dass der Erfolg der Intubation allein nicht mit dem Gesamterfolg der Behandlung gleichzusetzen ist. Studien haben gezeigt, dass die Zeit bis zur Atemwegssicherung und die Anzahl der Intubationsversuche signifikant mit Morbidität und Mortalität korrelieren können.[16]

Einige Studien in den frühen 2000er Jahren lösten Bedenken hinsichtlich der Häufigkeit und der Auswirkungen von Hypoxämie während prähospitaler Intubationen aus.[20] Neuere Veröffentlichungen deuten darauf hin, dass insbesondere die Anzahl der Intubationsversuche das Auftreten von Komplikationen begünstigt und die Mortabilität erhöht.[21] Frühere Ansätze, die ein schrittweises Vorgehen befürworteten, bei dem mit jedem Schritt ein neues Hilfsmittel verwendet wurde, führten zwar zu einer hohen Erfolgsquote bei der Intubation, aber die Ergebnisse in Bezug auf die Sterblichkeit waren oft katastrophal.[22] Daher zielt der heutige Ansatz darauf ab, die Bedingungen zu optimieren, die primäre Anwendung der vielversprechendsten Methode, die kontinuierliche Überwachung der Vitalparameter und einen frühzeitigen Wechsel der Technik im Falle eines Misserfolgs (**Kasten 7-4**).

**Kasten 7-3** Übung verbessert die Erfolgsrate bei der Intubation

Studien haben gezeigt, dass Übung die Erfolgsrate für eine erfolgreiche Intubation erheblich steigert. Obwohl es keine direkte Korrelation zwischen der Gesamtdauer der Tätigkeit als Rettungsdienstfachpersonal und der Erfolgsrate gibt, wurde eine klare Verbindung zwischen der Anzahl der durchgeführten Intubationen und dem Intubationserfolg festgestellt. Die Erfahrung mit dem Verfahren erhöht somit die Wahrscheinlichkeit der erfolgreichen Durchführung.[17] Eine klinische Studie hat darüber hinaus gezeigt, dass etwa 70 Intubationen erforderlich sind, um eine Erfolgsquote von 90 % zu erreichen. Im prähospitalen Trauma-Setting, insbesondere bei Patienten mit immobilisierter Halswirbelsäule, könnte die benötigte Anzahl von Intubationen wahrscheinlich deutlich höher liegen.[18]

Bei der Beurteilung der Erfolgsrate spielen die Geschwindigkeit und die Anzahl der Intubationsversuche eine wichtige Rolle. Beide Faktoren korrelieren signifikant Korrelation mit Morbidität und Mortalität.[19] Rettungsdienstfachpersonal muss bewusst sein, dass Oxygenierung und Perfusion entscheidend sind für das Outcome, nicht die Wahl des Atemweges.



## *Methoden der endotrachealen Intubation*

Es gibt mehrere unterschiedliche Methoden, einen Patienten erfolgreich endotracheal zu intubieren. Die Methode der Wahl ist abhängig von verschiedenen Faktoren wie der Dringlichkeit der Intubation, Zustand und Position des Patienten sowie Erfahrung und Trainingszustand des Rettungsdienstfachpersonals. Unabhängig von der gewählten Methode sollen der Hals und der Kopf des Patienten während der Intubation in einer neutralen Inline-Position stabilisiert werden. Nach zwei missglückten Intubationsversuchen müssen alternative Techniken in Betracht gezogen werden. Ein Zurückgreifen auf einfache Basismaßnahmen ist dann häufig die bessere Lösung. Es ist in jedem Fall besser einen gut oxygenierten Patienten ohne Tubus im Schockraum abzugeben als

**Kasten 7-4** Probleme und Lösungsansätze bei der endotrachealen Intubation

**Probleme**

- **Hypoxie:** Häufig und wird oft nicht oder zu spät erkannt, da ein $SpO_2$-Abfall bei Patienten mit schlechter Perfusion unter Umständen erst verzögert gemessen werden kann.
- **Anzahl der Komplikationen:** Proportional zur Anzahl der Intubationsversuche.
- **Hyperventilation:** Trotz $etCO_2$-Überwachung und angestrebter Normoventilation kommt diese häufig vor, besonders bei Patienten mit Schädel-Hirn-Trauma.
- **Blutdruckabfälle:** Die Kombination aus Überdruckbeatmung und Narkosemedikamenten führt regelhaft dazu.

**Lösungsansätze**

- *Optimierung der Präoxygenierung: Auf eine Ziel-$SpO_2$ von mindestens 93 %*
- *Optimierung der Voraussetzungen für eine erfolgreiche Intubation beim ersten Versuch (First-Pass-Success).*
- Anwendung einer Apnoe-Oxygenierung: Während des Intubationsvorganges sowie engmaschiges Monitoring der Vitalparameter

einen intubierten Patienten mit hypoxischem Hirnschaden, der aufgrund multipler prolongierter Intubationsversuche entstanden ist.

## Orotracheale Intubation

Bei der **orotrachealen Intubation** wird der Tubus durch den Mund in die Trachea eingeführt. Der nicht traumatisierte Patient wird zur Erleichterung der Intubation in die Schnüffelstellung gebracht („verbesserte Jackson-Position"). Da diese Position zu einer Hyperextension der Halswirbel C1 und C2 (zweithäufigste Stelle für Verletzungen der HWS) und einer Hyperflexion im Bereich C5 bis C6 (häufigste Stelle für HWS-Frakturen) führt, sollte sie bei Traumapatienten nicht angewendet werden (**Abbildung 7-17**). Zahlreiche Studien haben gezeigt, dass die orotracheale Intubation unter HWS-Protektion deutlich einfacher ist, wenn sie mit einem Videolaryngoskop durchgeführt wird.

## Nasotracheale Intubation

Bei wachen Patienten mit intakten Schutzreflexen wird eine endotracheale Intubation schwierig durchzuführen sein. Bei erhaltener Spontanatmung kann gegebenenfalls eine **blinde nasotracheale Intubation** durchgeführt werden, sofern der zu erwartende Nutzen die Risiken überwiegt. Obwohl eine nasotracheale Intubation häufig schwieriger durchzuführen ist als eine orotracheale Intubation, konnte für in der Technik geübtes Rettungsdienstfachpersonal eine hohe Erfolgsrate nachgewiesen werden.[23,24] Während der Durchführung einer nasotrachealen Intubation muss der Patient in der Lage sein zu atmen, um so zu gewährleisten, dass der Tubus die Glottis passiert hat. Obwohl einige Artikel auf Kontraindikationen der nasotrachealen Intubation bei Mittelgesichtsfrakturen hinweisen, konnte eine umfassende Literaturanalyse nur wenige Hinweise auf das Risiko einer intrakraniellen Tubuslage ergeben.[25] Eine Apnoe ist eine spezifische Kontraindikation für die blinde nasotracheale Intubation, da das Verfahren eine gewisse Zeit in Anspruch nimmt, in der der Patient nicht effektiv beatmet werden kann. Außerdem wird das Verfahren selbst durch die Eigenatmung des Patienten deutlich erleichtert. Dieser wichtige Faktor entfällt bei einem apnoischen Patienten.

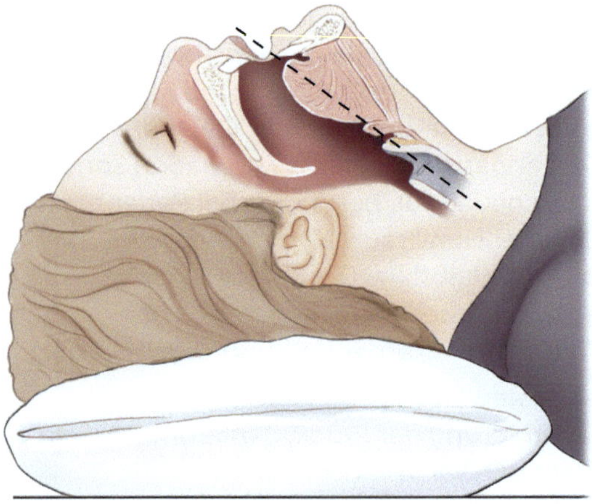

**Abbildung 7-17** Die „verbesserte Jackson-Position" ermöglicht eine optimale Sicht auf die Glottis (Stimmritze). Diese Position bewirkt aber auch eine Hyperextension der Wirbelkörper C1 und C2 sowie eine Hyperflexion von C5 und C6. In diesem Bereich treten bei Traumapatienten die meisten HWS-Frakturen auf.



## Face-to-Face-Intubation

Eine Face-to-Face-Intubation, auch als Eispickel-Methode bezeichnet, ist indiziert, wenn Standardintubationstechniken nicht angewendet werden können, da das Rettungsdienstfachpersonal seine normale Position am Kopfende für die Intubation nicht einnehmen kann. Folgende Situationen sind mögliche Indikationen:

- eingeklemmter Patient im Unfallfahrzeug
- Verschüttung eines Patienten unter Trümmern

Diese Technik wird traditionell mit einem Macintosh-Laryngoskop in der **rechten** Hand durchgeführt; die Intubation mit ILMA scheint jedoch sowohl einfacher als auch zuverlässiger zu sein und ermöglicht eine Beatmung zwischen den Intubationsversuchen.

## Intubation mit einer Intubationslarynxmaske

Die Intubationslarynxmaske ist eine modifizierte Larynxmaske, die entwickelt wurde, um einen endotrachealen Tubus darüber vorzuschieben (**Abbildung 7-18**). Unterschiedliche Studien haben gezeigt, dass die Erfolgsrate, insbesondere bei schwierigen Atemwegen, also im Falle des Scheiterns der direkten Laryngoskopie, sehr hoch ist.[26] Ein zusätzlicher positiver Effekt besteht darin, dass der Patient zwischen den Intubationsversuchen beatmet

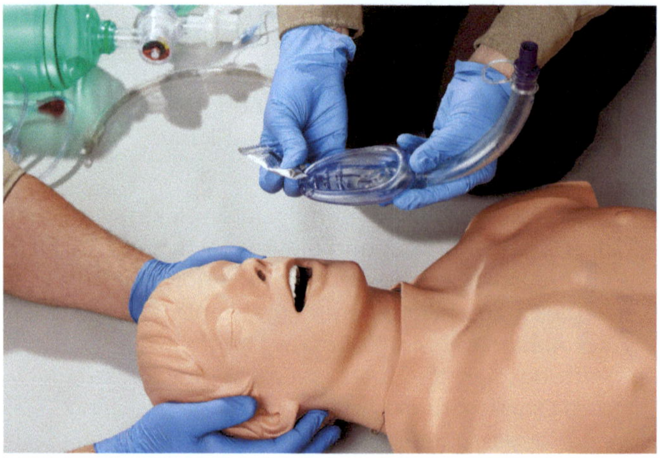

**Abbildung 7-18** Intubationslarynxmaske ILMA.

werden kann. Darüber hinaus ist im Falle einer Intubationsunmöglichkeit bereits eine alternative Atemwegshilfe platziert.

## Intubation mit einem Videolaryngoskop

Ein Videolaryngoskop ist ein Hilfsmittel, das eine indirekte Darstellung des Larynx (Kehlkopf) ermöglicht. Dies kann besonders sinnvoll sein in Situationen, in denen die Patientenanatomie (kurzer Hals, eingeschränkte Halswirbelsäulenbeweglichkeit usw.) auf einen schwierigen Atemweg und somit auf eine erschwerte direkte Laryngoskopie hinweist. Studien haben gezeigt, dass die Erfolgsrate von Intubationen durch die Verwendung von Videolaryngoskopen steigt.[27] Dies gilt insbesondere bei Traumapatienten, bei denen die Halswirbelsäule in neutraler Position gehalten werden muss und Blut oder Sekrete die Sicht beeinträchtigen können. Allerdings stoßen auch Videolaryngoskope an ihre Grenzen, wenn die Bildqualität auf dem Monitor durch starkes Sonnenlicht beeinträchtigt oder die Kameralinse durch Blut oder Sekrete verunreinigt wird.[28]

Es gibt Videolaryngoskope mit und ohne Führungskanal (**Abbildung 7-19**). Bei den Videolaryngoskopen ohne Führungskanal (C-MAC, McGrath, GlideScope) wird der Tubus freihändig mit einem Führungsstab ins Sichtfeld gebracht, während bei Geräten mit einem Führungskanal der Tubus in diesen voreingeführt und bei guter Sicht auf den Larynx vorgeschoben wird (Airtraq, King Vision, UpsherScope). Im Gegensatz zur konventionellen Laryngoskopie, bei der das Weichteilgewebe beiseite geschoben werden muss, um einen klaren Blick auf den Larynx zu erhalten, entfällt dies bei Videolaryngoskopen. Das Videolaryngoskop wird entlang der oropharyngealen Weichteile eingeführt, bis dessen Linse und Intubationskanal auf den Trachealeingang mit Sicht auf die Glottis ausgerichtet sind.

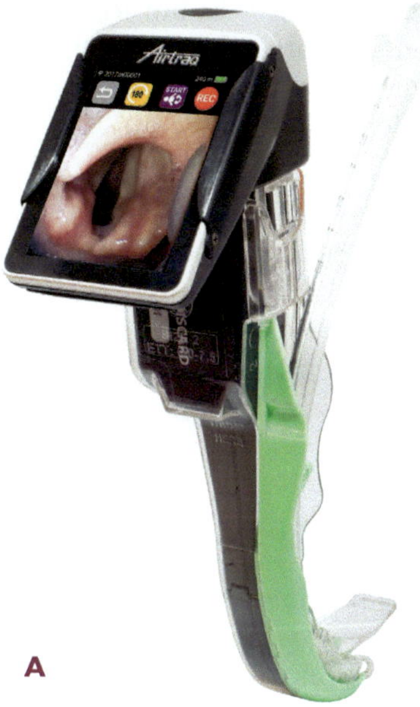


A

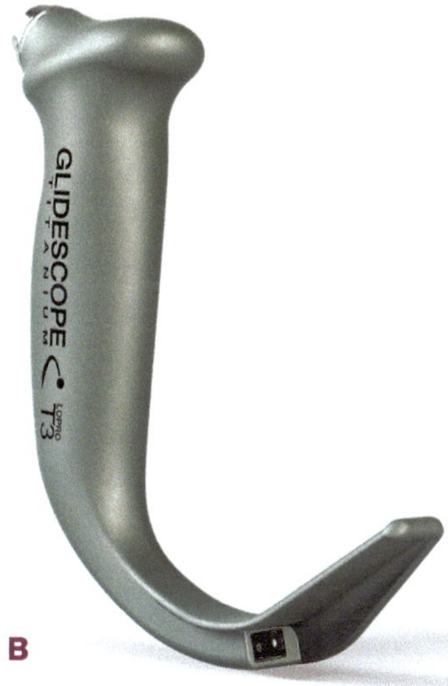


B

**Abbildung 7-19** Videolaryngoskop **A.** mit Führungskanal **B.** ohne Führungskanal.

**A.** Mit freundlicher Genehmigung von Airtraq LLC / Prodol Meditec S.A., **B.** Mit freundlicher Genehmigung von Verathon Inc.

## Pharmakologisch assistierte Intubation

Studien zeigen, dass pharmakologisch assistierte Intubationen höhere Erfolgsraten aufweisen. Dennoch sind die pharmakologische Sedierung und Relaxierung mit Risiken verbunden.[29] Dazu gehört unter anderem die Gefahr der Atemdepression, Apnoe und Kreislaufdepression. Werden muskelrelaxierende Medikamente verwendet, blockieren diese sämtliche Skelettmuskeln, sodass ab dem Moment, in dem das Relaxans injiziert wird, die gesamte Kontrolle über die Atmung und die Atemwege des Patienten in die Verantwortung des Rettungsdienst- oder Gesundheitsfachpersonals übergeht. In erfahrenen Händen kann diese Technik die Durchführung der Atemwegssicherung erleichtern, wenn andere Methoden versagen oder nicht angewendet werden können. Um die Erfolgsrate dieser Technik zu optimieren und die Patientensicherheit zu gewährleisten, müssen das Rettungsdienst und Gesundheitsfachpersonal in dieser Form der Intubation geschult sein und die lokalen Protokolle, Medikamente und Indikationen kennen.

Die derzeit bekanntesten pharmakologischen assistierten Intubationssequenzen sind die Rapid-Sequence-Intubation (RSI, auch als Rapid-Sequence-Induction oder Rapid-Sequence-Induction-and-Intubation RSII bezeichnet) und die Delayed-Sequence-Intubation (DSI). Bei der RSI handelt es sich um eine Anästhesietechnik, die vor allem darauf abzielt, eine Aspiration zu vermeiden, während bei der DSI die Vermeidung von Sättigungsabfall und somit Hypoxie im Vordergrund steht.

Der Einsatz von Medikamenten, insbesondere bei der "Rapid Sequence Induction", ist mit Risiken verbunden, die zu den Risiken der Intubation allein hinzukommen.

Die Medikamente zur Intubation lassen sich in drei Kategorien einteilen:

1. **Intubation unter alleiniger Verwendung von Sedativa, Hypnotika und Opioiden** Medikamente wie (Es)Ketamin, Propofol, Thiopental, Diazepam und Midazolam sowie Fentanyl oder Sufentanil werden allein oder in Kombination eingesetzt. Ziel ist es, den Patienten so zu sedieren, dass er eine Intubation toleriert, aber seine Schutzreflexe und die Atmung noch erhalten sind (**Abbildung 7-20**). (Es)Ketamin ist ein äußerst gut geeignetes Medikament zur Induktion einer Narkose. Es ist im Vergleich zu den übrigen Injektionsanästhetika nicht kreislaufdepressiv und wirkt zudem stark analgetisch. Dennoch scheint bei höherer Komplikationsrate die Intubationserfolgsrate niedriger zu sein als bei der zusätzlichen Verwendung von Relaxanzien.[29]
2. Rapid-Sequence-Induction (RSI) **mithilfe muskelrelaxierender Medikamente**. Das Ziel einer RSI ist es, das Aspirationsrisiko zu minimieren. Zu diesem Zweck werden die sedierenden Medikamente mit einem schnellwirksamen Muskelrelaxans annähernd zeitgleich verabreicht, während bei einer konventionellen Intubation die sedierenden Medikamente zuerst verabreicht werden und erst nach deren Wirkeintritt auch das Muskelrelaxans (**Abbildung 7-21**) Die RSI zielt darauf ab, eine schnelle Bewusstlosigkeit sowie eine Lähmung der Skelettmuskulatur herbeizuführen, um so die Einführung des Endotrachealtubus durch die dann geöffnete Stimmritze in die Trachea zu erleichtern während der zerebrale Perfusionsdruck und die kardiovaskuläre Stabilität nach Möglichkeit erhalten bleiben. Ohne Risiko ist die RSI aber nicht, denn mit dem Zeitpunkt der Muskelrelaxierung und damit auch eines Atemstillstandes besteht die Gefahr einer Hypoxie, insbesondere dann, wenn der Patient nicht zu intubieren und nicht zu ventilieren ist. Studien über diese Intubationsmethode konnten zeigen, dass diese Methode auf „der Straße“ bei einer Erfolgschance von mehr als 90 % durchaus ihre Berechtigung hat. Nur wenige dieser Arbeiten haben untersucht, ob sich auch ein besseres Outcome für den Patienten ergibt.[30] Eine Studie eines Traumazentrums berichtet aus eigener Erfahrung, dass bei Patienten mit intubationspflichtigem SHT und RSI ein schlechteres Outcome festgestellt wurde als bei den Patienten, die keine RSI erhielten.[31] Nachfolgende Analysen ergaben, dass vor allem die unbemerkte Hyperventilation mit daraus resultierender Hypokapnie und unerkannter Hypoxie zu einem schlechteren Outcome führten. Eine andere Studie wiederum zeigte, dass Patienten mit SHT ein besseres Outcome nach sechs Monaten hatten, wenn sie frühzeitig, also prähospital, intubiert wurden.[32] Es mehren sich die Hinweise, dass ein Teil, wenn nicht sogar der größte Teil, der intubationsassoziierten Mortalität vor allem auf einen deutlichen Abfall des Perfusionsdrucks (MAP und CPP) zurückzuführen ist, der oftmals mit

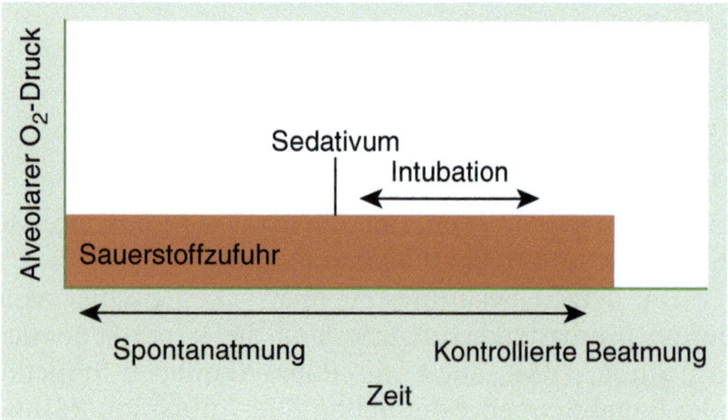


**Abbildung 7-20** Pharmakologisch assistierte Intubation. Der Patient erhält ein Sedativum/Anästhetikum, atmet aber während der Prozedur weiter, wodurch das Risiko eines Sättigungsabfalls sowie letztlich einer Hypoxie verringert wird.



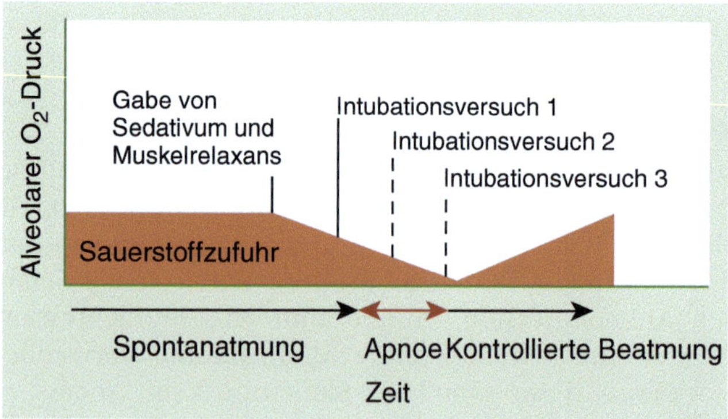


**Abbildung 7-21** Rapid-Sequence-Intubation. Die RSI ist eine Technik zur Verhinderung der Aspiration. Der Patient erhält gleichzeitig Sedativum und schnell wirkendes Muskelrelaxans und wird anschließend intubiert. Diese Methode hat eine hohe Erfolgsrate, birgt jedoch ein erhöhtes Hypoxie-Risiko während der Apnoe-Phase, wenn eine suffiziente Präoxygenierung nicht erfolgen konnte oder es im Verlauf zu Intubationsschwierigkeiten, wiederholten Versuchen und prolongierter Dauer kommt.

der endotrachealen Intubation einhergeht, insbesondere bei hypovolämischen Patienten (d.h. bei hämorrhagischem Schock).[33] Ob das Langzeitergebnis von Patienten mit SHT positiv oder negativ durch eine prähospitale RSI beeinflusst wird, lässt sich nach heutigem Forschungsstand nicht eindeutig klären. Sicher ist, dass diese Technik gut ausgebildetem Rettungsdienstfachpersonal vorbehalten sein sollte und dass eine effiziente Beatmung und Perfusion das Ziel sein müssen – ungeachtet der verwendeten Technik.

3. Die Delayed-Sequence-Intubation (DSI), eine neuere Technik der pharmakologisch assistierten Intubation, bei der die Präoxygenierung mit kontinuierlichem positivem Atemwegsdruck (CPAP) sowie die apnoische Oxygenierung während des Intubationsvorgangs im Vordergrund stehen, hat einige vielversprechende Ergebnisse geliefert (**Abbildung 7-22**). Der Patient wird mit (Es)Ketamin sediert und (bestenfalls mittels CPAP/NIV) präoxygeniert, erst verzögert wird ein Muskelrelaxans verabreicht und der Patient intubiert. Zusätzlich kann während des Intubationsvorganges eine apnoeische Oxygenierung über eine Nasenbrille durchgeführt werden. Diese Methode nimmt mehr Zeit in Anspruch und kann somit die Zeit vor Ort verlängern, was als Risiko berücksichtigt werden sollte (**Kasten 7-5**).[34]

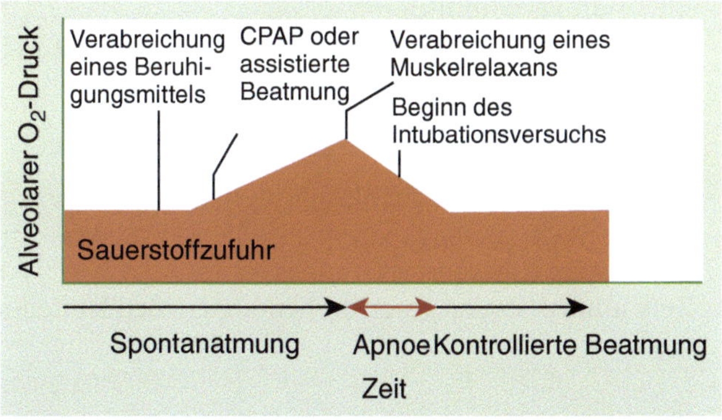


**Abbildung 7-22** Delayed-Sequence-Intubation (DSI). Die DSI ist eine Methode, die entwickelt wurde, um das Risiko einer Hypoxie bei Hochrisikopatienten zu verringern. Der Patient erhält ein Sedativum, um eine Präoxygenierung, möglichst mit kontinuierlichem positivem Atemwegsdruck (CPAP) und/oder assistierter Beatmung zu ermöglichen, bevor das Muskelrelaxans verabreicht wird. Diese Methode hat eine hohe Erfolgsrate und bietet zusätzliche Sicherheit, erfordert aber auch einen zusätzlichen Zeitaufwand, um die Präoxygenierung zu optimieren.



**Kasten 7-5** Das Sellick-Manöver

Das Sellick-Manöver (Cricoid-Druck) gerät allmählich aus der Mode. Früher wurde angenommen, dass es die Wahrscheinlichkeit einer Aspiration durch Erbrechen reduziert, obwohl nur schwache Evidenz dafür vorliegt. Mehrere Studien haben gezeigt, dass der Ösophagus seitlich der Trachea liegt, sodass das Sellick-Manöver den Ösophagus nur unzureichend komprimiert.[35-38] Zusätzlich kann der Cricoid-Druck zu einer schlechteren Sicht auf den Larynx führen und somit möglicherweise die Intubation erschweren.



## Worauf bei der Intubation zu achten ist

Selbst kurze Episoden von Hypoxämie haben nachweislich verheerende Auswirkungen auf das Überleben von Patienten mit Schädel-Hirn-Trauma.[39,40] Selbst einzelne Episoden einer Sättigung $SpO_2 < 90$ % korrelieren signifikant mit einer längeren Aufenthaltsdauer im Krankenhaus und auf der Intensivstation. Darüber hinaus stellt ein $SpO_2$-Abfall unter 70 % für den Patienten einen Risikofaktor für eine kardiale Dekompensation dar. Aus diesem Grund sollte vor jedem Intubationsversuch auf eine suffiziente Präoxygenierung geachtet werden, insbesondere wenn Muskelrelaxanzien eingesetzt werden. Ein $SpO_2$-Wert $> 93$ % sollte angestrebt werden, um einen weitestgehend sicheren Intubationsversuch unternehmen zu können.[41] Während des Intubationsvorgangs sollte ein Teammitglied das Monitoring überwachen, und der Versuch sollte abgebrochen werden, sobald der $SpO_2$-Wert wieder auf 93 % gefallen ist. Der Patient ist dann erneut zu ventilieren. Ein hilfreicher Tipp ist, den Sauerstoffsättigungston zu aktivieren, sodass er für alle Teammitglieder während der Intubationsversuche deutlich hörbar ist.

Ein weiteres wichtiges Warnsignal, auf das die Teammitglieder achten sollten, ist eine Bradykardie. Eine zerebrale Hypoxie entsteht nicht an den Fingerspitzen. Es konnte gezeigt werden, dass der periphere $SpO_2$-Wert viel später abfällt als der zerebrale $SpO_2$-Wert der sogenannte "*pulse ox lag* (Pulsoxymetrie-Verzögerung)".[42] Aus diesem Grund sollte das Team auf bradykarde Episoden achten, da diese Ausdruck einer zerebralen Hypoxie sein können. Der Faktor Mensch spielt hier eine entscheidende Rolle, da in Studien nachgewiesen wurde, dass solche Episoden vom Rettungsdienst und Gesundheitsfachpersonal oft unerkannt blieben.[43] Lassen Sie nicht zu, dass Ihrem Team so etwas entgeht (**Kasten 7-6**) und stellen Sie sicher, dass ein Teammitglied für die Überwachung der Vitalparameter während der Intubation verantwortlich ist (**Kasten 7-7**).

**Kasten 7-6** Apnoeische Oxygenierung während der Intubation

Obwohl kein neues Konzept, erfährt die apnoeische Oxygenierung während der Intubation in den letzten Jahren wieder vermehrt Aufmerksamkeit. Selbst beim apnoeischen Erwachsenen kommt es noch zu einer Sauerstoffaufnahme von ca. 250 ml/min in den Alveolen der Lunge. Dabei werden gleichzeitig auch ca. 20 ml/min $CO_2$ abgegeben. Dies führt zu einem subatmosphärischen Druck in der Lunge, wodurch Luft aus dem Pharynx in die Lunge gesogen wird. Durch die Verabreichung von 15 l/min Sauerstoff über eine Nasensonde erhöht sich die Sauerstoffmenge in den oberen Luftwegen und dem Pharynx, und somit auch die Menge an Sauerstoff, die in die Lunge fließt. Obwohl es zu einer beginnenden respiratorischen Azidose aufgrund der $CO_2$-Retention kommt, ist diese Maßnahme erwiesenermaßen effektiv, um das Risiko einer Desaturierung (*$SpO_2$-Abfall*) während der Intubation zu verringern. Ein weiterer entscheidender Faktor ist die Entfernung oropharyngealer Sekrete, die sich über oder im Bereich der Glottis angesammelt haben können – insbesondere bei der Verwendung eines Videolaryngoskops.[44] Die Intubation eines Traumapatienten ohne vorherige Absaugung gleicht dem Versuch, „*eine Uhr in einem Topf mit Marmelade zu reparieren*". Wie bereits erwähnt, steigt die Komplikationsrate mit jedem Intubationsversuch, sodass der *First-Pass Success*, die erfolgreiche Intubation im ersten Versuch, das Ziel sein muss.



Sedativa und Überdruckbeatmung beeinträchtigen den venösen Rückstrom zum Herzen und können zu einem Blutdruckabfall führen, der die Mortalität insbesondere bei Patienten mit Schädel-Hirn-Trauma drastisch erhöht. Daher ist die Überwachung der Vitalparameter vor, während und nach einer Intubation unerlässlich. Die Vorbereitung auf eine Intubation sollte auch eine geeignete Strategie zur Behandlung einer induzierten Hypotonie umfassen, wie beispielsweise den Einsatz von Vasopressoren oder die Volumengabe bei hypovolämischen Patienten. Das bloße Einführen eines Tubus in die Trachea genügt nicht. Das Ziel sollte die Optimierung des physiologischen Zustands des Patienten sein.[45]

## INDIKATIONEN

- Ein Patient, der eine Atemwegssicherung benötigt, diese aber wegen unkooperativen Verhaltens unmöglich macht (z. B. bedingt durch Hypoxie, SHT, Hypotension oder Intoxikation).

**Kasten 7-7** In der Literatur beschriebene Probleme bei der endotrachealen Intubation

- Hypoxie im Rahmen von Intubationsversuchen sind häufig und werden oft verzögert erkannt, da das $SpO_2$-Signal – insbesondere bei Patienten mit Kreislaufdepression – nur zeitverzögert auf Veränderungen reagiert.
- Trotz $etCO_2$-Messung kommt es zur Hyperventilation, was insbesondere für Patienten mit SHT schädlich ist.
- Die Komplikationsrate steigt proportional zur Anzahl der Intubationsversuche.
- Mögliche Lösungen:
  - Optimierung der Oxygenierung durch Präoxygenierung und Apnoe-Oxygenierung (passive Sauerstoffinsufflation) während der Intubationsversuche.
  - Einsatz der Videolaryngoskopie, um die Chance eines *First-Pass Success* zu erhöhen.
  - Einsatz von Kapnometrie/-graphie zur Prävention einer Hyperventilation sowie zur Überprüfung einer adäquaten Atemfrequenz und -tiefe.



## RELATIVE KONTRAINDIKATIONEN

- Mögliche Alternative vorhanden (z. B. supraglottische Atemwegshilfen).
- Mittelgesichtsfrakturen, die eine erfolgreiche Intubation gegebenenfalls unmöglich machen.
- HWS-Deformationen oder Schwellungen, die die Intubation verkomplizieren.
- Krankheiten, die den Einsatz der erforderlichen Medikamente verhindern könnten.

## ABSOLUTE KONTRAINDIKATIONEN

- Unfähigkeit, eine Intubation durchzuführen.
- Unfähigkeit zur Ventilation mittels Beutel-Masken-Beatmung (BMV) und Oropharyngeal Airway (OPA).
- Bekannte Allergien gegen die benötigten Medikamente.

## KOMPLIKATIONEN

- Schwierigkeiten, den Tubus bei einem sedierten und relaxierten Patienten korrekt zu platzieren; Patienten, die medikamentös behandelt und dann nicht intubiert wurden, müssen so lange manuell beatmet werden, bis die Medikamente ihre Wirkung verlieren.
- ausgeprägte Hypoxie oder Hyperkapnie während des verlängerten Intubationsvorgangs.
- Aspiration
- Hypotension; Praktisch alle Medikamente für die Intubation führen als Nebenwirkung zu einem Blutdruckabfall.

Patienten, die eine leichte bis moderate Hypovolämie aufweisen, aktuell aber noch kompensiert sind, können nach Gabe bestimmter Medikamente zur Intubation einen schwerwiegenden Blutdruckabfall erleiden. Vorsicht und Übung sind bei der Verwendung dieser Medikamente unbedingt erforderlich (**Tabelle 7-4**). Darüber hinaus kommt es bei hypovolämen Patienten beim Übergang von der Spontanatmung (negative intrathorakale Druckverhältnisse bei aktiver Inspiration) zur Überdruckbeatmung zusätzlich regelhaft zu einem Blutdruckabfall.

**Tabelle 7-4** Gebräuchliche Medikamente zur Narkoseeinleitung

| | Dosis Erwachsener | Dauer | Wirkung | Nebenwirkung | Pharmakokinetik/-dynamik |
|---|---|---|---|---|---|
| | | | **Sedativum** | | |
| Midazolam | 0,1-0,3 mg/kg i.v. | 1-2h | langwirksame Sedierung, Amnesie | Atemdepression, Apnoe, Hypotension | klassisches Einleitungsmedikament, Anschlagszeit sehr langsam, bis zu drei Minuten |
| Etomidate | 0,2-0,3 mg/kg i.v. | 3-10 Min. | hypnotische Komponente bei Narkoseeinleitung | Apnoe, Hypotension, Übelkeit | schnelle Anschlagszeit, moderate Hypotension, Nebennierensuppression |
| Esketamin | 0,5-1 mg/kg i.v.<br>Analgesie:<br>0,125-0,5 mg/kg i.v. | 10-15 Min. | Sedierung, hypnotische und analgetische Komponente bei Narkoseeinleitung | Tachykardie, Hypertension | wirkt sowohl hypnotisch als auch analgetisch, beste Wahl bei Schockpatienten<br>CAVE bei Bluthochdruck |
| Propofol | 1-2 mg/kg i.v. | 5-10 Min. | Sedierung, hypnotische Komponente bei Narkoseeinleitung | Apnoe, Hypotension | ausgeprägte Hypotension, daher bei Traumapatienten nur durch erfahrene Helfer zu nutzen |
| | | | **Analgesie** | | |
| Fentanyl | 2-3 µg/kg i.v. | 20-30 Min. | Analgesie | Atemdepression, Apnoe, Hypotension | klassisches Analgetikum für die RSI, potent und schnell wirksam |
| Morphin | 0,01 mg/kg i.v. | 2-3 h | Analgesie | Atemdepression, Apnoe, Hypotension | nicht gut geeignet für dei RSI wegen langsamen Wirkeintritt, (bis zu fünf Minuten) |
| Ketamin*<br>Alternativ<br>Esketamin s.o. | 0,1-0,3 mg/kg i.v. | 10 Min. | | Halluzinationen besonders bei Dosen über 0,5 mg/kg | Ketamin ist „eins für alles" analgetisch und hypnotisch. In niedriger Dosierung ist es sehr gut analgetisch wirksam, mit normalen Muskeltonus und ohne Atemdepression. |

(*Fortsetzung nächste Seite*)

**Tabelle 7-4** Gebräuchliche Medikamente zur Narkoseeinleitung (*Fortsetzung*)

| | Dosis Erwachsener | Dauer | Wirkung | Nebenwirkung | Pharmakokinetik/-dynamik |
|---|---|---|---|---|---|
| **Muskelrelaxans** | | | | | |
| Succinylcholin | 1-2 mg/kg i.v. | 3-5 Min. | schnell- (30-60 Sek.) und kurzwirksam | Hyperkaliämie, Muskelfazikulationen | schnell, billig und effizient. Kontraindiziert bei neuromuskulären Erkrankungen |
| Rocuronium | 0,6-1,2 mg/kg i.v. | 30 Min. | schnell und langwirksam | | Schnell und effizient, Sugammadex (Bridion®) als Antidot verfügbar |
| Vecuronium | 0,1 mg/kg i.v. | 30-40 Min. | | langsamer Wirkeintritt | 2. Wahl bei der RSI, da bis zu fünf Minuten Wirkeintritt |

*CAVE für TECC/TCCC Providers: Vor Gabe von Ketamin, Entwaffnung des Patienten!

Anmerkung.: iv = intravenös; kg = Kilogramm Körpergewicht; µg = Mikrogramm; mg = Milligramm; RSI = Rapid-Sequence-Induction; h = Stunden; min. = Minuten



## Lagekontrolle des Tubus

Nach erfolgter Intubation muss die Position des Tubus überprüft werden. Sobald der Patient intubiert und relaxiert ist, hängt die Ventilation und Oxygenierung vollständig vom Rettungsdienst- bzw. Gesundheitsfachpersonal ab. Daher ist eine äußerst sorgfältige Überwachung der Ventilation, Oxygenierung und der Vitalparameter erforderlich.

Die versehentliche Platzierung eines Endotrachealtubus in der Speiseröhre kann, selbst wenn sie nur für kurze Zeit unerkannt bleibt, zu einer schweren Hypoxie, irreversibler Hirnschädigung (hypoxische Enzephalopathie) und sogar zum Tod führen. Daher ist die Lagekontrolle von entscheidender Bedeutung. Diese umfasst sowohl die klinische Beurteilung als auch den Einsatz technischer Hilfsmittel.[41] Die klinische Beurteilung beinhaltet:

- Direkte oder indirekte (videolaryngoskopische) visuelle Kontrolle, ob der Tubus die Glottis passiert hat.
- Beidseitige Atemgeräusche (Auskultation lateral, unterhalb der Axilla) und fehlendes Luftgeräusch über dem Epigastrium.
- Beobachtung des sich hebenden und senkenden Thorax während der Ventilation.
- Beschlagen des Tubus bei Exspiration.

Unglücklicherweise ist keines dieser Zeichen zu 100 % verlässlich, um die Lage des Tubus exakt zu kontrollieren. Daher erfordert dies eine sorgfältige Anwendung dieser Kontrollen, eine präzise Ausführung und eine gründliche Dokumentation. In seltenen Fällen, insbesondere bei schwierigen anatomischen Verhältnissen, kann die Tubusspitze zwischen den Stimmbändern nicht eindeutig gesehen werden. In einem fahrenden Rettungswagen oder fliegenden Rettungshubschrauber können Atemgeräusche aufgrund von Motorengeräuschen nicht adäquat auskultiert werden. Adipositas oder COPD können zudem Thoraxbewegungen verschleiern.

Geeignete Hilfsmittel sind:

- $etCO_2$ endtidales $CO_2$-Messgerät (Kapnografie)
- farblich umschlagender $CO_2$-Detektor
- Pulsoxymetrie (nur eingeschränkt)

Bei einem Patienten mit bestehendem Kreislauf gilt das endtidale Kohlendioxid $etCO_2$ (Kapnometrie/Kapnografie) als Goldstandard für die Lagekontrolle des Tubus. Diese Technik sollte präklinisch immer angewendet werden. Bei Patienten mit Herz-Kreislauf-Stillstand ist die $CO_2$-Ausscheidung direkt abhängig von der Qualität der Herzdruckmassage. Sie dient als Indikator für die Effizienz der Reanimation und zeigt bei sprunghaftem Anstieg ein Wiedereinsetzen des Spontankreislaufs (ROSC) an.

Da keine dieser Techniken unfehlbar ist, sollten für die Lagekontrolle alle oben beschriebenen klinischen Zeichen und mindestens ein technisches Gerät eingesetzt werden. Tritt irgendein Anzeichen dafür auf, dass der Tubus falsch platziert wurde, sollte er sofort entfernt und neu positioniert werden. Anschließend muss erneut die oben beschriebene Lagekontrolle durchgeführt werden. Alle für die Lagekontrolle angewendeten Techniken sollten im Patientenprotokoll dokumentiert werden.

### Fixierung des Endotrachealtubus

Nach einer erfolgreichen endotrachealen Intubation und der Durchführung der Lagekontrolle sollte die Tiefe des Tubus anhand der auf dem Tubus angegebenen Zahl auf Höhe der Frontzahnreihe notiert werden. Anschließend muss der Tubus in dieser Position fixiert werden. Es gibt zahlreiche Hilfsmittel auf dem Markt, die den Tubus sicher und angemessen fixieren können. Eine Studie hat gezeigt, dass eine Fixierung mit Klebeband genauso effektiv ist wie die Verwendung kommerzieller Geräte, wenn das Klebeband fest um den Tubus gewickelt wird und eine entsprechende Technik angewendet wird.[46]

Wenn sich genügend geschultes Rettungsdienstfachpersonal vor Ort befindet, sollte idealerweise jemand den Tubus kontinuierlich manuell fixieren, insbesondere beim Umlagern des Patienten, um eine Dislokation zu verhindern.

Eine fortlaufende Pulsoxymetrie und Kapnografie sind für alle intubierten Patienten zwingend erforderlich. Ein Absinken des $SpO_2$-Werts, das Fehlen einer $etCO_2$-Kurve oder das Auftreten von Zyanose verpflichten das Rettungsdienst- bzw. Gesundheitsfachpersonal zu einer sofortigen Überprüfung der Tubuslage. Die Gefahr einer Tubusdiskonnektion oder Dislokation tritt besonders beim Umlagern des Patienten auf. Daher sollte nach jeder Veränderung der Lage des Patienten, wie beispielsweise der Fixierung auf einem Spineboard oder dem Tragen auf einer Treppe, die Tubuslage erneut überprüft werden. Es sollte immer ein Teammitglied damit beauftragt werden, die Tubuslage während aller Bewegungsabläufe des Patienten zu überwachen.

### Absaugung eines intubierten Patienten

Wenn ein Patient über den Tubus abgesaugt werden muss, so sollte der Absaugkatheter aus weichem, dafür bestimmten Material bestehen, um Verletzungen der trachealen Schleimhaut zu minimieren und den Reibungswiderstand zu reduzieren. Der Absaugkatheter sollte zudem lang genug sein, um über die Spitze des Tubus hinauszugehen (50-55 cm). Ein weicher Absaugkatheter könnte bei großen Mengen an Fremdmaterial oder Sekret bei Traumapatienten möglicherweise nicht ausreichend effektiv absaugen. In solchen Fällen bietet sich ein starrer Absaugkatheter, wie beispielsweise der Typ Yankauer, an. Es ist jedoch wichtig zu beachten, dass ein starrer Absaugkatheter unter keinen Umständen über das Ende eines Tubus platziert werden darf. Wenn eine endotracheale Absaugung bei einem intubierten Patienten durchgeführt werden muss, ist es entscheidend, dies auf sterile Weise zu tun. Die Technik des Absaugens sollte folgendermaßen erfolgen:

1. Oxygenieren Sie den Patienten mit 100 % Sauerstoff ($FiO_2$ 1,0).
2. Bereiten Sie die Ausrüstung unter sterilen Bedingungen vor.
3. Schieben Sie den Katheter ohne Sog vor. Das Absaugen geschieht während des Zurückziehens des Katheters und sollte für bis zu 10 Sekunden aufrechterhalten werden.
4. Reoxygenieren Sie und führen Sie mindestens 5 Beatmungen durch.
5. Wenn nötig wiederholen Sie nach ausreichender Reoxygenierung das Absaugen.

### Alternative Techniken

Sollte die endotracheale Intubation nach zwei Versuchen nicht gelingen, muss in Erwägung gezogen werden, ob eine Oxygenierung mittels einer der zuvor beschriebenen einfachen Techniken oder eine Beatmung mittels Beatmungsbeutel durchgeführt werden soll. Wenn das Zielkrankenhaus relativ nah ist, sind einfache Techniken wahrscheinlich die sicherste und sinnvollste Option. Ist das Zielkrankenhaus jedoch weiter entfernt, kann auch die Durchführung eines chirurgischen Atemwegs in Betracht gezogen werden. Nochmal, es ist besser, einen gut oxygenierten Patienten ohne Tubus in den Schockraum zu bringen, als einen Patienten mit Tubus, der aufgrund langer Hypoxiezeit einen sekundären Hirnschaden erlitten hat. Die Hypoxie verursacht einen Hirnschaden, nicht das Fehlen eines Tubus.

## Der chirurgische Atemweg

Die **chirurgische Koniotomie** bezeichnet das chirurgische Eröffnen des Ligamentum cricothyroideum (syn. Lig. conicum) zwischen Larynx und Cartilago cricoidea (Ringknorpel), durch das dann ein Tubus in die Trachea (Luftröhre) eingeführt werden kann. Bei den meisten Patienten ist dort die Haut sehr dünn, was einen direkten Atemwegszugang möglich macht.[15] Es ist zudem nur sehr wenig Equipment hierfür erforderlich.

Die korrekte Platzierung des Tubus hat sich jedoch in vielen Fällen als schwierig erwiesen, in einigen Studien lag die Fehlerquote bei bis zu 40%,[47] zudem kam es häufig zu weiteren Komplikationen.[48]

Der präklinische Einsatz dieser Methode wird kontrovers diskutiert, da Komplikationen häufig auftreten.[34] Im Gegensatz hierzu wurde die Aussage, dass der chirurgische Atemwege nur als „Ultima Ratio" durchgeführt werden sollte durch eine Studie in Frage gestellt, die wiederum eine Erfolgsrate der Krikothyreotomie von 97 % nachweisen konnte. Die Mortalitätsrate lag in dieser Studie dennoch bei erschreckenden 89 %.[22] Die Literatur lässt dementsprechend noch keine abschließende

Aussage zu Nutzen und Effizienz dieser Technik im prähospitalen Bereich zu.

Training in der endotrachealen Intubation sollte die Verwendung dieser Methode reduzieren. Die chirurgische Koniotomie ist bei der Sicherung der Atemwege im Regelfall die letzte Wahl. Die aktuelle Datenlage ist nicht ausreichend, um eine generelle Empfehlung zu unterstützen, die chirurgische Koniotomie im präklinischen Atemwegsmanagement als Standard zu etablieren. Ohne entsprechendes Training ist die Anwendung dieser Maßnahme wenig erfolgversprechend. Aktuelle Phantome und andere Übungsmodelle bilden die Anatomie und das menschliche Gewebe nicht ausreichend ab. Daher ist es empfehlenswert, die Technik in Kursen an Leichenpräparaten zu erlernen. Da die Technik sehr selten angewendet wird, ist es kaum möglich, Routine in der Durchführung dieser Maßnahme zu erlangen. Allerdings bekommt man in der Regel im Ernstfall keine zweite Chance. Der zusätzliche Zeitaufwand zur Schulung dieser Technik muss gegen den potenziellen Nutzen abgewogen werden, v.a. wenn sie der Trainingszeit für die endotracheale Intubation verloren geht. Das Beherrschen aller Schritte des Atemwegsmanagements von den einfachen Techniken bis zu endotrachealen Intubation, dürfte die Notwendigkeit einer Notfallkoniotomie bei den meisten Fällen drastisch minimieren (**Abbildung 7-23**).

### INDIKATIONEN

- Massive Mittelgesichtsverletzungen, die eine Anwendung des Beatmungsbeutels unmöglich machen.
- Das Scheitern aller weniger invasiven Methoden.

### KONTRAINDIKATIONEN

- Alle Patienten, die entweder oral oder nasal intubiert werden können.
- Patienten mit Larynx- oder Trachealverletzungen.
- Kinder unter zehn Jahren.
- Patienten mit akuten Larynxerkrankungen traumatischen oder infektiösen Ursprungs.
- Unzureichende Ausbildung und Training.

### KOMPLIKATIONEN

- Lange Dauer des Verfahrens.
- Blutungen
- Aspiration
- Falsche Lage des Tubus.
- Verletzungen von Halsstrukturen oder Blutgefäßen.
- Perforation des Ösophagus.

## Beatmung

Nach der Atemwegssicherung ist der nächste Schritt eine suffiziente Beatmung. Zur Erinnerung: die vier Elemente, die Sie zum Atmen brauchen, sind ein freier Atemweg, ein intakter Thorax, eine funktionstüchtige Atemmuskulatur sowie eine gesunde Lunge, die in der Lage ist, Sauerstoff aufzunehmen.

Viele Verletzungen, wie z. B. eine instabile Brustwand, ein Pneumothorax oder eine Beeinträchtigung der Atemmuskulatur, beeinflussen die Atmung unmittelbar durch ein verringertes Tidalvolumen. Komplexere Probleme, wie eine verminderte Sauerstoffaufnahme,

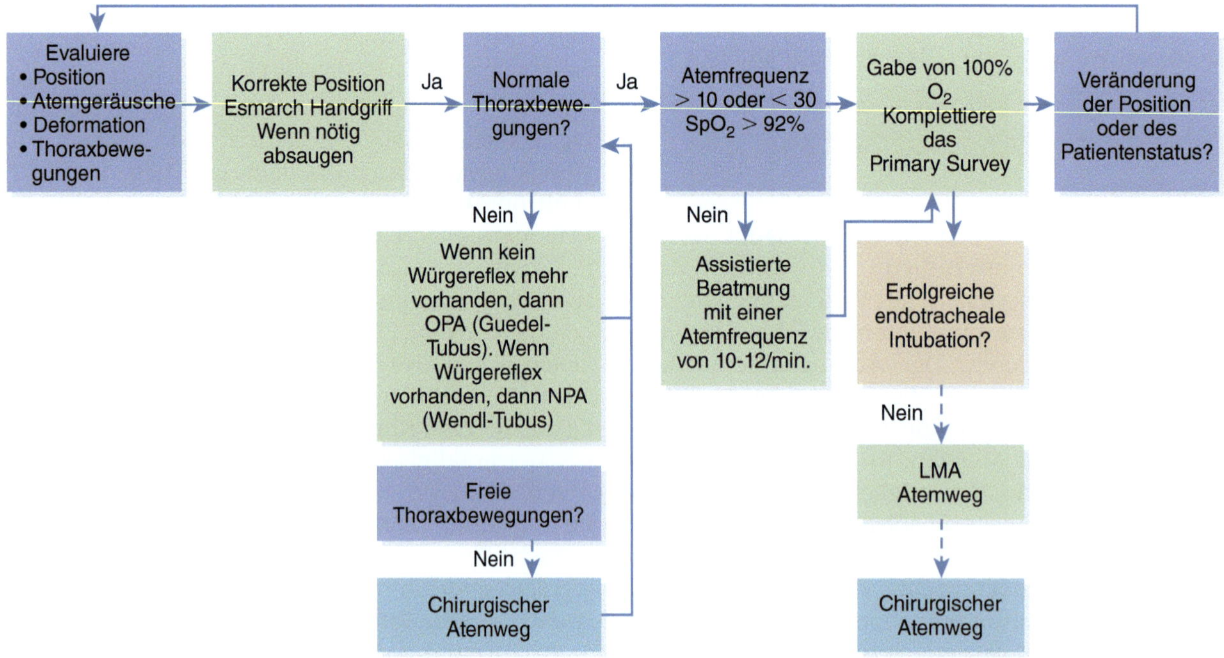


**Abbildung 7-23** Der chirurgische Atemweg.

werden meist erst später auf der Intensivstation signifikant. Solche Störungen erfordern eine sehr differenzierte Therapie, sind aber in der prähospitalen Phase nur selten problematisch. Die akute Beeinträchtigung des Tidalvolumens ist die primäre prähospitale Herausforderung, die es zu therapieren gilt.

Um die Atmung während des Primary Assessment zu beurteilen, ist es wichtig, folgende Punkte zu überprüfen:

- *Tidalvolumen/Atemzugvolumen*: Inspektion des Thorax, um die Effektivität der Atmung zu beurteilen. Achten Sie auf symmetrische Thoraxexkursionen und beurteilen Sie die Sprache des Patienten (ganze Sätze oder nur einzelne Wörter).
- *Inspektion des Thorax*: Überprüfen Sie auf Deformierungen, Instabilität und offene Wunden. Beachten Sie symmetrische Thoraxbewegungen und prüfen Sie auf paradoxe Atmung.
- *Atemfrequenz*: - Schätzen Sie die Atemfrequenz zunächst grob ein. Ist sie normal, schnell, sehr schnell oder langsam?
- *Beidseitige Auskultation der Lungen*: – Sind beidseits Atemgeräusche zu auskultieren?
- *Sauerstoffsättigung* - $SpO_2$-Monitorig: der $SpO_2$-Wert ist ein Maß für die Effektivität des Atmungsprozesses. Eine erfolgreiche Wiederbelebung ist nur möglich, wenn das arterielle Blut ausreichend mit Sauerstoff versorgt ist.

Nach der initialen Beurteilung ist es wichtig, plötzliche Zustandsveränderungen des Patienten zu erkennen. Daher ist ein kontinuierliches Monitoring der Atmung unerlässlich. Neben der klinischen Beurteilung sind zwei Geräte für die kontinuierliche Überwachung der Atmung äußerst nützlich: die *Pulsoxymetrie* und die *Kapnografie*.

## Monitoring

### Pulsoxymetrie

In den letzten Jahren hat sich der präklinische Standard für den Einsatz der Pulsoxymetrie etabliert und ist in einschlägigen Ausstattungsnormen verbindlich vorgeschrieben. Der adäquate Gebrauch des **Pulsoxymeters** ermöglicht eine frühzeitige Feststellung von pulmonalen Einschränkungen oder Kreislaufproblemen. Die Pulsoxymetrie erweist sich im präklinischen Bereich aufgrund ihrer Zuverlässigkeit, einfachen Anwendung und Anwendbarkeit unabhängig vom Alter des Patienten als äußerst nützlich und ist ein obligater Überwachungsparameter.

Das Pulsoxymeter misst Sauerstoffsättigung ($SpO_2$) und Pulsfrequenz. Die $SpO_2$ wird aus dem Absorptionsverhältnis von rotem zu infrarotem Licht, das durch ein Gewebe tritt, bestimmt. Ein Mikroprozessor korreliert die Änderungen in der Lichtabsorption, die durch die Pulsation des Blutes in den Kapillaren verursacht werden,

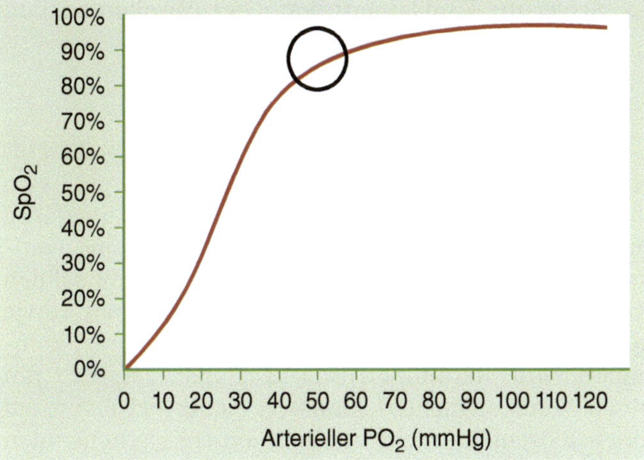


**Abbildung 7-24** Pulsoxymetrie. Die meisten Pulsoxymeter zeigen sowohl den $SpO_2$-Wert als auch die Pulsfrequenz an. Es ist wichtig zu wissen, dass 90% $SpO_2$ nicht einfach 100% minus 10% sind. Vielmehr handelt es sich um den Umkehrpunkt, ab dem Sättigungsabfälle sehr schnell progredient sind (siehe Sauerstoffbindungskurve).



um die Sauerstoffsättigung und den Puls zu berechnen. Eine normale $SpO_2$ liegt auf Meereshöhe bei ≥94%. Fällt die $SpO_2$ auf <90%, sind schwere Einschränkungen bei der Sauerstoffabgabe an das Gewebe zu erwarten (**Abbildung 7-24**). In größeren Höhen (über 1.000 m) sind aufgrund des niedrigeren Luftdrucks bei gleichbleibendem Sauerstoffgehalt von 21% niedrigere $SpO_2$-Werte als normal anzusehen. Rettungsdienstfachpersonal, welches in einem solchen Umfeld arbeitet, sollten wissen, welche Werte in welcher Höhe noch akzeptabel sind.

Um sicherzustellen, dass das Pulsoxymeter korrekt misst, sollte Folgendes beachtet werden:

- Benutzen Sie die richtige Größe und den richtigen Typ des Sensors.
- Kontrollieren Sie, ob das Licht des Sensors funktioniert.
- Kontrollieren Sie, ob die Lichtquelle und der Sensor sauber, trocken und in einem guten Zustand sind.
- Achten Sie darauf, dass der Sensor nicht an einem stark geschwollenen Finger angelegt wurde.
- Entfernen Sie evtl. vorhandenen Nagellack oder bringen Sie den Sensor quer zum Nagelbett an.
- Das Einwickeln von Finger und Sensor in Aluminiumfolie kann helfen, den Sensor vor Störungen zu schützen und die Extremität, im Sinne einer besseren Ableitung zu wärmen.

Häufige Probleme, die zu einer ungenauen $SpO_2$-Messung führen, sind:

- Starke Bewegungen.
- Feuchtigkeit im Sensor.
- Schlechte Platzierung des Sensors.

- Schlechte Kapillarperfusion oder Vasokonstriktion bei Hypothermie/Hypovolämie.
- Anämie
- CO-Intoxikation

Bei einem kritischen Traumapatienten kann die Pulsoxymetrie aufgrund der schlechten Kapillarperfusion im Rahmen der hämorrhagischen Anämie unzuverlässig sein. Daher ist die Pulsoxymetrie nur dann eine wertvolle Ergänzung des Monitorings, wenn sie mit soliden Kenntnissen der Pathophysiologie des Traumas sowie guten Beurteilungs- und Interventionsfähigkeiten kombiniert wird. Rettungsdienstfachpersonal, dass sich um einen Traumapatienten kümmert, sollte bei einem an einer Extremität nicht zu funktionieren scheinenden Pulsoxymeter sofort überlegen, ob das Problem dem Gerät oder einer schlechten Gewebeperfusion (Schock) geschuldet ist.

## Kapnografie

Die **Kapnografie** oder das endtidale-Kohlenstoffdioxid-($etCO_2$-)Monitoring wird im OP auf Intensivstationen und mittlerweile auch im Rettungsdienst seit Jahren angewandt. In der Ausatemluft gemessenes $CO_2$ bestätigt, dass der Patient einen aktiven Stoffwechsel hat, der $CO_2$ als Nebenprodukt dieses Stoffwechsels erzeugt. Darüber hinaus kann durch $CO_2$ in der Ausatmungsluft nicht nur ein vorhandener Kreislauf nachgewiesen werden, der in der Lage ist, $CO_2$ in die Lunge zu transportieren, sondern auch dass eine effektive Alveolarventilation sowie ein effektiver Gasaustausch stattfinden (**Abbildung 7-25**).

Der $etCO_2$-Wert kann äußerst zuverlässig gemessen werden, wenn ein Endotrachealtubus oder eine supraglottische Atemwegshilfe verwendet wird. In diesem Fall zeigt die Kapnografie in der Regel eine präzise Kurve an (**Abbildung 7-26A**).

Wird die Messung hingegen bei einem spontan atmenden Patienten ohne dichten Anschluss an die Atemwege durchgeführt (z. B. mittels nasaler Kapnografie), ist die Kurve weniger präzise (**Abbildung 7-26B**). Dennoch kann die nasale Kapnografie einen Näherungswert für die Perfusion und die Atemeffizienz liefern. Darüber hinaus eignet sie sich als Monitoring der Atemfrequenz.

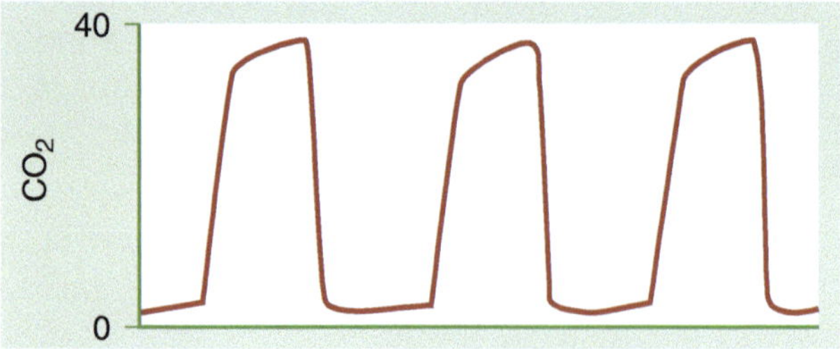


**Abbildung 7-25** Normale $etCO_2$ Kurve.



Durch kontinuierliche Weiterentwicklung wurde der prähospitale Einsatz immer kleinerer, robusterer Geräte möglich. Die Kapnografie misst den Anteil von $CO_2$ in einem Gasgemisch ($PCO_2$ [%]), der von dem Gerät in einen Partialdruck umgerechnet wird ([mmHg]) Wird diese Messung bei einem Patienten mit ausreichendem Kreislauf am Ende der Exspiration (endtidal) durchgeführt, entspricht das gemessene $CO_2$ ($etCO_2$) näherungsweise dem arteriellen $CO_2$-Partialdruck ($paCO_2$). Beim polytraumatisierten Patienten mit eingeschränkter Perfusion

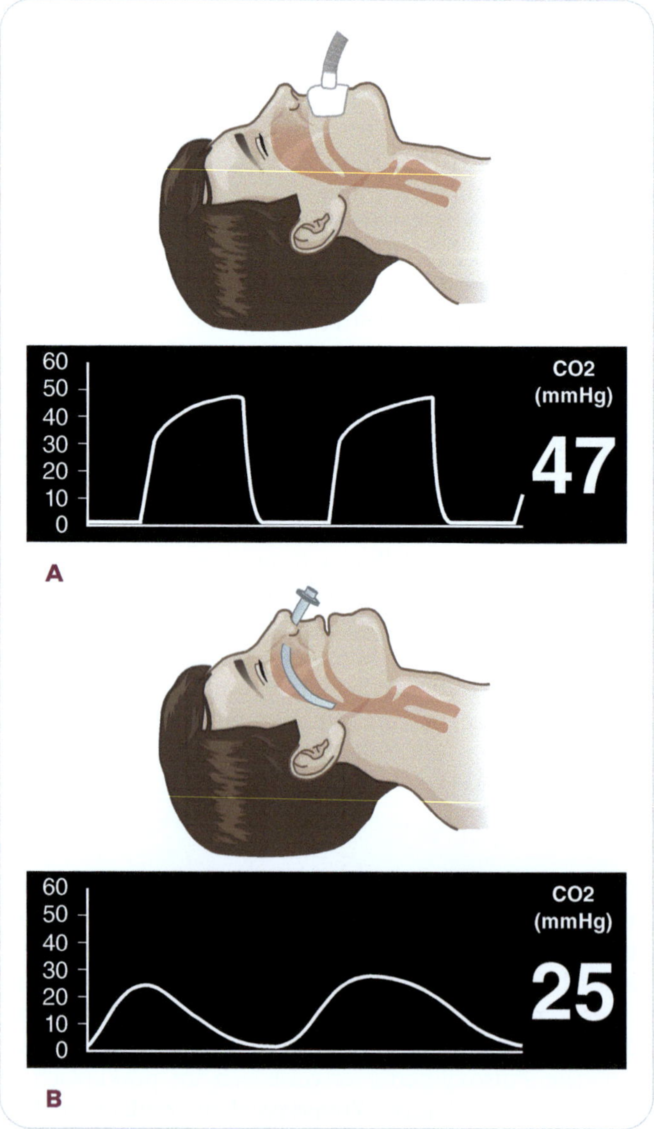


**Abbildung 7-26** **A.** Kapnografie bei gesichertem Atemweg: präzise Kurve mit vier Phasen. **B.** Bei Verwendung einer Nasenkanüle beim spontanatmenden Patienten: abgerundete $CO_2$-Kurve durch Vermengung mit der Umgebungsluft. Die Kurve liefert den Nachweis eines Gasaustausches und eine Atemfrequenz. Erreicht die Kapnografie nicht den Nullwert, kann dies einen Hinweis auf einen unzureichenden Sauerstoff-Flow mit Rückatmung sein.

ist die Korrelation von $etCO_2$ und $paCO_2$ jedoch deutlich unzuverlässiger.[36,37]

Bei kritischen Patienten liegt der $paCO_2$-Wert generell etwa 2-5 mmHg höher als der $etCO_2$-Wert. (Normwert $etCO_2$ 30-40 mmHg.) Obwohl die $etCO_2$-Werte also den $paCO_2$-Wert des Patienten nicht exakt widerspiegeln, ist es für den Patienten vorteilhaft, diese Werte im Normbereich zu halten.

Ein plötzlicher Abfall des $etCO_2$, der entweder durch ein Problem mit dem Endotrachealtubus (s.o. Akronym DOPES) oder eine verminderte Perfusion bedingt sein kann, sollte neben der Kontrolle des Tubus ein umgehendes Reassessment des Patienten nach sich ziehen.[48] Das endtidale $CO_2$-Monitoring ist das ultimative Tool zur Feststellung eines Gasaustausches in der Lunge. Ein funktionierendes $CO_2$-Monitoring ist somit prä- als auch innerklinisch Goldstandard. Ein $etCO_2$-Monitoring hat zur Verifizierung der Tubuslage verpflichtend zu erfolgen und ist als kontinuierliches Monitoring beim beatmeten Patienten anzuwenden.

# Optimierung der Oxygenierung

Wenn der Sauerstoff in der Umgebung nicht ausreicht, um eine ausreichende Oxygenierung zu gewährleisten, kann der inspiratorische Sauerstoffanteil ($FiO_2$) erhöht werden. *D*urch diese Maßnahme gelangen mehr Sauerstoffmoleküle pro Zeit durch die Alveolarmembran, binden an Hämoglobin und werden so in den Blutkreislauf transportiert. Hierzu finden initial meist eine Nasenbrille oder eine Sauerstoffmaske mit Reservoirbeutel (Nonrebreather Maske, NRBM) Anwendung.

## *Sauerstoffbrille oder Nasenbrille*

Eine Nasenbrille besteht aus einem flexiblen Schlauch mit zwei kleinen Öffnungen, die in die Nasenlöcher eingeführt werden. Durch diese Öffnungen kann ein Gemisch aus Luft und zusätzlichem Sauerstoff appliziert werden. Die Flussraten können normalerweise im Bereich von 2 bis 6 Litern pro Minute eingestellt werden, was einen maximalen inspiratorischen Sauerstoffanteil ($FiO_2$) von 0,4 ermöglicht. Einige Hersteller bieten auch Nasenbrillen mit integrierter nasaler Kapnografie an, jedoch ist diese bei Patienten, die durch den Mund atmen, nur eingeschränkt nützlich. Um die Sauerstoffkonzentration weiter zu erhöhen, kann eine High-Flow-Nasenbrille verwendet werden. Allerdings ist diese in der prähospitalen Umgebung bisher nur begrenzt im Einsatz.

## *Non-rebreather Maske NRBM*

Die NRBM besteht aus einer Gesichtsmaske, die Nase und Mund bedeckt und an eine Sauerstoffquelle angeschlossen wird. Durch verschiedene Adapter, wie beispielsweise Venturi-Adapter, kann die Sauerstoffzufuhr präziser eingestellt werden.

Die NRBM ist mit einem Reservoirbeutel ausgestattet, der vor der Anwendung entfaltet wird und mit einer hohen Sauerstoffkonzentration gefüllt ist. Ein Einwegventil verhindert, dass ausgeatmete Luft in den Beutel gelangt. Die Maske ist so konstruiert, dass die Exspirationsluft aus der Maske entweicht und gleichzeitig verhindert wird, dass Umgebungsluft in die Maske gelangt. Es ist wichtig, den Reservoirbeutel stets mit ausreichend Sauerstoff zu füllen, da der Patient sonst Schwierigkeiten beim Einatmen eines vollen Atemzugs haben könnte. Ein leerer Beutel könnte Atembeschwerden verstärken, was dazu führen kann, dass der Patient versucht, die Maske abzunehmen, um leichter zu atmen. Studien deuten darauf hin, dass die NRBM von bewussten Patienten zwar besser toleriert wird als eine assistierte Beatmung, jedoch die Oxygenierung weniger effizient ist.[49]

# Optimierung der Ventilation

Ziel einer zusätzlichen Sauerstoffzufuhr ist es, den $O_2$-Anteil in der Lunge zu erhöhen, um die alveoläre Oxygenierung und damit auch den $SpO_2$ zu verbessern. Bei einem unzureichenden Minutenvolumen kann $CO_2$ nicht ausreichend abgeatmet werden und akkumuliert. Infolgedessen steigt der $paCO_2$-Wert und damit die Atemfrequenz. Dieser Atemfrequenzanstieg ist ein Zeichen dafür, dass die Lungenfunktion unzureichend ist, selbst wenn die kompensatorisch gesteigerte Atemfrequenz und damit auh das Atemminutenvolumen zu einem verbesserten $paO_2$ führen.

Bei ausgeprägter Hypoventilation kann eine alveoläre Ventilation unter Umständen selbst bei 100 % inspiriertem Sauerstoff nicht aufrechterhalten werden, da der inspirierte Sauerstoff die Alveolen nicht einmal erreicht. Ein sinkender $SpO_2$-Wert bei einer $FiO_2$ von 1.0 (100%) und steigender Atemfrequenz muss als Warnsignal für ein drohendes respiratorisches Versagen gewertet werden. Ist die Atemfrequenz zu niedrig (AF $< 10$/Min), um ein ausreichendes Minutenvolumen zu erreichen, muss kompensatorisch das Tidalvolumen erhöht werden, um ausreichend Sauerstoff in die Alveolen zu bringen. Dies erfordert entweder eine aktive Unterstützung der Atmung oder eine vollständige Umstellung auf Überdruckbeatmung.

Die Überprüfung des Tidalvolumens ist ein wichtiger Bestandteil in der Beurteilung der Atmung. Eine normale Atmung hat ein unauffälliges Erscheinungsbild. Patienten, die normal atmen, sind in der Lage, in ganzen Sätzen zu sprechen. Ist dies nicht der Fall oder erscheint die Atmung erschwert, ist eine Evaluation der Thoraxexkursionen unerlässlich.

Durch folgende Maßnahmen kann die Atmung unterstützt werden:

- *Optimierung der Körperhaltung*: Die sitzende Position ermöglicht eine optimale Nutzung der Atemmuskulatur

- es gibt einen Grund, warum Sportler sich zum Luftholen aufsetzen. Das Sitzen kann den Druck auf das Zwerchfell verringern, insbesondere bei übergewichtigen Patienten. Die Anwendung dieser Technik ist beim Traumapatienten natürlich nur begrenzt möglich, da eine bestehende Hypotonie oder mögliche Wirbelsäulenverletzungen die Anwendbarkeit einschränken. Die Lagerung in umgekehrter Trendelenburg-Position ist jedoch auch regelhaft in der Lage, das Zwerchfell zu entlasten und die Atemexkursionen zu erleichtern.

- *Diagnose und Therapie eines offenen Pneumothorax* (Kapitel 10, Thoraxtrauma).
- *Sofortige Behandlung eines Spannungspneumothorax* (Kapitel 10, Thoraxtrauma).

Sollte das Tidalvolumen durch diese Maßnahmen nicht ausreichend gesteigert werden können, ist in den meisten Fällen eine Beatmung erforderlich.

## Assistierte Beatmung

Im Gegensatz zur Beatmung eines Patienten mit Herzstillstand, der völlig apnoeisch ist, versuchen Traumapatienten oft weiterhin Atemanstrengungen zu unternehmen, die aufgrund von Thorax- oder Hirnverletzungen unwirksam sein können. Eine vollständige Übernahme der Atmung kann in der Regel nur bei sedierten Patienten oder Patienten mit schwerem Schädel-Hirn-Trauma erfolgen. In den meisten Fällen ist es notwendig, die unzureichende Atmung eines Patienten mit assistierter Beatmung zu unterstützen, was jedoch eine Herausforderung sein kann (**Abbildung 7-27**). Bei der normalen Inspiration wird durch die Expansion des Thorax der Druck im Brustkorb negativ, wodurch ein Druckgradient gegenüber der Umgebung entsteht, der Luft in die Atemwege einsaugt. Bei der assistierten Beatmung wird versucht, den positiven Druck, der durch das Zusammendrücken des Beutels entsteht, mit dem negativen Druck, der durch den Inspirationsversuch des Patienten entsteht, zu synchronisieren, sodass kumulativ ein ausreichender Druck entsteht, um die Lunge suffizient zu ventilieren.

Erfolgt die Beatmung nicht synchron zur Spontanatmung und kollidiert mit der Exspirationsphase des Patienten, kommt es zu einer unzureichenden Ventilation der Lunge. Der alveoläre Gasaustausch bleibt aus, und insuffizient applizierte Beatmungsluft gelangt in den Magen. Dies kann Regurgitation, Erbrechen und in der Folge eine Aspiration verursachen. Eine korrekte Taktung und Koordination der assistierten Beatmung ist daher essenziell für deren Effektivität und Sicherheit.

### Beutel- Masken- Beatmung

Die Beutel-Masken-Beatmung (Bag-Mask ventilation, BMV), ist eine grundlegende Maßnahme zur Optimierung der Oxygenierung in der prähospitalen Umgebung, sowohl eigenständig als auch in Verbindung mit den zuvor beschriebenen Techniken.

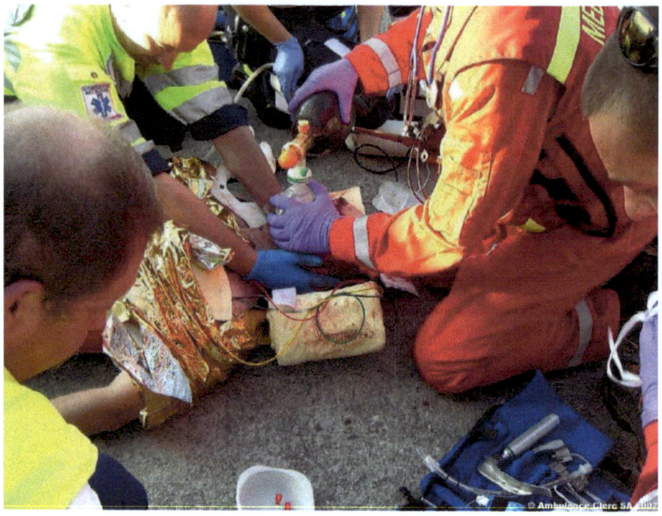


**Abbildung 7-27** Die assistierte Beatmung eines Traumapatienten kann eine Herausforderung sein. Rettungsdienst- und Gesundheitsfachpersonal muss in der Lage sein, eine Beutel-Masken-Beatmung ohne nennenswerte Leckage zu etablieren und anschließend den Patienten synchronisiert mit dessen Eigenatmung assistiert zu beatmen, um zu vermeiden, dass es zu einer Überblähung des Magens mit gesteigertem Aspirationsrisiko kommt. Ein kontinuierliches Training dieser Fertigkeit ist unabdingbar, um eine sichere Patientenversorgung zu gewährleisten.

Mit freundlicher Genehmigung von Dr. J.C. Pitteloud, Schweiz.

Der Beatmungsbeutel besteht aus einem Beutel und einem Rückschlagventil, kann mit Masken (mit oder ohne Oropharyngeal- oder Nasopharyngeal-Airway), Tuben oder supraglottischen Atemweghilfen verwendet werden. Die meisten Beatmungsbeutel haben ein Volumen von 1.600 ml, wodurch eine Sauerstoffkonzentration von 90-100 % erreicht werden kann. Einige Modelle sind mit einem integrierten $CO_2$-Detektor ausgestattet, alternativ kann ein externer $CO_2$-Detektor oder eine Kapnometrie/-grafie zwischen Maske und Beutel bzw. Tubus und Beutel eingefügt werden. Ein einzelner Behandler, der mit dem Beatmungsbeutel und einer Maske ventiliert, erreicht oftmals nur ein unzureichendes Tidalvolumen, da es schwierig sein kann, die Maske auf dem Gesicht suffizient abzudichten und mit dem Beutel effektiv zu beatmen.[50] Daher ist kontinuierliches Training dieser Technik notwendig, um eine sichere Anwendung und damit effektive Ventilation des Traumapatienten zu gewährleisten.

Eine kontrollierte Beatmung ist regelhaft bei sedierten oder narkotisierten Patienten erforderlich, die keine spontanen Atemanstrengungen (mehr) zeigen. In Studien konnte nachgewiesen werden, dass der häufigste Fehler hierbei darin besteht, dass diese Patienten hyperventiliert werden, sowohl durch übermäßige Tidalvolumina als auch durch zu hohe Atemfrequenzen. Dies führt zu Hypokapnie, vermindertem venösen Rückstrom, erhöhten Atemwegsdrücken und gegebenenfalls auch zu einer Mageninsufflation, sofern der Atemweg nicht durch einen Endotrachealtubus gesichert ist.

Eine fundierte Ausbildung und kontinuierliches Training einer BMV sind alternativlos. Das Beatmungsvolumen sollte gerade so groß gewählt werden, dass sich der Brustkorb sichtbar hebt, die Beatmungsfrequenz und der $etCO_2$-Wert müssen sorgfältig überwacht und gegebenenfalls angepasst werden.

Die Frequenz sollte bei Erwachsenen 10-12 Atemzüge pro Minute, bei Kindern 25 Atemzüge pro Minute und bei Säuglingen 30 Atemzüge pro Minute betragen.

## Beatmungsgeräte

Überdruckbeatmungsgeräte werden sowohl im bodengebundenen Rettungsdienst als auch in der Luftrettung während langer Transportzeiten eingesetzt. In Regionen mit meist kurzen Transportwegen kommen in der Regel einfache und kostengünstige Geräte zum Einsatz. Präklinisch sind differenzierte Beatmungseinstellungen, wie sie auf Intensivstationen üblich sind, selten erforderlich. Daher sind die meisten Geräte mit nur wenigen Beatmungsformen ausgestattet.

*Grundeinstellungen wie Tidalvolumen, Atemfrequenz und somit das Atemminutenvolumen lassen sich bei diesen Geräten einstellen. Es ist von großer Bedeutung, dass nur Geräte mit angemessenen Alarmen und Druckkontrollen verwendet werden. Leider ist die Terminologie der Beatmungsformen bei den Geräteherstellern uneinheitlich, was eine ausgiebige Auseinandersetzung der Anwender mit den Geräten erforderlich macht.*

### Volumenkontrollierte Beatmung

Bei der volumenkontrollierten Beatmung wird ein vorab eingestelltes Tidalvolumen mit einer festgelegten Frequenz verabreicht. Die Beatmung erfolgt in der Regel rein maschinell getriggert, es existieren jedoch auch Beatmungsformen, die dem Patienten ermöglichen, Atemzüge eigenständig zu initiieren. Je nach Hersteller und Modus kann es bei Patienten mit noch vorhandener Eigenatmung zu einer starren Beatmung mit möglicherweise überschießendem Tidalvolumen kommen.

### Positiver endexspiratorischer Druck (PEEP)

**PEEP** bezeichnet einen positiven Druck, der am Ende der Ausatmung in den Alveolen aufrechterhalten wird, wobei dieser Druck vom Behandler eingestellt wird. Ziel ist es, einen Kollaps der Alveolen zu verhindern, sie offen zu halten und zur Wiedereröffnung (Recruitment) beizutragen. Diese Maßnahme verspricht eine verbesserte Oxygenierung, da durch den PEEP die funktionelle Residualkapazität (FRC) erhöht wird. Dadurch steht eine größere Oberfläche für den Gasaustausch zur Verfügung. Es ist jedoch zu beachten, dass ein erhöhter endexspiratorischer und damit intrathorakaler Druck den venösen Rückfluss zum Herzen verringern kann, was bei hämodynamisch instabilen Patienten zu einem Blutdruckabfall führen kann. Insbesondere bei Patienten mit Schädel-Hirn-Trauma sollten PEEP-Werte über 10 $cmH_2O$ nach Möglichkeit vermieden werden, da ein erhöhter intrathorakaler Druck den intrakraniellen Druck erhöhen kann. Allerdings reagieren Patienten mit Schädel-Hirn-Trauma besonders empfindlich auf Hypoxie, daher könnte ein differenzierter Einsatz von PEEP hier vorteilhaft sein.

## Initialeinstellungen am Beatmungsgerät

### Atemfrequenz

Die Atemfrequenz sollte bei einem Erwachsenen zunächst zwischen 10 und 12 Atemzügen pro Minute eingestellt werden. Ein engmaschiges $etCO_2$-Monitoring zum Erhalt einer Normokapnie ist durchzuführen.

### Tidalvolumen

Das einzustellende Tidalvolumen (Atemhubvolumen, Vt) sollte 5–7 ml/kg des idealen Körpergewichts des Patienten betragen. Dies dient als Richtwert und muss beim Traumapatienten ggf. angepasst werden.

### PEEP

Der positive endexspiratorische Druck sollte initial bei 5 $cmH_2O$ eingestellt werden. Dies entspricht dem als physiologisch geltenden Äquivalent bei einem gesunden, spontan atmenden Erwachsenen. Sobald ein Patient intubiert wird, besitzt er keinen eigenen PEEP (Auto-PEEP) mehr. Obwohl bei progredienter Zustandsverschlechterung des Traumapatienten im Verlauf höhere PEEP-Werte erforderlich sein können, ist dies in den ersten Stunden nach dem traumatischen Ereignis nur selten der Fall. Bei Verlegungen kann man dennoch mit Patienten konfrontiert werden, die einen hohen PEEP benötigen. Der normale physiologische PEEP liegt zwischen 5-10 $cmH_2O$. Je größer der benötigte PEEP ist, umso größer ist das Risiko von unerwünschten Effekten. Ein hoher PEEP erfordert ein sorgfältiges Monitoring und kann folgende Auswirkungen haben:

- Verminderung des systolischen Blutdrucks durch Verminderung des venösen Rückstromes.
- Anstieg des intrakraniellen Drucks.
- Der Anstieg des intrathorakalen Drucks kann zu einem Pneumothorax oder Spannungspneumothorax führen.

### Sauerstoffkonzentration

Die Sauerstoffkonzentration ($FiO_2$) bei einem beatmeten Traumapatienten sollte so eingestellt werden, dass auf Meereshöhe eine Sättigung ($SpO_2$) von zumindest 94% erreicht wird. Üblicherweise wird zunächst eine $FiO_2$ von 1.0 (100%) eingestellt und die Sauerstoffkonzentration anschließend so weit reduziert, dass der $SpO_2$-Wert zwischen 93 % und 98 % liegt. In Studien konnte nachgewiesen werden, dass eine anhaltende Hyperoxämie ($O_2$-Sättigung 100 % und $PaO_2$ über 150 mmHg) zu Oxidationsschäden führen kann und daher zu vermeiden ist.

### Druckalarm

Der Druckalarm sollte nicht höher als 10 $cmH_2O$ oberhalb des zur Beatmung notwendigen Endinspirationsdruckes liegen. Werte oberhalb von 40 $cmH_2O$ sollten aufgrund der Gefahr eines Barotraumas und der Entwicklung eines Pneumothorax vermieden werden. Sollten mehr als 40 $cmH_2O$ notwendig sein, sind zunächst die Atemwege, das eingestellte Atemzugvolumen als auch das Equipment zu überprüfen. Die Reduktion des Atemzugvolumens und die Erhöhung der Atemfrequenz ist eine mögliche Alternative, um endinspiratorische Drücke von 40 $cmH_2O$ zu vermeiden. Sollte der Druckalarm weiter bestehen, sollte der Patient vom Beatmungsgerät getrennt und mittels eines Beatmungsbeutels ventiliert werden, während das Beatmungsgerät und die Tubuslage kontrolliert werden. Im Anschluss ist der Patient erneut zu beurteilen und zu prüfen, ob es Gründe für eine Verschlechterung der Compliance (geringeres Volumen bei gleichem Beatmungsdruck) seiner Lunge gibt. Der Anstieg der Compliance kann verschiedene Gründe haben. Gerade die frühzeitige Verschlechterung der Compliance kann beim Traumapatienten auf einen Spannungspneumothorax hinweisen, welcher bei Bestätigung sofort entlastet werden muss. Eine zunehmende Vigilanz des Patienten kann zu Abwehrverhalten (Husten, Pressen) gegenüber der Beatmung führen und eine Initiierung oder Modifizierung einer Analgosedierung, ggf. auch Muskelrelaxierung erforderlich machen. Andere potenzielle Probleme können die Tubusdislokation (auch rechtsseitig endobronchial) oder auch Verlegung des Tubus sein. Auf keinen Fall sollte das Rettungsdienst bzw. Gesundheitsfachpersonal die Alarme ignorieren und die Therapie unverändert fortsetzen. Beispielhafte Basis-Beatmungseinstellungen sind im (**Kasten 7-8**) aufgeführt.

**Kasten 7-8** Basis-Beatmungseinstellungen

- **Tidalvolumen:** 5-7 ml/kgKG (Idealgewicht)
- **Atemfrequenz:** 10-12/min.
- **FiO2:** initial 1,0, dann reduzieren, sodass eine $SpO_2 \geq 94$ % erreicht wird
- **obere Beatmungsalarmdruckgrenze:** 28 cm $H_2O$
- **untere Beatmungsalarmdruckgrenze:** 5 cm $H_2O$ unterhalb des normalen Beatmungsdrucks, um im Falle einer Diskonnektion frühzeitig gewarnt zu werden



### Untere Beatmungsdruckalarmgrenze

Die untere Beatmungsdruckalarmgrenze alarmiert das Rettungsdienst bzw. Gesundheitsfachpersonal, wenn es zu einem Verlust von Luft im System kommt, z. B. durch Diskonnektion des Tubus vom Beatmungsgerät oder durch eine Leckage. Bei den meisten Transportbeatmungsgeräten ist dieser Alarm voreingestellt und lässt sich nicht verändern (**Kasten 7-9**).

## *Die negativen Auswirkungen der Überdruckbeatmung*

Unter physiologischen Bedingungen schwankt der intrathorakale Druck zwischen einem negativen Druck in der Inspirationsphase und neutralem oder leicht positivem Druck in der Exspirationsphase. Wenn der Patient intubiert und an eine Überdruckbeatmung angeschlossen ist, ändern sich die intrathorakalen Druckverhältnisse zu einem durchweg positiven Druck während des gesamten Atemzyklus. Es ist entscheidend, die Veränderungen zu kennen, die Konsequenzen zu verstehen und sich auf die veränderte Physiologie des Patienten vorzubereiten.

Der intrathorakale negative Druck, der während des normalen Inspirationszyklus entsteht, ist hauptverantwortlich für den venösen Rückstrom zum Herzen. Durch die Intubation und Überdruckbeatmung werden die intrathorakalen Druckverhältnisse umgekehrt, was den venösen Rückstrom und die kardiale Pumpfunktion unmittelbar und erheblich beeinträchtigen kann. Hierin begründet sich auch die mit der Intubation einhergehende Hypotonie. Während ein konstanter positiver

**Kasten 7-9** Maßnahmen bei Problemen mit dem Beatmungsgerät (DOPES)

- Checken Sie zuerst den Patienten: Beatmen Sie den Patienten mit einem Beatmungsbeutel und untersuchen Sie nach dem DOPES Akronym:
- **Dislokation:** Tubusposition und -tiefe überprüfen, Auskultation: einseitige Intubation?
- **Obstruktion:** Tubus oder Beatmungsschlauch abgeknickt oder verlegt? Ggf. über den Tubus absaugen und Durchgängigkeit überprüfen
- **Pneumothorax:** Auskultation beidseits: Hinweis auf (Spannungs-)Pneumothorax?
- **Equipment:** Beatmung mit Beatmungsbeutel, während das Beatmungsgerät überprüft wird!
- Denken Sie an den Spruch: *„Die meisten Probleme eines 30.000 Euro Beatmungsgerätes lassen sich mit einem 30 Euro Beatmungsbeutel lösen. Untersuche immer zuerst den Patienten."*

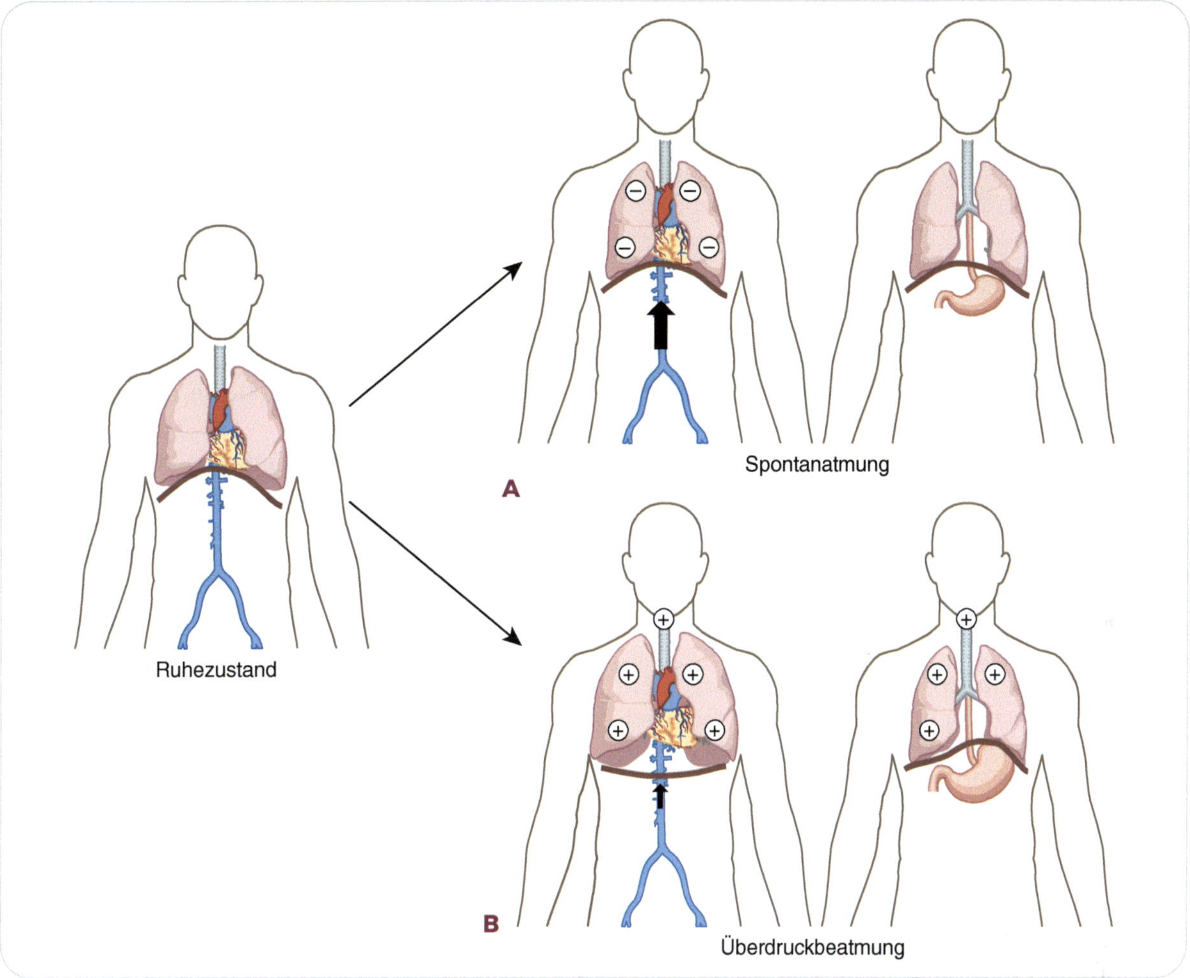


**Abbildung 7-28** Physiologische und anatomische Auswirkungen von Unterdruck- und Überdruckbeatmung. **A.** Bei normaler Inspiration entsteht durch das Absenken des Diaphragmas und die Ausdehnung des Brustkorbs ein intrathorakaler Unterdruck, der das Blut aus der Vena cava zum Herzen zieht. **B.** Bei der Überdruckbeatmung wird ein thorakaler Überdruck erzeugt, der diesen venösen Rückstrom verringert. Darüber hinaus kann Luft in den Magen gepresst werden, was zu einer Magenüberblähung führt und das Zwerchfell nach oben verschiebt.



intrathorakaler Druck von einem gesunden, normovolämen Patienten meist gut toleriert wird, gilt dies für den Traumapatienten mit hämorrhagisch bedingter Hypovolämie nicht. Intubation und Beatmung können bei diesen Patienten zu einem massiven Blutdruckabfall und sogar zu einem hypovolämischen Herzstillstand führen, insbesondere wenn für die Intubation und Beatmung eine Narkoseeinleitung erforderlich ist. Die hierzu benötigten Medikamente können mit ihren Nebenwirkungen (negative kardiale inotrope Effekte) zu den oben beschriebenen negativen Auswirkungen beitragen (**Abbildung 7-28**).

- Ein dauerhaft erhöhter intrathorakaler Druck reduziert den venösen Rückstrom zum Herzen – ein Umstand, der insbesondere bei hypovolämischen Patienten infolge akuter Hämorrhagie kritisch ist.
- Ein positiver Druck in der Lunge begünstigt bei Pneumothorax den Übertritt von Luft in den Pleuraspalt und erhöht dadurch die Gefahr eines Spannungspneumothorax.
- Bei exspiratorischer Aktivität unter Maskenbeatmung kann der Druckanstieg zur Luftverlagerung in den Magen führen – mit Risiko für Regurgitation und Aspiration.
- Im Falle einer Verletzung des Lungenparenchyms, wie bei einem penetrierenden Thoraxtrauma, besteht zumindest das theoretische Risiko einer Luftembolie.

# Kontinuierliche Qualitätskontrolle

Angesichts der anhaltenden Kontroversen über den Nutzen präklinischer Intubationen ist es von entscheidender Bedeutung, dass das Rettungsdienst- und

Gesundheitsfachpersonal nicht nur angemessen in den Techniken der Atemwegssicherung geschult und trainiert wird, sondern dass auch eine fortlaufende Bewertung einschließlich strukturierter Debriefings bei der Anwendung von Atemwegstechniken erfolgt, insbesondere im Zusammenhang mit der Verabreichung von Medikamenten im Rahmen einer Notfallnarkose.

Folgende Inhalte sollten analysiert werden:

- Befolgung des vorgegebenen lokalen Protokolls.
- Anzahl der durchgeführten Intubationsversuche oder der Atemwegsalternativen.
- Nachweis der korrekten Durchführung und ihrer Überprüfung (Kapnografie).
- Outcome und Komplikationen.
- Indikation, Dosierung und Dokumentation der applizierten Medikamente.
- Eingesetztes Monitoring des Patienten vor, während und nach der Intubation.
- Dokumentation der Vitalparameter vor, während und nach der Intubation.

Ein effektives kontinuierliches Qualitätsmanagement (QM) spielt eine entscheidende Rolle, um sicherzustellen, dass eine sichere, effektive und hochwertige Patientenversorgung gewährleistet ist. Qualitätsmanagement sollte nicht als Bestrafung, sondern vielmehr als Chance für alle Mitarbeiter betrachtet werden. Es bietet die Möglichkeit, ein System zu schaffen, das nicht nur qualitativ hochwertige Patientenversorgung ermöglicht, sondern auch eine optimale Arbeitsumgebung fördert, die Fehler, Lernen und Erfolge ermöglicht.

Die Basis eines gut funktionierenden Qualitätsmanagements bilden Standardarbeitsanweisungen (SAA) und deren regelmäßige Überprüfung, um unvorhergesehene Ereignisse aufzudecken. Die dabei identifizierten Probleme können als Grundlage für zukünftige Schulungen, Trainings und Systemanpassungen dienen, um solche Ereignisse künftig zu verhindern. Nach der Umsetzung von Schulungen und Systemänderungen ist der abschließende Schritt im QM-Prozess die erneute Evaluierung des Problems, um festzustellen, ob Korrekturen oder idealerweise Verbesserungen eingetreten sind (PDCA-Zyklus: plan, do, check, act).

Ein gut funktionierendes Qualitätsmanagement hat nachweislich positive Auswirkungen auf die Qualität und das Outcome von Patienten, die einer Intubation unterzogen werden.[45] Das primäre Ziel des QM liegt auf Systemebene. Individuelle Maßnahmen werden nur ergriffen, wenn tatsächliche Bildungslücken identifiziert werden. Disziplinarische Maßnahmen, die sich aus einem QM-Prozess ergeben, sollten extrem seltenen Situationen vorbehalten sein, in denen Arbeitsanweisungen wissentlich und vorsätzlich ignoriert werden und die Patientensicherheit rücksichtslos aufs Spiel gesetzt wird.

# Längerer Transport

Die Sicherung der Atemwege hat oberste Priorität und erfordert vom Rettungsdienstfachpersonal wichtige und komplexe Entscheidungen. Interventionen zur Atemwegssicherung hängen von verschiedenen Faktoren ab, darunter das Verletzungsmuster des Patienten, die präklinische Erfahrung des Rettungsdienstfachpersonals, verfügbares Equipment und die Entfernung zum Zielkrankenhaus. Um eine informierte Entscheidung zu treffen, müssen die Risiken und Vorteile aller Interventionsmöglichkeiten abgewogen werden. Bei längeren Transportzeiten wird die Schwelle für Atemwegssicherungsmaßnahmen gesenkt. Für kürzere Fahrten von 15-20 Minuten können einfache Maßnahmen wie die Verwendung eines Nasopharyngeal Airway (NPA) und eine Beutel-Masken-Beatmung ausreichend sein, aber mit zunehmender Dauer und Entfernung steigt die Präferenz für invasivere Methoden. In der Luftrettung ist die Hemmschwelle für eine Intubation ebenfalls niedrig, da während des Fluges oft keine weiteren Interventionen möglich sind.

Kontinuierliche Pulsoxymetrie ist für jeden Traumapatienten während des Transports notwendig. Kapnografie ist für intubierte Patienten unerlässlich. Ein Abfall des $etCO_2$ weist auf Tubusdiskonnektion oder -lokation bzw. eine signifikante Verschlechterung der Perfusion hin und erfordert sofortige Intervention. Die Vitalparameter sollten bei einem intubierten und beatmeten Patienten regelmäßig überwacht und idealerweise graphisch dargestellt werden, um Probleme frühzeitig zu identifizieren. Eine Überprüfung der Tubuslage sollte nach jeder Umlagerung des Patienten erfolgen.

Jeder Patient, der plötzlich eine höhere $FiO_2$ oder höhere PEEP-Werte benötigt, muss umgehend reevaluiert werden. Mögliche Ursachen sind z.B. ein Pneumothorax oder eine verschlechterte Lungenfunktion. Jeglicher Verdacht auf einen Pneumothorax muss regelmäßig überprüft werden, um einen entstehenden Spannungspneumothorax rechtzeitig zu erkennen und behandeln zu können. Nicht zu vergessen: Bei positiver Überdruckbeatmung entsteht häufig aus einem klinisch irrelevanten Pneumothorax ein Spannungspneumothorax. Eine Nadeldekompression sollte immer dann erfolgen, wenn die hämodynamische Situation sich deutlich verschlechtert und nicht durch andere Ursachen hinreichend begründet werden kann wie beispielsweise einer akuten Hämorrhagie, Hypovolämie oder einem neurogenen Schock. Sollte ein offener Pneumothorax mit einem Okklusivverband oder Chest Seal ohne Ventil behandelt sein, kann es von Zeit zu Zeit erforderlich sein, diesen zu lösen, um einen erhöhten intrathorakalen Druck durch die angesammelte Luft zu entlasten.

Brandverletzte sollten, wie andere Notfallpatienten 100% Sauerstoff erhalten, um eine periphere $SpO_2$

**Tabelle 7-5** Sauerstoffflaschengröße und Applikationsdauer

| Flowrate (Liter/Minute) | Flaschengröße und Applikationsdauer | |
|---|---|---|
| | 2 Liter Flasche | 10 Liter Flasche |
| 2 | 200 Minuten | 1000 Minuten |
| 5 | 80 Minuten | 400 Minuten |
| 10 | 40 Minuten | 200 Minuten |
| 15 | 26 Minuten | 133 Minuten |

Bemerkung: die oben dargestellte Tabelle zeigt die maximale Applikationsdauer von Sauerstoff bei unterschiedlichen Flaschengrößen und unterschiedlichen Flowrate an. Die Zeiten in Minuten bei entsprechender Flowrate gelten für Flaschen, die bis 200 bar Druck aufgefüllt sind.



von mindestens 94 % sicherzustellen. Bei Verdacht auf oder Nachweis einer Kohlenmonoxidvergiftung ist zudem idealerweise eine Überwachung mittels Pulsoximeter, das zur Messung der Carboxyhämoglobinsättigung (COHb) geeignet ist (CO-Oximetrie) anzuwenden. (Weitere Informationen sind in Kapitel 13, Verbrennungsverletzungen beschrieben).

Vor einem längeren Transport sollte der potenzielle Sauerstoffbedarf berechnet und entsprechend ausreichende Sauerstoffmengen mitgeführt werden. Der Patient sollte mit der niedrigsten inspirierten Sauerstoffkonzentration versorgt werden, die eine Sättigung von ≥ 94 % gewährleistet. Es hat sich bewährt, etwa 50 % mehr Sauerstoff mitzuführen als voraussichtlich benötigt wird (**Tabelle 7-5**).

Eine Analgosedierung ist für intubierte Patienten in der Regel notwendig und sinnvoll. Sie reduziert den Atemantrieb und verbessert die Akzeptanz des Beatmungsgeräts. Bei der Auswahl von Beatmungsformen und -einstellungen sollte darauf geachtet werden, Eigenatmung des Patienten zu ermöglichen und die Synchronisation zu erleichtern. Wenn ein Patient Widerstand gegen die Beatmung leistet, kann Sedierung das Problem oft verbessern. Allerdings kann sie nicht immer die zugrundeliegende Ursache, wie beispielsweise eine fehlende Synchronisierung zwischen Beatmungsgerät und Patient, beheben. Der Einsatz von Muskelrelaxanzien sollte in Betracht gezogen werden, wenn der Patient trotz ausreichender Analgosedierung gegen die Beatmung kämpft und intubiert ist, vorausgesetzt, das Rettungsdienst- bzw. Gesundheitsfachpersonal verfügt über die erforderliche Erfahrung mit diesen Medikamenten. In jedem Fall sollte eine Muskelrelaxierung nur bei ausreichender Sedierung erfolgen!

## ZUSAMMENFASSUNG

- Die Sicherstellung der zerebralen Oxygenierung und des Sauerstoffangebots im Gewebe durch ein adäquates Atemwegsmanagement und eine damit verbundene Ventilation ist eine der wichtigsten Maßnahmen in der prähospitalen Traumaversorgung.
- Rettungsdienstfachpersonal muss in der Lage sein, die Prinzipien von Ventilation und Gasaustausch auf die Pathophysiologie des Traumas anzuwenden, um eine adäquate Versorgung des Traumapatienten zu gewährleisten
- Effektive Ventilation, definiert als das Atemminutenvolumen abzüglich des Totraumvolumens, ist entscheidend. Hypoventilation, bei der die effektive Ventilation unter die Norm sinkt, muss vermieden werden.
- Ursachen für eine verminderte effektive Ventilation sind vielfältig, wobei mechanische Obstruktion, eingeschränkte Vigilanz und Traumafolgen wie flail chest und Thoraxwunden präklinisch häufig vorkommen.
- Atemgeräusche im oberen Atemweg deuten oft auf eine partielle obstruktive Atemwegsverlegung hin, die durch Zunge, Blut oder Fremdkörper verursacht sein kann. Rettungsdienstfachpersonal muss auf Anzeichen einer Atemwegsobstruktion achten (hören und sehen).

*(Fortsetzung nächste Seite)*

## ZUSAMMENFASSUNG (FORTSETZUNG)

- Bei Traumapatienten muss eine Hypoxämie (verminderte Sauerstoffsättigung) vermieden werden. Dies gilt insbesondere für Patienten mit Schädel-Hirn-Trauma. Es ist wichtig, dass das Rettungsdienstfachpersonal auf jeden Zustand achtet, der die Sauerstoffversorgung eines Traumapatienten beeinträchtigen könnte und folgerichtig entscheidet, welche Methode oder Ausrüstung geeignet ist, um diesen Zustand zu beheben.
- Die Einteilung der Atemwegshilfen bzw. Unterstützung beinhaltet:
  - Manuelle Methoden sind die einfachsten Maßnahmen und benötigen keinerlei Ausrüstung. Hierzu gehören der Trauma Chin Lift und der Trauma Jaw Thrust (modifizierter Esmarch-Handgriff).
  - Einfache Atemwegstechniken bezeichnet Methoden, die mit nur einem Hilfsmittel und mit geringem Trainingsaufwand durchgeführt werden können. Dazu gehören der Nasopharyngealtubus (Wendl-Tubus) und der Oropharyngealtubus (Guedel-Tubus).
  - Alternative (auch: erweiterte, komplexe) Atemwegstechniken sind Maßnahmen, die eines aufwendigeren Trainings bedürfen und auch weiterhin regelmäßig und häufig trainiert werden müssen, um die Fähigkeiten sicher zu beherrschen. Dazu gehören die supraglottischen Atemwegshilfen.
  - Invasive (auch: definitive) Atemwegstechniken - Zu den invasiven Atemwegen gehören die endotracheale Intubation und der chirurgische Atemweg. Diese Methoden erfordern eine umfassende Ausbildung und kontinuierliches Training, können zeit- und ressourcenintensiv sein und weisen eine höhere Komplikationsrate auf. Diese Techniken bieten aber auch die beste Atemwegssicherung.
- Die Wahl zwischen einer endotrachealen Intubation oder der Verwendung einer alternativen Atemwegstechnik kann erst erfolgen, nachdem das zugrundeliegende Problem in der Beurteilung von Atemwegen und Atmung identifiziert bzw. definiert wurde. Zusätzlich müssen in die Risiko-Nutzen-Abwägung Faktoren wie Übungs- und Trainingsniveau des Rettungsdienstfachpersonals sowie die Transportzeit zum nächstgelegen Traumazentrum mit einfließen.
- Die endtidale $CO_2$-Messung ($etCO_2$) ist der Goldstandard zur Verifizierung der richtigen Tubuslage. Sie muss in der prähospitalen Versorgung immer angewendet werden.
- Das Atemwegsmanagement ist nicht ohne Risiken. Das Rettungsdienstfachpersonal muss vor und während der Anwendung seiner Fertigkeiten jederzeit eine Risiko-Nutzen-Abwägung für den potenziellen Benefit des Patienten durchführen. Was die beste Entscheidung für den einen Patienten in seiner Situation ist, muss für einen anderen Patienten in einer ähnlichen Situation nicht gelten.
- Es erfordert ausgeprägte Fähigkeiten in kritischem Denken, die besten Entscheidungen für einen Traumapatienten treffen zu können.

## WIEDERHOLUNG FALLBEISPIEL

Sie werden zu einem Motorradunfall auf einer vielbefahrenen Bundesstraße gerufen. Als Sie an der Einsatzstelle ankommen, sehen Sie einen männlichen, ca. 20-jährigen Patienten ungefähr 15 Meter von einem zerstörten Motorrad entfernt in Rückenlage liegen. Der Patient bewegt sich nicht und trägt immer noch seinen Helm. Aus der Entfernung erkennen Sie eine schnelle, flache Atmung mit paradoxen Thoraxbewegungen. Als Sie den Patienten erreichen, sehen Sie um den Kopf des Patienten herum eine Blutlache und nehmen laute, schnarchende und gurgelnde Atemgeräusche war.

Sie sind 15 Minuten von einem Traumazentrum entfernt. Der Leitstellendisponent teilt Ihnen mit, dass ein Rettungshubschrauber aufgrund des schlechten Wetters nicht zur Verfügung steht.

- Welche Anzeichen für eine Beeinträchtigung der Atemwege sind bei diesem Patienten erkennbar?
- Welche weiteren Informationen würden Sie, falls vorhanden, von Zeugen oder den Rettungskräften anfordern?
- Welche sind die entscheidenden Anzeichen und Symptome einer gestörten Oxygenierung und Ventilation, auf die während der ersten Einschätzung geachtet werden sollte?
- Beschreiben Sie die Abfolge der Maßnahmen, die Sie zur Behandlung des Patienten sowohl vor Ort als auch während des Transports durchführen.

## AUFLÖSUNG DES FALLBEISPIELS

Zeugen berichten, dass der Motorradfahrer allein unterwegs war. Während Sie den Verkehr zum Halten bringen, registrieren Sie, dass der Patient ca. 15 Meter von seinem zerstörten Motorrad entfernt liegt. Aufgrund der Kinematik ist ein massives Trauma mit entsprechendem Verletzungsmuster zu vermuten. Das Atemmuster des Patienten und die Blutlache um seinen Kopf deuten bereits aus der Ferne auf ein schwerwiegendes Atemwegsproblem hin. Schnarchende und gurgelnde Atemgeräusche bei der Annäherung verstärken die Vermutung eines Atemwegsproblems. Sie und Ihr Teampartner nehmen unter manueller Inlinestabilisierung (MILS) der Halswirbelsäule den Helm ab. Durch den modifizierten Esmarch-Handgriff und die Absaugung der oberen Atemwege verschwinden die schnarchenden Atemgeräusche. Allerdings bleibt die Atmung schnell und flach. Eine Auskultation ergibt vesikuläre Atemgeräusche beidseitig, aber die Sauerstoffsättigung ($SpO_2$) beträgt nur 80%. Sie verabreichen hochdosierten Sauerstoff über eine Sauerstoffmaske mir Reservoir und erreichen eine $SpO_2$ von 87%. Da Sie aufgrund des vermuteten Schädel-Hirn-Traumas eine $SpO_2$ von mindestens 94% anstreben, entscheiden Sie sich für eine assistierte Beutel-Masken-Beatmung, synchron zur noch vorhandenen Spontanatmung des Patienten. Ein zusätzlich platzierter Nasopharyngealtubus (NPA) führt zu einem Anstieg der $SpO_2$ auf 94%. Ihr Teampartner informiert Sie darüber, dass der Puls schnell und fadenförmig zu tasten ist, und die Glasgow Coma Scale (GCS) beträgt 7. Da der Rettungshubschrauber nicht verfügbar ist, entscheiden Sie sich für einen zügigen Transport. Im RTW stellen Sie mit intermittierender Absaugung und dem platzierten NPA deutliche symmetrische Thoraxbewegungen fest. Die Pulsoxymetrie zeigt kontinuierlich Werte ≥94%. Vor Abfahrt etablieren Sie einen intravenösen Zugang und vervollständigen das Monitoring. Während des Transports beatmen Sie weiter assistiert mittels Beutel-Masken-Beatmung und NPA. Bei der Übergabe im Schockraum des Traumazentrums betragen die Vitalparameter: $SpO_2$ 95%, Herzfrequenz 100/Min., Blutdruck 110/60 mmHg.

# Quellenverzeichnis


1. Vanderlan WB, Tew BE, McSwain NE. Increased risk of death with cervical spine immobilisation in penetrating cervical trauma. Injury. 2009;40:880-883.
2. Barkana Y, Stein M, Scope A, et al. Prehospital stabilization of the cervical spine for penetrating injuries of the neck—is it necessary? Injury. 2000;31:305-309.
3. Brown JB, Bankey PE, Sangosanya AT, Cheng JD, Stassen NA, Gestring ML. Prehospital spinal immobilization does not appear to be beneficial and may complicate care following gunshot injury to the torso. J Trauma. 2009;67:774-778.
4. Roberts K, Whalley H, Bleetman A. The nasopharyngeal airway: dispelling myths and establishing the facts. Emerg Med J. 2005;22:394-396.
5. Liti A, Giusti GD, Gili A, et al. Insertion of four different types of supraglottic airway devices by emergency nurses: a mannequin-based simulation study. Acta Biomed. 2020 Nov 30;91(12-S):e2020016. doi: 10.23750/abm.v91i12-S.10832
6. Ruetzler K, Roessler B, Potura L, et al. Performance and skill retention of intubation by paramedics using seven different airway devices: a manikin study. Resuscitation. 2011 May;82(5):593-597. doi: 10.1016/j.resuscitation.2011.01.00
7. Kleine-Brueggeney M, Gottfried A, Nabecker S, Greif R, Book M, Theiler L. Pediatric supraglottic airway devices in clinical practice: a prospective observational study. BMC Anesthesiol. 2017 Sep 2;17(1):119. doi: 10.1186/s12871-017-0403-6
8. Carney N, Cheney T, Totten AM, et al. Prehospital Airway Management: A Systematic Review [Internet]. Report No.: 21-EHC023. Agency for Healthcare Research and Quality; 2021. Accessed April 22, 2022. https://www.ncbi.nlm.nih.gov/books/NBK571440/
9. Mort TC. The incidence and risk factors for cardiac arrest during emergency tracheal intubation: a justification for incorporating the ASA Guidelines in the remote location. J Clin Anesth. 2004 Nov;16(7):508-516. doi: 10.1016/j.jclinane.2004.01.007
10. Stockinger ZT, McSwain NE Jr. Prehospital endotracheal intubation for trauma does not improve survival over bag-mask ventilation. J Trauma. 2004;56(3):531-536.
11. Davis DP, Koprowicz KM, Newgard CD, et al. The relationship between out-of-hospital airway management and outcome among trauma patients with Glasgow Coma Scale scores of 8 or less. Prehosp Emerg Care. 2011;15(2):184-192.
12. Gravesteijn BY, Sewalt CA, Stocchetti N, et al; CENTER-TBI collaborators. Prehospital management of traumatic brain injury across Europe: a CENTER-TBI study. Prehosp Emerg Care. 2021;25(5):629-643. Epub 2020 Oct 1. doi: 10.1080/10903127.2020.1817210
13. Brown CVR, Inaba K, Shatz DV, et al. Western Trauma Association critical decisions in trauma: airway management

in adult trauma patient. Trauma Surg Acute Care Open. 2020;5:e000539.

14. Davis DP, Olvera DJ. HEAVEN criteria: derivation of a new difficult airway prediction tool. Air Med J. 2017;36(4):195-197.
15. American College of Surgeons (ACS) Committee on Trauma. Advanced Trauma Life Support Course. ACS; 2018.
16. Sakles JC, Chiu S, Mosier J, Walker C, Stolz U. The importance of first pass success when performing orotracheal intubation in the emergency department. Acad Emerg Med. 2013 Jan;20(1):71-78. doi: 10.1111/acem.12055
17. Garza AG, Gratton MC, Coontz D, et al. Effect of paramedic experience on orotracheal intubation success rates. J Emerg Med. 2003;25(3):251.
18. Buis ML, Maissan M, Hoeks SE, Klimek M, Stolker RJ. Defining the learning curve for endotracheal intubation using direct laryngoscopy: a systematic review. Resuscitation. February 2016;99:63-71.
19. Warner KJ, Sharar SR, Copass MK, Bulger EM. Prehospital management of a difficult airway: a prospective cohort study. J Emerg Med. 2008;36(3):257-265.
20. Dunford JV, Davis DP, Ochs M, Doney M, Hoyt DB. Incidence of transient hypoxia and pulse rate reactivity during paramedic rapid sequence intubation. Ann Emerg Med. 2003 Dec;42(6):721-728. doi: 10.1016 /s0196-0644(03)00660-7
21. Walls RM, Brown CA, Bair AE, Pallin DJ. Emergency airway management: a multi-center report of 8937 emergency department intubations. J Emerg Med. 2011;41(4):347-354.
22. Aziz S, Foster E, Lockey DJ, Christian MD. Emergency scalpel cricothyroidotomy use in a prehospital trauma service: a 20-year review. Emerg Med J. 2021 May;38(5): 349-354. doi: 10.1136/emermed-2020-210305
23. Weitzel N, Kendall J, Pons P. Blind nasotracheal intubation for patients with penetrating neck trauma. J Trauma. 2004 May;56(5):1097-1101. doi: 10.1097/01 .ta.0000071294.21893.a4
24. O'Brien DJ, Danzl DF, Hooker EA, Daniel LM, Dolan MC. Prehospital blind nasotracheal intubation by paramedics. Ann Emerg Med. 1989 Jun;18(6):612-617. doi: 10.1016 / s0196-0644(89)80512-8
25. Marlow TJ, Goltra DD Jr, Schabel SI. Intracranial placement of a nasotracheal tube after facial fracture: a rare complication. J Emerg Med. 1997;15(2):187-191. doi: 10.1016/ s0736-4679(96)00356-3
26. Tentillier E, Heydenreich C, Cros AM, Schmitt V, Dindart JM, Thicoïpé M. Use of the intubating laryngeal mask airway in emergency pre-hospital difficult intubation. Resuscitation. 2008 Apr;77(1):30-34.
27. Theiler L, Hermann K, Schoettker P, et al. SWIVIT—Swiss video-intubation trial evaluating video-laryngoscopes in a simulated difficult airway scenario: study protocol for a multicenter prospective randomized controlled trial in Switzerland. Trials. 2013 Apr 4;14:94. doi: 10.1186/1745-6215-14-94
28. Nabecker S, Greif R, Kotarlic M, Kleine-Brueggeney M, Riggenbach C, Theiler L. Outdoor performance of different videolaryngoscopes on a glacier: a manikin study. Emergencias [Spanish]. 2016;28(4):216-222.
29. Driver BE, Prekker ME, Reardon RF, et al. Success and complications of the ketamine-only intubation method in the emergency department. J Emerg Med. 2021 Mar;60(3):265-272. doi: 10.1016/j.jemermed.2020.10.042
30. Wang HE, Davis DP, O'Connor RE, et al. Drug-assisted intubation in the prehospital setting. Prehosp Emerg Care. 2006;10(2):261-271.
31. Davis DP, Hoyt DB, Ochs M, et al. The effect of paramedic rapid sequence intubation on an outcome in patients with severe trauma brain injury. J Trauma. 2003;54:444-453.
32. Bernard SA, Nguyen V, Cameron P, et al. Prehospital rapid sequence intubation improves functional outcome for patients with severe traumatic brain injury: a randomized controlled trial. Ann Surg. 2010;252(6):959-965.
33. Galbiati G, Paola C. Effects of open and closed endotracheal suctioning on intracranial pressure and cerebral perfusion pressure in adult patients with severe brain injury: a literature review. J Neurosci Nurs. 2015 Aug;47(4):239-46. doi: 10.1097/ JNN.0000000000000146.
34. Weingart SD, Trueger NS, Wong N, Scofi J, Singh N, Rudolph SS. Delayed sequence intubation: a prospective observational study. Ann Emerg Med. 2015 Apr;65(4): 349-355. doi: 10.1016/j.annemergmed.2014.09.025
35. Smith KJ, Dobranowski J, Yip G, Dauphin A, Choi PT. Cricoid pressure displaces the esophagus: an observational study using magnetic resonance imaging. Anesthesiology. 2003;99(1):60-64.
36. Werner SL, Smith CE, Goldstein JR, Jones RA, Cydulka RK. Pilot study to evaluate the accuracy of ultrasonography in confirming endotracheal tube placement. Ann Emerg Med. 2007;49(1):75-80.
37. Butler J, Sen A. Best evidence topic report: cricoid pressure in emergency rapid sequence induction. Emerg Med J. 2005;22(11):815-816.
38. O'Connor RE, Swor RA. Verification of endotracheal tube placement following intubation. Prehosp Emerg Care. 1999;3:248-250.
39. Weingart SD, Levitan RM. Preoxygenation and prevention of desaturation during emergency airway management. Ann Emerg Med. 2012;59(3):165-175.
40. Jeremitsky E, Omert L, Dunham CM, Protetch J, Rodriguez A. Harbingers of poor outcome the day after severe brain injury: hypothermia, hypoxia, and hypoperfusion. J Trauma. 2003;54:312–319.
41. Davis DP, Hwang JQ, Dunford JV. Rate of decline in oxygen saturation at various pulse oximetry values with prehospital rapid sequence intubation. Prehosp Emerg Care. 2008 Jan–Mar;12(1):46-51. doi: 10.1080/10903120701710470
42. Davis DP, Aguilar S, Sonnleitner C, Cohen M, Jennings M. Latency and loss of pulse oximetry signal with the use of digital probes during prehospital rapid-sequence intubation. Prehosp Emerg Care. 2011;15(1):18-22.
43. Cemalovic N, Scoccimarro A, Arslan A, Fraser R, Kanter M, Caputo N. Human factors in the emergency department: is physician perception of time to intubation and desaturation rate accurate? Emerg Med Australas. 2016 Jun;28(3):295-299. doi: 10.1111/ 1742-6723.12575
44. Jensen M, Barmaan B, Orndahl CM, Louka A. Impact of suction-assisted laryngoscopy and airway decontamination technique on intubation quality metrics in a helicopter

emergency medical service: an educational intervention. Air Med J. 2020 Mar-Apr;39(2):107-110. doi: 10.1016/j.amj.2019.10.005
45. Jarvis JL, Gonzales J, Johns D, Sager L. Implementation of a clinical bundle to reduce out-of-hospital peri-intubation hypoxia. Ann Emerg Med. 2018 Sep;72(3):272-279.e1. doi: 10.1016/j.annemergmed.2018.01.044
46. Kupas DF, Kauffman KF, Wang HE. Effect of airway-securing method on prehospital endotracheal tube dislodgment. Prehosp Emerg Care. 2020;14(1):26-30. doi: 10.3109/10903120903144932
47. Moroco AE, Armen SB, Goldenberg D. Emergency cricothyrotomy: a 10-year single institution experience. Am Surg. 2021 Feb 10:3134821995075. doi: 10.1177/0003134821995075
48. Mabry RL, Frankfurt A. An analysis of battlefield cricothyrotomy in Iraq and Afghanistan. J Spec Oper Med. 2012;12(1):17-23.
49. Warner KJ, Cuschieri J, Garland B, et al. The utility of early end-tidal capnography in monitoring ventilation status after severe injury. J Trauma. 2009;66:26-31.
50. Groombridge CJ, Ley E, Miller M, Konig T. A prospective, randomised trial of pre-oxygenation strategies available in the pre-hospital environment. Anaesthesia. 2017 May;72(5):580-584. doi: 10.1111/anae.13852. Epub 2017 Mar 14.
51. Johannigman JA, Branson RD, Davis K Jr, Hurst JM. Techniques of emergency ventilation: a model to evaluate tidal volume, airway pressure, and gastric insufflation. J Trauma. 1991 Jan;31(1):93-8.

SPEZIELLE FERTIGKEITEN

# Spezifisches Atemwegsmanagement

## Trauma-Jaw-Thrust: modifizierter Esmarch-Handgriff

Prinzip: Öffnen des Atemweges unter Schutz der Halswirbelsäule

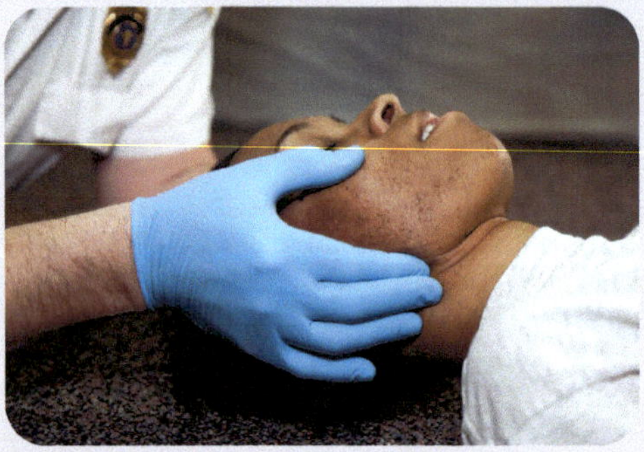

**1** Bei der Durchführung des traumatischen Esmarch-Handgriffs (Jaw Thrust), als auch des traumatischen Chin-Lift wird die manuelle In-Line-Stabilisierung von Kopf und Hals konsequent beibehalten, während der Unterkiefer nach anterior (vorne) verlagert wird. Durch diese Maßnahme wird die Zunge nach vorn verlagert und vom Hypopharynx (unterer Rachenraum) entfernt, wodurch der Atemweg freigehalten und der Mund leicht geöffnet wird.

Aus einer Position oberhalb des Kopfes positioniert die Rettungsdienstfachperson ihre Hände beidseits am Kopf des Patienten, mit den Fingern nach kaudal (in Richtung der Füße) zeigend und die Daumen auf den Jochbeinen (Os zygomaticum) positioniert. Durch leichten Druck der Ringfinger wird der Unterkiefer nach oben angehoben, während die Daumen auf den Jochbeinen ruhen. Die Handflächen stabilisieren dabei den Kopf.

## Alternative Technik des traumatischen Esmarch-Handgriffs

Prinzip: Öffnen des Atemweges unter Schutz der Halswirbelsäule.

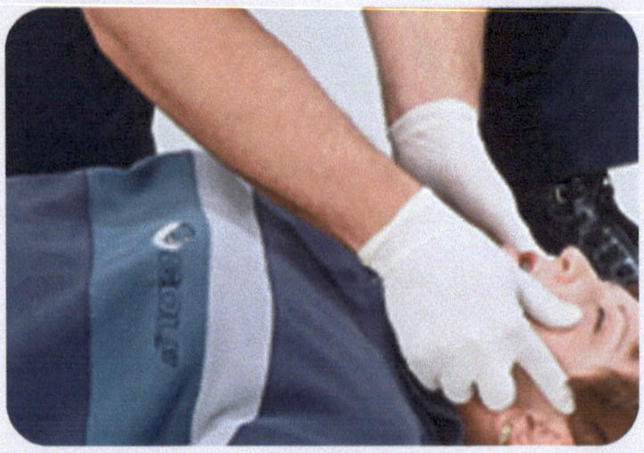

**1** Der traumatische Esmarch-Handgriff kann alternativ auch aus einer seitlichen Position neben dem Patienten, mit Blickrichtung zum Kopf, durchgeführt werden. Dabei liegen die Daumen auf den Jochbeinen (Os zygomaticum), während die Zeigefinger hinter den Kieferwinkeln positioniert werden, um den Unterkiefer nach anterior zu heben.

Das Auflegen der Unterarme auf den Schlüsselbeinen (Claviculae) des Patienten dient der zusätzlichen Stabilisierung. Durch gleichmäßigen, leichten Druck der Ringfinger wird der Unterkiefer nach anterior angehoben, während die Daumen auf den Jochbeinen (Os zygomaticum) Druck ausüben und die übrigen Finger zur Stabilisierung beitragen. Anschließend wird die Atemwegsdurchgängigkeit durch Kontrolle der Thoraxexkursion und Atembewegungen überprüft.

## Spezifisches Atemwegsmanagement *(Fortsetzung)*

### Trauma Chin Lift: Kinnanhebemanöver

**Prinzip: Öffnen des Atemweges unter Schutz der Halswirbelsäule.**

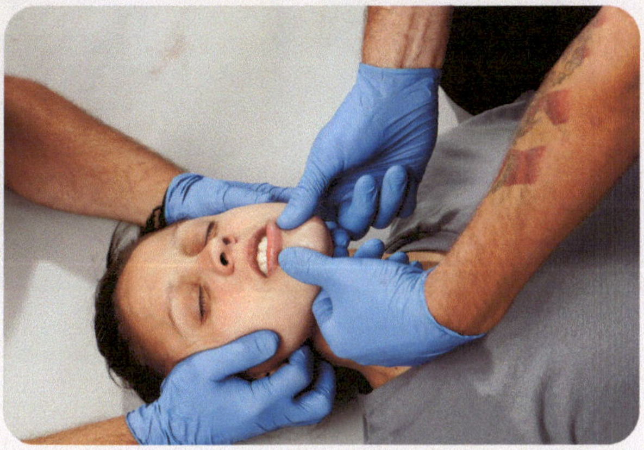

**1** Aus einer Position oberhalb des Kopfes wird der Kopf und die Halswirbelsäule des Patienten in einer manuellen Inline-Position gebracht und stabilisiert. Eine Rettungsdienstfachperson befindet sich am Kopfende, während eine zweite Rettungsdienstfachperson vor dem Patienten kniet.

Während die Erste den Kopf Inline-Stabilisiert, umfasst die Zweite das Kinn des Patienten beidseits. Die Zeigefinger werden unter dem Kinn positioniert, während die Daumen auf dem Kinn aufliegen. Anschließend wird der Mund des Patienten geöffnet und der Unterkiefer nach anterior (vorne) gezogen. Für ein erfolgreiches Manöver muss zunächst die Mundöffnung erfolgen.

Diese Technik vermeidet das Einführen der Daumen in den Mundraum des Patienten und reduziert damit das Risiko von Bissverletzungen oder Komplikationen bei Krampfanfällen.

### Oropharyngealer Atemweg (OPA) – Guedel-Tubus

**Prinzip: Ein Hilfsmittel zur mechanischen Offenhaltung der Atemwege bei Patienten ohne Schutzreflexe.**

Der OPA dient der mechanischen Offenhaltung des oberen Atemwegs, indem die Zunge nach anterior (vorne) verlagert und aus dem Pharynx ferngehalten wird. Er ist in unterschiedlichen Größen erhältlich, weshalb eine sorgfältige Anpassung an den Patienten essenziell ist, um eine adäquate Atemwegsdurchgängigkeit sicherzustellen. Die Anwendung ist bei Patienten mit erhaltenen Schutzreflexen (Husten- und/oder Würgereflex) kontraindiziert, da die Platzierung des OPA im Hypopharynx in solchen Fällen Erbrechen, Aspiration oder einen Laryngospasmus auslösen kann.

Zum Einführen des OPA gibt es zwei mögliche Varianten, die im Folgenden erläutert werden. Unabhängig davon, welche Methode zur Anwendung kommt, stabilisiert eine Rettungsdienstfachperson den Kopf und die Halswirbelsäule des Patienten in neutraler Inline-Position, während eine zweite Rettungsdienstfachperson eine OPA abmisst und einlegt.



*(Fortsetzung nächste Seite)*

## Spezifisches Atemwegsmanagement (Fortsetzung)

### Variante 1

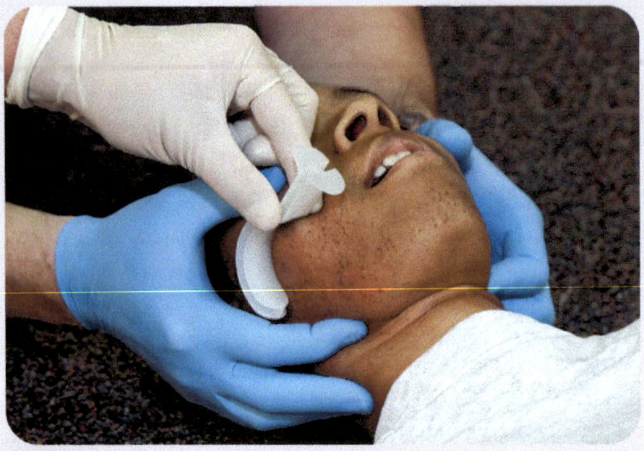

**1** Die erste Rettungsdienstfachperson bringt Kopf und Halswirbelsäule des Patienten in eine neutrale Inline-Position und hält diese stabil, während sie den Atemweg mittels traumatischem Esmarch-Handgriff (Jaw Thrust) öffnet. Die zweite Rettungsdienstfachperson wählt einen OPA in der passenden Größe aus und misst diesen ab. Als Orientierung dient die Distanz zwischen dem Mundwinkel und dem Kieferwinkel (Angulus mandibulae) des Patienten, welche die korrekte Größe bestimmt.

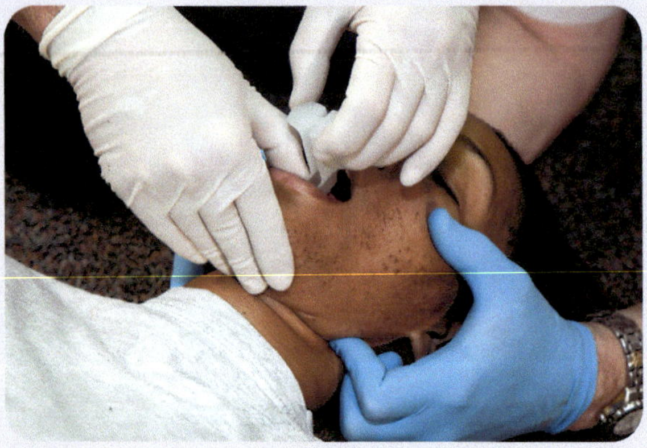

**2** Während die erste Rettungsdienstfachperson den Kopf des Patienten stabilisiert, öffnet die Zweite mit einer Hand den Mund und führt den OPA ein. Der OPA wird dabei mit der distalen Spitze zur Seite und dem Flansch zur Wangenseite des Patienten orientiert in die Mundhöhle eingeführt. Sobald die distale Spitze den Rachenraum erreicht, wird der OPA um 180° gedreht, sodass er der anatomischen Verlauf des Pharynx folgt und korrekt in Position liegt.

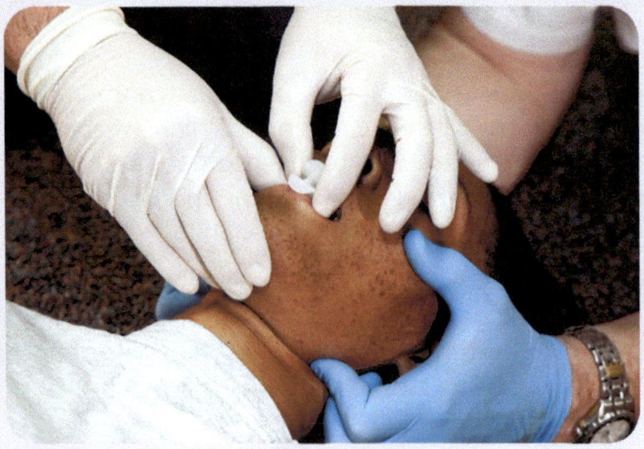

**3** Der OPA wird soweit vorgeschoben, bis er hinter der Zunge liegt und diese vom Hypopharynx abhebt. Der Rand am proximalen Ende des OPA soll dabei an der Außenseite der Zähne liegen. Anschließend wird die Lage überprüft, indem Atemwegsdurchgängigkeit, Ventilation und Thoraxexkursionen überprüft werden.

## Spezifisches Atemwegsmanagement (*Fortsetzung*)

# Oropharyngealer Atemweg: Zungenspatel-Technik

### *Variante 2*

Die Zungenspatel-Technik stellt eine im Vergleich zur Variante 1 eine sicherere Methode zur Einlage eines OPA dar. Mithilfe eines Spatels kann vor der Einführung überprüft werden, ob Schutzreflexe noch vorhanden sind. Dadurch lässt sich das Risiko einer unerwarteten Abwehrreaktion besser einschätzen. Zudem besteht bei Patienten mit Gesichtsschädeltrauma ein geringeres Risiko, lockere Zähne zu lösen und diese zu aspirieren. Bei pädiatrischen Patienten wird die Zungenspatel-Technik ausdrücklich empfohlen, da die Spitze eines rotierend eingeführten OPA das weiche Gaumensegel (Velum molle) verletzen kann.

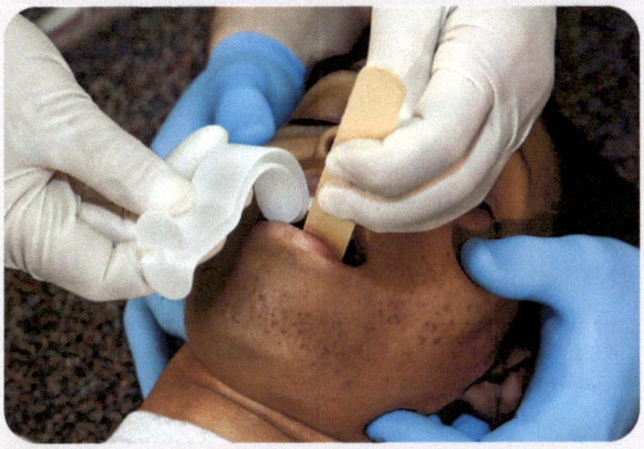

**1** Eine Rettungsdiensfachperson stabilisiert Kopf und Hals in neutraler Inline-Position und öffnet den Atemweg mittels Trauma-Jaw-Thrust. Die zweite Rettungsdienstfachperson wählt die passende OPA-Größe, drückt mit einem Zungenspatel die Zunge nach unten und überprüft gleichzeitig vorhandene Schutzreflexe sowie lockere Strukturen.

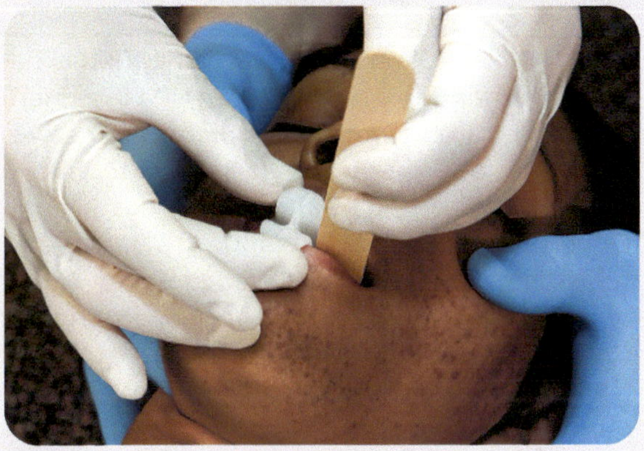

**2** Der OPA wird mit dem Flanschende in Richtung der Füße und der distalen Spitze entlang des anatomischen Verlaufs in den Oropharynx eingeführt. Der Rand am proximalen Ende des OPA soll dabei an der Außenseite der Zähne liegen. Anschließend wird die Lage überprüft, indem Atemwegsdurchgängigkeit, Ventilation und Thoraxexkursionen überprüft werden

# Nasopharyngealer Atemweg (NPA) – Wendl-Tubus

**Prinzip: Hilfsmittel zur mechanischen Offenhaltung der Atemwegs bei Patienten mit oder ohne Schutzreflexe, sowie bei Patienten mit Kiefersperre.**

Der nasopharyngeale Atemweg (NPA) ist ein einfaches Atemwegshilfsmittel, das eine effektive Möglichkeit bietet, das Offenhalten der Atemwege bei Patienten mit erhaltenen Schutzreflexen sicherzustellen. Bei korrekter Größenwahl wird der NPA von den meisten Patienten gut toleriert. Er ist in verschiedenen Innendurchmessern von etwa 5 bis 9 mm erhältlich, wobei die Länge proportional zur Größe variiert. NPAs bestehen in der Regel aus einem flexiblen, gummiartigen Material, das eine atraumatische Einführung ermöglicht.



(*Fortsetzung nächste Seite*)

## Spezifisches Atemwegsmanagement *(Fortsetzung)*

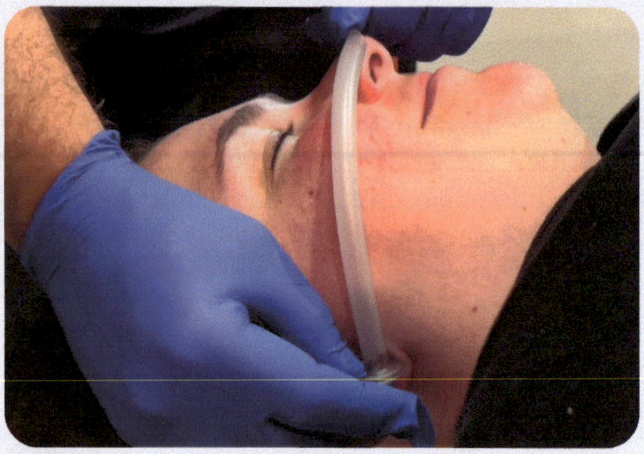

**1** Die einführende Person wählt für das betreffende Nasenloch einen NPA in passender Größe, wobei der Durchmesser etwas kleiner als der Naseneingang sein sollte (häufig entspricht dies dem Durchmesser des kleinen Fingers des Patienten). Die Länge des NPA ist entscheidend, um einen freien Weg zwischen Zunge und hinterem Pharynx zu gewährleisten. Zur Größenbestimmung wird der Abstand von der Nasenspitze bis zum Kieferwinkel (Angulus mandibulae) als Orientierung verwendet. (Hinweis: Der NPA darf beim Ausmessen nicht gedehnt werden, da dies zu einer fehlerhaften Längenbestimmung führen kann).

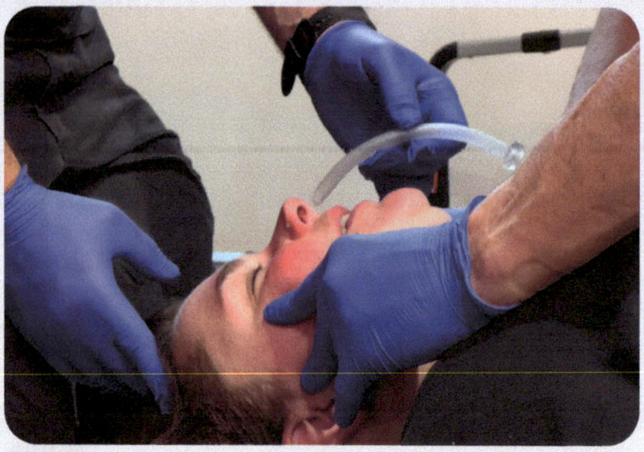

**2** Eine Rettungsdienstfachperson stabilisiert Kopf und Hals in einer neutralen Inline-Position und öffnet den Atemweg mit mittels Trauma-Jaw-Thrust. Die zweite Rettungsdienstfachperson bestreicht die distale Spitze und die Außenseite des NPA mit wasserlöslichem Gleitmittel. Der NPA wird langsam in das gewählte Nasenloch eingeführt, in anterior-posteriorer Richtung entlang des Nasenbodens, nicht nach kraniokaudal. Trifft die Spitze am hinteren Naseneingang auf Widerstand, kann eine sanfte Drehbewegung helfen, den NPA an den Nasenmuscheln vorbeizuführen. Bleibt der Widerstand bestehen, darf der NPA nicht mit Kraft vorgeschoben werden. Stattdessen wird er zurückgezogen, erneut gleitfähig gemacht und über das andere Nasenloch eingeführt.

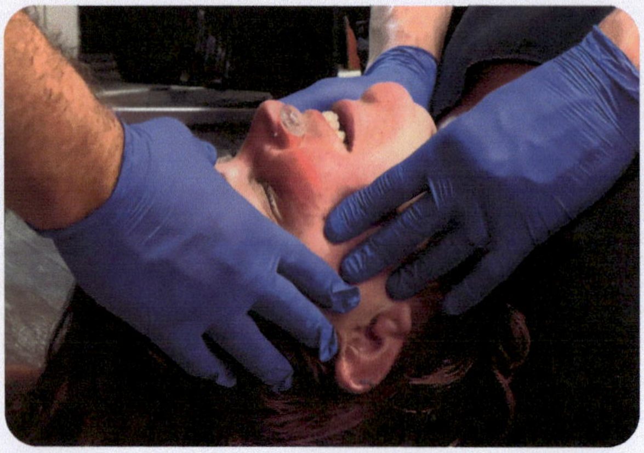

**3** Die zweite Rettungsdienstfachperson führt den NPA weiter ein, bis das Flanschende an den vorderen Nasenöffnungen anliegt oder der Patient einen Würge- bzw. Hustenreiz zeigt. Tritt ein solcher Reflex auf, kann dies darauf hinweisen, dass die Tubusspitze die obere Larynxregion berührt; in diesem Fall muss der NPA etwas zurückgezogen werden. Anschliessend werden Atemgeräusche und Thoraxexkursionen kontrolliert, um die korrekte Lage und Effektivität der Massnahme zu beurteilen.

Mit freundlicher Genehmigung von Adam Harrison, EMT.

## Spezifisches Atemwegsmanagement *(Fortsetzung)*

### Masken-Beutel-Beatmung

Die Masken-Beutel-Beatmung bietet gegenüber anderen Beatmungsverfahren den Vorteil, dass die ausführende Rettungsdienstfachperson über den Druck- und Compliance-Widerstand des Beutels ein direktes haptisches Feedback erhält. Ein normaler Widerstand signalisiert eine effektive Beatmung, Veränderungen können auf Maskenleckagen, Atemwegsobstruktionen oder thorakale Komplikationen hinweisen. Dieses taktile Feedback ermöglicht eine präzise Steuerung, wodurch die Methode besonders für die assistierte Beatmung geeignet ist. Zudem ist das System mobil und sofort einsatzbereit.

Ohne Sauerstoffzufuhr beträgt die $FiO_2$ etwa 0,21. Sobald es die Situation erlaubt, soll ein Sauerstoffreservoir und eine zusätzliche Sauerstoffversorgung angeschlossen werden:

- Mit $O_2$ ohne Reservoir liegt die $FiO_2$ bei ca. 0,4–0,5.
- Mit Reservoir und hohem Flow (10–15 l/min) kann eine $FiO_2$ von $\geq$ 0,8 erreicht werden (geräteabhängig).

Bei bewusstlosen Patienten ohne Schutzreflexe wird vor der Beatmung ein passender Oropharyngealtubus (OPA) eingelegt, bei erhaltenen Schutzreflexen ein Nasopharyngealtubus (NPA), um Atemwegswiderstände zu reduzieren und die Maskenbeatmung zu optimieren.

Masken-Beutel-Systeme sind in Größen für Erwachsene, Kinder, Säuglinge und Neugeborene verfügbar. Im Notfall kann ein Erwachsenensystem mit passender pädiatrischer Maske verwendet werden, empfohlen ist jedoch stets die korrekte Beatmungsbeutelgröße. Eine adäquate Beatmung ist erreicht, wenn sich der Thorax sichtbar hebt, ohne übermäßigen Beatmungsdruck.

Gemäss Leitlinien soll mit einer Atemfrequenz von ca. 10/min, einer Beatmungszeit von etwa 1 Sekunde und nur so viel Volumen beatmet werden, dass sich der Thorax hebt. Ein ausreichendes Exspirationszeitfenster ist entscheidend, um Beatmungsüberblähung, erhöhten intrathorakalen Druck, passive Öffnung des Ösophagus und Magenüberblähung zu vermeiden. Ein starres Inspirations-Exspirationsverhältnis (z. B. 1:3) ist nicht notwendig; entscheidend sind kontrollierte Beatmungsfrequenz und vollständige Exspiration.

Die Anwendung ist mit zwei Rettungsdienstfachkräften am effektivsten: Eine Rettungsdienstfachperson sorgt für einen dichten Maskensitz und die korrekte Positionierung des Atemwegs, während die Zweite kontrolliert beatmet. So wird eine bessere Ventilationsqualität und Reduktion von Leckagen erreicht.

*(Fortsetzung nächste Seite)*

## Spezifisches Atemwegsmanagement *(Fortsetzung)*

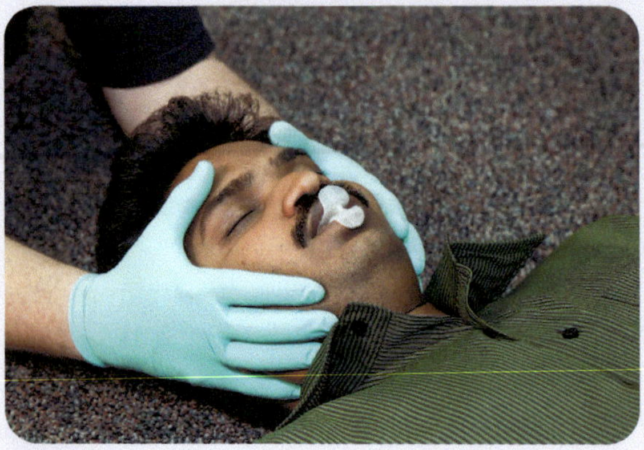

**1** Die erste Rettungsdienstfachperson kniet oberhalb des Kopfes des Patienten und stabilisiert den Kopf und Hals manuell in neutraler Inline-Position.

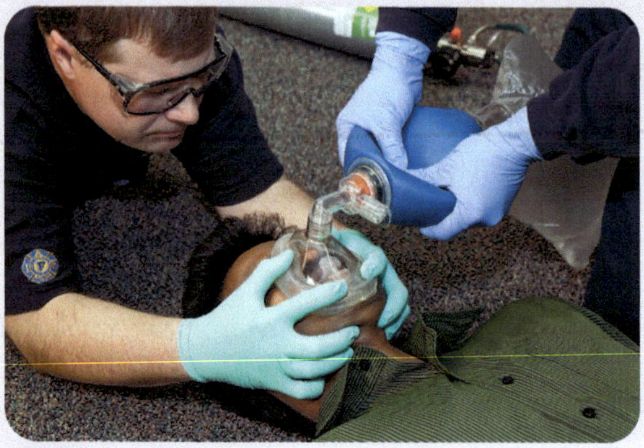

**2** Die Gesichtsmaske wird dicht über Nase und Mund positioniert und mit den Daumen beidseits fixiert, während der Unterkiefer durch Zug nach kranial in die Maske angehoben wird. Die übrigen Finger übernehmen die manuelle Stabilisierung von Kopf und Hals und sichern die Atemwegsdurchgängigkeit. Die zweite Rettungsdienstfachperson kniet seitlich vom Patienten und komprimiert den Beatmungsbeutel beidhändig, unter Beachtung einer kontrollierten Beatmungsfrequenz (ca. 10/min), einer Beatmungszeit von etwa 1 Sekunde sowie eines Volumens, das eine sichtbare Thoraxhebung zeigt.



## Supraglottische Atemwegshilfen (Supraglottic Airways, SGA)

Supraglottische Atemwegshilfen sollten nicht als primäre Maßnahme zur Atemwegseröffnung wie ein OPA oder NPA eingesetzt werden. Vor der Anlage soll der Patient möglichst auf eine periphere Sauerstoffsättigung ($SpO_2$) von ≥ 93 %, idealerweise 100 %, präoxygeniert werden. In der Regel gilt: Ein bewusstloser Patient, der einen Oropharyngealtubus (OPA) toleriert, wird auch eine supraglottische Atemwegshilfe tolerieren.

## Larynxtubus (Laryngeal Tube Airway, LT)

### Prinzip: Der Larynx-Tubus (LT) ist eine doppellumige supraglottische Atemwegshilfe, die blind eingeführt und zur Beatmung von Traumapatienten eingesetzt wird.

Der Larynxtubus ist ein doppellumiger Atemweg mit einem distalen und einem oralen (proximalen) Cuff. Das zweite Lumen dient der Einführung einer Absaug- oder Magensonde zur Dekompression des Magens. Der LT bietet keinen vollständigen Aspirationsschutz. Laut Hersteller stellt ein nicht nüchterner Patient eine Kontraindikation dar. Dies betrifft insbesondere Situationen, in denen Mageninhalt vorhanden sein kann, wie etwa bei präklinischen Traumapatienten. Auch wenn sich diese Angaben primär auf den innerklinischen Bereich beziehen, verdeutlichen sie, dass der LT im Notfalleinsatz nur einen begrenzten Aspirationsschutz bietet. Bei nicht nüchternen Patienten oder relevanten Atemwegsmanagement bei Traumapatienten ist daher präklinisch besondere Vorsicht geboten, um eine Aspiration bestmöglich zu vermeiden.

## Spezifisches Atemwegsmanagement (Fortsetzung)

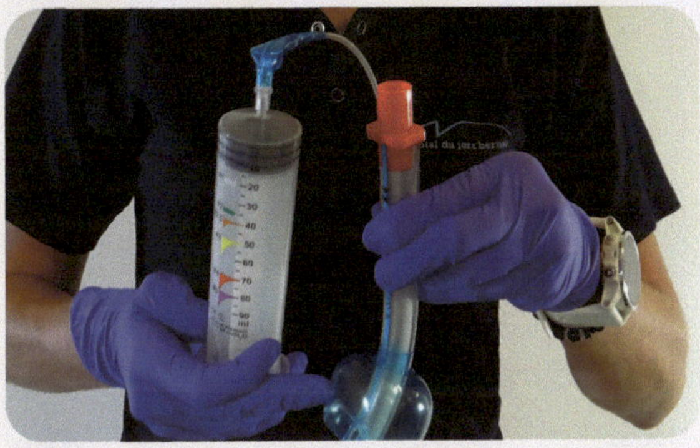

**1** Eine Rettungsdienstfachperson wählt die passende LT-Größe anhand der Körpergröße des Patienten. Anschliessend wird das Cuff-System überprüft, indem mit einer großlumigen Spritze das maximal empfohlene Füllvolumen in gleichzeitig in beide Cuffs eingebracht wird. Die zweite Rettungsdienstfachperson stellt währenddessen die Präoxygenierung des Patienten sicher.

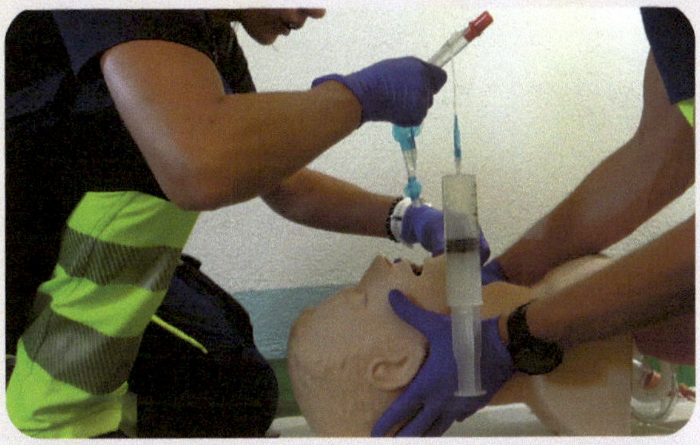

**2** Der Larynxtubus wird in der dominanten Hand der durchführenden Rettungsdienstfachperson gehalten und vor der Einlage mit einem wasserlöslichen Gleitmittel vorbereitet, indem die abgeschrägte distale Spitze und die dorsale Fläche des Tubus gleichmäßig benetzt werden. Anschliessend öffnet sie mit der nicht dominanten Hand den Mund des Patienten mittels Kreuzgriff. Die zweite Rettungsdienstfachperson stabilisiert währenddessen die Halswirbelsäule von ventral (vorne) manuell.

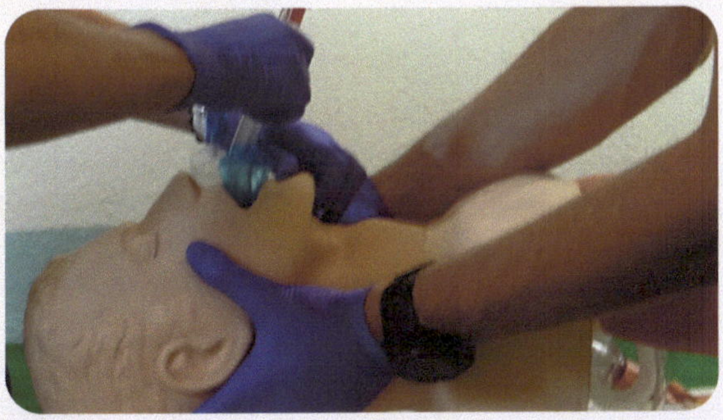

**3** Die durchführende Rettungsdienstfachperson führt die distale LT-spitze in den Mund des Patienten ein und schiebt den LT am Gaumen entlang vor.

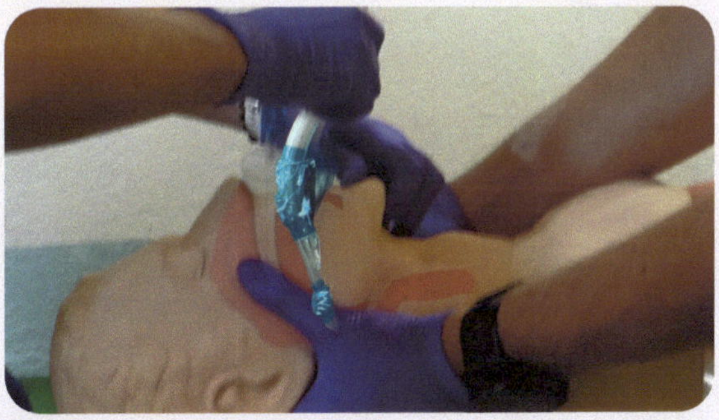

**4** Der LT wird soweit vorgeschoben, bis ein federnder Widerstand spürbar ist und das proximale Ende an der oberen Zahnreihe des Patienten endet. Die am LT angebrachten Referenzmarkierungen dienen dabei als Orientierungshilfe, um die korrekte Einführtiefe sicherzustellen. Eine exakte Positionierung ist entscheidend, um eine suffiziente Abdichtung im Hypopharynx und eine effektive Beatmung zu gewährleisten

(Fortsetzung nächste Seite)

## Spezifisches Atemwegsmanagement (Fortsetzung)

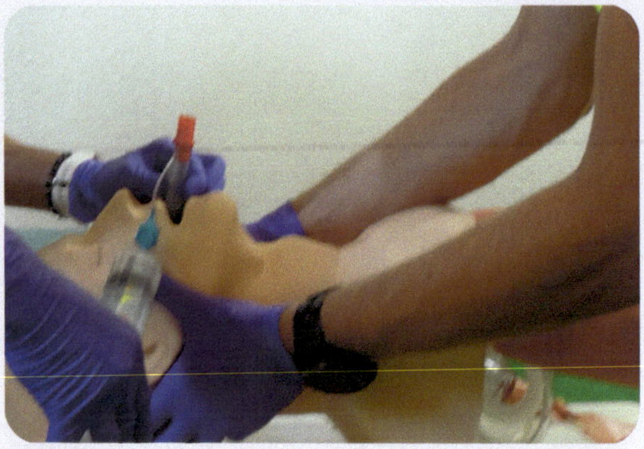

**5** Anschliessend wird der Cuff mit einer großlumigen, farbcodierten Spritze bis zum angegebenen Volumen geblockt, sodass eine Abdichtung des Atemwegs erreicht wird. Die Öffnung des Tubus ist dabei in Richtung Larynx ausgerichtet, während der distale Cuff am Ösophaguseingang geblockt zum Liegen kommt (weißer Ring).

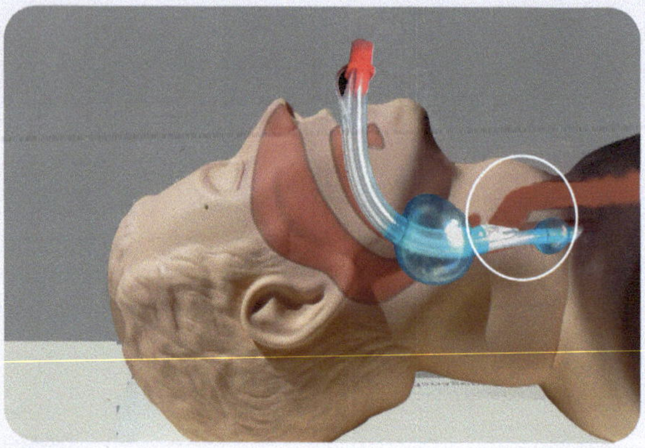

**6** Danach kann der Beatmungsbeutel angeschlossen und mit der Beatmung begonnen werden. Dabei wird der Larynx-Tubus, falls erforderlich, leicht zurückgezogen, bis die Beatmung leicht und effektiv ist (großes Tidalvolumen mit möglichst geringem Druck). Nach korrekter Größenauswahl und Blockung sollte der Larynx-Tubus mit der mittleren Zahnreihenmarkierung (dicker schwarzer Ring am oberen Tubus) auf Höhe der oberen Schneidezähne liegen.

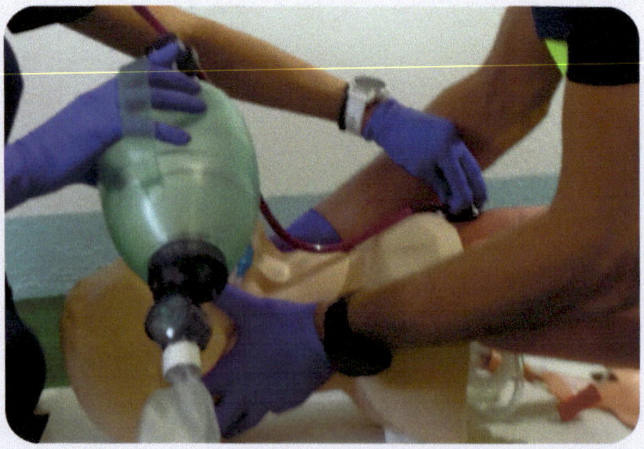

**7** Die korrekte Lage des LT wird durch Auskultation, Beobachtung der Thoraxexkursion und Kapnografie zum Nachweis von Kohlendioxid überprüft. Anschliessend wird das Cuff-Volumen mittels einem Cuffdruckmessgerät angepasst, sodass ein Druck von etwa 60 cm $H_2O$ oder das sogenannte „Seal Volume" erreicht wird. Danach wird der LT mittels Fixierungsband oder einer alternativen Fixierung gesichert.

Mit freundlicher Genehmigung von J.C. Pitteloud MD, Switzerland.

## Spezifisches Atemwegsmanagement *(Fortsetzung)*

# I-gel® supraglottische Atemwegshilfe (Larynxmaske)

**Prinzip: Eine mechanische Atemwegshilfe zur Sicherung und Offenhaltung der Atemwege, die ohne direkte Sichtkontrolle des Atemwegs eingebracht wird.**

Die i-gel® Larynxmaske ist ein Atemwegshilfsmittel, das von Rettungsdienstfachpersonal ohne direkte Sicht auf die Stimmbänder eingeführt werden kann. Diese sogenannte „blinde Einführtechnik" bietet gegenüber der endotrachealen Intubation mehrere Vorteile. Der Schulungsaufwand ist geringer, und die Erhaltung der Fertigkeiten gestaltet sich deutlich einfacher.

Das Ziel der i-gel® Larynxmaske ist es, eine nicht luftgeblockte Abdichtung der pharyngealen, laryngealen und perilaryngealen Strukturen zu erreichen, um keine Kompressionsverletzungen zu verursachen.

Eine Limitation der i-gel® Larynxmaske besteht darin, dass die Abdichtung rund um die Glottis nicht so dicht ist wie die Cuff-Dichtung eines Endotrachealtubus. Dadurch bleibt die Aspiration ein potenzielles Risiko. Wie bei jeder Atemwegssicherung beim Traumapatienten muss während des gesamten Verfahrens eine manuelle HWS-Stabilisierung aufrechterhalten werden.

Die i-gel® Larynxmaske ist in verschiedenen Größen erhältlich, sodass sie sowohl bei pädiatrischen als auch bei erwachsenen Patientengruppen eingesetzt werden kann.

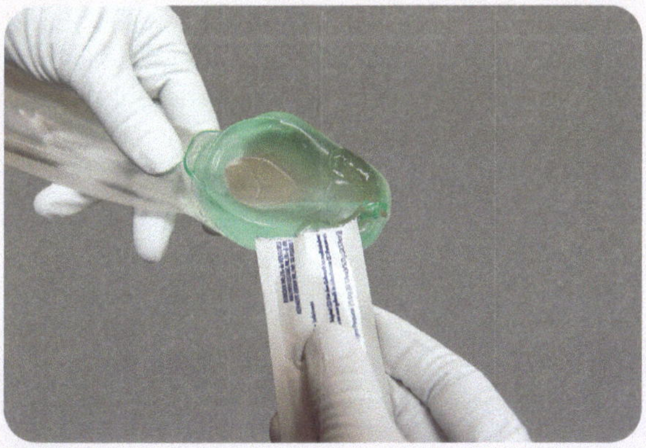

**1** Eine Rettungsdienstfachperson nimmt die Atemwegshilfe aus der Schutzhülle und gibt ein wasserlösliches Gleitmittel auf die posteriore (hintere) Oberfläche. Die i-gel® Larynxmaske wird in der dominanten Hand am integrierten Beißkeil gehalten, während eine zweite Rettungsdienstfachperson den Kopf von vorne stabilisiert.

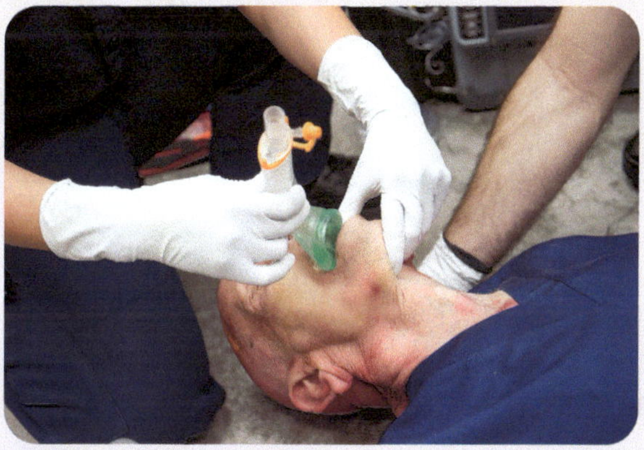

**2** Die Rettungsdienstfachperson am Kopf, drückt sanft das Kinn nach unten und öffnet damit den Mund, dann wird die weiche, abgerundete Spitze der i-gel®-Larynxmaske am harten Gaumen entlang eingeführt. Durch leichten Druck der Spitze gegen den harten Gaumen wird das kontrollierte Abgleiten und Absenken der i-gel®-Larynxmaske erleichtert.

*(Fortsetzung nächste Seite)*

## Spezifisches Atemwegsmanagement (Fortsetzung)

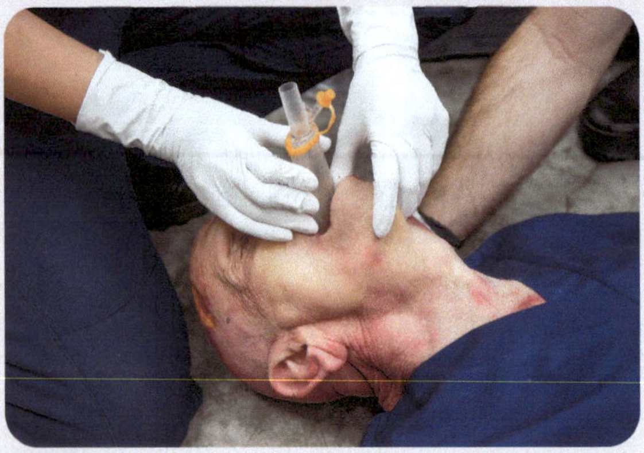

**3** Durch die durchführende Rettungsdienstfachperson wird die i-gel®-Larynxmaske weiter in den Hypopharynx vorgeschoben, bis ein federnder Widerstand spürbar ist. In diesem Moment befindet sich die Spitze im oberen Ösophagus, während die längere Cuff-Spitze mit dem nicht-aufblasbaren Cuff den Kehlkopf umschließt. Die Schneidezähne sollten dabei am integrierten Beißkeil anliegen.

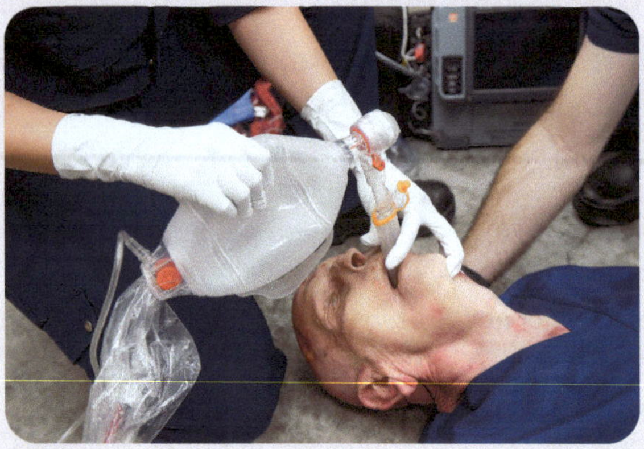

**4** Im Anschluss verbindet die durchführende Rettungsdienstfachperson einen Beatmungsbeutel mit der i-gel®-Larynxmaske und beginnt mit der Beatmung des Patienten, während die zweite Rettungsdienstfachperson die Lungen auskultiert und eine Kapnografie anschließt. Nach Bestätigung einer adäquaten Beatmung fixiert die zweite Rettungsdienstfachperson die i-gel®-Larynxmaske in der gewünschten Position mit einem kommerziellen Fixierband oder Klebeband (nicht abgebildet). Anschließend kann eine Magensonde oder ein Absaugkatheder abgemessen und über den integrierten gastrischen Kanal eingeführt werden, um den Magen zu entlasten.

## Intubationslarynxmaske (ILMA)

### Prinzip: Eine mechanische Atemwegshilfe zur Sicherung und Offenhaltung der Atemwege, das ohne direkte Sichtkontrolle des Atemwegs eingebracht wird.

Die ILMA wird, wie eine herkömmliche Larynxmaske in den oberen Atemwegen platziert. Sobald eine adäquate Thoraxexkursion darauf hinweist, dass die Öffnung korrekt vor dem Kehlkopf liegt und der Patient suffizient präoxygeniert werden kann, wird ein Endotrachealtubus (ET-Tubus) durch die ILMA eingeführt und in die Trachea vorgeschoben. Es wird empfohlen die ILMA, auch nach einer sicheren Platzierung eines ET-Tubus in ihrer Position zu belassen. Zum einen fixiert sie den ET-Tubus zuverlässig auf dem Patiententransport in ein geeignetes Zielkrankenhaus und steht im Falle von Komplikationen sofort als alternative Atemwegssicherung zur Verfügung. Wie bei jeder Atemwegssicherung von Traumapatienten, muss während der gesamten Durchführung eine manuelle Inline-Stabilisierung der Halswirbelsäule konsequent beibehalten werden.

## Spezifisches Atemwegsmanagement *(Fortsetzung)*

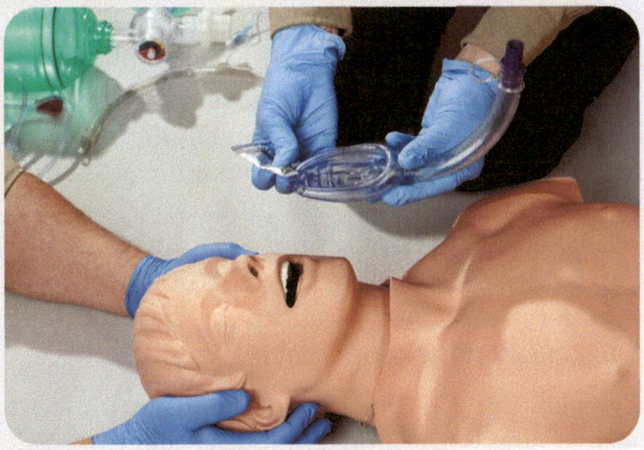

**1** Der Cuff der ILMA wird durch eine Rettungsdienstfachperson entblockt. Anschließend wird auf der posterioren Oberfläche der Maske ein wasserlösliches Gleitmittel aufgetragen.

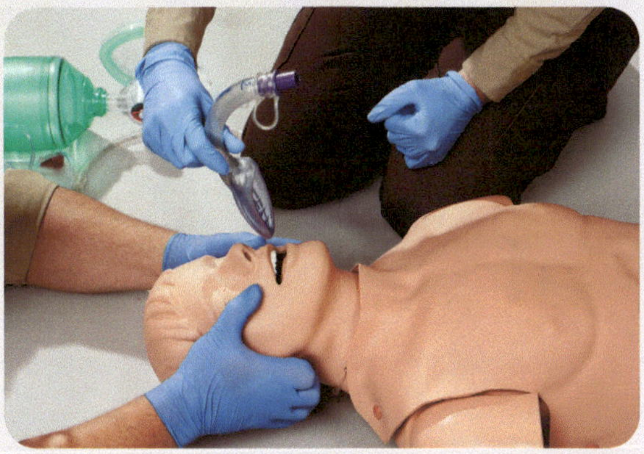

**2** Die zweite Rettungsdienstfachperson stabilisiert den Kopf des Patienten. Gleichzeitig hält die erste Fachperson die ILMA zwischen Daumen und Zeigefinger, wobei der Konnektor nach kaudal in Richtung des Thorax zeigt und die Spitze des distalen Endes zum harten Gaumen ausgerichtet ist.

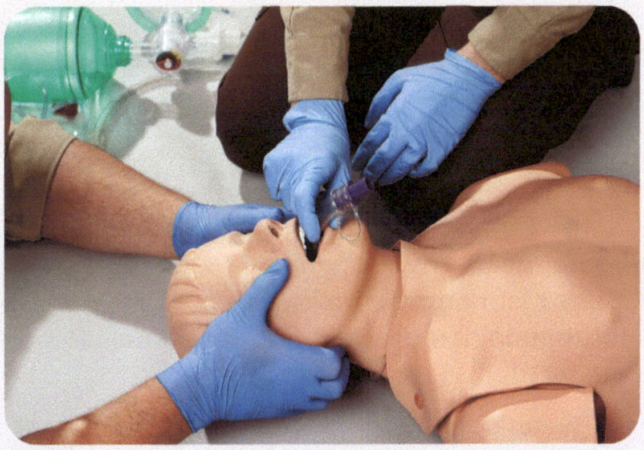

**3** Die erste Rettungsdienstfachperson führt die Spitze der ILMA in die Mundhöhle des Patienten ein und schiebt sie unter leichtem, kontinuierlichem Druck in einer Rotationsbewegung nach kaudal vor. Dabei folgt die ILMA dem Verlauf des harten Gaumens, bis ein federnder Widerstand spürbar ist.

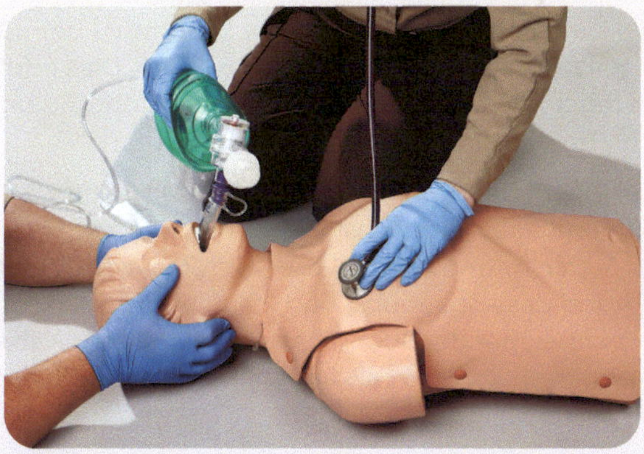

**4** Die erste Rettungsdienstfachperson verbindet die Larynxmaske mit einem Beatmungsbeutel und überprüft auskultatorisch während der Beatmung die Atemgeräusche, um die korrekte Lage der Maske vor der glottischen Öffnung zu bestätigen. Erst wenn eine adäquate Ventilation sichergestellt ist, kann mit dem nächsten Schritt fortgefahren werden.

*(Fortsetzung nächste Seite)*

## Spezifisches Atemwegsmanagement (Fortsetzung)

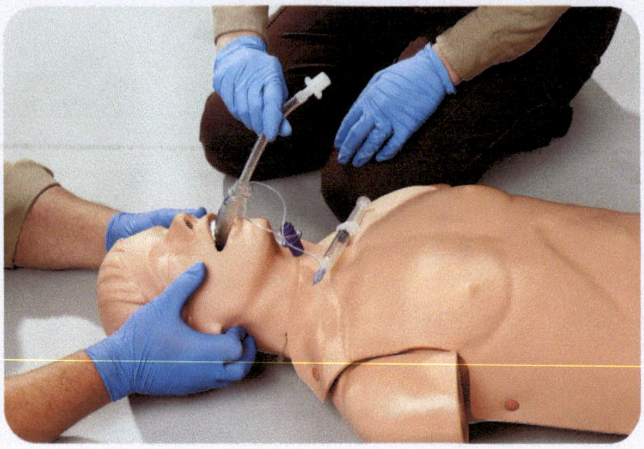

**5** Die erste Rettungsdienstfachperson führt den ET-Tubus in die proximale Öffnung der ILMA ein. Dabei ist zu beachten, dass sich die Öffnung der ILMA etwa 4–5 cm hinter der Zahnreihe befindet. Diese Distanz muss zur standardmäßigen Einführtiefe des ET-Tubus addiert werden. Anschließend wird der Cuff des ET-Tubus geblockt. Während der Patient über den ET-Tubus beatmet wird, erfolgt eine Auskultation zur Lagekontrolle mit anschließender Kapnografie.

Sollte sich der ET-Tubus nicht adäquat platziert lassen, ist eine Beatmung somit über die ILMA weiterhin möglich. In diesem Fall ist der ET-Tubus aus der ILMA zu entfernen. Grundsätzlich ist die ILMA sowohl bei positiver als auch negativer Platzierung erst im Zielkrankenhaus zu entfernen.



# Orotracheale Intubation unter Sicht

### Prinzip: Sicherung eines Definitive Atemwegssicherung unter Inline-Stabilisierung der Halswirbelsäule

Die orotracheale Intubation unter Sicht muss beim Traumapatienten in manueller Inline-Stabilisierung (MILS) der Halswirbelsäule durchgeführt werden. Dies erfordert jedoch technische Fertigkeiten, gezielte Schulungen und regelmäßiges Training, da die Durchführung unter MILS anspruchsvoller ist als die Intubation bei Nicht-Traumapatienten

Bei hypoxischen Traumapatienten ohne Herz-Kreislauf-Stillstand darf die Intubation nicht die erste Maßnahme sein. Zunächst erfolgt eine Präoxygenierung mit hoher Sauerstoffkonzentration (15 L/min) über eine Sauerstoffmaske mit Reservoir. Eine assistierte Masken-Beutel-Beatmung ist gemäß S1- und S3-Leitlinie aufgrund des Aspirations- und Insufflationsrisiko nicht als primäre Maßnahme empfohlen und sollte nur bei unzureichender Spontanatmung erfolgen. Während der Intubation darf die Beatmung maximal 20 Sekunden, in keinem Fall länger als 30 Sekunden unterbrochen werden.

Eine orotracheale Intubation unter Sicht ist nur durchzuführen, wenn der Patient keine Schutzreflexe mehr besitzt oder eine anästhesiologische Gabe von Medikamenten nach den drei Säulen einer Narkose (Analgesie, Hypnose, Muskelrelaxation) erfolgt ist.

Ein Intubationserfolg hängt stark von der Erfahrung und Routine der Rettungsdienst- bzw. Gesundheitsfachperson ab. Daher sollte das erforderliche Equipment nach persönlicher Präferenz ausgewählt werden. Hinweis: Ist eine Zervikalstütze bereits angelegt worden, so limitiert diese die Vorwärtsbewegung des Unterkiefers und verhindert die vollständige Mundöffnung bei der Intubation. Deshalb wird sie nach Sicherstellung einer manuellen Inline-HWS-Stabilisierung von vorne entfernt. Anschließend erfolgt die Intubation, danach kann eine Zervikalstütze - sofern verfügbar und indiziert - wieder angelegt werden.
Vor dem Eingriff muss sämtliches Equipment vorbereitet und überprüft werden. Zudem sollte der Patient mittels Hight-Flow-Sauerstoffgabe (Sauerstoffmaske mit Reservoirbeutel) bzw. wenn nötig mittels assistierter Masken-Beutel-Beatmung auf eine $SpO_2 \geq 93\%$ aufgesättigt worden sein.

## Spezifisches Atemwegsmanagement *(Fortsetzung)*

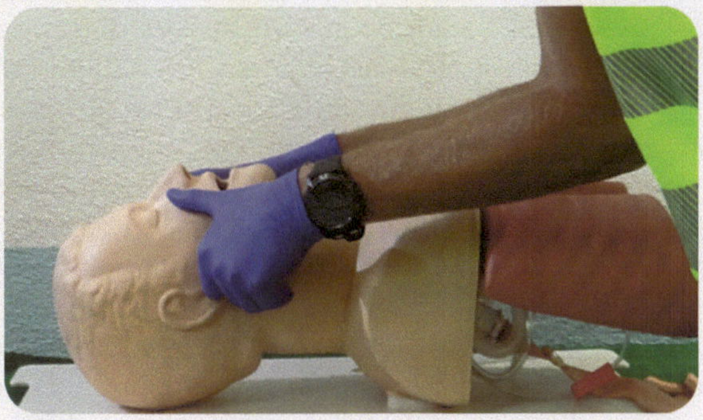

**1** Eine Rettungsdienstfachperson kniet seitlich des Patienten und führt eine manuelle Inline-Stabilisierung des Kopfes und Halses durch. Dabei liegen die Daumen auf den Jochbeinen, die Finger hinter dem Kopf. Falsche Handpositionen können die Mundöffnung behindern und die Laryngoskopie unmöglich machen. Nach Beendigung der Präoxygenierung mittels Sauerstoffmaske mit Reservoir oder erforderlicher assistierter Masken-Beutel-Beatmung, nimmt die durchführende Rettungsdienstfachperson das Laryngoskop in die linke und den ET-Tubus (mit angeschlossener Spritze) in die rechte Hand. Ein ggf. verwendeter Führungsstab wird zuvor korrekt positioniert, wobei sein Ende kurz vor der Tubusspitze endet.

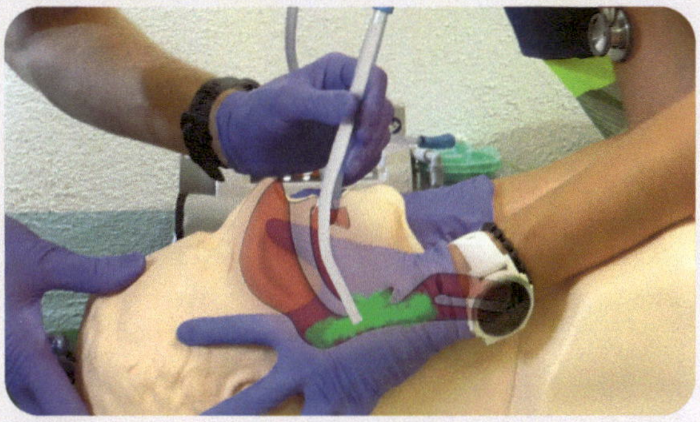

**2** Vor der Intubation wird der Atemweg konsequent mit einem starren, großlumigen Katheter (z. B. Yankauer oder DuCanto Catheder™) in Rückhandtechnik abgesaugt. Dabei wird das verwendete Medizinprodukt in umgekehrter Handhaltung von oben eingeführt und kontrolliert entlang des harten Gaumens bis zur Rachenhinterwand geführt. Anschließend verbleibt es mit der Spitze im hinteren Oropharynx und wird nach links verlagert. Angeschlossen an die Absaugung hält es das Sichtfeld kontinuierlich frei (Yankauer- bzw. Du-Canto-Technik).

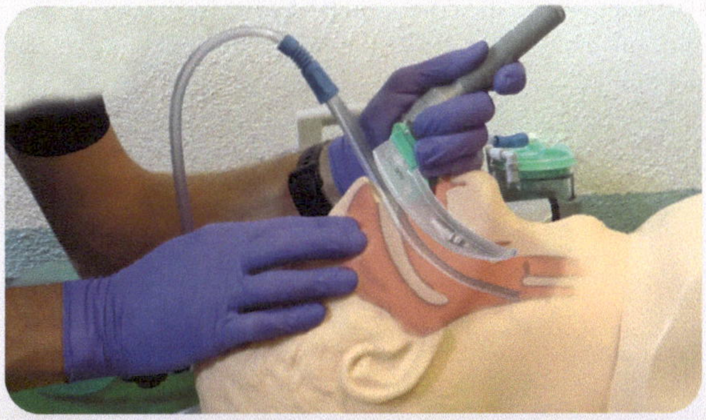

**3** Der Laryngoskopspatel wird im rechten Mundwinkel des Patienten eingeführt und unter Beobachtung der wichtigen anatomischen Strukturen bis zur richtigen Tiefe und nach links zur Mitte des Atemweges vorgeschoben.

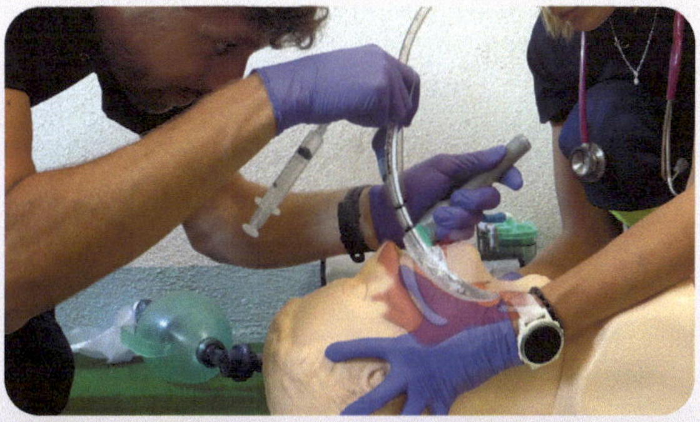

**4** Nach Darstellung der anatomischen Landmarken wird der Endotrachealtubus unter Sichtkontrolle zwischen die Stimmbänder vorgeschoben und in der gewünschten Tiefe platziert.

*(Fortsetzung nächste Seite)*

## Spezifisches Atemwegsmanagement (Fortsetzung)

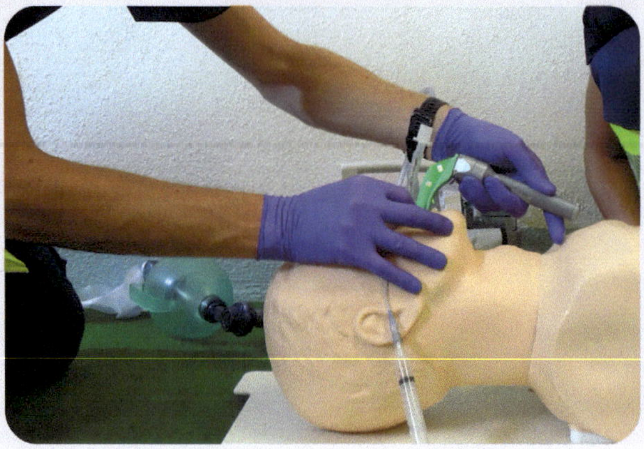

**5** Nach Platzierung des Tubus wird das Laryngoskop entfernt, während der Tubus mit der zuvor einführenden Hand sicher fixiert bleibt. Die Tiefe wird anhand der Markierungen kontrolliert und ein verwendeter Führungsstab entfernt. Der Tubus Cuff wird mit ca. 5 ml Luft geblockt, und es erfolgt eine Hight-Flow-Sauerstoffbeatmung mittels Beatmungsbeutel mit Reservoirbeutel oder Demand-Ventil. Die Tubuslage wird durch beidseitige Auskultation, fehlende Magenblähung und Kapnografie überprüft. Nach gesichter Lage wird der Tubus fixiert und bis zur endgültigen Fixierung stets manuell stabilisiert, um Dislokationen zu vermeiden. Anschließend wird der Cuffdruck mit einem Cuffdruckmessgerät überprüft und ggf. korrigiert.

Mit freundlicher Genehmigung von J.C. Pitteloud MD, Switzerland.

# Face-to-Face-Intubation

### Prinzip: Alternative Methode zur Sicherung des definitiven Atemwegs, wenn die Patientenposition ein herkömmliches Intubationsverfahren nicht zulässt.

In der präklinischen Notfallversorgung können Situationen auftreten, in denen das Rettungsdienstfachpersonal nicht die eigentlichen Position am Kopfende des Patienten einnehmen können, um eine konventionelle endotracheale Intubation durchzuführen. In diesen Fällen bietet die **intubationsfähige Larynxmaske (ILMA)** eine effektive und sichere Alternative zur definitiven Atemwegssicherung.

## Spezifisches Atemwegsmanagement *(Fortsetzung)*

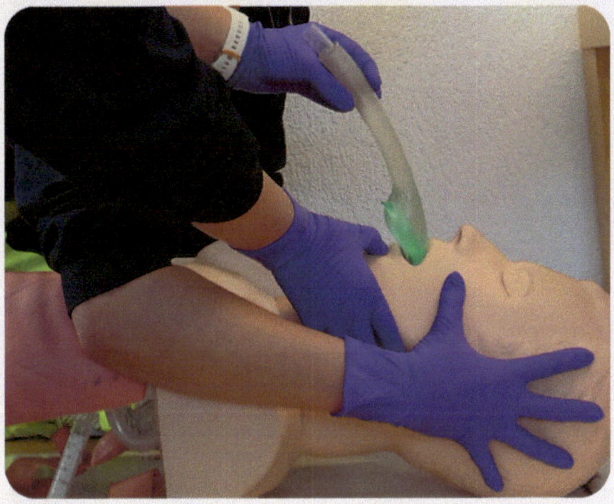

**1** Eine Rettungsdienstfachperson führt eine Inline-Stabilisierung des Kopfs und Hals von vorne durch während eine zweite Rettungsdienstfachperson eine intubationsfähige Larynxmaske (ILMA) einführt. Die korrekte Lage wird durch Inspektion und Auskultation des Thorax sowie – sofern zu diesem Zeitpunkt verfügbar – mittels Kapnografie überprüft.

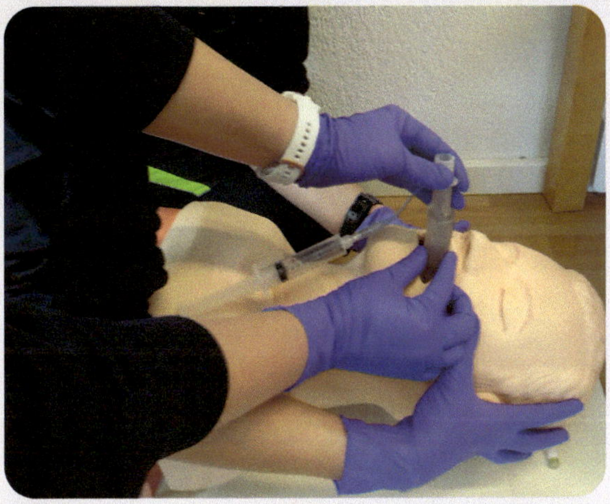

**2** Nachdem die ILMA korrekt vor dem Aditus laryngis (Kehlkopfeingang) positioniert ist, führt die zweite Person den Endotrachealtubus über die ILMA ein. Dabei muss berücksichtigt werden, dass sich die Tubusspitze etwa 4–5 cm hinter der Zahnreihe befindet, weshalb diese Distanz zur Standardtiefe addiert werden muss (z. B. ca. 4 cm bei i-gel®-Larynxmaske Gr. 5). Die Tubuslage wird durch Auskultation, Inspektion des Thorax und Kapnografie überprüft. Die ILMA sollte präklinisch nicht entfernt werden, da sie den Tubus stabil fixiert und als Backup dient, falls der Tubus disloziert oder obstruiert.

Mit freundlicher Genehmigung von J.C. Pitteloud MD, Switzerland.

## Spezifisches Atemwegsmanagement (Fortsetzung)

### Intubation mittels eines Airtraq

**Prinzip: Das Airtraq ermöglicht eine indirekte Darstellung der Glottis über die Zunge hinweg und verfügt über einen integrierten Führungskanal, der das gezielte Einführen des Endotrachealtubus durch die Stimmbänder erleichtert. Ein vergleichbares Funktionsprinzip zeigt das King-Videolaryngoskop, das ebenfalls über einen Führungskanal verfügt.**

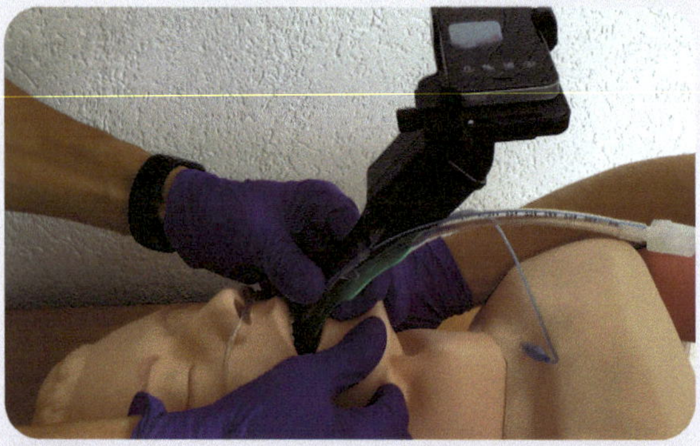

**1** Während eine Rettungsdienstfachperson Kopf und Hals des Patienten von vorne in-line stabilisiert, öffnet die sich am Kopfende befindliche Rettungsdienstfachperson eine eventuell bereits angelegte Zervikalstütze. Die durchführende Rettungsdienstfachperson schaltet als nächstes das Device ein und führt den Tubus von oben in den seitlichen Kanal des Airtraq (oder King-Videolaryngoskop) ein, wobei das proximale Tubusende mit dem Ende des Führungskanals ausgerichtet wird. Achtung: Ein zu weites Vorschieben des Tubus beeinträchtigt die Sicht – die Tubusspitze sollte daher hinter der Lichtquelle bleiben. Vor der Laryngoskopie wird der Atemweg abgesaugt. Dies ist insbesondere bei der Verwendung von Videolaryngoskopen erforderlich. Nach dem Absaugen verbleibt die Spitze des Absaugkatheters oberhalb der Stimmbänder und wird in den linken Mundwinkel gelegt, um Platz für das Laryngoskop zu schaffen. Während die durchführende Rettungsdienstfachperson mit dem Daumen der nichtdominanten Hand den Mund öffnet, führt sie mit der dominanten Hand das Airtraq (oder King-Videolaryngoskop) in den Mund ein. Das Airtraq wird mit den Fingern geführt, nicht mit der Handfläche, und nicht von oben umfasst. So wird verhindert, dass Druck auf die Zähne des Patienten ausgeübt wird.

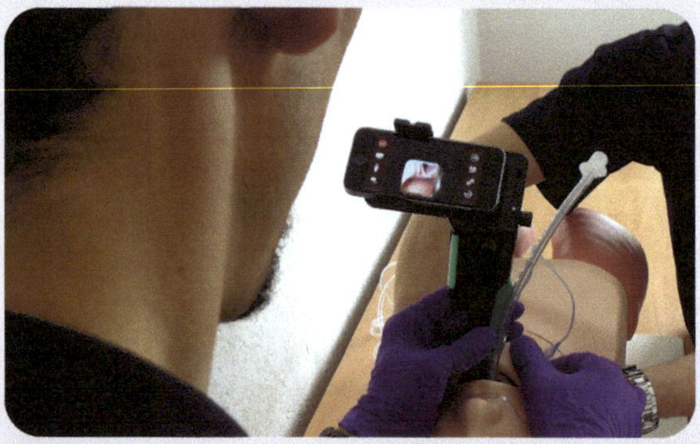

**2** Die durchführende Rettungsdienstfachperson führt das Airtraq entlang der Mittellinie in den Mund des Patienten ein, ohne dabei Druck auf die oberen Zähne auszuüben, bis die Spitze den Zungengrund erreicht. Sobald das Airtraq im hinteren Oropharynx positioniert ist, werden die Epiglottis, die Aryknorpel und die Stimmbänder identifiziert.

## Spezifisches Atemwegsmanagement (*Fortsetzung*)

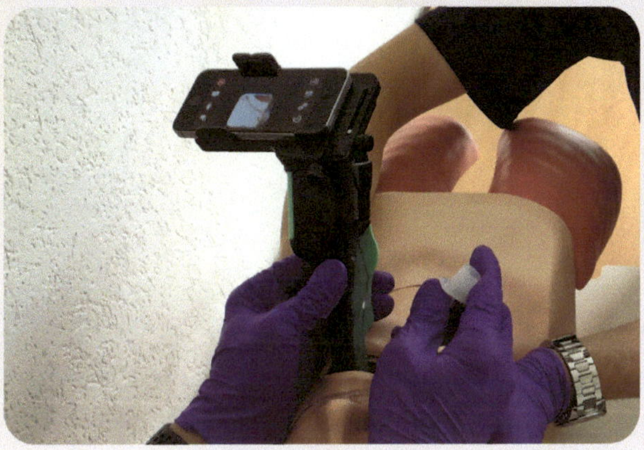

**3** Die durchführende Rettungsdienstfachperson schiebt den Tubus über den Führungskanal vor, sodass er die Stimmbandebene passiert. Der Tubus wird aus dem Führungskanal gelöst, indem er in Position gehalten wird und das Airtraq seitlich herausgelöst wird. Die Kontrolle der korrekten Tubuslage erfolgt über Auskultation und $etCO_2$-Messung.

Foto mit freundlicher Genehmigung von J.C. Pitteloud M.D., Switzerland.

## Chirurgische Krikothyreotomie

**Prinzip: Methode zur Sicherung des Atemweges bei Patienten mit einer Atemwegs obstruktion, die mit anderen Mitteln nicht zu lösen ist.**

Obwohl zahlreiche spezielle medizinische Devices zur Durchführung einer Krikothyreotomie erhältlich sind, wird hier eine Technik beschrieben, die mit einfachen auf einem Rettungswagen üblicherweise verfügbaren Mitteln durchgeführt werden kann. Das benötigte Equipment umfasst ein Skalpell, eine gebogene Klemme (z. B. eine Pean- oder Kocherklemme) sowie eine kommerzielle Tracheostomiekanüle. Alternativ kann ein Endotrachealtubus der Größe 5,0 – 7,0 mm verwendet werden. Standard-Endotrachealtuben sind jedoch nur zweite Wahl, da sie zu lang sind und das Risiko einer endobronchialen (Hauptbronchus-)Intubation besteht. Diese Technik wird bei Kindern unter 12 Jahren nicht empfohlen, da der sehr weiche Knorpel das Setzen des Inzisionsschnitts erschwert und die dicke subglottische Schleimhaut die Identifikation des Lumens erheblich behindert.

(*Fortsetzung nächste Seite*)

## Spezifisches Atemwegsmanagement (Fortsetzung)

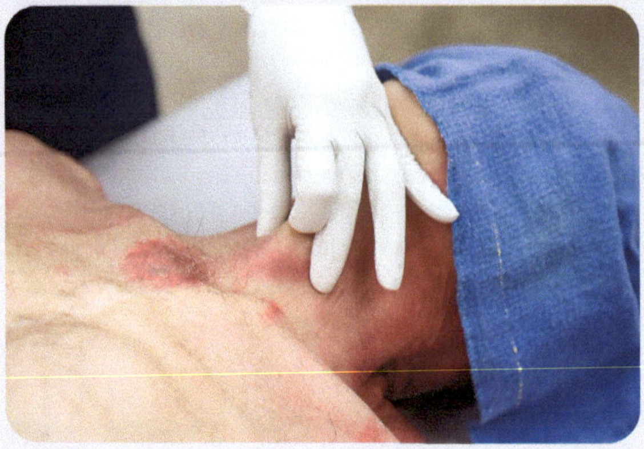

**1** Mit der linken Hand wird der sogenannte *laryngeal handshake* durchgeführt: Dabei stabilisieren Daumen und Mittelfinger den Kehlkopf lateral, während der Zeigefinger die Membrana cricothyroidea (Krikothyreoidmembran) palpatorisch lokalisiert. Die Handinnenfläche dient gleichzeitig dazu, den Unterkiefer bzw. das Kinn aus dem Schnittfeld zu halten.

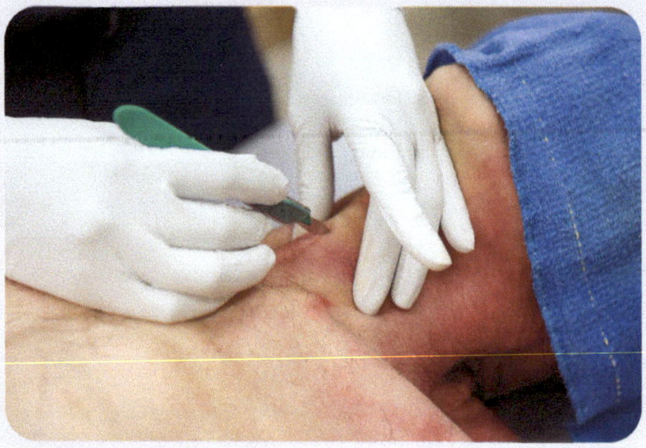

**2** Es erfolgt eine 2–3 cm lange, vertikale Inzision über der Cartilago cricoidea bis zur Membrana cricothyroidea, die anschließend mit dem Zeigefinger palpiert wird. Durch Straffung der Haut mit Daumen und Mittelfinger der linken Hand wird die Inzision erleichtert. Das Skalpell wird mit abgestütztem Handballen auf dem Sternum geführt, um Stabilität zu gewährleisten. Aufgrund der Nähe von A. carotis communis und V. jugularis ist besondere Vorsicht geboten. Nach Identifikation wird die Membran perforiert und der Zugang durch eine horizontale Inzision erweitert; die Klinge verbleibt kurzzeitig zur Sicherung der Öffnung.

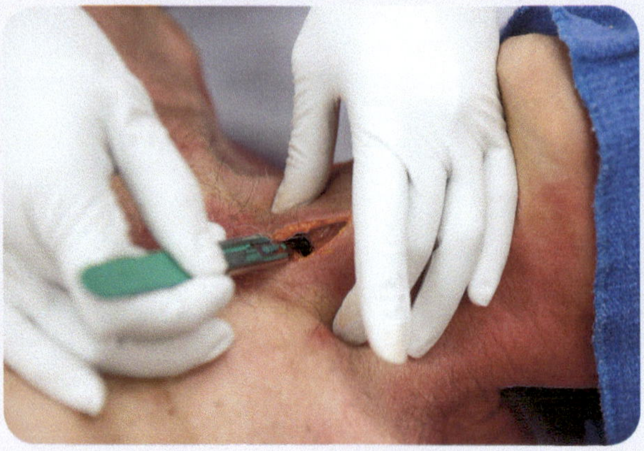

**3** Ein Haken wird in die Inzision eingeführt und nach kranial angehoben, um den Zugang zur Trachea zu eröffnen. Anschließend wird die Kanüle oder der Tubus in die Trachea eingeführt und der Cuff blockiert. Die Lagekontrolle erfolgt mittels Auskultation und Kapnografie.

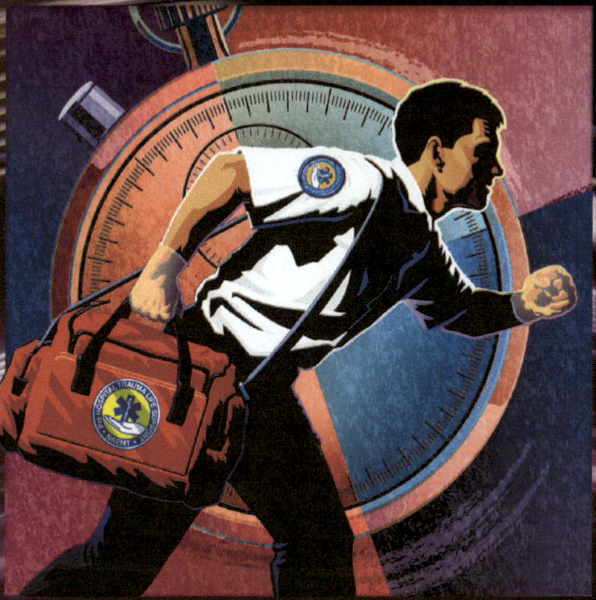

ABSCHNITT 3

# Spezifische Verletzungen

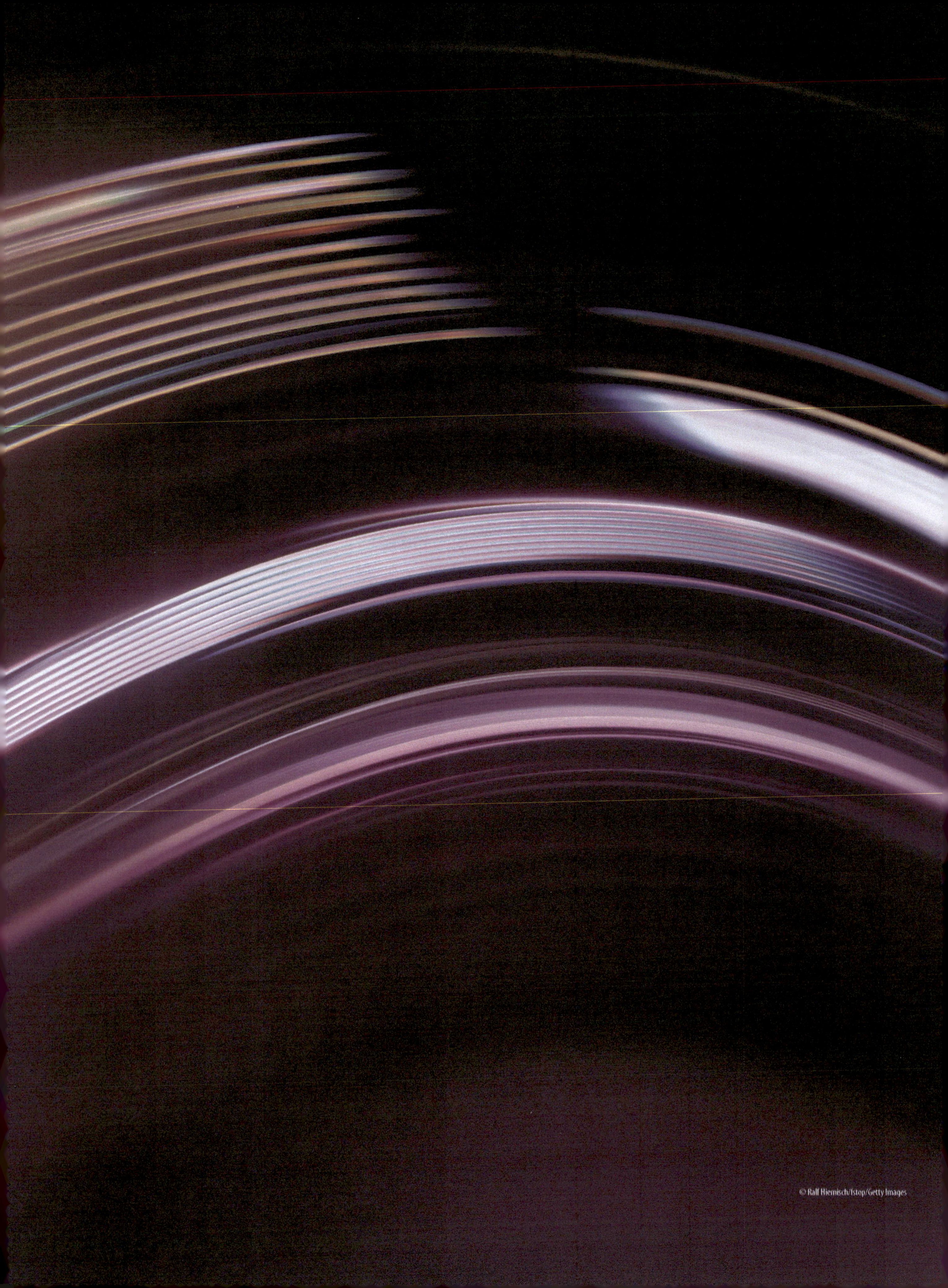

KAPITEL 8

# Schädel-Hirn-Trauma (SHT) und Trauma der Halswirbelsäule

**Autoren**
Christine Ramirez, MD
Angela Lumba-Brown, MD
Deborah M. Stein, MD, MPH

## LERNZIELE

Nach dem Durcharbeiten dieses Kapitels werden Sie in der Lage sein:

- Einen Zusammenhang zwischen Traumamechanik und möglicher Gehirnschädigung (SHT) herzustellen
- Nach Verinnerlichung der für das SHT signifikanten pathophysiologischen Merkmale und anamnestischen Hinweise bei der Untersuchung des Traumapatienten einen ersten Eindruck vor Ort zu formulieren
- Die besondere Bedeutung des motorischen Teils der Glasgow Coma Scale bei der neurologischen Untersuchung zu diskutieren
- Einen Plan für die Maßnahmen vor Ort bei Patienten mit SHT bei kurzer bzw. langer Transportzeit zu formulieren
- Die Pathophysiologie, das Management und die möglichen Konsequenzen spezifischer Formen des primären SHTs und sekundärer Gehirnschäden zu vergleichen und gegenüberzustellen
- Entscheidungskriterien zu definieren, die für eine angemessene Versorgung des SHT-Patienten in Hinblick auf Transportmodalität, Umfang der prähospitalen Versorgung und innerklinische Ressourcen erforderlich sind

## FALLBEISPIEL

An einem warmen Sommertag mit 29 °C werden Sie und Ihr Teamkollege an der Ziellinie eines Marathons alarmiert, um einen 30-jährigen Mann zu untersuchen, der beim Befestigen des Zielbanners aus ca. 4 m Höhe von einer Leiter gestürzt ist. Bei Ihrer Ankunft liegt der Patient auf dem Rücken und ist nicht ansprechbar. Ein Zuschauer stabilisiert Kopf und Nacken.

Beim initialen Assessment bemerken Sie eine unregelmäßige Atemfrequenz, welche in Bezug auf Frequenz und Tiefe variiert. Aus beiden Ohren und den Nasenlöchern des Patienten tritt signifikant blutgefärbte Flüssigkeit aus. Die Augen des Patienten sind geschlossen, und er reagiert nicht auf Ihre Ansprache.

Ihnen fällt, in Ihrer initialen Untersuchung, ein fehlender Würgereflex auf, worauf hin sie einen Oropharyngealtubus (zur Sicherung des Atemwegs) einführen. Ihr Partner beatmet den Patienten mit dem Beatmungsbeutel mit einer Frequenz von 12 Atemzügen/Minute. Sie bemerken, dass die rechte Pupille

*(Fortsetzung nächste Seite)*

**FALLBEISPIEL (FORTSETZUNG)**

erweitert ist. Der Radialispuls beträgt 54/Minute und ist unregelmäßig, die $O_2$-Sättigung ($SpO_2$) liegt bei 96 %. Die Haut des Patienten ist kalt, trocken und blass. Der Glasgow Coma Score (GCS) beträgt 7, Augen öffnen = 2, verbale Reaktion = 1, motorische Reaktion = 4 (A 2, V 1, M 4).

Der Patient wird zügig für den Transport vorbereitet, in den Rettungswagen verladen und während der Fahrt ins Krankenhaus im Secondary Survey untersucht. Dabei bleibt die Halswirbelsäule immobilisiert. Bei der Palpation des Kopfes stöhnt der Patient vor Schmerzen. Sie decken ihn mit einer warmen Decke zu und messen einen Blutdruck von 184/102 mmHg. Im EKG zeigt sich eine Sinusbradykardie mit vereinzelt vorzeitig einfallenden ventrikulären Schlägen. Die rechte Pupille ist weiterhin erweitert.

- Welche Verletzung ist bei diesen Symptomen am wahrscheinlichsten?
- Welche Behandlungsprioritäten setzen Sie?
- Welche Maßnahmen könnten Sie ergreifen, um ein Ansteigen des Hirndrucks zu verhindern/behandeln und eine ausreichende zerebrale Perfusion während eines längeren Transports zu gewährleisten?

# Einführung

Das Schädel-Hirn-Trauma (SHT) ist ein weltweites Problem für die öffentliche Gesundheitsversorgung, es stellt eine der Hauptursachen für traumabedingte Todesfälle und Behinderung dar.[1] Über 55 Millionen Menschen leben weltweit mit SHT-assoziierten Behinderungen und die Prävalenz des SHT nimmt weiter zu. Allein in den Vereinigten Staaten gibt es jedes Jahr mindestens 3,5 Millionen neue Fälle von Schädel-Hirn-Trauma.[2] Nach Angaben der Centers for Disease Control and Prevention (CDC) gab es im Jahr 2019 in den Vereinigten Staaten etwa 61.000 Todesfälle im Zusammenhang mit Schädel-Hirn-Trauma, 166 -Todesfälle durch SHT pro Tag, das SHT führt jährlich zu etwa 288.000 Krankenhauseinweisungen.[3] Weiterhin ist es die häufigste Ursache für Tod und Behinderung bei mehr als jährlich drei Million Kindern weltweit, die eine Verletzung des Gehirns erleiden.[4] Die Sterblichkeitsraten für das moderate und schwere SHT betragen 10 bzw. 30 %. Von denjenigen, die überleben, behalten 50–99 % bis zu einem bestimmten Grad permanente neurologische Schäden zurück.[3,5] Obwohl mittelschwere und schwere SHT eine hohe Morbiditäts- und Mortalitätsrate aufweisen, machen leichte SHT etwa 80 % aller Fälle aus, die nach initialer Versorgung, das Krankenhaus wieder verlassen können.[3]

Häufige Ursachen des SHTs sind Verkehrsunfälle, Stürze, penetrierende Verletzungen (z.B. durch Geschosse) oder Gewaltdelikte.[3] Unbeabsichtigte Stürze machen die höchste altersbereinigte Rate und den höchsten Anteil (52,3 %) aller SHT-bedingten Verletzungen (10 %) aus. Stürze sind der Hauptgrund für die Krankenhauseinweisung von Patienten mit SHT über 75 Jahren. Verkehrsunfälle sind die zweithäufigste Ursache für SHT bedingte Aufnahmen ins Krankenhaus (20,4%) insbesondere im Alter zwischen 15 und 54 Jahren. Auch in der Gruppe der pädiatrischen Patienten sind Stürze und Verkehrsunfälle die Hauptverletzungsmechanismen.[3]

Die Versorgung von Patienten mit Verdacht auf SHT im präklinischen Bereich stellt aus verschiedenen Gründen eine Herausforderung dar. Der neurologische Status kann sich, sekundär als Folge der Verletzung, aufgrund eines posttraumatischen Krampfanfalls, aufgrund von Komorbiditäten, oder einer zerebralen Minderdurchblutung infolge eines begleitenden Schocks oder einer venösen Rückstauung verändern. Symptome eines SHT, wie z. B. anhaltendes Erbrechen, können die Aufrechterhaltung eines offenen Atemwegs erschweren. Begleitverletzungen können die hämodynamische Stabilität beeinträchtigen und das Risiko einer Verschlechterung der Hirnverletzung und somit das Risiko eines schlechteren Outcomes erhöhen. Das Ziel des Rettungsdienstfachpersonals besteht darin, ein SHT schnell zu erkennen und den Patienten zu stabilisieren, um so das Risiko einer Sekundärverletzung während des Transports in das aufnehmende Traumazentrum zu minimieren. Die präklinische Behandlung des SHT zielt auf die Optimierung der respiratorischen und hämodynamischen Situation ab.

# Anatomie

Kenntnisse über die Anatomie des Schädels und des Gehirns sind notwendig, um die komplexe Pathophysiologie des SHT zu verstehen und adäquat identifizieren zu können. Die Kopfschwarte stellt die äußere Hülle des Kopfes dar und bietet dem Schädelknochen und dem Gehirn einen gewissen Schutz. Sie besteht aus mehreren Schichten, der Haut, Bindegewebe, der Aponeurose (oder Galea aponeurotica) und dem Periost des Schädelknochens. Die Galea ist eine Schicht aus derbem, dickem Bindegewebe, die der Kopfschwarte Struktur gibt, während das Periost den Knochen ernährt. Die Kopfschwarte

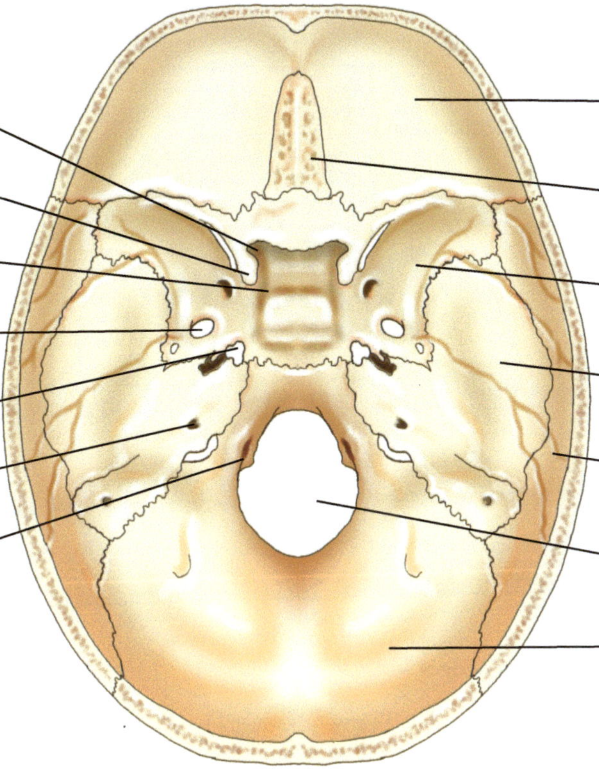


**Abbildung 8-1** Blick von innen auf die Schädelbasis.



und das den Kopf umgebende Weichteilgewebe sind sehr gefäßreich versorgt (vaskularisiert) und können, bei Verletzungen stark bluten.

Der Schädel (Cranium), setzt sich aus mehreren Einzelknochen zusammen, die während der Kindheit zu einem geschlossenen Ganzen verknöchern (Abbildung 6-9). Durch einige schmale Öffnungen (**Foramina**) an der Schädelbasis verlaufen Blutgefäße und Hirnnerven. Eine große Öffnung – das Foramen magnum – ist ebenfalls an der Schädelbasis lokalisiert und dient dem Gehirn über den Hirnstamm als Durchtrittsstelle zum Rückenmark (**Abbildung 8-1**). Bei Säuglingen können die *„weichen Stellen"*, die als **Fontanellen** bekannt sind, zwischen den Schädelknochen aufgesucht werden. Die **Fontanelle anterior**, die größte und am besten sichtbare Fontanelle am Schädel eines Säuglings, befindet sich an der Scheitelregion zwischen den Parietal- und Os-frontale-Knochen. Sie ist die wichtigste Fontanelle hinsichtlich des knöchernen Schutzes des Gehirns. Der Verschluss dieser Fontanelle erfolgt typischerweise zwischen dem 12. und 18. Monat, kann jedoch bis zum 24. Monat andauern. Solange die Fontanelle anterior nicht vollständig verknöchert ist, besteht bei Kleinkindern kein knöcherner Schutz über der betreffenden Gehirnregion. Durch den noch ausstehenden Verschluss kann sich bei Hirnblutungen, durch das Auseinanderweichen der Knochenplatten mehr Blut im Intrakranialraum (Schädelhöhle) ansammeln und den intrakraniellen Druck erhöhen.

Der Schädel bietet Schutz für das Gehirn. Er besteht aus zwei Schichten kompaktem Knochengewebe, dem äußeren und inneren Blatt, zwischen denen sich eine Schicht aus spongiösem Knochen befindet. Die meisten Schädelknochen, die den Schädel bilden, wie zum Beispiel das Stirnbein (Os frontale), sind dick und fest. Allerdings ist der Schädel speziell an den Schläfen und am Nasendachder Schädelbasis dünn und daher anfälliger für Frakturen. Bei weiterer Betrachtung zeigt sich, dass der hintere Teil der Schädelbasis rau und unregelmäßig ist (Abbildung 8-1). Wird der Schädel stumpfer Gewalteinwirkung ausgesetzt, kann das Gehirn über diese Rauigkeiten gleiten, was zerebrale Kontusionen zur Folge haben kann.

Das Gehirn ist von drei unterschiedlichen Membranen bedeckt, den Meningen oder Hirnhäuten: Dura mater, Arachnoidea und Pia mater (**Abbildung 8-2**). Die äußerste Haut, die Dura mater, besteht aus dichtem Bindegewebe und haftet am inneren Knochenblatt des Schädels an. Normalerweise ist kein Zwischenraum zwischen Dura und Knochen. Allerdings stellt diese Verbindungsstelle einen potenziellen Raum dar, den Epiduralraum, der entsteht, wenn sich die Dura vom Knochen löst. So verlaufen beispielsweise die beiden

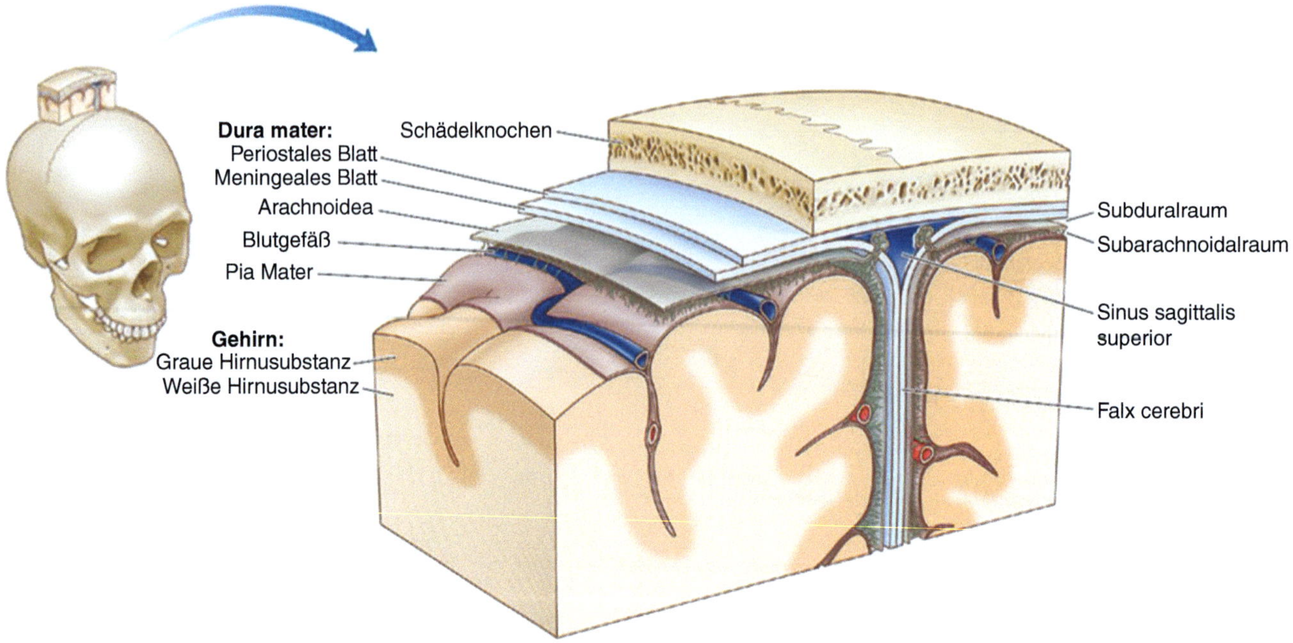


**Abbildung 8-2** Hirnhäute, die das Gehirn bedecken.

Mit freundlicher Genehmigung des American College of Surgeons.

mittleren Meningealarterien in Vertiefungen des Temporalknochens an beiden Schädelseiten zwischen Dura und innerem Knochenblatt. Bei einer Fraktur des Temporalknochens kann die mittlere Meningealarterie zerreißen, was zur Entstehung eines **Epiduralhämatoms** führt.

Die **Arachnoidea** liegt unterhalb der Dura mater und bedeckt das Gehirn und seine Blutgefäße wie ein Spinnennetz. Der Raum zwischen Dura mater und Arachnoidea wird als Subduralraum bezeichnet. Anders als beim Epiduralraum handelt es sich tatsächlich um einen Raum unterhalb der Dura. Dieser Raum beinhaltet ein Venengeflecht, das einen Teil der Gefäßkommunikation zwischen Gehirn und Schädelknochen darstellt. Eine traumatische Ruptur dieser Venen verursacht oft **Subduralhämatome**, die mit einem zusätzlichen Schaden des Gehirngewebes verbunden sein können. Die Verletzung dieser Brückenvenen ist verantwortlich für die Sterblichkeit bei Subduralhämatomen.

Die unterste Membran ist die **Pia mater**. Sie bedeckt das Gehirn und haftet ihm an. Der Raum zwischen Arachnoidea und Pia mater wird als Subarachnoidalraum bezeichnet. Auch hierbei handelt es sich um einen tatsächlichen Raum, der Gehirngefäße enthält, die von der Gehirnbasis aufsteigend das Gehirn bedecken. Eine Ruptur dieser Gefäße (üblicherweise bei einem Trauma oder Aneurysma) verursacht eine Blutung in den Subarachnoidalraum und damit in weiter Folge ein **Subarachnoidalhämatom**. Diese Art der Blutung stellt einen Indikator für weitere schwerwiegende begleitende Hirnverletzungen dar.

Das Gehirn beansprucht 80 % des Schädelvolumens und ist in drei Hauptregionen unterteilt: Cerebrum (Großhirn), Cerebellum (Kleinhirn) und Hirnstamm (**Abbildung 8-3**). Das Cerebrum besteht aus der rechten und linken Hemisphäre, die jeweils in mehrere Lappen unterteilt werden. Die dominante Hemisphäre enthält das Sprachzentrum und ist bei den meisten Rechtshändern und bei 85 % der Linkshänder links lokalisiert. Das Großhirn ist durch eine Erweiterung der Dura, das Tentorium, vom Kleinhirn getrennt. Das Kleinhirn liegt in der hinteren Schädelgrube, unterhalb des Großhirns und hinter dem Hirnstamm. Der Hirnstamm findet sich unterhalb des Großhirns und vor dem Kleinhirn. In **Tabelle 8-1** sind alle Haupthirnregionen und deren Funktionen angeführt. Ein Großteil des **aufsteigenden retikulären Aktivierungssystems** – der Teil des Gehirns, der für Wachheit und Aufmerksamkeit verantwortlich ist – befindet sich im Hirnstamm. Stumpfe Traumata können dieses System so schädigen, dass es zu einem Bewusstseinsverlust kommt.

Die arterielle Blutversorgung des Gehirns erfolgt über die inneren Halsschlagadern (anterior) und die Wirbelarterien (posterior). Der venöse Abfluss erfolgt über ein Netzwerk oberflächlicher und tiefer Hirnvenen, die hauptsächlich in die Duralvenensinus von dort über die große Hirnvenen schließlich in die Halsvenen und dann in die obere Hohlvene münden. Das intrakranielle Blutvolumen beträgt zu jedem Zeitpunkt 15 % arteriell und 40 % venös, die restlichen 45 % befinden sich in der Mikrozirkulation.[6]

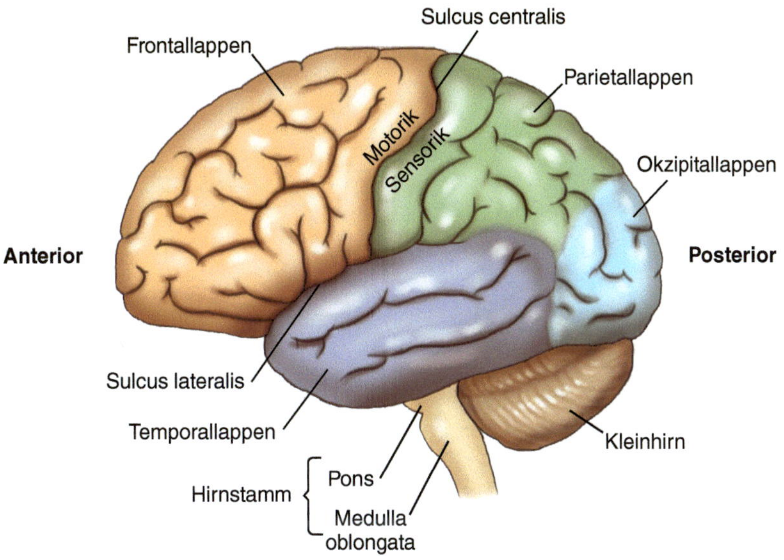


**Abbildung 8-3** Hirnregionen.



**Tabelle 8-1** Das Gehirn

| Region | Funktion |
|---|---|
| Großhirn | sensorische und motorische Funktion, Intelligenz, Gedächtnis |
| Frontallappen | Emotionen, motorische Funktionen und Sprachzentrum auf der dominanten Seite |
| Parietallappen | sensorische Funktion, räumliche Orientierung |
| Temporallappen | Regulation einiger Gedächtnisfunktionen; Sprachverständnis und -integration bei allen Rechtshändern und dem Großteil der Linkshänder |
| Okzipitallappen | Sehen |
| Kleinhirn | Bewegung |
| Hirnstamm | Schaltstelle zwischen Gehirn und Rückenmark |
| Mittelhirn | Wachheit und Aufmerksamkeit via aufsteigendes retikuläres Aktivierungssystem |
| Pons | Atem-Apnoe-Zentrum, Signalübermittlung vom Großhirn zu Medulla und Kleinhirn |
| Medulla | Atem- und Kreislaufzentrum (Atmung, Herzfrequenz) |



**Liquor** wird in den Ventrikeln des Gehirns gebildet und zirkuliert im Subarachnoidalraum, der das Gehirn und das Rückenmark umgibt. Seine Hauptaufgabe besteht darin, Nährstoffe, Hormone und Neurotransmitter zum Gehirn hin und von dort wieder weg zu transportieren. Die Liquorproduktion beträgt etwa 500 Milliliter (ml) pro Tag, er wird ständig produziert und wieder resorbiert, so dass das gesamte Liquorvolumen etwa 150 ml beträgt, ein geringes Volumen im Vergleich zum Volumen des Gehirnparenchyms und dem zerebralen Blutvolumen.[7]

12 Hirnnerven, gehen vom Gehirn und Hirnstamm aus (**Abbildung 8-4**). Der Hirnnerv (HN) III (Nervus oculomotorius) ist an der Steuerung der Pupillenmotorik beteiligt. Die Funktion des III. HN ist wichtig für die Beurteilung von Patienten mit Verdacht auf eine

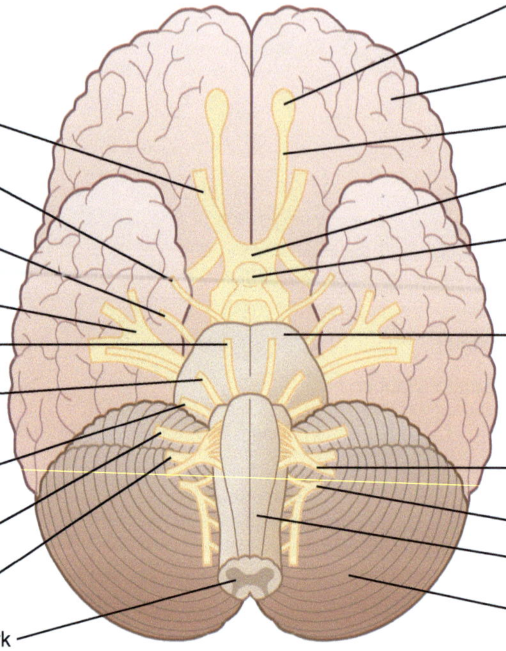


**Abbildung 8-4** Basalansicht des Gehirns mit den abgehenden Hirnnerven.



Hirnverletzung, da er durch das Tentorium cerebelli zieht. Blutungen und Ödeme, die eine untere Herniation des Gehirns verursachen, komprimieren die betroffenen Nervenstrukturen, beeinträchtigen deren Funktion, und führen typischerweise zu einer Pupillenerweiterung.[7]

# Physiologie

## Zerebraler Blutfluss

Es ist entscheidend, dass die Neuronen des Gehirns durch einen konstanten Blutfluss mit Sauerstoff und Glukose versorgt werden. Der zerebrale Blutfluss (Cerebral Blood Flow, CBF) beträgt bei einem gesunden Erwachsenen etwa 750 bis 900 Milliliter pro Minute, was ungefähr 15 % des Herzzeitvolumens ausmacht. Das Herzzeitvolumen ist die Menge an Blut, die das Herz innerhalb einer Minute auswirft, und variiert normalerweise zwischen 4 und 8 Litern pro Minute. Dieser kontinuierliche Blutfluss ist essenziell, um die Funktion der Neuronen aufrechtzuerhalten und eine ausreichende Versorgung des Gehirns sicherzustellen.

1. Damit das Gehirn ausreichend mit Blut versorgt wird.
2. Das der Autoregulationsmechanismus dafür sorgt, dass der Blutfluss im Gehirn konstant bleibt, indem er die Blutgefäße bei Veränderungen des Perfusionsdrucks durch Vasokonstriktion (Verengung) oder Vasodilatation (Erweiterung) anpasst.

Die zerebrale Blutflussrate beeinflusst die zerebrale Perfusion, sodass eine erhöhte neuronale Aktivität zu einer gesteigerten zerebralen Perfusion führt. Diese Beziehung ist klinisch relevant, insbesondere im Zusammenhang mit der Behandlung von SHT, auf das in einem späteren Abschnitt näher eingegangen wird.[6]

### Zerebraler Perfusionsdruck

Der **zerebrale Perfusionsdruck** (Cerebral Perfusion Pressure **CPP**) beschreibt den Druck, der erforderlich ist, um den Blutfluss durch den Hirnkreislauf aufrechtzuerhalten und die Versorgung der Hirnzellen mit Sauerstoff und Glukose sicherzustellen. Er korreliert direkt mit dem mittleren arteriellen Blutdruck (MAP) und dem intrakraniellen Druck (ICP). Der MAP ist der durchschnittliche arteriellen Druck während eines Herzzyklus und ein wichtiger Indikator für die Durchblutung lebenswichtiger Organe. Der ICP ist der Druck, der durch das Hirnparenchym, Blut und Liquor innerhalb der Schädelhöhle ausgeübt wird.

*Der zerebrale Perfusionsdruck kann mit folgender Formel beschrieben werden:*

**Zerebraler Perfusionsdruck = mittlerer arterieller Blutdruck – intrakranieller Druck**

***Oder***

**CPP = MAP - ICP**

Ein normaler MAP bewegt sich zwischen 85 und 95 mmHg. Bei Erwachsenen liegt der ICP unterhalb von

15 mmHg. Bei Kindern sind Werte von 3 bis 7 mmHg üblich, bei Kleinkindern 1,5 bis 6 mmHg.[5] Daraus abgeleitet ergibt sich ein CPP von 70 – 80mmHg. Plötzliche Schwankungen des Blutdrucks oder des ICPs, z.B. als Folge eines SHT haben Einfluss auf die zerebrale Perfusion.

### Autoregulation des zerebralen Blutflusses

Das Gehirn versucht unter allen Umständen, den zerebralen Blutfluss über einen weiten Bereich konstant zu halten. Dieser Prozess wird als Autoregulation bezeichnet und ist unabdingbar für eine normale Gehirnfunktion, diese ist abhängig von zerebralem Blutfluss (CBF) und dem zerebralen Gefäßwiederstand (CVR).

**Zerebraler Perfusionsdruck = Zerebraler Blutfluss x zerebraler Gefäßwiederstand**

**CPP = CBF x CVR**

Weil der wichtigste Faktor für das Gehirn der zerebrale Blutfluss ist, sollte die Gleichung sinnvollerweise in dieser Art umgeschrieben werden:

**CBF = CPP/CVR**

Die Autoregulation wird durch die Anpassung des CVR entweder durch Vasodilatation oder Vasokonstriktion erreicht. Wenn der CPP abnimmt, verringert die zerebrale arterielle Vasodilatation den CVR, um den CBF aufrechtzuerhalten. In ähnlicher Weise führt ein erhöhter CPP zu einer arteriellen Vasokonstriktion und damit zu einer Erhöhung des CVR. Typischerweise kann die Autoregulation einen CPP zwischen 50 und 150 mmHg kompensieren. Außerhalb dieses Bereichs verläuft der CBF linear mit dem CPP. Daher nimmt der zerebrale Blutfluss ab, sobald der zerebrale Perfusionsdruck unter 50 mmHg liegt.

Ein anderer Weg, einen reduzierten Blutfluss zu kompensieren, ist, mehr Sauerstoff aus dem durch das Gehirn zirkulierenden Blut zu extrahieren. Die klinischen Zeichen und Symptome einer Ischämie (Benommenheit und veränderter mentaler Status) werden nicht wahrgenommen, bevor die reduzierte Perfusion nicht die Fähigkeit zur erhöhten Sauerstoffextraktion überschreitet, um den Bedarf des Gehirnmetabolismus zu decken.[6] In dem Ausmaß, in dem der zerebrale Blutfluss sinkt, nehmen die zerebralen Funktionen ab und das Risiko eines permanenten ischämischen Hirnschadens steigt. Geschädigte Gehirne können auf eine höhere zerebrale Perfusion angewiesen sein, um die Autoregulation zu aktivieren und dadurch einen adäquaten zerebralen Blutfluss aufrecht zu erhalten.

Der zerebrale Perfusionsdruck wird genutzt, um die Effizienz des zerebralen Blutflusses abzuschätzen. Die Beziehung zwischen zerebralem Perfusionsdruck, ICP und MAP ist wichtig bei einem Trauma. Akute intrakranielle Blutungen verursachen eine Kompression des umgebenden Gewebes und erhöhen den ICP. Das wird als *Masseneffekt* bezeichnet. In dem Ausmaß, in dem der Gehirndruck steigt, muss auch der Druck, der benötigt wird, um Blut durch das Gehirn zu transportieren, steigen. Daraufhin wird der MAP steigen, um den CPP aufrechtzuerhalten. Wenn der MAP nicht mit dem ICP Schritt halten kann oder wenn die Behandlung zur Hirndrucksenkung nicht schnell genug einsetzt, wird die Menge an Blut, die durch das Gehirn fließt, abnehmen, was wiederum zu einem ischämischen Hirnschaden und eingeschränkter Gehirnfunktion führt. Daher ist die beste Vorgehensweise bei Fehlen einer ICP-Überwachung, einen hochnormalen MAP anzustreben.[8-15] Die *Trauma Brain Fundation* empfiehlt einen systolischen Blutdruck über 90 mmHg bei Patienten mit schweren Schädel Hirn Trauma aufrechtzuerhalten.

## Zerebraler Venenabfluss

Der zerebrale Venenabfluss ist ein häufig unterschätzter, jedoch bedeutender Faktor bei der Regulation des ICP und der Autoregulation. Venöse Sinus sind anfällig für Veränderungen im Lumen, wie Dilatation und Kompression. So wird beispielsweise der venöse Abfluss durch einen Autoregulationsmechanismus gesteigert, wenn der arterielle Zufluss zunimmt. Es gibt allerdings einen Punkt, an dem die Compliance überstiegen wird und der inadäquate Venenabfluss zu einem venösem und intrakraniellem Druckanstieg führt. Akute Kompression, wie Impressionsfrakturen des Schädels, sich ausdehnende intrakranielle Hämatome und Sinusvenenthrombosen, können ebenfalls den venösen Abfluss behindern und den ICP erhöhen. Ein Verschluss des dominanten Sinus hat größere Auswirkungen als ein Verschluss des nichtdominanten. Extrakranielle Ursachen wie Sinusvenenkompression bei der Kopfimmobilisation oder durch zu enge Zervikalstützen können ebenso den venösen Abstrom um ungefähr 10 mmHg beeinträchtigen.[16-18]

## Sauerstoff und zerebraler Blutfluss

Das Gehirn ist ein Organ mit einem ausgeprägtem Metabolismus und hat daher einen hohen Sauerstoffbedarf. Niedrige Sauerstoffspiegel (Hypoxie) verursachen eine ausgeprägte Vasodilatation, was den zerebralen Blutfluss deutlich erhöht. Diese Reaktion tritt typischerweise erst auf, wenn der Sauerstoffpartialdruck ($PaO_2$) unter 50 mmHg fällt. Wenn notwendig, kann der zerebrale Blutfluss auf über 400 % des Ruhewertes ansteigen.[6]

## Kohlenstoffdioxid ($CO_2$) und zerebraler Blutfluss

Die Gehirngefäße reagieren auf eine Änderung des arteriellen $CO_2$-Gehalts mit Verengung oder Erweiterung. Ein

Absinken des $CO_2$ (Hypokapnie) führt zu einer Vasokonstriktion, wohingegen ein Anstieg (Hyperkapnie) zu einer Vasodilatation führt. Hyperventilation reduziert durch eine beschleunigte $CO_2$-Elimination über die Lunge, den arteriellen $CO_2$-Partialdruck ($PaCO_2$). Die daraus resultierende Hypokapnie verändert das Säure-Basen-Gleichgewicht im Gehirn, was zu einer Vasokonstriktion führt. Die Vasokonstriktion führt zu einer Reduktion des intravaskulären Blutvolumens durch eine Verringerung des cerebralen Perfusionsflusses, was in der Regel auch eine Senkung des intrakraniellen Drucks (ICP) zur Folge hat.[19-20]

Durch Hyperventilation hervorgerufene zerebrale Vasokonstriktion erhöht, unabhängig davon, ob der zerebrale Perfusionsdruck ausreichend für einen adäquaten Blutfluss ist oder nicht, den zerebralen Gefäßwiderstand. Hyperventilation kann also zu einem reduzierten zerebralen Blutfluss führen und so das bereits verletzte Gehirn einer noch größeren Gefahr für ischämische Verletzungen aussetzen. $PaCO_2$ Werte unterhalb von 35mmHg erhöhen das Risiko für ischämische Schäden. Deshalb ist eine prophylaktische Hyperventilation für die Behandlung des SHT nicht empfohlen.[15,21-23]

Umgekehrt führt ein $PaCO_2$ Wert über 35-45mmHg (Hyperkapnie) zu einer Dilatation der zerebralen Arteriolen was zu einer Erhöhung des Blutflusses und gleichzeitig zu einem erhöhten intravaskulären Volumen und dadurch potenziell zu einem Anstieg des ICP führt. Dadurch wird zwar eine durch Hyperventilation verursachte Vasokonstriktion möglicherweise den zerebralen Blutfluss und damit den ICP senken, andererseits aber auch den zerebralen Gefäßwiderstand erhöhen – ungeachtet dessen, ob der zerebrale Perfusionsdruck ausreichend für die zerebrale Versorgung ist oder nicht. Als Ergebnis reduziert die Hyperventilation den zerebralen Blutfluss und setzt damit das verletzte Gehirn einem größeren Risiko für einen ischämischen Schaden aus. So erhöht ein $PaCO_2$ von weniger als 35 mmHg das Risiko einer zerebralen Ischämie und ein $PaCO_2$ über dem Normbereich zwischen 35 und 45 mmHg (Hyperkapnie) führt zu einer Dilatation der zerebralen Arteriolen, was wiederum zu einer Erhöhung des zerebralen Blutflusses führt, während gleichzeitig das intravaskuläre Volumen und damit potenziell der ICP steigen.[15] Das Management des SHT mittels Hyperventilation wird später in diesem Kapitel diskutiert.

# Pathophysiologie

Das SHT kann in zwei Kategorien eingeteilt werden, den primären und den sekundären Hirnschaden.

## Primärer Hirnschaden

Die primäre Hirnverletzung bezeichnet alle mechanischen Schädigungen des Gehirns, die unmittelbar zum Zeitpunkt des traumatologischen Ereignisses auftreten. Sie umfasst sämtliche neuronalen und vaskulären Verletzungen, die durch das initiale Trauma verursacht werden. Das primäre SHT umfasst Gehirnkontusionen, Blutungen und Schädigungen der nervalen und Gefäßstrukturen. Da Nervengewebe nur eine geringe Regenerationsfähigkeit aufweist und wenig Reparaturmöglichkeiten existieren, ist die Wahrscheinlichkeit für eine Genesung oder Wiedererlangung der Struktur und Funktion, die durch das primäre Trauma verloren wurden, sehr gering.

### Leichtes SHT

Ein leichtes Schädel-Hirn-Trauma, einschließlich einer Gehirnerschütterung, wird vom CDC als eine Form der traumatischen Hirnverletzung (SHT) definiert, die durch einen Schlag oder Stoß auf den Kopf oder durch eine Gewalteinwirkung auf den Körper verursacht wird. Dabei führt die plötzliche Bewegung des Schädels und Gehirns vorwärts und rückwärts zu einer mechanischen Belastung des Gehirngewebes. Diese plötzliche Bewegung kann dazu führen, dass das Gehirn herumspringt oder sich im Schädel verdreht, wodurch chemische Veränderungen entstehen und teilweise Gehirnzellen gedehnt und geschädigt werden.[24] Eine neurometabolische Verletzungskaskade tritt auch bei leichtem Schädel-Hirn-Trauma auf, oft ohne das makroskopische Nervenschädigungen können heute mittels hochentwickelter neurobildgebender Verfahren nachgewiesen werden. Durch den Einsatz moderner Bildgebungstechniken lassen sich jedoch auch Mikroblutungen und Kontusionen sichtbar machen, was zur Klassifikation des *„komplizierten, leichten Schädel-Hirn-Traumas"* führt. Dieses Krankheitsbild kann mit persistierenden postkontusiven Symptomen einhergehen (**Tabelle 8-2**), die deutlich länger andauern als die übliche Erholungsphase von 2 bis 4 Wochen.[3]

Kopfschmerzen, Schwindel und Übelkeit treten häufig nach einem milden SHT auf, können aber auch bereits frühe Symptome einer gravierenderen Verletzung sein. Patienten mit diesen Symptomen sollten zügig einer weiteren Untersuchung zugeführt werden. Die formelle Diagnose eines leichten SHT wird im Krankenhaus nach einer klinischen Untersuchung und Überwachung oder nach Ausschluss einer signifikanten intrakraniellen Pathologie durch cerebrale Bildgebung gestellt. Bei über 30% der Patienten mit einem milden SHT bestehen länger als 4 Wochen Postkontusions Symptome. Diese Symptome umfassen Kopfschmerzen, Gleichgewichtsstörungen, Störungen der Pupillenmotorik, Ängstlichkeit und Stimmungsschwankungen sowie kognitive Einschränkungen wie Konzentrationsstörungen.[25-29]

### Intrakranielle Blutungen

Intrakranielle Blutungen werden in vier Ätiologien unterteilt: *epidurale-*, *subdurale-*, *subarachnoidale-* und

**Tabelle 8-2** Häufige Symptome nach Schädel-Hirn-Trauma

| Organqualität | Symptome |
|---|---|
| Vestibulär | Gleichgewichtsstörung, Übelkeit, Schwindel |
| Sensorisch | Verschwommenes Sehen, Migräne, Tinnitus, Photo-/ Phonophobi |
| Kognitiv | Konzentrationsschwierigkeiten, Vergesslichkeit |
| Emotional | Müdigkeit, Schlaflosigkeit, Reizbarkeit, Depressive Stimmung |

Daten von Quinn DK, Mayer AR, Master CL, Fann JR. Prolonged postconcussive symptoms. *Am J Psychiatry.* 2018;175(2):103-111. doi:10.1176/appi.ajp.2017.17020235

*intrazerebrale* Blutungen. Da sich die Symptome aller Blutungen dieser Art deutlich überschneiden ist eine spezifische Diagnose im präklinischen Setting (und auch in der Notaufnahme) fast unmöglich, auch wenn Aufgrund charakteristischer klinischer Zeichen, ein Verdacht bezüglich der Art der Blutung geäußert werden kann. Trotzdem kann eine definitive Diagnose erst nach einer Computertomographischen Untersuchung im aufnehmenden Krankenhaus gestellt werden. Da intrakranielle Blutungen innerhalb des festen, abgeschlossenen Schädels häufig raumfordernd verlaufen, kann es insbesondere bei ausgedehnten Blutungen zu einem rapiden Anstieg des ICP kommen.

## Epidural Hämatom

*Epidural Hämatome* sind oft die Folge von niedrigenergetischen Traumata gegen den os temporale (Schläfenbein), beispielsweise durch einen Schlag oder einen Baseball. Eine Fraktur des dünnen Schädeldachs führt häufig zum Zerreißen der A. meningea media, wodurch arterielles Blut in den Raum zwischen Schädelknochen und Dura mater austritt (**Abbildung 8-5**). Ein unter hohem Druck stehendes arterielles Hämatom (meist durch Verletzung der A. meningea media) führt zur Ablösung der Dura mater von der Innenseite des Schädels und zur Ausbildung eines blutgefüllten epiduralen Raums. Im CT zeigt sich typischerweise eine bikonvexe (linsenförmige) hyperdense Raumforderung. Bei weiterer Größenzunahme besteht die Gefahr einer raumfordernden Wirkung mit Verdrängung des Gehirns und Entwicklung einer Hirnherniation.

Der typische klinische Verlauf eines *epiduralen Hämatoms* ist folgendermaßen: Nach einem traumatischen

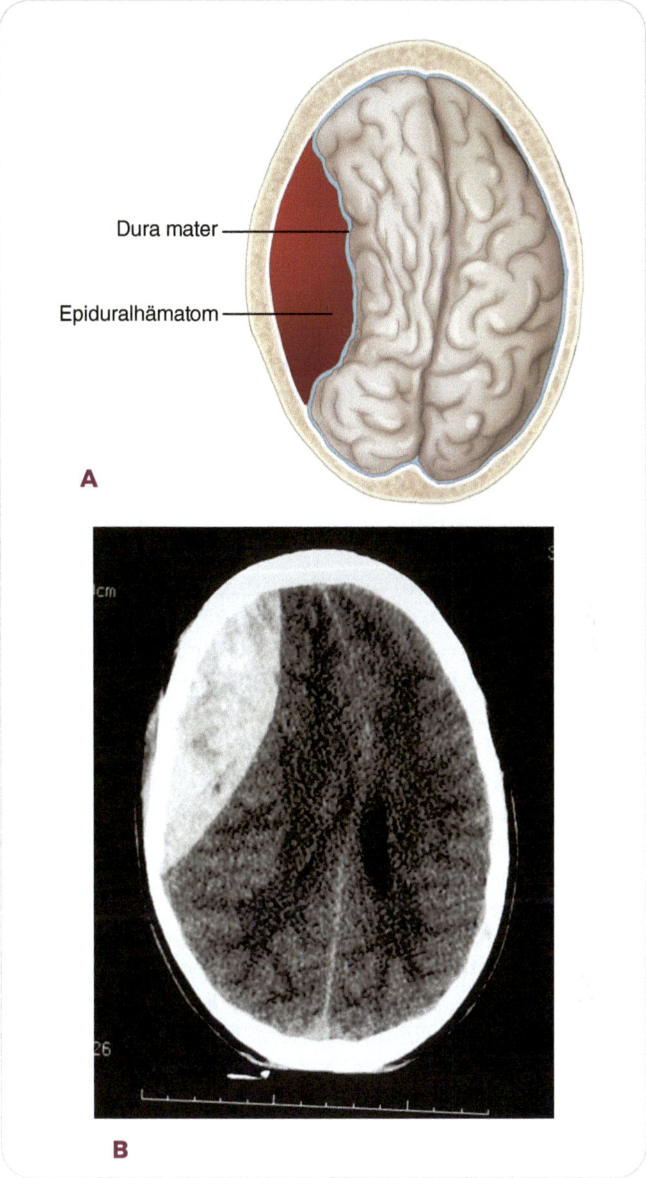


**Abbildung 8-5** **A.** Epidural Hämatom **B.** CT-Bild eines epiduralen Hämatoms.

**A.** © National Association of Emergency Medical Technicians (NAEMT); **B.** Mit freundlicher Genehmigung von Peter T. Pons, MD, FACEP

Ereignis tritt initial eine kurzfristige Bewusstlosigkeit auf. Dieser Zustand kann rasch wieder aufklaren, gefolgt von einer Phase der Bewusstseinsklarheit, in der der Patient entweder orientiert, lethargisch oder verwirrt sein kann, häufig begleitet von Kopfschmerzen. Im weiteren Verlauf kann es jedoch zu einer erneuten Verschlechterung des Bewusstseins kommen. Es ist wichtig zu beachten, dass das sogenannte „intervallfreie" klinische Muster, also der plötzliche Übergang von Bewusstseinsverlust zu Bewusstseinsklarheit ohne Zwischenstadium, bei vielen Patienten mit epiduralem Hämatom sowie bei anderen intrakraniellen Blutungen auftreten kann und somit kein spezifisches Merkmal für ein Epiduralhämatom darstellt.

Dennoch sollte bei Patienten, die ein klares Intervall zeigen, gefolgt von einer neurologischen Verschlechterung, ein erhöhtes Risiko für einen fortschreitenden intrakraniellen Prozess bestehen. In solchen Fällen sind eine sofortige neurochirurgische Abklärung und Behandlung erforderlich.

Wenn sich das Bewusstsein eines Patienten verschlechtert, findet man in der körperlichen Untersuchung möglicherweise eine erweiterte und träge oder gar nicht auf Licht reagierende Pupille, am häufigsten auf der ipsilateralen Seite der Einklemmung. Da motorische Nerven oberhalb des Rückenmarks auf die andere Seite kreuzen, kommt es typischerweise zu einer Hemiparese oder Hemiplegie auf der kontralateralen Seite. Die Sterblichkeitsrate bei einem Epiduralhämatom liegt bei etwa 20 %. Durch schnelle Diagnostik und einer Zügigen Adressierung des Hämatoms kann die Sterblichkeitsrate jedoch auf nur 2 % reduziert werden. Diese verbesserte Ergebnisrate ist darauf zurückzuführen, dass es sich bei einem epiduralen Hämatom in der Regel um eine isolierte raumfordernde Läsion handelt, die kaum mit einer Schädigung des darunter liegenden Gehirns einhergeht. Wird das Hämatom frühzeitig erkannt und chirurgisch entlastet, kann der raumfordernde Effekt rasch behoben werden, und die Prognose ist in vielen Fällen günstig. Eine zeitnahe Intervention reduziert sowohl die Mortalität als auch die neurologische Morbidität.

## Subduralhämatom

Subdurale Hämatome treten je nach Studie bei 5 bis 25 % der schweren Hirnverletzungen auf, wobei das Verhältnis von Männern zu Frauen bei 3:1 liegt.[30] Bei jungen Erwachsenen sind subdurale Hämatome mit hochenergetischen Traumata (z. B. Verkehrsunfälle) verbunden und bei älteren Menschen sind subdurale Hämatome mit Bagatelle oder niedrig Energie Traumata (z. B. Stürze) assoziiert, besonders in der Patientengruppe die Medikamente zur Antikoagulation- oder Thrombozytenaggregationshemmung erhalten.[31] Ältere Daten zeigen, dass 56 % der subduralen Hämatome auf Verkehrsunfälle und 12 % der subduralen Hämatome auf Stürze zurückzuführen sind, während bei älteren Erwachsenen 22 % auf Verkehrsunfälle und 56 % auf Stürze zurückzuführen sind.[32]

Sie sind nicht nur häufiger als Epiduralhämatome, Subduralhämatome unterscheiden sich auch in ihrer Ethologie Lokalisation und in ihrer Prognose. Im Gegensatz zum Epiduralhämatom, was durch eine arterielle Blutung entsteht, ist das Subduralhämatom folge einer venösen Blutung. Durch ein Trauma gegen den Schädel, zerreißen die Brückenvenen und Blut sammelt sich im Subduralraum zwischen der Dura mater und der Arachnoidea (**Abbildung 8-6**).

Subduralhämatome präsentieren sich auf zwei verschiedenen Arten. Bei Patienten, die ein massives Schädeltrauma erlitten haben, resultiert das Zerreißen der

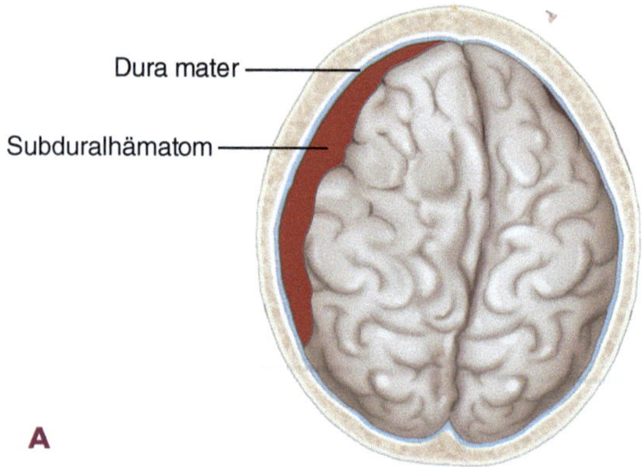


A

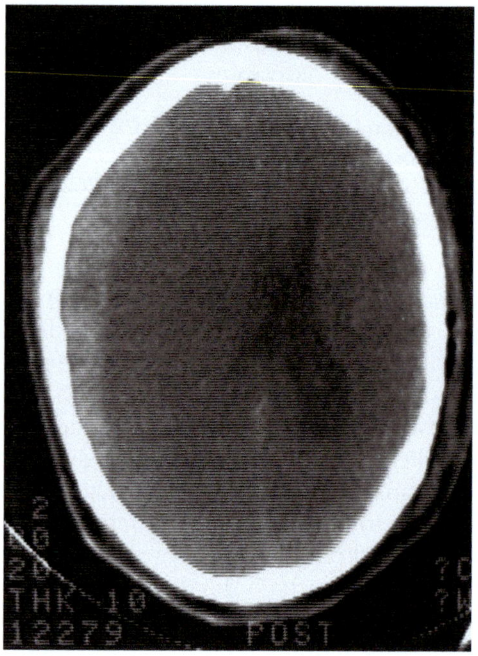


B

**Abbildung 8-6** **A.** Subdurales Hämatom. **B.** CT-Aufnahme eines subduralen Hämatoms.

**A.** © National Association of Emergency Medical Technicians (NAEMT); **B.** Mit freundlicher Genehmigung von Peter T. Pons, MD, FACEP.

Brückenvenen zu einer raschen Ansammlung von Blut im Subduralraum und einer draus folgenden zügigen Raumforderung. Eine direkte Schädigung des Hirnparenchyms unterhalb des Subduralhämatoms kann gleichzeitig oder zusätzlich zur Zerreißung der Venen führen. Dies verursacht einen raumfordernden Prozess, der sowohl durch die venöse Blutung als auch durch die Schwellung des Blut umgebenden Hirnparenchyms hervorgerufen wird. Patienten mit einer solchen Raumforderung präsentieren sich mit einem akut verschlechterten mentalen Status, profitieren von einer zügigen präklinischen Identifizierung des Problems und einem raschen Transport in eine geeignete Klinik mit Möglichkeiten der CT-Diagnostik,

ICP-Überwachung und Management, sowie der Verfügbarkeit einer chirurgischen Intervention.

Klinisch unauffällige, "okkulte" Subduralhämatome finden sich häufiger bei älteren Patienten. Bei Patienten mit höherem Lebensalter oder chronischen Erkrankungen vergrößert sich der Subduralraum aufgrund von Atrophe des Hirnparenchyms. Bei diesen Patienten kann sich Blut im Subduralraum sammeln, ohne dass es zu einer Raumforderung mit Hirn verdrängendem Effekt kommt und dadurch initial erst mal asymptomatisch bleibt. SDH bei älteren Patienten können als Folge von Stürzen oder sog. Bagatelltraumata auftreten. Ältere Patienten die mit Antikoagulantien wie Vitamin-K-Antagonisten oder direkte orale Antikoagulanzien (DOAKs) behandelt werden, haben ein noch höheres Risiko für solche okkulten Subduralhämatom. Da die Traumata oft nicht schwerwiegend sind, stellen sich die Patienten nicht dem Rettungsdienst oder bei einem Arzt vor und die Blutungen werden nicht erkannt. Viele Patienten bei denen irgendwann ein chronisches Subduralhämatom diagnostiziert wird, können sich häufig nicht mal mehr an das ursächliche Trauma erinnern.

Bei manchen Patienten mit okkultem Subduralhämatom bleibt das Blut flüssig und im Subduralraum eingeschlossen. Im Laufe der Zeit, kommt es immer wieder zu kleinen Einblutungen in das flüssige Hämatom, das jetzt chronische Subduralhämatom weitet sich aus und beginnt langsam das Hirnparenchym zu verdrängen. Da das Parenchym langsam verdrängt wird, zeigt der Patient nicht die dramatischen Symptome wie bei einem akutem Subduralhämatom. Stattdessen klagen solche Patienten eher über Kopfschmerzen, Sehstörungen, Persönlichkeitsveränderungen, Sprachstörungen (**Dysarthrie**) und eine Hemiparese oder Hemiplegie, die sich langsam entwickelt haben. Ein chronisches Subduralhämatom wird erst dann diagnostiziert, wenn ein Symptom so ausgeprägt ist, dass der Patient, Angehörige oder Pflegekräfte Hilfe suchen. Im CT-Befund lässt sich ein chronisches Subduralhämatom durch sein charakteristisches Aussehen klar von einem akuten Subduralhämatom abgrenzen. Häufig ist das auslösende Ereignis für die Vorstellung und Weiterbehandlung eine Serie kleiner, wiederholter subduraler Blutungen, die zur Entwicklung eines chronischen subduralen Hämatoms führen. Innerhalb einer größeren chronischen Blutansammlung können sich dabei auch Anteile frischer (akuter) Blutung nachweisen lassen. Die Indikation und Dringlichkeit einer operativen Therapie richten sich nach der klinischen Symptomatik, dem Ausmaß der raumfordernden Wirkung sowie dem Allgemeinzustand des Patienten.

Das Rettungsdienstfachpersonal trifft häufiger auf solche Patienten, wenn sie zu Einrichtungen, die sich um chronisch Kranke Personen kümmern gerufen werden. Da die Symptome unspezifisch sind, ist es unmöglich ein chronisches Subduralhämatom präklinisch zu diagnostizieren. Die Symptome können leicht mit denen eines Schlaganfalls, einer Infektion, Demenz oder einfach einer generellen Verschlechterung des Allgemeinzustands verwechselt werden.

Wenngleich die Mehrheit der Subduralhämatome in dieser Patientenpopullation chronisch ist, können Patienten die Antikoagulantien einnehmen bereits nach einem scheinbar minimalen Trauma ein Subduralhämatom entwickeln, dass sich, aufgrund der Unfähigkeit des Blutes zu gerinnen, über wenige Stunden ausdehnt und zu einer Einklemmung des Gehirns führt. Diese Patienten können sich initial als nicht kritisch/unbedenklich präsentieren und ihr Zustand sich anschließend innerhalb weniger Stunden nach ihrer Verletzung deutlich/massiv verschlechtern. Ältere, gestürzte Menschen, besonders wenn sie Antikoaguliert sind, sollten, auch wenn der Sturz nicht dramatisch gewesen zu sein scheint, mit einer gewissen Dringlichkeit untersucht und behandelt werden.

## Subarachnoidale Blutungen

Subarachnoidalblutungen (SAB) beschreibt Blutungen unterhalb der Arachnoidea mater, die den Subduralraum nach unten hin begrenzt und dem Gehirn direkt aufliegt. Blut aus dem Subarachnoidalraum kann nicht in den Subduralraum gelangen. Da viele Gefäße unterhalb der Arachnoidea verlaufen, führt eine Verletzung dieser Gefäße zu einer Blutung in den Subarachnoidalraum, zwischen Oberfläche des Gehirns und der Unterseite der Arachnoidea mater. Diese Blutungen sind typischerweise eher dünn und führen in der Regel zu keiner relevanten Verdrängung des Hirnparenchyms.

Auch wenn ein Trauma die häufige Ursache für eine SAB beruht ein signifikanter Anteil dieser Blutungen auf rupturierten zerebralen Aneurysmen, was zu den schlimmsten Kopfschmerzen, die der Patient jemals erlebt hat, führt. Diese sind auch Teil der Symptome, über die ein Patient mit SAB klagt, weiter wird er Übelkeit, Erbrechen und Schwindel angeben. Darüber hinaus verursacht das Blut in dieser Lokalisation eine Reizung der Hirnhaut und führt zu einem Meningismus: eine schmerzhafte Nackensteifigkeit, Sehstörungen und einer Photophobie (Abneigung gegen helles Licht). Eine Blutung aus der A. communicans posterior kann zu Einschränkungen der Funktion des N. oculomotorius führen bis hin zum Verlust der Bewegung auf der ipsilateralen Seite. Das betroffene Auge blickt dann nach unten außen und das Augenlied kann nicht mehr angehoben werden. Zusätzlich können Krampfanfälle auftreten, allerdings treten diese eher bei einer Blutung nach einem rupturierten Aneurysma auf als nach einem Trauma.

Da eine subarachnoidale Blutung selten eine Verdrängung des umliegenden Hirngewebes zur Folge hat, muss sie nicht operiert werden. Tatsächlich haben Patienten mit einer SAB und geringfügigen neurologischen

Defiziten eine exzellente Prognose.[33] Trotzdem kann eine SAB ein Hinweis für eine potenziell schwergradige Verletzung des Gehirns sein, die das Risiko für andere, raumfordernde Prozesse, erhöhten Hirndruck und Blutung in die Ventrikel erhöht. Patienten mit einer traumatischen SAB haben ein um 63-73% erhöhtes Risiko für eine Hirnkontusion und ein 44% Risiko ein subdurales Hämatom zu entwickeln. Bei einer Blutansammlung größer 1cm im Durchmesser in der suprasellaren oder ambient Zisterne haben einen positiv prädiktiven Wert von 72-78% für ein schlechtes Outcome, eine traumatische SAB verdoppelt Mortalität bei Patienten mit Verletzung des Gehirns.[34,35]

### Kontusion des Gehirns und Intrazerebrale Blutungen

Eine direkte Schädigung des Gehirns kann zu einer Kontusion des Gehirns führen. Wenn dieser Schaden auch eine Verletzung der Blutgefäße im Gehirn umfasst, kommt es zu einer Blutung im Gehirn, die als Intrazerebrale Blutung beschrieben wird. Hirnkontusionen sind relativ häufig bei Patienten mit schweren Hirnverletzungen als auch bei Patienten mit moderaten Verletzungen. Obwohl diese Verletzungen meist durch stumpfe Traumata entstehen, können sie auch durch penetrierende Verletzungen, wie zum Beispiel eine Kopfschussverletzung, verursacht werden. Bei stumpfen Traumata kann es zu multiplen Kontusionen (Anprall) kommen. Kontusionen des Gehirns resultieren aus einem komplexen Muster von Kräfteübertragung und Kräftereflektion innerhalb des Schädels. Wenn, z.B. ein Kopf mit einem festen Objekt kollidiert, führt das zu einer Coupéverletzung an der gleichen Seite des Aufpralls und fast gleichzeitig eine Contrecoupverletzung auf der Gegenseite, wo das Gehirn mit dem Schädel kollidiert. Daher wird diese Verletzung als Coupe-Contrecoup-Verletzung bezeichnet. Es kann also vorkommen, dass Kontusionen häufig entfernt der eigentlichen Stelle des Aufpralls, nicht selten sogar auf der entgegengesetzten Seite auftreten.

Zerebrale Kontusionen erscheinen häufig erst nach 12 – 24h nach dem Ereignis im CT, initiale CT- Untersuchungen können bei diesen Patienten unauffällig sein. Der einzige Hinweis auf solche Verletzungen ist manchmal ein reduzierter neurologischer Status. Mit dem Fortschreiten der Verletzung wird diese im CT sichtbar, führt zu zunehmenden Kopfschmerzen und kann zu einer Verdrängung des Hirngewebe führen. In ca. 10% der Fälle führt eine Hirnkontusion zu einer Verschlechterung einer moderaten Hirnverletzung zu einer schweren.[36]

### Penetrierende Schädelverletzungen

Penetrierende Traumata des Gehirns können schwere, lebensbedrohliche neurologische Verletzungen verursachen. Das penetrierende Objekt führt zu einem direkten Schaden des Gehirngewebes während der Penetration. Je nach betroffener Gehirnregion, variieren die neurologischen Schäden. Schusswunden sind aufgrund ihrer Energie besonders verehrend. (Diese Art von Verletzung wird in Kapitel 4 *„Die Kinematik des Traumas"* ausführlicher beschrieben). Das Projektil verursacht neben der direkten Parenchymverletzung entlang des Schusskanals zusätzliche Schäden durch Druck- bzw. Schockwellen im umgebenden Gewebe. Schussbahnen, die die Mittellinie überschreiten und beide Hemisphären betreffen, sind mit einer ungünstigen Prognose assoziiert.

In seltenen Fällen überleben Patienten bei isolierter Läsion der Frontallappen, jedoch häufig mit erheblichen neurokognitiven und funktionellen Defiziten. Die Überlebenswahrscheinlichkeit ist höher, wenn das Projektil auf einer Seite des Gehirns von vorne nach hinten durchwandert. Trotzdem werden auch solche Patienten massive neurologische Defizite davontragen.

Alle penetrierenden Verletzungen des Gehirns haben eine offene Fraktur des Schädels als Begleitende Verletzung, Dadurch geht ein erhöhtes Infektionsrisiko einher. Zusätzlich können weitere wichtige Strukturen wie die Augen, Ohren, das Gesicht usw. mitverletzt werden und zu bleibenden Schäden führen.

## Sekundärer Hirnschaden

Der sekundäre Hirnschaden bezieht sich auf weitere Verletzungen von Strukturen, die bei der primären Hirnverletzung unversehrt geblieben sind. Zum Zeitpunkt der Verletzung werden pathophysiologische Prozesse in Gang gesetzt, die dem Gehirn über Wochen bis Monate nach dem Ereignis weiteren Schaden zufügen. Der primäre Fokus des präklinischen (und innerklinischen) Managements des SHT liegt darauf, diese sekundären Schädigungsmechanismen zu identifizieren und zu begrenzen oder zu stoppen. Diese sekundären Effekte sind tückisch, weil sie oftmals zu einer weiteren signifikanten Schädigung führen, ohne dass es sofort auffällt und bemerkt wird. Diese Effekte spielen eine große Rolle bei der Mortalität und Morbidität nach einem SHT. Wenn wir verstehen, welche Arten von sekundärer Gehirnschädigung infolge des primären Traumas auftreten und deren Dynamik einschätzen können, können wir Gegenmaßnahmen ergreifen und diese Komplikationen korrigieren oder ganz verhindern, bevor sie auftreten.

Pathologische Mechanismen, die mit intrakraniellen Masseneffekten, erhöhtem ICP und mechanischer Verschiebung des Gehirns verbunden sind, können zur Herniation führen. Diese Mechanismen verursachen eine signifikante Morbidität und Mortalität, wenn sie nicht schnell genug adressiert werden. Zusätzlich zur klinischen Untersuchung, unterstützten bildgebende Verfahren (u.a. Computertomografie) und das ICP-Monitoring eine lebensrettende Interventionen wie z.B. eine unverzügliche Neurochirurgische Versorgung. Im präklinischen Umfeld besteht die höchste Priorität darin, die Patienten zu identifizieren, die ein hohes Herniationsrisiko durch Masseneffekte haben, und in deren schnellen Transport in ein Krankenhaus mit den entsprechenden Behandlungsmöglichkeiten.

Zwei weitere Ursachen für einen sekundären Hirnschaden sind Hypoxie und Hypotension, die in den entsprechenden Abschnitten tiefer betrachtet werden. Nicht erkannte und dementsprechend nicht behandelte Hypoxie und Hypotension sind wahrscheinlich genauso verheerend für das bereits geschädigte Gehirn wie ein erhöhter ICP. Zusätzlich hat ein vermindertes Sauerstoff- und Glukoseangebot weitaus schwerwiegendere Auswirkungen auf ein geschädigtes Gehirn als auf ein gesundes. Aus diesem Grund sollten Hypoxie und Hypotension so schnell wie möglich vermieden, bzw. erkannt und behandelt werden.[11,12,37-39]

## Intrakranielle Ursachen für sekundäre Hirnschädigung

### Einklemmung

Die **Monro-Kellie-Doktrin** besagt, dass das Volumen von Gehirngewebe, Blut und Liquor im Schädel bei einem intakten Schädel konstant bleiben muss. Daher führt eine Zunahme eines dieser Bestandteile – beispielsweise durch ein Hämatom, eine Gehirnschwellung oder einen Tumor – nur dann zu einem Anstieg des intrakraniellen Drucks (ICP), wenn die Volumina von ein oder zwei anderen Komponenten nicht entsprechend abnehmen. Andernfalls bleibt der ICP stabil (**Abbildung 8-7**).[16]

Der primäre Kompensationsmechanismus bei Massenexpansionen besteht in der Verringerung des intrakraniellen Liquorvolumens (CSF). Der Liquor zirkuliert normalerweise innerhalb und um das Gehirn, den Hirnstamm und das Rückenmark. Bei Massenexpansionen wird daher vermehrt Liquor aus dem Schädel abgeführt. Zudem wird der venöse Abfluss verstärkt, um das zerebrale Blutvolumen innerhalb der Schädelkapsel zu verringern. Diese zwei Mechanismen verhindern einen Anstieg des ICP in der Frühphase bei Massenexpansion. Aus diesem Grund kann der Patient asymptomatisch erscheinen. Allerdings beginnt der ICP rasch anzusteigen, wenn die Volumenzunahme des Masseneffekts die Kompensationskapazität von Blut und Liquor übersteigt. Folge davon ist die Verdrängung des Gehirns entlang und durch starre (Unflexible) Strukturen innerhalb des Schädels, wobei unter Umständen Teile des Gehirns zwischen oder in diesen Strukturen eingeklemmt werden können. Dies

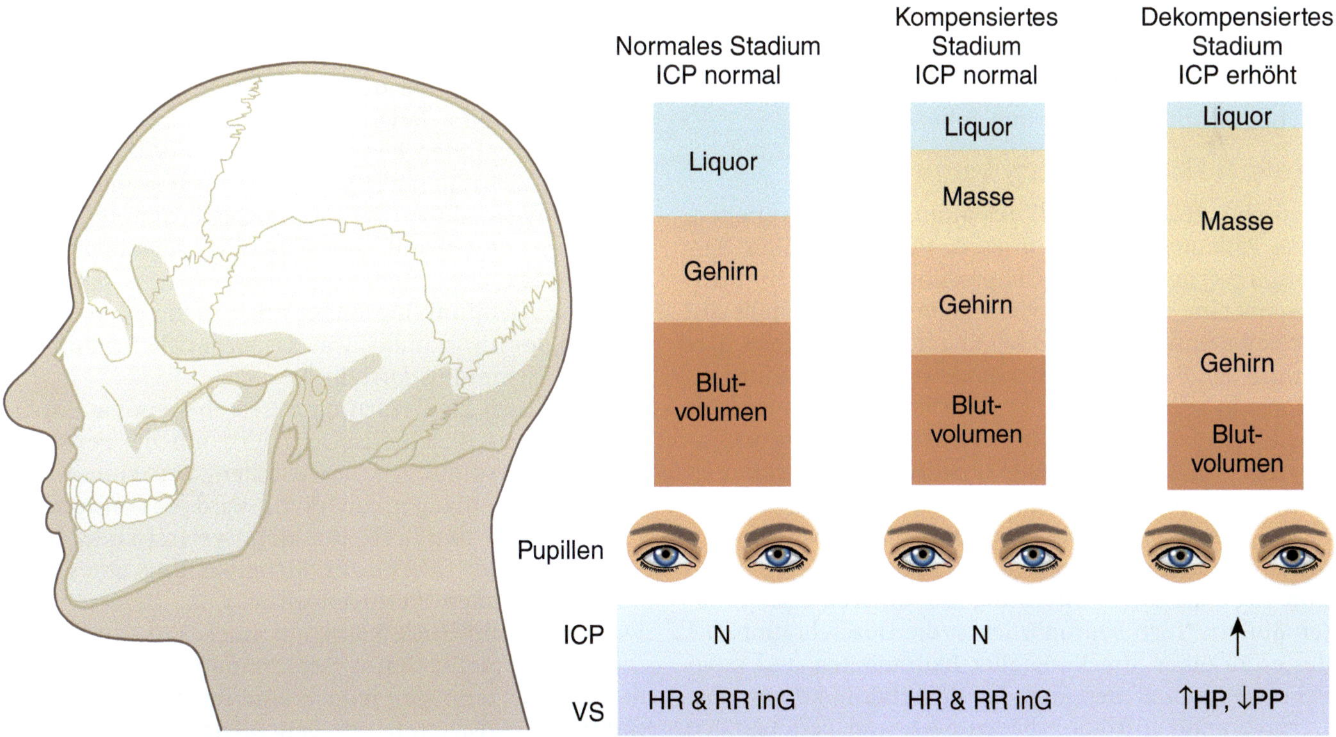


**Abbildung 8-7** Monroe-Kellie-Doktrin: Das Volumen des intrakraniellen Inhalts muss konstant bleiben. Wenn das Volumen einer zusätzlichen Masse, beispielsweise bei einem Hämatom, zur Abnahme des Liquor- und Blutvolumens in gleicher Größe führt, bleibt der ICP normal. Wenn dieser Kompensationsmechanismus allerdings erschöpft ist, kommt es in jeder Minute, in der das Hämatomvolumen zunimmt, zu einem exponentiellen ICP-Anstieg.

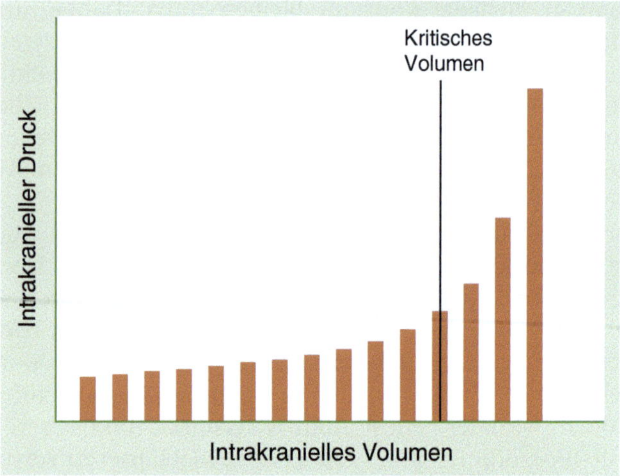


**Abbildung 8-8** Diese Grafik verdeutlicht die Beziehung zwischen intrakraniellem Volumen und ICP. Bei Zunahme des Volumens bleibt der Druck so lange relativ konstant, solange Liquor und Blut reduziert werden. Steigt das zusätzliche Volumen so stark an, dass die Kompensationsmechanismen erschöpft sind, steigt der ICP dramatisch an.



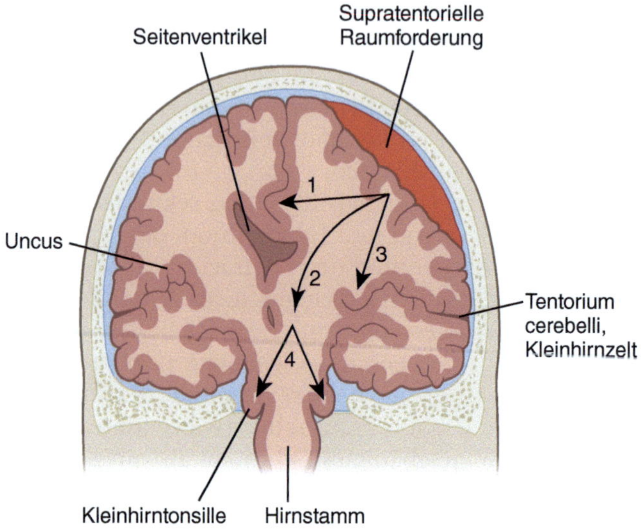


**Abbildung 8-9** Die verschiedenen Einklemmungssyndrome sind das Resultat von Masseneffekten und erhöhtem ICP: 1: Einklemmung des cingulären Cortex, 2: zentrale Einklemmung, 3: uncale Herniation, 3 cerebello-tonsilläre Herniation. Diese Syndrome können auch in Kombination miteinander auftreten.



verursacht eine Kompression der lebenswichtigsten Gehirnregionen und gefährdet die arterielle Blutversorgung (**Abbildung 8-8**). Diese Verlagerung bzw. Einklemmung von Hirngewebe in Richtung und durch das Foramen magnum wird als (zerebrales) Herniationssyndrom bezeichnet. (**Abbildung 8-9** und **Tabelle 8-3**).

## Klinische Herniationssyndrome

Klinische Zeichen der Einklemmung können helfen, diese Patienten zu identifizieren. Bei der uncalen Herniation verursacht die Kompression des dritten Hirnnervens eine erweiterte oder maximal weite Pupille auf der Seite (ipsilateral) der Schädigung (Herniation). Der Verlust der Funktion des motorischen Traktes führt zu einer Schwäche auf der gegenüberliegenden (kontralateralen) Körperseite und zum Babinski-Reflex. Eine extensivere Herniation kann eine Zerstörung von Strukturen im Hirnstamm – des Nucleus ruber und der **Vestibulariskerne** – verursachen. Das Ergebnis ist eine **Dekortikation**, die sich in abnormaler Flexion der oberen Extremitäten und Rigidität sowie Streckung der unteren Extremitäten äußert. Noch bedrohlicher ist die Dezerebration, bei der es zu einer Streckung aller Extremitäten und möglicherweise einer Beugung der Wirbelsäule kommt. Die Dezerebration tritt bei Schädigungen und Verletzungen des Hirnstamms auf (**Abbildung 8-10**). Beim Fortschreiten der Herniation erschlaffen die Extremitäten und jede motorische Aktivität erlischt.[41,42]

Bei einer zentralen und tonsillären Herniation, ist auch das aufsteigende retikuläre Aktivierungssystem betroffen, was zu einem abnormen Atemmuster oder Apnoe führt, mit sich verschlechternder Hypoxie und Hypoxie. Die **Cheyne-Stokes-Atmung** ist ein sich wiederholendes Atemmuster aus langsamen, oberflächlichen Atemzügen, die tiefer und schneller werden, um dann wieder zum langsamen Muster zurückzukehren. Kurze Apnoephasen können zwischen den Zyklen vorkommen. **Zentrale neurogene Hyperventilation** bezieht sich auf regelmäßige tiefe Atemzüge, während unkoordiniertes Atmen auf unregelmäßige Atembemühungen verweist, denen jedes erkennbare Muster fehlt. Die spontane Atemfunktion endet mit zunehmender Kompression des Hirnstamms, was das terminale Stadium bei einer Einklemmung darstellt.[40]

Wenn sich im Gehirn eine Gewebehypoxie entwickelt, werden Regelkreise aktiviert, um die zerebrale Sauerstoffversorgung sicherzustellen. Um einem steigenden ICP entgegenzuwirken, wird das autonome Nervensystem aktiviert, um den systemischen Blutdruck (und den MAP) zur Sicherstellung eines normalen zerebralen Perfusionsdrucks zu steigern. Der systolische Blutdruck kann auf über 250 mmHg ansteigen. Wenn die Barorezeptoren in den Karotiden und dem Aortenbogen jedoch einen deutlich erhöhten Blutdruck registrieren, werden Signale an den Hirnstamm geschickt, um das parasympathische System zu aktivieren. Über den zehnten Hirnnerv, den Vagus, wird dann die Herzfrequenz gesenkt. Der **Cushing-Reflex** ist charakterisiert durch die Trias aus Bradykardie, arterieller Hypertonie mit verbreitertem Pulsdruck sowie

**Tabelle 8-3** Beschreibung der verschiedenen Herniationssyndrome

| Einklemmungstyp | Bewegung |
|---|---|
| Uncal (transtentoriale Herniation) | Der mediale Anteil des Temporallappens (Uncus) wird gegen das Tentorium gedrückt und übt Druck auf den Hirnstamm aus. Bei anhaltender Herniation werden der dritte Hirnnerv, der motorische Trakt und das aufsteigende retikuläre Aktivierungssystem auf derselben Seite komprimiert, was eine erweiterte oder entrundete Pupille auf dieser Seite, motorische Schwäche auf der gegenüberliegenden Seite und eine respiratorische Dysfunktion sowie fortschreitende Vigilanzminderung zur Folge hat. |
| Zentral (nach unten gerichtete Herniation) | Teile der Temporallappen beider Hemisphären werden durch eine Kerbe im Tentorium (transtentoriell) gedrückt. Durch die Herniation nach unten reißen Äste der A. basilaris ab, was zu kleinen Blutungen führt. Die Unterbrechung der Versorgung des Hirnstamms verursacht Beugesynergismen, eine Depression des Atemzentrums und führt letztendlich zum Tod. |
| Cingulär (Herniation unter-/innerhalb der Falx) | Am häufigsten verschiebt sich der innerste Teil des Frontallappens unter die Falx cerebri, die von der Dura mater gebildet wird und die beiden Gehirnhälften trennt. Diese Herniation kann zu Verletzungen der medialen Hemisphären und des Mittelhirns führen. In der Regel tritt sie zusammen mit der transtentoriellen Herniation auf und äußert sich durch motorische Synergismen und Koma. |
| Zerebellar (nach oben gerichtete transtentorielle Herniation) | Das Mittelhirn wird abwärts durch das Tentorium gedrückt. Diese Bewegung kann auch in Verbindung mit einer uncalen (transtentoriellen) Herniation auftreten. |
| Tonsillär (abwärts gerichtete zerebellare Herniation) | Die Kleinhirntonsillen bewegen sich abwärts durch das Foramen magnum und verursachen dadurch eine Kompression des Kleinhirns, der Medulla oblongata und des oberen zervikalen Rückenmarks. Verletzungen des unteren Bereichs der Medulla münden in einem Kreislauf- und Atemstillstand, ein gemeinsames Ereignis bei Patienten mit Herniation. Dies wird landläufig auch als „Einklemmung" bezeichnet.[40] |



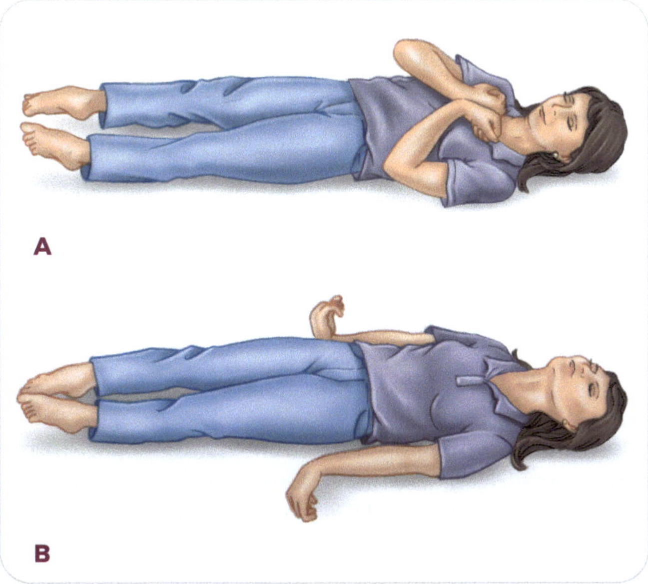


**Abbildung 8-10** **A.** Beugesynergismen. **B.** Strecksynergismen.



einem irregulären Atemmuster (z. B. Cheyne-Stokes-Atmung) als Ausdruck eines erhöhten intrakraniellen Drucks.[43]

## Ischämie und Herniation

Die Herniationssyndrome beschreiben, wie ein erhöhter intrakranieller Druck (ICP) zu einer Kompression und weiteren Gehirnschädigungen führen können. Allerdings kann ein durch eine Gehirnschwellung erhöhter ICP ebenso Ursache für eine Schädigung des Gehirns infolge verminderter Sauerstoffversorgung mit nachfolgender zerebraler Ischämie sein. Basierend auf der Formel für den zerebralen Perfusionsdruck (CPP = MAP – ICP), verursacht ein Ansteigen des ICP eine Reduktion des zerebralen Perfusionsdrucks, was die zerebrale Durchblutung gefährdet. Diese Situation wird durch ischämische Insulte verschlimmert, die durch andere Ursachen wie beispielsweise systemische Hypotension verursacht werden. Diese mechanischen und ischämischen Insulte setzten eine endlose Kaskade in Gang, die noch mehr Gehirnschwellung erzeugt, welche zu weiteren mechanischen und ischämischen Schäden führt. Dieser Prozess führt ohne Intervention in letzter Konsequenz zu Einklemmung und Tod. Die Begrenzung der sekundären Gehirnschäden und die Unterbrechung dieses Schädigungskreislaufs sind die prinzipiellen Ziele des SHT-Managements.

### Hirnödem

Eine direkte Schädigung der neuronalen Zellmembran führt dazu, dass sich intrazellulär Flüssigkeit innerhalb der geschädigten Neurone sammelt, was zu einem Hirnödem (Schwellung der Gehirnzellen/des Gehirns) führt. In weiterer Folge kann es zur Aktivierung einer inflammatorischen Antwort kommen, die weitere Neurone und Gehirnkapillaren schädigt, wodurch das Ödem durch weitere intrazelluläre und interstitielle Flüssigkeitsansammlungen verstärkt wird. In dem Ausmaß, in dem sich das Ödem entwickelt, nehmen die oben beschriebenen mechanischen und ischämischen Schäden zu, was diese Prozesse in einer Endlosschleife von zunehmendem Ödem und Hirnschaden verstärkt.

Ein Hirnödem tritt häufig in Zusammenhang mit einer primären Hirnschädigung auf und kann infolge eines intrakraniellen Hämatoms, einer direkten Schädigung des Gehirnparenchyms aufgrund einer Kontusion oder einer diffusen Gehirnschädigung verursacht durch Hypoxie und Hypotonie auftreten.

### Masseneffekte

Bei einem Trauma entsteht der Masseneffekt durch die Ansammlung von Blut im intrakraniellen Raum. Intrakranielle Hämatome wie etwa epidurale, subdurale oder intrazerebrale Hämatome sind die Hauptursachen für Masseneffekte. Da der Masseneffekt auf die Größe des Hämatoms zurückzuführen ist, kann eine schnelle Drainage den vorher beschriebenen Teufelskreis aus Ödem und Schädigung unterbrechen. Leider sind diese Hämatome oft mit einem Hirnödem vergesellschaftet, sodass zusätzlich andere Interventionen zur Unterbrechung dieses Teufelskreises erforderlich sind.

### Venöse Obstruktion

Venöse Obstruktion kann als folge externer Kompression des zerebralen venösen Systems oder als Folge einer fokalen Thrombosen auftreten. Bei externem Druck z.B. durch Kompressionsfrakturen des Schädelknochens oder Gehirnmasseneffekte können die dünnen Wände der venösen Sinus fokal komprimiert werden, wodurch der venöse Abstrom behindert wird. Zusätzlich können an der Kompressionsstelle venöse Thromben entstehen, die einen Teufelskreis in Gang setzen: venöse Hypertension führt zu zunehmender Hirnschwellung, diese verstärkt die venöse Kompression und resultiert in einem weiteren Anstieg des intrakraniellen Drucks.[16]

Die verheerendste Verletzung ist die okzipitale Schädelfraktur über dem rechten Sinus transversus da dieser meist der größte Sinus ist. Fokale Verschlüsse wie z. B. eine Sinusvenenthrombose sind sehr selten, aber mit einer hohen Mortalität assoziiert. Bei der Versorgung beider Fälle ist dringend eine chirurgische Intervention erforderlich.

Zusätzlich zur intrakraniellen venösen Obstruktion gibt es auch extrakranielle Ursachen einer venösen Obstruktion, die den ICP indirekt erhöhen können. Die cerebralen Venen münden in die Halsvenen, sodass jede Kompression der Halsvenen den gleichen Effekt wie eine intrakranielle Venenobstruktion verursachen kann. Eine schlechte Kopfposition, wie z. B. Beugung oder Beugung mit Rotation, kann zu einem erheblichen Anstieg des ICP führen (ICP von 8,8 auf 16,2 mmHg). Noch ausgeprägter ist der Effekt bei Kindern, die einen großen Hinterkopf und eine noch nicht so ausgeprägte Halsmuskulatur haben.[7] Halskrausen können den ICP von 4 mmHg auf 14,5 mmHg erhöhen.[18] Erhöhte intrathorakale und intraabdominale Drücke führen ebenfalls zu einem erhöhten Jugularvenendruck und können so den zerebralen Venenabfluss beeinträchtigen. Daher sollte darauf geachtet werden, den Kopf in einer neutralen Position zu stabilisieren und die Anlage einer starren Halskrause kritisch abzuwägen und alternative Maßnahmen zur Stabilisierung zu wählen.

### Intrakranielle Hypertension

Die Kombination aus Hirnödem, zerebraler Ischämie, venöser Obstruktion und Masseneffekt führt zu intrakranieller Hypertension. Die ICP-Messung ist ein Weg, den Grad des Hirnödems zu quantifizieren und abzuschätzen. ICP-Monitoring wird im Krankenhaus verwendet, um medizinischem Fachpersonal die Möglichkeit zu geben, das Hirnödem quantifizieren, das Risiko einer Einklemmung abzuschätzen und die Effektivität der therapeutischen Maßnahmen bei der Behandlung des Hirnödems überprüfen zu können. Ein erhöhter ICP kann Zeichen einer Hirnschwellung sein. Auch wenn ICP-Monitoring üblicherweise präklinisch nicht verfügbar ist; hilft das Verständnis und Wissen über die Pathophysiologischen Abläufe präklinisch tätigem Rettungsdienstfachpersonal bei der Entscheidungsfindung und Versorgung von Patienten mit Hirnverletzung.

## Extrakranielle Ursachen für eine sekundäre Gehirnschädigung

### Hypotension

Eine zerebrale Ischämie ist extrem häufig bei schweren Hirnverletzungen. In Studien wurde sie bei 90 % der Patienten, die an einem SHT gestorben sind, und bei vielen Überlebenden identifiziert.[44] Deshalb stehen die Auswirkungen eines niedrigen zerebralen Blutflusses auf das Outcome von SHT-Patienten primär im Fokus, um die sekundären Schäden zu limitieren.

Bei Auswertung der US-amerikanischen TBI-Datenbank (TBI = Traumatic Brain Injury) waren die zwei signifikantesten Prädiktoren für ein schlechtes Outcome bei SHT die Zeitspanne, in welcher der ICP höher als 20 mmHg lag, und die Zeit, in welcher der systolische Blutdruck unter 90 mmHg betrug.[11] Tatsächlich kann bereits eine kurze Episode von Blutdruckwerten unter 90 mmHg zu einem schlechteren Outcome führen.[11] Zahlreiche Studien haben in diesem Zusammenhang die verheerende Auswirkung von niedrigen systolischen Blutdruckwerten nachgewiesen.[12-14]

Viele Patienten mit SHT erleiden auch andere Verletzungen, oftmals vergesellschaftet mit Blutungen und daraus resultierender Hypotension. Volumenmanagement sowie eine schnelle Behandlung dieser Verletzungen, um eine Hypotension zu vermeiden ist von entscheidender Bedeutung, um Sekundäre Hirnschäden zu vermeiden. Es liegen nicht genügend Daten vor, um exakte Blutdruckzielwerte zu empfehlen, die generell auf alle Patienten anwendbar sind. Sowohl Prehospital Trauma Life Support (PHTLS) als auch Advanced Trauma Life Support (ATLS) empfehlen sich auf die Kontrolle von Blutungen und die Wiederherstellung einer adäquaten Perfusion zu konzentrieren und gleichzeitig den Einsatz von Kristalloiden, soweit möglich zu reduzieren.

Zusätzlich zu einem Blutverlusts führt eine Dysregulation der Autoregulation des cerebralen Blutflusses zu Sekundären Hirnschäden. Der normale, kortikale Blutfluss beträgt 50ml/100g Gehirngewebe pro Minute (50ml/100g/min). Nach einem schweren SHT kann dieser Wert auf 30ml oder sogar auf 20ml/100g/min. fallen. Die Ursache für diese Reduzierung des Blutflusses ist nicht bekannt, könnte aber auf dem Verlust der Autoregulationsmechanismen oder Schutzmechanismen die das Gehirn als Reaktion auf die Verletzung herunterregulieren, beruhen. Ein reduzierter zerebraler Blutfluss und begleitendem hämorrhagischem Schock aggraviert die Ischämie Gefahr für das Gehirn.[11,20,45]

Wie bereits ausgeführt, beeinträchtigt eine Verletzung des Gehirns den Autoregulationsmechanismus und es sind höhere zerebrale Perfusionsdrücke erforderlich, um einen adäquaten zerebralen Blutfluss zu gewährleisten. Schwer verletzte Gehirnregionen können jede Fähigkeit zur Autoregulation verlieren. In diesen Regionen dilatieren die Blutgefäße, verursachen eine Hyperämie und verschieben damit das Blut in die am meisten betroffenen Gehirnregionen und damit weg von Bereichen, die durch eine adäquate Perfusion vor einem Schaden geschützt werden könnten.[46,47] Nicht zuletzt kann eine aggressive Hyperventilation zu einer weiteren Engstellung der Blutgefäße führen, dadurch den zerebralen Blutfluss zusätzlich beeinträchtigen, die Ischämie verstärken und dadurch nicht betroffene Gehirnregionen kompromittieren.

Diese Kombination aus physiologischer Herunterregulierung, Blutverschiebung und hämorrhagischem Schock verursacht multiple ischämische Schäden in rettbaren Gehirnbereichen und macht dadurch die Behandlung der Hypotension zu einem essenziellen Bestandteil des SHT-Managements. Aus diesem Grund ist im präklinischen Setting bei mittelschwerem bis schwerem SHT folgende Blutdruckziele: **≥110 mmHg bei isoliertem SHT** und **≥90 mmHg bei Polytrauma mit schweren inneren Blutungen** anzustreben. Dies optimiert den Ausgleich zwischen zerebraler Protektion und hämorrhagischer Schockkontrolle.

## Hypoxie und Hyperoxie

Eines der für den Erhalt der Integrität wichtigsten Substrate, die dem Gehirn über die Blutzirkulation zugeführt werden, ist Sauerstoff. Eine irreversible Gehirnschädigung kann bereits nach 4 bis 6 Minuten zerebraler Anoxie entstehen. Studien haben außerdem gezeigt, dass eine Sauerstoffsättigung des Hämoglobins ($SpO_2$) von weniger als 90 % schwerwiegende Auswirkungen auf SHT-Patienten haben.[8,11,23] Eine signifikante Zahl an SHT-Patienten präsentiert sich mit niedrigem oder inadäquatem $SpO_2$, was ohne Verwendung der Pulsoxymetrie leicht übersehen werden kann.[38] Dass der Schwerpunkt bei Patienten mit Hirnverletzungen auf dem präklinischen Atemwegsmanagement und einer ausreichenden Sauerstoffzufuhr liegt, ist zum Teil auch Ergebnis dieser Studien. Adäquate Ventilation und adäquater Blutfluss sind kritisch Faktoren bei der Aufrechterhaltung einer adäquaten Sauerstoffversorgung des Gehirns. Bei einer Studie an Patienten mit schwerem SHT konnte eine Mortalitätsrate von 26,9 % nachgewiesen werden, wenn es weder zu einer Hypoxämie noch zu einer Hypotension gekommen war, eine Rate von 28 % bei Hypoxämie alleine und von 57,2 %, wenn beides zusammen nachgewiesen werden konnte.[48] Deshalb muss das präklinische Rettungsdienstfachpersonal einen adäquaten Kreislauf durch Minimierung des Blutverlusts sicherstellen sowie eine ausreichende Oxygenierung durch ein sicheres Freihalten der Atemwege und suffiziente Ventilation gewährleisten.

Die Verabreichung von 100% Sauerstoff kann zu einer Verengung der Hirngefäße führen, was wiederum den Stoffwechsel im Gehirn verändern kann. Die wenigen verfügbaren Studien, in denen die Auswirkungen hoher $FiO_2$- und $PaO_2$-Werte untersucht wurden, zeigten schlechte funktionelle Ergebnisse und höhere Mortalitätsraten. [49-51] Diese Studien lassen vermuten, dass es wahrscheinlich ein ideales therapeutisches Fenster für $PaO_2$-Werte nach einem SHT zwischen 100 und 200 mmHg gibt. Während sowohl Hyperoxie als auch Hypoxie außerhalb dieses Bereiches gefährlich sein können, überwiegt die Evidenz anhand der derzeit verfügbaren Datenlage mit spezieller Betrachtung des präklinischen Bereiches, dass eine Hypoxie, selbst auf kurzfristiger Basis, gefährlicher ist.

## Anämie

Die Sauerstofftransportkapazität des Blutes ist abhängig von verschiedenen Faktoren, darunter auch der Hämoglobinkonzentration. Eine Anämie, die durch eine verminderte Konzentration an Hämoglobin im Blut bedingt ist, kann folglich eine Beeinträchtigung der Sauerstoffversorgung des Gehirns zur Folge haben. Ein 50% Abfall des Hämoglobins hat einen wesentlich größeren Effekt auf die Sauerstoffversorgung des Gehirns als ein 50% Abfall des Sauerstoffpartialdrucks ($PaO_2$). Aus diesem Grund hat eine durch Blutverlust verursachte Anämie direkte Auswirkungen auf das Outcome nach SHT.

## Koagulopathie

Traumata, insbesondere SHT, sind mit einer Koagulopathie einschließlich Thrombozytendysfunktion sowie Veränderungen des Fibrinogens und der Gerinnungsfaktoren verbunden, die zu einer verminderten Gerinnungsfähigkeit des Blutes führen. Diese Veränderungen der Hämostase begünstigen das Fortschreiten von Blutungen bei SHT-Patienten und sind mit einer höheren Morbidität und Mortalität verbunden als bei SHT-Patienten ohne Koagulopathie. [53,54]

Ein Hauptrisikofaktor für eine Koagulopathie ist die Einnahme von Antikoagulantien und/oder Thrombozytenaggregationshemmern vor dem Trauma. Diese Medikamente werden immer häufiger für verschiedene Indikationen, gerade älteren Patienten, verschrieben. Gerade in dieser Patientenpopulationen treten die meisten SHTs durch oder nach Stürzen auf. Aus diesem Grund haben ältere Patienten die gerinnungshemmende Medikamente einnehmen eine dreimal höhere Mortalität und eine höhere Inzidenz ungünstiger 6-Monats Outcome im Vergleich zu Patienten, die keine Gerinnungshemmende Medikation vor dem Unfall einnahmen. Eine Studie konnte eine Mortalitätsrate von 35,2% bei antikoagulierten Patienten im Vergleich zu 11,6% bei nicht antikoagulierten Patienten zeigen.[54] Aus diesem Grund ist es sehr wichtig in Erfahrung zu bringen, ob ein Patient Antikoagulantien oder Thrombozytenaggregationshemmer dauerhaft einnimmt um eine (medikamentös bedingte) Koagulopathie so schnell wie möglich adressiert und ein Fortschreiten einer Blutung verhindert werden kann (**Tabelle 8-4**). Prothrombin-Komplex-Konzentrate (PPSB) wird am häufigsten eingesetzt,

**Tabelle 8-4** Gerinnungshemmende Medikamente

| Medikamentenklasse | Vertreter | Antidote |
|---|---|---|
| Vitamin K Antagonisten | Warfarin | Vitamin K<br>Protrombin-Komplex-Konzentrat (PCC) |
| Indirekte Thrombin Inhibitoren | Heparin<br>Niedermolekulares Heparin (LMWH) | Protamin-Sulfat |
| Indirekter Faktor-Xa-Inhibitor | Fondaparinux | keine Angaben |
| Direkte Orale Antikoagulanzien (DOAC) | Apixaban<br>Rivaroxaban<br>Edoxaban<br>Dabigatran (ein direkter Thrombin-Inhibitor) | PCC |
| Direkter Thrombin-Inhibitor | Argatroban<br>Bivalirudin<br>Dabigatran<br>Hirudin (natürlich vorkommend, z.B. aus Blutegeln gewonnen) | Idarucizumab (Praxbind) |
| Faktor Xa-Inhibitor | Apixaban<br>Rivaroxaban | Andexanet alfa |
| Thrombozytenaggregationshemmer | Aspirin<br>Clopidogrel<br>Prasugrel | Desmopressin (Minirin) |

Daten von Yee J, Kaide CG. Emergency reversal of anticoagulation. *West J Emerg Med*. 2019;20(5):770-783. doi:10.5811/westjem.2018.5.38235 um die Wirkung von Antikoagulantien zügig aufzuheben, Desmopressin antagonisiert die Wirkung von Thrombozytenaggregationshemmern.[55]

Studien haben den Effekt von Tranexamsäure (TXA) beim Schädel-Hirn-Trauma untersucht. Tranexamsäure verhindert den Abbau von Fibrinverbindungen (den Abbau des Fibrin Clots) und wird häufig verwendet, um eine Blutung zu reduzieren. Initial wird eine „loading-dose" von 1g über 10 Minuten gefolgt von 1g über 8h gegeben. Die CRASH-2 Studie konnte zeigen das eine frühe Gabe von TXA bei blutenden Trauma Patienten das Versterben aufgrund von Verbluten um 30% und die generelle Mortalität um 20% reduziert.[56] Eine Subgruppen-Analyse der CRASH-2 Studie zeigte eine geringere Ausdehnung intrakranieller Blutungen, weniger neue intrakranielle Blutungen, weniger fokale ischämische Läsionen und eine Tendenz zu einer verbesserten Mortalität bei blutenden Patienten mit SHT nach TXA Gabe, auch wenn der letzte Punkt statistisch nicht signifikant war.[57]

Die 2019 durchgeführte Followup-Studie CRASH-3 konzentrierte sich speziell auf Patienten mit SHT. Hier konnte gezeigt werden das eine rasche Gabe von Tranexamsäure im Krankenhaus (innerhalb der ersten drei Stunden nach Trauma) die Zahl der Toten durch Kopfverletzungen in der Gruppe der leichten bis mittelschweren SHT reduziert. Es konnte kein Effekt auf die Gruppe der schweren SHT gezeigt werden.[58,59] Eine kürzlich durchgeführte mulizentrische Kohortenstudie (nicht randomisiert) untersuchte das Outcome von Patienten die präklinisch Tranexamsäure erhalten hatten, es zeigte sich eine statistisch signifikant erhöhte 30 Tages Mortalität bei diesen Patientenkollektiv.[60] Aufgrund der kontroversen und begrenzten Datenlage über die Nutzung von TXA in der präklinischen Versorgung wird die Anwendung aktuell nicht empfohlen, außer für Patienten mit langen Transportzeiten und Patienten bei denen über einen längeren Zeitraum keine definitive Versorgung gewährleistet ist.

## Hypokapnie und Hyperkapnie

Wie bereits in diesem Kapitel besprochen, können sowohl Hypokapnie (niedriger $PaCO_2$) als auch Hyperkapnie (erhöhter $PaCO_2$) das Gehirn schädigen. Wenn es zu einer Konstriktion zerebraler Blutgefäße durch eine signifikante Hypokapnie kommt, wird der zerebrale Blutfluss kompromittiert, was zu einer Verminderung der Sauerstoffversorgung des Gehirns führt. Hyperkapnie kann aus einer Hypoventilation aufgrund zahlreicher Ursachen resultieren, einschließlich Alkohol- oder Drogenintoxikation und abnormale Atemmuster, wie man sie bei Patienten mit erhöhtem ICP beobachten kann. Hyperkapnie verursacht eine Vasodilatation, was zu einem Anstieg des ICP führen kann.

Hypokapnie ist die Folge einer Hyperventilation, welche häufig bei beatmeten Patienten auftritt. Sie führt zu einer cerebralen Vasokonstruktion die wiederum zu einer Reduktion des zerebralen Blutvolumens und dadurch des ICP führt. Gleichzeitig erhöht sich der cerebrale Gefäßwiederstand, was zu einer Verringerung des zerebralen Blutflusses führt, was zu einer Zunahme der Ischämie des Gehirns führen kann. Die Brain Trauma Foundation empfiehlt deshalb keine prophylaktische Hyperventilation (mit $PaCO_2$ Werten von 25mmHG oder weniger)[15,21-23] in ihren Guidelines. Idealerweise soll eine Normokapnie aufrechterhalten werden, um die nachteiligen Effekte von Hypokapnie und Hyperkapnie zu vermeiden.

## Hypo- und Hyperglykämie

Wenn der zerebrale Blutfluss abnimmt, kommt es zu einer Verminderung sowohl der Sauerstoffversorgung als auch der Glukoseversorgung und anderer wichtiger Nährstoffe für das Gehirn. Glukose ist die primäre Energiequelle für das erwachsene Gehirn und Veränderungen im zerebralen Glukosestoffwechsel sind ein Kennzeichen für die Antwort auf ein SHT. Studien mit bildgebenden Verfahren haben einen raschen, kurzzeitigen Anstieg der Glukoseaufnahme unmittelbar nach dem Trauma nachgewiesen, gefolgt von einer längeren Periode mit herabgesetztem Glukosemetabolismus. Dieser Abfall ist größer bei schwerer verletzten SHT-Patienten und die Dauer nimmt mit dem Alter zu. Der Ort des verringerten Metabolismus ist von Bedeutung, da ein höherer Metabolismus im Thalamus, Hirnstamm und Kleinhirn eine signifikante positive Korrelation mit dem Wachheitsgrad hat.[61-64]

Das ischämische Hirngewebe wird sowohl durch eine Überzuckerung (Hyperglykämie) als auch durch eine Unterzuckerung (Hypoglykämie) gefährdet. Die desaströsen Auswirkungen einer ausgeprägten, protrahierten Hypoglykämie auf das Nervensystem während der Verletzung und darüber hinaus sind gut bekannt. Da Neuronen nicht in der Lage sind, Glukose zu speichern, benötigen diese eine kontinuierliche Zufuhr, um den Zellstoffwechsel aufrechterhalten zu können. Bei fehlender Glukoseversorgung können ischämische Zellen dauerhaft geschädigt werden. Deshalb sind wahrscheinlich länger anhaltende Blutzuckerwerte über 150 mg/dl (8,3 mmol/l) und grundsätzlich über 200 mg/dl (11,1 mmol/l) schädlich für das verletzte Gehirn. Erhöhte Blutzuckerwerte sind mit einem schlechteren neurologischen Outcome verbunden und sollten daher vermieden werden.[65,66]

Im präklinischen Setting sollte eine Hypoglykämie früh erkannt und behandelt werden, da die Bedrohung durch niedrige Blutzuckerwerte wesentlich gravierender ist als durch erhöhte. Eine Blutzuckermessung sollte präklinisch bei allen Patienten mit veränderter Vigilanz durchgeführt und bei Werten unterhalb des Normbereichs Glukose intravenöse (I.V.) oder intramuskulär verabreicht werden. Außerdem ist jede therapeutisch verursachte Hyperglykämie vorübergehend und es sollten bei diesen Patienten engmaschige Zuckerkontrollen nach Einlieferung ins Krankenhaus durchgeführt werden.

### Krampfanfälle

Ein Patient mit einem akuten SHT hat ein höheres Risiko für Krampfanfälle. Eine Hypoxie bedingt durch ein Atemwegs- oder Atmungsproblem kann generalisierte Krampfanfälle induzieren, genauso wie Hypoglykämie und Elektrolytentgleisungen. Zusätzlich kann ischämisches oder verletztes Gehirngewebe die Auslösung eines fokalen oder eines generalisierten Krampfanfalls oder eines **Status epilepticus begünstigen**. Krampfanfälle wiederum können eine vorbestehende Hypoxie durch eine weitere Einschränkung der respiratorischen Funktion verschlechtern. Darüber hinaus ist die massive neuronale Aktivität bei Krampfanfällen mit einem raschen Sauerstoff- und Blutglukoseabfall vergesellschaftet, was die zerebrale Ischämie weiter verschlechtert.

# Untersuchung und Management

Eine kurze Begutachtung der Unfallmechanik, welche die Verletzungen verursacht hat, kombiniert mit einer raschen ersten Beurteilung des Patienten (Primary Survey) mit anschließendem Secondary Survey (erweiterter Beurteilung des Patienten) unterstützt die Identifizierung potenziell lebensbedrohlicher Probleme bei einem Patienten mit vermutetem SHT. Da die Pathophysiologie des SHT ein dynamischer Prozess ist, muss der Patient einer regelmäßigen Reevaluation unterzogen werden, vielleicht sogar häufiger als gewöhnlich. Die Untersuchungsergebnisse verändern sich unter Umständen ebenso wie der Zustand des Patienten im Verlauf der Zeit signifikant.

## Unfallmechanik (Kinematik)

Kenntnisse über den Verletzungsmechanismus sind entscheidend bei allen Traumapatienten, da es helfen kann, spezielle Verletzungsmuster zu erkennen, insbesondere beim SHT. Schlüsselinformationen über den Unfallhergang kommen häufig von Unfallzeugen oder Ersthelfern. Die Windschutzscheibe des Unfallfahrzeugs hat vielleicht ein „Spinnennetzmuster", was einen Aufprall des Patientenkopfes nahelegt, oder es finden sich blutige Gegenstände, die als Waffe bei einem Überfall verwendet wurden. Ein seitlicher Schlag auf den Kopf kann eine Fraktur des Temporalknochens mit Verletzung der darunter liegenden Meningealarterie und ein Epiduralhämatom verursachen. Hochgeschwindigkeitstraumata oder schnelle Akzelerations-/Dezelerationstraumata wie z. B. bei Fahrzeugkollisionen mit hoher Geschwindigkeit können eine Coup-Contrecoup-Verletzung verursachen. Dazu kommt es, wenn der Kopf gegen ein feststehendes Hindernis prallt, was zu einer Verletzung auf der Seite des Aufpralls und zu einer weiteren Verletzung auf der gegenüberliegenden Seite führt, wenn das Gehirn mit der gegenüberliegenden Schädelseite kollidiert. Dies stellt eine wichtige Information für das Gesundheitsfachpersonal der übernehmenden Klinik dar, weil es für eine genaue Diagnostik und das Patientenmanagement wesentlich sein kann, nicht nur im Fall einer möglichen Hirnverletzung, sondern auch im Hinblick auf andere Verletzungen.

## Initiale Beurteilung (Primary Survey)

Eine Effektive Behandlung eines Patienten mit SHT beginnt mit Behandlung der lebensbedrohlichen Probleme die in der Initialen Beurteilung (Primary Survey) identifiziert wurden. Atemwege, Atmung (Belüftung) und Kreislauf sind die ersten Untersuchungsschritte im Primary Survey. Sobald diese Probleme gelöst wurden, sollte der Patient schnellstmöglich adäquat gelagert und rasch in die nächste geeignete Klinik zur Behandlung von SHT transportiert werden (**Kasten 8-1**).

### *Lebensbedrohliche Blutung*

Die initiale Beurteilung (Primary Survey) ist die erste Untersuchung/Einschätzung eines jeden Trauma Patienten, einschließlich Patienten mit SHT. Die geordnete, strukturierte Herangehensweise ist für jeden Trauma Patienten gleich und beginnt mit der Identifikation und Kontrolle von lebensbedrohlichen Blutungen (X). Die Atemwege (A) und die Ventilation (B) werden entweder im weiteren Verlauf oder, wenn genug Ressourcen an der Einsatzstelle vorhanden sind, parallel behandelt. Immer unter der Prämisse, dass das primäre Ziel der Blutungskontrolle dabei nicht verzögert/behindert wird.

Jede Blutung „nach außen" sollte mit direktem Druck auf die Wunde oder einem Druckverband versorgt werden. Komplexe Verletzungen der Kopfhaut (Skalp) können zu einem signifikanten Blutverlust führen. Wenn möglich, sollten schwerwiegende Blutungen immer in Kombination mit Hämostyptischen- und mehreren Standardkompressen behandelt werden, die von einer elastischen Binde über der Wunde fixiert werden. Diese Methode stellt einen effektiven Druckverband dar, um die Blutung zu kontrollieren. Sollte diese Herangehensweise die Blutung nicht stoppen, kann Druck auf die Wundränder ausgeübt werden, um die Gefäße zwischen der Haut, dem Bindegewebe und der Galea zu komprimieren. Ein Druckverband sollte nicht über eine Impressionsfrakur oder einer offenen Fraktur des Schädels angebracht werden, da dies zu einer Verschlimmerung

**Kasten 8-1** Alkoholkonsum und SHT

Alkohol ist ein bekannter Risikofaktor für ein SHT, vor allem für Subduralhämatome.[67,68] Es gibt zahlreiche Faktoren, die zu diesem erhöhten Risiko beitragen. Physikalische Schrumpfung des Gehirns (zerebrale Atrophie) wird häufig bei Patienten gesehen, die regelmäßig moderate bis große Mengen an Alkohol über einen langen Zeitraum konsumieren. In dem Ausmaß, in dem das Gehirnvolumen abnimmt, steigt der Zug auf die Brückenvenen, vergleichbar mit den Seilen einer Zugbrücke, welche die Straße in Position halten. Wenn die Spannung zunimmt, braucht es wenig Scherkräfte, um Schäden zu verursachen. Hoher Alkoholkonsum beeinflusst auch die Blutgerinnung aufgrund der verminderten Fähigkeit der Leber zur Produktion von Gerinnungsfaktoren.[69]

Patienten mit Alkoholkonsum in der Vorgeschichte oder solche, die akut intoxikiert sind, fehlt unter Umständen die Möglichkeit, das erlebte Ausmaß ihres Traumas zu artikulieren. Dies kann bei der klinischen Untersuchung zur Verwirrung führen und diese dadurch weniger zuverlässig machen, wodurch möglicherweise Hinweise auf eine ernsthafte Schädelverletzung übersehen werden.

Der kombinierte Einfluss dieser Faktoren bei Personen mit Alkoholabusus in der Anamnese oder mit akuter Alkoholintoxikation sollte zu einer niedrigeren Schwelle für den Verdacht auf ein schweres SHT bei diesen Patienten führen. Kräfte, die einwirken müssen, um einen ernsthaften Schaden bei diesen Patienten zu verursachen, sind möglicherweise niedriger als bei Personen ohne Alkoholabusus in der Vorgeschichte. Selbst Patienten, die ein relativ leichtes Schädeltrauma erlitten haben, sollten komplett untersucht und dezidiert aufgefordert werden, sich ins Krankenhaus zu einer weiterführenden medizinischen Untersuchung bringen zu lassen.



des primären Hirnschadens und einem erhöhten ICP führen kann. Vorsichtiger, direkter Druck kann ebenfalls die externe Blutung minimieren.

## Atemweg (Airway)

Ein offener Atemweg des Patienten muss sofort überprüft und wenn erforderlich gesichert werden. Patienten mit einem reduzierten Bewusstseinszustand sind oft nicht in der Lage ihre Atemwege offen zu halten. Gerade hier ist aber eine ausreichende Oxygenierung des verletzten Gehirns von entscheidender Bedeutung sekundäre Hirnschäden zu vermeiden. Einfache manuelle Airway-Skills, wie zum Beispiel das Jaw-Thrust-Manöver sind oft adäquate Lösungen für A-Probleme. (Siehe auch Kapitel 7, *Airway und Ventilation*). Bei bewusstlosen Personen kann die Zunge den Atemweg komplett verschließen. Atemgeräusche zeigen eine teilweise Verlegung durch die Zunge oder durch Fremdkörper an. Erbrechen, Blutung oder eine Schwellung durch ein Gesichtstrauma sind häufige Ursachen für Atemwegsprobleme bei Patienten mit SHT, sodass eine Absaugung erforderlich sein kann.

Patienten mit Gesichtsfrakturen, Verletzungen des Larynx oder der Halswirbelsäule nehmen in der Regel eine Position ein, die es ihnen ermöglicht, ihre Atemwege selbstständig offen zu halten. Wenn man versucht, diese Patienten zum Flachliegen oder zum Tragen einer Zervikalstütze zu zwingen, kann es zu starker Gegenwehr kommen, besonders wenn sie dadurch aufgrund der Beeinträchtigung ihrer Atemwege hypoxisch werden. In solchen Situationen hat die Sicherstellung freier Atemwege Vorrang vor der Immobilisation der Halswirbelsäule. Solche Patienten müssen unter Umständen in halbsitzender Position transportiert werden.[70] Die Anwendung von Zervikalstützen ist zu vermeiden, wenn eine Beeinträchtigung der Atemwege zu erwarten ist. In solchen Fällen bleibt die manuelle Stabilisierung der Halswirbelsäule dennoch erforderlich, um eine weitere Verletzung zu verhindern. Bei wachen Patienten kann die Atemwegssicherung bei entsprechender Indikation durch Absaugen unterstützt werden, um eine adäquate Ventilation und damit eine ausreichende Oxygenierung sicherzustellen. Gesichtstraumata, einschließlich solcher, die durch Schussverletzungen verursacht wurden, sind keine Kontraindikation für eine endotracheale Intubation; in manchen Fällen ist jedoch eine Behandlung mittels Krikothyreotomie erforderlich. Die Sicherung der Atemwege gilt als erste Behandlungspriorität, nach Kontrolle aller lebensbedrohlicher äußeren Blutungen. Bei Patienten mit vermindertem Bewusstseinsstatus ist die endotracheale Intubation traditionell das Mittel der Wahl, um die Atemwege offen zu halten. Jedoch ist diese Intervention in der Präklinik umstritten. Einige Studien zeigen ein verbessertes funktionelles Outcome bei Patienten, die präklinisch intubiert wurden. Andere Studien scheinen darauf hinzudeuten, dass die präklinisch durchgeführte endotracheale Intubation mit einer höheren Mortalität einhergeht.[71-77] Eine 2015 veröffentlichte Metaanalyse zeigte, dass präklinische Intubationen durch unerfahrenes Rettungsdienstfachpersonal die Mortalitätsrate verdoppeln, während die Intubation erfahrenes Rettungsdienstfachpersonal keinen Einfluss auf die Mortalität hatte.[78] Verschiedene Faktoren tragen wahrscheinlich zu der erhöhten Mortalität in der Gruppe der Unerfahren bei, wie zum Beispiel unbemerkte hypoxische Episoden und oder Hypotension. Langanhaltende oder misslungene Intubationsversuche können zu einer Hypoxie führen. Zudem beeinflussen Medikamente zur Narkoseeinleitung die Hämodynamik und können eine Hypotonie verursachen. Nach einer erfolgreichen Intubation kann eine inadäquate Ventilation wie eine unbeabsichtigte Hyperventilation zu einer zerebralen Vasokonstriktion führen und den Genesungsprozess des Patienten entscheidend beeinflussen.[73] Eine schlecht durchgeführte Intubation oder eine schlechte Beatmung des Patienten können schädlicher sein als der Verzicht auf die Intubation.

Zusätzliche Verzögerungen, die dazu führen, dass der Patient einer definitiven chirurgischen Versorgung im Krankenhaus zugeführt wird, sind mit einem ungünstigeren klinischen Outcome assoziiert. In städtischen Gebieten erlauben kurze Transportzeiten mit alternativen Methoden den Patienten sicher und zügig in den Schockraum zu transportieren, wo der Atemweg unter kontrollierten Umständen gesichert werden kann. Im Gegensatz dazu kann eine Intubation, selbst wenn sie von einer weniger erfahrenen Rettungsdienstfachperson durchgeführt wird, bei längeren Transportwegen für den Patienten vorteilhafter sein als diese, wenn erforderlich zu unterlassen. Es ist wichtig zu beachten, dass alle Studien die Bedeutung der Erfahrung des behandelnden Rettungsdienstfachpersonals für das Outcome aufgezeigt haben.

Intubationen durch erfahrendes Rettungsdienstfachpersonal verlängern weder die Einsatzzeit an der Einsatzstelle noch die Transportzeit zum Schockraum und sind mit einer signifikant niedrigeren Mortalität einhergehend.[78,79] Daher sollte die Entscheidung den Patienten zu intubieren von der Erfahrung des Rettungsdienstfachpersonals und der Dauer des Transports abhängig gemacht werden.

Rettungsdienstfachpersonal sollte daher ein erweitertes Airwaymanagement bei Patienten mit gefährdetem Atemweg aufgrund eines reduzierten mentalen Status in Erwägung ziehen. Dieses Management kann aufgrund einer Agitiertheit des Patienten, einem Trismus (Spasmus) der Kiefermuskulatur, Erbrechen und der Notwendigkeit eine HWS Immobilisation aufrecht zu erhalten, sehr herausfordernd sein. Deshalb sollte, wenn die Intubation das Mittel der Wahl ist, diese von der erfahrensten Rettungsdienstfachperson durchgeführt werden. Es ist unerlässlich den $SpO_2$-Wert des Patienten kontinuierlich zu überwachen und eine Hypoxie ($SpO_2$ unter 90%) zu vermeiden. Eine blinde nasotracheale Intubation kann als alternative Technik dienen, jedoch ist das Vorliegen eines Mittelgesichtstraumas eine relative Kontraindikation, da bei Patienten die Gefahr einer unbeabsichtigten Penetration der Schädelgrube oder des Gehirns durch den Nasotrachealtubus besteht. Diese Komplikation ist jedoch selten und wurde bei Patienten mit einem Schädeltrauma nur zweimal beobachtet.[80,81]

Die Verwendung von neuromuskulären Blockern (Muskelrelaxantien) bei einer Rapid-Sequence-Intubation (RSI) kann die erfolgreiche Intubation erleichtern.[82] Die Sicherheit und Wirksamkeit der präklinischen RSI sind jedoch nicht geklärt. Es konnte noch nicht nachgewiesen werden, dass eine RSI unter Gabe von Lidocain, Fentanyl und/oder Esmolol zur Einleitung der RSI die Morbidität und Mortalität verringern konnten. Einige Studien zeigen, dass eine RSI den Intubationserfolg zwar verbessert, aber auch zu schlechteren Outcome beitragen kann. Als Konsequenz wird eine generelle Gabe von Muskelrelaxantien bei spontan atmenden Patienten die einen $SpO_2$ größer 90% unter Sauerstoffgabe aufweisen nicht empfohlen.[48]

Es existiert keine einzelne ideale Technik den Atemweg freizuhalten die besser ist als alle anderen Methoden. Stattdessen sollen einfache, manuelle Herangehensweisen als initiale Interventionen genutzt werden und komplexe Maßnahmen sollten dann ergriffen werden, wenn der Atemweg mit den weniger invasiven Methoden nicht offengehalten werden kann. In vielen Fällen kann eine Maskenbeatmung unter Zuhilfenahme eines Nasopharyngeal- oder Oropharyngealtubus ausreichend sein, um einen Patienten suffizient zu beatmen. Eine Absaugbereitschaft sollte immer einsatzbereit verfügbar sein. Maßnahmen zum Atemwegsmanagement und SHT können führen häufig zum plötzlichen Erbrechen. Längere Versuche eines komplexen Atemwegsmanagements sollten, vor allem bei kurzen Transportzeiten vermieden werden.

## Atmung (Breathing)

Die Beurteilung der Atemfunktion umfasst die Bewertung der Atemfrequenz, der Atemtiefe sowie der Einschätzung, ob diese suffizient ist. Wie bereits erwähnt, können schwere SHT verschiedene Atemmuster zur Folge haben, darunter auch eine gestörte Atemkontrolle infolge von Krampfanfällen. Bei polytraumatisierten Patienten kann ein begleitendes Thoraxtrauma die Oxygenierung und Ventilierung noch weiter einschränken. HWS Frakturen treten bei 2% bis 5% der Patienten mit SHT auf, hier können Verletzungen des Rückenmarks massiv die Atmung des Patienten beeinträchtigen. Maßnahmen zum Sichern der Atemwege sollten genutzt werden, um die Atmung zu unterstützen, wie zum Beispiel eine Maskenbeatmung oder eine Intubation und Beatmung, um die Atmung und den Gasaustausch zu unterstützen. Eine ausreichende Sauerstoffversorgung ist essenziell für ein verletztes Gehirn, um den sekundären Hirnschaden zu minimieren. Eine Aufrechterhaltung des $SpO_2$ über 90 % ist entscheidend; falls es nicht gelingt, über diesem Wert zu bleiben, ist das Outcome hirnverletzter Patienten schlechter. Alle Patienten müssen konstant mit einem Pulsoxymeter überwacht werden, da eine Hypoxie klinisch häufig schwer anders zu diagnostizieren ist. Die Sauerstoffgabe kann so auch entsprechend angepasst werden, mit dem Ziel $SpO_2$ mindestens über 90%, optimal wären Werte über 94%. Sollte die Hypoxie trotz Sauerstoffgabe bestehen bleiben muss das Gesundheitsfachpersonal versuchen die Ursachen, wie zum Beispiel eine Aspiration oder ein Spannungspneumothorax, zu finden und zu behandeln. Zur Verbesserung der Oxygenierung sollte – sofern verfügbar – die Anwendung eines positiven endexspiratorischen Drucks (PEEP) erwogen werden. Dabei ist zu beachten, dass ein PEEP > 15 $cmH_2O$ zu einem Anstieg des intrakraniellen Drucks führen kann.[83,84]

Da sowohl Hypo- als auch Hyperkapnie einen Patienten mit SHT weiter beeinträchtigen können, spielt die Atemfrequenz eine entscheidende Rolle.[48,85,86] Innerklinisch können über die Werte der Blutgasanalyse (BGA) der $PaCO_2$ in Normwerten zwischen 35-40mmHg gehalten werden. Jedoch sind BGAs und $PaCO_2$ Werte nicht uneingeschränkt verfügbar in der Präklinik. Die Kapnometrie stellt eine sinnvolle Alternative für die Präklinik dar, wenn BGAs nicht zur Verfügung stehen. Hier wird das End-Tidale Kohlenstoffdioxid gemessen ($ETCO_2$), der (maximale) Partialdruck des $CO_2$ am Ende der Expiration. Studien haben gezeigt, dass das $ETCO_2$ besonders bei gesunden, hämodynamisch stabilen Individuen gut mit dem $PaCO_2$ korreliert. Bei schwer verletzten Patienten besteht potenziell eine Diskrepanz zwischen $ETCO_2$ und $PaCO_2$. Dies gilt besonders bei potenzieller Einschränkung der Lungenperfusion, des kardialen Auswurfs, und Temperaturschwankungen, die alle zu einem erniedrigten $ETCO_2$ im Vergleich zum $PaCO_2$ führen. Studien zeigen, dass bei Patienten mit Schädel-Hirn-Trauma (SHT) der endtidale $CO_2$-Wert ($ETCO_2$) trotz möglicher Limitationen eine verlässliche Abschätzung des arteriellen $CO_2$-Partialdrucks ($PaCO_2$) erlaubt. Besonders wenn keine BGA zur Verfügung steht sollte die Kapnometrie genutzt werden, um die Beatmung zu steuern und Hypo- sowie hyperkapnie zu vermeiden.[87-89]

Eine Normoventilation sollte bei Patienten mit SHT die assistiert beatmet werden angestrebt werden. Eine Atemfrequenz von 10/min. bei Erwachsenen, 20/min bei Kindern und 25/min. bei Kleinkindern. Sehr schnelle Atemfrequenzen und daraus resultierende Hypokapnien führen zu zerebraler Vasokonstriktion, welche zu einem reduzierten Sauerstoffangebot am Gehirn führt. Es konnte nachgewiesen werden das eine prophylaktische Hyperventilation das neurologische Outcome verschlechtert, weswegen es nicht (mehr) empfohlen wird. Beides, sowohl Hyperventilation als auch ausgeprägte Hypoxie in der präklinischen Phase gehen mit einer erhöhten Mortalität einher. Für erwachsene Patienten ist eine Beatmung mit einem Tidalvolumen von 350-500ml und einer Atemfrequenz von 10/min suffizient, um eine adäquate Oxygenierung aufrechtzuerhalten, ohne eine Hyperkapnie zu induzieren.[48]

Eine kontrollierte Hyperventilation kann in speziellen Fällen bei Symptomen einer Einklemmung, erwogen werden. Die Symptome einer Einklemmung umfassen eine Anisokorie (ungleiche Pupillengröße) erweiterte und nicht auf Licht reagierende Pupillen, Strecksynergismen oder fehlende Reaktion auf motorische Reize, eine voranschreitende Beeinträchtigung des neurologischen Status und die Entwicklung eines Cushing Reflexes. In diesen Fällen kann eine milde, kontrollierte Hyperventilation in der Prähospitalphase erwogen werden. Eine milde Hyperventilation ist als ein kapnographisch gemessenes $ETCO_2$ von 30-35mmHg oder als eine vorsichtige Beatmung mit 20/min. für Erwachsene, 25/min. für Kinder und 30/min für Kinder unter 1 Jahr, definiert.[48]

## *Kreislauf (Circulation)*

Ein Blutverlust, der in einer Hypotension mündet, ist ein relevanter Mechanismus für eine sekundäre Hirnschädigung, deshalb sind Maßnahmen nötig, um diese Kausalität zu verhindern oder zu behandeln. Den systolischen Blutdruck über mindestens 90-100 mmHg zu halten ist entscheidend, um eine sekundäre Hirnschädigung zu vermeiden. Zwar ist ein systolischer Blutdruck über 100 mmHg wichtig für die zerebrale Versorgung, allerdings muss diese gegen das Risiko exzessiver Gabe kristalloider Infusionslösung und dadurch verstärkte Blutungen aus nicht komprimierbaren Wunden abgewogen werden. Bei isolierten SHT ist die Aufrechterhaltung eines systolischen Blutdrucks über 110 mmHg mit einem verbesserten Outcome verbunden

In der Vergangenheit wurde die Formel systolischer Blutdruck=70+(2x Alter in Jahren) angewendet, um den notwendigen Blutdruck-Schwellenwert für pädiatrische Patienten zu ermitteln.[98] Diese Werte liegen unterhalb der 75. Perzentile; systolische Blutdrücke unterhalb dieser Schwelle sind bei Patienten mit schwerem SHT mit einer erhöhten Mortalität im Krankenhaus assoziiert. **Tabelle 8-5** vergleicht die systolischen Blutdruckschwellenwerte anhand der mit der vorgestellten Formel berechneten Werte.[99] Daraus resultiert die Empfehlung bei pädiatrischen SHT einen Blutdruck über der 75. Perzentile anzustreben.

Jede äußere Blutung muss unverzüglich unter Kontrolle gebracht werden, um eine Hypotension zu vermeiden und/oder zu minimieren. Eine unkontrollierte Blutung bei einer Kopfschwartenverletzung kann unbemerkt zu einem hämorrhagischen Schock führen und sollte daher so gut wie möglich mit direktem Druck oder einem Druckverband inkl. hämostyptischer Kompresse gestoppt werden. Falls möglich, sollte das Rettungsdienstfachpersonal, Hinweise auf äußere Blutungen beachten und quantifizieren um es anschließend in der aufnehmenden Klinik zu übergeben. Fehlt ein signifikanter äußerer Blutverlust, sollte bei Patienten nach stumpfem Trauma ein schwacher, tachykarder Puls den Verdacht auf eine lebensbedrohliche innere Blutung lenken – insbesondere

**Tabelle 8-5** Schwellenwerte Pädiatrischer systolischer Blutdrücke nach Alter

| Alter (Jahre) | ATLS Definition: 70 + (2 × Alter in Jahren) (mmHg) | Systolischer Blut Druck 75. Perzentile (mmHg) | |
|---|---|---|---|
| | | Jungen | Mädchen |
| 0 | 70 | 92 | 84 |
| 1 | 72 | 92 | 85 |
| 2 | 74 | 95 | 86 |
| 3 | 76 | 98 | 89 |
| 4 | 78 | 100 | 90 |
| 5 | 80 | 102 | 92 |
| 6 | 82 | 103 | 94 |
| 7 | 84 | 104 | 96 |
| 8 | 86 | 106 | 97 |
| 9 | 88 | 107 | 99 |
| 10 | 90 | 109 | 101 |
| 11 | 90 | 111 | 103 |
| 12 | 90 | 113 | 105 |
| 13 | 90 | 115 | 107 |
| 14 | 90 | 118 | 108 |
| 15 | 90 | 120 | 109 |
| 16 | 90 | 123 | 109 |
| 17 | 90 | 125 | 109 |

| Altersgruppe | Systolischer Blut Druck 75. Perzentile (mm Hg) | |
|---|---|---|
| | Jungen | Mädchen |
| Säugling (0–12 Monate) | 92 | 84 |
| Kleinkind (1–2 Jahre) | 92–95 | 85–86 |
| Vorschulkind (3–5 Jahre) | 98–102 | 89–92 |
| Schulkind (6–12 Jahre) | 103–113 | 94–105 |
| Adoleszent (≥ 13 Jahre) | 115–125 | 107–109 |



in den Pleuraraum, das Peritoneum, das Retroperitoneum oder in die Weichteile im Bereich langer Röhrenknochen. Bei Kleinkindern mit offenen Fontanellen kann auch ein ausreichend großer Blutverlust innerhalb des Schädels einen hämorrhagischen Schock auslösen.

Da eine Hypotension die Ischämie des Gehirns weiter verschlechtert, sollten Standardvorgehensweisen etabliert werden, um einen Schock zu bekämpfen. Bei Patienten mit SHT ist die Kombination aus Hypoxie und Hypotension mit einer höheren Mortalität verbunden.

Wenn ein Schock vorliegt und eine innere Blutung vermutet wird, hat der Transport in ein Traumazentrum eine höhere Priorität gegenüber anderen Interventionen. Um eine zerebrale Perfusion aufrecht zu erhalten, sollten adäquate Mengen an Flüssigkeit gegeben werden, um einen systolischen Blutdruck von mindestens 90-100mmHg aufrecht zu erhalten.[98] Jedoch sollte der Transport nicht durch das Legen eines I.V.- Zugangs verzögert werden.

Eine randomisierte Studie mit Patienten, die ein schweres Schädel-Hirn-Trauma erlitten hatten, zeigte, dass die Patienten, die präklinisch mit hypertonen Lösungen behandelt wurden, ein nahezu identisches neurologisches Ergebnis sechs Monate nach der Verletzung aufwiesen wie die Patienten, die mit kristalloiden Infusionslösungen versorgt wurden.[100] Aufgrund der gestiegenen Kosten und dem fehlenden Behandlungsvorteil im Vergleich zu normaler Kochsalzlösung oder Ringerlösung werden hypertone Lösungen nicht mehr für den routinemäßigen Einsatz als Volumenersatz in der Präklinik empfohlen.

Der Autoregulationsmechanismus, der die zerebrale Perfusion im Fall eines ICP-Anstiegs aufrechterhält, kann zu einer Reihe kardiovaskulärer Veränderungen führen, was sich vorwiegend in Form eines erhöhten Blutdruckes manifestiert. Versuche, den Blutdruck zu behandeln, sollten vermieden werden, weil dies zu einem verminderten zerebralen Perfusionsdruck bei bestehendem hohem ICP führt und sekundäre Gehirnschäden verursacht. Wie weiter oben bereits ausgeführt, kann das Cushing-Phänomen bei schwerwiegendem intrakraniellem Hochdruck beobachtet werden. Es präsentiert sich mit Bradykardie, erhöhtem Blutdruck sowie einem erweiterten Pulsdruck und geht mit irregulärer Atmung, wie der Cheyne-Stokes-Atmung, einher.[39] Diese Befunde können eine drohende Einklemmung anzeigen. Bei einem Patienten mit lebensbedrohlichen Verletzungen sollte der Transport nicht durch die Blutdruckmessung verzögert werden; diese kann auch während der Fahrt durchgeführt werden.

## Neurologie (Disability)

Nach der Einleitung geeigneter Maßnahmen, um Probleme, die während des Primary Surveys identifiziert wurden, zu behandeln, sollte eine rasche neurologische Untersuchung durchgeführt werden. Diese schließt die erste Erhebung eines GCS-Wertes und eine Beurteilung der Pupillen ein. Der GCS-Wert wird unter Verwendung der besten Reaktion berechnet, die bei der Beurteilung der Augen des Patienten, der verbalen und der motorischen Reaktion festgestellt wurde. Jede Komponente dieser Skala sollte getrennt dokumentiert werden, um spezifische Änderungen über die Zeit zu erfassen. Bemerkenswerterweise wurde die Glasgow-Coma-Scale 2014 überarbeitet, um Variationen der Untersuchungstechnik zu thematisieren und um eine einheitlichere Verwendung des GCS-Wertes zu unterstützen (**Tabelle 8-6**).[98,101,102] Wie der GCS bei einem Patienten genau bestimmt wird, wird im Detail in Kapitel 6: *„Der Patient“* besprochen.

**Tabelle 8-6** Glasgow Coma Scale

| Unterkategorie | Klassifikation 2014 | Punkte |
|---|---|---|
| Augen öffnen | spontan | 4 |
| | auf Geräusche | 3 |
| | auf Druck (Anfassen) | 2 |
| | keine Reaktion | 1 |
| Verbale Reaktion | orientiert | 5 |
| | desorientiert | 4 |
| | Worte | 3 |
| | Laute | 2 |
| | keine Reaktion | 1 |
| Motorische Reaktion | befolgt Aufforderungen | 6 |
| | lokalisiert | 5 |
| | normale Beugung | 4 |
| | abnormale Beugung | 3 |
| | Streckung | 2 |
| | keine Reaktion | 1 |



Der GCS-Score ist hilfreich. Er hilft, den Zustand des Patienten zu beurteilen. Außerdem kann er Entscheidungen über den Transport und die Triage beeinflussen. Er hilft, den Schweregrad eines SHT einzustufen und festzustellen, ob der Patient seinen Atemweg selbstständig offenhalten kann. Der niedrigste GCS-Wert ist 3, der höchste 15. Ein GCS-Wert von 13 bis 15 weist auf ein leichtes SHT hin, während ein Wert zwischen 9 und 12 auf ein mittelschweres SHT hindeutet. Werte zwischen 3 und 8 lassen ein schweres SHT vermuten. Richtlinien empfehlen eine Atemwegssicherung (Intubation) bei einem Wert $\leq 8$.[48,103] Zahlreiche andere Faktoren können den GCS-Wert darüber hinaus beeinflussen, darunter berauschende Getränke oder andere Drogen.

Die kritischste GCS-Komponente ist die Beurteilung der motorischen Reaktion. Studien zeigten eine gleiche

Sensitivität und Spezifität sowohl für die motorische Antwort als auch für den gesamten GCS-Wert bezüglich der neurologischen Untersuchung und Prognose. Die Untersuchung der motorischen Reaktion mittels GCS ist im präklinischen Setting besonders wichtig, weil sie dynamisch ist und sich der Wert auf dem Weg ins Krankenhaus häufig verschlechtert. Die Werte bei Einlieferung sind häufig niedriger als vor Ort aufgrund einer erforderlichen Intubation, Relaxierung und/oder Sedierung, wodurch die Erhebung des Gesamt-GCS-Wertes unmöglich wird. In Studien wurde nachgewiesen, dass die Erhebung des motorischen GCS-Wertes vor Ort ein besserer Prädiktor für die sechs-Monats-Mortalität ist als der nach Ankunft im Krankenhaus erhobene Wert. Aufgrund dieser Ergebnisse und der einfachen Beurteilung des motorischen GCS-Wertes wird für die alleinige Erhebung dieses Wertes bei der präklinischen Triage plädiert.[103,104]

In Ergänzung werden nach Abschluss der GCS-Erhebung rasch die Pupillen auf Symmetrie und Lichtreaktion überprüft. Bei Erwachsenen beträgt der Pupillendurchmesser in Ruhe normalerweise 3 bis 5 mm.[105] Eine Differenz der Pupillengröße von mehr als 1 mm wird als abnormal erachtet.[48] Die Kombination aus motorischem GCS-Wert und Pupillenreaktion bei der Einlieferung hat eine sichere Beurteilung und Vorhersage für das SHT-Outcome ergeben (**Kasten 8-2**). Eine akute

## Kasten 8-2 Behandlungsverweigerung

Patienten, die eine medizinische Behandlung und/oder den Transport ablehnen, werden im Rettungsdienst häufig angetroffen. Diese Situationen sind besonders anspruchsvoll, wenn aus Sicht des Rettungsdienstpersonals ein Transport und eine Abklärung im Krankenhaus medizinisch indiziert sind, der Patient dies jedoch ablehnt und zum Zeitpunkt der Beurteilung keine neurologischen Auffälligkeiten zeigt.

Bei Patienten mit Schädel-Hirn-Trauma (SHT) kann sich die volle Schwere der Verletzung trotz initial unauffälligem Befund erst Stunden oder Tage später manifestieren. Ein klassisches Beispiel ist das Epiduralhämatom, bei dem häufig ein symptomfreies Intervall („lucid interval") besteht, in dem sich der Patient zunächst wohl fühlt, bevor es innerhalb von Stunden zu einer potenziell lebensbedrohlichen Verschlechterung kommt.

Patienten mit möglicher Kopfverletzung sind vollständig zu untersuchen; der Beurteilung der Entscheidungsfähigkeit (Einwilligungsfähigkeit) ist besondere Aufmerksamkeit zu widmen. Die nachfolgenden Zeichen und Symptome begründen die Notwendigkeit einer weiterführenden medizinischen Abklärung und sind dem Patienten klar zu kommunizieren:

- Anisokorie (ungleiche Pupillen)
- Zunehmende Kopfschmerzen
- Übelkeit und Erbrechen
- Schläfrigkeit oder erschwerte Weckbarkeit
- Verwaschene Sprache (Dysarthrie)
- Verwirrtheit oder Verhaltensänderung
- Bewusstseinsverlust
- Krampfanfälle
- Sensibilitätsstörungen (Taubheit)
- Koordinationsstörungen
- Erkennungsstörungen von Personen oder Orten

Hält das

Rettungsdienstfachpersonal einen Transport zur weiterführenden Abklärung für medizinisch erforderlich und lehnt ein entscheidungsfähiger Patient diesen ab, sind die Risiken der Ablehnung sowie die potenziellen Vorteile der Behandlung umfassend, verständlich und dokumentiert darzulegen. Dies schließt – sofern angezeigt – den ausdrücklichen Hinweis auf die Möglichkeit von Tod oder dauerhaften Schäden infolge verzögerter Behandlung ein. Eine frühzeitige Rücksprache mit der ärztlichen Leitung/Notarzt kann sinnvoll sein, da Patienten ärztliche Empfehlungen mitunter eher akzeptieren.

Lehnt der Patient weiterhin ab, ist darauf hinzuweisen, dass er seine Entscheidung jederzeit revidieren kann und der Rettungsdienst erneut zur Beurteilung zur Verfügung steht.

Bestehen Zweifel an der Entscheidungsfähigkeit, sind – im erforderlichen Umfang – ärztliche Leitung/Notarzt und gegebenenfalls die zuständigen Behörden einzubeziehen, um Maßnahmen im bestmöglichen Interesse des Patienten zu ermöglichen, einschließlich eines Transports zur weiteren Abklärung. Dabei sind stets die geltenden Protokolle, ärztlichen Anordnungen und die jeweils einschlägigen gesetzlichen Bestimmungen zu beachten.

Entscheidungswege für derartige Situationen sollten im Vorfeld festgelegt und regelmäßig in Fort- und Ausbildungen trainiert werden. Der Grundsatz „primum non nocere" (zuerst nicht schaden) ist leitend für das Handeln im Rettungsdienst – insbesondere bei Patienten mit fraglicher Entscheidungsfähigkeit.

Pupillenerweiterung ist ein neurologischer Notfall und kann eine Hirnstammischämie und/oder uncale Einklemmung anzeigen. Eine durch ein Gehirnödem oder Masseneffekt bedingte uncale Vorwölbung kann eine Kompression des N. oculomotorius (dritter Hirnnerv) und damit eine Pupillenerweiterung verursachen. Ein verminderter Blutfluss zum Hirnstamm und eine Hirnstammischämie verursachen ebenfalls eine Pupillenerweiterung. Bemerkenswerterweise zeigt ein Teil der Bevölkerung eine Anisokorie, eine Ungleichheit der Pupillengröße, die entweder angeboren oder Folge eines Augentraumas sein kann. Es ist daher nicht immer möglich, vor Ort zwischen einer Pupillendifferenz, die durch das aktuelle Trauma verursacht wurde, und einer angeborenen oder vorbestehenden posttraumatischen Anisokorie zu unterscheiden. Daher sollte eine Pupillenungleichheit immer als sekundäre Folge des akuten Traumas behandelt werden, bis ein Gehirnödem oder eine Verletzung des N. oculomotorius ausgeschlossen werden kann.[106]

### Entkleideten Patienten untersuchen/Erhalt von Körperwärme (Expose/Environment)

Patienten mit einem SHT haben häufig weitere Verletzungen, die lebensbedrohlich sind und neben dem Gehirn auch andere Körperteile betreffen. Alle diese Verletzungen müssen identifiziert und der gesamte Körper systematisch auf weitere potenziell lebensbedrohliche Probleme untersucht werden.

## Erweiterte Beurteilung (Secondary Survey)

Sobald lebensbedrohliche Verletzungen identifiziert und behandelt wurden, sollte eine gründliche zweite Untersuchung durchgeführt werden, wenn es die Zeit erlaubt. Kopf und Gesicht des Patienten sollten sorgfältig auf Wunden, Impressionen und **Krepitationen** untersucht werden. Die Pupillengröße und -reaktion sollten zu diesem Zeitpunkt erneut überprüft werden. Da, wie beschrieben, ein SHT häufig mit Halswirbelsäulenfrakturen kombiniert ist, sollte der Nacken auf Druckschmerz und Knochendeformitäten überprüft werden. Jeder Austritt von klarer Flüssigkeit aus der Nase oder den Ohren kann Liquor sein. In den meisten Fällen ist der Liquor jedoch mit Blut vermischt, was eine eindeutige Identifizierung erschwert. Im Folgenden werden spezifische Kopf- und Nackenverletzungen behandelt.

Bei einem kooperativen Patienten kann ein wesentlich ausführlicher neurologischer Status erhoben werden. Dies schließt eine Überprüfung der Hirnnerven, der Sensibilität und der Motorik aller Extremitäten mit ein. Die Suche nach kompletten oder partiellen Defiziten sowie asymmetrischer Funktion kann wichtige Hinweise auf eine mögliche neurologische Verletzung liefern. Falls **Hemiparese** (Schwäche) oder **Hemiplegie** (Lähmung) auf einer Körperseite gefunden werden, gelten diese als „Halbseitenzeichen" und sind gewöhnlich Anzeichen für ein SHT.

# Spezifische Kopf- und Nackenverletzungen

## Verletzungen der Kopfschwarte

Wie schon im Anatomieabschnitt beschrieben, besteht die Kopfschwarte aus mehreren stark durchbluteten Gewebeschichten. Verletzungen können von einer einfachen kleinen Platzwunde bis zu komplexen Verletzungen wie einer Abscherung reichen, bei der ein großer Bereich der Kopfschwarte vom Schädelknochen abgelöst wird. Es ist wichtig die Menge an Blut die durch die Verletzung verloren wurde abzuschätzen. Eine unkontrollierte Blutung kann bei dieser Verletzung zu einem hypovolämischen Schock und sogar zum **Verbluten** führen (**Abbildung 8-11**). Diese Art von Verletzung erleiden häufig vorne sitzende und nicht angeschnallte Fahrzeuginsassen, deren Kopf gegen die Windschutzscheibe prallt, oder Arbeiter, deren lange Haare sich in einer Maschine verfangen. Ein heftiger Schlag auf den Kopf kann ein Hämatom verursachen, das während des Abtastens der Kopfhaut mit einer Impressionsfraktur verwechselt werden kann. Hämatome auf der Kopfhaut können auf eine gleichzeitig vorliegende intrakranielle Verletzung hinweisen.

## Schädelfrakturen

Schädelfrakturen können durch stumpfe oder penetrierende Traumata verursacht werden. Lineare

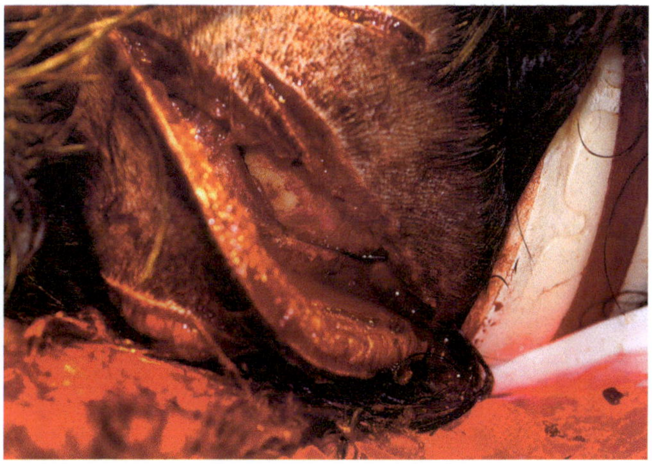

**Abbildung 8-11** Massive externe Blutung bei umfangreicher Verletzung der Kopfschwarte.

Mit freundlicher Genehmigung von Peter T. Pons, MD, FACEP.

Frakturen entstehen in der Regel durch stumpfe Traumata. Ein starker Aufprall kann jedoch zu einer Impressionsfraktur führen, bei der Knochenfragmente in das darunter liegende Hirngewebe gedrückt werden (**Abbildung 8-12**). Während einfache lineare Frakturen nur durch eine Röntgenuntersuchung diagnostiziert werden können, lassen sich Impressionsfrakturen bei einer sorgfältigen körperlichen Untersuchung ertasten. Eine geschlossene, Impressionsfraktur selbst ist von geringer klinischer Bedeutung, aber sie erhöht das Risiko für ein intrakranielles Hämatom. Geschlossene, Impressionsfrakturen können eine neurochirurgische Intervention erfordern, weil die Verkleinerung des intrakraniellen Raums durch die eindringenden Knochenfragmente zu einem Anstieg des ICP führt. Wie bereits erwähnt, können Schädelfrakturen zu einer extrinsischen Kompression der venösen Dura-Sinus führen, was zu einer venösen Obstruktion und in der Folge zu einem erhöhten intrakraniellen Druck führt. Offene Schädelfrakturen können durch einen besonders heftigen Aufprall oder eine Schussverletzung verursacht werden und als Eintrittspforte für Bakterien dienen, wodurch der Patient anfällig für eine Meningitis wird. Wenn die Dura mater einreißt, kann Hirngewebe oder Liquor aus einer offenen Schädelfraktur austreten. Wegen der Gefahr einer Meningitis müssen diese Verletzungen sofort neurochirurgisch versorgt werden.

**Schädelbasisfrakturen** sind Frakturen der Schädelbasis, die meist mit Frakturen des Temporalknochens einhergehen. Diese Frakturen können zu Rissen in den Hirnhäuten führen, wodurch Liquor austreten kann. Bei etwa 12 % bis 30 % der Schädelbasisfrakturen kann Liquor durch ein perforiertes Trommelfell (Otorrhoe) oder aus den Nasenlöchern (Rhinorrhoe) austreten.[107] Periorbitale Ekchymosen („Waschbärenaugen" oder Monokel- / Brillenhämatom) und das Battle-Zeichen, bei dem Ekchymosen (Hämatome) über dem Mastoidbereich (sog. Warzenfortsatz) hinter den Ohren zu sehen sind, können ebenfalls bei Schädelbasisfrakturen auftreten, allerdings können sie erst mehrere Stunden nach der Verletzung sichtbar werden. Wenn möglich, kann die Untersuchung des Trommelfells mit einem Otoskop Blut hinter dem Trommelfell zeigen, was auf eine Schädelbasisfraktur hindeutet.

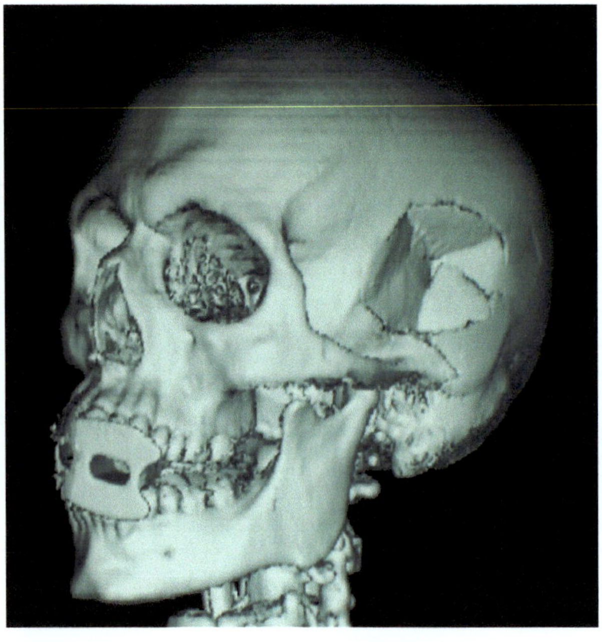

**Abbildung 8-12** Dreidimensionale Rekonstruktion einer Impressionsfraktur nach Gewalteinwirkung.

Mit freundlicher Genehmigung von Peter T. Pons, MD, FACEP.

## Gesichtsverletzungen

Gesichtsverletzungen reichen von leichten Weichteilverletzungen bis hin zu schweren Verletzungen mit Atemwegsbeeinträchtigung oder hypovolämischem Schock. Die Atemwege können durch (1) strukturelle Schäden, (2) äußere anatomische Deformationen durch verschobenes und/oder geschwollenes Gewebe oder (3) Flüssigkeit oder andere Fremdkörper im Atemweg selbst verlegt werden. Es ist auch wichtig zu beachten, dass die Atemwege alles vom Gesicht bis zur Bifurkation des Bronchialbaums umfassen und dass es überall entlang dieses Trakts zu Obstruktionen kommen kann.[70] Strukturelle Veränderungen können Deformitäten von Gesichtsschädelfrakturen oder Hämatome sein, die sich im Gewebe bilden. Da der Kopf eine große Anzahl an Blutgefäßen besitzt, können viele Verletzungen in diesem Bereich häufig zu relevanten Blutungen führen. Schwere Gesichtsfrakturen gehen oft mit einer Ansammlung von Blut und Sekreten im Rachenraum einher, da das Schlucken schmerzhaft und erschwert ist. Die häufigsten Hindernisse in den Atemwegen sind Blut und Erbrochenes. Gesichtsverletzungen gehen häufig mit Bewusstseinsveränderungen und potenziell schweren Hirnverletzungen einher. Sie können zudem zu Frakturen des Gesichtsschädels oder zu Ab- und Ausbrechen sowie Dislokationen der Atemwege führen. SHT und verschlucktes Blut aus Gesichtsverletzungen können zu Erbrechen führen, was ebenfalls eine Atemwegsobstruktion zur Folge haben kann.

### *Verletzung von Auge und Augenhöhle*

Verletzungen in diesem Bereich sind häufig und oft Folge eines direkten Gesichtsschädeltraumas. Auch wenn eine Verletzung des Augapfels (Bulbus) nicht sehr häufig beobachtet wird, muss diese Möglichkeit bei Geschichtsschädelverletzungen mit Augenhöhlenbeteiligung in Betracht gezogen werden. Das richtige Vorgehen kann entscheidend für das zukünftige Sehvermögen des Patienten sein.

## Augenverletzungen

Im präklinischen Setting sollte bei einer Verletzung des **Augenlids** auch immer daran gedacht werden, dass der Augapfel mitbetroffen sein könnte. Daher sollte das Auge sofort mit einer stabilen Abdeckung („Augenklappe", kein Druckverband), über der Orbita (Augenhöhle) behandelt. Unter die Abdeckung darf kein weiteres Verband gelegt werden. Auf diese Weise soll verhindert werden, dass unter Druck kein weiterer Schaden durch Austritt von Augeninhalt durch eine Perforation der Cornea oder Sklera entsteht.

Bei einer **Hornhautablösung** kommt es zu einem Verlust des schützenden **Epithels** der Hornhaut. Diese Ablösung verursacht intensive Schmerzen, Tränen, Lichtscheu (Fotophobie) und eine erhöhte Infektionsanfälligkeit, bis es zur Abheilung gekommen ist (üblicherweise 2–3 Tage). Typischerweise gibt es anamnestisch ein **vorhergehendes** Trauma oder das Tragen von Kontaktlinsen. Die präklinische Versorgung besteht darin, das Auge aufgrund der erhöhten Lichtempfindlichkeit und der damit verbundenen Beschwerden mit einer Kompresse, Augenklappe oder Sonnenbrille als Schutz abzudecken.

**Subkonjunktivale Blutungen** über der Sklera des Auges entstehen durch Blutungen zwischen der **Bindehaut** und der **Sklera** (**Abbildung 8-13**). Sie ist auch ohne diagnostische Hilfsmittel leicht zu erkennen. Diese Verletzung ist harmlos und verschwindet ohne Behandlung über einen Zeitraum von mehreren Tagen bis zu mehreren Wochen. Bei Vorliegen eines vorangegangenen Traumas sollte man auf eine andere, schwerwiegendere Verletzung achten. So sollte beispielsweise ein Verdacht auf eine okkulte Bulbusruptur geäußert werden, wenn die Blutung zu einer massiven Schwellung der Bindehaut führt, die als **Chemosis** bezeichnet wird. Das prähospitale Management dieser Erkrankung besteht ausschließlich darin, den Patienten ins Krankenhaus zu transportieren, damit die Diagnose bestätigt und andere Begleiterkrankungen ausgeschlossen werden können.

Unter dem Begriff Hyphema wird die Ansammlung von Blut in der vorderen Augenkammer zwischen **Iris** und **Cornea** verstanden. Diese Veränderung zeigt sich üblicherweise in der Akutphase nach einem direkten Schlag auf das Auge. Die Augenuntersuchung sollte am sitzenden Patienten durchgeführt werden. Bei ausreichender Blutmenge sammelt es sich auf dem Boden der vorderen Augenkammer und ist als Spiegel im Auge sichtbar (**Abbildung 8-14**). Wird der Patient in Rückenlage untersucht oder ist die Blutmenge zu gering, kann bei der Untersuchung unter Umständen nichts festgestellt werden. Patienten mit Hyphema sollten einen Augenschutz erhalten und sitzend (wenn es keine Kontraindikation gibt) für eine komplette Augenuntersuchung ins Krankenhaus transportiert werden. Durch die sitzende Position kann das Blut in die unteren Abschnitte der vorderen Augenkammer abfließen, was einer zu einer besseren Beurteilbarkeit der fordern und hintern Augenkammer beiträgt.

Eine Verletzung des offenen Augapfels ist eine Wunde, die durch die Hornhaut oder Sklera in das Innere des Augapfels geht. Wenn eine solche Verletzung festgestellt wird, sollte die weitere Untersuchung des Auges abgebrochen und sofort eine Augenklappe auf die knöcherne Augenhöhle gelegt werden, um das Auge vor weiteren Verletzungen zu schützen. Wenden Sie keinen Druckverband an und geben Sie keine topischen Medikamente ein.Es gibt zwei Gründe für diese Vorgehensweise bei der präklinischen Versorgung. Erstens sollte jede Manipulation auf ein Minimum reduziert werden, um eine zusätzliche Traumatisierung des Auges zu vermeiden, die zu einem Anstieg des intraokulären Drucks und damit zu einem Austritt von intraokularen Strukturen führen

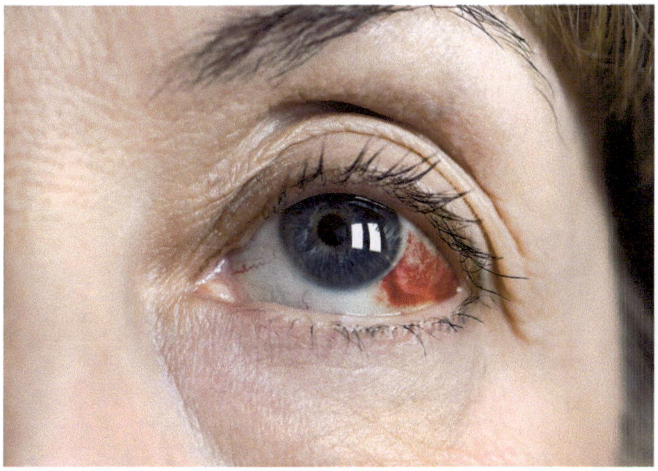

**Abbildung 8-13** Subkonjunktivale Blutung.



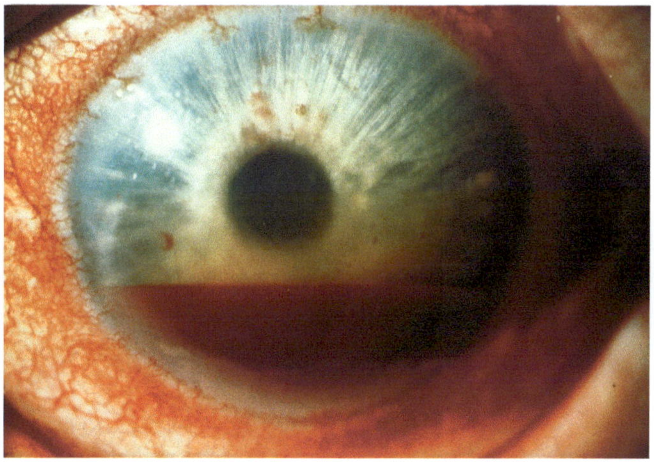

**Abbildung 8-14** Hyphema.

kann. Zweitens geht es darum, die Entwicklung einer **posttraumatischen Endophthalmitis**, eine Infektion der hinteren Augenkammer, die typischerweise verheerende Auswirkungen auf das Sehvermögen hat, zu verhindern. Um eine augenärztliche Untersuchung und rasche chirurgische Versorgung zu gewährleisten, ist ein sofortiger Transport in eine geeignete Klinik erforderlich.

Eine penetrierende Augenverletzung oder Bulbusruptur sind nicht immer offensichtlich. Hinweise liefern einerseits der Unfallmechanismus, andererseits klinische Zeichen wie eine starke subkonjunktivale Blutung mit Chemosis, vorhandenes oder zwischen dem Übergang Cornea/Sklera hervortretendes dunkles Aderhautgewebe (farbige Iris), eine verdrehte Pupille (tränenförmig), Flüssigkeitsaustritt aus einer Hornhautwunde oder eine Sehminderung. Jeder Verdachtsfall sollte wie oben beschrieben versorgt werden. Das relativ harmlose Verletzungsbild schließt die Gefahr einer Endophthalmitis nicht aus, sodass ein zügiger Transport in eine entsprechende Klinik angezeigt ist.

## Nasenbeinfraktur

Diese Verletzung stellt die häufigste Fraktur im Gesicht dar. Hinweise darauf schließen **Ekchymose**, **Ödeme**, Deformation der Nase, Schwellung und Epistaxis (Nasenbluten) ein. Beim Palpieren des Nasenbeins können eventuell Krepitationen festgestellt werden.

Mittelgesichtstraumata mit hoher Gewalteinwirkung können sowohl Nasenbeinbrüche als auch Brüche des Siebbeins (die dünne Platte im Schädelknochen, durch die der Riechnerv [N. olfactorius/erster Hirnnerv] durchtritt) verursachen. Jede klare Rhinorrhoe (Austritt von Liquor aus der Nase) nach einer entsprechenden Gewalteinwirkung auf das Mittelgesicht ist ein Anhaltspunkt für eine Siebbeinfraktur.

## Mittelgesichtsfrakturen

Mittelgesichtsfrakturen können nach der Le-Fort-Klassifikation eingeteilt werden (**Abbildung 8-15**).

- Die Le-Fort-I-Fraktur beinhaltet eine horizontale Ablösung der Maxilla (Oberkieferknochen) vom nasalen Boden. Obwohl die Atmung durch die Nasenlöcher nicht behindert sein muss, kann der Oropharynx durch ein Blutgerinnsel oder eine Schwellung im Bereich des weichen Gaumens gefährdet sein.
- Die Le-Fort-II-Fraktur, auch als Pyramidenbruch bezeichnet, schließt die rechte und linke Maxilla, den medialen Teil des Orbitabodens und das Nasenbein mit ein. Die Nasennebenhöhlen sind gut durchblutet, sodass bei dieser Fraktur die Atemwege durch eine signifikante Blutung beeinträchtigt werden können.
- Bei der Le-Fort-III-Fraktur werden die Knochen des Gesichtsschädels komplett vom restlichen Schädel getrennt (kraniofaziale Trennung). Bedingt durch die einwirkenden Kräfte kann diese Verletzung mit einer Verlegung der Atemwege, einem SHT, Verletzungen der Tränenkanäle, *Fehlstellung der Zähne und Liquoraustritt aus der Nase einhergehen.*

Patienten mit einer Mittelgesichtsfraktur verlieren üblicherweise die normale Gesichtssymmetrie. Das

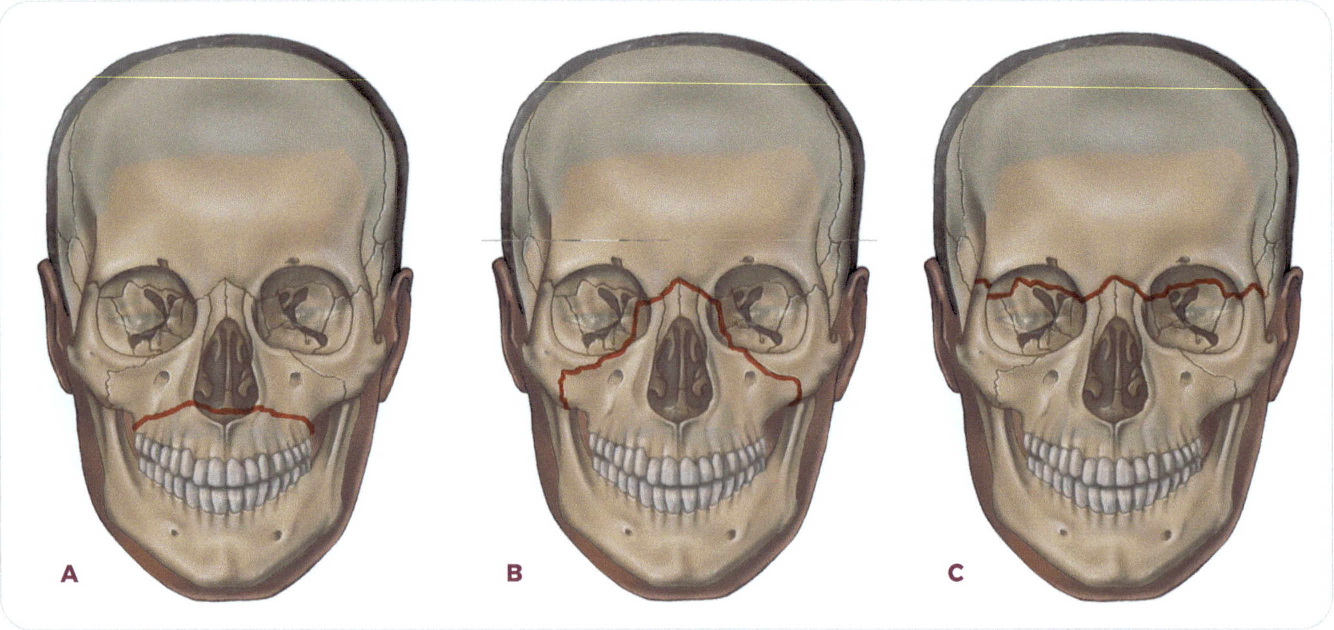


**Abbildung 8-15** Mittelgesichtsfrakturen nach Le Fort. **A.** Le-Fort-I-Fraktur. **B.** Le-Fort-II-Fraktur. **C.** Le-Fort-III-Fraktur.

Gesicht erscheint abgeflacht und der Patient ist nicht mehr in der Lage, den Mund zu schließen. Wenn er bei Bewusstsein ist, klagt er wahrscheinlich über Schmerzen oder Taubheitsgefühl im Gesicht. Durch Palpieren können Krepitationen über den Frakturstellen festgestellt werden.

### Unterkieferfraktur

Gleich nach den Nasenbeinfrakturen sind Unterkieferfrakturen die zweithäufigste Gesichtsfraktur. Der Unterkiefer ist häufig an mehreren Stellen gebrochen. Die häufigste Beschwerde der Patienten neben dem Schmerz ist die Malokklusion der Zähne, weil die obere und unter Zahnreihe nicht mehr die richtige Anordnung haben. Bei der optischen Überprüfung zeigen sich eine Achsenverschiebung oder ausgebrochene Zähne. Bei der Palpation kann eine stufenförmige Verformung und eine Krepitation festgestellt werden. Beim liegenden Patienten kann die Zunge die Atemwege verlegen, da die knöcherne Leitstruktur für die Zunge nicht länger intakt ist.

## Larynxverletzungen

Larynxfrakturen resultieren gewöhnlich aus einer stumpfen Gewalteinwirkung auf den vorderen Hals, wenn beispielsweise ein Motorrad- oder Radfahrer im Bereich des Larynx von einem Objekt getroffen wird. Die Patienten klagen über eine Veränderung der Stimme (üblicherweise tiefer). Bei der Inspektion fällt eine Kontusion oder das Fehlen der Prominenz des Schildknorpels (Adamsapfel) auf. Eine Fraktur des Schildknorpels kann zu Bluthusten (Hämoptyse) oder der Entwicklung eines Hautemphysems im Halsbereich führen, das beim Abtasten festgestellt werden kann. Die endotracheale Intubation ist in diesem Fall generell kontraindiziert, weil dabei Frakturstücke dislozieren können. Wenn bei Patienten mit Verdacht auf eine Larynxfraktur eine Atemwegsverlegung vorliegt, kann eine chirurgische Koniotomie (Notfallkoniotomie) lebensrettend sein.

## Verletzung von Halsgefäßen

Beidseits der Trachea verlaufen im vorderen Halsbereich die A. carotis und die V. jugularis interna. Die Karotiden versorgen den Großteil des Gehirns mit Blut und die Jugularvenen sorgen für den Abfluss aus diesen Gebieten. Jede offene Verletzung eines dieser Gefäße kann eine schwerwiegende Blutung verursachen. Eine zusätzliche Gefahr besteht bei den Jugularvenen in Form einer Luftembolie. Wenn der Patient sitzt oder mit erhöhtem Kopf liegt, fällt der Venendruck während der Inspiration unter den atmosphärischen Druck, wodurch Luft in das venöse System gelangen kann. Ein großer Luftembolus kann tödlich sein, da er sowohl die Herzfunktion als auch die zerebrale Perfusion massiv beeinträchtigen kann. Eine zusätzliche Komplikation bei Verletzungen der Halsgefäße ist die Entwicklung eines massiven Hämatoms, das den Atemweg komprimiert und die normale Anatomie verändert. Außerdem kann es durch Kompression der Venen zu einer ausgeprägten Abflussbehinderung und dadurch indirekt zu einem ICP-Anstieg kommen.

Stumpfe Halsverletzungen können zu einem Riss und einer Dissektion der Intima (innerste Schicht der Arterie) der A. carotis führen. Diese Verletzungen können die Arteria carotis interna, die Arteria carotis communis oder die Arteria vertebralis betreffen. Verletzungen der Vertebralarterie sind fast immer mit Verletzungen der Halswirbelsäule verbunden. Karotisverletzungen werden mit einer Reihe anderer Verletzungen in Verbindung gebracht, u. a. mit schwerem Schädel-Hirn-Trauma, schweren Gesichtsfrakturen, Schädelbasisfrakturen und schweren Thoraxverletzungen. Bei Verkehrsunfällen mit hoher Geschwindigkeit (falsche Position des Sicherheitsgurts), direkten Schlägen auf den Hals, Verletzungen vom Typ „Wäscheleine" und Erhängen besteht für die Patienten ein Risiko für diese Verletzungen. Diese Verletzungen können aufgrund des Schlaganfallrisikos hochgradig lebensbedrohlich sein. Häufig können diese Patienten vor Ort Anzeichen eines Schlaganfalls zeigen, und jedes unerklärliche neurologische Defizit sollte eine Untersuchung auf diese Verletzungen nach sich ziehen.[108]

### Anamnese

Wenn Zeit und Umstände es zulassen, kann eine Anamnese nach dem SAMPLER-Schema (*S*ymptome, *A*llergien, *M*edikamente, Vorerkrankungen, letzte Mahlzeit, *E*reignisse vor der Verletzung, Risikofaktoren) vom Patienten selbst, von Familienangehörigen oder Unfallzeugen erhoben werden. Diabetes mellitus, Epilepsie, Drogen- oder Alkoholintoxikation können ein SHT vortäuschen oder dessen Beurteilung erschweren. Jeder Hinweis auf Drogenkonsum oder eine Überdosis sollte beachtet werden, doch sollte die Möglichkeit eines SHT bei Vorliegen einer Intoxikation nicht außer Acht gelassen werden. Die Einnahme von Thrombozytenaggregationshemmern und Antikoagulanzien ist zu beachten, da sie die Behandlung des Schädelhirntraumas beeinflussen kann. Patienten mit Kopfverletzungen in der Anamnese können über anhaltende oder wiederkehrende Kopfschmerzen, Sehstörungen, Übelkeit und Erbrechen oder Sprachschwierigkeiten klagen.[96] Wie bereits erwähnt, ist es wichtig, die Ereignisse, die sich im Zusammenhang mit dem Trauma ereignet haben, festzuhalten. Dazu gehört der Mechanismus der Verletzung, ein möglicher Verlust des Bewusstseins, die Dauer der Unfähigkeit zu reagieren, eine mögliche Aktivität des Krampfanfalls und der Grad der Wachheit danach (posttraumatischer Zustand). Wenn der Patient nicht in der Lage ist, sich an die Ereignisse zu erinnern, kann es hilfreich sein, die Dauer der Amnesie für die Ereignisse zu bestimmen, die vor (retrograd) oder nach (antegrad) dem Trauma stattgefunden haben.[98]

## Fortlaufende Untersuchungen

Die ständige Reevaluation der GCS-Werte ist wichtig, um Veränderungen im Zeitverlauf zu erfassen. Der Patient, der sich initial mit einem abfallenden GCS präsentiert, hat ein schwereres SHT als der Patient, dessen GCS sich verbessert. Bei einer kleinen Anzahl von Patienten mit scheinbar leichter Hirnschädigung (GCS 14 oder 15) kann es zu einer unerwarteten Verschlechterung des Bewusstseins kommen. Während des Transports sollten sowohl der Primary Survey als auch die GCS-Beurteilung in regelmäßigen Intervallen wiederholt werden. Patienten, bei denen der GCS-Wert während des Transports um mehr als zwei Punkte abfällt, haben ein besonders hohes Risiko für einen fortschreitenden pathologischen Prozess.[106,109,110] Gerade diese Patienten benötigen einen raschen Transport in ein geeignetes Krankenhaus. Bei der innerklinischen Behandlung des Patienten, sollte das aufnehmende Gesundheitsfachpersonal im Schockraum die Entwicklung des GCS-Wertes während der präklinischen Versorgung berücksichtigen. Veränderungen der GCS-Werte oder der Vitalparameter sollten bei der Übergabe dem Behandlungsteam mitgeteilt und auf dem Transportprotokoll vermerkt werden, ebenso Reaktionen auf die Behandlung.[98,111]

# Transport

Um das beste Outcome für den Patienten zu erzielen, sollten Patienten, die ein mittelschweres oder schweres SHT erlitten haben, direkt in ein Traumazentrum transportiert werden, das über ein Schockraum-CT verfügt und auf eine neurochirurgische Fachabteilung und Interventionsmöglichkeiten (einschließlich ICP-Monitoring) zurückgreifen kann. Ist keine geeignetes Krankenhaus in der näheren Umgebung verfügbar, sollte ein luftgestützter Transport in ein entsprechendes Zentrum organisiert werden.[111]

Herzfrequenz, Blutdruck, $SpO_2$, $ETCO_2$-Wert (sofern verfügbar) und der GCS-Wert sollten während des Transports in Abständen von 5 bis 10 Minuten gemessen bzw. überprüft und dokumentiert werden. PEEP-Ventile sollten mit Vorsicht bei persistierender Hypoxie bis zu einem Wert von 15 mmHg verwendet werden, da ein höherer PEEP den ICP erhöht. Während des Transports sollte auf den Wärmeerhalt des Patienten geachtet werden. Grundsätzlich sollten Patienten mit SHT vor allem aufgrund anderer Verletzungen in Rückenlage transportiert werden.[112] Eine Erhöhung des Kopfteils auf der Patiententrage oder die umgekehrte Trendelenburg-Lagerung (mit Vakuummatratze oder Spineboard kann zwar den ICP senken, gleichzeitig kann aber auch der zerebrale Perfusionsdruck negativ beeinflusst werden, speziell wenn der Kopf über 30 Grad erhöht gelagert ist.

Das aufnehmende Traumazentrum sollte so bald wie möglich vorab informiert werden, um die nötigen Vorbereitungen vor der Ankunft des Patienten treffen zu können. Bei der Voranmeldung sollte der Unfallmechanismus, der initialen GCS-Wert und die kritischen Bestandteile des Primary Surveys beinhalten.[113] Die Übergabe im Schockraum erfolgt strukturiert und beinhaltet (**A**ge) Alter des Patienten, (**T**ime) Zeitpunkt des Unfalls, (**M**echanism) Angaben zum Unfallmechanismus, (**I**njury) Angaben zu den Verletzungen von Kopf bis Fuß, (**S**ign/Smptoms) welche Symptome und Untersuchungsbefunde bei der primären Untersuchung festgestellt wurden und (**T**reatment) Angaben, welche Behandlungsmaßnahmen mit welchem Effekt durchgeführt wurden. Hierfür eignet sich das Akronym **ATMIST**.

### Längere Transportzeiten

Längere Transportzeiten können die Schwelle für die Durchführung eines erweiterten Atemwegsmanagement senken.

Speziell bei einem geplanten Hubschraubertransport sollte die Intubation in Form einer RSI durchgeführt werden, weil ein unruhiger, unkooperativer Patient sowohl die gesamte Hubschrauberbesatzung als auch sich selbst gefährdet. Maßnahmen zur Sicherung der Atemwege sollten parallel zur Inline-Stabilisierung der Halswirbelsäule durchgeführt und Sauerstoff zur Aufrechterhaltung eines passenden $SpO_2$-Wertes verabreicht werden. Da speziell bei langen Transportzeiten die Gefahr der Entwicklung von Druckulzera besteht, sollte der Patient von einem harten Spineboard auf eine Vakuummatratze umgelagert werden. Es sollte eine kontinuierliche Überwachung mittels Pulsoxymetrie erfolgen und Vitalparameter wie Atmung, Puls, Blutdruck und GCS-Wert regelmäßig überprüft und gemessen werden. Ebenso sollte eine regelmäßige Pupillenkontrolle auf Lichtreaktion und Symmetrie durchgeführt werden.

Wenn eine Transportverzögerung oder eine lange Transportzeit zu erwarten ist, können zusätzliche Behandlungsoptionen in Betracht gezogen werden. Bei Patienten mit einem abnormalen GCS-Wert muss der Blutglukosespiegel überprüft werden. Liegt eine Hypoglykämie vor, kann Glukoselösung intravenös gegeben werden, bis ein normaler Blutglukosewert erreicht ist. Bei wiederholten oder andauernden Krämpfen können Benzodiazepine verabreicht werden.

Eine starke äußere Blutung muss rasch unter Kontrolle gebracht und balancierte kristalloide Infusionslösungen müssen bei Schockzeichen verabreicht werden. Diese sollten bei einem Patienten mit vermutetem SHT bis zu einem systolischen Blutdruck von 90- 100 mmHg titriert werden. Zusätzliche Verletzungen sollten während des Transports in die Zielklinik versorgt werden. Frakturen sollten angemessen geschient werden, um innere Blutungen zu stoppen und Schmerzen zu lindern. Tranexsamsäure kann bei Blutungen und Verdacht auf SHT nur bei längeren Transportzeiten in Betracht gezogen werden.

Die Behandlung eines erhöhten ICP ist im präklinischen Umfeld ohne entsprechendes ICP-Monitoring extrem herausfordernd, ausgenommen beim Interhospitaltransfer, bei dem die Patienten bereits mit einer ICP-Sonde oder einer externen Ventrikel-Drainage versorgt sind. Obwohl ein sich verschlechternder GCS-Wert möglicherweise einen steigenden Gehirndruck anzeigt, kann es sich auch um eine verschlechterte zerebrale Durchblutung aufgrund eines hypovolämischen Schocks handeln. Warnzeichen eines steigenden intrakraniellen Drucks und drohender Herniation beinhalten:

- Verschlechterung des GCS-Wertes um 2 oder mehr Punkte
- Entwicklung einer Hemiplegie oder Hemiparese
- Auftreten des Cushing-Phänomens

Die Entscheidung zur Behandlung des erhöhten ICP sollte auf Protokollen basieren oder in Absprache mit dem Arzt der aufnehmenden Klinik erfolgen. Um Zeit zu gewinnen, sind Sedierung Muskelrelaxation, die Verwendung osmotisch aktiver Substanzen wie z. B. Mannitol und kontrollierte Hyperventilation mögliche Behandlungsoptionen (**Abbildung 8-16**). Benzodiazepine sollten aufgrund der möglichen Nebeneffekte wie Blutdruckabfall und Atemdepression in kleinen Dosen verabreicht werden. Wenn der Patient intubiert ist, sollten langwirksame Muskelrelaxanzien wie Rocuronium und Vecuronium verwendet werden. Falls eine angelegte Zervikalstütze zu eng sein sollte, kann diese

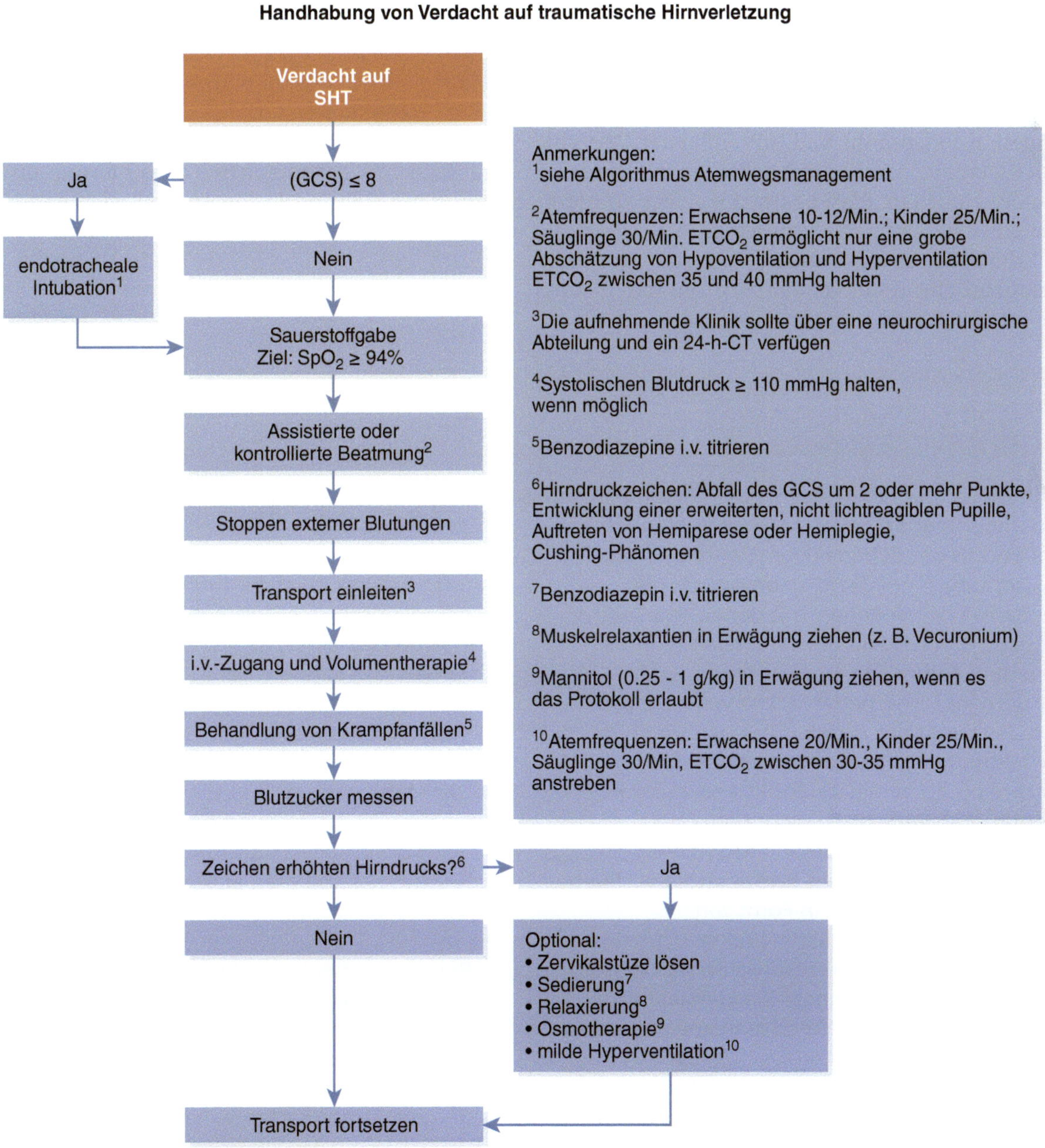


**Abbildung 8-16** Algorithmus: Vorgehen bei Verdacht auf Schädel-Hirn-Trauma.

gelockert oder entfernt werden, wenn die HWS und der Kopf mit anderen Maßnahmen ausreichend immobilisiert werden kann. Wenn möglich, sollte der Patient in die umgekehrte Trendelenburg-Position gebracht werden, bei welcher der Kopf höher liegt als der Rest des Körpers, um den venösen Abfluss aus dem Gehirn zu erleichtern.

Eine hyperosmolare Therapie, z. B. mit hypertoner Kochsalzlösung (3 %) oder Mannitol (0,25 bis 1,0 g/kg), kann zur Senkung des ICP eingesetzt werden. Beide Substanzen werden intravenös verabreicht. Für den routinemäßigen Einsatz im präklinischen Bereich gibt es derzeit keine validen Daten.[114] Mannitol ist ein hochwirksames osmotisches Diuretikum, das bei Patienten, mit instabilen Kreislaufverhältnissen, eine Verschlechterung der zerebralen Durchblutung zur Folge haben kann. Aus diesem Grund sollte es bei Patienten mit einem systolischen Blutdruck von weniger als 90 mmHg nicht angewendet werden. Mannitol sollte auf Patienten mit Anzeichen einer Herniation beschränkt und mit äußerster Vorsicht angewendet werden.[15] Außerdem sollte bei extrem langen Transportzeiten ein Blasenkatheter gelegt werden, um die Urinausscheidung zu überwachen.

Eine Erhöhung der Beatmungsfrequenz (kontrollierte, therapeutische Hyperventilation), um das $ETCO_2$ in Bereich zwischen 30 und 35 mmHg zu bringen, kann bei eindeutigen Einklemmungszeichen in Erwägung gezogen werden. Die folgenden Beatmungsfrequenzen sollten verwendet werden: 20 Atemzüge/Minute bei Erwachsenen, 25 Atemzüge/Minute bei Kindern und 30 Atemzüge/Minute bei Kleinkindern. Wie schon zuvor festgestellt, *spielt die prophylaktische Hyperventilation beim SHT keine Rolle und die therapeutische, falls begonnen, sollte beendet werden, wenn sich die Zeichen der Druckerhöhung zurückbilden.* Kortikosteroide verbessern die Prognose von SHT-Patienten nicht und sollten daher auch nicht verabreicht werden.[48]

Bei Krampfanfällen, insbesondere wenn sie länger andauern oder wiederholt auftreten, kann ein Benzodiazepin wie Diazepam, Lorazepam oder Midazolam intravenös verabreicht werden. Diese Medikamente müssen jedoch vorsichtig titriert werden, da Hypotonie und Atemdepression auftreten können.

Das Hauptaugenmerk bei SHT-Patienten während eines langen Transports oder in abgelegenen Gebieten liegt darauf, für die bestmögliche Oxygenierung und Durchblutung des Gehirns zu sorgen und nach besten Kräften das Gehirnödem unter Kontrolle zu halten.

## ZUSAMMENFASSUNG

- Kenntnisse über die Anatomie des Gehirns sind unabdingbar für das pathophysiologische Verständnis des Schädel-Hirn-Traumas (SHT).
- Das Rettungsdienstfachpersonal muss die Mechanismen verstehen, mit denen das Gehirn versucht, den reduzierten zerebralen Blutfluss nach dem Trauma zu kompensieren.
- Der primäre Hirnschaden ist die Verletzung, die zum Zeitpunkt des initialen Traumas entsteht.
- Der sekundäre Hirnschaden bezieht sich auf zunächst unverletzte Strukturen, die von der primären Verletzung nicht betroffen sind. Im präklinischen Umfeld liegen die Schlüsselprioritäten beim Erkennen sekundärer Gehirnschäden, die sich in Form von Einklemmung durch Masseneffekte, Hypoxie und Hypotension präsentieren, sowie im schnellen Transport an eine geeignete Zielkrankenhauses.
- Die Kenntnis über den Verletzungsmechanismus erlaubt dem Rettungsdienstfachpersonal, bestimmte Verletzungsmuster zu erfassen. Deren Identifikation ist unerlässlich, um rasch eskalierende Bedingungen, die mit einer sekundären Gehirnschädigung verbunden sind, zu erkennen.
- Die Schwere des SHT ist nicht immer gleich festzustellen; deshalb sind wiederholte neurologische Überprüfungen des Patienten erforderlich, einschließlich des GCS-Wertes, wobei insbesondere der motorische Teil und die Pupillenreaktion notwendig sind, um Veränderungen des Patientenzustands zeitnahe zu erkennen.
- Das Management des SHT schließt die Kontrolle anderer Blutungen und die Aufrechterhaltung eines systolischen Blutdrucks von mindestens 90-100 mmHg und die Gabe von Sauerstoff, um eine $O_2$-Sättigung von mindestens 90 % zu erreichen, ein.
- Bei allen Patienten mit einem schweren SHT (GCS $\leq$ 8) sollte aktiv über die Atemwegssicherung nachgedacht werden. Wenn die Entscheidung zur Intubation getroffen wird, sollte diese von der erfahrensten Rettungsdienstfachperson durchgeführt werden, welche verfügbar ist.

## WIEDERHOLUNG FALLBEISPIEL

An einem warmen Sommertag mit 29 °C werden Sie und Ihr Teamkollege an der Ziellinie eines Marathons alarmiert, um einen 30-jährigen Mann zu untersuchen, der beim Befestigen des Zielbanners aus ca. 4 m Höhe von einer Leiter gestürzt ist. Bei Ihrer Ankunft liegt der Patient auf dem Rücken und ist nicht ansprechbar. Ein Zuschauer stabilisiert Kopf und Nacken.

Beim initialen Assessment bemerken Sie eine unregelmäßige Atemfrequenz, welche in Bezug auf Frequenz und Tiefe variiert. Aus beiden Ohren und den Nasenlöchern des Patienten tritt signifikant blutgefärbte Flüssigkeit aus. Die Augen des Patienten sind geschlossen, und er reagiert nicht auf Ihre Ansprache.

Ihnen fällt, in Ihrer initialen Untersuchung, ein fehlender Würgereflex auf, worauf hin sie einen Oropharyngealtubus (zur Sicherung des Atemwegs) einführen. Ihr Partner beatmet den Patienten mit dem Beatmungsbeutel mit einer Frequenz von 12 Atemzügen/Minute. Sie bemerken, dass die rechte Pupille erweitert ist. Der Radialispuls beträgt 54/Minute und ist unregelmäßig, die $O_2$-Sättigung ($SpO_2$) liegt bei 96 %. Die Haut des Patienten ist kalt, trocken und blass. Der Glasgow Coma Score (GCS) beträgt 7, Augen öffnen = 2, verbale Reaktion = 1, motorische Reaktion = 4 (A 2, V 1, M 4).

Der Patient wird zügig für den Transport vorbereitet, in den Rettungswagen verladen und während der Fahrt ins Krankenhaus im Secondary Survey untersucht. Dabei bleibt die Halswirbelsäule immobilisiert. Bei der Palpation des Kopfes stöhnt der Patient vor Schmerzen. Sie decken ihn mit einer warmen Decke zu und messen einen Blutdruck von 184/102 mmHg. Im EKG zeigt sich eine Sinusbradykardie mit vereinzelt vorzeitig einfallenden ventrikulären Schlägen. Die rechte Pupille ist weiterhin erweitert.

- Welche Verletzung ist bei diesen Symptomen am wahrscheinlichsten?
- Welche Behandlungsprioritäten setzen Sie?
- Welche Maßnahmen könnten Sie ergreifen, um ein Ansteigen des Hirndrucks zu verhindern/behandeln und eine ausreichende zerebrale Perfusion während eines längeren Transports zu gewährleisten?

## AUFLÖSUNG DES FALLBEISPIELS

Auf dem Weg zum Krankenhaus zeigt der Patient plötzlich Beugesynergismen an beiden Händen. Bei diesem Anzeichen einer drohenden Einklemmung heben Sie das Kopfteil der Patiententrage an, um den venösen Abfluss zu unterstützen und erhöhen die Beatmungsrate vorübergehend auf 16-20 Atemzüge/Minute, um einen $ETCO_2$-Wert von 30-15 mmHg zu erreichen Der Patient bleibt bewusstlos. Sie erwägen ein erweitertes Atemwegsmanagment, allerdings beträgt die $O_2$-Sättigung 96 % und die Fahrzeit zum Traumazentrum beträgt nur wenige Minuten, sodass Sie sich entschließen, die Beutel-Masken-Beatmung mit 100 % Sauerstoff fortzusetzen.

# Quellenverzeichnis


1. Global Burden of Disease 2016 Traumatic Brain Injury and Spinal Cord Injury Collaborators. Global, regional, and national burden of traumatic brain injury and spinal cord injury, 1990-2016: a systematic analysis for the Global Burden of Disease Study 2016. Lancet Neurol. 2019;18(1):56-87.
2. Maas AIR, Menon DK, Adelson PD, Andelic N, Bell MJ, Belli A. Traumatic brain injury: integrated approaches to improve prevention, clinical care and research. Lancet Neurol. 2017;16(12):987-1048.
3. Centers for Disease Control and Prevention. Traumatic Brain Injury and Concussion. Accessed July 15, 2021. https://www.cdc.gov/traumaticbraininjury/
4. Dewan MC, Mummareddy N, Wellons III JC, Bonfield CM. Epidemiology of global pediatric traumatic brain injury: qualitative review. World Neurosurg. 2016;91:497-509.
5. Hyder AA, Wunderlich CA, Puvanachandra P, et al. The impact of traumatic brain injuries: a global perspective. Neuro Rehabilitation. 2007;22:341-353.

6. Cipolla MJ. The Cerebral Circulation. Morgan & Claypool Life Sciences; 2009.
7. Mtui E, Gruener G, Dockery P. Fitzgerald's Clinical Neuroanatomy and Neuroscience. 8th ed. Elsevier Saunders; 2021.
8. Chesnut RM, Marshall LF, Klauber MR, et al. The role of secondary brain injury in determining outcome from severe head injury. J Trauma. 1993;34:216-222.
9. Fearnside MR, Cook RJ, McDougall P, et al. The Westmead Head Injury Project outcome in severe head injury: a comparative analysis of prehospital, clinical, and CT variables. Br J Neurosurg. 1993;7:267-279.
10. Gentleman D. Causes and effects of systemic complications among severely head-injured patients transferred to a neurosurgical unit. Int Surg. 1992;77:297-302.
11. Marmarou A, Anderson RL, Ward JL, et al. Impact of ICP instability and hypotension on outcome in patients with severe head trauma. J Neurosurg. 1991;75:S59-S64.
12. Miller JD, Becker DP. Secondary insults to the injured brain. J R Coll Surg Edinb. 1982;27:292-298.
13. Berry C, Ley EJ, Bukur M, et al. Redefining hypotension in traumatic brain injury. Injury. 2012;43(11):1833-1837.
14. Brenner M, Stein DM, Hu PF, Aarabi B, Sheth K, Scalea TM. Traditional systolic blood pressure targets underestimate hypotension-induced secondary brain injury. J Trauma Acute Care Surg. 2012;72(5):1135-1139.
15. Carney N, Totten AM, O'Reilly C, et al. Guidelines for the management of severe traumatic brain injury, fourth edition. Neurosurgery. 2017;80(1):6-15.
16. Wilson MH. Monro-Kellie 2.0: the dynamic vascular and venous pathophysiological components of intracranial pressure. J Cereb Blood Flow Metab. 2016;36(8):1338-1350.
17. Mavrocordatos P, Bissonnette B, Ravussin P. Effects of neck position and head elevation on intracranial pressure in anaesthetized neurosurgical patients: preliminary results. J Neurosurg Anesthesiol. 2000;12:10-14.
18. Sundstrøm T, Asbjørnsen H, Habiba S, et al. Prehospital use of cervical collars in trauma patients: a critical review. J Neurotrauma. 2014;31:531-540.
19. Obrist WD, Gennarelli TA, Segawa H, et al. Relation of cerebral blood flow to neurological status and outcome in head injured patients. J Neurosurg. 1979;51:292-300.
20. Obrist WD, Langfitt TW, Jaggi JL, et al. Cerebral blood flow and metabolism in comatose patients with acute head injury. J Neurosurg. 1984;61:241-253.
21. Coles JP, Minhas PS, Fryer TD, et al. Effect of hyperventilation on cerebral blood flow in traumatic head injury: clinical relevance and monitoring correlates. Crit Care Med. 2002;30(9):1950-1959.
22. Imberti R, Bellinzona G, Langer M. Cerebral tissue $PO_2$ and $SjvO_2$ changes during moderate hyperventilation in patients with severe traumatic brain injury. J Neurosurg. 2002;96(1):97-102.
23. Stocchetti N, Maas AI, Chieregato A, van der Plas AA. Hyperventilation in head injury: a review. Chest. 2005;127(5):1812-1827.
24. Centers for Disease Control and Prevention. What is a concussion? n.d. https://www.cdc.gov/headsup/basics/concussion_whatis.html
25. Quinn DK, Mayer AR, Master CL, Fann JR. Prolonged postconcussive symptoms. Am J Psychiatry. 2018;175(2):103-111.
26. Babcock L, Byczkowski T, Wade SL, et al. Predicting postconcussion syndrome after mild traumatic brain injury in children and adolescents who present to the emergency department. JAMA Pediatr. 2013;167(2):156-161.
27. Barlow M, Schlabach D, Peiffer J, Cook C. Differences in change scores and the predictive validity of three commonly used measures following concussion in the middle school and high school aged population. Int J Sports Phys Ther. 2011;6(3):150-157.
28. Broglio SP, McAllister T, Katz BP, et al. The natural history of sport-related concussion in collegiate athletes: findings from the NCAA-DoD CARE Consortium. Sports Med. 2021;52:403-415. doi: 10.1007/s40279-021-01541-7
29. Hume CH, Wright BJ, Kinsella GJ. Systematic review and meta-analysis of outcome after mild traumatic brain injury in older people. Int Neuropsychol Soc. 2021;1-20.
30. Meagher RL, Young WF. Subdural hematoma. eMedicine, Medscape. Updated July 26, 2018. Accessed January 3, 2022. http://emedicine.medscape.com/article/1137207-overview
31. Lucke-Wold BP, Turner RC, Josiah D, Knotts C, Bhatia S. Do age and anticoagulants affect the natural history of acute subdural hematomas? Arch Emerg Med Crit Care. 2016;1(2):1010.
32. Coughlin RF, Moser RP. Subdural hematoma. In: Domino FJ, ed. The 5-Minute Clinical Consult 2013. 21st ed. Wolters Kluwer Health/Lippincott Williams & Wilkins; 2013:1246-1247.
33. Quigley MR, Chew BG, Swartz CE, Wilberger JE. The clinical significance of isolated traumatic subarachnoid hemorrhage. J Trauma Acute Care Surg. 2013;74:581-584.
34. Brain Trauma Foundation. CT scan features. In: Bullock MR, Chesnut RM, Clifton GL, et al. Management and Prognosis of Severe Traumatic Brain Injury. 2nd ed. Brain Trauma Foundation; 2000.
35. Kihtir T, Ivatury RR, Simon RJ, et al. Early management of civilian gunshot wounds to the face. J Trauma. 1993;35:569-575.
36. Rimel RW, Giordani B, Barth JT. Moderate head injury: completing the clinical spectrum of brain trauma. Neurosurgery. 1982;11:344-351.
37. Miller JD, Sweet RC, Narayan RK, et al. Early insults to the injured brain. JAMA. 1978;240:439-442.
38. Silverston P. Pulse oximetry at the roadside: a study of pulse oximetry in immediate care. BMJ. 1989;298:711-713.
39. Stochetti N, Furlan A, Volta F. Hypoxemia and arterial hypotension at the accident scene in head injury. J Trauma. 1996;40:764-767.
40. Plum F. The Diagnosis of Stupor and Coma. 3rd ed. Oxford University Press; 1982.
41. Langfitt TW, Weinstein JD, Kassell NF, et al. Transmission of increased intracranial pressure. I. Within the craniospinal axis. J Neurosurg. 1964;21:989-997.
42. Langfitt TW. Increased intracranial pressure. Clin Neurosurg. 1969;16:436-471.
43. Ayling J. Managing head injuries. Emerg Med Serv. 2002;31(8):42.

44. Graham DI, Ford I, Adams JH, et al. Ischaemic brain damage is still common in fatal non-missile head injury. J Neurol Neurosurg Psychiatry. 1989;52:346-350.
45. Obrist WD, Wilkinson WE. Regional cerebral blood flow measurement in humans by xenon-133 clearance. Cerebrovasc Brain Metab Rev. 1990;2:283-327.
46. Darby JM, Yonas H, Marion DW, et al. Local "inverse steal" induced by hyperventilation in head injury. Neurosurgery. 1988;23:84-88.
47. Marion DW, Darby J, Yonas H. Acute regional cerebral blood flow changes caused by severe head injuries. J Neurosurg. 1991;74:407-414.
48. Badjatia N, Carney N, Crocco TJ, et al. Guidelines for prehospital management of traumatic brain injury: 2nd edition. Prehosp Emerg Care. 2007;12(1):S1-S52.
49. Bostek CC. Oxygen toxicity: an introduction. AANA J. 1989;57(3):231-237.
50. Brenner M, Stein D, Hu P, et al. Association between early hyperoxia and worse outcomes after traumatic brain injury. Arch Surg. 2012;147(11):1042-1046.
51. Tolias CM, Reinert M, Seiler R, Gilman C, Scharf A, Bullock MR. Normobaric hyperoxia-induced improvement in cerebral metabolism and reduction in intracranial pressure in patients with severe head injury: a prospective historical cohort matched study. J Neurosurg. 2004;101(3):435-444.
52. Hare GMT, Mazer CD, Hutchison JS, et al. Severe hemodilutional anemia increases cerebral tissue injury following acute neurotrauma. J Appl Physiol. 2007;103:1021-1029.
53. Cucher D, Harmon D, Myer B, et al. Critical traumatic brain injury is associated with worse coagulopathy. J Trauma. 2021;91(2):331-335.
54. Bohm JK, Guting H, Thorn S, et al. Global characterization of coagulopathy in isolated traumatic brain injury (iTBI): a CENTER-TBI analysis. Neurocrit Care. 2021;35:184-196.
55. Yee J, Kaide CG. Emergency reversal of anticoagulation. West J Emerg Med. 2019;20(5):770-783.
56. CRASH-2 trial collaborators. Effects of tranexamic acid on death, vascular occlusive events, and blood transfusion in trauma patients with significant hemorrhage (CRASH-2): a randomized, placebo-controlled trial. Lancet. 2010;376(9734):23-32.
57. Perel P, Al-Shahi Salman R, Kawahara T, et al. CRASH-2 (Clinical randomization of an antifibrinolytic in significant haemorrhage) intracranial bleeding study: the effect of tranexamic acid in traumatic brain injury—a nested randomized, placebo-controlled trial. Health Technol Assess. 2012;16(13):iii-xii;1-54.
58. CRASH-3 trial collaborators. Effects of tranexamic acid on death, disability, vascular occlusive events and other morbidities in patients with acute traumatic brain injury (CRASH-3): a randomized, placebo-controlled trial. Lancet. 2019;394(10210):1713-1723.
59. CRASH-3 Intracranial Bleeding Mechanistic Study Collaborators. Tranexamic acid in traumatic brain injury: an explanatory study nested within the CRASH-3 trial. Eur J Trauma Emerg Surg. 2021;47:261-268.
60. Bossers SM, Loer SA, Bloemers FW, et al. Association between prehospital tranexamic acid administration and outcomes of severe traumatic brain injury. JAMA Neurol. 2021;78(3):338-345.
61. Caron MJ, Hovda DA, Mazziotta JC, et al. The structural and metabolic anatomy of traumatic brain injury in humans: a computerized tomography and positron emission tomography analysis. J Neurotrauma. 1993;10(suppl 1):S58.
62. Caron MJ, Mazziotta JC, Hovda DA, et al. Quantification of cerebral glucose metabolism in brain-injured humans utilizing positron emission tomography. J Cereb Blood Flow Metab. 1993;13(suppl 1):S379.
63. Caron MJ. PET/SPECT imaging in head injury. In: Narayan RK, Wilberger JE, Povlishock JT, eds. Neurotrauma. McGraw-Hill; 1996.
64. Jalloh I, Carpenter KLH, Helmy A, et al. Glucose metabolism following human traumatic brain injury: methods of assessment and pathophysiologic findings. Metab Brain Dis. 2015;30:615-632.
65. Lam AM, Winn HR, Cullen BF, et al. Hyperglycemia and neurological outcome in patients with head injury. J Neurosurg. 1991;75:545-551.
66. Young B, Ott L, Dempsey R, et al. Relationship between admission hyperglycemia and neurologic outcome of severely brain-injured patients. Ann Surg. 1989;210:466-472.
67. Mechtcheriakov S, Brenneis C, Egger K, Koppelstaetter F, Schocke M, Marksteiner J. A widespread distinct pattern of cerebral atrophy in patients with alcohol addiction revealed by voxel-based morphometry. J Neurol Neurosurg Psychiatry. 2007;78(6):610-614.
68. Mayer S, Rowland L. Head injury. In: Rowland L, ed. Merritt's Neurology. Lippincott Williams & Wilkins; 2000:401.
69. Dimmitt SB, Rakic V, Puddey IB, et al. The effects of alcohol on coagulation and fibrinolytic factors: a controlled trial. Blood Coagul Fibrinolysis. 1998;9(1):39-45.
70. Perry M, Dancey A, Mireskandari K, Oakley P, Davies S, Cameron M. Emergency care in facial trauma—a maxillofacial and ophthalmic perspective. Injury. 2005;36(8):875-896.
71. Davis DP, Hoyt DB, Ochs M, et al. The effect of paramedic rapid sequence intubation on outcome in patients with severe traumatic brain injury. J Trauma Injury Infect Crit Care. 2003;54:444-453.
72. Bochicchio GV, Ilahi O, Joshi M, et al. Endotracheal intubation in the field does not improve outcome in trauma patients who present without an acutely lethal traumatic brain injury. J Trauma Injury Infect Crit Care. 2003;54:307-311.
73. Davis DP, Peay J, Sise MJ, et al. The impact of prehospital endotracheal intubation in moderate to severe traumatic brain injury. J Trauma. 2005;58:933-939.
74. Bulger EM, Copass MK, Sabath DR, et al. The use of neuromuscular blocking agents to facilitate prehospital intubation does not impair outcome after traumatic brain injury. J Trauma. 2005;58:718-723.
75. Wang HE, Peitzman AB, Cassidy LD, et al. Out-of-hospital endotracheal intubation and outcome after traumatic brain injury. Ann Emerg Med. 2004;44:439-450.
76. Chi JH, Knudson MM, Vassar MJ, et al. Prehospital hypoxia affects outcome in patients with traumatic brain injury: a prospective multi-center study. J Trauma. 2006;61:1134-1141.

77. Mayglothling J, Duane TM, Gibbs M, et al. Emergency tracheal intubation immediately following traumatic injury: an Eastern Association for the Surgery of Trauma practice management guideline. J Trauma Acute Care Surg. 2012;73:5(S4).
78. Bossers SM, Schwarte LA, Loer SA, et al. Experience in prehospital endotracheal intubation significantly influences mortality of patients with severe traumatic brain injury: a systematic review and meta-analysis. PLoS One. 2015;10(10):1-26.
79. Meizoso JP, Valle EJ, Allen CJ, et al. Decreased mortality after prehospital interventions in severely injured trauma patients. J Trauma Acute Care Surg. 2015;79:227-231.
80. Marlow TJ, Goltra DD, Schabel SI. Intracranial placement of a nasotracheal tube after facial fracture: a rare complication. J Emerg Med. 1997;15:187-191.
81. Horellou MD, Mathe D, Feiss P. A hazard of nasotracheal intubation. Anaesthesia. 1978;22:78.
82. Davis DP, Ochs M, Hoyt DB, et al. Paramedic-administered neuromuscular blockade improves prehospital intubation success in severely head-injured patients. J Trauma Injury Infect Crit Care. 2003;55:713-719.
83. Cooper KR, Boswell PA, Choi SC. Safe use of PEEP in patients with severe brain injury. J Neurosurg. 1985;63:552-555.
84. McGuire G, Crossley D, Richards J, et al. Effects of varying levels of positive end-expiratory pressure on intracranial pressure and cerebral perfusion pressure. Crit Care Med. 1997;25:1059-1062.
85. Warner KJ, Cuschieri J, Copass MK, et al. The impact of prehospital ventilation on outcome after severe traumatic brain injury. J Trauma. 2007;62:1330-1336.
86. Godoy DA, Badenes R, Robba C, Cabezas FM. Hyperventilation in severe traumatic brain injury has something changed in the last decade or uncertainty continues? A brief review. Front. Neurol. 2021;12:573237.
87. Christensen MA, Bloom J, Sutton KR. Comparing arterial and end-tidal carbon dioxide values in hyperventilated neurosurgical patients. Am J Crit Care. 1995;4:116-121.
88. Grenier B, Dubreuil M. Noninvasive monitoring of carbon dioxide: end-tidal versus transcutaneous carbon dioxide. Anesth Analg. 1998;86:675-676.
89. Isert P. Control of carbon dioxide levels during neuroanaesthesia: current practice and an appraisal of our reliance upon capnography. Anaesth Intensive Care. 1994;22:435-441.
90. Kerr ME, Zempsky J, Sereika S, et al. Relationship between arterial carbon dioxide and end-tidal carbon dioxide in mechanically ventilated adults with severe head trauma. Crit Care Med. 1996;24:785-790.
91. Mackersie RC, Karagianes TG. Use of end-tidal carbon dioxide tension for monitoring induced hypocapnia in head-injured patients. Crit Care Med. 1990;18:764-765.
92. Russell GB, Graybeal JM. Reliability of the arterial to end-tidal carbon dioxide gradient in mechanically ventilated patients with multisystem trauma. J Trauma Injury Infect Crit Care. 1994;36:317-322.
93. Warner KJ, Cuschieri J, Garland B, et al. The utility of early end-tidal capnography in monitoring ventilation status after severe trauma. J Trauma. 2009;66:26-31.
94. Davis DP, Dunford JV, Poste JC, et al. The impact of hypoxia and hyperventilation on outcome after paramedic rapid sequence intubation of severely head injured patients. J Trauma. 2004;57:1-10.
95. Nagler J, Krauss B. Capnography: a valuable tool for airway management. Emerg Med Clin N Am. 2008;26(4):881-897.
96. Childress K, Arnold K, Hunter C, Ralls G, Papa L, Silvestri S. Prehospital end-tidal carbon dioxide predicts mortality in trauma patients. Prehosp Emerg Care. 2017;22(2):170-174.
97. Howard MB, McCollum N, Alberto EC, et al. Association of ventilation during initial trauma resuscitation for traumatic brain injury and post-traumatic outcomes: a systematic review. Prehosp Disaster Med. 2021;36(4):460-465.
98. American College of Surgeons Committee on Trauma. Head trauma. In: Advanced Trauma Life Support for Doctors, Student Course Manual. 10th ed. American College of Surgeons; 2017.
99. Suttipongkaset P, Chaikittisilpa N, Vavilala MS, et al. Blood pressure thresholds and mortality in pediatric traumatic brain injury. Pediatrics. 2018;142(2):e20180594. doi: 10.1542/peds.2018-0594
100. Cooper DJ, Myles PS, McDermott FT, et al. Prehospital hypertonic saline resuscitation of patients with hypotension and severe traumatic brain injury: a randomized controlled trial. JAMA. 2004;291:1350-1357.
101. The Glasgow structured approach to assessment of the Glasgow Coma Scale. Accessed February 8, 2022. http://www.glasgowcomascale.org
102. Teasdale G, Allen D, Brennan P, et al. The Glasgow Coma Scale: an update after 40 years. Nurs Times. 2014;110:12-16.
103. Majdan M, Steyerberg EW, Nieboer D, et al. Glasgow Coma Scale motor score and pupillary reaction to predict six-month mortality in patients with traumatic brain injury: comparison of field and admission assessment. J Neurotrauma. 2015;32(2):101-108.
104. Ross SE, Leipold C, Terregino C, et al. Efficacy of the motor component of the Glasgow Coma Scale in trauma triage. J Trauma. 1998;45(1):42-44.
105. Jarvis C, ed. Physical Examination and Health Assessment. 6th ed. Elsevier Publishers; 2012:71.
106. Brain Trauma Foundation. Glasgow coma score. In: Gabriel EJ, Ghajar J, Jagoda A, et al. Guidelines for Prehospital Management of Traumatic Brain Injury. Brain Trauma Foundation; 2000.
107. Prosser JD, Vender JR, Solares CA. Traumatic cerebrospinal fluid leaks. Otolaryngol Clin N Am. 2011; 44:857-873.
108. Biffl WL, Cothren CC, Moore EE, et al. Western Trauma Association critical decisions in trauma: screening for and treatment of blunt cerebrovascular injuries. J Trauma Acute Care Surg. 2009;67(6):1150-1153.
109. Servadei F, Nasi MT, Cremonini AM. Importance of a reliable admission Glasgow Coma Scale score for determining the need for evacuation of posttraumatic subdural hematomas: a prospective study of 65 patients. J Trauma. 1998;44:868-873.

110. Winkler JV, Rosen P, Alfrey EJ. Prehospital use of the Glasgow Coma Scale in severe head injury. J Emerg Med. 1984;2:1-6.
111. Brain Trauma Foundation. Hospital transport decisions. In: Gabriel EJ, Ghajar J, Jagoda A, et al. Guidelines for Prehospital Management of Traumatic Brain Injury. Brain Trauma Foundation; 2000.
112. Feldman Z, Kanter MJ, Robertson CS. Effect of head elevation on intracranial pressure, cerebral perfusion pressure and cerebral blood flow in head-injured patients. J Neurosurg. 1992;76:207-211.
113. Schott JM, Rossor MN. The grasp and other primitive reflexes. J Neurol Neurosurg Psychiatry. 2003;74:558-560.
114. Lumba-Brown A, Totten A, Kochanek PM. Emergency department implementation of the Brain Trauma Foundation's Pediatric Severe Brain Injury Guideline Recommendations. Pediatr Emerg Care. 2020;36(4):e239-e241.

# Weiterführende Literatur

American College of Surgeons Committee on Trauma. Head trauma. In: Advanced Trauma Life Support, Student Course Manual. 10th ed. American College of Surgeons; 2017.

Badjatia N, Carney N, Crocco TJ, et al. Guidelines for prehospital management of traumatic brain injury: 2nd edition. Prehosp Emerg Care. 2007;12(1):S1-S52.

Carney N, Totten AM, O'Reilly C, et al. Guidelines for the management of severe traumatic brain injury: fourth edition. Neurosurgery. 2017;80(1):6-15.

KAPITEL 9

# Spinales Trauma

**Autoren**
Steven C. Ludwig, MD
Alexandra E. Thomson, MD, MPH
Ivan Ye, BA

## LERNZIELE

Nach dem Durcharbeiten dieses Kapitels werden Sie in der Lage sein:

- Die Epidemiologie von spinalen Traumen zu beschreiben.
- Die häufigsten Mechanismen, die bei Erwachsenen und bei Kindern zu spinalen Traumen führen, zu vergleichen und zu unterscheiden.
- Patienten, die potenziell eine Rückenmarksverletzung haben können, zu erkennen.
- Die Symptome spinaler Traumen und des neurogenen Schocks mit der zu Grunde liegenden Pathophysiologie in Beziehung zu setzen.
- Einen Behandlungsplan für Patienten mit dem Verdacht auf ein spinales Trauma oder einem offensichtlichen spinalen Trauma zu erstellen, der anatomisches und pathophysiologisches Wissen mit einbezieht.
- Den multifaktoriellen Entscheidungsprozess zu beschreiben, der für die Indikationsstellung zur Wirbelsäulenimmobilisation notwendig ist.
- Faktoren zu diskutieren, die unter Berücksichtigung der Befunde und Maßnahmen im Rettungsdienst die Morbidität und Mortalität von Patienten mit spinalem Trauma beeinflussen.
- Die Prinzipien der selektiven Wirbelsäulenimmobilisation zu verstehen und, wie die Anwendung dieser Prinzipien sich abhängig vom Zustand des Patienten verändert.
- Die kontroverse Diskussion um die Gabe von Steroiden und um neue, noch unter Evaluation befindliche Behandlungen zu verstehen.

## FALLBEISPIEL

Sie werden zu einer gestürzten Radfahrerin alarmiert. Bei Ihrer Ankunft sehen sie eine auf dem Rücken liegende etwa 20-jährige Frau. Sie liegt neben der Straße außerhalb des fließenden Verkehrs. Die Einsatzstelle ist sicher, die Polizei regelt den Verkehr. Ein Polizist kniet neben der Patientin und versucht, mit ihr zu reden, aber sie antwortet nicht.

Als Sie das Primary Survey beginnen, können sie den Unfallmechanismus nicht sicher nachvollziehen. Es scheint, als sei die Fahrradfahrerin von ihrem Fahrrad gefallen, als sie die Straße entlangfuhr. Sie sind sich aber nicht sicher, ob die Frau nicht doch von einem Auto erfasst wurde. Die Polizei sagt, dass es keine Zeugen gebe. Die Frau trägt Radsportbekleidung inklusive eines Helmes und Handschuhen. Sie hat Abschürfungen

(*Fortsetzung nächste Seite*)

**FALLBEISPIEL (FORTSETZUNG)**

an der Stirn und eine offensichtliche Deformierung im Bereich des rechten Handgelenkes. Der Atemweg ist frei und die Patientin atmet regelmäßig. Anzeichen für eine äußere Blutung sind nicht zu sehen.

Die Haut ist trocken, warm und hat eine normale Farbe. Während der initialen Beurteilung wird die Patientin wacher, weiß aber nicht, was passiert ist.

- Welche Pathophysiologie steckt hinter dem klinischen Befund der Patientin?
- Welche Maßnahmen müssen als nächstes ergriffen werden und welche Untersuchungen sind erforderlich?
- Was sind die Behandlungsziele für diese Patientin?

## EINFÜHRUNG

Spinale Verletzungen können potenziell lebensbedrohlich sein. Die Schwere der Verletzung hängt von der verletzten Region der Wirbelsäule und davon ab, ob weitere umgebende Strukturen wie das Rückenmark mitbetroffen sind. Die Verletzungen resultieren am häufigsten aus Hochgeschwindigkeitstraumata oder aus Niedriggeschwindigkeitsunfällen bei dafür anfälligen Personen, beispielsweise älteren Menschen. Verletzungen der knöchernen Strukturen führen nicht unbedingt zu Verletzungen des Rückenmarks. Allerdings kann es in manchen Fällen zu Verletzungen des Rückenmarks, der Blutgefäße oder Nerven kommen, ohne dass eine Fraktur oder Dislokation der knöchernen Strukturen vorliegt. Verletzte knöcherne Anteile und Bänder können zu einer strukturellen Instabilität der Wirbelsäule führen, die das Rückenmark und die umgebenden Strukturen anfällig für Verletzungen machen, bis die Wirbelsäule entsprechend immobilisiert wurde. Schwere Verletzungen des Rückenmarks können zu lebenslangen neurologischen Ausfällen bei Patienten führen. Sofortige neurologische Ausfälle sind das Resultat des Traumas, also der primären Verletzung. Sekundäre Verletzungen können der initialen Verletzung folgen und führen zu einer Zunahme der neurologischen Defizite. Diese sekundären Verletzungen können von einer pathologischen Beweglichkeit der verletzten Wirbelsäule herrühren und das neurologische Defizit auslösen oder verstärken. Falls eine Wirbelsäulenverletzung nicht erkannt und ein Patient mit einer möglichen Wirbelsäulenverletzung nicht entsprechend immobilisiert wird, kann dies zu einem erheblich schlechteren Behandlungsergebnis führen. Ein frühzeitiges Erkennen und eine entsprechende Versorgung solcher Verletzungen bei Schwerverletzten durch das Rettungsdienstfachpersonal kann die weitere Diagnostik und Therapie entscheidend beeinflussen und das Risiko für sekundäre Verletzungen reduzieren.

Plötzlich auftretende Kräfte, die auf den Körper einwirken, können die knöchernen und ligamentären Strukturen der Wirbelsäule über ihren natürlichen Bewegungsumfang hinaus verformen. Die folgenden vier Konzepte helfen, die Effekte der einwirkenden Energie auf die Wirbelsäule besser zu verstehen, während man nach potenziellen Verletzungen sucht:

1. Objekte, die sich bewegen, tendieren dazu, die Bewegung aufrechtzuerhalten und Objekte, die sich in Ruhe befinden, tendieren dazu, in der Ruheposition zu verbleiben (1. Newtonsches Gesetz).
2. Der Kopf ist vergleichbar mit einer Bowlingkugel, die auf dem Hals sitzt und bewegt sich mit seiner Masse aufgrund einer Trägheit oft in einer anderen Richtung als der Rumpf, wodurch starke Kräfte auf den Hals einwirken (Halswirbelsäule und Rückenmark).
3. Eine plötzliche oder gewaltsame Bewegung der Oberschenkel wird an das Becken weitergeleitet, so dass eine starke Bewegung in der unteren Wirbelsäule entsteht. Aufgrund der Massenträgheit von Kopf und Rumpf wird die obere Wirbelsäule in die entgegengesetzte Richtung bewegt.
4. Das Fehlen von neurologischen Symptomen schließt eine Verletzung der knöchernen Strukturen oder des Bandapparates nicht aus.

Etwa 54 von 1.000.000 Einwohnern in den Vereinigten Staaten (insgesamt ungefähr 17.900 Menschen) ziehen sich jährlich eine Rückenmarksverletzung zu. Die Zahl der in den USA mit einer Rückenmarksverletzung lebenden Einwohner wird auf 252.000 bis 373.000 geschätzt. Rückenmarksverletzungen können in jedem Alter auftreten, jedoch treten diese mit der Alterung der Bevölkerung mehr bei der Population der über 65jährigen auf. In den Jahren 1997 bis 2012 hat es eine signifikante

Steigerung des Anteils an Rückenmarkverletzungen durch Stürze gegeben. In 2012 machten diese 40 % der akuten Rückenmarksverletzungen in den USA aus. Diese Trends sind vorhersagbar bei dem steigenden Altersdurchschnitt der US-Bevölkerung.[1] Männer sind dabei mehr betroffen als Frauen und machen 78% der Betroffenen aus. Häufige Gründe sind Autounfälle (39%), Stürze (32%), penetrierende Verletzungen (14%), Sportverletzungen (8%) und andere Verletzungen (7%).[2] In höherem Alter übertreffen Stürze die Verkehrsunfälle als die häufigste Ursache.[3]

Eine Verletzung des Rückenmarks kann erhebliche Auswirkungen auf die Physiologie und den Lebensstil der betroffenen Menschen haben und mit erheblichen Kosten für die Patienten verbunden sein. Insbesondere weil die Personen, die eine Rückenmarksverletzung überlebt haben, verglichen mit der restlichen Bevölkerung eine kürzere Lebenserwartung haben.[3] Das Rückenmark kann auf jeder Höhe verletzt werden und es werden komplette und inkomplette Verletzungen unterschieden.

Komplette Rückenmarksverletzungen betreffen beide Körperseiten und führen zu einem vollständigen Verlust motorischer und sensorischer Funktionen unterhalb des Verletzungsniveaus. Inkomplette Verletzungen beschreiben jegliche Verletzungen des Rückenmarks ohne kompletten Funktionsverlust. Motorik oder Sensibilität oder beides sind bei Patienten mit inkompletten Rückenmarksverletzungen noch erhalten, aber asymmetrisch. Insgesamt nehmen die physiologischen Einschränkungen und die Langzeitfolgen mit der Höhe der Rückenmarksverletzung zu. Dabei stellt die Verletzung des Halsrückenmarks die verheerendste Verletzung dar, die Auswirkungen nehmen mit tieferen Verletzungshöhen ab. Eine komplette Verletzung an der höchsten Stelle des Rückenmarks stellt eine katastrophale Verletzung dar und endet meist letal, bevor die Rettungskräfte eintreffen. Der Verlust von motorischen und sensiblen Funktionen kann nach einer Rückenmarksverletzung von einer moderaten Schwäche bis hin zur Abhängigkeit von Rollstuhl oder Beatmungsgerät reichen.

Patienten mit schweren Verletzungen können große Einschränkungen in den Aktivitäten des täglichen Lebens und ihrer Eigenständigkeit erfahren. Rückenmarksverletzungen können auch mit erheblichen finanziellen Belastungen für die Patienten und die Volkswirtschaft verbunden sein.[4] Ein Patient mit einer Rückenmarksverletzung braucht sowohl eine akut-medizinische als auch eine Langzeitbehandlung. Die Kosten der Behandlung auf Lebenszeit werden auf zwischen 1,2 und 5,2 Millionen Dollar pro Patienten mit bleibender Rückenmarksverletzung geschätzt, wobei die Kosten mit der Schwere der Verletzung und dem Alter des Patienten steigen.[4]

Neurologische Ausfälle können aus einem Trauma der zentralen oder peripheren Strukturen des Nervensystems oder aus einer Minderdurchblutung oder -sauerstoffversorgung des Gehirns oder des Rückenmarks resultieren.

Patienten können Verletzungen mehrerer Organsysteme oder peripherer Nerven erleiden, die sich als neurologische Defizite manifestieren können. Beispielsweise kann ein polytraumatisierter Patient einen direkten Schlag gegen den Kopf mit primärer Hirnverletzung, eine relevante Gefäßverletzung mit daraus resultierendem Schock und Minderperfusion mit hypoxischer Schädigung des Nervensystems sowie eine Extremitätenverletzung mit Schädigung eines peripheren Nervs erlitten haben. Die Erholung von solchen Verletzungen kann sehr unterschiedlich sein. Auch wenn in manchen Fällen eine permanente Schädigung entsteht, muss die Möglichkeit, dass sich die neurologischen Defizite wieder erholen, bei der initialen Versorgung des Patienten angenommen werden.

Auch wenn die Einschätzung solcher Patienten komplex ist, so sollte eine mögliche Rückenmarksverletzung bei den folgenden Unfallmechanismen angenommen werden:[5,6]

- Jede stumpfe Gewalteinwirkung auf Kopf, Hals, Rumpf oder Becken
- Ereignisse, die zu einer Beschleunigung, Abbremsung oder zu seitlichem Verbiegen der Wirbelsäule führen
- Jeder Sturz aus einer Höhe, vor allem bei älteren Personen
- Herausschleudern oder Sturz von jeder Art von motorisiertem oder anders angetriebenem Fahrzeug
- Alle Verletzungen nach Sprüngen in seichtes Wasser

Die Anwendung der Wirbelsäulenimmobilisation mit einem traditionellen Spineboard hat sich seit der Einführung in den 1960er Jahren signifikant weiterentwickelt. Die Entscheidung zur Durchführung einer Wirbelsäulenimmobilisation wird nach reiflicher Abwägung hinsichtlich des Unfallmechanismus, den Vorerkrankungen, Risikofaktoren und der Untersuchung des Patienten getroffen. Das Verständnis für die Einschränkungen und möglichen Komplikationen der Maßnahme ist genauso wichtig wie der klinische Entscheidungsprozess selbst.

In letzter Zeit wurde die Sicherheit und Effektivität der Wirbelsäulenimmobilisation auf einem Spineboard wissenschaftlich hinterfragt und es resultierte ein Paradigmenwechsel weg von der Immobilisation auf einem Spineboard.

Die Weiterentwicklung in der präklinischen Versorgung von Wirbelsäulenverletzungen hat zur weiten Verbreitung von evidenzbasierten Protokollen zur Ganzkörperimmobilisation und Versorgung von akuten Rückenmarksverletzungen geführt, die die bekannten Komplikationen der Lagerung auf einem Spineboard reduzieren und dennoch zu einer effektiven Immobilisation des Patienten mit verletzter Wirbelsäule führen. Patienten mit dem Verdacht auf eine Wirbelsäulenverletzung sollten so lange manuell in einer neutralen geraden Haltung stabilisiert werden, bis die Indikation zu einer fortgesetzten Ganzkörperimmobilisation z.B. kurzfristig mit einem Spineboard oder nachfolgend einer Vakuummatratze gestellt wurde.

Beim initialen Management von Patienten mit dem Verdacht auf eine Wirbelsäulenverletzung muss auf eine ununterbrochene und ausreichende Perfusion des Nervensystems genauso geachtet werden wie auf eine Wirbelsäulenstabilisierung, um sekundäre Schäden und eine Zunahme von neurologischen Ausfällen zu verhindern.

# Anatomie und Physiologie

## Anatomie der Wirbelsäule

Die Wirbelsäule ist eine komplexe Struktur, deren primäre Funktion es ist, eine Beweglichkeit in allen drei Ebenen zu ermöglichen, sowie die Last von Kopf und Rumpf auf das Becken abzuleiten und gleichzeitig die empfindlichen Strukturen des Rückenmarks zu schützen. Die Wirbelsäule besteht aus 33 Knochen, den Wirbeln, die einer auf dem anderen positioniert sind. Mit Ausnahme des ersten und zweiten Wirbels an der Spitze der Halswirbelsäule und den zusammengewachsenen Wirbeln des Kreuz- und Steißbeins am unteren Ende der Wirbelsäule ähneln sich alle Wirbel in Form, Struktur und Beweglichkeit (**Abbildung 9-1**). Der ventral (vorne) gelegene Wirbelkörper ist der größte Teil jedes Wirbels. Jeder Wirbelkörper trägt den größten Teil des Gewichts der Wirbelsäule und des Rumpfes oberhalb von ihm. Zwei Rundungen an den Seiten, die aus den Pedikeln (Bogenwurzeln) und der dorsal (rückenseitig) gelegenen Lamina bestehen, bilden den sogenannten **Wirbelbogen**. Der **Dornfortsatz** ist ein mittig vom Wirbelbogen nach dorsal (zum Rücken hin) ausgehender Fortsatz, der als Ansatz für Muskeln und Bänder dient. Bei den unteren 5 Halswirbeln ist dieser direkt nach hinten gerichtet, bei den Brust- und Lendenwirbeln eher etwas nach caudal (fußwärts). Jeder Wirbelkörper hat zwei sogenannte Facettengelenke an

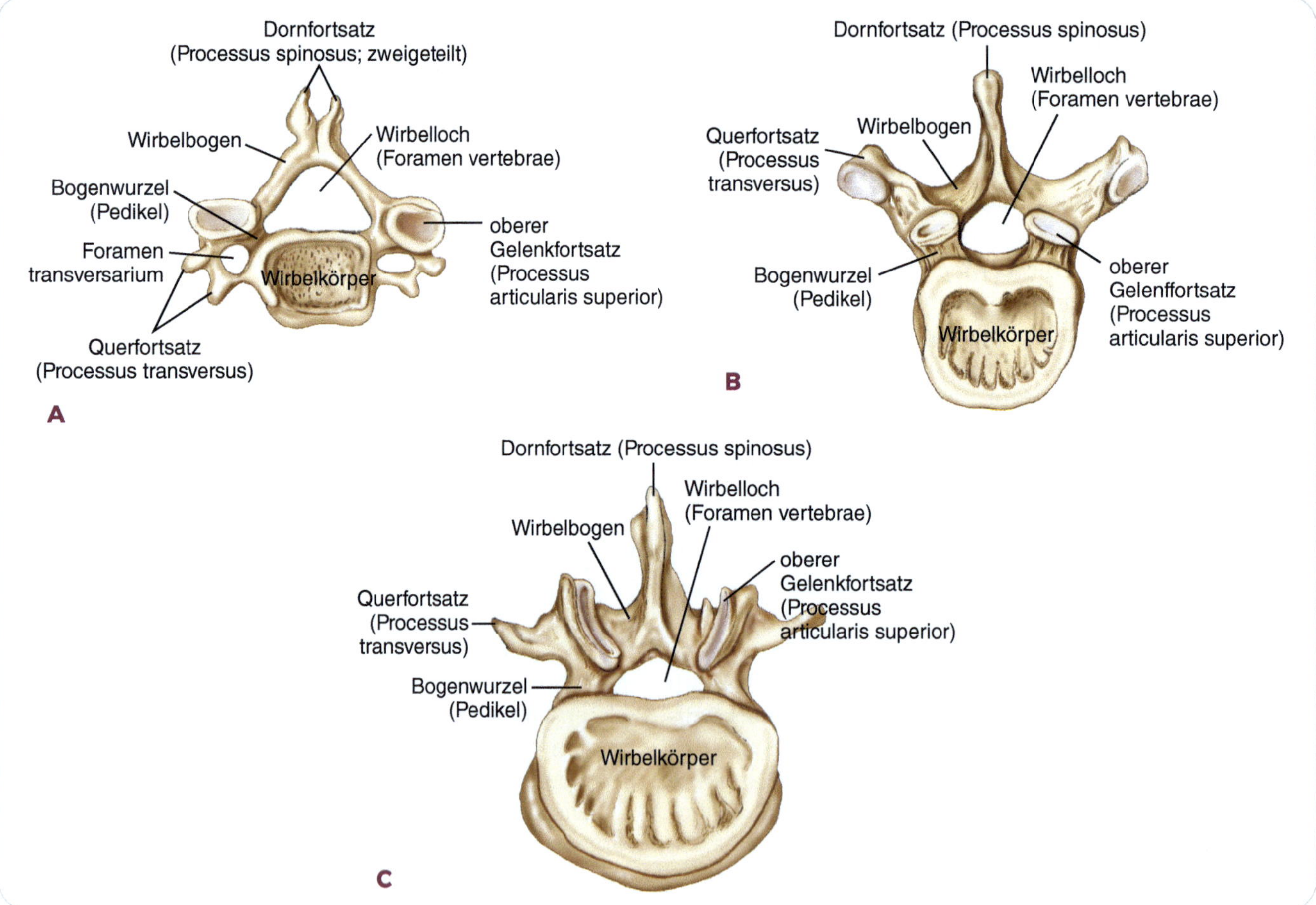


**Abbildung 9-1** Die Wirbelkörper werden zum Becken hin immer kräftiger, da sie hier mehr Gewicht aufnehmen müssen. **A.** Fünfter Halswirbel **B.** Brustwirbel **C.** Lendenwirbel.

der Rückseite. Diese sind mit Knorpel überzogen und dienen der Artikulation mit den anderen Wirbeln.

Seitlich der Verbindung zwischen den Pedikeln und den Wirbelkörpern befinden sich weitere knöcherne Strukturen, die **Querfortsätze**, welche auch als zusätzliche Ansatzpunkte für die Muskulatur um die Wirbelsäule dienen. Zahlreiche Nerven und Gefäße, die Wurzeln der Spinalnerven, die Spinalarterien und das dorsale Spinalganglion miteingeschlossen, treten durch eine zwischen den Wirbeln gelegene Öffnung, das **intervertebrale Foramen** (auch Neuroforamen) durch. Dieses existiert zwischen jedem Wirbelpaar. Die Wirbelbögen und die Hinterkanten der Wirbelkörper bilden eine nahezu kreisförmige Struktur, das Wirbelloch. Die Gesamtheit der Wirbellöcher formt den Spinalkanal, durch den das Rückenmark verläuft. Das Rückenmark ist dabei von der Dura mater spinalis (Duralsack) umgeben, die den Liquor cerebrospinalis enthält. Das Rückenmark wird durch die umgebenden knöchernen Strukturen weitgehend vor Verletzungen geschützt. Dennoch bleibt es insbesondere bei penetrierenden Traumata im Bereich der Zwischenwirbelräume verletzbar.

Alle Wirbellöcher gemeinsam bilden den Spinalkanal, durch den das Rückenmark verläuft. Unterschiede in der Größe der Foramina können durch pathologische Prozesse (z.B. Arthrose, Tumoren, Bandscheibenvorfälle), die zu tragende Last der Wirbelsäule oder die Körperhaltung entstehen. Das Risiko, dass die neurovaskulären Strukturen geschädigt werden, steigt, wenn die Neuroforamina verengt sind.

## Wirbelsäule

Die einzelnen Wirbel sind so miteinander verbunden, dass sich eine doppelte S-förmige Krümmung ergibt (**Abbildung 9-2**). Dieser Aufbau erlaubt eine große multidirektionale Beweglichkeit bei gleichzeitiger maximaler Stabilität. Die Wirbelsäule wird in fünf unterschiedliche anatomische Abschnitte unterteilt. Vom Kopf ausgehend hinab zum Becken sind dies die zervikale (Halswirbelsäule), thorakale (Brustwirbelsäule), lumbale (Lendenwirbelsäule), sakrale (Kreuzbein) und kokzygeale (Steißbein) Region. Die einzelnen Wirbel werden mit Buchstaben und Zahlen bezeichnet, wobei von oben nach unten gezählt wird. Der erste Halswirbel wird C1 genannt, der dritte Brustwirbel Th3, der fünfte Lendenwirbel L5 und so weiter. Je weiter fußwärts der Wirbel liegt, desto mehr Körpergewicht muss er tragen. Daher werden die Wirbel von C3 bis zu L5 immer größer, um dem zunehmenden Körpergewicht und den steigenden Belastungen standzuhalten (Abbildung 9-1).

Am oberen Ende der Wirbelsäule befinden sich die sieben zervikalen (Hals-)Wirbel, die den Kopf stützen und das knöcherne Skelett des Halses bilden. Die Halswirbelsäule ist sehr flexibel, damit der Kopf die erforderliche Beweglichkeit erhält. Es ist wichtig zu erwähnen, dass

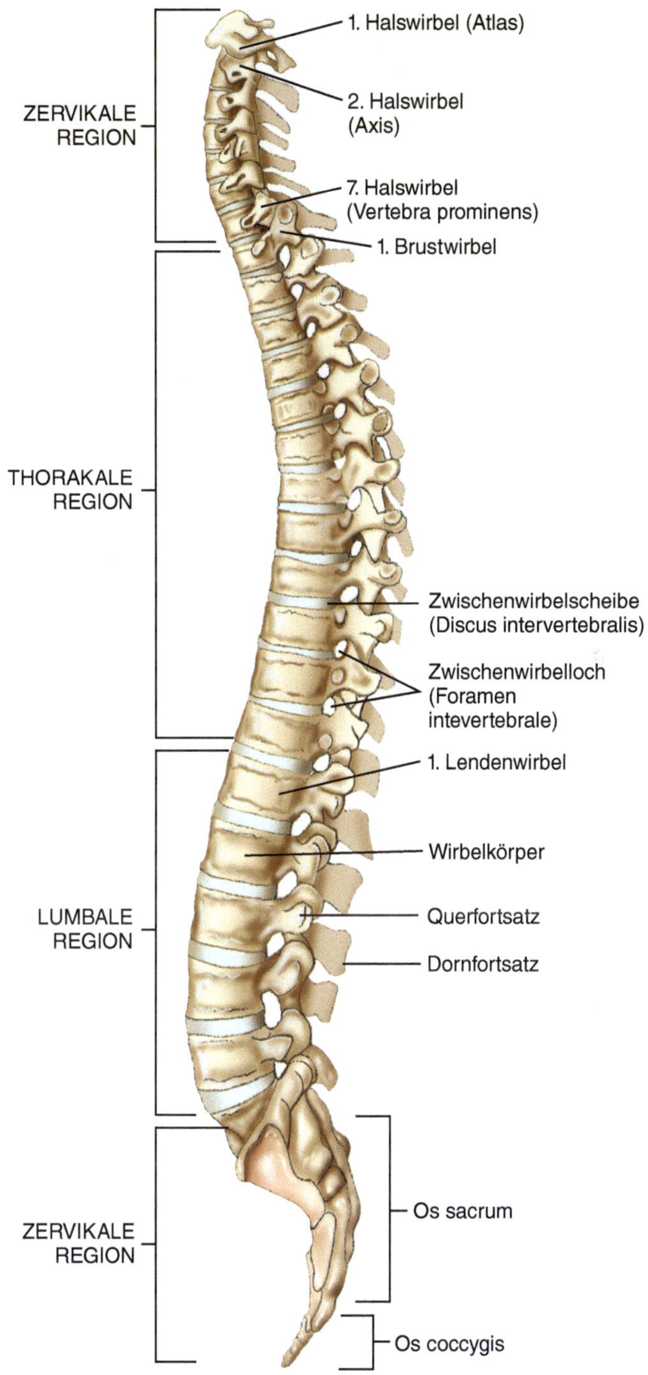


**Abbildung 9-2** Die Übergänge der physiologischen Krümmungen stellen biomechanische Schwachstellen der Wirbelsäule dar („Das S bricht beim Fallen").



die Vertebralarterien, die die hinteren Anteile des Gehirns versorgen, durch separate Foramina in den zervikalen Wirbelkörpern verlaufen und üblicherweise auf Höhe C6 in diese eintreten. Im Fall einer signifikanten Dislokation oder Fraktur können diese Arterien kompromittiert werden, was in einer verminderten Durchblutung des

Gehirns resultieren kann. Diese Patienten können Symptome ähnlich einem Schlaganfall zeigen. Verglichen mit den unteren Regionen der Wirbelsäule hat die Halswirbelsäule eine relativ uneingeschränkte Bewegungsfreiheit und wird aber auch am häufigsten verletzt.[7,8] Als nächstes folgen die zwölf thorakalen (Brust-)Wirbel. Jedes Paar Rippen ist im hinteren Bereich mit einem Brustwirbel verbunden. Anders als die Halswirbelsäule (HWS) ist die Brustwirbelsäule (BWS) relativ unbeweglich. Die vermehrte Stabilität, die durch die Rippen als Verbindung zwischen den Wirbelkörpern und dem Brustbein entsteht, ist der Hauptgrund, warum an der Brustwirbelsäule bei gesunden Erwachsenen hohe physische Kräfte bei Hochenergietraumata nötig sind, um Verletzungen zu erzeugen. Die Inzidenz von traumatischen Wirbelkörperverletzungen an der Brustwirbelsäule ist bei älteren Personen und bei Patienten mit Erkrankungen, die die Stabilität der Brustwirbelsäule herabsetzen, höher. Unter der BWS befinden sich die fünf lumbalen (Lenden-) Wirbelkörper (LWS). Die LWS ist ebenfalls flexibel und erlaubt Bewegungen in mehrere Richtungen. Die fünf Sakral- oder Kreuzbeinwirbel sind im Erwachsenenalter fest miteinander zum Kreuzbein verwachsen. Die vier kokzygealen Wirbel sind ebenfalls miteinander verwachsen und bilden das Steißbein. Die Häufigkeit von traumatischen Wirbelkörperfrakturen ist an der Brust- und Lendenwirbelsäule (75-90 %) am höchsten und sie sind meist am thorakolumbalen Übergang lokalisiert.[9-11] Umgekehrt treten die Rückenmarks- und die gesamte Anzahl von traumatischen Wirbelsäulenverletzungen inklusive der ohne knöcherne Frakturen an der Halswirbelsäule am häufigsten auf.[7,8]

Jeder Wirbel ist vom nächsten durch eine Bandscheibe getrennt (**Abbildung 9-3**). Diese Bandscheibe besteht aus einem Anulus fibrosus, der einen gelatineartigen Kern (Nucleus pulposus) enthält. Die Bandscheiben dienen als weiches Kissen, welche der Wirbelsäule erlauben, sich in multiple Richtungen zu biegen. Sie dienen auch als Stoßdämpfer, indem sie die gravitations- und mechanisch bedingte Belastung der Wirbelsäule abschwächen. Wird eine Bandscheibe verletzt, kann der Gallertkern hervortreten und Druck auf das Rückenmark oder die durch das Neuroforamen austretenden Nervenwurzeln ausüben.

Bänder und Muskeln halten die Wirbelsäule von der Schädelbasis bis zum Becken zusammen. Sie bilden eine Hülle, welche die knöchernen Teile der Wirbelsäule umgibt, in ihrer Form hält, Stabilität gibt und Bewegungen erlaubt. Die vorderen und hinteren Längsbänder verbinden die Wirbelkörper vor der Wirbelsäule und innerhalb des Spinalkanals. Die Bänder zwischen den Dornfortsätzen unterstützen Flexions- und Extensionsbewegungen (vor- und rückwärts). Andere Bänder zwischen den Bogenplatten bieten eine Stützfunktion während der lateralen Flexion (seitlicher Biegung) (**Abbildung 9-4**). Sollten diese Bänder oder Muskeln reißen, können sich einzelne Wirbel relativ zu den anderen übermäßig bewegen. Diese übermäßige Bewegung eines oder mehrerer Wirbel kann in einer Dislokation enden und somit den Spinalkanal einengen und das Rückenmark schädigen. Es ist wichtig zu wissen, dass Kinder einen lockereren Bandapparat haben. Im Gegensatz zur Wirbelsäule eins Erwachsenen erlaubt diese Labilität der kindlichen Wirbelsäule genug

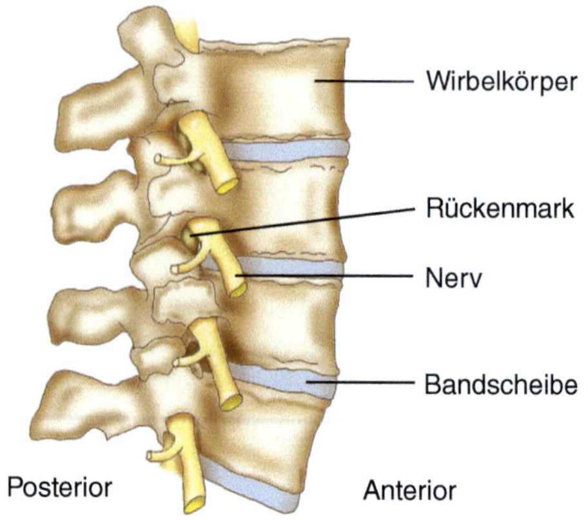


**Abbildung 9-3** Der Knorpel zwischen angrenzenden Wirbelkörpern wird Bandscheibe (Discus intervertebralis) genannt.



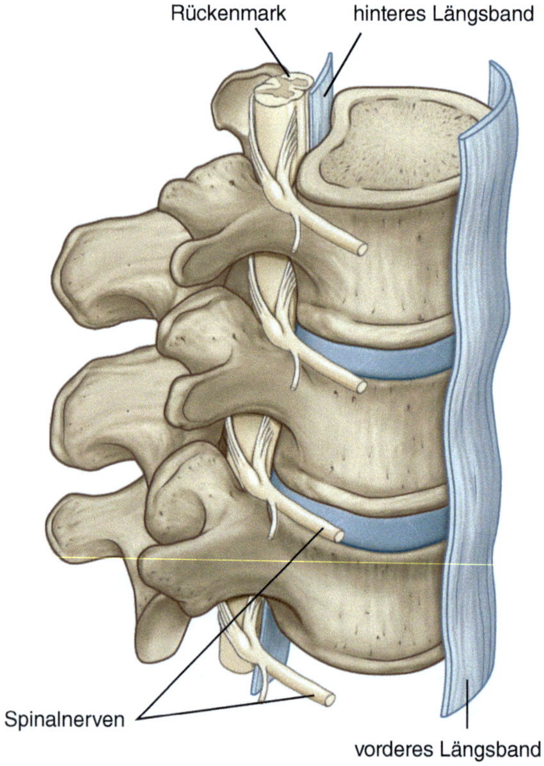


**Abbildung 9-4** Vorderes und hinteres Längsband der Wirbelsäule.

Bewegungsspielraum, um Verletzungen ohne nachweisbare pathologische Befunde in der Bildgebung (konventionell und Computertomographie) zu verursachen. Diese Wirbelsäulenverletzungen werden auch SCIWORA (engl. „spinal cord injury without radiographic abnormality") genannt.

Der Kopf balanciert auf der Spitze der Wirbelsäule und diese ist wiederum mit dem Becken durch die Iliosakralgelenke (ISG) verbunden. Der Schädel sitzt auf dem ringförmigen 1. zervikalen Wirbel (C1), dem **Atlas**. Die knöchernen Gelenke von Atlas und Schädel geben nur sehr wenig Halt und die primäre Stabilität dieser Gelenkverbindung geht von den kraniozervikalen Bändern aus. Der **Axis** (C2) hat eine dornförmige Struktur, den sogenannten Dens axis (Zahn des Axis), der nach oben gerichtet ist. Der Dens liegt direkt hinter der vorderen Seite des Atlasbogens und formt ein rotationsfähiges Gelenk (**Abbildung 9-5**). Dieses Gelenk zwischen C1 und C2 erlaubt 50 % des Rotationsspielraums der Halswirbelsäule.

Der menschliche Kopf wiegt mit ca. 7–10 kg etwas mehr als eine durchschnittliche Bowlingkugel. Die Halswirbelsäule ist besonders anfällig für Verletzungen: Gewicht und Position des Kopfes auf dem dünnen, flexiblen Hals, die auf den Kopf einwirkenden Kräfte, die eher schwache Muskulatur und die fehlende Schutzfunktion durch Rippen oder andere Knochen. Der zervikale Spinalkanal verengt sich unterhalb der Höhe von C1/C2 und das Rückenmark füllt etwa 95 % des vorhandenen Platzes aus. Dies bedeutet, dass nur wenig Platz zwischen dem Rückenmark und der Wand des Spinalkanals verbleibt. In dieser Region kann schon eine kleine Dislokation zu einer Kompression des Rückenmarks führen. Im Vergleich dazu füllt das Rückenmark in der Lumbalregion nur etwa 65 % des Spinalkanals aus. Die hinteren Halsmuskeln sind stark und lassen maximal eine 60-prozentige Flexion (Beugung) und 70-prozentige Extension (Streckung) des Kopfes zu, ohne das Rückenmark zu dehnen. Trotzdem können plötzliche, heftig beschleunigende, bremsende oder seitlich auf den Körper einwirkende Kräfte, welche die Stabilität der Knochen und Bänder übersteigen, zu einer Schädigung des Rückenmarks führen. Ein Beispiel dafür sind Auffahrkollisionen, vor allem dann, wenn die Kopfstütze falsch eingestellt ist.

Das Kreuzbein ist die Basis der Wirbelsäule, die Plattform, auf der die Wirbelsäule ruht. Auf dem Kreuzbein lasten 70–80 % des Körpergewichts. Es ist sowohl Teil der Wirbelsäule als auch des Beckengürtels und mit diesem durch nahezu unbewegliche Gelenke verbunden.

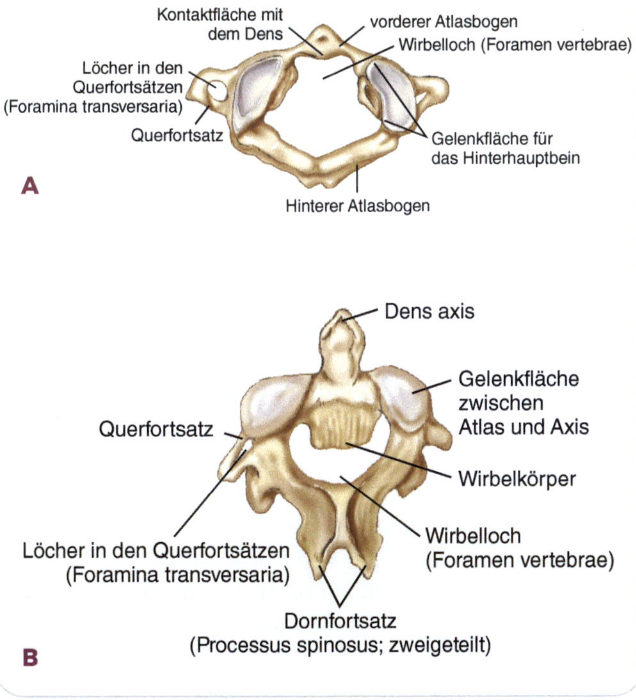


**Abbildung 9-5** Der erste und zweite Halswirbel sind einzigartig geformt. **A.** Atlas (C1) **B.** Axis (C2).



## Anatomie des Rückenmarks

Das Rückenmark ist eine Ansammlung von Neuronen, die eingehenden und ausgehenden Informationen vom Gehirn zum Rest des Körpers übermitteln. Das Rückenmark beginnt unterhalb des Hirnstammes, passiert das Foramen magnum (Loch in der Schädelbasis), und läuft durch den Wirbelkanal bis ungefähr auf Höhe des 2. Lendenwirbels (L2). Die Blutversorgung des Rückenmarks erfolgt durch die vorderen und hinteren Spinalarterien.

Das Rückenmark ist umgeben von drei Membranen, bekannt als Meningen: von innen nach außen die Pia mater, die Arachnoidea mater und die Dura mater. Die Meningen umgeben das Gehirn und das gesamte Rückenmark bis zu ihrem sackartigen Ende auf Höhe des 2. Kreuzbeinwirbels. Der Raum zwischen der Pia mater und der Arachnoidea mater enthält die Gehirn-Rückenmark-Flüssigkeit, den sogenannten Liquor cerebrospinalis. Der im Gehirn gebildete Liquor umgibt das Rückenmark und ist für den Abtransport von Abbauprodukten aus dem Gehirn zuständig. Er dient Gehirn und Rückenmark als Puffer bei schnellen und heftigen Bewegungen.

Das Rückenmark selbst besteht wie das Gehirn aus weißer und grauer Substanz. Die graue Substanz setzt sich aus den Zellkörpern von Nervenzellen zusammen. Die weiße Substanz besteht aus den myelinisierten Axonen der Nervenzellen, die Nervenfaserbündel bilden und als Kommunikationswege für Nervenimpulse dienen. Diese Faserbündel werden in aufsteigende und absteigende Bahnen unterteilt (**Abbildung 9-6**).

Aufsteigende (oder afferente) Nervenbahnen leiten sensible Signale vom Körper über das Rückenmark hinauf zum Gehirn. Die aufsteigenden Bahnen lassen

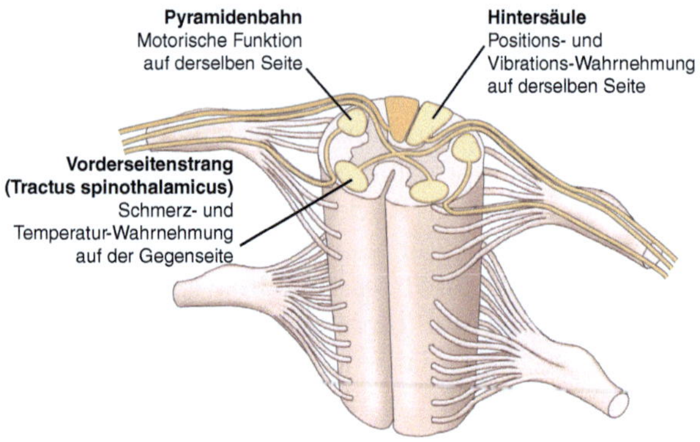


**Abbildung 9-6** Spinale Nervenbahnen.



sich in verschiedene Anteile unterscheiden: Bahnen für das Schmerzempfinden, Temperatur, Berührungen und Druck, Impulse der Bewegungen, Körperstellung und für leichte Berührungen. Die Bahnen, die die Informationen zur Temperatur und Schmerz übertragen, kreuzen im Rückenmark. Das heißt, dass die Bahnen von der rechten Körperseite im Rückenmark auf die linke kreuzen und dann nach kopfwärts zum Gehirn verlaufen. Im Gegensatz dazu kreuzen Nervenbahnen, die sensible Informationen zu Positionen, Vibrationen und leichten Berührungen weiterleiten, die Körperseite nicht auf Höhe des Rückenmarks, sondern erst im Hirnstamm. Somit werden diese Signale auf derselben Körperseite in Richtung Gehirn geleitet.

Absteigende (oder efferente) Bahnen sind verantwortlich für die Weiterleitung motorischer Informationen vom Gehirn durch das Rückenmark in den Körper. Sie kontrollieren die Bewegungen und den Tonus aller Muskeln. Die motorischen Bahnen kreuzen die Seite innerhalb des Rückenmarks nicht. Somit steuern die motorischen Bahnen der rechten Rückenmarkseite die Muskeln derselben Körperseite. Trotzdem koordiniert die linke Hirnhälfte die Bewegungen der rechten Körperseite und umgekehrt, da die Signale die Seite schon auf Höhe des Hirnstammes wechseln.

Aus dem nach unten ziehendem Rückenmark zweigt auf Höhe jedes Wirbels ein Nervenpaar ab und versorgt verschiedene Regionen des Körpers mit Signalen (**Abbildung 9-7**). Es gibt 31 Paare solcher Spinalnerven, die nach der Höhe der Austrittsstelle benannt werden. Jeder Nerv hat auf jeder Körperseite zwei Wurzeln (eine vordere und eine hintere).

Die hintere Wurzel leitet sensible Impulse, die vordere Wurzel leitet motorische Impulse weiter. Jeder Nervenimpuls gelangt auf dem Weg vom oder zum Gehirn durch das Rückenmark und bestimmte Wurzeln der Spinalnerven. Die Spinalnerven treten auf beiden Seiten aus dem Spinalkanal durch ein unteres seitliches Loch hinter dem Wirbelkörper, das sogenannte Zwischenwirbelloch oder Foramen intervertebrale aus.

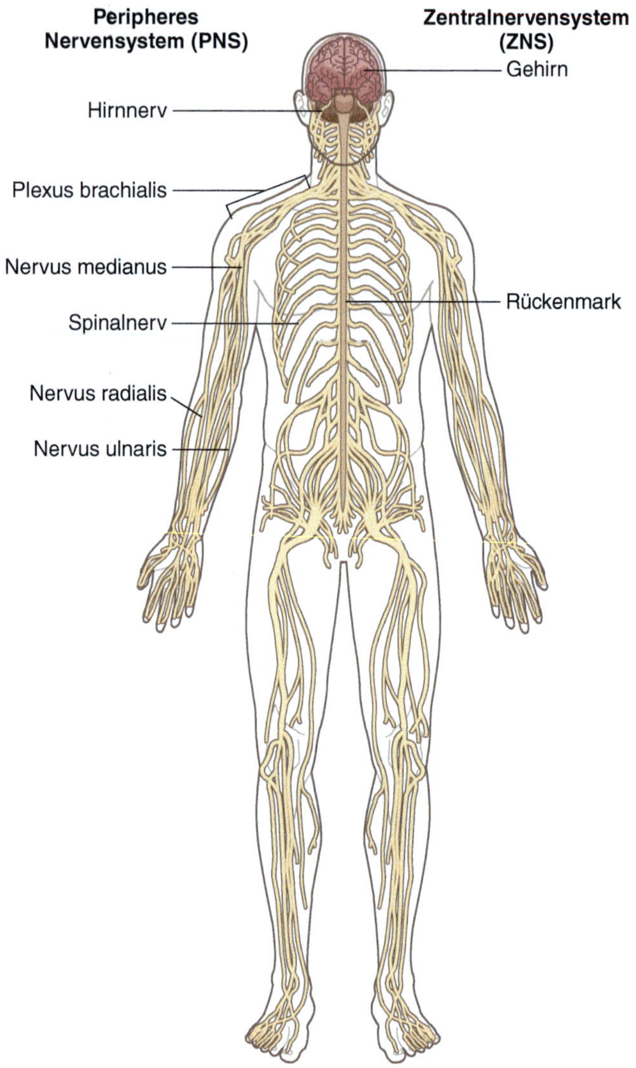


**Abbildung 9-7** Zentrales Nervensystem (ZNS) und peripheres Nervensystem (PNS).



Ein Dermatom ist der sensible Körperabschnitt, für den eine bestimmte Nervenwurzel zuständig ist. Die Dermatome erlauben es, Teile der Körperoberfläche den einzelnen Spinalnervenwurzeln zuzuordnen (**Abbildung 9-8**). Dermatome helfen so, die Höhe einer Wirbelsäulenverletzung festzustellen. Drei Landmarken sind dabei besonders hilfreich. Die Schlüsselbeine liegen im Dermatom C4-C5, die Brustwarzen im Dermatom T4 und der Bauchnabel im Dermatom T10. Diese drei Dermatome zu erinnern, hilft bei der schnellen Lokalisation von Wirbelsäulenverletzungen.

Der Prozess von Inspiration und Exspiration erfordert zweierlei – Thoraxexkursionen und ausreichende Zwerchfellbewegungen. Die Zwischenrippenmuskulatur und die akzessorischen Atemmuskeln, wie der Trapezius, tragen auch zur Atmung bei. Das Zwerchfell wird vom rechten und linken Zwerchfellnerv, dem Nervus phrenicus, innerviert. Diese entspringen dem Rückenmark

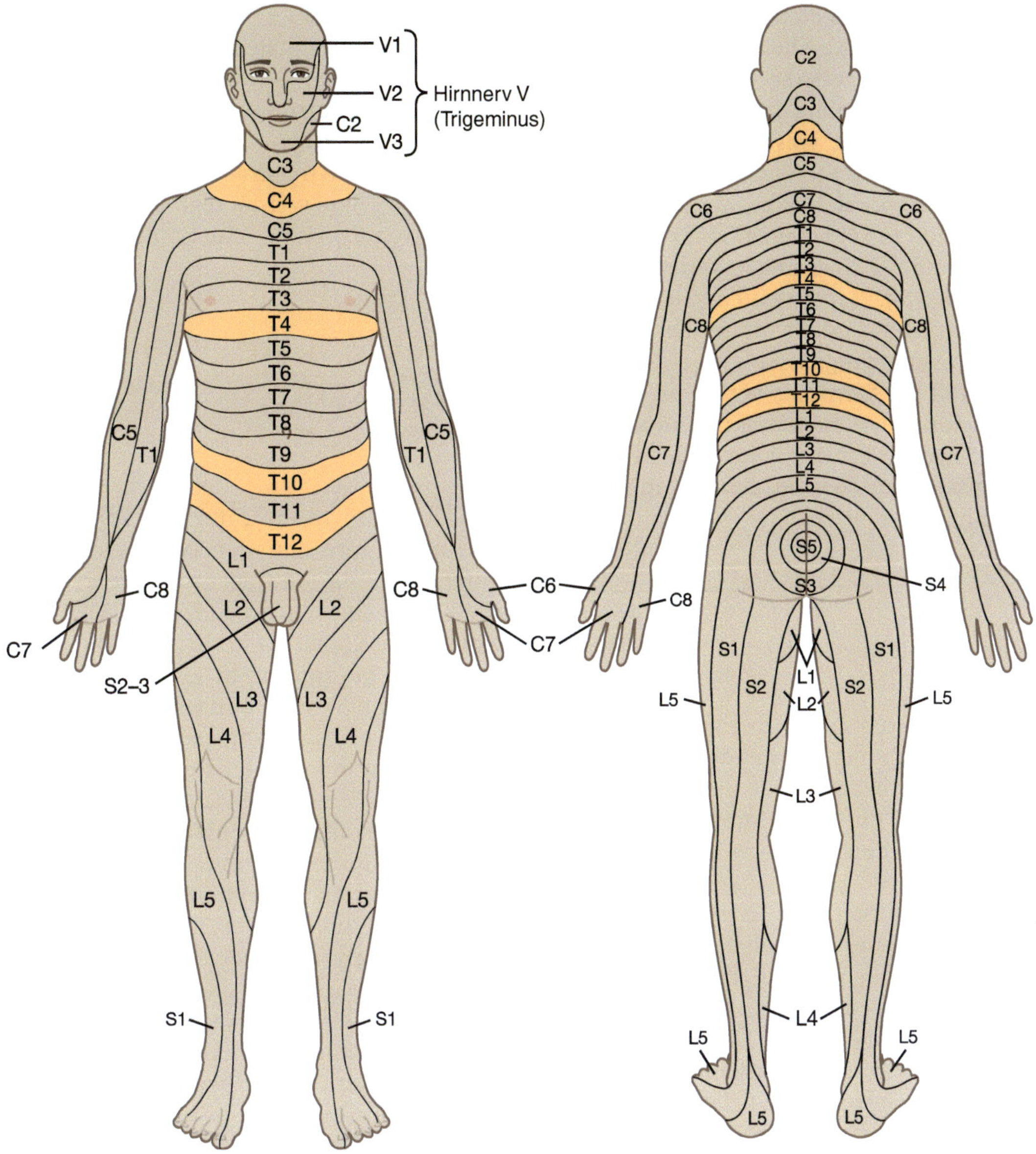


**Abbildung 9-8** Die Darstellung der Dermatome zeigt, welcher Spinalnerv welches Hautareal innoviert. Ein Sensibilitätsverlust in einem bestimmten Dermatom deutet auf eine Verletzung des dafür zuständigen Spinalnervs hin. **A.** Bild von vorne **B.** Bild von hinten.



zwischen C3 und C5. Wird das Rückenmark oberhalb von C5 durchtrennt und der Nervus phrenicus verletzt, kann der Patient nicht mehr spontan atmen. Betroffene ersticken, bevor der Rettungsdienst vor Ort ist, wenn nicht Ersthelfer mit einer Mund-zu-Mund-Beatmung beginnen. Solche Patienten benötigen während des gesamten Transports eine künstliche Beatmung.

# Pathophysiologie

Die Wirbelsäule kann normalerweise Kräften mit einwirkenden Energiemengen von bis zu 1.360 Joule standhalten. Bei Kontaktsportarten oder sehr hohen Geschwindigkeiten wirken oft größere Kräfte auf die Wirbelsäule ein. Schon bei einem Verkehrsunfall mit langsamem oder mittlerem Tempo können Energiemengen von 4.080–5.440 Joule auf den Körper einwirken, falls z. B. der Kopf eines nicht angeschnallten, 68 Kilogramm schweren Autoinsassen ungebremst auf die Windschutzscheibe prallt. Vergleichbare Kräfte wirken auf einen Motorradfahrer, wenn er über den Lenker geschleudert wird oder wenn ein Skifahrer in hohem Tempo gegen einen Baum prallt.

Die Druckfestigkeit der Wirbelkörper nimmt nach caudal immer weiter zu, wobei die Unterschiede in der Größe, der Form und der Knochendichte der

Wirbelkörper in den verschiedenen Höhen eine Rolle spielen.[12-15] Die großen Kräfte, die nötig sind, um eine traumatische Wirbelsäulenverletzung zu verursachen, lösen meist auch eine Verletzung von inneren Organen, Gefäßen und der Lunge aus, was die Behandlung des Patienten komplizierter macht. Verletzungen der Halswirbelsäule haben das höchste Risiko, dass auch weitere Verletzungen vorliegen (65 %), gefolgt von Verletzungen der Lendenwirbelsäule (52 %) und von Verletzungen der Brustwirbelsäule (50 %). Bei Patienten mit thorakalen Wirbelsäulenverletzungen besteht immer der dringende Verdacht, dass auch Verletzungen der Lunge, des Zwerchfells, der Rippen und des Sternums vorliegen. Zusätzlich zur verletzten Region der Wirbelsäule nimmt das Risiko für weitere assoziierte Verletzungen auch mit der Anzahl der Wirbelsäulenfrakturen oder mit der Anzahl der verletzen Wirbelsäulensegmente zu.[16]

## Verletzungen des Skeletts

Folgende Verletzungsformen der Wirbelsäule sind bekannt:[17]

- Kompressionsfrakturen der Wirbel können zu einer Keilbildung oder zu einer vollständigen Abflachung des Wirbelkörpers führen
- Berstungsfrakturen, die die Hinterkante betreffen und bei denen Knochensplitter ins Rückenmark gepresst werden können
- **Subluxationen**, worunter eine teilweise Dislokation eines Wirbels aus seiner normalen Ausrichtung innerhalb der Wirbelsäule verstanden wird
- Diskoligamentäre Verletzungen mit oder ohne knöcherne Beteiligung, die durch Überdehnung oder Reißen von Bändern und Muskeln Instabilitäten zwischen den Wirbeln zur Folge haben

Auch wenn einfache Kompressionsfrakturen normalerweise stabile Verletzungen sind, kann doch jede dieser Verletzungen bereits zum Zeitpunkt des Eintretens zur Kompression oder seltener Durchtrennung mit einer Querschnittslähmung des Rückenmarks führen. Bei einigen Patienten können Schäden der Wirbelsäule oder der Bänder auch instabile Wirbelverletzungen als Folge haben, bei denen das Rückenmark nicht sofort betroffen ist. Sollten Knochensplitter bei einer instabilen Fraktur ihre Position verändern, kann es auch noch sekundär zu einer Schädigung des Rückenmarks kommen. Dazu kommt, dass Patienten, die eine Wirbelsäulenfraktur erlitten haben, in ca. 10 bis 20 % der Fälle noch eine weitere Wirbelsäulenfraktur an einer anderen Stelle aufweisen. Deshalb muss bei diesen Patienten die gesamte Wirbelsäule als verletzt angesehen werden und immer der gesamte Rücken immobilisiert werden.

Ein fehlendes neurologisches Defizit schließt eine knöcherne Schädigung oder eine instabile Wirbelsäule nicht aus. Obwohl gute motorische und sensible Reaktionen der Extremitäten anzeigen, dass das Rückenmark zurzeit intakt ist, können eine Fraktur von Wirbelkörpern, eine Verletzung der Bänder oder Weichteilverletzungen nicht ausgeschlossen werden. Die Mehrheit der Patienten mit Wirbelfrakturen hat keine neurologischen Symptome. Eine vollständige Untersuchung ist nötig, um die Notwendigkeit für eine Immobilisierung zu ermitteln.

## Spezifische Verletzungsmechanismen, die zu Rückenmarksverletzungen führen können

Eine **axiale Belastung** der Wirbelsäule kann auf verschiedensten Wegen auftreten. Am häufigsten kommt es zur Kompression der Wirbelsäule, wenn der Kopf durch einen harten Gegenstand gebremst wird und sich der Körper mit seinem ganzen Gewicht in Richtung des gestoppten Kopfes weiterbewegt. Dies ist beispielsweise bei einem Kopfsprung in seichtes Wasser, beim Anprall des Kopfes einer nicht angeschnallten Person gegen die Frontscheibe eines Fahrzeugs oder bei einem Sturz aus großer Höhe mit axialer Belastung der Wirbelsäule der Fall. Dabei wird das Gewicht von Kopf und Thorax nach unten gegen die Lendenwirbelsäule gepresst, während das Kreuzbein an Ort und Stelle verbleibt. Dies kann zu schweren Verletzungen im Bereich des thorakolumbalen Übergangs führen. Etwa 20 % der Stürze aus über 4,6 m Höhe gehen mit Lendenwirbelfrakturen einher. Dabei sollte man beachten, dass einige Patientengruppen, vor allem ältere, ein signifikant höheres Risiko haben, eine Wirbelsäulenfraktur zu erleiden, wenn sie aus weit weniger als dieser Höhe stürzen.[18]

Bei derartig großen Energieeinwirkungen kommt es kurzfristig zu einer Verformung der Wirbelsäule, was zu Frakturen und Kompressionen dieser Areale führen kann.

Viele Kompressions- oder Berstungsfrakturen resultieren aus einer axialen Belastung am Beginn der Lendenlordose oder Brustkyphose.

Eine exzessive Flexion (**Hyperflexion**), exzessive Extension (**Hyperextension**) oder exzessive Rotation (**Hyperrotation**) können jeweils zu Knochenverletzungen und Bänder- bzw. Muskelüberdehnungen führen. Daraus kann eine Stauchung oder Dehnung des Rückenmarks resultieren.

Plötzliches und heftiges seitliches Verbiegen führt bereits durch viel kleinere Auslenkungen zu einer Zug- oder Kompressionsverletzung der Wirbelsäule als eine Flexion/Extension, da der natürliche Bewegungsumfang hier geringer ist. Bei seitlicher Gewalteinwirkung werden Rumpf und Brustwirbelsäule nach lateral bewegt. Der Kopf tendiert dazu, am Ort zu bleiben, bis er durch den Hals als Verbindung zum Körper mitgerissen wird. Der Schwerpunkt des Kopfes liegt vor und oberhalb der Verbindungsstelle zur Wirbelsäule. Deshalb tendiert er dazu, sich seitlich wegzubewegen. Diese Bewegungen führen häufig zu Dislokationen und Frakturen der Halswirbelsäule.

Eine **Distraktion** oder Auseinanderziehung der Wirbelsäule erfolgt, wenn ein Teil der Wirbelsäule ortsfest ist und der Rest sich in einer Längsbewegung befindet. In solchen Fällen kommt es schnell zu einer Dehnung und Zerreißung des Rückenmarks. Diese Art von Verletzung ist bei Unfällen auf Kinderspielplätzen, bei Patienten, die sich erhängt haben oder bei einigen Motorradunfällen häufig.

Es gibt zahlreiche Verletzungsmechanismen für Rückenmarksverletzungen. Die Mehrzahl der Verletzungen entsteht bei den vier wichtigsten Ursachen, die hier der Häufigkeit nach aufgelistet sind: [1,19]

- Verkehrsunfälle
- Stürze
- Gewalttaten
- Sportunfälle inklusive Sprünge ins seichte Wasser

Die Hauptursachen für Wirbelsäulen- oder Rückenmarksverletzungen bei Kindern hängen von Alter und Ethnie ab. Ein signifikanter Anteil (17,5 %) der Wirbelsäulenverletzungen von Kindern unter 2 Jahren sind Folge von körperlicher Misshandlung. Verkehrsunfälle und Stürze bleiben eine Hauptursache in allen Patientengruppen.[20-23] Seit 2005 hat dabei der Anteil von Rückenmarksverletzungen durch Stürze zugenommen, der durch Verkehrsunfälle abgenommen.[1] Jugendliche haben häufiger eine Verletzung bei Sportunfällen als jüngere Kinder oder Erwachsene.[24] Verletzungen durch Feuerwaffen sind für fast ein Viertel aller Rückenmarksverletzungen bei schwarzen Erwachsenen in den Vereinigten Staaten verantwortlich.[25]

In der praktischen Anwendung ist es schwer, die genaue Art der Verletzung der Wirbelsäule herauszufinden, da der Unfallmechanismus komplexe Krafteinwirkungen verursachen kann. Man muss allerdings annehmen, dass eine Krafteinwirkung, die ausreicht, um eine Fraktur oder neurologische Ausfälle auszulösen, auch eine instabile Wirbelsäulenverletzung verursacht hat, bis das Gegenteil durch weitere klinische oder radiologische Untersuchungen bewiesen ist.

## Rückenmarksverletzungen

Primäre Verletzungen entstehen direkt zum Zeitpunkt des Unfalls, während die Kräfte einwirken und können zu einer Kompression des Rückenmarks, zu direkten Rückenmarkschädigungen (häufig verursacht von scharfen, instabilen Knochenfragmenten oder Projektilen) oder zu einer Unterbrechung der Blutversorgung führen. Sekundäre Verletzungen entstehen im Anschluss an die initiale Schädigung aufgrund von Schwellung, Ischämie oder Bewegung von Knochenfragmenten.[26]

**Rückenmarkserschütterungen** führen zu einer temporären Unterbrechung der Funktionen distal der Verletzung. Von **Rückenmarkskontusionen** spricht man bei Quetschungen oder Blutungen ins Rückenmarksgewebe, was ebenfalls zu einer vorübergehenden Unterbrechung der spinalen Funktionen distal der Verletzung führen kann (spinaler „Schock"). Der **spinale Schock** ist ein neurologisches Phänomen, welches nach einem spinalen Trauma auftreten kann (gewöhnlich weniger als 48 Std.). Die Dauer ist nicht vorhersagbar. Der spinale Schock führt zu einem vorübergehenden Verlust von motorischen und sensiblen Funktionen sowie der Reflexe unterhalb des Verletzungsniveaus. Rückenmarkskontusionen werden normalerweise durch penetrierende Verletzungen oder Verschiebungen von Knochenfragmenten gegen das Rückenmark verursacht. Die Schwere der aus der Kontusion resultierenden Verletzung hängt davon ab, wie stark die Einblutung in das Gewebe ist. Eine Beeinträchtigung oder Unterbrechung der Rückenmarksdurchblutung kann zu einer lokalen Ischämie des Rückenmarks führen.

Bei einer **Rückenmarkskompression** wird durch eine Schwellung, eine traumatische Bandscheibenruptur oder durch Knochenfragmente Druck auf das Rückenmark ausgeübt. Dies kann zu einer lokalen Gewebeischämie führen. In einigen Fällen ist eine operative Entlastung (Dekompression) erforderlich, um einen dauerhaften Funktionsverlust zu verhindern. Daher ist ein zügiger Transport zur Bildgebung und endgültigen Beurteilung wichtig. Eine **Rückenmarkslazeration** tritt auf, wenn das Rückenmark reißt oder durchtrennt wird. Diese Art von Verletzung erzeugt meist dauerhafte neurologische Defizite.

Rückenmarksdurchtrennungen können in komplette oder inkomplette Unterbrechungen eingeteilt werden.

Bei einer kompletten Durchtrennung sind alle Nervenbahnen unterbrochen und alle Funktionen des Rückenmarks unterhalb der Verletzung sind erloschen. Aufgrund von Schwellungen kann das Ausmaß der Verletzungen in den ersten 24 Stunden selten genau bestimmt werden. Je nach Höhe der Verletzung enden die meisten kompletten Durchtrennungen in einer Tetraplegie oder Paraplegie.

Bei inkompletten Durchtrennungen bleiben einige Bahnen und somit sensomotorische Funktionen intakt. Die Prognose für eine Erholung der Funktionen ist besser als bei den kompletten Durchtrennungen.

Es ist im prähospitalen Setting nicht möglich, zu unterscheiden, ob die neurologische Symptomatik von einer Rückenmarkskontusion, einem spinalen Schock oder einer schwereren Schädigung des Rückenmarks ausgelöst wird. Daher sollten alle Patienten mit dem Verdacht auf eine Rückenmarksverletzung ohne weitere Überlegungen zu diesen Ursachen identisch behandelt werden.

Bei den folgenden Typen handelt es sich um unterschiedliche inkomplette Rückenmarksdurchtrennungen:

- Das **Spinalis-anterior-Syndrom** ist typischerweise die Folge von Druck durch Knochenfragmente, der in einem Infarkt oder anderem Schaden für die vorderen Anteile des Rückenmarks endet (**Abbildung 9-9**). Die Symptome sind Ausfälle der Motorik und der Schmerz-/Temperaturwahrnehmung. Jedoch ist noch eine Restfunktion für Berührungen und Vibrationsempfindung durch die hinteren Nervenbahnen erhalten.
- Das **zentromedulläre Syndrom** tritt üblicherweise als Folge einer starken Überstreckung im Halswirbelbereich auf, vor allem bei Patienten mit einer vorbestehenden Stenose durch degenerative Veränderungen (**Abbildung 9-10**). Symptome sind Schwäche oder Kribbeln in den oberen Extremitäten bei normaler Kraft in den unteren Extremitäten. Dieses Syndrom verursacht unterschiedlich schwere Blasenfunktionsstörungen.
- Beim Brown-Séquard-Syndrom ist das Rückenmark durch penetrierende Verletzungen halbseitig geschädigt; die Rückenmarksläsion ist auf eine Seite begrenzt (**Abbildung 9-11**). Es kommt zu einem vollständigen Funktionsverlust (Motorik, Vibrationsempfinden und Sensibilität) auf der geschädigten Seite sowie einem Verlust vom Schmerz- und Temperaturgefühl auf der kontralateralen Seite.[27]

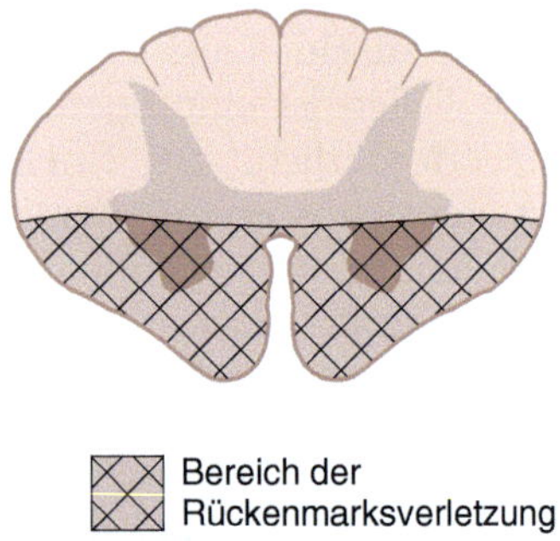


**Abbildung 9-9** Spinalis-anterior-Syndrom (Anterior Cord Syndrome)



Ein nach einer Rückenmarksverletzung auftretender *spinaler* Schock ist ein Verlust von motorischen und sensiblen Signalübermittlungen und muss vom *neurogenen* Schock, einer Unterform des distributiven Schocks unterschieden werden, dessen pathophysiologische Symptome durch einen Verlust der sympathischen Innervation von Herz und Gefäßen ausgelöst wird.

Ohne die adäquate Stimulation des Sympathikus kommt es zu einer unkontrollierten Einwirkung des Parasympathikus mit Bradykardie und Erweiterung der peripheren Arterien und Venen.

Die Arterien und Arteriolen dilatieren, wodurch es zu einem teilweisen Verlust des Gefäßwiderstands kommt. Durch Dilatation der Venen kommt es zum venösen Pooling des Blutes. Dies senkt die Vorlast am Herzen – den venösen Rückstrom zur rechten Seite des Herzens. In Kombination mit einer Bradykardie kann es zu einem bedrohlichen Abfall des Herzminutenvolumens kommen.

Im Vergleich dazu reagiert der Körper bei einem hypovolämischen Schock mit einer Tachykardie als Reaktion auf die Hypotonie. Die Haut ist kalt und feucht, weil die peripheren Blutgefäße sich zusammenziehen um Blutvolumen zu den zentralen Organen zu leiten und einen normalen Blutdruck aufrecht zu erhalten. Im Gegensatz dazu ist das klassische Zeichen des neurogenen Schocks die hypotensive Bradykardie. Die Behandlung erfolgt durch Volumenersatztherapie mit Kristalloiden, bei persistierender Hypotonie gefolgt von Vasopressoren (Noradrenalin). Atropin ist bei hämodynamisch relevanter Bradykardie indiziert. Andere Zeichen des unkontrollierten Parasympathikus sind eine warme, gut durchblutete Haut und ein Priapismus (krankhaft anhaltende Erektion des Penis) als eine Reaktion auf die Vasodilatation. In der Realität haben Patienten mit einem neurogenen Schock

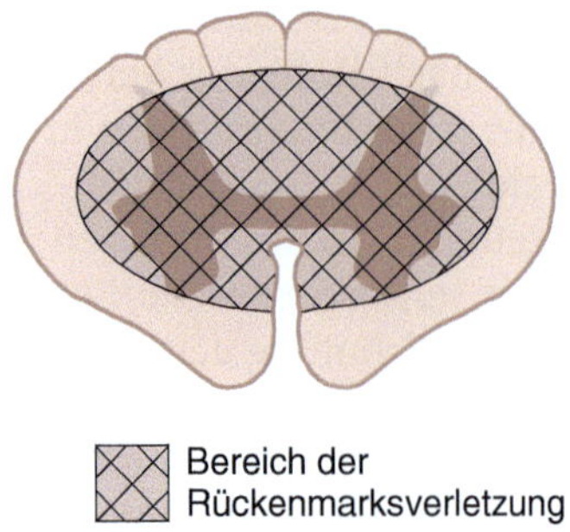


**Abbildung 9-10** Zentromedulläres Syndrom (Central Cord Syndrome)



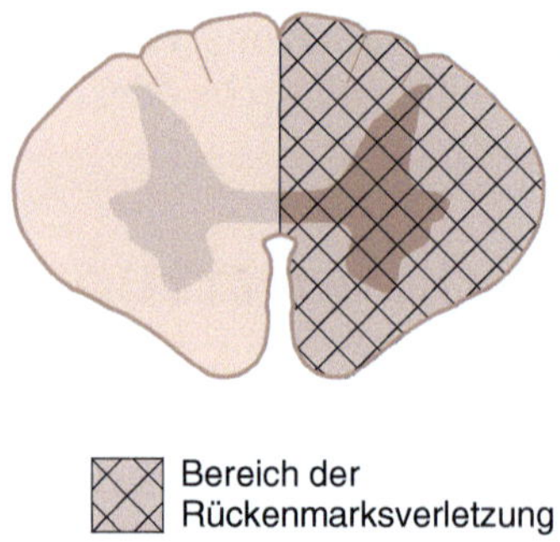


**Abbildung 9-11** Brown-Séquard-Syndrom

oft auch andere Verletzungen, die einen zusätzlichen hypovolämischen Schock erzeugen. Dies macht die Beurteilung noch schwieriger.

## Durchblutung des Rückenmarks

Der spinale Blutfluss wird zu großen Teilen vom spinalen Perfusionsdruck beeinflusst:

**Spinaler Perfusionsdruck = mittlerer arterieller Druck (MAD) - äußerer Druck**

Einige Faktoren können die Perfusion und Oxygenierung des Rückenmarks zusätzlich zum äußeren Druck auf das Rückenmark beeinflussen:

1. *Mittlerer arterieller Druck (MAD).* Der MAD bestimmt primär die Durchblutung des Rückenmarks. Eine Stabilisierung des MAD mit Gabe von Flüssigkeit und Medikamenten auf 90 mmHg ist entscheidend für die Aufrechterhaltung des spinalen Perfusionsdrucks. Systemische Hypotension (definiert als systolischer Blutdruck < 90 mmHg) zu jeglichem Zeitpunkt der Versorgung ist mit einem schlechteren neurologischen Outcome assoziiert.[28]
2. *Spinalvenöser Aufstau.* Dies kann die Folge einer Thrombose oder von äußerem Druck auf das Rückenmark sein und resultiert in einem inadäquaten spinalen Blutfluss. Auf mikrovaskulärer Ebene muss der MAD in einer Situation mit spinalvenösem Aufstau dann höher liegen, um das Blut durch den Bereich des Aufstaus zu drücken und eine adäquate Oxygenierung sicher zu stellen.
3. *Hypoxie.* Traumapatienten haben oft respiratorische Probleme, die einen herabgesetzten Sauerstoffaustausch in der Lunge zur Folge haben und einen geringeren Sauerstoffpartialdruck im Blut nach sich ziehen. Ein freier Atemweg und eine Sauerstoffgabe sind wichtig, um eine adäquate Oxygenierung des Rückenmarks aufrecht zu erhalten.
4. *Medikation.* Viele verbreitete Anästhetika, inklusive Morphin und andere Opioide, können das Herzzeitvolumen wegen der negativ-inotropen Effekte auf den Herzmuskel verringern.[29] Auch wenn die Analgesie bei Traumapatienten wichtig ist, so sollten diese Medikamente umsichtig angewendet werden, um eine adäquate Perfusion und Oxygenierung aufrecht zu halten.

## Initiale Stabilisierung

Ein aggressives Flüssigkeitsmanagement spielt eine zentrale Rolle in der Behandlung des Schocks auf Grund einer Rückenmarksverletzung, bei der Reduzierung des neurologischen Defizits und bei der Prävention von sekundären neurologischen Schäden. Die Pathogenese von sekundären neurologischen Schäden hat in einem Ausfall der Autoregulation ihren Ursprung, führt zu einer nicht mehr ausreichenden Mikrozirkulation und damit zu weiterem ischämiebedingtem Schaden. Frühe und aggressive Volumentherapie zur Unterstützung des Blutdrucks kann die Mikrozirkulation wieder verbessern und das Risiko für weitere sekundäre Schäden des Rückenmarks senken.[30] Zusätzlich sind bis zu 30 % der Rückenmarksverletzungen mit weiteren Verletzungen und schweren Blutungen assoziiert. Dies zeigt auch die Mortalität von 20 % der Patienten mit einer Rückenmarksverletzung vor der Einlieferung in eine Klinik und verdeutlicht die Notwendigkeit des Versuchs einer adäquaten Stabilisierung am Einsatzort.[31]

Idealerweise sollte die initiale Stabilisierung des Patienten mit Rückenmarksverletzung Maßnahmen enthalten, die einen mittleren arteriellen Druck von mindestens 85-90 mmHg für 7 Tage nach dem Trauma beinhalten.[32,33] Dies wird meist durch die Gabe von kristalloiden Flüssigkeiten und Blutprodukten über venöse Zugänge erreicht, um einen möglichst ausreichenden Blutfluss im Nervengewebe aufrecht zu erhalten.[31] Bei polytraumatisierten Patienten mit Rückenmarksverletzungen ist es wichtig, dass das Rettungsdienstfachpersonal die möglichen Risiken und Vorteile einer permissiven Hypotension abwägt. Wegen des Risikos, eine Rückenmarksverletzung durch zeitweise nicht ausreichende Perfusion zur verschlimmern, sollte die permissive Hypotension immer dann vermieden werden, wenn der Verdacht auf eine Rückenmarksverletzung besteht.[33-35]

Bei der Flüssigkeitsgabe sollte eine Beimischung von Glukose aus zwei Gründen vermieden werden. Zum einen wird Glukose schnell verstoffwechselt und hinterlässt eine Menge freies Wasser, das zur Ödembildung beitragen kann. Zum anderen kann eine Glukosegabe zu einer Hyperglykämie führen, die vermehrten anaeroben Stoffwechsel auslösen kann und zu höheren Laktatwerten, niedrigen systematischen pH-Werten und somit zu einer schlechteren Prognose führen kann.[31]

Es ist auch wichtig daran zu denken, dass hohe Rückenmarksverletzungen (oberhalb von C5) häufiger den Einsatz von Vasopressoren und Schrittmachern nötig machen. Vasomotorische sympathische Nervenbahnen verlassen das Rückenmark zwischen dem ersten und vierten Halswirbelkörper und können bei Verletzungen auf dieser Höhe durchtrennt werden, wo hingegen die parasympathischen Nervenbahnen mit dem Nervus vagus außerhalb des Spinalkanals zum Brustkorb verlaufen. Dies führt zu einem alleinigen parasympathischen Einfluss und dem Paradoxon der Bradykardie und Hypotonie.[36] Studien haben gezeigt, dass der durchschnittliche MAD der Patienten mit kompletten zervikalen Verletzungen bei Ihrer Einlieferung auf der

Intensivstation nur bei 66 mmHg liegt. Dies ist weit unter dem Ziel MAD von 90 mmHg, der adäquate Perfusion des Rückenmarks notwendig ist. Eine Studie hat gezeigt, dass 40 % der Patienten mit kompletten zervikalen Rückenmarksverletzungen Zeichen des neurogenen Schocks und den Bedarf von Vasopressoren zeigen.[30] Während das Rettungsdienstfachpersonal schon bei der Versorgung aller Patienten mit spinalen Verletzungen wachsam sein muss, muss daran erinnert werden, dass besonders bei Patienten mit zervikalen Rückenmarksverletzungen darauf geachtet werden muss, um die bestmöglichen Ergebnisse für diese Subgruppe von Patienten zu erreichen.

# Beurteilung

Verletzungen des Rückenmarks sollten immer im Zusammenhang mit den anderen Verletzungen und Zuständen beurteilt werden. Nach Herstellung der Sicherheit für das Personal hat der Primary Survey die höchste Priorität. Deshalb muss mittels einer raschen Beurteilung der Lage, der Geschehnisse und des Ablaufs abgeschätzt werden, ob eine spinale Verletzung möglich ist, die einen Schutz der Wirbelsäule durch eine äußere Immobilisation nötig macht. Bei Verdacht auf eine spinale Verletzung ist die Wirbelsäule umgehend manuell zu schützen. Der Kopf wird – sofern keine Kontraindikationen bestehen (siehe Abschnitt weiter unten MILS) – in neutraler Inline-Position fixiert und in dieser belassen, bis entweder eine Immobilisation ausgeschlossen werden kann oder die definitive HWS-Immobilisation mittels HWS-Orthese (alternativ mittels Head-Blocks) auf einem Spineboard oder der Vakuummatratze erfolgte. Bei unklarem Unfallmechanismus oder insuffizienter Lagebeurteilung ist bis zum Ausschluss einer spinalen Verletzung eine vollständige Immobilisation indiziert.

## Neurologische Untersuchung

Das Rettungsdienstfachpersonal führt eine kurze neurologische Untersuchung durch, um offensichtliche neurologische Ausfälle auf Grund einer Rückenmarksverletzung zu erkennen. Hierzu werden präklinisch Sensibilität und Motorik der oberen und unteren Extremitäten – von den Schultern bis zu den Händen sowie vom Becken bis zu den Füßen – orientierend überprüft und Auffälligkeiten dokumentiert, wobei aktive Bewegungen aufgrund des potenziellen Verletzungsrisikos auf ein Minimum beschränkt werden müssen und für die präklinische neurologische Beurteilung als ausreichend gelten. Eine kurze neurologische Untersuchung sollte erneut durchgeführt werden, sobald der Patient immobilisiert ist und jeweils, wenn der Patient bewegt wurde sowie beim Erreichen des Zielkrankenhaus. Dies hilft dabei, neurologische Veränderungen zu erkennen, die sich nach der initialen Untersuchung ergeben haben können.

## Rückenmarksverletzungen anhand des Unfallmechanismus einschätzen

Traditionell wurde in der Ausbildung des Rettungsdienstfachpersonal gelehrt, dass der Verdacht auf eine Verletzung des Rückenmarks einzig auf dem Unfallmechanismus basiert und somit eine Wirbelsäulenimmobilisation nach einem entsprechenden Unfallmechanismus bei jedem Patienten nötig sei. Diese Verallgemeinerung hat dazu geführt, dass klare klinische Leitlinien für die Beurteilung von Rückenmarksverletzungen fehlen. Der Unfallmechanismus sollte nie der einzige Grund für eine Wirbelsäulenimmobilisation sein, da dieser nur einen Teil des multifaktoriellen Entscheidungsprozesses darstellt, ob eine Immobilisation der Wirbelsäule gerechtfertigt ist oder nicht. Bei der Untersuchung vor einer Immobilisation von Halswirbelsäule und Wirbelsäule sollte auch eine Beurteilung von motorischen und sensiblen Funktionen, die Schmerzlokalisation und die Zuverlässigkeit des Patienten mitberücksichtigt werden. Zusätzlich kann der Patient auch keine Schmerzen an der Wirbelsäule angeben, wenn er durch eine andere schmerzhaftere Verletzung (z. B. bei frakturiertem Femur) abgelenkt ist.[36] Die Definition davon, was eine ablenkende Verletzung ausmacht, bleibt kontrovers. Grundsätzlich sollten alle Verletzungen bei den Überlegungen berücksichtigt werden und man sollte die Schwelle zur Indikation einer Ganzkörperimmobilisation senken, wenn andere ablenkende Verletzungen vorliegen.[37-40] Alkohol und Drogen, die der Patient genommen haben könnte, sowie traumatische Schädel-Hirn-Verletzungen können die Schmerzempfindung des Patienten dämpfen und schwere spinale Verletzungen kaschieren. Eine Ganzkörperimmobilisation ist bei vollständig wachen und vollständig orientierten Patienten mit einer verlässlichen Untersuchung, ohne neurologische Defizite, ohne Nacken- oder Rückenschmerzen und ohne ablenkende Verletzung nicht indiziert. Bei Patienten, die auch nur einen dieser Faktoren bei der Untersuchung aufweisen oder bei denen eine verlässliche Einschätzung nicht möglich ist, sollte die Immobilisation weitergeführt werden.

### *Stumpfes Trauma*

Ein stumpfes Trauma ist ein häufiger Grund für eine traumatische Wirbelsäulenverletzung und macht eine sorgfältige Untersuchung durch das Rettungsdienstfachpersonal nötig. Verkehrsunfälle und Stürze sind für mehr als die Hälfte der durch ein stumpfes Trauma ausgelösten Wirbelsäulenverletzungen verantwortlich.[19] Große Metaanalysen, bei denen über 500.000 Patienten eingeschlossen wurden, haben gezeigt, dass eine Rate von thorakolumbalen Frakturen bei allen stumpfen Verletzungen bei ca. 7 % zu finden ist, über ein Viertel davon mit Rückenmarksverletzungen.[19]

Verletzungen der Halswirbelsäule haben ein höheres Risiko für Rückenmarksverletzungen und für bleibende neurologische Einschränkungen, verglichen mit Brust- oder Lendenwirbelsäulenverletzungen.[16] In Studien mit ähnlich hohen Patientenzahlen wurde die Häufigkeit von Verletzungen der Halswirbelsäule mit 6 % bei Patienten mit stumpfem Trauma ermittelt. Diese lag bei Bewusstlosen und Patienten mit einer Kopfverletzung deutlich höher.[41,42] Fast die Hälfte aller Halswirbelsäulenverletzungen durch stumpfe Gewalteinwirkung sind instabil, sodass eine gute Möglichkeit besteht, präklinisch eine sekundäre Verletzung zu verhindern.[43]

Wenn bei einer Wirbelsäulenverletzung eine instabile Verletzung angenommen wird, sollte generell eine manuelle Stabilisierung der Halswirbelsäule und eine Einschätzung, ob eine Ganzkörperimmobilisation notwendig ist oder nicht, in folgenden Situationen vorgenommen werden:

- jeder stumpfe Mechanismus mit einer Gewalteinwirkung auf Kopf, Hals, Rumpf oder Becken (z.B. ein körperlicher Angriff oder ein Gebäudeeinsturz)
- Ereignisse, die eine plötzliche Beschleunigung, Abbremsung oder seitliche Verbiegung von Hals oder Rumpf bewirken (Verkehrsunfälle mit mittleren oder hohen Geschwindigkeiten, angefahrene Fußgänger oder Explosionsverletzungen)
- jeder Sturz, vor allem bei älteren Erwachsenen
- Herausschleudern oder Sturz von motorisierten und nicht motorisierten Fahrzeugen oder Fortbewegungsmitteln (z. B. Roller, Skateboard, Fahrrad, Motorrad, Automobil)
- jeder Unfall in seichtem Wasser (z.B. Kopfsprünge oder Surfen)

Andere Situationen, die oft mit einer spinalen Schädigung einhergehen, sind folgende:

- Kopfverletzungen mit eingeschränktem Bewusstseinszustand
- signifikante Beschädigungen an einem Helm
- signifikante stumpfe Verletzung des Rumpfes
- Frakturen der Beine oder des Beckens
- signifikante lokale Verletzungen in der Gegend der Wirbelsäule

Bei diesen Unfallmechanismen sollte eine eingehende und vollständige Untersuchung des Patienten erfolgen, um entscheiden zu können, ob eine Indikation zur Ganzkörperimmobilisation vorliegt. Wenn keine Indikation gefunden wurde, muss auch die manuelle Stabilisierung der Halswirbelsäule nicht weiter durchgeführt werden.

Das korrekte Anlegen des Sicherheitsgurtes hat nachweislich die Inzidenz schwerer Kopf-, Gesichts- und Thoraxverletzungen signifikant reduziert und zur Senkung der Unfallmortalität beigetragen. Dennoch kann auch bei korrektem Anlegen des Sicherheitsgurtes eine spinale Verletzung nicht sicher ausgeschlossen werden. Insbesondere bei hochenergetischen Frontalkollisionen wird der angegurtete Rumpf abrupt dezeleriert, während der ungesicherte Kopf der Vorwärtsbewegung weiter folgt. Bei ausreichend hohen Dezelerationskräften schleudert der Kopf nach vorne, bis das Kinn auf den Thorax trifft, wobei der schräg verlaufende Schultergurt zusätzlich eine Rotationsbewegung bewirkt. Solche schnellen, kräftigen Hyperflexionen (Überbeugungen) und Torsionen (Verdrehungen) können zu Frakturen der Halswirbel, zur Dislokation der Gelenke zwischen den Wirbeln und/oder zu einer Überdehnung des Rückenmarks führen. Andere Mechanismen können bei angeschnallten Insassen ein spinales Trauma bei seitlichen Kollisionen bzw. Auffahrunfällen bewirken. Die Kinematik, das Ausmaß der Schäden an den Fahrzeugen und die weiteren Verletzungen des Patienten sind Schlüsselkriterien bei der Entscheidung, ob der Patient eine Immobilisierung benötigt oder nicht.

## Penetrierendes Trauma

Patienten mit einem penetrierenden Trauma werden bezüglich der Immobilisierung speziell betrachtet.[44] Im Allgemeinen kann man sagen: Wenn zum Zeitpunkt der Verletzung kein neurologisches Defizit vorhanden ist, gibt es wenig Grund zur Besorgnis, dass sich daraus eine Rückenmarkverletzung entwickelt (**Kasten 9-1**). Dies liegt daran, dass dieser Verletzungsmechanismus und die kinetische Energie selten zu instabilen Verletzungen der Wirbelsäule führen. Penetrierende Objekte produzieren im Allgemeinen keine Instabilitäten – im Gegensatz zum stumpfen Trauma – da sie selten instabile Verletzungen am Bandapparat oder Knochen auslösen. Ein penetrierendes Objekt verursacht Verletzungen entlang des Weges, den es genommen hat. Schusswunden sind eine häufige Ursache von Rückenmarkskontusionen. Während ein Projektil das Rückenmark direkt zerreißen und so zu irreversiblen Schäden führen kann, führt die Druckwelle eines nahen vorbeifliegenden Projektils häufiger zu einer Kontusion des Rückenmarks, die sich wieder erholen kann. Messerverletzungen betreffen nur selten das Rückenmark. Eine solche Verletzung ist trotzdem denkbar. Zusätzlich zur

**Kasten 9-1** Penetrierendes Trauma

**Penetrierende Verletzungen sind für sich allein keine Indikation zur Immobilisation.**

Durchtrennung der neurologischen Strukturen führt eine Messerverletzung auch zu Schwellungen, die eine Rückenmarkskontusion auslösen kann.

## Indikationen für eine Ganzkörperimmobilisation

Der Verletzungsmechanismus kann bei der Prüfung, ob eine Indikation für eine Immobilisierung besteht, hilfreich sein (**Abbildung 9-12**) – sollte aber nicht die einzige Grundlage sein Entscheidend ist immer die komplette körperliche Untersuchung, gepaart mit einem guten klinischen Urteilsvermögen.

2018 haben das American College of Surgeons Committee on Trauma, die National Association of EMS Physicians und das American College of Emergency Physicians die Empfehlungen zur Wirbelsäulenimmobilisation aktualisiert. Basierend auf diesen Empfehlungen und der aktuellen Literatur sollte die Immobilisation vorgenommen werden, wenn ein stumpfens Trauma und eine der in (**Kasten 9-2**) aufgelisteten Indikationen vorliegen.

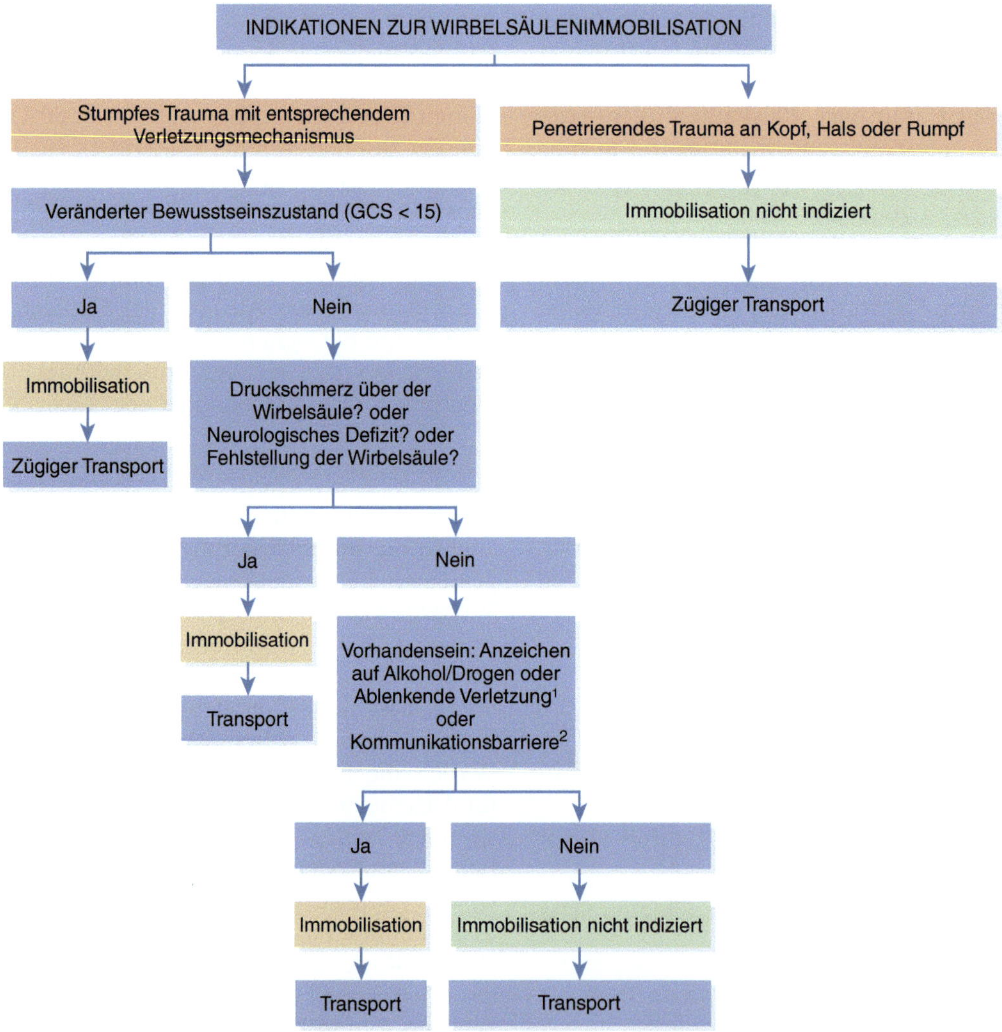


Anmerkungen:

[1] Ablenkende Verletzung: (=Verletzungen:) Jegliche Verletzung, die die Fähigkeiten des Patienten beeinflussen kann andere Verletzungen wahrzunehmen. Beispiele für ablenkende Verletzungen können a) Frakturen langer Röhrenknochen b) Verletzungen der Eingeweide, die eine OP erfordern c) eine große aufgerissene Wunde, eine Abrissverletzung oder eine Quetschung d) großflächige Verbrennungen oder e) jede andere Verletzung die eine sofortige funktionelle Beeinträchtigung bedeutet sein. (Adaptiert nach Hoffmann JR, Wolfson AB, Todd K, Mower WR: Selective cervial spine radiography in blunt trauma: methodology of the National Emergence X-Radiography Utilisation Study (NEXUS), Ann Emerg Med 461, 1998.)

[2] Kommunikationsbarriere: (=Kommunikationsbarriere:) Betrifft alle Patienten, die aus Gründen, die oben noch nicht aufgeführt worden sind, außerstande sind, im Rahmen ihrer Untersuchung adäquat zu kommunizieren. Beispiele: Sprech- oder Hörbehinderung, Fremdsprachenbarriere, kleine Kinder.

**Abbildung 9-12 A.** Indikationen für die Ganzkörperimmobilisation **B.** Im deutschsprachigen Raum hat sich die Immo-Ampel etabliert, welche eine Vereinfachung des originalen Algorithmus ist

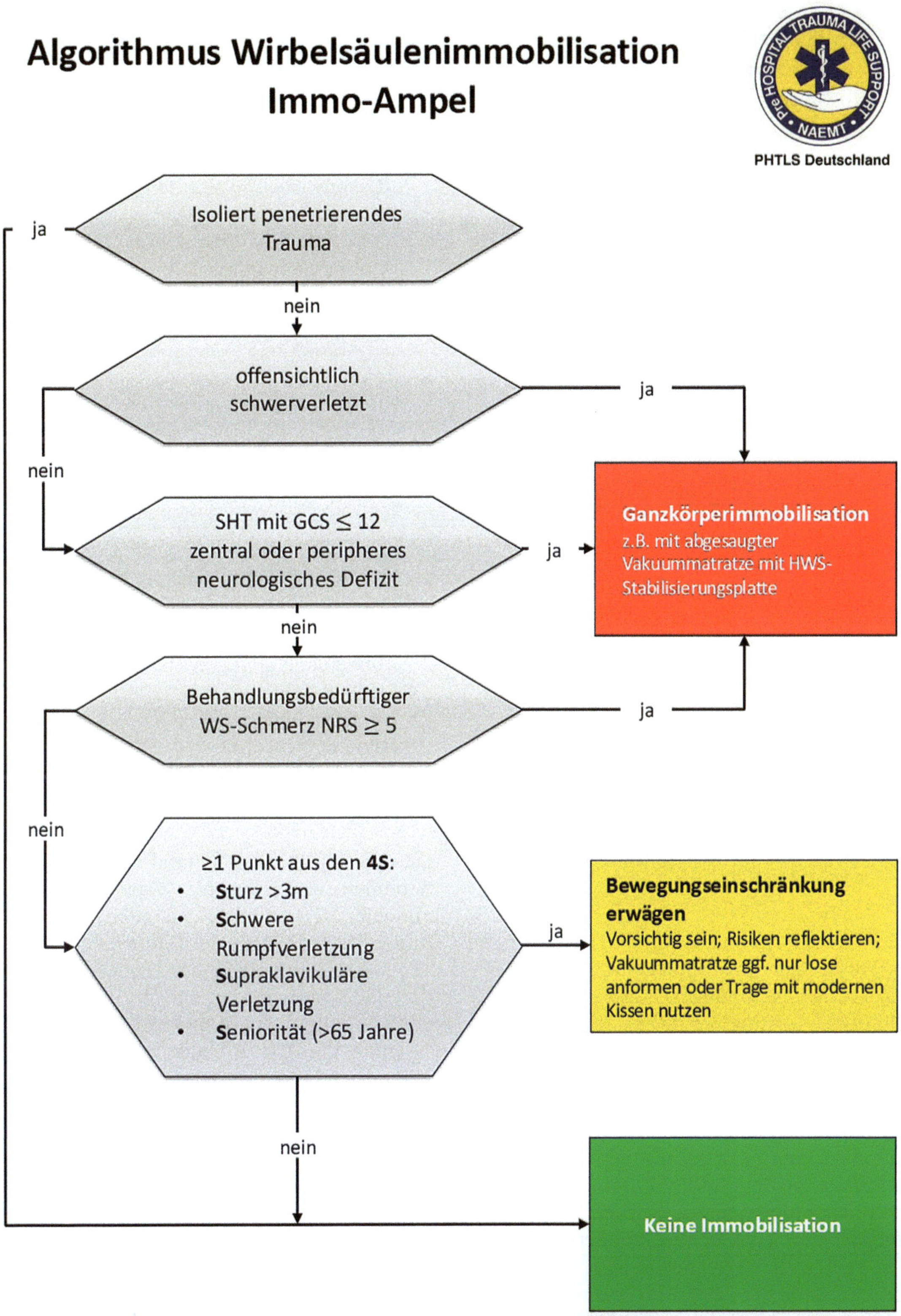


Quelle: Häske D, Blumenstock G, Hossfeld B, Wölfl C, Schweigkofler U, Stock JP (2022) The Immo Traffic Light System as a Decision-Making Tool for Prehospital Spinal Immobilization—A Systematic Review. Dtsch Arztebl Int 119(44):753–758. doi:10.3238/arztebl.m2022.0291

**Abbildung 9-12** (*Fortsetzung*)

**Kasten 9-2** Indikationen für die Ganzkörperimmobilisation

- *umfasst auch subjektive Beschwerden oder bewegungsabhängige Schmerzen, punktuelle* Schmerzen oder einen muskulären Hartspann der Wirbelsäulenregion
- *Veränderter Bewusstseinszustand oder Intoxikation* (z.B. SHT, GCS<15, Einfluss von Alkohol oder Drogen)
- *Lähmungen oder fokale neurologische Defizite und Symptome* (z.B. Taubheit und oder motorische Schwäche).[45,46] Dies umfasst beidseitige Paresen oder Plegieen, Sensibilitätsstörungen wie Taubheit und Parästhesien sowie Zeichen eines neurogenen Schocks unterhalb des Verletzungsniveaus. Bei männlichen Patienten kann ein Priapismus als zusätzliches klinisches Zeichen einer Rückenmarksverletzung wegweisend sein.
- *Anatomische Deformationen der Wirbelsäule*[45,46] Dies schließt jede Deformation ein, die bei der Untersuchung des Patienten erkannt wurde.
- *Vorliegen einer ablenkenden Verletzung.*[45] Dies schließt jede begleitende Verletzung ein, deren Schweregrad so hoch ist, dass er die Angaben des Patienten über das Fehlen von Schmerzen an der Wirbelsäule möglicherweise unzuverlässig macht (z. B. Röhrenknochenfraktur, Ablederungsverletzung).
- *Vorliegen einer Kommunikationsbarriere.*[46]



**Kasten 9-3** Anzeichen und Symptome für Wirbelsäulenverletzungen

- Lokale oder bewegungsabhängige Schmerzen im Bereich der Hals- oder Rückenwirbelsäule
- Druckschmerz bei Palpation der Hals- oder Rückenwirbelsäule entlang der Mittellinie
- Deformierungen der Wirbelsäule
- Muskuläre Abwehrspannung im Bereich der Hals- oder Rückenwirbelsäule
- Lähmungen, Paresen, Taubheit oder Kribbeln in Beinen oder Armen zu jeglichem Zeitpunkt nach dem Ereignis
- Zeichen und Symptome des neurogenen Schocks
- Priapismus (bei männlichen Patienten)



**Kasten 9-4** Kriterien zur Entscheidung wann eine Immobilisation nicht nötig ist

- Normaler Bewusstseinszustand (GCS von 15)
- keine Druckempfindlichkeit oder anatomische Auffälligkeit an der Wirbelsäule
- keine ablenkende Verletzung
- keine Intoxikation
- keine neurologischen Ausfälle



Einige wichtige Zeichen und Symptome für ernsthafte Wirbelsäulenverletzungen sind in **Kasten 9-4** aufgelistet.

Zur Reduzierung des unnötigen Einsatzes der spinalen Immobilisation, insbesondere mittels starrem Spineboard, haben diese Fachgesellschaften folgende Kriterien definiert, bei deren Vorliegen auf eine Immobilisation verzichtet werden kann. Sie müssen alle vorliegen und sind im **Kasten 9-4** aufgelistet.[46]

Falls Patienten eine penetrierende Verletzung (z. B. Schuss- oder Stichverletzung) im Kopf, Hals oder Rumpfbereich erlitten haben und keine Anzeichen einer spinalen Verletzung wie neurologische Ausfälle oder Symptome (z.B. Taubheitsgefühl, Kribbelparästhesien, Verlust der Sensibilität oder Motorik oder eine Bewusstlosigkeit) vorliegen, soll nicht immobilisiert werden.[46-49] Zahlreiche Studien haben gezeigt, dass instabile Verletzungen der Wirbelsäule nur sehr selten von penetrierenden Verletzungen von Kopf, Hals und Rumpf ausgelöst werden[48,50-56] und isolierte penetrierende Verletzungen für sich allein keine Indikation zur Immobilisation darstellen. Wegen des sehr kleinen Risikos von instabilen spinalen Verletzungen und oft sehr hohen Behandlungsprioritäten der penetrierenden Verletzungen, sollten diese Patienten *keiner* Immobilisation unterzogen werden. In der Tat hat eine retrospektive Studie aus der Nationalen Trauma Datenbank der USA dokumentiert, dass Patienten mit einem penetrierenden Trauma, die eine Wirbelsäulenimmobilisation erhalten hatten, eine höhere Gesamtmortalität hatten als Patienten, die keine erhalten hatten.[49]

Penetrierende Verletzungen sind für sich alleine keine Indikation zur Immobilisation. So lange kein zweiter Unfallmechanismus existiert oder es Beweise für eine spinale Verletzung gibt, sollten Patienten mit einem penetrierenden Trauma nicht routinemäßig eine Immobilisation erhalten. Das Hauptziel bei der Behandlung sollte das Erkennen von Indikationen für eine Ganzkörperimmobilisierung sein, anstatt die Wirbelsäule freizugeben.[57-64] Da die Mehrzahl der Traumapatienten keine spinale Verletzung aufweist und die Immobilisation auch bei gesunden Probanden nachweislich mit unerwünschten Wirkungen – wie erhöhter Atemarbeit, kutanen Durchblutungsstörungen und Schmerzen – assoziiert ist, ist eine indikationsgeleitete, selektive Vorgehensweise bei der spinalen Immobilisation evidenzbasiert geboten[65] Gerade in Bezug auf die ältere Bevölkerung ist diese selektive Herangehensweise wichtig, weil bei diesen Patienten die Gefahr von Hautschäden erhöht ist und häufig Beeinträchtigungen der Lungenfunktion bestehen. Das Rettungsdienstfachpersonal sollte sich daher auf eine saubere Indikationsstellung für die Immobilisation fokussieren[47] und sollte diese Intervention nur durchführen, wenn eine Indikation besteht, um weitere Komplikationen zu vermeiden.[45,46] Wenn nach einer vorsichtigen und exakten Untersuchung keine Indikation für eine Immobilisierung gefunden wurde, dann ist auch keine nötig. Der Grundpfeiler für eine suffiziente Behandlung von Rückenverletzungen ist der gleiche, wie für die Versorgung von Traumapatienten insgesamt: eine gute Beurteilung und angemessene, rechtzeitige Behandlung.

Ein Patient mit entsprechendem Unfallmechanismus, aber ohne die beschriebenen Symptome, muss hinsichtlich seiner „Verlässlichkeit" beurteilt werden. Ein verlässlicher Patient ist ruhig, kooperativ und wirkt nüchtern, ein nicht vertrauenswürdiger könnte dagegen folgende Auffälligkeiten zeigen:

- *Veränderter Bewusstseinszustand:* Ein Patient, der ein SHT erlitten hat, das in einem veränderten Bewusstseinszustand endete, kann nicht adäquat eingeschätzt werden und muss immobilisiert werden. Ganz ähnlich werden Patienten, die unter Drogen- oder Alkoholeinfluss stehen, immobilisiert und wie ein kooperativer Patient mit Wirbelsäulenverletzung behandelt, bis er ruhig, kooperativ, nüchtern und die klinische Untersuchung unauffällig ist.
- *Ablenkende schmerzende Verletzungen:* Sehr schmerzhafte Verletzungen können einen Patienten von weniger schmerzenden Verletzungen ablenken und eine aussagekräftige Selbstbeurteilung verhindern.[36] Beispiele dafür sind ein frakturierter Oberschenkel oder großflächige Verbrennungen (Abbildung 9-12).
- *Kommunikationsbarrieren:* Probleme in der Kommunikation entstehen bei Sprachproblemen, Taubheit, beim Umgang mit sehr jungen Patienten oder bei Personen, die aus einem sonstigen Grund nicht gut kommunizieren können.

Der Patient sollte kontinuierlich dahingehend beurteilt werden, ob er noch einen verlässlichen Eindruck macht. Wenn er zu irgendeinem Zeitpunkt Symptome oder Zeichen einer Wirbelsäulenverletzung zeigt oder seine Verlässlichkeit angezweifelt wird, muss eine Wirbelsäulenverletzung angenommen und der Patient unverzüglich immobilisiert werden.

In vielen Situationen besteht aufgrund des Verletzungsmechanismus keine Gefahr für eine Halswirbelsäulenverletzung (z.B. bei einem Sturz auf die ausgestreckte Hand mit resultierender Colles-Fraktur [distale Radiusfraktur]). Vorausgesetzt, es wurde eine gute Untersuchung und gute Beurteilung durchgeführt, ist bei diesen Patienten keine Immobilisierung notwendig.

# Management

Wenn eine traumatische spinale Verletzung angenommen wird, ist eine Immobilisierung der Wirbelsäule angezeigt und das Rettungsdienstfachpersonal sollte den Patienten durch vorsichtige Einschränkung der Bewegung auf den Transport vorbereiten. Das Ziel der Immobilisation ist es, die Beweglichkeit der Wirbelsäule bei Patienten, die eine instabile Verletzungen haben, einzuschränken, um eine sekundäre Verletzung aufgrund von übermäßiger Bewegung zu verhindern. Die Frage der Bewegungseinschränkung bei Wirbelsäulenverletzungen wird in der Fachliteratur kontrovers diskutiert. In diesen Diskussionen wird vertreten, dass eine schonende Umlagerung – z. B. mittels Rollboard oder Umlagerungstuch – ausreicht, um den Patienten flach auf der Rettungstrage zu lagern und dabei unnötige Bewegungen der Wirbelsäule zu minimieren. Andere argumentieren, dass diese Techniken zwar im klinischen Bereich (z. B. im Krankenhaus) als Standard für den Wirbelsäulenschutz gelten, in der präklinischen Versorgung jedoch nicht ausreichen. Dort empfehlen Befürworter den zusätzlichen Einsatz von Hilfsmitteln wie Spineboard, Schaufeltrage oder Vakuummatratze, um das Risiko einer Dislokation instabiler Wirbelsäulenverletzungen beim Transport zu reduzieren. Das Rettungsdienstfachpersonal muss das Risiko sekundärer neurologischer Schäden kennen und alle Maßnahmen so effektiv gestalten, dass weitere neurologische Defizite verhindert werden. Die allgemeinen Empfehlungen in diesem Abschnitt sind weitgehend konsentiert, jedoch bleibt die wissenschaftliche Evidenz zur Wirbelsäulenimmobilisation unvollständig. Da die Evidenz zunimmt und sich die Empfehlungen weiterentwickeln, ist die konkrete klinische Versorgung immer noch in der Verantwortung des Rettungsdienstfachpersonals. Es muss die lokalen Verfahrensanweisungen kennen und anwenden sowie das vorhandene Immobilisationsmaterial benutzen.

Es können verschiedene Methoden zur Immobilisation angewendet werden. Das starre Spineboard bleibt ein effektives und angemessenes Hilfsmittel für kurze Anwendungszeiten bei kurzen Transporten. Es sollte aber für längere Transporte vermieden werden, da es mit Komplikationen wie eingeschränktem Komfort, Druckulzerationen und Einschränkungen der Atmung assoziiert ist.[45-47,49,66-68] Die Schaufeltrage und Vakuummatratze sind im Vergleich zum Spineboard komfortabler und einfacher in der Anwendung (**Kasten 9-5**). Kopf, Hals, Rumpf und Becken sollten jeweils in einer neutralen Inline-Position fixiert werden, um jede weitere Bewegung der instabilen Wirbelsäule zu verhindern, damit diese keine Schädigung des Rückenmarks hervorruft. Die Stabilisierung der Wirbelsäule folgt dabei den allgemeinen Prinzipien der Fixierung von Frakturen: Ruhigstellung der Gelenke ober- und unterhalb der Fraktur. Aufgrund der Anatomie der Wirbelsäule und der durch die einwirkenden Kräfte verursachten Interaktionen zwischen den Wirbeln muss die Immobilisierung auf die Gelenke ober- und unterhalb der gesamten Wirbelsäule ausgeweitet werden. Das „Gelenk" oberhalb der Wirbelsäule ist der Kopf, das „Gelenk" unterhalb ist das Becken.

Die Vakuummatratze wurde von Loed und Haederlé in Frankreich (**Kasten 9-6**) erfunden. Andere Quellen

### Kasten 9-5 Die Schaufeltrage

Die Schaufeltrage wurde im Jahr 1943 von Wallace W. Robinson (Portland, Maine) erfunden und 1947 patentiert.[69] Ursprünglich konnte sie nur an einer Stelle am Fußende geöffnet werden. Die Ausführung mit zwei zu öffnenden Verschlüssen, die heute verwendet wird, wurde von Ferno® im Jahr 1970 patentiert.

Traditionell wurde die Schaufeltrage (**Abbildung 9-13**) aus Aluminium oder anderen Leichtmetallen hergestellt. Heutzutage werden auch moderne Kunststoffe verwendet. Die Schaufeltrage besteht aus zwei Hälften, wobei die jeweilige Hälfte unter die linke und rechte Seite des Patienten gebracht werden kann, ohne dass größere Bewegungen des Patienten erforderlich sind. Nachdem die beiden Hälften miteinander verbunden und der Patient angeschnallt worden sind, kann der Patient angehoben und auf die Trage oder Vakuummatratze gelegt werden.

Die Schaufeltrage ist 1,6 m lang und 40 cm breit, sie kann jedoch bis auf eine Länge von 2 m ausgezogen werden, um sie an die Länge des Patienten anzupassen. Das Gewicht der Schaufeltrage entspricht in etwa dem eines Spineboards. Das für die Schaufeltrage zugelassene Patientengewicht variiert je nach Herstellervorgabe zwischen 160 und 300 kg.

Die Schaufeltrage sollte nicht zum Transport eines Patienten über eine längere Distanz verwendet werden. Die primäre Funktion besteht darin, den Patienten umzulagern oder ihn ein kurzes Stück zur Trage oder Vakuummatratze zu transportieren. In den beiden letztgenannten Situationen ist es wichtig, dass der Patient mit Gurten sorgfältig auf der Schaufeltrage gesichert wird. Es hat sich gezeigt, dass moderne Schaufeltragen von den Patienten im Vergleich mit dem Spineboard als komfortabler empfunden werden, und dass ihre Anwendung zu weniger Bewegungen in der Wirbelsäule führen kann.[70]

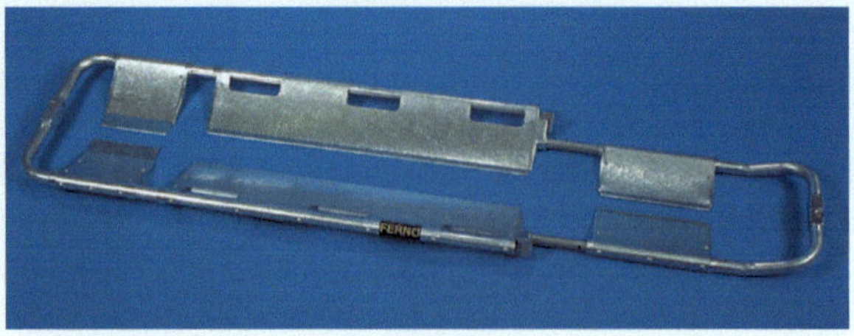


**Abbildung 9-13** Schaufeltrage.

© Jones & Bartlett Learning. Mit freundlicher Genehmigung MIEMSS



### Kasten 9-6 Die Vakuummatratze

Die Vakuummatratze (**Abbildung 9-14**) kann für den Transport und die Immobilisierung verwendet werden, nachdem der Patient mit einer Schaufeltrage daraufgelegt wurde. Sie besteht aus einer luftdichten Kunststoffhülle, die mit kleinen Styroporkugeln gefüllt ist und verfügt über ein Ventil. Wenn die Luft aus der Vakuummatratze abgesaugt wird, presst der Unterdruck die Kugeln zusammen, sodass eine Art „Bett" entsteht, welches an die Konturen des Körpers anpasst werden muss.

In den letzten zehn Jahren hat die Vakuummatratze sich weiterentwickelt. Sie ist heute länger und breiter als die ursprüngliche Version und hat ein verbessertes Ventilsystem, sodass die Luft leichter aus der Matratze abgesaugt werden kann. Das Entfernen der Luft aus der Vakuummatratze erfordert die Verwendung einer Absaugpumpe, diese kann elektrisch oder manuell/per Fuß betrieben sein.

Die Gurte und Tragegriffe sind an der Matratze festgenäht, sodass diese einfach zu handhaben ist.

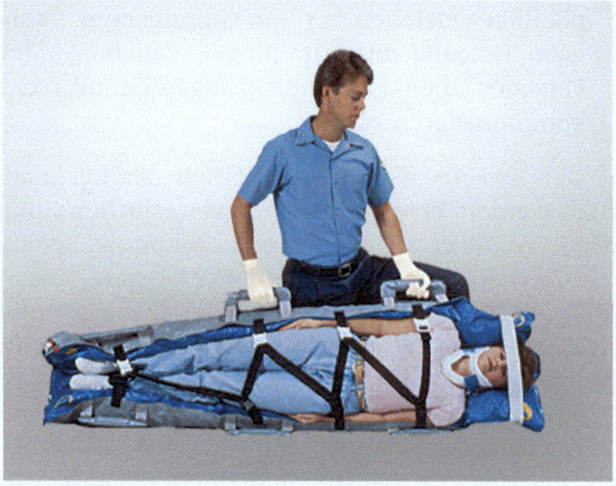

**Abbildung 9-14** Vakuummatratze.

Mit freundlicher Genehmigung von Achim Thamm

hingegen beschreiben Erik Runereldt, einen Schweden, als Erfinder. Es wird berichtet, dass er die Idee in den späten 1960er Jahren hatte, nachdem er eine Packung vakuumverpackte Kaffeebohnen gesehen hatte.

Wie bei allen in der Medizin eingesetzten Hilfsmitteln, gibt es unterschiedliche Typen von Vakuummatratzen, sodass die Anwender sich mit dem im Einsatz verwendeten Modell vertraut machen und die Anwendung regelmäßig trainieren sollten.

Zahlreiche Studien konnten zeigen, dass die Vakuummatratze, verglichen mit dem Spineboard, für den Patienten einen besseren Komfort bietet.[71-76] Erwähnenswert ist, dass die Vakuummatratze und bestimmte Spineboards röntgenstrahlendurchlässig sind, sodass der Patient im Rahmen der Diagnostik im Zielkrankenhaus nicht umgelagert werden muss.

Ein großer Vorteil der Immobilisierung eines Patienten auf einem Spineboard ist die Möglichkeit der Anhebung des Oberkörpers. Bestimmte Patienten mit Schädel-Hirn-Trauma und Anzeichen eines erhöhten Hirndrucks können von einer Anhebung des Oberkörpers profitieren. Bei einigen Patienten mit Atemwegsproblemen, Brustverletzungen oder Atembeschwerden kann die Anhebung des Oberkörpers das Freihalten der Atemwege erleichtern und es dem Patienten ermöglichen, besser selbstständig zu atmen, als dies in flacher Lage möglich wäre. In Situationen, in denen die Möglichkeit einer thorakolumbalen Wirbelsäulenverletzung nicht vollständig ausgeschlossen werden kann, ist es in der Regel nicht möglich, den Kopf eines Patienten, der nicht auf einer starren Vorrichtung liegt, sicher anzuheben. Das einfache Anheben des Kopfendes der Trage bei einem Patienten in Rückenlage führt dazu, dass der Patient in eine halb sitzende Position gebracht wird, was bei einem Patienten mit einer instabilen thorakolumbalen Wirbelsäulenverletzung zu Bewegungen, Fehlstellungen und möglicherweise zu Verschiebungen führen kann. Das Unterlegen von Polsterungen unter ein Spineboard ermöglicht eine Kopfanhebung, ohne eine Flexionsfehlstellung der Brust- und Lendenwirbelsäule zu verursachen. Ein vergleichbares Ergebnis lässt sich ebenso mit einer Vakuummatratze oder einer Schaufeltrage erzielen, da diese eine individuell angepasste Lagerung des Patienten ermöglichen.

Frakturen einer Region der Wirbelsäule sind häufig assoziiert mit Verletzungen anderer Wirbel.[56] Deshalb wird die gesamte Wirbelsäule (Hals-, Brust-, Lenden- und Sakralbereich) als eine Einheit betrachtet und immer als Ganzes immobilisiert. Die liegende Position ist die stabilste Position, um eine fortgesetzte Versorgung des Patienten während des Tragens oder des Transports zu gewährleisten. Sie bietet zudem den besten Zugang zum Patienten für weitere Untersuchungen und jegliche Interventionen. Wenn der Patient auf dem Rücken liegt, können gleichzeitig Atemwege, Mund und Nase, Augen, Thorax und Abdomen beobachtet werden.

Eine Ausnahme von dieser allgemeinen Regel gilt für Patienten, die am Unfallort gehfähig sind, aber über isolierte Nackenschmerzen klagen. Eine Bewegungseinschränkung der Wirbelsäule kann bei diesen Patienten verzichtet werden, wenn der Patient kognitiv zuverlässig ist (normaler GCS, keine Hinweise auf Drogen- oder Alkoholeinfluss), keine Rücken- oder Nackenschmerzen sowie keine Druckempfindlichkeit der Wirbelsäule aufweist und die distale neurologische Funktion (Motorik und Sensibilität an Händen und Füssen) unauffällig ist.

Meistens trifft man einen Patienten in einer der folgenden vier Körperhaltungen vor: sitzend, vornübergebeugt, liegend oder stehend. Sobald das Rettungsdienstfachpersonal den Patienten mit einer möglichen Wirbelsäulenverletzung erreichen, muss die Wirbelsäule umgehend vor Bewegungen geschützt und stabilisiert werden. Die manuelle Stabilisierung muss aufrechterhalten werden, bis der Patient mittels geeigneter Hilfsmittel—wie Spineboard oder Vakuummatratze—immobilisiert wurde. Für eine komplette Stabilisierung der Wirbelsäule sind Fertigkeiten – wie die manuelle Immobilisierung, das korrekte Logroll-Manöver (achsengerechtes Drehen) und die schnelle Rettung (rapid extrication) bei gleichzeitiger manueller Stabilisierung—sowie Materialien wie das Spineboard oder das Rettungskorsett wichtig. Diese Techniken ermöglichen es, den Patienten sicher von der aufgefundenen Position in eine stabile Lage auf dem Spineboard oder Ähnlichem zu bringen.

In manchen Fällen profitiert der Patient eher von einfachen Schutzmaßnahmen für die Wirbelsäule als von einer kompletten Immobilisation auf einem der genannten Hilfsmittel. Diese einfachen Schutzmaßnahmen können aus der Anlage einer HWS-Orthese und der festen Fixierung auf der Trage bestehen. Dies ist für Patienten in den folgenden Situationen angebracht:[46]

- Patienten, die an der Einsatzstelle herumlaufen
- Patienten, die nur einen moderaten Nackenschmerz haben, verlässliche Auskünfte geben können und die kein neurologisches Defizit und keine Schmerzen am thorakolumbalen Übergang oder in der Lendenwirbelsäule haben
- Patienten, für die ein Spineboard oder anderes Hilfsmittel nicht indiziert ist, weil sie keine ablenkende Verletzung haben, nicht bewusstlos und nicht intoxikiert sind.

Oft wird den technischen Hilfsmitteln mehr Aufmerksamkeit gewidmet als dem Verständnis der grundlegenden Prinzipien der Immobilisierung und wie diese modifiziert werden können, um auf die individuellen

Bedürfnisse des Patienten einzugehen. Spezifische Methoden und Hilfsmittel können nur sicher angewendet werden, wenn anatomisches Basiswissen vorhanden ist, dass auf jegliche verwendeten Hilfsmittel und Techniken übertragbar ist. Wird die Anwendung eines Hilfsmittels statisch und aus dem Zusammenhang gerissen erlernt, sodass jede Einzelheit festgelegt ist, so wird dies den unterschiedlichen Anforderungen im Einsatz nicht gerecht. Ideal wäre es, wenn den Rettungskräften verschiedene Hilfsmittel zur Verfügung stünden, zum Beispiel Spineboard, Schaufeltrage und Vakuummatratze, und dann je nach Einzelfall das am besten geeignete Hilfsmittel eingesetzt werden könnte. Unabhängig von den verwendeten Hilfsmitteln und Methoden sollte die Behandlung eines Patienten mit einer instabilen Wirbelsäule grundsätzlich den nachfolgend aufgeführten Schritten folgen.

## Grundsätzliche Vorgehensweise

Sobald die Entscheidung getroffen wurde, einen Traumapatienten zu immobilisieren, sollten folgende Prinzipien beachtet werden:

1. Bringen Sie den Kopf des Patienten zuerst in eine neutrale Inline-Position (außer bei Kontraindikationen - siehe folgenden Abschnitt). Führen Sie die manuelle Inline-Stabilisierung ohne Unterbrechung fort.
2. Untersuchen Sie den Patienten im Primary Survey und führen Sie alle notwendigen lebensrettenden Interventionen durch.
3. Untersuchen Sie die motorischen Funktionen, die Sensibilität und die Durchblutung aller Extremitäten des Patienten, wenn es der Patientenzustand erlaubt.
4. Untersuchen Sie den Hals des Patienten und legen Sie nach Bestimmung der korrekten Größe bzw. Einstellung eine effektiv schützende HWS-Orthese an.
5. Transferieren Sie den Patienten ohne unnötige Bewegungen der Wirbelsäule auf ein geeignetes Immobilisationshilfsmittel.
6. Fixieren Sie den Rumpf so auf dem Spineboard, dass er sich weder kopf- noch fußwärts bzw. links oder rechts bewegen kann.
7. Unterpolstern Sie je nach Bedarf den Kopf des Patienten oder – bei Kindern – den Brustkorb.
8. Immobilisieren Sie den Kopf des Patienten auf dem verwendeten Hilfsmittel in einer neutralen Inline-Position.
9. Führen Sie erneut den Primary Survey durch und—falls es der Zustand des Patienten erlaubt—untersuchen Sie noch einmal Motorik, Sensibilität und Durchblutung aller vier Extremitäten.

## Manuelle Inline-Stabilisierung (MILS) des Kopfes

Falls aufgrund des Unfallmechanismus mit einer Wirbelsäulenverletzung gerechnet werden muss, ist der erste Schritt die manuelle Inline-Stabilisierung. Der Kopf des Patienten wird – sofern nicht kontraindiziert (siehe weiter unten) – mit den Händen vorsichtig in eine neutrale Stellung gebracht. Eine gute manuelle Fixierung in neutraler Inline-Position erfolgt ohne nennenswerten Zug am Kopf. Die manuelle inline-Stabilisierung des Kopfes muss kontinuierlich aufrechterhalten bleiben, bis Rumpf und Kopf in neutraler Position mit Hilfsmitteln komplett fixiert sind, oder die Untersuchung keine Notwendigkeit für eine Immobilisierung ergibt. Auf diese Art werden Kopf und Hals des Patienten sofort immobilisiert, und dieser Zustand wird bis nach der Untersuchung im Zielkrankenhaus aufrechterhalten. Es ist weniger riskant, den Kopf des Patienten in eine neutrale Position zu bringen, als ihn für Lagerung und Transport in einer abgewinkelten Position zu belassen. Sowohl die Immobilisierung als auch der Transport des Patienten sind zudem viel einfacher, wenn sich der Kopf in Neutralposition befindet.

### *Kontraindikationen*

In einigen Fällen ist es kontraindiziert, den Kopf des Patienten in eine neutrale Position zu bringen. Falls vorsichtiges Bewegen des Kopfes und Halses zu folgenden Symptomen führt, muss die Bewegung sofort gestoppt werden:

- wenn Widerstand gegen die Bewegung bemerkt wird
- Halsmuskelkrämpfe
- Zunahme der Schmerzen
- neue oder verstärkte neurologische Symptome, wie Taubheit, Kribbeln oder Verlust der Motorik
- Beeinträchtigung von Atemwegen oder Atmung.

Der Kopf sollte ebenfalls nicht in eine neutrale Position gebracht werden, wenn der Patient so schwer verletzt ist, dass der Kopf nicht mehr in der Mittellinie zwischen den Schultern zu liegen scheint (starke Fehlstellung). In solchen Fällen muss der Kopf des Patienten in der vorgefundenen Position so gut wie möglich immobilisiert werden. Solche Fälle sind zum Glück aber sehr selten.

## HWS-Orthese

Die HWS-Orthese (syn. Zervikalstütze, Zervikalkollar) ist kein Immobilisationsmittel im eigentlichen Sinne – sie dient lediglich der Stabilisierung der Halswirbelsäule und der Einschränkung von Bewegungen, ersetzt jedoch keine adäquate Gesamtimmobilisation. Die Stabilisierung des Körpers auf ein Hilfsmittel zur Immobilisierung oder die Trage des Fahrzeugs muss vervollständigt werden, um eine effektive Einschränkung der Bewegungen der Wirbelsäule auf dem Transport zu erreichen.

Die präklinischen Immobilisierungsmethoden lassen kleinste Bewegungen noch zu, weil der Patient nur äußerlich fixiert wird und die Haut bzw. die Muskulatur auf dem Skelett selbst dann noch beweglich ist, selbst wenn der Patient exzellent fixiert wurde. Die meisten Situationen im Rettungsdienst bewirken eine Bewegung des Patienten und somit auch der Wirbelsäule, z.B. bei der Rettung aus dem Fahrzeug oder während des Tragens und Einladens ins Fahrzeug. Natürlich wirken auch Beschleunigungs- und Bremskräfte des Rettungsfahrzeugs während des Transports auf den Patienten, bei denen auch minimale Bewegungen auftreten.

Eine korrekt angepasste HWS-Orthese stützt sich auf dem Thorax, der Brustwirbelsäule, den Klavikulae und den Trapeziusmuskeln ab, wo die Gewebemobilität minimal ist. Sie schränkt die Beweglichkeit der Wirbelkörper C6, C7 und Th1 ein, verhindert jedoch keine axiale Kompression dieser Segmente. Der Kopf wird durch den Halskragen am Kieferwinkel und Hinterkopf fixiert. Die starre Zervikalstütze nimmt die ansonsten unvermeidbare Belastung des Kopfes vom Rumpf, entlastet dabei die Wirbelsäule und begrenzt die Kompression, die sonst auftreten könnte.

Obwohl die Zervikalstütze keine vollständige Immobilisierung bewirkt, trägt sie dazu bei, Kopfbewegungen so weit wie möglich zu begrenzen. Der starre Vorderteil der Zervikalstütze stellt zudem einen sicheren Weg für das Spannen des unteren Kopffixierbandes über den Hals dar, wenn der Patient weiter fixiert wird.

Die Zervikalstütze muss die richtige Größe für den jeweiligen Patienten haben. Eine HWS-Orthese, die zu klein ist, wird ineffektiv sein und eine signifikante Flexion erlauben. Außerdem wird die Wirbelsäule dann nicht vom Gewicht des Kopfes entlastet. Eine zu große HWS-Orthese verursacht eine Hyperextension. Falls das Kinn sich innerhalb der HWS-Orthese befindet, ist sogar eine volle Beweglichkeit möglich.[77] Deshalb muss eine HWS-Orthese sehr sorgfältig angelegt werden. Eine zu lockere HWS-Orthese wird kaum Bewegungen des Kopfes verhindern, kann aber durch Verrutschen Kinn, Mund oder Nase bedecken und somit gegebenenfalls noch den Atemweg des Patienten beeinträchtigen. Eine HWS-Orthese, die zu eng angelegt ist, kann zu einer Komprimierung der Halsvenen führen, was eine Steigerung des intrakraniellen Drucks bewirken kann.

Auf dem Markt wird eine Vielzahl an Modellen angeboten. Die Art und Weise, wie die Größe eingestellt und die HWS-Orthese angelegt wird, sollte die Vorgaben des Herstellers berücksichtigen. Eine schlecht angelegte HWS-Orthese bringt dem Patienten keinen Nutzen, im Gegenteil, im Falle einer instabilen Halswirbelsäule kann hierdurch sogar Schaden bewirkt werden (**Kasten 9-7**).

**Kasten 9-7** Korrektes Abmessen der HWS-Orthese

Eine korrekt abgemessene HWS-Orthese wird verhindern, dass der Hals des Patienten hyperextendiert wird und hält den Kopf in einer Neutralposition. Auf der anderen Seite wird eine schlecht sitzende, nicht korrekt angepasste HWS-Orthese dem Patienten nicht helfen und kann schädlich sein, wenn eine instabile Wirbelsäule vorliegt.



**Kasten 9-8** Anwendungsleitlinie für HWS-Orthese

HWS-Orthese:

- Alleine verwendet bewirken sie keine adäquate Immobilisierung eines unkooperativen Patienten.
- Sie müssen an die Größe jedes Patienten optimal angepasst werden.
- Sie dürfen nicht verhindern, dass der Patient noch den Mund öffnen bzw. Rettungsdienstfachpersonal den Mund des Patienten im Falle von Erbrechen öffnen kann.
- Sie sollten die Atmung in keinerlei Weise behindern bzw. den Atemweg nicht beengen.



Eine HWS-Orthese sollte dem Patienten erst angelegt werden, nachdem sein Kopf in eine neutrale Inline-Position gebracht wurde. Falls der Kopf nicht in eine neutrale Position gebracht werden kann, ist die Anlage schwierig und sollte in diesem Falle nicht erwogen werden. Stattdessen kann improvisierend versucht werden, den Kopf z. B. mit einer Decke oder Rolle aus Tüchern zu fixieren. Bei einer HWS-Orthese, die das Öffnen des Mundes nicht ohne Bewegung der Wirbelsäule ermöglicht, kann es zu einer Aspiration kommen, wenn der Patient erbrechen muss. Deshalb sollte diese nicht verwendet werden. Alternative Methoden, um die HWS zu stabilisieren, wenn eine HWS-Orthese nicht benutzt werden kann, sind Decken, gerollte Tücher oder Pflasterstreifen. Im präklinischen Umfeld muss das Rettungsdienstfachpersonal kreativ sein, um in solchen Situationen zu improvisieren. Welche Methode auch immer benutzt wird, die Grundregeln der Immobilisierung sollten beachtet werden (**Kasten 9-8**).

Es gibt Hinweise in der Literatur, dass eine nicht korrekt angelegte HWS-Orthese bei Patienten mit Schädel-Hirn-Trauma zu einem Anstieg des intrakraniellen

Druckanstieg führen kann. Falls bei einem Patienten mit Verdacht auf Schädel-Hirn-Trauma Symptome eines erhöhten Hirndrucks auftreten, sollte eine Lockerung bzw. das Öffnen der HWS-Orthese erwogen werden, um eine gewisse Entlastung zu erreichen.[78,79]

## Immobilisierung des Rumpfes

Unabhängig vom verwendeten Hilfsmittel muss der Rumpf so fixiert werden, dass Bewegungen in alle Richtungen – kranial, kaudal sowie lateral – zuverlässig verhindert werden. Die Fixierung erfolgt mittels Gurtsystem am Hilfsmittel (z. B. Spineboard), wobei Rumpf und Becken so immobilisiert werden, dass die Wirbelsäule thorakal, lumbal und sakral vollständig stabilisiert ist. Die Rumpffixierung hat dabei stets vor der Kopffixierung zu erfolgen, um wirbelsäulenbelastende Bewegungen beim Anziehen der Gurte zu vermeiden.

Es existieren verschiedene Möglichkeiten, den Rumpf am Hilfsmittel zu fixieren. Dabei sollten Bewegungen in alle Richtungen – kranial, kaudal sowie lateral – sowohl im Bereich der Schultern und des Thorax als auch in der Beckenregion verhindert werden, um Kompression und laterale Translation der Wirbelsäule zu vermeiden. Für eine suffiziente Immobilisation des Oberkörpers sind anatomische Grundkenntnisse essenziell. Eine kraniale Verschiebung wird verhindert, indem der Patient beidseits im Schulterbereich korrekt fixiert wird – die Gurte werden über die Schultern geführt und kaudal davon am Hilfsmittel gesichert (**Abbildung 9-15**). Ähnliches gilt für Bewegungen in Richtung der Füße: Diese werden durch eine korrekte Fixierung des Beckens und der Beine verhindert (**Abbildung 9-16**).

Eine Methode sieht vor, dass die am Spineboard festgemachten Gurte beidseits über die Schulter laufen und dann quer über den oberen Thorax gespannt werden, um auf der gegenüberliegenden Seite auf Höhe der Achsel wiederum am Brett befestigt zu werden, sodass ein X entsteht. Dadurch werden jegliche Bewegungen des oberen Rumpfbereichs nach kopf-/fusswärts oder links/rechts vermieden (**Abbildung 9-17**).

Eine gleichartige Stabilisierung kann erreicht werden, indem ein Gurt am Spineboard befestigt, durch die Achselhöhle über den Brustkorb und dann durch die gegenüberliegende Achselhöhle geführt wird. Dort wird der Gurt wiederum am Spineboard befestigt. Weitere Gurte werden danach über die Schultern geführt und jeweils am „Achselgurt“ befestigt, wie bei einem Hosenträger.

Bei einem Patienten mit einem gebrochenen Schlüsselbein wird die Immobilisierung des Oberkörpers durchgeführt, indem die Gurte rucksackartig um jede Schulter durch die Achselhöhlen geführt und dann am gleichen Haltegriff befestigt werden. Die Gurte bleiben somit an

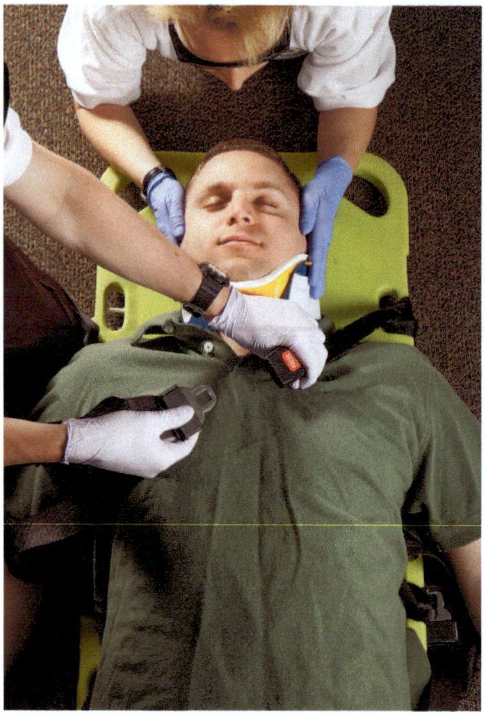

**Abbildung 9-15** Eine Bewegung des Patienten nach kopfwärts wird vermieden, indem man auf beiden Seiten eine schräge Gurtführung vornimmt.



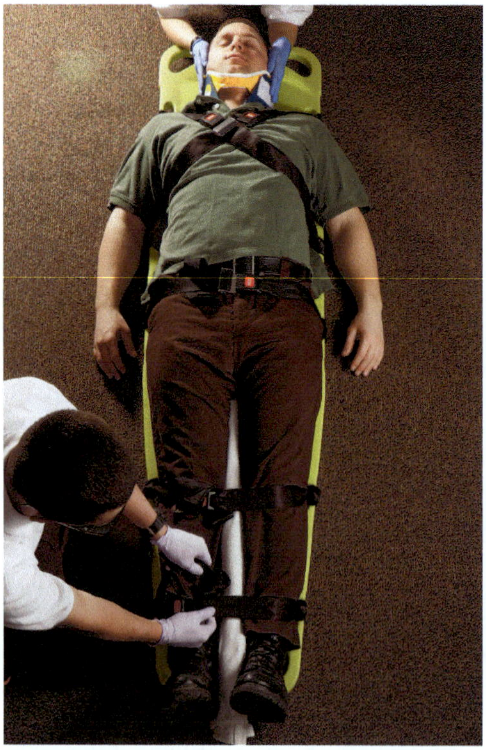

**Abbildung 9-16** Eine Bewegung des Patienten kann vermieden werden, indem das Becken und die Beine mit eng anliegenden Gurten fixiert werden.

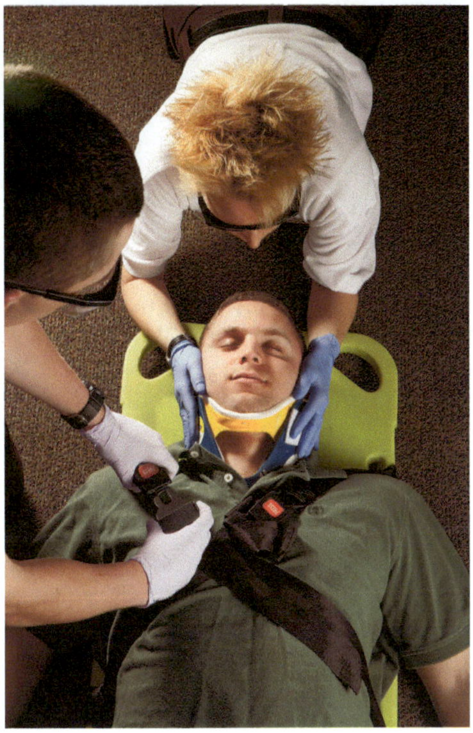

**Abbildung 9-17** Die Verwendung von 2 Gurten, um ein X über dem Oberkörper zu bilden, hilft, um Bewegungen nach kopf-/fusswärts oder links/rechts zu vermeiden.



den seitlichen Rändern des Oberkörpers und führen nicht über die Schlüsselbeine. Bei all diesen Methoden befinden sich die Gurte über dem oberen Brustkorbdrittel und können eng angezogen werden, ohne die Atmung derart zu beeinträchtigen, wie es bei Gurten der Fall wäre, die weiter unterhalb angelegt werden.

Der untere Rumpfteil kann mit einem einzelnen straffen Gurt auf den vorderen oberen Darmbeinstacheln fixiert werden. Falls der Patient auf dem Spineboard eine Treppe hinuntergetragen oder über eine längere Distanz transportiert werden muss, sind zwei Gurte in den Leisten mit mehr Stabilität verbunden.

Seitliche Bewegungen oder anteriore Bewegungen weg vom Spineboard können durch zusätzliche Gurte im Bereich des mittleren Brustkorbes verringert werden. Alle Gurte, die im Bereich zwischen dem oberen Brustkorb und den Beckenschaufeln gespannt werden, sollten zwar fest sitzen, dürfen aber weder die Atmung behindern noch den intraabdominellen Druck signifikant erhöhen. Bei jeglicher Methode der Gurtfixierung ist es wichtig, dass der Rumpf zeitlich vor dem Kopf auf dem verwendeten Hilfsmittel fixiert wird. Welches Hilfsmittel gewählt wird und wie man den Patienten damit am besten immobilisiert, sollte von der Situation und Einschätzung des Rettungsdienstfachpersonals abhängen.

## Spineboard-Debatte

Das Spineboard bietet eine Bewegungseinschränkung der kompletten Wirbelsäule, allerdings sollte man sich eine Reihe von Tatsachen bewusst machen. Für den Patienten ist es sehr unbequem, auf einem Spineboard fixiert zu werden. Falls keine Unterpolsterung zur Anwendung kommt, wird der Patient nach einer kurzen Zeit über Rückenschmerzen klagen. Hinzu kommt, dass die prominenten (hervorstehenden) Knochen auf dem Spineboard mit einem gewissen Druck aufliegen. Typische Lokalisationen sind der Hinterkopf, die Scapulae (Schulterblätter), das Gesäß und die Hacken. Im zeitlichen Verlauf (in den meisten Fällen über Stunden) kann es an diesen Stellen zu einer herabgesetzten Gewebedurchblutung kommen, die in Ischämien, Nekrosen oder Druckgeschwüren resultieren kann. Aus diesen Gründen sollte das Rettungsdienstfachpersonal den Patienten unterpolstern und die Zeitspanne, die der Patient auf dem Spineboard verbringt, auf das erforderliche Minimum begrenzen.

Dazu kommt, dass manche Patienten, z.B. solche mit Adipositas, Luftnot verspüren können, falls man sie in Rückenlage auf dem Spineboard festschnallt.

All diese Bedenken haben in zunehmendem Maße dazu geführt, dass man den Einsatz des Spineboards nur noch bedingt befürwortet oder sogar empfiehlt, das Spineboard zu entfernen, sobald der Patient auf der Trage positioniert wurde.

Man weiß, dass viele Patienten einzig basierend auf dem Unfallmechanismus unnötigerweise immobilisiert werden. Andererseits spielt das Spineboard bei der präklinischen Versorgung von Traumapatienten durchaus noch eine wichtige Rolle. Wie bei jeder Intervention muss die Anwendung dieser Maßnahmen gründlich abgewogen werden. Auch wenn es nicht die einzige Methode ist, eine Immobilisation der Wirbelsäule zu erreichen und es Komplikationen geben kann, so ist das Spineboard dennoch unter verschiedenen Umständen hilfreich und kann bei kurzen Transportwegen eingesetzt werden.

Es ist sicherlich möglich, die Wirbelsäule unbewegt zu halten und die Bewegungen einzuschränken, indem man den Patienten einfach auf der Trage auf den Rücken legt und eine HWS-Orthese anlegt. Diese Technik zur Immobilisation des Patienten wird in Krankenhäusern angewendet, selbst wenn eine instabile Hals-, Brust- oder Lendenwirbelsäulenverletzung bereits diagnostiziert wurde. Wenn eine thorakolumbale Verletzung nicht ausgeschlossen werden kann, darf man dem Patienten nicht erlauben, sich mit erhobenem Oberkörper zu positionieren, indem das Kopfteil der Trage angehoben wird. Außerdem dürfen die Beine in den Hüften nicht gebeugt werden. Wenn eine Kopfhochlagerung zur Unterstützung der Atmung erwünscht ist, so sollte man überlegen die Trage in eine umgekehrte Trendelenburg-Position zu bringen, wobei die Wirbelsäule durchweg in einer geraden Position verbleibt. Während Patienten im Krankenhaus sicher mit der Hilfe von Tüchern, Rutschbrettern und ausreichendem Personal umgebettet und mit dem Logroll-Manöver zur Vermeidung von Druck wieder sicher gelagert werden können, so besteht typischerweise keine Notwendigkeit, sie in vertikaler Richtung oder über unebenen Boden zu bewegen, wie dies in der Präklinik notwendig sein kann. Es besteht auch keine Notwendigkeit, diese Patienten mit einem Fahrzeug über Unebenheiten, Schlaglöcher oder durch den dichten Verkehr zu bringen. Daher sind die Gründe für eine Ganzkörperimmobilisation im Krankenhaus nicht so relevant wie im Einsatz.

Da die Transportzeiten im Rettungsdienst in der Regel kurz sind, ist der mit dem Spineboard verbundene Komfortverlust präklinisch weniger relevant. Im Krankenhaus hingegen, wo eine Immobilisation über einen deutlich längeren Zeitraum erforderlich sein kann, spielt der Patientenkomfort eine wesentlich größere Rolle. Auch ist das Risiko einer Dislokation der Wirbelsäule mit resultierender sekundärer Nervenverletzung relativ gering. Dies sind die Gründe, warum Patienten kurz nach dem Eintreffen im Krankenhaus vom Spineboard heruntergenommen werden sollten (und üblicherweise auch werden).

Es ist auch möglich, Patienten mit Unterstützung von temporären Hilfsmitteln wie kurzen Rollboards oder anderen Systemen aus Fahrzeugen zu bergen und sie direkt ohne Verwendung des Spineboards auf die Trage des Rettungsdienstes zu legen. Diese Technik erfordert viel Aufmerksamkeit auf Details während der Umlagerung des Patienten und ein erhöhtes Bewusstsein für die Notwendigkeit, den Schutz der Wirbelsäule die gesamte Zeit des Transportes durch alle beteiligten Personen aufrecht zu erhalten. Eine solche Aufmerksamkeit aufrecht zu erhalten kann schwierig sein – vor allem da es nicht ungewöhnlich ist, dass im präklinischen Umfeld Ersthelfer bei der Umsetzung eines solchen Transportes eingebunden werden. Dennoch hat diese Technik ihre Vorteile in Bezug auf den erhöhten Komfort für den Patienten und in Bezug auf die verkürzte Versorgungszeit bei instabilen Patienten.

Der restriktive Einsatz von Spineboards im prähospitalen Umfeld in den USA und Europa hat zunehmend an Bedeutung gewonnen, ohne dass es in der aktuellen Literatur einen Nachweis für den Anstieg der Anzahl von schwerwiegende sekundären neurologischen Verletzungen gibt. Während einige Rettungsdienste in den USA Spineboards abgeschafft haben, modifizieren andere ihre Vorgehensweise der Anwendung von Spineboards, um Unannehmlichkeiten für den Patienten zu begrenzen, ohne ihn einem weiteren Risiko für schwerwiegende sekundäre Verletzungen auszusetzen. Das Rettungsdienstfachpersonal sollte Änderungen von Vorgehensweisen in dem jeweiligen Bereich und die neuesten Evidenzen aufmerksam verfolgen.

## Lagerung des Kopfes in neutraler Inline-Position

Bei vielen Patienten kann man beobachten, dass nach Verbringen des Kopfes in eine neutrale Inline-Position zwischen Hinterkopf und Unterlage ungefähr 1,5–9 cm Distanz liegen (**Abbildung 9-18A**). Deshalb brauchen die meisten Erwachsenen eine Unterlage unter dem Kopf, bevor dieser auf einem Spineboard oder ähnlichem fixiert wird (**Abbildung 9-18B**). Für eine effektive Immobilisierung

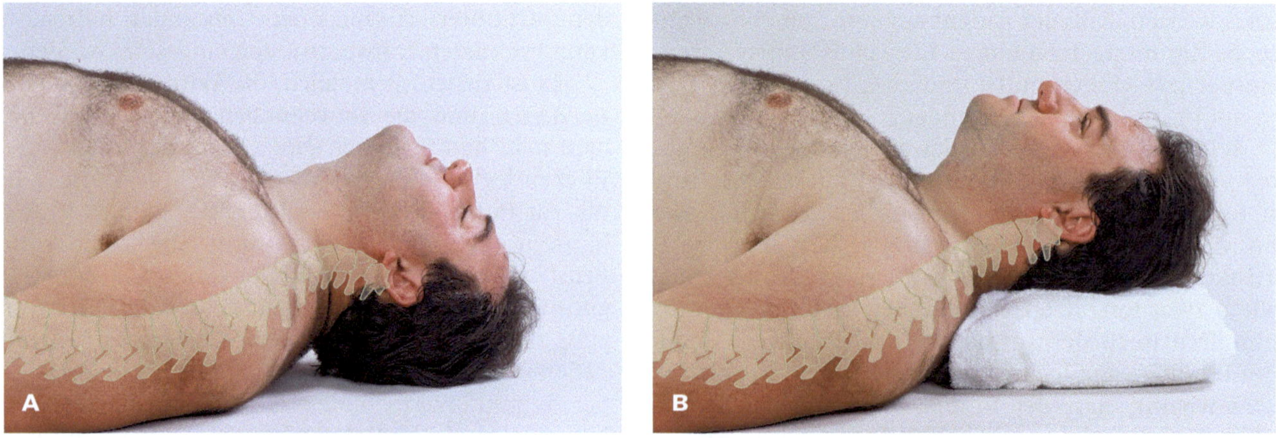


**Abbildung 9-18** **A.** Bei einigen Patienten kann eine starke Überstreckung des Kopfes bewirkt werden, wenn der Kopf auf dem Niveau des Spineboards zu liegen kommt. **B.** Eine Polsterung zwischen Kopf und Spineboard verhindert eine starke Überstreckung.

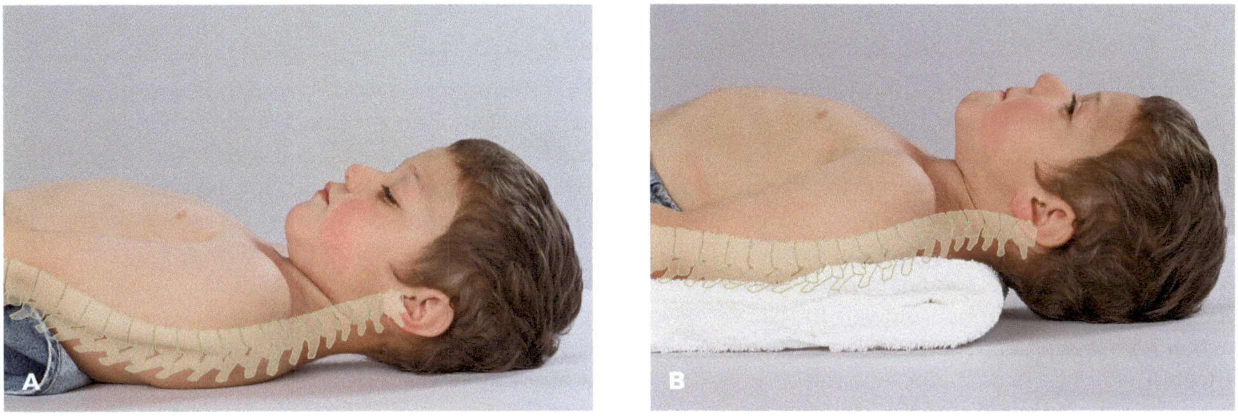


**Abbildung 9-19** **A.** Dadurch, dass bei Kindern der Kopf im Verhältnis zum Körper recht groß und die Rückenmuskulatur noch nicht so entwickelt ist, führt eine Lagerung auf dem Spineboard zu einer starken Beugung des Kopfes. **B.** Eine Polsterung im Rückenbereich vermeidet diese starke Beugung.



sollte dieses Material nicht zu stark komprimierbar sein. Harte vorgefertigte Kissen oder gefaltete Tücher eignen sich am besten als Unterlage des Kopfes. Die richtige Höhe der Unterlage ist individuell verschieden und sollte an den jeweiligen Patienten angepasst werden – einige brauchen mehr, andere sogar gar keine Unterlage. Falls eine zu dünne, zu weiche oder gar keine Unterlage verwendet wird, besteht die Gefahr, dass die Halswirbelsäule beim Anziehen der Kopffixierbänder stark überstreckt (hyperextendiert) wird. Bei einer zu dicken Unterlage wird der Kopf gebeugt (flektiert). Sowohl eine Überstreckung als auch eine Beugung können Rückenmarkläsionen verstärken und sind daher kontraindiziert.

Die gleichen anatomischen Beziehungen zwischen Kopf und Rücken gelten bei den meisten Patienten, wenn sie auf dem Rücken liegen, egal ob auf dem Boden oder auf einem Spineboard. Bei den meisten Erwachsenen fällt der Kopf in Rückenlage in eine stark überstreckte Haltung. Bei Ankunft beim Notfallpatienten sollte dessen Kopf in eine neutrale Inline-Position gebracht und manuell in dieser Position gehalten werden, was bei vielen Patienten bedeutet, dass der Kopf oberhalb des Bodens gehalten werden muss. Sobald der Patient auf dem Spineboard liegt und man den Kopf auf diesem fixieren möchte, ist häufig eine Unterlage unter dem Kopf nötig (wie oben beschrieben), um die neutrale Position aufrechtzuerhalten. Diese Grundsätze sollten bei allen Patienten angewendet werden, auch bei Sportlern mit Schulterpolstern oder Patienten mit abnormer Krümmung der Wirbelsäule.

Bei kleinen Kindern, dies gilt immer bei denjenigen mit einer Körperlänge, die durchschnittlichen 7-jährigen oder jüngeren Kindern entspricht, ist der Kopf, anders als bei Erwachsenen, im Verhältnis zum Körper noch relativ groß. Zudem ist ihre Rückenmuskulatur schwächer ausgebildet.[80] Wenn der Kopf eines kleinen Kindes sich in einer neutralen Inline-Position befindet, liegt der Hinterkopf üblicherweise 2,5–5 cm hinter der Rückenebene. Werden kleine Kinder direkt auf einem Spineboard für Erwachsene fixiert, wird ihr Kopf gebeugt (**Abbildung 9-19A**).

Die Immobilisierung von kleinen Kindern auf einem Erwachsenen-Spineboard führt zu einer ungewollten Beugung des Kopfes. Deshalb muss ein Spineboard entweder eine Vertiefung aufweisen oder derart modifiziert werden, dass ein Polster unter den Rumpf gelegt wird, um den Kopf in einer neutralen Inline-Position fixieren zu können (**Abbildung 9-19B**). Die Dicke dieses Polsters sollte so gewählt sein, dass der Kopf in einer neutralen Inline-Position fixiert wird – ein zu dickes Polster führt zu einer Überstreckung, ein zu dünnes zu einer Beugung des Kopfes. Das Polster sollte fest und gleichmäßig geformt sein. Die Verwendung von falsch geformten, insuffizient platzierten oder nur unter den Schultern gelegene Polstern können zu Bewegungen oder Falschausrichtung der Wirbelsäule führen.

Die Herausforderung unerwünschter Verformungen, die durch die Positionierung auf einem Brett oder einem anderen Transportgerät entstehen können, ist besonders ausgeprägt, wenn sich ein Sportler mit Schutzausrüstung verletzt. Rückenmarks- und Wirbelsäulentraumata bei Hochleistungssportlern mit Schutzausrüstung erfordern sorgfältige Überlegungen und gegebenenfalls eine Anpassung der Stabilisierungstechniken, beispielsweise durch zusätzliche Polsterung (**Kasten 9-9**).

## Kasten 9-9 Versorgung von Sportlern und Entfernung von Sportausrüstungen

Obwohl spinale Traumen im Sport vergleichsweise selten auftreten, können sie für Athleten eine karrierebeendende oder dauerhaft lebensverändernde Verletzung darstellen. Sportliche Aktivitäten verursachen in den USA rund 15 % aller traumatischen Wirbelsäulenverletzungen, 10 % aller Rückenmarksverletzungen sowie 2–3 % aller sportbedingten Krankenhauseinweisungen.[81-83] Die Mechanismen, bei denen die Verletzungen auftreten, variieren je nach der Aktivität. Gleichermaßen haben einige Sportarten ein höheres Risiko für Rückenmarksverletzungen als andere. In den USA erleiden Sportler, die Wrestling, Turnen oder Football betreiben, einen großen Anteil an der Gesamtzahl der zervikalen Rückmarksverletzungen.[83] Footballspieler im High-School-Alter erleiden häufiger als alle anderen Altersgruppen, die diesen Sport betreiben, schwere Rückenmarksverletzungen an der Halswirbelsäule.[84] Traumatische Wirbelsäulenverletzungen beim Hockey, einem Sport mit relativ hohem Risiko für Wirbelsäulenverletzungen, werden weiter zunehmen, wenn die Popularität von Hockey in den USA weiter zunimmt.[83,85] Es ist für Rettungskräfte wichtig, dass sie sich die besonderen Herausforderungen bei der Versorgung von Sportlern (z.B. Schutzausrüstung wie Helme und Gesichtsmasken) bewusst machen, damit sie diese Patienten souverän und angemessen beurteilen und versorgen können, wenn der Verdacht auf eine traumatische Wirbelsäulenverletzung vermutet wird. Das Rettungsdienstfachpersonal sollte eng mit Trainern und Sportvereinen in seinem Einsatzbereich zusammenarbeiten, um sicherzustellen, dass alle Beteiligten über die erforderliche Ausrüstung und Ausbildung verfügen, um verletzte Sportler sicher versorgen zu können.

Die Beurteilung und Behandlung von sportbedingten Wirbelsäulenverletzungen müssen dort beginnen, wo der Patient aufgefunden wird, wobei Vorsicht geboten ist, bevor der Patient vom Spielfeld in eine besser kontrollierbare Umgebung gebracht wird. Wann auch immer ein Patient einem traumatischen Unfallmechanismus ausgesetzt war und über einen Mittellinienschmerz oder einen Druckschmerz an der Wirbelsäule, einen verminderten Bewegungsumfang oder neurologische Symptome klagt, sollte sofort eine manuelle Stabilisierung der Wirbelsäule und eine eingehende Untersuchung erfolgen. Wenn die fortgesetzte Immobilisation indiziert ist (siehe auch Indikationen zur Ganzkörperimmobilisation früher in diesem Kapitel), sollten die Rettungskräfte den Patienten vorsichtig auf den Transport in ein geeignetes Zielkrankenhaus zur weiteren Versorgung vorbereiten. Zusätzlich sollte jeder nach einem traumatischen Unfallmechanismus bewusstlos vorgefundene Sportler so behandelt werden, als ob er eine Wirbelsäulenverletzung erlitten hätte, bis dies durch weitere Diagnostik ausgeschlossen werden kann.[83] Bei der aktuellen Evidenzlage ist es empfohlen, jedem Sportler, der über anhaltende neurologische Beschwerden, Schmerzen oder einen eingeschränkten Bewegungsumfang der Wirbelsäule klagt, die Rückkehr auf das Spielfeld zu verbieten.[86]

Bei Sportlern mit Schutzausrüstung wie Helm, Polster oder Gesichtsmaske ist besondere Sorgfalt geboten, jedoch gelten dieselben Immobilisationsprinzipien wie bei jedem anderen immobilisationspflichtigen Patienten – entsprechend den Grundsätzen des Prehospital Trauma Life Support (PHTLS).

Hinsichtlich der Entfernung von Schutzausrüstung haben Organisationen in den USA – darunter die National Athletic Trainers Association (NATA) und die National Association of State EMS Officials (NASEMSO) – ihre Empfehlungen zuletzt aktualisiert..[85,87] Trägt der Patient beim Erstkontakt noch einen Helm mit Visier, sollte dieser umgehend und vorsichtig entfernt werden, um einen ungehinderten Atemwegszugang zu gewährleisten und eine adäquate Atemwegssicherung zu ermöglichen.[83-85] Der Helm sollte nur entfernt werden, wenn genügend dafür ausgebildetes Personal dafür vor Ort ist.[83-85] Idealerweise werden Helm und Schulterpolster gemeinsam entfernt. Ist dies nicht möglich, kann der Patient auch bei alleiniger Helmabnahme ohne Hyperextension der HWS auf dem Spineboard immobilisiert werden. Durch eine adäquate Unterpolsterung des Kopfes wird dabei eine neutrale Kopfposition gewährleistet, auch wenn die Schulterpolster verbleiben.

Das Rettungsdienstfachpersonal muss die besonderen medizinischen Notwendigkeiten eines verletzten Sportlers erkennen und entsprechende Schritte unternehmen, um diese zu berücksichtigen. Dies bedeutet oft das sofortige

*(Fortsetzung nächste Seite)*

**Kasten 9-9** Versorgung von Sportlern und Entfernung von Sportausrüstungen (*Fortsetzung*)

Abnehmen der Schutzausrüstung. Unabhängig von der Entscheidung sollte sorgfältig abgewogen werden, wie trotz der Schutzausrüstung eine achsgerechte Wirbelsäulenlagerung gewährleistet, übermäßige Wirbelsäulenbewegungen beim Umlagern und Transport vermieden und eine adäquate Beurteilung sowie Versorgung des Patienten im präklinischen Umfeld sichergestellt werden kann. Die Entfernung der Sportausrüstung sollte möglichst durch geübtes Personal erfolgen. Wird entschieden, die Ausrüstung nicht an der Einsatzstelle zu entfernen, muss eine darin ausgebildete Person den Patienten in das Zielkrankenhaus begleiten.



## Komplettierung der Immobilisation

### Kopf

Sobald der Rumpf des Patienten auf einem festen Hilfsmittel fixiert und der Kopf angemessen gepolstert wurde, sollte dieser ebenfalls auf dem Hilfsmittel fixiert werden. Weil der Kopf rund ist, kann er auf einer flachen Unterlage nicht alleinig mit Bändern oder Tapes fixiert werden. Sonst wären Seitwärts- oder Rotationsbewegungen des Kopfes trotzdem noch möglich. Ein einzelnes Fixierband oder Klebeband, das über die Stirn gespannt wird, gilt als unzuverlässig und kann leicht verrutschen, weil etwa feuchte oder fettige Haut und Haare einen rutschigen Untergrund darstellen. Der Kopf ist zwar etwa so schwer wie eine Bowlingkugel, hat aber eine ganz andere Form: eher eiförmig, mehr lang als breit und auf beiden Seiten abgeflacht, ähnlich einer Bowlingkugel, der man rechts und links jeweils 5 cm abgeschnitten hat. Unabhängig von der Methode oder der Gerätschaft kann eine adäquate Immobilisierung daher ausschließlich mit seitlichen Stützen oder gerollten Tüchern erreicht werden, die an den flachen Seiten des Kopfes angebracht werden müssen. Zusätzlich werden die Stützen bzw. Tücher mit Pflasterstreifen oder Bändern gesichert. Bei westenartigen Hilfsmitteln wird dies mit „Klappen" erreicht, die seitlich ausschwenkbar und Bestandteil dieser Westen sind.

Die seitlichen Stützen, egal ob es sich um vorgeformte Schaumstoffblöcke oder gerollte Tücher handelt, werden links und rechts vom Kopf platziert. Sie sollten mindestens ein Areal umfassen, das die Ohren einbezieht und bis zu den Augen reicht oder noch darüber hinaus. Zwei Gurte oder Pflasterstreifen ziehen die beiden seitlichen Stützen zusammen. Ist der Kopf zwischen zwei Tuchrollen oder den Kopfblöcken eingepackt, hat er insgesamt eine flachere Auflagefläche und kann somit auf dem flachen Spineboard gut fixiert werden. Der obere Fixierungsgurt oder Pflasterstreifen wird straff über den unteren Bereich der Stirn (oberhalb der Augenhöhlen) gespannt, um Bewegungen des Kopfes nach vorne zu vermeiden. Falls Pflasterstreifen verwendet werden, soll vermieden werden, diese direkt auf die Augenbrauen zu kleben. Die Fixierung sollte so straff gespannt werden, dass die Kopfblöcke oder Tuchrollen fest an den Kopf gedrückt werden.

Das Hilfsmittel, das den Kopf fixiert, benötigt auch im unteren Bereich einen Gurt, damit die Seitenstützen im unteren Kopfbereich angedrückt und zusätzlich verankert werden. Damit wird zudem verhindert, dass der untere Kopfbereich und der Hals sich nach vorne bewegen können. Das Band bzw. der Pflasterstreifen wird von der einen seitlichen Stütze über den vorderen stabilen Anteil der HWS-Orthese auf die andere Seite geführt. Es sollte aber nicht zu viel Druck auf die HWS-Orthese ausgeübt werden, weil dies im Halsbereich zu einer Einengung der Atemwege oder Behinderung des venösen Rückflusses führen könnte.

Der Gebrauch von Sandsäcken an der Seite des Kopfes und Halses ist gefährlich. Obwohl damit sicherlich eine gute Fixierung möglich wäre, können sich diese schweren Hilfsmittel bewegen und verschieben. Muss der Patient mit dem Spineboard gedreht werden (zum Beispiel beim Erbrechen), könnte das hohe Gewicht der Sandsäcke seitlich auf die Wirbelsäule drücken.[88] Das Anheben oder Absenken des Kopfbereichs des Spineboards beim Transportieren oder Einladen des Patienten oder starkes Bremsen oder Beschleunigen des Rettungswagens könnten die schweren Säcke verschieben und zu Bewegungen des Kopfes und Halses führen.

Ein Kinnschutz oder Bänder, die über das Kinn gespannt werden, sollten nicht eingesetzt werden. Sie könnten beim Erbrechen verhindern, dass der Patient den Mund öffnen kann.

Egal welche Methode der Immobilisierung auch ausgewählt wird, es ist essenziell, dass die Rettungskräfte verstehen, dass die Immobilisation der Halswirbelsäule mit festen Hilfsmitteln die Möglichkeit im Mund des Patienten abzusaugen oder, um einen Zugang zum

Atemweg des Patienten herzustellen und dessen Atemweg im Falle einer Bewusstlosigkeit zu sichern, behindert wird. Sie wird potenziell auch die Möglichkeit die Möglichkeit des Patienten reduzieren, seinen Atemweg bei Erbrechen oder Blutungen im Mund- und Rachenraum offen zu halten. Zusätzlich kann eine strenge Rückenlagerung, die oft durch die Wirbelsäulenimmobilisation entsteht, dazu führen, dass der Atemweg eines bewusstlosen Patienten im Vergleich zur Seitenlagerung häufiger verlegt wird.[89] Dies bedeutet ein erhöhtes Risiko für eine Atemwegsgefährdung.

Der Esmarch-Handgriff führt verglichen mit anderen Manövern zur Öffnung des Atemwegs zu weniger Bewegungen an einer instabilen Halswirbelsäule.[90] Wenn eine Atemwegssicherung notwendig ist, wird empfohlen, dass ein Esmarch-Handgriff durchgeführt wird und ein weiterer Helfer die MILS der Halswirbelsäule übernimmt. Es ist wichtig, dass das Risiko von schwerwiegenden neurologischen Schäden bei diesen Patienten, gerade bei der Intubation mittels direkter Laryngoskopie (insbesondere mit dem hyperangulierten Spatel der Videolaryngoskopie) unter MILS bei vorhandener instabiler Halswirbelsäulenverletzung gering ist[90] – unabhängig von Zeichen, Symptomen und Mechanismus. Es ist auch wichtig zu verstehen, dass das Risiko einer Atemwegsverlegung und Aspiration bei Patienten mit eingeschränktem Bewusstsein, die erbrechen oder im Bereich des Oropharynx bluten, real, erheblich und potenziell lebensbedrohlich sein kann. Man sollte daher niemals in Kauf nehmen, dass eine Immobilisation der Halswirbelsäule dazu führt, dass die Möglichkeit zur Atemwegssicherung eingeschränkt wird.

### Beine

Das Zusammenbinden der Beine kann die signifikante Außenrotation der Beine verhindern, die wegen einer Becken- oder Hüftfraktur vorliegen kann. Eine zusammengerollte Decke oder eine Polsterung zwischen den Beinen des Patienten erhöht den Komfort.

Die Beine des Patienten werden mit zwei oder mehr Gurten auf dem Spineboard fixiert: ein Band proximal der Knie, etwa in der Mitte des Oberschenkels, das andere Band distal der Knie.

Beim durchschnittlichen Erwachsenen ist die Hüfte ca. 35–50 cm breit, die beiden Fußgelenke zusammen aber nur 15–23 cm. Liegen die Füße nah beieinander, führt dies von den Hüften bis zu den Fußgelenken zu einer Stellung, die wie ein V geformt ist. Die beiden Füße zusammen sind schmaler als ein Spineboard. Sind diese nun einfach mit einem Gurt im unteren Beinbereich gesichert, sind sie zwar gegen Bewegungen nach anterior geschützt, aber ist es möglich, dass sie sich von einer Seite zur anderen verschieben können. Falls das Spineboard gekippt oder gedreht wird, rutschen die Beine in Richtung untere Kante des Spineboards. Diese seitlichen Bewegungen können zu Bewegungen des Beckens und damit der Wirbelsäule führen.

Eine Möglichkeit einer effektiven Fixation, besteht darin, sie mehrmals mit dem Band zu umschlingen, bevor sie am Brett befestigt werden. Sie können in der Mitte des Spineboards gehalten werden, indem man zwischen jedem Bein und den Kanten des Spineboards eine aus einer Decke gefertigte Rolle platziert, bevor die Gurte gespannt werden. Es ist hierbei wichtig, dass die Gurte nur so straff gespannt werden, dass die Durchblutung der Beine nicht beeinträchtigt wird.

### Arme

Zur Sicherheit sollten die Arme am Spineboard fixiert oder gekreuzt über den Brustkorb gelegt werden, bevor der Patient getragen wird. Eine Möglichkeit, dies zu erreichen, ist, die Arme seitlich mit nach innen gerichteten Handflächen zu befestigen und sie mit einem über die Unterarme und den Rumpf gespannten Gurt zu sichern. Die Gurte sollten straff angezogen sein, aber die Durchblutung der Hände nicht behindern.

Die Arme des Patienten sollten nicht zusammen mit dem Fixierungsgurt der Hüfte immobilisiert werden. Ist der Gurt so fest angezogen, dass er Bewegungen des Beckens wirksam verhindert, wird die Durchblutung der Hände beeinträchtigt. Ist der Gurt hingegen lockerer, schützt er das Becken und den Rumpf nicht ausreichend vor Bewegungen. Ein zusätzlicher Gurt, der ausschließlich die Arme fixiert, kann während der Fahrt mit dem Rettungswagen zum Zwecke der Blutdruckmessung oder zum Legen eines intravenösen Zugangs gelöst werden, ohne dass man die Immobilisierung aufheben muss. Fixiert der Armgurt gleichzeitig auch den Rumpf, bewirkt eine Lockerung des Gurtes (um den Arm zu befreien) zugleich auch eine Lockerung der Immobilisierung des Rumpfes.

## Die häufigsten Fehler bei der Immobilisierung

Die folgenden Fehler sind die bei der Immobilisierung am häufigsten anzutreffen:

1. Nur unzureichende Immobilisierung, sodass der Rumpf sich trotz der Fixierungshilfsmittel bewegen kann oder dass der Kopf noch stark bewegt werden kann.
2. Inadäquate Anpassung der Größe der HWS-Orthese oder fehlerhafte Anlage am Patienten.
3. Immobilisierung mit hyperextendiertem Kopf. Die häufigste Ursache hierfür ist eine inadäquate Unterpolsterung des Kopfes.
4. Fixieren des Kopfes vor der Fixierung des Rumpfes oder nachjustieren der Gurte am

Rumpf nach der Fixierung des Kopfes. Dies verursacht Bewegungen des Rumpfes und führt wiederum zu Bewegungen im Bereich von Kopf und Halswirbelsäule.

5. Ungenügende Polsterung. Wenn die Hohlräume unter einem Patienten nicht angemessen ausgefüllt werden, kann dies sowohl eine Bewegung der Wirbelsäule mit zusätzlichen Verletzungen als auch mehr Unbequemlichkeit für den Patienten bewirken.
6. Durchführung einer Immobilisierung bei einem Patienten, bei dem dies nicht erforderlich ist.
7. Viel Zeit für eine vollständige Immobilisation zu verbrauchen, wenn der Patient instabil oder potenziell instabil ist.
8. Verwendung von aufwändigen Immobilisationstechniken, die dazu führen, dass dem Sichern des offenen Atemwegs kein Vorrang eingeräumt wird.

Eine komplette Immobilisation ist generell keine angenehme Erfahrung für den Patienten. Je besser und kompletter ein Patient immobilisiert wird, desto unbequemer wird es für ihn. Die Wirbelsäulenimmobilisierung ist ein Balanceakt zwischen der Notwendigkeit einer sicheren und vollständigen Fixierung der Wirbelsäule, der Aufrechterhaltung des Atemweges oder seiner Sicherung, der Transportdringlichkeit und dem Erfordernis, dem Patienten keine zusätzlichen Schmerzen zuzufügen. Das ist der Grund, warum genau abgeschätzt werden sollte, ob die Indikation für eine komplette Immobilisierung vorliegt (**Kasten 9-10**).

## Adipöse Patienten

Mit der zunehmenden Zahl an adipösen Patienten wird auch deren Versorgung immer häufiger. Der Transport von Patienten mit über 180 kg Körpergewicht wird allmählich zum täglichen Geschäft und vielerorts hat man

### Kasten 9-10 Kriterien zur Beurteilung der Immobilisation

Bevor Immobilisierungstechniken am Notfallort angewendet werden, müssen die praktischen Fertigkeiten zuvor trainiert werden. Bei der praktischen Anwendung oder auch bei der Beurteilung von neuen Methoden bzw. Hilfsmitteln eignen sich die folgenden Kriterien gut, um festzulegen, ob der „Patient" tatsächlich effektiv immobilisiert wurde:

1. Führen Sie eine manuelle Inline-Stabilisierung sofort durch und halten Sie diese so lange aufrecht, bis sie durch ein mechanisches Hilfsmittel abgelöst wurde.
2. Prüfen Sie die neurologischen Funktionen in den distalen Körperregionen.
3. Legen Sie eine HWS-Orthese in der richtigen Größe korrekt an.
4. Immobilisieren Sie den Rumpf vor dem Kopf.
5. Verhindern Sie Bewegungen des Rumpfes kopf- oder fußwärts auf dem Hilfsmittel.
6. Vermeiden Sie ebenso Bewegungen des gesamten Rumpfbereichs nach links oder rechts.
7. Achten Sie darauf, dass keiner der quer über den Brustkorb gespannten Gurte eine Beeinträchtigung der Thoraxexkursionen oder der Atmung bewirkt.
8. Stellen Sie den Kopf effektiv ruhig, sodass er sich in keine Richtung bewegen kann.
9. Positionieren Sie ein Polster unter dem Kopf oder Torso, falls notwendig.
10. Stabilisieren Sie den Kopf in neutraler Inline-Position.
11. Stellen Sie sicher, dass das Öffnen des Mundes nicht behindert oder gar unmöglich ist und dass ein suffizienter Zugang den Rettungskräften erlaubt, einen freien Atemweg sicherzustellen.
12. Befestigen Sie die Beine, dass sie sich weder weg vom Brett bewegen noch verdrehen oder von einer zur anderen Seite rutschen können, auch dann nicht, wenn das Spineboard mit dem Patienten auf die Seite gedreht wird.
13. Sorgen Sie dafür, dass sich Becken und Beine in neutraler Inline-Position befinden.
14. Sichern Sie die Arme in angemessener Weise am Spineboard bzw. am Körper.
15. Achten Sie darauf, dass die periphere Durchblutung keiner Extremität durch einen der Gurte beeinträchtigt wird.
16. Falls der Patient beim Anlegen des Hilfsmittels gerüttelt, gestoßen oder sonst irgendwie bewegt wurde, sodass eine instabile Wirbelsäule zusätzlich beeinträchtigt werden könnte, dann untersuchen Sie ihn erneut.
17. Führen Sie die komplette Immobilisierung in einem angemessenen Zeitraum durch.
18. Führen Sie eine erneute neurologische Untersuchung durch (Motorik und Sensibilität in den distalen Bereichen).

Viele Methoden und Variationen können diese Kriterien erfüllen. Die Auswahl einer speziellen Methode oder eines speziellen Hilfsmittels basiert auf der Situation, dem Zustand des Patienten und den vorhandenen Ressourcen.

spezielle Rettungswagen entwickelt, die für adipöse Patienten geeignet sind. Allerdings sind die derzeit üblichen, kommerziell erhältlichen nicht für adipöse Patienten entwickelt. Außerdem wird zusätzliches Personal zum Anheben und Tragen der adipösen Patienten benötigt. Übergewichtige Traumapatienten sind eine Herausforderung für die Rettungskräfte: Einerseits sollen die Patienten sicher gelagert und transportiert werden, andererseits ist bei einem kritisch verletzten Patienten darauf zu achten, dass die Zeit an der Einsatzstelle kurz gehalten wird.

Bei einigen übergewichtigen Patienten kann es vorkommen, dass die Rückenlagerung auf einem Spineboard zu vermehrten Atemanstrengungen bis hin zur respiratorischen Insuffizienz führen kann. Die Erklärung dafür ist, dass die erhebliche abdominelle Körpermasse gegen das Zwerchfell drückt und dadurch den dort ausgeübten Druck erhöht. In solchen Fällen sollte man zwar die Prinzipien der Immobilisierung beibehalten, jedoch kann die Vorgehensweise eine andere sein. So kann bei einem adipösen Patienten mit Verdachtauf eine Halswirbelsäulenverletzung eine Immobilisierung in anti-Trendelenburglagerung erfolgen. Diese Vorgehensweise wird eine Immobilisierung der Wirbelsäule ohne Kompromittierung der Atmung erreicht.

## Schwangere Patientinnen

Mitunter wird es bei einer schwangeren Patientin erforderlich sein, eine Wirbelsäulenimmobilisierung durchzuführen. In Abhängigkeit vom Stadium der Schwangerschaft wird die Patientin eine Rückenlagerung möglicherweise nicht vertragen, weil es durch eine Kompression der V. cava inferior zu einem verminderten venösen Rückstrom zum Herzen kommen kann, was wiederum in einem Blutdruckabfall resultiert. In diesen Fällen sollte die Patientin wie üblich auf dem Spineboard immobilisiert werden. Sobald dies erfolgt ist, wird das Spineboard angekippt und beispielsweise mit Tüchern auf der rechten Seite unterpolstert), damit eine Art Halb-Linksseitenlage entsteht. Dadurch komprimiert der Uterus die V. cava nicht mehr und der Blutdruck steigt wieder an (**Abbildung 9-20**).

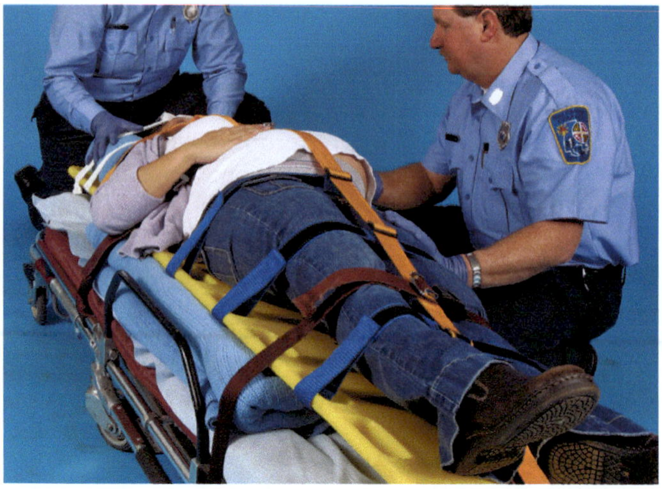

**Abbildung 9-20** Kippen einer Schwangeren auf Ihre linke Seite hilft, die V. cava inferior vom Uterus zu entlasten und den Blutfluss zum Herzen zu verbessern und damit den Blutdruck zu stabilisieren.



## Gebrauch von Steroiden

Die Gabe von Steroiden bleibt kontrovers. Die National Acute Spinal Cord Injury Studies (NASCIS) waren multizentrische, doppelblinde und randomisierte Studien, die in 1984, 1990 und 1997 durchgeführt wurden, um den Nutzen von Steroiden bei einer akuten Rückenmarksverletzung zu untersuchen.[92-94] Obwohl NASCIS I empfohlen hat, dass hohe Dosen Methylprednisolon innerhalb 8 Stunden nach der Verletzung gestartet werden sollten, um das neurologische Outcome zu verbessern, haben NASCIS II und III keinen Nutzen nachgewiesen. Die aktuellen Leitlinien des Congress of Neurological Surgeons hat in 2019 nicht die routinemässige Gabe von Methylprednisolon empfohlen für eine akute Rückenmarksverletzung bei unzureichender Evidenz.[95] Steroide sind ebenfalls bei neurologischen Defiziten nach Stich- oder Schusswunden nicht indiziert.

Steroide haben bekanntlich viele Nebenwirkungen, etwa die Unterdrückung der Nebennierenfunktion und des Immunsystems. Tatsache ist, dass die Komplikationen, die mit der Gabe von Steroiden einhergehen, den Nutzen deutlich übersteigen können. Mehrere Studien empfehlen, bei Patienten mit akutem Spinaltrauma auf die Gabe von Steroiden sowohl im Rettungsdienst als auch in der Klinik zu verzichten.[96-100] Zusammenfassend spielen Steroide bei der präklinischen Versorgung von Patienten mit Rückenmarksverletzungen laut der aktuellen Literatur derzeit keine Rolle. [101,102]

# Lange Transportzeiten

Bei Patienten mit einer vermuteten oder bewiesenen Wirbelsäulen- oder Rückenmarksverletzung sind, wie auch bei anderen Verletzungen, spezielle Überlegungen angebracht, sofern lange Transportzeiten erforderlich sind. Spineboards können unmittelbar bei der Rettung und kurzen Transporten wertvoll sein, sie sollten aber bei Transportzeiten von über 30 min nicht als Hilfsmittel zur Immobilisation eingesetzt werden. Diese Bemühungen sollen dazu beitragen, das Risiko für die Entstehung von Druckulzerationen bei Patienten mit Rückenmarksverletzungen zu verringern. Jede Region, über die im Zuge der Immobilisierung Druck auf den Körper des Patienten ausgeübt werden kann, insbesondere exponierte Knochen, sollte gut gepolstert werden. Falls der Transport sehr lange dauert, kann eine Alternative darin bestehen, den Patienten mit einer Schaufeltrage vorsichtig auf die Trage des Rettungswagens umzulagern. Eine weitere, zu bevorzugende Alternative ist die Verwendung einer Vakuummatratze.

Patienten, die auf einem Spineboard immobilisiert werden, können beim Erbrechen aspirieren. In dem Moment, in dem der Patient zu erbrechen beginnt, sollte das Spineboard auf die Seite gekippt werden. Zudem sollte eine Absaugeinheit immer in der Nähe des Patientenkopfes bereitstehen, damit sie sofort einsetzbar ist. Die Einlage einer Magensonde (nasal oder oral) oder die Gabe von Antiemetika können das Risiko vermindern.

Patienten mit hohen Rückenmarksverletzungen haben möglicherweise eine eingeschränkte Funktion des Zwerchfells und der Atemhilfsmuskulatur (z. B. der Interkostalmuskeln), sodass bei ihnen besonders mit Atemversagen gerechnet werden muss. Straff gespannte Fixierungsbänder des Spineboards können ein drohendes Versagen der Atmung zusätzlich verstärken bzw. beschleunigen. Vergewissern Sie sich daher vor einem längeren Transport doppelt, dass jegliche Bänder nicht die Thoraxexkursionen einschränken und der Rumpf im Bereich von Schultergürtel und Becken gesichert ist.

Wie zuvor beschrieben, können Patienten mit hohen Rückenmarksverletzungen aufgrund des Verlusts des Sympathikotonus hypotensiv werden (neurogener Schock). Da diese Patienten selten an einer ausgedehnten Minderdurchblutung des Gewebes leiden, reicht häufig ein Bolus einer kristalloiden Vollelektrolytlösung aus, um den Blutdruck zu normalisieren. Vasopressoren sind in der Behandlung eines neurogenen Schocks selten nötig. Ein anderes Symptom einer hohen HWS-Verletzung ist die Bradykardie. Falls diese zusammen mit einer ausgeprägten Hypotension vorkommt, kann zur Behandlung der Bradykardie nach lokalem Protokoll 0,5–1 mg Atropin i. v. injiziert werden.

Eine Tachykardie in Verbindung mit einer Hypotension ist eher ein Zeichen für eine Hypovolämie als für einen neurogenen Schock. Die sorgfältige Beurteilung hilft, eine mögliche Blutungsquelle zu lokalisieren. Die häufigsten Ursachen sind intraabdominelle Blutungen oder Beckenfrakturen. Die Einlage eines Blasendauerkatheters ermöglicht es, die Urinausscheidung zu messen, und hilft die Perfusion des Gewebes besser abzuschätzen. Beim Erwachsenen zeigt die durchschnittliche Urinproduktion von mehr als 30–50 ml pro Stunde eine ausreichende Perfusion der Organe an. Der mit der Rückenmarksverletzung einhergehende Verlust der Sensibilität macht es einem Patienten bei Bewusstsein ggf. unmöglich, die Schmerzen und Beschwerden exakt anzugeben.

Patienten mit Rückenmarksverletzungen haben eventuell starke Rückenschmerzen oder Schmerzen aufgrund von Begleitverletzungen. Die Schmerzen sollten bis zur Besserung mit der fraktionierten Gabe von Analgetika behandelt werden (siehe Kapitel 12 *„Trauma des Bewegunsapparates“* für weitere Informationen). Viele Analgetika können die Hypotension im neurogenen Schock verstärken.

Patienten mit Rückenmarksverletzungen verlieren teilweise die Möglichkeit, die Körpertemperatur zu regulieren. Dieser Effekt ist bei einer Querschnittslähmung auf höherem Niveau tendenziell stärker. Deshalb können die Verletzten eher eine Unterkühlung entwickeln, insbesondere in kühler Umgebung.

Wirbelsäulen- und Rückenmarksverletzungen werden am besten in Kliniken mit orthopädischen bzw. unfallchirurgischen und neurochirurgischen Abteilungen versorgt, die Erfahrung in der Behandlung solcher Patienten haben. Alle großen Traumazentren (in Deutschland: z. B. überregionale oder regionale Traumazentren nach DGU) sollten in der Lage sein, Rückenmarks- und deren Begleitverletzungen zu behandeln. Einige Kliniken haben sich auf die Versorgung von Querschnittsverletzungen spezialisiert und akzeptieren nur isolierte Rückenmarksverletzungen (z. B. nach Kopfsprung in flaches Gewässer ohne Hinweis auf Aspiration).

## ZUSAMMENFASSUNG

- Die Wirbelsäule besteht aus 24 einzelnen Wirbelkörpern sowie dem Kreuzbein und dem Steißbein, die alle übereinander angeordnet sind.
- Ihre Hauptfunktion besteht darin, das Körpergewicht zu tragen und Bewegungen zu erlauben.
- Das Rückenmark wird von der Wirbelsäule schützend umgeben und kann durch abnormale Bewegungen verletzt werden. Wenn die stützende Funktion der Wirbelsäule nicht mehr gewährleistet ist, etwa durch Verletzungen der Wirbelkörper, der Muskeln oder des Bandapparates, die alle die Wirbelsäule stabilisieren, können Rückenmarksverletzungen auftreten.
- Nachdem die Sicherheit für die Rettungskräfte und für den Patienten an der Einsatzstelle überprüft wurde, hat der Primary Survey die

*(Fortsetzung nächste Seite)*

## ZUSAMMENFASSUNG (FORTSETZUNG)

höchste Priorität. Eine schnelle Einschätzung der Einsatzstelle und der Geschehnisse soll helfen, die Möglichkeit für eine Wirbelsäulenverletzung einzuschätzen.

- Der Unfallmechanismus soll niemals allein zur Entscheidung für eine Immobilisation führen. Er repräsentiert nur einen Teil des multifaktoriellen Entscheidungsprozesses, ob eine Immobilisation indiziert ist. Die Beurteilung des Nackens und der Wirbelsäule, um festzulegen, ob eine Immobilisation notwendig ist oder nicht, sollte immer auch eine Untersuchung der motorischen und sensiblen Funktionen von Schmerzen und Druckempfindlichkeit sowie die Beurteilung der Verlässlichkeit des Patienten als Zeichen einer Wirbelsäulenverletzung umfassen.
- Rettungskräfte müssen im Umgang mit den Hilfsmitteln (Schaufeltrage, Vakuummatratze, Spineboard oder HWS-Orthese) geübt sein und die Techniken (z.B. manuelle Inline-Stabilisierung des Kopfes) der Immobilisation beherrschen. Sie müssen regelmäßig üben und sich über die aktuellen Verfahrensanweisungen informieren.
- Spezielle Patientengruppen, wie z.B. adipöse Patienten oder schwangere Patientinnen und lange Transportzeiten können Modifikationen der gängigen Standardimmobilisation erfordern.
- Die Hilfsmittel sollten eine Immobilisation von Kopf, Rumpf und Becken in einer neutralen geraden Position ermöglichen, ohne Bewegungen zu verursachen oder zu erlauben.
- In Abhängigkeit vom Patienten, der Schwere der Verletzung und der Verfügbarkeit des Materials sollte nach den lokalen Verfahrensanweisungen eine Technik zur Immobilisation ausgewählt werden.
- Genaues Anpassen und Anlegen des verwendeten Materials ist von höchster Wichtigkeit für eine erfolgreiche Immobilisation des Traumapatienten.

## WIEDERHOLUNG FALLBEISPIEL

Sie werden zu einer gestürzten Radfahrerin alarmiert. Bei Ihrer Ankunft sehen sie eine auf dem Rücken liegende etwa 20-jährige Frau. Sie liegt neben der Straße außerhalb des fließenden Verkehrs. Die Einsatzstelle ist sicher, die Polizei regelt den Verkehr. Ein Polizist kniet neben der Patientin und versucht, mit ihr zu reden, aber sie antwortet nicht.

Als Sie das Primary Survey beginnen, können sie den Unfallmechanismus nicht sicher nachvollziehen. Es scheint, als sei die Fahrradfahrerin von ihrem Fahrrad gefallen, als sie die Straße entlangfuhr. Sie sind sich aber nicht sicher, ob die Frau nicht doch von einem Auto erfasst wurde. Die Polizei sagt, dass es keine Zeugen gebe. Die Frau trägt Radsportbekleidung inklusive eines Helmes und Handschuhen. Sie hat Abschürfungen an der Stirn und eine offensichtliche Deformierung im Bereich des rechten Handgelenkes. Der Atemweg ist frei und die Patientin atmet regelmäßig. Anzeichen für eine äußere Blutung sind nicht zu sehen.

Die Haut ist trocken, warm und hat eine normale Farbe. Während der initialen Beurteilung wird die Patientin wacher, weiß aber nicht, was passiert ist.

- Welche Pathophysiologie steckt hinter dem klinischen Befund der Patientin?
- Welche Maßnahmen müssen als nächstes ergriffen werden und welche Untersuchungen sind erforderlich?
- Was sind die Behandlungsziele für diese Patientin?

## AUFLÖSUNG DES FALLBEISPIELS

Die Vitalzeichen sind erhoben: Puls 66/min, Atemfrequenz 14/min, und der Blutdruck beträgt 86/70 mmHg. Im Rahmen der weiteren Untersuchung bemerken Sie, dass die Patientin ihre Arme und Beine nicht bewegt. Die klinischen Befunde lassen im Zusammenhang mit den Vitalzeichen an einen neurogenen Schock denken. Die Unterbrechung des sympathischen Nervensystems und der ungehinderte Einfluss des parasympathischen Nervensystems auf das Blutgefäßsystem unterhalb der Rückenmarkverletzung führen zu einer Erweiterung der Blutgefäße und somit zu einem relativen Volumenmangel. Die Patientin reagiert auf die Rückenmarksverletzung mit einem niedrigen Blutdruck und einer Bradykardie.

Die höchsten Prioritäten bei der Versorgung sind, einen freien Atemweg und eine gute Oxygenierung aufrechtzuerhalten, sowie die Atmung so gut wie nötig zu unterstützen, damit ein ausreichendes Atemminutenvolumen sichergestellt ist. Gleichzeitig wird zudem eine manuelle Inline-Stabilisierung der Halswirbelsäule durchgeführt. Sie lagern die Patientin sorgfältig und effektiv auf einer Vakuummatratze und transportieren sie in ein geeignetes Krankenhaus, das 9 Minuten Fahrtzeit entfernt ist. Außerdem behandeln Sie die durch den neurogenen Schock hervorgerufene Hypotension durch Verabreichung zweier 250-ml-Boli einer balancierten Vollelektrolytlösung. Die Fraktur schienen Sie während der Fahrt.

Die Ziele der präklinischen Versorgung dieser Patientin bestehen darin, weitere Schäden am Rückenmark zu verhindern, die Gewebeperfusion aufrechtzuerhalten und die Extremitätenverletzung während des Transportes zu versorgen, damit die Patientin ohne Verzögerung in ein Traumazentrum gelangt, in dem eine definitive Versorgung möglich ist.

# Quellenverzeichnis


1. Jain NB, Ayers GD, Peterson EN, et al. Traumatic spinal cord injury in the United States, 1993–2012. JAMA. 2015;313(22):2236-2243. doi: 10.1001/jama.2015.6250
2. Spinal Cord Injury: Facts and Abbildungs at a Glance [SCI data sheet]. National SCI Statistical Center; 2021.
3. Singh A, Tetreault L, Kalsi-Ryan S, Nouri A, Fehlings MG. Global prevalence and incidence of traumatic spinal cord injury. Clin Epidemiol. 2014;6:309-331.
4. DeVivo M, Chen Y, Mennemeyer S, Deutsch A. Costs of care following spinal cord injury. Top Spinal Cord Inj Rehab. 2011;16(4):1-9.
5. Meldon SW, Moettus LN. Thoracolumbar spine fractures: clinical presentation and the effect of altered sensorium and major injury. J Trauma. 1995;38:1110-1114.
6. Ross SE, O'Malley KF, DeLong WG, et al. Clinical predictors of unstable cervical spine injury in multiply-injured patients. Injury. 1992;23:317-319.
7. Greenbaum J, Walters N, Levy PD. An evidence-based approach to radiographic assessment of cervical spine injuries in the emergency department. J Emerg Med. 2009;36(1):64-71.
8. Stein DM, Knight WA IV. Emergency neurological life support: traumatic spine injury. Neurocrit Care Soc. 2017;27:S170-S180.
9. Hu R, Mustard CA, Burns B. Epidemiology of incident spinal fracture in a complete population. Spine. 1996;21(4):492-499.
10. Wood KB, Buttermann GR, Phukan R, et al. Operative compared with nonoperative treatment of a thoracolumbar burst fracture without neurological deficit: a prospective randomized study with follow-up at 16 and 22 years. J Bone Joint Surg Am. 2015;97:3-9.
11. Wood KB, Buttermann GR, Mehob A, Garvey T, Jhanjee R, Sechriest V. Operative compared with nonoperative treatment of a thoracolumbar burst fracture without neurological deficit: a prospective, randomized study. J Bone Joint Surg Am. 2003;85(5):773-781.
12. Adams MA, Dolan P. Spine biomechanics. J Biomech. 2005;38(10):1972-1983.
13. Izzo R, Guarnieri G, Guglielmi G, Muto M. Biomechanics of the spine. Part 1: spinal stability. Eur J Radiol. 2013;82:118-126.
14. Dreischarf M, Shirazi-Adl A, Arjmand N, Rohlmann A, Schmidt H. Estimation of loads on human lumbar spine: a review of in vivo and computational model studies. J Biomech. 2016;49:833-845.
15. Oxland TR. Fundamental biomechanics of the spine: what we have learned in the past 25 years and future directions. J Biomechan. 2016;49:817-832.
16. Leucht P, Fischer K, Muhr G, Mueller EJ. Epidemiology of traumatic spine fractures. Injury. 2009;40:166-172.
17. Lindsey RW, Gugala Z, Pneumaticos SG. Injury to the vertebrae and spinal cord. In: Feliciano DV, Mattox KL, Moore EE, eds. Trauma. McGraw Hill; 2008:479-510.
18. Jawa RS, Singer AJ, Rutigliano DN, et al. Spinal fractures in older adult patients admitted after low-level falls: 10-year incidence and outcomes. J Am Geriatr Soc. 2017;65(5):909-915.

19. Katsuura Y, Osborn JM, Cason GW. The epidemiology of thoracolumbar trauma: a meta-analysis. J Orthop. 2016;13:383-388.
20. Shin JI, Lee NJ, Cho SK. Pediatric cervical spine and spinal cord injury: a national database study. Spine. 2016;41(4):283-292.
21. Mohseni S, Talving P, Castelo Branco B, et al. Effect of age on cervical spine injury in pediatric population: a National Trauma Data Bank review. J Pediatr Surg. 2011;46:1771-1776.
22. Easter JS, Barkin R, Rosen CL, Ban K. Cervical spine injuries in children, part 1: mechanism of injury, clinical presentation, and imaging. J Emerg Med. 2011;41(2):142-150.
23. Patel JC, Tepas JJ III, Mollitt DL, Pieper P. Pediatric cervical spine injuries: defining the disease. J Pediatr Surg. 2001;36(2):373-376.
24. Parent S, Mac-Thiong J-M, Roy-Beaudry M, Sosa JF, Labelle H. Spinal cord injury in the pediatric population: a systematic review of the literature. J Neurotrauma. 2011;28:1515-1524.
25. Piatt JH Jr. Pediatric spinal injury in the US: epidemiology and disparities. J Neurosurg Pediatr. 2015;16:463-471.
26. Tator CH, Fehlings MG. Review of the secondary injury theory of acute spinal cord trauma with special emphasis on vascular mechanisms. J Neurosurg. 1991;75:15-26.
27. Tator CH. Spinal cord syndromes: physiologic and anatomic correlations. In: Menezes AH, Sonntag VKH, eds. Principles of Spinal Surgery. McGraw-Hill; 1995.
28. Ahuja CS, Martin AR, Fehlings M. Recent advances in managing a spinal cord injury secondary to trauma. F1000Res. 2016;5:ii.
29. Wu C, Fry CH, Henry J. The mode of action of several opioids on cardiac muscle. Exp Physiol. 1997;82:261-272.
30. Vale FL, Burns J, Jackson AB, Hadley MN. Combined medical and surgical treatment after acute spinal cord injury: results of a prospective pilot study to assess the merits of aggressive medical resuscitation and blood pressure management. J Neurosurg. 1997;87:239-246.
31. Bernhard M, Gries A, Kremer P, Bottiger BW. Spinal cord injury (SCI)—prehospital management. Resuscitation. 2005;66:127-139.
32. Dhall SS, Dailey AT, Anderson PA, et al. Congress of Neurological Surgeons systematic review and evidence-based guidelines on the evaluation and treatment of patients with thoracolumbar spine trauma: hemodynamic management. Neurosurgery. 2019;84(1):E43-E45.
33. Catapano JS, Hawryluk GWJ, Whetstone W, et al. Higher mean arterial pressure values correlate with neurologic improvement in patients with initially complete spinal cord injuries. World Neurosurg. 2016;96:72-79.
34. Carrick MM, Leonard J, Slone DS, Mains CW, Bar-Or D. Hypotensive resuscitation among trauma patients. Biomed Res Int. 2016;2016:8901938.
35. Ryken TC, Hurlbert RJ, Hadley MN, et al. The acute cardiopulmonary management of patients with cervical spinal cord injuries. Neurosurgery. 2013;72:84-92.
36. Bilello JP, Davis JW, Cunningham MA, et al. Cervical spinal cord injury and the need for cardiovascular intervention. Arch Surg. 2003;138:1127-1129.
37. Heffernan DS, Schermer CR, Lu SW. What defines a distracting injury in cervical spine assessment? J Trauma Inj Infect Crit Care. 2005;59(6):1396-1399.
38. Cason B, Rostas J, Simmons J, Frotan MA, Brevard SB, Gonzalez RP. Thoracolumbar spine clearance: clinical examination for patients with distracting injuries. J Trauma Acute Care Surg. 2015;80(1):125-130.
39. Konstantinidis A, Plurad D, Barmparas G, et al. The presence of nonthoracic distracting injuries does not affect the initial clinical examination of the cervical spine in evaluable blunt trauma patients: a prospective observational study. J Trauma Inj Infect Crit Care. 2011;71(3):528-532.
40. Lindborg R, Jambhekar A, Chan V, Laskey D, Rucinski A, Fahoum B. Distracting injury defined: does an isolated hip fracture constitute a distracting injury for clearance of the cervical spine? Emerg Radiol. 2018 Feb;25(1):35-39.
41. Young AJ, Wolfe L, Tinkoff G, Duane TM. Assessing incidence and risk factors of cervical spine injury in blunt trauma patients using the National Trauma Data Bank. Am Surg. 2015;81:879-883.
42. Hills MW, Deane SA. Head injury and facial injury: is there an increased risk of cervical spine injury. J Trauma. 1993;34(4):549-553.
43. Shekhar H, Kahn S. Cervical spine injuries. Orthopaed Trauma. 2016;30(5):390-401.
44. Connell RA, Graham CA, Munro PT. Is spinal immobilization necessary for all patients sustaining isolated penetrating trauma? Injury. 2003;34:912-914.
45. Fischer PE, Perina DG, Delbridge TR, et al. Spinal motion restriction in the trauma patient: a joint position statement. Prehosp Emerg Care. 2018;22(6):659-661. doi: 10.1080/10903127.2018.1481476
46. National Association of EMS Physicians and American College of Surgeons Committee on Trauma. EMS spinal precautions and the use of the long backboard. Prehosp Emerg Care. 2013;17(3):392-393.
47. Stuke LE, Pons PT, Guy JS, Chapleau WP, Butler FK, McSwain NE. Prehospital spine immobilization for penetrating trauma: review and recommendations from the Prehospital Trauma Life Support Executive Committee. J Trauma Inj Infect Crit Care. 2011;71(3):763-770.
48. Haut ER, Kalish BT, Efron DT, et al. Spine immobilization in penetrating trauma: more harm than good? J Trauma Inj Infect Crit Care. 2010;68(1):115-121.
49. Abram S, Bulstrode C. Routine spinal immobilization in trauma patients: what are the advantages and disadvantages? Surgeon. 2010;8:218-222.
50. Kennedy FR, Gonzales P, Beitler A, et al. Incidence of cervical spine injuries in patients with gunshot wounds to the head. Southern Med J. 1994;87:621-623.
51. Chong CL, Ware DN, Harris JH. Is cervical spine imaging indicated in gunshot wounds to the cranium? J Trauma. 1998;44:501-502.
52. Kaups KL, Davis JW. Patients with gunshot wounds to the head do not require cervical spine immobilization and evaluation. J Trauma. 1998;44:865-867.
53. Lanoix R, Gupta R, Leak L, Pierre J. C-spine injury associated with gunshot wounds to the head: retrospective study and literature review. J Trauma. 2000;49:860-863.

54. Barkana Y, Stein M, Scope A, et al. Prehospital stabilization of the cervical spine for penetrating injuries of the neck: is it necessary? Injury. 2003;34:912.
55. Cornwell EE, Chang, DC, Boner JP, et al. Thoracolumbar immobilization for trauma patients with torso gunshot wounds—is it necessary? Arch Surg. 2001;136:324-327.
56. American College of Surgeons Committee on Trauma. Advanced Trauma Life Support for Doctors. 9th ed. American College of Surgeons; 2012.
57. Ullrich A, Hendey GW, Geiderman J, et al. Distracting painful injuries associated with cervical spinal injuries in blunt trauma. Acad Emerg Med. 2001;8:25-29.
58. Domeier RM, Evans RW, Swor RA, et al. Prospective validation of out-of-hospital spinal clearance criteria: a preliminary report. Acad Emerg Med. 1997;4:643-646.
59. Domeier RM, Swor RA, Evans RW, et al. Multicenter prospective validation of prehospital clinical spinal clearance criteria. J Trauma. 2002;53:744-750.
60. Hankins DG, Rivera-Rivera EJ, Ornato JP, et al. Spinal immobilization in the field: clinical clearance criteria and implementation. Prehosp Emerg Care. 2001;5:88-93.
61. Stroh G, Braude D. Can an out-of-hospital cervical spine clearance protocol identify all patients with injuries? An argument for selective immobilization. Ann Emerg Med. 2001;37:609-615.
62. Dunn TM, Dalton A, Dorfman T, et al. Are emergency medical technician-basics able to use a selective immobilization of the cervical spine protocol? A preliminary report. Prehosp Emerg Care. 2004;8:207-211.
63. Domeier RM, Frederiksen SM, Welch K. Prospective performance assessment of an out-of-hospital protocol for selective spine immobilization using clinical spine clearance criteria. Ann Emerg Med. 2005;46:123-131.
64. Domeier RM, National Association of EMS Physicians Standards and Practice Committee. Indications for prehospital spinal immobilization. Prehosp Emerg Care. 1997;3:251-253.
65. Kwan I, Bunn F. Effects of prehospital spinal immobilization: a systematic review of randomized trials on healthy subjects. Prehosp Disast Med. 2005;20:47-53.
66. Akkuş Ş, Çorbacıoğlu ŞK, Çevik Y, Akıncı E, Uzunosmanoğlu H. Effects of spinal immobilization at 20° on respiratory functions. Am J Emerg Med. 2016;34:1959-1962.
67. Ham WHW, Shoonhoven L, Schuurmans MJ, Leenen LPH. Pressure ulcer development in trauma patients with suspected spinal injury: the influence of risk factors present in the emergency department. Int Emerg Nurs. 2017;30:13-19.
68. Ham WHW, Shoonhoven L, Schuurmans MJ, Leenen LPH. Pressure ulcers, indentation marks and pain from cervical spine immobilization with extrication collars and headblocks: an observational study. Injury. 2016;47:1924-1931.
69. Robinson WW, inventor. Scoop stretcher. U.S. patent 2417378. December 28, 1943.
70. Krell JM, McCoy MS, Sparto PJ, Fisher GL, Stoy WA, Hostler DP. Comparison of the Ferno scoop stretcher with the long backboard for spinal immobilization. Prehosp Emerg Care. 2006;10(1):46-51.
71. Lovell ME, Evans JH. A comparison of the spinal board and the vacuum stretcher, spinal stability and interface pressure. Injury. 1994;25(3):179-180.
72. Chan D, Goldberg RM, Mason J, Chan L. Backboard versus mattress splint immobilization: a comparison of symptoms generated. J Emerg Med. 1996;14(3):293-298.
73. Johnson DR, Hauswald M, Stockhoff C. Comparison of a vacuum splint device to a rigid backboard for spinal immobilization. Am J Emerg Med. 1996;14(4):369-372.
74. Hamilton RS, Pons PT. The efficacy and comfort of full-body vacuum splints for cervical-spine immobilization. J Emerg Med. 1996;14(5):553-559.
75. Cross DA, Baskerville J. Comparison of perceived pain with different immobilization techniques. Prehosp Emerg Care. 2001;5(3):270-274.
76. Luscombe MD, Williams JL. Comparison of a long spinal board and vacuum mattress for spinal immobilisation. Emerg Med J. 2003;20(5):476-478.
77. Ben-Galim P, Dreiangel N, Mattox KL, Reitman CA, Kalantar SB, Hipp JA. Extrication collars can result in abnormal separation between vertebrae in the presence of a dissociative injury. J Trauma. 2010;69(2):447-450.
78. Ho AMH, Fung KY, Joynt GM, Karmakar KM, Peng Z. Rigid cervical collar and intracranial pressure of patients with severe head injury. J Trauma. 2002;53:1185-1188.
79. Mobbs RJ, Stoodley MA, Fuller JF. Effect of cervical hard collar on intracranial pressure after head injury. Anz J Surg. 2002;72:389-391.
80. DeBoer SL, Seaver M. Big head, little body syndrome: what EMS providers need to know. Emerg Med Serv. 2004;33:47-52.
81. Nalliah RP, Anderson IM, Lee MK, Rampa S, Allareddy V, Allareddy V. Epidemiology of hospital-based emergency department visits due to sports injuries. Pediatr Emerg Care. 2014;30(8):511-515.
82. UAB Spinal Cord Injury Model System Information Network. The UAB-SCIMS information network. University of Alabama School of Medicine website. Accessed February 4, 2018. www.spinalcord.uab.edu
83. Puvanesurajah V, Qureshi R, Cancienne JM, Hassanzadeh H. Traumatic sports-related cervical spine injuries. Trauma Spine Inj. 2017;30(2):50-56.
84. Banerjee R, Palumbo MA, Fadale PD. Catastrophic cervical spine injuries in the collision sport athlete, part 1: epidemiology, functional anatomy, and diagnosis. Am J Sports Med. 2004;32(4):1077-1087.
85. Appropriate Care of the Spine Injured Athlete. National Athletic Trainers' Association. Updated August 5, 2015. Accessed February 4, 2018. https://www.nata.org/sites/default/files/Executive-Summary-Spine-Injury-updated.pdf
86. Schroeder GD, Vaccaro AR. Cervical spine injuries in the athlete. J Am Acad Orthop Surg. 2016;24(9):e122-e133.
87. Response to the National Athletic Trainers Association: appropriate care of the spine injured athlete; inter-association consensus statement. National Association of State EMS Officials. Published October 27, 2015. Accessed March 4, 2018. https://www.nasemso.org/Councils/MedicalDirectors/documents/NASEMSO-Response-to-NATA-Care-of-Spine-Injured-Athlete.pdf

88. Nesathurai S. Steroids and spinal cord injury: revisiting the NASCIS 2 and NASCIS 3 trials. J Trauma. 1998;45:1088-1093.
89. Hyldmo PK, Vist GE, Feyling AC, et al. Is the supine position associated with loss of airway patency in unconscious trauma patients? A systematic review and meta-analysis. Scan J Trauma Resusc Emerg Med. 2013;23:50.
90. Prasarn ML, Horodyski EB, Scott NE, Konopka G, Conrad B, Rechtine GR. Motion generated in the unstable upper cervical spine during head tilt–chin lift and jaw thrust maneuvers. Spine J. 2014;14:609-614.
91. Hindman BJ, From RP, Fontes RB, et al. Intubation biomechanics: laryngoscope force and cervical spine motion during intubation in cadavers—cadavers vs. patients, the effect of repeated intubations, and the effect of type II odontoid fracture on C1-C2 motion. Anesthesiology. 2015;123(5):1042-1058.
92. Bracken MB, Collins WF, Freeman DF, et al. Efficacy of methylprednisolone in acute spinal cord injury. JAMA. 1984;251(1):45-52.
93. Bracken MB, Shepard MJ, Collins WF, et al. A randomized, controlled trial of methylprednisolone or naloxone in the treatment of acute spinal-cord injury: results of the Second National Acute Spinal Cord Injury Study. N Engl J Med. 1990;322(20):1405-1411. doi: 10.1056/NEJM199005173222001
94. Bracken MB, Shepard MJ, Holford TR, et al. Administration of methylprednisolone for 24 or 48 hours or tirilazad mesylate for 48 hours in the treatment of acute spinal cord injury: results of the Third National Acute Spinal Cord Injury Randomized Controlled Trial National Acute Spinal Cord Injury Study. JAMA. 1997;277(20):1597-1604.
95. Arnold PM, Anderson PA, Chi JH, et al. Congress of Neurological Surgeons systematic review and evidence-based guidelines on the evaluation and treatment of patients with thoracolumbar spine trauma: pharmacological treatment. Neurosurgery. 2019;84(1):E36-E38. doi: 10.1093/neuros/nyy371
96. Bledsoe BE, Wesley AK, Salomone JP. High-dose steroids for acute spinal cord injury in emergency medical services. Prehosp Emerg Care. 2004;8:313-316.
97. American College of Surgeons Committee on Trauma. Spine and spinal cord trauma. In: Advanced Trauma Life Support for Doctors. 8th ed. Chicago, IL: American College of Surgeons; 2008.
98. Short DJ, El Masry WS, Jones PW. High dose methylprednisolone in the management of acute spinal cord injury: a systematic review from the clinical perspective. Spinal Cord. 2000;38:273-286.
99. Coleman WP, Benzel D, Cahill DW, et al. A critical appraisal of the reporting of the National Acute Spinal Cord Injury Studies (II and III) of methylprednisolone in acute spinal cord injury. J Spinal Disord. 2000;13:185-199.
100. Hurlbert RJ. The role of steroids in acute spinal cord injury: an evidence-based analysis. Spine. 2001;26:S39-S46.
101. Bracken MB. Steroids for acute spinal cord injury (review). Cochrane Database Syst Rev. 2012 Jan 18;1(1):CD001046.
102. Evaniew N, Noonan VK, Fallah N, et al. Methylprednisolone for the treatment of patients with acute spinal cord injuries: a propensity score-matched cohort study from a Canadian multi-center spinal cord injury registry. J Neurotrauma. 2015;32(21):1674-1683.

# Weiterführende Literatur

American College of Surgeons Committee on Trauma. Advanced Trauma Life Support for Doctors, Student Course Manual. 9th ed. American College of Surgeons; 2012.

Pennardt AM, Zehner WJ. Paramedic documentation of indicators for cervical spine injury. Prehosp Disaster Med. 1994;9:40-43.

White CC, Domeier RM, Millin MG; Standards and Clinical Practice Committee, National Association of EMS Physicians. EMS spinal precautions and the use of long backboard—resource document to the position statement of the National Association of EMS Physicians and the American College of Surgeons Committee on Trauma. Prehosp Emerg Care. 2014;18(2):306-314.

## SPEZIELLE FERTIGKEITEN

## Wirbelsäulenmanagement

Diese Fertigkeiten sollen die Prinzipien der Wirbelsäulenimmobilisation demonstrieren. Die Auswahl des jeweiligen Hilfsmittel, wird von den jeweiligen rettungsdienstlichen Leistungserbringern, lokalen oder regionalen medizinischen Verantwortlichen sowie geltenden Verfahrensanweisungen entschieden.

### Anpassung und Anlegen einer HWS-Orthese

**Prinzip: Auswahl und Anwendung einer geeigneten und angepassten HWS-Orthese zur Ruhigstellung in Neutralposition, um eine Stabilisierung von Kopf und Nacken zu gewährleisten.**

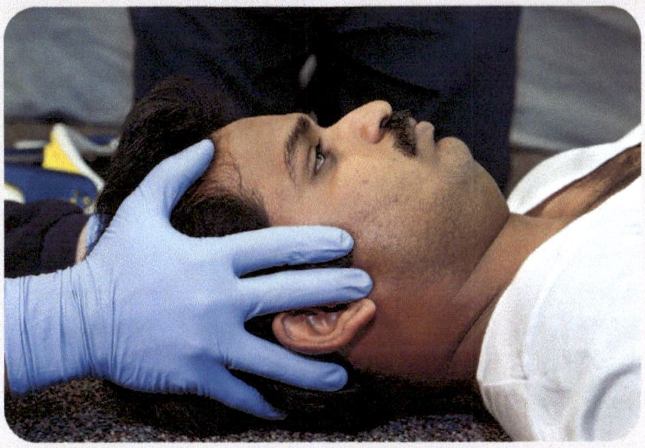

**1** Die zuerst eintreffende Rettungsdienstfachperson führt eine manuelle Inline-Stabilisierung (MILS) durch.

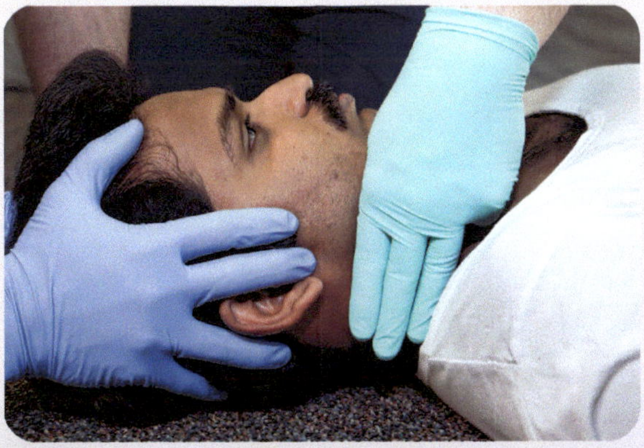

**2** Die zweite Rettungsdienstfachperson misst mit den Fingern den Abstand zwischen Unterkiefer (Mandibula) und oberen Trapezius-/Schulteransatz ab.

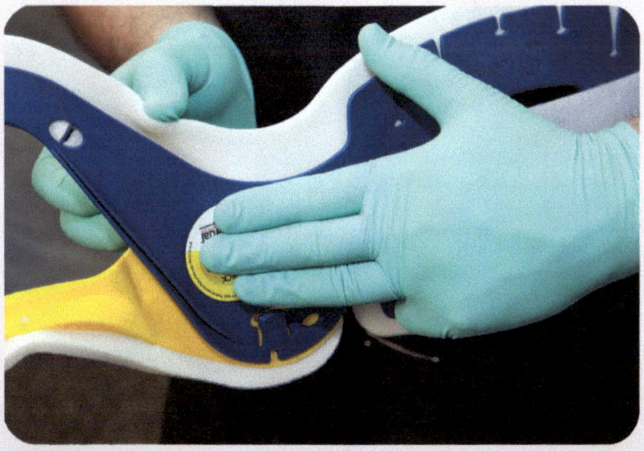

**3** Die zweite Rettungsdienstfachperson wählt eine passende HWS-Orthese aus oder stellt diese auf die zuvor abgemessene Größe ein.

## Wirbelsäulenmanagement (Fortsetzung)

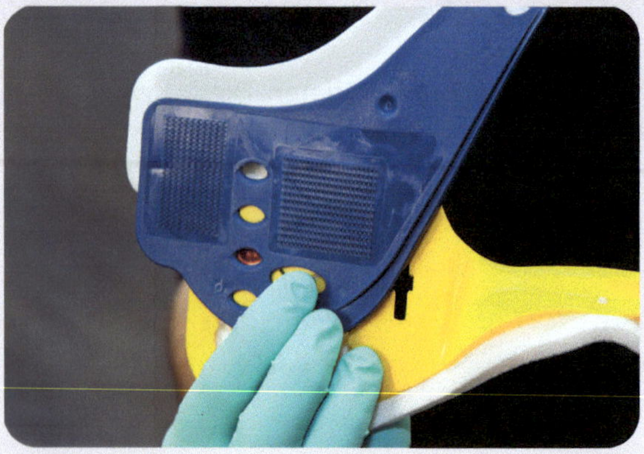

**4** Wenn eine verstellbare HWS-Orthese verwendet wird, ist sicherzustellen, dass die korrekte Größe eingestellt, fixiert bzw. eingerastet ist.

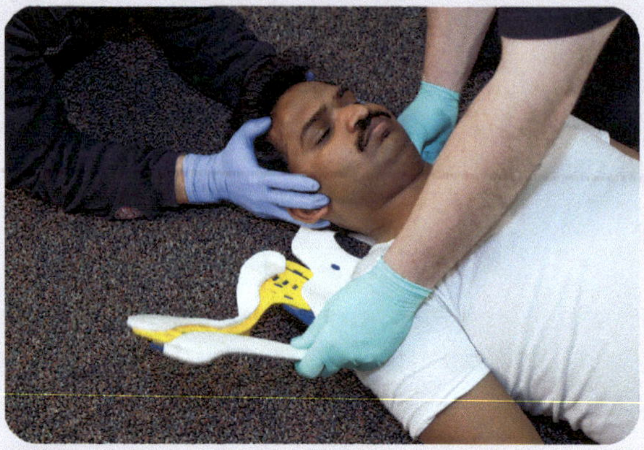

**5** Die zweite Rettungsdienstfachperson legt die HWS-Orthese an, während Kopf und Hals weiterhin durch eine weitere Rettungsdienstfachperson manuell inline stabilisiert werden.

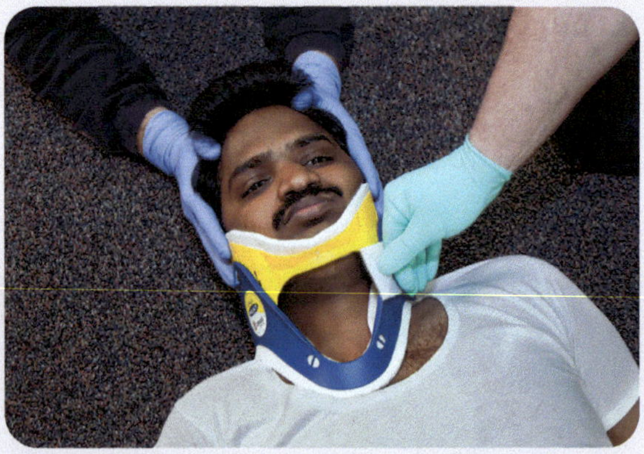

**6** Nach dem Anlegen der HWS-Orthese wird die manuelle Inline-Stabilisierung so lange fortgeführt, bis der Patient zusätzlich immobilisiert ist.

## Wirbelsäulenmanagement *(Fortsetzung)*

# Logroll – achsengerechte Drehung

**Prinzip: Der Patient wird unter kontinuierlicher manueller Inline-Stabiliserung mit möglichst geringer Bewegung der Wirbelsäule gedreht. Die Log-Roll-Technik wird eingesetzt, um (1) einen Patienten auf ein Spineboard der ein anderes Transportgerät zu lagern und (2) bei Verdacht auf ein Wirbelsäulentrauma den Rücken des Patienten untersuchen zu können.**

## *A. Patient in Rückenlage*

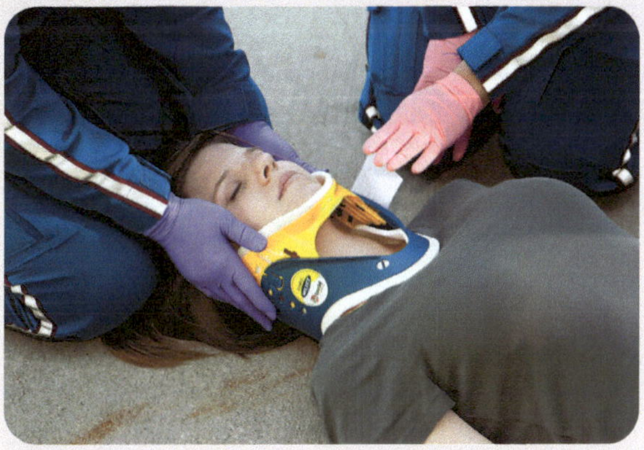

**1** Während eine Rettungsdienstfachperson die manuelle Inline-Stabilisierung der Halswirbelsäule durchführt, legt eine zweite Rettungsdienstfachperson eine korrekt passende HWS-Orthese an.

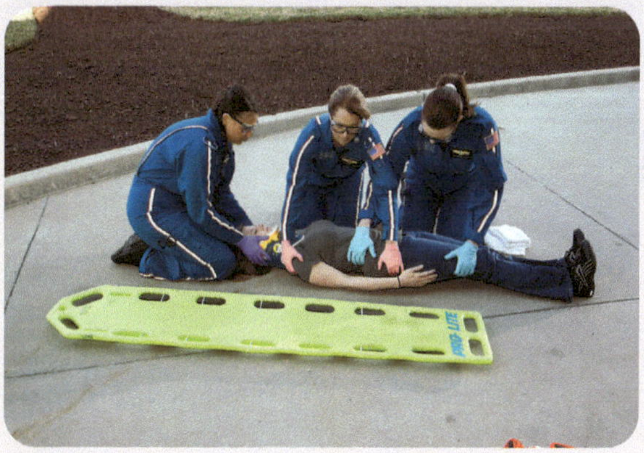

**2** Während eine Rettungsdienstfachperson die manuelle Inline-Stabilisierung der Halswirbelsäule durchführt, kniet eine zweite Rettungsdienstfachperson auf Höhe des Thorax und eine dritter Helfer auf Höhe der Knie des Patienten. Dessen Arme werden gerade an den Körper gelegt, die Beine ebenso neutral ausgerichtet. Der Patient wird an Schulter und Becken so gegriffen, dass die unteren Extremitäten in neutraler Position verbleiben. Dann wird der Patient achsengerecht auf die Seite gedreht.

## Wirbelsäulenmanagement (*Fortsetzung*)

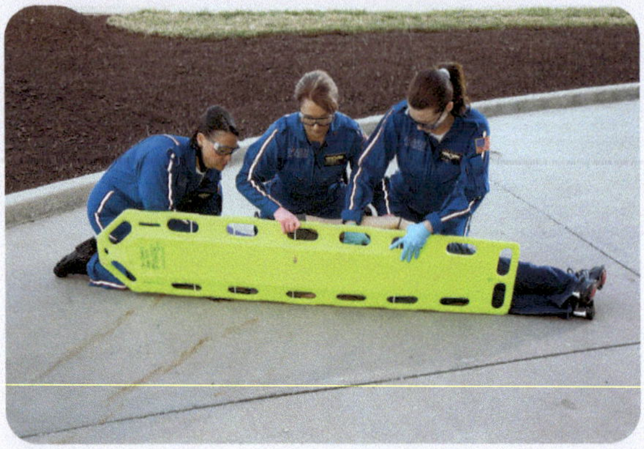

**3** Das Spineboard wird mit dem Fußende ungefähr zwischen Knien und Knöcheln positioniert, sodass das Kopfteil des Spineboards über den Kopf des Patienten hinausragt. Das Spineboard wird in schrägem Winkel am Rücken des Patienten positioniert. Der Patient wird achsengerecht auf das Spineboard gelegt und zusammen mit diesem zum Boden zurückgedreht.

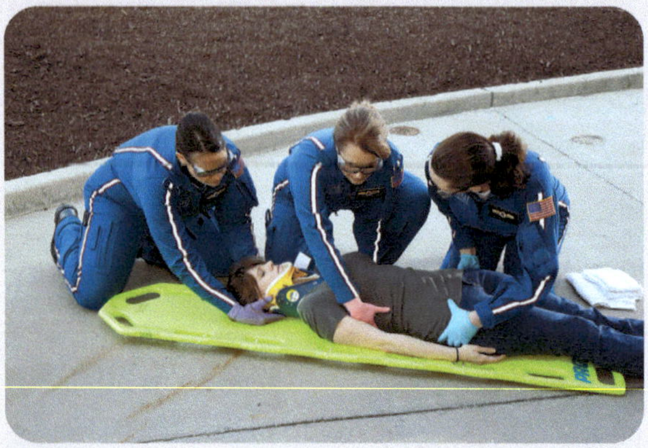

**4** Sobald das Spineboard auf dem Boden liegt, wird der Patient an Schultern, Becken und Beinen gegriffen.

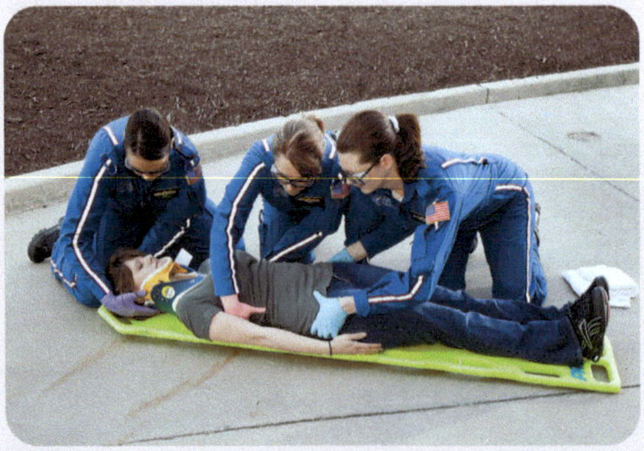

**5** Der Patient wird nun in Kopfrichtung und zur Mitte hin auf dem Spineboard bewegt. Die neutrale Inline-Position wird dabei aufrechterhalten, ohne am Kopf oder Hals des Patienten zu ziehen und ohne den Kopf dabei unnötig anzuheben.

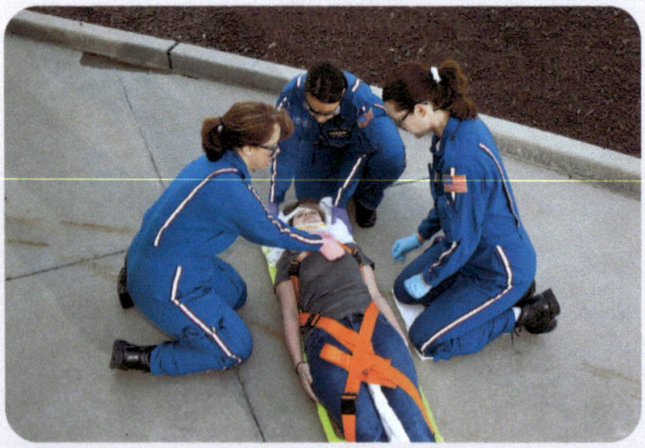

**6** Der Patient wird mit dem Kopf am oberen Ende und mit dem Rumpf in der Mitte des Spineboards positioniert und mittels einem Gurtsystem an Vorrichtungspunkten fixiert. Um längere Liegezeiten auf dem Spineboard zu vermeiden, sollte der Patient nach der initialen Rettung auf die Vakuummatratze mittels Log-Roll-Technik umgelagert werden.

## Wirbelsäulenmanagement (*Fortsetzung*)

### *B. Patient in Bauchlage oder halb-bauchseitigen Position*

Wenn ein Patient in Bauchlage oder in einer halb-bauchseitigen Position vorgefunden wird, kann eine Immobilisationstechnik angewendet werden, die der bei Patienten in Rückenlage entspricht. Dabei werden die oberen und unteren Extremitäten des Patienten zunächst in gleicher Weise ausgerichtet, ebenso entsprechen die Positionierung der Hände des Rettungsdienstfachpersonals und Helfern, sowie deren Aufgaben zur achsengerechten Drehung, der Vorgehensweise wie bei Patienten die auf dem Rücken liegenden.

Die Arme des Patienten werden so positioniert, dass die anschließende vollständige Drehung des Körpers ohne zusätzliche Umlagerungsschritte durchgeführt werden kann. Grundsätzlich ist ein Halskragen (wenn dieser im Rettungsdienst noch vorhanden ist) erst dann sicher anzulegen, wenn der Patient achsengerecht in Rückenlage positioniert wurde.

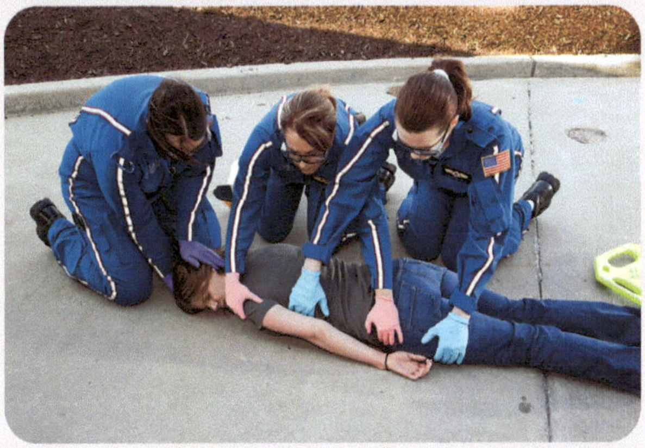

**1** Wann immer möglich, sollte der Patient entgegen der Richtung gedreht werden, in die sein Gesicht ursprünglich zeigt. Eine Rettungsdienstfachperson übernimmt die manuelle, Inline-Stabilisierung von Kopf und Halswirbelsäule. Eine zweite Rettungsdienstfachperson kniet auf Höhe des Thorax, fixiert die gegenüberliegende Schulter sowie das Handgelenk des Patienten und umfasst zusätzlich den Beckenbereich. Eine dritte Person positioniert sich auf Höhe der Knie und umfasst das Handgelenk, den Beckenbereich sowie die unteren Extremitäten, um die Drehbewegung kontrolliert und koordiniert durchzuführen.

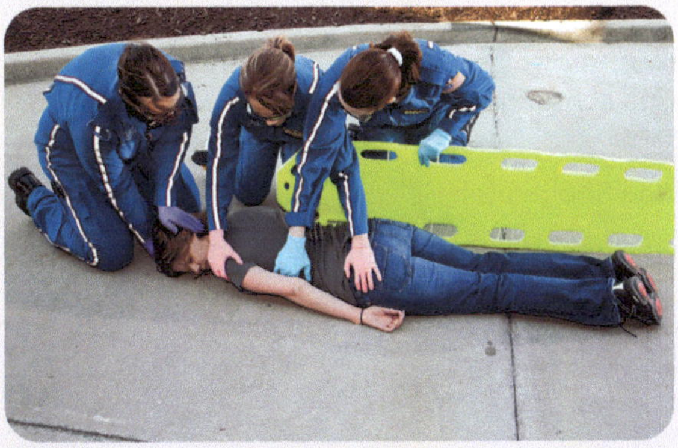

**2** Das Spineboard wird auf einer seitlichen Kante stehend zwischen dem Rettungsdienstfachpersonal und dem Rücken des Patienten in die richtige Position gebracht.

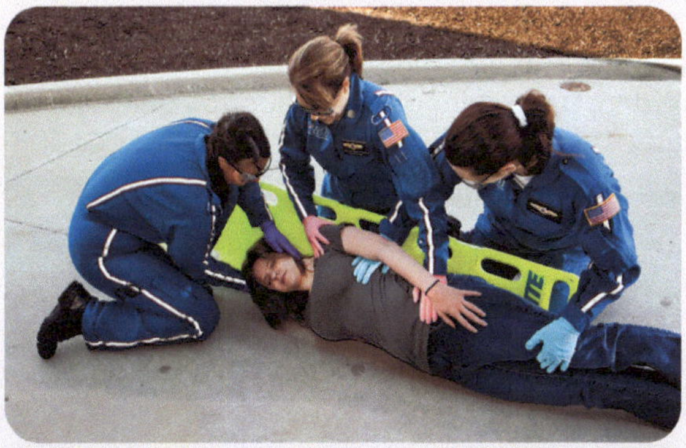

**3** Das Fußende des Spineboards wird auf Höhe der Kniekehlen des Patienten positioniert, und der Patient wird achsenrecht auf die Seite gedreht. Der Kopf des Patienten rotiert dabei weniger stark als der Rumpf, sodass sich Kopf und Rumpf beim Erreichen der Seitenlage (90-Grad-Position zum Boden) in einer ausgerichteten Linie befinden.

## Wirbelsäulenmanagement *(Fortsetzung)*

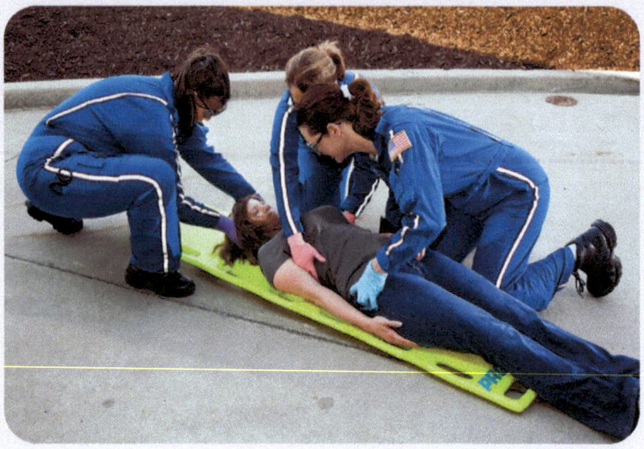

**4** Sobald sich der Patient in Rückenlage auf dem Spineboard befindet, wird er nach oben und zur Mitte dieses geschoben. Dabei ist darauf zu achten, nicht am Kopf des Patienten zuzuziehen, sondern die manuelle Inline-Stabilisierung des Kopf- und Halsbereichs durchgehend aufrechtzuerhalten. Sobald der Patient in der richtigen Position auf dem Spineboard liegt, kann eine HWS-Orthese angelegt und der Patient auf dem Spineboard mittels Gurtsystem und Kopffixierung gesichert werden.



# Herstellung einer Immobilisation der Wirbelsäule bei einem Patienten in sitzender Position – Schnelle Rettung

**Prinzip: Manuelle Stabilisierung des Patienten mit kritischen Verletzungen vor und während der Rettung aus der sitzenden Position.**

## *A. Drei oder mehr Rettungsdienstfachpersonen*

Sitzende Patienten, bei denen eine Indikation zur Immobilisation der Wirbelsäule besteht (Abbildung 9-12), können unter Aufrechterhaltung der manuellen Stabilisierung kontrolliert und sicher aus ihrer Position befreit werden. Dabei wird die Bewegung so durchgeführt, dass eine achsengerechte Ausrichtung von Kopf, Hals und Rumpf während des gesamten Vorgangs gewährleistet bleibt.

Eine schnelle Rettung (Rapid Extrication) ist in den folgenden Situationen indiziert:

- Wenn beim Primary Survey lebensbedrohliche Zustände festgestellt werden, die im Fahrzeug nicht behoben werden können.
- Wenn die Einsatzstelle für Patient und Rettungsdienstfachpersonal unsicher ist und eindeutige Gefahren existieren, sodass man sich rasch an einen sicheren Ort zurückziehen muss.
- Wenn ein Patient den Zugang zu anderen Schwerverletzten versperrt.

*(Fortsetzung nächste Seite)*

## Wirbelsäulenmanagement (Fortsetzung)

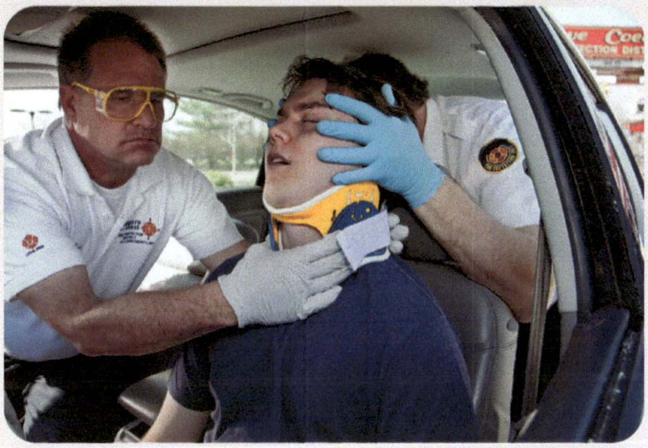

**1** Sobald die Entscheidung zur schnellen Rettung getroffen ist, werden zunächst Kopf und Hals manuell inline-stabilisiert. Dies geht am besten von hinten. Wenn es dem Rettungsdienstfachpersonal nicht möglich ist, hinter den Patienten zu gelangen, lässt sich die manuelle Inline-Stabilisierung auch von der Seite durchführen. Egal ob von hinten oder von der Seite – Kopf und Hals des Patienten werden in Neutralposition gebracht, der Patient wird schnell beurteilt und eine korrekt passende HWS-Orthese (wenn verfügbar) angelegt.

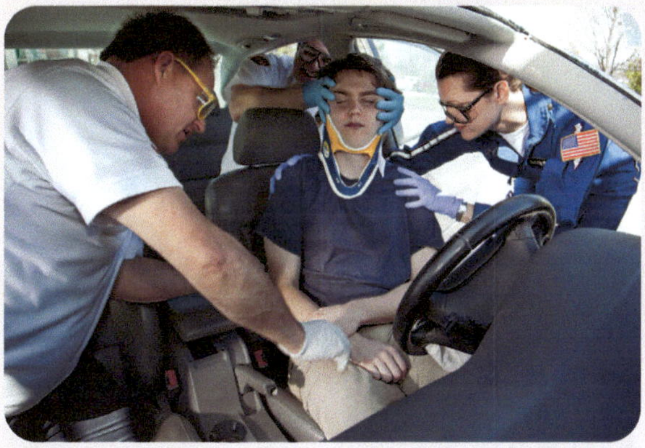

**2** Während die manuelle Inline-Stabilisierung des Kopfes aufrechterhalten wird, werden Brustkorb und Abdomen sowie Beine untersucht. Dann wird der Patient in kurzen, kontrollierten Bewegungen gedreht.

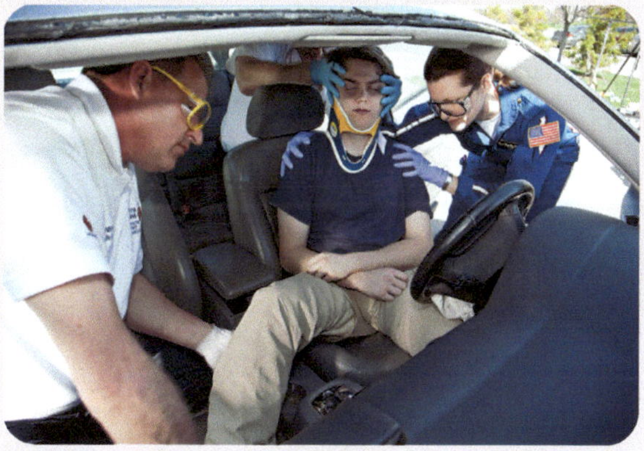

**3** Wenn das Fahrzeug eine Mittelkonsole hat, müssen die Füße jetzt darüber gehoben werden.

## Wirbelsäulenmanagement *(Fortsetzung)*

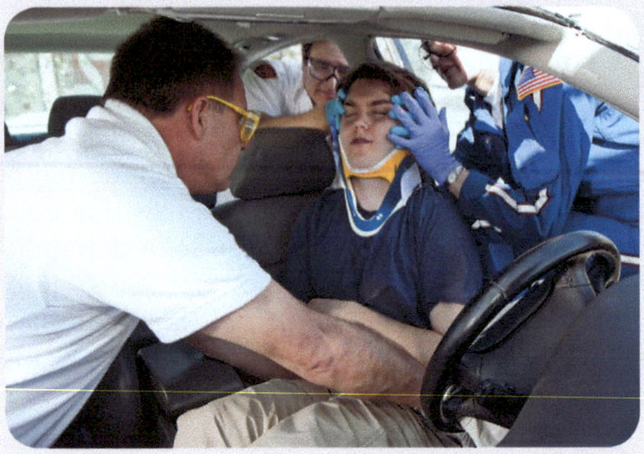

**4** Eine Rettungsdienstfachperson dreht den Patienten soweit, bis die manuelle Inline-Stabilisierung nicht mehr durchgeführt werden kann. Eine weitere Rettungsdienstfachperson übernimmt nun von außen die manuelle Inline-Stabilisierung der HWS.

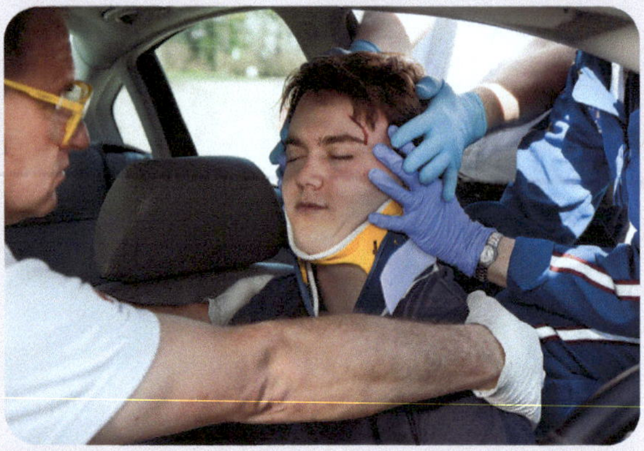

**5** Die erste Rettungsdienstfachperson verlässt nun Ihre Position aus dem inneren des Fahrzeugs und übernimmt die manuelle Inline-Stabilisierung der HWS von der zweiten Rettungsdienstfachperson.

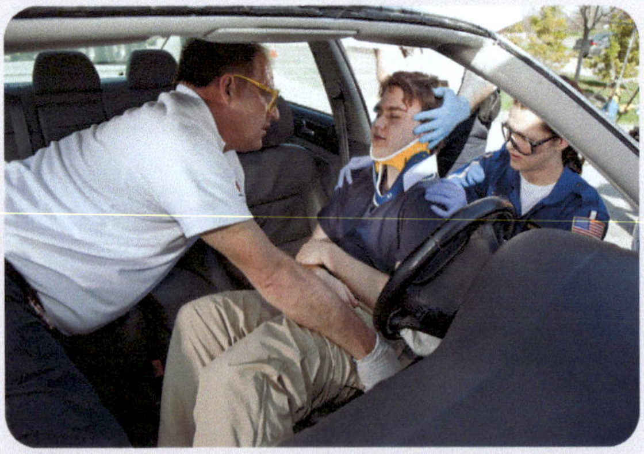

**6** Die Drehung des Patienten wird fortgeführt, bis dieser kontrolliert durch die Fahrzeugtüröffnung nach außen bewegt und auf das Spineboard abgesenkt werden kann.

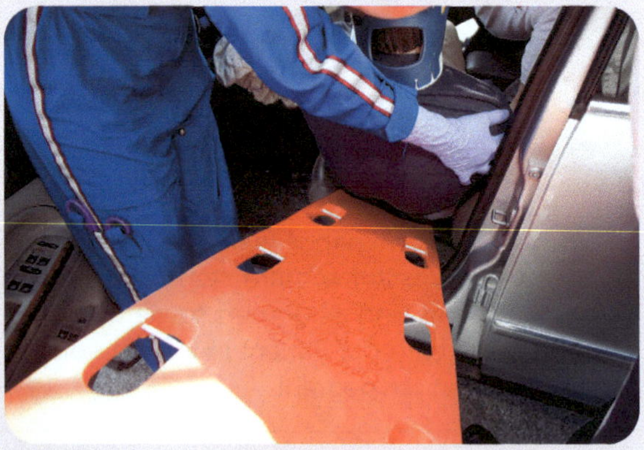

**7** Das Spineboard wird so positioniert, dass sich das Fußende auf dem Fahrzeugsitz und das Kopfende auf der Trage befindet. Kann die Trage nicht direkt neben dem Fahrzeug platziert werden, halten andere Einsatzkräfte das Spineboard, während der Patient kontrolliert darauf abgesenkt wird.

*(Fortsetzung nächste Seite)*

## Wirbelsäulenmanagement *(Fortsetzung)*

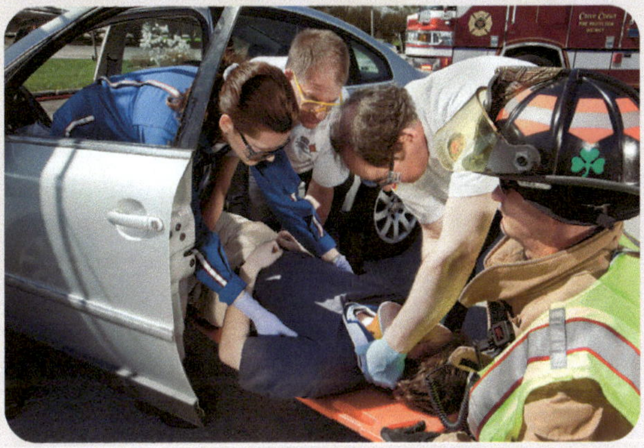

**8** Sobald der Rumpf des Patienten auf dem Spineboard liegt, wird der Patient achsengerecht auf dem Spineboard nach oben gezogen. Die Rettungsdienstfachperson, welche die manuelle Inline-Stabilisierung übernommen hat, muss darauf achten, dass sie nicht am Patienten zieht, sondern Kopf und Nacken während der Bewegung lediglich stützt. Wenn der Patient auf dem Spineboard positioniert ist, kann das Rettungsdienstfachpersonal und weitere Helfer den Patienten auf dem Spineboard sichern. Der Oberkörper des Patienten wird in der Regel zuerst gesichert, dann der untere Rumpf und das Becken, sowie die Beine des Patienten, der Kopf- und Halsbereich werden zuletzt gesichert. Wenn die Einsatzstelle unsicher ist, sollte der Patient erst in einen sicheren Bereich gebracht werden, bevor er auf dem Spineboard bzw. der Patiententrage gesichert wird.

**Beachte:** Dieses Verfahren stellt lediglich ein Beispiel für die schnelle Rettung eines Patienten aus sitzender Position eines Fahrzeugs dar. Da reale Einsatzsituationen selten ideal verlaufen, müssen die einzelnen Schritte stets an die jeweilige Umgebung und den konkreten Patienten angepasst werden. Der grundlegende Leitsatz der schnellen Rettung bleibt jedoch in allen Situationen gleich: **Die manuelle Inline-Stabilisierung des Kopf- und Halsbereichs sowie des gesamten Rumpfs muss während der gesamten Rettung ohne Unterbrechung aufrechterhalten werden, um unnötige Bewegungen zu vermeiden.** Jede funktionierende Positionierung des Rettungsdienstfachpersonals kann geeignet sein. Häufige Positionswechsel sollten jedoch vermieden werden, da sie die manuelle Inline-Stabilisierung gefährden.

Diese Technik erlaubt eine effektive manuelle Inline-Stabilisierung von Kopf, Halswirbelsäule und Rumpf während der gesamten Rettung aus einem Fahrzeug. Die folgenden drei Punkte sind entscheidend für eine sichere und strukturierte Durchführung:

1. Eine Rettungsdienstfachperson stabilisiert kontinuierlich Kopf und Halswirbelsäule, eine zweite Rettungsdienstfachperson dreht und stabilisiert den oberen Rumpf, während eine dritte Einsatzkraft Becken und untere Extremitäten bewegt und kontrolliert.
2. Eine durchgehende Stabilisierung ist nicht möglich, wenn versucht wird, den Patienten in einer einzigen, kontinuierlichen Bewegung zu retten. Die einzelnen Bewegungsabschnitte müssen unterbrochen werden, um die Position zu wechseln und sich auf den nächsten Schritt vorzubereiten. Unnötige Eile führt unweigerlich zu unkontrollierten Bewegungen der gesamten Wirbelsäule.
3. Die Prinzipien der schnellen Rettung müssen flexibel an jede Einsatzsituation und jeden Patienten angepasst werden. Ein sicheres Vorgehen ist nur gewährleistet, wenn alle Beteiligten die Abläufe geübt haben und die Handgriffe sowie die nächsten Schritte der Teammitglieder genau kennen.

## Wirbelsäulenmanagement *(Fortsetzung)*

### *B. Zwei Helfer (Boa-Rettung)*

In manchen Situationen ist nicht genügend Rettungsdienstfachpersonal vor Ort, um einen kritischen Patienten schnell zu retten. In diesen Situationen ist die Zwei-Helfer-Methode sinnvoll.

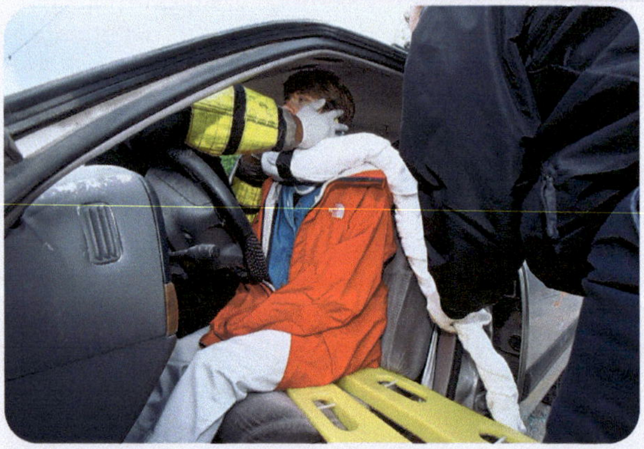

**1** Eine Rettungsdienstfachperson übernimmt die manuelle Inline-Stabilisierung von Kopf und HWS. Eine zweite legt eine korrekt sitzende HWS-Orthese (bei dieser Methode ist die Anlage erforderlich) an und legt ein zusammengerolltes Laken („Boa") oder ein BOA-Produkt von vorne um den Hals des Patienten. Die Mitte der Boa wird vorne in der Mittellinie des Patienten auf der festen HWS-Orthese des Patienten positioniert. Die Enden der Boa werden im Nacken des Patienten überkreuzt und unter den Armen des Patienten nach vorne durchgeführt.

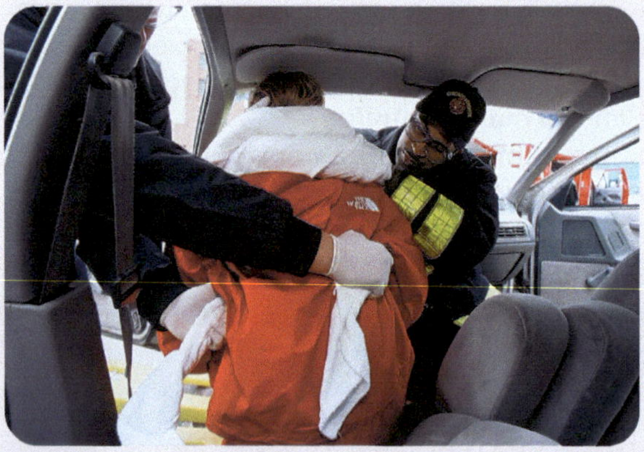

**2** Mit den Enden der Boa wird der Patient nun gedreht, bis sich sein Rücken mittig in der Türöffnung befindet.

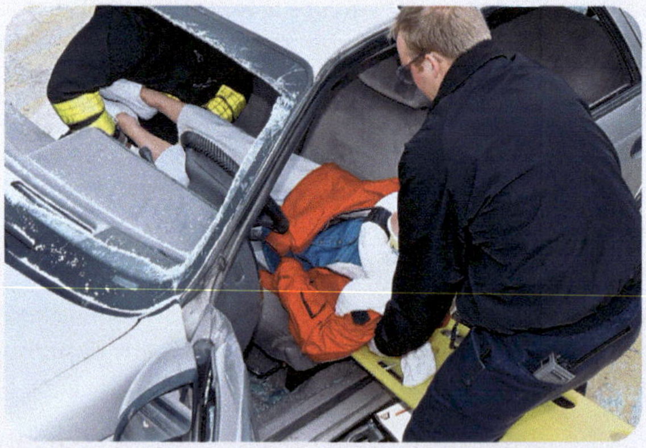

**3** Die erste Rettungsdienstfachperson zieht den Patienten mithilfe der unter dessen Schultern positionierten Enden der Boa auf das Spineboard, während die zweite Rettungsdienstfachperson Rumpf, Becken und Beine des Patienten befreit und nachführt.

## Wirbelsäulenmanagement *(Fortsetzung)*

## Immobilisation für Kleinkinder

**Prinzip: Eine Wirbelsäulenimmobilisation bei einem Kind mit Verdacht auf Wirbelsäulenverletzung durchführen.**

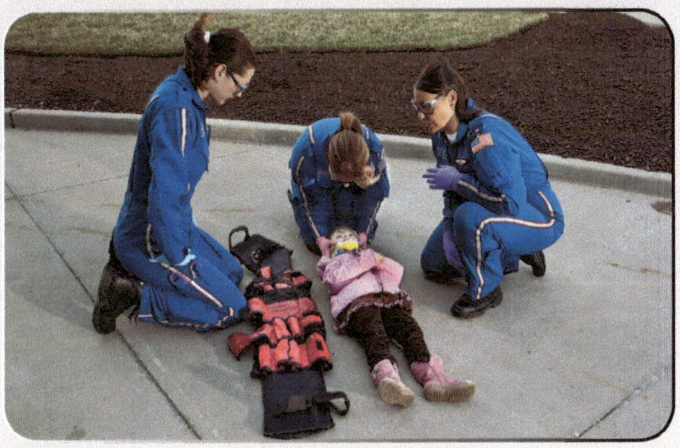

**1** Die erste Rettungsdienstfachperson kniet oberhalb des Kopfes des Patienten und führt eine manuelle Inline-Stabilisierung von Kopf und HWS durch. Währenddessen passt die zweite eine geeignete HWS-Orthese an bzw. legt diese an, während die manuelle Inline-Stabilisierung kontinuierlich aufrechterhalten wird. Anschließend werden Arme und Beine des Patienten in Neutralposition aus.

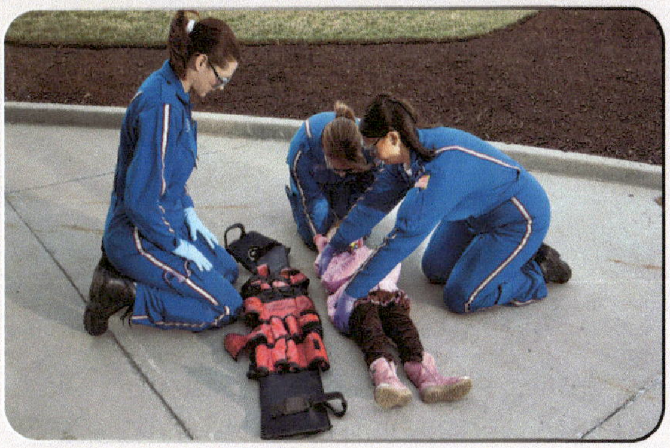

**2** Die zweite Rettungsdienstfachperson kniet jetzt an der Seite des Patienten auf Höhe des Rumpfes. Dann greift diese den Patienten so an Schulter und Hüfte, dass auch die unteren Extremitäten in Neutralposition bleiben. Auf das Kommando der ersten Rettungsdienstfachperson am Kopf, wird der Patient etwas auf die Seite gedreht.

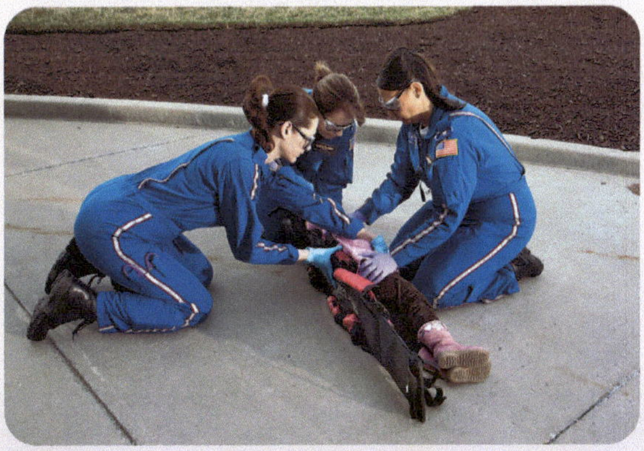

**3** Eine dritte Rettungsdienstfachperson oder ein Helfer positioniert das Immobilisationssystem (z.B. Spineboard oder spezielles Kinderspineboard) hinter dem Patienten und hält es in Position.

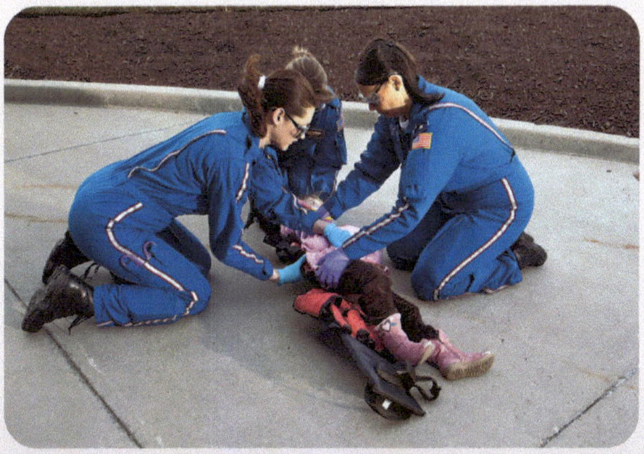

**4** Das Spineboard wird am Rücken des kleinen Patienten anliegend gehalten. Sodann wird er mittels Logroll auf das Spineboard gedreht, und anschließend mit dem Patienten kontrolliert auf den Boden abgelassen.

## Wirbelsäulenmanagement *(Fortsetzung)*

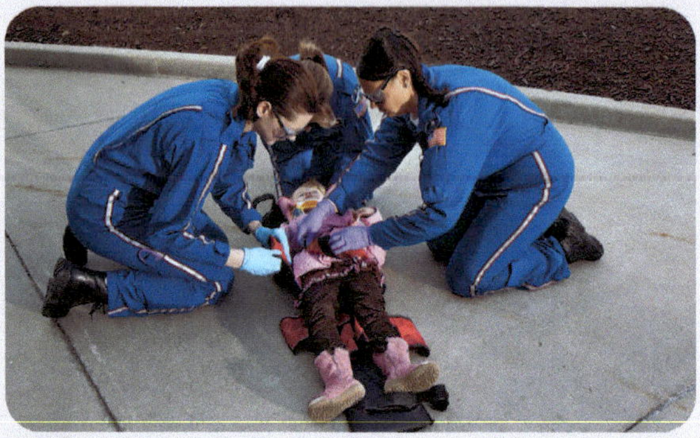

**5** Der Patient kann durch die zweite oder ggf. dritte Rettungsdienstfachperson auf dem Spineboard gesichert werden, während die erste Rettungsdienstfachperson die manuelle Inline-Stabilisierung beibehält.

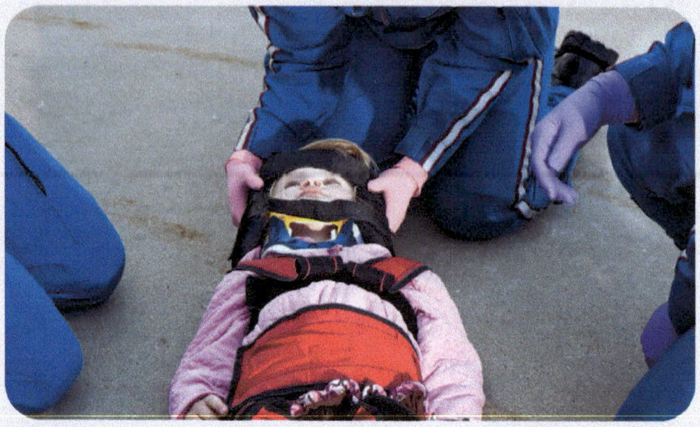

**6** Wenn der Oberkörper und die unteren Extremitäten gesichert sind, wird der Kopf des Patienten auf dem Spineboard fixiert.



# Helmabnahme

### Prinzip: Abnahme eines Motorradhelms, sodass das Risiko weiterer Verletzungen minimiert wird.

Bei Patienten, die Integralhelme tragen, muss der Helm frühzeitig im Rahmen der initialen Beurteilung entfernt werden. Dadurch wird ein unmittelbarer Zugang zur Beurteilung und Sicherung der Atemwege sowie der adäquaten Oxygenierung (Ventilation) ermöglicht. Die Helmentfernung stellt sicher, dass keine verdeckten offenen Verletzungen mit kritischen Blutungen im hinteren Helmbereich übersehen werden und erlaubt es dem Rettungsdienstfachpersonal, den Kopf aus der durch große Helme häufig erzwungenen Flexionshaltung in eine neutrale Position zu bringen. Zudem wird eine vollständige Untersuchung von Kopf und Hals im Rahmen des Secondary Survey ermöglicht und die Immobilisation der Wirbelsäule bei entsprechender Indikation erleichtert (Abb. 9-12). Das Vorgehen wird dem bewusstseinsklaren Patienten vorab erklärt. Äußert der Patient den Wunsch, dass der Helm nicht entfernt werden soll, wird erklärt, dass das Rettungsdienstfachpersonal hierfür geschult ist und die Helmabnahme unter konsequenter Inline-Stabilisierung der Halswirbelsäule durchführt wird. Grundsätzlich sind zur Durchführung zwei Helfer bzw. Rettungsdienstfachpersonen erforderlich.

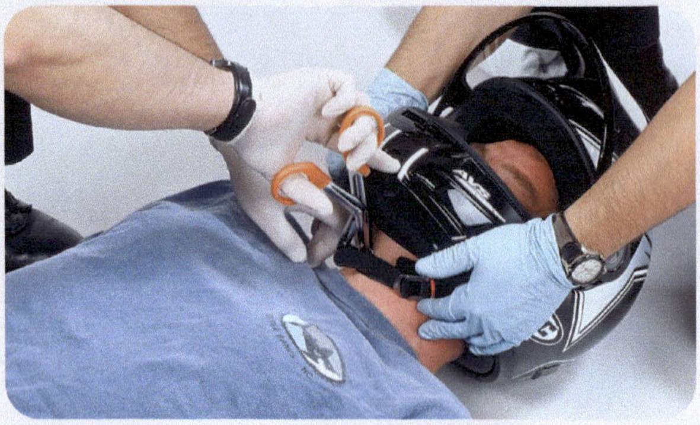

**1** Eine Rettungsdienstfachperson übernimmt die Position oberhalb des Kopfes des Patienten. Mit seitlich gegen den Helm gepressten Handflächen, wobei die Finger den unteren Rand des Helmes umfassen, werden Helm, Kopf und Nacken in einer weitgehend neutralen Position stabilisiert, wie es der Helm erlaubt. Eine zweite Rettungsdienstfachperson kniet neben dem Patienten, öffnet oder entfernt das Visier, soweit erforderlich, und löst oder durchtrennt den Kinngurt.

(Fortsetzung nächste Seite)

## Wirbelsäulenmanagement *(Fortsetzung)*

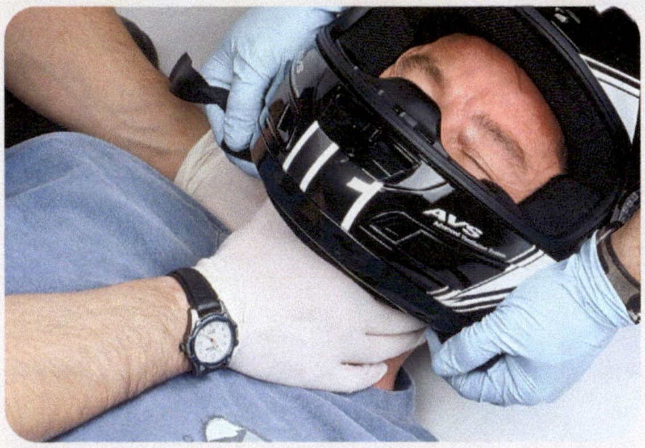


**2** Der Unterkiefer des Patienten wird zwischen Daumen und Zeige-/Mittelfinger am Kieferwinkel gegriffen. Die andere Hand greift unter den Nacken des Patienten an den Hinterkopf, um die manuelle Inline-Stabilisierung der HWS zu übernehmen. Um hierbei eine größere Stabilität zu erlangen, sollten die Unterarme der zweiten Rettungsdienstfachperson auf dem Boden oder seinen Schenkeln aufliegen.

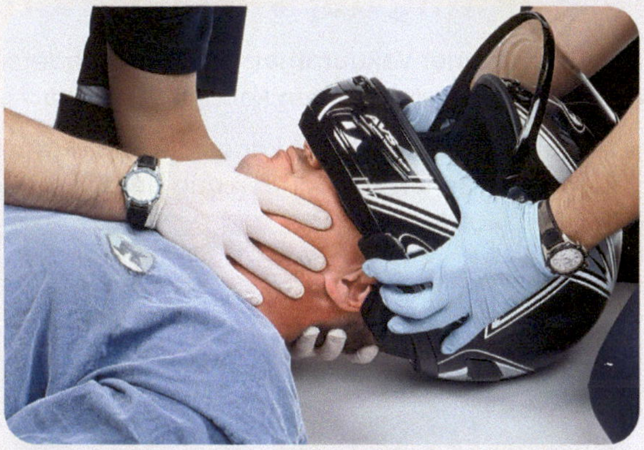


**3** Die erste Rettungsdienstfachperson zieht die Seiten des Helmes vorsichtig auseinander, weg vom Patientenkopf, und zieht den Helm mit vorsichtigen Auf-und-ab-Bewegungen langsam vom Kopf des Patienten. Vorsicht ist besonders in der Phase geboten, in der der Helm die Nase des Patienten passiert.

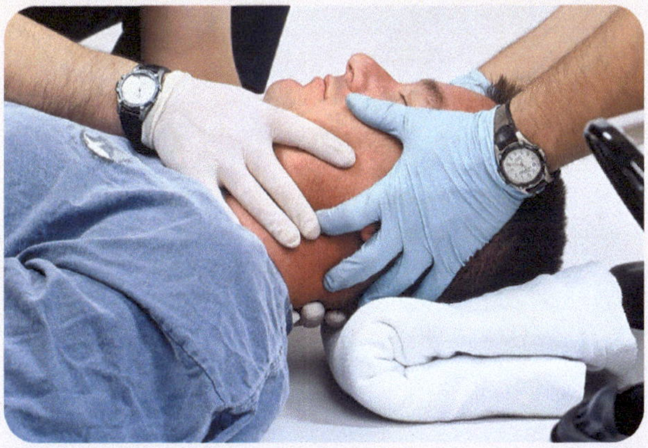

**4** Nach Entfernen des Helms wird eine adäquate Polsterung unter dem Kopf platziert, um eine neutrale manuelle Inline-Stabilisierung der Halswirbelsäule sicherzustellen. Die manuelle Inline-Stabilisierung der HWS wird während des gesamten Vorgangs konsequent fortgeführt. Ist eine HWS-Orthese verfügbar und bestehen keine Kontraindikationen, kann diese nach korrektem Abmessen angelegt werden.

Beachte: Zwei wesentliche Elemente sind für eine Helmabnahme wichtig:

1. Während eine Rettungsdienstfachperson die manuelle Inline-Stabilisierung von Kopf und Hals kontinuierlich aufrechterhält, führt die zweite Rettungsdienstfachperson die Bewegungen zur Helmabnahme durch. Nie dürfen beide Rettungsdienstfachpersonen gleichzeitig die Bewegungen durchführen.
2. Die Rettungsdienstfachperson rotiert den Helm vorsichtig in verschiedene Richtungen, zunächst um die Nase des Patienten freizulegen und anschließend, um den Hinterkopf kontrolliert zu befreien.

## Wirbelsäulenmanagement *(Fortsetzung)*

### Anwendung der Vakuummatratze

Beim Einsatz einer Vakuummatratze ist besondere Sorgfalt erforderlich. Scharfe Gegenstände am Boden oder in der Kleidung des Patienten können die Matratze beschädigen und dadurch unbrauchbar machen.

Die einzelnen Arbeitsschritte können je nach Modell leicht variieren. Das Rettungsdienstfachpersonal muss mit den spezifischen Handgriffen und dem Vorgehen, für das in der jeweiligen Organisation verwendete System vertraut sein.

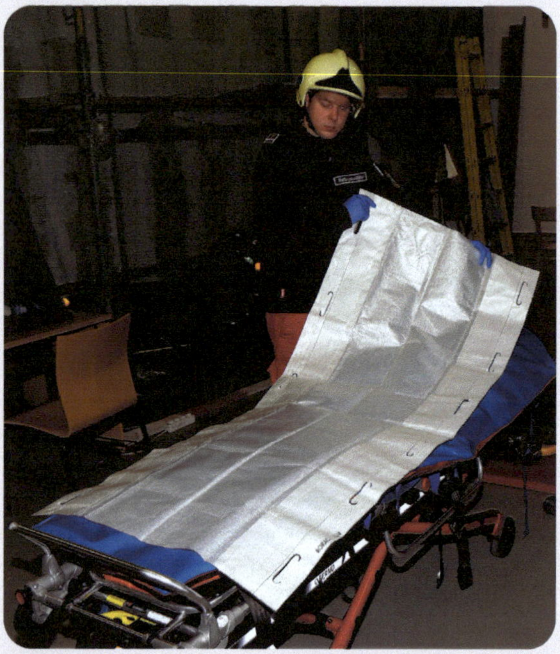

**1** Eine Rettungsdienstfachperson positioniert die Vakuummatratze auf einer abgesenkten Trage oder auf ebenem Untergrund. Die Kunststoffkügelchen im Inneren der Vakuummatratze werden gleichmäßig verteilt, sodass eine möglichst ebene, stabile Oberfläche entsteht. Die Matratze befindet sich anschließend in einem leicht abgesaugten Zustand.

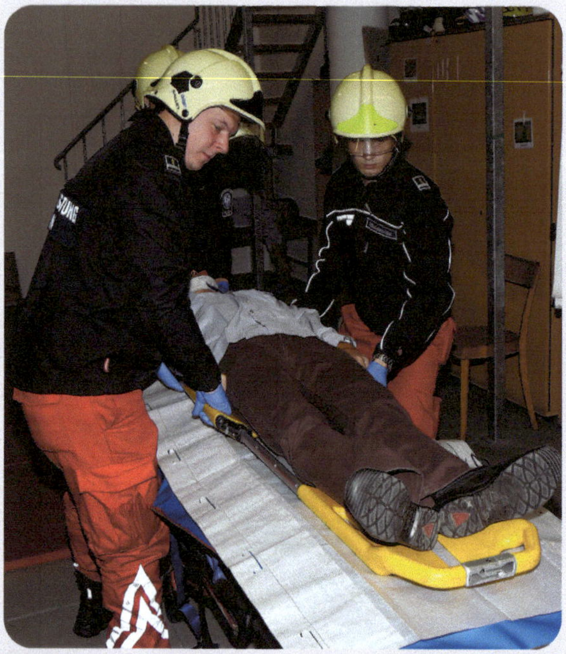

**2** Mithilfe einer Schaufeltrage wird der Patient schonend und achsengerecht auf die Vakuummatratze gelagert.

*(Fortsetzung nächste Seite)*

## Wirbelsäulenmanagement *(Fortsetzung)*

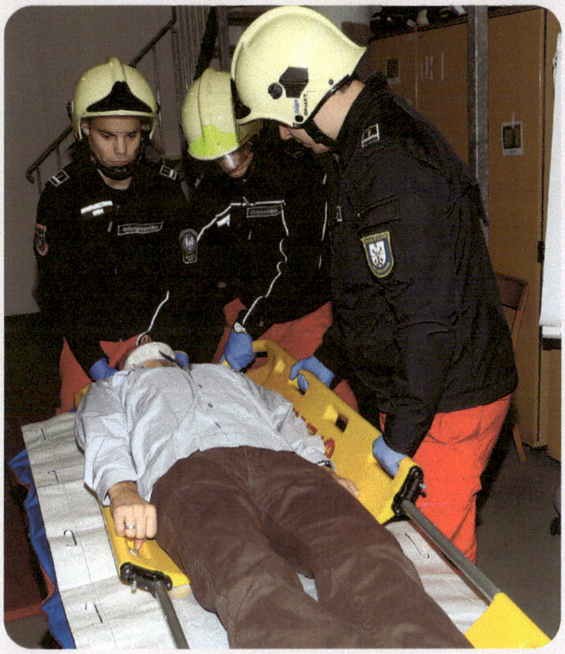

**3** Die Schaufeltrage wird vorsichtig und kontrolliert unter dem Patienten entfernt, um Lageveränderungen und Rotationsbewegungen der Wirbelsäule zu vermeiden. Anschliessend wird das Ventil der Vakuummatratze kurz geöffnet, damit sich die Kunststoffkügelchen im Kopf, Rumpf, Becken und Beinbereich den rückwärtigen Körperkonturen anpassen können.

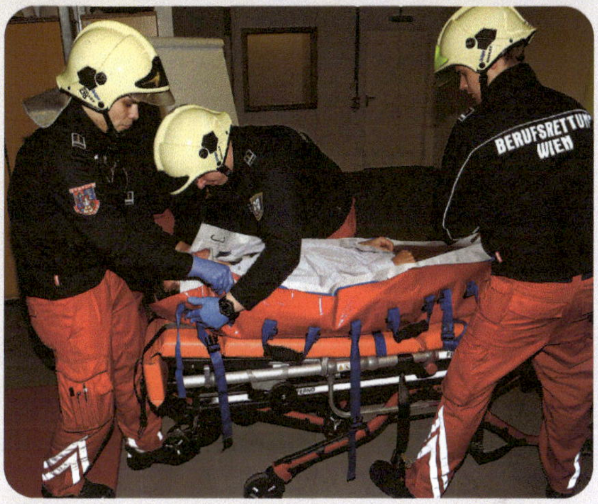

**4** Die Vakuummatratze wird nun sorgfältig an den seitlichen Körperkonturen des Patienten angepasst, während eine Rettungsdienstfachperson die manuelle Inline-Stabilisierung des Kopfes kontinuierlich sicherstellt. Anschließend ist das Ventil der Matratze entweder in einem geöffneten oder geschlossenen Zustand, je nach Hersteller der Vakuummatratze zu halten, und die Luft aus dieser abzusaugen, bis die Vakuummatratze formstabil ist und eine adäquate Immobilisation vom Kopf bis zu den Füßen gewährleistet.

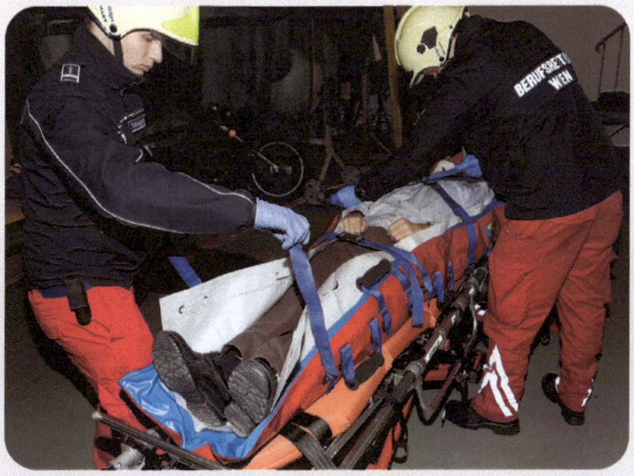

**5** Anschließend ist darauf zu achten, dass das Ventil der Vakuummatratze verschlossen und der Patient gemäß den Vorgaben mit Sicherungsgurten gesichert wird. Zudem ist auf einen adäquaten Wärmeerhalt des Patienten zu achten.

KAPITEL **10**

# Thoraxtrauma

**Autoren**
Anthony Loria, MD
Mark Gestring, MD, FACS

## LERNZIELE

Nach dem Durcharbeiten dieses Kapitels werden Sie in der Lage sein:

- Die Anatomie und Physiologie der intrathorakalen Organe zu beschreiben
- Veränderungen und pathophysiologische Prozesse im Rahmen von Thoraxtraumata zu erklären
- Zusammenhänge zwischen Unfallmechanismen und den in der Patientenbeurteilung erhobenen pathophysiologischen Befunden im Rahmen von Thoraxtraumata zu diskutieren
- Unterscheiden zu können, ob die Priorität der Patientenversorgung auf Stabilisierung und schnellem Transport liegen muss oder ob eine Versorgung vor Ort angezeigt ist
- Anzeichen, Symptome, Pathophysiologie und Management der folgenden Thoraxverletzungen zu erläutern:
  - Rippenfrakturen
  - Instabiler Thorax
  - Lungenkontusion
  - Pneumothorax
  - Spannungspneumothorax
  - Hämatothorax
  - Stumpfe Herzverletzung
  - Perikardtamponade
  - Commotio cordis
  - Traumatische Aortenruptur
  - Tracheobronchiale Ruptur
  - Traumatische Asphyxie
  - Diaphragmaruptur

## FALLBEISPIEL

Sie werden als Team zu einem Einsatz in ein Industriegebiet alarmiert, wo ein Arbeiter von einem Metallstück getroffen worden sein soll. An der Pforte nimmt Sie der Werkschutz in Empfang und begleitet Sie zur Unfallstelle auf dem Betriebsgelände. Auf dem Weg dorthin erfahren Sie, dass der Verletzte zuvor Metallstreben montiert hatte. Während er sich nach einer weiteren Metallstange umdrehte, stieß er mit der Brust gegen das spitze Ende einer bereits installierten Metallstange seines Kollegen. Dabei riss sein Hemd auf, und er zog sich eine Verletzung im Thoraxbereich zu.

An der Einsatzstelle treffen Sie einen etwa 35-jährigen Patienten in sitzender Position mit nach vorne gebeugtem Oberkörper an. Er drückt ein Tuch gegen seine rechte Thoraxhälfte und versucht auf Ihre Fragen

(*Fortsetzung nächste Seite*)

**FALLBEISPIEL (FORTSETZUNG)**

zum Unfallhergang zu antworten, muss jedoch nach jeweils fünf bis sechs Wörtern pausieren, um nach Luft zu ringen. Nach Abnahme des Tuches zeigt sich eine ca. fünf Zentimeter lange, penetrierende Thoraxverletzung mit blutig-seröser Sekretion und sichtbarer Luftblasenbildung. Bei der Auskultation ist rechtsseitig ein deutlich abgeschwächtes Atemgeräusch festzustellen. Der Patient ist schweißig, der Radialispuls ist tachykard, aber palpabel. Weitere pathologische Befunde sind derzeit nicht erkennbar.

- Besteht bei dem Patienten Atemnot?
- Liegen lebensbedrohliche Verletzungen vor?
- Welche Maßnahmen sollten sofort vor Ort getroffen werden?
- Wie sollte dieser Patient transportiert werden?
- Gibt es in Abhängigkeit regionaler Gegebenheiten (z.B. ländlicher Bereich, verlängerte Transportzeiten, etc.) Unterschiede im Management?
- Welche Begleitverletzungen sind zu erwarten?

## EINFÜHRUNG

Analog anderen Verletzungsarten können Thoraxtraumata durch stumpfe oder penetrierende Mechanismen sowie im Rahmen von Explosionen entstehen. Typischerweise kommt es bei Verkehrsunfällen, Stürzen aus großer Höhe, Schlägereien und Kontusionen – beispielsweise durch Verschüttungsunfälle – zu stumpfer Krafteinwirkung auf den Thorax. In aktuellen Leitlinien zur „Polytrauma/Schwerverletzten-Behandlung" wird explizit erwähnt, dass insbesondere Hochrasanztraumata und Verkehrsunfälle mit Lateralaufprall als Hinweise auf ein Thoraxtrauma bzw. eine Aortenruptur gewertet werden sollten.[1] Die Auswirkungen können sowohl Anatomie als auch Physiologie der intrathorakalen Organe betreffen. Penetrierende Wunden durch Schussverletzungen, Messerstiche oder Pfählungsverletzungen – z. B. durch Baustahl – können gleichermaßen zu schwerwiegenden Verletzungen thorakal führen. Explosionsverletzungen resultieren aus dem dabei entstehenden und auf den Körper einwirkenden massiven Überdruck, der durch die druckbedingte Änderung des Gasvolumens das betroffene Gewebe schädigt. Thorakopulmonal kann dies zu **Barotraumata** der Lunge führen, wobei Kontusionen, Blutungen, Lazerationen, Pneumothoraxe oder Luftembolien klassischerweise in diesem Terminus inbegriffen sind. Bei den meisten Thoraxtraumata ist eine *Thorakotomie* (operative Eröffnung der Brusthöhle) nicht erforderlich. Tatsächlich ist diese nur bei ca. 10 % aller stumpfen bzw. bei 15 – 30 % aller penetrierenden thorakalen Verletzungen indiziert. Alle anderen Thoraxtraumata können mit relativ einfachen Maßnahmen wie Sauerstoffgabe, Analgesie, ggf. Beatmungstherapie oder *Thorakostomie* (Anlage einer Thoraxdraiange) sehr effektiv therapiert werden. Bei penetrierenden Thoraxtraumata ist die (insbesondere innerklinisch durchgeführte) Thorakostomie mehrheitlich die suffizienteste Therapie.[1-4] Leitliniengerecht sollte die Anlage einer Thoraxdrainage bei klinisch diagnostiziertem Pneumothorax und gleichzeitiger Überdruckbeatmung erfolgen, ebenso entspricht die Thoraxdrainage der definitiven Versorgungsstrategie von Spannungspneumothoraxe, wobei eine Dekompression bei klinischem Verdacht umgehend durchgeführt werden soll.[1] Präklinisch ist zudem der schnellstmögliche Transport in das nächstgelegene geeignete Traumazentrum beim Management von penetrierenden Thoraxtraumata – nach Sicherung der Vitalfunktionen und entsprechend getroffenen Maßnahmen für deren Aufrechterhaltung, durchzuführen.[1] Aufgrund der Unabdingbarkeit der intrathorakal gelegenen Organe für Oxygenierung mit Ventilation und Gasaustausch sowie Perfusion und Sauerstoffabgabe können Thoraxverletzungen – insbesondere bei verzögerter Diagnose oder insuffizientem Management – mit einer erheblichen Morbidität und Mortalität einhergehen. **Hypoxämie** (verminderter Sauerstoffgehalt im Blut), **Hypoxie** (Sauerstoffmangel auf Gewebeebene), **Hyperkapnie** (erhöhter Kohlendioxidgehalt im Blut), *Azidose* (Säureüberschuss im Blut) und *Schock* (Missverhältnis zwischen Sauerstoffangebot und -bedarf durch Hypoperfusion) können binnen kürzester Zeit im Rahmen einer Thoraxverletzung entstehen. Zudem sind neben den akuten pathophysiologischen Mechanismen weitere Folgen mit zeitlicher Latenz als Resultat von thorakalen Verletzungen möglich. Als Beispiel soll das Multiorganversagen als Hauptursache für die Mortalitätsrate von 25 % bei Patienten mit Thoraxtraumata genannt werden.[2-4]

# Anatomie

Der Thorax ähnelt einem hohlen Zylinder, der durch knöcherne und muskuläre Stukturen geformt wird. Von den insgesamt 12 paarigen Rippen sind die oberen zehn Rippenpaare dorsalseitig mit der Wirbelsäule bzw.

ventral entweder direkt mit dem Sternum oder der darüber liegenden Rippe verbunden. Die beiden untersten Rippenpaare (11 und 12) werden aufgrund ihrer alleinigen Fixierung an der Wirbelsäule auch als "frei endende" oder "schwimmende Rippen" bezeichnet. Diese knöcherne Architektur bietet den intrathorakalen und einem Teil der intraabdominalen Organe (insbesondere Leber und Milz) eine gute Protektion gegenüber äußeren Einwirkungen, wobei die zwischen den Rippen liegende **Interkostalmuskulatur** den Schutzmechanismus durch Verbindung der Rippen untereinander verstärkt. Weiterhin setzen mehrere Muskelgruppen für die verschiedenen Bewegungsrichtungen der oberen Extremitäten am Thorax an. Hierzu zählen die *Mm. pectorales* (großer und kleiner Brustmuskel), die *Mm. serrati* (vorderer und hinterer Sägezahnmuskel), der *M. latissimus dorsi* (großer Rückenmuskel) sowie ein Großteil der weiteren Rückenmuskulatur (**Abbildung 10-1**). Aufgrund dieser „Polsterung" bedarf es einer beachtlichen Krafteinwirkung, um eine Verletzung der intrathorakalen Organe zu verursachen.

Neben ihrer protektiven Funktion sind die Mm. serrati und Mm. pectorales zusätzlich Teil der inspiratorischen Atemhilfsmuskulatur. Zu letzterer gehören weiterhin Muskeln bzw. Muskelgruppen der Nacken- und Halsmuskulatur, wobei der zweiköpfige *M. sternocleidomastoideus* ("großer Kopfwender") an Klavikula (Schlüsselbein) sowie Sternum (Brustbein) entspringt und die *Mm. scaleni* an den Rippen ansetzen. Speziell der Atemmuskulatur zugehörig sind die Interkostalmuskulatur und das Zwerchfell als kuppelartig an die Unterseite der Brusthöhle angrenzende Muskelplatte. Am Unterrand jeder Rippe verlaufen jeweils ein Nerv, eine Arterie und eine Vene zur Versorgung und Innervation der Interkostalmuskulatur.

Die Brusthöhle wird innenseitig von einer dünnen Gewebeschicht mit dem Namen **Pleura parietalis** (Rippenfell) ausgekleidet. Die Pleura visceralis (Lungenfell) ist das dazugehörige Pendant und bildet das fest mit der Lunge verwachsene Blatt der Pleura. Die beiden Pleurablätter werden physiologisch durch einen dünnen Flüssigkeitsfilm zusammengehalten, so wie eine kleine

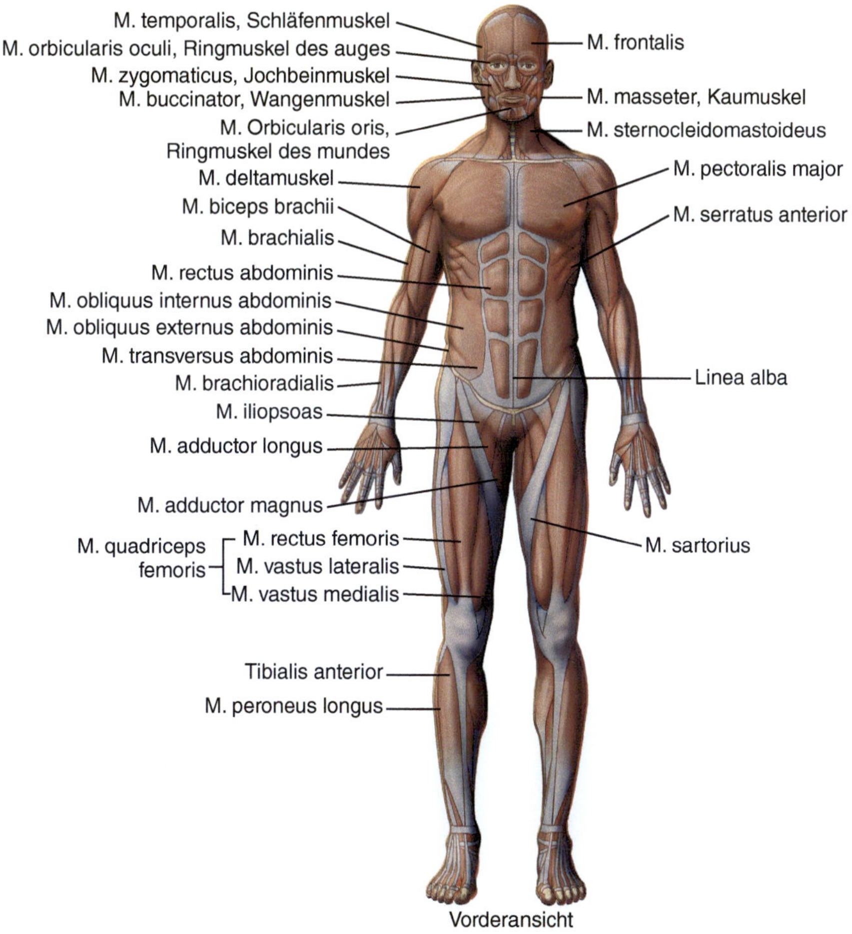


**Abbildung 10-1** Die Muskulatur des Menschen

Menge Wasser zwei Glasscheiben aneinanderhaften lässt. Die dadurch entstehende Oberflächenspannung wirkt der natürlich vorhandenen pulmonalen Elastizität entgegen und verhindert ein Zusammenfallen der Lunge. Physiologischerweise besteht kein Raum zwischen der Pleura parietalis und der Pleura visceralis.

Die beiden Lungenflügel liegen jeweils in der rechten und linken Thoraxhälfte (**Abbildung 10-2**). Dazwischen befindet sich das sogenannte Mediastinum als anatomischer Raum, in dem Trachea, Ösophagus, der linke und rechte Hauptbronchus sowie die ebenfalls mediastinal gelegenen arteriellen und venösen, zum Herzen hin- und vom Herzen wegführenden Gefäße verlaufen.

# Physiologie

Bei einem Thoraxtrauma sind insbesondere Beeinträchtigungen der beiden unabdingbaren Vorgänge Atmung und Zirkulation zu erwarten.[2-4] Eine uneingeschränkte Funktion dieser zwei Systeme ist erforderlich, um eine adäquate Sauerstoffversorgung für Organe und Gewebe sowie die Kohlendioxidabgabe zu gewährleisten. Um pathophysiologische Mechanismen und deren Auswirkungen bei einer Thoraxverletzung richtig erkennen und effizient behandeln zu können, bedarf es neben anatomischen Grundlagen zusätzlichem Wissen über und Verständnis für die Physiologie.

## Ventilation

Die Synonyme *Atmung* und *Respiration* beziehen sich auf sämtliche biologischen Prozesse der Sauerstoffaufnahme und Kohlendioxidabgabe. Der Terminus *Ventilation* beschreibt die notwendige Atemmechanik, um Luft in und aus den Atemwegen zu bewegen. Zu den oberen Atemwegen gehören Mund, Nase und Rachen, auf Höhe des Larynx (Kehlkopf) beginnen die unteren Atemwege. Neben Trachea, Hauptbronchien und Bronchialbaum zählen dazu die **Alveolen**, die als kleine luftgefüllte Bläschen Teil des gasaustauschenden Systems sind. Die Ventilation wird auch Lungenatmung oder äußere Atmung genannt und definiert gemeinsam mit der **Zellatmung** – auch als innere Atmung bezeichnet – den Terminus **Respiration**. In der Phase der **Inspiration** strömt Außenluft über die oberen Atemwege bis in die Alveolen ein. Dort treten die Sauerstoffmoleküle – den physikalischen Gesetzen der Diffusion folgend – durch die dünne Alveolarmembran in die angrenzenden Kapillaren über. Gleichzeitig erfolgt in umgekehrter Richtung die Kohlendioxiddiffusion, um im Rahmen der Exspiration abgeatmet werden zu können (**Abbildung 10-3**). Im Blut erfolgt der Sauerstofftransport größtenteils durch Bindung der Sauerstoffmoleküle an das Hämoglobin der Erythrozyten (rote Blutkörperchen). Dieser Vorgang wird **Oxygenierung** genannt. Auf Zellebene findet dann die innere Atmung statt, wobei Sauerstoff für aerobe Stoffwechselprozesse abgegeben wird (Kapitel 3: *„Schock: Die Pathophysiologie von Leben und Tod"* und Kapitel 7: *"Atemwege und Ventilation"*).

Charakteristisch für die Atemmechanik in den Phasen In- und Exspiration sind die Veränderungen der Druckverhältnisse. Bei der Inspiration kommt es durch Kontraktion der inspiratorischen Atemmuskulatur zu einer Vergrößerung der Thoraxhöhle mit konsekutiver Zunahme des Lungevolumens. Dabei bewegt sich das Diaphragma nach unten, die Interkostalmuskulatur

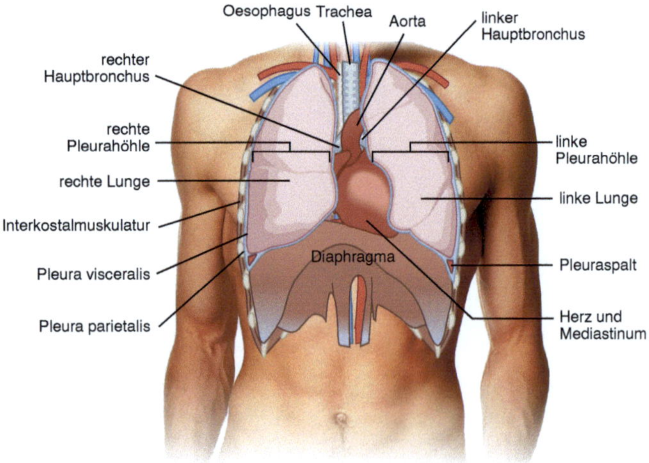


**Abbildung 10-2** Der Thorax mit Rippen, Interkostalmuskulatur, Diaphragma, Mediastinum, Lunge, Herz, großen Blutgefäßen, Trachea und Ösophagus.



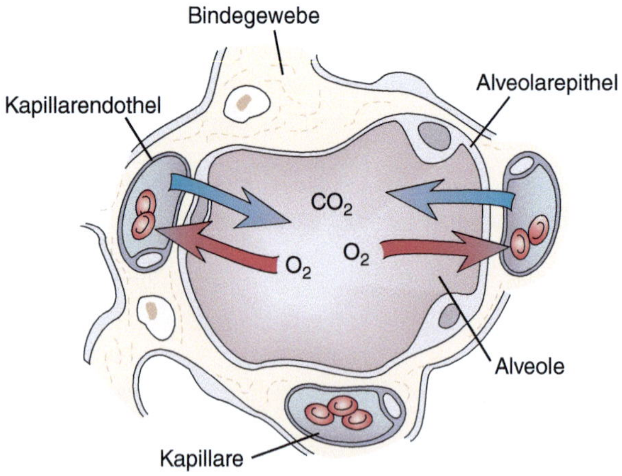


**Abbildung 10-3** Der Gasaustausch ist durch die unmittelbare anatomische Nähe von Alveolen und Kapillaren möglich: Sauerstoff ($O_2$) diffundiert durch die alveolokapilläre Membran und weiter in die Erythrozyten. Die Diffusion von Kohlendioxid ($CO_2$) erfolgt umgekehrt über die Blut-Luft-Schranke aus den Kapillaren in die Alveolen.

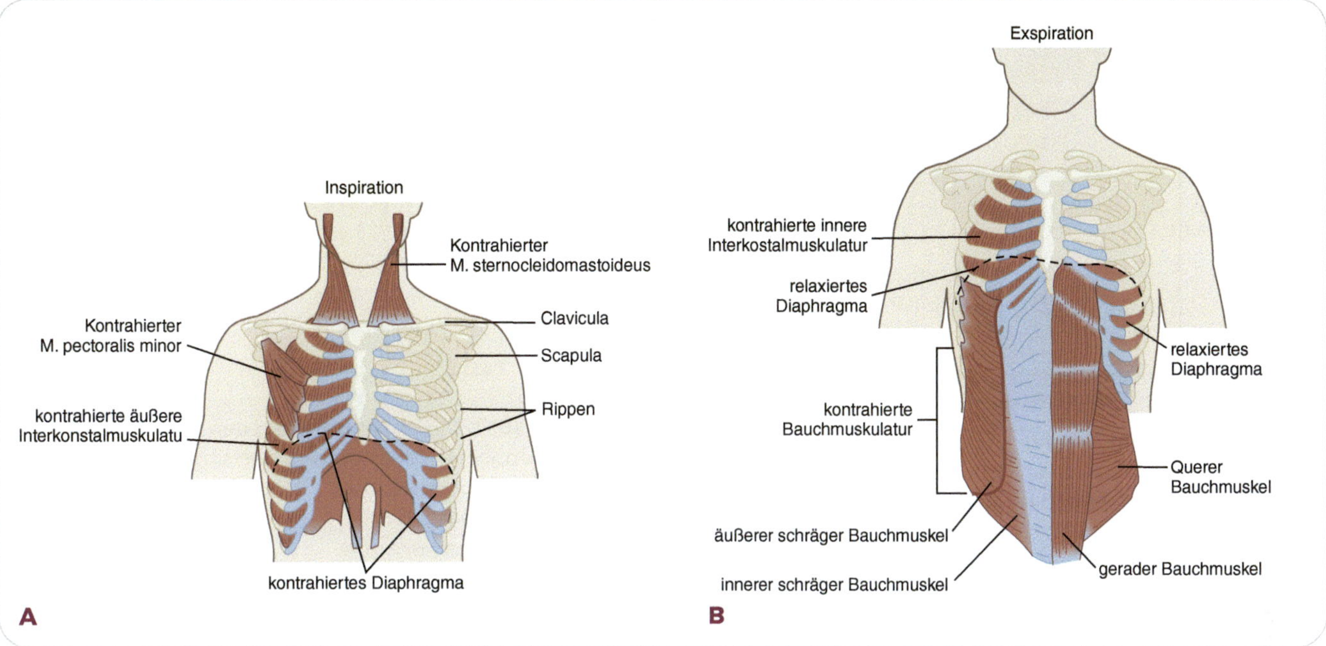


**Abbildung 10-4** **A.** Inspiration: Das Diaphragma kontrahiert und senkt sich dabei ab, die äußeren Interkostalmuskeln heben durch Kontraktion die Rippen an. Dadurch erhöht sich das Volumen intrathorakal. Die Atemhilfsmuskulatur mit M. pectoralis minor und M. sternocleidomastoideus unterstützen diese Mechanik bei forcierter und erschwerter Inspiration. **B.** Exspiration: Muskuläre Relaxation und physiologische Thoraxelastizität bewirken die Rückkehr von Diaphragma und Rippen in ihre Ausgangsposition, Das intrathorakale Volumen nimmt wieder ab. Bei Belastung oder Dyspnoe kontrahieren zusätzlich innere Interkostalmuskulatur und Bauchmuskulatur, um die Volumenreduktion zu beschleunigen.



(genauer die Mm. intercostales externii als Teil der Mm. intercostales) hebt die Rippen an. Dieser aktive Prozess führt zu intrathorakal subatmosphärischen Druckverhältnissen mit nachfolgend passivem Lufteinstrom von außen in die Lunge (**Abbildung 10-4** und **Abbildung 10-5**). Die *Exspiration* läuft physiologischerweise überwiegend passiv ab. Durch Relaxation der Muskulatur kehren Diaphragma und Rippen in ihre Ausgangsposition zurück. Die daraus resultierende intrathorakale Druckerhöhung lässt – sobald der intrapulmonale Druck den atmosphärischen Luftdruck übersteigt – die Luft über das luftleitende System wieder ausströmen.

Die Kontrolle der Ventilation erfolgt in erster Linie zentral durch das im Hirnstamm liegende Atemzentrum. Kontinuierlich messen sogenannte zentrale *Chemorezeptoren* die arteriellen Partialdrücke von Kohlendioxid ($PaCO_2$) und Sauerstoff ($PaO_2$). Diese Chemorezeptoren liegen in der Medulla oblongata (Teil des Hirnstamms) und sind spezialisierte, chemosensible Zellen. Sobald sie eine Erhöhung des Kohlendioxidpartialdrucks detektieren, wird das Atemzentrum reflektorisch stimuliert und es kommt zur Zunahme von Atemfrequenz und Atemtiefe. Dadurch kann vermehrt Kohlendioxid eliminiert und wieder ein normwertiges $PaCO_2$ erzielt werden (**Abbildung 10-6**). Durch diesen äußerst effizienten

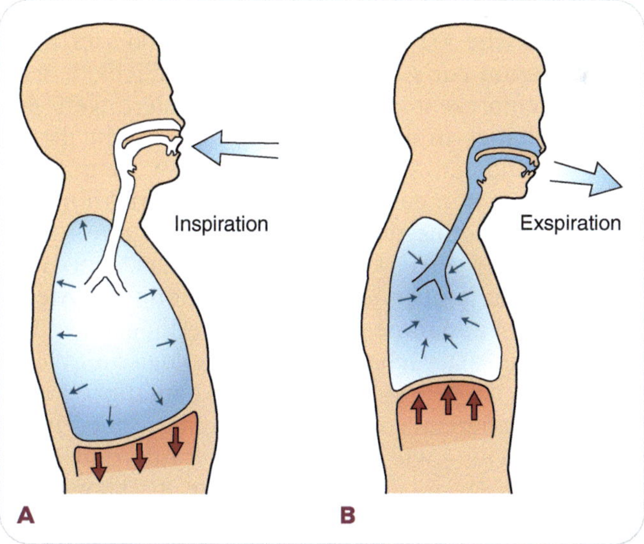


**Abbildung 10-5** Durch Zunahme des intrathorakalen Volumens während der Inspiration entsteht – im Verlgeich zur Atmosphäre – ein Unterdruck, wodurch Luft in die Lunge einströmt. Sobald die Muskulatur relaxiert und der Thorax in seine Ausgangsposition zurückkehrt, entweicht Luft aufgrund der intrathorakalen Druckzunahme. Bei entspannter Atemmuskulatur und geöffneter Glottis sind intrapulmonaler und atmosphärischer Druck identisch. **A** Inspiration; **B** Exspiration.

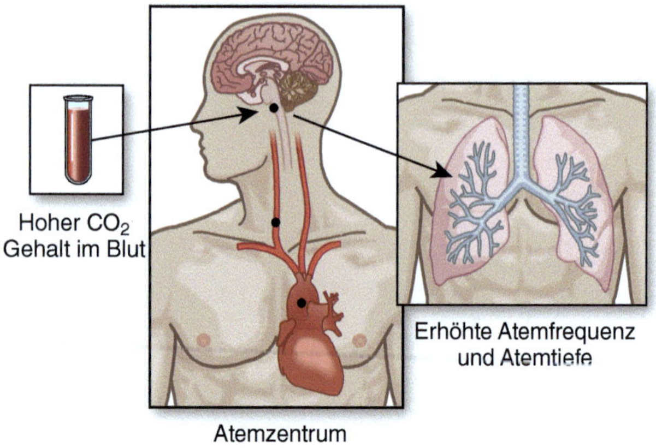


**Abbildung 10-6** Eine Erhöhung des arteriellen Kohlendioxidgehaltes wird von den Chemorezeptoren erkannt und bewirkt durch die konsekutive Stimulation des Atemzentrums eine Zunahme von Atemfrequenz und Atemtiefe.



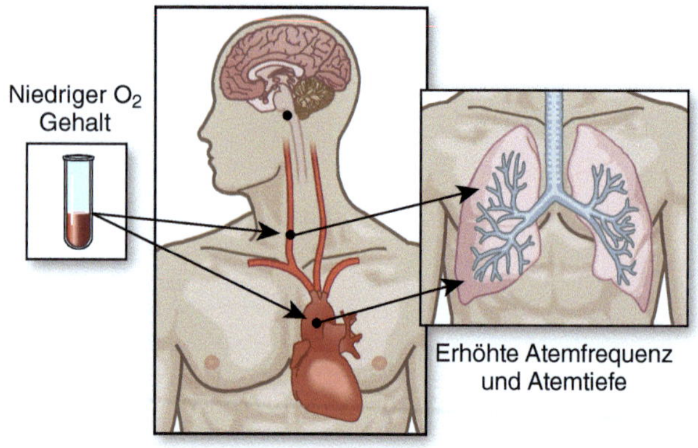


**Abbildung 10-7** Die in der Aorta und den Aa. carotides liegenden peripheren Chemorezeptoren sind sensitiv für den arteriellen Sauerstoffgehalt im Blut und bewirken eine Atemstimulation bei sinkendem $PaO_2$.



Mechanismus ist es möglich, das Atemminutenvolumen, um den Faktor 10 zu vergrößern. Der Dehnungsgrad von Atemwegen, Lunge und Brustwand wird durch sogenannte Mechanorezeptoren gemessen und die Informationen über die Lungenvolumina an den Hirnstamm rückgekoppelt.

Bei Vorliegen einer chronisch obstruktiven Lungenerkrankung (COPD) ist die Fähigkeit der Lunge zur Kohlendioxidelimination reduziert. Das Resultat ist eine chronische Erhöhung von Kohlendioxid im Blut, was wiederum zur Abnahme der Empfindlichkeit zentraler Chemorezeptoren gegenüber Änderungen des $PaCO_2$-Gehaltes führt. Gleichzeitig stimulieren die in der Aorta und den Aa. carotides liegenden, **peripheren Chemorezeptoren** das Atemzentrum bei Detektion sinkender Sauerstoffpartialdrücke. Eine gesteigerte Atemtätigkeit durch verstärkte Kontraktion der Atem- und (teilweise) Atemhilfsmuskulatur, Erhöhung der Atemfrequenz und Zunahme der Atemtiefe ermöglichen den Anstieg des $PaO_2$-Gehaltes auf physiologische Werte (**Abbildung 10-7**). Eine gesteigerte Atemtätigkeit tritt bei diesen Patienten somit aufgrund eines erniedrigten $PaO_2$ und nicht – wie bei Gesunden – aufgrund eines erhöhten $PaCO_2$ auf. Daher wird diese Rückkopplung aufgrund der Korrelation mit dem niedrigen Sauerstoffgehalt im Blut im englischsprachigen Raum auch als „Hypoxic Drive" bezeichnet.

Obwohl das Konzept des "Hyoxic Drive" zur Empfehlung geführt hat, die Sauerstoffgabe bei COPD-Patienten zu begrenzen, gilt dies nicht für Traumapatienten. Hypoxische Traumapatienten dürfen präklinisch niemals von Sauerstoff ausgeschlossen werden.[5] Das Vorhandensein des hypoxischen Atemantriebs ist umstritten, in der Akutsituation zeigt er sich nicht. Die Risiken einer unzureichenden Oxygenierung bei Thoraxverletzungen überwiegen deutlich gegenüber einer möglichen, vorübergehenden Atemantriebsdämpfung unter Monitoring. Zur Vertiefung zentraler Begriffe, die für das Verständnis der Atemphysiologie von Bedeutung sind, finden sich in **Kasten 10-1**.[6]

## Kasten 10-1 Relevante Definitionen

- ***Totraumvolumen*:** Anteil der eingeatmeten Luft, der im luftleitenden System der Lunge (z. B. in Trachea oder Hauptbronchien) verbleibt, ohne am alveolären Gasaustausch beteiligt zu sein.
- ***Atemminutenvolumen (AMV)*:** Gesamtmenge der Luft, die während einer Minute ein- und ausgeatmet wird.
- ***Tidalvolumen = Atemzugvolumen (AZV)*:** Gesamtmenge der Luft, die während eines normalen Atemzuges ein- und ausgeatmet wird (physiologisch: 0,5 Liter [l] bzw. 7 Milliliter/Kilogramm [ml/kg]).
- ***Totalkapazität (TLC)*:** Gesamtvolumen der Luft, das die Lunge bei maximaler Füllung aufnehmen kann; mit zunehmendem Lebensalter abnehmend (junge Erwachsene: 6 l; ältere Personen: ca. 4 l).
- ***Atemarbeit*:** Mechanische Arbeit, die geleistet werden muss, um Thorax und Zwerchfell während der Atmung zu bewegen; erhöht bei schneller Atemfrequenz, hohem Atemminutenvolumen und reduzierter Elastizität von Lunge oder Brustkorb.

## Zirkulation

Neben der Atmung kann die Zirkulation als weiterer wichtiger physiologischer Prozess durch ein Thoraxtrauma stark beeinträchtigt werden. Im folgenden Abschnitt werden die Kernelemente für das Verständnis der pathophysiologischen Abläufe im Rahmen von thorakalen Verletzungen beschrieben, in vollem Umfang sind die kardiozirkulatorischen Grundlagen im Kapitel 3 *„Schock: Pathophysiologie von Leben und Tod"* erläutert.

Das Herz liegt intrathorakal im Mediastinum und hat die Funktion einer biologischen Pumpe, welche nur bei entsprechender Befüllung und unter kontinuierlichen Monitoring des Füllungsvolumens adäquat arbeiten kann. Über die beiden großen Hohlvenen – **V. cava superior** und **V. cava inferior** – wird das Herz mit venösem Blut befüllt. Physiologischerweise liegt die durchschnittliche Herzfrequenz zwischen 70 und 80 Schlägen pro Minute (normofrequenter Bereich: 60–100/min), das Schlagvolumen beträgt ca. 70 ml und bezeichnet das Blutvolumen, das bei jeder Kontraktion aus der linken Herzkammer durch die Aorta in den Körperkreislauf ausgeworfen wird.

Verletzungen mit vermindertem venösem Blutrückstrom – beispielsweise infolge einer Hypoperfusion bei hämorrhagischem Schock oder einer intrathorakalen Druckerhöhung im Rahmen eines Spannungspneumothorax – führen zu einer Abnahme des Schlagvolumens und damit zu einem Blutdruckabfall. Ebenso können direkte Verletzungen des Herzens (z. B. bei einer Herzkontusion durch stumpfe Gewalteinwirkung) die Pumpfunktion beeinträchtigen. Das pathophysiologische Resultat ist jeweils eine reduzierte Auswurfleistung mit konsekutiver Hypotension. Analog zu den Chemorezeptoren, die Veränderungen der Atemgase registrieren, erfassen sogenannte **Barorezeptoren** Blutdruckänderungen. Diese Rezeptoren befinden sich im Aortenbogen und in den Carotissinus der Aa. carotides. Die Detektion niedriger Blutdruckwerte führt reflektorisch zur Steigerung von Herzfrequenz und Kontraktilität – mit dem Ziel eine Normotension wiederherzustellen.

# Pathophysiologie

Wie im vorangegangenen Abschnitt beschrieben, können stumpfe und penetrierende Thoraxtraumata ebenso wie Explosionstraumata die physiologischen Prozesse Atmung und Zirkulation relevant beeinträchtigen. Trotz der so unterschiedlichen Unfallmechanismen zeigen sich zahlreiche pathophysiologische Gemeinsamkeiten bei Betrachtung der einzelnen Verletzungsbilder.

## Penetrierende Verletzungen

Bei penetrierenden Verletzungen kommt es durch Objekte diverser Art und Größe zu Durchstoßung der Thoraxwand und Eindringen in die Brusthöhle mit möglicher Schädigung der intrathorakalen Organe. Zwischen den beiden Blättern der Pleura existiert physiologischerweise kein Raum. Bei einem penetrierenden Thoraxtrauma entsteht durch die Wunde jedoch eine Verbindung zwischen umgebender Atmosphäre und Brusthöhle. Dadurch kann während der Inspiration aufgrund der Druckverhältnisse (intrathorakal atmosphärisch) ein Lufteinstrom von außen über die Läsion in den Pleuraspalt stattfinden und zu einem **Pneumothorax** führen. Zudem folgt Luft der physikalischen Strömungswiderstand, der in der Wunde oftmals geringer als in den Atemwegen ist. Durch die in den Pleuraspalt eingedrungene Luft kommt es zum Verlust der Oberflächenspannung und die Lunge kollabiert, wodurch eine effektive Ventilation unmöglich wird. Ein offener Pneumothorax entsteht bei penetrierenden Verletzungen dann, wenn der Defekt in der Brustwand aufgrund seiner Größe durch das umgebende Gewebe nicht mehr abgedichtet werden kann. Penetrationstraumata mit direkter Verletzung von Lungengewebe oder Atemwegen ermöglichen zusätzlich einen Lufteinstrom von intrapulmonal in den Pleuraspalt und können so auf zweite Art und Weise einen Kollaps der Lunge herbeiführen. Klinisch zeigen sich diese Traumapatienten kurzatmig, da das Atemzentrum versucht, durch Steigerung der Atemfrequenz die verminderte Lungenkapazität zu kompensieren. Die damit einhergehende erhöhte Atemarbeit wird abhängig der vorbestehenden körperlichen Konstitution von Patientenseite möglicherweise eine gewisse Zeit toleriert. Unerkannt und unbehandelt droht aber die Gefahr einer respiratorischen Insuffizienz mit progredienter Dyspnoe und Verschiebung der Partialdrücke (isolierte $PaO_2$-Senkung bei normalem $PaCO_2$ = respiratorische Partialinsuffizienz; $PaO_2$-Senkung plus $PaCO_2$-Erhöhung = respiratorische Globalinsuffizienz).

Bei kontinuierlichem Lufteinstrom in die Brusthöhle ohne parallelen Ausstrom kommt es zu einem stetigen Druckanstieg im Pleuraspalt. Es entwickelt sich ein **Spannungspneumothorax** (**Abbildung 10-8**) mit zunehmender Beeinträchtigung von Ventilation und venösem Rückstrom zum Herzen. Respiratorische Insuffizienz und obstruktives Schockgeschehen mit Hypoperfusion sind die lebensbedrohlichen Folgen des Spannungspneumothorax, der meist eine rasche Dynamik zeigt und unbehandelt schnell zum Tod führt. Bei Verschiebung *mediastinaler Stukturen* (z. B. Gefäße, Trachea, etc.) zur Gegenseite wird der venöse Rückstrom zum Herzen maximal vermindert. Neben schwerster Kreislaufdepression gelten gestaute Halsvenen als typisches klinisches Bild. Ein **Trachealshift** (Verlagerung der Trachea von der Mittellinie zur unverletzten Seite) wird häufig als weiteres, klassisches Symptom beschrieben, wobei es zu betonen gilt, dass dieses Zeichen sehr spät auftritt und präklinisch seltenst objektivierbar ist.

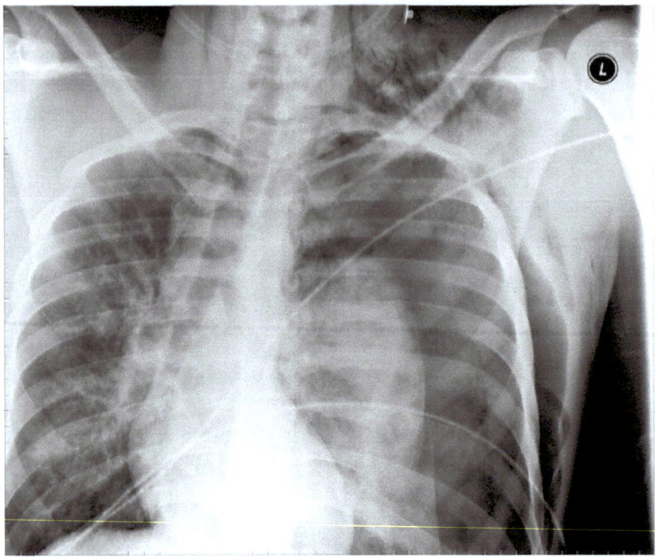


**Abbildung 10-8** Röntgen-Thorax in einer Ebene: Spannungspneumothorax links.

Mit freundlicher Genehmigung von Dr. Mark Gestring, MD, FACS.

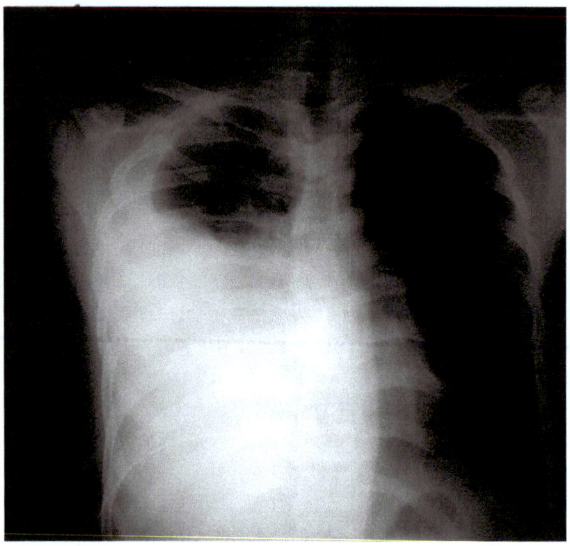

**Abbildung 10-9** Röntgen-Thorax in einer Ebene: Ausgedehnter Hämatothorax rechts.



Im Rahmen von penetrierenden Thoraxtraumata kann es durch Verletzungen von Muskulatur, Lunge oder interkostaler Gefäße am Unterrand einer jeden Rippe zu Einblutungen in den Pleuraspalt kommen – ein **Hämatothorax** (**Abbildung 10-9**) entsteht. Penetrierende Verletzungen mit Beteiligung der großen Gefäße führen dabei zu fulminanten Blutungen mit möglicherweise letalem Ausgang. Beidseits passen in den Pleuraspalt jeweils 2500 bis 3000 ml Blut, wobei eine solche Hämorrhagie äußerlich unerkannt bleiben kann. Klinisch muss auf Zeichen einer Hypoperfusion bis hin zu schwerem, hämorrhagischem Schockgeschehen sowie auf Dyspnoe und respiratorische Insuffizienz durch zunehmende Einengung der Lunge geachtet werden. Zum Teil entstehen im Rahmen von Lungenverletzungen Hämatothorax und Pneumothorax parallel – zusammengefasst unter dem Terminus Hämatopneumothorax. Hierbei kommt es zum Zusammenfallen der Lunge und beeinträchtigter Ventilation durch die gleichzeitige Ansammlung von Luft und Blut im Pleuraspalt.

Außerdem können Verletzungen der Lunge zu Einblutungen in das Lungengewebe selbst führen. Alveolen, in welche es einblutet, können nicht mehr belüftet werden und stehen für den Gasaustausch nicht mehr zur Verfügung. Die Folgen sind Hypoxie und Dyspnoe, wobei die Schwere abhängig von der Anzahl der mit Blut gefüllten Alveolen ist.

Desweiteren besteht bei Verletzungen von Lungenparenchym oder Atemwegen das Risiko für Luftembolien. Diese seltenen, aber unter Umständen fatalen Komplikationen entstehen durch direkte Verbindung zwischen luftgefüllten bzw. luftleitenden Strukturen (üblicherweise bei Läsionen der großen Atemwege, z. B. Hauptbronchus) und dem Gefäßsystem (meistens venöse Schädigungen). Eine Überdruckbeatmung (Beutel-Maske- oder maschinelle Beatmung) stellt einen Risikofaktor für Luftembolien dar, welche zu neurologischen Defiziten (insbesondere bei arteriellen Embolien) und hämodynamischer Instabilität bis hin zum Herz-Kreislauf-Stillstand führen können.

## Stumpfe Thoraxverletzungen

Bei stumpfen Thoraxtraumata werden die einwirkenden Kräfte als kinetische Energie auf die intrathorakalen Organe weitergeleitet und können zum Zerreißen von Lungengewebe führen. Alveoläre Einblutungen sind bei diesem Verletzungbild möglich, welches in seiner Gesamtheit als **Lungenkontusion** (**Abbildung 10-10**) bezeichnet wird. Die klinische Symptomatik pulmonaler Kontusionen kann durch eine intensive Volumentherapie verstärkt werden, wobei sich die Auswirkungen auf Oxygenierung und Ventilation an den pathophysiologischen Mechanismen penetrierender Thoraxtraumata orientieren.

Wenn es durch die stumpfe Gewalteinwirkung auf das Lungengewebe zu einem zusätzlichen Einreißen der viszeralen Pleura kommt, kann Luft in den Pleuraspalt einströmen und ein Pneumothorax entsteht. Das Risiko eines sich daraus entwickelnden Spannungspneumothorax muss auch bei stumpfen Thoraxtraumatam mit Lungenkontusion beachtet werden.

Des Weiteren können stumpfe Thoraxtraumata zu Rippenfrakturen führen, wobei Verletzungen der Lunge durch Knochenfragmente möglich sind. Als Resultat kann sich wiederum ein Pneumothorax, Hämatothorax (im Rahmen von Blutungen aus Frakturstellen,

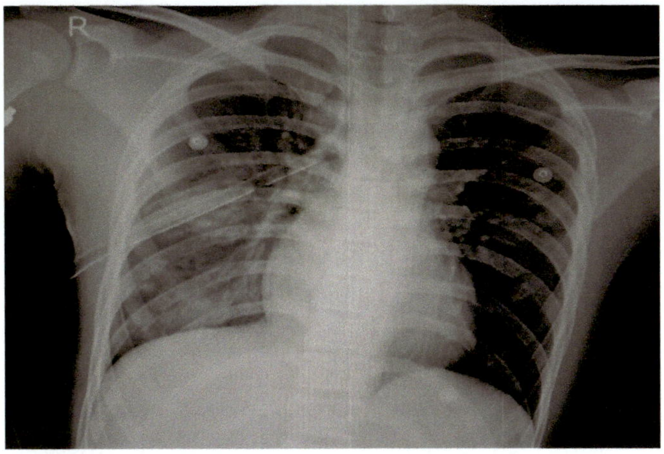


**Abbildung 10-10** Röntgen-Thorax in einer Ebene: Lungenkontusion rechts.



verletztem Lungengewebe oder beschädigten Interkostalmuskeln) oder Hämatopneumothorax entwickeln. Stumpfe Krafteinwirkungen sind charakteristischerweise mit plötzlicher Dezelerationsenergie – wie z. B. beim Abbremsen – assoziiert. Schwerkräfte können zum Zerreißen von großen intrathorakalen Blutgefäße führen, wobei die Aorta dabei aufgrund anatomischer Charakteristika besonders gefährdet ist. Bei einer aortalen Ruptur entsteht umgehend eine fatale und unkontrollierbare intrathorakale Blutung. In seltenen Fällen kann ein stumpfes Thoraxtrauma auch mit derart schweren Verletzungen der Brustwand einhergehen, dass eine Thoraxinstabilität mit nachfolgender Kompromittierung von Atemmechanik und intrathorakaler Druckverschiebungen auftritt und auf diesem Weg die Ventilation beeinträchtigt wird.

# Primary Survey

Wie bei jeder medizinischen Versorgung beginnt auch die Untersuchung von Traumapatienten – nach Beachtung von Szenerie, Sicherheit, Situation und Ersteindruck – mit dem Primary Survey zur Erkennung und Behandlung potenziell lebensbedrohlicher Zustände. Anschließend wird als Teil des Secondary Survey – soweit möglich – die Anamnese erhoben, wobei mit dem sogenannten **SAMPLER-Schema** **S**ymptomatik, **A**llergien, **M**edikamenteneinnahme, **P**atientengeschichte (medizinisch) und **L**etzte Nahrungsaufnahme (Zeitpunkt) erfragt sowie **E**reignisse im Zusammenhang mit dem Unfallgeschehen und **R**isikofaktoren eruiert werden (Kapitel 6: *„Der Patient“*).[7]

Patienten mit Thoraxverletzungen haben gewöhnlich Schmerzen, wobei der Schmerzcharakter scharf, stechend oder beklemmend sein kann. Häufig ist der Schmerz atem- und / oder bewegungsabhängig und die Patienten beklagen Kurzatmigkeit oder Luftnot. Zu beachten ist, dass sich Patienten zu Beginn einer Hypoperfusion unruhig, ablehnend oder ängstlich zeigen können, während Vigilanzminderung und kritische Vitalparameter Zeichen des fortgeschrittenen Schocksgeschehens sind. Das initiale Fehlen klinischer Symptome bedeutet nicht, dass der zu versorgende Patient unverletzt ist – regelmäßige Neubeurteilungen sind unabdingbar, um Zustandsveränderungen umgehend objektivieren und entsprechend therapieren zu können.

Bei der körperlichen Untersuchung wird durch Inspektion, Auskultation, Palpation und Perkussion nach Thoraxverletzungen gesucht.

- *Inspektion:* Bei der Inspektion wird auf Blässe, Kaltschweißigkeit und Unruhe als Zeichen eines Schockgeschehens geachtet. Eine Zyanose (bläuliche Verfärbung der Haut, insbesondere um Mund und Lippen) kann bei fortgeschrittener Hypoxie zu erkennen sein. Das Auszählen der Atemfrequenz und die Suche nach Symptome einer Dyspnoe (Keuchen, Einsatz der Atemhilfsmuskulatur, Nasenflügeln) sind wichtige Untersuchungskriterien. Zudem sollte beurteilt werden, ob eine Halsvenenstauung vorliegt und ob im Bereich des Jugulums Auffälligkeiten im Hinblick auf die Lage der Trachea zu sehen sind. Es erfolgt die Inspektion des gesamten Thorax zur Erkennung von Prellmarken, Abschürfungen und Wunden; außerdem sollten die Thoraxexkursionen auf Symmetrie und Anzeichen paradoxer Atembewegungen (verletzter Teil des Thorax bewegt sich bei der Inspiration nach innen anstatt nach außen – und umgekehrt bei der Exspiration) beurteilt werden. Bei der Untersuchung thorakaler Wunden liegt der Fokus auf Wundflüssigkeit mit atemabhängiger Blasenbildung. Eine Normopnoe im Rahmen stumpfer Thoraxverletzungen macht das Vorhandensein eines größeren Pneumo- oder Hämatothorax eher unwahrscheinlich, eine mögliche Verschlechterung des Patientenzustandes ist jedoch zu jeder Zeit denkbar.[1]
- *Auskultation*: Die auskultatorische Beurteilung des Thorax überprüft Atemgeräusche im Seitvergleich auf Vorhandensein und Unterschiede, wobei ein einseitig abgeschwächtes Atemgeräusch als Hinweis auf einen Pneumo- oder Hämatothorax der betroffenen Thoraxhälfte gewertet werten soll.[1] Rasselgeräusche oder ein Knistern können bei einer Lungenkontusion zu hören sein. Gedämpfte Herztöne durch Blutansammlung und Herzgeräusche durch Klappenschädigungen sind mögliche auskultatorische Zeichen einer Perikardtamponade, wobei diese präklinisch schwer detektierbar sein können.
- *Palpation*: Durch vorsichtiges Palpieren wird der gesamte Thorax auf Druckdolenz, Instabilität und Krepitation (knöchern sowie auf Hautebene im Rahmen eines **subkutanen Hautemphysems**) untersucht.

- *Perkussion*: Diese Untersuchungstechnik ist meistens aufgrund der Nebengeräusche während der präklinischen Versorgung schwierig. Prinzipiell erleichtert die Perkussion eine mögliche Differenzierung zwischen Pneumo- und Hämatothorax (hypersonorer versus hyposonorer Klopfschall), die Genauigkeit und Relevanz sind ebenso wie die therapeutische Konsequenz allerdings für das präklinische Setting als limitiert anzusehen.[1]

Das Primary Survey sollte auch die Erhebung von Vitalparametern umfassen. Dabei besitzt die Pulsoxymetrie zur Ermittlung der peripheren Sauerstoffsättigung seit langer Zeit einen besonderen Stellenwert in der Traumaversorgung.[7-10]

- *Pulsoxymetrie:* Die Sättigung von Hämoglobin mit gebundenen Sauerstoffmolekülen kann durch Anbringen eines Pulsoxymeters beurteilt und überwacht werden und ermöglicht die Bestimmung von initialer Sauerstoffsättigung, Verlaufswerten und Therapieansprechen. Dennoch gilt es zu beachten, dass bei Traumapatienten die Erhebung der Sauerstoffsättigung – generell und insbesondere im präklinischen Setting – manchmal erschwert sein kann. Mit Blick auf das hohe Risiko einer potenziell vorliegenden Hypoperfusion sollte bei kritischen Patienten daher eine Hypoxie initial angenommen und standardmäßig Sauerstoff appliziert werden – es sei denn, das Vorliegen einer adäquaten Oxygenierung ist bewiesen.
- *Kapnographie*: Sowohl bei Patienten, die Sauerstoff über eine Nasenbrille oder Sauerstoffmaske erhalten, als auch bei intubierten Patienten kann der Kohlendioxidgehalt in der Ausatemluft (endtidales Kohlendioxid, $etCO_2$) kapnographisch gemessen werden. Auch hierüber sind wichtige Informationen bezüglich Zustandsveränderungen und Therapieerfolg eruierbar. Bei beatmeten Patienten erfolgt dabei die $etCO_2$-Messung der gesamten Beatmungsluft in einem sogenannten Hauptstromverfahren – durch einen meist direkt hinter dem Tubus in das Schlauchsystem eingebrachten Sensor. Bei Sauerstoffinsufflation via Nasenbrille oder Sauerstoffmaske wird im Nebenstromverfahren ein Teil der ausgeatmeten Luft abgesaugt und das $etCO_2$ im Gerät selbst gemessen.
- *Erweiterte fokussierte Beurteilung mit Sonographie bei Trauma (eFAST)*. Point-of-Care-Ultraschall (POCUS) ist eine neue Technologie, die in der präklinischen Versorgung getestet wird. Obwohl sie zusätzliche Ausbildung und Erfahrung erfordert, ist sie während des Luft- oder Bodentransports durchführbar und könnte eine hilfreiche Ergänzung zur körperlichen Untersuchung sein. Im Zusammenhang mit Thoraxtraumata besteht die Hauptaufgabe von POCUS in der Erkennung von Pneumothorax und Perikardergüssen (**Kasten 10-2**). Es gibt immer mehr Hinweise

### **Kasten 10-2** Der Stellenwert von eFAST bei Thoraxtraumata

- **Lungengleitzeichen:** Während der Atmung gleiten die viszeralen und parietalen Pleuramembranen übereinander. In eFAST erscheint der Übergang zwischen diesen Membranen als "schimmernde" (hyperechoische) weiße Linie. Bei normaler Atmung definiert die flimmernde Hin- und Herbewegung der Pleura das Gleiten der Lunge. Bei einem Pneumothorax ist der Pleuraraum durch Luft unterbrochen, und diese schimmernde Linie ist unterbrochen und kann nicht erkannt werden. Dieses Zeichen muss mit klinischen Merkmalen kombiniert werden, um einen Pneumothorax zu diagnostizieren, da andere Bedingungen das Lungengleitzeichen stören können. Dieses Zeichen kann ohne ein bewegtes Bild nicht angemessen dargestellt werden. Rettungsdienstfachpersonal, die in eFAST geschult wurden, sollten sich weiterbilden und üben, um ihre Fähigkeiten zu erhalten.
- Das Lungengleiten hat einen negativen Vorhersagewert von fast 100 %. Dies bedeutet, dass ein Pneumothorax praktisch ausgeschlossen ist, wenn ein Lungengleiten festgestellt wird. Tatsächlich gibt es Hinweise darauf, dass Ultraschall bei Patienten mit klinischem Verdacht auf Pneumothorax Schäden durch unnötige Nadeldekompression verhindern kann.[16,17] Diese Daten wurden jedoch noch nicht in der präklinischen Versorgung validiert.
- Der positive prädiktive Wert des Lungengleitens liegt bei über 90 Prozent. Dies bedeutet, dass ein Pneumothorax wahrscheinlich ist, wenn kein Lungengleiten beobachtet wird. Andere Faktoren (z. B. die Erfahrung des Anwenders, die Einstellung des Gerätemodus, sehr niedrige Tidalvolumina, eine schwere Konsolidierung und eine vorangegangene Pneumonektomie) können die Erkennung eines Pneumothorax jedoch erschweren. Auch hier ist nicht bekannt, inwieweit der positive prädiktive Wert in der präklinischen Versorgung dem in der stationären Umgebung entspricht.
- **Perikarderguss:** Der Perikardguss ist eine Flüssigkeitsansammlung, meist Blut, im Herzbeutel infolge einer Verletzung. Ein Perikarderguss kann bei einer Ultraschalluntersuchung festgestellt werden, wenn das Herz subxiphoid liegt. Dieses Blut kann sich ansammeln und zu einer hämodynamischen Instabilität führen (siehe Abschnitt „Herztamponade" weiter unten in diesem Kapitel).

darauf, dass Rettungsdienstfachpersonal bei entsprechender Ausbildung traumatische Thoraxpathologien genau erkennen und diese Fähigkeit über einen längeren Zeitraum beibehalten können. Hingegen gibt es keine Hinweise darauf, dass der Einsatz dieser Technologie in der Präklinik die Überlebensrate der Patienten verbessert. Eine wichtige Befürchtung ist, dass die Einführung solcher Technologien vor Ort die Einsatzzeiten verlängern und den Transport verzögern könnte, wodurch sich die Patientensterblichkeit möglicherweise erhöht wird.

Die regelmäßige Kontrolle der Atemfrequenz ist der wichtigste Parameter zur frühzeitigen Erkennung einer Zustandsverschlechterung. Auch bei Patienten mit Thoraxtraumata ist eine Zunahme der Atemfrequenz das erste Anzeichen von Hypoxie und beginnender Dekompensation im Rahmen einer Hypoperfusion. Durch ein engmaschiges Reassessment können Veränderungen der Atemfrequenz frühzeitig erkannt werden. Dadurch ist es möglich, rasch zu reagieren und das präklinische Management entsprechend anzupassen.

# Untersuchung und Management spezifischer Verletzungen

## Rippenfrakturen

Rippenfrakturen sind ein häufiges Verletzungsbild und in der präklinischen Versorgung bei ca. 10 % der Patienten mit stumpfem Thoraxtrauma vorliegend.[18] Dabei sind Morbidität und Mortalität von mehreren Faktoren abhängig, wobei Anzahl der frakturierten Rippen, Vorhandensein bilateraler Rippenfrakturen und Lebensalter (≥ 65 Jahre) dazugehören.[19] Unabhängig vom Alter des Patienten ist die Mortalität umso höher, je mehr Rippen beteiligt sind. Die Mortalitätsrate für eine singuläre Rippenfraktur beträgt 5,8 % und steigt bei fünf frakturierten Rippen auf 10 %. Bei Beteiligung von acht Rippen liegt die Mortalität bereits bei 34%.[20,21] Insbesondere geriatrische Patienten sind aufgrund von Komorbiditäten – wie beispielsweise der Osteoporose – besonders gefährdet, Rippenfrakturen zu erleiden.[22] Die oberen Rippen sind breit, dick und durch den Schultergürtel mit seiner Muskulatur gut geschützt.[2-4] Zur Entstehung von Verletzungen bedarf es somit einen starken Krafteinwirkung, weshalb Patienten mit Frakturen der oberen Rippen besonders gefährdet sind, weitere schwerwiegende Verletzungen, wie z. B. eine Aortenruptur, erlitten zu haben. Häufig sind Frakturen lateralseitig im Bereich der vierten bis achten Rippe zu beobachten, da diese dünn und kaum mit Muskeln bedeckt sind. Knochenfragmente von frakturierten Rippen können Muskeln, Lungengewebe und Blutgefäße verletzen und so zusätzlich zu einem Pneumo-, Hämato- oder Hämatopneumothorax führen.[2,4,23] Die am häufigsten mit multiplen Rippenfrakturen assoziierte Verletzung ist die Lungenkontusion, welche wiederum – wie bereits beschrieben – durch die einwirkenden Kompressionskräfte mit alveolärer Einblutung, Ruptur der Alveolen und Pneumothorax einhergehen kann. Frakturen der unteren Rippen können mit Verletzungen von Leber und Milz assoziiert sein.[23-25] Es besteht die potenzielle Gefahr weiterer intraabdominaler Verletzungen mit Hämorrhagie und Schockgeschehen.[2,4,23]

### Untersuchung

Patienten mit einfachen Rippenfrakturen klagen meist über atem- und bewegungsabhängige Thoraxschmerzen sowie über eine insgesamt erschwerte Atmung. Eine Dyspnoe kann auftreten. Im Primary Survey zeigen sich bei der Thoraxinspektion unter Umständen Hämatome sowie bei der vorsichtigen Thoraxpalpation eine Druckdolenz und gegebenenfalls Krepitationen im Bereich der frakturierten Rippen. Die Erhebung der Atemfrequenz, die Beurteilung der Atemtiefe sowie die Etablierung der Pulsoxymetrie stellen im Rahmen der Erhebung der Vitalparameter im Primary Survey relevante Untersuchungskriterien dar. Dabei sollte frühzeitig die Indikation zur Sauerstoffapplikation erfolgen.[2,26,27]

### Management

Bei der Behandlung von Patienten mit Rippenfrakturen liegen die Prioritäten auf Sicherstellung der Oxygenierung und Ventilation sowie auf einer adäquaten Analgesie. Die Indikation für eine Sauerstoffgabe muss geprüft werden, eventuell bedarf es einer assistierten Beatmung, um eine suffiziente Oxygenierung aufrecht zu erhalten. Große Bedeutung hat dabei die engmaschige Neubeurteilung, um eine mögliche Verschlechterung der Atmung und ein sich potenziell entwickelndes Schockgeschehen frühzeitig zu erkennen. Zu einer guten Schmerzkontrolle gehören neben der pharmakologischen Analgetikagabe auch angstlösende Therapieansätze und physikalische Maßnahmen, wie beispielsweise die bequeme Lagerung der Arme. Die Anlage eines intravenösen Zugangs und die bedarfsgerechte Applikation eines Analgetikums unter kontinuierlichem Monitoring sollten als Standard angesehen werden, wobei entsprechende Ausbildung und Schulung – inklusive dem Wissen über die Behandlung von Komplikationen – vorausgesetzt sind. Durch suffiziente Analgesie werden adäquate Atemtiefe und Hustenstoß möglich, wodurch der Entstehung von **Atelektasen** (alveolärer Kollaps), Pneumonien und weiteren Komplikationen entgegengewirkt werden kann. Eine starre Immobilisation des Thorax mittels Tape oder Verband sollte vermieden werden, da dadurch Atelektasenbildung und Pneumonien leichter entstehen können.[2,4]

## Instabiler Thorax

Ein **instabiler Thorax** (Flail Chest) entsteht dann, wenn mindestens zwei benachbarte Rippen an mehr als einer Stelle frakturiert sind. Die durch die einzelnen Knochenfragmente resultierende Diskontinuität der Thoraxwand erlaubt den betroffenen Rippen während der Inspiration eine paradoxe Bewegung nach Innen (**Abbildung 10-11**). Dies erfolgt als Antwort auf den bei der Einatmung entstehenden Unterdruck intrathorakal. Umgekehrt entsteht bei der Exspiration eine Auswärtsbewegung des Knochenfragments aufgrund des intrathorakalen Druckanstiegs. Diese sogenannte paradoxe Atmung ist äußerst ineffizient, wobei das Ausmaß der Beeinträchtigung direkt abhängig von der Größe des instabilen Segmentes ist.

Ein instabiler Thorax entsteht durch entsprechend starke Krafteinwirkung, weshalb Verletzungen dieser Art gewöhnlicherweise mit Quetschungen der darunter liegenden Lunge einhergehen. Die Respiration wird somit gleich zweifach beeinträchtigt, da die Kombination aus instabilem Thorax und Lungenkontusion in Störungen von Ventilation und Gasaustausch resultiert. Wie bereits beschrieben führt eine Kompression der Lunge zu alveolärer Einblutung mit konsekutiv fehlender Belüftung und aufgehobener Diffusionsleistung in den betroffenen Arealen, weshalb das Verletzungsbild Lungenkontusion für Patienten mit Thoraxtrauma eine vitale Bedrohung darstellt.

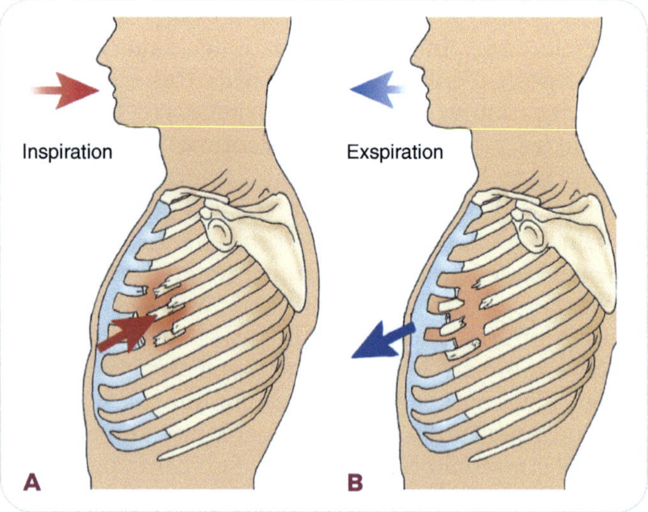


**Abbildung 10-11** **A.** Bei Verlust der Thoraxstabilität durch an zwei oder mehreren Stellen frakturierte Rippen wird die Brustwand während der Inspiration durch den höheren Umgebungsdruck nach innen gedrückt. **B.** In der Exspirationsphase steigt der Druck in der Brusthöhle an und der verletzte Abschnitt des Thorax wird nach außen bewegt.



## Untersuchung

Analog zu einfachen Rippenfrakturen wird die Untersuchung von Traumapatienten mit instabilem Thorax Schmerzen aufzeigen. Diese sind allerdings meist von deutlich stärkerem Ausmaß und die betroffenen Patienten wirken sehr angestrengt. Im Primary Survey gilt es, eine schnelle sowie schmerzbedingte flache Atmung frühzeitig zu erkennen; bereits initial können eine Zyanose oder eine verminderte periphere Sauerstoffsättigung als Zeichen einer Hypoxämie vorliegen. Bei der Inspektion des Thorax können eventuell paradoxe Atembewegungen wahrgenommen werden, wobei diese insbesondere initial abwesend beziehungweise schwer erkennbar sein können. Grund hierfür ist der Versuch der Interkostalmuskulatur, durch Kontraktion eine Stabilisierung der Segmente zu erzielen. Im Verlauf kommt es zu muskulärer Ermüdung und die paradoxen Bewegungen werden zunehmend ersichtlich. Bei der Palpation liegt der Fokus auf Druckdolenz, Krepitation und Thoraxinstabilität im Verletzungsbereich.

### *Management*

Die präklinische Versorgung von Patienten mit einem instabilen Thorax zielt – ebenfalls analog dem Management einfacher Rippenfrakturen – prioritätenorientiert auf eine adäquate Analgesie, die Unterstützung bzw. Stabilisierung der Respiration und ein regelmäßiges Reassessment ab. Die engmaschige Erhebung der Atemfrequenz und Abschätzung des Tidalvolumens anhand der Atemtiefe besitzen eine zentrale Rolle in der Patientenbeurteilung. Bei begleitender Lungenkontusion und respiratorischer Beeinträchtigung zeigt sich im Verlauf ein weiterer Anstieg der Atemfrequenz. Zur frühzeitigen Detektion einer Hypoxie kann die Anlage der Pulsoxymetrie von Nutzen sein, sofern sie zur Verfügung steht.[8] Die Sauerstoffgabe sollte initial hochdosiert erfolgen ($SpO_2 \geq 94\%$), ggf. kann der Flow im Rahmen des Reassessments reduziert werden.

Die Anlage eines intravenösen Zugangs und die adäquate Analgesie sind Standardmaßnahmen beim präklinischen Management von Traumapatienten mit einem instabilen Thorax, wobei Transportzeit und Transportmittel bei Therapieentscheidungen immer berücksichtig werden sollten. Wenn eine adäquate Oxygenierung unter den bisher genannten Maßnahmen nicht aufrechterhalten werden kann, müssen eine unterstützende Beutel-Masken-Beatmung, eine CPAP-Beatmung (Continuous Positive Airway Pressure) oder eine endotracheale Intubation in Erwägung gezogen werden – insbesondere im Hinblick auf längere Transportzeiten.[26] Versuche zur Stabilisierung der betroffenen Segmente mittels Sandsack oder anderen Hilfsmitteln sind aufgrund der dadurch zusätzlich entstehenden Einschränkung von Thoraxbeweglichkeit und Ventilation kontraindiziert.[2]

## Lungenkontusion

Im Rahmen stumpfer oder penetrierender Gewalteinwirkung mit Quetschung oder Zerreißung des Lungenparenchyms kann es zu Einblutungen in die Alveolen kommen. Das Verletzungsbild einer *Lungenkontusion* liegt vor, wobei auf pathophysiologischer Ebene die mit Blut gefüllten Alveolen der führende Mechanismus bzgl. Beeinträchtigung des Gasaustausches sind. Zusätzlich wird der Gasaustausch in den noch belüfteten Alveolen durch das zwischen die Alveolen eindringende Blut und die Ödembildung im Lungengewebe erschwert. Die Lungenkontusion ist bei einem instabilen Thorax beinahe immer koinzident zu beobachten und stellt eine häufige und potenziell letale Komplikation von Thoraxtraumata dar.[4,23] Insgesamt muss nach einem Thoraxtrauma binnen der ersten 24 Stunden mit einer weiteren Verschlechterung gerechnet werden, wobei diese von respiratorischer Partial- oder Globalinsuffizien bis zum Atemstillstand reichen kann.

### Untersuchung

Die klinische Symptomatik ist abhängig von der Größe des betroffenen Areals (prozentualer Anteil des betroffenen Lungenparenchyms) und tritt meist zeitverzögert auf. Daher zeigen sich bei einer Lungenkontusion initial häufig noch keine respiratorischen Beeinträchtigungen, im Verlauf kommt es aber auf Basis der pathophysiologischen Mechanismen zu Tachypnoe, zunehmender Dyspnoe, eventuell auskultierbaren Rasselgeräuschen sowie möglichen Hämoptysen und erhöhter Körpertemperatur. Der Anstieg der Atemfrequenz als klinisches Zeichen einer beeinträchtigten Atmung kann der erste Hinweis auf Vorliegen einer Lungenkontusion sein. Die Lungenkontusion als komplexe und häufig verzögert diagnostizierte Begleitverletzung sollte bei Patienten mit Thoraxtrauma grundsätzlich als Verdachtsdiagnose berücksichtigt und bei instabilen Thoraxverletzungen zwingend in Betracht gezogen werden.

### Management

Die Unterstützung der Atmung steht im Fokus der präklinischen Versorgung von Patienten mit einer Lungenkontusion, wobei die regelmäßige Erhebung der Atemfrequenz und die engmaschige Suche nach Anzeichen einer zunehmenden respiratorischen Insuffizienz unabdingbar sind. Eine periphere Pulsoxymetrie sollte angelegt und Sauerstoff bei allen Patienten mit Verdacht auf eine Lungenkontusion hochdosiert appliziert werden. Wenn durch die alleinige Sauerstoffgabe physiologische (bzw. zumindest akzeptable) $SpO_2$-Werte $\geq$ 94% nicht aufrechterhalten oder erzielt werden können, kann die Etablierung einer CPAP-Beatmung ein Versuch zur Verbesserung der respiratorischen Situation sein.[28] Weitere Maßnahmen einer eskalativen Therapie sind Beutel-Masken-Beatmung, die präklinische Notfallnarkose mit supraglottischer Atemwegssicherung oder endotrachealer Intubation und die kontrollierte Beatmung (Positive Pressure Ventilation).[1,27]

Eine aggressive Volumengabe intravenös sollte unbedingt vermieden werden, um die Ödembildung mit fortschreitender Beeinträchtigung von Ventilation und Oxygenierung nicht zu aggravieren. Ziel des präklinischen Managements ist die vorsichtige und angepasste intravenöse Flüssigkeitstherapie, die lediglich der Aufrechterhaltung von Blutdruckwerten zwischen 80 und 90 mmHg systolisch dient, um eine ausreichende Perfusion zu unterhalten (Kapitel 3: *„Schock: Die Pathophysiologie von Leben und Tod"*). Die Lungenkontusion ist ein bedeutsames Beispiel für eine Verletzung, deren Outcome durch inadäquate Volumensubstitution negativ beeinflusst werden kann und unterstreicht die Wichtigkeit von strukturierter und wiederholter Patientenbeurteilung sowie sorgfältiger Indikationsstellungen der jeweiligen Maßnahmen.

## Pneumothorax

Bis zu 20 % der schweren Thoraxtraumata gehen begleitend mit einem Pneumothorax einher.[20] Es werden drei Formen von Pneumothoraxen unterschieden, wobei die im Folgenden genannte Reihenfolge die Zunahme des Schweregrades wiedergeben: einfacher, offener und Spannungspneumothorax.

Bei einem **einfachen Pneumothorax** ist Luft im Pleuraspalt vorhanden. Mit steigender Luftmenge intrapleural kommt es im Verlauf zu einem Kollaps der Lunge auf der betroffenen Seite (**Abbildung 10-12**). Ein **offener Pneumothorax** („Sucking Chest Wound") entsteht durch

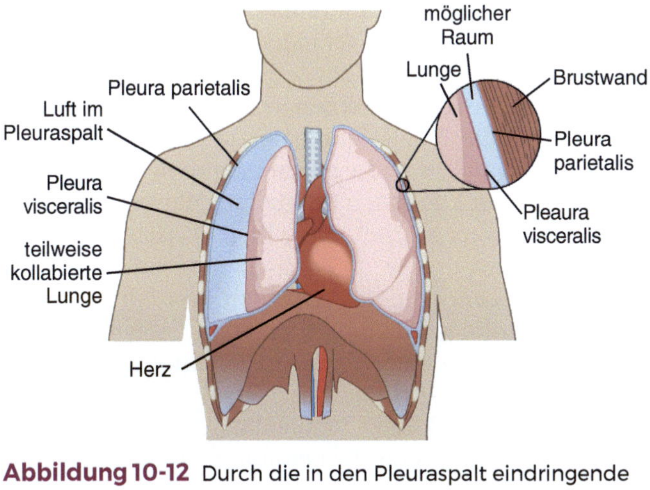


**Abbildung 10-12** Durch die in den Pleuraspalt eindringende Luft wird die Lunge zunehmend eingeengt, die fehlende Ausdehnung führt zu eingeschränkter Ventilation und verminderter Oxygenierung des Blutes.

eine Verletzung in der Brustwand, die eine Verbindung nach außen herstellt. Die Umgebungsluft kann mit jedem Atemzug in den Pleuraspalt eindringen und wieder austreten. Ein **Spannungspneumothorax** resultiert aus einem kontinuierlichen Lufteinstrom in den zwischen den beiden Blättern der Pleura entstandenen Raum, ohne dass ein gleichzeitiges Entweichen der Luft möglich ist. Der konstante Druckanstieg im Pleuraspalt führt einerseits zu einem Zusammenfallen der Lunge auf der betroffenen Seite, andererseits vor allem aber zu der vital bedrohenden Verschiebung des Mediastinums und seiner Strukturen zur Gegenseite, wodurch der venöse Rückstrom zum Herzen vermindert, und eine schwere Hypoperfusion verursacht wird.

## Einfacher Pneumothorax

### Untersuchung

Die Symptome eines einfachen Pneumothorax gleichen denen einer Rippenfraktur. Die Patienten beklagen häufig pleuritische (atemabhängige) Schmerzen im Brustkorb und Kurzatmigkeit unterschiedlichster Intensität. Als klassisches Zeichen ist bei der Auskultation ein abgeschwächtes Atemgeräusch auf der betroffenen Seite detektierbar, wobei die Beurteilung durch Umgebungslärm und Atemgeräusche der Gegenseite erschwert sein kann. Internationale Leitlinien formulieren, dass bei einseitig abgeschwächtem (oder einseitig fehlendem) Atemgeräusch ein Pneumothorax als Verdachtsdiagnose angenommen werden sollte – ebenso bei Nachweis entsprechender Zeichen in der eFAST-Sonographie.[1]

### Management

Sauerstoffgabe und Anlage eines venösen Zugangs gehören zur präklinischen Behandlung von Patienten mit einem einfachen Pneumothorax. Durch engmaschiges Reassessment können Veränderungen der respiratorischen Beeinträchtigung sowie ein sich möglicherweise entwickelndes Schockgeschehen frühzeitig erkannt werden, wobei die Etablierung eines Monitorings in Form von Pulsoxymetrie und ggf. Kapnographie sinnvolle Ergänzungen zur klinischen Beurteilung darstellen.[20-25,29,30] Bei der auskultatorisch gestellten Verdachtsdiagnose Pneumothorax sollte präklinisch engmaschig reevaluiert und beobachtend behandelt werden – solange keine Beatmungssituation vorliegt. Im Falle einer Überdruckbeatmung empfiehlt die S3-Leitlinie „Polytrauma/Schwerverletzten-Behandlung" eine Dekompression.[1] Sofern eine Ganzkörper Immobilisation nicht zwingend indiziert ist, kann eine Symptomlinderung durch Lagerung mit erhöhtem Oberkörper versucht werden. Eine frühzeitige Überprüfung der Indikation für einen zügigen Transport in das nächste geeignete Krankenhaus ist bedeutsam; insbesondere bei längerer Transportzeit sowie bestehender Notarztindikation sollten die Durchführung eines Rendezvous-Verfahrens oder die Alarmierung eines Luftrettungsmittels evaluiert werden.[25,27,29]

Das Kernelement der adäquaten Behandlung von Patienten mit Pneumothoraxen liegt in dem ständigen Bewusstsein, dass aus einem einfachen Pneumothorax jederzeit ein Spannungspneumothorax entstehen kann. Eine kontinuierliche Überwachung während der präklinischen Versorgung ist für das frühzeitige Erkennen einer sich entwickelnden Spannungssituation essenziell und bildet die Grundlage für eine unmittelbare Interventionsfähigkeit zur Vermeidung einer hämodynamisch relevanten Hypoperfusion.

### Offener Pneumothorax

Wie bei einem einfachen Pneumothorax gelangt beim offenen Pneumothorax Luft in den Pleuraspalt und lässt die Lunge kollabieren. Das Erkennungsmerkmal ist eine thorakale Wunde, die zu einer Verbindung zwischen der umgebenden Atmosphäre und dem Pleuraspalt führt. Ein offener Pneumothorax entsteht durch Schusswunden, Explosionen, Stich- oder Pfählungsverletzungen und gelegentlich auch im Rahmen stumpfer Krafteinwirkungen. Während der Inspiration strömt die Luft aufgrund des Unterdrucks im Thorax durch die Läsion von extra- nach intrathorakal. Bei großen Verletzungen kommt es entsprechend der Atemphasen zum ungehinderten Ein- und Ausstrom der Luft in den Pleuraspalt (**Abbildung 10-13**). Oftmals entsteht beim atemabhängigen Durchtritt der Luft durch die Wunde ein saugendes Geräusch („Sucking Chest Wound").

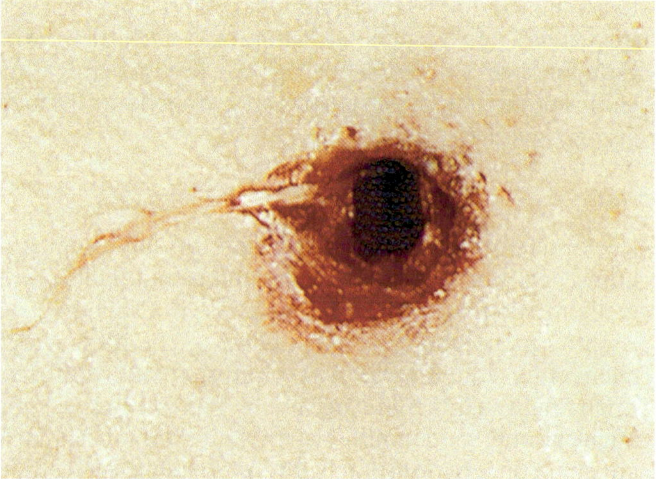

**Abbildung 10-13** Eine Schuss- oder Pfählungsverletzung bei penetrierenden Thoraxtraumata erzeugt eine Verbindung von extra- nach intrathorakal, durch die Luft in den Pleuraspalt ein- und ausströmen kann.

Mit freundlicher Genehmigung von Norman McSwain, MD, FACS, NREMT-P

Die Tatsache, dass Luft dem Prinzip des geringsten Widerstandes folgt, birgt während der Inspirationsphase die Gefahr, dass ein großer Anteil der Luft durch die thorakale Wunde in den Pleuraspalt eintritt, anstatt über die physiologischen Atemwege in die Lunge zu gelangen. Dies ist insbesondere dann der Fall, wenn die Größe der offenen Thoraxverletzung der Glottisöffnung entspricht oder sie übertrifft. Es gilt: je größer die Wunde, desto geringer der Widerstand. Die Effektivität der Ventilation wird dabei durch den Kollaps der Lunge und durch die Minderbelüftung der verbliebenen funktionsfähigen Alveolen in zweifacher Hinsicht eingeschränkt. Pathophysiologisch bleibt somit eine Oxygenierung des Blutes trotz eigenständiger Atmung des Patienten aus bzw. zeigt sich als stark vermindert.

## Untersuchung

Die Untersuchung eines Patienten mit einem offenen Pneumothorax zeigt in der Regel bereits im Ersteindruck einen potenziell kritischen Patienten. Neben Dys- und Tachypnoe besteht meist eine Tachykardie mit fadenförmigem (schlecht tastbarem) Puls peripher, die Patienten sind typischerweise ängstlich und wirken angestrengt. Bei der Inspektion ist eine Wunde thorakal zu erkennen, die möglicherweise ein Sauggeräusch während der Inspiration und eine Art Blubbern mit Blasenbildung während der Exspiration erzeugt.

## Management

Das initiale Management eines offenen Pneumothorax beinhaltet die hochdosierte Sauerstoffapplikation und eine sterile Wundabdeckung. Empfohlen wird hier einen geeigneten Ventilverband zu nutzen.[1] Wichtigste Funktion ist dabei die Sicherstellung eines suffizienten Luftausstroms bei der Exspiration, während ein weiterer Lufteinstrom bei der Inspiration unterbunden wird. Unterschiedliche Hersteller bieten diverse Produkte an. Alternativ können bei fehlender Verfügbarkeit kommerzieller Verbände, verschiedene Folien (Verpackungsfolie von Infusionssystemen, Aluminium- oder Frischhaltefolie, usw.) genutzt oder Fettgaze bzw. ein Defibrillationspad verwendet werden. Der aktuellen Studienlage zufolge erscheinen Improvisationen mit Folienartikel als eher ungeeignet, aber auch die Wundauflagen der Medizinproduktehersteller weisen deutliche Unterschiede in der Wirksamkeit auf.[1]

Ein offener Pneumothorax geht nahezu immer mit Begleitverletzungen der Lunge einher. Der Lufteinstrom in den Pleuraspalt erfolgt somit zeitgleich über zwei Wege: einerseits über die thorakale Wunde, andererseits über die Läsion im Lungengewebe. Daher besteht auch nach Versorgung der penetrierenden Thoraxverletzung durch einen geeigneten Wundverband weiterhin ein Lufteinstrom in den Pleuraspalt, auf welchen präklinisch kein Einfluss genommen werden kann. Das Verständnis dieses pathophysiologischen Mechanismus ist unabdingbar, da ein adäquates Management in der Präklinik nur mit dem Bewusstsein für das weiterhin bestehende Risiko eines sich entwickelnden Spannungspneumothorax möglich ist (**Abbildung 10-14**).

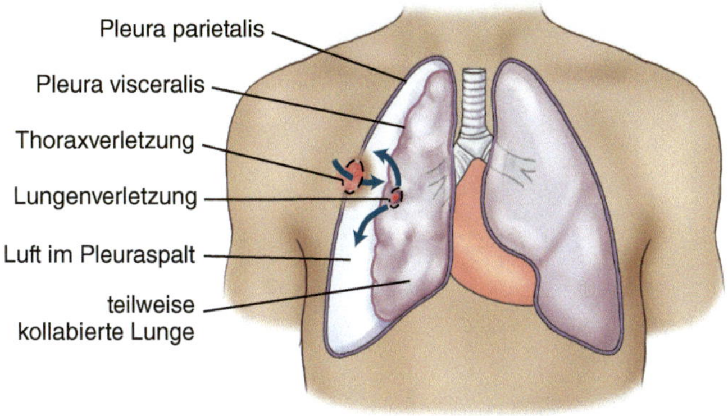


**Abbildung 10-14** Aufgrund der anatomischen Nähe von Thoraxwand und Lungenparenchym geht ein penetrierendes Thoraxtrauma meist mit einer Kombination aus offenem Pneumothorax und Lungenverletzung einher. Wundverbände können den Lufteinstrom von außen in den Pleuraspalt verhinden, auf den Einstrom von Luft aus der Lunge in den Pleuraspalt kann präklinisch kein Einfluss genommen werden.



Bei Nutzung improvisierter Wundverbände wird die Verklebung alternativer Wundverbände an nur drei Seiten gelehrt. Die nicht verklebte Seite kann so theoretisch als Ventil fungieren und einen Luftausstrom ermöglichen. Gleichzeitig soll dabei ein Lufteinstrom verhindert werden, um der Entwicklung eines Spannungspneumothorax entgegenzuwirken.[2] Andere Lehrmeinungen beschreiben die Verklebung an allen vier Seiten, wobei hier das Risiko einer sich entwickelnden Spannungssituation generell höher erscheint – insbesondere, wenn bei begleitender Lungenverletzung ein zusätzlicher Lufteinstrom aus der Lunge in den Pleuraspalt stattfindet und zu kontinuierlicher Größenzunahme des Pneumothorax führt. Letztlich besteht für beide Varianten derzeit keine eindeutige Evidenz.

Bei Betrachtung der aktuellen Evidenzlage zeigt sich, dass offene Pneumothoraxe im präklinischen Management durch den Einsatz geeigneter Wundverbände in den meisten Fällen suffizient kontrolliert werden können.[1] Eine bereits 2013 publizierte tierexperimentelle Studie untersuchte die Wirksamkeit kommerzieller Wundverbände im Vergleich mit improvisierten Verbandsmaterialien.[31] Gemeinsame Endpunkte waren respiratorische Verbesserung und Vermeidung der Entstehung eines Spannungspneumothorax. Die an Schweinen durchgeführte Untersuchung zeigte eine Verbesserung der respiratorischen

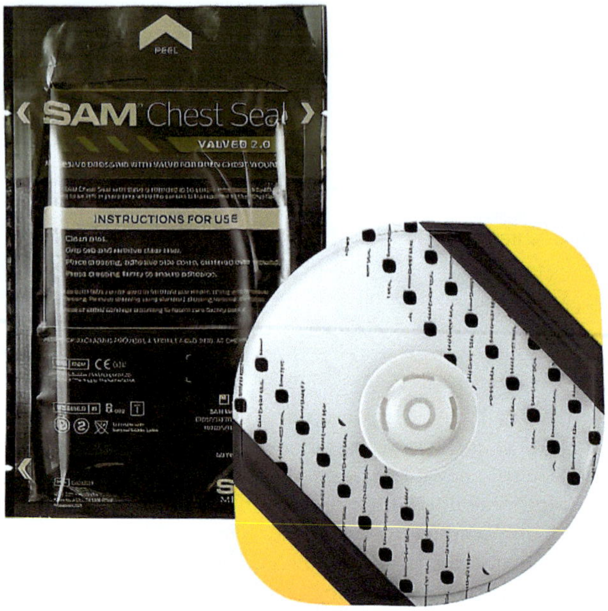


**Abbildung 10-15** In tierexperimentellen Studien konnte gezeigt werden, dass semiokklusive Wundverbände die Entwicklung eines Spannungspneumothorax bei offenem Pneumothorax verhindern können.[31]



Funktion bei offenem Pneumothorax unabhängig von der Art des Wundverbandes. Jedoch konnte nur der semiokklusive Verschluss die Entwicklung eines Spannungspneumothorax verhindern (**Abbildung 10-15**). Dieses Ergebnis hat im militärischen Bereich (TCCC = Tactical Combat Casualty Care) zu der Empfehlung geführt, dass ein unvollständig abdichtender kommerzieller Verband einem komplett abdichtenden improvisierten Verband vorzuziehen ist.[32] Letzterer kann jedoch jederzeit eine akzeptable Alternative zur Verbesserung der Oxygenierung bei fehlender Verfügbarkeit semiokklusiver Wundverbände darstellen; das ständige Bewusstsein für das hohe Risiko der Entstehung einer Spannungssituation ist dabei elementar.[3]

Basierend auf der aktuellen Datenlage empfiehlt PHTLS als Lehrmeinung folgende Vorgehensweise zur Versorgung eines offenen Pneumothorax:

- Aufbringen eines geeigneten medizinischen Wundverbands auf die thorakale Wunde.
- Bei fehlender Verfügbarkeit kommerzieller Produkte wird alternativ ein Stück Plastikfolie oder vergleichbare Materialien als Wundabdeckung aufgelegt und an drei Seiten verklebt.
- Im Notfall kann auch ein komplett luftdichter Verschluss oder das Aufbringen von Fettgaze erfolgen. Ein engmaschiges Reassessment und kontinuierliches Monitoring sind dabei aufgrund des hohen Risikos für die Entstehung eines Spannungspneumothorax unabdingbar.
- Bei Entwicklung von Tachypnoe, Tachykardie oder anderen Zeichen einer respiratorischen Verschlechterung wird der Wundverband an einer Ecke für wenige Sekunden angehoben, um einen Luftausstrom zu ermöglichen. Begleitend ist die Indikation für eine begleitende Unterstützung der Ventilation zu prüfen, um ggf. weitere Maßnahmen einleiten zu können.
- Bei anhaltender respiratorischer Insuffizienz und Entwicklung einer Hypoperfusion muss von einem obstruktiven Schockgeschehen durch Vorliegen eines Spannungspneumothorax ausgegangen und eine Entlastungspunktion (Nadeldekompression) mit einer großlumigen und ausreichend langen Kanüle durchgeführt werden. Mögliche Punktionsorte sind der 2./3. Interkostalraum in der Medioklavikularlinie und der 4./5. Interkostalraum in der vorderen Axillarlinie, wobei die Punktion jeweils am Oberrand der Rippe erfolgt, um das Risiko von Gefäß- und Nervenverletzungen zu minimieren.[1]

Bei fortbestehender respiratorischer Insuffizienz nach Ausschöpfen der genannten Maßnahmen besteht die Indikation zur präklinischen Notfallnarkose mit endotrachealer Intubation und kontrollierter Beatmung.[1,26] Eine regelmäßige Patientenuntersuchung sowie kontinuierliches Monitoring im Hinblick auf Anzeichen eines Spannungspneumothorax sind bei Durchführung einer Überdruckbeatmung und anliegendem Okklusivverband obligat. Sobald sich Hinweise auf eine zunehmende Spannungssituation ergeben, muss zur Entlastung der Verband über der Wunde entfernt und bei ausbleibender Verbesserung eine erneute Entlastungspunktion in Erwägung gezogen werden.[1,31]

Generell ist im Rahmen einer Überdruckbeatmung die Wundabdeckung nicht zwingend notwendig, da die pathophysiologischen Mechanismen eines offenen Pneumothorax durch die direkte Lungenventilation an Wirksamkeit verlieren. Eine sterile Wundversorgung ist jedoch im Hinblick auf Kontamination und Infektion weiterhin empfohlen.

## *Spannungspneumothorax*

Der Spannungspneumothorax ist ein lebensbedrohlicher Notfall und stellt die häufigste reversible Ursache des traumatischen Herz-Kreislauf-Stillstands dar.[1] Aufgrund eines kontinuierlichen Lufteinstroms in den Pleuraspalt – ohne Möglichkeit zum Entweichen der Luft – kommt es zu einer kontinuierlichen Druckerhöhung intrathorakal. Die Folgen sind zunehmende respiratorische Insuffizienz und fatale Beeinträchtigung des venösen Rückstroms zum Herzen. Die verminderte kardiale Auswurfleistung in Kombination mit der stark

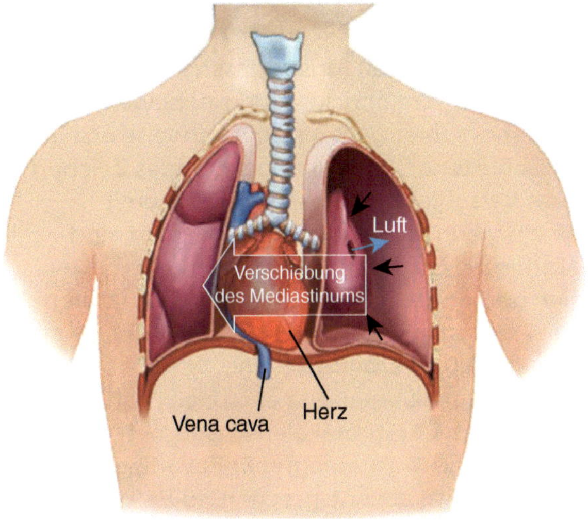


**Abbildung 10-16** Der Spannungspneumothorax führt zunächst zum Kollaps der betroffenen Lungenhälfte und im weiteren Verlauf durch den zunehmenden intrathorakalen Druck zur Mediastinalverlagerung mit Kompression der Gegenseite sowie vermindertem venösem Rückstrom zum Herzen.



eingeschränkten Oxygenierung führt zu einem schweren Schockgeschehen (**Abbildung 10-16**). Der zugrunde liegende pathophysiologische Hauptmechanismus ist die Verschiebung des Mediastinums und seiner Strukturen auf die Gegenseite durch den stetig ansteigenden intrathorakalen Druck. Die daraus resultierende Störung der anatomischen Integrität kann ein Abknicken der unteren Hohlvene (V. cava inferior) auf Höhe des Diaphragmas verursachen und zu einer Hypoperfusion als obstruktives Schockgeschehen führen. Die Belüftung der Lunge ist aufgrund der reduzierten Ausdehnung stark eingeschränkt und verstärkt die respiratorische Beeinträchtigung mit unzureichender Oxygenierung.

Jeder Patient mit einer Thoraxverletzung hat ein Risiko, einen Spannungspneumothorax zu entwickeln. Besonders gefährdet sind Patienten mit einem wahrscheinlichen Pneumothorax (z. B. bei Zeichen einer Rippenfraktur), Patienten mit bekanntem Pneumothorax (z. B. nach penetrierender Thoraxverletzung) sowie Patienten mit Thoraxtrauma unter positiver Druckbeatmung. Diese Patienten müssen kontinuierlich auf Anzeichen zunehmender Atemnot mit begleitender Kreislaufbeeinträchtigung überwacht und umgehend in ein maximalversorgendes Traumazentrum transportiert werden.

### Untersuchung

Das klinische Bild ist abhängig von den im Pleuraspalt herrschenden Druckverhältnissen (**Kasten 10-3**). Initial äußern die betroffenen Patienten oft Angst und Unbehagen, üblicherweise werden Thoraxschmerz und Kurzatmigkeit beklagt. Mit zunehmender Spannungssituation entstehen motorische Unruhe, Tachypnoe und Dyspnoe. In schweren Fällen zeigt sich eine Zyanose bis hin zu Apnoe und traumatischem Herz-Kreislauf-Stillstand.

Als klassische Symptomkonstellation eines Spannungspneumothorax gelten ein pathologischer Auskultationsbefund mit einseitig abgeschwächtem bzw. aufgehobenem Atemgeräusch, ein hypersonorer Klopfschall über der betroffenen Thoraxhälfte und als spät auftretendes Zeichen die Verschiebung der Trachea zur Gegenseite in Kombination mit hämodynamischer Instabilität. Im präklinischen Umfeld ist die Auskultation aufgrund des umgebenden Lärmpegels häufig erschwert; intensives Training der auskultatorischen Lungenuntersuchung sollte in den rettungsdienstlichen Alltag integriert werden, da korrekte Interpretation von Auskultationsbefunden und Erkennen von abgeschwächten oder aufgehobenen Atemgeräuschen nur durch regelmäßige Anwendung dieser Untersuchungstechnik möglich werden. Suffiziente Durchführung und adäquate Interpretation der Perkussion sind im präklinischen Setting häufig nicht möglich. Der hypersonore Klopfschall bei Vorliegen eines Spannungspneumothorax wird hier aus Gründen der Vollständigkeit genannt – unter gleichzeitiger Betonung, dass durch eine Perkussion der Lunge niemals eine Verzögerung von Behandlung und Transport erzeugt werden darf. Eine ergänzende Sonographie kann bei entsprechender Vorhaltung und Expertise mit Frage nach Zeichen eines Pneumothorax initial sowie im Rahmen des Reassessments erfolgen, wobei auch hierbei keine Zeitverzögerung entstehen darf.

Desweiteren können gestaute Halsvenen, Krepitationsgeräusche über der Thoraxwand und Zyanose auftreten. Tachypnoe und Tachykardie sind weitere klinische Zeichen der intrathorakalen Druckerhöhung, wobei Zunahme von Atem- und Herzfrequenz mit dem progredienten Druckanstieg im Thorax korrelieren. Im Rahmen fortschreitender pathophysiologischer Prozesse verringert sich die Blutdruckamplitude (Pulsdruck), unbehandelt resultiert ein Spannungspneumothorax durch weitere Progredienz der intrathorakalen Spannungssituation letzten Endes in der Dekompensation des obstrukiven Schockgeschehens mit schwerster Hypoperfusion und maximal beeinträchtigter Oxygenierung.

## Management

Die höchste Priorität bei der Behandlung eines Spannungspneumothorax ist die sofortige Thoraxdekom

**Kasten 10-3** Symptome eines Spannungspneumothorax

Die folgenden Symptome werden oft als typisches klinisches Bild des Spannungspneumothorax beschrieben. Zu bedenken ist jedoch, dass nicht immer alle Kriterien vorhanden sein müssen bzw. im klinischen Setting teilweise nicht eindeutig zu erkennen sind.

**Ultraschall**

- *Fehlendes Lungengleiten:* Idealerweise kann durch die frühzeitige Erkennung eines Pneumothorax die Entwicklung eines Spannungspneumothorax durch adäquates Management verhindert werden. Die eFAST-Sonographie kann präklinisch – sofern verfügbar – insbesondere bei jeder respiratorischen Verschlechterung zur Identifikation eines Pneumothorax eingesetzt werden (**Kasten 10-2**) und spezielle Fertigkeiten "*Entlastungspunktion*".

**Inspektion**

- *Zyanose*: Im präklinischen Setting ist eine Zyanose aufgrund schlechter Lichtverhältnisse und verschmutzter oder blutverschmierter Haut bei Traumapatienten oftmals nur schwer erkennbar oder nicht eindeutig beurteilbar. Auch unterschiedliche Hautfarben erschweren die Einschätzung.
- *Gestaute Halsvenen*: Dieses Symptom wird in der Literatur häufig als klassisches Kriterium eines Spannungspneumothorax beschrieben. Tatsächlich können gestaute Halsvenen Hinweis auf das Vorliegen eines obstruktiven Schockgeschehens geben – im Rahmen der Beurteilung von Traumapatienten ist jedoch zu bedenken, dass sich bei begleitend vorliegender schwerer Hämorrhagie keine Halsvenenstauung entwickeln kann.

**Palpation**

- *Subkutane Emphyseme:* Dieses häufig anzutreffende Symptom entsteht im Rahmen einer intrathorakalen Druckerhöhung durch Ansammlung von Luft im Gewebe. Bei Vorliegen eines Spannungspneumothorax können Hautemphyseme teilweise über dem gesamten Thorax und dem Halsbereich getastet werden, eventuell sind Bauchdecke und Gesicht mitbeteiligt.
- *Zeichen der Hypoperfusion*: peripher nicht oder kaum tastbare Pulse (Radialis) bei erhaltener zentraler schwacher und tachycarder Pulsqualität (Carotis), Tachykardie. Verlängerte Rekapillarisationszeit (unspezifisch – immer im Kontext weiterer Schockzeichen zu bewerten)
- *Trachealverschiebung*: Als üblicherweise erst im fortgeschrittenen Stadium auftretendes Zeichen ist eine Verschiebung der Trachea generell eher schwierig zu erkennen. Grund dafür sind anatomische Gegebenheiten. Aufgrund von Fazien und anderen stabilisierenden Strukturen ist die Trachea im Halsbereich fest mit der Halswirbelsäule verbunden, eine Verschiebung der Trachea zur Gegenseite entspricht daher primär einem intrathorakalen Phänomen. Sofern ein stark ausgeprägter Shift vorliegt, kann möglicherweise ein entsprechender Befund im Bereich des Jugulums getastet werden. Präklinisch ist die Trachealverschiebung aber ein insgesamt selten anzutreffendes Symptom des Spannungspneumothorax.

**Auskultation**

- *Einseitig abgeschwächtes oder fehlendes Atemgeräusch*. Die Auskultation der Lunge ist bei der Frage nach Vorliegen eines Spannungspneumothorax ein zentrales Element im Rahmen des Primary Surveys. Ein einseitig abgeschwächtes oder fehlendes Atemgeräusch auf der verletzten Seite gilt als wichtigstes zu identifizierendes klinisches Symptom eines Spannungspneumothorax und erlaubt die Formulierung der Verdachtsdiagnose – sofern zusätzlich schwere respiratorische oder kardiozirkulatorische Störungen vorliegen[1]. Bei beatmeten Patienten gilt es zu beachten, dass einem pathologischen Auskultationsbefund eine umgehende Lagekontrolle des Tubus mit anschließend erneuter Lungenauskultation folgen muss. Insgesamt erfordern die korrekte Erkennung und Interpretation einseitig abgeschwächter oder fehlender Atemgeräusche praktische Expertise sowie klinische Erfahrung, um Normalbefunde sicher von pathologischen Veränderungen unterscheiden zu können. Um Erfahrung in der Unterscheidung physiologischer und pathologischer Atemgeräusche zu sammeln, sollten im Rettungsdienst möglichst regelmäßig Patienten auskultiert werden.

pression bei kombiniertem Vorliegen der folgenden drei Symptome:

1. Zunehmende Atemnot oder Schwierigkeiten bei der Beatmung
2. Einseitig abgeschwächtes oder fehlendes Atemgeräusch
3. Zeichen der schweren Hypoperfusion bzw. des dekompensierten Schocks (z. B. systolischer Blutdruck < 90 mmHg oder deutlich verminderte Pulsamplitude)[1,26-30,34]

Verschiedene Maßnahmen zur Entlastung eines Spannungspneumothorax kommen in Frage, wobei die Entscheidung für oder gegen die eine oder andere Technik in Abhängigkeit vom Umfeld (Einsatzort, Kliniklandschaft etc.) und der Qualifikation des Rettungsdienstfachpersonals vor Ort getroffen werden sollte. Wenn eine Thoraxdekompression im präklinischen Setting nicht durchführbar ist (z. B. fehlende Expertise, kein zu entfernender Okklusivverband), so bleibt nur der umgehende Transport in das nächste Krankenhaus unter hochdosierter Sauerstoffgabe ($SpO_2 \geq 94\%$) und konstanter Monitorüberwachung. Eine Beatmung sollte lediglich bei Vorliegen einer unkontrollierbaren Hypoxie ohne Ansprechen auf die Sauerstoffapplikation erfolgen, da eine Überdruckbeatmung die Spannungssituation schnell und massiv verstärken kann. Auch durch eine assistierte Beatmung kann vermehrt Luft in den Pleuraspalt einströmen. Differenzierte Überlegungen sind für jede Einsatzsituation unter Einbeziehung aller Faktoren notwendig, um eine Entscheidung zwischen einem schnellen Transport versus Notarztnachforderung im Rendezvous-System korrekt treffen zu können.

## Verdacht auf einen Spannungspneumothorax bei anliegendem Okklusivverband

Bei Patienten mit einem offenen Pneumothorax und angelegtem Okklusivverband sollte dieser bei Entstehung eines Spannungspneumothorax kurz geöffnet oder entfernt werden, damit die angesammelte Luft durch die Wunde entweichen kann. Dieses Verfahren muss ggf. bei Wiederauftreten einer Spannungssituation während des Transports von Zeit zu Zeit wiederholt werden. Bei ausbleibender Besserung oder Abwesenheit offener Wunden ist eine Entlastungspunktion indiziert.

## Verdacht auf einen Spannungspneumothorax bei intubierten Patienten

Bei einem intubierten Patienten kann eine Fehllage des Endotrachealtubus mit einem Spannungspneumothorax verwechselt werden. Eine zu tiefe Position des Tubus mit einseitigem Abrutschen in einen Hauptbronchus (vorzugsweise nach rechts) führt auf der Gegenseite zu einer nicht belüfteten Lungenhälfte. Als Folge ist bei der Auskultation ein einseitig aufgehobenes Atemgeräusch zu erkennen und die Thoraxexkursionen zeigen sich seitendifferent. Eine Untersuchung der Tubuslage mit eventueller Korrektur ist vor Durchführung einer Thoraxdekompression obligat.

## Entlastungspunktion (Nadeldekompression)

Bei Vorliegen eines Spannungspneumothorax kann aufgrund der hohen intrathorakalen Druckverhältnisse durch eine Entlastungspunktion ein Entweichen von Luft aus dem Pleuraspalt ermöglicht werden. Auf diese Art und Weise kann ein Spannungspneumothorax in einen offenen Pneumothorax überführt werden, wobei die so möglich werdende Rückkehr der mediastinalen Strukturen in ihre eigentliche anatomische Position das obstruktive Schockgeschehen unterbricht.[35] Die Wiederherstellung des venösen Rückstroms zum Herzen ist – neben der gleichzeitig durch eine Entlastungspunktion sofort erzielbaren Verbesserung der Oxygenierung – das Schüsselelement der Nadeldekompression als lebensrettende Maßnahme.

Die aktuelle Datenlage zeigt sich bei Frage nach dem Punktionsort weiterhin uneinheitlich. Sie benennt als mögliche Punktionsorte den 2. oder 3. Interkostalraum (ICR) in der Medioklavikularlinie (MCL) sowie den 4. oder 5. ICR in der vorderen bzw. den 4. oder 5. ICR in der mittleren Axillarlinie. Zudem wird betont, dass die Auswahl der Punktionsstelle immer situativ anhand individueller anatomischer Gesichtspunkte erfolgen soll (**Abbildung 10-17**).[1] Beide Lokalisationen haben ihre Vor- und Nachteile. Die Durchführung einer Entlastungspunktion medioklavikulär bietet den Vorteil einer meist einfachen Zugänglichkeit, selbst wenn die Patienten bereits immobilisiert sind. Die Dicke der Thoraxwand birgt an diesem Punktionsort allerdings das Risiko zu kurz gewählter Nadeln und abknickender Kanülen, wobei letzteres für alle Punktionsstellen ein allgemein gültiges Problem darstellt.[38-41] Unabhängig der Lokalisation wird generell ein geringes Risiko für Verletzungen sogenannter vitaler Strukturen (Herz, Lunge) durch eine Nadeldekompression beschrieben, wobei medioklavikulär aufgrund der anatomischen Nähe zu verschiedenen Gefäßen (A. subclavia, A. thoracica interna) eine Hämorrhagie wahrscheinlicher ist, als bei einer axillar durchgeführten Thoraxdekompression.[1,36,37]

Vorteile der Entlastungspunktion in der vorderen Axillarlinie sind ihre relative Sicherheit und Wirksamkeit. In diesem Bereich ist die Thoraxwand bei Männern und Frauen unabhängig vom BMI dünner, was die Punktion erleichtert. Zudem zeigen Studien höhere Erfolgsraten für diesen Zugangsweg, und es gibt Hinweise, dass Punktionsnadeln, die im 5. Interkostalraum an der

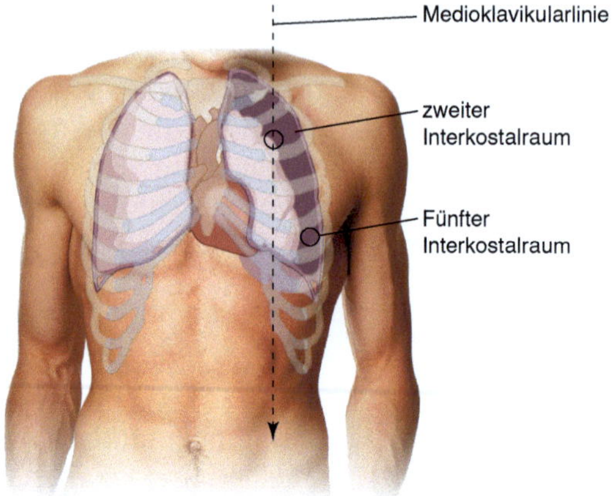


**Abbildung 10-17** Die Entlastungspunktion ist die wichtigste Maßnahme beim Spannungspneumothorax. Hierzu wird eine großlumige Venenverweilkanüle (mindestens 50 mm; bevorzugt 12–14 G) oder eine spezielle Entlastungspunktionsnadel verwendet. Die Punktion erfolgt im 2.–3. Interkostalraum medioklavikular oder im 4.–5. Interkostalraum der vorderen bzw. mittleren Axillarlinie.



vorderen Axillarlinie platziert werden, während des Transports stabiler liegen und seltener dislozieren, auch wenn ein Risiko des Abknickens besteht.[37-41]

Unabhängig vom gewählten Punktionsort sollte die Nadeldekompression mit einer großlumigen Venenverweilkanüle oder einer speziellen Entlastungspunktionsnadel erfolgen. Klinische Studien, die eine Risiko-Nutzen-Analyse hinsichtlich Erfolgsrate und Verletzung vitaler Strukturen beim Einsatz von 50 mm langen Venenverweilkanülen im Vergleich zu längeren Entlastungspunktionsnadeln durchführen, fehlen bislang. Es wird jedoch geschätzt, dass bei der Verwendung von 50 mm langen Kanülen mindestens ein Drittel der Nadeldekompressionen erfolglos bleibt. Punktionsnadeln mit einer Länge von ≥ 80 mm sind insbesondere im militärischen Bereich regelhaft im Einsatz. Bei diesen längeren Punktionsnadeln ist eine erfolgreiche Entlastungspunktion deutlich häufiger anzunehmen, wenngleich ein potenziell höheres Risiko für Verletzungen tieferliegender Strukturen besteht.[42]

Eine Verletzung der Lunge selbst ist auf der betroffenen Seite wenig wahrscheinlich, da diese durch die aufgehobenen Adhäsionskräfte zusammengefallen und mit den mediastinalen Strukturen zur Gegenseite verschoben ist. Die korrekte Durchführung einer Nadeldekompression beinhaltet den Vorschub der Punktionskanüle nur bis zu dem Moment des Luftausstroms, dann wird der Stahlmandrin umgehend entfernt und der dünne Plastikkatheter in der entsprechenden Position fixiert, um eine Dislokation zu vermeiden. Ein engmaschiges Reassessment ist indiziert, um nach durchgeführter Thoraxdekompression eine erneute Verschlechterung umgehend bemerken zu können. Eine tierexperimentelle Studie an Schweinen beschreibt eine Misserfolgsrate von 26 % innerhalb von 5 Minuten nach Durchführung einer Entlastungspunktion durch Abknicken, Verlegung oder Dislokation des Katheters sowie insgesamt eine fehlende Wirksamkeit der Nadeldekompression in 43 %.[42]

Die möglichen negativen Effekte einer Umwandlung des Spannungspneumothorax in einen offenen Pneumothorax sind im Rahmen einer erfolgreichen Nadeldekompression klinisch vernachlässigbar. Der entscheidende Nutzen liegt in der sofortigen Entlastung der Spannungssituation mit damit verbesserter Oxygenierung. Eine relevante Beeinträchtigung der Ventilation durch den eingelegten Katheter ist aufgrund seines im Vergleich zu den Atemwegen deutlich geringeren Durchmessers nicht zu erwarten. Der Einsatz von Rückschlagventilen (z. B. Heimlich-Ventil) ist daher nicht erforderlich.

Unbedingt erforderlich sind jedoch die konsequente Gabe von hochdosiertem Sauerstoff über eine Sauerstoffmaske mit Reservoir sowie eine engmaschige Reevaluation des Patienten. Gegebenenfalls ist eine eskalierende Unterstützung der Ventilation notwendig. Es muss beachtet werden, dass die Nadeldekompression lediglich eine überbrückende Maßnahme zur Akutbehandlung darstellt; wiederholte Punktionen können bis zur definitiven Versorgung mittels Thoraxdrainage erforderlich sein. Bleibt eine Nadeldekompression erfolglos, ist eine Minithorakotomie mit manueller Eröffnung der Pleura auf der betroffenen Seite durchzuführen. Im traumatisch bedingten Herz-Kreislauf-Stillstand empfehlen aktuelle Leitlinien die umgehende Durchführung einer bilateralen Minithorakotomie.[1]

Das gleichzeitige Auftreten beidseitiger Spannungspneumothoraxe ist, abgesehen von intubierten und überdruckbeatmeten Patienten, äußerst selten. Grundsätzlich gilt außerhalb von Reanimationssituationen: Vor invasiven Maßnahmen ist stets die Lage des Endotrachealtubus zu überprüfen sowie eine Obstruktion oder Dislokation auszuschließen. Besondere Vorsicht ist bei bilateralen Entlastungspunktionen bei nicht mechanisch beatmeten Traumapatienten geboten, da durch nicht indizierte Punktionen mit nachfolgender Entstehung beidseitiger offener Pneumothoraxe eine respiratorische Insuffizienz erheblich verschlimmert werden kann.

Zusammenfassend ist die Entlastungspunktion in der präklinischen Notfallmedizin eine prinzipiell schnell und einfach durchführbare Maßnahme zur initialen Therapie eines Spannungspneumothorax. Zu den möglichen Komplikationen einer Nadeldekompression gehören Verletzungen tieferliegender Strukturen, Misserfolge bei zu geringer Nadellänge sowie rasch mögliche Obstruktion oder Dislokation der Kanüle nach initial erfolgreicher Durchführung. Bei klinischem Verdacht auf das Vorliegen eines Spannungspneumothorax empfiehlt die S3-Leitlinie „Polytrauma/Schwerverletzten-Behandlung" für die Versorgung von Thoraxtraumata in der Präklinik eine umgehende Entlastungspunktion auf der betroffenen Seite.[1] Hohe Priorität liegt außerdem auf einem raschen Transport in die geeignete Zielklinik, wobei vorab eine entsprechende Anmeldung mit Informationen zu Patientenzustand und Verletzungsbild erfolgt und Standardmaßnahmen wie die Anlage einer periphervenösen Venenverweilkanüle und das engmaschige Reassessmant auch während dem Transport durchführbar sind. Bei suffizientem Therapieansprechen auf die präklinisch einmalig oder wiederholt durchgeführte Entlastungspunktion kann die Anlage einer Thoraxdrainage im Rahmen einer chirurgischen Eröffnung des Pleuraspaltes im Schockraum durchgeführt werden.

### Thoraxdrainage

Im präklinischen Bereich stellt die Anlage einer Thoraxdrainage keine alltägliche Maßnahme dar. Laut aktueller Leitlinienempfehlungen gilt sie als definitive Versorgung eines Spannungspneumothorax nach erfolgter Entlastungspunktion und sollte präklinisch nach einmaliger Nadeldekompression im Rahmen einer chirurgischen Eröffnung des Pleuraspalts erfolgen, sowie insbesondere bei Versagen oder insuffizienter Wirksamkeit alternativer Techniken zum Einsatz kommen.[1] Situativ sollten im präklinischen Setting Praktikabilität und Risikopotenzial gegeneinander abgewogen sowie Erfahrung und Kompetenz des gesamten Teams berücksichtigt werden. Die Frage nach dem Faktor Zeit sollte die Phase von Indikationsstellung bis zur erfolgreich durchgeführten Thoraxdekompression beleuchten; dabei bleibt die Entlastungspunktion definitiv die schnellstmögliche Maßnahme, da die Anlage einer Thoraxdrainage große Routine in der Durchführung und deutlich höheren Materialaufwand erfordert. Insgesamt ist die Thoraxdrainage eine sehr wirksame (> 85 %) Maßnahme zur Entlastung eines Spannungspneumothorax, wobei die aktuelle Datenlage die Komplikationsrate bei präklinischen Anlagen als signifikant höher im Vergleich zu innerklinisch durchgeführten Drainagenanlagen beschreibt. Für die Präklinik werden insuffiziente Wirksamkeit oder Fehlanlagen mit einer Häufigkeit von im Mittel 11,2 % angegeben, die in Studien publizierten Daten zu Komplikationen reichen von 0,87 bis 22 %, wobei subkutane, intrapulmonale und intraabdominale Fehlanlagen ebenso wie Verletzungen der umgebenden Strukturen und Infektionen mit Entstehung eines Empyems (Eiteransammlung im Pleuraspalt) inkludiert sind.[1,43-45] Eine gute Ausbildung und die regelmäßige Durchführung sind für die notwendigen praktischen Fertigkeiten bei der Anlage einer Thoraxdrainage unabdingbar.

Auch nach Anlage einer Thoraxdrainage besteht weiterhin das Risiko für die Entwicklung eines Spannungspneumothorax - insbesondere bei Überdruckbeatmung. Bei entsprechenden Anzeichen gilt es Drainageschlauch, Wasserschloss und Sammelsystem zu überprüfen, ggf. ist eine zusätzliche Entlastungspunktion auch bei bereits liegender Thoraxdrainage indiziert (**Kasten 10-4**).

## Hämatothorax

Ein Hämatothorax bedeutet, dass sich Blut im Pleuraspalt befindet. Aufgrund der Tatsache, dass in jede Thoraxhälfte 2500 bis 3000 ml Blut in den Pleuraspalt passen, kann ein Hämatothorax zu einem schweren Blutverlust führen. Die entstehende Hypovolämie im Kreislaufsystem ist für den Patienten gefährlicher als das Zusammenfallen der Lunge durch den Hämatothorax (**Abbildung 10-19**). Nur selten entwickelt sich ein „Spannungshämatothorax" im Rahmen intrapleuraler Hämorrhagien. Die pathophysiologischen Mechanismen bei der Entstehung eines Hämatothorax entsprechen denen eines Pneumothorax, wobei die Blutung von den Brustwandmuskeln, den Interkostalgefäßen, dem Lungenparenchym oder den großen intrathorakalen Gefäßen ausgehen kann.

### Untersuchung

Im Primary Survey zeigt sich ein kritischer Zustand, wobei das Ausmaß der Instabilität primär vom intrathorakalen Blutverlust und erst sekundär von dem entstehenden Kollaps der Lunge abhängig ist. Typische Symptome sind auch hier thorakale Schmerzen und Kurzatmigkeit, meist einhergehend mit den Anzeichen eines Schockgeschehens: Blässe, Verwirrtheit, Tachykardie, Tachypnoe und Hypotension. Die Atemgeräusche sind auf der verletzten Thoraxseite abgeschwächt oder aufgehoben, die Perkussion zeigt einen dumpfen (hyposonoren) Klopfschall (versus dem hypersonoren Klopfschall beim Pneumothorax). Bei kombiniertem Auftreten von Pneumo- und Hämatothorax besteht ein erhöhtes Risiko für eine kardiopulmonale Dekompensation. Aufgrund des hämorrhagischen Volumenmangels sind gestaute Halsvenen oft nicht sichtbar.

### Management

Die Behandlung erfordert eine lückenlose Überwachung, um eine Zustandsverschlechterung sofort erkennen, und das Management entsprechend adaptieren, zu können. Sauerstoff sollte hochdosiert appliziert werden, eventuell bedarf es einer Beutel-Masken-Beatmung oder endotrachealer Intubation. Die Überprüfung der Zirkulation mit Anlage eines intravenösen Zugangs und angepasster Volumentherapie zur Sicherstellung einer ausreichenden Perfusion sind ebenfalls Teil des Managements. Dabei kommen Vollelektrolytlösungen zum Einsatz, wobei eine permissive

## Kasten 10-4 Fehlerbehebung Thoraxdrainage

**Die drei Hauptkomponenten des Thoraxdrainagesystems**

1. *Wasserschloss:* Dieses System erlaubt ein Entweichen der Luft aus dem Pleuraspalt, erkennbar an der Blasenbildung im Wasser. So wird verhindert, dass die Luft zurück in den Pleuraspalt gelangt. Der Wasserspiegel steigt durch den Unterdruck während der Inspiration an.
2. *Sammelsystem*: Hier wird das Sekret gesammelt, wobei quantitative (z. B. Zunahme der Sekretion) und qualitative (z. B. Veränderungen der Sekretbeschaffenheit) Beurteilungen möglich sind.
3. *Absaugung*: Durch den im System erzeugten Unterdruck werden Sogwirkung und Ausdehnung der Lunge konstant unterstützt. Eine adäquate Befestigung der Absaugung und Kontrolle der Funktionalität ist vor Anwendung am Patienten obligat (**Abbildung 10-18**).

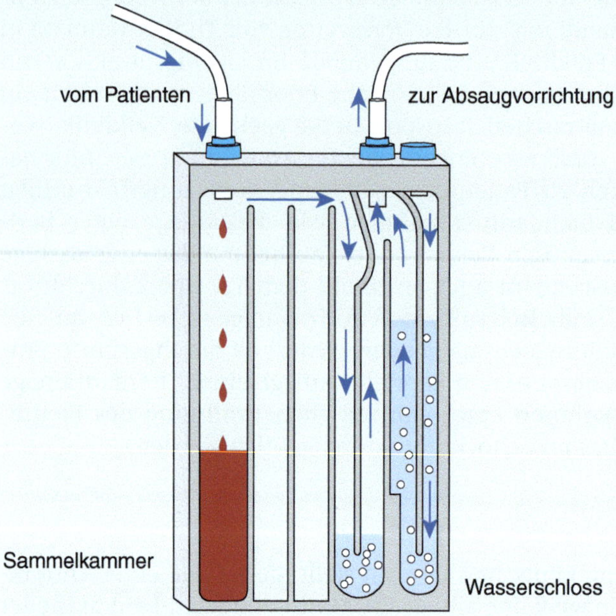


**Abbildung 10-18** Thoraxdrainagesystem mit erzeugtem Unterdruck zur Unterstützung von Drainagewirkung und Expansion der Lunge.



**Veränderung der Atmung bei Patienten mit Thoraxdrainage**

- *Beurteilung der Vitalparameter inklusive Pulsoxymetrie:* Bei unzureichender Wirksamkeit einer Thoraxdrainage können Tachykardie, Tachypnoe und Hypoxie auftreten. Die Entstehung eines Spannungspneumothorax kann zu subkutaner Emphysembildung, aggravierter respiratorischer Insuffizienz, verminderter Blutdruckamplitude und Hypotension führen.
- *Beurteilung der Atemgeräusche*: Bei fehlerhafter Funktion einer Thoraxdrainage mit weiterer Luftansammlung im Pleuraspalt kann ein einseitig abgeschwächtes oder aufgehobenes Atemgeräusch auf der betroffenen Seite auskultierbar sein.
- *Beurteilung der Ventilation*: Eine ineffektive Drainagefunktion führt zu einer zunehmend erschwerten Atemarbeit.
- *Beurteilung der Zirkulation*: Eine erneute Luftansammlung im Pleuraspalt nach Anlage einer Thoraxdrainage wird durch die Entwicklung einer Tachykardie erkennbar. Eine intrathorakale Drucksteigerung führt zu zunehmender Hypotension und verminderter Blutdruckamplitude.
- *Beurteilung der Vigilanz*: Patienten mit beginnendem Schockgeschehen oder Hypoxie zeigen sich initial häufig agitiert und ängstlich. Bei Progression der pathophysiologischen Vorgänge entwickelt sich eine Vigilanzminderung bis hin zum Koma.

**Schritte zur Fehlerbehebung**

- Die Überprüfung der Thoraxdrainage inklusive Schlauchsystem und Verbänden dient dem Ausschluss einer Dislokation während Transportmaßnahmen.
- Die Kontrolle der Drainageschläuche inklusive aller Verbindungs- und Anschlussstellen legt den Fokus auf Detektion von Obstruktion und Knickstellen.
- Die Beobachtung der atemabhängigen Blasenbildung und Änderung des Wasserspiegels ermöglicht die Beurteilung der Wasserschlossfunktion.
- Die Untersuchung des Drainagekatheters ist ein weiterer Schritt der Fehlersuche mit der Fragestellung, ob der Drainagekatheter beschlägt oder eine Sekretförderung erkennbar ist.
- Die Beurteilung der Thoraxdrainage beinhaltet zudem die Kontrolle von Vorhandensein einer kontinuierlichen Saugleistung und einem konstanten Unterdruck.
- Die regelmäßige Durchführung von Reassessment und Monitoring der Vitalparameter lässt eine weitere respiratorische und zirkulatorische Verschlechterung erkennen. Konsekutiv muss nach Hinweisen auf einen Spannungspneumothorax gesucht werden. Eventuell besteht die Indikation für eine Diskonnektion des Schlauchsystems vom Sammelsystem zur Entlastung der Spannungssituation bei korrekt platziertem und nicht verlegtem Drainageschlauch. Bei fehlender Verbesserung muss eine zusätzliche Entlastungspunktion erwogen und weitere Hilfe angefordert werden.

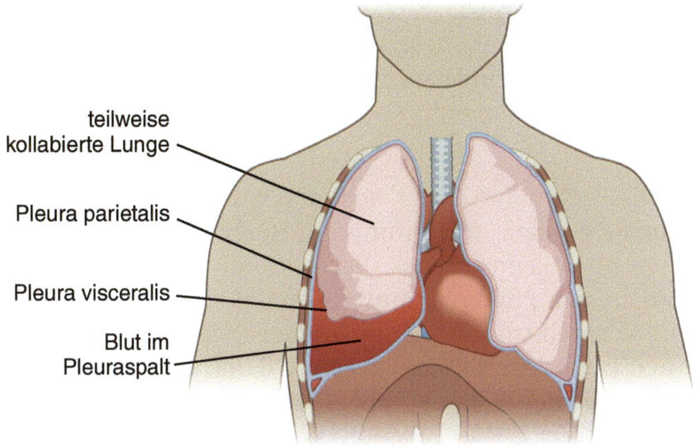


**Abbildung 10-19** Hämatothorax. Der durch die intrathorakale Hämorrhagie verursachte Blutverlust (mit konsekutiver Hypovolämie) ist weitaus bedrohlicher als der begleitende Kollaps der Lunge.



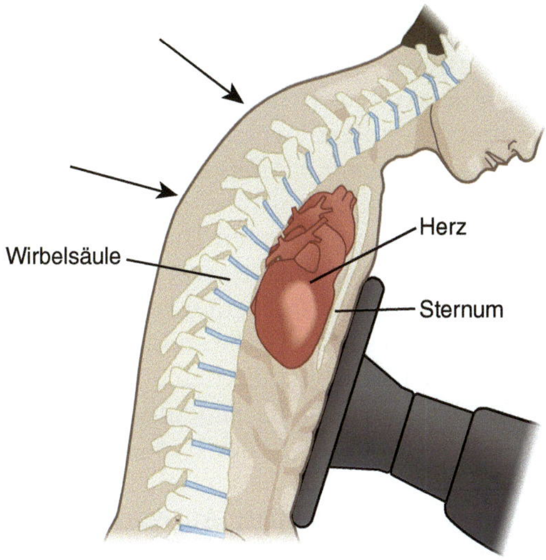


**Abbildung 10-20** Bei einem Frontalaufprall kann das Herz zwischen Sternum und Wirbelsäule komprimiert werden. Dabei wird die vordere Thoraxwand urplötzlich durch das Lenkrad oder das Armaturenbrett gestoppt, während die Vorwärtsbewegung der intrathorakalen Organe und der hinteren Thoraxwand anhält. Durch die fortbestehende Bewegungsenergie kann eine Herzkontusion verursacht werden.



Hypotension toleriert werden soll, sofern kein begleitendes ZNS-Trauma vorliegt. Tranexamsäure als antifibrinolytische Therapie ist präklinisch verfügbar. Aktuell beschränkt sich die bei schweren Hämatothoraxen indizierte Gabe von Erythrozytenkonzentraten in Deutschland auf den innerklinischen Behandlungsabschnitt. Daher kommt dem zügigen Transport in das nächstgelegene geeignete Krankenhaus mit der Möglichkeit zur Bluttransfusion und chirurgischen Intervention eine große Bedeutung in der Versorgung des Hämatothorax zu.Die definitive Diagnosestellung und Ableitung größerer Mengen Blut sind bei einem Hämatothorax ohne Spannungssituation präklinisch nicht angezeigt. Eine notfallmäßige Entlastungspunktion ist lediglich bei dem extrem selten auftretenden Spannungshämatothorax indiziert.[1]

## Stumpfe kardiale Verletzungen

Kardiale Verletzungen entstehen meistens durch Krafteinwirkung auf den vorderen Thoraxbereich, wobei Dezelerationskräfte besonders nennenswert sind. Diese wirken typischerweise im Rahmen von Frontalunfällen im Straßenverkehr auf den Thorax ein und führen zu Verletzungen, die aus einem abrupten Abbremsen mit konsekutiver Unterbrechung der schnellen Körperbewegung resultieren.[2,3,46] Dabei wird das Herz zwischen Sternum und Wirbelsäule eingeklemmt (**Abbildung 10-20**). Der durch diese Kompression schlagartig um ein Vielfaches ansteigende intraventrikuläre Druck bedingt die Entstehung einer Herzkontusion, welche mit einer begleitenden Klappenschädigung und in seltenen Fällen mit einer Ruptur des Herzens einhergehen kann.

- *Herzkontusion:* Die häufigste Schädigung durch Einwirkung von Kompressionskräften ist eine Kontusion des Herzens. Die Quetschung verursacht auf zellulärer Ebene Verletzungen unterschiedlichster Schweregrade. Herzrhythmusstörungen können daraus resultieren, wobei im Elektrokardiogramm (EKG) eine Sinustachykardie am häufigsten zur Darstellung kommt.[46-48] Deutlich seltener sind das Auftreten ventrikulärer Extrasystolen (VES), nur in wenigen Fällen entstehen behandlungsbedürftige Arrhythmien oder bedrohliche Rhythmen mit fehlender Auswurfleistung, wie die pulslose ventrikuläre Tachykardie (pVT) und das Kammerflimmern (VF).[1] Bei Verletzungen im Bereich des Septums zeigen sich im EKG möglicherweise intraventrikuläre Blockbilder – aufgrund der anatomischen Lage des rechten Ventrikels insbesondere ein Rechtsschenkelblock (RSB). Die Kontraktilität des Herzens ist bei starker Schädigung des Myokards eingeschränkt und führt zu einer verminderten Auswurfleistung; ein kardiogener Schock kann sich entwickeln. Zu beachten ist die Tatsache, dass im Gegensatz zu den bei Traumapatienten häufiger auftretenden anderen Schockformen eine Volumensubstitution bei Vorliegen eines kardiogenen Schockgeschehens zu einer weiteren Verschlechterung der Perfusion führt, anstatt eine Zustandsverbesserung zu bewirken.[48]
- *Herzklappenruptur*: Die Ruptur einer Herzklappe oder ihrer zugehörigen Strukturen bedingt eine plötzliche Klappeninsuffizienz und kann zu einem kardiogenen

Schock führen. Klinisch präsentieren sich diese Traumapatienten mit den typischen Zeichen einer akuten Herzinsuffizienz (CHF = Congestive Heart Failure): *Tachypnoe*, auskultatorische Rasselgeräusche über der Lunge und neu aufgetretenes Herzgeräusch.[46-49]

- *Stumpfe Perikardruptur mit Herniation des Herzens:* Dieses Verletzungsbild zeigt sich bei < 0,4 % aller Unfallverletzten mit einem stumpfen Thoraxtrauma, wobei es zu einem pathologischen Hervortreten des Herzens durch eine Läsion im Herzbeutel kommt.[47,48,50] Üblicherweise manifestiert sich die stumpfe Perikardruptur mit einer hämodynamischen Instabilität. Meist führt die Flachlagerung der Patienten in Rückenlage zu einer Verschlechterung der Hypoperfusion, da in dieser Position eine Herniation leichter stattfinden, und konsekutiv die kardiale Auswurfleistung, stärker beeinträchtigt sein kann.[51,52]
- *Stumpfe Herzruptur:* Als ebenfalls seltenes Verletzungsmuster erleiden < 1 % aller Patienten im Rahmen stumpfer Thoraxtraumta eine Ruptur des Herzens.[46-52] Dabei versterben die meisten der Unfallopfer aufgrund einer massiven intrathorakalen Hämorrhagie oder einer fulminanten Perikardtamponade noch vor Ort.[47,48] Die überlebenden Patienten weisen klassischerweise ein obstruktives Schockgeschehen durch eine nicht tödlich verlaufende Perikardtamponade auf.

### Untersuchung

Eine stumpfe Herzverletzung ist das Resultat einer thorakalen Gewalteinwirkung, insbesondere bei maximaler Kraftwirkung im Bereich der vorderen Thoraxmitte. Als Beispiel ist ein durch den Aufprall des Sternums verbogenes Lenkrad als Hinweis auf einen solchen Unfallmechanismus zu werten. Analog zu den typischen Symptomen im Rahmen von Thoraxtraumata werden die Patienten höchstwahrscheinlich Schmerzen und Kurzatmigkeit beklagen. Eventuell wird ein Herzstolpern bei Vorliegen von Herzrhythmusstörungen durch den Patienten bemerkt. Die körperliche Untersuchung ergibt Prellmarken, Krepitationen und eine Instabilität im Bereich des Sternums. Bei einem beweglichen Brustbein („**Flail Sternum**“) sind die Rippen auf beiden Seiten gebrochen und es entsteht – wie bei vorangegangen beschriebenem instabilen Thorax eine paradoxe Atembewegung. Eine Ruptur der Herzklappen resultiert in einem über dem Herzen auskultierbaren Herzgeräusch, der klinische Symptomkomplex aus Rasselgeräuschen, Halsvenenstauung und Hypotension ist Zeichen der akuten kardialen Dekompensation. Im EKG sind neben Herzrhythmusstörungen möglicherweise auch Erregungsausbreitungs- oder Erregungsrückbildungsstörungen wie beispielsweise Blockbilder oder ST-Hebungen zu erkennen. Die Häufigkeit rhythmogener Ereignisse zeigt sich in folgender, absteigender Reihenfolge: Sinustachykardie, Vorhofflimmern, ventrikuläre Extrasystolie und maligne Herzrhythmusstörungen ventrikulärem Ursprungs.

### Management

Schlüsselelemente eines adäquaten Managements von Thoraxtraumata mit stumpfen Herzverletzungen sind differentialdiagnostisches Erwägen dieser Arbeitsdiagnose in der Präklinik und frühzeitige Kommunikation von Verdachtsdiagnose und aktueller klinischer Symptomatik an das Zielkrankenhaus, damit die chirugische und anästhesiologische Weiterversorgung vorbereitet werden kann.[48,49] Bei allen im Ersteindruck als potenziell kritisch eingeschätzten, und bei allen im Primary Survey als kritisch identifizierten Patienten, erfolgt die hochdosierte Sauerstoffapplikation, außerdem wird ein intravenöser Zugang für eine angepasste Volumentherapie etabliert. Das Vorliegen kombinierter B- und C-Probleme ist wie bei allen Thoraxtraumata häufig und erweiterte Maßnahmen zur Ventilationsunterstützung können erforderlich werden. Ein kontinuierliches Monitoring ermöglicht das Erkennen von Herzrhythmusstörungen und ST-Hebungen. Bei entsprechender Indikation sollte eine antiarrhythmische Therapie erfolgen; Daten für die Empfehlung einer prophylaktischen medikamentösen Therapie bei stumpfen Verletzungen des Herzens liegen weiterhin nicht vor. Es gilt, eine Lagerung der Verletzten mit erhöhtem Oberkörper oder in sitzender Position zu erwägen, sollten sich in Rückenlage rasch Zeichen der hämodynamischen Dekompensation entwickeln.

## Perikardtamponade

Eine **Perikardtamponade** entsteht, wenn sich eine große Menge Flüssigkeit zwischen Herzbeutel und Myokard ansammelt. Üblicherweise handelt es sich dabei um Einblutungen im Rahmen von Verletzungen des Herzens oder der großen Gefäße (z. B. bei intraperikardialer Läsion der Vena cava inferior, Ruptur der rechten, oberen Pulmonalvene oder des Ramus interventrikularis anterior (RIVA)).[1,2,47,48] Das Perikard besteht aus einem faserigen, unelastischen Gewebe. In der Perikardhöhle befindet sich physiologischerweise eine geringe Menge an Flüssigkeit, vergleichbar mit der bereits diskutierten Gleitschicht im Pleuraspalt. Aufgrund der fehlenden Elastizität des Perikards bewirkt eine vermehrte Flüssigkeitsansammlung in der Perikardhöhle einen raschen Druckanstieg mit Behinderung des venösen Rückstroms zum Herzen und dadurch verminderter kardialer Auswurfleistung und Hypotension. Mit jeder Kontraktion des Herzens kann sich mehr Blut in der Perikardhöhle ansammeln und die Ventrikelfüllung kontinuierlich weiter reduzieren (**Abbildung 10-21**). Die Einschränkung der kardialen Auswurfleistung kann bis hin zu einer

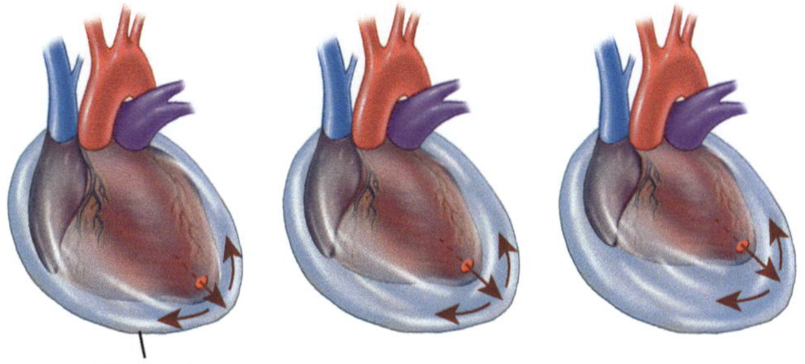


**Abbildung 10-21** Perikardtamponade: Sobald Blut aus dem Herzen oder den großen Gefäßen in die Perikardhöhle gelangt, wird die Ausdehnung der Ventrikel behindert. Als Resultat zeigt sich ein verminderter enddiastolischer Füllungsdruck, welcher wiederum eine Reduktion des kardialen Auswurfs bedingt. Das Ausmaß der reduzierten Auswurfleistung ist dabei von dem intraperikardialen Blutvolumen abhängig.



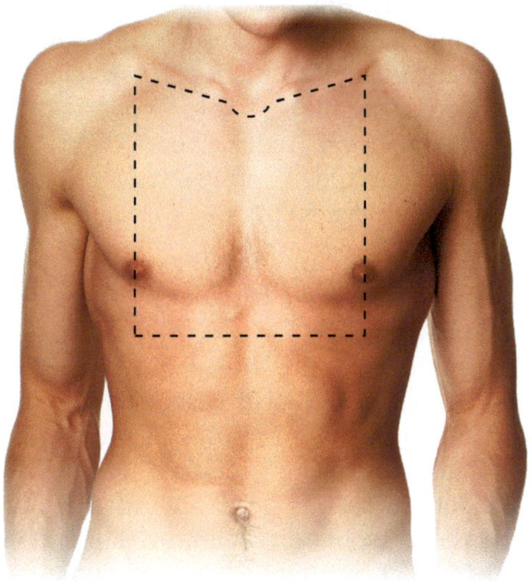

**Abbildung 10-22** „Cardiac-Box" Bei penetrierenden Thoraxtraumata im Bereich der hier dargestellten „Cardiac-Box" besteht der dringende Verdacht auf eine penetrierende Herzverletzung – eine Perikardtamponade ist bis zum Beweis des Gegenteils anzunehmen.



**elektromechanischen Entkoppelung** reichen. Dieser lebensbedrohlicher Zustand wird auch pulslose elektrische Aktivität (PEA) genannt und bedarf einer sofortigen und adäquaten kardiopulmonalen Reanimation, um ein bestmögliches Ergebnis zu ermöglichen. Bis zum Eintritt einer Pulslosigkeit können in die Perikardhöhle eines Erwachsenen ungefähr 300 ml Flüssigkeit einbluten; allerdings kommt es bereits ab einem Volumen von 50 ml zu einer Verminderung von venösem Rückstrom und kardialer Auswurfleistung.[2]

Direkte Penetrationsverletzungen des Herzens stellen bei Thoraxtraumata den hauptverantwortlichen Mechanismus für die Entstehung einer Perikardtamponade dar. Kardiale Penetrationstraumata können Perforationen der Herzhöhlen oder Läsionen des Myokards verursachen, wobei der rechte Ventrikel aufgrund seiner nach vorne ausgerichteten Lage am häufigsten betroffen ist. Unabhängig von der anatomischen Lokalisation der penetrierenden Verletzung entsteht als Resultat eine Einblutung in die Perikardhöhle. Bei anhaltender Blutungsaktivität steigt der Druck im Herzbeutel kontinuierlich an und führt zu einer Tamponade, die als positiven Nebeneffekt eine passagere Blutstillung bedeuten kann und so eventuell ein Überleben bis zum Erreichen einer definitiven medizinischen Versorgung ermöglicht. Schuss- oder Pfählungsverletzungen des Herzens verursachen in der Regel derart schwere Schädigungen aller drei Herzwände, dass eine Beschränkung der Hämorrhagie durch Ausbildung einer Perikardtamponade nicht möglich ist und die betroffenen Unfallopfer häufig noch vor Ort nach intrathorakal verbluten (Anglizismus: Exsanguination). Eine Ruptur des Herzens im Rahmen von stumpfen Thoraxtraumata kann zwar prinzipiell mit einer Perikardtamponade einhergehen, führende Ursache der hohen Letalität ist bei diesem Unfallmechanismus jedoch ebenfalls die massive und meist unkontrollierbare Hämorrhagie in die Brusthöhle.

Generell sollte bei jedem Traumapatienten mit einer penetrierenden Thoraxverletzung an eine mögliche Perikardtamponade gedacht werden. Betrifft das Penetrationstrauma den als „Cardiac-Box" definierten Bereich, so ist eine Perikardtamponade bis zum Beweis des Gegenteils anzunehmen.[53] Die rechteckige Fläche dieser sogenannten „cardiac box" wird horizontal von den Schlüsselbeinen und den Rippenbögen sowie vertikal von den Mamillen (Brustwarzen) begrenzt (**Abbildung 10-22**). Eine Penetration innerhalb dieses Areals sollte dem aufnehmenden Krankenhaus so schnell wie möglich mitgeteilt werden, damit entsprechende Vorbereitungen für ein adäquates innerklinisches Management getroffen werden können.

## Untersuchung

Durch das prioritätenorientierte Assessment im Primary Survey können Penetrationstraumata im Bereich der „Cardiac-Box" schnellstmöglichst erkannt und der Patientenzustand mit der jeweils klinischen Symptomatik eingeschätzt werden. Der ergänzende Einsatz einer präklinischen Notfallsonographie zum Ausschluss oder Nachweis eines Perikardergusses kann[1]. Die sogenannte Beck-Trias definiert die drei Kardinalsymptome einer Perikardtamponade:

1. Gedämpfte bzw. entfernt klingende Herztöne (erschwerte Auskultation der Klappentätigkeit aufgrund der Flüssigkeitsansammlung in der Perikardhöhle)

2. Gestaute Halsvenen (venöser Rückstau durch eingeschränkte Ausdehnungsfähigkeit der Ventrikel aufgrund der Drucksteigerung in der Perikardhöhle)
3. Hypotension (reduzierte kardiale Auswurfleistung durch den verminderten enddiastolischen Füllungsdruck)

Als ein weiterer klinischer Hinweis auf das Vorliegen einer Perikardtamponade wird der paradoxe Puls gezählt (**Kasten 10-5**).

Die präklinische Identifikation dieser klinischen Zeichen ist oft schwierig, insbesondere die gedämpften Herztöne und der paradoxe Puls sind nicht einfach zu erkennen. Außerdem ist zu bedenken, dass der Symptomkomplex der Beck-Trias bei Perikardtamponaden nicht immer vorliegt, wobei die Literatur Häufigkeitsangaben von 22 bis 77 % beschreibt.[54] Für die Präklinik gilt daher, bei Vorliegen einer entsprechenden Wundlokalisation in Kombination mit einer Hypotension unbedingt den Verdacht auf eine Perikardtamponade anzunehmen und ein entsprechendes notfallmedizinisches Management zu etablieren.

## Management

Die Behandlung umfasst den zügigen Transport unter Monitorüberwachung in das nächstgeeignete Zielkrankenhaus, in dem eine sofortige thoraxchirurgische Versorgung durchgeführt werden kann.[25,28,46-49,54-58] Erneut soll betont werden, dass bei Verletzungen im Bereich der "Cardiac-Box" eine Perikardtamponade bis zum Beweis des Gegenteils als vorliegend gilt und das Zielkrankenhaus schnellstmöglich darüber in Kenntnis zu setzen ist, damit entsprechende Vorbereitungen für eine Notoperation getroffen werden können.[1,46,49,53] Die hochdosierte Sauerstoffgabe und ein intravenöser Zugang gehören zum Standard der präklinischen Versorgung. Durch eine angemessene Volumensubstitution können der zentrale Venendruck erhöht und die kardiale Füllung vorübergehend verbessert werden. Sofern irgendwie möglich, sollte eine Überdruckbeatmung vermieden werden, da der venöse Rückstrom dadurch zusätzlich negativ beeinträchtigt wird und zu einer Verschlechterung der hämodynamischen Instabilität führt.[59,60]

Die definitive Behandlung liegt in der Entlastung der Tamponade und einer operativen Versorgung der kardialen Verletzung. Ein Patient mit Verdacht auf eine Perikardtamponade sollte direkt in ein Zielkrankenhaus mit thoraxchirurgischer Interventionsmöglichkeit gebracht werden. Die Entlastung durch eine **Perikardiozentese** (Punktion der Perikardhöhle) mit Flüssigkeitsdrainage ist oftmals eine effiziente Maßnahme, um Zeit zu gewinnen (**Abbildung 10-23**). Die Risiken hierbei liegen in Verletzungen von Herz und Koronararterien mit konsekutiver Verstärkung der Perikardtamponade sowie in Läsionen von Lunge, großer Gefäße und der Leber. Die präklinische Notfallsonographie kann dabei – sofern verfügbar – ein hilfreiches Tool darstellen. in sehr seltenen Fällen kann präklinisch durch den Notarzt eine lebensrettende Thorakotomie zur direkten Blutungskontrolle und Versorgung intrathorakaler Verletzungen erforderlich werden.[61,62] Für die präklinische Notfallmedizin kann die Clamshell-Thorakotomie prinzipiell eine Option der Thorakotomie im Rahmen der Traumareanimation

**Kasten 10-5** Paradoxer Puls

Der **paradoxe Puls**, auch als Pulsus paradoxus bezeichnet, beschreibt eine verstärkte Erniedrigung des systolischen Blutdrucks (SBP) während der Inspiration. Physiologisch sinkt der Blutdruck bei der Inspiration um 10 bis 15 mmHg leicht ab, da durch die Ausdehnung der Lungen die Füllung und Auswurfleistung des rechten Herzens auf Kosten der Schlagkraft des linken Ventrikels dominieren. Ein stärkerer Abfall des systolischen Blutdrucks definiert den sogenannten paradoxen Puls.



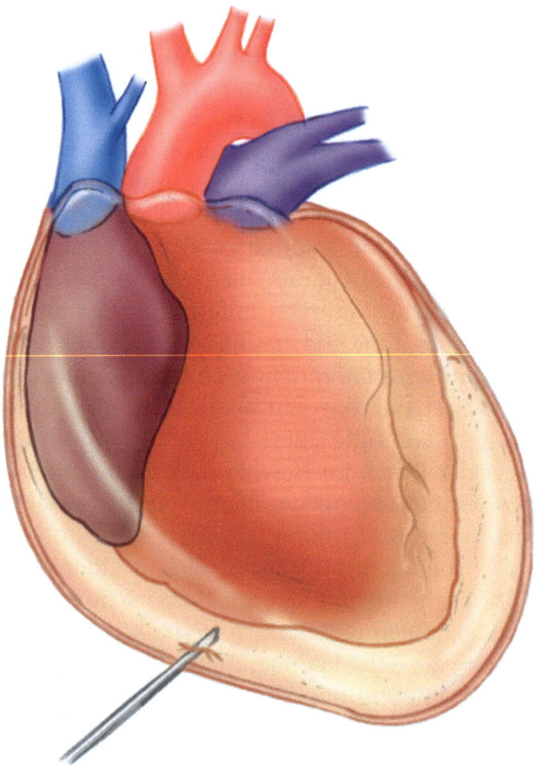

**Abbildung 10-23** Perikardiozentese: Eine Punktion der Perikardhöhle zur Drainage des intraperikardialen Ergusses kann oftmals eine effiziente Maßnahme zur notfallmäßigen Entlastung einer Perikardtamponade darstellen, um Zeit bis zur definitiven Versorgungt zu gewinnen.

darstellen, wenn entsprechende Ausrüstung, Expertise, Umgebungssituation und Zeitansatz gegeben sind. Hierbei erfolgt nach bilateraler Finger-Minithorakotomie im 5. ICR in der mittleren Axillarlinie ein tiefer Hautschnitt entlang des 5. ICR als Verbindung der beiden präparierten Bülau-Positionen, um nachfolgend Interkostalmuskulatur und Pleura zu durchtrennen, bevor nach Eröffnung des Sternums die intrathorakale Präparation beginnt. Dabei sollte die Entscheidung zur Durchführung absoluten Einzelfällen vorbehalten sein und immer vom gesamten Team mitgetragen werden können, wobei klar sein muss, dass insbesondere bei stumpfen Thoraxtraumata die Überlebensrate extrem gering ist.[63,64]

## Commotio cordis

Der Begriff **Commotio cordis** beschreibt einen Notfall, bei dem es nach einer scheinbar harmlosen Krafteinwirkung auf den vorderen Thorax zu einem plötzlichen Herzstillstand kommt.[65,66] In den USA werden seit den 1990er Daten in dem Nationalen Commotio cordis Register gesammelt; 2010 wurden anhand von mehr als 220 ausgewerteten Fällen folgende Angaben publiziert: die Betroffenen wiesen im Durchschnitt ein Alter von 15 Jahren auf und waren in 95 % männlich. Außerdem ereigneten sich 75 % aller dokumentierten Fälle einer Commotio cordis bei Athletikwettkämpfen. Die mehrheitliche Expertenmeinung formuliert die Hypothese, dass eine Commotio cordis durch eine schwache und stumpfe, dafür aber in die vulnerable Phase der elektrischen Herzaktion fallende, präkordiale Gewalteinwirkung verursacht wird. Eine andere Theorie diskutiert Spasmen der Koronararterien als ursächlich. Unabhängig vom Mechanismus ist letztlich eine Herzrhythmusstörung mit Kammerflimmern und plötzlichem Herztod die Folge.

Ein gehäuftes Auftreten wird im Amateursport beobachtet, nachdem die betroffene Person von einem Ball oder einem Projektil in der Thoraxmitte getroffen wurde. Die meisten Ereignisse ereignen sich durch einen Baseball, gefolgt von Eishockeypuck, Lacrosse- oder Softball. Ein weiterer Risikofaktor ist das Zusammenprallen zweier Spieler beim Kampf um den Ball. Auch im Bereich des Kampfsports erlitten Patienten beispielsweise durch einen Karateschlag eine Commotio cordis; ebenso im Straßenverkehr bei Verkehrsunfällen mit niedriger Geschwindigkeit. Nach dem Anpralltrauma geht die betroffene Person typischerweise noch wenige Schritte und bricht dann schlagartig reanimationspflichtig zusammen. Bei der Obduktion zeigen sich in der Regel keine Verletzungen des Herzens, Sternums oder der Rippen. Üblicherweise sind bei den Betroffenen keine kardialen Vorerkrankungen amnestizierbar. Mit Blick auf Präventionsmaßnahmen konnte gezeigt werden, dass das Tragen von Protektoren keinen Einfluss auf die Inzidenz hat. Daher empfehlen die American Heart Association (AHA) und das American College of Cardiology (ACC), den Fokus auf die Schulung von Trainern, gesamter Mannschaft und Zuschauern zu legen, um rasches Erkennen, sofortige Durchführung von Erstmaßnahmen und Alarmierung des Rettungsdienstes beim Auftreten einer Commotio cordis sicher zu stellen.[68,69]

### Untersuchung

Patienten mit einer Commotio cordis zeigen sich in der Regel reanimationspflichtig. Teilweise ist eine kleine Prellmarke über dem Sternum erkennbar. Das Kammerflimmern (VF) tritt als häufigste Rhythmusstörung auf, aber auch eine komplette AV-Blockierung oder ein Linksschenkelblock mit entsprechenden Erregungsrückbildungsstörungen können vorliegen.

### Management

Nach Feststellung der Reanimationspflichtigkeit muss sofort mit der kardiopulmonalen Reanimation (CPR) begonnen werden, wobei der Algorithmus den ERC-Leitlinien für "Kreislaufstillstand unter besonderen Umständen" entspricht.[70] Oberste Priorität liegt auf der schnellstmöglichsten Rhythmusanalyse mit früher Defibrillation bei Kammerflimmern. Die Mortalitätsrate ist leider sehr hoch, aktuell überleben nur maximal 15 % der Betroffenen einen Herzkreislaufstillstand im Rahmen einer Commotio cordis.[66,68,70] Die Studienlage zeigt, dass bei nahezu allen Überlebenden eine sofortige Reanimation sowie eine frühzeitige Defibrillation mittels automatisiertem externen Defibrillator (AED) durch Ersthelfer erfolgte. Die Studienlage zeigt, dass bei nahezu allen Überlebenden eine sofortige Reanimation sowie eine frühzeitige Defibrillation mittels automatisiertem externen Defibrillator (AED) durch Ersthelfer erfolgte. Eine anhaltende Beendigung von Kammerflimmern durch einen präkordialen Faustschlag konnte nicht belegt werden. Ohne Monitorüberwachung ist er aufgrund möglicher Rhythmusverschlechterungen nicht indiziert.In keinem Fall darf der präkordialen Faustschlag den Beginn der Reanimation oder – sofern verfügbar – die Durchführung einer Defibrillation verzögern.[64] Wenn erste Defibrillationsversuche erfolglos bleiben, so werden die Atemwege gesichert, ein intravenöser Zugang gelegt und Adrenalin sowie Antiarrhythmika entsprechend den aktuellen Reanimationsleitlinien verabreicht.

## Traumatische Aortenruptur

Eine traumatische Aortenruptur entsteht durch Einwirkung starker Brems- oder Beschleunigungskräfte, auch Dezelerations- bzw. Akzelerationskräfte genannt.[71,72] Typische Beispiele sind Hochrasanztraumata mit Frontalaufprall und Stürze aus großer Höhe.

Die Aorta entspringt aus dem linken Ventrikel in Richtung Mediastinum. Das Herz, die aufsteigende Aorta (Aorta ascendens) und der Aortenbogen besitzen eine relative Beweglichkeit; im Gegensatz dazu wird die absteigende Aorta (Aorta descendens) von einer zusätzlichen Gewebsschicht umhüllt. Durch diesen Halteapparat ist der absteigende aortale Teil auf Höhe des Aortenisthmus starr an der Wirbelsäule fixiert und weitestgehend unbeweglich. Problematisch wird diese anatomische Besonderheit beispielsweise im Straßenverkehr bei einem Frontalzusammenstoß mit hoher Geschwindigkeit: die plötzlich einwirkenden Dezelerationskräften bremsen den Körper abrupt ab, während Herz, Aorta ascendens und Aortenbogen im Vergleich zur Aorta descendens eine anhaltende Vorwärtsbewegung erfahren. Es entstehen Scherkräfte, die am Übergang von Aortenbogen in die absteigende Aorta auf die Gefäßwände einwirken.[57,72,] Die typische Lokalisation einer traumatischen Aortenverletzung ist somit direkt unterhalb des Abgangs der linken A. subclavia, wobei die Krafteinwirkung zu einem Einreißen der aortalen Wanschichten von variablem Ausmaß (formal: Typ I bis IV bzw. Grad 1 bis 4) führt (**Abbildung 10-24**).[72] Eine vollständige Ruptur (Typ IV bzw. Grad 4) der Aorta verursacht binnen kurzer Zeit ein Verbluten nach intrathorakal. Bei einem inkompletten Einriss kann die äußere Schicht der Aorta intakt bleiben

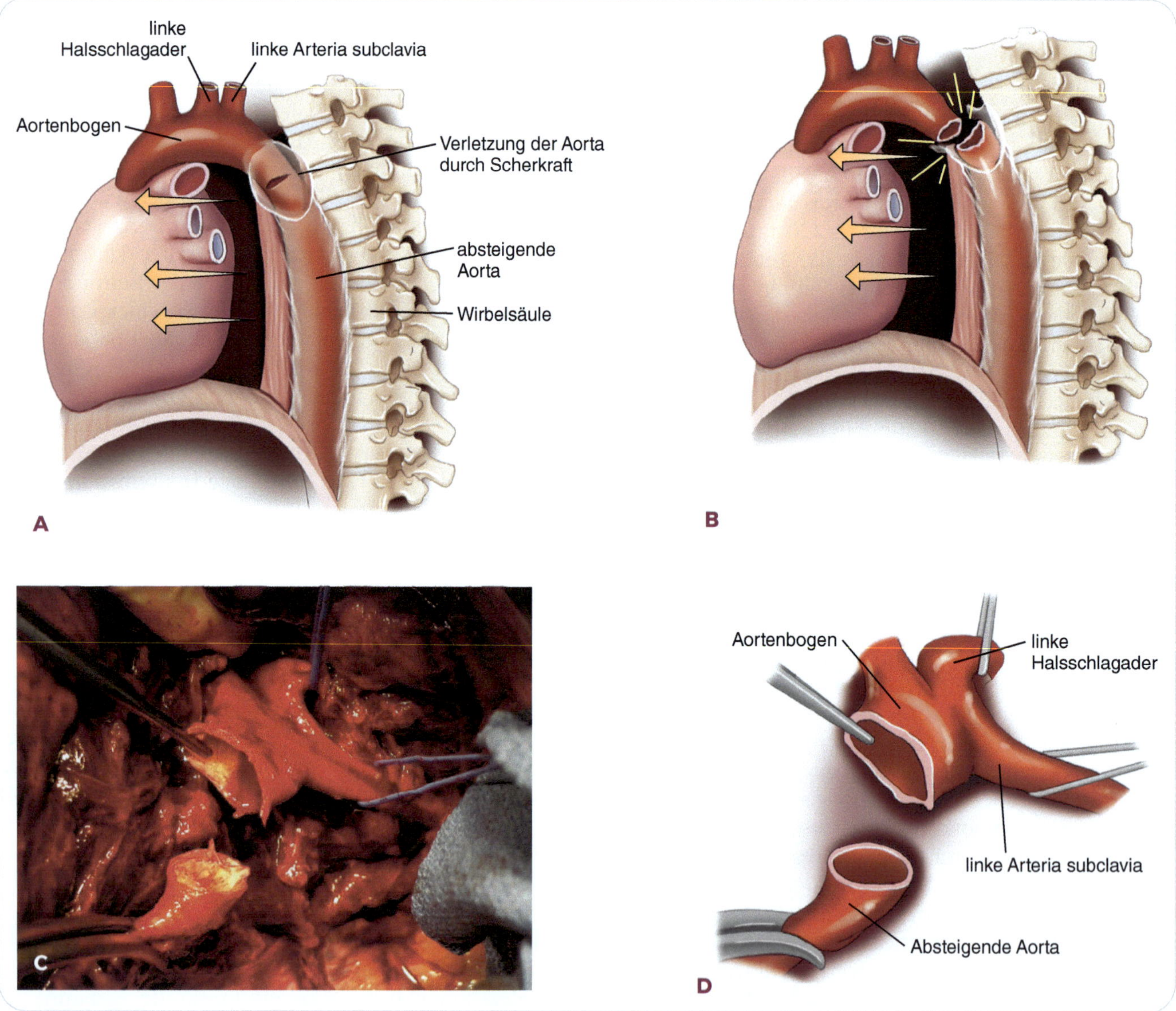


**Abbildung 10-24** **A.** Die absteigende Aorta ist an der Brustwirbelsäule fixiert, während Herz und Aortenbogen frei beweglich sind. Bei Akzeleration oder Dezeleration entstehen dadurch Scherkräfte am Übergang zum Aortenbogen, die zu einem Einriss der inneren Aortenwandschichten bei intakter Tunica adventitia und damit zur Bildung eines Pseudoaneurysmas führen können. **B.** Auch eine komplette Ruptur dieser Verbindungsstelle ist bei entsprechender Krafteinwirkung möglich und resultiert in einem raschen Verbluten nach intrathorakal. **C.** und **D.** Foto und Zeichnung der operativen Versorgung einer traumatischen Aortenruptur

und ein aortales Pseudoaneurysma entsteht (Typ III bzw. Grad 3). Dabei handelt es sich um eine nur durch die bindegewebige Außenhaut (Tunica adventitia) gedeckte Aortenruptur – diese noch intakte äußere Gefäßwand allein ermöglicht den Betroffenen ein Überleben für eine gewisse Zeit. Frühe differentialdiagnostische Überlegungen unter Beachtung der Kinematik und schnelles Erkennen des Verletzungsmuster mit Einleiten eines entsprechenden Managements sind die relevanten Faktoren zur Verbesserung des Outcomes.[47,48,71-73]

## Untersuchung

Je nach Ausmaß einer traumatischen Aortenruptur variiert das klinische Bild. Sobald die Beurteilung der Unfallkinematik Hinweise auf starke Dezelerations- oder Akzelerationskräfte liefert, ist die Verdachtsdiagnose einer aortalen Läsion zwingend zu formulieren – auch wenn äußerlich oftmals nur geringe Thoraxverletzungen zu erkennen sind. Die Durchführung eines strukturierten Assessments beinhaltet im Primary Survey wie üblich die Untersuchung von Atemwegen und Ventilation, inklusive Auskultation und Palpation des Thorax. Erfolgt bei Überprüfung der Zirkulation eine Pulskontrolle an allen vier Extremitäten, so ist möglicherweise eine Differenz zwischen den beiden oberen Extremitäten (rechts kräftiger als links) oder zwischen oberer und unterer Extremität (brachial kräftiger als femoral) feststellbar. Ebenso können Blutdruckwerte – sofern diese während der weiteren präklinischen Versorgung erhoben werden können – entsprechend differieren, wobei ein höherer Blutdruck in den Armen im Vergleich zu den Beinen auch bei einer Aortenisthmusstenose (Einengung) auftritt.

Für die definitive Diagnose einer traumatischen Aortenruptur bedarf es einer radiologischen Bildgebung im Krankenhaus, wobei bereits eine einfache Röntgenübersicht des Thorax eine Vielzahl an Hinweisen auf Vorliegen einer aortalen Verletzung liefern kann. Als sicherstes Anzeichen gilt röntgenologisch eine Verbreiterung des Mediastinums (**Abbildung 10-25**). Die definitive Diagnosestellung und Graduierung erfolgt durch eine Computertomographie des Thorax (CT-Thorax), eine bildgebende Gefäßdarstellung mit intravenöser Kontrastmittelgabe (Angiographie) oder eine **transösophageale Echokardiographie** (TEE).[71,72]

## Management

Die präklinische Versorgung von Patienten mit einer traumatischen Aortenruptur ist überwiegend supportiv, wobei höchste Priorität auf Kommunikation der Verdachtsdiagnose, unterstützenden Maßnahmen und raschem Transport in die nächste geeignete Klinik liegt. Bei Vorliegen einer entsprechenden Unfallkinematik und klinischen Symptomatik muss dringend der Verdacht auf eine aortale Verletzung bestehen und das Zielkrankenhaus frühstmöglichst darüber informiert werden. Eine hochdosierte Sauerstofftherapie sollte umgehend etabliert werden, die Anlage eines periphervenösen Zugangs kann auch während dem Transport erfolgen. Bei dem Verletzungsbild der traumatischen Aortenruptur ist ein adäquates Blutdruckmanagement im weiteren Verlauf essenziell, da durch strikte RR-Einstellung das Outcome verbessert werden kann (**Kasten 10-6**). Eine angepasste Volumensubstitution unter kontinuierlichem Blutdruckmonitoring ist obligat, da die aggressive Flüssigkeitsgabe

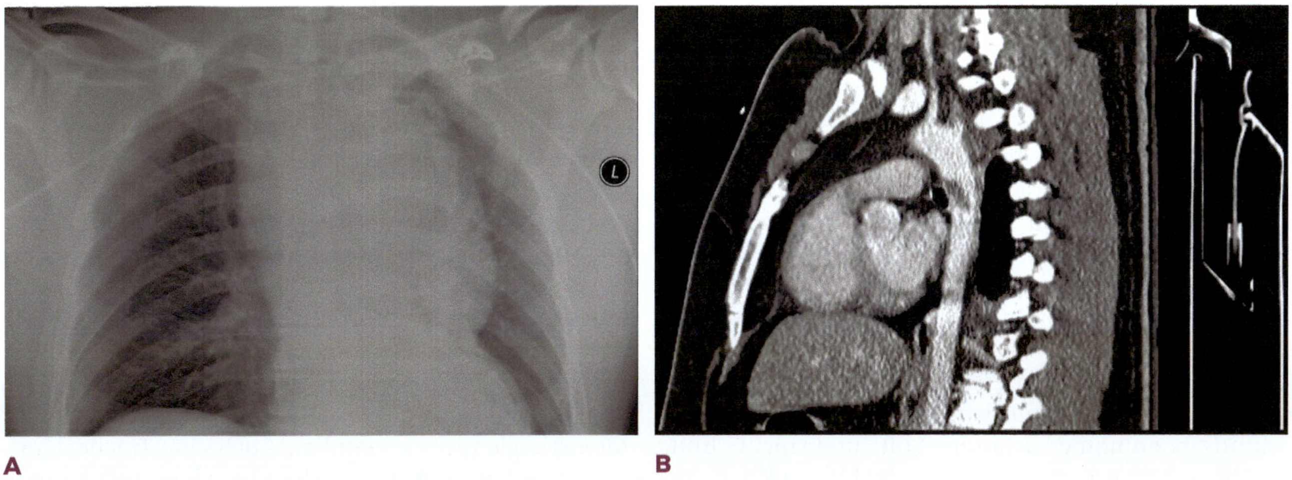


**Abbildung 10-25** Röntgen-Thorax- und CT-Thorax-Bildgebung bei aortalen Verletzungen. **A.** Ein verbreitertes Mediastinum im Röntgen-Thorax gilt als Hinweis auf eine Ruptur der Aorta. **B.** Computertomographische Darstellung einer Dissektionsmembran bei einer Aortenverletzung.

Mit freundlicher Genehmigung von Dr. Mark Gestring, MD, FACS.

**Kasten 10-6** Blutdruckmanagement

**Cave:** Beim Verlegungstransport von Patienten mit einer vermuteten Aortenruptur ist eine aggressive Blutdrucksteigerung kontraindiziert, da dies zu einer lebensbedrohlichen Blutung führen kann (Kapitel 3: *„Schock: Pathophysiologie von Leben und Tod"*). Häufig erhalten diese Patienten bereits eine medikamentöse Therapie, beispielsweise mit Betablockern (z. B. Metoprolol). Dadurch soll der Blutdruck auf niedrigem Niveau stabil gehalten sein, wobei systolische Blutdruckwerte von ≤ 100 mmHg angestrebt werden. Eine solch strenge RR-Einstellung erfordert üblicherweise ein invasives Monitoring durch eine innerklinisch etablierte arterielle Druckmessung zur sorgfältigeren und präziseren Überwachung der Blutdruckwerte.



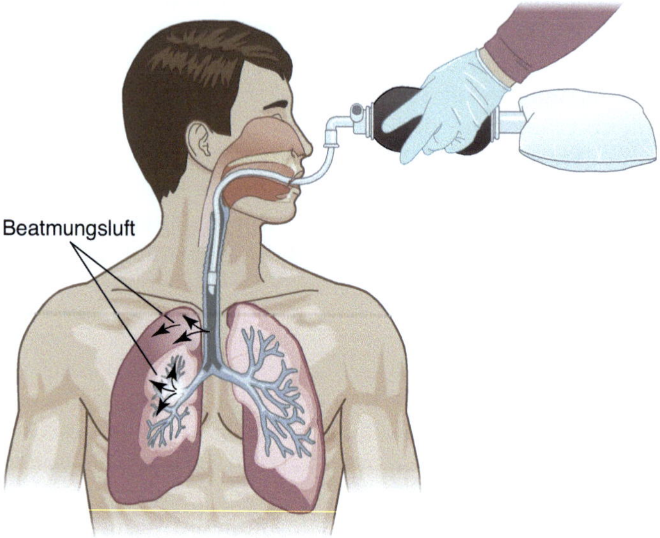


**Abbildung 10-26** Ruptur der Trachea oder der Bronchien. Eine Überdruckbeatmung kann den Lufteinstrom aus den rupturierten Atemwegen in den Pleuraspalt verstärken und binnen kürzester Zeit zu einem Spannungspneumothorax führen.



zu einer kurzzeitigen Normo- oder Hypertension führen und dadurch den Übergang einer initial gedeckten Aortenruptur mit intakter Tunica adventitia in eine vollständige Ruptur bedingen kann. Das rasche Verbluten nach intrathorakal mit schnell einsetzender Reanimationspflichtigkeit ist die Folge einer vollständig rupturierten Aorta. Bei längeren Transportzeiten sollte der höchste gemessene Wert (meist am rechten Arm) als Orientierung für das Blutdruckmanagemant dienen; eventuell bedarf es einer zusätzlichen Betablockertherapie, um durch negative Beeinflussung der kardialen Kontraktilität eine adäquate Blutdruckkontrolle erzielen zu können.[65,72]

## Tracheobronchiale Ruptur

Die tracheobronchiale Ruptur ist eine seltene, aber potenziell lebensbedrohliche Verletzung.[73] Alle Verletzungen der Lunge bringen Läsionen im Bereich der Atemwege mit sich. Im Fall einer tracheobronchialen Ruptur ist die Trachea selbst oder einer der Haupt- oder Lappenbronchien rupturiert, wodurch es zum Einstrom großer Mengen von Luft in das Mediastinum oder den Pleuraspalt kommt (**Abbildung 10-26**). Die Folge ist eine rasche Drucksteigerung intrathorakal mit Entstehung eines Spannungspneumothorax bzw. eines Spannungspneumomediastinums. Letzteres ist im Hinblick auf die pathophysiologischen Prozesse mit einer Perikardtamponade vergleichbar – mit dem Unterschied, dass beim Spannungspneumomediastinum Luft und nicht Blut oder Flüssigkeit ursächlich für die Problematik ist. Im Gegensatz zu einem normalen Spannungspneumothorax führt eine Entlastungspunktion hier nur zu einem ständigen Fluss der Atemluft durch die Nadel und nicht zu einer Dekompression, da die Spannungssituation in diesem Fall durch den anhaltenden Luftstrom aus den großen Atemwegen in den Pleuraspalt verursacht und aufrechterhalten wird. Die Kombination aus Minderbelüftung der Alveolen durch den verminderten Atemfluss plus der hohe Druck im Pleuraspalt können die Ventilation stark beeinträchtigen. Eine Überdruckbeatmung verstärkt die intrathorakale Spannungssituation zusätzlich. Penetrierende Traumata sind am häufigsten ursächlich für solche Verletzungen, jedoch können auch stumpfe Mechanismen mit hoher Energie zu einer tracheobronchialen Ruptur führen.[74,75]

### Untersuchung

Patienten mit einer tracheobronchialen Ruptur zeigen sich in individueller Ausprägung kritisch. Die Atemnot geht häufig mit Blässe und Kaltschweißigkeit einher, bei ausgeprägter Dyspnoe können der Einsatz von Atemhilfsmuskulatur, Stöhnen und Nasenflügeln beobachtet werden. Teilweise treten eindrückliche Hautemphyseme auf – insbesondere an Brustkorb und Hals (**Abbildung 10-27**). Gestaute Halsvenen werden auch für die tracheobronchiale Ruptur als typisches Symptom gelehrt, häufig sind diese jedoch durch das Emphysem oder eine begleitende Hämorrhagie nicht erkennbar. Auch eine Trachealdeviation ist selten eindeutig vorhanden, eventuell kann die laterale Abweichung im Jugulum palpiert werden. Die betroffenen Patienten zeigen in der Regel eine Tachypnoe und eine verminderte Sauerstoffsättigung, außerdem können Hypotension und Abhusten von Blut (Hämoptysen) auftreten. Schwere Hämorrhagien treten eher im

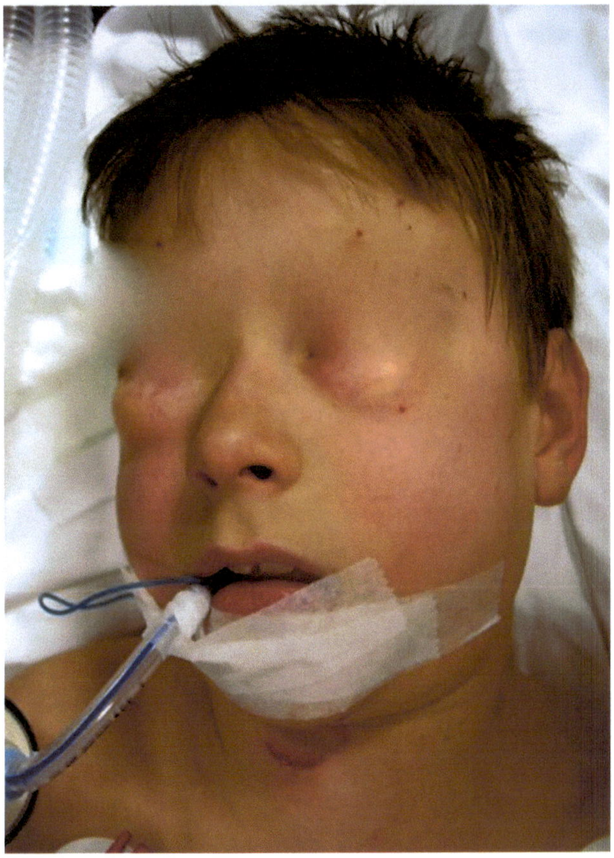

**Abbildung 10-27** Die hier im vorderen Halsbereich erkennbare Verletzung ist Auslöser einer trachealen Ruptur mit begleitend ausgeprägter Emphysembildung subkutan. Die Ausdehnung über Hals- und Gesichtsbereich ist besonders gut erkennbar an den Augenlidern.

Mit freundlicher Genehmigung von J. C. Pitteloud, MD, Schweiz.

Rahmen von penetrierenden Thoraxtraumata auf, das Risiko für Entstehung eines Hämatothorax gilt es jedoch bei jedem Thoraxtrauma zu bedenken.

### Management

Patienten mit einer tracheobronchialen Ruptur benötigen hochdosiert Sauerstoff, ggf. müssen weitere Maßnahmen zur Unterstützung der Ventilation erwogen werden. Sollte es im Rahmen einer assistierten Beatmung zu einer weiteren Zustandsverschlechterung kommen, so wird der Patient unter alleiniger Sauerstoffgabe schnellstmöglich in die nächst geeignete Zielkrankenhaus transportiert. Ein kontinuierliches Monitoring ist essenziell, um Anzeichen eines Spannungspneumothorax frühzeitig erkennen und bei entsprechender Indikation eine Entlastungspunktion durchführen zu können. Komplexe Atemwegssicherungen (z. B. einseitige Intubation in nur einen Hauptbronchus) stellen eine mögliche Therapieoption bei tracheobronchialer Ruptur dar, wobei dies der innerklinischen Versorgungsphase überlassen werden sollte, um eine suffiziente Durchführung zu gewährleisten und das Risiko einer Aggravation der Verletzung zu vermeiden.

## Traumatische Asphyxie

Die **traumatische Asphyxie** ist eine Verletzung mit hoher Letalität, bei der das Aussehen der Traumapatienten Personen, die durch Strangulation zu Tode gekommenen sind, ähnelt. Eine blau-violette Verfärbung zeigt sich klassischerweise im Hals- und Gesichtsbereich. Bei der traumatischen Asphyxie ist zudem der obere Thorax von der lividen Farbe betroffen. Im Gegensatz zum Tod durch Strangulation handelt es sich bei der traumatischen Asphyxie pathophysiologisch jedoch nicht wirklich um einen Erstickungstod, vielmehr kommt es zu einem Stillstand des Luft- und Gasaustausches. Die klinische Ähnlichkeit entsteht durch einen bei beiden Patientengruppen erschwerten venösen Rückstrom aus der Kopf- und Halsregion.

Die traumatische Asphyxie entsteht durch einen abrupten und massiven intrathorakalen Druckanstieg. Als Auslöser gilt eine massive Krafteinwirkung auf den Thorax (z. B. Abrutschen eines Autos vom Wagenheber auf den Patienten). Dabei wird das Blut aus dem Herzen schlagartig in das venöse System zurück gepresst. Aufgrund der Venenklappen in den venösen Gefäßen der Extremitäten erfolgt der retrograde Blutfluss insbesondere in die Kopf- und Halsregion. Die Folgen sind Rupturen subkutaner Venolen und kleiner Kapillaren, wodurch die Verfärbung der Haut entsteht. Funktionsstörungen des Gehirns und der Augen können auftreten, wenn kleine zerebrale und retinale Gefäße rupturieren. Die traumatische Asphyxie gilt als Hinweis auf das Vorliegen einer stumpfen Herzruptur.[76]

### Untersuchung

Das Erkennungsmerkmal einer traumatischen Asphyxie ist eine ausgeprägte blau-violette Verfärbung von Haut und Schleimhäuten sowie subkutane Einblutungen (Petechien) und Schwellung. Das typische klinische Bild zeigt sich insbesondere oberhalb der Einklemmung aufgrund der plötzlichen Druck- und Volumensteigerung durch den retrograden Blutfluss in die Venen (**Abbildung 10-28**), unterhalb der Verletzung ist die Hautfarbe unauffällig. Aufgrund der starken Gewalteinwirkung ist eine traumatische Asphyxie häufig mit den hier bereits thematisierten spezifischen Thoraxverletzungen sowie mit spinalen Traumata und Läsionen des Rückenmarks assoziiert.

### Management

Das präklinische Management ist rein supportiver Art und verfolgt als Ziel die Sicherung der Vitalfunktionen. Als Standard gelten eine hochdosierte Sauerstoffapplikation sowie die Anlage von intravenösen Zugängen, bei entsprechender Indikation wird die Ventilation durch entsprechende Maßnahmen unterstützt. Die blau-violetten

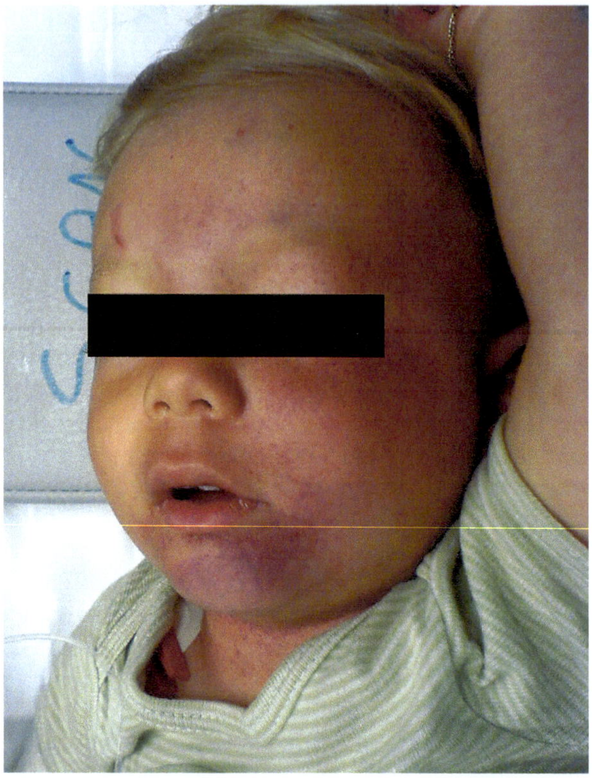

**Abbildung 10-28** Dieses Kind mit einer traumatischen Asphyxie zeigt deutlich die blau-violetten Hautverfärbungen am Kinn und die multiplen Petechien im Stirn- und Wangenbereich.



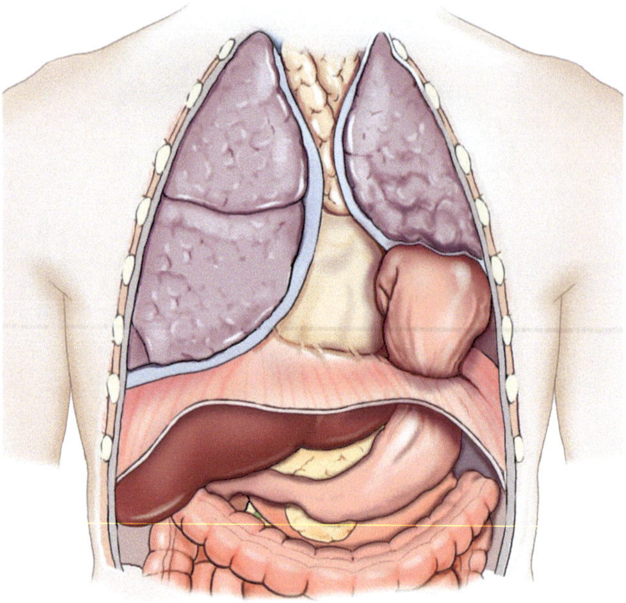

**Abbildung 10-29** Im Rahmen einer Diaphragmaruptur können der Magen und andere intraabdominale Organe in die Brusthöhle gepresst werden und zur Einengung der Lunge mit Dyspnoe führen.



Hautverfärbungen bilden sich normalerweise innerhalb von ein bis zwei Wochen vollständig zurück.

## Diaphragmaruptur

Penetrierende Verletzungen im Berich des thorakoabdominalen Übergangs können mit kleinen Läsionen des Diaphragmas einhergehen.[2] Aufgrund der atemabhängigen Bewegungen besteht bei allen penetrierenden Traumata unterhalb der Brustwarzen bzw. Schulterblätter das Risiko für eine diaphragmale Verletzung. Üblicherweise verursacht eine kleine Diaphragmaruptur selbst keine akut bedrohlichen Zustände, im Verlauf bedarf es aber einer operativen Versorgung aufgrund der Gefahr einer Herniation oder Strangulation der intraabdominalen Strukturen. Während der notfallmedizinischen Versorgung gilt es aber zu bedenken, dass diese primär harmlosen Verletzungen im Rahmen von penetrierenden Traumata häufig mit weiteren schwerwiegenden Schädigungen der intrathorakalen oder intraabdominalen Organe einhergehen.

Stumpfe Traumata mit massiver Krafteinwirkung auf das Abdomen führen durch den plötzlichen intraabdominalen Druckanstieg zu einer Diaphragmaruptur. Im Gegensatz zu den kleineren diaphragmalen Verletzungen im Rahmen penetrierender Traumata handelt es sich bei stumpfen Unfallmechanismen meist um größere Rupturen mit Übertritt der intraabdominalen Organe in die Thoraxhöhle (**Abbildung 10-29**).[2] Der dadurch entstehende Druck auf die Lunge erzeugt Atemnot und führt in gleichem Maße wie eine Lungenkontusion zu einer respiratorischen Insuffizienz durch die beeinträchtige Ventilation. Eine Diaphragmaruptur stellt für den Patienten eine vitale Bedrohung dar und geht häufig mit Rippenfrakturen, Hämato- oder Pneumothorax und Verletzungen der intraabdominalen Organe einher. Insbesondere betroffen sind Milz, Leber, Magen und Darm – diese Organe werden häufig auch durch die Rupturstelle in den Thorax gepresst. Ein adäquates und schnelles Management ist für das Outcome der Patienten essenziell.

### Untersuchung

Möglicherweise finden sich Prellmarken im Bereich des Brustkorbs, Krepitationen über knöchernen Strukturen oder ein subkutanes Emphysem. Auf der betroffenen Seite können abgeschwächte Atemgeräusche bis hin zu intrathorakalen Darmgeräuschen auskultierbar sein. Die Bauchdecke kann eine kahnförmige Einziehung aufweisen, wenn ein Großteil der intraabdominalen Organe nach intrathorakal verlagert ist.

### Management

Das sofortige Erkennen einer möglichen Diaphragmaruptur ist von großer Bedeutung. Die wichtigste Maßnahme eines adäquaten Managements ist die hochdosierte Sauerstoffgabe, eventuell werden weitere Maßnahmen zur Untersüttzung der Ventilation bis hin zur Beatmung nötig. Die Durchführung einer präklinischen Nadeldekompression oder Anlage einer Thoraxdrainage bietet keinen Benefit und ist aufgrund der Verlagerung der intraabdominalen Organe nach intrathorakal mit einem hohen Risiko für Organverletzungen assoziiert. Ein zügiger Transport in das nächst geeignete Zielkrankenhaus zur schnellstmöglichen chirurgischen Versorgung nimmt einen hohen Stellenwert ein.

## Längere Transportzeiten

Je nach Rettungsdienstbereich, Wetterlage und Krankenhausstruktur können längere Transportzeiten für Traumapatienten mit gesicherten oder vermuteten Thoraxverletzungen entstehen. Die oberste Priorität liegt währenddessen auf einem engmaschigen Reassessment zur prioritätenrientierten Erkennung von Zustandsveränderungen, Therapieansprechen und insbesondere von Entstehung vital bedrohlicher Situationen. Eine kontinuierliche Sicherung der Vitalfunktionen ist elementar und beinhaltet ein adäquates Atemwegsmanagement, angepasste Unterstützung von Ventilation und Oxygenierung sowie Blutungskontrolle und angemessene Volumentherapie. Ein Monitoring der respiratorischen Situation erfolgt durch Etablierung der peripheren Pulsoxymetrie, auch bei nicht beatmeten Patienten ist die Kapnographie möglich und sinnvoll. Aktuelle Leitlinienempfehlungen formulieren klare Indikationen zur präklinischen Notfallnarkose, endotrachealer Intubation und Beatmung: polytraumatisierte Patienten mit inusffizienter Bradypnoe und Atemfrequenz < 6/min oder Apnoe, Sauerstoffsättigung < 90 % trotz hochdosierter Sauerstoffapplikation und ausgeschlossenem Spannungspneumothorax, GCS < 9 Punkte bei schwerem Schädel-Hirn-Trauma und respiratorische Insuffizienz bei schwerem Thoraxtrauma.[1] Instabiler Thorax, offener Pneumothorax und Rippenserienfrakturen sowie zunehmende Atemnot bzw. respiratorische Insuffizienz werden am häufigsten im Rahmen von Thoraxtraumata und insbesondere bei längeren Transportzeiten eine endotracheale Intubation erforderlich machen.

Ventilationsunterstützende Maßnahmen zeigen sich häufig erst im Verlauf bei einsetzender Zustandsverschlechterung nötig, als typisches Beispiel sind Patienten mit einer Lungenkontusion zu nennen. Eine CPAP-Beatmung oder Etablierung einer maschinellen Beatmung mit positivem endexspiratorischem Druck (PEEP) sowie das Aufsetzen eines PEEP-Ventils auf den Beatmungsbeutel kann die Oxygenierung verbessern. Im Rahmen von Thoraxtraumata müssen die regelmäßige Untersuchung und das kontinuierliche Monitoring standardmäßig erfolgen, um Anzeichen eines sich entwickelnden Spannungspneumothorax sofort identifizieren zu können. Bei Auftreten von abgeschwächten oder aufgehobenen Atemgeräuschen, zunehmender Atemnot bzw. Anstieg der Beatmungsdrücke und Hypotension sollte eine Entlastungspunktion durchgeführt werden. In Abhängigkeit von Verletzung, Patientenzustand, Transportzeit und insgesamter Ressourcen sollte die Anlage einer Thoraxdrainage – unter Beachtung der personellen Expertise – in Erwägung gezogen werden, insbesondere bei offenem Pneumothorax und persistierender Spannungssituation.

Die intravenöse Flüssigkeitsgabe muss situativ an den Bedarf angepasst werden, wobei bei Verdacht auf Vorliegen einer intrathorakalen, intraabdominalen oder retroperitonealen Hämorrhagie eine permissive Hypotension mit systolischen Blutdruckwerten im Bereich von 80–90 mmHg toleriert werden sollte – immer aber unter Beachtung von zeitlichem Ansatz (möglichst Dauer ≤ 2 Stunden) und nur bei Abwesenheit relevanter ZNS-Traumata. Eine aggressive Volumentherapie ist zu vermeiden, da dies zu bedeutender Verschlechterung einer Lungenkontusion, Aggravierung von inneren Blutungen und zum Übergang einer gedeckten Aortenruptur in eine vollständige aortale Ruptur führen kann (Kapitel 3: *„Schock: Pathophysiologie von Leben und Tod"*).

Patienten mit Schmerzen, wie beispielsweise im Rahmen einer Rippenserienfraktur, profitieren von einer intravenösen Analgesie. Als häufige Nebenwirkungen können Atemdepression und Hypotension auftreten; die regelmäßige Untersuchung nach dem ABCDE-Schema sowie ein kontinuierliches Monitoring ermöglichen die sofortige Symptomkontrolle in Form von Unterstützung der Ventilation und Gabe von Flüssigkeitsboli.

Die Gabe von Antiarrhythmika kann bei Patienten mit Herzrhythmusstörungen infolge einer stumpfen Thoraxverletzung nützlich sein. Jede Maßnahme sollte wie üblich gut dokumentiert und im aufnehmenden Krankenhaus bei der Übergabe mitgeteilt werden.

## ZUSAMMENFASSUNG

- Patienten mit Thoraxtraumata benötigen ein zügiges und aggressives Management in der Präklinik und einen schnellstmöglichen Transport in eine geeignete Zielklinik für die definitive Versorgung. Gründe hierfür sind die häufig kombiniert auftretende Beeinträchtigung von Ventilation und Zirkulation sowie das gehäufte Auftreten von Thoraxverletzungen im Rahmen von Multisystemtraumata.
- Für die adäquate Behandlung von penetrierenden Thoraxverletzungen mit Hämato- oder Pneumothorax bedarf es fundierten Kenntnissen in Theorie und Praxis. Bei Vorliegen der beiden Verletzungen Hämato- und Pneumothorax in Kombination spricht man von einem *Hämatopneumothorax*.
- Im Rahmen stumpfer Thoraxtraumata sollte intensiv auf Anzeichen einer Lungenkontusion, Hinweise bezüglich Zerreißung der Pleura visceralis, Rippenfrakturen, Scherverletzungen mit möglicher Ruptur großer intrathorakaler Gefäße sowie auf Instabilität des Thorax geachtet werden. Zu den eventuellen Folgen solcher Verletzungen zählen Hämato-, Pneumo- oder Hämatopneumothorax, stumpfe Herzverletzungen, Perikardtamponade und Commotio cordis sowie fatale intrathorakale Blutungen. Pulsoxymetrie und Kapnographie können nützliche technische Hilfsmittel bei Untersuchung der respiratorischen Situation sowie zur Überprüfung von Therapieansprache sein.
- Auch präklinisch sollten die drei Formen eines Pneumothorax erkannt werden können, um eine korrekte Patientenversorgung zu gewährleisten:
  - Bei einem einfachen Pneumothorax befindet sich Luft im Pleuraspalt.
  - Ein offener Pneumothorax („Sucking Chest Wound") beschreibt das Vorhandensein einer thorakalen Verletzung, durch diese bei der Atmung Luft von außen in den Pleuraspalt ein- und austreten kann.
  - Ein Spannungspneumothorax entsteht bei stetigem Lufteinstrom in den Pleuraspalt, ohne dass ein ausreichender Ausstrom von Luft möglich ist. Die Folge ist ein intrathorakaler Druckanstieg mit rasch zunehmender Beeinträchtigung von Atmung und Zirkulation.

  Nach den klinischen Anzeichen einseitig abgeschwächtes oder aufgehobenes Atemgeräusch plus fortschreitende Atemnot – bzw. bei beatmeten Patienten Schwierigkeiten bei der Beatmung – plus Hypoperfusion ist unbedingt zu suchen, bei klinischem Verdacht auf einen Spannungspneumothorax soll umgehend eine Thoraxdekompression erfolgen. Die Entlastungspunktion ist im präklinischen Setting die einfachste und schnellste Maßnahme, um die rasch fortschreitenden und fatalen Pathomechanismen eines Spannungspneumothorax vorübergehend kontrollieren zu können. Zur definitiven Versorgung bedarf es immer der Anlage einer Thoraxdrainage im Verlauf, wobei innerklinisch die Bedingungen und Ressourcen meist besser sind. Der Spannungspneumothorax gilt als die häufigste reversible Ursache des traumatischen Herz-Kreislauf-Stillstand – eine bilaterale Pleuraraumdekompression mittels chirurgischer Minithorakotomie wird nach Blutstillung und Atemwegssicherung im Rahmen des Managements bei Traumareanimationen empfohlen.
- Aufgrund des hohen Risikos für das gleichzeitige Vorliegen eines Multisystemtraumas im Rahmen stumpfer Thoraxverletzungen sollten – unter Beachtung des Faktors Zeit - entsprechende Maßnahmen zur Bewegungseinschränkung der Wirbelsäule erwogen werden.
- Ein EKG-Monitoring kann Hinweise auf eine stumpfe Herzverletzung geben.
- Sobald der Verdacht auf Vorliegen eines Thoraxtraumas besteht, sollte als B-Maßnahme die hochdosierte Sauerstoffapplikation erfolgen und die Indikation für eine weitere Unterstützung der Atmung engmaschig geprüft werden.
- Ein intravenöser Zugang sollte zu einem geeigneten Zeitpunkt gelegt und eine an das Verletzungsmuster und die Vitalparameter angemessene Flüssigkeitstherapie etabliert werden.
- Patienten mit Thoraxtraumata benötigen zwar nur selten eine operative Intervention, dennoch bedarf es der Auswahl einer geeigneten Zielklinik für die weitere Diagnostik und die definitive Versorgung.

## WIEDERHOLUNG FALLBEISPIEL

Sie werden als Team zu einem Einsatz in ein Industriegebiet alarmiert, wo ein Arbeiter von einem Metallstück getroffen worden sein soll. An der Pforte nimmt Sie der Werkschutz in Empfang und begleitet Sie zur Unfallstelle auf dem Betriebsgelände. Auf dem Weg dorthin erfahren Sie, dass der Verletzte zuvor Metallstreben montiert hatte. Während er sich nach einer weiteren Metallstange umdrehte, stieß er mit der Brust gegen das spitze Ende einer bereits installierten Metallstange seines Kollegen. Dabei riss sein Hemd auf, und er zog sich eine Verletzung im Thoraxbereich zu.

An der Einsatzstelle treffen Sie einen etwa 35-jährigen Patienten in sitzender Position mit nach vorne gebeugtem Oberkörper an. Er drückt ein Tuch gegen seine rechte Thoraxhälfte und versucht auf Ihre Fragen zum Unfallhergang zu antworten, muss jedoch nach jeweils fünf bis sechs Wörtern pausieren, um nach Luft zu ringen. Nach Abnahme des Tuches zeigt sich eine ca. fünf Zentimeter lange, penetrierende Thoraxverletzung mit blutig-seröser Sekretion und sichtbarer Luftblasenbildung. Bei der Auskultation ist rechtsseitig ein deutlich abgeschwächtes Atemgeräusch festzustellen. Der Patient ist schweißig, der Radialispuls ist tachykard, aber palpabel. Weitere pathologische Befunde sind derzeit nicht erkennbar.

- Zeigt der Patient klinische Zeichen einer Dyspnoe?
- Liegt eine akut lebensbedrohliche Verletzung oder Erkrankung vor?
- Welche initialen notfallmedizinischen Maßnahmen sind unmittelbar am Einsatzort indiziert?
- Welches Transportmittel ist unter Berücksichtigung des Patientenzustands und der Dringlichkeit am geeignetsten?
- Wie beeinflusst ein längerer Transportweg, beispielsweise aus einem ländlichen Einsatzgebiet, die Prioritäten Ihrer medizinischen Maßnahmen und die Planung der Versorgung?
- Welche weiteren Verletzungen oder Begleitverletzungen sind anhand des Unfallmechanismus und der klinischen Befunde zu vermuten?

## AUFLÖSUNG DES FALLBEISPIELS

Aufgrund von Unfalldarstellung, eigenanamnestisch geschilderter Beschwerden und Befunden der körperlichen Untersuchung müssen ernsthafte und potenziell lebensbedrohliche Verletzungen angenommen werden. Der Patient ist ansprechbar und kann Auskunft geben; die Atemwege sind frei. Ein B-Problem liegt bei starker Atemnot und Sprechdyspnoe definitiv vor. Die Kaltschweißigkeit und Tachykardie sind als Zeichen der hämodynamischen Instabilität Ausdruck eines C-Problems. Die Lokalisation der Thoraxverletzung mit blasenbildendem Wundsekret und rechtsseitig abgeschwächtem Atemgeräusch weist auf das Vorliegen eines offenen Pneumothorax hin, der möglicherweise mit einer Spannungskomponente einhergeht.

Prioritätenorientiert beginnen Sie umgehend mit der Behandlung des akuten B-Problems. Der Patient erhält hochdosiert Sauerstoff und die thorakale Wunde wird steril mit einem semiokklusiven Verband versorgt. Eine weitere Unterstützung der Ventilation durch eine assistierte Maskenbeatmung muss ggf. im weiteren Verlauf erwogen werden. Oberste Priorität in der präklinischen Versorgung von Traumapatienten haben das Erkennen der Verletzungsschwere, die Stabilisierung der Vitalparameter und die Planung von Transport und Zielklinik. Aufgrund der Atemnot und der klinischen Befunde besteht bei diesem Patienten ein hohes Risiko für Komplikationen und weiterer Zustandsverschlechterung. Ein zügiger Transport in das nächstgelegene Traumazentrum ist indiziert, ohne Zeitverlust sollte ein intravenöser Zugang während der weiteren Versorgung etabliert werden.

Um eine Zunahme der respiratorischen Insuffizienz sowie eine Verschlechterung der hämodynamischen Situation frühzeitig zu erkennen, wird der Patient durch ein regelmäßiges Reassessment engmaschig klinisch beurteilt und erhält ein kontinuierliches Monitoring. Bei Anzeichen einer progredienten respiratorischen oder zirkulatorischen Instabilität nehmen Sie den semiokklusiven Verband ab. Sofern sich in der anschließenden Reevaluation keine Verbesserung zeigt, besteht die Indikation zur Entlastungspunktion rechtsthorakal. Außerdem sollten Sie bei langen Transportwegen frühzeitig die Anforderung eines Rettungshubschraubers in Erwägung ziehen.

# Quellenverzeichnis


1. Deutsche Gesellschaft für Unfallchirurgie e.V.: S3-Leitlinie Polytrauma/Schwerverletzten-Behandlung (AWMF Registernummer 187-023), Version 4.1 (31.12.2022), verfügbar unter https://www.awmf.org/leitlinien/detail/ll/187-023.html. Zugriff am [06.12.2023]
2. American College of Surgeons Committee on Trauma. Thoracic trauma. In: Advanced Trauma Life Support, Student Course Manual. 10th ed. American College of Surgeons; 2018.
3. Ghanta RK, Wall MJ, Mattox KL. Trauma Thoracotomy: principles and techniques. In: Feliciano DV, Mattox KL, Moore EE, eds. Trauma. 9th ed. McGraw-Hill; 2020.
4. Livingston DH, Hauser CJ. Trauma to the chest wall and lung. In: Mattox KL, Feliciano DV, Moore EE, eds. Trauma. 5th ed. McGraw-Hill; 2004.
5. Howes DS, Bellazzini MA. Chronic obstructive pulmonary disease. In: Wolfson AB, Hendey GW, Ling LJ, et al., eds. Harwood-Nuss' Clinical Practice of Emergency Medicine. 5th ed. Wolters Kluwer/Lippincott Williams & Wilkins; 2010.
6. Wilson RF. Pulmonary physiology. In: Wilson RF. Critical Care Manual: Applied Physiology and Principles of Therapy. 2nd ed. Davis; 1992.
7. National Association of Emergency Medical Technicians. Advanced medical life support assessment for the medical patient. In: Advanced Medical Life Support, 3rd ed. Jones & Bartlett Learning; 2021: 1-53.
8. Silverston P. Pulse oximetry at the roadside: a study of pulse oximetry in immediate care. BMJ. 1989;298:711.
9. Nitzan M, Romem A, Koppel R. Pulse oximetry: fundamentals and technology update. Med Devices (Auckl). 2014 Jul 8;7:231-9. doi: 10.2147/MDER.S47319
10. Kwasnicki RM, Burgin J, Paton C, Hettiaratchy S. Pulse oximetry for the diagnosis of vascular injury following limb trauma. J Plast Reconstr Aesthet Surg. 2022;75:3182-3189. doi: 10.1016/j.bjps.2022.04.080[ch10-bib011] Garrett PD, Boyd SY, Bauch TD, Rubal BJ, Bulgrin JR, Kinkler ES Jr. Feasibility of real-time echocardiographic evaluation during patient transport. J Am Soc Echocardiogr. 2003 Mar;16(3):197-201. doi: 10.1067/mje.2003.16
11. Roline CE, Heegaard WG, Moore JC, et al. Feasibility of bedside thoracic ultrasound in the helicopter emergency medical services setting. Air Med J. 2013;32(3):153-7. doi: 10.1016/j.amj.2012.10.013
12. Quick JA, Uhlich RM, Ahmad S, Barnes SL, Coughenour JP. In-flight ultrasound identification of pneumothorax. Emerg Radiol. 2016 Feb;23(1):3-7. doi: 10.1007/s10140-015-1348-z
13. Yates JG, Baylous D. Aeromedical ultrasound: the evaluation of point-of-care ultrasound during helicopter transport. Air Med J. 2017;36(3):110-115. doi: 10.1016/j.amj.2017.02.001
14. Pietersen PI, Mikkelsen S, Lassen AT, et al. Quality of focused thoracic ultrasound performed by emergency medical technicians and paramedics in a prehospital setting: a feasibility study. Scand J Trauma Resusc Emerg Med. 2021;29(1):40. doi: 10.1186/s13049-021-00856-8
15. Brun PM, Bessereau J, Levy D, Billeres X, Fournier N, Kerbaul F. Prehospital ultrasound thoracic examination to improve decision making, triage, and care in blunt trauma. Am J Emerg Med. 2014;32(7):817.e1-2. doi: 10.1016/j.ajem.2013.12.063
16. Kirkpatrick AW, Brown DR, Crickmer S, et al. Hand-held portable sonography for the on-mountain exclusion of a pneumothorax. Wilderness Environ Med. 2001;12(4):270-272. doi: 10.1580/1080-6032(2001)012[0270:hhpsft]2.0.co;2
17. Ziegler DW, Agarwal NN. The morbidity and mortality of rib fractures. J Trauma Acute Care Surg. 1994;37(6):975-979.
18. Pressley CM, Fry WR, Philip AS, et al. Predicting outcome of patients with chest wall injury. Am J Surg. 2012;204(6):900-904.
19. Flagel BT, Luchette FA, Reed RL, et al. Half-a-dozen ribs: the breakpoint for mortality. Surgery. 2005;138:717-725.
20. Jones KM, Reed RL, Luchette FA. The ribs or not the ribs: which influences mortality? Am J Surg. 2011;202(5);598-604.
21. Bulger EM, Arneson MA, Mock CN, Jurkovich GJ. Rib fractures in the elderly. J Trauma. 2000;48(6):1040-1046; discussion 1046-1047. doi: 10.1097/00005373-200006000-00007
22. Richardson JD, Adams L, Flint LM. Selective management of flail chest and pulmonary contusion. Ann Surg. 1982;196:481-487.
23. Di Bartolomeo S, Sanson G, Nardi G, et al. A population-based study on pneumothorax in severely traumatized patients. J Trauma. 2001;51(4):677-682.
24. Regel G, Stalp M, Lehmann U, et al. Prehospital care: importance of early intervention outcome. Acta Anaesthesiol Scand Suppl. 1997;110:71-76.
25. Barone JE, Pizzi WF, Nealon TF, et al. Indications for intubation in blunt chest trauma. J Trauma. 1986;26:334-337.
26. Mattox KL. Prehospital care of the patient with an injured chest. Surg Clin North Am. 1989;69(1):21-29.
27. Simon B, Ebert J, Bokhari F, et al. Management of pulmonary contusion and flail chest: an Eastern Association for the Surgery of Trauma practice management guideline. J Trauma Acute Care Surg. 2012 Nov;73(5 suppl 4):S351-S361.[ch10-bib029] Cooper C, Militello P. The multi-injured patient: the Maryland Shock Trauma Protocol approach. Semin Thorac Cardiovasc Surg. 1992;4(3):163-167.
28. Barton ED, Epperson M, Hoyt DB, et al. Prehospital needle aspiration and tube thoracostomy in trauma victims: a six-year experience with aeromedical crews. J Emerg Med. 1995;13:155-163.
29. Kheirabadi BS, Terrazas IB, Koller A, et al. Vented vs. unvented chest seals for treatment of pneumothorax (PTx) and prevention of tension PTx in a swine model. J Trauma Acute Care Surg. 2013;75:150-156.
30. Butler FK, Dubose JJ, Otten EJ, et al. Management of open pneumothorax in tactical combat casualty care: TCCC guidelines change 13-02. J Special Ops Med. 2013;13(3):81-86.

31. Kuhlwilm V. The use of chest seals in treating sucking chest wounds: a comparison of existing evidence and guideline recommendations. J Spec Oper Med. 2021;21(1): 94-101.
32. Sharrock MK, Shannon B, Garcia Gonzalez C, et al. Prehospital paramedic pleural decompression: A systematic review. Injury. 2021 Oct;52(10):2778-2786. doi: 10.1016/j.injury.2021.08.008.
33. Holcomb JB, McManus JG, Kerr ST, et al. Needle versus tube thoracostomy in a swine model of traumatic tension hemopneumothorax. Prehosp Emerg Care. 2009;13(1): 18-27.[ch10-bib036] Netto FA, Shulman H, Rizoli SB, et al. Are needle decompressions for tension pneumothoraces being performed appropriately for appropriate indications? Am J Em Med. 2008;26;597-602.
34. Riwoe D, Poncia H. Subclavian artery laceration: a serious complication of needle decompression. Em Med Aust. 2011;23:651-653.
35. Inaba K, Branco BC Exkstein M, et al. Optimal positioning for emergent needle thoracostomy: a cadaver-based study. J Trauma. 2011;71:1099-1103.[ch10-bib039] Inaba K, Karamanos E, Skiada D, et al. Cadaveric comparison of the optimal site for needle decompression of tension pneumothorax by prehospital care providers. J Trauma. 2015;79(6):1044-1048.
36. Leatherman ML, Held JM, Fluke LM, et al. Relative device stability of anterior versus axillary needle decompression for tension pneumothorax during casualty movement: preliminary analysis of a human cadaver model. J Trauma. 2017;83(1):S136-S141.
37. Beckett A, Savage E, Pannell D, et al. Needle decompression for tension pneumothorax in tactical combat casualty care: do catheters placed in the midaxillary line kink more often than those in the midclavicular line? J Trauma. 2011;71:S408-S412.
38. Martin M, Satterly S, Inaba K, Blair K. Does needle thoracostomy provide adequate and effective decompression of tension pneumothorax? J Trauma. 2012;73(6):1410.1415. [ch10-bib043] Davis DP, Pettit K, Rum CD, et al. The safety and efficacy of prehospital needle and tube thoracostomy by aeromedical personnel. Prehosp Emerg Care. 2005;9:191-197.
39. Etoch SW, Bar-Natan MF, Miller FB, et al. Tube thoracostomy: factors related to complications. Arch Surg. 1995;130:521-525.
40. Menger R, Telford G, Kim P, et al. Complications following thoracic trauma managed with tube thoracostomy. Injury. 2012;43(1):46-50.
41. Ivatury RR. The injured heart. In: Mattox KL, Feliciano DV, Moore EE, eds. Trauma. 5th ed. McGraw-Hill; 2004:555.
42. Fadel R, El-Menyar A, ElKafrawy S, Gad MG. Traumatic blunt cardiac injuries: An updated narrative review. Int J Crit Illn Inj Sci. 2019 Jul-Sep;9(3):113-119. doi: 10.4103/IJCIIS.IJCIIS_29_19
43. Patel KM, Kumar NS, Desai RG, et al. Blunt Trauma to the Heart: A Review of Pathophysiology and Current Management. J Cardiothorac Vasc Anesth. 2022 Aug;36(8 Pt A):2707-2718. doi: 10.1053/j.jvca.2021.10.018.[ch10-bib049] Nair L, Winkle B, Senanayake E. Managing blunt cardiac injury. J Cardiothorac Surg. 2023 Feb 10;18(1):71. doi: 10.1186/s13019-023-02146-z
44. Sherren PB, Galloway R, Healy M. Blunt traumatic pericardial rupture and cardiac herniation with a penetrating twist: two case reports. Scand J Trauma Resusc Emerg Med. 2009;17:64.
45. Lindenmann J, Matzi V, Neuboeck N, Porubsky C, Ratzenhofer B, Maier A. Traumatic pericardial rupture with cardiac herniation. Ann Thorac Surg. 2010;89:2028-2030.
46. LeBlanc N, Tan L. Pericardial rupture with cardiac herniation following blunt thoracic trauma. JTCVS Tech. 2020 Dec;4:375–377. doi: 10.1016/j.xjtc.2020.08.011
47. Kim JS, Inaba K, de Leon LA, et al. Penetrating injury to the cardiac box. J Trauma Acute Care Surg. 2020 Sep;89(3):482-487. doi: 10.1097/TA.0000000000002808
48. Jacob S, Sebastian JC, Cherian PK, et al. Pericardial effusion impending tamponade: a look beyond Beck's triad. Am J Em Med. 2009;27:216-219.
49. Bleetman A, Kasem H, Crawford R. Review of emergency thoracotomy for chest injuries in patients attending a UK accident and emergency department. Injury. 1996;27(2):129-132.
50. Durham LA III, Richardson RJ, Wall MJ Jr, et al. Emergency center thoracotomy: impact of prehospital resuscitation. J Trauma. 1992;32(6):775-779.
51. Honigman B, Rohweder K, Moore EE, et al. Prehospital advanced trauma life support for penetrating cardiac wounds. Ann Emerg Med. 1990;19(2):145-150.
52. Lerer LB, Knottenbelt JD. Preventable mortality following sharp penetrating chest trauma. J Trauma. 1994;37(1):9-12.[ch10-bib059] Ho AM, Graham CA, Ng CS, et al. Timing of tracheal intubation in traumatic cardiac tamponade: a word of caution. Resuscitation. 2009;80(2):272-274. doi: 10.1016/j.resuscitation.2008.09.021
53. Möller CT, Schoonbee CG, Rosendorff C. Haemodynamics of cardiac tamponade during various modes of ventilation. Br J Anaesth. 1979;51(5):409-415. doi: 10.1093/bja/51.5.409
54. Wall MJ Jr, Pepe PE, Mattox KL. Successful roadside resuscitative thoracotomy: case report and literature review. J Trauma. 1994;36(1):131-135.
55. Coats TJ, Keogh S, Clark H, et al. Prehospital resuscitative thoracotomy for cardiac arrest after penetrating trauma: rationale and case series. J Trauma. 2001;50(4):670-673.
56. Rogerson T, Efstratiades T, Von Oppell U, et al. Survival after pre-hospital emergency clamshell thoracotomy for blunt cardiac rupture. Injury. 2020 Jan;51(1):122-123. doi: 10.1016/j.injury.2019.09.023
57. Dimitrakakis G, Podila SR, Stefanadi E, et al. Pre-hospital clamshell thoracotomy for blunt cardiac trauma. Injury. 2020 Aug;51(8):1934-1935. doi: 10.1016/j.injury.2020.05.014
58. Zangwill SD, Strasburger JF. Commotio cordis. Pediatr Clin North Am. 2004;51(5):1347-1354.[ch10-bib066] Perron AD, Brady WJ, Erling BF. Commodio cordis: an underappreciated cause of sudden cardiac death in young patients: assessment and management in the ED. Am J Emerg Med. 2001;19(5):406-409.
59. Maron BJ, Estes NA 3rd. Commotio cordis. N Engl Med.2010;362(10):917-927.[ch10-bib068] Tainter CR,

Hughes PG. Commotio cordis. In: StatPearls [Internet]. StatPearls Publishing. Updated September 28, 2021. Accessed February 10, 2022. https://www.ncbi.nlm.nih.gov/books/NBK526014/

60. 2010 American Heart Association Guidelines for Cardiopulmonary Resuscitation and Emergency Cardiovascular Care Science. Circulation. 2010;122:S745-S746.
61. Lott C, Truhlář A, Alfonzo A, et al. Kreislaufstillstand unter besonderen Umständen: Leitlinien des European Resuscitation Council 2021 [Cardiac arrest under special circumstances]. Notf Rett Med. 2021;24(4):447-523. German. doi: 10.1007/s10049-021-00891-z
62. Wall MJ, Ghanta RK, Mattox KL. Heart and thoracic vessels. In: Feliciano DV, Mattox KL, Moore EE, eds. Trauma. 9th ed. McGraw-Hill; 2020.
63. Schachner T, Oji-Zurmeyer J, Rylski B, et al. Die traumatische Aortenruptur [Traumatic aortic rupture - diagnosis and managment]. Wien Med Wochenschr. 2020 May;170(7-8):178-188.German.doi:10.1007/s10354-019-00727-z
64. Fabian TC, Roger T. Sherman lecture: advances in the management of blunt thoracic aortic injury: Parmley to the present. Am Surg. 2009;75(4):273-278.
65. DuBose JJ, Scalea TM, O'Connor JV. Trachea, bronchi, and esophagus.. In: Feliciano DV, Mattox KL, Moore EE, eds. Trauma. 9th ed. McGraw-Hill; 2020.[ch10-bib075] Antonescu I, Mani VR, Agarwal S. Traumatic injuries to the trachea and bronchi: a narrative review. Mediastinum. 2022 Sep 25;6:22. doi: 10.21037/med-21-21
66. Rogers FB, Leavitt BJ. Upper torso cyanosis: a marker for blunt cardiac rupture. Am J Emerg Med. 1997;15(3):275-276.

# Weiterführende Literatur

Vianen NJ, Van Lieshout EMM, Maissan IM, Bramer WM, Hartog DD, Verhofstad MHJ, Van Vledder MG. Prehospital traumatic cardiac arrest: a systematic review and meta-analysis. Eur J Trauma Emerg Surg. 2022 Aug;48(4):3357-3372. doi: 10.1007/s00068-022-01941-y

Bowley DM, Boffard KD. Penetrating trauma of the trunk. Unfallchirurg. 2001;104(11):1032-1042.

Brathwaite CE, Rodriguez A, Turney SZ, et al. Blunt traumatic cardiac rupture: a 5-year experience. Ann Surg. 1990;212(6):701-704.

Helm M, Schuster R, Hauke J. Tight control of prehospital ventilation by capnography in major trauma victims. Br J Anaesth. 2003;90(3):327-332.

Lateef F. Commotio cordis: an underappreciated cause of sudden death in athletes. Sports Med. 2000;30:301-308.

Papadopoulos IN, Bukis D, Karalas E, et al. Preventable prehospital trauma deaths in a Hellenic urban health region: an audit of prehospital trauma care. J Trauma. 1996;41(5):864-869.

Rozycki GS, Feliciano DV, Oschner MG, et al. The role of ultrasound in patients with possible penetrating cardiac wounds: a prospective multicenter study. J Trauma. 1999;46:542-552.

Ruchholtz S, Waydhas C, Ose C, et al. Prehospital intubation in severe thoracic trauma without respiratory insufficiency: a matched-pair analysis based on the Trauma Registry of the German Trauma Society. J Trauma. 2002;52(5):879-886.

Streng M, Tikka S, Leppaniemi A. Assessing the severity of truncal gunshot wounds: a nation-wide analysis from Finland. Ann Chir Gynaecol. 2001;90(4):246-251.

## SPEZIELLE FERTIGKEITEN

# Entlastungspunktion beim Spannungspneumothorax

**Prinzip: Entlastung des intrathorakalen Drucks im Rahmen eines Spannungspneumothorax mit beeinträchtigter Atmung und Zirkulation.**

Ein sich im Rahmen eines Thoraxtraumas entwickelnder Spannungspneumothorax führt zu einer progredienten intrathorakalen Druckzunahme. Bei diesen Patienten soll die betroffene Thoraxseite entlastet werden, da eine weitere Drucksteigerung eine zunehmende Beeinträchtigung der Ventilation sowie eine weitere Abnahme des venösen Rückstroms zum Herzen bedeutet. Unbehandelt führt ein Spannungspneumothorax als häufigste reversible Ursache zum traumatischen Herz-Kreislauf-Stillstand.

Ein Spannungspneumothorax kann sich auch im Rahmen eines offenen Pneumothorax entwickeln. Sofern ein semiokklusiver Wundverband angebracht worden war, kann dieser für ein paar Sekunden entfernt werden, um eine Dekompression durch Entweichen von Luft aus dem Pleuraspalt über die Wunde nach außen zu erzielen.

Es erfolgt sofort nach Ausströmen von Luft die erneute Anlage eines semiokklusiven Verbandes, um eine adäquate Belüftung der Alveolen zu ermöglichen und ein „Ansaugen" von Außenluft durch die Wunde zu verhindern. Eine lückenlose Untersuchung des Patienten ist unabdingbar; bei dem geringsten Hinweis auf Entwicklung einer erneuten Spannungssituation sollte die Maßnahme wiederholt werden, um den intrathorakalen Druck erneut zu entlasten.

Die Therapie eines geschlossenen Spannungspneumothorax erfordert die Dekompression des Thorax auf der betroffenen Seite - eine sogenannte Thorakostomie. Es gibt unterschiedliche Methoden einer Dekompression, die Entlastungspunktion (Nadel-Dekompression) ist aufgrund der einfachen und schnellen Durchführbarkeit ohne den Bedarf an speziellem Equipment für die präklinische Versorgung am besten geeignet.

Eine Entlastungspunktion birgt ein nur minimales Risiko bei großem Nutzen für den Patienten durch Verbesserung der Oxygenierung und Zirkulation. Eine Entlastungspunktion sollte bei Auftreten folgender Symptome durchgeführt werden:

1. Zunehmende Dyspnoe oder Schwierigkeiten bei der Beatmung
2. Einseitig abgeschwächtes bzw. fehlendes Atemgeräusch
3. Dekompensiertes Schockgeschehen (systolischer Blutdruck $< 90$ mmHg)

An erforderlichem Material werden lediglich ein Desinfektionsmittel, eine Kanüle und Fixierungspflaster benötigt. Die Kanüle sollte möglichst großlumig sein, Venenverweilkanülen zwischen 10 und 14 Gauge eignen sich besonders gut, im Notfall kann auch eine 16-G-Venenverweilkanüle verwendet werden. In der S3-Leitlinie kann bisher aufgrund der Datenlage keine generelle Empfehlung bzgl. der Nadellänge ausgesprochen werden, aufgrund der physiologischen Thoraxwanddicke sollte eine Mindestlänge von 8 cm jedoch nicht unterschritten werden. Zunehmend verbreitet werden spezielle Thoraxentlastungspunktionsnadeln vorgehalten.

Vor Durchführung der Nadel-Dekompression erfolgt die Auskultation mit der Frage nach abgeschwächtem bzw. fehlendem Atemgeräusch zur Bestimmung der betroffenen Thoraxseite.

(*Fortsetzung nächste Seite*)

## Entlastungspunktion beim Spannungspneumothorax *(Fortsetzung)*

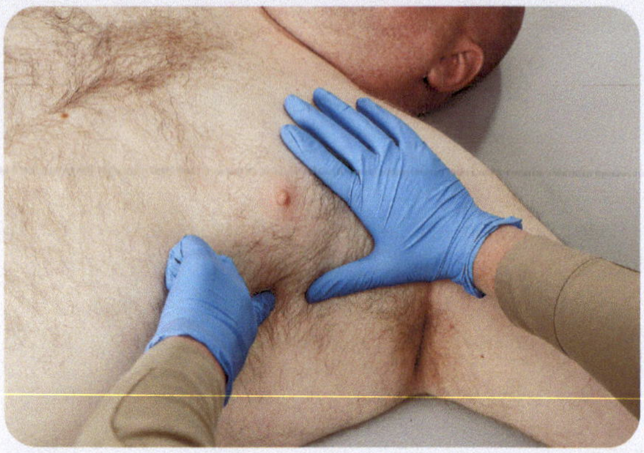

**1** Bei Vorliegen eines Spannungspneumothorax mit entsprechender klinischer Symptomatik und Auskultationsbefund wird die Punktionsstelle anhand anatomischer Orientierungspunkte auf der entsprechenden Thoraxseite lokalisiert. Die Punktion erfolgt am Oberrand der Rippe im 4./5. Interkostalraum in der vorderen Axilarlinie.

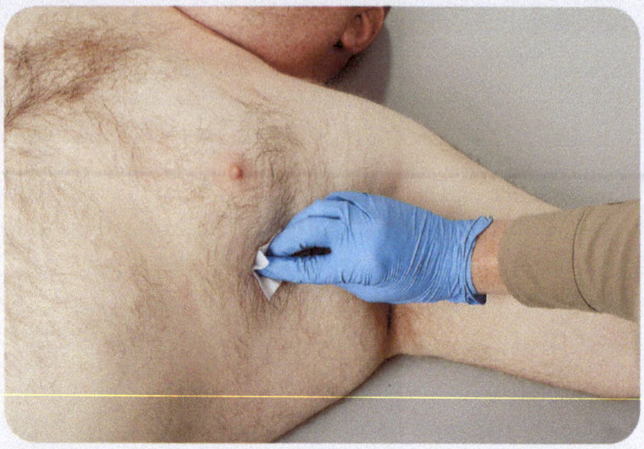

**2** Nach erfolgter Desinfektion wird die Haut mit den Fingern der einen Hand gespannt und mit der anderen Hand die Nadel am Oberrand der Rippe für die Punktion platziert. Bei Verwendung von Venenverweilkanülen als Punktionsnadeln müssen zuvor die beiden Komponenten Kappe und Blutrückflusskammer von dem Stahlmandrin abgenommen werden.

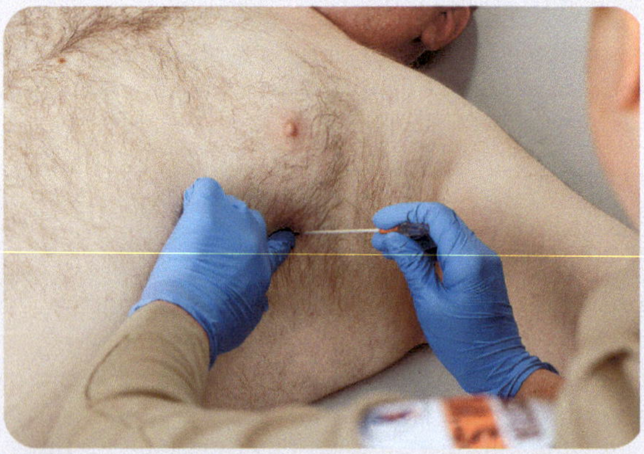

**3** Es erfolgt die Punktion der Haut und Vorschieben der Punktionskanüle nach intrathorakal. Sobald Luft entweicht, sollte nicht mehr weiter vorgeschoben werden.

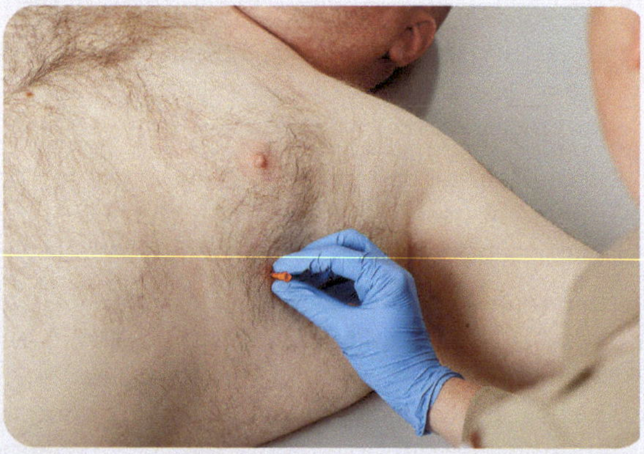

**4** Die Punktionskanüle wird mit der einen Hand fixiert, mit der anderen Hand wird der Stahlmandrin vorsichtig vollständig entfernt, ein Abknicken des Kunststoffkatheters gilt es zu vermeiden.

*(Fortsetzung nächste Seite)*

## Entlastungspunktion beim Spannungspneumothorax (*Fortsetzung*)

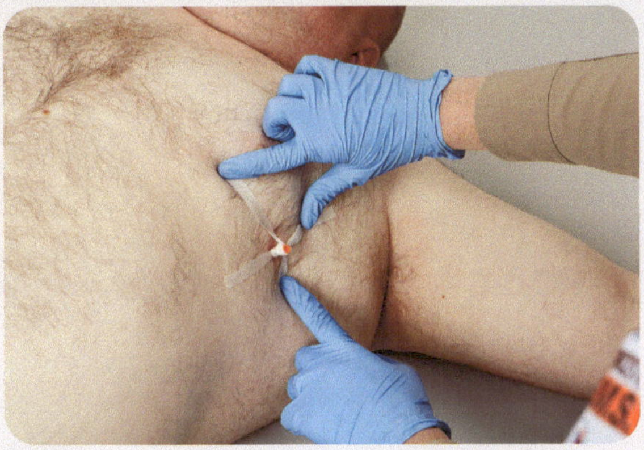


**5** Auch bei nicht wahrnehmbarem Luftausstrom sollte der Kunststoffkatheter belassen und fixiert werden, allein schon um die Durchführung der Maßnahme überhaupt nachweisen zu können. Die Verwendung einer Rolle Fixierungspflaster bietet die einfachste Variante zur Schaffung einer Führungsschiene mit Vermeidung des Abknickens.

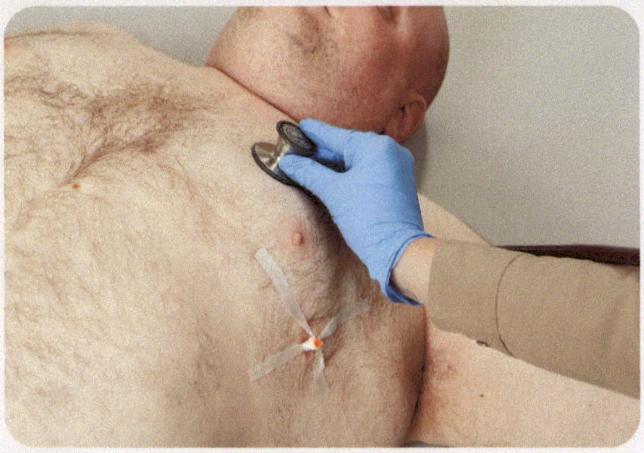

**6** Mit Klebestreifen erfolgt die Fixierung der Pflasterrolle als Führungsschiene, das Lumen des Kunststoffkatheters muss dabei frei bleiben. Nach Abschluss der Maßnahme erfolgt eine erneute Untersuchung des Patienten inkl. Auskultation. Eine Wiederholung der Entlastungspunktion kann notwendig sein oder im weiteren Verlauf der präklinischen Behandlungsphase notwendig werden.

KAPITEL 11

# Abdominaltrauma

Autoren
Thomas Scalea, MD
Emily Esposito, DO

## LERNZIELE

Nach dem Durcharbeiten dieses Kapitels werden Sie in der Lage sein:

- Aufgrund der Beurteilung der Umgebung (Scene Assessment) und des Unfallmechanismus die Wahrscheinlichkeit für ein Abdominal- oder Beckentrauma abschätzen zu können
- Die Anatomie des Bauchraumes und Beckens zu verstehen, um Abdominalverletzungen zu erkennen und bezüglich des Schweregrades zu beurteilen
- Die pathophysiologischen Folgen einer stumpfen oder penetrierenden Bauchverletzung zu antizipieren
- In der körperlichen Untersuchung Hinweise auf ein intraabdominales Trauma zu erkennen
- Äußerliche Untersuchungsbefunde mit den zugehörigen inneren Organläsionen in Verbindung zu bringen
- Gründe für eine schnelle Versorgung und Transport (load and go) zu identifizieren
- Bei Verdacht auf ein Abdominaltrauma präklinische Behandlungskonzepte zu verstehen, inklusive Pfählungsverletzungen, Eventration (Hervortreten von Baucheingeweiden durch die Bauchwand) und Traumata der äußeren Genitalien
- Anatomische und physiologische Veränderungen durch eine Schwangerschaft bei der Traumabehandlung zu berücksichtigen
- Die Auswirkungen eines Traumas der Mutter auf das Ungeborene zu kennen und Prioritäten beim entsprechenden Management abzuleiten

## FALLBEISPIEL

Sie werden auf eine Baustelle zu einem Please change to: ca. 25jährigen männlichen Patienten gerufen, der 3 Stunden zuvor gestürzt war und nun über zunehmende Bauchschmerzen klagt. Er gibt an, dass er über ein Stück Holz gestolpert und mit der linken Brustwand und Flanke auf einen Holzstapel gestürzt sei. Der Patient gibt mäßige Schmerzen im linken unteren Brustkorb beim tiefen Atmen an und klagt über leichte Dyspnoe. Seine Kollegen wollten bereits direkt nach dem Sturz Hilfe holen, aber er meinte, die Beschwerden seien nicht so schlimm und verweigerte dies. Er gibt nun an, dass die Schmerzen an Intensität zugenommen hätten und dass er sich jetzt leicht benommen und schwach fühle.

Sie treffen den Patienten auf dem Boden sitzend mit offensichtlichem Unwohlsein an. Er hält sich die linke Flanke und seinen linken Oberbauch. Er hat einen offenen Atemweg, eine Atemfrequenz von 28/Minute,

(*Fortsetzung nächste Seite*)

**FALLBEISPIEL (FORTSETZUNG)**

eine Herzfrequenz von 124/Minute und einen Blutdruck von 94/58 mmHg. Die Haut des Patienten ist blass und kaltschweißig. Sie bitten ihn, sich flach hinzulegen. Bei der körperlichen Untersuchung fällt ein Druckschmerz der linken untersten Rippen ohne spürbare Krepitation auf. Der Bauch ist nicht balloniert und weich in der Palpation, aber der Patient reagiert im linken oberen Quadranten empfindlich und mit Abwehrspannung. Sie finden kein äußeres Hämatom oder subkutanes Emphysem.

- Was sind mögliche Verletzungen?
- Mit welchen Prioritäten gehen Sie bei der Behandlung vor?
- Gibt es Peritonitiszeichen?

## EINFÜHRUNG

Das Abdomen ist die dritthäufigste verletzte Körperregion bei einem Trauma.[1] Weil physische Zeichen eines stumpfen abdominellen Traumas weniger offensichtlich als penetrierende Verletzungen sind, können abdominelle Verletzungen leicht übersehen werden.[2] Nicht erkannte Bauchorganverletzungen sind eine der häufigsten vermeidbaren Todesursachen beim Traumapatienten. Aufgrund eingeschränkter Möglichkeiten in der präklinischen Diagnostik sollten Patienten mit Verdacht auf Abdominalverletzungen für eine optimale Versorgung schnellstmöglich in ein geeignetes Zielkrankenhaus gebracht werden.[3,4]

Ein unmittelbarer Tod nach schwerem Abdominaltrauma tritt meist aufgrund einer massiven Hämorrhagie (Blutverlust) durch penetrierende oder stumpfe Verletzungen ein. Bei jedem Patienten mit unklaren Schockzeichen nach einem Trauma sollte eine intraabdominale Blutung in Betracht gezogen werden, bis das Gegenteil bewiesen ist. Das Fehlen lokaler Zeichen und Symptome schließt ein Abdominaltrauma dabei nicht aus. Manche Symptome treten zeitverzögert auf und sind bei bewusstseinsgestörten Patienten nach Alkohol- oder Drogenkonsum wie auch nach einem Schädel-Hirn-Trauma (SHT) nur schwer zu erkennen. Übersehene Verletzungen der Leber, der Milz, des Dünn- oder Dickdarms, des Magens oder des Pankreas (Bauchspeicheldrüse) können Komplikationen bis hin zum Tod nach sich ziehen. Dabei kann die Traumakinematik dem Rettungsdienstfachpersonal Hinweise auf ein Abdominaltrauma und intraabdominale Blutungen geben. Es ist nicht notwendig, den genauen Ort oder das Ausmaß eines abdominellen Traumas zu bestimmen, sondern die Wahrscheinlichkeit einer abdominellen Verletzung zu erkennen, die klinischen Befunde zu behandeln und den Patienten in ein geeignetes Zielkrankenhaus zu bringen.

# Anatomie

Im Abdomen liegen die wichtigsten Organe des Verdauungs-, Hormon- und Urogenitalsystems sowie die großen Blutgefäße. Die Bauchhöhle befindet sich unterhalb des Zwerchfells und wird begrenzt durch die Bauchdecke, das knöcherne Becken, die Wirbelsäule sowie die Bauch- und Flankenmuskulatur. Sie wird durch das Peritoneum (Bauchfell), das viele Abdominalorgane bedeckt, in zwei Bereiche unterteilt: Die eigentliche Peritonealhöhle innerhalb des Bauchfells enthält Milz, Leber, Gallenblase, Magen, Teile des Dickdarms (Colon transversum und sigmoideum), den größten Teil des Dünndarms (vor allem Jejunum und Ileum) sowie die weiblichen Reproduktionsorgane (Gebärmutter und Eierstöcke; **Abbildung 11-1**). Der Retroperitonealraum befindet sich hinter der „echten Bauchhöhle“ und enthält die Nieren, Harnleiter, die Vena cava inferior, die Aorta abdominalis, das Pankreas, einen Großteil des Zwölffingerdarms, den auf- und absteigenden Dickdarm und das Rektum (**Abbildung 11-2**). Die Harnblase und die männlichen Geschlechtsorgane (Penis, Hoden und Prostata) liegen unterhalb des Peritonealraums.

Ein Teil des Abdomens reicht bis in den unteren Teil des Thorax. Weil das Zwerchfell kuppelförmig ist, können abdominelle Organe bis in die unteren Brusthöhlenanteile aufsteigen, besonders während der Exspiration. Dieser obere Teil des Bauches, manchmal auch als „Thorakoabdomen“ bezeichnet, wird vorne und entlang der Flanken durch die Rippen und hinten durch die Wirbelsäule geschützt. Das Thorakoabdomen enthält die Leber, die Gallenblase, die Milz und Teile des Magens (anterior) sowie – durch das Zwerchfell getrennt – die unteren Lungenlappen (posterior). Außerdem verlaufen durch kleine Öffnungen im Zwerchfell der Ösophagus und große Gefäße wie die Aorta und Vena cava inferior zwischen Brustkorb und Bauchraum. Aufgrund dieser Lagebeziehung können dieselben Kräfte, die Rippenfrakturen verursachen, auch die darunterliegende abdominellen Organe schädigen.

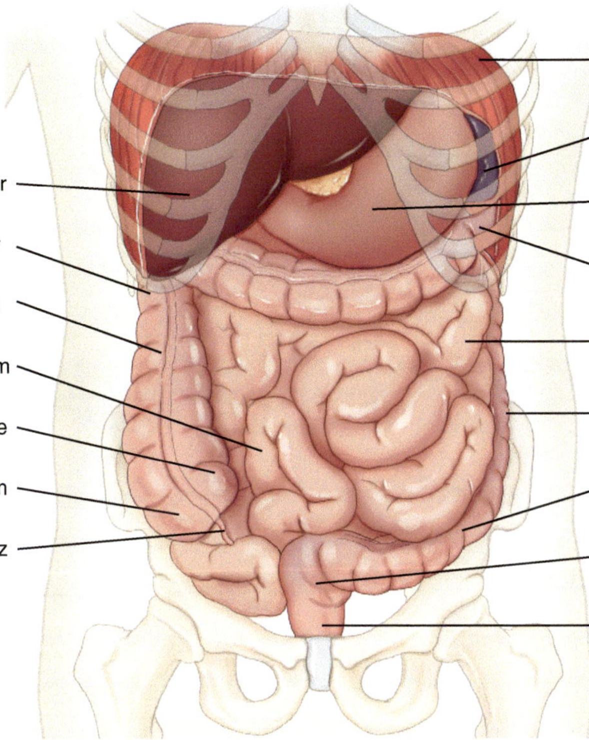


**Abbildung 11-1** Organe in der Peritonealhöhle sind solide Organe (Milz und Leber), Hohlorgane des Gastrointestinaltraktes (Magen, Dünndarm und Kolon) sowie die weiblichen Reproduktionsorgane.



Die Position dieser Bauchorgane im unteren Teil der Brusthöhle ändert sich mit dem Atemzyklus. Bei vollständiger Ausatmung steigt die nun entspannte Zwerchfellkuppel auf das Niveau des vierten Interkostalraums im Bereich der vorderen Rippen (Brustwarzen-Niveau beim Mann), bis zum sechsten Interkostalraum seitlich und bis zum achten Interkostalraum am Rücken und bietet den Bauchorganen einen besseren Schutz im Brustkorb (**Abbildung 11-3**). Umgekehrt sinkt die angespannte Zwerchfellkuppel bei maximaler Einatmung auf das Niveau des sechsten Interkostalraums ab. Da die Lungen dabei fast den gesamten Thorax ausfüllen, werden die Bauchorgane nach unten verdrängt und sind nicht mehr durch die Rippen geschützt. Patienten mit einer penetrierenden Thoraxverletzung unterhalb der anatomischen Landmarken können daher auch eine abdominelle Verletzung haben. So können bei penetrierenden Verletzungen je nach Atemlage zum Zeitpunkt der Verletzung unterschiedliche Organe betroffen sein.

Der unterste Teil des Abdomens wird auf allen Seiten durch das knöcherne Becken geschützt. In diesem Bereich befinden sich der Mastdarm, ein Teil des Dünndarms (vor allem beim stehenden Patienten), die Harnblase und bei der Frau die Reproduktionsorgane. Eine Beckenfraktur kann in diesem Bereich der Bauchhöhle zu relevanten retroperitonealen Blutungen führen.

Das Abdomen wird zwischen Brustkorb und Becken vorne und seitlich nur durch die Bauchmuskulatur und andere Weichteilgewebe geschützt. Nach hinten bieten die Lendenwirbel und die kräftige paraspinale Muskulatur entlang der Wirbelsäule einen besseren Schutz (**Abbildung 11-4**).

Zur Beurteilung des Patienten wird die Oberfläche des Bauches in vier Quadranten unterteilt. Diese Quadranten werden durch zwei Linien gebildet: Eine Linie verläuft mittig von der Spitze des Schwertfortsatzes (Xiphoid) zur Mitte des Schambeins (Symphyse) und die andere senkrecht dazu auf der Höhe des Bauchnabels (**Abbildung 11-5**). Die Kenntnis dieser anatomischen Orientierungspunkte (Landmarken) ist wichtig, da Schmerzlokalisation und Organposition eng miteinander verknüpft sind. Der rechte obere Quadrant beinhaltet die Leber und die Gallenblase, der linke obere Quadrant enthält die Milz und den Magen. Der rechte untere Quadrant und der linke untere Quadrant enthalten hauptsächlich den Darm, die distalen Harnleiter und bei Frauen die Eierstöcke. Teile des Darms sind in allen vier Quadranten vorhanden. Die Harnblase und bei Frauen die Gebärmutter liegen mittig zwischen den unteren Quadranten.

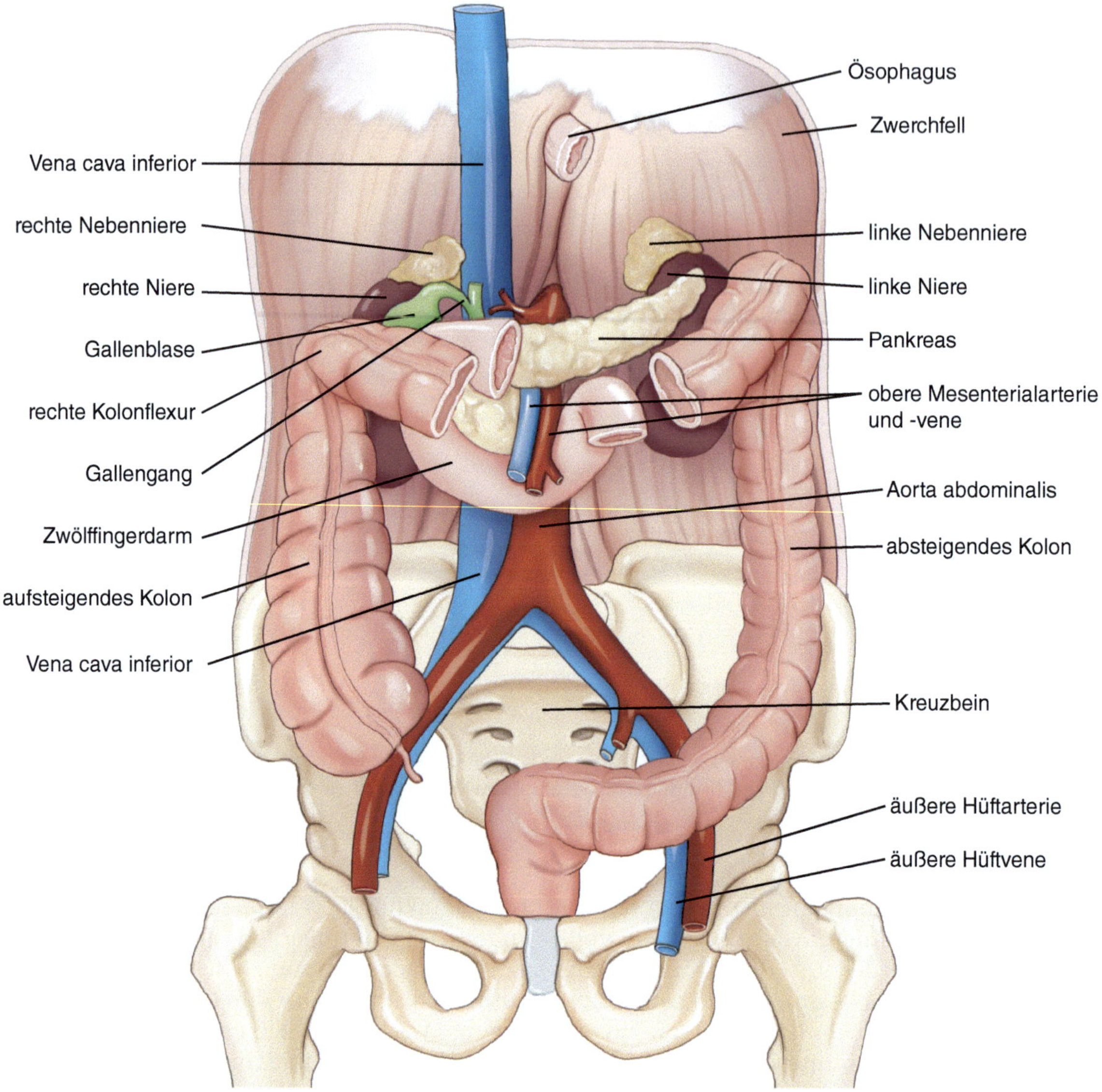


**Abbildung 11-2** Die Bauchhöhle ist in zwei Bereiche unterteilt: die Peritonealhöhle und den Retroperitonealraum. Letzterer umfasst den Teil des Abdomens hinter dem Peritoneum. Da die retroperitonealen Organe nicht innerhalb der Peritonealhöhle liegen, führt eine Verletzung dieser Strukturen in der Regel nicht zu einer Peritonitis. Allerdings können Gefäß- und Organverletzungen in diesem Bereich rasch zu bedrohlichen Blutungen führen.



# Pathophysiologie

Die Unterteilung der Bauchorgane in Hohlorgane, solide Organe und Gefäße hilft, die Auswirkungen von Verletzungen dieser Strukturen zu verstehen. Bei Verletzungen dominiert bei soliden Organen (Leber, Milz) und Blutgefäßen (Aorta, Hohlvene) die Blutung, während aus Hohlorganen (Darm, Gallenblase, Harnblase) deren Inhalt in die Bauchhöhle oder den Retroperitonealraum austritt. Eine Blutung aus einem Hohlorgan ist zwar möglich, aber selten so dramatisch wie bei Leber oder Milz. Unabhängig von der Blutungsquelle kann der Blutverlust in die Bauchhöhle zu einem hämorrhagischen Schock beitragen oder sogar dessen Hauptursache sein. Die Freisetzung von Säuren, Verdauungsenzymen und/oder Bakterien aus dem Magen-Darm-Trakt in den Bauchraum führt zu einer **Peritonitis** (Entzündung des Bauchfells) und schließlich zu einer **Sepsis** (lebensbedrohliche Reaktion des Körpers auf eine Infektion),wenn sie nicht erkannt wird und keine prompte chirurgische Sanierung stattfindet. Da Urin und Gallenflüssigkeit in der Regel steril sind und keine Bakterien oder aggressiven Verdauungsenzyme enthalten, führt die Perforation der Gallen- oder Harnblase nicht so schnell zu einer Peritonitis wie das aus dem Darm austretende

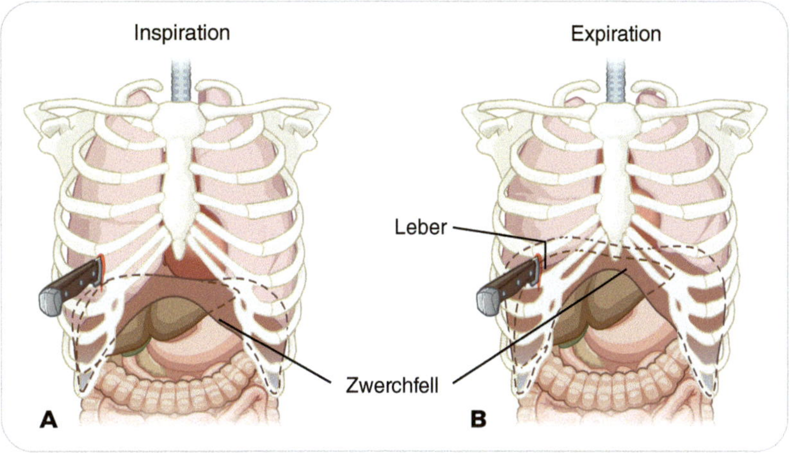


**Abbildung 11-3** Verschieblichkeit der Abdominalorgane in den knöchernen Thorax in den unterschiedlichen Atemphasen bei einem Patienten mit Messerstichverletzung. **A.** Inspiration. **B.** Exspiration.



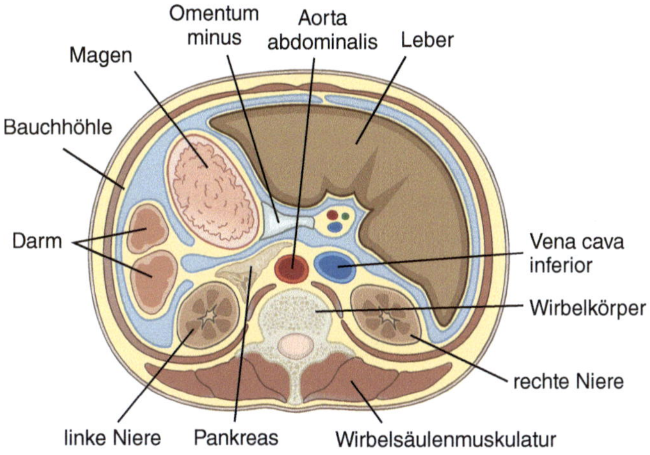


**Abbildung 11-4** Dieser Querschnitt der Bauchhöhle (Ansicht von Kopfwärts) zeigt die Positionen der Organe in anteroposteriorer Richtung und den relativ begrenzten Schutz, insbesondere nach vorne und seitlich.



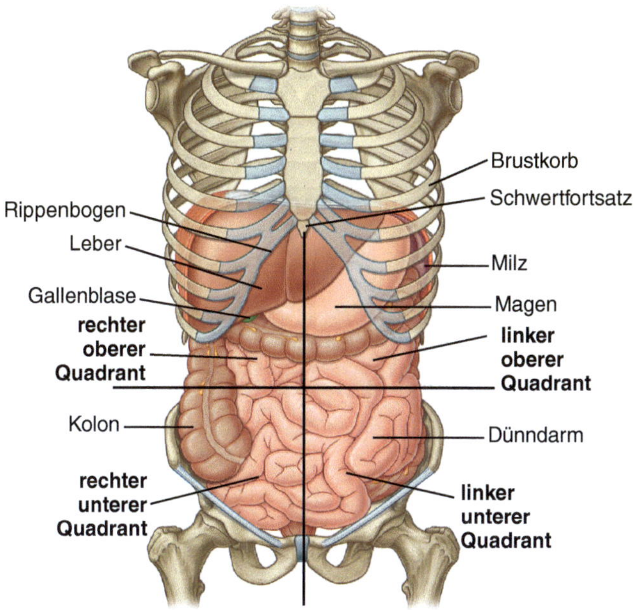


**Abbildung 11-5** Je genauer die Erfassung von Schmerzen, Abwehrspannung und anderen Symptomen ist, desto genauer kann die Verdachtsdiagnose gestellt werden. Das gebräuchlichste Untersuchungsschema teilt den Bauch in vier Quadranten ein: Links oben, rechts oben, links unten und rechts unten.



Material. Genauso kann Blut in der Bauchhöhle erst nach mehreren Stunden eine Peritonitis auslösen, da Säuren, Verdauungsenzyme und Bakterien fehlen. Blutungen aus Darmverletzungen sind in der Regel gering, es sei denn, die größeren Blutgefäße im Mesenterium (den Falten des peritonealen Gewebes, die den Darm an der Hinterwand der Bauchhöhle befestigen) sind verletzt.

Bauchverletzungen können entweder durch ein penetrierendes, ein stumpfes oder ein explosionsbedingtes Trauma verursacht werden. Penetrierende Verletzungen, z. B. Schuss- oder Stichwunden, sind leichter zu erkennen als stumpfe Traumata, bergen aber die Gefahr, dass mehrere Organe gleichzeitig verletzt sind. Die Wahrscheinlichkeit hierfür ist bei Schussverletzungen größer, da abhängig vom Projektil mehr Energie in das Gewebe übertragen wird als bei einer Stichverletzung mit zudem meist begrenzter Länge des verwendeten Stichobjekts. Die gedankliche Rekonstruktion der Flugbahn eines Projektils oder des Stichkanals kann helfen, mögliche Organverletzungen zu identifizieren. Penetrierende Wunden an Flanken und Gesäß können zugleich Organe in der Bauchhöhle betreffen. Diese Verletzungen können genauso zu Blutungen aus einem größeren Gefäß oder einem soliden Organ führen oder den Darm perforieren. Letzteres ist die häufigste Verletzung beim penetrierenden Trauma.

Stumpfe Traumata sind oft schwieriger zu erkennen. Die Verletzung der Bauchorgane entsteht hierbei entweder durch Druck- oder Scherkräfte im Abdomen: Bei **Kompressionsverletzungen** werden die Organe des Bauches gequetscht, z. B. zwischen festen Gegenständen wie einem Lenkrad und der Wirbelsäule. Scherkräfte, die durch Zug der Organe an deren Haltebändern entstehen, können zu einer Ruptur von soliden Organen oder Blutgefäßen in der Bauchhöhle führen. Leber und Milz sind durch Scherverletzungen besonders gefährdet und können lebensbedrohliche Blutungen verursachen. Ein durch Kompression plötzlich erhöhter intraabdominaler Druck kann zu einer Zwerchfellruptur führen, wodurch sich die Bauchorgane kopfwärts in die Brusthöhle verlagern können (**Abbildung 11-6**; Kapitel 4: *„Kinematik des Traumas"* und Kapitel 10: *„Thoraxtrauma"*). Dadurch kann die Lungenausdehnung gestört und damit die Atmung sowie die Herzfunktion beeinträchtigt werden. Obwohl man davon ausgeht, dass eine Zwerchfellruptur auf beiden Seiten gleich häufig vorkommt, wird ein Riss des linken Zwerchfells häufiger diagnostiziert, da die Leber auf der rechten Seite oft das Vordringen des Bauchinhalts in den rechten Hemithorax verhindert und damit die Diagnose einer Zwerchfellverletzung auf der rechten Seite erschwert.

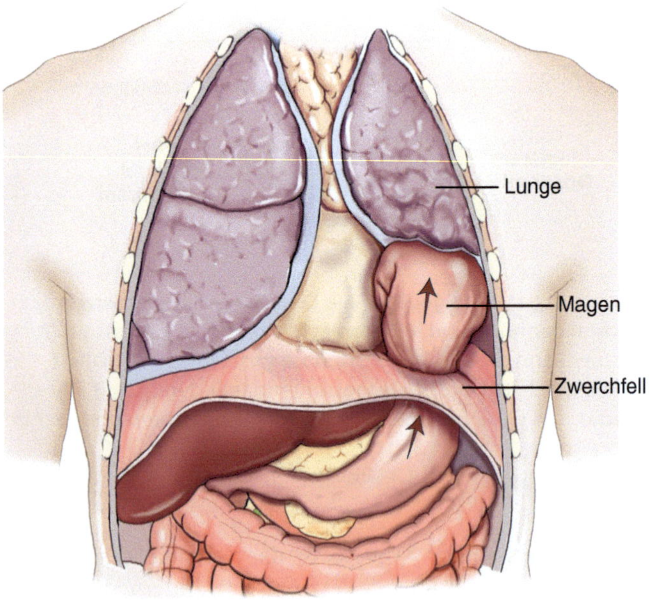


**Abbildung 11-6** Durch Druckzunahme im Abdomen kann es zu einer Zwerchfellruptur kommen, was zu einer Herniation von Abdominalorganen wie Magen oder Dünndarm in den Thorax führen kann.



Beckenfrakturen können mit einem großen Blutverlust einhergehen, da viele kleinere Blutgefäße nahe am knöchernen Becken verlaufen. Weitere Verletzungen im Zusammenhang mit Beckenfrakturen sind Schäden an der Harnblase und dem Rektum sowie Verletzungen der Harnröhre beim Mann und der Vagina bei der Frau.

Primäre Explosionsverletzungen des Abdomens betreffen vor allem Hohlorgane wie den Darm, welche sich verspätet als Darmwandnekrose oder Perforationen präsentieren können. Sekundäre Explosionsverletzungen können durch penetrierende Fragmente oder Trümmer entstehen, die das Abdomen treffen. Tertiäre Explosionsverletzungen sind vergleichbar mit einer stumpfen Verletzung und treten auf, wenn der Patient gegen ein anderes Objekt geschleudert wird.

# Beurteilung

Aufgrund eingeschränkter diagnostischer Möglichkeiten kann die Beurteilung von Bauchverletzungen in der Präklinik schwierig sein. Der Verdacht auf ein abdominales Trauma ergibt sich aus einer Reihe von Informationen wie dem Verletzungsmechanismus, körperlicher Untersuchung und Angaben des Patienten und von Zeugen.

## Kinematik

Wie bei anderen Traumata spielt auch hier die Kenntnis des Verletzungsmechanismus (Explosion, stumpfes oder penetrierendes Trauma) eine wichtige Rolle bei der Einschätzung möglicher Verletzungsfolgen durch das Rettungsdienstfachpersonal.

### *Penetrierendes Trauma*

Die meisten penetrierenden Verletzungen im zivilen Bereich resultieren aus Stichwunden und Schusswunden aus Handfeuerwaffen. Gelegentlich kommt es zu Pfählungsverletzungen durch Sturz auf ein aufragendes Holz- oder Metallteil. Diese Traumata entstehen meist durch Einwirkung geringer bis mittlerer kinetischer Energie und führen zu Riss- oder Schnittverletzungen der Bauchorgane entlang des Stichkanals, der Projektilbahn oder des eindringenden Fremdkörpers. Hochgeschwindigkeitsverletzungen, wie sie durch Langwaffen verursacht werden, führen aufgrund der größeren temporären Wundhöhle, die auf dem Weg des Projektils durch die Bauchhöhle entsteht, zu schwereren Verletzungen. Projektile können auf Knochen (Rippen, Wirbelsäule oder Becken) treffen und diese zertrümmern. Die Knochenfragmente können wiederum innere Organe verletzen. Stichwunden durchdringen seltener die Bauchhöhle als

Projektile, die aus einer Handfeuerwaffe, einem Gewehr oder einer Schrotflinte abgefeuert werden.

Bei Perforation des Bauchfells mit einem Messer werden am ehesten Leber (40 %), Dünndarm (30 %), Zwerchfell (20 %) und Dickdarm (15 %) verletzt, während bei Schusswunden am häufigsten Dünndarm (50 %), Dickdarm (40 %), Leber (30 %) und Bauchgefäße (25 %) betroffen sind.[5,1] Aufgrund der dickeren Muskulatur des Rückens kommt es bei penetrierenden Verletzungen mit einer Eintrittsstelle am Rücken seltener zu Organläsionen als bei einer Eintrittsstelle im Bereich der vorderen Bauchwand. Insgesamt müssen nur etwa 15 % der Patienten mit Stichwunden im Bauchbereich operativ behandelt werden, während etwa 85 % der Patienten mit Schusswunden eine Operation zur Versorgung ihrer Bauchverletzungen benötigen. Streifschüsse können durch das Unterhautfettgewebe gelangen, ohne die Peritonealhöhle zu verletzen. Durch die Detonation von Sprengsätzen können Fragmente entstehen, die ebenfalls zu intraabdominellen Verletzungen führen können.

## Stumpfes Trauma

Zahlreiche Mechanismen können durch Kompressions- und Scherkräfte die Bauchorgane schädigen. Erhebliche Dezelerations- oder Druckkräfte wirken auf einen Patienten ein, wenn er z.B. in einen Verkehrsunfall verwickelt wird, von einem Fahrzeug angefahren oder überrollt wird oder aus großer Höhe stürzt. Bei Kraftfahrzeugkollisionen sollte die Lokalisation des Aufpralls im Bezug zu den Insassen des Fahrzeuges beachtet werden. So ist bei einem Aufprall an der Fahrerseite eher mit einer Milzverletzung zu rechnen, bei einem Frontalaufprall hingegen eher mit Verzögerungs- und Kompressionsverletzungen. Obwohl es bei solchen Ereignissen mit hoher Kinematik häufiger zu Bauchorganverletzungen kommt, können auch scheinbar harmlosere Mechanismen wie körperliche Gewalt bei Überfällen, Treppenstürze und sportliche Aktivitäten (z. B. beim Fußball) zu inneren Verletzungen führen. Vom Patienten verwendete Schutzausrüstung oder Sicherheitssysteme wie Sicherheitsgurte, Airbags oder Schutzkleidung müssen bei der Beurteilung berücksichtigt werden.

Die Kompression eines soliden Organs kann zu einer Schädigung seiner Parenchymstruktur führen (z. B. Leberriss), während die gleichen Kräfte, wenn sie auf ein Hohlorgan wie Darm oder Blase einwirken, dazu führen können, dass das Organ rupturiert und sein Inhalt in die Bauchhöhle gelangt. Scherkräfte können zu Rissen entweder an Organen selbst oder an Verbindungsstellen zu anderen Strukturen führen. Eine gefährdete Stelle ist die Verbindung zwischen dem relativ beweglichen Dünndarm und dem aufsteigenden Dickdarm, der im Retroperitoneum fixiert ist. Nach einem stumpfen Bauchtrauma sind häufig Milz, Leber und Dünndarm betroffen. Nicht alle Verletzungen an soliden Organen erfordern einen operativen Eingriff (**Kasten 11-1**). Bei vielen dieser Organläsionen sistiert die Blutung von selbst, sodass eine stationäre Überwachung häufig ausreichend ist.

**Kasten 11-1** Nichtoperative Therapie bei Verletzung solider Organe

Vermutete Verletzungen von Milz, Leber oder Niere erfordern heutzutage nicht mehr zwangsläufig einen operativen Eingriff. Die Erfahrung hat gezeigt, dass die Blutung häufig vor der Entwicklung von Schockzeichen spontan sistiert und die Organe ohne chirurgische Intervention verheilen. Forschungsergebnisse zeigen, dass selbst gravierende Verletzungen von soliden Organen konservativ behandelt werden können, sofern der Patient keinen hypovolämischen Schock oder eine Peritonitis entwickelt. Die Patienten werden zur engmaschigen Überwachung der Vitalparameter, des Blutbildes und des klinischen Zustandes stationär aufgenommen-oftmals zunächst auf eine Intensivstation. Der Vorteil dieses Ansatzes besteht darin, dass eine vielleicht unnötige Operation verhindert werden könnte. Da die Milz eine wichtige Rolle im Immunsystem spielt, steigt mit deren Entfernung (Splenektomie) v. a. bei Kindern das Risiko für bestimmte bakterielle Infektionen.

Ursprünglich wurden deshalb Milzverletzungen vor allem bei Kindern konservativ mit Erfolg behandelt. Heute wird dieses Vorgehen auch bei Erwachsenen und ebenfalls bei Verletzungen von Leber und Nieren angewendet. Gemäß Datenlage lassen sich etwa 84 % der Milzverletzungen auf diese Weise behandeln, wobei die Erfolgsrate in großen Traumazentren bei über in 90 % liegt.[2] Ebenso werden viele Leberverletzungen nichtoperativ behandelt mit einer Erfolgsrate von über 90 %.[6] Das nichtoperative Management beinhaltet dabei nicht nur die Beobachtung, sondern-falls nötig-auch eine angiografische Embolisation (gezielter Verschluss) von blutenden Gefäßen.

Das Risiko für ein Versagen der konservativen Therapie mit Nachblutung und Entwicklung eines Schocks, der einen chirurgischen Eingriff erfordert, ist am größten in den ersten 10 Tagen nach dem Trauma. Das Rettungsdienstfachpersonal sollte sich dieser Vorgehensweise bewusst sein, da es auf Patienten treffen kann, bei denen es nach der Entlassung aus dem Krankenhaus zu erneuten Blutungen kommt.

## Explosionsverletzungen

Explosionen aus jeglicher Quelle (z.B. Munition, Industrie, Treibstoff) erzeugen grosse Mengen an Energie in unterschiedlichen Formen. Innerhalb weniger Millisekunden durchläuft ein intensiver Überdruckimpuls, der als «Druckwelle» bezeichnet wird, die Umgebung (z.B. Luft, Wasser). Dieser Impuls nimmt in der Luft umgekehrt proportional zu der dritten Potenz des Radius ab. Menschen in unmittelbarer Nähe zu diesem Überdruckimpuls erleiden eine so genannte *primäre Explosionsverletzung.*[7] Unmittelbar danach folgen energiegeladene Fragmente, die schnell in der Anzahl und kinetischen Energie in Abhängigkeit von der Zeit und zurückgelegten Strecke abnehmen.[8] Verletzungen durch umherfliegende Trümmer und Fragmente werden *sekundäre Explosionsverletzungen* genannt.[9] Des Weiteren können die gasförmigen Produkte der Detonation und durch den „Druckwind" erzeugte physische Bewegung das Opfer in umgebende Strukturen schleudern und dabei eine erhebliche stumpfe Kraft erzeugen, die vergleichbare Verletzungen wie bei Kraftfahrzeugkollisionen oder abbremsenden Verletzungen bei Stürzen verursacht. Verletzungen, die durch diese stumpfen Mechanismen verursacht werden, nennt man *tertiäre Explosionsverletzungen*. Letztendlich entstehen andere Probleme im Zusammenhang mit der Explosion, einschließlich damit verbundener Verletzungen (z.B. Verbrennungen, Zerquetschungen) oder Krankheiten (z.B. psychische Auswirkungen oder Atemprobleme wegen Staub, Rauch oder toxischen Dämpfen), die jeglichen Teil des Körpers betreffen können. Diese Verletzungen werden *quartäre Explosionsverletzungen* genannt.

Wie bereits erwähnt, ist die Umgebung der Explosion aus mechanischer Sicht von Bedeutung.[10] Eine Explosion in der Luft erzeugt eine Druckwelle, die Energie freisetzt und die Luft auf ihrem Weg komprimiert. Die Energie der primären Druckwelle verpufft bereits nach einer kurzen Distanz. Andererseits können Explosionen in engen Räumen zusätzliche Verletzungen erzeugen, da die Druckwelle an Strukturen reflektiert wird und dann mit einer zweiten oder mehreren Wellen erneut auf das Opfer trifft. Die Druckwelle einer Explosion unter Wasser verhält sich anders und kann mehr Schaden anrichten. Wasser ist praktisch nicht komprimierbar, die Druckwelle einer Unterwasserexplosion baut die Energie nur langsam ab und breitet sich dreimal weiter aus als in der Luft.

Speziell in der Bauchhöhle kann eine primäre Explosionsverletzung zu einer Darmwandverletzung führen, die sich verspätet als Perforation präsentieren kann.[11] Sekundäre Explosionsverletzungen führen zu penetrierenden Verletzungen, die in die Peritonealhöhle eindringen könnten und in jedem Fall im Krankenhaus untersucht werden müssen. Tertiäre Explosionsverletzungen führen zu stumpfen abdominellen Verletzungen, die Milz-, Nieren- und Leberlazerationen sowie Darmverletzungen einschließen können.

## Anamnese

Die Anamnese kann vom Patienten, von der Familie oder von umstehenden Personen erhoben werden und sollte im Rettungsdienstprotokoll dokumentiert und an das Zielkrankenhaus übergeben werden. Eine Fotodokumentation der Unfallstelle kann für das Notfallteam des Zielkrankenhauses wertvoll sein, um den Unfallmechanismus besser zu verstehen. Zusätzlich zur SAMPLER-Anamnese (**S**ymptome, **A**llergien, **M**edikamente, **p**ersönliche medizinische/chirurgische Vorgeschichte, **l**etzte Mahlzeit, **E**reignisse vor der Verletzung, **R**isikofaktoren) sollten im Protokoll eine Beschreibung des Verletzungsmechanismus und eventuelle Komorbiditäten enthalten sein, die die Mortalität oder Morbidität im Verlauf beeinflussen können. So können im Falle eines Kraftfahrzeugunfalls folgende Details wichtig sein:

- Art der Kollision, Position des Patienten im Fahrzeug oder Herausschleudern aus dem Fahrzeug
- Geschätzte Fahrzeuggeschwindigkeit zum Zeitpunkt des Unfalls
- Ausmaß der Fahrzeugschäden, einschließlich Deformierung der Fahrgastzelle, Deformation des Lenkrads, Beschädigung der Windschutzscheibe und Notwendigkeit einer technischen Rettung
- Gebrauch von Sicherheitsvorrichtungen wie Sicherheitsgurten, ausgelöste Airbags und Kindersitze

Im Falle von penetrierenden Verletzungen können folgende Informationen Relevanz haben:

- Waffentyp (Pistole oder Gewehr, Kaliber, Messerlänge)
- Anzahl der Schüsse oder Messerstiche
- Distanz des Opfers zum Schützen
- Blutmenge am Tatort (obwohl eine genaue Abschätzung oft schwierig ist)
- Frühere penetrierende Verletzung (z. B. vorbestehende ballistische Fragmente im Körper)

## Körperliche Untersuchung

### Primary Survey

Schwere Bauchverletzungen fallen meist im Primary Survey bei der Beurteilung von Atmung und Kreislauf auf. Sofern keine zusätzlichen Begleitverletzungen bestehen, haben Patienten mit einem Abdominaltrauma in der Regel einen offenen Atemweg. Die in der Beurteilung von Atmung, Kreislauf und Vigilanz festgestellten Veränderungen korrelieren im Allgemeinen mit der Schwere des Schocks. Patienten in einem frühen, noch kompensierten

Schockstadium können lediglich eine leicht erhöhte Atemfrequenz aufweisen, während Patienten im manifesten hämorrhagischen Schock eine ausgeprägte Tachypnoe zeigen können. Bei einer Zwerchfellruptur ist die Atmung in der Regel eingeschränkt, wenn Bauchinhalt auf der betroffenen Seite in den Thorax verlagert ist. In diesem Fall können manchmal auch Darmgeräusche im Thorax auskultiert werden. Ebenso können die Schockzeichen bei ein er intraabdominellen Blutung von nur leichter Tachykardie mit wenig zusätzlichen Befunden bis hin zu ausgeprägter Tachykardie und schwerer Hypotonie mit blasser, kühler und feuchter Haut reichen.

*Der zuverlässigste Indikator für intraabdominelle Blutungen ist das Vorhandensein eines hypovolämischen Schocks, der sich nicht anders erklären lässt.* Bei der neurologischen Beurteilung können milde Symptome wie leichte Angst oder Unruhe auf einen kompensierten Schock nach einem einem Abdominaltrauma hinweisen, während Patienten mit lebensbedrohlichen Blutungen kaum erweckbar sein oder eine andere schwerwiegende Reduktion der mentalen Leistungsfähigkeit haben können. Wenn bei der Beurteilung in diesem Bereich Auffälligkeiten festgestellt werden, sollte neben der Vorbereitung auf einen sofortigen Transport der Bauch entkleidet und auf Prellmarken oder penetrierende Wunden untersucht werden.

## Secondary Survey

Im Rahmen des Secondary Survey wird der Bauch genauer untersucht. Diese Untersuchung umfasst in erster Linie die Inspektion und Palpation des Abdomens und sollte systematisch durchgeführt werden.

### Inspektion

Das Abdomen wird auf Weichteilverletzungen sowie Zeichen einer Abdominaldistension (Ballonierung) untersucht. Bei Prellmarken und Weichteilverletzungen über Abdomen, Flanken oder Rücken sollte der Verdacht auf intraabdominale Verletzungen aufkommen. Äußere Hinweise können Prellmarken, Schürfwunden, Stich- oder Schusswunden, offensichtliche Blutungen und ungewöhnliche Befunde wie eine Eventration (Austreten von Bauchorganen), eingespießte Fremdkörper oder Reifenspuren umfassen. Die „Gurtmarke" (Hämatom oder Abrieb der Bauchhaut, die der Position von Schulter- oder Beckengurt entsprechen) zeigt an, dass infolge eines plötzlichen Abbremsens durch den Gurt eine erhebliche Kraft auf den Bauch und dessen Organe ausgeübt wurde (**Abbildung 11-7**) und erhöht das Risiko einer intraabdominalen Verletzung um das Achtfache.[12] Die Eintrittswahrscheinlichkeit für intraabdominale Verletzungen ist bei Kindern mit Gurtmarke höher als bei Erwachsenen. Die mit dem Gurt assoziierten Verletzungen betreffen typischerweise den Darm und seine zugehörigen Mesenterien. Diese Strukturen werden zwischen dem Sicherheitsgurt, der vorderen Bauchdecke und der Wirbelsäule komprimiert und gequetscht und werden oft erst mit zeitlicher Verzögerung symptomatisch. Das Grey-Turner-Zeichen (Hauteinblutung an den Flanken) und das Cullen-Zeichen (Einblutung um den Nabel herum) deuten auf eine retroperitoneale Blutung hin. Diese Zeichen treten jedoch ebenfalls oft verzögert auf und können in den ersten Stunden nach der Verletzung fehlen.

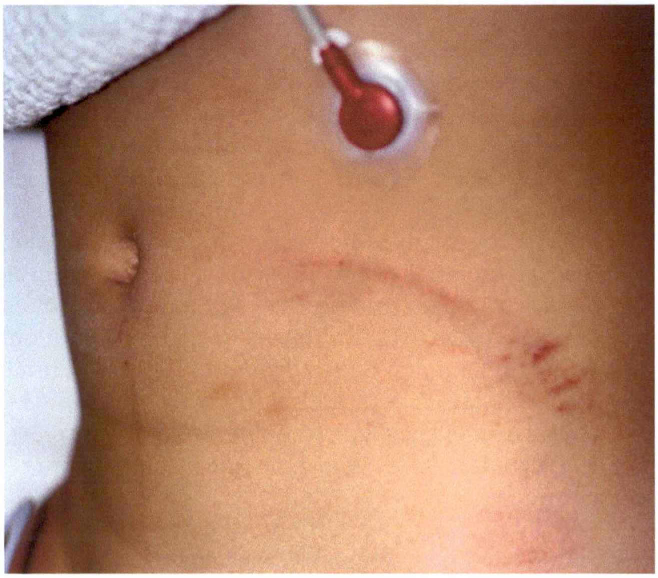

**Abbildung 11-7** Abdomineller Gurtabdruck, hervorgerufen durch eine plötzliche Abbremsung gegen den Sicherheitsgurt.

Mit freundlicher Genehmigung von Peter T. Pons, MD, FACEP.

Ebenfalls sollte die äußere Kontur des Abdomens hinsichtlich einer Distension beurteilt werden, die auf eine relevante innere Blutung hindeuten kann. Allerdings kann die Bauchhöhle eines Erwachsenen bis zu 1,5 Liter Flüssigkeit aufnehmen, bevor dies nach außen sichtbar wird. Eine abdominale Vorwölbung kann aber auch die Folge eines mit Luft gefüllten Magens sein, z. B. nach Maskenbeatmung mit erhöhtem Druck. Obwohl alle diese Symptome auf eine intraabdominale Verletzung hinweisen können, gibt es Patienten mit erheblichen inneren Verletzungen, bei denen diese Symptome fehlen.

### Palpation

Bei der Palpation des Abdomens sollen druckdolente (schmerzhafte) Bereiche erkannt werden, wobei idealerweise in einem nicht schmerzhaften Bereich begonnen wird. Dann wird jeder der vier Bauchquadranten abgetastet. Bei der Palpation eines schmerzhaften Bereichs spannt der Patient unter Umständen die Bauchdecke willkürlich an (willkürliche Abwehrspannung). Mit dieser Reaktion schützt sich der Patient vor den Schmerzen, die durch die Palpation entstehen. Eine unwillkürliche Anspannung der Bauchdecke stellt eine Verhärtung oder einen Krampf der Bauchwandmuskulatur als Reaktion auf eine Peritonitis dar. Kasten 11-2 listet klinische Symptome auf, die auf eine Peritonitis hinweisen. Im Gegensatz zur willkürlichen Abwehrspannung bleibt die unwillkürliche Abwehrspannung (bretthartes Abdomen) dauerhaft erhalten, wenn der Patient durch ein Gespräch abgelenkt oder der Bauch unauffällig abgetastet wird (z. B. durch Druck mit dem Stethoskop bei der Auskultation der Darmgeräusche). Obwohl der Loslassschmerz seit Langem als wichtiges Zeichen einer Peritonitis angesehen wird, sind heute viele Chirurgen der Meinung, dass dieses Manöver – tief auf den Bauch drücken und dann schnell den Druck loslassen – unnötige Schmerzen verursacht. Ein Loslassschmerz liegt vor, wenn der Patient beim plötzlichen Wegnehmen des Palpationsdrucks eine Schmerzverstärkung erfährt.

Bei offensichtlich verletztem Abdomen sollte eine tiefe oder aggressive Palpation vermieden werden, da neben einer Schmerzzunahme auch eine Blutung oder innere Verletzungen potenziell verstärkt werden können. Bei Pfählungsverletzungen muss besonders vorsichtig vorgegangen werden. Die Palpation bringt hierbei im übrigen kaum nützliche Zusatzinformationen.

Obwohl Schmerz ein einfacher, aber wichtiger Indikator für eine intraabdominelle Verletzung ist, können mehrere Faktoren die klinische Beurteilung beeinflussen. Bei Patienten mit verändertem Bewusstseinszustand, z. B. mit Schädel-Hirn-Trauma oder unter Einfluss von Alkohol oder Drogen, kann eine klinische Untersuchung unzuverlässig sein. Eine Schmerzreaktion kann hierbei trotz schwerwiegender innerer Verletzungen fehlen. Bei pädiatrischen und geriatrischen Patienten ist die Bauchuntersuchung aufgrund einer möglicherweise reduzierten Schmerzreaktionen weniger zuverlässig. Umgekehrt können Patienten mit Frakturen der unteren Rippen oder Beckenfrakturen Schmerzen wegen der Frakturen oder der damit verbundenen inneren Verletzungen haben. Wenn ein Patient starke Schmerzen durch Extremitätenverletzungen oder Wirbelfrakturen hat, lenken diese unter Umständen von abdominalen Schmerzen ab, so dass der Patient selbst bei einer Palpation diese eventuell nicht wahrnimmt.

**Kasten 11-2** Körperliche Untersuchungsbefunde, die für eine Peritonitis sprechen

- Ausgeprägte abdominale Schmerzempfindlichkeit bei Palpation oder Husten (lokalisiert oder generalisiert)
- Unwillkürliche Anspannung der Bauchdecke (bretthartes Abdomen)
- Klopfdolenz (Schmerzauslösung durch Beklopfen der Bauchdecke)
- Verminderte oder fehlende Darmgeräusche



Die Palpation des Beckens im präklinischen Bereich liefert nur wenige Informationen, die die Behandlung des Patienten beeinflussen. Diese Untersuchung ist – wenn überhaupt – nur einmalig durchzuführen, da bereits gebildete Blutgerinnsel an Frakturspalten durch die Manipulation wieder gelöst werden können und dadurch die Blutung weiter verschlimmert werden kann. Bei der Prüfung des Beckens wird sanft palpiert, um eine etwaige Instabilität oder Schmerzen zu beurteilen. Diese Beurteilung erfolgt in zwei Schritten:

1. Nach innen gerichteter Druck auf den Oberrand der Beckenschaufeln (Crista iliaca)
2. Nach hinten/außen gerichteter beidseitiger Druck auf die Spina iliaca anterior superior

Sobald eine Instabilität erkannt oder Schmerzen ausgelöst werden, sollte auf eine weitere Palpation des Beckens verzichtet und ein Beckengurt angelegt werden.

### Auskultation

Blutungen und Austritt von Darminhalt in die Bauchhöhle können zu einem Ileus führen, bei dem die Peristaltik des Darms zum Erliegen kommt. Daraus resultiert ein „stilles" Abdomen, da Darmgeräusche vermindert sind oder fehlen. Da das Fehlen oder Vorhandensein von Darmgeräuschen die präklinische Behandlung des Patienten nicht beeinflusst, sollte hierfür keine Zeit verschwendet werden. Wenn bei der Lungenauskultation jedoch Darmgeräusche über dem Thorax zu hören sind, muss eine Zwerchfellruptur in Betracht gezogen werden.

### Perkussion

Auch wenn man bei der Perkussion des Bauches tympanitischen oder dumpfen Klopfschall unterscheiden kann, ändert diese Information nichts am präklinischen Management des Traumapatienten und kostet nur wertvolle Zeit. Sie wird daher nicht als präklinische Untersuchungsmethode empfohlen. Eine deutliche Schmerzauslösung durch Husten oder Beklopfen des Bauches ist hochgradig verdächtig auf eine Peritonitis. Weitere klinische Zeichen hierfür sind in Kasten 11-3 zusammengefasst.

## Zusatzuntersuchungen und Schlüsselindikatoren

Für die meisten Patienten mit Bauchverletzungen sind eine chirurgische Beurteilung und oft auch eine Operation erforderlich. Deshalb sollte präklinisch möglichst wenig Zeit damit verschwendet werden, sämtliche Details einer abdominalen Verletzung zu ermitteln. Häufig zeigt sich das Ausmaß der Organläsionen erst in der Computertomografie (CT) oder intraoperativ.

In der Notaufnahme ist der Ultraschall die Methode der Wahl, um beim Traumapatienten intraabdominale Blutungen zu diagnostizieren.[5, 13-16] Der FAST-Ultraschall (**F**ocused **A**ssessment with **S**onography in **T**rauma) umfasst drei Einstellungen der Bauchhöhle und eine vierte des Herzbeutels, um freie Flüssigkeit (verdächtig auf Blut) im Abdomen und um das Herz herum zu suchen. Das extended FAST (eFAST) fügt noch die Beurteilung der beiden Lungen bezüglich eines Pneumothorax[17] hinzu (**Abbildung 11-8** und Kasten 11-3). Da Flüssigkeit die Ultraschallwellen nicht zurück zum Gerät reflektiert, erscheinen alle Flüssigkeiten auf dem Monitor echofrei, d. h. schwarz. Das Vorhandensein von freier Flüssigkeit in einem oder mehreren Bereichen kann kritisch sein, auch wenn im Ultraschall häufig nicht zwischen Blut und anderen Flüssigkeiten (Aszites, Urin aus einer rupturierten Harnblase etc.) unterschieden werden kann.

Im Vergleich zu anderen Untersuchungstechniken zur Beurteilung der Bauchhöhle kann der eFAST-Ultraschall auf der Patiententrage durchgeführt werden. Er stört eine etwaige Reanimation nicht, ist nichtinvasiv, strahlenfrei und deutlich kostengünstiger als eine CT-Untersuchung. Der Hauptnachteil des eFAST ist, dass er nur das Vorhandensein von Flüssigkeit unspezifisch nachweist, aber häufig keine definitive Diagnose zulässt. Bei dem Pneumothorax hingegen kann das eFAST sehr spezifisch sein. Die Qualität des Ergebnisses hängt stark von der Erfahrung des Untersuchers ab. Die Beurteilbarkeit kann eingeschränkt sein bei adipösen Patienten oder durch ein Hautemphysem sowie durch freie Luft und bei voroperierten Patienten. Wichtig ist, dass eine negative eFAST-Untersuchung eine interventionsbedürftige Organverletzung nicht ausschließt. Sie sagt lediglich aus, dass zum Zeitpunkt der Untersuchung keine freie Flüssigkeit im Bauchraum, kein Perikarderguss und kein Hämato- oder Pneumothorax nachweisbar war. Dieses Untersuchungsergebnis kann erhoben werden, wenn keine Organverletzung vorliegt oder wenn sich noch nicht genügend Blut oder Luft angesammelt haben, um den Befund im Ultraschall zu sehen. Dieses kann insbesondere bei schnellen Reaktionszeiten des Rettungsdienstes der Fall sein.

Aufgrund der einfachen Handhabung und der verbesserten Ultraschalltechnologie setzten einige bodengebundene und luftgebundene Rettungsdienste sowie das Militär eFAST im präklinischen Setting ein. Die eFAST-Untersuchung hat sich in der präklinischen Praxis als machbar erwiesen und wird genutzt, um z.B. die Notwenigkeit einer präklinischen Bluttransfusion oder den Start eines Massentransfusionsprotokolls schneller festzulegen.[25] Erste publizierte Studien aus dem prähospitalen Setting zeigten ein verbessertes Outcome für Patienten mit abdominellem Trauma, doch sind das bislang nur wenige.[18-21,26-28] Eine Studie aus einer Notaufnahme zeigte eine signifikante Reduktion der Zeit bis zur operativen Versorgung, verbesserte Ressourcennutzung und weniger Krankenhauskosten bei Patienten mit einem vermuteten Trauma des Körperstammes. Das eFAST kann auch in einer abgelegenen Gegend oder bei einem Massenanfall von Verletzten nützlich sein. Das eFAST wird

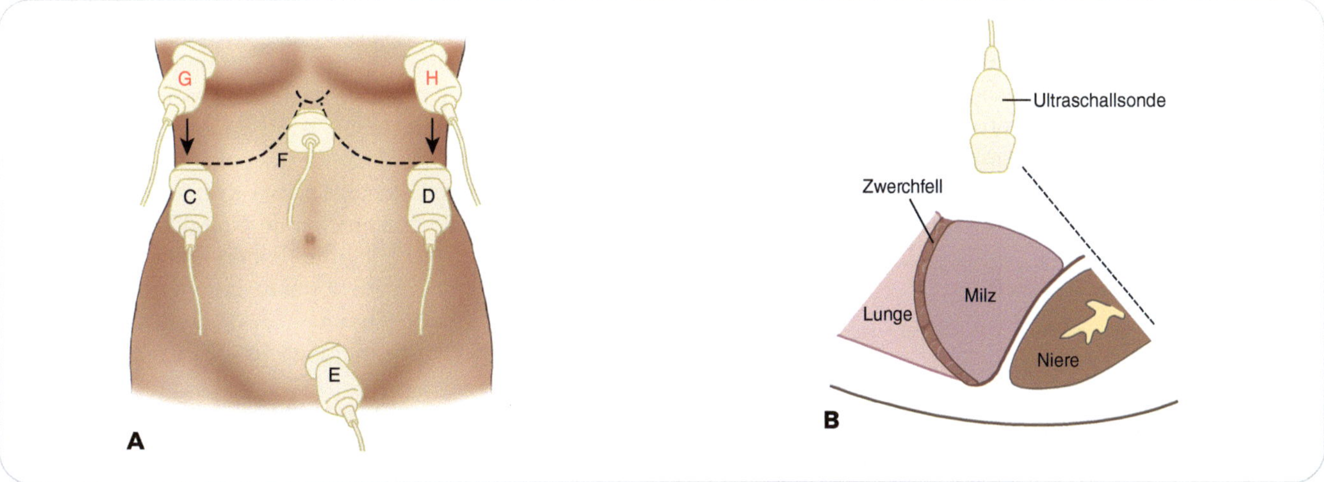


**Abbildung 11-8** Extended focused assessment with sonography in trauma (eFAST) **A.** Sondenplatzierung für sechs Standardschnitte, aus denen das eFAST besteht. **B.** Ausrichtung von Lunge, Milz, Zwerchfell und linker Niere zur Ultraschallsonde für die splenorenale Ansicht. ***C.*** *Normalbefund des rechten oberen Quadranten (Morrison-Pouch).* ***D.*** *Normalbefund des linken oberen Quadranten (Koller-Pouch).* ***E.*** *Normalbefund des Beckens.* ***F.*** *Normalbefund des Perikards.* ***G.*** *Normalbefund des Lungengleitens rechts.* ***H.*** *Normalbefund des Lungengleitens links*

**Kasten 11-3 eFAST-Untersuchung***

Das eFAST hat bei Traumapatienten einen Stellenwert, weil die meisten signifikanten intraabdominellen Verletzungen mit einer Blutung in die Peritonealhöhle einhergehen. Obwohl Ultraschall nicht die Art der Flüssigkeit differenzieren kann, ist bei einem Traumapatienten von Blut auszugehen.

**Technik:**
- Fünf Schallfenster (Schnitte) werden dargestellt, von denen drei die Peritonealhöhle untersuchen.
  1. Perkardial (im Bereich des Herzbeutels)
  2. Perihepatisch (Morrison Pouch): Raum zwischen Leber und rechter Niere
  3. Perisplenisch (Koller Pouch): Raum zwischen Milz und linker Niere
  4. Becken
  5. Vorder Thorax (beidseitig)
- Angesammelte Flüssigkeit erscheint echofrei (schwarz)
- Anwesenheit von Flüssigkeit in einer oder mehreren Ebenen ist als positive Unterschung zu werten.

**Vorteile**
- Kann schnell durchgeführt werden
- Kann am Patientenbett oder auf der -trage gemacht werden
- Behindert die CPR nicht
- Ist nicht invasiv
- Ist kostengünstiger als ein CT und ohne Röntgenstrahlung

**Nachteile**
- Es wird eine schlechtere Bildqualität erreicht bei adipösen Patienten, solchen mit subkutanen Gaseinschlüssen bei einem Emphysem oder nach einer abdominellen Operation
- Die Qualität ist vom Kenntnisstand und den Fertigkeiten des Untersuchenden abhängig

*FAST und eFAST sind in verschiedenen prähospitalen Studien untersucht worden.[18-24]



jedoch von Prehospital Trauma Life Support (PHTLS) für die routinemäßige präklinische Versorgung nicht empfohlen, primär weil es den Transport verzögern oder eine falsche Sicherheit in Bezug auf den tatsächlichen Zustand des Patienten geben kann.

Trotz all dieser verschiedenen diagnostischen Möglichkeiten kann die Beurteilung von Verletzungen des Abdomens schwierig sein. Die folgenden Indikatoren erhärten den Verdacht auf eine intraabdominale Verletzung:

- Offensichtliche Zeichen eines Traumas (z. B. Weichteilverletzungen, Schussverletzungen)
- Vorhandensein eines hypovolämischen Schocks ohne andere offensichtliche Ursache
- Schocksymptomatik größer als durch andere Verletzungen (z. B. Frakturen, äußere Blutungen) erklärbar
- Vorhandensein einer Peritonitis

# Management

Entscheidend für die optimale prähospitale Versorgung eines Patienten mit Abdominaltrauma ist, potenzielle Verletzungen zu erkennen und den Patienten dann so schnell wie möglich in die nächste geeignete Klinik zu transportieren.

Eine im Primary Survey erkannte Einschränkung der Vitalfunktionen wird während des Transports behandelt. Sauerstoff wird verabreicht, um die Sauerstoffsättigung bei 94 % oder höher zu halten, und, falls erforderlich, wird ein Atemweg etabliert oder die Atmung unterstützt. Eine im „x" durchgeführte Blutungskontrolle wird stetig auf Effektivität im C überprüft, zudem erfolgt die weitere Blutungskontrolle weiterer Verletzungen.

Patienten mit abdominellen Verletzungen werden nicht selten transfusionspflichtig. Häufig hilft nur eine Operation, um innere Blutungen zu stoppen und Organverletzungen zu behandeln. Daher sollen diese Patienten möglichst, in Zielkrankenhäuser transportiert werden, in denen operative Kapazitäten jederzeit verfügbar sind, wie es in zertifizierten Traumazentren der Fall ist. Unter folgenden Bedingungen sollte eine sofortige chirurgische Intervention stattfinden: Bei Verdacht auf ein Abdomentrauma mit klinischen Symptomen wie Hypotonie und Peritonismus, bei Verletzungen mit Eventration oder bei Pfählungsverletzungen. Die Einlieferung eines Patienten mit intraabdominalen Verletzungen in eine Einrichtung ohne verfügbaren Operationssaal oder ohne ein entsprechendes OP-Team schadet dem Patienten mehr als ein eventuell längerer Transport in eine geeignete Klinik. In ländlichen Regionen, wo Krankenhäuser eventuell nicht über die entsprechende Notfallkapazität verfügen, sollte die direkte Verlegung (boden- oder luftgebunden in ein Traumazentrum in Betracht gezogen werden. Der Schlüssel zum Überleben eines instabilen Patienten mit Bauchverletzungen ist ein möglichst früher chirurgischer Eingriff.

In Fallberichten wird die präklinische Anwendung der REBOA (Resuscitative Endovascular Balloon Occlusion of the Aorta) beschrieben. Hierbei wird durch entsprechend qualifizierte Notfallteams die Aorta mittels eines von der Leiste eingeführten Ballonkathethers verschlossen, um Blutungen bei Verletzungen des Abdomens und Beckens zu kontrollieren und damit Zeit für die definitive Versorgung zu gewinnen[29] (**Abbildung 11-9**). Da hierfür spezielle Kenntnisse und Fertigkeiten notwendig sind, der Nutzen bezüglich des Outcomes bisher nicht bewiesen wurde und

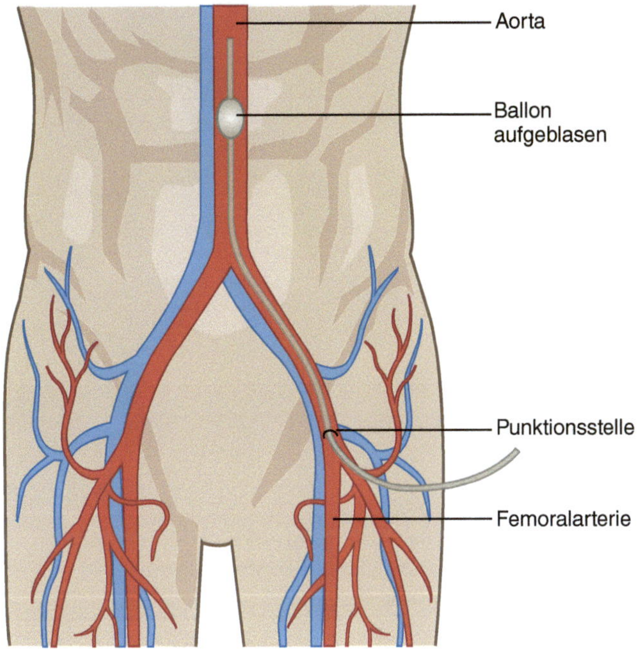


**Abbildung 11-9** Resuscitative Endovascular Balloon Occlucion of the Aorta (REBOA) für unkontrollierte Hämorrhagie des Abdomens und Beckens.



relevante Komplikationen entstehen können, wird diese Intervention derzeit in Studien für die präklinische Anwendung untersucht. Aktuell wird die routinemässige Anwendung von PHTLS jedoch nicht empfohlen.

Wenn der Patient ein stumpfes Trauma erlitten hat, welches zusätzlich eine Wirbelsäulen- oder Beckenverletzung erzeugt haben könnte, wird eine Immobilisation der Wirbelsäule durchgeführt. Eine genaue Anleitung zur Immobilisation der Wirbelsäule gibt Kapitel 9: *„Spinales Trauma"*. Bei hämodynamisch instabilen Patienten mit Verdacht auf eine Beckenverletzung muss das Becken mittels Beckengurt stabilisiert bzw. „geschlossen" werden; bei fehlender Verfügbarkeit kann hierzu z.B. ein Laken oder eine Rettungsdecke verwendet werden (**Abbildung 11-10**). Eine solche Kompression des Beckens reduziert das Beckenvolumen und stabilisiert Frakturfragmente, sodass der Blutverlust auf dem Transport reduziert werden kann. Eine Anleitung für die empfohlene Anlage des Beckengurtes ist in **Kasten 11-4** dargestellt.

Auf dem Transport in die Zielklinik sollte ein intravenöser Zugang gelegt werden, um dem Patienten je nach klinischem Zustandsbild Volumen in Form von balancierter Vollelektrolytlösung verabreichen zu können. Generell sollte beim Abdominaltrauma auf eine gut ausgewogene Volumentherapie geachtet werden: Eine aggressive Verabreichung von Flüssigkeit kann den Blutdruck des Patienten so erhöhen, dass bereits gebildete Blutgerinnsel wieder aufgelöst werden und

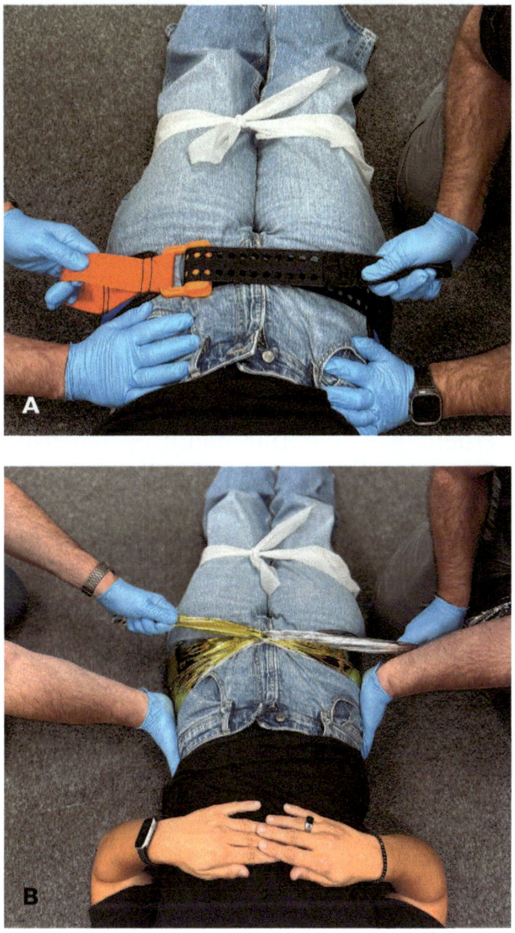


**Abbildung 11-10** Möglichkeiten für eine präklinische Stabilisierung des Beckens. **A.** Kommerziell verfügbarer Beckengurt. **B.** Improvisierte Beckenschlinge mittels einer Rettungsdecke.



### Kasten 11-4 Indikationen für einen Beckengurt

Ein Beckengurt sollte bei einer vermuteten Beckenfraktur in den folgenden Situationen angewendet werden:

- Starke stumpfe Gewalt (z.B. Motorradunfall) oder Explosionsverletzungen mit einer oder mehrerer der folgenden Indikationen:
  - Schmerzhaftes Becken
  - Untersuchungsbefunde, die auf eine Beckenfraktur hindeuten
  - Jede größere Amputation oder Teilamputation an einer unteren Extremität
  - Schock
  - Bewusstlosigkeit (keine Äußerungen über Schmerzen oder Druckempfindlichkeit möglich)

erneut Blutungen auftreten, die aufgrund von Blutgerinnung und Hypotonie bereits sistiert haben[31] (weitere Informationen zur i.v.-Flüssigkeitsverabreichung finden Sie in Kapitel 3: *„Schock: Pathophysiologie von Leben und Tod“*). Auch wenn in einigen wenigen Gegenden Rettungsdienste mit Blutprodukten und präklinischen Transfusionsprotokollen für hypotone Traumapatienten ausgestattet sind und auch einzelne Studien eine 30-Tage-Mortalitätsreduktion gefunden haben, bleibt dieses doch eine ressourcenlimitierte Intervention und ist noch nicht ein Standardprozedere.[32-34]

Egal ob mit Kristalloiden oder Blutprodukten gearbeitet wird, muss auf ein ausgewogenes Gleichgewicht geachtet werden: Der Blutdruck sollte so hoch gehalten werden, dass die Durchblutung lebenswichtiger Organe gewährleistet ist, ohne ihn in normale oder gar erhöhte Bereiche zu korrigieren, was zu einer Verstärkung von Blutungen führen kann. Ohne ein begleitendes Schädel-Hirn-Trauma (SHT) sollte ein systolischer Blutdruck von 80 bis 90 mmHg (mittlerer arterieller Druck von 60 bis 65 mmHg) angestrebt werden. Bei Patienten mit Verdacht auf intraabdominale Blutungen in Kombination mit einem SHT sollte der systolische Blutdruck zwischen 90 und 110 mmHg gehalten werden.

Tranexamsäure (TXA) ist ein gerinnungsstabilisierendes Medikament, das seit Jahren zur Blutungskontrolle eingesetzt wird und auch in der Präklinik angewendet wird. TXA wirkt, indem es an Plasminogen bindet und verhindert, dass dieses zu Plasmin umgewandelt wird. Plasmin ist ein Enzym, das Fibrin in einem Blutgerinnsel wieder auflöst (Fibrinolyse). Durch die Blockade der Plasminbildung wird die Fibrinolyse gehemmt. Aktuell laufende Studien untersuchen die Rolle von TXA in der Notfallmedizin. Kapitel 3: *„Schock: Pathophysiologie von Leben und Tod“* befasst sich ausführlicher mit Tranexamsäure.

# Spezielle Überlegungen

## Pfählungsverletzungen

Da die Entfernung eines penetrierenden Fremdkörpers ein zusätzliches Trauma verursachen und das Objekt selbst eine blutstillende Wirkung haben kann (Tamponadeneffekt), ist die Bewegung und Entfernung eines solchen Objektes in der Präklinik kontraindiziert (**Abbildung 11-11**). Im Zielkrankenhaus wird ein solcher Fremdkörper erst dann entfernt, wenn Form und Lage durch Bildgebung objektiviert wurden, sowie Blutprodukte und ein OP-Team einsatzbereit sind. Penetrierende Fremdkörper werden grundsätzlich bis zur definitiven chirurgischen Versorgung belassen und erst im Operationssaal unter kontrollierten Bedingungen entfernt.

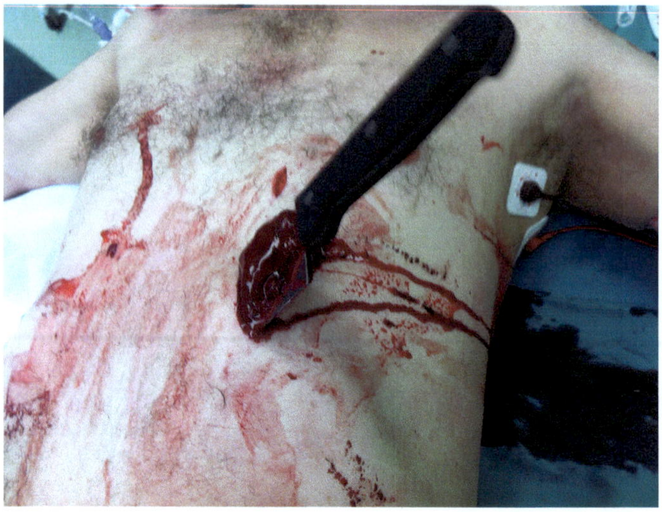

**Abbildung 11-11** Die Entfernung eines penetrierenden Fremdkörpers in der Präklinik ist kontraindiziert.

Mit freundlicher Genehmigung von Lance Stuke, MD, MPH

Im Rettungsdienst kann eine manuelle oder mechanische Stabilisierung des Fremdkörpers sinnvoll sein, um weiteren Schaden oder eine Dislokation auf dem Transport zu vermeiden. Unter bestimmten Umständen muss das penetrierende Objekt durchtrennt werden, um den Patienten zu befreien und den Transport in ein Traumazentrum zu ermöglichen. Tritt eine Blutung um den Fremdkörper herum auf, sollte mit der Handfläche direkter Druck auf die Wunde ausgeübt werden. Eine gute psychologische Führung des Patienten ist wichtig, insbesondere wenn der Fremdkörper für den Patienten sichtbar ist.

In Situationen mit einem penetrierenden Fremdkörper sollte der Bauch nicht abgetastet oder perkutiert werden, da diese Maßnahmen zu zusätzlichen Organschäden durch das Objekt führen können. Eine weitere Untersuchung erübrigt sich, da ein Fremdkörper im Abdomen sowieso eine chirurgische Intervention notwendig macht.

## Eventration

Unter **Eventration** versteht man das Austreten (Prolabieren) von sonst intraabdominellen Gewebes durch eine offene Wunde der Bauchdecke (**Abbildung 11-12**). Das am häufigsten betroffene Gewebe ist das fetthaltige Bauchnetz (Omentum majus), das normalerweise über dem Darm liegt. Es sollte nicht versucht werden, das prolabierte Gewebe in die Bauchhöhle zurückzudrücken. Die prolabierten Organanteile sollten wie vorgefunden auf der Oberfläche des Bauches belassen werden.

Die Therapie sollte sich darauf konzentrieren, das ausgetretene Darmsegment oder andere Organe vor weiteren Schäden zu schützen. Die meisten Organe brauchen

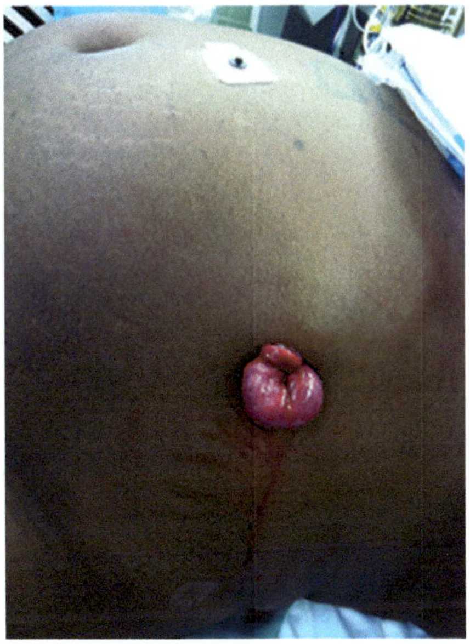

**Abbildung 11-12** Dünndarm-Prolaps aus einer Wunde der Bauchdecke.

Mit freundlicher Genehmigung von Lance Stuke, MD, MPH

eine feuchte Umgebung. Wenn der Darm oder andere Bauchorgane austrocknen, kommt es zu Nekrosen (Zelltod). Daher sollten prolabierte Organe mit einem sauberen oder sterilen Verband abgedeckt werden, der mit normaler Kochsalzlösung getränkt wurde. Anschließend sollte dieser Verband kontinuierlich mit Kochsalzlösung befeuchtet werden, um ein Austrocknen zu verhindern. Um ein Auskühlen zu verhindern, kann der feuchte Verband mit einem großen Trocken- oder Okklusivverband abgedeckt werden.[35]

Patienten mit Eventration sollten eine gute psychologische Unterstützung erhalten, da es wichtig ist, den Patienten möglichst ruhig zu führen. Jede Bewegung, die den Druck im Bauchraum erhöht, z. B. Weinen, Schreien oder Husten, kann zu einem ausgedehnteren Organprolaps führen. Das Ziel sollte ein rascher Transport in ein Traumazentrum sein.

# Trauma in der Schwangerschaft

Ein Trauma in der Schwangerschaft kann von leichten Verletzungen, etwa durch einen Sturz aus dem Stand, bis hin zu schweren Traumata wie penetrierenden Verletzungen oder hochenergetischen stumpfen Traumen, beispielsweise bei Verkehrsunfällen, reichen.

Das Trauma in der Schwangerschaft hat zahlenmäßig zugenommen über die letzten Jahrzehnte und ist nun der führende Grund für nichtgeburtshilflich bedingten mütterlichen Tod in den Vereinigten Staaten.[36] Kraftfahrzeuge machen die Hälfte aller traumatischen Verletzungen während der Schwangerschaft aus und 82% der Traumen, welche zum Tod des Fötus führen. Die inkorrekte Anwendung von Sicherheitsgurten ist der Hauptgrund für viele dieser Verletzungen. Beckenfrakturen sind die häufigsten mütterlichen Verletzungen, welche zum Tod des Fötus führen. In einem Review konnte nachgewiesen werden, dass die Mortalität des Fötus bei mütterlichen Beckenfrakturen bei 35% lag.[37] Die Ursachen beinhalteten die direkte Verletzung (20%), Plazentalösung (32%) und mütterlichen Schock (36%). Dilatierte Gefäße, als Teil der schwangerschaftsbedingten physiologischen Veränderungen, setzen die Mutter einem größeren Hämorrhagierisiko aus bei Beckenfrakturen, und die Mortalität der Mütter liegt dann bei 9%. Direkte stumpfe Verletzungen können eine Plazentaablösung und eine Uterusruptur hervorrufen. Die Plazentaablösung verkompliziert 1% bis 6% der leichten Verletzungen und bis zu der Hälfte der schweren Verletzungen. Eine Uterusruptur kommt in weniger als 1% der schwangeren Traumapatientinnen vor. Die Sterblichkeit der Mutter ist geringer bei penetrierendem Trauma, weil der gravide Uterus wie ein Schutz für die mütterlichen inneren Organe wirkt. Demgegenüber liegt die fetale Sterblichkeit bei bis zu 73% bei penetrierenden Traumen.[38] Eine gute Kenntnis der Anatomie und der physiologischen Veränderungen während der Schwangerschaft ist essenziell, um effektiv Verletzungen in der Schwangerschaft zu erkennen.

## Anatomische und physiologische Veränderungen

In der Schwangerschaft kommt es sowohl zu anatomischen als auch physiologischen Veränderungen im Körper. Diese Veränderungen können sich auf die Symptomatik abdominaler Verletzungen auswirken und machen die Beurteilung einer verletzten Schwangeren besonders schwierig. In der Versorgung geht es um zwei oder mehr Patienten und man muss sich der Veränderungen bewusst sein, die sich während der Schwangerschaft in Bezug auf Anatomie und Physiologie der Frau ergeben.

Eine Schwangerschaft dauert beim Menschen in der Regel etwa 40 Wochen von der Empfängnis bis zur Geburt. Diese Schwangerschaftszeit ist in drei Abschnitte (Trimester) unterteilt. Das erste Trimester endet etwa in der 12. Schwangerschaftswoche. Das zweite Trimester ist etwas länger als die beiden anderen und endet etwa in der 28. Woche.

Nach der Empfängnis und Einnisten des Fetus vergrößert sich die Gebärmutter kontinuierlich bis zur 38. Schwangerschaftswoche. Bis etwa zur 12. Woche bleibt der wachsende Uterus durch das knöcherne Becken geschützt. In der 20. Schwangerschaftswoche befindet sich der Oberrand der Gebärmutter (Fundus) am Bauchnabel und nähert sich bis zur 38. Woche dem Xiphoid (Schwertfortsatz) an. Diese anatomische Veränderung macht die Gebärmutter und ihren Inhalt anfälliger für stumpfe und

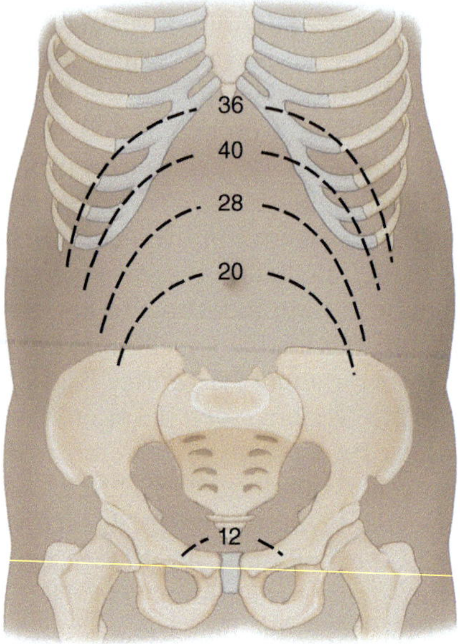


**Abbildung 11-13** Fundushöhe: Mit Fortschreiten der Schwangerschaft steigt das Risiko einer Gebärmutterverletzung.



penetrierende Verletzungen (**Abbildung 11-13**). Ein Trauma der Gebärmutter kann zur Ruptur oder Perforation bis hin zu einer Abruptio placentae (Plazenta-Ablösung) und vorzeitigem Blasensprung führen (**Abbildung 11-14**). Die Plazenta und die Gebärmutter sind stark durchblutet. Eine Verletzung dieser Strukturen kann zu ausgeprägten Blutungen führen, die nach außen hin nicht sichtbar sein müssen, da sich das Blut unter Umständen im Uterus oder in der Bauchhöhle sammelt.

Obwohl sich der Bauch in der Spätschwangerschaft prominent vorwölbt, bleiben mit Ausnahme der Gebärmutter die Bauchorgane im Wesentlichen unverändert. Der Uterus dehnt sich aus und wird letztlich zum größten abdominellen Organ. Diese dünnwandige Struktur ist anfällig für Verletzungen. Der nach kranial (oben) verlagerte Darm wird in den letzten beiden Schwangerschaftstrimestern durch die Gebärmutter geschützt. Die zunehmende Größe und das Gewicht der Gebärmutter verändern den Schwerpunkt der Patientin und erhöhen das Sturzrisiko. Aufgrund der Prominenz des Schwangerschaftsbauches kommt es bei Stürzen auch immer wieder zu Abdominalverletzungen. Wie bei nichtschwangeren Traumapatienten bleibt die Milz das am häufigsten verletzte Organ.

Zusätzlich zu diesen anatomischen Veränderungen treten während der Schwangerschaft physiologische Veränderungen auf. Die Herzfrequenz der Frau steigt in der Regel während der Schwangerschaft bis zum dritten Trimester um 15 bis 20 Schläge/Minute über den Normalwert an. Dies erschwert die Beurteilung einer Tachykardie als Schockzeichen. Der systolische und diastolische Blutdruck sinken normalerweise im zweiten Trimester um 5 bis 15 mmHg ab, kehren aber oft zum Ende der Schwangerschaft zu den Ausgangswerten zurück. Bis zur 10. Schwangerschaftswoche steigt das Herzzeitvolumen der Frau um 1 bis 1,5 Liter/Minute. Bis zum Geburtstermin hat sich das Blutvolumen der Frau um etwa 50 % erhöht. Der uterine Blutfluss beträgt am Ende des 1. Trimester etwa 60 ml/min, am Geburtstermin etwa 600 ml/min. *Aufgrund dieser Erhöhung des Herzzeitvolumens und des Blutvolumens kann die gesunde schwangere Patientin 1200 bis 1500 ml ihres Blutvolumens verlieren, bevor Anzeichen und Symptome einer Hypovolämie klinisch auffällig werden.* [39] Ein hypovolämischer Schock kann bei Patientinnen im dritten Trimenon zu vorzeitigen Wehen führen. Oxytocin, das zusammen mit dem antidiuretischen Hormon (ADH) als Reaktion auf den Blutverlust freigesetzt wird, kann Kontraktionen der Gebärmutter auslösen.

Da sich das Plasmavolumen zu einem verhältnismäßig größeren Anteil als die Masse der roten Blutkörperchen vermehrt, haben schwangere Patientinnen eine Verdünnungsanämie. Die Leber wird hypermetabolisch, produziert mehr Gerinnungsfaktoren und Fibrinogen. Daher entwickelt eine schwangere Patientin eher eine tiefe Beinvenenthrombose (TVT) und eine disseminierte intravasale Gerinnung (disseminated intravasal coagulation – DIC)

Während des dritten Trimesters steht das Zwerchfell 2-4 cm höher und kann somit mit geringer Dyspnoe assoziiert sein, insbesondere in Rückenlage. Wenn die Rückenlage Dyspnoe erzeugt, dann kann die inverse Trendelenburglagerung hilfreich sein. Thoraxdrainagen sollten bei Schwangeren 1-2 Interkostalräume weiter kopfwärts positioniert werden, um eine mögliche Verletzung von Leber oder Milz zu verhindern. Die Darmperistaltik (muskulär erzeugter Vorwärtstransport von Darminhalt) ist langsamer während der Schwangerschaft, daher kann Nahrung auch noch Stunden nach der Nahrungsaufnahme im Magen sein. Somit ist das Risiko von Erbrechen und nachfolgender Aspiration höher bei einer schwangeren Patientin – insbesondere bei der Intubation.

Die Eklampsie (auch „Schwangerschaftsvergiftung“ genannt) ist eine Spätkomplikation der Schwangerschaft. Während die Präeklampsie durch Ödeme und Bluthochdruck gekennzeichnet ist, geht das Vollbild der Eklampsie mit Bewusstseinsstörungen bis hin zu Krampfanfällen einher. Im Rahmen eines Traumas gilt es, diese Symptome von einem Schädel-Hirn-Trauma abzugrenzen. Neben einer sorgfältigen neurologischen Beurteilung sollten Fragen nach möglichen Komplikationen der Schwangerschaft und anderen medizinischen Erkrankungen wie Diabetes, Bluthochdruck oder früheren Krampfereignissen gestellt werden.

## Beurteilung

In der Schwangerschaft verändert sich der Atemweg in der Regel nicht, aber es kann zu erheblichen

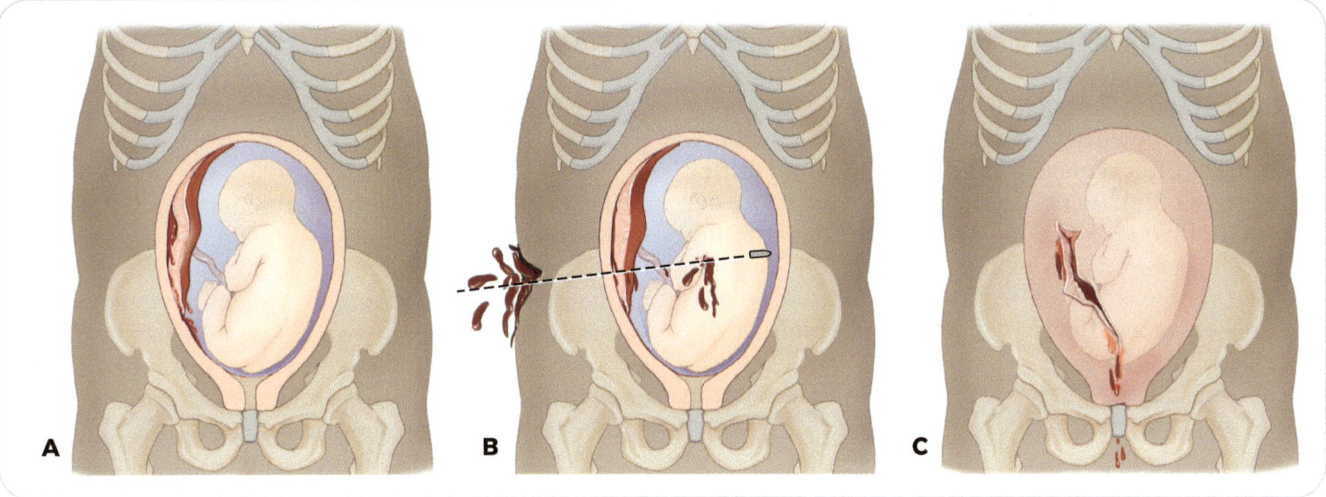


**Abbildung 11-14** Trauma der Gebärmutter. **A**. Plazentaablösung. **B**. Schussverletzung des Uterus. **C**. Uterusruptur.



Atembeschwerden kommen, wenn eine Patientin im dritten Trimester flach auf dem Rücken liegen muss. Aufgrund verminderter Peristaltik des Magen-Darm-Trakts ist das Risiko für Erbrechen und Aspiration erhöht. Die Patientin sollte hinsichtlich eines offenen Atemwegs und der Lungenfunktion untersucht werden, einschließlich Lungenauskultation und Überwachung mittels Pulsoxymetrie.

Genau wie bei inneren Blutungen aus anderen Bauchorganen kann eine Blutung im Rahmen einer Gebärmutterverletzung stundenlang ohne Peritonitis verlaufen. Es ist sogar wahrscheinlich, dass der Blutverlust relativ lange durch das erhöhte Herzzeitvolumen und das vergrößerte Blutvolumen der Schwangeren maskiert wird. Daher sollte aktiv nach subtilen klinischen Veränderungen (z. B. Hautfarbe, Bewusstseinslage) gesucht werden.

In der Regel hängt der Zustand des Ungeborenen vom Zustand der Mutter ab. Der Fetus kann jedoch bereits in Gefahr sein, während der Zustand und die Vitalparameter der Frau hämodynamisch noch normal erscheinen. Dies geschieht, weil der Körper das Blut von der Gebärmutter (und dem Fetus) zu den lebenswichtigen mütterlichen Organen umleitet. Neurologische Veränderungen sollten erkannt und dokumentiert werden, obwohl die genaue Ätiologie im präklinischen Setting oft nicht klar ersichtlich ist.

Ebenso wie bei einer nicht schwangeren Patientin ist die Auskultation von Darmgeräuschen präklinisch im Allgemeinen nicht hilfreich. Ebenso ist es nicht sinnvoll, wertvolle Minuten damit zu vergeuden, am Unfallort nach fetalen Herztönen zu suchen, da deren Vorhandensein oder Fehlen das weitere präklinische Management nicht beeinflussen. Die äußeren Genitalien sollten in Hinblick auf vaginale Blutungen untersucht werden. Auch sollte nach Kontraktionen und Kindsbewegungen gefragt werden. Kontraktionen können auf eine vorzeitige Wehentätigkeit hindeuten, während eine Reduktion der spürbaren Kindsbewegungen ein bedrohliches Zeichen für eine fetale Notlage sein kann.

Die Palpation des Bauches kann schmerzhaft sein. Eine harte und druckdolente Gebärmutter kann auf eine Plazentalösung hindeuten, die sich in etwa 70 % der Fälle in sichtbaren vaginalen Blutungen manifestiert.[39]

## Management

Bei einer verletzten Schwangeren ist es für das Überleben des Ungeborenen am besten, wenn man sich auf den Zustand der Mutter fokussiert. Das Kind kann normalerweise nur überleben, wenn die Mutter überlebt. Vorrangig sind das Aufrechterhalten des Atemwegs und der Atmung. Es sollte ausreichend Sauerstoff verabreicht werden, um eine Sättigung von 95 % oder höher (CAVE: höherer Sauerstoffsättigungszielwert als bei nicht-schwangeren Patienten) aufrechtzuerhalten. Insbesondere in der Spätschwangerschaft kann eine Atemunterstützung notwendig werden. Im Hinblick auf mögliches Erbrechen sollte vorausschauend eine Absaugeinrichtung bereitgehalten werden.

Die Ziele beim Schockmanagement sind im Wesentlichen die gleichen wie für jeden anderen Patienten und beinhalten eine umsichtige Volumengabe, insbesondere wenn ein dekompensierter Schock vorliegt. Vaginale Blutungen oder ein brettharter Bauch mit äußeren Blutungen im letzten Trimenon der Schwangerschaft können auf eine Plazentalösung oder eine Uterusruptur hinweisen. Diese Bedingungen bedrohen nicht nur das Leben des Fetus, sondern auch jenes der Mutter, da es rasch zu einem großen Blutverlust kommen kann. Es gibt keine guten Daten für den optimalen Zielblutdruck einer verletzten Schwangeren. Das Erreichen eines normalen systolischen und mittleren Blutdrucks führt jedoch höchstwahrscheinlich zu einer besseren fetalen Durchblutung, trotz des Risikos einer verstärkten Blutung bei der Frau.

Einige Frauen können in Rückenlage eine ausgeprägte Hypotonie entwickeln. Diese „Schwangerschaftshypotonie" in Rückenlage tritt typischerweise im dritten Trimester auf und wird durch eine Kompression der unteren Hohlvene durch die vergrößerte Gebärmutter verursacht (Vena-cava-Kompressionssyndrom). Dadurch wird der venöse Rückfluss zum Herzen drastisch reduziert, sodass Vorlast, Herzzeitvolumen und Blutdruck abfallen (**Abbildung 11-15**).[39]

Die folgenden Manöver können zur Verbesserung der Schwangerschaftshypotonie eingesetzt werden (**Abbildung 11-16**):

1. Die schwangere Patientin kann in Linksseitenlage gelagert werden. Falls eine Immobilisation der Wirbelsäule indiziert ist, kann z.B. die Vakuummatratze rechtsseitig durch Unterpolsterung um 10 bis 15 cm erhöht werden.
2. Wenn die Patientin nicht gedreht werden kann, sollte ihr rechtes Bein angehoben werden, um die Gebärmutter nach links zu verlagern.
3. Die Gebärmutter kann auch manuell auf die linke Seite der Patientin verschoben werden.

Diese drei Manöver reduzieren die Kompression der Hohlvene, erhöhen den venösen Rückstrom zum Herzen und Verbessern so das Herzzeitvolumen.

Der Transport einer schwangeren Traumapatientin sollte nicht verzögert werden. Auch wenn vermeintlich nur leichte Verletzungen vorliegen, sollte als Zielkrankenhaus am besten immer ein Traumazentrum mit sowohl chirurgischer als auch geburtshilflicher Fachabteilung angefahren werden. Eine angemessene Therapie der Patientin ist der Schlüssel zum Überleben von Mutter und ungeborenem Kind.

## Verletzungen des Urogenitaltrakts

Verletzungen von Nieren, Harnleitern und Blase sind meist mit einer Hämaturie (Blut im Urin) verbunden. Dieses klinische Zeichen wird präklinisch in der Regel nicht erkannt, es sei denn, der Patient hat einen Blasenkatheter. Da die Nieren von einem erheblichen Teil des Herzzeitvolumens durchflossen werden, können stumpfe oder penetrierende Verletzungen dieser Organe zu lebensbedrohlichen retroperitonealen Blutungen führen.

Beckenfrakturen können mit Verletzungen der Harnblase, der Vagina oder des Rektums einhergehen. Offene Beckenfrakturen, die zu Verletzungen der Leistenregion und des Dammbereichs führen können, sind unter Umständen mit schweren äußeren Blutungen assoziiert. Lazerationen der Vagina oder des Rektums können zu komplizierenden lebensbedrohlichen Infektionen führen.

Traumata der äußeren Genitalien können durch eine Reihe von Mechanismen entstehen, wobei Motorrad- und PKW-Unfälle, Arbeitsunfälle, Grätsch- und Schussverletzungen sowie sexuelle Gewalt dominieren. Aufgrund der zahlreichen Nervenendigungen in diesen Organen sind Verletzungen mit erheblichen Schmerzen und psychologischen Problemen verbunden. Die Genitalien sind außerdem gut durchblutet, sodass es zu relevanten Blutungen kommen kann. Im Allgemeinen kann diese Art von Blutung mit direktem Druck oder einem Druckverband kontrolliert werden. Zur Blutungskontrolle bei

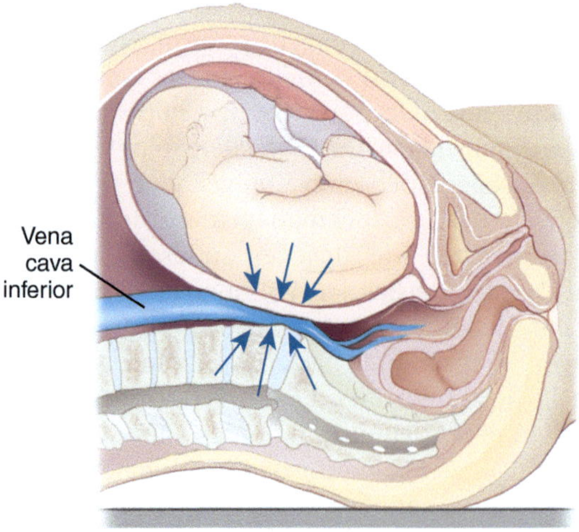


**Abbildung 11-15** Gewicht des Uterus komprimiert die Vena cava inferior in Rückenlage



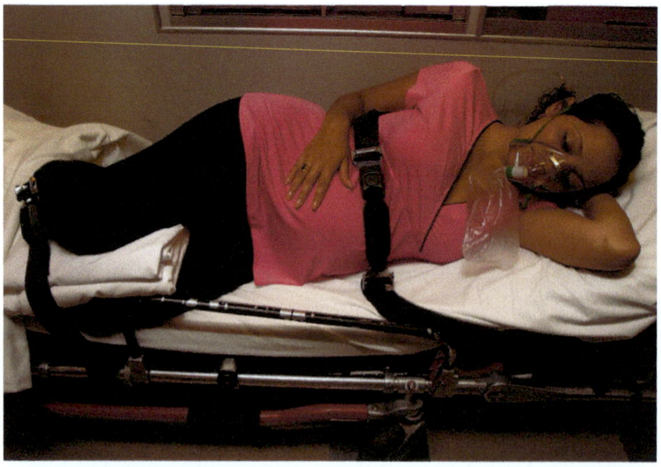

**Abbildung 11-16** Das Drehen einer schwangeren Frau auf ihre linke Seite entlastet die Vena cava inferior vom Gewicht des Uterus und verbessert den venösen Rückfluss zum Herzen und damit den Blutdruck.

Frauen, insbesondere bei Schwangeren, sollten jedoch keine Verbände in die Vagina oder die Harnröhre eingeführt werden. Wenn kein direkter Druck zur Blutungskontrolle nötig ist, sollten Genitalverletzungen mit sterilen und feuchten, kristalloid-getränkten Verbänden abgedeckt werden. Alle amputierten Körperteile sollten wie in Kapitel 12: *„Trauma des Bewegungsapparates"* beschrieben behandelt werden. Alle weiteren Untersuchungen von Genitalverletzungen sollten im Krankenhaus erfolgen.

## ZUSAMMENFASSUNG

- Intraabdominelle Verletzungen sind oft lebensbedrohlich aufgrund von inneren Blutungen und Austritt von Magen- oder Darminhalt in die Bauchhöhle.
- Das Ausmaß der inneren Verletzungen ist in der Präklinik oft nicht erkennbar; daher sollte der Verletzungsmechanismus einen ersten Verdacht erregen und es sollten weitere klinische Zeichen eines Abdominal- oder Beckentraumas zur Beurteilung herangezogen werden.
- Das Management von Patienten mit Abdominaltrauma umfasst neben der Kontrolle von massiven externen Hämorrhagien die Sauerstoffversorgung, die Blutungskontrolle und einen zügigen Transport. Nach stumpfem Trauma des Rumpfes muss unter Umständen die Wirbelsäule immobilisiert und das Becken bei hämodynamischer Instabilität mit einer Beckenschlinge stabilisiert werden.
- Ein umsichtiges Volumenmanagement mit balancierter Vollelektrolytlösung ermöglicht die Durchblutung lebenswichtiger Organe, ohne dass innere Blutungen verstärkt werden. Prähospitale Gabe von Blutprodukten hat in Studien die 30-Tage-Mortalität reduziert, aber solche Programme sind ressourcenintensiv und noch nicht verbreitet.
- Da eine notfallmäßige chirurgische Intervention lebensrettend sein kann, sollte ein Patient mit Bauchverletzungen in ein Traumazentrum mit unmittelbar verfügbarer chirurgischer Versorgungskapazität transportiert werden.
- Die anatomischen und physiologischen Veränderungen in der Schwangerschaft haben Auswirkungen auf das Verletzungsmuster, das klinische Bild des Traumas und die Behandlung der schwangeren Traumapatientin.
- Eine mögliche vitale Bedrohung des ungeborenen Kindes wird am besten durch eine effektive Stabilisierung der Mutter therapiert.

## WIEDERHOLUNG FALLBEISPIEL

Sie werden auf eine Baustelle zu einem ca. 25jährigen männlichen Patienten gerufen, der 3 Stunden zuvor gestürzt war und nun über zunehmende Bauchschmerzen klagt. Er gibt an, dass er über ein Stück Holz gestolpert und mit der linken Brustwand und Flanke auf einen Holzstapel gestürzt sei. Der Patient gibt mäßige Schmerzen im linken unteren Brustkorb beim tiefen Atmen an und klagt über leichte Dyspnoe. Seine Kollegen wollten bereits direkt nach dem Sturz Hilfe holen, aber er meinte, die Beschwerden seien nicht so schlimm und verweigerte dies. Er gibt nun an, dass die Schmerzen an Intensität zugenommen hätten und dass er sich jetzt leicht benommen und schwach fühle.

Sie treffen den Patienten auf dem Boden sitzend mit offensichtlichem Unwohlsein an. Er hält sich die linke Flanke und seinen linken Oberbauch. Er hat einen offenen Atemweg, eine Atemfrequenz von 28/Minute, eine Herzfrequenz von 124/Minute und einen Blutdruck von 94/58 mmHg. Die Haut des Patienten ist blass und kaltschweißig. Sie bitten ihn, sich flach hinzulegen. Bei der körperlichen Untersuchung fällt ein Druckschmerz der linken untersten Rippen ohne spürbare Krepitation auf. Der Bauch ist nicht aufgetrieben und weich in der Palpation, aber der Patient reagiert im linken oberen Quadranten empfindlich und mit Abwehrspannung. Sie finden kein äußeres Hämatom oder subkutanes Emphysem.

- Was sind mögliche Verletzungen?
- Mit welchen Prioritäten gehen Sie bei der Behandlung vor?
- Gibt es Peritonitiszeichen?

## AUFLÖSUNG DES FALLBEISPIELS

Der Patient gibt einen Druckschmerz über den linken unteren Rippen und im linken oberen Quadranten an. Diese Symptome können auf Verletzungen des Thorax, der Bauchorgane oder beider Organgruppen hinweisen. Seine Vitalparameter entsprechen einem kompensierten hypovolämischen Schock, weshalb an einen Hämatothorax oder eine intraabdominale Blutung gedacht werden muss. Wahrscheinlich weist die Druckschmerzhaftigkeit der Rippen aber auf eine Rippenfraktur hin, die mit einer damit verbundenen Milzläsion zu einer intraabdominalen Blutung geführt hat.

Es wird Sauerstoff verabreicht und der Patient für den Transport vorbereitet. Auf dem Weg ins Traumazentrum erhält er einen intravenösen Zugang. Trotz des erniedrigten Blutdrucks wird eine wesentliche Volumengabe vermieden, bis der Blutdruck unter 80 mmHg systolisch fällt. Eine zu aggressive Flüssigkeitszufuhr könnte den Blutdruck derart erhöhen, dass Blutungen verstärkt werden.

# Quellenverzeichnis


1. American College of Surgeons (ACS) Committee on Trauma. Abdominal trauma. In: *Advanced Trauma Life Support for Doctors, Student Course Manual*. 8th ed. ACS; 2008:111-126.
2. Banerjee A, Duane TM, Wilson SP, et al. Trauma center variation in splenic artery embolization and spleen salvage: a multicenter analysis. *J Trauma Acute Care Surg.* 2013;75(1):69-75.
3. Hemmila MR, Wahl WL. Management of the Injured Patient. In: Doherty GM, ed. *Current Surgical Diagnosis and Treatment.* McGraw-Hill Medical; 2008:227-228.
4. Aldemir M, Tacyildiz I, Girgin S. Predicting factors for mortality in the penetrating abdominal trauma. *Acta Chir Belg.* 2004;104:429-434.
5. American College of Surgeons (ACS) Committee on Trauma. Abdominal and pelvic trauma. In: *Advanced Trauma Life Support, Student Course Manual.* 10th ed. ACS; 2018:82-101.
6. Boese CK, Hackl M, Müller LP, et al. Nonoperative management of blunt hepatic trauma: a systematic review. *J Trauma Acute Care Surg.* 2015;79(4):654-660.
7. Centers for Disease Control and Prevention. Explosions and Blast Injuries: A Primer for Clinicians. Accessed February 28, 2022. https://www.cdc.gov/masstrauma/preparedness/primer.pdf
8. Ritenour AE, Blackbourne LH, Kelly JF, et al. Incidence of primary blast injury in US military overseas contingency operations: a retrospective study. *Ann Surg.* 2010;251(6):1140-1144.
9. U.S. Department of Defense, Blast Injury Research Coordinating Office. What Is Blast Injury. Last updated June 18, 2019. Accessed February 28, 2022. https://blastinjuryresearch.amedd.army.mil/index.cfm/blast_injury_101#:~:text=Tertiary%20blast%20injuries,Traumatic%20amputations
10. Champion HR, Holcomb JB, Young LA. Injuries from explosions: physics, biophysics, pathology, and required research focus. *J Trauma Acute Care Surg.* 2009 May 1;66(5):1468-1477.
11. Owers C, Morgan JL, Garner JP. Abdominal trauma in primary blast injury. *J British Surg.* 2011;98(2):168-179.
12. Velmahos GC, Tatevossian R, Demetriades D. The "seat belt mark" sign: a call for increased vigilance among physicians treating victims of motor vehicle accidents. *Am Surg.* 1999;65(2):181-185.
13. Rozycki GS, Ochsner MG, Schmidt JA, et al. A prospective study of surgeon-performed ultrasound as the primary adjuvant modality for injured patient assessment. *J Trauma Inj Infect Crit Care.* 1995;39(3):492-500.
14. Rozycki GS, Ochsner MG, Feliciano DV, et al. Early detection of hemoperitoneum by ultrasound examination of the right upper quadrant: a multicenter study. *J Trauma Inj Infect Crit Care.* 1998;45(5):878-883.
15. Rozycki GS, Ballard RB, Feliciano DV, et al. Surgeon-performed ultrasound for the assessment of truncal injuries: lessons learned from 1540 patients. *Ann Surg.* 1998;228(4):557-567.
16. Polk JD, Fallon WF Jr. The use of focused assessment with sonography for trauma (FAST) by a prehospital air medical team in the trauma arrest patient. *Prehosp Emerg Care.* 2000;4(1):82-84.
17. Bloom BA, Gibbons RC. Focused assessment with sonography for trauma. 2021 Jul 31. In: *StatPearls*. StatPearls Publishing; Published July 31, 2021. Accessed February 28, 2022. https://pubmed.ncbi.nlm.nih.gov/29261902/
18. Melanson SW, McCarthy J, Stromski CJ, et al. Aeromedical trauma sonography by flight crews with a miniature ultrasound unit. *Prehosp Emerg Care.* 2001;5(4):399-402.
19. Walcher F, Kortum S, Kirschning T, et al. Optimized management of polytraumatized patients by prehospital ultrasound. *Unfall-Chirurg.* 2002;105(11):986-994.
20. Strode CA, Rubal BJ, Gerhardt RT, et al. Wireless and satellite transmission of prehospital focused abdominal sonography for trauma. *Prehosp Emerg Care.* 2003;7(3):375-379.
21. Heegaard WG, Ho J, Hildebrandt DA. The prehospital ultrasound study: results of the first six months (abstract). *Prehosp Emerg Care.* 2009;13(1):139.

22. Partyka C, Coggins A, Bliss J, et al. A multicenter evaluation of the accuracy of prehospital eFAST by a physician-staffed helicopter emergency medical service. *Emerg Radiol.* 2021 Nov 24:1-8.
23. Partyka CL, Coggins A, Bliss J, et al. An evaluation of the accuracy of prehospital eFAST in the assessment of polytrauma by a physician-staffed helicopter emergency medical service. *medRxiv.* Jan 1, 2020. doi: 10.1101/2020.12.02.20242453
24. Press GM, Miller SK, Hassan IA, et al. Prospective evaluation of prehospital trauma ultrasound during aeromedical transport. *J Emerg Med.* 2014 Dec 1;47(6):638-645.
25. Yates JG, Baylous D. Aeromedical ultrasound: the evaluation of point-of-care ultrasound during helicopter transport. *Air Med J.* 2017 May 1;36(3):110-115.
26. Heegard WG, Hildebrandt D, Spear D, et al. Prehospital ultrasound by paramedics: results of field trial. *Acad Em Med.* 2010;17(6):624-630.
27. Jorgensen H, Jensen CH, Dirks J. Does prehospital ultrasound improve treatment of the trauma patient? A systematic review. *Eur J Emerg Med.* 2010;17(5):249-253.
28. Rooney KP, Lahham S, Lahham S, et al. Pre-hospital assessment with ultrasound in emergencies: implementation in the field. *World J Emerg Med.* 2016;7(2):117-123.
29. Sadek S, Lockey DJ, Lendrum RA, Perkins Z, Price J, Davies GE. Resuscitative endovascular balloon occlusion of the aorta (REBOA) in the pre-hospital setting: an additional resuscitation option for uncontrolled catastrophic haemorrhage. *Resuscitation.* 2016;107:135-138.
30. Shackelford S, Hammesfahr R, Morisette D. The use of pelvic binders in tactical combat casualty care. *J Spec Oper Med.* 2016 Nov 7:135-147.
31. Sondeen JL, Coppes VG, Holcomb JB. Blood pressure at which rebleeding occurs after resuscitation in swine with aortic injury. *J Trauma Acute Care Surg.* 2003;54(5):S110-S117.
32. Guyette FX, Sperry JL, Peitzman AB, et al. Prehospital blood product and crystalloid resuscitation in the severely injured patient: a secondary analysis of the Prehospital Air Medical Plasma Trial. *Ann Surg.* 2021;273(2):358-364. doi: 10.1097/SLA.0000000000003324
33. Pusateri AE, Moore EE, Moore HB, et al. Association of prehospital plasma transfusion with survival in trauma patients with hemorrhagic shock when transport times are longer than 20 minutes: a post hoc analysis of the PAMPer and COMBAT clinical trials. *JAMA Surg.* 2020;155(2):e195085. doi: 10.1001/jamasurg.2019.5085
34. Sperry JL, Guyette FX, Brown JB, et al; PAMPer Study Group. Prehospital plasma during air medical transport in trauma patients at risk for hemorrhagic shock. *N Engl J Med.* 2018 Jul 26;379(4):315-326. doi: 10.1056/NEJMoa1802345
35. Riesberg JC, Gurney JM, Morgan M, et al. The management of abdominal evisceration in tactical combat casualty care: TCCC guideline change 20-02. *J Spec Oper Med.* 2021 Jan 1;21(4):138-142.
36. Krywko DM, Toy FK, Mahan ME, Kiel J. Pregnancy trauma. In: *StatPearls*. StatPearls Publishing. Updated Jul 2, 2021. Accessed 10/12/2021. https://www.ncbi.nlm.nih.gov/books/NBK430926/
37. Leggon RE, Wood GC, Indeck MC. Pelvic fractures in pregnancy: factors influencing maternal and fetal outcomes. *J Trauma.* 2002;53(4):796-804.
38. Mason SM, Schnitzer PG, Danilack VA, Elston B, Savitz DA. Risk factors for maltreatment-related infant hospitalizations in New York City, 1995–2004. *Ann Epidemiol.* 2018;28(9):590-596.
39. American College of Surgeons (ACS) Committee on Trauma. Chapter 12, Trauma in pregnancy and intimate partner violence. In: *Advanced Trauma Life Support, Student Course Manual.* 10th ed. ACS; 2018:229.

# Weiterführende Literatur

Beldowicz GC, Leshikar D, Cocanour CS. Trauma in pregnancy. In: Moore EE, Feliciano DV, Mattox KL, eds. *Trauma.* 9th ed. McGraw-Hill; 2020:709.

Berry MJ, McMurray RG, Katz VL. Pulmonary and ventilatory responses to pregnancy, immersion and exercise. *J Appl Physiol.* 1989:66(2):857.

Jones LA. Abdominal trauma. In: Stone C, Humphries RL, eds. *Current Diagnosis and Treatment Emergency Medicine.* 8th ed. McGraw-Hill; 2017.

Kim FJ, Donalisio da Silva R. Genitourinary tract. In: Moore EE, Feliciano DV, Mattox KL, eds. *Trauma.* 9th ed. McGraw-Hill; 2020:669.

Raja AS, Zabbo CP. Trauma in pregnancy. *Emerg Med Clin North Am.* 2012;30:937-948..

KAPITEL 12



# Trauma des Bewegungsapparates

**Autoren**
Gerard Slobogean
Christopher Renninger, MD

## LERNZIELE

Nach dem Durcharbeiten dieses Kapitels werden Sie in der Lage sein:

- Die drei Verletzungskategorien des Bewegungsapparates aufzuzählen und in der Abfolge der Behandlung einzuordnen
- Primary und Secondary Survey in Bezug auf Verletzungen des Bewegungsapparates zu beschreiben
- Die Bedeutung von Blutungen bei offenen und geschlossenen Frakturen der langen Röhrenknochen, des Beckens und der Rippen zu erörtern
- Die fünf wichtigsten pathophysiologischen Probleme in Verbindung mit Verletzungen des Bewegungsapparates zu nennen, die einer präklinischen Versorgung bedürfen
- Die Versorgung von Verletzungen des Bewegungsapparates bei isolierten Traumata und im Rahmen eines Polytraumas erklären.
- Eine geeignete Schienung bei Extremitätenverletzungen auszuwählen und korrekt anzuwenden
- Die Besonderheiten bei der Versorgung von Oberschenkelfrakturen zu nennen
- Die Versorgung von Amputationsverletzungen zu beschreiben

## FALLBEISPIEL

Es ist ein sonniger, warmer Samstagnachmittag im Juni. Sie werden zu einer örtlichen Motorradrennstrecke gerufen, auf der sich ein Fahrer verletzt hat. Nach Ihrem Eintreffen werden Sie von Offiziellen des Rennstreckenbetreibers zu einem Streckenabschnitt unmittelbar vor der Haupttribüne begleitet, wo das medizinische Streckenpersonal (zwei Sanitäter ohne Transportkapazität) einen einzelnen Patienten versorgen, der auf dem Rücken liegt.

Einer der Helfer berichtet Ihnen, dass der Patient als Fahrer eines Motorradrennens der Klasse 350 ccm mit zwei weiteren Motorrädern kollidiert ist. Die beiden anderen an dem Unfall beteiligten Fahrer wurden nicht verletzt. Der Patient konnte nach dem Unfallereignis nicht mehr aufstehen oder sich bewegen und klagte über starke Schmerzen im rechten Bein sowie im Becken. Der Patient war nicht bewusstlos, andere Beschwerden neben den Schmerzen im Bein werden verneint. Die erstversorgenden Sanitäter haben den Patienten in Rückenlage belassen, unter manueller Ruhigstellung der rechten unteren Extremität.

Die Untersuchung ergibt einen 19-jährigen männlichen Patienten, wach und orientiert, ohne bekannte Vorerkrankungen oder relevante Verletzungen in der Anamnese. Die initial erhobenen Vitalparameter des

(*Fortsetzung nächste Seite*)

**FALLBEISPIEL (FORTSETZUNG)**

Patienten stellen sich wie folgt dar: Der Blutdruck beträgt 104/68 mmHg, die Herzfrequenz 112 Schläge pro Minute, die Atemfrequenz 24 Atemzüge pro Minute; die Haut ist blass und kaltschweißig. Der Patient gibt an, er sei mit einem anderen Fahrer kollidiert, als er aus der Kurve kam, habe das Gleichgewicht verloren und sei über die Rennstrecke gerutscht. Er berichtet außerdem, dass sein rechtes Bein von mindestens einem weiteren Motorrad überrollt worden sei. Bei der Inspektion des rechten Beins finden sich eine Verkürzung des Beins im Vergleich zur linken Seite, ein deutlicher Druckschmerz sowie ein Hämatom in der Mitte des ventralen Oberschenkels.

- Was verrät der Unfallmechanismus über mögliche Verletzungen des Patienten?
- Welche Art von Verletzung hat der Patient und welche Prioritäten setzen Sie bei der Behandlung?

## EINFÜHRUNG

Obwohl sie bei Traumapatienten häufig vorkommen, stellen Extremitätenverletzungen selten eine sofortige Lebensgefahr dar. Sie können jedoch lebensbedrohlich werden, wenn sie einen schweren Blutverlust nach außen oder nach innen in die Extremität oder das Becken zur Folge haben.

Bei der Versorgung von kritischen Traumapatienten mit Extremitätenverletzungen sind drei Punkte durch das Rettungsdienstfachpersonal zu beachten:

1. Halten Sie an den Beurteilungsprioritäten fest, lassen Sie sich nicht von dramatischen, aber nicht lebensbedrohlichen Verletzungen (**Abbildung 12-1**) ablenken.
2. Erkennen Sie potenziell lebensgefährliche Verletzungen des Bewegungsapparates.
3. Beurteilen Sie den Unfallmechanismus, der zu der Verletzung geführt hat, und suchen Sie nach weiteren lebensbedrohlichen Verletzungen, die durch die Energieübertragung hervorgerufen worden sein könnten.

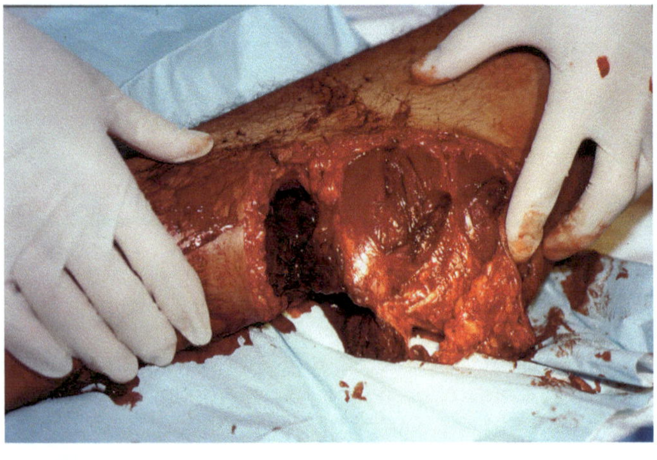

**Abbildung 12-1** Einige Verletzungen der Extremitäten sehen sehr dramatisch aus – sind aber nicht unmittelbar lebensbedrohlich.

Mit freundlicher Genehmigung von Peter T. Pons, MD, FACEP

Wird während des Primary Surveys ein (potenziell) lebensbedrohlicher Zustand festgestellt, darf nicht mit dem Secondary Survey begonnen werden. Sämtliche im Primary Survey festgestellten Probleme müssen in der Reihenfolge des X-ABCDE vor dem Secondary Survey behoben werden. Das kann heißen, dass der Secondary Survey erst während des Transportes durchgeführt oder gar bis in das aufnehmende Zielkrankenhaus aufgeschoben wird.

Schwer verletzte Traumapatienten sollten in Rückenlage auf einer Vakuummatratzen, einem Spineboard oder bewegungseingeschränkt transportiert werden, um eine adäquate Immobilisation bzw. Ruhigstellung sicherzustellen und gleichzeitig die Versorgung sowohl lebensbedrohlicher als auch weniger kritischer Verletzungen zu ermöglichen. Diese Maßnahme erlaubt bei effizienter Arbeitsweise und korrekter Fixierung, sämtliche knöchernen Strukturen und Gelenke schnell und sicher zu immobilisieren, und ermöglicht außerdem eine schonende Umlagerung des Patienten ohne Manipulationen an den Schienen. Einzelheiten der Wirbelsäulenimmobilisation werden im Kapitel 9 behandelt.

Bei schmerzhaften Verletzungen der Extremitäten ohne offensichtliche Deformität oder Knochenreiben (Krepitation) muss das Risiko einer möglichen Zeitverzögerung gegenüber dem Nutzen einer Extremitätenschienung abgewogen werden. Grobe Fehlstellungen der Extremitäten sollten durch achsengerechten Zug in eine korrekte anatomische Position gebracht und anschließend für den Transport geschient werden. Es ist äußerst unwahrscheinlich, durch diese Maßnahme einen Schaden anzurichten, der nicht bereits zum Zeitpunkt der Verletzung entstanden ist. Dagegen wäre es mit erheblichen Nachteilen verbunden, eine grob dislozierte Extremität über einen längeren Zeitraum in ihrer Fehlstellung zu belassen.

# Anatomie und Physiologie

Anatomische und physiologische Kenntnisse über den menschlichen Körper sind wichtig und gehören zum Grundwissen von Rettungsdienstfachpersonal. Wenngleich dieses Kapitel nicht sämtliche Aspekte der Anatomie und Physiologie behandeln kann, sollen im Folgenden einige wesentliche Grundlagen wiederholt werden.

Das menschliche Skelett besteht aus etwa 206 Knochen (**Abbildung 12-2**). Das Skelett wird in zwei Hauptabschnitte unterteilt: das *Achsenskelett* und das *Extremitätenskelett*. Das Achsenskelett setzt sich aus den zentral liegenden Knochen des Körpers zusammen und umfasst den Schädel, die Wirbelsäule, das Brustbein (Sternum) und die Rippen. Das Extremitätenskelett besteht aus den Knochen der oberen und unteren Extremitäten, dem Schultergürtel und dem Becken (ohne Os sacrum).

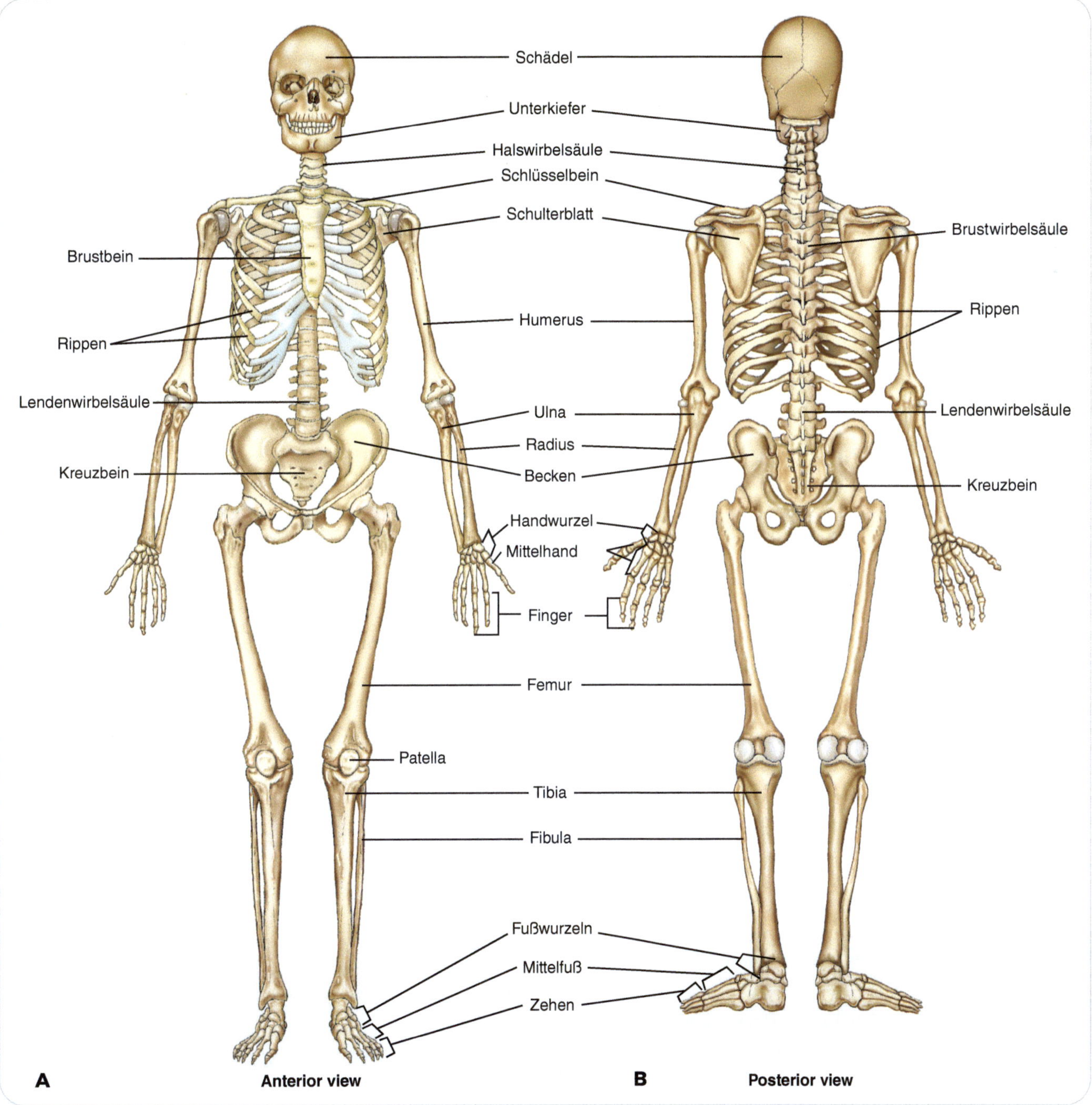


**Abbildung 12-2** Das menschliche Skelett **A.** Frontansicht **B.** Rückenansicht.

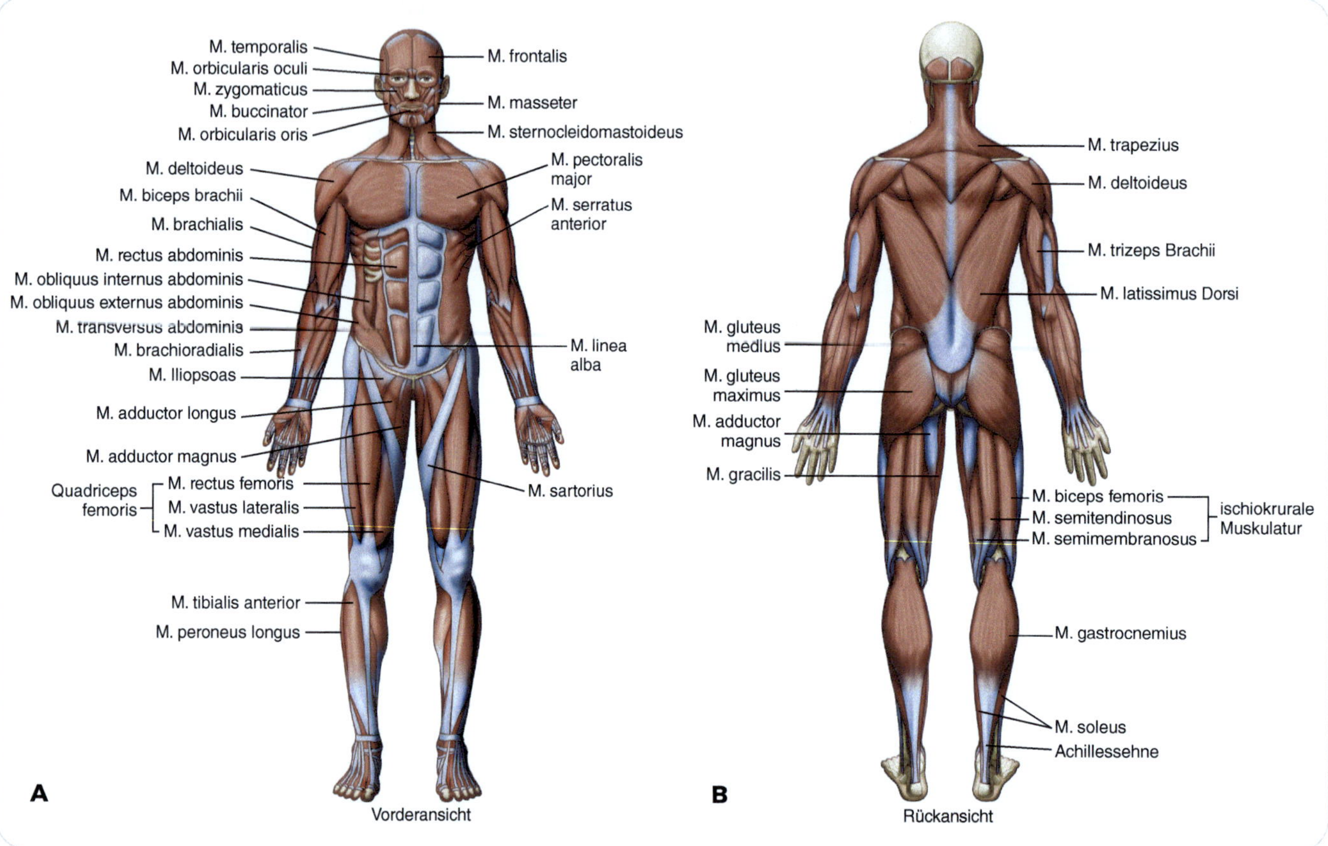


**Abbildung 12-3** Die wichtigsten Muskeln des Menschen **A.** Frontansicht **B.** Rückenansicht.



Der menschliche Körper umfasst annähernd 650 Muskeln (**Abbildung 12-3**), die nach ihrer Funktion benannt werden. In diesem Kapitel wird nur die willkürliche Muskulatur besprochen, die auch Skelettmuskulatur genannt wird, weil sie das Skelett willkürlich bewegt.

Außerdem werden in diesem Kapitel die Sehnen und Bänder besprochen. **Sehnen** sind starke, unelastische, faserreiche Strukturen, die Muskeln mit Knochen verbinden. Sie sind weiß und befinden sich an den Enden der Muskeln. Die Sehnen eines Muskels sind fest mit dem Knochen verbunden, den sie bewegen. **Bänder** sind ebenfalls starke, faserreiche Strukturen, die Knochen direkt miteinander verbinden und Gelenke zusammenhalten.

# Untersuchung

Verletzungen des Bewegungsapparates können in drei Kategorien unterteilt werden:

1. Lebensbedrohliche Verletzungen des Bewegungsapparates (z. B. Becken- oder Femurfraktur mit lebensbedrohlichem Blutverlust)
2. Nicht lebensbedrohliche Verletzung des Bewegungsapparates in Verbindung mit einem lebensbedrohlichen Polytrauma
3. Isolierte, nicht lebensbedrohliche Verletzung des Bewegungsapparates (z. B. einfache Extremitätenfraktur)

Der Sinn des Primary Surveys liegt in der Erkennung und Behandlung lebensbedrohlicher Zustände. Das Vorhandensein nicht lebensgefährlicher Verletzungen des Bewegungsapparates kann auf ein mögliches Polytrauma hinweisen und sollte das Rettungsdienstfachpersonal nicht von einer vollständigen ersten Untersuchung abhalten. Verletzungen des Bewegungsapparates sollten zwar nicht von der Versorgung lebensbedrohlicherer Umstände ablenken, müssen aber als mögliche Indikatoren für potenziell lebensgefährliche Verletzungen angesehen werden. Die Interpretation des Verletzungsmechanismus, der zu den offensichtlichen Verletzungen geführt hat, kann dabei helfen, weniger offensichtliche Verletzungen nicht zu übersehen.

## Verletzungsmechanismus

Das Verständnis des Verletzungsmechanismus stellt eines der wichtigsten Hilfsmittel bei der Untersuchung und Versorgung von Traumapatienten dar. Den

Verletzungsmechanismus schnell zu erfassen und zwischen hoher und niedriger Energieübertragung (z. B. Sturz vom Fahrrad im Vergleich zum Sturz mit einem Motorrad) zu unterscheiden, ist für Rettungsdienstfachpersonal wichtig, um kritische Verletzungen oder Zustände zu erkennen. Die beste Informationsquelle hinsichtlich des Unfallmechanismus ist der Patient selbst. Sollte dieser bewusstlos sein, können Augenzeugen Informationen über den Unfallhergang liefern. Wenn keine dieser Optionen verfügbar ist, sollten die Beobachtungen vor Ort gesammelt werden und das Verletzungsmuster dokumentiert und der aufnehmenden Klinik zur Verfügung gestellt und auf dem Einsatzprotokoll dokumentiert werden. Eine Fotodokumentation hilft dem Gesundheitsfachpersonal im Krankenhaus, eine Vorstellung des Geschehenen zu bekommen.

Anhand des Unfallmechanismus können bereits erste Vermutungen über mögliche Verletzungen abgeleitet werden. Überlegungen in Bezug auf die Traumakinematik schärfen unter Umständen das Bewusstsein für zusätzliche Verletzungen, nach denen in Kenntnis der typischen Verletzungsmuster gezielt Ausschau gehalten werden sollte. Beachten Sie folgende Beispiele:

- Springt eine Person mit den Füßen voran aus dem Fenster, müssen Sie primär Frakturen des Fersenbeins (Calcaneus), der Tibia, der Fibula, des Femurs, des Beckens und der Wirbelsäule vermuten. Sekundäre Verletzungen könnten darüber hinaus abdominale Verletzungen oder Kopfverletzungen durch das Vorwärtstaumeln nach dem Aufprall einschließen.
- Fährt ein Motorradfahrer gegen eine Straßenlaterne und prallt mit dem Kopf auf den Laternenmast, betreffen die primären Verletzungen den Kopf, die Halswirbelsäule und den Thorax. Sekundäre Verletzungen könnten am Femur entstehen, wenn der Patient mit dem Oberschenkel gegen die Lenkstange des Motorrads prallt.
- Erleidet der Beifahrer eines Fahrzeugs einen Anprall von der Seite, muss mit Verletzungen der oberen und unteren Extremitäten sowie des Beckens gerechnet werden. Als Begleitverletzungen können ein Schädel-Hirn-Trauma, Rippenfrakturen mit Lungenverletzungen und ein Abdominaltrauma auftreten.

# Primary und Secondary Survey

## Primary Survey

Die ersten Schritte jeder Patientenbeurteilung an der Einsatzstelle sind der Eigenschutz und die Beurteilung des Einsatzortes. Sobald der Einsatzort sicher ist, kann mit der Untersuchung des Patienten begonnen werden. Beim Primary Survey werden unmittelbar lebensbedrohliche Zustände identifiziert und behandelt. Auch wenn grob dislozierte Frakturen und Amputationsverletzungen aufgrund ihrer äußeren Erscheinung oft die Aufmerksamkeit des Rettungsdienstfachpersonals auf sich ziehen, hat die sofortige Behandlung lebensbedrohlicher Zustände absoluten Vorrang. Die Kontrolle lebensbedrohlicher äußerer Blutungen, die Sicherung des Atemweges, der Atmung, des Kreislaufs, der neurologischen Funktion und der groben erweiterten Untersuchung – also das **X-ABCDE** (**Ex**sanguination, **A**irway, **B**reathing, **C**irculation, **D**isability, **E**xposure/**E**nvironment) – sind die wichtigsten Bestandteile des Primary Surveys. Werden bei einem Patienten im Rahmen des Primary Surveys lebensbedrohliche Verletzungen identifiziert, muss die Behandlung von Verletzungen des Bewegungsapparates so lange aufgeschoben werden, bis die lebensbedrohlichen Störungen behoben sind. Werden durch Verletzungen des Bewegungsapparates massive äußere Blutungen hervorgerufen, müssen diese als Erstes behandelt werden, am besten durch direkte Kompression auf die Wunde und anschließende Anlage eines Tourniquets. Anschließend werden zum Ausschluss weiterer lebensbedrohlicher Verletzungen die Punkte ABCDE untersucht. Liegen keine lebensbedrohlichen Verletzungen vor, beginnt der Helfer mit dem Secondary Survey.

## Secondary Survey

Mit Ausnahme lebensbedrohlicher Blutungen erfolgt die Untersuchung der Extremitäten während des Secondary Surveys. Um die körperliche Untersuchung zu ermöglichen, sollte das Rettungsdienstfachpersonal sämtliche Kleidung entfernen, die nicht bereits während des Primary Surveys entfernt worden ist. Dies sollte unter den geschützten Bedingungen des vorgewärmten Rettungswagens erfolgen. Bei unklarem Unfallmechanismus muss das Becken ebenso wie die oberen und unteren Extremitäten (einschließlich der Hände und Füße) freigelegt werden. Zusätzlich sollte der Patient oder Augenzeugen zum Unfallhergang befragt werden. Der Patient sollte gezielt nach Schmerzen in den Extremitäten befragt werden. In der Regel berichten Betroffene mit relevanten Verletzungen des Bewegungsapparates über Schmerzen, bleibt dieser aus, kann dies auf eine begleitende Rückenmarksverletzung oder eine Schädigung peripherer Nerven hinweisen.

Die Untersuchung der Extremitäten beinhaltet die Beurteilung von Schmerz sowie peripherer Durchblutung, Motorik und Sensibilität (pDMS). Dabei ist besonders auf Folgendes zu achten:

- **Knochen und Gelenke** Die Untersuchung wird vervollständigt durch die Überprüfung von Fehlstellungen (Inspektion), die Frakturen oder Luxationen anzeigen können (**Tabelle 12-1**), sowie das Palpieren der Extremität auf Druckschmerz und Krepitation

**Tabelle 12-1** Häufige Fehlstellungen bei Gelenkluxationen

| Gelenk | Richtung | Fehlstellung |
|---|---|---|
| Schulter | anterior<br>posterior | Abduziert, außenrotiert, Blockierung in Innenrotation |
| Ellenbogen | posterior | Ellenhaken (Olecranon) steht nach hinten prominent ab |
| Hüfte | anterior<br>posterior | Extendiert, flektiert, abduziert, Außenrotation<br>Flexion, abduziert, Innenrotation |
| Knie | anteroposterior | Kontur verstrichen, Beugedefizit (Fixierung in Streckstellung) – kann sich spontan reponieren vor der Untersuchung |
| oberes Sprunggelenk | meist lateral | Außenrotation, prominenter Innenknöchel (Malleolus medialis) |
| unteres Sprunggelenk | meist lateral | nach lateral verschobenes Fersenbein (Calcaneus) |

Reproduziert aus American College of Surgeons Committee on Trauma: Advanced Trauma Life Support, ed 10, Seite 155, Chicago, 2018, ACS

(Palapation). Eine Abwesenheit von Schmerzen und Krepitation schließt eine Fraktur oder andere muskuloskelettale Verletzung nicht aus. Krepitation (Knochenreiben) ist ein spürbares Knirschen, das entsteht, wenn die beiden Enden eines frakturierten Knochens aneinanderreiben. Vergleichbar ist das Gefühl wie das Aufplatzen von Luftpolsterfolie. Krepitationen können ausgelöst werden, indem die Fraktur selbst getastet oder indem die gesamte Extremität bewegt wird. Wenn Sie Krepitationen auslösen können, sollten Sie dies nicht wiederholen, da dies für den Patienten äußerst schmerzhaft ist und dabei Folgeschäden entstehen können. Wenn Sie einmal eine Krepitation wahrgenommen haben, werden Sie dieses Gefühl nicht wieder vergessen und eine Immobilisation ist indiziert.

- **Weichteilverletzungen** Das Rettungsdienstfachpersonal schaut nach Hautfarbe, Schwellungen, Risswunden, Schürfwunden und Blutergüssen (Hämatomen). Jede Wunde in der Nähe einer Fraktur kann ein Hinweis auf das Vorliegen einer offenen Fraktur sein. Feste und gespannte Weichteile in Verbindung mit unverhältnismäßig starken Schmerzen können außerdem auf das Vorhandensein eines **Kompartmentsyndroms** hinweisen. Das Kompartmentsyndrom stellt einen extremitätengefährdenden Notfall dar und muss zwingend frühzeitig an das zuständige Gesundheitsfachpersonal im Krankenhaus weitergegeben werden. Die spezifischen Aspekte des Managements werden im weiteren Verlauf dieses Kapitels erläutert.
- **Durchblutung (Perfusion)** Die Durchblutung einer Extremität wird überprüft, indem die am weitesten distal gelegenen Pulse getastet werden (*A. radialis* und *A. ulnaris* an der oberen Extremität, *A. dorsalis pedis* und *A. tibialis posterior* an der unteren Extremität). Als ergänzender Parameter wird die Rekapillarisierungszeit an Fingern und/oder Zehen bestimmt, um Hinweise auf eine mögliche periphere Durchblutungsstörung zu erhalten. Das Fehlen der distalen Pulse einer Extremität kann ein Anhaltspunkt auf die Durchtrennung einer Arterie, auf eine Kompression des Gefäßes durch ein Hämatom oder Knochenfragment oder auf ein Kompartmentsyndrom sein. Große oder expandierende Hämatome können auf die Verletzung eines großen Blutgefäßes hinweisen.
- **Neurologische Funktion** Das Rettungsdienstfachpersonal untersucht sowohl die motorische Funktion als auch die sensible Innervation der oberen und unteren Extremitäten. In der Präklinik reicht in den meisten Situationen eine grob orientierende neurologische Untersuchung aus. **Tabelle 12-2** gibt Auskunft über die Kennmuskeln und sensiblen Versorgungsgebiete der größeren peripheren Nerven sowie deren häufigste Verletzungslokalisationen. Passen die neurologischen Ausfallerscheinungen nicht zur Verletzung, sollte der Patient weiter befragt und erneut untersucht werden.
- **Motorische Funktion** Diese kann untersucht werden, indem das Rettungsdienstfachpersonal den Patienten zunächst nach einem Kraftverlust

**Tabelle 12-2** Untersuchung peripherer Nerven der oberen Extremität

| Nerv | Motorische Funktion | Sensibilität | Verletzung |
|---|---|---|---|
| N. ulnaris | Abduktion des Zeigefingers und kleinen Fingers (Dig. II, V) | kleiner Finger (Dig. V) | Ellenbogenverletzung |
| N. medianus (distal) | Daumenballenmuskulatur (Thenar) und Opposition im Daumengrundgelenk | Fingerspitze Zeigefinger (Dig. II) | Handgelenksfraktur oder -luxation |
| N. medianus (N. interosseus anterior) | Flexion des Zeigefingerendgliedes | keine | suprakondyläre Humerusfraktur (Kinder) |
| N. musculocutaneus | Flexion im Ellenbogengelenk | radialer Unterarm | vordere Schulterluxation |
| N. radialis | Daumen, Extension in den Fingergrundgelenken (Metacarpophalangealgelenke) | erster dorsaler Interdigitalraum | distale Humerusschaftfraktur, vordere Schulterluxation |
| N. axillaris | Deltamuskel (M. deltoideus) | laterale Schulter | proximale Humerusfraktur, vordere Schulterluxation |

Reproduziert aus American College of Surgeons Committee on Trauma: Advanced Trauma Life Support, ed 10, Seite 161, Chicago, 2018, ACS

in der betreffenden Extremität fragt. Zur Prüfung der Motorik der oberen Extremitäten lässt der Untersuchende den Patienten die Faust öffnen und schließen, anschließend bittet er den Patienten, die Finger des Rettungsdienstmitarbeiters zu ergreifen und fest zuzudrücken. Im Bereich der unteren Extremität lässt er den Patienten mit den Zehen wackeln und fordert ihn auf, mit dem Fuß gegen die Hand des Untersuchers zu drücken bzw. diese nach oben zu ziehen. Die Fähigkeit, die Glutealmuskulatur anzuspannen und die Gesäßbacken zusammenzudrücken, macht die digital-rektale Untersuchung im Rahmen der ausführlichen neurologischen Untersuchung im Zielkrankenhaus keinesfalls überflüssig.

- **Sensibilität** Zur Untersuchung der Sensibilität fragt das Rettungsdienstfachpersonal zunächst nach Missempfindungen oder Taubheit und berührt verschiedene Stellen der Extremität, um herauszufinden, ob diese Berührungen vom Patienten wahrgenommen werden. Dabei sollte die Sensibilität möglichst weit distal getestet werden. In Tabelle 12-2 und **Tabelle 12-3** sind Informationen über eine detailliertere neurologische Untersuchung der Extremitäten zusammengestellt.

Die neurologische Untersuchung und die Kontrolle des Pulsstatus sollten nach jeder Manipulation (z. B. Anlage einer Schiene) wiederholt werden.

## Begleitverletzungen

Während der eingehenden körperlichen Untersuchung des Secondary Surveys können Anhaltspunkte auf den genauen Verletzungsmechanismus aufgedeckt und ein bestimmtes Verletzungsmuster vermutet werden. Dieses angenommene Verletzungsmuster sollte das Rettungsdienstfachpersonal veranlassen, nach häufig übersehenen Verletzungen zu suchen, die mit bestimmten Frakturen assoziiert sind. Beispielhaft wäre eine Thoraxverletzung zu nennen, die bei einer Verletzung der Schulter auftritt. Die gewissenhafte Untersuchung des gesamten Körpers soll sicherstellen, keine Verletzung zu übersehen. In **Tabelle 12-4** sind Beispiele für besonders häufige Begleitverletzungen aufgeführt.

# Spezifische Verletzungen des Bewegungsapparates

Extremitätenverletzungen können zwei relevante Probleme verursachen, die in der Präklinik versorgt werden müssen: Blutungen und Pulslosigkeit.

## Blutungen

Blutungen können dramatische Ausmaße annehmen oder nur geringfügig sein. Unabhängig davon, wie die Wunde aussieht – ob es sich um eine kapillare Blutung

**Tabelle 12-3** Untersuchung peripherer Nerven der unteren Extremität

| Nerv | Motorische Funktion | Sensibilität | Verletzung |
|---|---|---|---|
| N. femoralis | Extension im Kniegelenk | Knie ventral | Frakturen des Schambeins (Os pubis) |
| N. obturatorius | Adduktion im Hüftgelenk | medialer Oberschenkel | vordere Beckenringfraktur |
| N. tibialis posterior | Flexion der Zehen | Fußsohle | Kniegelenkluxation |
| N. peroneus superficialis | Pronation im oberen Sprunggelenk | lateraler Rückfluss | proximale Fibulafraktur, Kniegelenkluxation |
| N. peroneus profundus | Extension im oberen Sprunggelenk, Extension der Zehen | erster bis zweiter dorsaler Interdigitalraum | proximale Fibulafraktur, Kompartmentsyndrom |
| N. ischiadicus | Flexion im oberen Sprunggelenk | Fuß | hintere Hüftgelenkluxation |
| N. gluteus superior | Abduktion im Hüftgelenk | Oberes Gesäß | Acetabulumfraktur |
| N. gluteus inferior | Extension im Hüftgelenk (M. gluteus maximus) | Unteres Gesäß | Acetabulumfraktur |

Reproduziert aus American College of Surgeons Committee on Trauma: Advanced Trauma Life Support, ed 10, Seite 161, Chicago, 2018, ACS

**Tabelle 12-4** Begleitverletzungen, die mit Verletzungen des Bewegungsapparates vergesellschaftet sein können

| Verletzung des Bewegungsapparates | Begleitverletzung / häufig übersehene Verletzung |
|---|---|
| Klavikulafraktur, Scapulafraktur, Fraktur und/oder Luxation der Schulter | schweres Thoraxtrauma, insbesondere Rippenfrakturen und Lungenkontusion<br>Scapulothorakalgelenk Dissoziation |
| Fraktur/Luxation des Ellenbogengelenks | Verletzung der A. brachialis,<br>Verletzung des N. medianus, N. ulnaris und N. radialis |
| Femurfraktur | Schenkelhalsfraktur<br>Ligamentäre Knieverletzung<br>hintere Hüftgelenkluxation |
| posteriore Knieluxation | Femurfraktur<br>posteriore Hüftluxation |
| Kniegelenkluxation<br>Dislozierte Tibiakopffraktur | Verletzung der A. poplitea und des N. popliteus |
| Calcaneusfraktur | Wirbelsäulenverletzung oder -fraktur<br>Fraktur/Luxation des Rückfußes<br>Tibiakopffraktur |
| offene Fraktur | Hohe Inzidenz einer Begleitverletzung außerhalb des Bewegungsapparates |

Reproduziert aus American College of Surgeons Committee on Trauma: Advanced Trauma Life Support, ed 10, Seite 164, Chicago, 2018, ACS bei einer großflächigen Schürfwunde, eine dunkelrote Blutung nach einer oberflächlichen Risswunde oder eine hellrote, spritzende Blutung infolge einer Arterienverletzung handelt – entscheiden letztlich die Menge und die Geschwindigkeit des Blutverlustes darüber, ob der Patient diesen kompensieren kann oder in einen hypovolämischen Schock gerät. Halten Sie sich dabei an die Regel: *„keine Blutung ist geringfügig, jedes rote Blutkörperchen zählt!"*. Sogar eine kleine, tropfende Blutung kann bedrohlich werden, wenn sie über einen längeren Zeitraum ignoriert wird.

## Äußere Blutungen

Äußere arterielle Blutungen sollten während des Primary Surveys erkannt werden, da sie lebensbedrohlich sein können. Gewöhnlich sind solche Blutungen relativ leicht zu detektieren. Schwierigkeiten bei der Beurteilung entstehen lediglich, wenn sie auf der Rückseite des Patienten verborgen sind oder durch schwere, dunkle Kleidung verdeckt werden. Eine offensichtliche Blutung erfordert sofortige Aufmerksamkeit und sollte noch vor der Beurteilung der Atemwege oder der Atmung behandelt werden

Die Abschätzung des Blutverlusts einer äußeren Blutung ist ausgesprochen schwierig. Während Unerfahrene einen äußeren Blutverlust oft überschätzen, kann eine Blutung auch unterschätzt werden, wenn die Zeichen nicht offensichtlich sind. Eine Studie besagt, dass präklinische Blutmengeneinschätzung inakkurat und nicht klinisch hilfreich sei.[1] Die Gründe: Der Patient ist vielleicht bereits vom Unfallort entfernt worden oder das Blut wurde von den Kleidern aufgesogen, durch Wasser oder bei Regen kann das Blut fortgespült werden oder im Boden versickern. Unabhängig von der Genauigkeit des geschätzten Blutverlustes stellt die prähospitale Kontrolle von externen Blutungen eine entscheidende lebensrettende Maßnahme dar.

## Innere Blutungen

Bei Verletzungen des Bewegungsapparates treten häufig innere Blutungen auf, die oft übersehen werden. Sie können durch Verletzungen großer Blutgefäße (von denen einige in unmittelbarer Nähe der langen Röhrenknochen verlaufen), durch Zerreißung von Muskulatur oder aus dem Knochenmark im Rahmen von Knochenbrüchen entstehen. Eine zunehmende Schwellung einer Extremität oder kalte, blasse Extremitäten ohne Puls können auf eine innere Blutung aus größeren Arterien oder Venen hinweisen. Frakturen können mit einem erheblichen Blutverlust einhergehen. Offene Frakturen können mit einer Kombination aus inneren und äußeren Blutungen einhergehen, die beträchtlich sind, aber es fehlen Daten über die Menge des Blutverlustes bei einer bestimmten Fraktur. Ungeachtet dessen können Oberschenkel und Becken so viel Volumen aufnehmen, um den Blutverlust lebensbedrohlich werden zu lassen.

Bei der Einschätzung eines Patienten müssen sowohl die äußeren als auch die inneren Blutverluste durch ein Extremitätentrauma berücksichtigt werden. Auf diese Weise kann das Rettungsdienstfachpersonal eine verminderte Perfusion und einen Schock vorhersehen, sich auf eine systemische Verschlechterung des Patienten einstellen und entsprechende Gegenmaßnahmen einleiten.

## Behandlung

Die initiale Blutungskontrolle einer äußeren Blutung beginnt mit direktem Druck auf die Wunde. Wie bereits in Kapitel 3 besprochen, bringt das Anheben einer Extremität bei einer Blutung keine Verminderung des Blutverlusts und kann bei Verletzungen des Bewegungsapparates die Verletzung sogar verschlimmern. Falls die äußere Blutung durch direkten Druck oder Anlage eines Druckverbandes nicht kontrolliert werden kann, sollte ein Tourniquet zur Abbindung entsprechend den in Kapitel 3 beschriebenen Prinzipien angelegt werden. Kann die Blutung durch die Anlage des ersten Tourniquets nicht gestoppt werden, sollte unmittelbar daneben ein zweites Tourniquet angebracht werden. Ist die Anlage eines Tourniquets aus anatomischen Gründen nicht möglich, z. B. in der Leiste oder in der Achselhöhle, kann die lokale Anwendung eines geeigneten blutstillenden Mittels in Betracht gezogen werden. Solche hämostyptischen Verbände können auch bei verlängerten Transportzeiten in Erwägung gezogen werden. Der Gebrauch von Tourniquets stellt heute das Standardverfahren zur präklinischen Behandlung einer lebensbedrohlichen Extremitätenblutung dar.

Innere Blutungen im Zusammenhang mit einem Extremitätentrauma können erheblich sein und in manchen Situationen zu einem Schock führen. Wie bei allen anderen inneren Blutungen ist auch die Behandlung von inneren Blutungen an den Extremitäten vor Ort schwierig und möglicherweise nur bedingt wirksam. Die Ruhigstellung von Frakturen kann helfen. Bei Beckenfrakturen mit Instabilität kann ein Beckengurt oder ein um das Becken gewickeltes Tuch das Beckenvolumen wirkungsvoll reduzieren und damit indirekt die Blutung verringern.

Ist die lebensbedrohliche Extremitätenblutung unter Kontrolle, wird der Primary Survey wiederholt, der Patient stabilisiert und ein rascher Transport in eine geeignetes Zielrankenhaus durchgeführt. Während des Transports sollte das Rettungsdienstfachpersonal dem Patienten Sauerstoff verabreichen und bei Schockpatienten eine intravenöse Volumensubstitution beginnen. Dabei sollte beachtet werden, dass bei Verdacht auf eine unkontrollierte innere Blutung der systolische Zielblutdruck 80–90 mmHg (bzw. der mittlere arterielle Blutdruck 60–65 mmHg) nicht überschreiten sollte. Bei Patienten mit gleichzeitig vorliegendem Schädel-Hirn-Trauma sollte der systolische Blutdruck ≥90-110 mmHg betragen. Bei Patienten mit geringfügigen Blutungen ohne Schockzeichen und ohne anderweitige lebensbedrohliche Probleme kann die Blutung durch Anlage eines (Druck-) Verbandes gestoppt und mit dem Secondary Survey fortgefahren werden.

## Pulslose Extremität

Bei dem Bestreben, während der Untersuchung des Patienten die distalen Pulse jeder einzelnen Extremität zu lokalisieren und sicher zu tasten, muss bedacht werden, dass die Fehlstellung der Fraktur ursächlich für die verminderte Durchblutung der Extremität sein kann. Wird nach Beendigung des Primary Surveys (X-ABCDE) eine deformierte Extremität ohne peripheren Puls festgestellt, sollte versucht werden, diese in die Position zu bringen, die der Ausrichtung einer unverletzten Extremität entspricht. Anschließend wird der Puls erneut geprüft, um herauszufinden, ob die Lageveränderung die Blutversorgung verbessert hat. Es ist wichtig, darauf hinzuweisen, dass diese Lagekorrektur weder der anatomisch korrekten Reposition der Fraktur noch der Wiederherstellung der Funktion oder einer definitiven Behandlung der Fraktur dient. Der Zweck ist einzig und allein, eine durch die Deformität verursachte Abknickung oder Kompression des Gefäßes zu beseitigen und dadurch den Blutfluss wieder sicherzustellen. Wenn der Puls wieder tastbar ist oder sich die kapilläre Füllungszeit verbessert hat, wird die Extremität in dieser Position geschient. Die Information muss an das aufnehmende Krankenhaus weitergegeben werden.

Der gleiche Mechanismus, der zu einem Kompartmentsyndrom führt, kann auch durch Einblutung in ein umschlossenes Kompartiment und der damit verbundenen Schwellung einen distalen Verschluss des Gefäßes zur Folge haben. Bei einer pulslosen Extremität sollte daher stets auch nach einem Kompartmentsyndrom (siehe später in diesem Kapitel) Ausschau gehalten werden. Da das Fehlen des Pulses die Extremität gefährdet, ist der zügige Transport in ein Krankenhaus mit der Möglichkeit zur sofortigen chirurgischen Intervention extrem wichtig.

### *Beckenfrakturen*

Schwere Beckenfrakturen oder andere schwere Schädigungen des Beckenrings stellen das Rettungsdienstfachpersonal vor eine Reihe von Herausforderungen (**Abbildung 12-4**). Die erste besteht darin, Patienten zu erkennen, die infolge einer Beckenfraktur hämodynamisch instabil sind. An der Einsatzstelle können Überlegungen zum Unfallmechanismus, die Energie, die auf den Körper eingewirkt hat, und der Schweregrad der Deformität der unteren Extremitäten weitere Hinweise auf

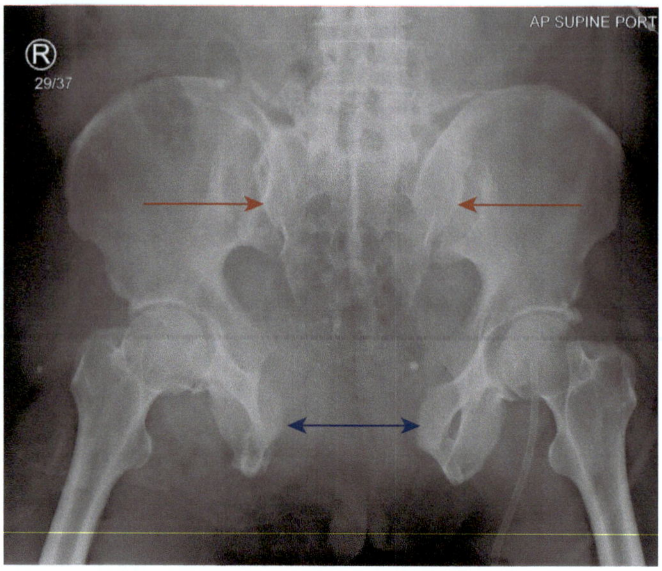


**Abbildung 12-4** Schwere Zerstörung des Beckenrings. Die blauen Pfeile weisen auf eine ausgeprägte Sprengung der vorderen Symphyse hin. Die roten Pfeile zeigen beidseitige posterioren Iliosakral-Läsionen.

Mit freundlicher Genehmigung von Andrew Pollak, MD.

eine Beckenverletzung geben. Eine akkurate Einschätzung kann theoretisch den Unterschied zwischen Leben und Tod ausmachen. Nur wenige Verletzungen des Stütz- und Bewegungsapparates sind wirklich lebensgefährlich, aber Beckenringfrakturen können es sein.

Das größte unmittelbare Problem stellen innere Blutungen dar, die oft nur schwer zu beherrschen sind. Beckenfrakturen reichen von leichten, relativ harmlosen Verletzungen bis hin zu lebensbedrohlichen Verletzungen mit massiven inneren und äußeren Blutungen (**Kasten 12-1**). Frakturen des **Beckenrings** sind mit einer Mortalitätsrate von etwa 9 bis 20 % verbunden. Das Vorhandensein einer Beckenringfraktur stellt einen unabhängigen Risikofaktor dar und verdoppelt das Risiko, an der Verletzung zu versterben.[2] Beckenfrakturen sind häufig mit Begleitverletzungen wie Schädel-Hirn-Trauma, Frakturen der großen Röhrenknochen, Thoraxverletzungen, Verletzungen der Harnröhre beim Mann, Milzverletzungen sowie Verletzungen von Leber und Nieren verbunden.

Zur körperlichen Untersuchung des Beckens kann durch sanften manuellen Druck von vorne nach hinten und von beiden Seiten eine Krepitation oder eine Instabilität festgestellt werden. Das Palpieren des Schamhügels kann eine große Lücke zwischen linkem und rechtem Schambeinast aufzeigen, welches auf eine signifikante Störung des vorderen Beckenrings hinweist. Sobald dies bei der körperlichen Untersuchung festgestellt wurde, ist eine weitere Untersuchung zur Beurteilung der Beckenstabilität kontraindiziert, da sie zu einer Verstärkung der Blutung oder einer Auflösung des Gerinnsels führen könnte.

**Kasten 12-1** Beckengurte und-schlingen.

Mindestens drei Beckenschlingen bzw. -gurte sind kommerziell erhältlich: Pelvic Binder (PelvicBinder Inc.), Sam Pelvic Sling II (SAM Medical Products) und Trauma Pelvic Orthotic Device (T-POD; Teleflex Inc.).

**Grundlage**
Ein Teil der Beckenringfrakturen ist mit einer Vergrößerung des vom Becken umschlossenen Volumens assoziiert und erlaubt so einen erheblichen abdominellen Blutverlust. Durch die Volumenvergrößerung kann dieser Raum eine deutlich größere Blutmenge aufnehmen, bevor sich die Blutung durch das umgebende Gewebe **tamponiert**. Hämodynamisch instabile Patienten mit Beckenfrakturen werden daher innerklinisch mit einem Beckenfixateur oder anderen externen Fixationen versorgt, um das Volumen des Beckens und damit den Raum für Blutungen zu verkleinern. Die externe Fixation sollte in der Klinik auf die präklinische Anlage eines Beckengurtes bei entsprechender Indikation folgen.

**Anwendung**
Die Sorge, durch die Anlage eines Beckengurtes zusätzliche Schäden zu verursachen, sollte nicht dazu führen, die Durchführung dieser potenziell lebensrettenden Maßnahme zu unterlassen. Die Energie, die zum Zeitpunkt des initialen Traumas auf den Körper eingewirkt hat, ist um ein Vielfaches größer als diejenige, die durch einen Logroll oder die Anlage eines Beckengurtes verursacht wird. In der Literatur hat sich kein nachteiliger Effekt auf das frühzeitige Anbringen eines Beckengurtes gezeigt, selbst dann nicht, wenn in der radiologischen Diagnostik nachgewiesen werden konnte, dass die Anlage nicht indiziert war.[3] Ein Beckengurt nicht anzulegen, kann dagegen bei massiver Sprengung des Beckenrings mit erhöhtem intrapelvinem Volumen zum Verbluten führen. Insgesamt ist die Qualität der Literatur, die einen positiven Effekt der Anwendung eines Beckengurtes in der Präklinik belegen würde, gering. Es ist jedoch unwahrscheinlich, dass die präklinische Anwendung einen signifikant schädlichen Effekt hat.[4]



Offene Frakturen des Beckens können das Rectum oder die Vagina verletzen, und eine offensichtliche Quelle für den externen Blutverlust kann nicht sofort einfach identifiziert werden. Es ist nicht die Rolle des Rettungsdienstfachpersonals, Beckenfrakturmuster zu identifizieren oder klassifizieren und ob eine verborgene Lazeration eine Fraktur diese zu einer offenen Fraktur macht. Das primäre Ziel ist es, lebensbedrohliche Beckenfrakturen zu identifizieren und eine adäquate Behandlung zu initiieren.

Bei einigen Beckenringfrakturen kommt es aufgrund ihres Frakturmusters und der Verschiebung von Knochenteilen zu einer Vergrößerung des Beckenvolumens, wodurch sich im Becken ungehindert große Mengen Blut ansammeln und zu einem lebensbedrohlichen Blutverlust führen können. Die geschlossene Reposition des Beckens durch Anlage eines Beckengurtes ist eine einfache Maßnahme, um das intrapelvine Volumen und damit den Blutungsraum zu verringern und so den Blutverlust zu reduzieren. Ein Beckengurt ist nicht dazu gedacht, eine Beckenfraktur zu immobilisieren, sondern um den Blutungsraum zu minimieren.

In den vergangenen Jahren wurde insbesondere im deutschsprachigen Raum zunehmend über die Notwendigkeit einer klinischen Beckenuntersuchung diskutiert. Unter präklinischen Bedingungen hat es sich als recht schwierig erwiesen, stabile bzw. instabile Beckenringverletzungen zuverlässig festzustellen.[5-7] Es gibt Hinweise darauf, dass selbst erfahrene Untersucher in bis zu 50 % der Fälle falsche Befunde erheben. Auf der anderen Seite kann eine Untersuchung des Beckens mittels Palpation eine möglicherweise bereits begonnene Selbsttamponade (Clot-Bildung) wieder öffnen. Die verfügbare wissenschaftliche Literatur legt nahe, dass ein vor der Röntgenuntersuchung angelegter Beckengurt die Verweildauer im Krankenhaus und auf der Intensivstation verkürzen und den anfänglichen Transfusionsbedarf verringern kann.[8] Daher wird bei einem geeigneten Verletzungsmechanismus (hohe Energie) und klinischem Verdacht auf eine Beckenringverletzung (insbesondere bei hämodynamischer Instabilität) übereinstimmend empfohlen, in der prähospitalen Phase einen Beckengurt anzulegen.[9-11]

Der Beckengurt sollte mittig über dem (meist gut tastbaren) Trochanter major des Femurs angelegt werden und nicht über dem Beckenkamm. Beckenschlingen werden häufig zu weit kranial angelegt, was zu einer Kompression des Abdomens führt und im Extremfall sogar Schwierigkeiten bei der Beatmung des Patienten hervorrufen kann. Die richtige Positionierung ermöglicht die Übertragung der Kompression von der Schlinge auf das Becken, unabhängig vom Habitus des Körpers. Das Ergebnis einer korrekten Platzierung sind eine Verringerung des Beckenvolumens, eine Stabilisierung des Beckens und idealerweise eine Verringerung der aktiven Blutung.

## Femurfrakturen

Femurfrakturen zählen zu den potenziell lebensbedrohlichen Verletzungen, da ausgeprägte Hämorrhagien in den betroffenen Oberschenkel auftreten können. Wie bei Beckenfrakturen kann der Blutverlust zu hämodynamischer Instabilität bis hin zum hämorrhagischen Schock führen. Eine vermutete Femurschaftfraktur sollte mithilfe einer Traktionsschiene ruhiggestellt werden. Durch den achsengerechten Zug an der verletzten Extremität, entweder manuell oder durch Anlage einer Traktionsschiene, werden die Bruchenden aufeinandergestellt, wodurch die innere Blutung aus der Markhöhle reduziert und die Schmerzen gelindert werden. Die ausgeprägte Muskulatur des Oberschenkels erschwert häufig die Reposition und Immobilisation mithilfe von Schienen.

Kontraindikationen für die Anwendung einer Traktionsschiene sind:

- Ausgedehnte Weichteilverletzungen (Avulsion) oder Amputation des Sprunggelenks oder Fußes auf der gleichen Seite.
- Verdacht auf Frakturen angrenzend an das Kniegelenk (in diesen Fällen kann eine Traktionsschiene wie eine starre Schiene eingesetzt werden, jedoch ohne Zug).

## Instabilität durch Frakturen und Luxationen

Risse im Halteapparat von Gelenken, Frakturen von Knochen und Läsionen größerer Muskeln oder Sehnen tragen zur Instabilität einer verletzten Extremität bei.

### Frakturen

Bei Frakturen können Schmerzen sowie zusätzliche Gewebe- und Folgeschäden durch eine adäquate Ruhigstellung (Immobilisation) der betroffenen Extremität reduziert werden. Die beim Trauma übertragene Energie, die zur Fraktur geführt hat, verursacht in der Regel deutlich schwerwiegendere Schäden als eine fachgerecht durchgeführte Lagekorrektur oder Schienung durch Rettungsdienstfachpersonal.

Allgemein werden Frakturen in **geschlossene** und **offene Frakturen unterteilt**. Bei einer geschlossenen Fraktur bleibt die Haut intakt, während bei einer offenen Fraktur die Hautintegrität unterbrochen ist und der Frakturspalt direkt oder potenziell mit der Außenwelt kommuniziert. (**Abbildung 12-5A**). Orthopäden und Chirurgen unterscheiden die Frakturen unter anderem nach radiologischen Kriterien z. B. in *Quer-, Spiral- oder Trümmerfrakturen*. Für die präklinische Versorgung sind diese Unterscheidungen aber bedeutungslos.

#### Geschlossene Frakturen

Geschlossene Frakturen sind Brüche, bei denen die Haut intakt ist (**Abbildung 12-5B**). Zeichen einer geschlossenen Fraktur sind Schmerzen, Deformierungen, Hämatome,

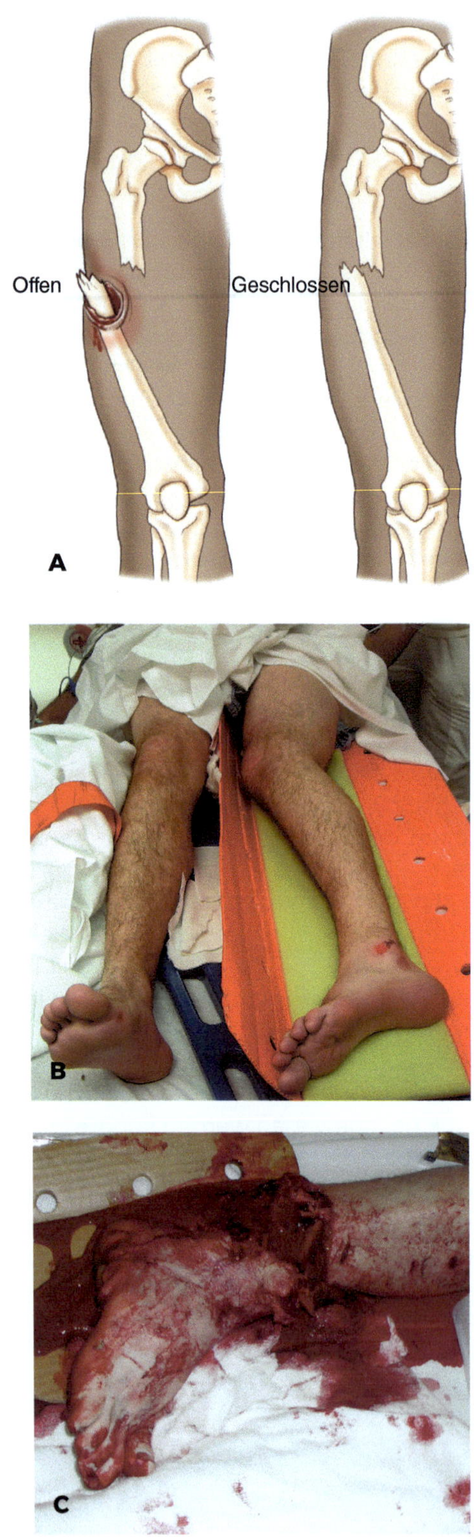


**Abbildung 12-5** **A.** Offene und geschlossene Fraktur. **B.** geschlossene Fraktur des Oberschenkels (Femur). **C.** offene Fraktur des Schienbeins (Tibia).

A: © National Association of Emergency Medical Technicians (NAEMT); B: Mit freundlicher Genehmigung von Norman McSwain, MD, FACS, NREMT-P; C: Mit freundlicher Genehmigung von Peter T. Pons, MD FACEP.

Schwellungen und Krepitationen. Bei manchen Patienten ist Schmerz der einzige klinische Hinweis. Distal der Fraktur müssen immer Puls, Motorik und Sensibilität geprüft werden. Den Patienten aufzufordern, seine gebrochene Extremität zu bewegen, kann aus einer geschlossenen Fraktur eine offene machen. Eine Fraktur kann nicht ausgeschlossen werden, nur weil der Patient die Extremität willkürlich bewegen kann, bei Frakturen der unteren Extremität kann er unter Umständen sogar auf dem betroffenen Bein laufen. Verletzte Patienten stehen häufig unter einer ausgeprägten adrenergen Stressreaktion und tolerieren dadurch Maßnahmen oder Belastungen, die unter normalen Umständen nur eingeschränkt oder gar nicht toleriert würden. Einige Patienten haben zudem eine extrem hohe Schmerztoleranz.

### Offene Frakturen

Offene Frakturen entstehen in der Regel entweder durch scharfkantige oder spitze Knochenfragmente, die die Haut von innen perforieren, oder durch äußere Gewalteinwirkung mit Zerstörung des Haut- und Weichteilmantels." (**Abbildung 12-5C**). Kommt es bei einer Fraktur zu einer Verbindung mit der Außenwelt, können die Frakturenden durch Haut- oder Umweltkeime kontaminiert werden. Dies kann zur schwerwiegenden Komplikation einer Knocheninfektion (Osteomyelitis) führen, die die Frakturheilung stark beeinträchtigen kann. Obwohl die äußere Weichteilverletzung bei offenen Frakturen häufig nicht mit einer ausgeprägten äußeren Blutung einhergeht, können erhebliche Blutungen aus dem intramedullären Raum (Markhöhle) auftreten. Zudem können sich tiefe Muskel- und Weichteilhämatome über die Frakturwunde nach außen entlasten.

Jede offene Wunde in der Nähe einer vermuteten Fraktur sollte als offene Fraktur angesehen und als solche behandelt werden. Es sollte keinesfalls versucht werden, den Knochen oder das Knochenende in die Wunde zurückzudrücken. Die Knochen kehren gelegentlich in eine annähernd normale Stellung zurück, wenn die Extremität in eine achsengerechte Position gebracht und immobilisiert wird.

Offene Frakturen sind bei Traumapatienten nicht immer einfach zu erkennen. Während Knochenfragmente, die aus einer Wunde herausragen, ziemlich eindeutig sind, können Weichteilverletzungen in der Nähe einer Fraktur oder Deformation auch durch eine Durchspießung von innen entstanden sein, bevor die Knochenenden wieder in ihre ursprüngliche Stellung zurückgekehrt sind.

## Behandlung

Primäre Ziele bei der Behandlung von Frakturen sind die Blutungskontrolle und die Schockbekämpfung. Durch direkten Druck von außen und die Anlage eines Druckverbandes können die meisten äußeren Blutungen präklinisch gestoppt werden. Gelingt dies nicht, muss die Anlage eines Tourniquets in Erwägung gezogen werden. Offene Wunden oder Knochenenden sollten mit sterilen Tüchern abgedeckt werden.

Vor Anlage einer Schiene kann die deformierte Extremität in eine annähernd normale anatomische Position gebracht werden. Durch die Wiederherstellung der Längsachse werden die Schmerzen gelindert, die Anlage der Schiene erleichtert und die Durchblutung der Extremität verbessert. Ziehen sich die Knochenstücke bei der Schienung in die Wunde zurück, muss dies auf dem Einsatzprotokoll dokumentiert und zusätzlich dem Gesundheitsfachpersonal des Zielkrankenhauses mitgeteilt werden. Gelingt es nicht, die Extremität in eine annähernd anatomische Position zu bringen, wird die Fraktur in der vorgefundenen Position ruhiggestellt. Je nach lokalem Behandlungsprotokoll sollte bei grotesken Fehlstellungen, starken Schmerzen oder Pulslosigkeit der Extremität ein Notarzt zur medikamentösen Schmerztherapie und Reposition der Fraktur nachgefordert werden.

Neuere Literatur unterstützt die gewichtsadaptierte Gabe von Antibiotika. Zudem zeigen Daten, dass eine möglichst frühe Verabreichung die Infektionsrate senken kann. Die präklinische Gabe von Antibiotika wird jedoch kontrovers diskutiert. Der Nutzen einer präklinischen Antibiotikagabe im städtischen Rettungsdienst konnte bisher nicht nachgewiesen werden.[12]

Vor der Schienung sollte eine Extremität generell in ihre normale anatomische Position gebracht werden. Dies schließt sanften Zug ein, um die Extremität auf ihre normale Länge zu bringen. Eine reponierte Fraktur ist einfacher zu schienen. Letztlich sollte aber die Reposition eine mögliche Gefäss- oder Nervenkompression vermindern und somit die Perfusion und neurologische Funktion verbessern. Zudem sollten eine Blutung und Schmerzen vermindert werden.

Wenn eine Fraktur offen ist und Knochen sichtbar sind, sollten die Knochenteile mit sterilem Wasser oder NaCl 0,9% gespült werden (wenn es die Zeit erlaubt), um offensichtliche Kontaminationen vor einer Reposition zu entfernen. Wenn sich die Knochenenden bei dieser Manipulation in die Haut zurückziehen, ist das nicht weiter schlimm, da offene Frakturen in jedem Fall im Operationssaal gespült und **debridiert** werden müssen. Jedoch ist es eine wichtige Information, dass Knochenenden freigelegt waren, dieses sollte daher im Einsatzprotokoll dokumentiert werden. Nicht mehr als 2 Versuche sollten durchgeführt werden, um eine Extremität in eine neutrale Position zu bringen und, im Falle eines Nichtgelingens, sollte diese in der vorgefundenen Position geschient werden.

Primäres Ziel einer Schienung ist die Ruhigstellung der betroffenen Extremität. Dadurch werden die Schmerzen des Patienten gemindert sowie weitere Gewebeschädigungen und Blutungen verhindert. Eine suffiziente Immobilisation eines langen Röhrenknochens erfordert die Ruhigstellung der gesamten betroffenen Extremität.

Dazu sollte die Extremität manuell fixiert und sowohl der Knochen als auch das Gelenk proximal und distal der Verletzung immobilisiert werden. Verschiedene Schienungssysteme sind auf dem Markt erhältlich; die meisten sind sowohl zur Immobilisation geschlossener als auch offener Frakturen geeignet (**Kasten 12-2**). Nahezu alle Schienen erschweren die Inspektion der Extremität nach der Immobilisation, weshalb eine genaue Beurteilung der Verletzung vor dem Anlegen der Schiene erfolgen sollte.

## Kasten 12-2 Schienentypen

Diverse Schienungsmaterialien stehen zur Verfügung, unter anderem (**Abbildung 12-6**).

- **Formstabile Schienen** können nicht in ihrer Form verändert werden. Die zu schienende Körperpartie muss auf die Schiene passen. Beispiele für solche „rigiden" Schienen sind feste Holz-, Metall- oder Kunststoffschienen sowie Luftkammerschienen. Diese Schienen können vor allem bei Frakturen großer Röhrenknochen sinnvoll sein.
- **Formbare Schienen** können der Fehlstellung verletzter Extremitäten angepasst werden. Zu diesen Schienen gehören Vakuumschienen und -matratzen, Drahtleiterschienen sowie formbare und gepolsterte Aluminiumblechschienen (z. B. SAM Splint®). Schienen dieser Gruppe sind besonders für Handgelenk und Knöchel, aber auch für große Röhrenknochen geeignet.
- **Extensionsschienen** halten mechanisch einen achsgerechten Zug aufrecht und ermöglichen so die Reposition einer dislozierten Fraktur. Sie werden vor allem bei Femurfrakturen eingesetzt.



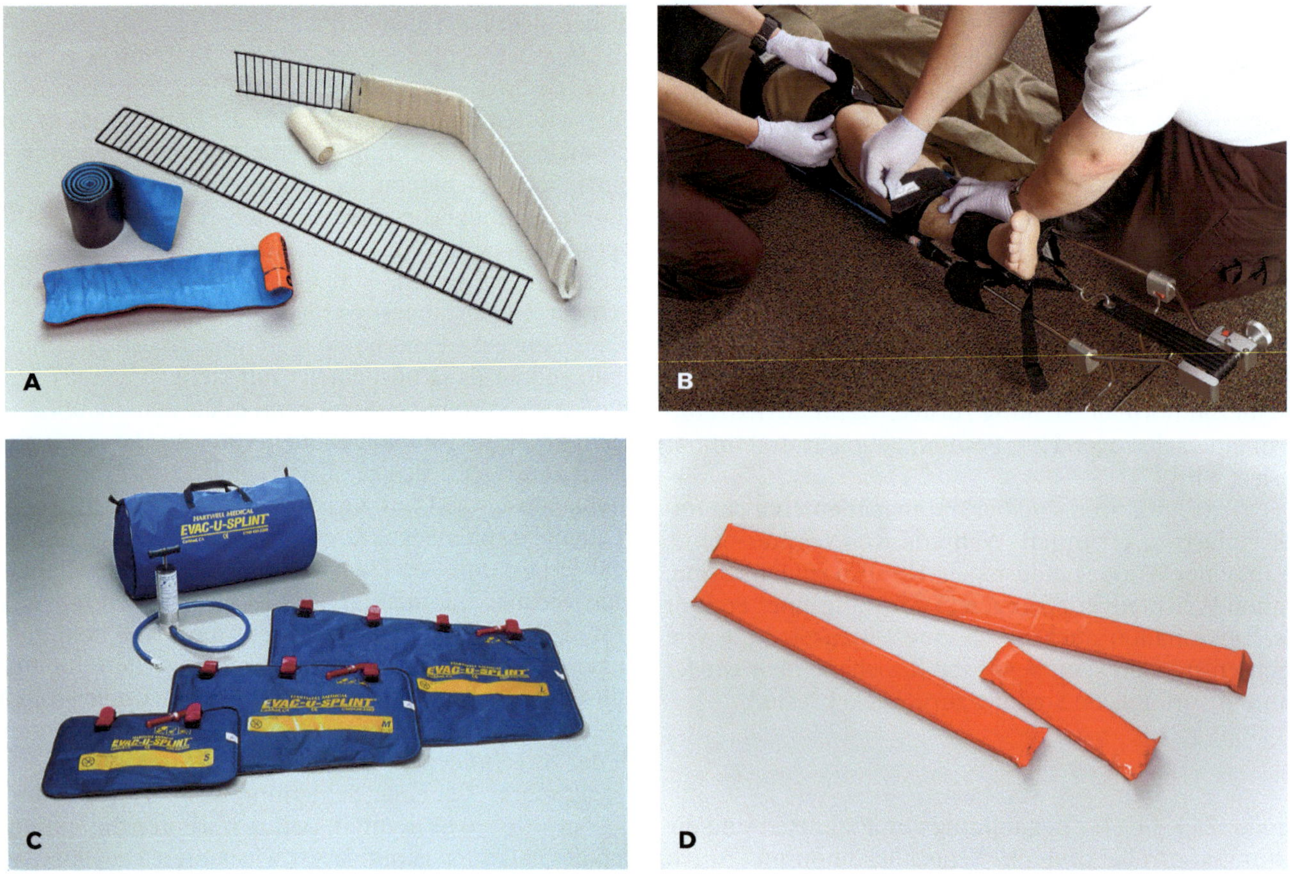


**Abbildung 12-6** **A.** Formbare Schiene. **B.** Extensionsschiene. **C.** Vakuumschiene. **D.** formstabile Schienen (hier: Board Splint).

Vier zusätzliche Punkte sollten bei allen Methoden der Schienung beachtet werden:

1. Starre Schienen sollten innen ausgepolstert werden, damit Druckstellen verhindert werden.
2. Schmuck und Uhren sollten entfernt werden, damit die Zirkulation im Falle einer zunehmenden Schwellung nicht behindert wird. Die Anwendung von Seife, Pflegelotion oder Gleitgel kann bei der Entfernung von zu engen Fingerringen hilfreich sein.
3. Vor und nach dem Anlegen der Schiene müssen Durchblutung, Motorik und Sensibilität distal der Verletzung untersucht und anschließend regelmäßig weiter überprüft werden. Eine pulslose Extremität deutet entweder auf eine Gefäßverletzung oder auf ein Kompartmentsyndrom hin. Ein zügiger Transport in eine adäquate Zielklinik ist in diesem Fall umso wichtiger.
4. Nach erfolgter Immobilisation sollte die betroffene Extremität – sofern keine konkurrierenden Verletzungen entgegenstehen – hochgelagert werden, um eine Ödembildung und pulsierende Schmerzen zu reduzieren. Dies gilt insbesondere bei isolierten Extremitätenverletzungen. Eine lokale Kühlung kann zusätzlich abschwellend und analgetisch wirken.

## Luxationen

Gelenke werden durch Bänder zusammengehalten. Die Knochen, die ein Gelenk bilden, sind durch Sehnen mit den Muskeln verbunden. Die eigentliche Bewegung der Extremitäten entsteht durch Kontraktion (Verkürzung) von Muskeln. Diese Verkürzung der Muskeln führt zu einem Zug an den Sehnen, die am Knochen angeheftet sind und die Extremität im Gelenk bewegen. Bei einer Luxation werden beide gelenkbildenden Knochen voneinander getrennt (so springt z. B. der Gelenkkopf aus der Gelenkpfanne). Dabei kommt es zu einer Verletzung der Bänder, die das Gelenk normalerweise stabilisieren (**Abbildung 12-7** und **Abbildung 12-8**). Eine Luxation bewirkt also eine Instabilität ähnlich wie bei einer Fraktur, die präklinisch immobilisiert werden muss. Luxationen können starke Schmerzen verursachen und sind ohne Röntgendiagnostik nur schwer von Frakturen zu unterscheiden; gelegentlich sind sie mit Frakturen assoziiert (Luxationsfrakturen). Die Deformität des Gelenkes gibt einen Hinweis auf Art und Richtung der Dislokation.

Die Luxation sollte anhand des distaleren Segmentes durch das Rettungsdienstfachpersonal beschrieben werden: So wird eine Knieluxation anhand der Richtung der Bewegung der Tibia im Vergleich zum Knie beschrieben. Bei einer posterioren Knieluxation ist die Tibia gegenüber dem Femur nach dorsal verlagert.

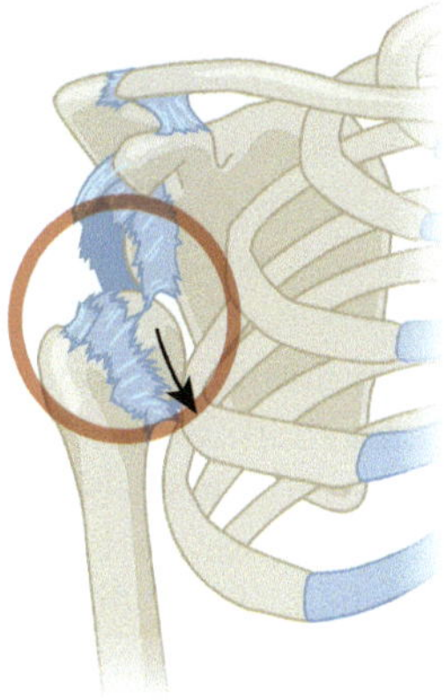

**Abbildung 12-7** Bei einer Luxation springt ein Knochen aus dem Gelenk – das Bild zeigt eine typische anteriore Schulterluxation.



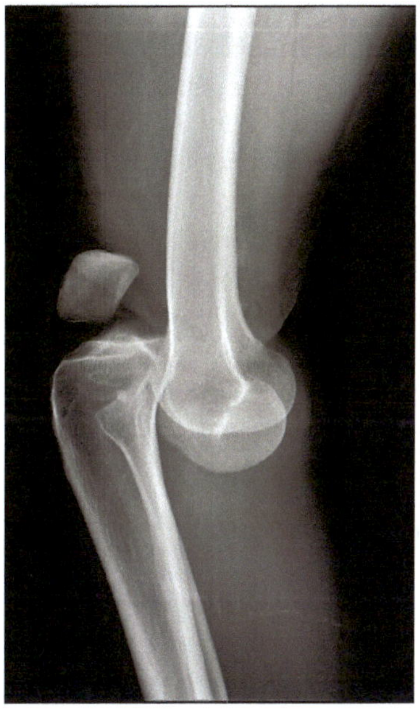

**Abbildung 12-8** Anteriore Luxation des rechten Kniegelenks, bei der die Tibia gegenüber dem Femur nach ventral verlagert ist.



Bänder von Patienten, die bereits eine Luxation erlitten haben, sind meist gedehnt und instabiler und neigen daher zu wiederholten Luxationen, solange keine chirurgische Korrektur vorgenommen wird. Diese Patienten sind nicht selten mit ihrer Verletzung vertraut und können dann bei der Beurteilung und Reposition helfen. Lässt sich bei Patienten, bei denen häufig wiederkehrende Luxationen auftreten, das Gelenk nicht wieder einrenken, müssen nicht unbedingt weitere Repositionsversuche unternommen werden. Es ist meist gefahrlos möglich, diese Patienten mit luxiertem Gelenk ins Krankenhaus zu transportieren. Auch werden Schmerzen von diesen Patienten besser toleriert als bei Patienten, die das erste Mal eine Gelenkluxation erleiden.

### Behandlung

Generell sollten Luxationen in der vorgefundenen Lage ruhiggestellt werden. Sanfte Gelenkbewegungen sind sinnvoll, um die Zirkulation zu verbessern, wenn der Puls initial fehlt oder schwach ist. Bei kurzem Transportweg sollten jegliche Manipulationen unterlassen werden, um keine Zeit zu verlieren. Manipulationen sind für den Patienten äußerst schmerzhaft, weshalb dieser auf jegliche Bewegungen der Extremitäten vorbereitet werden sollte.

Eine präklinische Reposition ist meist nur in Ausnahmefällen erforderlich. Sind die Beschwerden moderat und kann der Patient die Schmerzen tolerieren, empfiehlt es sich, die betroffenen Extremität (ähnlich wie eine Fraktur) zu immobilisieren und die Reposition erst nach Röntgenkontrolle in der Klinik durchzuführen. Leidet der Patient dagegen unter massiven Schmerzen oder ist die Durchblutung der Extremität in Mitleidenschaft gezogen, sollte ein Notarzt zur medikamentösen Schmerztherapie und Reposition nachgefordert werden.

Die meisten Gelenkluxationen können mit Schienen ruhiggestellt werden, bei der Schulterluxation eignet sich am besten eine Armtrageschlinge. Die initiale Gelenkstellung, durchgeführte Bewegungen, Puls, Sensibilität und Hautfarbe vor und nach Anlage der Schiene müssen dokumentiert werden. Während des Transports können durch Kühlung Schmerzen gelindert und stärkere Schwellungen vermieden werden. Zur weiteren Schmerzlinderung sollten Analgetika verabreicht werden.

# Spezielle Überlegungen

## Kritische Polytraumapatienten

Bei Patienten, die ein Polytrauma erlitten haben, am Primary Survey festzuhalten, bedeutet nicht, eine Extremitätenverletzung zu ignorieren oder eine Progredienz der Verletzung in Kauf zu nehmen. Allerdings gilt bei Patienten, die eine nicht vital bedrohlich blutende Verletzung des Bewegungsapparates haben, der Grundsatz *„Life before Limb"*, also Überleben geht vor Erhalt von Gliedmaßen. In diesen Fällen sollte sich das Rettungsdienstfachpersonal auf die Vitalfunktionen konzentrieren und sich erst nachgeordnet um die verletzte Extremität kümmern, unabhängig davon, wie dramatisch diese aussehen mag. Wenn der Patient vollständig auf einem Spineboard oder einer Vakuummatratze immobilisiert wurde, sind auch alle Extremitäten in anatomischer Lage ruhiggestellt und der Patient lässt sich rasch umlagern. Ein Secondary Survey ist nachrangig, solange ein lebensbedrohlicher Zustand weiterhin eine Behandlung erfordert oder die Transportzeit nur kurz ist. Wird kein Secondary Survey durchgeführt, sollten die Gründe hierfür aus der Einsatzdokumentation klar hervorgehen.

## Kompartmentsyndrom

Beim Kompartmentsyndrom kommt es infolge einer Erhöhung des Gewebedrucks zur Beeinträchtigung der Blutversorgung einer Gliedmaße (beginnend mit einer Störung des venösen Abstroms), wodurch diese gefährdet wird. Die Muskeln einer Extremität sind von dichtem Bindegewebe umgeben, der sogenannten Faszie. Diese Faszien unterteilen eine Extremität in verschiedene Kompartimente (Muskellogen), in denen die Muskeln liegen. Die Faszien sind nur geringfügig dehnbar, sodass jede Druckerhöhung im Innern der Kompartimente zu einem Kompartmentsyndrom führen kann.

Die zwei häufigsten Ursachen für ein Kompartmentsyndrom sind Blutungen durch eine Fraktur oder eine Gefäßverletzung und interstitielle Ödeme, die entstehen können, wenn ein ischämisches Körperteil nach einer gewissen Zeit der Blutleere wieder durchblutet wird. Aber auch eine zu eng angelegte Schiene kann ein Kompartmentsyndrom erzeugen. Wenn der Druck in einem Kompartiment über den Kapillardruck (30 mmHg) ansteigt, wird der Blutfluss in den Kapillaren und der venöse Abstrom beeinträchtigt. Der Druck kann dadurch weiter ansteigen und schließlich sogar die arterielle Blutversorgung und die Nervenfunktion einschränken.

Die beiden frühen Zeichen eines Kompartmentsyndroms sind 1. Schmerzen, die in Bezug auf die vorliegende Verletzung unverhältnismäßig stark ausgeprägt sind und nicht auf die übliche Schmerztherapie ansprechen, und 2. Taubheitsgefühl oder Parästhesien (Missempfindungen wie Kribbeln, Brennen oder Stechen). Die Schmerzen können durch passive Bewegungen der Finger oder Zehen der betroffenen Extremität noch erheblich verstärkt werden. Da die Nerven besonders von der Blutversorgung abhängig sind, entstehen bei jeder Einschränkung der Blutversorgung unmittelbar Parästhesien. Die Tatsache, dass diese Symptome auch normalerweise im Rahmen einer Fraktur auftreten können, unterstreicht die Bedeutung einer genauen Untersuchung, Dokumentation und regelmäßigen Kontrollen von Durchblutung, Motorik und Sensibilität. Nur so können Veränderungen festgestellt werden.

Die anderen drei „klassischen" Symptome des Kompartmentsyndroms, Pulslosigkeit, Blässe und Lähmung (Paralyse), sind späte Zeichen und weisen bereits auf ein fortgeschrittenes Kompartmentsyndrom hin, bei dem die Extremität durch das Absterben des Muskels (Nekrose) gefährdet ist. Der vollständige Verlust des peripheren Pulses kommt beim Kompartmentsyndrom selten vor und deutet entweder auf eine Gefäßverletzung oder auf einen extrem hohen Kompartmentdruck hin, der den systolischen Blutdruck bereits übersteigt und somit als ein sehr spätes Zeichen angesehen werden muss. Obwohl sich die Kompartimente von außen oft fest und gespannt anfühlen, kann es schwierig sein, ein Kompartmentsyndrom allein durch Palpation zu beurteilen.

### *Behandlung*

Ein Kompartmentsyndrom kann im Krankenhaus definitiv mittels Logendruckmessung bestätigt werden.

In diesem Fall werden die Muskelfaszien in einer Operation eröffnet (Fasziotomie) und so die betroffenen Kompartimente dekomprimiert.

In der Präklinik können nur Basismaßnahmen ergriffen werden, um ein vorhandenes oder drohendes Kompartmentsyndrom zu lindern. Sämtliche enganliegende Schienen und Verbände sollten entfernt und die distale Durchblutung, Motorik und Sensibilität sollten überprüft werden. Die betroffene Extremität zu schienen, verleiht Stabilität. Hochlagerung der Extremität wird nicht empfohlen. Die Lagerung der Extremität auf Herzniveau ist ideal. Zusätzlich sollte das Sprunggelenk in der Schiene dorsalflektiert werden, um den Druck im vorderen Kompartiment des Unterschenkels zu reduzieren. Da ein Kompartmentsyndrom auch erst während eines längeren Transportes entstehen kann, sollten Durchblutung, Motorik und Sensorik regelmäßig reevaluiert werden.

## Zerstörte Extremitäten

Komplexe Extremitätenverletzungen sind die Folge eines hohen Energietransfers, wobei signifikante Verletzungen an zwei oder mehr der folgenden Strukturen entstehen: Haut und Muskeln, Sehnen, Knochen, Blutgefäße oder Nerven (**Abbildung 12-9**). Verletzungen dieser Art treten häufig bei Verkehrsunfällen mit Motorradfahrern, Herausschleudern aus dem Fahrzeug und Fußgängerkollisionen mit einem Auto auf. Die Patienten werden oft im Schock angetroffen, der entweder durch den äußeren Blutverlust oder durch Blutungen aus anderen Verletzungen verursacht wurde. Die meisten dieser Verletzungen gehen mit offenen Frakturen einher, oftmals ist eine Amputation notwendig. Der Erhalt der Gliedmaße ist im Einzelfall möglich und erfordert in der Regel viele Operationen. Oftmals bleibt eine langfristige Einschränkung oder Behinderung bestehen.

### Behandlung

Trotz dieser gravierenden Verletzungen liegt der Schwerpunkt auf dem Primary Survey, um lebensbedrohliche Zustände zu identifizieren und zu beheben. Oft ist eine Blutungskontrolle, ggf. unter Einsatz eines Tourniquets, notwendig. Falls es der Zustand des Patienten erlaubt, sollte die verletzte Extremität geschient werden. Das Zielkrankenhaus sollte entsprechend der Verletzung gewählt werden – im Idealfall ein maximalversorgendes Traumazentrum.

## Amputationen

Traumatische Amputationen sind durch die partielle oder vollständige Abtrennung einer Extremität beziehungsweise eines Extremitätensegments gekennzeichnet. Die Unterbrechung der vaskulären Versorgung führt zu einer Ischämie des abgetrennten Gewebes. Anfangs sind die Blutungen im Rahmen solcher Verletzungen häufig schwer, aber das ist ausgeprägter bei partiellen Amputationen: Durch Kontraktion der komplett durchtrennten Gefäße und die Gerinnung nimmt der Blutverlust aber wieder ab. Sind die Gefäße nur teilweise durchtrennt, können die Gefäße sich nicht kontrahieren und es blutet weiter. Bei Bewegungen kann die Verletzung erneut zu bluten beginnen, wenn sich dadurch Blutgerinnsel lösen.

Amputationsverletzungen sind am Einsatzort meist sofort erkennbar (**Abbildung 12-10**). Sie erregen bei Ersthelfern großes Aufsehen, die Patienten wissen z. T. gar nicht, dass ihnen eine Extremität fehlt. Das Rettungsdienstfachpersonal sollte psychologisch sehr behutsam mit einer solchen Verletzung umgehen (**Kasten 12-3**).

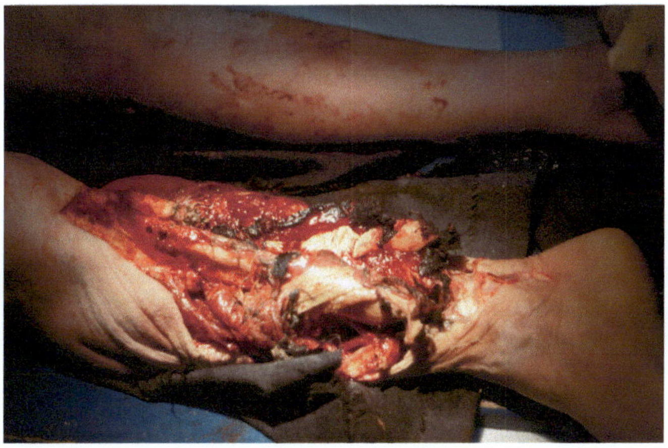

**Abbildung 12-9** Zerstörte Extremität nach Einklemmung zwischen zwei Fahrzeugen. Der Patient weist multiple Frakturen und ausgedehnte Weichteilverletzungen auf.

Mit freundlicher Genehmigung von Peter T. Pons, MD, FACEP.

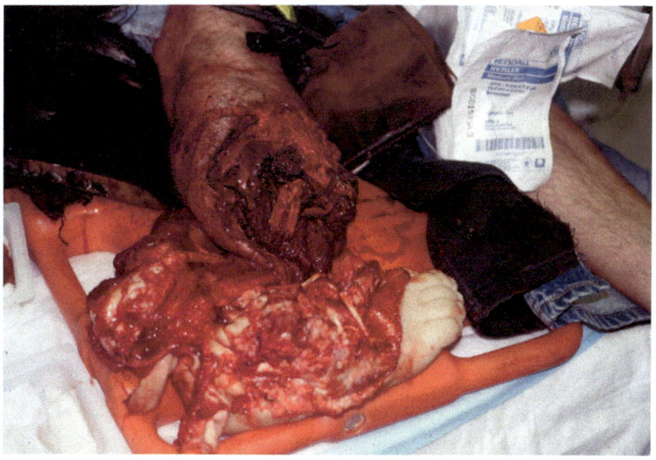

**Abbildung 12-10** Komplette Amputation des rechten Beines im Rahmen eines Arbeitsunfalls.

Mit freundlicher Genehmigung von Peter T. Pons, MD, FACEP.

Die abgetrennte Extremität sollte gesucht und mitgenommen werden, damit sie ggf. replantiert werden kann. Selbst wenn eine vollständige Wiederherstellung der Funktion nicht immer möglich ist, so kann doch oft eine Teilfunktion wiedererlangt werden. Dies gilt insbesondere für die obere Extremität und den Daumen. Abgerissene Gliedmaßen der unteren Extremitäten werden in der Regel nicht wieder replantiert, da Prothesen der unteren Extremitäten sehr effizient sind und der Erfolg der Replantation in der unteren Extremität gering ist.

Vor der Suche nach einem Amputat sollte der Primary Survey durchgeführt werden, es sei denn, es sind genügend weitere Rettungskräfte (z.B. Feuerwehr) an der Einsatzstelle. Amputationsverletzungen mögen grausam anzusehen sein, doch solange der Patient keinen gesicherten Atemweg hat oder nicht atmet, ist der Verlust einer Extremität sekundär.

Amputationen können sehr schmerzhaft sein. Sobald lebensbedrohliche Zustände im Rahmen des Primary Surveys ausgeschlossen worden sind, sollte daher eine suffiziente analgetische Therapie erfolgen (**Abbildung 12-11**).

### Kasten 12-3 Phantomschmerzen

Manchmal beklagen die Patienten Schmerzen distal der Amputation. Diese sogenannten Phantomschmerzen bezeichnen das Gefühl, Schmerzen in der fehlenden Extremität zu empfinden. Wie dieses Schmerzempfinden entsteht, ist noch nicht genau geklärt, aber das Gehirn scheint noch nicht zu realisieren, dass die Extremität nicht mehr vorhanden ist. Phantomschmerzen treten jedoch gewöhnlich noch nicht zum Zeitpunkt der Verletzung auf.



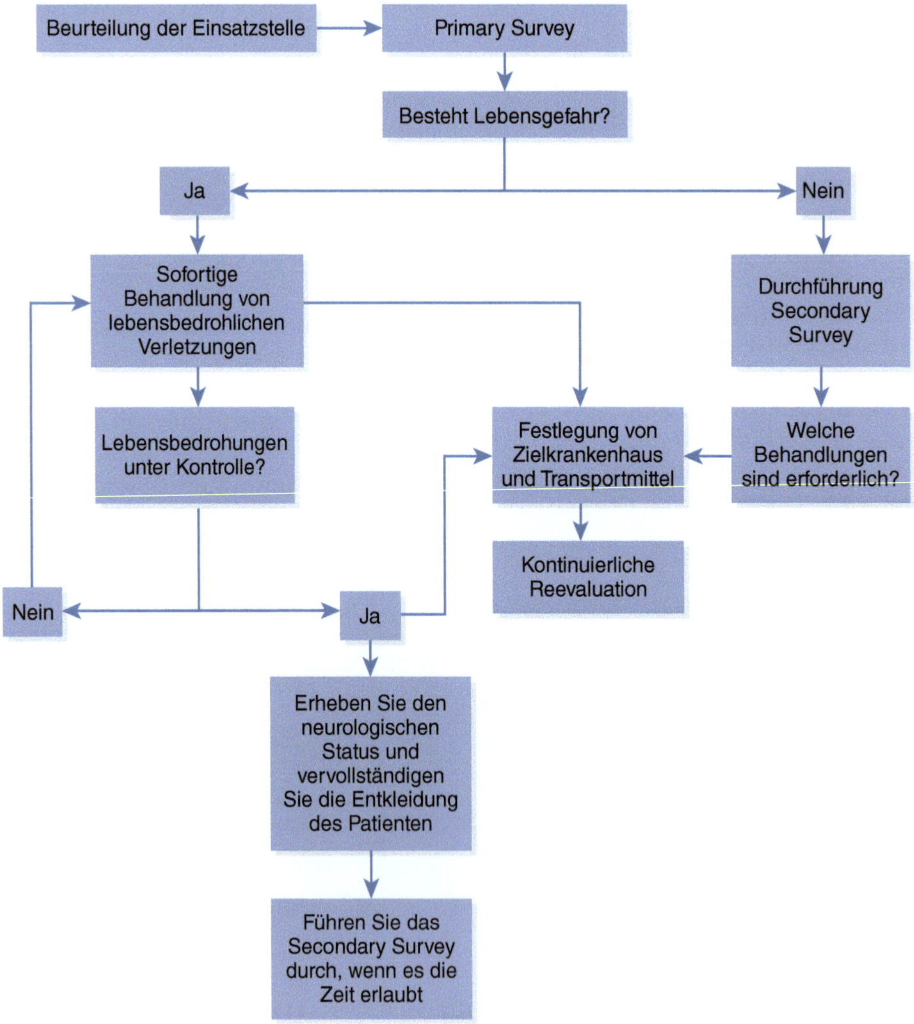


**Abbildung 12-11** Algorithmus des Primary Survey.

### Behandlung

Bei der Versorgung eines Amputats sind folgende Punkte zu beachten:

1. Reinigen Sie das Amputat, in dem sie es vorsichtig mit Ringer-Lactat spülen.
2. Umwickeln Sie das Amputat mit sterilen, angefeuchteten Tüchern und legen Sie es in einen Plastikbeutel oder -behälter.
3. Beschriften Sie den Beutel oder Behälter und legen Sie ihn in einen zweiten, mit Eiswasser gefüllten Beutel.
4. Frieren Sie das Amputat nicht ein, vermeiden Sie direkten Kontakt mit Eis oder den Zusatz anderer Kühlmittel wie Trockeneis.
5. Transportieren Sie den Patienten zusammen mit dem Amputat in das nächstgelegene geeignete Krankenhaus.[13,14]

Je länger das Amputat ohne Sauerstoffversorgung ist, desto geringer sind die Chancen einer erfolgreichen Replantation. Durch das Kühlen, ohne zugleich Erfrierungen zu verursachen, wird der Metabolismus des Amputats verlangsamt und das Zeitfenster zur Replantation verlängert. Dennoch ist dies keine Garantie für eine erfolgreiche Replantation. Da Prothesen der unteren Extremitäten heute eine fast normale Funktion erlauben, werden Replantationsversuche nicht immer durchgeführt. Zudem werden oft nur sauber abgetrennte Gliedmaßen von ansonsten gesunden, jungen Nichtraucherpatienten replantiert. Patienten mit abgetrennten Fingern (insbesondere Daumen) oder Händen/Unterarmen sollten in ein maximalversorgendes Traumazentrum transportiert werden, das über die notwendigen Spezialisten und die erforderliche technische Ausstattung (Gefäßmikrochirurgie) verfügt. Letztendlich entscheidet das chirurgische Team, ob eine Replantation möglich ist.

Der Transport des Patienten sollte nicht durch die Suche nach dem Amputat verzögert werden. Falls das Amputat nicht innerhalb kurzer Zeit gefunden werden kann, können Polizeibeamte oder andere Rettungskräfte vor Ort die Suche fortsetzen. Es muss darauf geachtet werden, dass das Amputat richtig versorgt und das richtige Zielkrankenhaus gebracht wird. Wenn das Amputat gefunden ist, sollte das Zielkrankenhaus sofort informiert werden und der Transport zügig erfolgen.

### Notfallamputation an der Einsatzstelle

Im Allgemeinen können die meisten Extremitäten, die hoffnungslos eingeklemmt erscheinen, mithilfe zusätzlicher technischer Expertise befreit werden. Wenn ein Patient z. B. eine Extremität in einer Maschine eingeklemmt hat, so kann derjenige als Experte helfen, der die Maschine normalerweise wartet. Dieser kann manchmal Maschinenteile entfernen, um die Gliedmaße zu befreien. In seltenen Fällen ist eine Extremität so eingeklemmt, dass die Amputation vor Ort die einzige vernünftige Option darstellt. Für diese Fälle sollte der Ärztliche Leiter des Rettungsdienstes ein geeignetes Notfallamputationsset zusammenstellen (**Kasten 12-4**). Obwohl diese Materialien extrem selten eingesetzt werden, können sie im Notfall Leben retten.[15] Manche eingeklemmten Extremitäten sind nur noch über eine kleine Gewebebrücke mit dem Körper verbunden, die ohne größeren Aufwand durchtrennt werden kann. Ist eine vollständige Amputation erforderlich, sollte sie im Idealfall durch einen Chirurgen durchgeführt werden, der über die entsprechenden anatomischen Kenntnisse und technischen Fertigkeiten verfügt. In jedem Fall ist dabei auf eine ausreichende Analgesie und Sedierung zu achten. In vielen Fällen ist dies am ehesten durch eine Intubationsnarkose zu erreichen.

## Crush-Syndrom

Wird eine Extremität infolge einer schweren Verletzung zerquetscht, kann es durch den Untergang von Muskelgewebe und der damit verbundenen starken Freisetzung von Myoglobin zu einem Crush-Syndrom kommen. Dieser auch als traumatische Rhabdomyolyse bezeichnete Symptomkomplex ist vor allem durch Elektrolytverschiebungen, Hypovolämie, metabolische Acidose, Gerinnungsstörungen sowie Herz- und Nierenversagen gekennzeichnet und kann im Extremfall tödlich verlaufen. Die Organschädigung durch das Myoglobin beginnt in dem Moment, in dem die Extremität von der auf sie einwirkenden zerquetschenden Kraft befreit wird.

Durch den traumatischen Muskelschaden wird nicht nur Myoglobin freigesetzt, sondern auch Kalium. Sobald der Patient befreit ist, wird die betroffene Extremität mit frischem Blut reperfundiert. Dadurch wird das Blut mit einem hohen Gehalt an Myoglobin und Kalium ausgewaschen und in den restlichen Körper geschwemmt. Erhöhte Kaliumwerte können zu lebensbedrohlichen Herzrhythmusstörungen führen. Das freie Myoglobin färbt den Urin wie dunkelbraunen bis schwarzen Tee oder Cola und kann zu einem Nierenversagen führen. Eine Kombination dieser Symptome wird üblicherweise als Crush-Syndrom bezeichnet.

Das Crush-Syndrom wurde erstmals im Ersten Weltkrieg bei deutschen Soldaten beschrieben, die aus eingebrochenen Schützengräben gerettet worden waren, und dann erneut im Zweiten Weltkrieg bei Patienten, die während des Londoner Blitzkriegs aus eingestürzten Gebäuden gerettet wurden. Im Zweiten Weltkrieg wies das Crush-Syndrom eine Mortalität von über 90 % auf.

**Kasten 12-4** Präklinisches Notfallamputationsset

Ein Set zur Durchführung einer Notfallamputation kann durch den Ärztlichen Leiter zusammengestellt und im notärztlich besetzten Rettungsmittel vorgehalten werden. Die nachfolgende Liste stellt nur ein Beispiel für die Zusammensetzung eines solchen Amputationssets dar.

**Instrumente:**

| | |
|---|---|
| ■ Mayo-Schere, gebogen | 1 |
| ■ Halsted-Arterienklemme | 4 |
| ■ Kelly-Klemme | 2 |
| ■ Nadelhalter | 2 |
| ■ Backhaus-Tuchklemme | 4 |
| ■ Pinzette, chirurgisch und anatomisch | je 1 |
| ■ Volkmann-Wundhaken, scharf, 6-zinkig | 2 |
| ■ Gigli-Drahtsäge mit Sägeblättern, T-Handgriff | 2 |
| ■ Gigli-Ersatzdrähte | 3 |
| ■ großes Resektionsmesser | 1 |
| ■ Liston-Knochenschere | 1 |

**Verbrauchsmaterial:**

- Kittel, steril
- Handschuhe, steril
- Skalpell (10er Klinge)
- Sterile Tücher (4 Pack)
- Sterile Kompressen (10 Pack)
- Abdecktücher
- Knochenwachs

**Nahtmaterial:**

- 2-0 Vicryl Ligatur
- 0 Vicryl Ligatur
- 0 Vicryl mit atraumatischer Nadel
- 2-0 Vicryl, GI-Nadel, Multipack
- 3-0 Vicryl, GI-Nadel, Multipack

**Verbandmaterial:**

- Mullbinde oder saugfähiger Verbandmull (z. B. Kerlix®)
- Saugkompressen, groß
- Elastische Binde, 10 cm
- Elastische Binde, 15 cm
- Ebenfalls gut geeignet: Haftbinde (z. B. Elastomull® haft)

**Medikamente**

- Ketamin
- Fentanyl
- Muskelrelaxans (Succinylcholin, Vecuronium, etc.)

**Atemwegsmanagement (falls nicht standardmäßig auf den Rettungsmitteln vorhanden)**

- Intubations-Set
- Endotrachealtuben (verschiedene Größen)



Im Koreakrieg betrug die Sterblichkeit noch 84 %, sank nach Einführung der Hämodialyse aber auf 53 %. Im Vietnamkrieg blieb sie etwa gleich hoch bei 50 %.

Die klinische Wichtigkeit des Crush Syndrome ist nicht auf Kriege limitiert: Etwa 3–20 % der Überlebenden nach einem Erdbeben und etwa 40 % der Überlebenden nach einem Hauseinsturz weisen ein Crush-Syndrom auf.[16-19] Bei einem Erdbeben nahe Peking wurden 1978 über 300 000 Menschen verletzt, 242 769 starben. Über 48 000 Tote erlagen einem Crush-Syndrom.

Folgende Hinweise legen den Verdacht auf ein Crush-Syndrom nahe:

- Einklemmung über längere Zeit
- Ausgedehnte Verletzungen der Muskulatur
- Eingeschränkte Durchblutung in der verletzten Körperregion

Eine traumatische Rhabdomyolyse kann auch bei meist älteren Patienten auftreten, die stürzen, sich dabei möglicherweise die Hüfte brechen und nicht in der Lage sind aufzustehen, oder Patienten, die im Bad hinfallen und sich zwischen Badewanne und Toilette verkanten. Diese Patienten werden unter Umständen Stunden oder sogar Tage später aufgefunden, in derselben Position liegend, oft auf hartem Untergrund. Allein ihr Körpergewicht, das über einen langen Zeitraum auf ihren Muskeln lastet, kann zu einem Untergang von Muskelgewebe und Symptomen einer traumatischen Rhabdomyolyse führen.

## Behandlung

Die wichtigste Maßnahme bei der Therapie des Crush-Syndroms besteht in einer frühen und aggressiven Flüssigkeitsgabe. Da sich die Toxine in eingeklemmten Gliedmaßen ansammeln, sollte die Flüssigkeitsgabe bereits begonnen werden, bevor die Gliedmaßen befreit werden, um die sonst bolusartige toxische Wirkung von Myoglobin und Kalium möglichst gering zu halten.[20] Eine Verzögerung der Flüssigkeitstherapie führt in 50 % der Fälle zu einem Nierenversagen; wird die Flüssigkeitsgabe um 12 Stunden verzögert, so kommt es in 100 % der Fälle zum akuten Nierenversagen. Einige Autoren schlugen vor, eine eingeklemmte Extremität erst dann zu befreien, wenn der Patient genügend intravenös hydriert worden ist.[21] Ein eingeklemmter Patient kann bei unzureichender Hydrierung während des Rettungsvorgangs einen Herz-Kreislauf-Stillstand erleiden, da nach der Befreiung der eingeklemmten Gliedmaßen innerhalb kürzester Zeit große Mengen Kaliumionen und saure Metaboliten in den Blutkreislauf eingeschwemmt werden.[22]

Mit den Mitteln des Rettungsdienstes kann eine Myoglobinämie nicht behandelt werden. Der Transport in ein geeignetes Krankenhaus ist die vordringlichste

Maßnahme. Zur Aufrechterhaltung einer ausreichenden renalen Clearance sollte eine forcierte Volumentherapie mit mindestens 1.000–1.500 ml/h NaCl 0,9 % erfolgen, mit dem Ziel einer Diurese von mindestens 150–200 ml/h. Auf Ringer Laktat sollte hier ausnahmeweise wegen des bereits enthaltenen Kaliums verzichtet werden. Sobald der Patient extrahiert ist, kann die Infusion von Kochsalzlösung auf 500 mL pro Stunde reduziert werden. Im Wechsel sollte 5%ige Glukoselösung (D5W) gegeben werden, jeweils mit einer Ampulle Natriumbikarbonat pro Liter.[23]

Wenn der Blutdruck stabilisiert ist, dann wird die Aufmerksamkeit auf die Hyperkaliämie und die toxischen Effekte des Myoglobins gelegt: Eine **Hyperkaliämie** kann unter präklinischen Bedingungen am ehesten an spitzen, hohen T-Wellen im EKG erkannt werden. Die Therapie der Hyperkaliämie kann durch den Notarzt bei klinischer Relevanz nach den üblichen Richtlinien erfolgen und beinhaltet die intravenöse Gabe von Natriumbikarbonat, die Inhalation von Beta-2-Sympathomimetika (z. B. Salbutamol), die Gabe von Glukoselösung und Insulin (falls verfügbar) sowie bei lebensbedrohlichen Herzrhythmusstörungen die intravenöse Gabe von Kalzium. Eine Alkalisierung des Urins bietet einen gewissen Nierenschutz, vor allem soll aber die Urinproduktion hochgehalten werden (50-100 ml/h).

## Distorsionen

Bei einer **Distorsion** (Verstauchung) werden Bänder gezerrt oder zerrissen. Ursache ist eine plötzliche Verrenkung eines Gelenks über den normalen Bewegungsumfang hinaus. Starke Schmerzen, Schwellung und möglicherweise Hämatome sind typisch für solche Verletzungen. Von außen betrachtet können Verstauchungen Frakturen und Luxationen gleichen. Eine definitive Diagnose kann nur mithilfe eines Röntgenbildes gestellt werden. Aus diesem Grund ist es sinnvoll, eine Verstauchung präklinisch zu schienen, falls sich später eine Fraktur oder Luxation herausstellt. Die Kühlung mit einer Kälte-Sofortkompresse (Kühlkissen oder Kühlbeutel) stellt eine erste schmerzlindernde Maßnahme dar. Die Gabe von Ketamin oder Opioid-Analgetika kann entsprechend lokaler SOPs bei erheblichen Schmerzen durchgeführt werden, welche nicht auf Schienung, Hochlagerung und Kühlung reagieren.

### *Behandlung*

Die Versorgung bei Verdacht auf eine Verstauchung beinhaltet die folgenden Schritte:

1. Primary Survey komplett durchführen und alle lebensbedrohlichen Probleme behandeln.
2. Äußere Blutungen stoppen, Schock bekämpfen.
3. Durchblutung, Motorik und Sensibilität distal der Verletzung prüfen.
4. Verletzten Bereich manuell ruhigstellen.
5. Verletzte Extremität immobilisieren.
6. Kühlpacks anwenden, um Schmerzen und Schwellung zu lindern.
7. Reevaluieren Sie die verletzte Extremität nach der Immobilisierung für Veränderungen bezüglich der peripheren neurovaskulären Situation.

## Lange Transportzeiten

Patienten mit einer Extremitätenverletzung weisen häufig weitere Verletzungen auf. Andauernder innerer Blutverlust kann durch abdominale oder Thoraxverletzungen entstehen, weshalb der Primary Survey regelmäßig wiederholt werden muss, um eine bestehende oder sich entwickelnde Lebensbedrohung zu erkennen und zu behandeln. Die Vitalfunktionen müssen regelmäßig überprüft werden. Während des Transports werden balancierte kristalloide Vollelektrolytlösung zur Aufrechterhaltung eines normalen Blutdrucks gegeben, sofern keine nennenswerten inneren Blutungen in Thorax, Abdomen oder Becken vermutet werden. In Fällen, in denen ein Kompartmentsyndrom vermutet wird, periphere Pulse abgeschwächt sind oder eine aktive Blutung gestoppt wurde, sind regelmäßige Untersuchungen angezeigt. Insbesondere bei längeren Transporten sollte auf die Durchblutung der Extremitäten geachtet werden. Eine anatomisch korrekte Lagerung kann bei beeinträchtigter Blutversorgung hilfreich sein und die Perfusion verbessern. Bei Dislokationen mit verminderter distaler Durchblutung ist eine Reposition vor Ort zu erwägen. Die distale Perfusion sowie Puls, Hautfarbe, Hauttemperatur, Motorik und Sensibilität sollten regelmäßig reevaluiert werden. Die Kompartimente sollten getastet werden, um die Entstehung eines Kompartmentsyndroms frühzeitig zu erkennen. Sämtliche Befunde und Befundänderungen sollten gewissenhaft dokumentiert und an das Gesundheitsfachpersonal des aufnehmenden Zielkrankenhauses kommuniziert werden.

Dem Patienten sollte möglichst viel Komfort geboten werden. Schienen sollten bequem sitzen und bei Bedarf ausgepolstert werden. Mögliche Druckstellen an der Extremität sollten festgestellt werden, um einen Dekubitus besonders bei eingeschränkter Perfusion zu vermeiden. Analgetika sollten in regelmäßigen Zeitabständen intravenös verabreicht werden, unter ständiger Überwachung von Atemfrequenz, Puls, Blutdruck und Sauerstoffsättigung. Sofern ein in der Regionalanästhesie erfahrener Anästhesist vor Ort ist, kann eine Leitungsanästhesie dem Patienten weitere Schmerzen ersparen, z. B. durch eine Blockade des N. femoralis in der Leiste bei einer Schaftfraktur des Femurs.

Kontaminierte Wunden werden gereinigt, indem mit steriler Lösung grobe Verschmutzungen wie Gras oder Erde ausgespült werden. Falls der Transport länger dauert oder sich verzögert und lokale Handlungsanweisungen dies vorsehen, kann bei offenen Frakturen die Gabe von Antibiotika in Erwägung gezogen werden. Bei offenen Frakturen Grad I und II sollte die systemische Antibiotikaprophylaxe gegen ein grampositives Keimspektrum gerichtet sein, z. B. mit einem Cephalosporin der zweiten Generation. Bei Allergie gegen Penicillin oder Cephalosporin eignet sich Clindamycin als Ausweichpräparat. Eine zusätzliche Abdeckung des gramnegativen Spektrums sollte bei höhergradig offenen Frakturen erfolgen. Dabei kann die hochdosierte Einmalgabe eines Aminoglykosid (z.B. Gentamicin) als sehr effektiv und sicher empfohlen werden. Im Falle einer Amputationsverletzung sollte das Amputat regelmäßig darauf kontrolliert werden, dass es zwar kühl gelagert ist, ohne jedoch zu gefrieren oder durch die Lagerung in Wasser aufzuquellen.

## ZUSAMMENFASSUNG

- Bei mehrfach verletzten oder polytraumatisierten Patienten liegt der Schwerpunkt auf der prioritätenorientierten Untersuchung und Behandlung lebensbedrohlicher Verletzungen (einschließlich innerer und äußerer Blutungen) während des Primary Surveys.
- Dabei sollte sich das Rettungsdienstfachpersonal nicht von dramatisch aussehenden, aber an sich nicht lebensbedrohlichen Verletzungen des Bewegungsapparates ablenken lassen, auch wenn der Patient um die Versorgung dieser Verletzungen bittet.
- Sobald der Patient vollständig untersucht wurde und sich herausstellt, dass es sich um eine isolierte Verletzung des Bewegungsapparates ohne Beteiligung des Gesamtorganismus handelt, sollte diese nichtkritische Verletzung versorgt werden.
- Sämtliche Verletzungen des Bewegungsapparates sollten, in der Reihenfolge ihres Schweregrades, immobilisiert werden, um Folgeschäden zu vermeiden, einen schonenden Transport zu ermöglichen und dem Patienten Schmerzen zu nehmen.
  - Die schnelle Erkennung des Verletzungsmechanismus und des Energietransfers wird dabei helfen, die kritischsten Verletzungen und Störungen vorherzusagen und zu erkennen.
  - Der Schwerpunkt bei der Behandlung von Frakturen liegt in der Kontrolle der Blutung und in der Schockbehandlung.
  - Vermutete Frakturen, Verstauchungen (Distorsionen) und Luxationen sollten bei erhaltener Durchblutung, Mobilität und Sensibilität grundsätzlich in der vorgefundenen Lage ruhiggestellt werden, ggf. sollte ein Notarzt zur Reposition anfordert werden.
- Das Crush-Syndrom entsteht durch die Reperfusion von Körperregionen, die über einen längeren Zeitraum eingeklemmt und ischämisch waren. Das geschädigte Muskelgewebe setzt Myoglobin und Kalium in den Blutkreislauf frei, was für die Nieren und das Herz toxisch sein kann.

## WIEDERHOLUNG FALLBEISPIEL

Es ist ein sonniger, warmer Samstagnachmittag im Juni. Sie werden zu einer örtlichen Motorradrennstrecke gerufen, auf der sich ein Fahrer verletzt hat. Nach Ihrem Eintreffen werden Sie von Offiziellen des Rennstreckenbetreibers zu einem Streckenabschnitt unmittelbar vor der Haupttribüne begleitet, wo das medizinische Streckenpersonal (zwei Sanitäter ohne Transportkapazität) einen einzelnen Patienten versorgen, der auf dem Rücken liegt.

Einer der Helfer berichtet Ihnen, dass der Patient als Fahrer eines Motorradrennens der Klasse 350 ccm mit zwei weiteren Motorrädern kollidiert ist. Die beiden anderen an dem Unfall beteiligten Fahrer wurden nicht verletzt. Der Patient konnte nach dem Unfallereignis nicht mehr aufstehen oder sich bewegen und klagte über starke Schmerzen im rechten Bein sowie im Becken. Der Patient war nicht bewusstlos, andere Beschwerden neben den Schmerzen im Bein werden verneint. Die erstversorgenden Sanitäter haben den Patienten in Rückenlage belassen, unter manueller Ruhigstellung der rechten unteren Extremität.

*(Fortsetzung nächste Seite)*

## WIEDERHOLUNG FALLBEISPIEL (FORTSETZUNG)

Die Untersuchung ergibt einen 19-jährigen männlichen Patienten, wach und orientiert, ohne bekannte Vorerkrankungen oder relevante Verletzungen in der Anamnese. Die initial erhobenen Vitalparameter des Patienten stellen sich wie folgt dar: Der Blutdruck beträgt 104/68 mmHg, die Herzfrequenz 112 Schläge pro Minute, die Atemfrequenz 24 Atemzüge pro Minute; die Haut ist blass und kaltschweißig. Der Patient gibt an, er sei mit einem anderen Fahrer kollidiert, als er aus der Kurve kam, habe das Gleichgewicht verloren und sei über die Rennstrecke gerutscht. Er berichtet außerdem, dass sein rechtes Bein von mindestens einem weiteren Motorrad überrollt worden sei. Bei der Inspektion des rechten Beins finden sich eine Verkürzung des Beins im Vergleich zur linken Seite, ein deutlicher Druckschmerz sowie ein Hämatom in der Mitte des ventralen Oberschenkels.

- Was verrät der Unfallmechanismus über mögliche Verletzungen des Patienten?
- Welche Art von Verletzung hat der Patient und welche Prioritäten setzen Sie bei der Behandlung?

## AUFLÖSUNG DES FALLBEISPIELS

Nachdem Sie den Primary Survey vollständig abgearbeitet und damit sichergestellt haben, dass es sich um eine isolierte Verletzung des Bewegungsapparates handelt, legen Sie mit Hilfe Ihres Kollegen eine Traktionsschiene am rechten Bein an, um die Femurschaftfraktur zu immobilisieren. Der Patient wird auf einer Vakuummatratze gelagert und für den Transport ins Zielrankenhaus in den Rettungswagen verbracht. Im Rettungswagen erhält der Patient Sauerstoff über Maske mit Reservoir, außerdem wird ein i. v. Zugang gelegt. Der Patient gibt an, dass sich die Schmerzen erheblich gebessert hätten, nachdem die Schiene angelegt wurde, und dass er im Moment keine Schmerzmittel benötige. Während des Transportes bleiben die Vitalzeichen unverändert.

# Quellenverzeichnis


1. Williams B, Boyle M. Estimation of external blood loss by paramedics: is there any point? Prehosp Disaster Med. 2007;22(6):502-506.
2. Shulman JE, O'Toole RV, Castillo RC, et al. Pelvic ring fractures are an independent risk factor for death after blunt trauma. J Trauma. 2010;68:930-934.
3. Pierrie SN, Seymour RB, Wally MK, Studnek J, Infinger A, Hsu JR; Evidence-based Musculoskeletal Injury and Trauma Collaborative (EMIT). Pilot randomized trial of pre-hospital advanced therapies for the control of hemorrhage (PATCH) using pelvic binders. Am J Emerg Med. 2021 Apr;42:43-48. doi: 10.1016/j.ajem.2020.12.082
4. Pap R, McKeown R, Lockwood C, Stephenson M, Simpson P. Pelvic circumferential compression devices for prehospital management of suspected pelvic fractures: a rapid review and evidence summary for quality indicator evaluation. Scand J Trauma Resusc Emerg Med. 2020;28(1):65.
5. van Leent EAP, van Wageningen BV, Sir Ö, Hermans E, Biert J. Clinical examination of the pelvic ring in the prehospital phase. Air Med J. 2019;38(4):294-297.
6. Zingg T, Piaget-Rosssel R, Steppacher J, et al. Prehospital use of pelvic circumferential compression devices in a physician-based emergency medical service: a 6-year retrospective cohort study. Sci Rep. 2020;10(1):1-8.
7. Yong E, Vasireddy A, Pavitt A, Davies GE, Lockey DJ. Pre-hospital pelvic girdle injury: improving diagnostic accuracy in a physician-led trauma service. Injury. 2016; 47(2): 383-388.
8. Hsu S-D, Chen C-J, Chou Y-C, Wang S-H, Chan D-C. Effect of early pelvic binder use in the emergency management of suspected pelvic trauma: a retrospective cohort study. Int J Environ Res Public Health. 2017;14(10):1217. doi: 10.3390/ijerph14101217
9. Coccolini F, Stahel PF, Montori G, et al. Pelvic trauma: WSES classification and guidelines. World J Emerg Surg. 2017;12:5.
10. Scott I, Porter K, Laird C, Greaves I. Bloch M. The prehospital management of pelvic fractures: initial consensus statement. Emerg Med J. 2013;30(12):1070-1072.
11. McCreary D, Cheng C, Lin ZC, Nehme Z, Fitzgerald M, Mitra B. Haemodynamics as a determinant of need for pre-hospital application of a pelvic circumferential compression device in adult trauma patients. Injury. 2020;51(1):4-9.

12. Garner MR, Sethuraman SA, Schade MA, Boateng H. Antibiotic prophylaxis in open fractures: evidence, evolving issues, and recommendations. J Am Acad Orthop Surg. 2020 Apr 15;28(8):309-315. doi: 10.5435/JAAOS-D-18-00193
13. Seyfer AE, American College of Surgeons Committee on Trauma. Guidelines for Management of Amputated Parts. ACS; 1996.
14. Harbour PW, Malphrus E, Zimmerman RM, Giladi AM. Delayed digit replantation: what is the evidence? *J Hand Surg Am.* 2021 Oct;46(10):908-916. doi: 10.1016/j.jhsa.2021.07.007
15. Sharp CF, Mangram AJ, Lorenzo M, Dunn EL. A major metropolitan "field amputation" team: a call to arms . . . and legs. J Trauma. 2009;67(6):1158-1161.
16. Pepe E, Mosesso VN, Falk JL. Prehospital fluid resuscitation of the patient with major trauma. Prehosp Emerg Care. 2002;6:81.
17. Better OS. Management of shock and acute renal failure in casualties suffering from crush syndrome. Ren Fail. 1997;19:647.
18. Vanholder R, Borniche D, Claus S, et al. When the earth trembles in the Americas: the experience of Haiti and Chile 2010. Nephron Clin Pract. 2011;117(3):c184-c197. doi: 10.1159/000320200
19. Lameire N, Sever MS, Van Biesen W, Vanholder R. Role of the international and national renal organizations in natural disasters: strategies for renal rescue. Semin Nephrol. 2020 Jul;40(4):393-407. doi: 10.1016/j.semnephrol.2020.06.007
20. Michaelson M, Taitelman U, Bshouty Z, et al. Crush syndrome: experience from the Lebanon war, 1982. Isr J Med Sci. 1984;20:305-307.
21. Pretto EA, Angus D, Abrams J, et al. An analysis of prehospital mortality in an earthquake. Prehosp Disaster Med. 1994;9:107-117.
22. Collins AJ, Burzstein S. Renal failure in disasters. Crit Care Clin. 1991;7:421-435.
23. Sever MS, Vanholder R, Lameire N. Management of crush-related injuries after disasters. N Engl J Med. 2006;354:1052-1063.

# Weiterführende Literatur

American College of Surgeons Committee on Trauma. Musculoskeletal trauma. In: ACS Committee on Trauma. Advanced Trauma Life Support. 10th ed. ACS; 2018:148-167.

Ashkenazi I, Isakovich B, Kluger Y, et al. Prehospital management of earthquake casualties buried under rubble. Prehosp Disast Med. 2005;20(2):122-133.

Coppola PT, Coppola M. Emergency department evaluation and treatment of pelvic fractures. Emerg Med Clin North Am. 2003;18(1):1-27.

## SPEZIELLE FERTIGKEITEN

# Traktionsschiene für Femurfrakturen

**Prinzip: Femurfrakturen Immobilisierungen, um interne Oberschenkelblutungen zu minimieren.**

Durch die Kombination von Traktion und Immobilisation lassen sich Muskelspasmen und Schmerzen deutlich verringern. Gleichzeitig wird das Risiko reduziert, dass die scharfen Frakturenden zusätzliches Gewebe verletzen oder stärkere Blutungen verursachen. Die Anlage einer Traktionsschiene ist jedoch nur sinnvoll, wenn der Patient kreislaufstabil ist und genügend Zeit zur Verfügung steht. Liegen begleitende Verletzungen oder Frakturen im Bereich von Knie oder Unterschenkel vor, darf sie nicht verwendet werden. Für die Anwendung stehen unterschiedliche Modelle zur Verfügung. Häufig wird die Hare-Traktionsschiene genutzt, alternativ können je nach regionalen Vorgaben auch Systeme wie die Sager-Schiene eingesetzt werden.

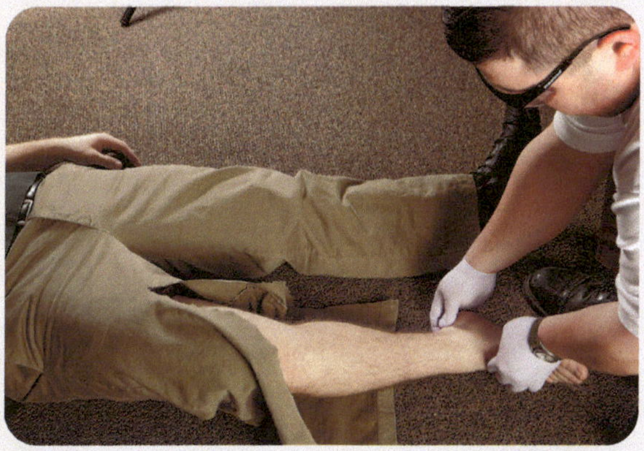

**1** Das Rettungsdienstfachpersonal entkleidet das Bein und überprüft den neurovaskulären Status vor und nach jeder Tätigkeit am Patienten. Dem Patienten muss erklärt werden, was nun getan werden wird.

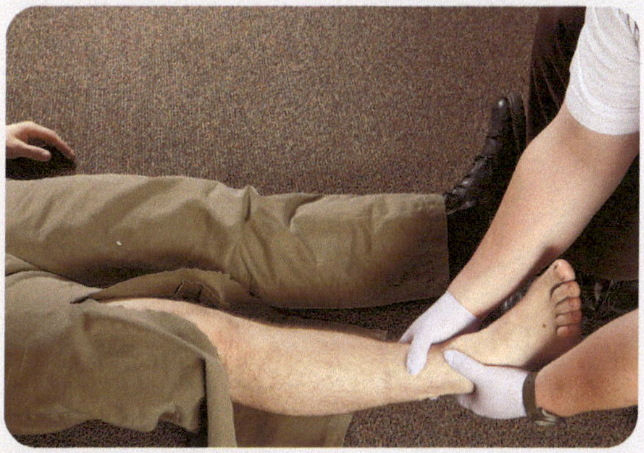

**2** Wenn die Extremität eine deutliche Fehlstellung hat, greift eine zweite Rettungsdienstfachperson den Knöchel und Fuß und appliziert sanften Zug, um die Fraktur gerade zu stellen und auf die normale Länge zu bringen.

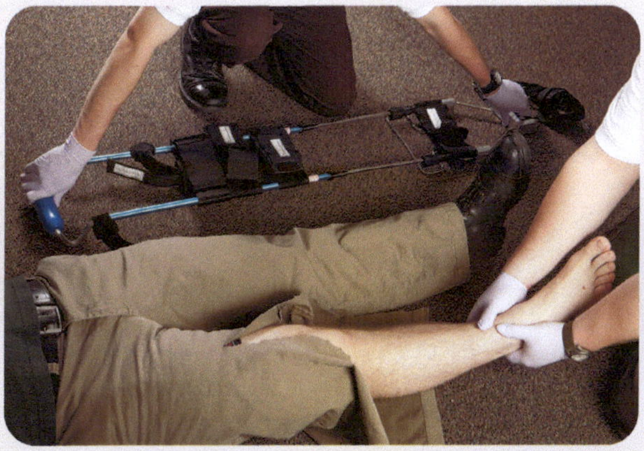

**3** Die Schiene wird gegen das unverletzte Bein angepasst und ca. 20-25 cm über die Ferse ausgezogen.

(*Fortsetzung nächste Seite*)

## Traktionsschiene für Femurfrakturen *(Fortsetzung)*

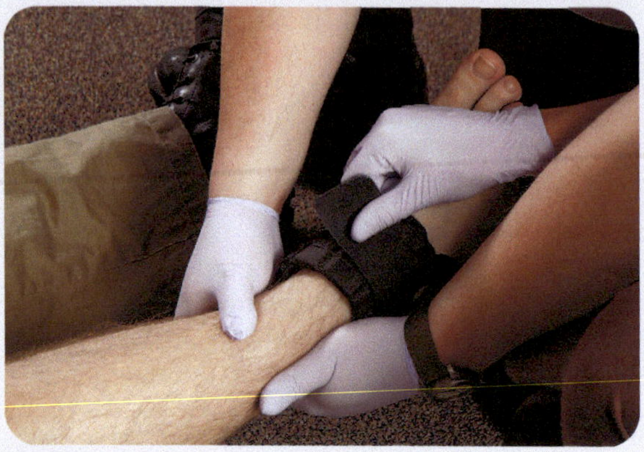

**4** Der Knöchelzügel wird angebracht am verletzten Bein. Hierüber wird der Zug aufgebaut.

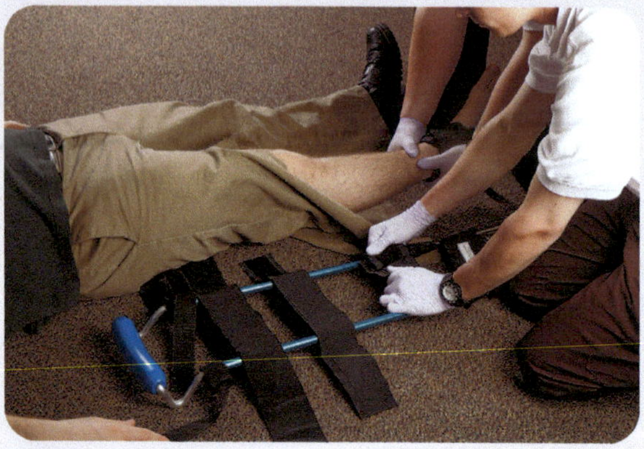

**5** Alle Klettbänder werden geöffnet.

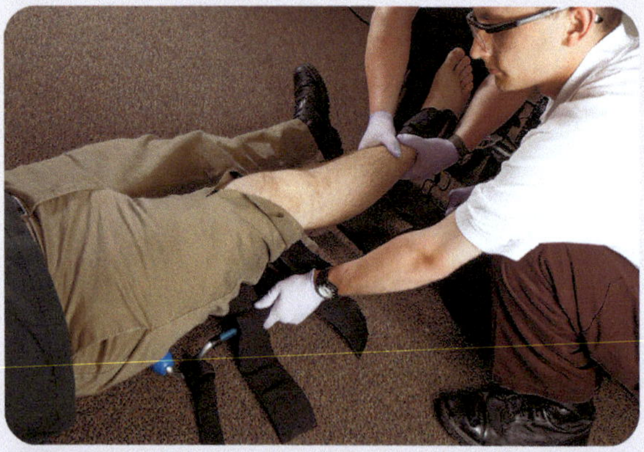

**6** Das Patientenbein wird angehoben, und das proximale Ende der Traktionsschiene wird gegen das Becken abgestützt.

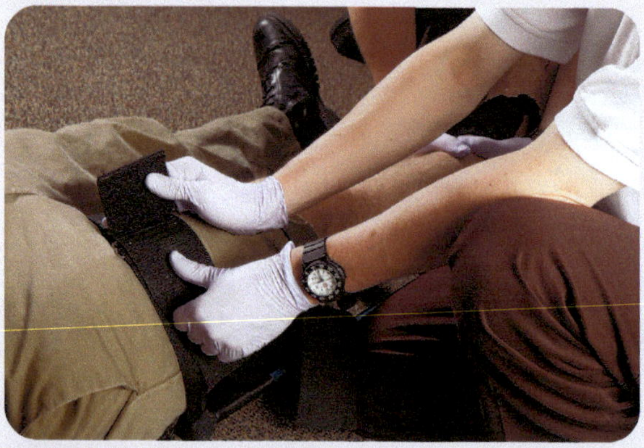

**7** Das Rettungsdienstfachpersonal appliziert den proximalen Klettstreifen um den proximalen Femur.

*(Fortsetzung nächste Seite)*

## Traktionsschiene für Femurfrakturen *(Fortsetzung)*

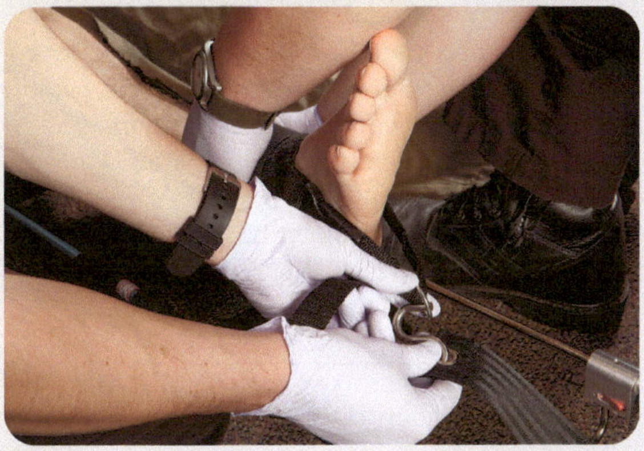

**8** Der Knöchelzügel wird an dem distalen Ende der Schiene an der Zugkraftkupplung befestigt.

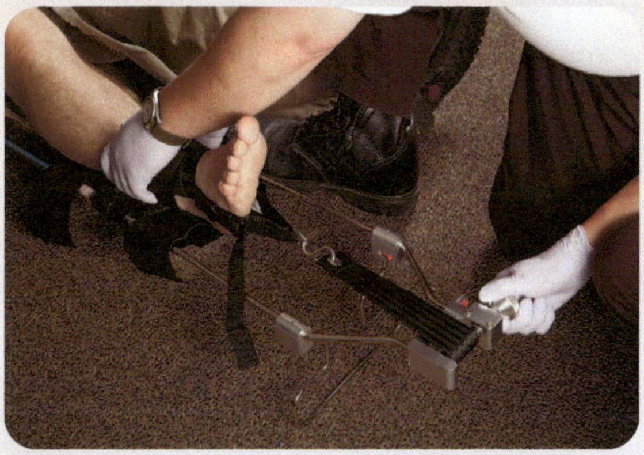

**9** Unter Beibehaltung des manuellen Zuges wird die Zugkraft langsam aufgebaut durch Drehen. Wenn das Bein die gleiche Länge wie vorher hat, ist das Ziel erreicht.

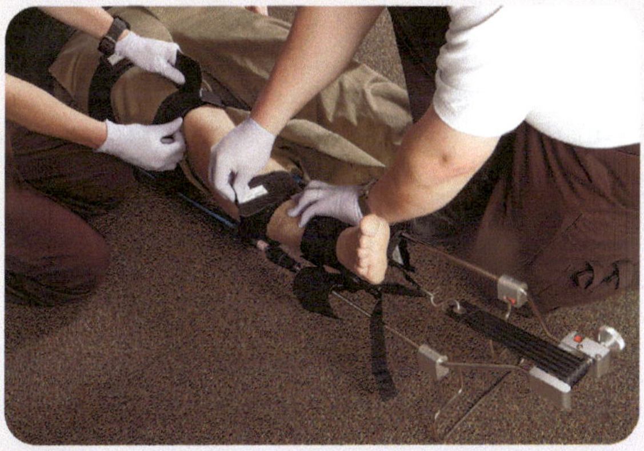

**10** Alle Klettbänder werden befestigt.

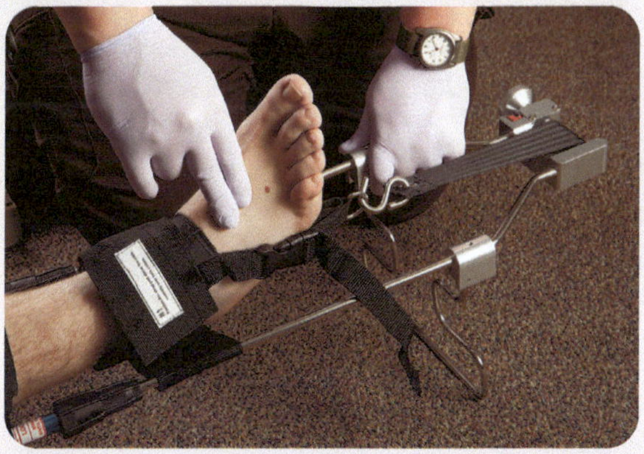

**11** Der neurovaskuläre Status wird erneut überprüft

# Beckengurtplatzierung für Beckenringfrakturen

## Prinzip: Beckenringfrakturen immobilisieren, um weiteren Blutverlust zu minimieren

Die Immobilisation des Beckenrings erfolgt mithilfe eines Beckengurtes. Durch das Anlegen eines solchen Gurtes wird das Becken stabilisiert, was sowohl zur Schmerzlinderung beitragen als auch das Beckenvolumen verringern kann. Dadurch sinkt das Risiko zusätzlicher Gewebeschäden und verstärkter Blutungen.
Ein Beckengurt darf bei jedem Patienten angelegt werden, bei dem der Verdacht auf eine instabile Beckenringverletzung besteht. Hierfür können verschiedene kommerziell erhältliche Systeme verwendet werden. Alternativ kann, je nach lokalem Protokoll, auch ein straff gezogener Lakenverband mit Klemmen eingesetzt werden.

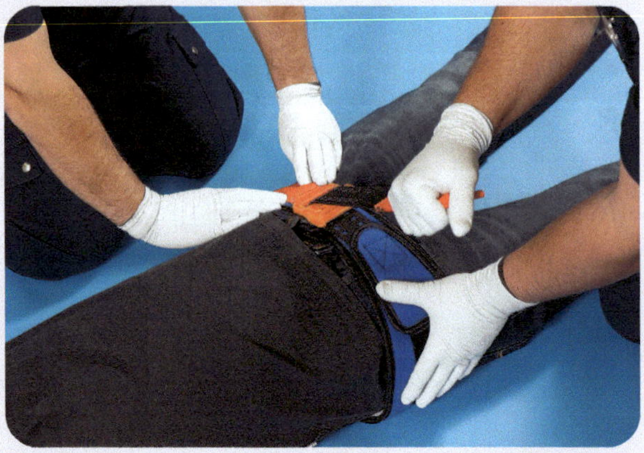

**1** Vor und nach dem Anlegen eines Beckengurtes muss stets der neurovaskuläre Status des Patienten überprüft werden. Der Beckengurt wird auf Höhe der Trochanteren unter den Patienten geschoben, wozu die Standardtechnik des Log Roll verwendet werden kann, oder das leichte Anheben des Beckens. Anschließend wird der Beckengurt je nach Modell entweder mit einem Klettverschluss oder einem Ratschenmechanismus festgezogen und fixiert. Nach der Anlage sind Blutdruck und die distale Durchblutung erneut zu kontrollieren. Wichtig ist darauf zu achten, dass der Beckengurt nicht zu hoch angelegt wird, da dies die Ausdehnung des Brustkorbs bei der Einatmung erheblich beeinträchtigen könnte.

KAPITEL 13

# Verbrennungen

**Autoren**
Jennifer M. Gurney, MD, FACS
Spogmai Komak, MD
Brian H. Williams, MD, FACS

## LERNZIELE

Nach dem Durcharbeiten dieses Kapitels werden Sie in der Lage sein:

- Die Ursachen, die Pathophysiologie, die systemischen Auswirkungen und deren Auswirkungen auf die klinische Behandlung von Verbrennungen zu beschreiben
- Die Volumenverschiebungen, die nach Verbrennungen auftreten können, zu beschreiben
- Verschiedene Verbrennungstiefen anhand moderner Klassifikationssysteme zu definieren
- Die verschiedenen Zonen einer Verbrennung zu definieren
- Zu erklären, wie durch Eisbehandlung die Verbrennungstiefe zunehmen kann
- Die verbrannte Körperoberfläche durch Gebrauch der Neunerregel abzuschätzen
- Verschiedene Formeln kennenzulernen, mit denen der Flüssigkeitsbedarf berechnet werden kann
- Die initiale Flussrate der Infusionstherapie mithilfe der Zehner-Regel (Rule of Ten) des U.S. Army Institute of Surgical Research (USAISR) zu berechnen
- Den zusätzlichen Flüssigkeitsbedarf bei Kindern mit Verbrennungen zu definieren
- Die besonderen Aspekte kindlicher Verbrennungen im Zusammenhang mit Kindesmissbrauch zu kennen
- Die adäquate präklinische Wundbehandlung bei Verbrennungen zu beschreiben
- Die Besonderheiten von Verbrennungen durch elektrischen Strom und deren Bedeutung für die Notfallbehandlung zu erklären
- Die speziellen Überlegungen bei der Behandlung von Strahlenschäden der Haut und Verätzungen zu beschreiben
- Die Überlegungen bei der Behandlung umlaufender (zirkulärer) Verbrennungen zu diskutieren
- Die drei Elemente eines Inhalationstraumas zu beschreiben
- Das prähospitale Managements und die Behandlungsprioritäten bei Patienten mit schweren Brandverletzungen zu beschreiben
- Die Kriterien zur Verlegung eines Verbrennungspatienten in ein Verbrennungszentrum zu diskutieren

## FALLBEISPIEL

Sie werden zu einem Wohnhausbrand gerufen. Als Sie mit Ihrem Rettungswagen an der Einsatzstelle ankommen, sehen Sie, wie das zweistöckige Gebäude vollständig in Flammen steht und dicker schwarzer Rauch aus dem Dach und den Fenstern aufsteigt. Sie werden zu einem Verletzten geführt, der bereits durch First

(*Fortsetzung nächste Seite*)

**FALLBEISPIEL (FORTSETZUNG)**

Responder versorgt wird. Diese berichten, der Patient sei wieder in das Gebäude zurückgegangen, um seinen Hund zu retten, und dann von Einsatzkräften der Feuerwehr bewusstlos aus dem Haus getragen wurde.

Sie sehen einen schätzungsweise Mitte 30-jährigen männlichen Patienten, dessen Kleidung fast vollständig verbrannt ist. Er weist offensichtliche Verbrennungen des Gesichtes auf, seine Haare sind versengt. Der Patient ist bewusstlos und atmet spontan mit ausgeprägten schnarchenden Atemgeräuschen. Durch die First Responder erfolgt bereits eine hochdosierte Sauerstoffgabe über eine Sauerstoffmaske mit Reservoir. Nachdem Sie den Unterkiefer mit dem Esmarch-Handgriff nach vorne gezogen haben, sind die Atemwege frei und der Patient atmet ohne Probleme. Beide Ärmel seines Hemdes sind verbrannt. An beiden oberen Extremitäten bestehen zirkuläre Verbrennungen und die Radialispulse sind beidseits gut palpabel. Die Herzfrequenz beträgt 118 Schläge pro Minute, der Blutdruck 148/94 mmHg, die Atemfrequenz 22 Atemzüge pro Minute; das Pulsoxymeter zeigt 92 % an. Bei der klinischen Untersuchung stellen Sie fest, dass der Patient am gesamten Kopf verbrannt ist und vorne an Brustkorb und Bauch Blasen aufweist. Außerdem hat er drittgradige Verbrennungen am gesamten rechten und linken Arm einschließlich beider Hände.

- Wie groß ist das Ausmaß der Verbrennungen dieses Patienten?
- Welche initialen Schritte unternehmen Sie, um diesen Patienten zu behandeln?
- Woran erkennen Sie ein Inhalationstrauma?

# EINFÜHRUNG

Akute thermische Verletzungen gehören nach wie vor zu den bedeutenden medizinischen Problemen und sind jedes Jahr für schätzungsweise 180.000 Todesopfer weltweit verantwortlich.[1] Alleine im Jahr 2020 wurden circa 10 Millionen Menschen auf der ganzen Welt infolge von Verbrennungsverletzungen behandelt.[1] Mehr als 95 % der tödlichen, durch Feuer bedingten Verbrennungen ereigneten sich Ländern mit niedrigen oder mittleren Einkommen, wobei Kinder und ältere Menschen die Bevölkerungsgruppen mit dem höchsten Verletzungsrisiko und der höchsten Mortalität darstellen.[1] Die schwere Verbrennung ist eine Sonderform des akuten Traumas, die eine hochspezialisierte Versorgung während des gesamten Behandlungsverlaufs erfordert, um gute klinische Ergebnisse zu erzielen. Die Verbrennungsverletzung ist in gewisser Weise einzigartig, da sie fast immer mit erheblichen Entstellungen und Defekten verbunden ist, zusätzlich zu einem langen Behandlungsverlauf auf der Intensivstation mit wiederholt auftretenden Episoden von Wundinfektionen, Sepsis und der Beteiligung anderer Organsysteme.

## Ursachen

Die meisten Verbrennungen sind die Folge einer thermischen Schädigung durch Flammen (55 %), gefolgt von Verbrühungen (40 %). Während Feuer die häufigste Verbrennungsursache bei Erwachsenen darstellt, treten bei Kindern und älteren Menschen am häufigsten Verbrühungen durch heiße Flüssigkeiten auf. Wohnungsbrände sind für etwa 4 % der stationären Aufnahmen von Verbrennungspatienten verantwortlich, haben jedoch eine Mortalitätsrate von 12 % (bei Patienten, die nach einem Wohnungsbrand ins Krankenhaus eingeliefert wurden). Diese Rate liegt weit über der 3% Mortalitätsrate bei Patienten mit Verbrennungen aus anderen Ursachen und ist vermutlich mit dem bei Bränden in geschlossenen Räumen häufiger auftretenden Inhalationstrauma verbunden.[2] Der Einfluss eines niedrigeren Einkommens auf die Zahl der Todesfälle durch Feuer und Verbrennungen ist multifaktoriell und hängt unter anderem mit älteren Gebäuden, die nicht den aktuellen Brandschutzvorschriften entsprechen, einer höheren Einwohnerdichte und dem Fehlen von Rauchmeldern zusammen.

Ältere und junge Menschen sind am anfälligsten für Verbrennungen. Verbrühungen sind die häufigsten Ursachen bei Kindern im Alter von 1 bis 5 Jahren. Kindesmisshandlungen machen einen großen Teil der Verbrühungen durch Eintauchen in heiße Flüssigkeiten aus.[3] Vorsätzliche herbeigeführte Verbrennungen/Verbrühungen können normalerweise von versehentlichen Verbrennungen/Verbrühungen aufgrund des Musters und der Lokalisation der Verbrennungen / Verbrühungen unterschieden werden. Absichtlich herbeigeführte haben oft scharfe Ränder, wie man sie bei Strümpfen oder Handschuhen findet, wenn der

Fuß oder die Hand eines Kindes in heißes Wasser gehalten wird. Unbeabsichtigte Verbrühungen, wie sie beispielsweise durch das Verschütten einer heißen Flüssigkeit durch ein Kind verursacht werden, treten meistens an Kopf, Rumpf und Handflächen auf. Andere Formen thermischer Verletzungen stellen Erfrierungen und Verletzungen durch elektrischen Strom dar. Verätzungen durch chemische Stoffe (Chemical Burns) und ionisierende Strahlung schädigen die Haut in ähnlicher Weise und werden daher im angloamerikanischen Sprachgebrauch ebenfalls zu den Verbrennungen gezählt.

# Pathophysiologie

Die Haut ist ein relativ schlechter Wärmeleiter und bildet daher eine umfassende Barriere gegen Hitzeschäden, die durch hohe Temperaturen verursacht werden. Die Wärmeübertragung innerhalb der Haut wird durch die Wärmeleitfähigkeit des erhitzten Materials, die Region, auf die die Wärme übertragen wird, und den Temperaturgradienten innerhalb des Materials beeinflusst. Wärme kann durch drei verschiedene Arten an ein anderes Medium übertragen werden: *Konduktion, Konvektion und Wärmestrahlung*. Die einfachste Form der Wärmeübertragung ist die *Wärmeleitung* (Konduktion), die auftritt, wenn ein fester Gegenstand in direkten Kontakt mit der Haut kommt. Als *Konvektion* bezeichnet man den Mechanismus der Energieübertragung zwischen der Haut und einer erwärmten Flüssigkeit oder einem heißen Gas. *Wärmestrahlung* wird durch elektromagnetische Wellen verursacht. Die akute Hitzeübertragung führt zu einer Schädigung der Haut mit sofortigem Verlust der Barrierefunktion, wodurch die grundlegendsten Funktionen wie Temperaturregulation, Infektionsschutz und Aufrechterhaltung der Flüssigkeitshomöostase beeinträchtigt werden. Verbrennungen haben darüber hinaus auch Auswirkungen auf die systemische Zirkulation, da durch den Verlust der Gefäßwandintegrität großmolekulare Proteine in das Interstitium gelangen. Durch die erhöhte Kapillarpermeabilität kommt zu einem Ungleichgewicht zwischen hydrostatischen und onkotischen Kräften, was zu raschen Flüssigkeitsverschiebungen aus dem Intravasalraum in das Interstitium führt. Dadurch kommt es neben dem hypovolämischen Schock durch den Flüssigkeitsverlust nach außen auch zu einem distributiven (Verteilungs-) Schock. Bei ausgedehnten Verbrennungen führt der dramatische Verlust von Flüssigkeit, Elektrolyten und Proteinen zum Verlust des effektiv zirkulierenden Plasmavolumens, zu massiver Ödembildung, verminderter Durchblutung der Organe und schließlich zu einer Beeinträchtigung der kardiovaskulären Funktion.[4]

## Flüssigkeitsverschiebungen bei Verbrennungen

Eine Verbrennung ist durch die Störung der Körperoberfläche (Integument) gekennzeichnet, die sowohl lokale Auswirkungen am Ort der Verletzung als auch systemische Auswirkungen auf den Gesamtorganismus hat. Thermische Verletzungen führen zu einer Störung der Homöostase als Folge lokaler und systemischer Entzündungsreaktionen, die in einem „Verbrennungsschock" endet, einer einzigartigen Kombination aus distributiven und hypovolämischen Schockformen, die durch intravaskuläre Volumenverlust, niedrigen pulmonalarteriellen Verschlussdruck, erhöhten systemischen Gefäßwiderstand und verminderte Myokardkontraktilität gekennzeichnet sind. Die direkte thermische Schädigung verursacht Veränderungen in der Mikrozirkulation durch lokale Hyperämie, Ödeme und eine daraus resultierende erhöhte Durchlässigkeit der Kapillaren. Die Bildung von Ödemen wird durch Mediatoren hervorgerufen, welche die Integrität des Gefäßendothels beeinflussen und dadurch zu einer erhöhten Durchlässigkeit (Permeabilität) der Gefäßwand führen. Zu diesen Mediatoren und Zytokinen gehören Histamin, Bradykinin und Interleukine, die für die frühe Phase der Ödembildung (12 bis 24 Stunden) nach einer Verbrennung verantwortlich gemacht werden. Diese Ödembildung kann schwerwiegend sein und zu einem Kreislaufschock beitragen.

Die Verabreichung von Flüssigkeit ist der Eckpfeiler einer effektiven Kreislauftherapie mit dem Ziel, das intravaskuläre Volumen und damit die Organperfusion wiederherzustellen. Über Art, Menge, Dauer und Endpunkte der Flüssigkeitsgabe bei einem Verbrennungsschocks wird seit einem Jahrhundert debattiert; ohne die Gabe von Flüssigkeit sind große Verbrennungswunden jedoch durchweg tödlich. Vor den 1950er Jahren war der hypovolämische Schock oder das schockbedingte Nierenversagen die häufigste Todesursache nach thermischen Verletzungen.[5] Eine gezielte Flüssigkeitstherapie sollte bereits in der prähospitalen Phase beginnen. Eine Überinfusion wird ebenfalls mit einer erhöhten Sterblichkeit in Verbindung gebracht, so dass die Kenntnis des Zeitpunkts und der Flussrate der prähospitalen Flüssigkeitstherapie einen wichtigen Faktor für das Management in den ersten 24 Stunden nach einer Brandverletzung darstellt. Ziel der Flüssigkeitssubstitution bei Verbrennungen sind die Wiederherstellung des intravaskulären Volumens und der Ausgleich der verbrennungsbedingten Flüssigkeitsverluste.

Es werden verschiedene Formeln zur Errechnung des Flüssigkeitsbedarfs angewendet und auch die Wahl der Infusionslösung unterscheidet sich. Konsens besteht darin, dass nur so viel Flüssigkeit zugeführt werden sollte, wie zur Aufrechterhaltung einer adäquaten

Organperfusion erforderlich ist, und dass der Ersatz von extrazellulären Elektrolyten, die im verbrannten Gewebe verloren gehen, essenziell ist.[6-8]

## Systemische Effekte

Verbrennungen führen zu einer dramatischen hypermetabolischen Reaktion, die durch einen mehrfachen Anstieg der zirkulierenden Katecholamine nach der Verletzung ausgelöst wird. Verbrennungen, die mehr als 30 % der gesamten Körperoberfläche betreffen, gehen mit einer erheblichen Freisetzung von Zytokinen und Entzündungsmediatoren in den systemischen Kreislauf einher, ein Phänomen, das als „Mediatorensturm" bezeichnet wird. Die frühe kardiovaskuläre Antwort auf eine Verbrennungsverletzung ist eine Verringerung des Herzzeitvolumens bei gleichzeitiger Erhöhung des peripheren Gefäßwiderstands. Diese Reaktion ist unmittelbar nach der Verbrennung sowie sekundär nach der Abnahme des intravasalen Volumens durch die Flüssigkeitsverschiebung in das Interstitium zu beobachten. Mit Beginn der Volumensubstitution und Wiederherstellung des zirkulierenden Plasmavolumens steigt das Herzzeitvolumen an und überschreitet in der hyperdynamen Phase die physiologischen Normwerte.

Die Freisetzung von Katecholaminen, Vasopressin und Angiotensin führt zu einer Vasokonstriktion in der peripheren Strombahn und im Splanchnikusgebiet, die die Funktion der Endorgane beeinträchtigen kann. Die glomeruläre Filtrationsrate (GFR) und der renale Blutfluss sind anfangs aufgrund der Abnahme des intravasalen Volumens verringert. Außerdem kommt es zu einer verminderten mesenterialen Durchblutung, einer verminderten Integrität der Darmschleimhaut und einer kapillären Schrankenstörung. Dies führt zu einer gastrointestinalen Dysfunktion und zu einer Translokation von Bakterien in den Pfortaderkreislauf.

Die Lungenfunktion ist bei Verbrennungen ebenso beeinträchtigt wie bei anderen Formen traumatischer Verletzungen. Nach Einsetzen der Therapie kommt es zu einer Zunahme der Atemfrequenz und des Atemzugvolumens, was zu einem erhöhten Atemminutenvolumen führt. Zirkulierende Zytokine bewirken einen Anstieg des pulmonalen Gefäßwiderstands, der zu einem erhöhten hydrostatischen Druck in den Lungenkapillaren führt und zu Lungenfunktionsstörungen in der Anfangsphase beitragen kann.

# Anatomie der Haut

Die Haut ist das größte zusammenhängende Organsystem des menschlichen Körpers. Die Haut erfüllt verschiedene komplexe Aufgaben, z. B. die Schutzfunktion vor äußeren Umwelteinflüssen, Regulation des Flüssigkeitshaushalts, Wärmeregulation, Sinneswahrnehmung und

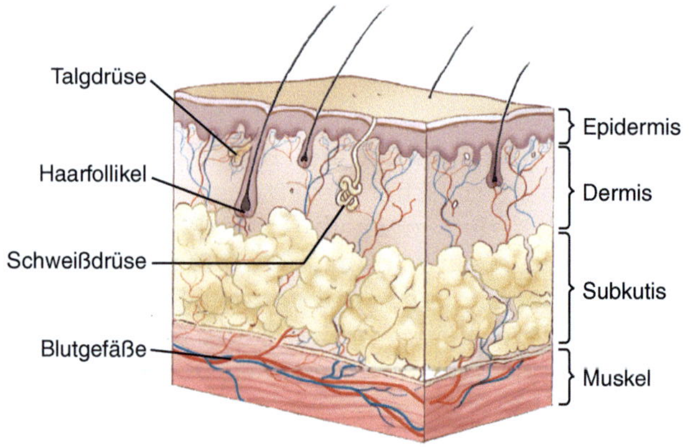


**Abbildung 13-1** Normale Haut: Drei Schichten – Epidermis (Oberhaut), Dermis (Lederhaut) und Subkutis (Unterhautfettgewebe) – mit Hautanhangsgebilden wie Drüsen, Haarfollikeln, Blutgefäßen und Nerven, die gemeinsam an der Thermoregulation beteiligt sind.



Anpassung des Stoffwechsels (**Abbildung 13-1**). Die Haut eines erwachsenen Menschen bedeckt durchschnittlich eine Oberfläche von 1,5–2 $m^2$. Sie besteht aus drei Schichten, der Epidermis (Oberhaut), der Dermis (Lederhaut) und der Subkutis (Unterhaut). Die Epidermis ist in einigen Regionen (z. B. den Augenlidern) nur ca. 0,05 mm dick und kann an den Fußsohlen eine Dicke von 1 mm erreichen. Die Epidermis stammt in der Embryonalentwicklung vom Ektoderm ab und ist zur regenerativen Heilung befähigt. Die **Epidermis** ist mit der **Dermis** über die Basalmembranzone verbunden. Reteleisten und Verankerungsfibrillen sorgen hier dafür, dass es beim Einwirken von Scherkräften nicht zur Ablösung der Epidermis von der Dermis kommt. Beide Hautschichten sind zudem durch zapfenförmige Einstülpungen (Papillen) der Dermis in die Epidermis eng miteinander verzahnt.

Die darunter gelegene Dermis leitet sich vom Mesoderm ab und ist in die papilläre Schicht (Stratum papillare) und die retikuläre Schicht unterteilt. Die papilläre Dermis ist extrem bioaktiv und ist der Grund dafür, dass oberflächlich dermale Verbrennungen (Grad 2a) im Allgemeinen schneller heilen als tiefe dermale Verbrennungen (Grad 2b), da bei tieferen Verbrennungen die papilläre Komponente verloren geht. Die Dermis ist durchschnittlich 10-mal dicker als die Epidermis.

Die Subkutis besteht aus Fettgewebe und Bindegewebe, das die äußeren Hautschichten mit den darunter liegenden Strukturen verbindet. Das Subkutangewebe enthält außerdem größere Blutgefäße und Nerven.

Männerhaut ist dicker als die Haut von Frauen und die Haut von Kindern und älteren Menschen ist dünner als diejenige von durchschnittlichen Erwachsenen. Dieser Umstand erklärt, weshalb die gleiche Verbrennungsquelle zu einer unterschiedlichen Verbrennungstiefe führen kann, je nachdem, wer betroffen ist. Ein Kind erleidet unter Umständen bei gleicher Hitzeexposition eine tiefere Verbrennung als ein Erwachsener und ein älterer Mensch eine tiefere Verbrennung als ein junger Erwachsener.

# Charakteristika von Verbrennungen

Verbrennungen werden durch Hitze verursacht, die zu Haut-, Unterhaut-, Fett-, Muskel- und sogar Knochenschäden führt. Veränderungen auf zellulärer Ebene führen nach akuter Hitzeexposition zu einer Denaturierung von Proteinen und zum Verlust der Integrität der Zellmembran. Temperatur und Kontaktdauer sind wichtige Einflussfaktoren auf die Verbrennungstiefe.

Eine akute thermische Schädigung verursacht Gewebenekrose im Zentrum der Verletzung, wobei die Schädigung in der Peripherie kontinuierlich abnimmt. Die Tiefenausdehnung der Wärmeschädigung hängt vom Grad der Hitzeeinwirkung und der Eindringtiefe ab.

Die Schädigung der Haut kann in zwei Phasen erfolgen: sofort und verzögert. Der sofortige Schaden entsteht im Moment der Hitzeeinwirkung durch Schädigung der Zellmembran und Denaturierung der Proteine, wohingegen der verzögerte Schaden durch inadäquate Behandlung (z. B. Anwendung von Eis), Austrocknung, Ödeme und Wundinfektionen entsteht. Die Haut kann kurzzeitig Temperaturen von 40 °C tolerieren; bei länger andauernder Einwirkung steigt jedoch das Ausmaß der Gewebezerstörung exponentiell an.[9]

Eine drittgradige Verbrennung weist drei Zonen der Gewebeschädigung auf, die in konzentrischen Kreisen angeordnet sind (**Abbildung 13-2**).[10] Die zentrale Zone wird als **Koagulationszone** bezeichnet. In dieser Region findet die größte Zerstörung statt. Das Gewebe wird nekrotisch und eine Gewebeheilung ist nicht möglich.

Daran grenzt eine Zone mit geringerer Schädigung, die **Stasezone** genannt wird, da es in dieser Region unmittelbar nach der Verletzung zu einer Abschwächung des Blutstroms mit kapillarer Vasokonstriktion und Ischämie kommt. In dieser Zone gibt es lebensfähige und nicht

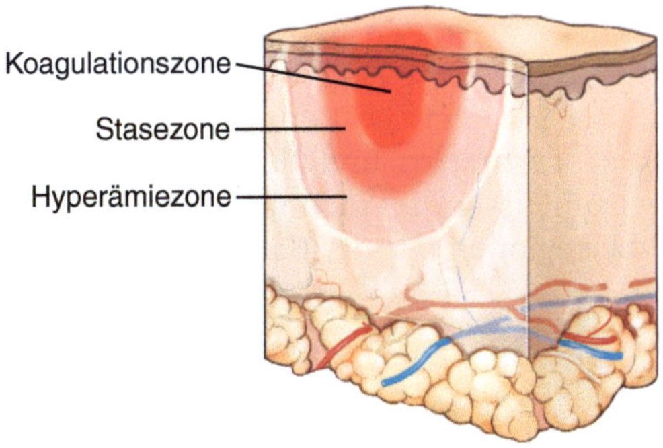


**Abbildung 13-2** Drei Zonen einer Verbrennung.


lebensfähige Zellen. Eine rechtzeitige und angemessene Behandlung der betroffenen Gewebeareale kann die Blutversorgung wiederherstellen und die Sauerstoffversorgung der betroffenen Zellen verbessern. Eine schnelle und adäquate Verbrennungsbehandlung mit suffizienter Volumensubstitution sowie die Vermeidung einer Vasokonstriktion sind essenziell, um Nekrosen im betroffenen Gebiet zu verhindern. Durch eine konsequente lokale Wundversorgung – einschließlich feuchtigkeitserhaltender Verbände, topischer Antiseptika und engmaschiger Wundkontrollen auf Infektionszeichen – kann verhindert werden, dass geschädigte Zellen nekrotisch werden. Eine inadäquate Therapie führt hingegen über den Zelltod zur irreversiblen Gewebenekrose.

Ein häufiger Fehler, der zu einer Schädigung in der Stasezone führt, ist die Anwendung von Eis durch Ersthelfer oder Rettungsdienstfachpersonal. Während es wichtig ist, den Verbrennungsprozess zu stoppen, führt Eis auf der Haut zu einer Vasokonstriktion, die eine Wiederherstellung des Blutflusses verhindert. Durch die Anwendung von Eis werden zwar die Schmerzen gelindert, aber es besteht die Gefahr einer zusätzlichen Gewebezerstörung. Bei kleinen Verbrennungen ist dies nicht von Bedeutung; bei größeren Verbrennungen sollte jedoch zum Schutz der Gewebedurchblutung und zur Vermeidung einer Unterkühlung auf Eis, Cool Packs oder Kühlung mit kaltem Wasser verzichtet werden. Die Analgesie sollte mit oralen oder parenteralen Schmerzmitteln erfolgen.

Die äußerste Zone ist die **Hyperämiezone.** In dieser Zone entsteht nur ein minimaler Zellschaden; sie ist charakterisiert durch einen gesteigerten Blutfluss aufgrund einer sekundär auf die Verbrennung folgenden Entzündungsreaktion. Das Gewebe in der Hyperämiezone erholt sich normalerweise, wenn es nicht durch Komplikationen wie Minderdurchblutung oder Wundinfektion beeinträchtigt wird. Eines der Ziele der Verbrennungsbehandlung ist es, diesen Bereich zu erhalten, um die Anzahl der notwendigen Operationen und Hauttransplantationen zu verringern.

## Verbrennungstiefe

Selbst für erfahrenes Rettungsdienstfachpersonal ist die genaue Bestimmung der Verbrennungstiefe schwierig. Eine Wunde, die zunächst wie eine **Verbrennung zweiten Grades** erscheint, kann sich innerhalb von 24 bis 48 Stunden zu einer **drittgradigen Verbrennung** entwickeln. Erst bei späterer chirurgischer **Entfernung nekrotischen Gewebes (*Débridement*)** löst sich die oberflächliche Epidermis vollständig ab, wodurch tiefere, drittgradige Verbrennung (Eschar) sichtbar werden können. **Eschar (Verbrennungsschor)** bildet sich meist erst im weiteren Verlauf und ist durch eine harte, verkohlte Schorfschicht gekennzeichnet, die die tiefen Gewebeschäden markiert. Diese Entwicklung erschwert die Einschätzung der

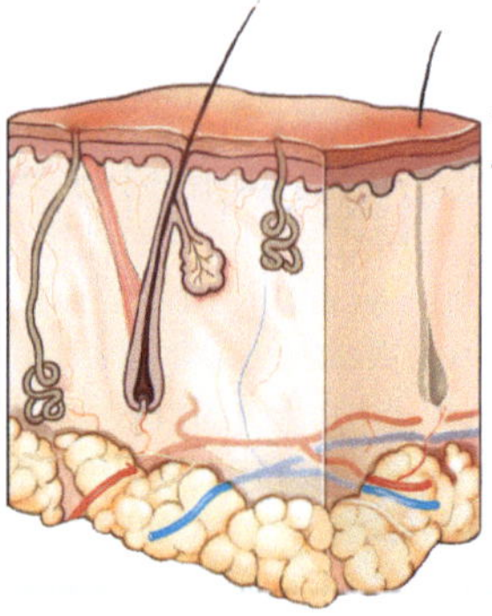


**Abbildung 13-3** Verbrennung 1. Grades



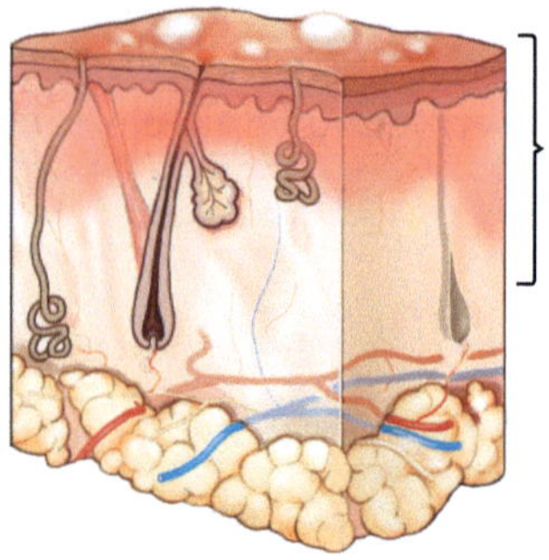


**Abbildung 13-4** Verbrennung 2. Grades.



Verbrennungstiefe in der prähospitalen Versorgung erheblich. Besonders bei nicht eindeutig drittgradigen Verbrennungen ist die Einschätzung schwierig, da sich die Wunde entsprechend den Behandlungserfordernissen weiterentwickeln kann.

Oft ist es am besten, dem Patienten mitzuteilen, dass die Verletzung entweder oberflächlich oder tief ist, während im Krankenhaus weitere Untersuchungen die endgültige Verbrennungstiefe klären. Das Rettungsdienstfachpersonal sollte daher nicht versuchen, den genauen Verbrennungsgrad festzulegen, bevor eine chirurgische Débridement im Krankenhaus erfolgt ist.

## Verbrennungen 1. Grades

Bei **Verbrennungen 1. Grades** ist nur die Epidermis betroffen, die Wunde ist gerötet und schmerzhaft (**Abbildung 13-3**). Diese Verbrennungen reichen bis in das beschränken sich auf die Epidermis und reichen nicht in die Dermis. Sie bilden typischerweise keine Blasen. Die verbrannten Areale blassen auf Druck ab, und der Blutfluss ist in diesem Bereich im Vergleich zur angrenzenden normalen Haut vermehrt. Die Hautveränderungen heilen typischerweise innerhalb von ein bis zwei Wochen ohne Narbenbildung ab. Verbrennungen 1. Grades werden bei der Berechnung der verbrannten Körperoberfläche zur Ermittlung des Flüssigkeitsbedarfs nicht mit eingerechnet.

## Verbrennungen 2. Grades

Bei Verbrennungen 2. Grades sind sowohl die Epidermis als auch unterschiedliche Anteile der darunter liegenden Dermis betroffen (**Abbildung 13-4**). Verbrennungen 2. Grades werden weiter in oberflächliche (Grad 2a) und tiefe (Grad 2b) Läsionen unterteilt. Dies ist von großer klinischer Bedeutung, da oberflächliche zweitgradige Verbrennungen mit konservativer Therapie folgenlos ausheilen, während tiefe zweitgradige Verbrennungen oft eine Operationsindikation darstellen und nicht ohne Narbenbildung abheilen. Zweitgradige Verbrennungswunden bilden typischerweise **Blasen** aus (**Kasten 13-1**) und sind äußerst schmerzhaft. Wenn das Blasendach abgetragen wurde, haben die Wunden einen glänzenden oder feuchten Grund. Da nicht die gesamte Dermis zerstört ist, besteht häufig vier Möglichkeit einer Heilung innerhalb von zwei bis drei Wochen. Blasen bilden sich nicht immer aus, insbesondere dann nicht, wenn ein dicker Eschar (Schorf) entsteht, der dem lebensfähigen Gewebe anhaftet. Dies ist typisch für tiefe 2b-Verbrennungen. Die Durchblutung ist beeinträchtigt, und es ist oft schwierig, zwischen einer tiefen zweit- und einer drittgradigen Verbrennung zu unterscheiden. Das Vorhandensein von Berührungsempfinden deutet jedoch darauf hin, dass es sich um eine tiefe zweitgradige Verbrennung handelt. Tiefere 2b-gradige Verbrennungen, die nach drei Wochen noch nicht verheilt sind, sollten chirurgisch exzidiert und mit einem Spalthauttransplantat gedeckt werden.

Bei Verbrennungen 2. Grades umfasst die Nekrosezone die gesamte Epidermis und Teile der oberflächlichen Dermis mit unterschiedlicher Eindringtiefe. Wenn solche Wunden nicht adäquat versorgt werden, kann der Zelluntergang in der Stasezone fortschreiten, wodurch sich die Brandwunde vergrößert und ggf. in eine Verbrennung 3. Grades übergeht. Es wird hier auch vom „Abtiefen" einer Verbrennung gesprochen. Eine oberflächliche Verbrennung 2. Grades (2a) heilt unter sorgfältiger Wundpflege aus. Tiefe Verbrennungen 2. Grades (2b) erfordern oftmals eine chirurgische Behandlung, um die Narbenbildung zu verringern und Funktionseinschränkungen vorzubeugen, besonders in funktionell hoch beanspruchten Körperregionen wie der Hand.

## Verbrennungen 3. Grades

Verbrennungen 3. Grades reichen tief in das Gewebe hinein und führen zu einer vollständigen Zerstörung von

## Kasten 13-1 Brandblasen

Blasen entstehen, wenn die thermische Schädigung die Epidermis von der Dermis trennt und sich der entstehende Hohlraum mit Exsudat füllt. Innerhalb der Blasen gibt es **onkotisch aktive** Proteine, die zusätzliche Flüssigkeit anziehen und die Blasen weiter anschwellen lassen. Der dadurch im Wundgebiet entstehende Druck verstärkt die Schmerzen

Viele denken, dass die Blasenhaut als steriler Verband wirkt und eine Kontamination der Wunde verhindert. Die Haut einer Blase ist jedoch nicht mehr intakt und kann somit auch nicht als Schutzbarriere dienen. Außerdem kann bei intakter Blase keine lokale Behandlung mit antiseptischen Lösungen oder Salben erfolgen. Aus diesen Gründen eröffnen und débridieren die meisten Brandwundenspezialisten die Blasen nach Aufnahme des Patienten im Krankenhaus.[11]

In der Präklinik sollten Brandblasen für den Transport intakt belassen werden. Wenn Blasen débridiert werden, müssen die Wunden gereinigt und antimikrobielle Wundauflagen angelegt werden; dies lässt sich weder in der Präklinik noch während des Transports adäquat durchführen. Brandblasen, die bereits eröffnet sind, sollten mit einem sauberen, trockenen Verband abgedeckt werden.



Epidermis und Dermis, so dass keine Epidermiszellen zur Zellregeneration und damit Neubildung der Haut übrig bleiben. Sie können durch längeren Kontakt mit Flammen, heißen Flüssigkeiten, chemischen Stoffen, elektrischem Strom oder heißen Oberflächen entstehen. Verbrennungen 3. Grades können verschiedene Erscheinungsformen aufweisen (**Abbildung 13-5**). Meistens treten solche Wunden als verdickte, trockene, weiße, lederartige Wunden auf, unabhängig von ethnischer Zugehörigkeit oder Hautfarbe (**Abbildung 13-6**). Diese dicke, lederartige, zerstörte Haut wird daher auch als Verbrennungsschorf oder Eschar bezeichnet. In schweren Fällen haben die Wunden ein verkohltes Aussehen und es lassen sich an der Oberfläche thrombosierte Gefäße erkennen (**Abbildung 13-7**). Da die Nervenendigungen in der Haut vollständig zerstört sind, ist die Sensibilität aufgehoben. Das verbrannte Areal fühlt sich trocken und lederartig an.

Es ist jedoch ein weitverbreitetes Missverständnis, dass Patienten mit drittgradigen Verbrennungen

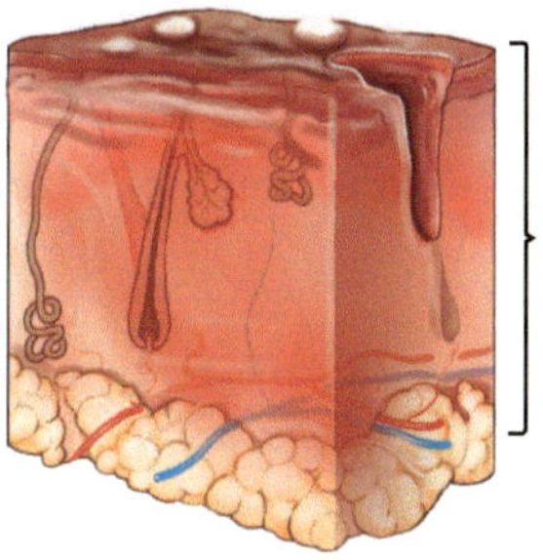


**Abbildung 13-5** Verbrennung 3. Grade.



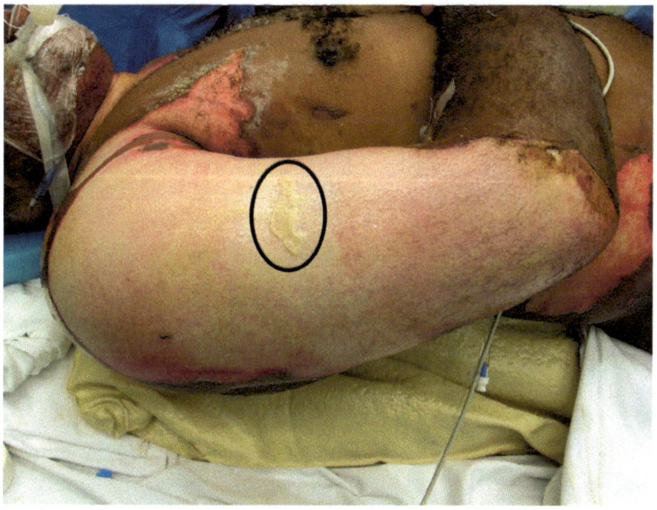

**Abbildung 13-6** Dieser Patient hat neben einem kleinen zweitgradig verbrannten Areal (Kreis) eine großflächige drittgradige Verbrennung erlitten, die durch das weiße, lederartige Aussehen charakterisiert ist.



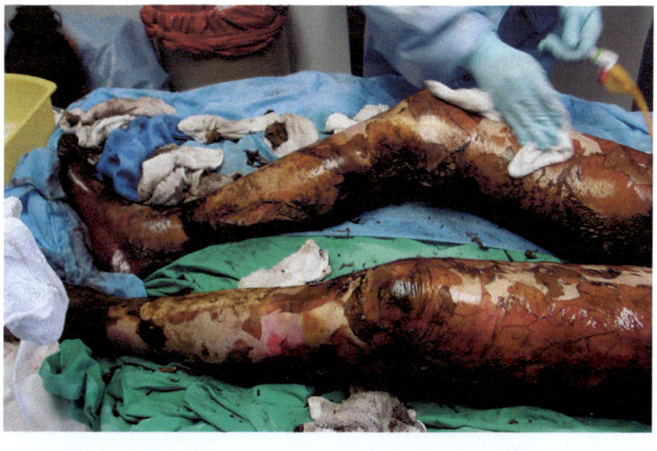

**Abbildung 13-7** Beispiel einer tiefen drittgradigen Verbrennung mit Verkohlung der Haut und sichtbarer Thrombosierung oberflächlicher Blutgefäße.

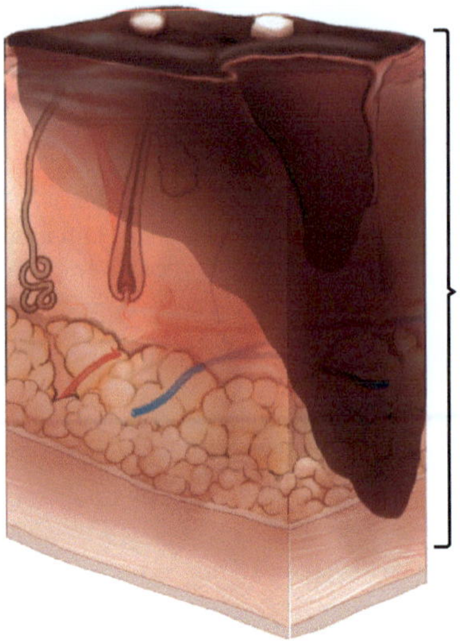


**Abbildung 13-8** Verbrennung 4. Grades.



keine Schmerzen empfänden. Diese Patienten haben unterschiedlich starke Schmerzen, da die drittgradigen Verbrennungen normalerweise von zweitgradigen Arealen umgeben sind. Außerdem kann es schwierig sein, vor dem Reinigen zwischen tiefen zweitgradigen und drittgradigen Verbrennungen zu unterscheiden. Bei einer drittgradigen Verbrennung hat das Gewebe seine Elastizität verloren. Speziell, wenn diese Verbrennungen zirkumferenziell sind, kann es zu einem Kompartmentsyndrom oder Einschränkungen bei der Atmung kommen. Extremitätenverbrennungen sollten – um eine zusätzliche Ödembildung vorzubeugen – erhöht gelagert werden. Verbrennungen dieser Tiefe sind potenziell lebensbedrohlich und können zu dauerhaften funktionellen und ästhetischen Beeinträchtigungen führen.Sie erfordern die zeitnahe chirurgische Nekrosektomie sowie eine intensive interdisziplinäre Behandlung und Rehabilitation in einem spezialisierten Brandverletztenzentrum.

### Verbrennungen 4. Grades

Bei Verbrennungen 4. Grades (*im deutschsprachigen Raum auch als tiefe Verbrennung 3. Grades oder Verkohlung bezeichnet*), sind nicht nur alle Schichten der Haut betroffen, sondern auch das subkutane Fettgewebe sowie Muskeln, Knochen oder Organe verbrannt (**Abbildung 13-8**, **Abbildung 13-9**). Diese Verletzungen können wegen der erheblichen Zerstörung von Haut und angrenzender Strukturen extrem entstellend sein. Das ausgedehnte chirurgische Débridement, das erforderlich ist, um das avitale und nekrotische Gewebe zu entfernen, führt häufig zu ausgedehnten Weichteildefekten, Funktionseinschränkungen und Amputationen.

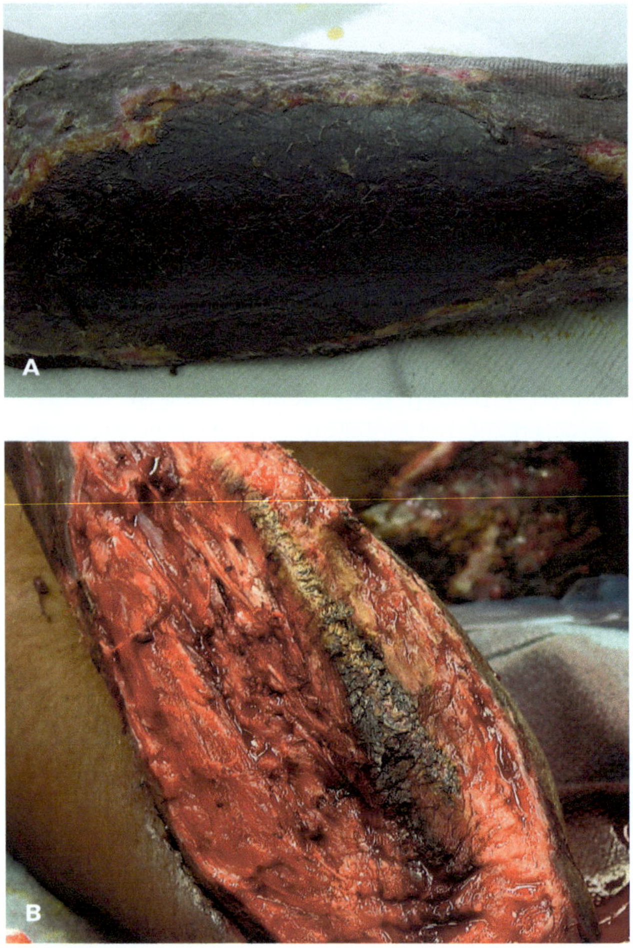


**Abbildung 13-9** Verbrennung 4. Grades. (Verkohlung) des Armes **(A)**. Hier ist nicht nur die Haut verbrannt, sondern auch das darunter liegende subkutane Fettgewebe, Muskeln und Knochen **(B)**.



# Beurteilung und Behandlung von Verbrennungen

## Primary Survey und Erstmaßnahmen

Das Ziel des Primary Survey ist es, den Patienten systematisch zu untersuchen und lebensbedrohliche lebensbedrohliche Vitalfunktionsstörungen und Verletzungen nach ihrer Priorität zu behandeln. Auch wenn schwere Brandverletzungen häufig die Aufmerksamkeit der Helfer auf sich ziehen. Nachdem der Verbrennungsprozess gestoppt und die Sicherheit am Unfallort hergestellt wurde, beginnt der Behandlungsalgorithmus. Das X-ABCDE-Schema des Traumamanagements (eXsanguinating hemorrhage, Airway, Breathing, Circulation, Disability and Expose/Environment) wird bei der Versorgung von Verbrennungspatienten gleichermaßen angewendet, auch wenn diese das Rettungsdienstfachpersonal bei jedem Behandlungsschritt vor große Herausforderungen stellen.

Schwere Verbrennungen sind häufig letale Verletzungen. Doch obwohl die Überlebenswahrscheinlichkeit und das Outcome von der Fläche der verbrannten Körperoberfläche abhängen, ist die Verbrennung selbst (abgesehen von verbrennungsbedingten Beeinträchtigungen von Atemwegen und Bronchien) nur selten die Verletzung, die unmittelbar lebensbedrohlich ist. Das gesamte Erscheinungsbild kann sich dramatisch und sogar grotesk darstellen, und der starke Geruch kann störend sein; dies sollte nicht von der präklinischen Behandlung ablenken. Das Rettungsdienstfachpersonal sollte jedoch stets daran denken, dass der Patient zusätzlich auch noch ein mechanisches Trauma erlitten haben könnte und dass innere Verletzungen zwar weniger offensichtlich sind, dafür aber schneller zum Tod führen können.

## Kontrolle schwerer äußerer Blutungen

Verbrennungspatienten sind als Traumapatienten anzusehen und haben vielleicht neben ihren Brandwunden auch noch andere (mechanische) Verletzungen erlitten. Verbrennungen sind offensichtliche Verletzungen, die dem Rettungsdienstfachpersonal sofort ins Auge stechen und sie manchmal auch ablenken (**Kasten 12-2**). Es ist dennoch essenziell, nach anderen, weniger offensichtlichen inneren Verletzungen zu suchen, die eine weitaus größere und unmittelbare Lebensgefahr für den Patienten darstellen können als die Verbrennungen. Versuchte ein Patient, z. B. dem Feuer zu entkommen, ist er vielleicht aus einem Fenster gesprungen. Teile eines brennenden Gebäudes können eingestürzt und auf den Patienten gefallen sein. Oder der Patient war nach einem Verkehrsunfall in einem brennenden Fahrzeug eingeschlossen. In all diesen Fällen kann der Patient sowohl Verbrennungen als auch traumatische Begleitverletzungen wie Beckenfrakturen, Frakturen der langen Röhrenknochen, Schädel-Hirn-Verletzungen und thorakoabdominale Verletzungen erlitten haben. Die unmittelbare Lebensbedrohung, die ausgeschlossen oder behandelt werden muss, geht von einer Blutung infolge einer Begleitverletzung aus.

## Atemweg (Airway)

Wie bei allen Traumapatienten hat das Freimachen und Freihalten der Atemwege auch bei Verbrennungspatienten höchste Priorität (**Kasten 13-3**). Die thermische Verletzung durch Flammen oder andere Hitzeeinwirkung kann oberhalb der Stimmbänder ein Ödem hervorrufen, das die Atemwege verschließen kann. Die Beurteilung der Atemwege muss besonders sorgfältig und wiederholt erfolgen, insbesondere wenn mit verlängerten Transportzeiten zu rechnen ist. Das Atemwegsmanagement kann bei einem Verbrennungspatienten erheblich erschwert sein, insbesondere wenn der Verdacht auf

### Kasten 13-2 Fallstricke bei der präklinischen Behandlung von Verbrennungen

- Ablenkung durch die Brandverletzung und Nicht-Erkennen und Behandeln von Blutungen oder anderen lebensbedrohlichen Verletzungen
- Überaggressive Flüssigkeitstherapie mit kristalloiden Infusionslösungen bei Patienten mit Verbrennungen und Blutungen
- Nicht erkennen, dass die Verbrennung möglicherweise nicht die lebensbedrohlichste Verletzung ist
- Übersehen einer Blutung bei Verbrennungspatienten mit Hypotonie
- Versäumnis, eine Unterkühlung zu verhindern
- Über- oder Unterschätzung der verbrannten Körperoberfläche und Über- oder Untertherapie des Patienten



### Kasten 13-3 Fallstricke beim Atemwegsmanagement bei Verbrennungspatienten

- Übersehen von Anzeichen einer thermischen Verletzung der Atemwege. Bedenkliche Anzeichen sind: Heiserkeit, Stridor, erhöhter Speichelfluss, Gewebehyperämie/Blasenbildung.
- Keine frühzeitige Sicherung der Atemwege. Wenn sich das Schleimhautödem in den oberen Atemwegen verschlimmert, kann die endotracheale Intubation äußerst schwierig sein.
- Mangelnde Vorbereitung auf eine chirurgische Atemwegssicherung (Koniotomie).
- Supraglottische Atemwegshilfen sind bei Verbrennungspatienten unzureichend – bei drohendem Glottisödem ist der geblockte Endotrachealtubus die einzig sichere Methode.
- Klebeband haftet nicht auf verbrannter Haut – Endotrachealtubus und Notfallkoniotomie müssen bei Verbrennungspatienten stets durch geeignete Tubushalterungen (z. B. Thomas Tube Holder®) gesichert werden, niemals durch Klebeband.

ein Inhalationstrauma besteht oder sich die Verbrennung durch ein Feuer in einem umschlossenen Raum (z.B. einem Wohnungsbrand) ereignete. Mehr als 30% der Brandverletzten, die in den Vereinigten Staaten in ein Verbrennungszentrum eingeliefert wurden, haben ein begleitendes Inhalationstrauma.[12] Die direkte Hitzeeinwirkung auf die oberen Atemwege führt zu einer Ödembildung mit fortschreitendem Anschwellen der Schleimhaut, wodurch der Atemwegswiderstand beim Einatmen erhöht wird. Anfänglich sollte allen Patienten 100 % Sauerstoff verabreicht werden, auch wenn keine Anzeichen einer offensichtlichen Atemnot vorliegen. Der Patient sollte gründlich untersucht werden, wobei ein besonderes Augenmerk auf die Atemexkursionen des Thorax und das Vorhandensein umlaufender (zirkulärer) Verbrennungen des Rumpfes zu richten ist, durch die eine ausreichende Beweglichkeit und Belüftung des Brustkorbs behindert werden kann.

Die endotracheale Intubation ist indiziert bei akuter Atemnot, zunehmender Atemarbeit sowie Verbrennungen im Gesicht oder am Hals, die zu Ödembildung und Atemwegsverlegung führen können. Dabei sollte insbesondere bei Patienten, die ein Explosions- oder Dezelerationstrauma erlitten haben, eine manuelle Inline-Stabilisierung der Halswirbelsäule erfolgen. Anzeichen einer drohenden Atemwegsobstruktion sind Stridor, Heiserkeit und vermehrte Speichelsekretion. Inhalationsverletzungen können darüber hinaus zu Ruß in den Atemwegen führen, so dass ein Patient, der eine große Menge an schwarzem/kohlenstoffhaltigem Sputum aushustet, engmaschig auf eine Beeinträchtigung der Atemwege überwacht werden muss.

Ist der Patient intubiert, muss der Tubus besonders sorgfältig gesichert werden, damit er nicht disloziert. Bei Verbrennungen im Gesichtsbereich ist es nicht sinnvoll, den Tubus mittels Klebeband zu befestigen. In solchen Fällen kann der Tubus durch zwei Bänder fixiert werden, von denen das eine oberhalb, das andere unterhalb der Ohren um den Kopf herumgeführt wird (**Abbildung 13-10A**, **Abbildung 13-10B**). Kommerziell erhältliche Befestigungssysteme mit Klettverschluss haben sich dabei ebenfalls bewährt.

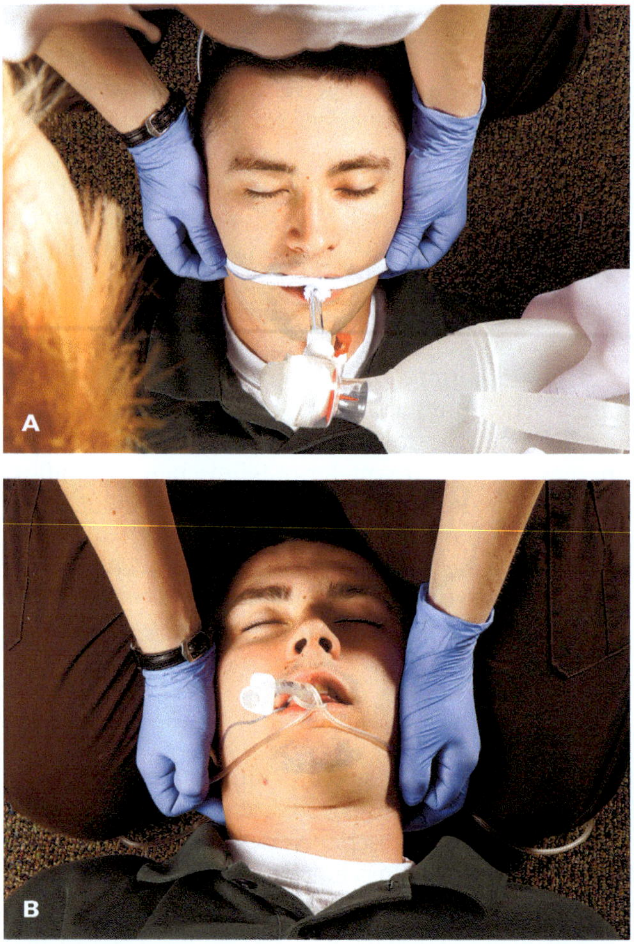


**Abbildung 13-10** Rettungsdienstfachpersonal kann eine Mullbinde **(A)** oder Plastikschlauch „Infusionsbesteck" **(B)** benutzen, um einen Tubus bei Verbrennungswunden im Gesicht zu fixieren.



## Atmung (Breathing)

Wie bei allen Traumapatienten kann die Atmung durch frakturierte Rippen, einen Pneumothorax oder andere offene oder geschlossene Thoraxverletzungen beeinträchtigt sein. Bei zirkulär um den gesamten Thorax verlaufenden Verbrennungen kann die Dehnbarkeit des Thorax (und damit die Compliance der Lunge) so weit abnehmen, dass der Patient nicht einmal mehr einatmen kann. Die verbrannte Haut kontrahiert und wird härter, während gleichzeitig die darunter liegenden Weichteile anschwellen. Dadurch wird der Thorax eingeengt, als würden mehrere Ledergürtel um den Oberkörper des Patienten festgezogen werden. Die Thoraxexkursion wird massiv eingeschränkt und die Atmung behindert. Bei zirkulären Thoraxverbrennungen kann die Beatmung mittels Beutel-Masken-System erheblich erschwert oder unmöglich sein, da der rigide Eschar die Thoraxexkursion verhindert; bei maschineller Beatmung sind entsprechend deutlich ansteigende Beatmungsdrücke zu erwarten. Wenn ein Pneumothorax bereits ausgeschlossen wurde und der Patient eine zirkumferenzielle Verbrennung der gesamten Brustwand aufweist, ist eine sofortige Notfall-Escharotomie (Entlastungsschnitt) der Thoraxwand erforderlich, um eine adäquate Ventilation zu ermöglichen. Bei der **Escharotomie** werden die verbrannten, oberflächlichen Hautschichten (Eschar = Verbrennungsschorf) mit dem Skalpell durchtrennt. Dadurch können sich das Gewebe und der Brustkorb ausdehnen, wodurch die Atembewegungen wieder ermöglicht werden. Bei zweitgradigen Verbrennungen treten diese einschnürenden Effekte der Brustwand nicht auf, weshalb diese eine Escharotomie nicht notwendig machen.

### Kreislauf (Circulation)

Die Beurteilung des Kreislaufs umfasst neben der Bestimmung des Blutdrucks auch die Beurteilung zirkulärer Verbrennungen der Extremitäten (siehe „zirkulierende Verbrennungen“ in diesem Kapitel) und das Legen von intravenösen Zugängen. Eine exakte Blutdruckmessung kann bei Verbrennungen der Extremitäten schwierig oder unmöglich sein. Der ermittelte Blutdruck sollte stets mit Vorsicht interpretiert werden, da er bei höhergradigen Verbrennungen mit Ödembildung an den Extremitäten nicht immer den systemischen Blutdruck widergespiegelt. Auch wenn ein adäquater arterieller Blutdruck vorhanden ist, kann die Perfusion der distalen Extremitäten aufgrund von zirkulären Verletzungen kritisch reduziert sein. Verbrannte Extremitäten sollten während des Transports hochgelagert werden, um Schwellungen zu verringern.

Bei Verbrennungen von mehr als 20 % der Körperoberfläche sind zwei großlumige Venenverweilkanülen notwendig, um die erforderliche Flüssigkeitstherapie durchführen zu können. Idealerweise sollten sie durch unversehrte Haut gelegt werden; falls dies unmöglich ist, kann ein Zugang aber auch durch verbrannte Haut gelegt werden. Der Venenverweilkatheter ist dabei mit besonderer Vorsicht zu fixieren, damit er nicht aus Versehen herausgezogen wird. Am besten wird der Zugang zusätzlich durch einen (Adhäsiv-)Verband gesichert. In Verbrennungszentren werden i.v.-Zugänge häufig angenäht, da Pflasterstreifen bei Patienten mit Verbrennungen nicht gut haften. Gelingt es nicht, einen i. v. Zugang zu etablieren, können Flüssigkeit und Medikamente auch durch einen intraossären (i. o.) Zugang verabreicht werden. Erkennen und schienen Sie bei Notwendigkeit Frakturen langer Röhrenknochen, nachdem Sie die Brandwunden der Extremität mit einem sauberen Tuch oder einem Verband abgedeckt haben.

### Defizite der Neurologischen Funktionen (Disability)

Eine Ursache für eine lebensbedrohliche neurologische Störung, die bei Verbrennungspatienten häufig anzutreffen ist, ist die Inhalation von Kohlenmonoxid und Cyaniden. Diese Toxine können zum Ersticken führen (siehe „Inhalationstrauma“ in diesem Kapitel).

Untersuchen Sie den Patienten auf neurologische und motorische Ausfälle, wie Sie es bei jedem anderen Traumapatienten auch tun. Immobilisieren Sie die Wirbelsäule, wenn Sie eine Wirbelsäulenverletzung vermuten.

### Entkleideten / Umgebung (Expose/Environment)

Zur sicheren Erfassung aller Verletzungen ist eine vollständige Entkleidung des Patienten sowie eine gründliche Untersuchung unerlässlich. Dabei ist unverzüglich sicherzustellen, dass sämtliche Schmuckstücke, wie Halsketten, Armbänder oder Fingerringe, entfernt werden. Besonders bei Verbrennungen an den Händen oder Füßen können angelegte Ringe als „Tourniquet“ wirken und bei zunehmender Schwellung die Perfusion im distalen betroffenen Areal beeinträchtigen. Die Entfernung von Kleidung und Schmuck bei Brandverletzten hat zudem einen therapeutischen Nutzen, weil Kleidungsstücke und Schmuck Restwärme speichern, die zu weiteren Gewebeschäden führen können. Bei Verätzungen können Kleidungsstücke mit Chemikalien durchsetzt sein, die die Verätzung verursacht haben. Unsachgemäße Handhabung dieser kontaminierten Kleidung stellt ein Risiko für weitere Verletzungen sowohl für den Patienten als auch für das Rettungsdienstfachpersonal dar. Jede Kleidung, die nach Chemikalien riecht, ist mit besonderer Vorsicht zu behandeln. Das Rettungsdienstfachpersonal muss geeignete Schutzkleidung, einschließlich Augenschutz tragen, um sich vor Kontaminationen zu schützen. Ein besonders wichtiger Punkt bei großflächigen Verbrennungen ist der Wärmeerhalt: Brandverletzte verlieren die Möglichkeit, sich selbst vor Auskühlung zu schützen, und sind daher besonders hypothermiegefährdet. Die Verbrennung führt zu einer Vasodilatation in der Haut, was wiederum zu einem vermehrten Wärmeverlust führt. Wenn offene Verbrennungswunden nässen und sezernieren, steigert die Verdunstung der Wundflüssigkeit den Wärmeverlust zusätzlich. Schützen Sie den Patienten konsequent vor weiterem Wärmeverlust, indem Sie mehrere Lagen Tücher oder Decken verwenden und den Innenraum des Rettungswagens oder Hubschraubers unabhängig von der Jahreszeit ausreichend aufheizen. Generell gilt, dass es erst dann warm genug ist, wenn die wenn das Rettungsdienstfachpersonal selbst schwitzt.

## Secondary Survey

Nachdem der Primary Survey abgeschlossen wurde, wird mit dem Secondary Survey begonnen. Das unterscheidet sich bei Verbrennungspatienten nicht von anderen Traumapatienten. Das Rettungsdienstfachpersonal führt eine vollständige Kopf-bis-Fuß-Untersuchung durch und sucht nach weiteren Verletzungen. Verbrennungswunden können dramatisch imponieren, sind jedoch in der Regel nicht unmittelbar lebensbedrohlich. Eine systematische Untersuchung sollte daher bei Verbrennungspatienten ebenso konsequent erfolgen wie bei jedem anderen Traumapatienten.

Die Anlage eines i.v. Zugangs sollte versucht werden, jedoch ohne den Transport des Patienten dadurch zu verzögern. Als Alternative kann, sofern verfügbar, ein intraossärer (i.o.) Zugang gelegt werden. Sobald ein Gefäßzugang etabliert werden konnte, sollte eine balancierte Vollelektrolytlösung infundiert werden. Dabei ist der Flüssigkeitsbedarf von der verbrannten Körperoberfläche abhängig. Als grobe Orientierung für die anfängliche Flüssigkeitsmenge kann die Zehnerregel des U.S. Army Institute of Surgical Research (USAISR) verwendet werden (siehe unten). Dabei wird die Prozentzahl der verbrannten Körperoberfläche (vKOF) mit 10 multipliziert. Bei einem Erwachsenen mit durchschnittlichem Gewicht sollte ein Patient mit einer vKOF von 30 Prozent also 300 ml pro Stunde erhalten, ein Patient mit einer vKOF von 40 Prozent 400 ml pro Stunde und ein Patient mit einer vKOF von 50 Prozent 500 ml pro Stunde. Kinder über 5 Jahren sollten je nach Größe der Verbrennung und der Größe des Kindes 100 bis 250 ml/Stunde erhalten.

## Abschätzung der verbrannten Körperoberfläche (Beurteilung)

Nach vollständiger Durchführung des Primary und Secondary Survey werden die Verbrennungswunden sorgfältig untersucht. Die Abschätzung der Verbrennungsfläche ist für eine adäquate Flüssigkeitssubstitution und zur Vorbeugung der durch den hypovolämischen Schock bedingten Komplikationen notwendig. Am weitesten verbreitet ist die Neunerregel nach Wallace. Diese Methode geht davon aus, dass größere Körperregionen bei Erwachsenen ungefähr 9 % der Körperoberfläche ausmachen (**Abbildung 13-11**). Perineum (Damm) oder Genitalregion umfassen 1 %.

Kleinere Verbrennungen können auch mithilfe der Handflächenregel bestimmt werden (**Abbildung 13-12**). Die Zuhilfenahme der Handfläche des Patienten zur Flächenbestimmung wird seit Langem allgemein akzeptiert und angewendet. Kontrovers wurde hingegen

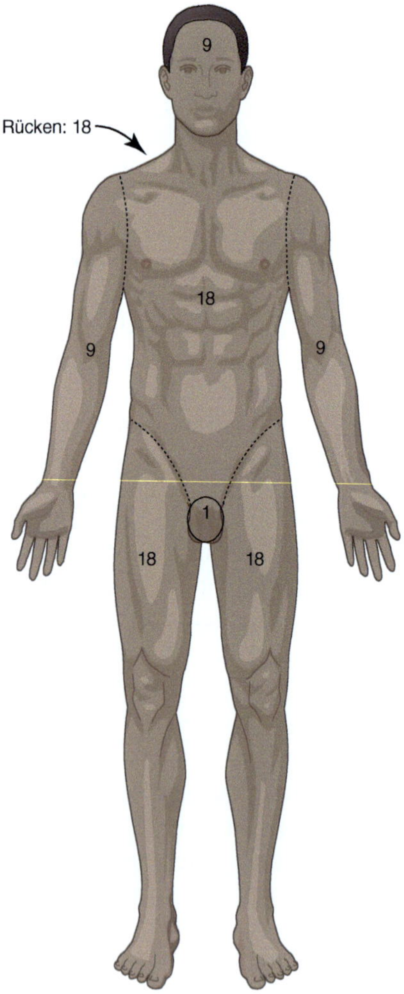


**Abbildung 13-11** Neunerregel nach Wallace.

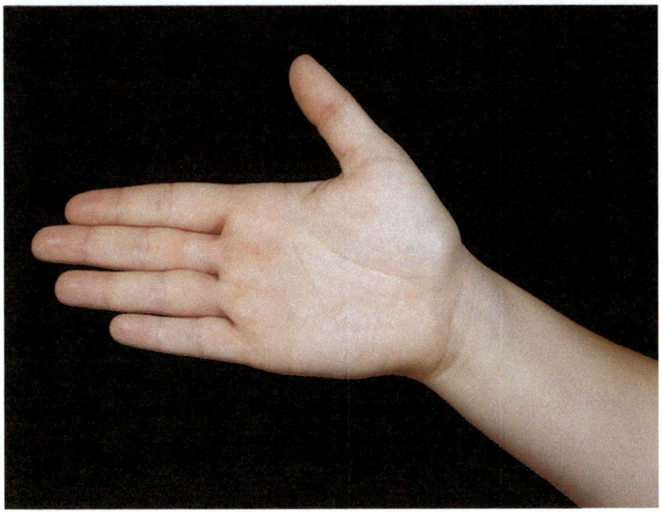

**Abbildung 13-12** Die Handflächenregel geht davon aus, dass die Handfläche des Patienten inklusive der Finger ungefähr 1 % der Körperoberfläche beträgt. Sie wird verwendet, um die Fläche kleinerer Verbrennungsareale abzuschätzen.



diskutiert, wie die Handfläche zu definieren und wie groß (im Verhältnis zur Körperoberfläche) sie tatsächlich ist.[13] Die durchschnittliche Fläche der Handfläche alleine (ohne die Finger) beträgt 0,5 % der Körperoberfläche (KOF) bei Männern und 0,4 % bei Frauen. Werden alle fünf ausgestreckten Finger miteingeschlossen, erhöht sich die Fläche auf 0,8 % KOF bei Männern und 0,7 % KOF bei Frauen.[13] Neben dem geschlechtsspezifischen Unterschied variiert die Fläche der Hand auch in Abhängigkeit vom Gewicht des Patienten. Mit steigendem Body-Mass-Index (BMI) nimmt die Hautoberfläche des Körpers insgesamt zu, der prozentuale Anteil der Handfläche nimmt im Vergleich hierzu ab.[14] Aus diesem Grund kann in den meisten Fällen angenommen werden, dass die Handfläche des Patienten einschließlich der ausgestreckten Finger ungefähr 1 % der Körperoberfläche beträgt.

Kinder weisen andere Proportionen auf als Erwachsene, weshalb die Neunerregel bei Kindern angepasst werden muss. Kinder haben proportional einen größeren Kopf und kleinere Beine als Erwachsene. Da diese Proportionen in den verschiedenen Altersgruppen variieren können, lässt sich die Neunerregel bei kindlichen Patienten nicht anwenden. Das Lund-Browder-Diagramm berücksichtigt auch altersabhängige Proportionen bei Kindern. Die Verbrennungsfläche kann anhand von Körperskizzen und einer Referenztabelle ermittelt werden (**Abbildung 13-13**). Hierzu werden die verbrannten Areale auf der Körperskizze eingezeichnet und mit den Prozentangaben der Tabelle korreliert. Für den präklinischen Bereich ist diese Methode allerdings etwas umständlich.

### *Verbände*

Vor dem Transport sollten die Wunden verbunden werden. Zweck der Verbände ist es, einer weiteren Kontamination der Wunden vorzubeugen und außerdem den schmerzhaften Luftzug über den Wunden zu minimieren.

Trockene, sterile Verbände in Form von sterilen Tüchern oder Wundauflagen reichen völlig aus. Darüber werden mehrere Schichten von Rettungsdecken gelegt, um einen Wärmeverlust zu verhindern. Lokale Antibiotika, Brandsalben sowie Burn/Gel Packs sollten präklinisch nicht angewendet werden.

### *Transport*

Brandverletzte, die neben ihren Verbrennungen multiple mechanische Verletzungen aufweisen (sogenannte thermomechanische Kombinationsverletzungen), sollten initial in ein Traumazentrum transportiert werden, in dem zunächst Blutungen und andere lebensgefährlichen Verletzungen diagnostiziert und chirurgisch versorgt werden können. Gleiches gilt auch für Regionen, in denen ein spezialisierte Verbrennungszentrum nicht in kürzester Zeit erreichbar ist und ausschließlich Verbrennungen und/oder Inhalationstrauma vorliegen. Nach Stabilisierung des Patienten soll dieser dann bei Indikation zur weiteren Behandlung und Rehabilitation sekundär in ein spezielles Verbrennungszentrum verlegt werden. Die Deutsche Gesellschaft für Verbrennungsmedizin (DKV) haben Kriterien für den Transport oder die Verlegung in ein Verbrennungszentrum festgelegt (**Kasten 13-4**). Der unmittelbare Transport oder die frühe Verlegung in ein Verbrennungszentrum sollten mit einer niedrigeren Mortalitätsrate und weniger Komplikationen einhergehen. Einige Verbrennungszentren behandeln ausschließlich Erwachsene, andere ausschließlich Kinder und einige behandeln sowohl Erwachsene als auch Kinder.

# Behandlung

## Erstversorgung von Verbrennungspatienten

Bei der Versorgung eines Patienten mit Verbrennungen ist es zunächst wichtig, den Verbrennungsprozess zu stoppen. Die wirksamste und geeignetste Methode ist da Spülen mit reichlich Wasser bei Raumtemperatur. Kaltes Wasser oder Eis sind kontraindiziert. Die Anwendung von Eis stoppt zwar die Verbrennung und lindert die Schmerzen, gleichzeitig nimmt jedoch der Gewebeschaden in der Stasezone zu (**Kasten 13-5**). Entfernen Sie alle Kleidungs- und Schmuckstücke; diese können die Hitze speichern und den Verbrennungsprozess fortsetzen. Zusätzlich können Finger und Extremitäten bei

**Schätzung und Diagramm der Verbrennung**
**Alter vs. Bereich**

| Bereich | Geburt 1 Jahr | 1-4 Jahre | 6-9 Jahre | 10-14 Jahre | 15 Jahre | Erwach-sener | 2. Grades | 3. Grades | Gesamt | Spenderbereiche |
|---|---|---|---|---|---|---|---|---|---|---|
| Kopf | 19 | 17 | 13 | 11 | 9 | 7 | 2 | | | |
| Hals | 2 | 2 | 2 | 2 | 2 | 2 | 2 | | | |
| Ant. Rumpf | 13 | 13 | 13 | 13 | 13 | 13 | 7 | 5 | | |
| Hinterer Rumpf | 13 | 13 | 13 | 13 | 13 | 13 | 8 | | | |
| Re. Gesäß | 2½ | 2½ | 2½ | 2½ | 2½ | 2½ | | | | |
| L. Gesäß | 2½ | 2½ | 2½ | 2½ | 2½ | 2½ | 1.5 | | | |
| Genitalien | 1 | 1 | 1 | 1 | 1 | 1 | 1 | | | |
| R. Oberarm | 4 | 4 | 4 | 4 | 4 | 4 | | | | |
| L. Oberarm | 4 | 4 | 4 | 4 | 4 | 4 | 1 | | | |
| R. Linker Arm | 3 | 3 | 3 | 3 | 3 | 3 | 1 | | | |
| L. Linker Arm | 3 | 3 | 3 | 3 | 3 | 3 | 2 | | | |
| R. Hand | 2½ | 2½ | 2½ | 2½ | 2½ | 2½ | 2 | | | |
| L. Hand | 2½ | 2½ | 2½ | 2½ | 2½ | 2½ | 2.5 | | | |
| R. Oberschenkel | 5½ | 6½ | 8 | 8½ | 9 | 9½ | 4 | | | |
| L. Oberschenkel | 5½ | 6½ | 8 | 8½ | 9 | 9½ | 4 | 2 | | |
| Re. Bein | 5 | 5 | 5½ | 6 | 6½ | 7 | | | | |
| L. Bein | 5 | 5 | 5½ | 6 | 6½ | 7 | | | | |
| Re. Fuß | 3½ | 3½ | 3½ | 3½ | 3½ | 3½ | | | | |
| L. Fuß | 3½ | 3½ | 3½ | 3½ | 3½ | 3½ | | | | |
| | | | | | | Total | 38 | 7 | 45% | |

**Verbrennungsdiagramm**

**Alter** 39
**Geschlecht** M
**Gewicht** Pre Burn Wt. 59.6 kg

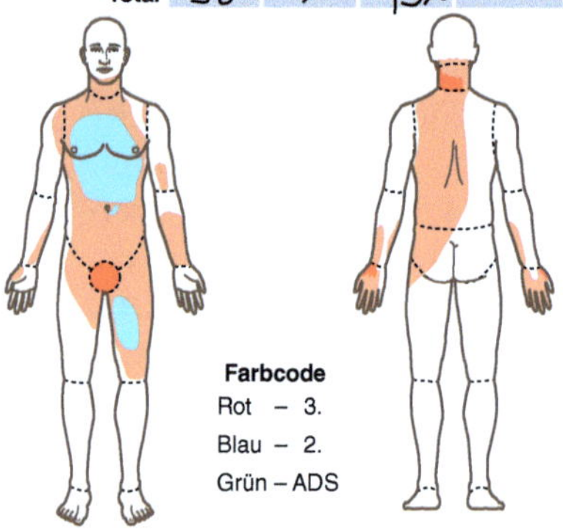

**Farbcode**
Rot – 3.
Blau – 2.
Grün – ADS

**Abbildung 13-13** Beispiel eines ausgefüllten Lund-Browder-Diagramm.



**Kasten 13-4** Indikationen der Deutschen Gesellschaft für Verbrennungsmedizin (DGV) zum Transport und zur Verlegung in ein Brandverletztenzentrum (Empfehlungen gelten für Deutschland, Österreich, Schweiz)

**Erwachsene**
Die stationäre Behandlung soll in jedem Fall in einem Zentrum für Brandverletzte durchgeführt werden, wenn eine der folgenden Verletzungen vorliegt:

- Thermische Verletzungen Grad 2 von 15 % und mehr Körperoberfläche
- Thermische Verletzungen Grad 3 von 10% und mehr Körperoberfläche
- Thermische Verletzungen an „komplizierter Lokalisation“: Gesicht/Hals, Hände, Füße, Ano-Genital-Region, Axilla, über großen Gelenken oder anderen komplizierte Lokalisationen
- Zirkuläre thermische Verletzungen
- Verätzungen durch Chemikalien
- Verletzungen durch elektrischen Strom inklusive Blitzschlag
- Inhalationstrauma in Verbindung mit äußeren Verbrennungen
- Brandverletzte mit Begleiterkrankungen oder Verletzungen (insbesonderethermomechanische Kombinationen), die die Behandlung erschweren

- Brandverletzte die eine spezielle psychotherapeutische, psychiatrische oder physische Mitbehandlung benötigen.
- Besonders junge Patienten (< 8 Jahre) und alte Menschen (> 60 Jahre)

Quelle: DEUTSCHE GESELLSCHAFT FÜR VERBRENNUNGSMEDIZIN ET AL. BEHANDLUNG VON THERMISCHEN VERLETZUNGEN BEI ERWACHSENEN, VERSION 8.0, 15.11.2024, https://register.awmf.org/assets/guidelines/044-001l_S2k_Behandlung-thermische-Verletzungen-Erwachsenen_2025-11.pdf, ZUGRIFF AM 30.05.2026

**Kinder**
Die Indikation zur Verlegung oder Vorstellung in einem Zentrum für schwerbrandverletzte Kinder erfolgt entsprechend der Leitlinie „Behandlung thermischer Verletzungen des Erwachsenen" S2K-AWMF-Registernummer 044-001 [6] bei:

- Verbrennungen 2. Grades von 10% und mehr der Körperoberfläche
- Verbrennungen 3. Grades von 5% und mehr der Körperoberfläche
- Verbrennungen 2. und 3. Grades oder entsprechende Schädigung durch chemische Substanzen mit Lokalisation im Gesicht, an der Hand, am Fuß oder im Genitalbereich mit relevanter Größe und Tiefe - einschließlich der durch elektrischen Strom verursachten thermischen Schäden und über großen Gelenken.
- Inhalationstraumata, auch in Verbindung mit leichten äußeren Verbrennungen (vom Vorhandensein eines solchen ist grundsätzlich bei Explosionsunfällen auszugehen)
- Thermomechanische Kombinationsverletzungen
- Verätzungen mit Laugen oder Säuren
- Alle thermischen Verletzungen 4. Grades

Bei thermisch verletzten Kindern und Jugendlichen, die keine Zentrumsindikation haben, **sollte** zumindest eine Vorstellung bzw. Verlegung in eine spezialisiertes Krankenhaus für brandverletzte Kinder erfolgen.

DEUTSCHE GESELLSCHAFT FÜR KINDERCHIRURGIE ET AL. BEHANDLUNG THERMISCHER VERLETZUNGEN IM KINDESALTER (VERBRENNUNG, VERBRÜHUNG), VERSION 3.0, 15.08.2024, https://register.awmf.org/assets/guidelines/006-128l_S2K_Behandlung-thermische-Verletzungen-Kinder-Verbrennung-Verbruehung_2024-08_1.pdf, ZUGRIFF AM 01.06.2026

Daten von Behandlung thermischer Verletzungen des Erwachsenen: Deutsche Gesellschaft für Verbrennungsmedizin (DKV) Klasse S2K AWMF-Register-Nr.: 044-001 Februar 2021. https://verbrennungsmedizin.de/leitlinien-verletzungen; Und https://register.awmf.org/assets/guidelines/006-128l_S2K_Behandlung-thermische-Verletzungen-Kinder-Verbrennung-Verbruehung_2024-08_1.pdf.

## Kasten 13-5 Kühlung von Verbrennungen

Ein kontrovers diskutiertes Thema ist die Kühlung von Brandwunden. *Da sämtliche vorliegenden Studien an Versuchstieren durchgeführt wurden, ist die Übertragbarkeit auf den Menschen eingeschränkt. Dies gilt für alle folgenden Aussagen.* In verschiedenen experimentellen Studien wurde der Effekt unterschiedlicher Kühlungsmethoden auf das verbrannte Gewebe und die Wundheilung mikroskopisch untersucht. Die gekühlten Verbrennungswunden wiesen dabei geringere Zellschäden auf als ungekühlte Wunden, was auf einen protektiven Effekt der Kühlung hindeutet. [15] Untersuchungen konnten den Einfluss der Kühlung auf die Temperatur der verbrannten Dermis, die mikroskopische Gewebestruktur und die Wundheilung direkt nachweisen.

Eine Studie untersuchte das Outcome verschiedener Kühlungsmethoden. Verglichen wurden Brandwunden, die mit kühlem Leitungswasser von 15 °C gekühlt worden waren, mit Brandwunden nach Anwendung eines kommerziell erhältlichen Hydrogels. Beide Methoden wurden sowohl unmittelbar nach der Verbrennung als auch mit einer Verzögerung von 30 Minuten angewendet. Die sofortige Kühlung mit Leitungswasser erwies sich dabei als deutlich effektiver bei der Reduktion der Gewebetemperatur. Die gekühlten Wunden zeigten drei Wochen nach dem Trauma ein besseres mikroskopisches Erscheinungsbild und eine bessere Wundheilung.[16]

Eine zu aggressive Kühlung mit Eis hingegen ist schädlich und führt zu einer weiteren Zerstörung des bereits geschädigten Gewebes. Dies konnte im Tierversuch nachgewiesen werden: Die sofortige Kühlung mit Eis war schädlicher als die Kühlung mit Leitungswasser oder gänzlich fehlende Behandlung. [17] Die Anwendung von Eiswasser mit einer Temperatur von 1–8 °C resultierte in einer größeren

(*Fortsetzung nächste Seite*)

**Kasten 13-5** Kühlung von Verbrennungen (*Fortsetzung*)

Gewebezerstörung als gar keine Kühlung.
Im Gegensatz dazu waren bei den Verbrennungen, die mit Leitungswasser mit einer Temperatur von 12–18 °C gekühlt wurden, weniger Gewebenekrosen und eine schnellere Wundheilungsrate zu verzeichnen als bei den ungekühlten Wunden.[18]

Die größte in diesen Studien untersuchte Verbrennung betrug 10 % der Körperoberfläche, was die Übertragbarkeit auf großflächige Verbrennungen weiter einschränkt.

Zusammenfassend lässt sich sagen, dass nicht alle Kühlungsmethoden gleichwertig sind. Eine zu aggressive Kühlung schädigt das Gewebe. Bei Patienten mit großflächigen Verbrennungen besteht zudem die Gefahr der Unterkühlung (Hypothermie). Bei Patienten, die neben der Verbrennung auch ein mechanisches Trauma erlitten haben, wirkt sich eine generalisierte Hypothermie darüber hinaus negativ auf die Blutgerinnung aus.



zunehmender Schwellung durch Ringe oder andere Schmuckstücke eingeschnürt werden. Kleidungsstücke, die verbrannt und auf der Haut geschmolzen sind, sollten nicht entfernt, sondern mit Wasser bei Raumtemperatur gekühlt werden.

Die effektivste Art der Wundversorgung nach einer Verbrennung ist die Anwendung von trockenen, sterilen und nicht klebenden Verbänden. Wenn keine Verbände vorhanden sind, können auch sterile chirurgische Abdecktücher oder saubere Leinentücher verwendet werden. Der trockene Verband verhindert einerseits die weitere Kontamination der Wunde und lindert andererseits die Schmerzen, da er die freiliegenden und empfindlichen Nervenendigungen in der verletzten Haut vor dem Luftstrom schützt. Der Luftstrom und jede Berührung oder Bewegung der verbrannten Haut verursacht erhebliche Schmerzen für den Patienten. Es muss ein vernünftiger Mittelweg gefunden werden, einerseits den Verbrennungsprozess zu unterbrechen und gleichzeitig Luftbewegungen/Kontamination der Verbrennungswunde zu vermeiden. Bestimmte im Handel erhältliche Wundauflagen mit sterilen Hydrogelen können beide Ziele vereinen und daher unter präklinischen Bedingungen von Vorteil sein.

Rettungsdienstfachpersonal war oft unzufrieden und frustriert mit der Anwendung eines einfachen sterilen Verbandes bei Verbrennungen. Dennoch sollten keine Salben oder lokale Antibiotika verwendet werden, da dies eine spätere Wundinspektion erschwert. Bei Aufnahme in einem Verbrennungszentrum werden sämtliche Salben entfernt, um eine unverfälschte Darstellung der Wunden und damit die Beurteilung des Schweregrades zu ermöglichen. Außerdem können manche lokal wirksame Medikamente die Anwendung von künstlichen Hautersatzverfahren verkomplizieren.

In Verbrennungszentren sin hochkonzentrierte antimikrobiell beschichtete Verbände zum Standard in der Wundversorgung geworden (z. B. Silverlon® oder Acticoat®; **Abbildung 13-14**). Diese Verbände sind mit Silber beschichtet, das nach und nach über mehrere Tage in die offene Wunde abgegeben wird. Das freigesetzte

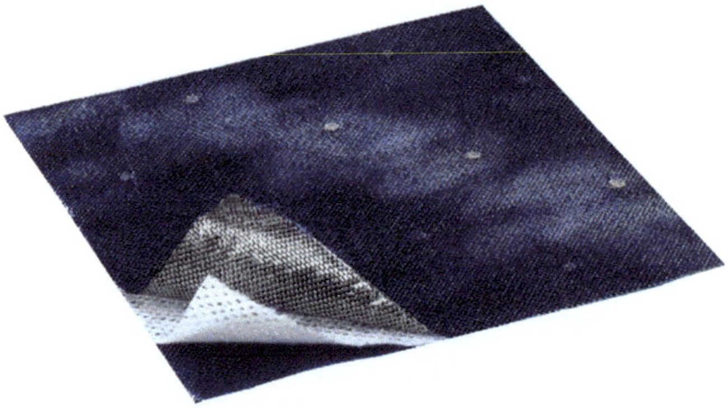

**Abbildung 13-14** Acticoat®-Wundauflage.



Silber bekämpft die Mikroorganismen schnell und deckt das übliche Keimspektrum ab. Inzwischen wurden diese Verbände von den Verbrennungszentren auch in den präklinischen Bereich übernommen. Die großflächigen antiseptischen Verbandtücher können schnell auf die Verbrennungswunden aufgebracht werden und eliminieren dort sämtliche Mikroorganismen. Diese Art der Wundversorgung erlaubt die Anwendung eines nichtmedikamentösen Hilfsmittels, das die Kontamination von Brandwunden innerhalb von 30 Minuten signifikant reduziert.[19-21] Weitere Vorteile solcher Verbände, vor allem bei Outdoor-Aktivitäten und im militärischen Bereich, sind ihre kompakte Größe und das geringe Gewicht. So kann ein erwachsener Mensch mit einem antimikrobiellen Verband komplett versorgt werden, der vorher in einem Briefumschlag mit minimalem Gewicht aufbewahrt wurde.

## Flüssigkeitssubstitution

Verbrennungen führen zu einer direkten Zerstörung der zellulären Integrität und zu einer andauernden Freisetzung von Entzündungsmediatoren, wodurch die Gefäßpermeabilität und der mikrovaskuläre hydrostatische Druck erhöht werden. In der Folge kommt es zu einem

Flüssigkeitsausstrom aus dem Gefäßsystem in den Zwischenzellraum (Interstitium). Grundlegendes Ziel der frühen Flüssigkeitstherapie ist das Auffüllen des intravasalen Volumens und die Vermeidung einer Hypovolämie in den ersten 24-48 Stunden.

Obwohl die Gesamtflüssigkeitsmenge im Körper gleichbleiben kann, entstehen große Flüssigkeitsverschiebungen. Insbesondere die Verluste durch Evaporation (Verdunstung) können beträchtlich sein. Allerdings ist eine übermäßige Flüssigkeitsgabe schädlich. Obwohl große Flüssigkeitsmengen zur Behandlung des hypovolämischen Schocks bei Verbrennungen benötigt werden, kompliziert ein Zuviel an Flüssigkeit das Management des Patienten und verschlimmert seine Wunden. Ziel der Flüssigkeitssubstitution bei Verbrennungspatienten ist nicht allein der Ausgleich der bereits stattgefundenen Verluste, sondern auch der zu erwartenden Flüssigkeitsverluste, sodass sich innerhalb der ersten 24 Stunden eine ausgeglichene Bilanz einstellt (**Kasten 13-6**). Die Aufrechterhaltung einer adäquaten Urinausscheidung ist bei Verbrennungspatienten der wichtigste Indikator für eine angemessene Flüssigkeitstherapie. Bei Patienten mit einer Verbrennung von mehr als 20 % sollte die Urinausscheidung engmaschig dokumentiert werden, bei allen Patienten mit einer Verbrennung von mehr als 40 % der Körperoberfläche sollte ein Blasenkatheter gelegt werden, um die stündliche Urinausscheidung zu überwachen. Die Flüssigkeitstherapie bei Verbrennungen kann anhand der Urinausscheidung gesteuert werden, und die in diesem Kapitel vorgestellten Formeln zielen auf die Wiederherstellung des intravasalen Volumens ab, das anhand der durchschnittlichen stündlichen Urinausscheidung überwacht werden kann. Eine Herausforderung bei der Verwendung der Urinausscheidung als Zielparameter der Volumentherapie besteht darin, dass schwere Verbrennungen einen Schock mit konsekutiver akuter Nierenschädigung und Anurie verursachen können. In diesem Fall müssen alternative Endpunkte der Volumentherapie wie Laktat und Basendefizit engmaschig überwacht werden.

**Kasten 13-6** Volumensubstitution bei Verbrennungspatienten

Die Volumensubstitution bei einem Verbrennungspatienten kann mit dem Befüllen eines undichten Eimers verglichen werden. Der Eimer verliert eine gleichbleibende Menge Wasser. Im Innern des Eimers ist in der Nähe der Oberkante eine Linie angezeichnet. Die Aufgabe des Rettungsdienstfachpersonals besteht darin, den Wasserstand stets auf Höhe dieser Linie zu halten. Anfangs ist die Wassertiefe sehr niedrig. Je länger der Eimer unbemerkt Wasser verloren hat, desto niedriger ist der Wasserstand und desto mehr Flüssigkeit muss ersetzt werden. Der Behälter verliert weiterhin Wasser; hat also der Wasserstand die angezeigte Füllhöhe erreicht, muss dennoch kontinuierlich Flüssigkeit nachgefüllt werden, um die gewünschte Füllhöhe aufrechtzuerhalten.

Je mehr Zeit vergeht, ohne dass der Verbrennungspatient einen ausreichenden Flüssigkeitsersatz erhält, desto hypovolämischer wird er. Es sind daher größere Mengen Flüssigkeit notwendig, um eine Homöostase (Ausgewogenheit des inneren Milieus) zu erreichen. Sobald der Patient mit Flüssigkeit „aufgefüllt" wurde, verliert er über das Leck im Gefäßsystem („Capillary Leak") kontinuierlich Volumen, in derselben Weise wie der Eimer. Um ein Gleichgewicht auf homöostatischem Niveau aufrechtzuerhalten, ist die Gabe zusätzlicher Flüssigkeit nötig, um die anhaltenden Verluste auszugleichen. Es ist wichtig, die verabreichte Flüssigkeit im Auge zu behalten, da eine Überinfusion ebenso schädlich sein kann wie eine Unterinfusion. Bei Patienten, deren Transport länger als eine Stunde dauert, sollte der Plan für die Flüssigkeitstherapie mit dem aufnehmenden Zentrum besprochen werden. Einige Zentren beginnen die Flüssigkeitstherapie von brandverletzten Patienten mit der Gabe von Plasma, und wenn sich diese Praxis weiter durchsetzt, könnte sie auch in der Präklinik bereits Anwendung finden.



## Erwachsene

Initial ist die intravenöse Flüssigkeitsgabe, vor allem von balancierter kristalloider (Voll-)Elektrolytlösung, am besten geeignet, um den Verlust auszugleichen. Alle Formeln zur Errechnung des Volumenbedarfs dienen als anfängliche Richtwerte für die Flüssigkeitsmenge bei der notfallmedizinischen Behandlung, die auf der Grundlage der physiologischen Reaktion auf die Flüssigkeitsgabe angepasst wird. Dabei ist die Urinausscheidung der beste Parameter für die Steuerung der Flüssigkeitstherapie, wobei eine Ausscheidung von 0,5 bis 1,0 ml/Kilogramm (kg)/h des idealen Körpergewichts angestrebt wird. Eine Überinfusion kann ebenso viele schädliche Auswirkungen haben wie eine zu geringe Volumengabe und muss vermieden werden. Die verabreichte Flüssigkeit und die stündliche Urinausscheidung sollten bei allen Patienten mit Verbrennungen von mehr als 40 % verbrannter Körperoberfläche überwacht werden. Die verabreichte Menge an Flüssigkeit liegt innerhalb der ersten 24 Stunden üblicherweise bei 2–4 ml/kg KG/% verbrannter Körperoberfläche (vKOF; wobei ausschließlich zweit- und drittgradige Verbrennungen mit einbezogen werden). Es existieren in den verschiedenen Verbrennungszentren unterschiedliche Formeln zur Errechnung des

Flüssigkeitsbedarfs von Verbrennungspatienten. Derzeitige Empfehlungen beginnen mit einer Flüssigkeitsmenge von 2ml x KgKG x % vKOF (Brook-Formel). Diese Anfangsrate muss anschließend anhand der gemessenen Urinausscheidung angepasst werden. Die bekannteste Methode ist die Parkland-Formel, die von einem Bedarf von 4 ml Flüssigkeit pro Kilogramm Körpergewicht pro Prozent verbrannter Körperoberfläche (4 ml X Körpergewicht in KG x % verbrannte Körperoberfläche) ausgeht. Die Hälfte der errechneten Menge sollte in den ersten 8 Stunden verabreicht werden, die andere Hälfte in den nachfolgenden 16 Stunden.

Wichtig ist, dass sich die ersten 8 Stunden auf die Zeit nach der Verbrennung beziehen und nicht erst ab dem Beginn der Flüssigkeitsgabe gezählt werden. Dies ist besonders wichtig, wenn sich die Behandlung aufgrund einer protrahierten Rettungsphase verzögert (z. B. im Rahmen militärischer oder katastrophenmedizinischer Szenarien). Wird die notfallmedizinische Versorgung z. B. 3 Stunden nach der Verletzung begonnen, in denen keine oder nur eine geringe Flüssigkeitsgabe durchgeführt wurde, so wird die erste Hälfte der errechneten Flüssigkeitsmenge in den nächsten 5 Stunden verabreicht. Auf diese Weise hat der Patient 8 Stunden nach der Verletzung die gewünschte Flüssigkeitsmenge erhalten.

Balancierte kristalloide Vollelektrolytlösungen (z. B. Ringer-Acetat-Lösung) werden bei Verbrennungspatienten einer 0,9 % Kochsalzlösung oder Ringer-Lösung vorgezogen, da diese Patienten typischerweise große Flüssigkeitsmengen benötigen und durch die Gabe großer Mengen Kochsalzlösung eine **hyperchlorämische Acidose** hervorgerufen wird.

## Berechnung des Flüssigkeitsbedarfs

Die anfängliche Flüssigkeitsmenge für die Behandlung von Verbrennungspatienten basiert entweder auf der Brook-Formel (2 ml x KgKG x % vKOF) oder auf der Parkland-Formel (4 ml x KgKG x % vKOF).

Beispiel: Ein 80 kg schwerer Patient hat sich eine drittgradige Verbrennung von 30 % seiner Körperoberfläche zugezogen. Der Rettungsdienst erreicht kurz nach dem Ereignis die Unfallstelle. Nach der Parkland-Formel würde sich die erforderliche Flüssigkeitsmenge wie folgt berechnen:

**24 Stunden Flüssigkeit total = 4 ml/kg × Körpergewicht in kg × % verbrannter Körperoberfläche = 4 ml/kg × 80 kg × 30% vKOF = 9,600 ml**

Beachten Sie, dass sich in dieser Formel die Einheiten Kilogramm und Prozent aufheben, sodass nur ml übrig bleibt, sodass die Berechnung 4 ml × 80 × 30 × 9.600 ml ergibt.

Sobald die Gesamtmenge für 24 Stunden berechnet ist, dividieren Sie diese Zahl durch 2.

**Menge an Flüssigkeit ab Ereignis bis 8 Stunden später = 9,600 ml / 2 = 4,800 ml**

Um die stündliche Menge in den ersten 8 Stunden zu berechnen, wird diese Zahl durch acht dividiert:

**Menge für die ersten 8 Stunden = 4,800 ml / 8 Stunden = 600 ml/h**

(Nach der Brook-Formel die Hälfte davon zu applizieren, also 300 ml/h.)

Der Flüssigkeitsbedarf der folgenden 16 Stunden (8 bis 24 Stunden) wird wie folgend kalkuliert:

**Menge an Flüssigkeit nach der Stunde 8 bis zur Stunde 24 = 9,600 ml / 2 = 4,800 ml**

Um die stündliche Menge für diese letzten 16 Stunden zu berechnen, wird die Summe durch 16 geteilt:

**Bedarf für die letzten 16 Stunden = 4,800 ml / 16 Stunden = 300 ml/h**

## Die USAISR-Zehner-Regel

Um die Berechnung des initialen Flüssigkeitsbedarfs bei Verbrennungspatienten im präklinischen Bereich zu vereinfachen, haben Wissenschaftler des U. S. Army Institute of Surgical Research (USAISR) die sogenannte Zehner-Regel (englisch „Rule of Ten") entwickelt.[22] Die Prozentzahl der verbrannten Körperoberfläche wird auf den nächstgelegenen 10er-Betrag auf- oder abgerundet. Eine Verbrennung von 37 % Körperoberfläche wird z. B. auf 40 % aufgerundet. Diese Prozentzahl wird dann mit 10 multipliziert, um die Flüssigkeitsmenge in ml kristalloider Infusionslösung zu erhalten. In dem zuvor genannten Beispiel würde diese Rechnung (40 × 10) eine Flüssigkeitsmenge von 400 ml pro Stunde ergeben. Diese Formel gilt für erwachsene Patienten mit einem Körpergewicht von 40-70 kg. Für jede weiteren 10 kgKG (über 70 kg) werden zusätzliche 100 ml pro Stunde hinzuaddiert.

Wird die Zehner-Regel mit der Parkland-Formel verglichen, stellt sich heraus, dass sich die errechneten Flüssigkeitsmengen geringfügig voneinander unterscheiden. Ganz gleich, welche Methode zur Berechnung des Flüssigkeitsbedarfs verwendet wird: Das errechnete Volumen ist lediglich eine Schätzung des Flüssigkeitsbedarfs, d.h., dass tatsächlich verabreichte Volumen muss an die klinische Reaktion des Patienten (z.B. die Urinausscheidung oder das hämodynamische Monitoring) angepasst werden. Die besten Indikatoren zur Abschätzung einer adäquaten physiologischen Reaktion auf die Volumengabe sind die Urinausscheidung, ein normaler Blutdruck und ein angemessener Bewusstseinszustand, sofern keine Hirnverletzung vorliegt.

### Kinder

Bei Kindern wird häufig schon bei kleinflächigeren Verbrennungen (10 bis 20 % verbrannte Körperoberfläche) eine Flüssigkeitssubstitution eingeleitet.[23,24] Kinder benötigen relativ gesehen größere Mengen an Flüssigkeit als erwachsene Patienten bei gleicher Ausdehnung der Verbrennung. In einigen Fällen werden Flüssigkeitsmengen von 5,8 bis 6,2 ml/kg KG/% vKOF genannt.[23-25] Die Flüssigkeitsverluste sind bei Kindern aufgrund ihres geringeren Körpergewichts im Verhältnis zur Körperoberfläche proportional höher als bei Erwachsenen.[26] Zudem weisen Kinder weniger Glykogenreserven in der Leber auf, um während der Flüssigkeitssubstitution einen adäquaten Blutzuckerspiegel aufrechterhalten zu können. Aus diesem Grund benötigen Kinder 5-prozentige Glukoselösungen mit normaler Flussrate (niedrige Tropfgeschwindigkeit) zusätzlich zu der eigentlichen Flüssigkeitssubstitution. Bei kindlichen Verbrennungspatienten, die länger als eine Stunde transportiert werden, sollte der Blutzuckerspiegel kontrolliert werden, um sicherzustellen, dass sie nicht hypoglykämisch werden. Darüber hinaus sollte Kontakt mit dem aufnehmenden Verbrennungszentrum aufgenommen werden, um die Behandlung eines pädiatrischen Patienten mit schweren Verbrennungen zu optimieren.

### Rauchgasinhalation – Flüssigkeitsmanagement und andere Überlegungen

Ein Patient, der neben seinen Verbrennungen eine Rauchgasinhalation erlitten hat, benötigt eine größere Menge an Flüssigkeit als ein Patient ohne Rauchgasinhalation.[27] Es ist oft schwierig, das Vorhandensein von Inhalationsverletzungen in der prähospitalen Umgebung zu beurteilen, da die Diagnose mittels Bronchoskopie im Verbrennungszentrum gestellt wird.[27,28] Patienten, die eine Inhalationsverletzung erlitten haben, weisen meist weitere Anzeichen wie Stridor und versengte Nasenhaare auf und benötigen wahrscheinlich ein prähospitales Atemwegs- und Beatmungsmanagement.

Weitere Informationen über das Inhalationstrauma und die Rauchgasintoxikation sowie Überlegungen zur Behandlung werden in den folgenden Abschnitten erörtert.

## Analgesie

Verbrennungen sind extrem schmerzhaft. Es ist daher notwendig, bereits in der Präklinik ein besonderes Augenmerk auf die Schmerztherapie zu richten. Zur suffizienten Analgesie sind Opioid-Analgetika wie Fentanyl (1–2 µg pro kg KG) oder Esketamin (0,25 mg pro kg KG) in adäquater Dosis erforderlich, d.h. bis zum Erreichen der Schmerzfreiheit.

# Spezielle Überlegungen

## Verbrennungen durch elektrischen Strom

Elektrische Verletzungen können verheerend sein und zu einer Zerstörung des darunter liegenden Gewebes und zu Nekrosen führen, die nicht unbedingt durch das bloße Erscheinungsbild der darüber liegenden Hautverletzung zu erkennen sind. Die Schwere der elektrischen Verletzung wird durch die Stromspannung, die Stromstärke, den Stromweg durch den Körper, die Kontaktdauer und die Leitfähigkeit an der Kontaktstelle bestimmt.

Eine elektrische Verletzung kann durch Wechselstrom (AC) oder Gleichstrom (DC) verursacht werden. Die Grenze zwischen Nieders- und Hochspannung liegt bei 1.000 Volt. Für den klinischen Alltag wird aus praktischen Gründen jedoch oft ein Grenzwert von 500 Volt herangezogen. Damit zählen Elektrounfälle, z.B. im U-Bahn-Bereich (Nennspannung im Allgemeinen 750 V), zu den Hochspannungsunfällen, da sich diese klinisch von den Unfallfolgen durch Haushaltsstrom unterscheiden. Elektrischer Strom folgt gewöhnlich dem Weg des geringsten Widerstands (durch Nerven und Blutgefäße), wenngleich Hochspannungsstrom auch einen direkten Weg zwischen dem Eintrittspunkt und dem Boden nehmen kann. Der Strom wird an seinem Eintrittspunkt konzentriert, divergiert dann und konvergiert wieder, bevor er austritt, so dass die schwersten Gewebeschäden an der Kontaktstelle und an der Austrittsstelle aus dem Gewebe auftreten (**Abbildung 13-15**). Wunden durch elektrischen Hochspannungsstrom sind oft verkohlt und weisen tiefe Verbrennungen auf, die eine schwarze metallische Beschichtung auf der Haut hinterlassen. Der Gewebeschaden ist um die Ein- und Austrittsstellen des Stroms herum, häufig an den Kontaktstellen mit der

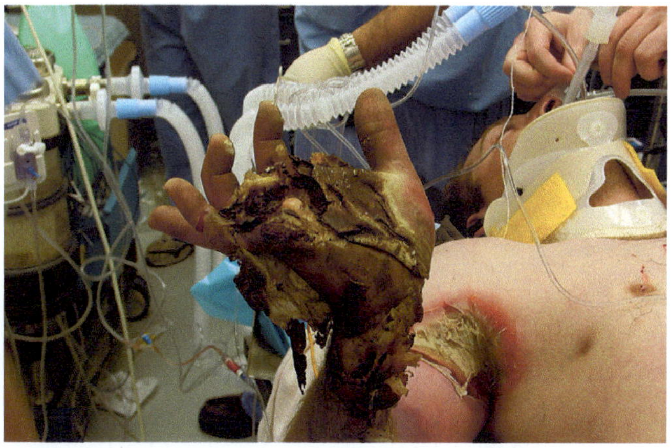

**Abbildung 13-15** Patient mit Stromverletzung durch eine Hochspannungsleitung.

Mit freundlicher Genehmigung von Dr. Jeffrey Guy.

Stromquelle oder an den Erdungspunkten, am größten, wobei der Schaden an lebenswichtigen Organen wesentlich vom Stromweg durch den Körper abhängt.

Bei der Behandlung elektrischer Verletzungen sollte berücksichtigt werden, dass der Flüssigkeitsbedarf normalerweise nicht anhand der Verbrennungsfläche abgeschätzt werden kann, da die Schädigung des darunter liegenden Gewebes schnell unterschätzt wird. Im Vergleich zu den relativ klein erscheinenden Verletzungen an der Oberfläche werden auf dem Weg des elektrischen Stroms durch den Körper auch tiefe Gewebeschichten zerstört, einschließlich ausgedehnter Muskelschäden. Oft begrenzt die umgebende Muskelfaszie das Anschwellen der geschädigten Muskeln, was einem Druckanstieg im betroffenen Kompartiment zur Folge hat. Dies kann zu einem Kompartmentsyndrom führen.

Die fortgesetzte Ischämie durch die initiale elektrische Verletzung und ein anhaltend ansteigender Kompartmentdruck verursachen nach 6 bis 8 Stunden irreversible Muskelschäden. Durch die Muskelnekrose innerhalb des Kompartiments kommt es zu einer weiteren Freisetzung von Zytokine (Mediatoren), wodurch die Gefäßpermeabilität und die Extravasation von Flüssigkeit am Ort der Verletzung erhöht wird (Teufelskreis). Das in großen Mengen aus dem untergegangenen Muskelgewebe freigesetzte Myoglobin gelangt in die Niere und führt dort zur Verstopfung der Nierentubuli und schließlich zum akuten Nierenversagen. Der Zustand der Myoglobinurie zeigt sich durch dunkelbraunen, tee- bis colafarbenen Urin (**Abbildung 13-16**). Während des Transports eines Patienten mit einer elektrischen Verletzung können nur begrenzte Maßnahmen zur Behandlung des Kompartmentsyndroms ergriffen werden. Es ist wichtig, das Team des aufnehmenden Krankenhauses über den Verdacht auf ein drohendes Kompartmentsyndrom zu informieren.

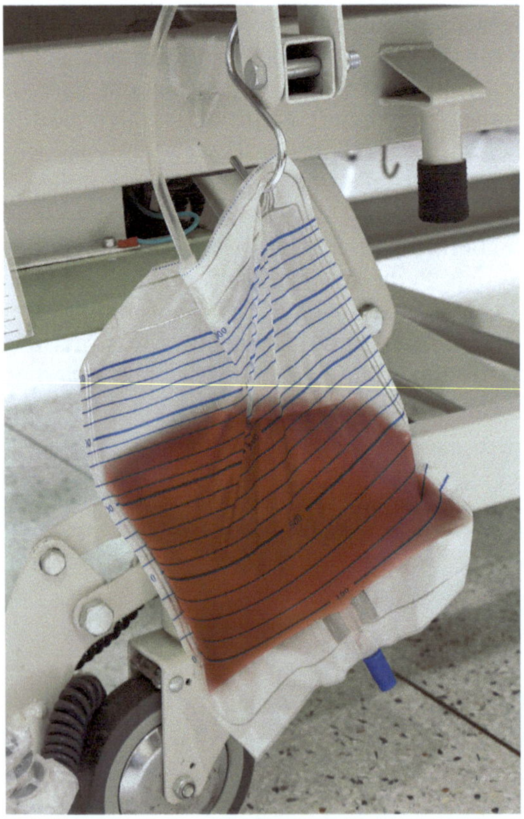

**Abbildung 13-16** Urin eines Patienten nach Stromverletzung durch Kontakt mit einer Hochspannungsleitung. Der Patient hat eine Myoglobinurie nach ausgedehntem Untergang von Muskelgewebe.



Elektrische Verletzungen und sog. Crush-Verletzungen (z. B. ausgedehnte Quetschverletzungen, Einklemmungen, Kontusionen, Verschüttungen) haben viele Gemeinsamkeiten. Bei beiden Verletzungen kommt es zu einem massiven Untergang von Muskelgewebe mit anschließender Freisetzung von Kalium und Myoglobin (Kapitel 12: *„Trauma des Bewegungsapparates"*). Die Freisetzung von Kalium aus dem Muskel führt zu einem signifikanten Anstieg des Serum-Kaliumspiegels, der Herzrhythmusstörungen auslösen kann. Der erhöhte Kaliumspiegel kann eine Kontraindikation für den Gebrauch des depolarisierenden Muskelrelaxans Succinylcholin darstellen.[29] Ist eine medikamentöse Relaxierung erforderlich, z. B. im Rahmen einer Rapid-Sequence-Induction, kann stattdessen das nichtdepolarisierende Muskelrelaxans Rocuronium verwendet werden. Succinylcholin sollte nicht bei Patienten mit Verbrennungen oder großen Quetschungen verwendet werden, da die Gefahr einer schweren Hyperkaliämie besteht.

Der Rettungsdienst wird nach Stromunfällen gelegentlich für Verlegungsfahrten hinzugezogen. Bei der Verlegung von Patienten mit elektrischen Stromverletzungen zwischen behandelnden Krankenhäusern sind vor dem Transport eine Elektrolytkontrolle sowie die Anlage eines Blasenkatheters obligat. Patienten mit Myoglobinurie erfordern eine aggressive Flüssigkeitstherapie, um bei Erwachsenen eine Urinausscheidung von mindestens 100 ml/h und bei Kindern von mindestens 1 ml/kg/h aufrechtzuerhalten und so einem akuten Nierenversagen vorzubeugen. In einigen Fällen wird Natriumbikarbonat verabreicht, um die Ausscheidung des Myoglobins zu erleichtern und damit die Wahrscheinlichkeit eines Nierenversagens zu reduzieren. Der tatsächliche Benefit dieser Maßnahme bei der Prävention eines akuten Nierenversagens wird nach wie vor kontrovers diskutiert und es ist außerordentlich schwierig, den Urin auf den richtigen pH-Wert zu alkalisieren, um die beabsichtigte Wirkung zu erzielen. Eine Alkalisierung des Urins sollte nicht im Rahmen der präklinischen Versorgung oder einer interhospitalen Verlegung versucht werden.

Patienten können nach einem Stromunfall auch Begleitverletzungen aufweisen. Ungefähr 15% der Patienten mit elektrisch bedingten Verletzungen haben auch traumatische Verletzungen. Dieses ist doppelt so viel wie bei anderen Verbrennungsverletzungen.[30,31] Trommelfelle können einreißen, was zu einem Hörschäden führt. Intensive, anhaltende Muskelkontraktionen (*Tetanie*) können zu Schulterdislokationen, Kompressionsfrakturen der Wirbelsäule und Frakturen der langen Röhrenknochen führen. Nach einem Stromunfall sollte deshalb die Wirbelsäule des Patienten auf eine Immobilisationindikation evaluiert werden. Bei Verdacht oder Hinweis auf Frakturen der langen Röhrenknochen sollten diese geschient werden. Auch intrakranielle Blutungen und Herzrhythmusstörungen können auftreten.

Wenn der elektrische Strom den Thorax durchquert hat, könnte das Herz einen Teil des Stroms abbekommen haben. Der plötzliche Herzstillstand ist die häufigste Ursache für das sofortige Versterben nach einem Stromschlag. Wenn die Herzfunktion des Patienten wiederhergestellt ist, kann es zu einer anhaltenden myokardialen Instabilität kommen. Niedrige Kalzium- und Magnesiumspiegel können dies noch verschlimmern. Bei Patienten, die aus einem anderen Krankenhaus in ein Verbrennungszentrum verlegt werden, sollten vor der Verlegung ein Elektrokardiogramm und eine Elektrolytkontrolle durchgeführt werden.

## Umlaufende (zirkuläre) Verbrennungen

**Zirkuläre Verbrennungen** am Körperstamm oder an den Extremitäten können infolge ihres dicken, unelastischen Verbrennungsschorfs (Eschar) eine lebens- oder extremitätenbedrohende Situation darstellen. Sie sind imstande, wie ein *„Tourniquet"* einzuschnüren und den Blutfluss in die Extremität zu unterbrechen. Zirkuläre Verbrennungen am Thorax können die Brustwand so weit einengen, dass der Patient nicht mehr einatmen kann. Daher sind alle zirkulären Verbrennungen als absolute Notfälle einzustufen und – sofern verfügbar – umgehend in ein spezialisiertes Verbrennungszentrum zu verlegen. Eine Escharotomie ist eine chirurgische Inzision der verbrannten, lederartigen Haut, damit sich das darunter liegende Gewebe ausdehnen und somit eine Entlastung der verengten, oftmals verschlossenen Gefäße erfolgen kann (**Abbildung 13-17**).

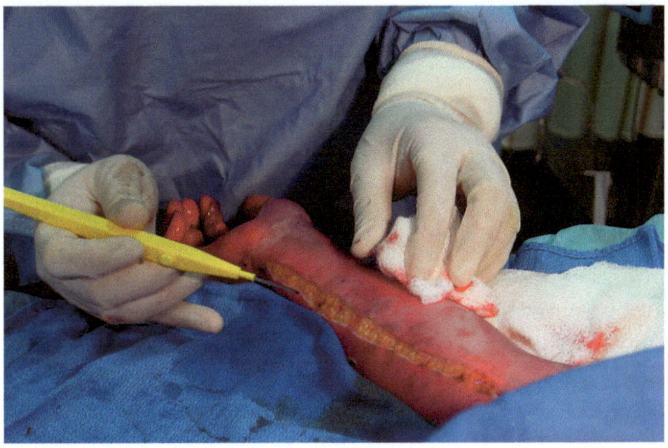

**Abbildung 13-17** Escharotomie zur Entlastung des konstriktiven Effektes einer zirkulären Verbrennung.

Mit freundlicher Genehmigung von Dr. Jeffrey Guy.

## Inhalationstrauma und Rauchgasinhalation

Die führenden Todesursachen bei Bränden sind nicht die thermischen Verletzungen, sondern die Folgen von Rauchgasinhalationen. Jeder Patient mit der Anamnese einer Rauchexposition in einem geschlossenen Raum muss als Risikopatient für eine Rauchgasinhalation angesehen werden. Jeder Patient mit Verbrennungen im Gesicht oder rußigem Sputum ist ganz sicher ein Risikopatient. Fehlen diese Anzeichen, ist eine Rauchgasinhalation jedoch nicht ausgeschlossen (**Kasten 13-7**). An eine Rauchgasinhalation zu denken, kann lebenswichtig sein, da sich die Symptome noch Tage nach dem Trauma entwickeln können.

**Kasten 13-7** Hinweise auf eine Rauchgasinhalation oder ein Inhalationstrauma

- Verbrennungen, die sich der Patient in einem geschlossenen Raum zugezogen hat
- Verwirrtheit oder Agitiertheit
- Verbrennungen des Gesichtes und des Thorax
- Angesengte Augenbrauen oder Nasenhaare
- Herzstillstand (durch Hypoxie oder CO-Gas)
- Ruß im Sputum
- Heiserkeit, Verlust der Stimme, Stridor



Inhalationsverletzungen (Inhalation Injury) werden durch Dampf, heiße Luft, Gase oder giftige Dämpfe verursacht. Im deutschen Sprachgebrauch wird die Rauchgasinhalation strikt vom thermischen Inhalationstrauma unterschieden.

Inhalationstrauma und Rauchgasinhalation können zu einer Schädigung der oberen Atemwege, der unteren Atemwege, des Lungenparenchyms oder zu systemischen Vergiftungserscheinungen (Intoxikationen) führen. Abhängig von den Begleitumständen können verschiedenste Materialien und Chemikalien am Verbrennungsprozess beteiligt gewesen sein. Viele dieser Verbindungen können zusammenwirken und dadurch die schädigende Wirkung und Morbidität erhöhen. Das Ausmaß der Schädigung wird durch die Zündquelle, die Temperatur sowie die Konzentration und Löslichkeit der erzeugten Gase beeinflusst.

Bei einem thermischen Inhalationstrauma kommt es infolge der Hitzeeinwirkung auf die Schleimhaut der Atemwege zu einer Ödembildung im Mund- und Rachenraum, in den Bronchien und im Lungenparenchym. Das Ödem vergrößert die Diffusionsstrecke zwischen Alveolen und Kapillaren und behindert den Gasaustausch. Das Ödem kann auch zu einer Schwellung im Mund- und Rachenraum führen, wodurch die Atmung des Patienten beeinträchtigt, und die Intubation erschwert wird. Dies ist einer der Gründe, warum eine frühzeitige definitive Atemwegssicherung durch endotracheale Intubation angezeigt sein kann. Besteht der Verdacht auf ein thermisches Inhalationstrauma, ist eine Intubation vor einer aggressiven Flüssigkeitstherapie und der daraus resultierenden Ödembildung erforderlich.

## Erstickungsgase

Zwei Gase sind als Erstickungsgifte von klinischer Bedeutung: Kohlenmonoxid (CO) und Cyanwasserstoff (CN, Blausäure). Beide Gase führen zu einer zellulären Hypoxie oder Asphyxie. Patienten verfügen nach der Inhalation von Rauch, der ein oder beide Gase enthält, trotz regelrechter Blutdruckwerte und normaler Pulsoxymetrie über keinen adäquaten Sauerstofftransport ins Gewebe.

### Kohlenmonoxid

Kohlenmonoxid ist ein geruchloses, farbloses Gas, das durch unvollständige Verbrennung von Produkten wie Holz, Papier und Baumwolle entsteht. Es kann auch durch Autoabgase entstehen. Kohlenmonoxid bindet mit einer ca. 250-mal höheren Affinität an Hämoglobin als Sauerstoff. Diese verdrängende (kompetitive) Bindung an Hämoglobin verringert die Zufuhr von Sauerstoff zu Geweben, was zu schwerer Hypoxie führt, insbesondere in Geweben mit einem hohen Sauerstoffverbrauch (z.B. im Gehirn und am Herzen). Die Symptome einer Kohlenmonoxidvergiftung sind abhängig von Dauer und Schweregrad der Intoxikation und den daraus resultierenden Serumkonzentrationen. Die Symptome können von leichten Kopfschmerzen, Verwirrtheit, Bewusstlosigkeit, Krampfanfällen bis hin zu Herz-Kreislauf-Stillstand und Tod reichen (**Kasten 13-8**). Die typischerweise auftretende rosige (kirschrote) Gesichtsfarbe ist allerdings ein sehr spätes klinisches Zeichen und sollte daher nicht zur Diagnosestellung herangezogen werden. Die Diagnose sollte auf direkten Messungen von Carboxyhämoglobin im arteriellen oder venösen Blut basieren. Da die meisten einfachen Geräte zur Pulsoxymetrie nicht zwischen mit Sauerstoff gesättigtem Hämoglobin (Oxyhämoglobin) und mit Kohlenmonoxid gesättigtem Hämoglobin (Carboxyhämoglobin) unterscheiden können, ist die Aussagekraft und damit der Wert der Pulsoxymetrie bei Rauchgasinhalationen stark eingeschränkt. Das Pulsoximeter kann bei einem Patienten mit schwerer zellulärer Hypoxie infolge einer Kohlenmonoxidvergiftung einen normalen Wert anzeigen. Man sollte sich nicht auf die Pulsoxymetrie verlassen, um eine Kohlenmonoxidvergiftung zu detektieren, und die angezeigte Sauerstoffsättigung sollte auch nicht als Parameter für eine Beendigung der Sauerstoffgabe herangezogen werden.

**Kasten 13-8 Symptome einer Kohlenmonoxidvergiftung**

- Mild
  - Kopfschmerzen
  - Müdigkeit
  - Übelkeit
- Moderat
  - Starke Kopfschmerzen
  - Erbrechen
  - Verwirrtheit
  - Antriebslosigkeit/Schläfrigkeit
  - Erhöhte Herzfrequenz und Atemfrequenz
- Schwer
  - Krampfanfälle
  - Bewusstlosigkeit
  - Herz-Kreislauf-Stillstand



Für den Einsatz im präklinischen Bereich sind tragbare Puls-Kohlenmonoxid-Messgeräte erhältlich, die die Kohlenmonoxidkonzentration im Blut nicht-invasiv messen (**Abbildung 13-18**). Die Messgeräte sehen aus wie Pulsoximeter und funktionieren auch so. In der Regel klagen Patienten über leichte Symptome bei einem Carboxyhämoglobingehalt von 10 % bis 20 %. Mit steigender Kohlenmonoxidkonzentration im Blut verschlimmern sich die Symptome zunehmend. Bei Werten über 50 % bis 60 % kann es zu Krampfanfällen, Koma und Tod kommen.

Die Behandlung einer Kohlenmonoxidvergiftung besteht in der Entfernung der Noxe und der hochdosierten Gabe von Sauerstoff. Unter Raumluftinhalation (21 % Sauerstoff) eliminiert der Körper die Hälfte der CO-Menge innerhalb von 250 Minuten.[32] Wenn der Patient 100-prozentigen Sauerstoff einatmet, verringert sich die Halbwertszeit des CO-Hämoglobins auf 40 bis 60 Minuten.[33] Allen Patienten mit Verdacht auf eine Kohlenmonoxidvergiftung sollte unabhängig von den Pulsoxymetriewerten hochdosiert 100% Sauerstoff über eine Sauerstoffmaske mit Reservoir verabreicht werden.

Die Verwendung einer hyperbaren Sauerstofftherapie ist umstritten, sollte jedoch in Betracht gezogen werden, wenn die Elimination des Kohlenmonoxids unter der normobaren Sauerstofftherapie (100 % Sauerstoff) nicht gelingt. Die hyperbare Therapie wird in einer Druckkammer mit einem üblichen Behandlungsplan durchgeführt, der aus mehreren Sitzungen bei 2 bis 3 Atmosphären besteht. Eine begrenzte Zahl von Studien konnte zeigen,

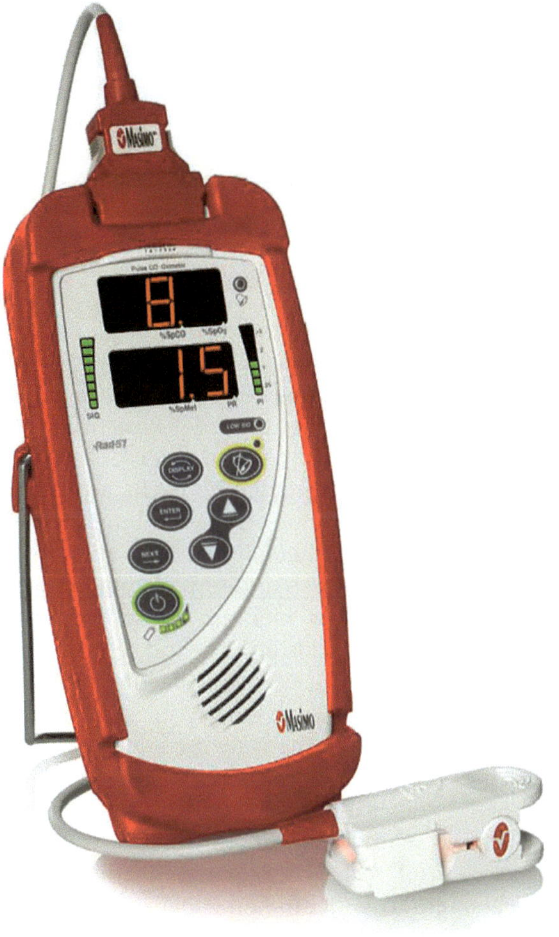

**Abbildung 13-18** Masimo-Kohlenmonoxid-Messgerät für den präklinischen Einsatz, Rad-57. Mit freundlicher Genehmigung: Masimo Corporation.

dass neurologische Komplikationen der Kohlenmonoxidvergiftung durch die hyperbare Behandlung verbessert werden konnten.[34] Wenn die Entscheidung für eine hyperbare Therapie gefallen ist, sollte diese nicht unnötig verzögert werden. Eine rasche Rückkehr zu normalen Sauerstoffkonzentrationen im Blut (Normoxie) führt bei diesen Patienten zu besseren Ergebnissen; je länger ein Patient hohe Kohlenmonoxidwerte aufweist, desto mehr Schäden treten an Gehirn und Herz auf. Ein Review von sieben randomisierten Studien verglich die hyperbare Sauerstoffbehandlung mit einer 100-prozentigen Sauerstofftherapie. Hier waren die Ergebnisse hinsichtlich der Verbesserung neurologischer Folgeerscheinungen uneinheitlich.[35-36] Da die Rolle der hyperbaren Sauerstofftherapie nach Rauchgasinhalation noch nicht abschließend geklärt ist, sollte diese nur im Rahmen einer individuellen Therapieentscheidung in Betracht gezogen werden, wenn nach Kohlenmonoxidexposition erhebliche neurologische Störungen vorliegen.

## Cyanwasserstoff (Blausäure)

Cyanwasserstoff entsteht bei der Verbrennung von Kunststoffen oder Polyurethanen (Kunstharze). Es blockiert die Sauerstoffbindungsstelle in der Atmungskette der Körperzellen und verhindert so die Verwertung von Sauerstoff in der Zelle. Der Patient stirbt an einer „inneren Erstickung“, obwohl das Blut adäquat mit Sauerstoff gesättigt ist. Symptome einer Cyanidvergiftung sind Bewusstseinstrübung, Schwindel, Kopfschmerzen sowie Tachykardie oder Tachypnoe. Bei allen Patienten, die nach einem Gebäudebrand wegen einer Kohlenmonoxidvergiftung behandelt werden, sollte unbedingt auch an das Risiko einer Cyanidvergiftung gedacht werden.

Die Behandlung einer Cyanidvergiftung besteht neben der Gabe von 100 % Sauerstoff via Sauerstoffmaske mit Reservoir in der schnellen Verabreichung eines Antidots. Hydroxocobalamin (Cyanokit®) stellt ein bevorzugtes Antidot bei Cyanidvergiftung dar. Es bindet direkt das Cyanidmolekül, bildet daraus das ungiftige Cyanocobalamin (Vitamin $B_{12}$) und macht dadurch das Cyanid unschädlich. Hydroxocobalamin ist in Europa und in den Vereinigten Staaten für den präklinischen Einsatz verfügbar. Bei Verdacht auf eine Cyanidvergiftung sollte es großzügig angewendet werden. Ein zweiter Chelatbildner, das in Europa bei Cyanidvergiftungen eingesetzt wird, ist Dicobalt Edetate (z.B. Cobaltin®, Chelatin® oder Cobalt-EDTA). Wenn dieses Medikament jedoch ohne Vorliegen einer Cyanidvergiftung verabreicht wird, besteht die Gefahr einer Kobaltvergiftung.

Historisch wurde in den Vereinigten Staaten das sogenannte *„Lilly-Kit“* oder *„Pasadena-Kit“*, ein Cyanid-Antidot-Set, verwendet und ist in einigen Rettungsdiensten und Krankenhäusern noch vorhanden. In Europa ist die Standardbehandlung bei Cyanidvergiftungen in der Regel die Anwendung des Cyanokit (Hydroxocobalamin). Das Rettungsdienst- und Gesundheitsfachpersonal sollte sich mit der Behandlungsoptionen vertraut machen.

Diese Methode zur Behandlung von Cyanidvergiftungen wurde in den 1930er Jahren entwickelt und erwies sich als wirksam bei der Entgiftung von Tieren, die mit der 21-fachen tödlichen Dosis Cyanid vergiftet worden waren, wobei das Ziel dieser Antidottherapie darin besteht, die Bildung eines zweiten Giftstoffs (Methämoglobin) im Blut des Patienten zu induzieren.[37] Das therapeutisch induzierte Toxin bindet sich an das Cyanid. So ermöglicht es dem Körper, das Cyanid langsam zu entgiften und auszuscheiden.

Das Lilly-Set enthält drei Medikamente in einer bestimmten Reihenfolge: Zuerst wird ein Nitrat (Amylnitrat als Ampulle oder Natriumnitrat intravenös) verabreicht, um Cyanid durch Umwandlung in Methämoglobin zu binden. Natriumnitrat ist bevorzugt, da es wirksamer ist und das Personal nicht dem Amylnitrat-Dampf aussetzt.[38,39] Methämoglobin bindet Cyanid, was die

Energieproduktion der Mitochondrien wieder ermöglicht, jedoch ist Methämoglobin giftig, da es den Sauerstofftransport einschränkt. Nach der Nitratgabe folgt intravenös Natriumthiosulfat, um das Methämoglobin zu reduzieren, wobei Cyanid zu Thiocyanat metabolisiert und ausgeschieden wird. Aufgrund der Toxizität und der Dauer der Behandlung ist Hydroxocobalamin (Cyanokit) das bevorzugte Gegenmittel bei Cyanidvergiftung.

### Toxisches Lungenödem

Rauch entsteht durch unvollständige Verbrennung und besteht aus chemischen Staubpartikeln. Die im Rauch enthaltenen Schadstoffe reagieren mit der Schleimhaut in Luftröhre und Lunge und schädigen die Zellen, die die Atemwege auskleiden.[40-42] Beim Einatmen reagieren diese Schadstoffe mit Wasser in den Atemwegen und bilden ätzende Säuren und Laugen wie Ammoniak, Chlorwasserstoff und Schwefeldioxid.[43] Diese Gifte führen zum Absterben (Nekrose) der Zellen in der Luftröhre und den kleinen Bronchien (Bronchiolen). Normalerweise besitzen diese Epithelzellen winzige Flimmerhärchen, die Zilien, welche Schleim und eingeatmete Partikel auffangen, und in den Rachen transportieren, damit sie verschluckt werden können. Nach einer Inhalation verletzen sich diese Zellen, sterben ab, und die zuvor gefangenen Partikel sowie die Schleimsekrete sammeln sich in den Atemwegen an. Dies führt zu vermehrter Schleimbildung, Obstruktion der Atemwege und erhöhtem Risiko für lebensbedrohliche Pneumonien.

### Präklinische Behandlung

Das erste und wichtigste Element bei der Behandlung eines Patienten mit Inhalationstrauma oder Rauchgasinhalation ist die Entscheidung, ob ein A-Problem vorliegt – also ein erweitertes Atemwegsmanagement (Rapid Sequence Induction) erforderlich ist oder nicht. Dies erfordert zudem eine regelmäßige Kontrolle der Atemwege, um Zeichen einer sich entwickelnden Atemwegsobstruktion zu erkennen. Veränderungen der Stimme des Patienten (z. B. Heiserkeit), Atemnebengeräusche (Stridor) sowie vermehrter Speichelfluss (Sialorrhö) durch verminderte Schluckfähigkeit sind Zeichen einer drohenden Atemwegsverlegung. Sind die Atemwege nicht suffizient freizuhalten, ist die Indikation zur definitiven Atemwegssicherung mittels endotrachealer Intubation großzügig zu stellen.[44,45] Da eine Intubation in solchen Situationen, selbst für erfahrenes Rettungsdienstfachpersonal schwierig sein kann, sollte optional auch die Möglichkeit einer chirurgischen Atemwegssicherung (Cricothyreoidotomie) vorhanden sein. Bei der Narkoseeinleitung sollte auf Succinylcholin verzichtet werden. Bei langen Transportwegen sollte frühzeitig die Option des Lufttransports in Betracht gezogen sowie eine zielgerichtete Kommunikation mit dem aufnehmenden Traumazentrum etabliert werden.

Bei Patienten mit schwerem Inhalationstrauma sollte unabhängig von einer begleitenden Oberflächenverbrennung eine sekundäre Zuweisung in ein Verbrennungszentrum angestrebt werden, da diese über eine höhere Behandlungsfrequenz, spezialisierte Expertise im Atemwegsmanagement, erweiterte Beatmungsoptionen sowie etablierte Kooperationsstrukturen mit Druckkammerzentren – insbesondere bei CO-Intoxikation – verfügen.

## Kindesmisshandlung

Verbrennungen stellen bei Kindern die dritthäufigste traumabedingte Todesursache dar.[46] Ungefähr 20 % aller misshandelten Kinder weisen Verbrennungen oder Verbrühungen auf. Die Mehrheit der absichtlich verbrannten Kinder ist zwischen ein und zwei Jahren alt.[46, 47]

Besteht ein begründeter Verdacht auf eine Kindesmisshandlung, muss dies dem aufnehmenden Krankenhausarzt unbedingt mitgeteilt werden. Nur so kann eine fortgesetzte Kindesmisshandlung, oft mit schwerwiegenden Folgen und über mehrere Jahre, verhindert werden. In Deutschland, Österreich und der Schweiz ist das Rettungsdienst- und Gesundheitsfachpersonal verpflichtet, bei Anzeichen von Kindeswohlgefährdung dies bei entsprechenden Behörden zu melden, auch wenn dies die Schweigepflicht überschreitet. Jede Meldung erfolgt zum Schutz des Kindes und hat Vorrang vor der Schweigepflicht. Es wird darauf hingewiesen, dass die jeweils gesetzlichen und rechtlichen Rahmenbedingungen, sowie betrieblich interne Richtlinien dabei zu beachten sind.

Die häufigste Form von thermischen Verletzungen bei Kindesmisshandlung entsteht durch gewaltsames Eintauchen (Immersion) in heißes Wasser. Oft findet dies als Strafe im Rahmen der „Reinlichkeitserziehung“ statt.[47-49] Immersionsverbrühungen sind aufgrund einer längeren Hautexposition oft tief (wenngleich die Wassertemperatur möglicherweise nicht so hoch ist, wie bei anderen Verbrennungsarten). Faktoren, die den Schweregrad einer solchen Verletzung beeinflussen, sind das Alter des Patienten, die Wassertemperatur und die Dauer der Exposition. Die Kinder erleiden tiefe zweit- oder drittgradige Verbrennungen an Händen oder Füßen, oft handschuh- oder strumpfförmig. Verdächtig sind vor allem symmetrische Verbrennungen ohne Spritzer **Abbildung 13-19** und **Abbildung 13-20**.[50] Bei absichtlichem Verbrühen beugt das Kind vor Angst oder Schmerz seine Arme und Beine in einer schützenden Abwehrhaltung. Das daraus resultierende Verbrennungsmuster zeigt Aussparungen in den Beugefalten der Kniekehlen, Ellenbeugen und Leisten. Scharfe Demarkationslinien zwischen verbrannter und gesunder Haut sind ein weiterer Hinweis auf Kindesmisshandlung; sie entstehen, wenn ein Kind in heißes Wasser getaucht wird (**Abbildung 13-21**).[51,52]

Bei unabsichtlichen Verbrühungen weisen die Verletzungen unterschiedliche Verbrennungstiefen auf und

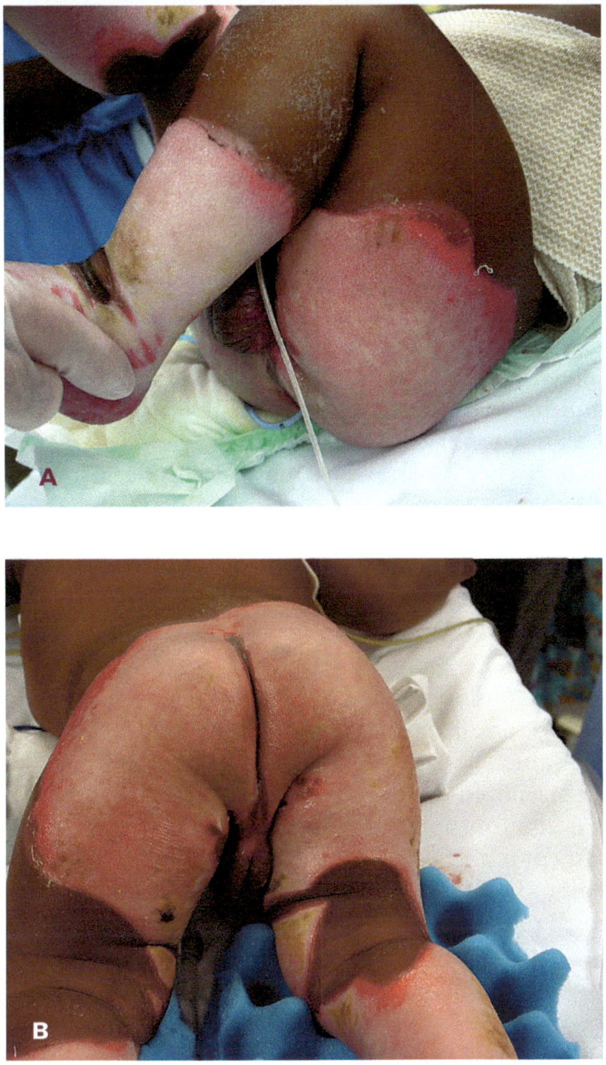


**Abbildung 13-19** Die geraden Linien des Verbrennungsmusters und die Abwesenheit von Spritzmarken legen den Verdacht einer Kindesmisshandlung nahe.

Mit freundlicher Genehmigung von Dr. Jeffrey Guy.

sind unregelmäßig begrenzt. Von den größeren Arealen verbrühter Haut gehen häufig kleinere Verletzungen aus, was auf Spritzer hindeutet.[53] Eine häufige Ursache für versehentliche Verbrühungen sind in der Mikrowelle erhitzte Suppen.

## Kontaktverbrennungen

Kontaktverbrennungen – absichtlich oder versehentlich – sind bei Kindern die zweithäufigste Verbrennungsart. Jede Körperoberfläche weist ein gewisses Maß an Krümmung auf. Bei unabsichtlichen Verbrennungen sind die Wunden an den gekrümmten Stellen lokalisiert. Entweder wird der heiße Gegenstand durch die Körperhaltung

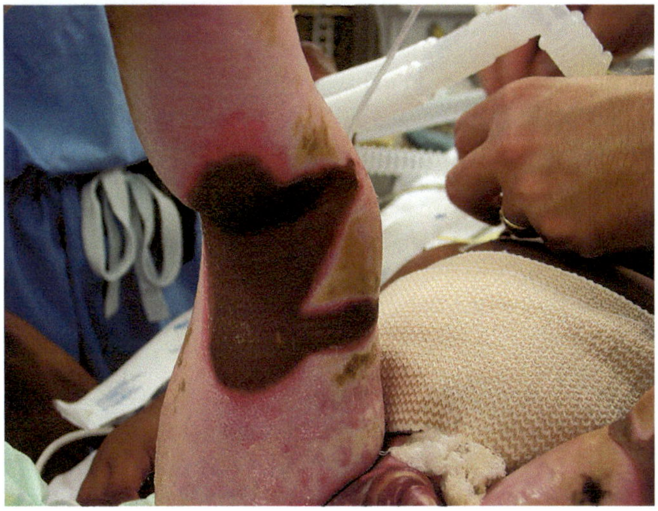

**Abbildung 13-20** Die Aussparung der Kniekehle und die scharfen Begrenzungslinien zwischen verbrannter und unverbrannter Haut zeigen, dass sich das Kind zum Zeitpunkt der Verletzung vermutlich in einer eng gebeugten Abwehrhaltung befand. Solche Haltungen legen den Verdacht nahe, dass es sich nicht um eine versehentliche Verbrühung handelt.

Mit freundlicher Genehmigung von Dr. Jeffrey Guy.

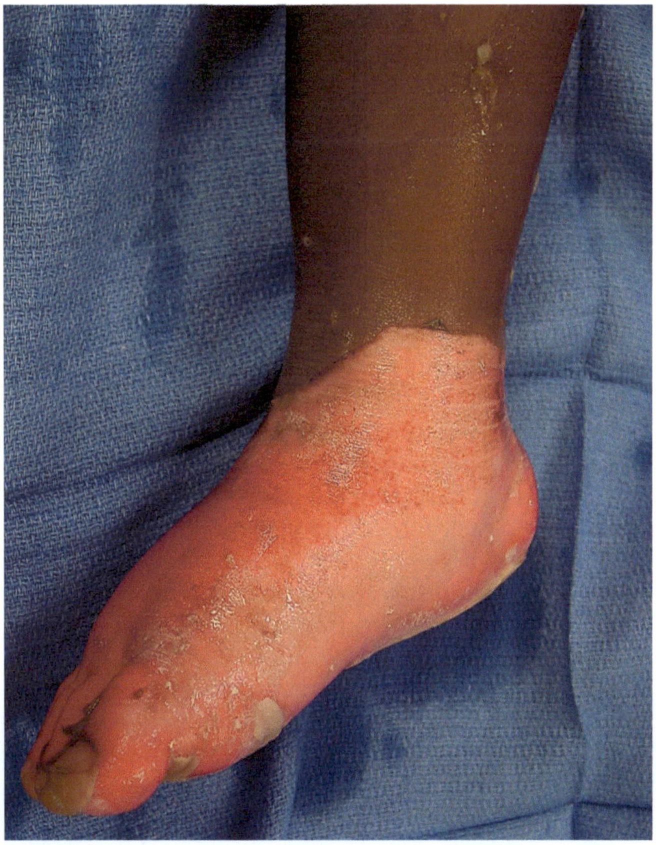

**Abbildung 13-21** Die strumpfartige Verbrennung am Fuß des Kindes deutet auf eine absichtliche Verbrennung durch Eintauchen hin. Dies ist mit Kindesmisshandlung vereinbar.

Mit freundlicher Genehmigung von Dr. Jeffrey Guy.

abgelenkt, oder die betroffene Person zieht den betroffenen Körperteil reflexartig zurück. Die resultierenden Wunden sind unregelmäßig begrenzt und weisen unterschiedliche Tiefen auf. Erfolgt eine Kontaktverbrennung absichtlich, wird der schädigende Gegenstand auf die Haut des Kindes gedrückt. In diesem Fall ist die Wunde scharf begrenzt und gleichmäßig tief.[52] Gegenstände, durch die Kontaktverbrennungen herbeigeführt werden können, sind Bügeleisen, Lockenstäbe, Heizkörper, Wärmestrahler sowie heiße Töpfe und Pfannen.

## Verbrennungen durch Strahlung

Verbrennungen durch Strahlung können schwer zu diagnostizieren sein, da sich der Patient nicht immer bewusst ist, dass er einer Strahlung ausgesetzt war. Der Schweregrad einer Strahlenverletzung ist abhängig von der im Zielgewebe absorbierten Energie. Es werden zwei Strahlenarten unterschieden: elektromagnetische Strahlung (Röntgenstrahlung, Gammastrahlung) und Teilchen- oder Korpuskularstrahlung (Elektronenstrahlung, Neutronenstrahlung, Ionenstrahlung). Die verschiedenen Strahlenarten geben unterschiedlich viel Energie in das Gewebe ab. Manche Strahlen können den Körper durchdringen, ohne Schaden anzurichten (z.B. Radiowellen). Neutronenstrahlung hingegen wird vom Zielgewebe absorbiert und verursacht beträchtlichen Schaden. Es ist die Absorption der Strahlung, die das Gewebe zerstört. Die Absorptionskapazität beeinflusst das Schadensausmaß, nicht die eigentliche Strahlendosis. Äquivalente Dosen unterschiedlicher Strahlenarten haben unterschiedliche Wirkungen auf ein Individuum.

Der typische Strahlenunfall entsteht im Rahmen von Industrieunfällen. Mit zunehmender terroristischer Bedrohung ist jedoch auch die Detonation einer unkonventionellen Sprengvorrichtung, die radioaktive Substanzen enthält (sogenannte schmutzige Bombe), nicht mehr unmöglich und Rettungsdienstfachpersonal sollte sich dieser Gefahr bewusst sein (Kapitel 18: *„Massenvernichtungswaffen"*).

Die Detonation einer Atomwaffe in einer Stadt wäre ein katastrophales Ereignis und würde durch drei Mechanismen Mengen an Menschen verletzen und töten: thermische Verletzungen durch das Feuer zu Beginn der Detonation, stumpfe und penetrierende Verletzungen durch die Druckwelle und schließlich die Strahlung, welche Organe schädigt. Die Mortalität durch eine Kombination von thermischen Verbrennungen und Strahlenschäden ist größer als durch die einzelnen Verletzungen. Es entfalten sich dabei synergistische Effekte.[54]

Grundsätzlich geht durch strahlendes Material auch für den Helfer eine Gefahr aus. Viele Erstmaßnahmen gleichen Unfällen mit Chemikalien. Zuallererst müssen alle Helfer geeignete Schutzkleidung tragen. Der Patient muss von der Strahlenquelle entfernt, kontaminierte Kleidung ausgezogen und der Patient mit viel Wasser abgespült werden. Alle kontaminierten Kleidungsstücke müssen als strahlenaktiv betrachtet und dementsprechend vorsichtig behandelt werden. Die Spülung mit Wasser muss vorsichtig erfolgen, um alle radioaktiven Partikel zu entfernen und von nicht kontaminierten Körperteilen fernzuhalten. Die Spülung sollte so lange erfolgen, bis die Kontamination auf ein gleichbleibendes Maß abgenommen hat; dies kann mit einem Geigerzähler gemessen werden.[55]

Eine Ausnahme bilden Patienten, die zusätzlich zu der Strahlenverletzung ein schweres Trauma erlitten haben. In diesen Fällen sollte die Kleidung sofort entfernt, offensichtliche Verunreinigungen abgespült und gleichzeitig die mechanische Verletzung behandelt werden. Es ist wichtig, dass die Helfer vor Ort weiterhin Vorsichtsmaßnahmen ergreifen, um sich nicht selbst einer Strahlenkontamination auszusetzen, unabhängig davon, wie schwer der Patient verletzt ist. Akute Strahlenschäden, die mit Erbrechen und Durchfall einhergehen, weisen auf eine hohe Strahlenvergiftung hin und können tödlich enden. Diese Patienten benötigen eine unterstützende präklinische Behandlung mit Infusionslösungen und eine Verlegung in ein Krankenhaus, das über eine besondere Expertise im Umgang mit Strahlentoxizität verfügt.

Im Falle einer nuklearen Katastrophe könnten Infusionen und Infusionspumpen ausgehen. Wenn die Patienten nicht mit genügend intravenöser Flüssigkeit versorgt werden können, besteht die Möglichkeit der oralen Substitution. Tatsächlich wird die orale Flüssigkeitsgabe auch bei thermischen Verletzungen in Betracht gezogen, und einige Krankenhäuser bewerten die Ergebnisse der oralen Rehydrierung anstelle großer Mengen intravenöser Flüssigkeiten, aber diese Praxis wurde noch nicht auf die Präklinik übertragen. In allen Fällen, in denen die Ressourcen begrenzt sind, sollte die orale Rehydrierung jedoch unbedingt in Betracht gezogen werden, und aktuelle und künftige Untersuchungen werden Aufschluss darüber geben, ob diese Therapie auch die Ergebnisse verbessert. Bei eingeschränkten Ressourcen, z.B. im Katastrophenfall mit einer großen Anzahl von Verbrennungs- oder Strahlenopfern, sollten Patienten, die kooperativ sind, ermutigt werden, eine Isotone-Salzlösung zu trinken, um eine adäquate Urinausscheidung aufrechtzuerhalten. Alternativ können Flüssigkeiten auch über eine Magensonde verabreicht werden. Als orale Substitutionslösung bietet sich die WHO-Lösung an. Diese Lösung, die von der Weltgesundheitsorganisation (World Health Organisation, WHO) empfohlen wird, besteht aus 2.6 g Kochsalz, 1,5 g Kaliumchlorid, 2,9 g Natriumcitrat und 13.5 g Zucker (Glukose) auf einen Liter Wasser. Studien an Tieren haben Erfolg versprechende Resultate bei Verbrennungen bis 40 % der Körperoberfläche gezeigt. Die orale Gabe von 20 ml/kgKG entspricht der standardisierten intravenösen Flüssigkeitstherapie.[56]

## Verätzungen

Die Grundlagen der Behandlung von Verätzungen muss das Rettungsdienstfachpersonal beherrschen. Während in städtischen Gebieten Chemieunfälle eher in der Industrie vorkommen, können in ländlichen Gebieten Unfälle mit Chemikalien aus der Landwirtschaft (z.B. Pflanzenschutzmittel, Düngemittel, etc.) auftreten. Jeden Tag werden Tonnen von gefährlichen Gütern auf der Straße und mit der Bahn durch das Land transportiert. Militärisches Personal kann dabei Verätzungen durch Waffen oder Brandsätze, Chemikalien als Treibstoff oder um Geräte zu warten sowie chemischen Stoffen nach der Beschädigung von zivilen Installationen ausgesetzt sein.

Verätzungen sind häufig das Ergebnis einer länger andauernden Exposition mit der schädigenden Substanz im Gegensatz zu thermischen Verletzungen, die bereits nach einer relativ kurzen Kontaktzeit entstehen. Der Schweregrad einer Verätzung wird von vier Faktoren beeinflusst: von den Eigenschaften der Chemikalie, von der Konzentration, von der Dauer der Exposition und vom Wirkungsmechanismus der Chemikalie.

Chemische Stoffe werden in Säuren und Basen sowie in organisch und anorganisch unterteilt. Säuren sind Chemikalien mit einem pH-Wert zwischen 7 (neutral) und 0 (stark sauer). Basen weisen einen pH-Wert zwischen 7 und 14 (stark basisch) auf (**Abbildung 13-22**). Säuren schädigen das Gewebe durch eine Koagulationsnekrose. Dabei verwandelt sich das betroffene Gewebe in eine Barriere und verhindert dadurch das weitere Eindringen der Säure in die Tiefe. Im Gegensatz dazu zerstören alkalische Stoffe das Gewebe durch eine Kolliquationsnekrose. Das Gewebe wird verflüssigt, wodurch die Chemikalie tiefer in das Gewebe eindringen und in der Tiefe eine erhebliche Gewebezerstörung verursachen kann. Alkalische Substanzen lösen Proteine des Gewebes und bilden alkalische Proteine, die löslich sind und eine weitere Reaktion in dem betroffenen Gewebe ermöglichen. Organische Lösungen zersetzen die Membranen der Zellwände und führen so zu einer Zerstörung der Zellarchitektur. Anorganische Lösungen verbleiben dagegen an der Außenseite der Zelle. Verätzungen können sehr viel tiefer sein, als die Oberfläche erahnen lassen kann. Ausgiebiges und manchmal auch kontinuierliches Spülen kann notwendig sein. Idealerweise sollte der pH-Wert geprüft werden und <8 für basische Verätzungen sein. Bei Patienten mit langen Transportwegen kann eine andauernde Spülung notwendig sein.

### Prähospitales Management

Oberste Priorität bei der Versorgung von Patienten mit Verätzungen hat die Sicherheit des Rettungsfachpersonals an der Einsatzstelle. Falls Unklarheiten über die Gefährlichkeit einer chemischen Substanz bestehen, fragen Sie Spezialisten, ob der Einsatzort sicher ist und ob ggf. zusätzliche Schutzmaßnahmen wie das Tragen von Schutzanzügen oder Atemschutzgeräten notwendig sind. Vermeiden Sie die Kontamination von Rettungsmaterial und Fahrzeugen, um Ihr Team keinem Gesundheitsrisiko auszusetzen. Versuchen Sie, die vorliegende Substanz so schnell wie möglich zu identifizieren.

Entfernen Sie die Kleidung des Patienten vollständig, da diese mit Flüssigkeiten oder Pulver kontaminiert sein

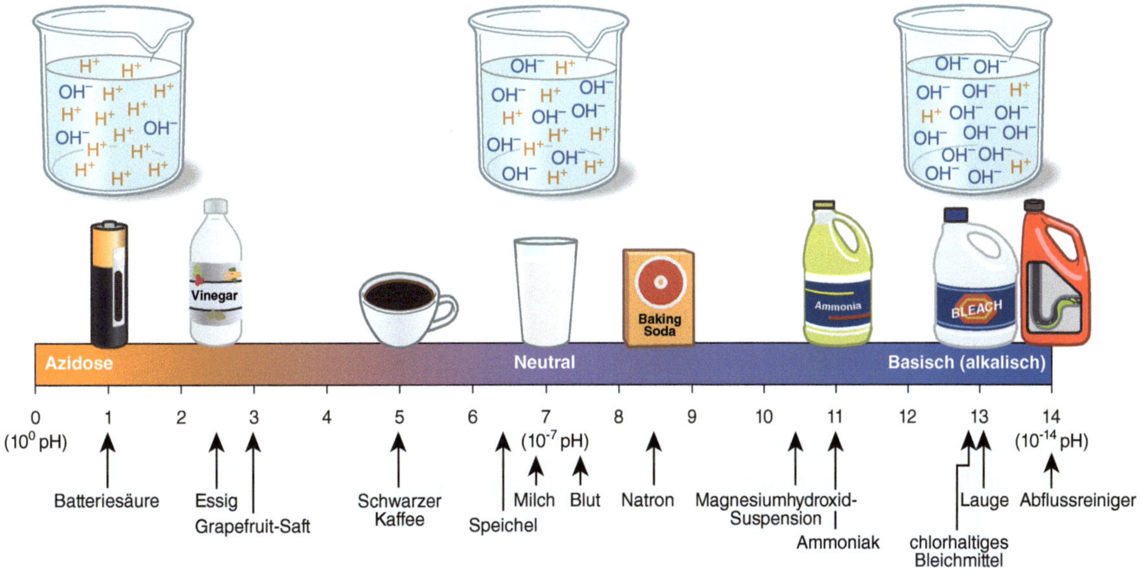


**Abbildung 13-22** Chemische Stoffe werden nach ihrem Gehalt an Wasserstoff- (Protonen) oder Hydroxid-Ionen in sauer, neutral und basisch unterteilt. Viele Haushaltsartikel sind basisch oder sauer und erfordern besondere Vorsicht bei der Handhabung.

kann. Die Kleidung sollte vorsichtig ausgezogen werden. Alle pulverförmigen chemischen Stoffe auf der Haut sollten abgebürstet werden. Spülen Sie danach den Patienten mit großen Mengen Wasser ab. Durch die Spülung wird die chemische Substanz verdünnt und Reste der Substanz werden weggewaschen. Die Menge der Spüllösung sollte mehr als 1 bis 2 l Wasser betragen, damit die Chemikalien nicht nur auf dem Körper des Patienten verteilt werden.[57,58]

Dadurch können Sekundärschäden an unversehrten Hautstellen vermieden werden. Ein häufiger Fehler ist es, mit dem Spülen aufzuhören, sobald sich erste Wassermengen auf dem Boden sammeln. Eine einfache Möglichkeit, das Abfließen der Spüllösung zu gewährleisten, ist es, den Patienten auf einem Spineboard, einer Schaufeltrage oder einer Patiententrage zu fixieren und die Kopfseite aufzurichten. Legen Sie unter die Fußseite einen Müllsack, um das kontaminierte Wasser aufzufangen.

Neutralisierende Substanzen sollten präklinisch nicht angewendet werden. Häufig werden bei der Neutralisation große Mengen an Hitze durch eine exotherme Reaktion freigesetzt, wodurch thermische Verletzungen entstehen können. Die meisten im Handel erhältlichen Neutralisationslösungen sind nur zur Dekontamination von Gegenständen zugelassen, nicht aber von Menschen.

### Verätzungen der Augen

Gelangt eine alkalische Substanz in die Augen, ist auch bei nur geringer Exposition die Sehkraft und Augenfunktion massiv gefährdet. Die Augen sollten sofort mit großen Mengen Flüssigkeit ausgespült werden. Hierzu wird der Kopf des Patienten zur Seite des verletzten Auges gerichtet, die Lider des betroffenen Auges werden mit zwei geschützten Fingern geöffnet und die Flüssigkeit wird aus ca. 10 cm Höhe in den inneren (medialen) Augenwinkel gegossen. Zur Behandlung einer chemischen Verätzung des Auges können mehr als 5 Liter kontinuierliche Spülung erforderlich sein. Durch die Anwendung anästhesierender Augentropfen (z.B. Proparakain-POS® 0,5%, Oxybuprocain) wird die Behandlung erleichtert (**Abbildung 13-23**). Die kontinuierliche Augenspülung kann auch mithilfe eines i.v. Infusionssystems durchgeführt werden, das an eine Infusionslösung angeschlossen wird. Zudem sind in den Ländern (Deutschland, Österreich, Schweiz) verschiedene Augenspülflaschen mit sterilen Spüllösungen (z.B. Isogutt®, Tima oculav®) in Gebrauch, die auf das verletzte Auge aufgesetzt werden können. In jedem Fall müssen solche Patienten in ein Krankenhaus mit ophthalmologischer Abteilung transportiert werden.

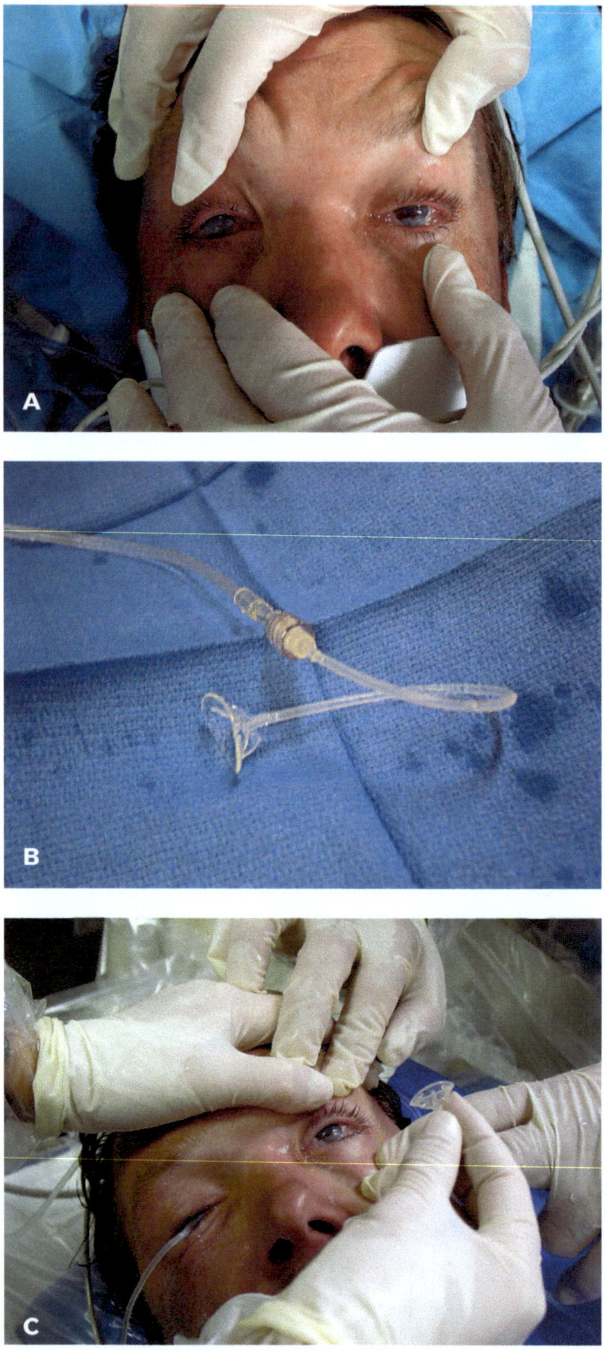


**Abbildung 13-23** Verätzungen der Augen durch Chemikalien sollten unverzüglich ausgiebig mit Kochsalzlösung gespült werden. Für eine suffiziente Augenspülung kann z. B. eine Morgan-Linse auf das Auge aufgebracht werden. **A.** Verätzung des Auges **B.** Morgan-Linse **C.** Einsetzen der Morgan-Linse, um das Auge zu spülen.

Mit freundlicher Genehmigung von Dr. Jeffrey Guy.

## *Kontakt mit speziellen Chemikalien*

Zement ist ein alkalischer Stoff, der an den Kleidern haften oder in die Schuhe von Zementarbeiter gelangen kann. Zement in Pulverform reagiert mit dem Hautschweiß, gibt Hitze ab und trocknet die Haut des Patienten extrem aus.[59] Dadurch können noch Stunden später thermische Verbrennungen entstehen. Die Erstbehandlung besteht darin, das Zementpulver abzubürsten und danach die Haut mit reichlich Wasser abzuspülen.

Kraftstoffe wie Benzin oder Kerosin können nach einer langen Expositionszeit Kontaktverbrennungen verursachen. Die organischen Stoffe zersetzen die Zellmembranen, was zu Nekrosen der Haut oder tiefer gelegener Gewebeschichten führt.[60] Eine lange Expositionszeit kann eine systemische Vergiftung auslösen. Die Dekontamination des Patienten erfolgt mit großen Mengen an Wasser. Der Kontakt mit Benzin kann zu tiefen Hautschäden führen, wie sie bei drittgradigen Verbrennungen auftreten. Bei länger andauernder oder stärkerer Exposition kann es zu einer systemischen Toxizität kommen. Durch die Absorption der Schadstoffe durch die Hautwunden kann eine schwere Vergiftung hervorgerufen werden, die kardiovaskuläre, renale, pulmonale, neurologische und hepatische Komplikationen zur Folge haben kann; die Patienten sollten zur Überwachung und regelmäßigen Laborkontrolle auf die Intensivstation aufgenommen werden. In solchen Fällen kann ein promptes chirurgisches Débridement angezeigt sein, wenn eine anhaltende Absorption über die Haut vermutet wird.

**Fluorwasserstoff** ist eine gefährliche Säure, die im Haushalt, in der Industrie und beim Militär verwendet wird. Sie ist primär bei der Herstellung von Kühlmittel anzutreffen, aber auch bei der Produktion von Herbiziden, Arzneimitteln, Benzin mit hoher Oktanzahl, Aluminium, Kunststoffen, elektronischen Bauteilen und Leuchtstoffröhren. Außerdem wird es zum Ätzen von Glas und Metall verwendet und ist in Rostentfernern und Felgenreinigern enthalten. Durch das Fluor-Ion können gefährliche Elektrolytveränderungen entstehen, vor allem von Kalzium und Magnesium.[61] Bereits kleine Mengen Fluorid können zu positiv geladene Ionen wie Calcium und Magnesium binden, woraufhin intrazelluläres Calcium aus den Zellen austritt und zu einem Zelltod führt. Das Fluoridion bleibt aktiv, bis es komplett neutralisiert ist und es kann sogar Knochen durchdringen. Sogar kleine Mengen an Fluorid-Ionen können zu einer ausgeprägten und möglicherweise tödlichen Hypokalzämie (niedriger Serumkalziumspiegel) führen. Diese kann wiederum schnell in bedrohlichen Herzrhythmusstörungen enden. Unbehandelt werden die Gewebe verflüssigt und das Kalzium aus den Knochen freigesetzt und erzeugt letale Arrhythmien. Die Behandlung besteht initial aus der Spülung mit Wasser, gefolgt von der Applikation von Kalziumgluconat-Gel und ggf. eine subkutane Infiltration oder i.v.-Substitution mit Calciumgluconat. Diese Patienten sollten sofort in eine Verbrennungsklinik transportiert werden. Der Beizug des Giftnotrufes ist hierbei – wie auch bei anderen Vergiftungen – hilfreich.

Verletzungen mit **Phosphor** kommen überwiegend im militärischen Bereich vor. Weißer Phosphor wird zur Herstellung von Munition verwendet. Er brennt sofort, wenn er mit Luft in Kontakt kommt, und erzeugt eine strahlende Flamme und dichten Rauch. Er brennt so lange weiter, bis die gesamte Substanz aufgebraucht ist oder der Sauerstoff entzogen wurde. Kommt weißer Phosphor mit der Haut in Berührung, verursacht er Verätzungen und tiefe Verbrennungen. Diese Verbrennungen erfordern eine chirurgische Exzision oder eine rasche Behandlung mit einer Kupferlösung, die insbesondere unter prähospitalen Bedingungen meist nicht verfügbar ist.

Der erste Behandlungsschritt ist, die Sauerstoffzufuhr zu stoppen. Alle Kleidungsstücke müssen sofort entfernt werden, denn sie könnten weiteres Phosphorpulver enthalten. Die betroffenen Hautstellen sollten sogleich mit reichlich Wasser gespült und mit Kochsalzlösung angefeuchteten Verbänden abgedeckt werden. Die betroffenen Regionen sollten auch während des Transportes stets feucht gehalten werden, da sich Reste des weißen Phosphors bei Kontakt mit Sauerstoff jederzeit wieder entzünden und zu Weiteren Verbrennungen führen können, wenn die Verbände trocknen.

**Hypochlorit** wird zur Herstellung von Bleichmitteln und in industriellen Reinigern verwendet. Diese Lösungen sind stark alkalisch; sie werden normalerweise in Konzentrationen von 4–6 % verkauft und sind in dieser Konzentration nur dann gefährlich, wenn große Teile des Körpers kontaminiert sind. **Sulfur** und **Senfgas** sind Komponenten, die zu den Blasenbildnern gezählt werden. Diese Substanzen wurden in chemischen Waffen verwendet. Bei Hautkontakt entstehen Verbrennungen und Blasen. Auch Augen und Lungen können betroffen sein. Nach einer Exposition klagen die Patienten über ein Brennen in den Augen und im Hals. Auf der Haut entstehen nach einigen Stunden Rötungen, gefolgt von Blasenbildung in den Achselhöhlen und im Leistenbereich. Nach einer intensiven Exposition entwickeln betroffene Personen tiefe Nekrosen und ein Atemversagen.[62-64] Präklinisch besteht die Behandlung in erster Linie aus der Dekontamination, um einer versehentlichen Ausbreitung und der Kontamination Unbeteiligter vorzubeugen.

Bei der Versorgung solcher Patienten muss sich das Rettungsdienstfachpersonal durch das Tragen von geeigneten Handschuhen, Schutzkleidung und Atemschutzgeräten schützen. Die Patienten müssen mit Wasser oder NaCl 0.9% abgespült werden. In den spezialisierten Notfallzentren werden weitergehende Maßnahmen eingeleitet.

*Reizstoffe wie Tränengas* (gasförmige Augenreizstoffe wie 2-Chlorbenzylidenmalonsäuredinitril) oder Pfefferspray (Oleoresin Capsicum) führen bei Kontakt schnell zu Irritationen von Haut, Schleimhäuten, Atemwegen, Lungen und Augen. Das Ausmaß der Verletzungen wird durch die Menge des applizierten Reizstoffes bestimmt. Die Beschwerden dauern üblicherweise zwischen 30 und 60 Minuten an. Die Behandlung besteht aus dem Entfernen der Noxe, dem Ausziehen der kontaminierten Kleidung und der ausgiebigen Spülung von Augen und Haut.

## ZUSAMMENFASSUNG

- Verbrennungen sind unabhängig von ihrer Ausdehnung stets als ernste Verletzungen zu werten.
- Potenziell lebensbedrohlich sind großflächige thermische Verbrennungen, Stromverletzungen und Verätzungen..
- Anders als beim mechanischen Trauma verfügt der Körper bei Verbrennungsverletzungen über kaum wirksame Kompensationsmechanismen. Verbrennungen, die eine stationäre Behandlung erfordern, sollten daher in einem spezialisierten Verbrennungszentrum versorgt werden.
- Verbrennungen sind keine isolierten Verletzungen der Haut. Es handelt sich um eine systemische Verletzung von einzigartigem Ausmaß. Patienten mit schweren Verbrennungen erleiden häufig Störungen des Herz-Kreislauf-Systems, der Lungen, des Magen-Darm-Trakts, der Nieren und des Immunsystems.
- Ein Versagen der initialen Flüssigkeitstherapie führt unweigerlich zu therapieresistentem Schock, Multiorganversagen und einer Zunahme der Verbrennungstiefe. Die frühzeitige und adäquate präklinische Versorgung durch den Rettungsdienst ist daher entscheidend für den weiteren Behandlungserfolg und die Überlebenswahrscheinlichkeit.
- Verbrennungen sind trotz ihrer Schwere selten unmittelbar tödlich – selbst bei schwerem Inhalationstrauma und großflächigen Verbrennungen kann der Tod erst nach Stunden eintreten. Da häufig mechanische Begleitverletzungen vorliegen, dürfen die Brandwunden das Rettungsdienst- und Gesundheitsfachpersonal nicht von den standardisierten Behandlungsprioritäten ablenken.
- Dramatische Verbrennungswunden können die Aufmerksamkeit von potenziell lebensbedrohlichen Begleitverletzungen ablenken. Die konsequente Durchführung von Primary und Secondary Survey reduziert das Risiko, Verletzungen wie (Spannung-) Pneumothorax, Perikardtamponade oder Milzruptur zu übersehen.
- Oberste Priorität hat die Sicherheit der Einsatzkräfte und die Absicherung der Einsatzstelle. Bei der präklinischen Behandlung von Brandverletzten (wie auch bei Verletzungen durch chemische Stoffe, Rauch, Elektrizität oder Strahlung) sind häufig Gefahrenquellen vorhanden, die auch für den Helfer ein Verletzungsrisiko bergen.
- Verbrennungen kleiner Flächen können in Körperregionen mit hoher Funktionalität (z. B. Hände, Gesicht, Gelenke, Perineum) durch Narbenbildung zu lang andauernden Beeinträchtigungen führen. Dies ist bei der Behandlung solcher Verbrennungen zu berücksichtigen, um für den Patienten ein optimales Ergebnis zu erzielen.
- Verbrennungszentren sind nicht ausschließlich für Patienten mit großflächigen, lebensbedrohlichen Verbrennungen da; sie verfügen meist auch über eine besondere plastisch-chirurgische Expertise im Umgang mit Verbrennungen und Verbrennungsfolgen. Die Kenntnis der Verlegungskriterien in ein Verbrennungszentrum hilft sicherzustellen, dass alle Patienten die maximale funktionelle Wiederherstellung nach einer Verbrennung erreichen.
- Häufigste Todesursachen bei Verbrennungspatienten sind Komplikationen eines Inhalationstraumas: Erstickung, Rauchgasvergiftung, Hitzeschäden der Atemwege und verzögertes Lungenödem. Da Symptome oft erst nach 48 Stunden auftreten, stellt ein schweres Inhalationstrauma – auch ohne sichtbare Hautverbrennungen – eine Indikation für das Verbrennungszentrum dar.
- Patienten, die mit chemischen oder radioaktiven Gefahrstoffen in Kontakt gekommen sind, müssen dekontaminiert werden, um eine Ausbreitung der gefährlichen Stoffe und eine Gefährdung der Helfer zu vermeiden.

## WIEDERHOLUNG FALLBEISPIEL

Sie werden zu einem Wohnhausbrand gerufen. Als Sie mit Ihrem Rettungswagen an der Einsatzstelle ankommen, sehen Sie, wie das zweistöckige Gebäude vollständig in Flammen steht und dicker schwarzer Rauch aus dem Dach und den Fenstern aufsteigt. Sie werden zu einem Verletzten geführt, der bereits durch First Responder versorgt wird. Diese berichten, der Patient sei wieder in das Gebäude zurückgegangen, um seinen Hund zu retten, und dann von Einsatzkräften der Feuerwehr bewusstlos aus dem Haus getragen wurde.

Sie sehen einen schätzungsweise Mitte 30-jährigen männlichen Patienten, dessen Kleidung fast vollständig verbrannt ist. Er weist offensichtliche Verbrennungen des Gesichtes auf, seine Haare sind versengt. Der Patient ist bewusstlos und atmet spontan mit ausgeprägten schnarchenden Atemgeräuschen. Durch die First Responder erfolgt bereits eine hochdosierte Sauerstoffgabe über eine Sauerstoffmaske mit Reservoir. Nachdem Sie den Unterkiefer mit dem Esmarch-Handgriff nach vorne gezogen haben, sind die Atemwege frei und der Patient atmet ohne Probleme. Beide Ärmel seines Hemdes sind verbrannt. An beiden oberen Extremitäten bestehen zirkuläre Verbrennungen und die Radialispulse sind beidseits gut palpabel. Die Herzfrequenz beträgt 118 Schläge pro Minute, der Blutdruck 148/94 mmHg, die Atemfrequenz 22 Atemzüge pro Minute; das Pulsoxymeter zeigt 92 % an. Bei der klinischen Untersuchung stellen Sie fest, dass der Patient am gesamten Kopf verbrannt ist und vorne an Brustkorb und Bauch Blasen aufweist. Außerdem hat er drittgradige Verbrennungen am gesamten rechten und linken Arm einschließlich beider Hände.

- Wie groß ist das Ausmaß der Verbrennungen dieses Patienten?
- Welche initialen Schritte unternehmen Sie, um diesen Patienten zu behandeln?
- Woran erkennen Sie ein Inhalationstrauma?

## AUFLÖSUNG DES FALLBEISPIELS

Der Patient hat sich kritische Verletzungen zugezogen. Aufgrund der Tatsache, dass er regungslos in einem brennenden Gebäude aufgefunden wurde, mit Verbrennungen des Gesichts und angestrengter Atmung, muss davon ausgegangen werden, dass er große Mengen Rauch inhaliert hat.

Schauen Sie also immer wieder nach einer ödematösen Schwellung der oberen Atemwege und nach Anzeichen eines Inhalationstraumas. Der Sicherung der Atemwege gilt ein besonderes Augenmerk; trotzdem ist der Patient im Moment in der Lage, seine Atemwege selbst offen zu halten. Angesichts der Tatsache, dass der Patient seinen Atemweg häufig am besten selbst freihalten kann, muss die voraussichtliche Transportzeit gegen die Schwierigkeiten einer invasiven Atemwegssicherung bei einem Patienten mit möglicherweise ödematös angeschwollenem Atemweg abgewogen werden. Handelt es sich um einen langen Transportweg oder verzögert sich der Transport aus irgendeinem Grund, sichern Sie die Atemwege durch eine endotracheale Intubation und fixieren Sie den Tubus sicher - Klebeband wird nicht halten. Aufgrund der Rauchgasexposition und einer fraglichen Asphyxie benötigt der Patient auf jeden Fall 100 % Sauerstoff. Der tragbare CO-Monitor, den Sie an den Patienten angeschlossen haben, zeigt einen Carboxyhämoglobinanteil von 16 %. Die Kohlenmonoxidvergiftung des Patienten wird bereits durch die Gabe von 100-prozentigem Sauerstoff therapiert. Da Sie den Verdacht auf eine Cyanidvergiftung haben, verabreichen Sie zusätzlich ein Antidot (entsprechend den Handlungsanweisungen des Rettungsdienstes).

Beide oberen Extremitäten weisen tiefe drittgradige Verbrennungen auf. Sie können an den Armen keine Vene identifizieren, die sich zur Anlage eines i. v. Zugangs eignen würde. Die Beine sind nicht verbrannt und zeigen auch keinen Anhalt für eine Fraktur. Sie legen daher einen intraossären Zugang in die linke Tibia und schließen eine Infusion mit balancierter kristalloider (Voll-)Elektrolytlösung an.

Der Patient hat Verbrennungen am gesamten Kopf, an beiden Armen und am vorderen Oberkörper erlitten. Die Körperoberfläche der oberen Extremitäten beträgt jeweils 9 %, die des vorderen Oberkörpers 18 % und die

*(Fortsetzung nächste Seite)*

## AUFLÖSUNG DES FALLBEISPIELS (FORTSETZUNG)

des Kopfes 9 %. Daraus ergibt sich eine geschätzte verbrannte Körperoberfläche (vKOF) von ungefähr 45 %. Der Patient wiegt ca. 80 kg. Der Flüssigkeitsbedarf des Patienten wird mithilfe der Zehner-Regel ermittelt:

**45 % vKOF × 10 ml/h = 450 ml/h als initiale Flussrate**

Wenn der Patient länger als eine Stunde transportiert werden muss, passen Sie die Flüssigkeitsmenge je nach Kreislaufsituation und Urinausscheidung an. Bei längeren Transportzeiten wird Ihnen die Kommunikation mit dem aufnehmenden Verbrennungszentrum eine Entscheidungshilfe für die Flüssigkeitstherapie während des Transportes bieten.

# Quellenverzeichnis


1. World Health Organization. Burns: Key facts. Published March 6, 2018. Accessed November 21, 2021. https://www.who.int/news-room/fact-sheets/detail/burns/
2. Vyrosek SB, Annest JL, Ryan GW. Surveillance for fatal and non-fatal injuries—United States, 2001. MMWR Surveill Summ. 2004;53(7):1-57.
3. Herndon DN. Total Burn Care. 5th ed. Elsevier; 2018:15-26.
4. Goodwin CW, Dorethy J, Lam V, Pruitt BA Jr. Randomized trial of efficacy of crystalloid and colloid resuscitation on hemodynamic response and lung water following thermal injury. Ann Surg. 1983 May;197(5):520-531.
5. Evans EI, Purnell OJ, Robinett PW, Batchelor A, Martin M. Fluid and electrolyte requirements in severe burns. Ann Surg. 1952;135:804-817.
6. Shires GT. Proceedings of the Second NIH Workshop on Burn Management. J Trauma. 1979;19(11 suppl):862-863.
7. Schwartz SL. Consensus summary on fluid resuscitation. J Trauma. 1979;19(11 suppl):876-877.
8. Moyer CA, Margrave HW, Monafo, WW. Burn shock and extravascular sodium deficiency: treatment with Ringer's solution with lactate. Arch Surg. 1965;90:799-811.
9. Mortiz AR, Henrique FC Jr. Studies of thermal injury: the relative importance of time and surface temperature in the causation of cutaneous burn injury. Am J Pathol. 1947;23:695-720.
10. Robinson MC, Del Becarro EJ. Increasing dermal perfusion after burning by decreasing thromboxane production. J Trauma. 1980;20:722-725.
11. Heggers JP, Ko F, Robson MC, et al. Evaluation of burn blister fluid. Plast Reconstr Surg. 1980;65:798-804.
12. Pruitt BA Jr, Goodwin CW, Mason AD Jr. Epidemiological, demographic and outcome characteristics of burn injury. In: Herndon DN, ed. Total Burn Care. 2nd ed. WB Saunders; 2002:16-32.
13. Rossiter ND, Chapman P, Haywood IA. How big is a hand? Burns. 1996;22(3):230-231.
14. Berry MG, Evison D, Roberts AH. The influence of body mass index on burn surface area estimated from the area of the hand. Burns. 2001;27(6):591-594.
15. de Camara DL, Robinson MC. Ultrastructure aspects of cooled thermal injury. J Trauma. 1981;21:911-919.
16. Jandera V, Hudson DA, de Wet PM, Innes PM, Rode H. Cooling the burn wound: evaluation of different modalities. Burns. 2000;26:265-270.
17. Sawada Y, Urushidate S, Yotsuyanagi T, Ishita K. Is prolonged and excessive cooling of a scalded wound effective? Burns. 1977;23(1):55-58.
18. Venter TH, Karpelowsky JS, Rode H. Cooling of the burn wound: the ideal temperature of the coolant. Burns. 2007;33:917-922.
19. Dunn K, Edwards-Jones VT. The role of Acticoat with nanocrystal-line silver in the management of burns. Burns. 2004;30(suppl):S1.
20. Wright JB, Lam K, Burrell RE. Wound management in an era of increasing bacterial antibiotic resistance: a role for topical silver treatments. Am J Infect Control. 1998;26:572-577.
21. Yin HQ, Langford R, Burrell RE. Comparative evaluation of the antimicrobial activity of Acticoat antimicrobial dressing. J Burn Care Rehabil. 1999;20:195-200.
22. Chung KK, Salinas J, Renz EM, et al. Simple derivation of the initial fluid rate for the resuscitation of severely burned adult combat casualties: in silico validation of the rule of 10. J Trauma. 2010;69:S49-S54.
23. Merrell SW, Saffle JR, Sullivan JJ, Navar PD, Kravitz M, Warden GD. Fluid resuscitation in thermally injured children. Am J Surg. 1986;152:664-669.
24. Graves TA, Cioffi WG, McManus WF, Mason AD Jr, Pruitt BA Jr. Fluid resuscitation of infants and children with massive thermal injury. J Trauma. 1988;28:1656-1659.
25. Carvajal HF. Fluid therapy for the acutely burned child. Compr Ther. 1977;3:17-24.
26. Herndon DN. Total Burn Care. 2nd ed. WB Saunders; 2002.
27. Navar PD, Saffle JR, Warden GD. Effect of inhalation injury on fluid resuscitation requirements after thermal injury. Am J Surg. 1985;150:716-720.
28. Lalonde C, Picard L, Youn YK, Demling RH. Increased early postburn fluid requirement and oxygen demands

are predictive of the degree of airway injury by smoke inhalation. J Trauma. 1995;38(2):175-184.
29. RxList. Anectine: warnings. Reviewed January 31, 2011. Accessed September 1, 2013. http://www.rxlist.com/anectine-drug/warnings-precautions.htm
30. Dash S, Arumugam PK, Muthukumar V, Kumath M, Sharma S. Study of clinical pattern of limb loss in electrical burn injuries. Injury. 2021 Jul;52(7):1925-1933. doi: 10.1016/j.injury.2021.04.028
31. Herndon DN. Total Burn Care. 5th ed. Elsevier; 2018:398-400.
32. Forbes WH, Sargent F, Roughton FJW. The rate of carbon monoxide uptake by normal men. Am J Physiol. 1945;143:594-608.
33. Mellins RB, Park S. Respiratory complications of smoke inhalation in victims of fires. J Pediatr. 1975;87(1):1-7. doi: 10.1016/s0022-3476(75)80059-x
34. Weaver LK, Hopkins RO, Chan KJ, et al. Hyperbaric oxygen for acute carbon monoxide poisoning. N Engl J Med. 2002;347(14):1057-1067.
35. Juurlink DN, Buckley NA, Stanbrook MB, Isbister GK, Bennett M, McGuigan MA. Hyperbaric oxygen for carbon monoxide poisoning. Cochrane Database Syst Rev. 2005;(1):CD002041.
36. Han S, Cho YS. Hyperbaric oxygen therapy in carbon monoxide poisoning: still controversial. J Emerg Med. 2021 Nov;61(5):619-620.
37. Chen KK, Rose CL, Clowes GH. Comparative values of several antidotes in cyanide poisoning. Am J Med Sci. 1934;188:767-781.
38. Feldstein M, Klendshoj NJ. The determination of cyanide in biological fluids by microdiffusion analysis. J Lab Clin Med. 1954;44:166-170.
39. Vogel SN, Sultan TR. Cyanide poisoning. Clin Toxicol. 1981;18:367-383.
40. Herndon DN, Traber DL, Niehaus GD, et al. The pathophysiology of smoke inhalation in a sheep model. J Trauma. 1984;24:1044-1051.
41. Till GO, Johnson KJ, Kunkel R, et al. Intravascular activation of complement and acute lung injury. J Clin Invest. 1982;69:1126-1135.
42. Thommasen HV, Martin BA, Wiggs BR, Quiroga M, Baile EM, Hogg JC. Effect of pulmonary blood flow on leukocyte uptake and release by dog lung. J Appl Physiol Respir Environ Exerc Physiol. 1984;56:966-974. doi: 10.1152/jappl 1984.56.4.966
43. Trunkey DD. Inhalation injury. Surg Clin North Am. 1978; 58:1133-1140.
44. Haponik E, Summer W. Respiratory complications in the burned patient: diagnosis and management of inhalation injury. J Crit Care. 1987;2:121-143.
45. Cahalane M, Demling R. Early respiratory abnormalities from smoke inhalation. JAMA. 1984;251:771-773.
46. Herndon DN. Total Burn Care. 5th ed. Elsevier; 2018:16-19.
47. Hight DW, Bakalar HR, Lloyd JR. Inflicted burns in children: recognition and treatment. JAMA. 1979;242:517-520.
48. U.S. Department of Justice, Office of Justice Programs, Office of Juvenile Justice and Delinquency Prevention. Burn injuries in child abuse. Published May 1997. Reprinted June 2001. Accessed December 17, 2013. https://www.ojp.gov/pdffiles/91190-6.pdf
49. Bas¸aran A, Narsat MA. Clinical outcome of pediatric hand burns and evaluation of neglect as a leading cause: a retrospective study. Ulus Travma Acil Cerrahi Derg. 2022 Jan;28(1):84-89.
50. Chadwick DL. The diagnosis of inflicted injury in infants and young children. Pediatr Ann. 1992;21:477-483.
51. Adronicus M, Oates RK, Peat J, et al. Nonaccidental burns in children. Burns. 1998;24:552-558.
52. Purdue GF, Hunt JL, Prescott PR. Child abuse by burning: an index of suspicion. J Trauma. 1988;28:221-224.
53. Lenoski EF, Hunter KA. Specific patterns of inflicted burn injuries. J Trauma. 1977;17:842-846.
54. Brooks JW, Evans EI, Ham WT, Reid JD. The influence of external body radiation on mortality from thermal burns. Ann Surg. 1953;136:533-545.
55. American Burn Association. Radiation injury. In: Advanced Burn Life Support Course. ABA; 1999:66.
56. Michell MW, Oliveira HM, Vaid SU, et al. Enteral resuscitation of burn shock using intestinal infusion of World Health Organization oral rehydration solution (WHO ORS): a potential treatment for mass casualty care. J Burn Care Rehabil. 2004;25:S48.
57. Bromberg BF, Song IC, Walden RH. Hydrotherapy of chemical burns. Plast Reconstr Surg. 1965;35:85-95.
58. Leonard LG, Scheulen JJ, Munster AM. Chemical burns: effect of prompt first aid. J Trauma. 1982;22(5):420-423.
59. Alam M, Moynagh M, Orr DS, Lawlor C. Cement burns—the Dublin national burns experience. J Burns Wounds. 2007;7:33-38.
60. Mozingo DW, Smith AD, McManus WF, Mason AD. Chemical burns. J Trauma. 1988;28(5):642-647.
61. Mistry D, Wainwright D. Hydrofluoric acid burns. Am Fam Physician. 1992;45:1748-1754.
62. Willems JL. Clinical management of mustard gas casualties. Ann Med Milit Belg. 1989;3S:1-61.
63. Papirmeister B, Feister AJ, Robinson SI, et al. The sulfur mustard injury: description of lesions and resulting incapacitation. In: Papirmeister B, Feister A, Robinson S, Ford R, eds. Medical Defense Against Mustard Gas. CRC Press; 1990:13.
64. Sidell FR, Takafuji ET, Franz DR. Medical Aspects of Chemical and Biological Warfare. Washington, DC: Office of the Surgeon General; 1997.

KAPITEL 14

# Pädiatrisches Trauma

**Autoren**
Jessica Naiditch, MD, FACS, FAAP
Katherine Remick, MD, FAAP, FACEP, FAEMS
David Tuggle, MD, FACS, FAAP

## LERNZIELE

Nach dem Durcharbeiten dieses Kapitels werden Sie in der Lage sein:

- Die anatomischen und physiologischen Besonderheiten von Kindern, die für die besonderen pädiatrischen Verletzungsmuster verantwortlich sind, zu beschreiben;
- Die Bedeutung des Atemwegsmanagements und der Wiederherstellung einer adäquaten Gewebeoxygenierung bei pädiatrischen Patienten zu erklären;
- Die Vitalzeichen eines Kindes einzuschätzen;
- Die speziellen Maßnahmen für unterschiedliche Verletzungen bei pädiatrischen Patienten anzuwenden;
- Die Verletzungsanzeichen eines misshandelten Kindes zu beschreiben.

## FALLBEISPIEL

Sie werden zu einem Verkehrsunfall auf einer viel befahrenen Straße gerufen. Zwei Fahrzeuge sind an einem Frontalzusammenstoß beteiligt. Einer der Insassen ist ein Kind, das sich schlecht gesichert in einem Kindersitz befindet. Es handelt sich um einen Frühlingstag, ohne besondere Vorkommnisse.

Beim Eintreffen am Einsatzort bemerken Sie, dass die Polizei die Unfallstelle schon abgesichert hat. Während Ihr Teampartner und die anderen mittlerweile eingetroffenen Einsatzkräfte die Patienten sichten, gehen Sie zu dem Kind. Sie sehen einen ungefähr zweijährigen Jungen, der zur Seite geneigt in seinem Kindersitz sitzt. Sie bemerken Blut auf der Rückseite der Kopfstütze des Kindersitzes. Das Kind erscheint sehr ruhig und Ihnen fallen mehrere kleine Schürfwunden sowie kleinere Blutungen an Kopf, Gesicht und Hals des Jungen auf. Ihr Primary und Secondary Survey ergeben einen zweijährigen Jungen, der immer wieder schwach „Ma-ma, Ma-ma" wiederholt. Seine Pulsfrequenz beträgt 180/Min; der Radialispuls ist schwächer als der Karotispuls. Der Blutdruck des Kindes liegt bei 50 mmHg palpatorisch, die Atemfrequenz liegt bei 18 Atemzügen/Min, leicht unregelmäßig, aber ohne auffällige Atemgeräusche. Während Sie den Jungen weiter beurteilen, bemerken Sie, dass er nichts mehr sagt und nur noch in die Luft starrt. Seine Pupillen sind leicht dilatiert, seine

(*Fortsetzung nächste Seite*)

**FALLBEISPIEL (FORTSETZUNG)**

Haut ist blass und feucht. Eine Frau, die sich als Tagesmutter der Familie vorstellt, berichtet, dass die Mutter auf dem Weg zur Unfallstelle ist. Sie bittet Sie, auf die Mutter zu warten.

- Welche Behandlungsprioritäten setzen Sie für diesen Patienten an?
- Was sind wahrscheinliche Verletzungen?
- Welches Zielkrankenhaus ist das am besten geeignete für dieses Kind?

## EINFÜHRUNG

Die jährlichen Statistiken des amerikanischen Centers for Disease Control and Prevention (CDC) zeigen wiederholt, dass Trauma die häufigste Todesursache für Kinder in den Vereinigten Staaten darstellt[1].

Im Jahr 2019 starben laut CDC mehr als 7.000 Kinder unter 19 Jahren an den Folgen unbeabsichtigter Verletzungen.[2] Die häufigsten Ursachen für diese Todesfälle waren Zusammenstöße mit Kraftfahrzeugen, Ersticken, Ertrinken, Vergiftungen, Brände und Stürze. Eine sorgfältige Auswertung der verfügbaren Daten zu diesen Todesfällen legt nahe, dass Verletzungen im Kindesalter traurigerweise häufig vermeidbar sind. Noch beunruhigender ist die Tatsache, dass es erhebliche Unterschiede in Bezug auf Ethnie und Herkunft bei der Rate der Todesfälle durch unbeabsichtigte Verletzungen zwischen verschiedenen Gruppen von Kindern gibt. So stieg beispielsweise zwischen 2010 und 2019 die Sterblichkeitsrate aufgrund von Verletzungen infolge von Zusammenstößen mit Kraftfahrzeugen bei Schwarzen Kindern um 9 %, während sie bei Weißen Kindern um 24 % sank. Die Todesraten durch Vergiftungen stiegen bei hispanischen Kindern um 50 % und bei Schwarzen Kindern um 24 %, während sie bei Weißen Kindern im gleichen Zeitraum um 9 % zurückgingen[2] (**Abbildung 14-1**). Es bleibt zu hoffen, dass diese Daten genutzt werden können, um Präventionsstrategien und Maßnahmen so auszurichten, dass die Risiken, für die am stärksten gefährdeten Bevölkerungsgruppen möglichst wirksam verringert werden.

Im Allgemeinen wird für Zahlen und Statistiken aus dem deutschsprachigen Raum auf die zuständigen Stellen in Deutschland (z.B.: Statistisches Bundesamt & Deutscher Verkehrssicherheitsrat), Österreich (z.B.: Statistik Austria & Kuratorium für Verkehrssicherheit) und der Schweiz (z.B.: Bundesamt für Statistik & Beratungsstelle für Unfallverhütung) verwiesen.

Wie bei allen Aspekten der pädiatrischen Versorgung, ist für die richtige Beurteilung und Behandlung

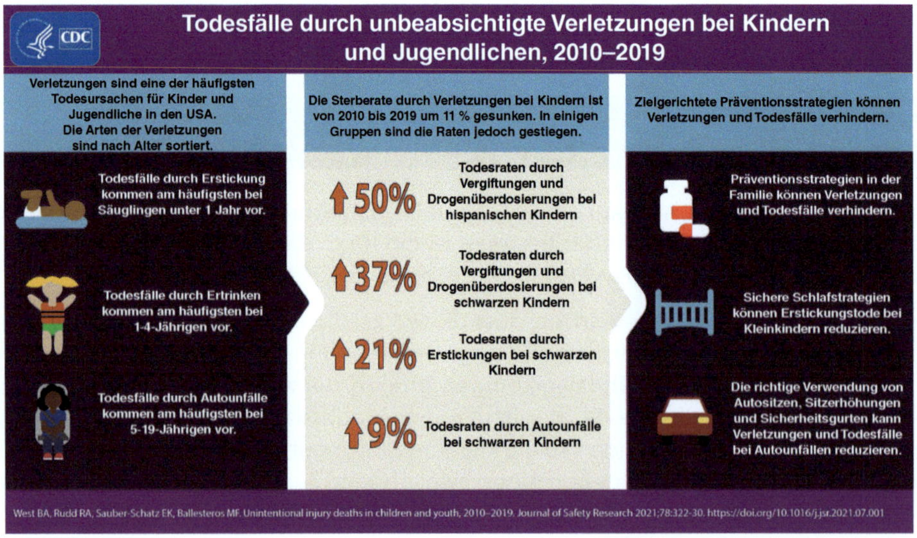


**Abbildung 14-1** Unbeabsichtigte Todesfälle durch Verletzungen bei Kindern und Jugendlichen, 2010-2019.

Reproduziert aus Centers for Disease Control and Prevention. Injuries among children and teens. September 22, 2021. Accessed February 23, 2022. https://www.cdc.gov/injury/features/child-injury/index.html

eines verletzten Kindes nicht nur ein gründliches Verständnis der besonderen Merkmale des kindlichen Wachstums und der Entwicklung (einschließlich der unreifen Anatomie und der sich entwickelnden Physiologie), sondern auch der besonderen Verletzungsmechanismen erforderlich. Ein Sprichwort sagt „Kinder sind keine kleinen Erwachsenen". Kinder haben spezifische, reproduzierbare Verletzungsmuster, unterschiedliche physiologische Reaktionen und deshalb spezielle Behandlungsprioritäten. Ebenso bedingen ihr physischer und psychosozialer Entwicklungsstand situativ eine andere Behandlung als bei erwachsenen Traumapatienten.

Dieses Kapitel beginnt mit einer Beschreibung der speziellen Charakteristika eines pädiatrischen Traumapatienten und beschreibt anschließend die Grundlagen einer optimalen Traumaversorgung. Obwohl es einige relevante kinderspezifische Grundlagen gibt, sind die grundsätzlichen Abläufe in der Beurteilung und Versorgung mittels Primary und Secondary Survey dieselben, unabhängig von Alter oder Größe des Patienten.

# Kinder als Traumapatienten

## Statistische Angaben

Die Eigenheiten pädiatrischer Patienten sind insbesondere wichtig, wenn traumatisierte Kinder versorgt werden. Die Inzidenz stumpfer Verletzungen, im Vergleich zu penetrierenden, ist bei Kindern am höchsten. Nur gerade 7,8 % der Verletzungen bei Kindern sind penetrierend[3]. Während jedoch penetrierende Verletzungen meistens nur ein Organsystem betreffen, haben stumpfe Verletzungsmuster eine höhere Wahrscheinlichkeit, Mehrfachverletzungen zu verursachen.

Stürze sowie Verkehrsunfälle als Fußgänger oder Insassen sind die häufigsten Gründe kindlicher Verletzungen in den Vereinigten Staaten. Allein durch Stürze entstehen mehr als 2,4 Millionen Verletzungen pro Jahr.[4] Weltweit sterben gemäß Schätzungen der World Health Organization (WHO) jährlich rund 830.000 Kinder. Gleichzeitig werden wohl mehrere zehn Millionen Kinder jährlich verletzt.[5] In den Vereinigten Staaten sind Verkehrsunfälle am häufigsten für Todesfälle von Kindern verantwortlich, gefolgt von Verbrennungen, Gewaltverbrechen und Stürzen.

Aus verschiedenen, später diskutierten, Gründen sind bei schwer verletzten Kindern Multiorganbeteiligungen eher die Regel als die Ausnahme. Trotz minimaler äußerlich sichtbarer Verletzungen müssen stets relevante innere Verletzungen in Betracht gezogen und in einem adäquat ausgestattetem Traumazentrum weiter abgeklärt werden.

## Die Physik des Traumas und pädiatrisches Trauma

Aufgrund seiner geringeren Körpergröße bietet der kindliche Körper eine kleinere Angriffsfläche für die bei Kollisionen mit Fahrzeugen oder bei Stürzen einwirkenden Kräfte. Weniger dämpfendes Körperfett, elastischeres Bindegewebe und oberflächennahe innere Organe limitieren die Fähigkeit, Energie zu absorbieren. Aus diesem Grund wird verhältnismäßig mehr Energie direkt auf die Organe übertragen. Das kindliche Skelett ist noch unvollständig kalzifiziert, besitzt verschiedene aktive Wachstumszonen und ist nachgiebiger als das eines Erwachsenen. Aus diesen Gründen können erhebliche innere Verletzungen bestehen, ohne dass Anzeichen eines externen Traumas sichtbar sind.

## Häufige Verletzungsmuster

Die besonderen anatomischen und physiologischen Eigenschaften führen in Verbindung mit den altersspezifischen Unfallmechanismen zu unterschiedlichen, aber voraussehbaren Verletzungsmustern (**Tabelle 14-1**). Durch unsachgemäße Anwendung von Sicherheitsgurten oder eine falsche Platzwahl im Auto kann ein auslösender Airbag zu erheblichen Verletzungen eines Kindes führen (**Kasten 14-1**). Ein Trauma ist in der Regel ein zeitkritischer Zustand. Kenntnisse der typischen Verletzungsmuster unterstützen die Einsatzkräfte dabei, die richtigen Entscheidungen für die Behandlung des verletzten Kindes zu treffen. Zum Beispiel führt ein stumpfes Trauma mit Kopfverletzung gewöhnlich viel häufiger zu Hypoventilation, Apnoe und Hypoxie als zu Hypovolämie und Hypotension. Dies muss bei der Behandlung berücksichtigt und größerer Wert auf ein gezieltes Management der Atemwege (Airway) und der Ventilation (Breathing) gelegt werden.

### *Thermische Regulation*

Das Verhältnis zwischen Körperoberfläche und -masse ist bei der Geburt am größten und wird mit dem Heranwachsen zunehmend kleiner. Neugeborene haben somit verhältnismäßig am meisten Körperoberfläche, über die Wärme schnell verloren geht. Dies stellt nicht nur eine vermehrte Belastung für das Kind dar; vielmehr beeinträchtigt der Wärmeverlust die physiologische Reaktionsfähigkeit auf Stoffwechselstörungen oder einen Schock. Schwere Hypothermie kann zu relevanter Koagulopathie und potenziell irreversibler hämodynamischer Instabilität führen. Zudem ähneln einige klinische Anzeichen der Hypothermie denjenigen eines drohenden Schocks, wodurch die präklinische Beurteilung erschwert werden kann.

## Psychosoziale Aspekte

Die psychosozialen Auswirkungen eines verletzten Kindes können eine maßgebliche Herausforderung sein.

**Tabelle 14-1** Übliche Verletzungsmuster bei pädiatrischem Trauma

| Art des Traumas | Verletzungsmuster |
|---|---|
| Verkehrsunfall (Kind ist Insasse) | Unangeschnallt: Mehrfachverletzung (inkl. Thorax und Abdomen), Kopf- und HWS-Verletzungen, Skalp- und Gesichtswunden<br>Angeschnallt: Thorax- und Abdominaltrauma, kaudale Wirbelsäulentraumata |
| Verkehrsunfall (Kind ist Fußgänger) | Geringe Geschwindigkeiten: Frakturen der unteren Extremitäten<br>Hohe Geschwindigkeiten: Mehrfachverletzung (inkl. Thorax und Abdomen), Kopf- und HWS-Verletzungen, Frakturen der oberen Extremitäten |
| Höhensturz | Geringe Höhe: Frakturen der oberen Extremitäten<br>Mittlere Höhe: Kopf- und HWS-Verletzungen, Frakturen der oberen und unteren Extremitäten<br>Große Höhe: Mehrfachverletzung (inkl. Thorax und Abdomen), Kopf- und HWS-Verletzungen, Frakturen der oberen und unteren Extremitäten |
| Fahrradsturz | Ohne Helm: Kopf- und HWS-Verletzungen, Skalp- und Gesichtswunden, Frakturen der oberen Extremitäten<br>Mit Helm: Frakturen der oberen Extremitäten<br>Kollision mit dem Lenker: Verletzungen der Oberbauchorgane |

Modifiziert nach: American College of Surgeons Committee on Trauma. Pediatric trauma. In: ATLS® Advanced Trauma Life Support® Student Course Manual. 10th ed. ACS; 2018:186-213.

**Kasten 14-1** Pädiatrische Notfälle in Verbindung mit Sicherheitsgurten und Airbags

Obwohl in allen 50 US-Bundesstaaten Gesetze bestehen, die die Verwendung von Kindersitzen oder Kinderrückhaltesystemen für Kleinkinder vorschreiben, gibt es Anzeichen dafür, dass Kinderrückhaltesysteme häufig unsachgemäß angewandt werden.[6] Wenn ein Kind auf dem Beifahrersitz eines Fahrzeugs mit einem Beifahrer-Airbag sitzt, ist die Wahrscheinlichkeit, dass es schwere Verletzungen erleidet, genauso hoch, unabhängig davon, ob es ordnungsgemäß angeschnallt ist oder nicht.[7] Die Wahrscheinlichkeit, dass ein Kind, das einem Beifahrer-Airbag ausgesetzt ist, erhebliche Verletzungen erleidet, ist doppelt so hoch wie die eines Beifahrers ohne Airbag.[8]

Kinder mit Beckenrückhaltegurten oder falsch angelegten Sicherheitsgurten haben ein erhöhtes Risiko für Darmverletzungen bei Autounfällen. Diese Art von Verletzungen durch Sicherheitsgurte kann auch Verletzungen der Bauchspeicheldrüse, der Aorta und der Lendenwirbelsäule verursachen, wodurch diese Kinder einem Risiko für schwere Multisystemtraumata ausgesetzt sind. Bis zum Beweis des Gegenteils kann davon ausgegangen werden, dass jedes Kind, das mit einem Beckenrückhaltegurt angeschnallt war und bei dem nach einem Autounfall Blutergüsse an der Bauchdecke festgestellt werden, eine intraabdominale Verletzung hat.

Etwa 1 % aller Autounfälle mit Kindern führen dazu, dass das Kind einem ausgelösten Beifahrerairbag ausgesetzt ist. Bis zu 14 % der Kinder, die in einen Autounfall mit Airbag-Auslösung der ersten Generation verwickelt waren, erlitten schwere Verletzungen.[9] Mit der Verbesserung der Airbag-Technologie ist das Verletzungsrisiko während der Auslösung zwar immer noch beträchtlich, jedoch auf 10 % gesunken.[10,11] Diese Verletzungen können leichte Verbrennungen am Oberkörper und im Gesicht sowie Risswunden oder schwere Verletzungen an Brust, Hals, Gesicht und oberen Extremitäten umfassen.[9]

Speziell sehr kleine Kinder zeigen unter Stress, Schmerzen oder subjektiver Gefahr oftmals einen Entwicklungsrückschritt (eine sog. Regression). Die Fähigkeit eines Kindes, mit fremden Personen in einer fremden Umgebung zu kommunizieren, sind begrenzt und machen Anamnese und Behandlung zu einer herausfordernden Aufgabe. Werden diese Umstände berücksichtigt und ist das Rettungsdienstfachpersonal in der Lage, das verletzte Kind zu trösten und es zu beruhigen, hat es die besten Chancen, effektiv eine Anamnese zu erheben und das nun kooperative Kind zu untersuchen.

Oftmals benötigen auch Eltern oder Aufsichtspersonen besondere Aufmerksamkeit – sie können als sogenannte Elternpatienten („parent patients") betrachtet werden, bei denen effektive Kommunikation besonders wichtig ist. Manchmal genügen einige Worte des Mitgefühls, manchmal ist viel Geduld gefragt – in jedem Fall aber lässt sich das Kind kaum effektiv behandeln, wenn die Ängste und Sorgen der Eltern oder Aufsichtspersonen dabei völlig außer Acht gelassen werden.

Die Eltern wünschen meist Informationen zum Gesundheitszustand bzw. Verletzungsmuster ihres Kindes sowie über die weitere Behandlung. Werden diese Wünsche nicht beachtet, können Eltern wütend oder aggressiv werden und ein effektives Hindernis in der Behandlung des Kindes darstellen. Werden sie im Gegensatz dazu in den gesamten Prozess mit einbezogen, können sie im Idealfall zu einem funktionierenden Teammitglied werden.

Das Konzept der familienzentrierten Behandlung ist ein dynamischer Ansatz für den Aufbau von Kooperationsbeziehungen zwischen Gesundheitsfachpersonal und der Familie sowie für die Nutzung dieser Beziehungen zur Unterstützung einer qualitativ hochwertigen rettungsdienstlichen Versorgung.[12] Die familienzentrierte Behandlung integriert das Wissen der Familie über die Erkrankung eines ihrer Mitglieder und ist somit ein wichtiges Instrument zur Verbesserung der Qualität der Versorgung und der Kommunikation sowie der Einbeziehung der Familie als Mitglied des Teams. Darüber hinaus signalisiert das Engagement der Eltern oder Betreuer dem Kind, dass Sie als „sichere" Person anerkannt sind, was die Wahrscheinlichkeit der Kooperation des Kindes erhöht. Das Rettungsdienstfachpersonal muss bedenken, dass bei Krankheit oder Verletzung eines Kindes auch die Betreuungspersonen betroffen sind und ebenfalls als Patienten betrachtet werden sollten.

## Genesung und Rehabilitation

Ein weiterer spezieller Aspekt bei pädiatrischen Traumapatienten ist, dass selbst kleine Verletzungen Auswirkungen auf das Wachstum und die kindliche Entwicklung haben können. Anders als beim Erwachsenen muss sich das Kind nicht nur von dem Ereignis erholen, sondern gleichzeitig auch noch normal weiterwachsen und sich weiterentwickeln. Die aus den Verletzungen entstehenden Folgen, wie dauerhafte Behinderungen oder Wachstums- und Entwicklungseinschränkungen, sind nicht zu unterschätzen. Auch leichte Schädel-Hirn-Traumata können bleibende zerebrale Funktionseinschränkungen, psychische Probleme oder Organschäden verursachen. Dies wiederum kann schwerwiegende Einflüsse auf Geschwister und Eltern haben, und zu erhöhter Inzidenz von familiärer Dysfunktion sowie erhöhter Scheidungsrate führen.

Eine inadäquate Primärversorgung eines verletzten Kindes kann weitreichende Folgen haben, die nicht nur das unmittelbare Überleben des Kindes betreffen, sondern seine Lebensqualität ein Leben lang einschränken können. Daher bedarf es eines guten medizinischen „Menschenverstandes" sowie eines klinischen Spürsinnes für kindliche Verletzungen, wenn Sie ein Kind versorgen und Transportentscheidungen treffen.

## Pathophysiologie

Das endgültige Outcome des verletzten Kindes kann sich durch die Versorgungsqualität in den ersten Momenten nach der Verletzung entscheiden. Während dieser kritischen ersten Phase ist ein systematisches und organisiertes Vorgehen im Rahmen des Primary Surveys die beste Vorbeugung gegen das Übersehen eines lebensbedrohlichen Zustands. Wie bei Erwachsenen sind die drei häufigsten unmittelbaren Todesursachen bei Kindern Hypoxie, massive Blutungen und schwere Verletzungen des ZNS. Eine zielführende Beurteilung, stabilisierende und lebensrettende Maßnahmen sowie die Wahl eines geeigneten Zielkrankenhauses können die Möglichkeit einer erfolgreichen Genesung erhöhen.

## Hypoxie

Der Nachweis eines offenen und funktionellen Atemwegs schließt beim Kind den Bedarf für zusätzlichen Sauerstoff oder assistierte Beatmung nicht aus. Dies gilt speziell in Fällen relevanter ZNS-Verletzungen, bei Hypoventilation oder Hypoperfusion. Auch stabil erscheinende, verletzte Kinder können sich jederzeit vom Zustand milder Tachypnoe bis hin zur vollkommenen Erschöpfung oder Apnoe verschlechtern. Ist der Atemweg einmal gesichert, müssen Atemfrequenz und Atemminutenvolumen aufmerksam evaluiert werden, um eine adäquate Ventilation zu gewährleisten. Bei inadäquater Ventilation kann auch eine massive Erhöhung der Sauerstoffkonzentration eine fortschreitende Hypoxie nicht verhindern.

Die Effekte selbst kurzfristiger Hypoxie auf ein traumatisiertes Gehirn verdienen eine besondere Aufmerksamkeit. Wenn eine zerebrale Hypoxie vermieden wird, kann auch ein tief bewusstloses Kind eine Chance auf einen guten Verlauf haben.

Pädiatrische Patienten, die ein aggressives Atemwegsmanagement benötigen, sollten präoxygeniert werden, bevor versucht wird, ein erweitertes Atemwegsmanagement durchzuführen. Bei dieser Oxygenierung bzw. Denitrogenisierung wird versucht, alveolären Stickstoff durch Sauerstoff zu ersetzen, um eine intrapulmonale Sauerstoffreserve aufzubauen, die eine möglichst lange Apnoe bei möglichst geringem Abfall der Sauerstoff-Hämoglobin-Konzentration ermöglicht. Dies verbessert die Sicherheitsreserve bei der Etablierung eines erweiterten Atemwegs. Eine Hypoxie während mehrerer oder längerer Versuche, diesen erweiterten Atemweg zu schaffen, kann für das Kind schädlicher sein als die einfache Beatmung des Kindes mittels Beutel-Maske und der schnelle Transport.[13-15] Der Versuch eines erweiterten Atemwegsmanagements ist unnötig und möglicherweise schädlich, wenn das Kind mit guten Basismaßnahmen, wie der Beutel-Masken-Beatmung, angemessen beatmet und mit Sauerstoff versorgt wird.

## Hämorrhagie

Die wenigsten pädiatrischen Verletzungen verursachen ein umgehendes Verbluten des Patienten. Dennoch sterben Kinder mit massivem Blutverlust entweder sofort oder beim Eintreffen in der Notaufnahme. Diese fatalen Verläufe sind oft Folge multipler Organverletzungen, von denen mindestens eine mit einer starken Blutung zusammen auftritt. Die Blutung kann gering (Lazerationen, Kontusionen) oder potenziell lebensbedrohlich sein (Milz- oder Leberruptur, Nierenverletzungen).

Verletzte Kinder kompensieren eine Blutung durch Erhöhung des systemischen Gefäßwiderstandes auf Kosten der peripheren Durchblutung. Tatsächlich können Kinder dies viel besser als Erwachsene, da ihre Fähigkeit zur Vasokonstriktion nicht durch bereits bestehende Gefäßerkrankungen eingeschränkt ist. Blutdruckmessungen allein sind ungeeignet, um frühe Schockanzeichen zu erkennen. Eine Tachykardie kann zwar auch durch Schmerz oder Angst ausgelöst sein, dennoch gilt sie bis zum Beweis des Gegenteils immer als Zeichen einer Blutung oder einer Hypovolämie. Auch eine abnehmende Pulsdruckamplitude oder eine zunehmende Tachykardie können frühe Schockanzeichen darstellen.

Darüber hinaus sollte frühzeitig auf Symptome der Minderperfusion von Organen geachtet werden. Diese umfassen z. B. eine Erhöhung der Atemtätigkeit, ein vermindertes Bewusstsein oder eine eingeschränkte Hautperfusion (kühle Haut, Blässe, verlängerte Rekapillarisierungszeit). Im Gegensatz zu Erwachsenen können diese frühen Zeichen einer Blutung bei Kindern nur gering ausgeprägt und schwierig zu identifizieren sein, was zu einem verspäteten Erkennen des Schocks führen kann. Erkennt das Rettungsdienstfachpersonal die frühen Schockzeichen nicht, kann das Kind ausreichend zirkulierendes Blutvolumen verlieren, sodass seine Kompensationsmechanismen versagen. In diesem Fall sinkt das Herzzeitvolumen, die Organperfusion wird weiter reduziert und das Kind gerät in einen dekompensierten und oftmals tödlichen Schockverlauf. Daher sollten Kinder nach stumpfen Traumata stets engmaschig überwacht werden, um die subtilen Frühzeichen eines Schocks zu erkennen, lange bevor es zu deutlichen Veränderungen in den Vitalparametern kommt.

Ein Hauptgrund für den schnellen Übergang in einen dekompensierten Schock ist der Verlust von Erythrozyten und dem damit verbundenen Verlust von Sauerstofftransportkapazität. Die Gabe kristalloider Infusionen kann vorübergehend einen Blutdruckanstieg erzeugen, aber das zirkulierende Volumen nimmt aufgrund der Flüssigkeitsverschiebung in den interstitiellen Raum schnell wieder ab. Aufgrund dieser Verschiebungen müsste ein erlittener Blutverlust mit Kristalloiden in dreifacher Menge ersetzt werden, um das verlorene Volumen zu kompensieren. Werden die verlorenen roten Blutkörperchen durch kristalloide Infusionen ersetzt, so wird die Konzentration der verbleibenden Blutzellen verdünnt, was zu einer verminderten Sauerstofftransportkapazität führt. Daher sollte davon ausgegangen werden, dass sich der Zustand von Kindern, die mehr als einen Bolus von 20 ml/kg KG Infusion benötigen, rapide verschlechtern kann und Bluttransfusionen benötigt werden, um das intravasale Volumen sowie die Sauerstofftransportkapazität wiederherzustellen. Die frühzeitige Verabreichung von Blutprodukten sollte bei jedem pädiatrischen Patienten mit Anzeichen einer anhaltenden Blutung in Betracht gezogen werden. Damit kann vor der Verabreichung von zwei Flüssigkeitsboli begonnen werden.

Sobald ein intravenöser Zugang etabliert wurde, besteht die Tendenz, verletzte Kinder auch ohne offensichtliche Schockanzeichen mit zu viel Volumen zu versorgen. Normale Kochsalzlösung ist azidotisch und kann, wenn sie bei Raumtemperatur verabreicht wird, sowohl zu einer Auskühlung der Patienten als auch zu einer leichten Azidose führen, was die Gerinnung beeinträchtigen und somit eine laufende Blutung verschlimmern kann. Bei moderaten Blutungen ohne Hinweise auf Minderperfusion und mit stabilen Vitalzeichen sollten nicht mehr als ein bis zwei Bolusgaben von je 10 ml/kg KG verabreicht werden, mit Reevaluation nach jedem Bolus Die intravaskuläre Komponente eines Bolus entspricht etwa 12,5 % des kindlichen Blutvolumens. Sollte mehr als dieses Volumen benötigt werden, muss sich das Rettungsdienstfachpersonal umgehend auf die Suche nach bisher unentdeckten Blutungsquellen machen.

Liegt ein Schädel-Hirn-Trauma vor, wird eine Volumengabe zur Vermeidung einer Hypotension eingeleitet. Die Hypotension stellt einen bekannten und vermeidbaren Faktor für Sekundärschäden des verletzten Gehirns darl.[6,17] Der zerebrale Perfusionsdruck (CPP) ergibt sich aus der Differenz des mittleren arteriellen Blutdrucks (MAP) und dem intrakraniellen Druck (ICP). Viele Schädel-Hirn-Traumata gehen mit einem Anstieg des intrakraniellen Drucks einher, sodass es sogar bei gut oxygeniertem Blut zu einem hypoxischen Hirnschaden kommen kann, wenn das Blut das Gehirn aufgrund von Blutdruckabfällen nicht perfundiert. Obwohl zur Verhinderung eines iatrogenen Hirnödems keine übermäßige Volumentherapie erfolgen darf, muss Hypotonie dennoch vermieden oder rasch durch Flüssigkeitsgaben therapiert werden. Forschungsergebnisse zeigten, dass eine einzige hypotone Phase die Sterblichkeitsrate um 150 % ansteigen lassen kann.[18] Sorgfältige Beurteilungen der Lebenszeichen des Kindes und häufige Neubewertungen nach therapeutischen Maßnahmen sollten die Entscheidungen über die weitere Behandlung leiten.

Zur Flüssigkeitsgabe sollten bei Kindern mit Hirnverletzungen balancierte kristalloide (Voll-) Elektrolytlösungen Mittel der Wahl sein, da hypotone Flüssigkeiten (z. B. glukosehaltige Lösungen) bekanntlich ein Hirnödem verstärken können. Obwohl hypertone kristalloide Lösungen zur Behandlung von Hirnödemen unter Anwendung eines umfangreichen Monitorings auf pädiatrischen Intensivstationen verwendet werden, gibt es zurzeit keine Daten, die für eine Verbesserung des klinischen Outcomes sprechen, wenn solche Infusionen bereits präklinisch verabreicht werden. In Fällen drohender Einklemmung (einseitig dilatierte Pupille oder rascher Abfall der Glasgow Coma Scale (GCS)) sowie in Situationen mit langen Transportzeiten könnten hypertone Salzlösungen in der Präklinik erwogen werden.

## Verletzungen des zentralen Nervensystems

Die pathophysiologischen Veränderungen nach einem schweren ZNS-Trauma beginnen innerhalb von Minuten. Die frühe und adäquate Behandlung ist der Schlüssel zum Erfolg bei solchen Kindern. Obwohl ein gewisser Prozentsatz von ZNS-Verletzungen einen unmittelbar tödlichen Verlauf aufweist, haben viele Kinder mit scheinbar verheerenden Hirnverletzungen ein gutes Genesungspotenzial, wenn eine koordinierte und wohlüberlegte Behandlung darauf ausgelegt ist, sekundäre Hirnschäden zu vermeiden. Diese erfolgreichen Verläufe werden durch die Verhinderung von Hypoperfusion, Hypo- und Hyperventilation sowie ischämischen Episoden erreicht. Adäquate, normfrequente Ventilation und Oxygenierung (unter Vermeidung einer Hyperventilation) sind ebenso wichtig in der Behandlung eines Schädel-Hirn-Traumas wie das Verhindern einer Hypotoniel.[7]

Kinder haben im Vergleich zu Erwachsenen mit Verletzungen gleichen Schweregrades eine geringere Mortalität und bessere Überlebenschancen. Dennoch verringern sich die Überlebenschancen, wenn weitere Verletzungen hinzukommen. Für das Kind mit Hirnverletzungen bedeutet dies, dass jede weitere Begleitverletzung, v. a. wegen der Gefahr eines Schocks, potenziell negative Auswirkungen auf das Outcome haben kann.

Kinder mit einem Schädel-Hirn-Trauma präsentieren sich häufig mit wechselnden Bewusstseinszuständen oder einer zurückliegenden Bewusstlosigkeit, die während der ersten Untersuchung nicht mehr erfasst werden konnte. Das Auftreten einer Bewusstlosigkeit ist einer der wichtigsten prognostischen Indikatoren einer möglichen Hirnverletzung und sollte in jedem Fall erfasst und dokumentiert werden. Bei einem unbeobachteten Unfallhergang wird eine vorliegende Amnesie einer Bewusstlosigkeit gleichgestellt. Die komplette Dokumentation des groben neurologischen Status ist wichtig und sollte folgende Punkte beinhalten:

1. GCS (modifiziert für Kinder)
2. Pupillenreaktion
3. Reaktion auf sensorische Stimulation
4. motorische Funktion

Dies sind essenzielle Schritte bei der ersten Beurteilung der pädiatrischen Verletzung. Bei fehlender initialer neurologischer Beurteilung sind der weitere klinische Verlauf und der Erfolg eventueller Interventionen nur schwierig einzuschätzen.

Bei Patienten mit einer möglichen Halswirbelsäulenverletzung ist eine detaillierte Anamneseerhebung besonders wichtig. Das kindliche Skelett ist nur unvollständig kalzifiziert und weist zahlreiche Wachstumsfugen auf, was eine radiologische Diagnose von Verletzungen der Wirbelsäule bei Überdehnungen, Prellungen oder stumpfen Traumata des Rückenmarks schwierig macht. Dieser Zustand einer Rückenmarksverletzung ohne radiologische Auffälligkeiten wird als „Spinal Cord Injury Without Radiographic Abnormality" (SCIWORA) bezeichnet. Ein vorübergehendes neurologisches Defizit ist möglicherweise der einzige Hinweis auf eine signifikante Rückenmarksverletzung. Trotz einer schnellen Besserung der neurologischen Symptome besteht bei einem Kind mit SCIWORA das Risiko, dass sich innerhalb von vier Tagen ein Ödem des Rückenmarks ausbilden kann. Wird dieses Risiko nicht erkannt und entsprechend behandelt, kann es zu verheerenden neurologischen Beeinträchtigungen kommen.

# Beurteilung

## Primary Survey

Durch die geringere Größe von Kindern **Tabelle 14-2**, die kleinen Blutgefäße, das geringe zirkulierende Blutvolumen und die anatomischen Charakteristika der Atemwege ist das Management verletzter Kinder anspruchsvoll und technisch schwierig. Eine fachgerechte Versorgung von

**Tabelle 14-2** Größen- und Gewichtsbereiche pädiatrischer Patienten

| Gruppe | Alter | Mittlerer Normbereich Durchschnittsgröße (in cm) | Mittlerer Normbereich Durchschnittsgewicht (in kg) |
|---|---|---|---|
| Neugeborenes | 0 bis 1 Monat | 51 - 63 | 4 - 5 |
| Säugling | 1 Monat bis 1 Jahr | 56 - 80 | 4 - 11 |
| Kleinkind | 1 bis 2 Jahre | 77 - 91 | 11 - 14 |
| Vorschulkind | 3 bis 5 Jahre | 91 - 122 | 14 - 25 |
| Schulkind | 6 bis 12 Jahre | 122 - 165 | 25 - 63 |
| Heranwachsender | 12 bis 15 Jahre | 165 - 182 | 62 - 80 |



verletzten Kindern erfordert passendes Material (z. B. Endotrachealtuben, Laryngoskopspatel, supraglottische Atemwegshilfen, Magensonden, Blutdruckmanschetten, Sauerstoffmasken, Beatmungsbeutel, etc.) in den entsprechenden Größen. Der Versuch, eine zu große intravenöse Kanüle zu legen oder mit unpassendem Material die Atemwege zu sichern, kann mehr Schaden anrichten als helfen. Dies nicht nur aufgrund möglicher zusätzlicher Verletzungen des Patienten, sondern insbesondere infolge unnötiger Transportverzögerungen. Farbcodierte, längenadaptierte Notfallbänder können hier entsprechende Medikationen und Materialgrößen vorgeben. Dieses Hilfsmittel wird im weiteren Verlauf dieses Kapitels vorgestellt1. [19]

Die Notfalleinschätzung von Kindern aller Altersgruppen beginnt mit einem ersten Eindruck. Bei Kindern sollte das Rettungsdienstfachpersonal durch ein rasches Vorgehen auf der Grundlage des Entwicklungsstandes und der visuellen und auditiven Erscheinungen des Kindes die Entscheidung zwischen kritisch oder nicht kritisch treffen. Die Anwendung des pädiatrischen Beurteilungsdreiecks (Pediatric Assessment Triangle, PAT) beim ersten Kontakt mit dem Patienten hilft, den Schweregrad zu bestimmen, die Dringlichkeit der Behandlung zu ermitteln und die allgemeine Kategorie des physiologischen Problems zu identifizieren **Abbildung 14-2**.[4,20,21]

Die drei Bestandteile des **pädiatrischen Beurteilungsdreiecks** sind das Erscheinungsbild, die Atemarbeit und die Hautzirkulation. In der Regel wird dies aus einiger Entfernung durchgeführt, um einen ersten Eindruck davon zu gewinnen, wie kritisch der Patient ist. Um als ersten Schritt das Erscheinungsbild einzuschätzen, kann die Abkürzung TICLS verwendet werden. TICLS steht dabei für:

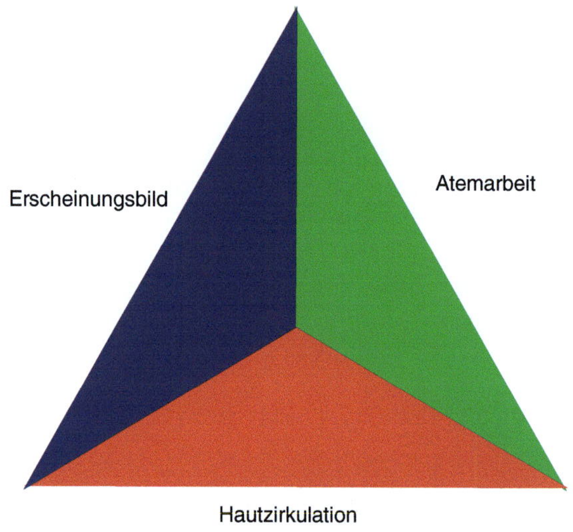


**Abbildung 14-2** Pädiatrisches Beurteilungsdreieck (PAT).

Mit freundlicher Genehmigung von Academy of Pediatrics. Pediatric Education for Prehospital Professionals. American Academy of Pediatrics; 2000.

- *Tone* / *Tonus*: Starker Tonus des Rumpfes, sitzt oder steht (altersentsprechend)
- *Interactiveness* / Interaktivität Aufmerksamkeit für Aktivitäten und Personen in der unmittelbaren Umgebung, greift nach Spielzeugen/Objekten (z. B. Pupillenleuchte)
- *Consolability* / *Tröstbarkeit:* kann Eltern/Betreuungspersonen vom Untersucher unterscheiden und lässt sich von Ersteren trösten
- *Look/Gaze* / Blick: hat Augenkontakt zum Untersucher, verfolgt Dinge mit den Augen
- *Speech/Cry* // Stimme: kräftiges Schreien oder altersentsprechend normales Sprechen

Als zweiter Schritt wird die Atemarbeit eingeschätzt. Hierbei werden die Haltung des Kindes, abnormale Atemgeräusche, eine unphysiologische Atemmechanik, Einziehungen oder Nasenflügeln als Zeichen der kindlichen Atemnot gesucht. Als Drittes sollten die Untersucher die Hautzirkulation einschätzen. Hierbei suchen sie nach Anzeichen von Blässe, marmorierten Stellen („Mottling") oder Zyanose. Unter Kombination dieser drei Komponenten des Beurteilungsdreiecks kann ein erster Eindruck („genera impression") erhoben werden. Der erste Eindruck ist die Gesamtbeurteilung des Rettungs- und Gesundheitsfachpersonals, ob das Kind die akute Situation – Erkrankung oder Verletzung – kompensieren kann (potenziell kritisch oder potenziell nicht kritisch).

### Behandlungsprioritäten

Kinder überleben Verletzungen mit akuter schwerer Blutung nur selten. Glücklicherweise ist die Inzidenz solcher Verletzungen niedrig. Die oberste Priorität ist dennoch, alle relevanten äußeren Blutungen zu identifizieren und durch direkten manuellen Druck zu kontrollieren oder ggf. die Anlage eines Tourniquets. Sobald alle relevanten Blutungsquellen behandelt sind (oder wenn keine solche identifiziert wurden), soll sich der Helfer um das Atemwegsmanagement kümmern.

## Atemweg

Wie bei erwachsenen Patienten hat – nach Sicherstellung der Umgebungssicherheit und Kontrolle von möglichen starken Blutungen – das Atemwegmanagement auch bei Kindern allererste Priorität. Kinder weisen allerdings verschiedene anatomische Besonderheiten auf, die die Versorgung der Atemwege besonders kompliziert machen. Dies betrifft nicht nur die Größe der Zunge und die anteriore Lage der Atemwege, sondern auch den relativ großen Hinterkopf, der zu einer passiven Flexion der Halswirbelsäule führen kann (**Abbildung 14-3**). Dies alles sind Faktoren, die ein höheres Risiko für anatomische Atemwegobstruktionen bei Kindern darstellen. Wenn kein Trauma vorliegt, ist der kindliche Atemweg in leicht superior-anteriorer Position des Mittelgesichts, in der sogenannten Schnüffelposition (**Abbildung 14-4**) am besten geschützt. Im Falle eines Traumas mit Indikation zu einer Immobilisation sollen die Halswirbelsäule und der Atemweg am besten in der Neutralposition gesichert werden. Die Immobilisation verhindert hierbei eine Flexion des fünften und sechsten Halswirbels (C5/C6) und eine Extension der Wirbel C1 und C2, die durch die Schnüffelposition entstehen würde. Bei Bedarf kann zusätzlich der Esmarch-Handgriff angewendet werden, um die Atemwege zu öffnen.

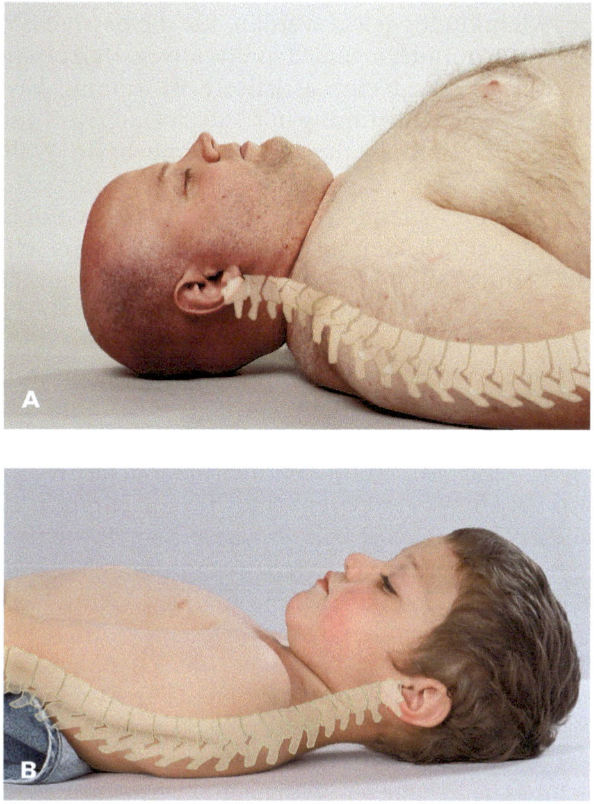


**Abbildung 14-3** **A.** Im Vergleich zu Erwachsenen hat das Kind einen größeren Hinterkopf und weniger Schultermuskulatur. **B.** Auf einer flachen Unterlage führen diese Faktoren zu einer Flexion der Halswirbelsäule.



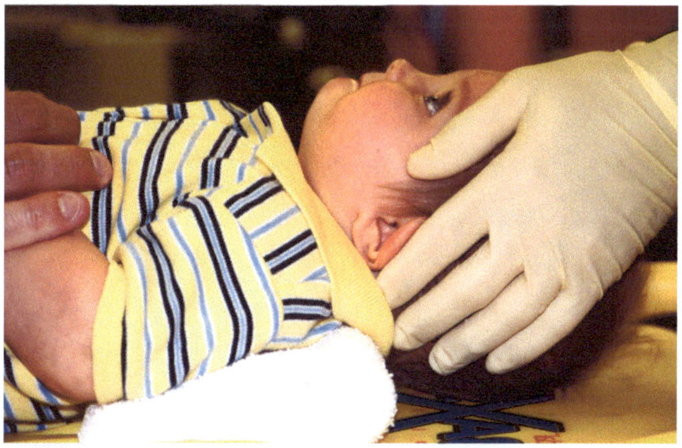

**Abbildung 14-4** Schnüffelposition



Eine manuelle Inline-Stabilisierung der Halswirbelsäule wird hierbei, während aller Atemwegsmanöver aufrechterhalten und erst aufgehoben, wenn das Kind mit der passenden Technik immobilisiert worden ist. Hierbei können kommerziell erhältliche Produkte oder einfache Lösungen, wie zusammengerollte Tücher, verwendet werden. Außerdem sollten Polster oder Tücher mit einer Höhe von 2 bis 3 cm unter den Oberkörper eines Kleinkindes gelegt werden, um die passive HWS-Flexion zu mindern und den Atemweg freizuhalten. Benötigt ein Kind eine assistierte Beatmung, ist die Beutel-Masken-Beatmung mit 100 % Sauerstoff (mindestens 15 l/min) wahrscheinlich die beste Wahl.[13] Verwenden Sie eine gut sitzende Maske und achten Sie auf eine adäquate Ventilationsgeschwindigkeit („Zusammendrücken-Loslassen-Pause"). Eine effiziente Ventilation zeigt sich daran, dass sich der Thorax hebt und senkt. Ist eine endtidale $CO_2$-Messung ($etCO_2$) verfügbar, sollten Werte zwischen 35 und 40 mmHg angestrebt werden. Selbst bei Kleinkindern ist eine Zwei-Helfer-Beutelmasken-Beatmung einer Ein-Personen-Technik vorzuziehen, sofern dies möglich ist. Eine Intubation bei nicht behobener Hypoxie kann bei einem verletzten Kind zu schlechterem Outcome führen. Daher sollten vor einem Intubationsversuch alle Anstrengungen unternommen werden, um die Hypoxie zu korrigieren und das Atemwegsmanagement zu optimieren.

Ist ein Kind bewusstlos, kann die Platzierung einer naso- oder oropharyngealen Atemwegshilfe (Wendel- oder Guedel-Tubus) erwogen werden. Aufgrund des Risikos, dass das Kind bei der Einlage erbrechen könnte, ist der Guedel-Tubus bei erhaltenem Würgereflex nicht anzuwenden. Larynxmaske (LMA) und Larynxtubus sind supraglottische Atemwegshilfen, die eine sinnvolle Alternative zur endotrachealen Intubation beim kindlichen Traumapatienten darstellen können. Bei eingeschränkten Ressourcen, reduziertem Personal oder langen Transportwegen kann ihre Anwendung der Zwei-Helfer-Beutel-Masken-Beatmung vorgezogen werden. Ihre Anwendung sollte insbesondere bei Kindern erwogen werden, die mit der einfachen Beutel-Masken-Beatmung nicht adäquat ventiliert werden können. Bei sehr jungen Kindern, vor allem bei einem Körpergewicht unter 20 kg, besteht bei der Verwendung supraglottischer Atemwegshilfen das Risiko einer oberen Atemwegsverlegung, die durch ein Verdrängen der relativ großen Epiglottis in die Atemwege verursacht werden kann. Im Vergleich zur endotrachealen Intubation haben supraglottische Atemwege den Vorteil, dass sie schnell eingelegt werden können.

Der kindliche Larynx ist kleiner, weiter anterior und kranial gelegen, wodurch eine direkte Visualisierung der Stimmbandebene während einer endotrachealen Intubation erschwert wird (**Abbildung 14-5**). Die endotracheale Intubation, für Kinder mit beeinträchtigten Atemwegen die sicherste Methode der Ventilation, sollte aber einzig in Situationen erfolgen, in denen das Atemwegsmanagement streng kontrolliert werden muss (z. B. bei schweren Kopfverletzungen), eine drohende Atemwegsobstruktion vorliegt oder die Ressourcen für eine wirksame Beutel-Masken-Beatmung nicht ausreichen. Die nasotracheale Intubation wird präklinisch nicht empfohlen, da sie einerseits einen spontan atmenden Patienten erfordert und blind erfolgen muss. Andererseits besteht durch den engen nasopharyngealen Winkel eine große Verletzungsgefahr mit starken Blutungen. Hinzu kommt ein weiteres Risiko bei Patienten mit einer Schädelbasisfraktur, da es hier zu einer unbeabsichtigten Penetration des Gehirnschädels kommen kann.

Eine chirurgische Krikothyreotomie ist bei der Behandlung von pädiatrischen Traumapatienten in der Regel nicht indiziert, kann aber bei größeren Kindern (in der Regel im Alter von 12 Jahren) in Erwägung gezogen werden.[22] Der Maßnahme sollte Rettungsdienst- und Gesundheitsfachpersonal mit entsprechender Erfahrung und Training vorbehalten bleiben.

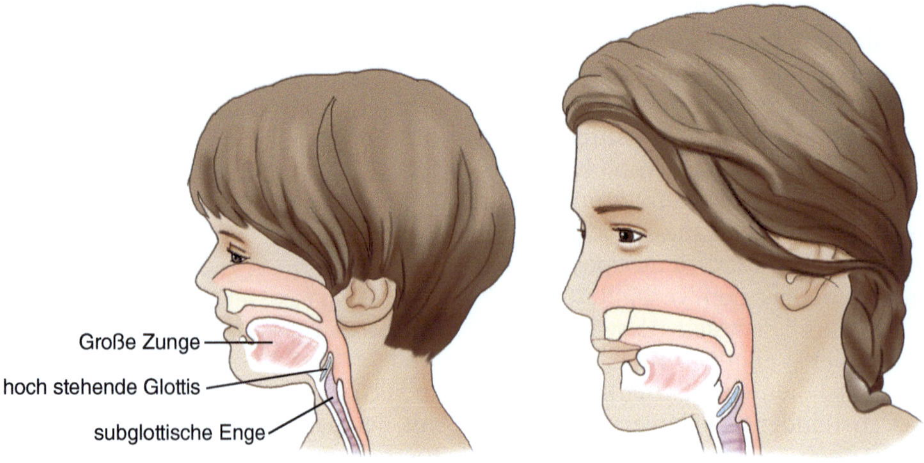


**Abbildung 14-5** Vergleich der Atemwege von Erwachsenen und Kindern.

## Atmung

Wie alle Traumapatienten benötigt auch das schwer verletzte Kind für gewöhnlich eine zusätzliche Sauerstoffgabe in einer Konzentration von 85 bis 100 % ($FiO_2$ 0,85–1,0). Diese kann über eine Sauerstoffmaske mit Reservoir in korrekter Größe zugeführt werden. Kleinkinder mit Hypoxie versuchen, den Mangel durch eine Erhöhung der Atemfrequenz (Tachypnoe) und vermehrte Atemarbeit (stärkere Thoraxexkursionen, Gebrauch der Atemhilfsmuskulatur) zu kompensieren. Diese Anstrengungen können zu schweren Erschöpfungszuständen und sogar zu Atemversagen führen, da ein steigender Anteil des Herzzeitvolumens zur Aufrechterhaltung dieser Atemarbeit benötigt wird. Die Atemnot kann innerhalb kurzer Zeit von einem kompensierten Zustand in ein Atemversagen mit Atemstillstand bis hin zu einem hypoxischen Herzstillstand übergehen. Die zentrale (eher als die periphere) Zyanose ist ein spätes und oftmals ungenaues Zeichen eines sich entwickelnden Atemversagens. Das Rettungsdienstfachpersonal sollte sich deshalb nicht auf dieses Zeichen verlassen, um ein drohendes Atemversagen zu identifizieren.

Die Beurteilung der Atemarbeit, das frühzeitige Erkennen einer respiratorischen Insuffizienz sowie der rechtzeitige Beginn einer assistierten Beatmung bei entsprechender Indikation sind essenziell für das Management pädiatrischer Traumapatienten. Die normale Atemfrequenz von unter Vierjährigen ist 2- bis 3-mal so hoch wie bei Erwachsenen (**Tabelle 14-3**).

Eine Tachypnoe mit Zeichen erhöhter Atemarbeit kann das erste Symptom von Atemnot und Schock sein. Wenn die Atemanstrengung weiter zunimmt, kommen weitere Zeichen und Symptome wie oberflächliche Atmung oder minimale Thoraxbewegungen hinzu. Die Atemgeräusche können leiser und unregelmäßig werden und der Luftaustausch an Nase oder Mund wird stark reduziert. Die Atemarbeit wird angestrengter, wobei folgende Symptome auftreten können:

- Kopfwippen („Head Bobbing“) mit jedem Atemzug
- Luftschnappen und Grunzen
- Nasenflügeln
- Stridor oder schnarchende Atemgeräusche
- Suprasternale, supraklavikuläre, subkostale und interkostale Einziehungen
- Einsatz der Atemhilfsmuskulatur von Hals und Bauchwand
- Blähung des Abdomens während der Exspiration (Schaukelatmung/thorakoabdominale paradoxe Atmung)

Die Effektivität der kindlichen Atmung sollte anhand folgender Punkte evaluiert werden:

- Atemfrequenz, -tiefe (Minutenvolumen) und Atemarbeit zeigen die Effektivität der Atmung an.
- Rosa Hautfärbung lässt eine adäquate Ventilation erkennen.
- Eine graue, zyanotische oder marmorierte Hautfärbung spricht für eine ungenügende Oxygenierung und Perfusion.
- Angst, Unruhe und Aggressivität können frühe Zeichen einer Hypoxie sein.
- Lethargie und ein verminderter Bewusstseinszustand können Zeichen einer fortgeschrittenen Hypoxie sein.
- Atemgeräusche sind ein Indikator für die Atemzugtiefe
- Giemen, Rasseln (Knistern) und Brummen weisen auf eine ineffiziente alveoläre Oxygenierung hin.
- Abnehmende Werte der Pulsoxymetrie oder der Kapnographie können auf ein Atemversagen hinweisen.

**Tabelle 14-3** Atemfrequenz pädiatrischer Patienten

| Gruppe | Alter | Atemfrequenz (Atemzüge/Min) | Atemfrequenz, die eine Beutel-Maske-Beatmung notwendig macht (Atemzüge/Min) |
|---|---|---|---|
| Neugeborenes | 0 bis 1 Monat | 30 - 60 | < 30 oder > 60 |
| Säugling | 1 Monat bis 1 Jahr | 30 - 53 | < 30 oder > 53 |
| Kleinkind | 1 bis 2 Jahre | 22 - 37 | < 22 oder > 37 |
| Vorschulkind | 3 bis 5 Jahre | 20 - 28 | < 20 oder > 28 |
| Schulkind | 6 bis 12 Jahre | 18 - 25 | < 18 oder > 25 |
| Heranwachsender | 12 bis 15 Jahre | 12 - 20 | < 12 oder > 20 |

Daten der American Heart Association (AHA). Vitalparameter bei Kindern. Pediatric Advanced Life Support. AHA; 2020.

Eine schnelle Evaluation der Ventilation beinhaltet die Beurteilung von Atemfrequenz (insbesondere Tachypnoe), Atemarbeit (Anstrengungen, Nasenflügeln, Atemhilfsmuskulatur, Einziehungen und Schaukelatmung), Auskultation (Luftaustausch, Seitengleichheit, pathologische Atemgeräusche), Hautfärbung und des mentalen Status.

Bei einem Kind, das sich initial tachypnoeisch und mit vermehrter Atemarbeit zeigt, kann eine Normalisierung der Atemfrequenz und der Atemarbeit auf eine Zustandsverschlechterung hinweisen und darf nicht unmittelbar als eine Verbesserung interpretiert werden. Um festzustellen, ob sie eine Verbesserung des Zustands anzeigt oder aber Zeichen der Erschöpfung und eines bevorstehenden Atemversagens ist, muss der physiologische Status des Kindes regelmäßig neu beurteilt werden, sobald sich der klinische Eindruck ändert.

Wird der allgemeine Ersteindruck mit dem pädiatrischen Beurteilungsdreieck (PAT) und einer Beurteilung der Atemarbeit kombiniert, ermöglicht dies dem Rettungsdienstfachpersonal, rasch diejenigen Kinder mit Bedarf an erweiterter Atemtherapie zu identifizieren. Kinder mit einem gesunden Erscheinungsbild und jedoch erhöhter Atemarbeit im Beurteilungsdreieck benötigen wegen ihrer Atemanstrengung spezielle Aufmerksamkeit, zusätzlichen Sauerstoff und eine gute Atemwegspositionierung unter Einhaltung der HWS-Immobilisation. Sie sollten regelmäßig neu beurteilt werden.

Kinder mit schlechtem Allgemeineindruck und erhöhter Atemarbeit zeigen ein drohendes Atemversagen. Hier muss an ein erweitertes Therapiespektrum zur Atemunterstützung gedacht werden. Da das Hauptproblem eher im Atemzugvolumen als in der Sauerstoffkonzentration liegt, sollte eine assistierte Beatmung am besten über einen Beatmungsbeutel mit Reservoir und hochdosiertem Sauerstoff ($FiO_2$ 0,85 bis 1,0) erfolgen. Da die Atemwege von Kindern schmal und somit anfällig für Verlegungen mit Schleim, Blut oder Fremdkörpern sind, ist eventuell ein frühes und periodisches Absaugen notwendig. Säuglinge sind obligate Nasenatmer; daher müssen auch die Nasenlöcher abgesaugt werden.

Das Abdichten der Beatmungsmaske muss bei Säuglingen sehr vorsichtig erfolgen, um die Weichteile unterhalb des Kinns nicht zu komprimieren, da durch die Kompression die Zunge an den weichen Gaumen gedrückt würde und den Atemweg verlegt. Auch Druck auf die noch nicht kalzifizierte, weiche Trachea sollte vermieden werden. Abhängig von Größe und Alter des Kindes kann die Maske mit einer oder mit zwei Händen abgedichtet werden. Die Zwei-Hand-Technik sollte im Allgemeinen in allen Altersgruppen bevorzugt werden.

Die Verwendung der korrekten Maskengröße ist essenziell, um eine gute Abdichtung der Maske und das Verabreichen des angemessenen Atemzugvolumens zu erreichen und so das Risiko einer Überblähung und eines Barotraumas zu minimieren. Eine adäquate Beatmungstiefe wird erreicht, wenn mit dem Beutel nur so viel Volumen appliziert wird, bis eine Thoraxhebung sichtbar ist. Zusätzlich kann die Effizienz der Beatmung durch $etCO_2$-Kontrollen überwacht werden, wobei die Zielwerte zwischen 35 und 40 mmHg betragen. Zu kräftiges Beatmen mit zu hohem Volumen bzw. Druck ruft eine Magenüberblähung hervor. Diese wiederum kann zu Regurgitation und Aspiration führen sowie durch die Limitierung der Zwerchfellbewegungen eine adäquate Ventilation verhindern. Ein weiteres Risiko der hohen Beatmungsvolumina ist das Provozieren eines Barotraumas mit möglichem Spannungspneumothorax. Dieser kann zu schwerer Atemnot und einem plötzlichen Herz-Kreislauf-Kollaps führen, da Kinder ein beweglicheres Mediastinum aufweisen als Erwachsene. Diese Beweglichkeit schützt Kinder auf der einen Seite vor Aortenverletzungen, macht sie auf der anderen Seite aber anfälliger für Komplikationen eines Spannungspneumothorax. Das Mediastinum wird schneller komprimiert, sodass Beeinträchtigungen der Atmung sowie ein Herz-Kreislauf-Kollaps früher auftreten als bei einem erwachsenen Patienten.

Veränderungen der kindlichen Atmung können subtil sein; die Atmung kann sich allerdings rapide verschlechtern, inadäquat werden und in eine Hypoxie münden. Die Atmung des Patienten sollte im Rahmen des Primary Surveys evaluiert und regelmäßig nachkontrolliert werden. Die Pulsoxymetrie sollte überwacht und eine Sauerstoffsättigung ($SpO_2$) von $> 94$ % angestrebt werden.

Ebenso wichtig ist die Überwachung der Atemfrequenz, wenn ein Kind assistiert beatmet werden muss. Relativ einfach kann es zu unbeabsichtigter und unbemerkter Hyperventilation kommen, was zu sinkenden $CO_2$-Werten im Blut und somit zu einer Vasokonstriktion von Gehirngefäßen führt. Dies ist mit einem schlechteren Outcome bei Kindern mit Schädel-Hirn-Trauma assoziiert. Des weiteren können überhöhte Beatmungsdrücke zu einer Überblähung des Magens und in Folge zu einem Druck auf das Zwerchfell führen, mit dem Risiko einer Beeinträchtigung des Atemzugvolumens. Jeder Atemzug sollte zu einer sichtbaren Hebung des Thorax führen, um Hypoventilation und Hypoxie zu vermeiden.

## Kreislauf

Nachdem alle relevanten äußeren Blutungen gestoppt sind und ein freier Atemweg sowie eine adäquate Atmung sichergestellt sind, kann mit der Beurteilung des Kreislaufs fortgefahren werden. Die Herzfrequenz des Kindes sollte beurteilt und in tachykard (zu schnell), normal oder bradykard (zu langsam) eingeteilt werden. Im Falle einer Bradykardie sollte ein Reassessment des Atemwegs durchgeführt werden. Bei normalem oder tachykardem Puls suchen Sie Zeichen einer Hypoperfusion (Blässe, marmorierte Haut, verlängerte Rekapillarisierungszeit).

Ein Kind mit Blutverlust kann seinen Kreislauf aufrechterhalten, indem es den peripheren Gefäßwiderstand erhöht und dadurch den mittleren arteriellen Druck konstant halten kann. Klinische Zeichen dieses Kompensationsmechanismus sind eine verlängerte Rekapillarisierungszeit, blasse oder marmorierte periphere Haut, niedrige Hauttemperatur und ein schwacher peripherer Puls. Bei Kindern entstehen Zeichen einer schweren Hypotonie ab einem Volumenverlust von etwa 30 %. Hypotension ist ein spätes Zeichen einer Hypovolämie. Aufgrund ihrer erhöhten physiologischen Reserven können sich Kinder mit starken Blutungen oftmals mit nur leicht abnormalen Vitalzeichen präsentieren. Eine initiale Tachykardie kann auch Folge von psychologischem Stress, Schmerz oder Angst sein. Beim verletzten Kind sollten Sie jedoch stets von einer Hypovolämie als wahrscheinlichste Ursache ausgehen. Ist das Kind tachykard, bei jedoch normalem Blutdruck, kann es sich im kompensierten Schockzustand befinden. Suchen Sie Zeichen der Hypoperfusion und führen Sie regelmäßige Reassessments durch. Reicht erhöhter peripherer Gefäßwiderstand nicht aus, um das verlorene Blutvolumen zu kompensieren, wird der Blutdruck abfallen. Die Aufmerksamkeit gegenüber einem sich entwickelnden Schock muss in der Behandlung eines verletzten Kindes stets die oberste Priorität haben. Es ist eine relevante Indikation für den Transport in ein geeignetes Traumazentrum für eine rasche Untersuchung und definitive Versorgung.

Ein Kind mit Tachykardie und Hypotension stellt einen akut lebensbedrohlichen Notfall dar (dekompensierter Schock). Stoppen Sie alle äußeren Blutungen! Besteht eine Blutung aufgrund einer Extremitätenverletzung, kann die Anlage eines Tourniquets lebensrettend sein.[23,24] Eine Flüssigkeitsgabe sollte so früh wie möglich begonnen werden, jedoch einen Transport in ein Traumazentrum nicht verzögern. Ein Venenzugang zur Infusionstherapie kann auch auf dem Weg in das Zielkrankenhaus angelegt werden.

Wie bei der Beurteilung des Atemwegs lässt auch eine einzelne Messung von Herzfrequenz oder Blutdruck allein nicht auf stabile physiologische Verhältnisse schließen. Stattdessen sollte in der Akutphase, der sich verändernde hämodynamische Zustand eines Kindes, über regelmäßige Messungen und sich verändernde Trends beurteilt werden. Eine engmaschige Überwachung der Vitalwerte ist essenziell in der Erkennung eines drohenden Schocks und der Ableitung der notwendigen Interventionen zur Vermeidung einer klinischen Verschlechterung. **Tabelle 14-4** und **Tabelle 14-5** zeigen die Normwerte für Herzfrequenz und Blutdruck nach Altersgruppen. **Kasten 14-2** enthält eine Diskussion über pädiatrische Vitalwerte und deren Normbereiche.

## Neurologische Beurteilung (Disability)

Nach der Beurteilung von Atemweg, Atmung und Kreislauf muss im Rahmen des Primary Surveys eine neurologische Beurteilung erfolgen. Obwohl das AVPU-Schema (wach, Reaktion auf verbale Stimuli, Reaktion auf

**Tabelle 14-4** Herzfrequenz pädiatrischer Patienten

| Gruppe | Alter | Herzfrequenz wach (Schläge/Min) | Herzfrequenz schlafend (Schläge/Min) | Herzfrequenz, die auf ein mögliches schweres Problem* hinweist (Schläge/Min) |
|---|---|---|---|---|
| Neugeborenes | 0 bis 1 Monat | 120 bis 205 | 100 bis 160 | < 100 oder > 160 |
| Säugling | 1 Monat bis 1 Jahr | 100 bis 180 | 90 bis 160 | < 80 oder > 150 |
| Kleinkind | 1 bis 2 Jahre | 98 bis 140 | 80 bis 120 | < 60 oder > 140 |
| Vorschulkind | 3 bis 5 Jahre | 80 bis 120 | 65 bis 100 | < 60 oder > 130 |
| Schulkind | 6 bis 12 Jahre | 75 bis 118 | 60 bis 90 | < 50 oder > 120 |
| Heranwachsender | 12 bis 15 Jahre | 60 bis 100 | 50 bis 90 | < 45 oder > 100 |

*Bradykardie oder Tachykardie.

Daten der American Heart Association (AHA). Vitalparameter bei Kindern. Pediatric Advanced Life Support. AHA; 2020.

**Tabelle 14-5** Blutdruck pädiatrischer Patienten

| Gruppe | Alter | erwarteter Blutdruck-Bereich (mmHg) | untere Grenze des systolischen Blutdrucks (mmHg) |
|---|---|---|---|
| Neugeborenes | 0 bis 1 Monat | systolisch: 67 bis 84<br>diastolisch: 35 bis 53<br>mittlerer arterieller Druck: 45 bis 60 | > 60 |
| Säugling | 1 Monat bis 1 Jahr | systolisch: 72 bis 104<br>diastolisch: 37 bis 56<br>mittlerer arterieller Druck: 50 bis 62 | > 70 |
| Kleinkind | 1 bis 2 Jahre | systolisch: 86 bis 106<br>diastolisch: 42 bis 63<br>mittlerer arterieller Druck: 49 bis 62 | > 70 |
| Vorschulkind | 3 bis 5 Jahre | systolisch: 89 bis 112<br>diastolisch: 46 bis 72<br>mittlerer arterieller Druck: 58 bis 69 | > 75 |
| Schulkind | 6 bis 12 Jahre | systolisch: 97 bis 120<br>diastolisch: 57 bis 80<br>mittlerer arterieller Druck: 66 bis 79 | > 80 |
| Jugendlicher | 12 bis 15 Jahre | systolisch: 110 bis 131<br>diastolisch: 64 bis 83<br>mittlerer arterieller Druck: 73 bis 84 | > 90 |

Daten der American Heart Association (AHA). Vitalparameter bei Kindern. Pediatric Advanced Life Support. AHA; 2020.

**Kasten 14-2** Pädiatrische Vitalzeichen und Normbereiche

Der Begriff „pädiatrisch" umfasst ein breites Spektrum körperlicher, emotionaler und konstitutioneller Entwicklung. Herangehensweise und klinische Relevanz von Verletzungsmustern variieren erheblich zwischen Säugling und Jugendlichen.

Für die meisten Überlegungen zu Medikamentendosierungen oder Materialgrößen wird vom Gewicht oder der jeweiligen Größe des Kindes ausgegangen. Dies scheint ein genauerer Indikator zu sein als das chronologische Alter des Kindes.[19] Tabelle 14-2 zeigt die Durchschnittswerte für Größe und Gewicht gesunder Kinder in unterschiedlichen Altersgruppen.

Die Normbereiche für verschiedene Vitalwerte variieren ebenfalls in den unterschiedlichen Altersgruppen. Normwerte für Erwachsene können für kleinere Kinder nicht verwendet werden. Ein Erwachsener würde mit einer Atemfrequenz von 30 Atemzügen/min als tachypnoeisch und mit einer Herzfrequenz von 120 bis 140 Schlägen/min als tachykard eingestuft. Für einen erwachsenen Patienten sind dies alarmierende, pathologische Werte. Für ein Kleinkind hingegen liegen dieselben Werte im absolut normalen Bereich.

Die Normwerte für Vitalzeichen unterschiedlicher Altersgruppen müssen zudem je nach Kontext unterschiedlich interpretiert werden. Für ein verletztes Kind, das zuvor bereits abnormale Vitalwerte hatte, können grenzwertige Befunde bereits als pathologisch eingestuft werden, obwohl sie für dieses Kind physiologisch akzeptabel wären. Die Richtwerte in Tabelle 14-4 und Tabelle 14-5 dienen als Orientierungshilfe bei der Beurteilung der Vitalzeichen pädiatrischer Patienten. Diese Tabellen zeigen statistisch ermittelte Normalbereiche, in die die Mehrzahl der Kinder der jeweiligen Altersgruppen fällt.

Verschiedene kommerziell erhältliche Produkte können als rasches Nachschlagewerk für pädiatrische Vitalparameter und Materialgrößen verwendet werden. Darunter fallen unter anderem die längenbasierten Maßbänder oder Schiebetafeln. Außerdem können folgende Formeln zur Einschätzung der entsprechenden Befunde bei Kindern von 1 bis 10 Jahren verwendet werden:

**Tiefster akzeptabler systolischer Blutdruck (mmHg) = 70 + (2 × Alter des Kindes [Jahre])**
**Totales Blutvolumen (ml) = 80 ml × Gewicht des Kindes [kg]**

Quantitative Messwerte bei Kindern sind zwar wichtig, stellen jedoch nur einen Teil der Information dar, auf dessen Basis eine Beurteilung erfolgt. Normale Vitalparameter schließen eine rasche klinische Verschlechterung mit Entwicklung einer respiratorischen Insuffizienz oder eines dekompensierten Schocks nicht aus. Die Interpretation der Vitalwerte hat daher stets im Kontext des Verletzungsmechanismus und der Gesamtklinik zu erfolgen.



Schmerzreiz, keine Antwort) einen schnellen und einfachen Überblick über den Bewusstseinsgrad des Kindes gibt, ist es deutlich weniger aussagekräftig als die Glasgow Coma Scale (GCS) und sollte durch eine Untersuchung der Pupillen (Form, Isokorie, Reaktion auf Licht) ergänzt werden. Wie bei Erwachsenen liefert die Glasgow Coma Scale auch bei Kindern einen umfassenderen Überblick über den neurologischen Status und sollte deshalb bei jedem pädiatrischen Traumapatienten berechnet werden. Es gibt Modifikationen des GCS für pädiatrische Traumapatienten, die verschiedene Entwicklungsstadien berücksichtigen (**Tabelle 14-6**).

Die Bewertung der motorischen Komponente der GCS kann ebenso hilfreich sein wie die Berechnung der Gesamt-GCS.[25,26] Weitere Informationen zur Bedeutung der motorischen Komponente finden Sie in Kapitel 6.

Die GCS sollte regelmäßig erhoben und zur Verlaufsdokumentation des neurologischen Status genutzt werden (siehe auch Kapitel 6). Eine weitergehende neurologische Untersuchung mit der Prüfung motorischer und sensorischer Funktionen sollte, falls die Zeit dies erlaubt, im Secondary Survey erfolgen.

## Entkleideten Patienten untersuchen/Erhalt von Körperwärme

Kinder sollten auf weitere potenziell lebensbedrohliche Verletzungen hin untersucht werden. Obwohl das Entkleidung kritisch und notwendig ist, um Verletzungen zu erkennen, kann es sein, dass Kinder Angst haben, wenn man versucht, ihnen die Kleidung auszuziehen. Wenn das Kleinkind oder Vorschulkind nicht schwer verletzt ist, kann eine Untersuchung von „Fuß bis Kopf" weniger beängstigend sein. Erklären Sie die einzelnen Untersuchungsbereiche und lassen Sie, wenn möglich, ein Elternteil dabei sein. Da Kinder eine große Körperoberfläche haben, sind sie außerdem anfälliger für Unterkühlung. Sobald die Untersuchung zur Feststellung anderer Verletzungen abgeschlossen ist, sollte das Kind zugedeckt werden, um die Körperwärme zu erhalten und weiteren Wärmeverlust zu verhindern.

## Secondary Survey

Der Secondary Survey des pädiatrischen Patienten folgt dem Primary Survey nur, wenn die dort erkannten lebensbedrohlichen Zustände behoben wurden. Kopf und Hals werden auf Deformitäten, Prellungen, Abschürfungen, Lazerationen, Schwellungen, Verbrennungen und Druckempfindlichkeit untersucht. Der Thorax muss erneut untersucht werden. Eine Lungenkontusion kann sich nach einer Flüssigkeitssubstitution verspätet mit Atemnot oder pathologischen Atemgeräuschen manifestieren. Traumapatienten sind in der Regel nicht nüchtern, was die Einlage einer Magensonde erfordern kann. Dabei ist zu beachten, dass der nasale Zugang kontraindiziert ist, wenn ein erhebliches Gesichts- und/oder Kopftrauma im Hinblick auf eine mögliche Schädelbasisfraktur vorliegt. Die Dekompression des Magens ist besonders wichtig für Kinder, die benommen sind oder posttraumatische Krampfanfälle haben.

Die Abdomenuntersuchung umfasst die Beurteilung auf Distension, Druckschmerz, Hautläsionen, Ekchymosen sowie tastbare Resistenzen. Die vorsichtige Palpation der Beckenschaufeln kann Hinweise auf eine instabile Beckenfraktur liefern und den Verdacht auf eine retroperitoneale oder urogenitale Verletzung sowie ein erhöhtes Risiko für einen okkulten Blutverlust erhärten. Eine Beckeninstabilität sollte dokumentiert werden – wiederholte Beckenuntersuchungen sind jedoch zu vermeiden, da diese bestehende Verletzungen und Blutungen verstärken können. Bei allen Umlagerungen und dem Transport ist eine adäquate Wirbelsäulenstabilisierung zu gewährleisten.

**Tabelle 14-6** Pädiatrische Glasgow Coma Scale

| | Score | >1 Jahr | | <1 Jahr | |
|---|---|---|---|---|---|
| Augen öffnen | 4 | Spontan | Spontan | | |
| | 3 | Auf verbale Ansprache | Auf laute Ansprache | | |
| | 2 | auf Schmerzreiz | Auf Schmerzreiz | | |
| | 1 | Keine Reaktion | Keine Reaktion | | |
| Motorische Reaktion | 6 | Folgt | Spontane Bewegungen | | |
| | 5 | Lokalisierte Schmerzen | Lokalisiert den Schmerz | | |
| | 4 | Beugung-Rückzug | Beugung-Rückzug | | |
| | 3 | Abnormale Beugung | Abnormale Beugung | | |
| | 2 | Abnormale Streckung | Abnormale Streckung | | |
| | 1 | Keine Reaktion | Keine Reaktion | | |
| | | **> 5 Jahre** | **2-5 Jahre** | **0-23 Monate** | |
| Verbale Reaktion | 5 | Orientiert und unterhält sich | Geeignete Sätze | Lächelt angemessen | |
| | 4 | Desorientiert und unterhält sich | | Unpassende Worte | Weint |
| | 3 | Unpassende Worte | | Weint und/oder schreit | Unangemessenes Weinen und/oder Schreien |
| | 2 | Unverständliche Laute | | Grunzen | Grunzen |
| | 1 | Keine Reaktion | | Keine Reaktion | Keine Reaktion |

Reproduziert aus Low A, Hulme J. ABC of Transfer and Retrieval Medicine. John Wiley & Sons; 2014.

Jede Extremität sollte auf Schmerzempfindlichkeit, Deformierungen, periphere Durchblutung und neurologische Auffälligkeiten untersucht und palpiert werden. Aufgrund der zahlreichen noch nicht kalzifizierten Wachstumsfugen bei Kindern sollten alle Ödeme, Schmerzen oder Bewegungseinschränkungen wie eine Fraktur behandelt werden, bis sie radiologisch ausgeschlossen wurde. Bei Kindern, wie bei Erwachsenen, hat eine übersehene Extremitätenverletzung kaum Einfluss auf die Mortalität, unter Umständen aber auf Langzeitschäden oder Behinderungen.

# Management

Kernpunkte, um das Überleben von pädiatrischen Traumapatienten zu sichern, sind eine schnelle kardiopulmonale Beurteilung, eine altersangepasste, offensive Behandlung sowie der Transport in ein geeignetes Zielkrankenhaus. Ein farbcodiertes, längenbasiertes Maßband wurde entwickelt, um die Patientengröße mit den entsprechenden Versorgungsmaterialien sowie angepassten Medikamentendosierungen abzugleichen. Die meisten präklinischen Systeme verfügen über Protokolle zur Zielklinikauswahl bei pädiatrischen Traumapatienten. Nicht alle Traumazentren verfügen über die Fähigkeiten (d. h. pädiatrische Bereitschaft), um verletzte Kinder angemessen zu versorgen. Pädiatrisch einsatzbereite Traumazentren werden mit einem zweifachen Rückgang der Sterblichkeit bei verletzten Kindern in Verbindung gebracht.[27] Da Trauma nach wie vor die häufigste Todesursache bei Kindern ist, müssen ab 2023 in den USA beispielsweise alle ACS-geprüften Traumazentren einen Plan zur Bewertung und Behebung von Mängeln in der pädiatrischen Bereitschaft entwickeln. Achten Sie darauf, dass Sie vor der Ankunft am Einsatzort mit den möglichen Transportoptionen vertraut sind, um bei kritischen Kindern schnellere Entscheidungen treffen zu können.

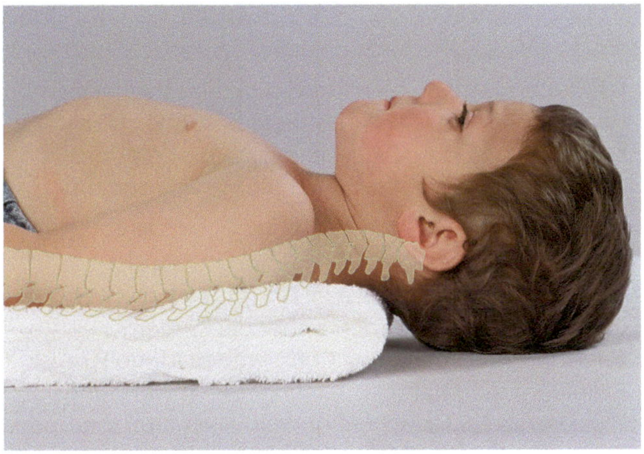

**Abbildung 14-6** Sorgen Sie für eine ausreichende Polsterung unter dem Rumpf des Kindes, oder verwenden Sie ein Spineboard mit einer Aussparung für den Hinterkopf des Kindes.



## Kontrolle starker äußerer Blutungen

Im Primary Survey eines Traumapatienten müssen lebensbedrohliche äußere Blutungen identifiziert und umgehend kontrolliert werden – noch vor der Atemwegsbeurteilung. Die Blutstillung erfolgt primär durch direkten manuellen Druck mit Mullkompressen – wenn möglich mit Hämostyptikum – auf die Wunde. Anschließend ist ein Druckverband anzulegen, der während des gesamten Transports zu belassen ist. Bei Extremitätenblutungen, die durch direkten Druck nicht zu kontrollieren sind, oder bei Amputationen ist die Anlage eines Tourniquets indiziert. Handelsübliche Tourniquets können bei Kleinkindern und Säuglingen zu groß oder ineffektiv sein – in diesen Fällen sollte ein elastisches Tourniquet verwendet werden. Eine unkontrollierte Blutung verhindert die Wiederherstellung einer adäquaten Perfusion und führt unweigerlich zum hämorrhagischen Schock.

## Atemweg

Ventilation, Oxygenierung und Perfusion sind bei verletzten Kindern genauso wichtig wie bei Erwachsenen. Folglich ist das primäre Ziel der initialen Behandlung eines verletzten Kindes, möglichst schnell die Sauerstoffversorgung in den Geweben wiederherzustellen. Oberste Priorität haben dabei – nach Herstellung der Szenensicherheit und der Kontrolle von schweren Blutungen – die Beurteilung und das Management der Atemwege.

Die Atemwege sollten mittels Absaugens, manueller Techniken und Atemwegshilfen offengehalten und gesichert werden. Wie bei Erwachsenen beinhaltet das initiale Management die achsengerechte Stabilisierung der Halswirbelsäule. Steht kein spezielles pädiatrisches Spineboard mit Kopfaussparung zur Verfügung, ist der Torso mit einem 2–3 cm dicken Polster zu unterlagern, um eine neutrale HWS-Stellung zu gewährleisten und einer Flexion durch den prominenten Hinterkopf entgegenzuwirken (**Abbildung 14-6**). Bei der Sicherung der Atemwege sollte eine Kompression der Weichteile oder der Trachea vermieden werden.

Sobald die Atemwege manuell unter Kontrolle sind, kann bei fehlendem Würgereflex ein oropharyngealer Atemweg platziert werden. Dieses Hilfsmittel sollte vorsichtig und sanft parallel zur Zunge, ohne einer 90°- oder 180°-Drehung, wie beim Erwachsenen, in den posterioren Oropharynx eingeführt werden. Ein Mundspatel kann hilfreich sein, um die Zunge nach unten zu drücken.

Die endotracheale Intubation unter Sicht ist die beste Methode, um einen Atemweg für einen längeren Transport zu sichern (**Kasten 14-3**). Diese Maßnahme bleibt erfahrenem Rettungsdienst- und Gesundheitsfachpersonal vorbehalten und ist ausschließlich bei insuffizienter Oxygenierung trotz Beutel-Masken-Beatmung indiziert Bislang fehlen Daten, die für die präklinische Intubation pädiatrischer Patienten gegenüber einer suffizienten Beutel-Masken-Beatmung einen Überlebensvorteil oder ein besseres neurologisches Outcome belegen. Tatsächlich gibt es eher Hinweise, die auf ein schlechteres Outcome hinweisen.[18] Eine neuere Studie in einer ländlichen Umgebung ergab, dass wiederholte Intubationsversuche mit signifikanten Komplikationen assoziiert waren (**Kasten 14-4**).[28,29]

## Kasten 14-3 Pädiatrische endotracheale Intubation

Bei der endotrachealen Intubation eines verletzten Kindes sollte die Halswirbelsäule besonders vorsichtig behandelt werden. Ein Helfer sollte die HWS des Patienten in Neutralposition halten, während der zweite Helfer intubiert.

Die engste Stelle des kindlichen Atemwegs ist der Ringknorpel, der als eine Art „physiologischer Cuff" wirkt. Daher wurden bisher bei Kindern Endotrachealtuben ohne Cuff benutzt. Aktuellere Empfehlungen befürworten aber die Anwendung von blockbaren Endotrachealtuben in allen Altersgruppen. Der Cuff kann vom Helfer ganz, teilweise oder nicht geblockt werden, abhängig von der Leckage sowie der kindlichen Oxygenierung und Ventilation. Iatrogene Trachealverletzungen lassen sich verhindern, indem der Cuffdruck 25 cm $H_2O$ nicht übersteigt. Die richtige Größe des blockbaren Tubus kann anhand des Durchmessers des kindlichen kleinen Fingers oder Nasenlochs ermittelt werden. Auch die folgende Formel kann bei der Wahl des Tubus behilflich sein:

**Tubusgröße = (Alter des Kindes ÷ 4) + 3,5**

Obwohl routinemäßiger Krikoiddruck nicht mehr empfohlen wird, kann ein leichter Krikoiddruck versucht werden, um die vorderen Strukturen des kindlichen Larynx in eine bessere Position zu bringen. Allerdings sind die kindlichen Trachealringe sehr weich und biegsam, sodass ein zu kräftiger Krikoiddruck die Atemwege komplett verschließen kann.

Ein häufiger Fehler bei der Intubation von Kindern in Notfallsituationen ist zu tiefes Vorschieben des Tubus in den rechten Hauptbronchus. Der Tubus darf nie weiter als die dreifache Zentimeterlänge der entsprechenden Größe vorgeschoben werden. Beispielsweise bedeutet dies für einen Endotrachealtubus in Größe 3,0 (= Innendurchmesser 3,0 mm) eine maximale Einführtiefe von 9,0 cm.

Der Thorax und das Epigastrium sollten nach jeder Intubation auskultiert werden; wenn vorhanden, sollte zusätzlich eine Kapnometrie genutzt werden. Die Tubuslage sollte wiederholt kontrolliert werden, insbesondere wenn der Patient bewegt wurde. Zusätzlich zur Verifizierung der Tubuslage können bei der Auskultation Verletzungen der Lunge festgestellt werden. Ein Kind mit kompromittierten Atemwegen und einer pulmonalen Verletzung, das erfolgreich intubiert wurde, ist aufgrund der positiven Druckbeatmung eher gefährdet, einen Spannungspneumothorax zu entwickeln.



## Kasten 14-4 Präklinische pädiatrische Intubation: die große Debatte

Es wirkt fast intuitiv, dass die frühzeitige Intubation eines Kindes mit einer traumatischen Hirnschädigung von Vorteil ist. Eine retrospektive Studie zeigte eine höhere Überlebensrate bei erwachsenen Patienten mit traumatischer Hirnschädigung, die vor dem Eintreffen im Krankenhaus intubiert wurden.[30] Spätere Studien evaluierten die Rapid Sequence Intubation und belegten ihre verbesserte Effizienz und Erfolgsrate bei Intubationen von Kindern und Erwachsenen.[31,32] Dennoch ergaben mehrere prospektive und retrospektive Studien, dass die präklinische Intubation im Vergleich zur Maske-Beutel-Beatmung die Überlebensrate und das neurologische Outcome nicht verbesserte, sondern eher verschlechterte.[14,33,34] Eine systematische Übersicht über das Atemwegsmanagement bei Kindern im präklinischen Bereich deutet darauf hin, dass die Beutel-Masken-Beatmung im Vergleich zu jeder anderen Form des erweiterten Atemwegsmanagements mit einer verbesserten Überlebensrate und weniger Komplikationen verbunden ist.[35]

Intubationsversuche sind häufig mit verlängerten Hypoxiezeiten vergesellschaftet. Hinzu kommt oftmals eine zu aggressive Beatmung nach der Intubation auf dem Weg ins Traumazentrum.[15]

Daten, die eine präklinische Intubation von Kindern unterstützen, sind begrenzt und uneinheitlich. Bei spontan atmenden Kindern ist die endotracheale Intubation – mit oder ohne medikamentöse Unterstützung – nicht indiziert. Rettungsdienste, die die präklinische Intubation von Kindern durchführen, sollten zumindest die folgenden Punkte beinhalten[36]:

1. engmaschige medizinische Anleitung und Überwachung
2. Ausbildung und Fortbildung, einschließlich praktischer Erfahrung in der Anästhesie
3. Möglichkeiten zum Patientenmonitoring, zur Medikamentenlagerung und Lagekontrolle des Tubus
4. Standardisierte Leitlinien für die Rapid-Sequence-Intubation
5. Verfügbarkeit von alternativen Atemwegshilfen zur Intubation (LMA oder Larynx-Tubus)
6. Qualitätssicherung und -kontrolle, Leistungsbeurteilungsprogramm

Auch wenn verschiedene supraglottische Atemwegshilfen eine bewährte Alternative für die Atemwegversorgung des Erwachsenen darstellen[37,38], sind sie in gewissen Fällen aufgrund fehlender Größen für kleinere Kinder (unter 120 cm) nicht geeignet. Larynxmasken, i-gel-Maske und kleinere Größen der Larynxtuben bieten eine alternative Atemwegsversorgung für ältere Kinder (> 8 Jahre, wenn der Atemweg, dem eines Erwachsenen ähnlicher ist). Frühe Studien haben jedoch gezeigt, dass die Verwendung supraglottischer Atemwege anstelle der Intubation eines Endotrachealtubus die Ergebnisse bei Kindern nicht verbessert.[39] Darüber hinaus wird die Beutel-Masken-Beatmung in der pädiatrischen Population mit besseren Ergebnissen im Vergleich zu supraglottischen Atemwegen in Verbindung gebracht.[40]

Bei pädiatrischen Patienten können die Risiken einer endotrachealen Intubation deren Nutzen übersteigen. Dies muss vor einem Intubationsversuch sorgfältig beurteilt werden, insbesondere dann, wenn das Kind mittels Beutel-Masken-Beatmung adäquat ventiliert und oxygeniert werden kann. Speziell wichtig scheint die Beurteilung der Risiken einer endotrachealen Intubation vor dem Hintergrund ergänzend verfügbarer, blind einzulegender Atemwegshilfen, die in die rettungsdienstliche Praxis einfließen.[33,34]

## Atmung

Das Minutenvolumen und die Atemarbeit müssen bei pädiatrischen Patienten vorsichtig evaluiert werden. Weil das Potenzial der raschen Verschlechterung von einer milden Hypoxie zu einem Atemstillstand hoch ist, soll man bei einer Dyspnoe und erhöhter Atemanstrengung assistiert beatmen. Ein dem Patienten angepasster Beatmungsbeutel mit Maske und Reservoir mit Sauerstoff in einer Konzentration zwischen 85 und 100 % soll verwendet werden ($FiO_2$ von 0,85-1,0). Eine kontinuierliche Pulsoxymetrie dient als Hilfsmittel für die Überwachung von A und B (Atemwege und Atmung) des Patienten. Der $SpO_2$-Zielwert sollte mehr als 94 % (gemessen auf Meereshöhe, mit etwas niedrigeren zu erwartenden Sauerstoffsättigungen in höheren Lagen) betragen.

Bei allen intubierten pädiatrischen Patienten muss die Lage des endotrachealen Tubus kontrolliert und bestätigt werden. Dazu kontrolliert man visuell die Passage des Tubus durch die Stimmbänder und auskultiert beide Lungenflügel und das Epigastrium während der Beatmung. Beim Abhören soll auf das Vorhandensein gleichmäßiger bilateraler Atemgeräusche und auf das Fehlen von Geräuschen über dem Epigastrium bei der Beatmung geachtet werden. Zudem soll ein kontinuierliches $etCO_2$-Monitoring durchgeführt werden, um die korrekte Platzierung des Tubus zu dokumentieren und um eine extreme Hyperkapnie oder Hypokapnie zu vermeiden. Die Hypo-/Hyperkapnie kann genauso negativ auf eine Verbesserung des geschlossenen Schädel-Hirn-Traumas einwirken wie die Hypoxie. Der Zielwert soll beim $etCO_2$ zwischen 35 und 40 mmHg liegen. [15]

### Spannungspneumothorax

Kinder erleiden aufgrund eines Spannungspneumothorax leichter einen Kreislaufzusammenbruch als Erwachsene. Kinder mit einem Spannungspneumothorax präsentieren sich meistens mit einer hochgradigen kardialen Dekompensation und einem venösen Rückstau, bevor eine deutliche Verschlechterung der Atmung und Oxygenierung beobachtet werden kann. Bei jedem pädiatrischen Patienten, der sich rasch verschlechtert, insbesondere nach Beginn einer Masken-Beutel-Beatmung oder nach erweiterter Atemwegssicherung, soll sofort auf einen Spannungspneumothorax hin untersucht werden.

Gestaute Halsvenen können oft nur schwierig aufgrund der Anlage einer HWS-Orthese oder einer Hypovolämie, die durch Blutverlust entsteht, erkannt werden. Eine Verlagerung der Trachea ist ein spätes Zeichen für einen Spannungspneumothorax und kann nur durch Palpation der Trachea im Jugulum festgestellt werden. Bei pädiatrischen Patienten mit einseitig fehlenden Atemgeräuschen in Kombination mit einer Herzkreislauf-Verschlechterung ist eine Nadeldekompression oder Fingerthorakostomie indiziert. Bei einem intubierten pädiatrischen Patienten weisen abgeschwächte Atemgeräusche über der linken Lunge auf eine einseitige Intubation des rechten Hauptbronchus hin. In Kombination mit einer Kreislauf-Dekompensation können diese Geräusche auf einen Spannungspneumothorax hindeuten. Vorsichtiges Reevaluieren der Atmung und Atemwege ist nötig, um geringfügige Änderungen beim Patienten zu erkennen.

In der Literatur für Erwachsene wird die Fingerthorakostomie bei Verdacht auf Spannungspneumothorax befürwortet, obwohl ein systematic review ergeben hat, dass weder die Nadeldekompression noch die Fingerthorakostomie nachweislich zu besseren Ergebnissen führen. Es gibt keine Literatur, die diese beiden Maßnahmen bei Spannungspneumothorax bei pädiatrischen Patienten vergleicht. In einer Befragung medizinischen Fachpersonals wurde bei jüngeren pädiatrischen Patienten die Nadeldekompression und bei älteren die Fingerthorakostomie als bevorzugtes Verfahren angegeben. Die Thoraxdekompression beim pädiatrischen Patienten erfolgt analog zum Erwachsenen bevorzugt im 4./5. Interkostalraum in der vorderen Axillarlinie (Bülau-Position). Der 2. Interkostalraum medioklavikulär bleibt als alternativer Punktionsort weiterhin möglich.[41,42] Weitere Informationen zur Nadeldekompression und Fingerthorakostomie finden Sie in Kapitel 10. Die thorakale Dekompression ist bei Kindern oft sofort wirksam, da sich das Mediastinum rasch in seine normale Position zurückverlagert und der venöse Rückfluss schnell wiederhergestellt wird. Das Rettungsdienstfachpersonal sollte nach der Platzierung der Kanüle vorsichtig sein und genau auf eine Dislokation achten.

## Kreislauf

Sobald eine äußere Blutung gestillt ist, ist die Perfusion zu evaluieren. Die Kontrolle einer externen Blutung erfordert die Kombination aus direktem manuellem Druck auf die Blutungsquelle, dem Einsatz hämostatischer Wundauflagen, der Anlage eines Druckverbandes sowie der Tourniquet-Anlage bei nicht anderweitig kontrollierbaren Extremitätenblutungen. Die alleinige Applikation saugender Wundauflagen stellt keine suffiziente Blutstillung dar. Durchtränkt sich der initiale Druckverband, ist ein weiterer Verband darüber zu fixieren. Ein Verbandwechsel ist kontraindiziert, da die Entfernung des primären Verbandes das bereits gebildete Blutgerinnsel lösen und die Blutung erneut auslösen kann. Ergänzend sind weiterführende hämostatische Maßnahmen wie Wundtamponade oder Tourniquet-Anlage in Betracht zu ziehen.

Das pädiatrische Gefäßsystem kann lange kompensieren und einen normalen Blutdruck aufrechterhalten bis ein akuter, oft therapierefraktärer Kollaps eintritt. Volumentherapie soll sofort gestartet werden, wenn sich die Anzeichen für den kompensierten hypovolämischen Schock präsentieren. Normale Kochsalzlösungen in einem 10 ml/kg KG-Bolus sollten zuerst eingesetzt werden. Bei jedem pädiatrischen Patienten mit Verdacht auf hämorrhagischen Schock ist Tranexamsäure (TXA) so früh wie möglich präklinisch zu verabreichen; die Gabe von Blutprodukten erfolgt meist innerklinisch. Indikationsstellung und Ausschlusskriterien richten sich dabei nach den jeweiligen lokalen Protokollen.

Bei pädiatrischen Traumapatienten mit Zeichen eines hypovolämischen Schocks oder Anzeichen schwerer innerer Blutungen (z. B. Abdominaltrauma) sind Volumentherapie und rascher Transport in ein geeignetes Zielkrankenhaus mit Schockraum essenziell. Die Transportzeit darf dabei nicht durch die Anlage eines Gefäßzugangs oder die Applikation von Infusionen verzögert werden – diese Maßnahmen sind wenn möglich während des Transports durchzuführen.

## Gefäßzugang

Die Volumenersatztherapie bei einem pädiatrischen Patienten mit ausgeprägter Hypotension oder Schockanzeichen zielt darauf ab, das adäquate Flüssigkeitsvolumen zu ersetzen, um eine weitere Verschlechterung der kardialen Vorlast zu vermeiden. Die am besten geeigneten Stellen für einen intravenösen Zugang sind die Ellenbeugen und die V. saphena am Fußgelenk. Ein Zugang mittels Punktion der V. jugularis externa ist möglich, eventuell aber durch die HWS-Immobilisation oder das Atemwegsmanagement erschwert.

Bei einem instabilen oder potenziell instabilen pädiatrischen Patienten sollten Sie versuchen, einen peripheren venösen Zugang mit maximal zwei Versuchen in 90 Sekunden zu legen. Wenn der periphere Zugang nicht möglich ist, sollte ein i.o.-Zugang gelegt werden (**Kasten 14-5**).

Eine ZVK-Platzierung bei einem pädiatrischen Patienten soll nur unter absolut kontrollierten Bedingungen *im Krankenhaus* durchgeführt werden. Präklinische Versuche sollen unterlassen werden. Die Entscheidung, bei welchen pädiatrischen Patienten ein intravaskulärer Zugang gelegt werden sollte, hängt unter anderem von der Schwere der Verletzung, der Erfahrung des beteiligten Rettungsdienstfachpersonals und den Transportzeiten ab. Besteht Unsicherheit hinsichtlich der Indikation zur Anlage eines intravaskulären Zugangs oder der Notwendigkeit einer Volumentherapie während des Transports, sollte telefonische Rücksprache mit dem aufnehmenden Zielkrankenhaus gehalten werden.

## Flüssigkeitstherapie

Isotone Kristalloidlösungen stellen die Mittel der ersten Wahl zur initialen Volumentherapie beim hypovolämischen pädiatrischen Patienten dar. Bei der Auswahl der Flüssigkeit, sofern verfügbar, sollte der Säuregehalt berücksichtigt werden, da er die Koagulopathie und die Elektrolytkonzentration (z. B. Kalium) bei massiven Gewebeverletzungen verschlechtern kann. Die Zeit, die eine kristalloide Flüssigkeit im intravaskulären Raum verbleibt, ist relativ kurz, was ein Grund dafür ist, dass die Bluttransfusion nach wie vor viel effektiver ist. Dies wird in Kapitel 3 näher erläutert.

Während in der Vergangenheit die Volumentherapie mit einem initialen Kristalloidbolus von 20 ml/kg begonnen wurde, empfehlen aktuelle Leitlinien bei Verdacht auf hämorrhagischen Schock den frühzeitigen Einsatz von Blutprodukten. Da Blutprodukte präklinisch nur in einzelnen Rettungsdienstregionen derzeit verfügbar sind, wird präklinisch zunächst ein Kristalloidbolus von 10 ml/kg verabreicht und die klinische Response evaluiert; die Transfusion von Blutprodukten erfolgt dann innerklinisch. Die Transfusion von Blutprodukten erfolgt innerklinisch mittels Erythrozytenkonzentraten oder Vollblut und stellt bei schwer verletzten Patienten idealerweise die primäre Volumenmaßnahme dar. Kristalloide Boli können die kardiovaskuläre Stabilität vorübergehend wiederherstellen, da sie das Kreislaufsystem kurzfristig auffüllen, jedoch rasch wieder ausgeschieden werden. Bis die zirkulierenden Erythrozyten ersetzt und der Sauerstofftransport wiederhergestellt sind, besteht das Risiko einer anhaltenden hypoxischen Organschädigung

# Schmerztherapie

Wie bei Erwachsenen soll auch für Kinder eine Schmerztherapie im präklinischen Umfeld berücksichtigt werden. Kleine Dosierungen von narkotischen Analgetika, die titriert verabreicht werden, werden weder die neurologische

**Kasten 14-5** Pädiatrischer intraossärer Zugang

Die intraossäre (IO) Infusion stellt bei traumatisierten Kindern jeden Alters eine hervorragende Alternative zur intravenösen Volumentherapie dar und eignet sich gleichermaßen für die Applikation von Medikamenten, Blutprodukten und Infusionslösungen in hohem Volumen.

Der bevorzugte Punktionsort ist die anteriore Tibia, 1–2 cm distal und medial der Tuberositas tibiae. Nach antiseptischer Hautvorbereitung und adäquater Lagerung des Beins wird die anteriomediale Tibiaoberfläche punktiert. Speziell für die IO-Punktion entwickelte Nadeln sind zu bevorzugen; alternativ können Spinal- oder Knochenmarknadeln der Größe 18–20 G verwendet werden, da ihr integrierter Trokar eine Obstruktion beim Durchdringen der Kortikalis verhindert. Im Notfall sind Nadeln der Größe 14–20 G geeignet.

Verschiedene kommerziell erhältliche Applikationssysteme erleichtern die Punktion – darunter der EZ-IO, ein akkubetriebenes elektrisches Bohrgerät, sowie die BIG (Bone Injection Gun), ein federbelastetes Einmalgerät, das die Nadel mit definierter Kraft automatisch in den Knochen treibt. Die Nadel wird in einem 90-Grad-Winkel zur Knochenoberfläche angesetzt und mit gleichmäßigem Druck durch die Kortikalis in die Markhöhle vorgeschoben.

Zeichen, dass die Nadel passend im Markraum liegt:

1. Ein deutliches Nachlassen des Widerstands („pop") beim Durchdringen der Kortikalis
2. Aspiration von Knochenmark (ein negativer Aspirationsversuch schließt eine korrekte Lage nicht aus (aktuelle Empfehlungen u.a. ERC betonen dies)).
3. Freier Infusionsfluss ohne Zeichen einer subkutanen Infiltration.
4. Die Nadel ist sicher, scheint stabil zu sein und wackelt nicht.

Die intraossäre Infusion ist zu erwägen, wenn eine perkutane Venenpunktion nicht gelingt. Da der Fluss durch die Kapazität der Markhöhle limitiert ist, sollten Infusionen und Medikamente unter Druck appliziert werden. Als alleiniger Zugang ist die IO-Infusion nach der initialen Volumentherapie in der Regel nicht ausreichend.

Ein ordentliches Auffinden der Punktionsstelle ist sehr wichtig, insbesondere bei pädiatrischen Patienten. Bei Schwierigkeiten, die korrekte Position zu finden, kann es zu einer Fehllage des i.o.-Zugangs und zu einer unwirksamen Flüssigkeitstherapie oder möglicherweise zu einem Kompartmentsyndrom führen, wenn versehentlich große Mengen Flüssigkeit in die Weichteile der Extremität infundiert werden, anstatt in den systemischen Kreislauf zu gelangen.



noch die abdominale Untersuchung beeinträchtigen oder verfälschen. Morphin und Fentanyl sind akzeptable Optionen, aber nur wenn sie gemäß präklinischen Leitlinien oder mittels telemedizinischer Anleitung verabreicht werden. Anhand der Nebenwirkungen von Hypotension und Hypoventilation sollen alle pädiatrischen Patienten, die narkotische i.v.-Analgetika verabreicht bekommen, monitorisiert werden, um alle wichtigen Vitalparameter beobachten zu können. Allgemein sollen Benzodiazepine nicht in Kombination mit Narkotika verabreicht werden, weil sie eine Atemdepression oder sogar einen Atemstillstand auslösen können. Wenn lokale Protokolle den Einsatz von Ketamin ermöglichen, kann dies auch in der Präklinik eine nützliche Alternative sein.

## Transport

Weil das rechtzeitige Eintreffen im geeigneten Zielkrankenhaus womöglich der wichtigste Faktor für das Überleben eines Kindes ist, ist die Triage die wichtigste Entscheidung im Management eines pädiatrischen Patienten.

Die vermeidbaren pädiatrischen traumatischen Todesfälle wurden über die letzten drei Jahrzehnte in mehreren Studien dokumentiert. Es wird angenommen, dass die Mehrheit von pädiatrischen Trauma-Todesfällen als vermeidbar oder potenziell vermeidbar klassifiziert werden können. Diese Statistiken waren unter anderen die Hauptmotivatoren für die Entstehung von regionalen pädiatrischen Traumazentren, in denen eine kontinuierliche, koordinierte fortgeschrittene Versorgung durchgeführt werden kann. Jüngste Studien haben gezeigt, dass Traumazentren für Erwachsene nicht unbedingt für pädiatrische Patienten vorbereitet sind. Bei verletzten Kindern, die in Traumazentren untersucht werden, die keine pädiatrischen Kapazitäten haben, ist die Sterblichkeit um das Zweifache erhöht.[27] Das American College of Surgeons Committee on Trauma unterstützt die Integration der pädiatrischen Bereitschaft in allen verifizierten Traumazentren. Wenn möglich, sollten Rettungsdienste schwer verletzte Kinder bevorzugt in Traumazentren, die auch für pädiatrische Fälle vorbereitet sind, und im Idealfall in pädiatrische Traumazentren transportieren. Die frühzeitige Erkennung physiologischer Anomalien (Herzfrequenz, Atemfrequenz oder Blutdruck) sollte den Verdacht auf ein Multisystemtrauma und somit die Notwendigkeit eines pädiatrischen Traumazentrums erhöhen.

In vielen Gebieten gibt es sowohl pädiatrische als auch erwachsene Traumazentren. Idealerweise profitieren pädiatrische Polytraumen von der initial hohen Versorgungskompetenz und der definitiven Versorgung in einem pädiatrischen Krankenhaus, das sich auf Kinder-Trauma spezialisiert hat. Meist ist es sinnvoller ein Traumazentrum für Erwachsene bewusst nicht anzufahren, sondern den, mitunter, längeren Weg in Kauf zu nehmen. In vielen Regionen ist jedoch das nächstgelegene spezialisierte pädiatrische Traumazentrum Stunden entfernt. In solchen Fällen soll ein schwer verletztes Kind zum nächstgelegenen Erwachsenen-Traumazentrum gebracht werden, weil dort eine frühe klinische Versorgung und Evaluation vor dem Transport zu einer pädiatrischen Klinik die Überlebenschancen für den Patienten erhöhen kann. [43-45]

In Regionen, wo keine spezialisierten pädiatrischen Traumazentren vorhanden sind, sollte das Gesundheitsfachpersonal eines Erwachsenen-Traumazentrums Erfahrung in der Versorgung von beiden Bereichen haben. In Regionen, wo sich keines der beiden Zentren befindet, sollte ein schwer verletztes Kind zum nächstgelegenen Krankenhaus transportiert werden, wo eine Traumaversorgung laut den vorhanden lokalen präklinischen Triage-Leitlinienmöglich ist.

In ländlichen Gebieten kann ein Transport per Helikopter in Betracht gezogen werden, um den Transport zu beschleunigen. Es gibt wenig Belege dafür, dass der luftgestützte Transport in städtischen Gebieten von Vorteil ist, da der Bodentransport zu einem pädiatrischen Traumazentrum fast genauso schnell durchführbar ist.[46] Es wird immer deutlicher, dass die Luftrettung sowohl den Patienten als auch die Besatzung einem erheblichen Risiko aussetzt.[47-49] Diese Bedenken müssen bei der Entscheidung über die Verwendung dieser Ressource sorgfältig abgewogen werden.

Viele Rettungsdienst- und Traumasysteme verwenden pädiatrische Triagekriterien, die durch staatliche, regionale oder lokale Richtlinien vorgegeben sein können. Alle in der prähospitalen Versorgung Tätigen müssen mit den Triage-Protokollen in ihrem eigenen System vertraut sein.

# Spezifische Verletzungen

## Schädel-Hirn-Trauma

Bei Kindern und Jugendlichen im Alter von 0 bis 14 Jahren in den Vereinigten Staaten führt ein Schädel-Hirn-Trauma (SHT) jedes Jahr zu schätzungsweise 3.000 Todesfällen und 29.000 Krankenhausaufenthalten.[50] Obwohl viele der schwersten Hirnverletzungen nur durch Prävention „behandelbar" wären, können erste Notfallmaßnahmen sekundäre Hirnverletzungen und folglich die Schwere der Verletzung des Kindes minimieren. Angemessene Beatmung, Oxygenierung und Perfusion sind notwendig, um sekundäre Morbidität zu verhindern. Obwohl die Genesung pädiatrischer Patienten, die ein schweres Schädel-Hirn-Trauma erlitten haben, in der Regel als besser angesehen wird als bei Erwachsenen, gibt es immer mehr Hinweise darauf, dass eine Vielzahl von Beeinträchtigungen bestehen bleibt, einschließlich funktioneller, kognitiver und verhaltensbezogener Anomalien.[51] Die Ergebnisse der neurologischen Erstbeurteilung sind für die Prognose hilfreich. Selbst bei einer normalen neurologischen Erstuntersuchung kann jedoch jedes Kind, das eine erhebliche Hirnverletzung erleidet, anfällig für ein Hirnödem, Hypoperfusion und sekundäre Insulte sein (**Kasten 14-6**). Besonders relevant ist dieser Zusammenhang bei Kindern, die eine Misshandlung erleiden mussten. Diese zeigen häufig nur geringe äußere Hinweise auf ein Trauma, obwohl sie eine erhebliche intrakranielle Verletzung erlitten haben. Ein GCS-Ausgangswert sollte bewertet und die Bewertung während des Transports häufig wiederholt werden. Zusätzlicher Sauerstoff sollte verabreicht werden und, wenn möglich, mittels Pulsoxymetrie überwacht werden.

Wie die Hypoxie kann auch eine Hypovolämie mit daraus resultierender Hypotension das ursprüngliche SHT dramatisch verschlechtern. Externe Blutungen müssen unter Kontrolle gebracht und die frakturierten Gliedmaßen des Kindes ruhiggestellt werden, um den mit diesen Verletzungen verbundenen inneren Blutverlust zu limitieren. Es sollte versucht werden, diese pädiatrischen Patienten in einem euvolämischen Zustand (normales Volumen) mit intravenöser Therapie zu halten. In seltenen Fällen können Säuglinge, die jünger als sechs Monate sind, aufgrund intrakranieller Blutungen hypovolämisch werden, da sie offene Schädelnähte und Fontanellen haben. Ein Säugling mit einer offenen Fontanelle kann ein expandierendes intrakranielles Hämatom besser tolerieren und wird daher nicht symptomatisch, bis eine schnelle Expansion eintritt. Bei einem Säugling mit praller Fontanelle sollte davon ausgegangen werden, dass er ein schweres SHT hat.

Für Kinder mit einem GCS-Wert von acht oder weniger sollte zu jeder Zeit eine angemessene Sauerstoffversorgung und Ventilation das Ziel sein, nicht die Platzierung eines Tubus. Längerfristige Versuche, einen endotrachealen Atemweg zu sichern, können die Hypoxie-Perioden verlängern und den Transport zu einem geeigneten Zielkrankenhaus verzögern. Der beste Atemweg für einen pädiatrischen Patienten ist immer derjenige, der sicher und effektiv ist. Die Beatmung mit einer Maske, während man auf Absaugen vorbereitet ist, ist oft der beste Atemweg für das Kind mit SHT.[13-15]

## Kasten 14-6 Pädiatrische Gehirnerschütterung

Das Thema Gehirnerschütterung, oder leichte traumatische Hirnverletzung, bei pädiatrischen Patienten, insbesondere bei sportlichen Aktivitäten, ist zu einem wichtigen Thema geworden.[52,53] Zwischen 2006 und 2013 wurden in der Datenbank der US-weiten Notaufnahmen schätzungsweise 6,1 Millionen (2,83 %) pädiatrische Patienten mit einem Schädel-Hirn-Trauma untersucht, wobei die Zahl der pädiatrischen Schädel-Hirn-Trauma-Patienten während des Untersuchungszeitraums um 34,1 % zunahm. In der Vergangenheit wurden Kinder, die beim Sport eine Gehirnerschütterung erlitten, lediglich kurzzeitig aus dem Wettkampf genommen und durften die sportliche Aktivität wieder aufnehmen, sobald sie sich subjektiv beschwerdefrei fühlten. Es stellte sich heraus, dass wiederholte Schläge auf Kopf und Gehirn zu langfristigen Kognitions-, Verhaltens- und Funktionsstörungen führen.[54] Es wird empfohlen, dass jedes Kind, welches im Rahmen sportlicher Veranstaltungen eine Gehirnerschütterung erlitten hat, die weitere Teilnahme solange untersagt wird, bis ein qualifizierter Arzt eine Freigabe erteilt.

Das Erkennen einer Gehirnerschütterung ist von zentraler Bedeutung. Wo einst angenommen wurde, dass die Gehirnerschütterung einen kurzen Bewusstseinsverlust mit einer Rückkehr zur normalen Funktion nach sich zog, weiß man nun, dass ein Bewusstseinsverlust nicht zwingend notwendig ist, um die Diagnose zu stellen. Bei einer Gehirnerschütterung können verschiedene Symptome und Beschwerden auftreten, darunter Kopfschmerzen, Übelkeit, Gleichgewichtsprobleme, Benommenheit oder Schläfrigkeit, Verwirrung und langsames oder wiederholtes Stellen von Fragen. Es wird empfohlen, dass medizinisches Personal, welches bei einer Sportveranstaltung anwesend ist, über eine formale Methode zur Beurteilung von Gehirnerschütterungen unter Verwendung eines Standard-Hilfsmittels für die Untersuchung sowie einer neurologischen Untersuchung bei pädiatrischen Patienten verfügt.[55]

Die vollständige Genesung nach einer Gehirnerschütterung kann eine Woche oder länger dauern – in einigen Fällen sogar Monate. Solange das Kind sich nicht vollständig von der Gehirnerschütterung erholt hat und symptomatisch ist, darf es nicht mehr an sportlichen Aktivitäten teilnehmen. Sobald es asymptomatisch ist, kann es aktiv werden und in einem abgestuften, strukturierten Format mit wiederholten Bewertungen zur Beurteilung des Rückfalls der Symptome wieder langsam zurückkehren. Die Rückkehr der Symptome deutet auf eine unvollständige Erholung hin, und das Kind sollte von der Teilnahme an sportlicher Betätigung absehen, bis eine Besserung eingetreten ist. Die Rückkehr zum Sport sollte von einem qualifizierten Arzt angewiesen werden. Kein Kind sollte nach einer Gehirnerschütterung ohne gründliche Untersuchung wieder sportlich aktiv werden.



Ein pädiatrischer Patient mit Anzeichen und Symptomen einer intrakraniellen Hypertonie oder eines erhöhten intrakraniellen Drucks, wie z. B. einer langsam reaktiven oder nichtreaktiven Pupille, systemischer Hypertonie, Bradykardie und anormalen Atmungsmustern, kann von einer vorübergehenden leichten Hyperventilation profitieren, um den intrakraniellen Druck zu senken. Dieser Effekt der Hyperventilation ist jedoch nur vorübergehend und verringert auch die gesamte Sauerstoffzufuhr zum ZNS, was zu einer zusätzlichen sekundären Hirnschädigung führt.[56] Es wird dringend empfohlen, diese Strategie nicht anzuwenden, es sei denn, das Kind zeigt Anzeichen einer aktiven Einklemmung oder lateralisierende Anzeichen (distale neurologische Anomalien wie einseitige Schwäche aufgrund einer Verletzung in einem Bereich des Gehirns). Das $etCO_2$-Monitoring sollte das Management bei intubierten pädiatrischen Patienten leiten, wobei der Zielbereich bei etwa 35 mmHg liegt. Eine Hyperventilation mit $CO_2$-Werten $< 25$ mmHg hat ein schlechteres Outcome zur Folge.[15] Wenn keine Kapnographie verfügbar ist, sollte eine Beatmungsfrequenz von 25 Atemzügen pro Minute für Kinder und 30 Atemzügen pro Minute für Säuglinge verwendet werden.[57]

Bei längeren Transporten können kleine Dosen Mannitol (0,5 bis 1 g/kg Körpergewicht) oder hypertoner Kochsalzlösung für pädiatrische Patienten mit Anzeichen einer intrakraniellen Hypertonie von Nutzen sein, sofern die lokalen Protokolle dies zulassen. Bei instabilen Kreislaufverhältnissen kann dessen Anwendung aber zu einer Hypovolämie und einem sich verschlechternden Schock führen. Mannitol sollte präklinisch nicht gegeben werden, es sei denn, dies wird durch Protokolle gestattet. In diesem Fall sollten Risiken und Nutzen sorgfältig abgewogen werden. Unabhängig davon sollte die Verwendung von hypertoner Kochsalzlösung oder Mannitol im prähospitalen Einsatz nur bei drohender Einklemmung erfolgen. Kurze Krampfanfälle können kurz nach einem SHT auftreten und erfordern neben der Gewährleistung der Patientensicherheit, der Sauerstoffzufuhr und der Beatmung oftmals keine besondere Behandlung. Eine wiederkehrende Anfallsaktivität ist jedoch besorgniserregend und erfordert möglicherweise die Gabe eines

Benzodiazepins, wie Midazolam (0,1 mg/kg-Dosis). Alle Benzodiazepine sollten bei diesen Patienten wegen der möglichen Nebenwirkungen der Atemdepression und Hypotonie sowie der beeinträchtigten Möglichkeit der neurologischen Untersuchung mit äußerster Vorsicht angewendet werden.

## Wirbelsäulentrauma

Die Indikation für die Aufrechterhaltung einer Wirbelsäulenimmobilisierung bei einem pädiatrischen Patienten beruht auf dem Mechanismus der Verletzung und dem körperlichen Befund; das Vorhandensein anderer Verletzungen, die auf eine heftige oder plötzliche Bewegung des Kopfes, des Halses oder des Rumpfes hindeuten; oder das Vorhandensein bestimmter Anzeichen einer Wirbelsäulenverletzung, Wie beim Erwachsenen umfasst die korrekte präklinische Versorgung einer vermuteten Wirbelsäulenverletzung beim Kind die manuelle In-line-Stabilisierung, gefolgt von der Anlage einer korrekt sitzenden HWS-Orthese (sofern toleriert und keine Kontraindikationen bestehen) sowie die Immobilisierung von Kopf, Hals, Rumpf, Becken und Extremitäten in neutraler In-line-Position mit einem geeigneten Immobilisationssystem. Pädiatrische Patienten mit einem schnell abklingenden neurologischen Defizit können SCIWORA (Spinal Cord Injury Without Radiographic Abnormality) haben und anfällig für verzögerte sekundäre Folgen sein. Bei diesen Patienten sollte die Immobilisierung der Wirbelsäule aufrechterhalten werden, auch wenn ihre Symptome vor dem Eintreffen im Krankenhaus nachlassen. Dies sollte erreicht werden, ohne die Atmung des Kindes oder die Fähigkeit, den Mund zu öffnen, oder andere Maßnahmen zu beeinträchtigen.

Die Schwelle zur Durchführung der Wirbelsäulenimmobilisierung ist bei jungen Kindern niedriger, da sie nicht in der Lage sind zu kommunizieren oder anderweitig an ihrer eigenen Beurteilung mitzuwirken. Studien haben die Sicherheit der präklinischen Immobilisation der Wirbelsäule eines Kindes nicht bestätigt. Gleichzeitig kann ein Kleinkind verängstigt sein und jegliche Kooperation verweigern. Ein Kind, das sich stark gegen Versuche zur Immobilisierung wehrt, hat möglicherweise ein erhöhtes Risiko, bestehende Wirbelsäulenverletzungen zu verschlimmern. Es kann angebracht sein, einen solchen pädiatrischen Patienten nicht zu immobilisieren, wenn das Kind auch ohne Maßnahmen ruhig liegt. Jede Entscheidung, die Stabilisierungssversuche im Interesse der Patientensicherheit zu stoppen, muss jedoch durch sorgfältige und gründlich dokumentierte Argumentation sowie serielle Bewertung des neurologischen Status während und unmittelbar nach dem Transport unterstützt werden.

Wenn die meisten kleinen Kinder auf einer geraden Oberfläche liegen, führt die relativ größere Proportion des Hinterhaupts des Kindes zu einer passiven Nackenbeugung. Unter dem Rumpf des pädiatrischen Patienten sollte ausreichend Polsterung (2 bis 3 cm) angebracht werden, um diesen anzuheben und den Kopf in eine neutrale Position zu bringen. Die Polsterung sollte von den Schultern bis zum Becken durchgehend und flach sein und sich bis zu den seitlichen Rändern des Rumpfes erstrecken, um sicherzustellen, dass sich die Brust-, Lenden- und Sakralwirbelsäule auf einer flachen, stabilen Fläche aufliegen, ohne dass horizontale Bewegungen möglich sind. Beidseitig, dicht neben dem pädiatrischen Patienten, sollte eine Polsterung angebracht werden, um sicherzustellen, dass beim Bewegen des Spineboards keine seitlichen Bewegungen auftreten. Es dient darüberhinaus zu einer gewissen Fixierung, wenn man den pädiatrischen Patienten und das Spineboard zur Seite drehen muss, um Aspiration während des Erbrechens zu vermeiden.

Es gibt verschiedene neue Geräte zur Immobilisierung von Kindern. Das Rettungsdienstfachpersonal muss regelmäßig mit allen im System des Betreibers verwendeten Spezialgeräten trainieren und sich mit diesen auskennen, um die erforderlichen Anpassungen vorzunehmen, wenn ein Kind mit einem Gerät für Erwachsene immobilisiert wird. erden für Erwachsene konzipierte Immobilisationssysteme – wie KED-System, Spineboard oder Vakuummatratze – bei pädiatrischen Patienten eingesetzt, ist durch gezielte Auspolsterung eine ausreichende Stabilisierung sicherzustellen und gleichzeitig eine Beeinträchtigung der Atemexkursion zu vermeiden In der Vergangenheit wurde empfohlen, Säuglinge oder Kleinkinder in einem Kindersitz zu fixieren, wenn sie dort vorgefunden wurden.[58,59] Die National Highway Traffic Safety Administration (NHTSA) empfiehlt, pädiatrische Patienten in einem speziell für Kinder konzipierten, größenadaptierten Immobilisationssystem zu transportieren. Wenn das verletzte Kind im Kindersitz aufrecht sitzen bleibt, erhöht sich die axiale Belastung auf die Wirbelsäule durch den Kopf des Patienten. Daher werden dem Kindersitz Stabilisierungstechniken vorgezogen.[60] Ein nicht immobilisiertes Kind sollte nicht auf dem Schoß eines Elternteils transportiert werden, sondern in einem speziellen Kinderrückhaltesystem auf der Trage gesichert werden.

## Thoraxverletzungen

Der extrem belastbare Brustkorb eines Kindes führt häufig zu weniger Verletzungen der knöchernen Struktur des Thorax, es besteht jedoch immer noch ein hohes Risiko für eine Lungenverletzung, wie Lungenkontusion, Pneumothorax oder Hämatothorax. Obwohl Rippenfrakturen im Kindesalter selten sind, sind sie, wenn vorhanden, mit einem hohen Risiko für intrathorakale

Verletzungen verbunden. Krepitationen können bei der Untersuchung erkannt werden und ein Anzeichen für einen Pneumothorax sein. Das Mortalitätsrisiko steigt mit der Anzahl der frakturierten Rippen. Entscheidend für die Identifikation dieser Verletzungen ist ein frühzeitiger klinischer Verdacht. Jeder pädiatrische Patient, der an Thorax und Rumpf ein Trauma erleidet, sollte sorgfältig auf Anzeichen von Atemnot und Schock überwacht werden. Abschürfungen, Prellmarken oder Quetschungen über dem Torso eines pädiatrischen Patienten nach stumpfem Trauma sind möglicherweise die einzigen Anhaltspunkte für das Rettungsdienstfachpersonal auf ein Thoraxtrauma.

Beim Transport eines pädiatrischen Patienten, der eine schwere, stumpfe Thoraxverletzung erlitten hat, sollte der Herzrhythmus des Kindes auf dem Weg ins Krankenhaus überwacht werden. In allen Fällen bezüglich des Managements eines Thoraxtraumas bedürfen die Ventilation, die Sauerstoffgabe und der rechtzeitige Transport in ein geeignetes Zielkrankenhaus besonderen Augenmerks.

## Abdominaltrauma

Zeichen einer stumpfen Gewalteinwirkung im Bereich des Abdomens, ein instabiles Becken, eine Abwehrspannung oder ein anderweitig nicht erklärbarer Schockzustand können mit einer intraabdominalen Blutung assoziiert sein. Eine Prellmarke durch den Sicherheitsgurt über dem Bauch eines Kindes ist häufig ein Indikator für schwere innere Verletzungen (**Abbildung 14-7**).

Zu den wichtigsten präklinischen Elementen bei der Behandlung von Bauchverletzungen zählen die gezielte Flüssigkeitsgabe, hochkonzentrierte Sauerstoffgabe und der rasche Transport in ein geeignetes Zielkrankenhaus, wobei auf dem Weg eine sorgfältige Überwachung durchgeführt wird. Es gibt keine definitiven Interventionen, die Rettungsdienstfachpersonal bei pädiatrischen Patienten mit intraabdominalen Verletzungen durchführen könnte. Daher sollten alle Anstrengungen unternommen werden, um pädiatrische Patienten rasch in das nächstgelegene, am besten geeignete Zielkrankenhaus zu bringen.

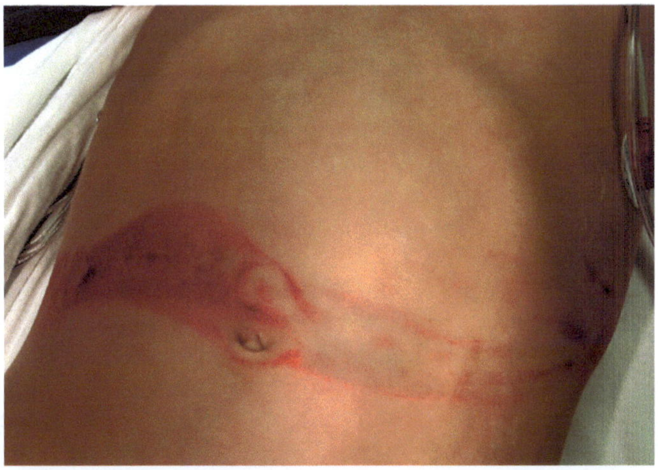

**Abbildung 14-7** „Gurtmarke" bei einem 6-jährigen Patienten, bei dem eine Milzruptur diagnostiziert wurde. Anzeichen für Sicherheitsgurte sind häufig mit schweren Verletzungen des Bauchraums verbunden.



## Extremitätentrauma

Verglichen mit dem erwachsenen Skelett wächst das Skelett des Kindes noch und besteht zu einem großen Anteil aus Knorpelgewebe und metabolisch aktiven Wachstumsplatten. Die Bandstrukturen, die das Skelett zusammenhalten, sind häufig stärker und können mechanischer Beanspruchung besser standhalten als die Knochen, an denen sie befestigt sind. Infolgedessen nehmen Kinder mit einem Skeletttrauma häufig große traumatische Kräfte auf, bevor sie Knochenbrüche, Luxationen oder Deformitäten entwickeln. Unvollständige („Grünholz") -Frakturen sind häufig; Symptome sind Knochen- oder Bewegungsschmerzen der betroffenen Extremität.

Eine primäre Gelenksverletzung aufgrund einer stumpfen Verletzung, ist im Vergleich zu einer Verletzung der diaphysären (Schaft-) oder epiphysären (End-)Segmente des Knochens selten. Frakturen, die die Wachstumsfuge betreffen, sind insofern einzigartig, als sie in der akuten Verletzungsphase sorgfältig identifiziert und behandelt werden müssen, um nicht nur eine angemessene Heilung sicherzustellen, sondern auch eine spätere Verschiebung oder Deformierung in der weiteren kindlichen Wachstums- und Entwicklungsphase zu verhindern.

Der Zusammenhang von neurovaskulären und orthopädischen Verletzungen bei Kindern sollte immer in Betracht gezogen werden. Dabei soll die distale vaskuläre und neurologische Untersuchung sorgfältig durchgeführt werden. Das Vorhandensein einer möglicherweise unscheinbaren Verletzung kann oft nur durch radiologische Untersuchungen oder, wenn der geringste Hinweis auf eine Abnahme der distalen Perfusion besteht, durch Arteriographie (Röntgenuntersuchung eines Blutgefäßes mittels Kontrastmittel) festgestellt werden. Die scheinbare grobe Deformität, die manchmal mit einer Extremitätenverletzung einhergeht, sollte den Fokus nicht von möglicherweise lebensbedrohlichen Verletzungen ablenken. Die unkontrollierte Blutung ist die lebensbedrohlichste Folge eines Traumas der Extremitäten. Sowohl bei pädiatrischen als auch erwachsenen Polytraumapatienten ist die unverzügliche Einleitung des Transports in ein geeignetes Zielkrankenhaus nach Abschluss des primary survey, Stabilisierung und dem raschen Herstellen der Transportfähigkeit weiterhin von zentraler Bedeutung für die Senkung der Sterblichkeit. Wenn einfache

Immobilisations- und Schienungsmaßnahmen während des Transports durchgeführt werden können, ohne die Behandlung des Kindes zu beeinträchtigen, hilft dies, Blutungen und Schmerzen durch Frakturen der langen Röhrenknochen zu minimieren. Die Aufmerksamkeit auf lebensbedrohliche Verletzungen sollte jedoch immer im Vordergrund stehen.

## Thermische Verletzungen

Nach Verkehrsunfällen und Ertrinken stehen Verbrennungen an dritter Stelle als Ursache von Todesfällen bei pädiatrischen Traumata.[2] Die Betreuung eines verletzten Kindes ist für das Rettungsdienstfachpersonal mit erheblichen körperlichen und seelischen Herausforderungen verbunden welche sich noch verstärken, wenn ein pädiatrischer Patient mit Verbrennungen versorgt werden muss. Ein Kind mit Verbrennungen kann einen ödematösen (geschwollenen) Atemweg haben, der i.v.-Zugang kann durch Verbrennungen der Extremität erschwert möglich sein und der pädiatrische Patient kann agitiert sein, weil er Schmerzen leidet.

Der Primary Survey sollte, wie bei anderen Ursachen, für pädiatrische Traumata genauso abgearbeitet werden. Jedoch kann jeder Schritt komplizierter sein als bei einem Kind ohne thermische Verletzungen. Die meisten Todesfälle bei Haus- oder Wohnungsbränden ereignen sich nicht direkt aufgrund von Verbrennungen, sondern werden sekundär beim Einatmen von Rauchgasen verursacht. Wenn Kinder bei einem Gebäudebrand eingeschlossen sind, verstecken sie sich oft unter Betten oder in Schränken vor dem Feuer. Diese Kinder sterben häufig, jedoch weisen deren Körper oft keine Verbrennungen auf. Sie sterben an Kohlenmonoxid- oder Blausäure-Vergiftung und Hypoxie.

Ein thermisch induziertes Ödem der Atemwege ist bei Patienten mit Verbrennungen, insbesondere bei Kindern, immer ein Problem. Der kleinere Durchmesser der pädiatrischen Luftröhre bedeutet, dass 1 mm Ödem eine größere Obstruktion der Atemwege hervorruft als bei einem Erwachsenen mit einem Atemweg größeren Durchmessers. Ein pädiatrischer Patient mit einem ödematösen Atemweg sitzt möglicherweise vorgeneigt und speichelt oder klagt über Heiserkeit oder Stimmveränderungen. Diese Symptome sollten zu einer raschen Vorbereitung und Einleitung des Transports in das Krankenhaus führen. Auf dem Weg wird zusätzlicher Sauerstoff verabreicht und Vorbereitungen für das Atemwegsmanagement getroffen, wenn sich die Symptome verschlimmern oder das Kind einen Atem- oder Kreislaufstillstand entwickelt.

Nach einer Intubation muss der Tubus gegen unbeabsichtigtes Verrutschen oder Entfernen gesichert werden. Wenn der pädiatrische Patient versehentlich extubiert wird, kann das Rettungsdienstfachpersonal das Kind möglicherweise aufgrund eines progressiven Ödems nicht erneut intubieren, was zu katastrophalen Folgen führen kann. Bei einem Kind mit Verbrennungen im Gesicht sollte nicht versucht werden, den Tubus mit Klebeband am Gesicht zu befestigen. Der Tubus sollte mit zwei Stücken Nabelband gesichert werden, wobei ein Stück über dem Ohr und das zweite Stück unterhalb des Ohrs angebracht wird. Eine wirksame Alternative zum Nabelband ist ein Infusionsbesteck oder eine Perfusorleitung. Falls ausreichend Personal vorhanden ist, kann auch ein Helfer den Tubus permanent manuell halten.

### *Flüssigkeitsmanagement*

Die schnelle Etablierung eines intravenösen Zugangs ist entscheidend, um die Entwicklung eines Schocks bei pädiatrischen Verbrennungspatienten zu verhindern. Eine verzögerte Flüssigkeitsgabe bei pädiatrischen Patienten wurde mit signifikant schlechteren klinischen Ergebnissen und einer erhöhten Mortalitätsrate, insbesondere bei verbrannten Säuglingen, in Verbindung gebracht.[61-63]

Nach Sicherung der Atemwege sowie Gewährleistung einer suffizienten Ventilation und Oxygenierung ist die zügige Etablierung eines venösen Zugangs anzustreben. Kinder haben ein relativ kleines intravaskuläres Volumen und erleiden bei verzögerter Infusionstherapie schneller einen hypvolämischen Schock. Um die großen Volumina an i.v.-Flüssigkeiten bereitzustellen, die bei kritischen Verbrennungen erforderlich sind, benötigen solche pädiatrischen Patienten normalerweise zwei periphere i.v.-Zugänge, um die erforderlichen Flussraten zu erreichen. Das Einführen eines einzelnen i.v.-Zugangs mit großem Durchmesser ist oft eine Herausforderung, sodass zwei kleinere mehr Sinn ergeben. Verbrennungen an den Extremitäten können den Zugang für eine passende Flüssgikeitstherapie erschweren.

Der Flüssigkeitsbedarf bei pädiatrischen Verbrennungspatienten wird – analog zum Erwachsenen – ab dem Zeitpunkt des Verletzungsereignisses berechnet. Somit reicht schon eine Verzögerung der Flüssigkeitszufuhr von 30 Minuten aus, um einen hypovolämischen Schock auszulösen. Übermäßige Flüssigkeiten können zu Atemwegskomplikationen sowie zu übermäßigen Ödemen führen, was die Behandlung der Verbrennung verkomplizieren kann.

Die Flüssigkeitsmenge, die einem Patienten mit Verbrennungen normalerweise verabreicht wird, wird zu Beginn auf der Grundlage des geschätzten prozentualen Anteils der betroffenen Körperoberfläche (KOF) unter Verwendung der „Neunerregel" berechnet. In weiterer Folge wird diese durch Perfusion und Urinausscheidung angepasst. Die „Neunerregel" ist eine schnelle aber eher ungenaue Methode zur Schätzung des Bedarfs an Flüssigkeit auf der Grundlage der Verbrennung von Erwachsenen. Die Grundlage für dieses Verfahren zur Abschätzung des Verbrennungsausmaßes ist, dass die

Hauptregionen des erwachsenen Körpers (z. B. Kopf, Arm, vorderer Torso) jeweils 9 % der gesamten Körperoberfläche ausmachen. Die anatomischen Regionen von Kindern unterscheiden sich proportional zu denen von Erwachsenen. Kinder haben größere Köpfe und kleinere Gliedmaßen. Es besteht die Tendenz, die KOF von Verbrennungen bei Kindern zu überschätzen. Denken Sie daran, dass oberflächliche Verbrennungen (intakte erythematöse Haut) nicht in die KOF-Schätzung einbezogen werden. Bei der Schätzung der pädiatrischen Verbrennungsgröße sollten altersspezifische Diagramme (z. B. das Lund-Browder-Diagramm) und nicht die Neunerregel verwendet werden. Mit diesem Diagramm kann jedes Bein auf 13,5 % KOF geschätzt werden, die Arme sind 9 %, die Brust und der Rücken sind jeweils 18 % und der Kopf 18 %. Wenn keine Diagramme verfügbar sind, kann die „Handflächenregel" verwendet werden. Bei dieser Methode entspricht die Größe der Handfläche und der Finger des pädiatrischen Patienten ungefähr 1 % der Körperoberfläche. Dies ist nützlich, wenn mehrere nicht zusammenhängende Regionen zu beurteilen sind. Die notwendige Flüssigkeitsmenge wird anschließend aufgrund dieser geschätzten verbrannten Körperoberfläche bestimmt (Weitere Informationen zu diesen Methoden finden Sie im Kapitel 13).

Das für die Flüssigkeitstherapie benötigte Volumen wird anhand des prozentualen Anteils der verbrannten Körperoberfläche bestimmt (siehe Kapitel 13). Zwei wichtige pädiatrische Überlegungen müssen hier erwähnt werden: Erstens haben kleine Kinder eine begrenzte Glykogenreserve. Glykogen besteht im Wesentlichen aus aneinandergereihten Glukosemolekülen und wird zur Kohlenhydratspeicherung verwendet. Gespeichertes Glykogen wird in Stresssituationen mobilisiert. Wenn diese begrenzten Glykogenspeicher erschöpft sind, kann das Kind schnell eine Hypoglykämie entwickeln. Zweitens haben Kinder ein großes Verhältnis von Volumen zu Oberfläche. Die allgemeine Form eines Erwachsenen ist ein Zylinder, während Kinder einer Kugel ähneln (**Abbildung 14-8**). Die klinische Folge ist, dass ein Kind relativ zur verbrannten KOF mehr Flüssigkeit benötigt. Für die anfängliche präklinische Flüssigkeitsgabe sollte der Blutzuckerspiegel bei jedem Kind mit verändertem Bewusstseinszustand gemessen werden. Wenn das Kind tachykard ist und der Verdacht auf schlechte Perfusion besteht, sollte ein 10 ml/kg Flüssigkeitsbolus verabreicht werden. Die Gesamtmenge der verabreichten Flüssigkeiten sollte dem Zielkrankenhaus bei der Ankunft gemeldet werden.

Sobald ein peripherer i.v.-Zugang gelegt wurde, muss dieser entsprechend gesichert werden. Die üblichen Techniken, die zur Sicherung von Infusionsleitungen verwendet werden, sind häufig unwirksam, wenn ein Zugang in oder neben einer Verbrennung platziert wird, da Klebeband und Verbände nicht an verbranntem

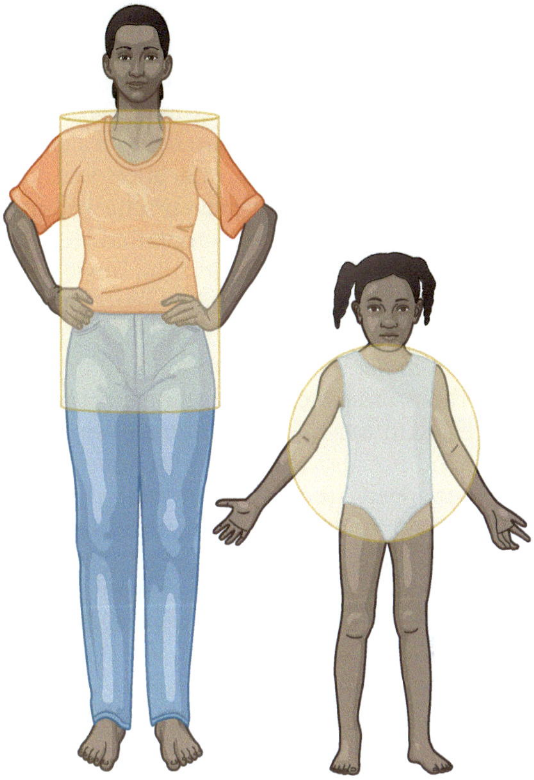

**Abbildung 14-8** Kinder haben ein großes Verhältnis von Volumen zu Oberfläche. Die allgemeine Form eines Erwachsenen ist ein Zylinder, während Kinder einer Kugel ähneln.



Gewebe anhaften können. Wenn möglich, wird die Infusionsleitung mit einem Kerlix-Verband gesichert. Zirkuläre Verbände müssen während der Entwicklung eines Ödems häufig überwacht werden, um zu verhindern, dass der Verband zu einschnürt.

Wenn ein peripherer Zugang nicht möglich ist, sollten i.o.-Zugänge für instabile und/oder bewusstlose pädiatrische Patienten verwendet werden. Obwohl zuvor nur für pädiatrische Patienten unter drei Jahren befürwortet, werden i.o.-Applikationsformen jetzt sowohl bei älteren Kindern als auch bei Erwachsenen verwendet.

## Missbrauch

ACHTUNG: Folgende Zahlen beziehen sich auf den US-amerikanischen Raum! An dieser Stelle wird wieder auf die, in den deutschsprachigen Ländern, zuständigen Stellen verwiesen. Ebenso wird auch auf die lokal geltenden Rechtsgrundlagen des jeweiligen Landes hingewiesen. Dennoch soll dieser Abschnitt dazu dienen, die Aufmerksamkeit von Rettungsdienstfachpersonal hinsichtlich potenziellen Kindesmissbrauchs zu erhöhen.

Circa 10 % aller pädiatrischen Verbrennungen sind absichtliche Verbrennungen.[64] Bis zu 50 % dieser Kinder erleiden wiederholten Missbrauch. Letztendlich sterben 30 % dieser Gruppe am verübten Missbrauch.[65,66] Dieses Problem wird im präklinischen Bereich verstärkt wahrgenommen. Rettungsdienstfachpersonal kann das Erkennen dieser Ursache für pädiatrische Traumata verbessern. Eine sorgfältige Dokumentation der Situation im Zusammenhang mit der Verletzung sowie der Verletzungsmuster selbst kann den Behörden bei der Verfolgung der Täter helfen.[67]

Die zwei häufigsten Mechanismen, durch die diese Kinder Verbrennungen erleiden, sind Verbrühungen und Kontaktverbrennungen. Verbrühungen sind die häufigste Ursache für absichtliche Verbrennungen. Verbrühungsverletzungen treten typischerweise bei Kindern im sogenannten Toilettenalter auf. Der übliche Fall ist, dass das Kind nicht auf die Toilette geht, sondern seine Notdurft woanders verrichtet. Anschließend wird es in eine Wanne mit kochendem Wasser eingetaucht. Diese Verbrühungen sind durch ein scharfes Muster zwischen verbranntem und nicht verbranntem Gewebe und die Aussparung von Flexionsfalten gekennzeichnet, da das Kind häufig seine Beine hochzieht, um das Verbrühungswasser zu vermeiden (siehe Kapitel 13).

Kontaktverbrennungen sind der zweithäufigste Mechanismus für Missbrauchsverbrennungen. Übliche Gegenstände, die eingesetzt werden, sind Lockenstab, Bügeleisen, Feuerzeuge und Zigaretten. Zigarettenverbrennungen erscheinen als runde, kreisförmige Wunden mit einem Durchmesser von etwas mehr als 1 cm. Um diese Verletzungen zu verbergen, kann der Täter die Verbrennungen an Stellen anbringen, die normalerweise von Kleidung bedeckt sind (z.B. Rücken, Füße), über dem Haaransatz in der Kopfhaut oder sogar in den Achselhöhlen.

Alle Oberflächen des menschlichen Körpers weisen eine gewisse Krümmung auf. Ein heißer Gegenstand, der versehentlich auf die Körperoberfläche fällt, hat einen ersten Berührungspunkt und wird dann vom Berührungspunkt abgelenkt. Die resultierenden Verbrennungen haben unregelmäßige Ränder und ungleichmäßige Tiefen. Wenn dagegen ein heißer Gegenstand absichtlich verwendet wird, um jemanden zu verbrennen, wird der Gegenstand auf die Körperregion gedrückt. Die Verbrennung hat ein Muster mit einer scharfen, regelmäßigen Kontur und einer gleichmäßigen Brenntiefe (siehe Kapitel 13).

Ein hoher Stellenwert für den Verdacht auf Missbrauch ist notwendig, und alle Fälle von mutmaßlichem Missbrauch sollten gemeldet werden. Machen Sie genaue Beobachtungen der Umgebung, z. B. die Position verschiedener Möbelstücke, das Vorhandensein von Lockenstäben und die Tiefe des Badewassers. Notieren Sie die Namen der Personen, die am potenziellen Tatort anwesend sind. Jeder pädiatrische Patient, der im Verdacht steht, durch Verbrennungen missbraucht zu werden, muss in einem Zentrum behandelt werden, das Erfahrung in der Behandlung pädiatrischer Verbrennungen hat.

Kindesmissbrauch und Vernachlässigung werden später in diesem Kapitel beschrieben.

# Prävention von Verletzungen bei Verkehrsunfällen

Die American Academy of Pediatrics (AAP) hat eine optimale Rückhalteeinrichtung für Kinder in Kraftfahrzeugen definiert. Das AAP empfiehlt, dass Kinder bis zum Alter von zwei Jahren immer auf dem Rücksitz in einem gegen die Fahrtrichtung gerichteten Kindersitz sollten. Kinder, die aus diesem Sitz herausgewachsen sind, sollten so lange wie möglich einen nach vorn gerichteten Sitz mit Gurt verwenden, basierend auf dem höchsten Gewicht und der größten Größe, die vom Fahrzeugsitzhersteller zugelassen werden. Danach werden die Kinder bis zum Alter von 8 bis 12 Jahren in eine Sitzerhöhung mit Gurt gesetzt. Zu diesem Zeitpunkt kann die standardmäßige Dreipunkt-Rückhaltevorrichtung (Sitzgurt-Schultergurt-Kombination) für Erwachsene verwendet werden. Der Beckengurt allein sollte niemals verwendet werden. Alle Kinder sollten bis zum Alter von 13 Jahren auf dem Rücksitz bleiben.

Als unzureichendes Rückhaltesystem wird die fehlende Verwendung eines Kindersitzes für alle Personen unter acht Jahren und das Fehlen einer Drei-Punkt-Sicherung für ein Kind über acht Jahren definiert (**Kasten 14-1**).[68] In einer Übersichtsstudie war bei Beachtung dieser Richtlinien das Risiko einer Bauchverletzung bei Kindern, die angemessen gesichert wurden, um das 3,5-fache geringer als bei Kindern mit suboptimaler Sicherung.[69] Der schützende Nutzen der Rücksitzposition ist, dass das Todesrisiko im Vergleich zu einer Drei-Punkt-Sicherung auf dem Rücksitz mithilfe eines Beckengurts um mindestens 30 % gesunken ist.[70] Weitere Informationen zur Verhütung von Verletzungen finden Sie im Kapitel 16.

# Kindesmisshandlung und Vernachlässigung

ACHTUNG: Folgende Zahlen beziehen sich auf den US-amerikanischen Raum! An dieser Stelle wird wieder auf die, in den deutschsprachigen Ländern, zuständigen Stellen verwiesen. Ebenso wird auch auf die lokal geltenden Rechtsgrundlagen des jeweiligen Landes hingewiesen. Dennoch soll dieser Abschnitt dazu dienen, die

Aufmerksamkeit von Rettungsdienstfachpersonal hinsichtlich potenziellen Kindesmissbrauchs zu erhöhen.

Kindesmissbrauch (Misshandlung) ist eine bedeutende Ursache für Verletzungen in der Kindheit. Im Jahr 2018 gab es in den Vereinigten Staaten etwa 678.000 begründete Fälle von Kindesmissbrauch und 1.738 Todesfälle aufgrund von Missbrauch. Das Rettungsdienstfachpersonal muss immer die Möglichkeit von Kindesmissbrauch in Betracht ziehen, wenn die Umstände dies rechtfertigen könnten.

Sie sollten Missbrauch oder Vernachlässigung vermuten, wenn Sie eines der folgenden Szenarien feststellen:

- Diskrepanz zwischen der Vorgeschichte und dem Grad der Körperverletzung oder häufige Änderungen der erzählten Geschichte.
- Unangemessene Reaktion der Familie
- Verlängertes Intervall zwischen Zeitpunkt der Verletzung und medizinischer Versorgung
- Vorgeschichte der Verletzung, die nicht mit dem Entwicklungsstand des Kindes übereinstimmt. Beispielsweise wäre es verdächtigt, dass ein Neugeborenes aus dem Bett gefallen ist, denn Neugeborene sind noch nicht dazu in der Lage sich zu drehen.

Bestimmte Arten von Verletzungen deuten ebenfalls auf Missbrauch hin, wie zum Beispiel folgende **Abbildung 14-9**:

- Mehrfache Frakturen oder Blutergüsse in unterschiedlichen Heilungsstadien (mit Ausnahme der Handflächen, der Unterarme, der Tibia und der Stirn bei Kindern, die bei normalen Stürzen häufig verletzt werden); versehentliche Quetschungen treten normalerweise über knöchernen Vorsprüngen auf; Blutergüsse, die durch absichtliche Verletzungen entstehen, können am Gesäß, am Bauch oder am Rücken auftreten.
- Unübliche Verletzungen wie Bissmarken, Verbrennungen durch Zigaretten, Handabdrücke oder Verletzungen mit einem Muster.
- stark ausgeprägte Verbrennungen oder Verbrühungen an ungewöhnlichen Stellen (siehe Kapitel 13)

Die klinische Entscheidungsregel TEN-4-FACESp für blaue Flecken ist ein hochempfindliches und spezifisches Instrument zur Erkennung von blauen Flecken, die auf Missbrauch hindeuten (**Abbildung 14-10**).[71]

- TEN (Torso, Ear, Neck): Blutergüsse am Torso (Brust, Bauch, Rücken, Gesäß, urogenital Region, Hüfte), Ohren oder Hals
- FACES (Gesicht): Blutergüsse an Frenulum, Kieferwinkel, Wange, Augenlider, Bindehaut
- 4: „TEN 4 FACES" Blutergüsse bei einem Kind, das jünger als 4 Jahre ist, oder Blutergüsse bei einem Säugling, der 4 Monate oder jünger ist
- p: Gemusterte („patterned") blaue Flecken

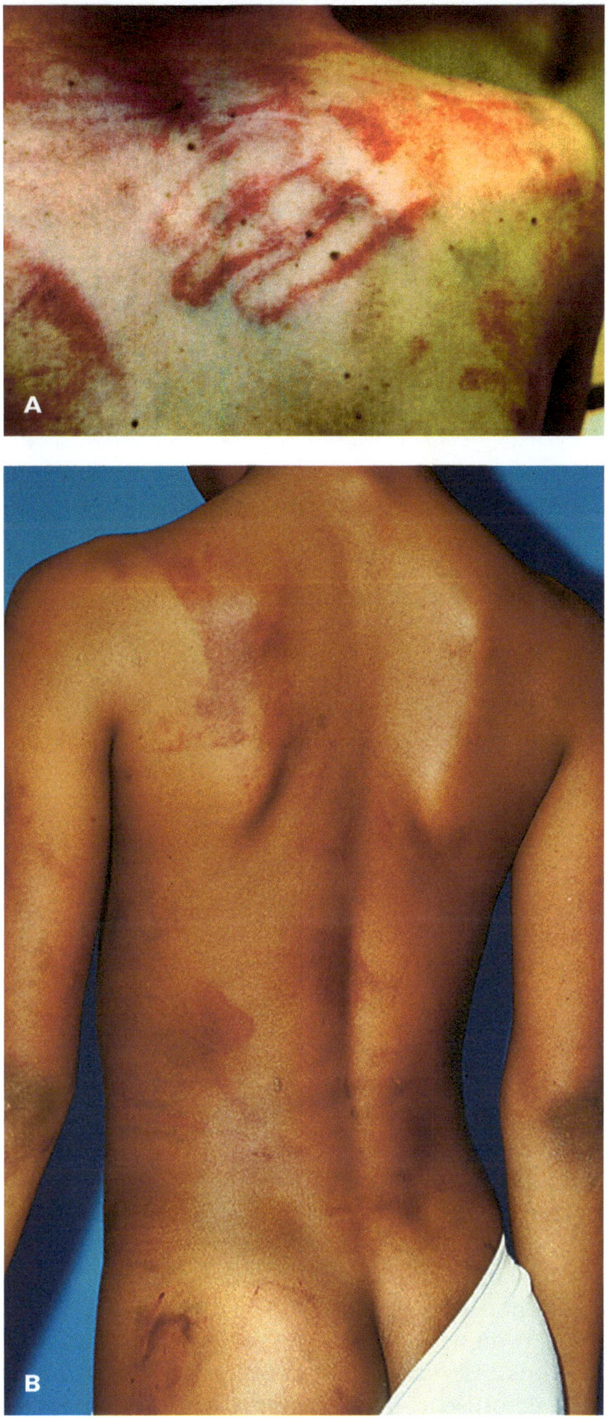


**Abbildung 14-9** Indikatoren für ein mögliches nicht zufälliges Trauma. **A.** Hämatome, die Handabdrücken ähneln. **B.** Hämatome, die sich in mehreren Heilungsstadien befinden.

A: Mit freundlicher Genehmigung des Moose Jaw Police Service. B: Mit freundlicher Genehmigung von Ronald Dieckmann, MD.

In vielen Gerichtsverhandlungen kann das Rettungsdienstfachpersonal als Zeuge auftreten, wenn sie potenziellen Kindesmissbrauch aufdecken. Mitarbeiter, die in gutem Glauben und im besten Interesse des Kindes

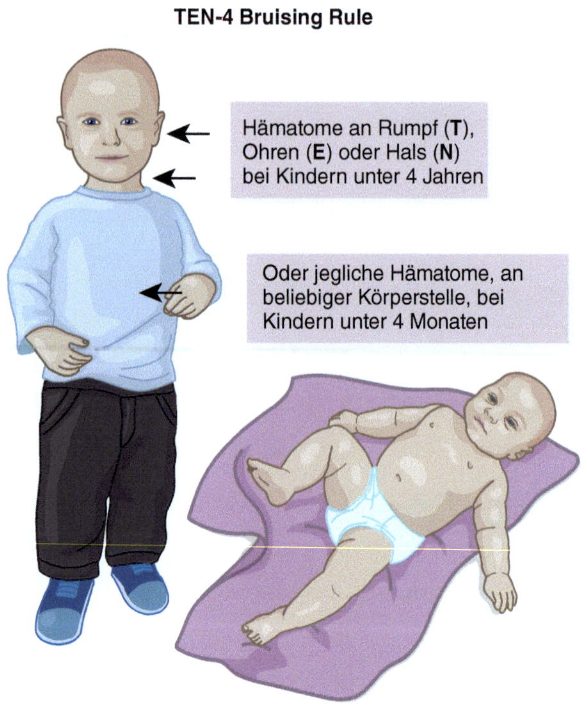


**Abbildung 14-10** Die klinische Entscheidungsregel TEN-4FACESp ist ein hochsensitives und spezifisches Instrument zur Identifikation misshandlungsverdächtiger Hämatome.



handeln, sind vor rechtlichen Schritten geschützt. Die Berichterstattungsverfahren sind unterschiedlich, daher sollte das Rettungsdienstfachpersonal mit den zuständigen Stellen vertraut sein, die an ihrem Standort Kindesmissbrauchsfälle behandeln.

# Längere Transportzeiten

Gelegentlich kommt es zu Situationen aufgrund von Einsatzort, Triage oder Umgebungsaspekten, bei der der Transport verlängert oder verzögert wird und das Rettungsdienstfachpersonal die laufende Versorgung eines pädiatrischen Patienten beherrschen muss. Auch wenn dies aufgrund des Mangels an präklinischen Ressourcen (z. B. Blutkonserven) und der eingeschränkten Möglichkeit, diagnostische und therapeutische Interventionen durchzuführen, suboptimal sein kann, kann das Kind durch die Anwendung der in diesem Kapitel behandelten Prinzipien auf eine organisierte Art und Weise sicher behandelt werden, bis es in ein Traumazentrum kommt. Wann immer möglich, sollte eine kontinuierliche Kommunikation zwischen dem Rettungsdienstfachpersonal und dem aufnehmenden Zielkrankenhaus sichergestellt werden.

Das Management besteht aus einer fortlaufenden seriellen Bewertung der Komponenten des Primary Survey. Die Immobilisierung der Wirbelsäule sollte während des gesamten Transports beibehalten werden. Grundsätzlich, aber insbesondere bei längeren Transporten sowie bei bewusstseinsgetrübten Patienten, sollte zur Vermeidung eines Dekubitusrisikos eine Umlagerung vom Spineboard auf eine Vakuummatratze unter Beibehaltung der Wirbelsäulenimmobilisierung erfolgen. Sind die Atemwege gefährdet, sollte das Rettungsdienst- oder Gesundheitsfachpersonal – sofern im pädiatrischen Atemwegsmanagement einschliesslich endotrachealer Intubation ausreichend geschult – diese wenn erforderlich durchführen. Andernfalls stellt eine sorgfältige Maskenbeatmung eine akzeptable Alternative dar, sofern eine ausreichende Oxygenierung und Ventilation gewährleistet ist.

Die Pulsoxymetrie sollte überwacht werden, vorzugsweise auch das $etCO_2$, insbesondere bei pädiatrischen Patienten mit einer Kopfverletzung. Wenn Anzeichen eines Schocks vorhanden sind, werden 10 ml/kg-Boli einer balancierten (Voll-) Elektrolytlösung verabreicht, bis sich der Zustand des Kindes verbessert oder es in die definitive Behandlung übergeben wird.

Der GCS-Wert sollte frühzeitig erhoben und kontinuierlich reevaluiert werden. Parallel dazu sind weitere Verletzungen systematisch zu erfassen und alle Massnahmen zur Aufrechterhaltung der Normothermie konsequent durchzuführen. Frakturen sollten mit regelmäßigen neurovaskulären Untersuchungen kontrolliert und stabilisiert werden. Die Reevaluation des Primary und Secondary Survey (X-ABCDE) einschliesslich der Vitalparameter sollte wiederholt erfolgen, bis das Kind sicher transportiert und dem Zielkrankenhaus übergeben wurde.

Jede Änderung oder Dekompensation des Zustands pädiatrischer Patienten erfordert eine sofortige Neubewertung der Erstbeurteilung. Wenn zum Beispiel der $SpO_2$-Wert zu sinken beginnt: Ist der e.t.-Tubus immer noch sicher fixiert und befindet er sich in den Atemwegen? Wenn ja, hat das Kind einen Spannungspneumothorax entwickelt? Ist die Tubustiefe nach wie vor korrekt? Wenn der pädiatrische Patient Flüssigkeit erhalten hat, die als ausreichend angesehen wurde und sich immer noch im Schock befindet, gibt es nun eine Herzbeuteltamponade, eine schwere Herzkontusion oder vielleicht eine bisher unentdeckte Blutungsquelle, wie intraabdominelle Verletzung oder eine Verletzung der Kopfschwarte? Hat sich der GCS-Wert geändert? Gibt es jetzt Anzeichen, die auf eine progressive Hirnverletzung schließen lassen und aggressivere Behandlungen erfordern? Sind Zirkulation und neurologische Funktion der Extremitäten noch intakt? Ist das Kind normotherm? Über Funk oder Telefon können während der gesamten Behandlung und des Transports nach Bedarf und Möglichkeit fortlaufend Informationen vom aufnehmenden Pädiater eingeholt werden.

Indem Sie auf die Grundlagen achten und Ihren pädiatrischen Patienten ständig neu bewerten, kann eine angemessene Versorgung durchgeführt werden, bis das Kind in das endgültig versorgende Zielkrankenhaus überführt werden kann.

## ZUSAMMENFASSUNG

- Der Primary Survey und das Management pädiatrischer Patienten im präklinischen Umfeld erfordern die Anwendung standardisierter Traumaversorgungsprinzipien, die an die besonderen Merkmale pädiatrischer Patienten angepasst sind.
- Schädel-Hirn-Traumata sind die häufigste Todesursache durch ein Trauma sowie die häufigsten Verletzungen, bei denen pädiatrische Patienten Atemwegsmanagement benötigen.
- Kinder sollten nicht als „kleine Erwachsene" betrachtet werden. Sie haben einzigartige anatomische und entwicklungsgeschichtliche Aspekte und sowohl sie als auch ihre Bezugspersonen benötigen möglicherweise psychologische Unterstützung.
- Das pädiatrische Beurteilungsdreieck (PAT) hilft dem Rettungsdienstfachpersonal, sich einen allgemeinen Eindruck zu verschaffen – kritisch oder nicht kritisch. Die drei Bestandteile des PAT sind Erscheinungsbild, Atemarbeit und Hautzirkulation.
- Kinder haben die Fähigkeit, den Volumenverlust länger zu kompensieren als Erwachsene. Wenn sie jedoch dekompensieren, verschlechtern sie sich plötzlich und stark.
- Eine wesentliche zugrundeliegende Organ- und Gefäßverletzung kann mit wenigen oder keinen offensichtlichen Anzeichen einer äußeren Verletzung auftreten.
- Pädiatrische Patienten mit folgenden Anzeichen sind instabil und sollten unverzüglich zu einem geeigneten Krankenhaus, im Idealfall einem pädiatrischen Traumazentrum, transportiert werden:
  - Beeinträchtige Atmung
  - Anzeichen von Schock oder Kreislaufinstabilität
  - Jede Änderung des Bewusstseinszustandes
  - Erhebliches stumpfes Trauma an Kopf, Brustkorb oder Bauch
  - Hinweise auf mehrere Frakturen oder signifikante Frakturen (Rippen oder Becken)
  - Bedenken, ob eine Misshandlung vorliegen könnte
- Denken Sie immer an die Möglichkeit eines Missbrauchs oder eines nicht zufälligen Traumas, wenn die Anamnese der Verletzung nicht der Darstellung des Patienten entspricht.

## WIEDERHOLUNG FALLBEISPIEL

Sie werden zu einem Verkehrsunfall auf einer viel befahrenen Straße gerufen. Zwei Fahrzeuge sind an einem Frontalzusammenstoß beteiligt. Einer der Insassen ist ein Kind, das sich schlecht gesichert in einem Kindersitz befindet. Es handelt sich um einen Frühlingstag, ohne besondere Vorkommnisse.

Beim Eintreffen am Einsatzort bemerken Sie, dass die Polizei die Unfallstelle schon abgesichert hat. Während Ihr Teampartner und die anderen mittlerweile eingetroffenen Einsatzkräfte die Patienten sichten, gehen Sie zu dem Kind. Sie sehen einen ungefähr zweijährigen Jungen, der zur Seite geneigt in seinem Kindersitz sitzt. Sie bemerken Blut auf der Rückseite der Kopfstütze des Kindersitzes. Das Kind erscheint sehr ruhig und Ihnen fallen mehrere kleine Schürfwunden sowie kleinere Blutungen an Kopf, Gesicht und Hals des Jungen auf. Ihr Primary und Secondary Survey ergeben einen zweijährigen Jungen, der immer wieder schwach „Ma-ma, Ma-ma" wiederholt. Seine Pulsfrequenz beträgt 180/Min; der Radialispuls ist schwächer als der Karotispuls. Der Blutdruck des Kindes liegt bei 50 mmHg palpatorisch, die Atemfrequenz liegt bei 18 Atemzügen/Min, leicht unregelmäßig, aber ohne auffällige Atemgeräusche. Während Sie den Jungen weiter beurteilen,

*(Fortsetzung nächste Seite)*

## WIEDERHOLUNG FALLBEISPIEL (FORTSETZUNG)

bemerken Sie, dass er nichts mehr sagt und nur noch in die Luft starrt. Seine Pupillen sind leicht dilatiert, seine Haut ist blass und feucht. Eine Frau, die sich als Tagesmutter der Familie vorstellt, berichtet, dass die Mutter auf dem Weg zur Unfallstelle ist. Sie bittet Sie, auf die Mutter zu warten.

- Welche Behandlungsprioritäten setzen Sie für diesen Patienten an?
- Was sind wahrscheinliche Verletzungen?
- Welches Zielkrankenhaus ist das am besten geeignete für dieses Kind?

## AUFLÖSUNG DES FALLBEISPIELS

Sie erkennen das Kind korrekt als schwerverletzt und identifizieren ein Multisystemtrau. Seine Atemfrequenz ist niedrig. Die erste Priorität ist die manuelle Inline-Stabilisierung der Halswirbelsäule und Sauerstoffgabe mittels Maske. Sie sind sich auch der Tachykardie und schwachen peripheren Pulse bewusst. Sie suchen rasch nach Anzeichen von Blutungen und stellen fest, dass es keine offensichtlichen Blutungsquellen gibt. Sie gehen zu Recht davon aus, dass sich der Patient in einem hypovolämischen Schock befindet, wahrscheinlich das Ergebnis einer nicht erkannten intraabdominalen Verletzung. Dieses Kind hat ein schweres Multisystemtrauma und erfordert aggressive Behandlung, um ihm eine Chance zum Überleben zu geben.

Aufgrund der Art der Verletzungen des Kindes informieren Sie die Leitstelle, die einen Hubschraubertransport zum nächstgelegenen pädiatrischen Traumazentrum organisiert. Dies ist zielführender als der bodengebundene Transport zu einem nahen gelegenen lokalen Krankenhaus ohne pädiatrische, neurochirurgische oder orthopädische Abteilungen. Kurze Probleme beim peripheren venösen Zugang können erfolgreich gelöst werden. Sie beginnen mit einem kristalloiden Bolus von 10 ml/kg. Die Mutter des Kindes kommt gerade in dem Moment an, als Sie das Kind der Helikopter-Crew übergeben.

# Quellenverzeichnis


1. National Center for Injury Prevention and Control, Centers for Disease Control and Prevention. 10 leading causes of death reports, 2005–2018. Updated September 22, 2021. Accessed March 4, 2022. https://www.cdc.gov/injury/wisqars/LeadingCauses.html
2. Centers for Disease Control and Prevention. Injuries among children and teens. Last reviewed September 22, 2021. Accessed February 23, 2022. https://www.cdc.gov/injury/features/child-injury/index.html
3. American College of Surgeons. National Trauma Data Bank 2013: Pediatric Report. American College of Surgeons; 2016. Accessed March 12, 2018. https://www.facs.org/~/media/files/quality%20programs/trauma/ntdb/ntdb%20pediatric%20annual%20report%202016.ashx
4. National Center for Injury Prevention and Control, Centers for Disease Control and Prevention. Updated November 20, 2020. Accessed March 4, 2022. https://wisqars.cdc.gov/nonfatal-leading
5. Peden M, Oyegbite K, Ozanne-Smith J, et al., eds. World Report on Child Injury Prevention. World Health Organization; 2008.
6. Bachman SL, Salzman GA, Burke RV, Arbogast H, Ruiz P, Upperman JS. Observed child restraint misuse in a large, urban community: results from three years of inspection events. J Safety Res. 2016 Feb;56:17-22.
7. Grisoni ER, Pillai SB, Volsko TA, et al. Pediatric airbag injuries: the Ohio experience. J Pediatr Surg. 2000;35(2):160-162.
8. Durbin DR, Kallan M, Elliott M, et al. Risk of injury to restrained children from passenger air bags. Traffic Injury Prev. 2003;4(1):58-63.
9. Durbin DR, Kallan M, Elliott M, et al. Risk of injury to restrained children from passenger air bags. Annu Proc Assoc Adv Auto Med. 2002;46:15-25.
10. Ferguson SA, Schneider LW. An overview of frontal air bag performance with changes in frontal crash-test requirements: findings of the Blue Ribbon Panel for the evaluation of advanced technology air bags. Traffic Inj Prev. 2008;9(5):421-431.
11. Arbogast KB, Kallan MJ. The exposure of children to deploying side air bags: an initial field assessment. Ann Proc Assoc Adv Automot Med. 2007;51:245-259.
12. EMSC-Partnership for Children, National Association of Emergency Medical Technicians. Guidelines for Providing Family-Centered Care. Published July 2000. Accessed March 22, 2022. https://www.nh.gov/safety/divisions/fstems/ems/documents/emscguidelines.pdf

13. Gausche M, Lewis RJ, Stratton SJ, et al. Effect of out-of-hospital pediatric endotracheal intubation on survival and neurological outcome: a controlled clinical trial. JAMA. 2000;283(6):783-790.
14. Davis DP, Hoyt DB, Ochs M, et al. The effect of paramedic rapid sequence intubation on outcome in patients with severe traumatic brain injury. J Trauma Injury Infec Crit Care. 2003;54(3):444-453.
15. Davis DP, Dunford JV, Poste JC, et al. The impact of hypoxia and hyperventilation on outcome after paramedic rapid sequence intubation of severely head-injured patients. J Trauma Injury Infect Crit Care. 2004;57(1):1-8.
16. York J, Arrillaga A, Graham R, Miller R. Fluid resuscitation of patients with multiple injuries and severe closed-head injury: experience with an aggressive fluid resuscitation strategy. J Trauma Injury Infect Crit Care. 2000;48(3):376-380.
17. Manley G, Knudson MM, Morabito D, et al. Hypotension, hypoxia, and head injury: frequency, duration, and consequences. Arch Surg. 2001;136(10):1118-1123.
18. Chesnut RM, Marshall LF, Klauber MR, et al. The role of secondary brain injury in determining outcome from severe head injury. J Trauma. 1993;34(2):216-222.
19. Luten R. Error and time delay in pediatric trauma resuscitation: addressing the problem with color-coded resuscitation aids. Surg Clin North Am. 2002;82(2):303-314.
20. Fernández A, Ares MI, Garcia S, Martinez-Indart L, Mintegi S, Benito J. The validity of the pediatric assessment triangle as the first step in the triage process in a pediatric emergency department. Pediatr Emerg Care. 2017 Apr;33(4):234-238.
21. Gausche-Hill M, Eckstein M, Horeczko T, et al. Paramedics accurately apply the pediatric assessment triangle to drive management. Prehosp Emerg Care. 2014;18(4):520-530.
22. American College of Surgeons Committee on Trauma. Pediatric trauma. In: ACS Committee on Trauma. Advanced Trauma Life Support for Doctors, Student Course Manual. 8th ed. ACS; 2008:225-245.
23. Sokol KK, Black GE, Azarow KS, Long W, Martin MJ, Eckert MJ. Prehospital interventions in severely injured pediatric patients: rethinking the ABCs. J Trauma Acute Care Surg. 2015;79(6):983-989.
24. Kragh JF Jr, Cooper A, Aden JK, et al. Survey of trauma registry data on tourniquet use in pediatric war casualties. Pediatr Emerg Care. 2012 Dec;28(12):1361-1365.
25. Chou R, Totten AM, Pappas M, et al., eds. Glasgow Coma Scale for Field Triage of Trauma: A Systematic Review [Report No.: 16(17)-EHC041-EF]. Agency for Healthcare Research and Quality; 2017.
26. Van de Voorde P, Sabbe M, Rizopoulos D, et al.; PENTA study group. Assessing the level of consciousness in children: a plea for the Glasgow Coma Motor subscore. Resuscitation. 2008;76(2):175-179.
27. Newgard C, Lin A, Olson L, et al. Evaluation of emergency department pediatric readiness and outcomes among US trauma centers. JAMA Pediatr. 2021;175(9):947-956. doi: 10.1001/jamapediatrics.2021.1319
28. National Vital Statistics System, Centers for Disease Control and Prevention. Deaths: final data for 1997. Morb Mortal Wkly Rep. 1999;47(19):1.
29. Ehrlich PF, Seidman PS, Atallah D, et al. Endotracheal intubation in rural pediatric trauma patients. J Pediatr Surg. 2004;39:1376-1380.
30. Winchell RJ, Hoyt DB. Endotracheal intubation in the field improves survival in patients with severe head injury. Arch Surg. 1997;132(6):592-597.
31. Davis DP, Ochs M, Hoyt DB, et al. Paramedic-administered neuromuscular blockade improves prehospital intubation success in severely head-injured patients. J Trauma Injury Infect Crit Care. 2003;55(4):713-719.
32. Pearson S. Comparison of intubation attempts and completion times before and after the initiation of a rapid sequence intubation protocol in an air medical transport program. Air Med J. 2003;22(6):28-33.
33. Hansen ML, Lin A, Eriksson C, et al. A comparison of pediatric airway management techniques during out-of-hospital cardiac arrest using the CARES database. Resuscitation. 2017;120:51-56.
34. Gerritse BM, Draaisma JM, Schalkwijk A, van Grunsven PM, Scheffer GJ. Should EMS-paramedics perform paediatric tracheal intubation in the field? Resuscitation. 2008;79(2):225-229.
35. Weihing VK, Crowe EH, Wang HE, Ugalde IT. Prehospital airway management in the pediatric patient: a systematic review. Acad Emerg Med. 2021. doi: 10.1111/acem.14410
36. Davis BD, Fowler R, Kupas DF, Roppolo LP. Role of rapid sequence induction for intubation in the prehospital setting: helpful or harmful? Curr Opin Crit Care. 2002;8(6):571-577.
37. Heins M. The „battered child" revisited. JAMA. 1984; 251(24):3295-3300. doi: 10.1001/jama.251.24.3295
38. Davis DP, Valentine C, Ochs M, et al. The Combitube as a salvage airway device for paramedic rapid sequence intubation. Ann Emerg Med. 2003;42(5):697-704.
39. Fukuda T, Sekiguchi H, Taira T, et al. Type of advanced airway and survival after pediatric out-of-hospital cardiac arrest. Resuscitation. 2020;150:145-153.
40. Hernandez MC, Antiel RM, Balakrishnan K, Zielinski MD, Klinkner DB. Definitive airway management after prehospital supraglottic rescue airway in pediatric trauma. J Pediatr Surg. 2018;53(2):352-356.
41. Inaba K, Karamanos E, Skiada D, et al. Cadaveric comparison of the optimal site for needle decompression of tension pneumothorax by prehospital care providers. J Trauma. 2015;79(6):1044-1048.
42. Leatherman ML, Held JM, Fluke LM, et al. Relative device stability of anterior versus axillary needle decompression for tension pneumothorax during casualty movement: preliminary analysis of a human cadaver model. J Trauma. 2017;83(1):S136-S141.
43. McCarthy A, Curtis K, Holland AJ. Paediatric trauma systems and their impact on the health outcomes of severely injured children: an integrative review. Injury. 2016;47(3):574-585.
44. Lerner EB, Drendel AL, Cushman JT, et al. Ability of the physiologic criteria of the field triage guidelines to identify children who need the resources of a trauma center. Prehosp Emerg Care. 2017;21(2):180-184.
45. Larson JT, Dietrich AM, Abdessalam SF, Werman HA. Effective use of the air ambulance for pediatric trauma. J Trauma Injury Infect Crit Care. 2004;56(1):89-93.

46. Eckstein M, Jantos T, Kelly N, Cardillo A. Helicopter transport of pediatric trauma patients in an urban emergency medical services system: a critical analysis. J Trauma Injury Infect Crit Care. 2002;53(2):340-344.
47. Englum BR, Rialon KL, Kim J, et al. Current use and outcomes of helicopter transport in pediatric trauma: a review of 18,291 transports. J Pediatr Surg. 2017;52(1):140-144.
48. Polites SF, Zielinski MD, Fahy AS, et al. Mortality following helicopter versus ground transport of injured children. Injury. 2017;48(5):1000-1005.
49. Brown JB, Leeper CM, Sperry JL, et al. Helicopters and injured kids: improved survival with scene air medical transport in the pediatric trauma population. J Trauma Acute Care Surg. 2016;80(5):702-710.
50. National Center for Injury Prevention and Control, Centers for Disease Control and Prevention. Injuries among Children and Teens. https://www.cdc.gov/traumaticbraininjury/data/index.html#:~:textChildren%20(birth%20to%2017%20years,related%20deaths1%20in%202019
51. Goh MS, Looi D, Goh J, et al. The impact of traumatic brain injury on neurocognitive outcomes in children: a systematic review and meta-analysis. J Neurol Neurosurg Psychiatry. 2021. doi: 10.1136/jnnp-2020-325066
52. Halstead ME, Walter KD, Council on Sports Medicine and Fitness. Clinical report—sport-related concussion in children and adolescents. Pediatrics. 2010;126:597-615.
53. McCrory P, Meeuwisse W, Aubry M, et al. Consensus statement on concussion in sport: the 4th International Conference on Concussion in Sport held in Zurich, November 2012. J Sci Med Sport. 2013;16(3):178-189.
54. Centers for Disease Control and Prevention (CDC). Sports-related recurrent brain injuries—United States. Morb Mortal Wkly Rep. 1997;46(10):224-227.
55. Halstead ME, Walter KD, Moffatt K; Council on Sports Medicine and Fitness. Sport-related concussion in children and adolescents. Pediatrics. 2018;142(6):e20183074. doi: 10.1542/peds.2018-3074
56. Carmona Suazo JA, Maas AI, van den Brink WA, et al. $CO_2$ reactivity and brain oxygen pressure monitoring in severe head injury. Crit Care Med. 2000;28(9):3268-3274.
57. Adelson PD, Bratton SL, Carney NA, et al. Guidelines for the acute medical management of severe traumatic brain injury in infants, children, and adolescents. Chapter 4. Resuscitation of blood pressure and oxygenation and prehospital brain-specific therapies for the severe pediatric traumatic brain injury patient. Pediatr Crit Care Med. 2003;4(suppl 3):S12-S18.
58. De Lorenzo RA. A review of spinal immobilization techniques. J Emerg Med. 1996;14(5):603-613.
59. Valadie LL. Child safety seats and the emergency responder. Emerg Med Serv. 2004;33(7):68-69.
60. U.S. Department of Transportation, National Highway Traffic Safety Administration. Working group best-practice recommendations for the safe transportation of children in emergency ground ambulances. DOT HS 811 677. September 2012. Accessed March 22, 2022. https://www.nhtsa.gov/staticfiles/nti/pdf/811677.pdf
61. Williams FN, Herndon DN, Hawkins HK, et al. The leading causes of death after burn injury in a single pediatric burn center. Crit Care. 2009;13(6):183.
62. Hollén L, Coy K, Day A, Young A. Resuscitation using less fluid has no negative impact on hydration status in children with moderate sized scalds: a prospective single-centre UK study. Burns. 2017;43(7):1499-1505.
63. Müller Dittrich MH, Brunow de Carvalho W, Lopes Lavado E. Evaluation of the „early" use of albumin in children with extensive burns: a randomized controlled trial. Pediatr Crit Care Med. 2016;17(6):e280-e286.
64. Loos MHJ, Almekinders CAM, Heymans MW, de Vries A, Bakx R. Incidence and characteristics of non-accidental burns in children: a systematic review. Burns. 2020; 46(6):1243-1253. doi: 10.1016/j.burns.2020.01.008
65. Peck MD, Priolo-Kapel D. Child abuse by burning: a review of the literature and an algorithm for medical investigations. J Trauma. 2002;53(5):1013-1022.
66. Hettiaratchy S, Dziewulski P. ABC of burns: pathophysiology and types of burns. BMJ. 2004;328(7453):1427-1429.
67. Hight DW, Bakalar HR, Lloyd JR. Inflicted burns in children: recognition and treatment. JAMA. 1979;242:517.
68. American Academy of Pediatrics Committee on Injury and Poison Prevention. Selecting and using the most appropriate car safety seats for growing children: guidelines for counseling parents. Pediatrics. 2002;109(3):550.
69. Nance ML, Lutz N, Arbogast KB, et al. Optimal restraint reduces the risk of abdominal injury in children involved in motor vehicle crashes. Ann Surg. 2004;239(1):127-131.
70. Bauer M, Hines L, Pawlowski E, et al. Using Crash Outcome Data Evaluation System (CODES) to examine injury in front vs. rear-seated infants and children involved in a motor vehicle crash in New York State. Inj Epidemiol. 2021;8(1):32. doi: 10.1186/s40621-021-00328-8
71. Pierce MC, Kaczor K, Aldridge S, et al. Bruising characteristics discriminating physical child abuse from accidental trauma. Pediatrics. 2010;125:67-74.


# Weiterführende Literatur


EMSC Partnership for Children/National Association of EMS Physicians model pediatric protocols: 2003 revision [no authors listed]. Prehosp Emerg Care. 2004;8(4):343.

KAPITEL 15

# Geriatrisches Trauma

**Autoren**
Danielle Hashmi, DO
Angel Ramon Lopez, MD
Robert D. Barraco, MD, MPH, FACS, FCCP

## LERNZIELE

Nach dem Durcharbeiten dieses Kapitels werden Sie in der Lage sein

- Die Epidemiologie des Traumas beim älteren Patienten zu erläutern
- Die anatomischen und physiologischen Effekte des Alterns als ursächliche Faktoren für Traumata und Faktoren in der Pathophysiologie von Traumata zu erklären
- Die Interaktion verschiedener vorbestehender Erkrankungen mit traumatischen Verletzungen bei älteren Patienten zu erklären, und wie die Wechselwirkungen zu Unterschieden in der Pathophysiologie und Manifestationen von Traumata führen
- Die physiologischen Effekte von verschiedenen Medikamentenklassen in Bezug auf die Pathophysiologie und das Trauma bei älteren Patienten zu erläutern
- Die Beurteilungstechniken und Überlegungen bei geriatrischen Patienten mit jenen von jüngeren Patienten zu vergleichen
- Modifikationen der Ganzkörper Immobilisation zu demonstrieren, die bei hoher Effektivität und Stabilität bestmöglichen Komfort bieten
- Die Versorgung geriatrischer Patienten mit der von jüngeren Patienten zu vergleichen
- Die Situation und den Patienten auf Zeichen von Misshandlung oder Vernachlässigung zu prüfen

## FALLBEISPIEL

Ihr Einsatzstichwort lautet „Häuslicher Sturz". Beim Eintreffen sehen Sie eine 78-jährige Frau am unteren Ende einer Treppe liegend. Ihre Tochter berichtet, dass sie vor ca. 15 Minuten mit ihr telefoniert habe und dass sie gerade auf dem Weg zu ihrer Mutter war, um diese zum Einkaufen abzuholen. Als sie bei ihrer Mutter ankam, fand sie diese am Boden liegend vor und rief sofort den Rettungsdienst.

Ihr erster Eindruck ist eine Patientin, die am unteren Ende einer Treppe liegt. Es ist eine ältere Dame, deren äußeres Erscheinungsbild altersentsprechend ist. Während Sie für die manuelle Inline-Stabilisierung der Halswirbelsäule der Patientin sorgen, reagiert die Patientin nicht auf Ihre Aufforderungen. Die Patientin hat eine Platzwunde an der Stirn und eine klar sichtbare Deformation des linken Handgelenks. Es gibt keine offensichtliche externe massive Blutung. Sie trägt einen Notfallausweis für Diabetiker bei sich.

*(Fortsetzung nächste Seite)*

**FALLBEISPIEL (FORTSETZUNG)**

- Hat der Sturz die Bewusstseinsstörung verursacht, oder war ein vorangehendes Ereignis ursächlich?
- Wie modifizieren Alter, Komorbiditäten und Vormedikation das Verletzungsmuster sowie die pathophysiologischen und klinischen Besonderheiten gegenüber jüngeren Patienten?
- Ist ein höheres Alter allein schon ein zusätzliches Kriterium für den Transport in ein Traumazentrum?

## EINFÜHRUNG

Die ältere Bevölkerung ist zahlenmäßig die am schnellsten wachsende Altersgruppe in den USA. Im Jahr 2019 waren mehr als 54 Mio. Amerikaner (16 % der US-Bevölkerung) 65 Jahre oder älter und es wird erwartet, dass diese Zahl bis 2060 94,7 Mio. erreichen wird. Gleichzeitig wird sich die Bevölkerung älter als 80 Jahre bis 2060 sogar verdreifachen.[1,2] Ähnlich sieht es bei der weltweiten Bevölkerung über 60 Jahren aus: Im Jahre 2015 zählte sie etwas mehr als 900 Mio. (12 % der Weltbevölkerung), bis 2050 wird die Zahl bis auf über 2 Milliarden ansteigen (22 % der Weltbevölkerung).[3]

Verletzungen bei älteren Erwachsenen stellen eine Herausforderung in der präklinischen und klinischen Versorgung dar. Einige der frühesten Daten, die den Effekt des Alters auf das Outcome untersuchen, stammen aus der retrospektiven und 1990 veröffentlichten Major Trauma Outcome Study des American College of Surgeons Committee on Trauma.[4] Das Outcome von Patienten im Alter von 65 Jahren und älter wurde mit dem von jüngeren Patienten verglichen. Die Mortalität stieg im Alter von 45 bis 55 Jahren und verdoppelte sich ab dem Alter von 75 Jahren. Dieses altersangepasste Mortalitätsrisiko trat über das ganze Spektrum der Schwere der Verletzungen auf. Weitere Studien zeigten eine erhöhte Mortalitätsrate für geriatrische Traumapatienten im Vergleich zu jüngeren Patienten.[5] Trotz der erhöhten Mortalität und Morbidität haben ältere Erwachsene jedoch nach retrospektiven Daten eine geringere Wahrscheinlichkeit, eine medizinische Versorgung in einem Traumazentrum zu erhalten, als jüngere Patienten mit ähnlichen Verletzungen.[6]

Bei einer stetig steigenden Anzahl von älteren Menschen erleidet eine wachsende Anzahl von geriatrischen Patienten traumatische Verletzungen. Ein Trauma ist die dritthäufigste Todesursache bei Menschen zwischen 55 bis 64 Jahren und die siebthäufigste Ursache in der Altersgruppe der über 65-jährigen.[7] Traumabedingte Todesfälle in dieser Altersgruppe machen 35 % aller traumabedingten Todesfälle aus.[8] Bis 2050 werden ca. 40 % aller Traumapatienten ältere Erwachsene sein.[9] Spezifische Mechanismen und Verletzungsmuster sind einzigartig bei der älteren Bevölkerung.[10] Obwohl Verkehrsunfälle der generell häufigste Grund für traumabedingte Todesfälle sind, sind Stürze der vorherrschende Mechanismus von Todesfällen bei Patienten älter als 75 Jahre.

Dieses Kapitel beschreibt die besonderen Bedürfnisse und erhöhten Risiken älterer Traumapatienten. Im Mittelpunkt stehen der Alterungsprozess und der Einfluss von Begleiterkrankungen auf die Traumareaktion und das klinische Management. Die Inhalte dieses Kapitels gelten für alle Traumapatienten ab 65 Jahren, für jüngere Patienten mit einem biologisch höheren Alter sowie für Patienten mittleren Alters mit alterstypischen Erkrankungen. Frühzeitiges Erkennen von Verletzungen und rasches Handeln sind die Grundlage einer guten Versorgung älterer Traumapatienten.

# Anatomie und Physiologie des Alterns

Der Alterungsprozess verursacht Veränderungen der körperlichen Strukturen, der biologischen Bestandteile des Körpers und der Organfunktionen und kann im Rahmen der präklinischen Versorgung zu spezifischen Problemen führen. Er beeinflusst zudem die Mortalitäts- und Morbiditätsrate.

Altern (oder Seneszenz) ist ein natürlicher biologischer Prozess und beginnt bereits in den Jahren des jungen Erwachsenenalters. In dieser Phase haben die Organsysteme ihre Reifung abgeschlossen und ein Wendepunkt im physiologischen Wachstum ist erreicht. Dem Körper fällt es allmählich schwerer, die Homöostase – das innere physiologische Gleichgewicht – aufrechtzuerhalten, und die Funktionsfähigkeit nimmt über die Jahre bis zum Tod hin ab.

Der fundamentale Prozess des Alterns spielt sich auf zellulärer Ebene ab und spiegelt sich wieder in Anatomie und physiologischer Funktion. Das hohe Lebensalter ist häufig assoziiert mit Gebrechlichkeit, verlangsamten kognitiven Fähigkeiten, Verschlechterung der psychologischen Funktionen, verminderter Energie, dem Auftreten von chronischen und degenerativen Erkrankungen und sich verschlechternden Sinnesleistungen.

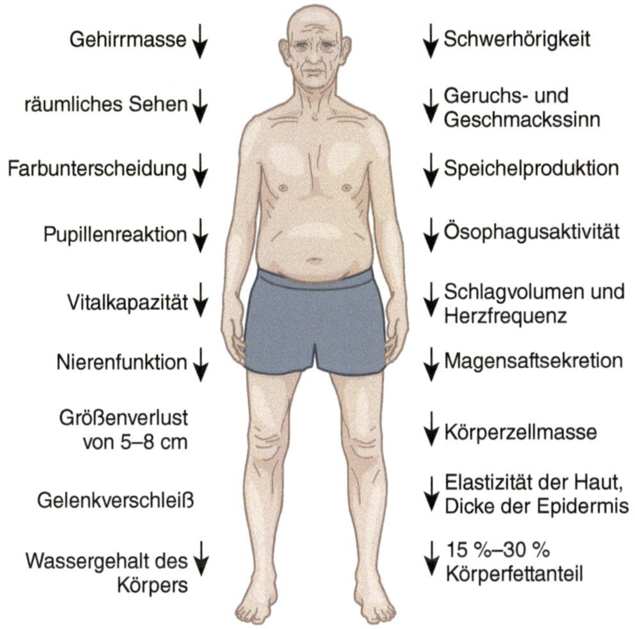


**Abbildung 15-1** Altersbedingte körperliche Veränderungen.



Die Körperfunktionen lassen nach und die bekannten äußerlichen Zeichen des Alterns – wie Hautalterung, Änderung von Haarfarbe und -fülle, Arthrose und Verlangsamung der Reaktionsfähigkeit und der Reflexe – treten auf (**Abbildung 15-1**). Hervorzuheben ist, dass die Lebensqualität nicht notwendigerweise mit dem Alterungsprozess abnimmt.

## Einfluss chronischer medizinischer Probleme

Obwohl einige Individuen ohne relevante Erkrankungen ein fortgeschrittenes Alter erreichen können, haben ältere Personen signifikant wahrscheinlicher einen Gesundheitszustand, welcher ihre Arbeitsfähigkeit und die Fähigkeit, ein normales Leben zu führen, limitiert (**Tabelle 15-1**). Senioren nehmen häufiger die Gesundheits- und Pflegeressourcen, inklusive Notfallversorgung, in Anspruch als andere Altersgruppen in den USA.[11,12] Senioren nutzen ebenfalls den Rettungsdienst mit einer höheren Frequenz als jüngere Patienten, das höhere Alter ist in einer Studie als ein unabhängiger Risikofaktur für den rettungsdienstlichen Transport in die Notaufnahme identifiziert worden.[13]

Wenn das Altern fortschreitet, können vermehrt medizinische Probleme auftreten, häufig mit einem kumulativen negativen Einfluss. Der Gesamteffekt ist meistens größer als die Summe der Einzelprobleme. Wenn dieser Zustand zunimmt und die körperlichen Funktionen abnehmen, kann der Körper auch geringen anatomischen und physiologischen Belastungen kaum mehr standhalten (**Kasten 15-1**).

**Tabelle 15-1** Prozentsatz der Patienten mit vorbestehender chronischer Erkrankung

| Anzahl der chronischen Erkrankungen | 55-64 Jahre | 65 Jahre und darüber |
|---|---|---|
| 1+ chronische Erkrankungen | 69.5% | 85.6% |
| 2+ chronische Erkrankungen | 37.1% | 56.0% |
| 3+ chronische Erkrankungen | 14.4% | 23.1% |

Beachte: Chronische Erkrankungen beinhalten Arthrose, Asthma, Krebs, Herz-Kreislauf-Erkrankungen, chronisch-obstruktive Atemwegserkrankungen und Diabetes.

Daten vom Center for Disease Control and Prevention. Prozentangaben bezogen auf Erwachsene in den USA im Alter von 55 Jahren und Älter mit chronischen Erkrankungen. Abgerufen am 23. Mai 2022. https://www.cdc.gov/nchs/health_policy/adult_chronic_conditions.htm

**Kasten 15-1** Vorbeugende Massnahmen

Vorbeugende Massnahmen sind der Schlüssel zum Erhalt einer optimalen Gesundheit, insbesondere bei älteren Menschen. Leider nehmen manche ältere Erwachsene keine vorbeugenden Massnahmen in Anspruch.



Die Versorgungsprioritäten, die notwendigen Behandlungen und die lebensbedrohlichen Zustände aufgrund eines Traumas sind altersunabhängig – egal ob es ein pädiatrischer, mittelalter oder geriatrischer Patient ist. Dennoch sterben ältere Patienten aufgrund vorbestehender körperlicher Einschränkungen häufig an leichteren Verletzungen und schneller als junge Patienten. Die Mortalitätsrate ist um so höher, je mehr Begleiterkrankungen ein Patient hat (**Tabelle 15-2**). Bestimmte Erkrankungen erhöhen die Mortalitätsrate, da sie die Fähigkeit des Körpers, auf ein Trauma zu reagieren, beeinflussen (**Tabelle 15-3**).

## Hals, Nase, Ohren

Karies, Zahnfleischerkrankungen und Zahnverletzungen erfordern das Tragen von Zahnprothesen. Die spröde Struktur von überkronten Zähnen, Zahnersatz und festen oder herausnehmbaren Brücken stellt ein besonderes Problem dar; diese Fremdkörper können schnell zerbrechen und aspiriert werden und so die Atemwege verlegen.

**Tabelle 15-2** Anzahl vorbestehender Erkrankungen (VE) und Outcome nach einem Trauma

| Anzahl der VE | Überlebende | Verstorbene | Mortalitätsrate (%) |
|---|---|---|---|
| 0 | 6341 | 211 | 3,2 |
| 1 | 868 | 56 | 6,1 |
| 2 | 197 | 36 | 15,5 |
| 3 oder mehr | 67 | 22 | 24,7 |

Daten aus Milzman DP, Boulanger BR, Rodriguez A, Soderstrom CA, Mitchell KA, Magnant CM. Pre-existing disease in trauma patients: a predictor of fate independent of age and injury severity score. J Trauma. 1992;32:236–244.

**Tabelle 15-3** Prävalenz von vorbestehenden Erkrankungen und damit assoziierte Letalitätsrate nach Trauma

| Vorbestehende Erkrankung | Anzahl Patienten | Anteil mit Vorerkrankung (%) | Gesamtanteil (%) | Mortalitätsrate (%) |
|---|---|---|---|---|
| Hypertonie | 597 | 47,9 | 7,7 | 10,2 |
| Lungenerkrankung | 286 | 23,0 | 3,7 | 8,4 |
| Herzerkrankung | 223 | 17,9 | 2,9 | 18,4 |
| Diabetes | 198 | 15,9 | 2,5 | 12,1 |
| Adipositas | 167 | 13,4 | 2,1 | 4,8 |
| Maligner Tumor | 80 | 6,4 | 1,0 | 20,0 |
| Neurologische Erkrankung | 45 | 3,6 | 0,6 | 13,3 |
| Nierenerkrankung | 40 | 3,2 | 0,5 | 37,5 |
| Lebererkrankung | 41 | 3,3 | 0,5 | 12,2 |

Daten aus Milzman DP, Boulanger BR, Rodriguez A, Soderstrom CA, Mitchell KA, Magnant CM. Pre-existing disease in traumapatients: a predictor of fate independent of age and injury severity score. J Trauma. 1992;32:236–244.

Ältere Erwachsene leiden häufiger unter Mundtrockenheit. Die Anzahl der Azinuszellen der Speichelzellen nimmt geringfügig ab, was zu einer Reduktion der maximalen Speichelproduktion um bis zu 50 % führen kann.[14] Das kann verschiedene Effekte auf Kauen und Schlucken haben und liefert keinen sicheren Hinweis auf eine Exsikkose. Zusätzlich können bestimmte Medikamente zu einem trockenen Mund führen.

Die Konturen des Gesichts können sich aufgrund des alters- und zahnstatusabhängigen Knochenabbaus der Kiefer verändern, wobei insbesondere fehlende Zähne knöcherne Veränderungen auslösen. Diese Veränderungen führen zum charakteristischen Bild eines eingefallenen und geschrumpften Mundes. Diese Veränderungen können auch die Abdichtung bei Maskenbeatmung sowie die Sicht während einer endotrachealen Intubation beeinträchtigen.

Die nasopharyngealen Gewebe werden mit dem Alter zunehmend anfälliger. Zusätzlich zu dem Risiko, das diese Veränderungen während des initialen Traumas darstellen, können durch unvorsichtige Interventionen wie einer nasopharyngealen Einlage eines (Wendl-)Tubus Verletzungen und diffuse Blutungen auftreten.

## Atmungssystem

Die Atemfunktion nimmt mit zunehmendem Alter ab, teils weil die Brustwand weniger elastisch ist, teils aufgrund der zunehmend steifer werdenden Atemwege. Die Compliance der Brustwand und der Lungen nimmt im Alter ab und kann in intensivierter Atemarbeit resultieren. Dies ist mit einem höheren Risiko eines Atemversagens bei Thoraxtraumen verbunden.[15] Eine abgeschwächte Reaktion des Herzens auf Hypoxie kann es schwieriger machen ein Atemversagen zu erkennen. [15] Mit Abnehmen der Effizienz des respiratorischen Systems braucht der alte Mensch mehr Aufwand beim Atmen, und tägliche Aktivitäten brauchen mehr Anstrengung.

Die Oberfläche der Alveolen nimmt mit zunehmendem Alter ab, so dass ein 70-Jähriger 16 % weniger alveolare Oberfläche zur Verfügung hat. Jede Veränderung der ohnehin schon reduzierten Alveolaroberfläche verringert die Sauerstoffaufnahme noch weiter. Zudem nimmt mit dem Alter die Sauerstoffbindungskapazität des Hämoglobins ab, was zu einer niedrigeren basalen Sauerstoffsättigung und damit reduzierten Sauerstoffreserven führt.[16] Wegen der beeinträchtigten mechanischen Ventilation und der verminderten Gasaustauschfläche können ältere Patienten die physiologischen Beeinträchtigungen im Rahmen eines Traumas weniger gut kompensieren.

Veränderungen der Atemwege und der Lungen lassen sich nicht immer nur mit dem Alterungsprozess erklären. Die kumulative chronische Exposition gegenüber Umweltgiften über die Jahre kann durch berufliche Risiken oder Tabakrauch bedingt sein. Dieses kann zu der chronisch obstruktiven Lungenerkrankung (chronic obstructive pulmonary disease – COPD) führen. Verminderte Husten- und Würgereflexe, geringe Kraft beim Hustenstoß und ein niedrigerer ösophagealer Sphinktertonus erhöhen das Risiko einer **Aspirationspneumonie**. Die Reduktion der bronchialen **Zilien** (Flimmerhärchen auf den Zellen im Respirationstrakt, die Fremdkörper und Schleim aus den Bronchien transportieren) prädisponiert ältere Menschen für Probleme durch inhalierte Partikel.

Ein weiterer Faktor, der das Atemsystem betrifft, sind Veränderungen in der physiologischen Krümmung der Wirbelsäule. Die Ausbildung einer **Kyphose** im Brustwirbelbereich („Buckel", oft im Rahmen einer Osteoporose) beeinträchtigt die Biomechanik der Atmung und damit die Ventilation (**Abbildung 15-2**).

Auch Veränderungen des Diaphragmas können Atemprobleme verursachen. Die Versteifung der Rippen führt zu vermehrter Zwerchfellatmung. Die Inhalation ist abhängiger von der Zwerchfellaktivität, um einen negativen Inspirationsdruck zu erreichen. Dadurch werden die Patienten sehr empfindlich für Änderungen des intraabdominalen Drucks. Somit kann im Liegen oder durch eine große Mahlzeit eine Ateminsuffizienz ausgelöst werden.

Verletzungen der Brustwand können die zuvor erwähnten respiratorischen Veränderungen bei älteren Patienten noch verstärken. Ältere Traumapatienten mit

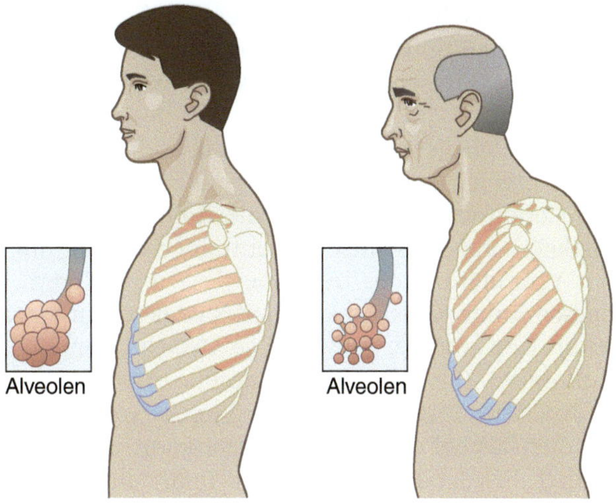


**Abbildung 15-2** Die Wirbelsäulenverformung kann zu einem antero-posterioren Buckel führen, der Atemprobleme hervorruft oder verstärkt. Die abnehmende Oberfläche der Alveolen kann ebenfalls den Gasaustausch in den Lungen einschränken.



Rippenfrakturen haben eine signifikant erhöhte Letalität und ein höheres Risiko für Komplikationen wie z. B. eine Pneumonie im Vergleich zu jüngeren Patienten.[17] Die Kombination einer bestehenden Lungenerkrankung und physiologischen Veränderungen des Alterns können ältere Patienten zu einer Beeinträchtigung der Atmung nach einem Trauma prädisponieren.

## Kardiovaskuläres System

Im Jahr 2019 waren kardiovaskuläre Krankheiten die Haupttodesursache bei Personen von 65 Jahren und älter in den USA.[7] Kardiovaskuläre Erkrankungen waren in dieser Altersgruppe für so viele Todesfälle verantwortlich, dass sie – obwohl in keiner anderen Altersgruppe führend – zur häufigsten Todesursache aller Altersgruppen zusammengenommen wurden.[7]

Die altersabhängige Abnahme der Elastizität von Arterien führt zu einem Anstieg des peripheren Gefäßwiderstands. Myokard und Gefäße sind von deren elastischen, zusammenziehenden und ausdehnbaren Eigenschaften abhängig, um richtig funktionieren zu können. Die Compliance der Wände des Myokards nimmt ab, was zu einer Abnahme des Cardiac Index von ungefähr 1% pro Jahr führt. Gleichzeitig nimmt der Gefässwiderstand um 1 % pro Jahr zu.[18] Mit dem zunehmenden Alter kann das Herz-Kreislauf-System das Blut mit immer geringerer Effizienz bewegen.

**Arteriosklerose** ist eine Verengung der Blutgefäße. Dabei verdickt sich die innere Schicht der Arterienwand durch Fettablagerungen. Diese Ablagerungen oder Plaques verringern zunehmend den Innendurchmesser der Gefäße, was den Gefäßwiderstand erhöht und es so erschwert, das Blut vorwärts zu pumpen. Diese Einengung betrifft auch die Koronargefäße. Fast 50 % der 65-jährigen US-Amerikaner weisen Koronarstenosen auf.[5]

Eine Folge dieser Gefäßeinengung ist die **Hypertonie**, die bei Erwachsenen weit verbreitet ist. Verkalkungen der Arterienwand vermindern die Compliance und die Fähigkeit, auf endokrine oder zentralnervöse Stimuli mit einer Veränderung des Durchmessers zu reagieren. Der eingeschränkte Kreislauf kann jedes vitale Organ negativ beeinflussen und ist eine häufige Ursache von Herzerkrankungen. Das ist von besonderem Interesse, da der Blutdruck in Ruhe bei einem älteren Traumapatienten höher als bei einem jungen sein kann. Ein häufiger Fallstrick bei der Beurteilung und Behandlung von geriatrischen Traumapatienten besteht darin, dass ein „normaler" Blutdruck nicht als Schockzeichen erkannt wird.

Mit zunehmendem Alter wird das kardiale Gewebe fibröser und nimmt an Größe zu: **myokardiale Hypertrophie**. Die Atrophie von Zellen des kardialen Reizleitungssystems führt zu einer höheren Inzidenz von Arrhythmien. Im Besonderen nimmt die Fähigkeit des Herzens ab, auf physiologische Stimuli wie eine Hypotonie adäquat zu reagieren. Dadurch können die älteren Patienten ihre Herzfrequenz und das Herzschlagvolumen nicht mehr angemessen steigern, um einen niedrigen Blutdruck zu kompensieren. Patienten mit Schrittmachern oder mit Betablocker-Medikation haben eine verminderte Fähigkeit, die Herzfrequenz und das Auswurfvolumen an den erhöhten myokardialen Sauerstoffbedarf bei Stress infolge eines Traumas anzupassen.

Bei einem älteren Traumapatienten trägt die eingeschränkte Zirkulation zur zellulären Hypoxie bei. Als Folge der Hypoxie treten kardiale Arrhythmien, akutes Herzversagen oder sogar plötzlicher Herztod auf. Der Körper von älteren Personen kann einen Blutverlust oder andere Schockursachen nicht mehr so gut kompensieren, weil die Inotropie (Kontraktilität des Herzmuskels) durch **Katecholamine** nicht mehr adäquat gesteigert werden kann. Zusätzlich nimmt das zirkulierende Blutvolumen ab, wodurch weniger physiologische Reserven im Falle eines Volumenverlusts vorhanden sind. Eine diastolische Dysfunktion macht die Patienten zur Steigerung des Herzminutenvolumens zunehmend von der atrialen Füllung abhängig, die bei einem hypovolämischen Schock vermindert ist.

Durch das verminderte zirkulierende Volumen und die eingeschränkten Kompensationsmöglichkeiten in Kombination mit zunehmender Herzinsuffizienz ist das Schockmanagement des älteren Traumapatienten signifikant erschwert. Die Auswirkungen einer Flüssigkeitsgabe muss wegen der verminderten Compliance des kardiovaskulären Systems und des oftmals steifen rechten Ventrikels engmaschig kontrolliert werden. Achten Sie darauf, dass im Rahmen einer aggressiven Flüssigkeitstherapie bei Hypotonie oder Schock keine Volumenüberladung mit den entsprechenden Komplikationen entsteht.[19]

## Nervensystem

Während des Alterungsprozesses nehmen die Hirnmasse und die Anzahl der Neuronen (Nervenzellen) ab. Das Gewicht des Gehirns erreicht im 20. Lebensjahr mit etwa 1.4 kg den Maximalwert. Mit 80 Jahren ist das Gehirn 10 % leichter und zunehmend atrophisch.[20] Zudem werden die Brückenvenen der harten Hirnhaut (dura mater) stärker gedehnt und reißen infolgedessen schneller. Dadurch treten Epiduralhämatome seltener und Subduralhämatome häufiger auf. Der Volumenverlust des Gehirns wird durch eine Vermehrung des Liquors kompensiert. Obwohl das Gehirn dadurch besser vor Kontusionen geschützt ist, wird es anfälliger für Bewegungen bei Beschleunigungstraumata. Der vergrößerte Raum um das Gehirn erklärt auch, warum sich bei älteren Menschen eine signifikante Menge Blut symptomfrei oder mit nur minimalen Symptomen um das Gehirn in der Schädelkalotte ansammeln kann.

Die Geschwindigkeit, mit der Nervenimpulse entlang bestimmten Nervenbahnen fortgeleitet werden nimmt ebenfalls ab. Diese Verlangsamung der Nervenleitung resultiert in nur kleinen Effekten bei Verhalten und Denken. Reflexe sind langsamer, aber auch nicht signifikant. Kompensatorische Funktionen können insbesondere bei Patienten mit Krankheiten wie Morbus Parkinson beeinträchtigt sein, was zu einer erhöhten Sturzneigung führt. Das periphere Nervensystem wird ebenso durch die Verlangsamung der Fortleitung beeinflusst, so dass Tremor und ein unsicherer Gang entstehen können.

Allgemeinwissen und Sprachfertigkeiten nehmen zu oder bleiben erhalten, während Fähigkeiten, die einer Kombination von mentaler und muskulärer Aktivität bedürfen (psychomotorische Fähigkeiten), abnehmen. Intellektuelle Fähigkeiten wie Wortverständnis, arithmetische Fähigkeiten, Ideenfluss, Auswertung von Erfahrungen und Allgemeinwissen nehmen bei den über 60-Jährigen tendenziell zu, wenn sie die Lernaktivitäten aufrechterhalten. Ausnahmen sind Patienten mit seniler Demenz oder verwandten Krankheiten wie z. B. der Alzheimer-Erkrankung.

**Demenz** ist ein Überbegriff für eine Abnahme der kognitiven Fähigkeiten, die das tägliche Leben beeinträchtigen. Die Alzheimer-Krankheit ist die häufigste Form der Demenz. Am häufigsten werden Gedächtnis, Aufmerksamkeit, Kommunikationsfertigkeiten und Beurteilungsvermögen beeinträchtigt, auch wenn die Symptome variieren können. Demenz betrifft eine von zehn Personen im Alter von 65 Jahren und älter in den USA. Es ist die fünfthäufigste Todesursache bei älteren Erwachsenen und eine Hauptursache für Beeinträchtigung des täglichen Lebens.[21] Kognitive Auswirkungen von Demenz beginnen in der Regel schleichend.

Ein **Delir** unterscheidet sich von Demenz. Das Delir ist eine abrupte und akute Veränderung des mentalen Zustandes, die durch Unaufmerksamkeit, kognitive Störungen und einen fluktuierenden Verlauf gekennzeichnet ist. Dem Delir liegt eine medizinische Ursache zugrunde. Es ist in der Regel reversibel, sobald der zugrundeliegende akute Prozess behoben ist. Das Delir wird mit gesteigerter Mortalität und Morbidität in Verbindung gebracht. Eine Studie der Yale-Universität hat einen Anstieg der Sterblichkeit über einen Zeitraum von einem Jahr nachgewiesen, der mit einem Delir in Verbindung gebracht wurde, welches während einer Behandlung auf einer Intensivstation aufgetreten ist.[22] Eine durchgeführte Meta-Analyse zeigt, dass das Delir mit einer erhöhten Mortalitätsrate verbunden sein kann, insbesondere bei Patienten auf einer Intensivstation.[23]

Ältere Menschen haben zudem signifikante Probleme mit der psychischen Gesundheit. Depression tritt häufig in der älteren Bevölkerung auf. Dennoch müssen Sie bei der Beurteilung eines älteren Traumapatienten im Falle einer mentalen Beeinträchtigung davon ausgehen, dass diese aus dem Trauma resultiert, beispielsweise durch Schock, Hypoxie oder SHT, auch wenn die Möglichkeit einer bereits vorbestehenden Depression, Demenz oder hirnorganische Erkrankung gegeben ist (siehe Kapitel 8).

## Sinnesorgane

### Sehen und Hören

Insgesamt zeigen Männer vermehrt Hörminderungen. Bezüglich der Seheinschränkung sind beide Geschlechter gleichermaßen betroffen (**Kasten 15-2**).

Ein Sehverlust ist für jeden eine Herausforderung, insbesondere ist dies aber ein Problem für die älteren Menschen. Es beeinträchtigt die Fähigkeit, die Beschriftungen von Medikamenten richtig lesen zu können, und ebenso die Fähigkeit, sicher Auto zu fahren. Dazu kommt eine progressive Abnahme der Sehschärfe, des Farbsehens und der Nachtsicht. Mit der Zeit verlieren die Linsen langsam die Fähigkeit, sich zu verformen, und damit zur Anpassung der Lichtbrechungseigenschaften zum Fern- und Nahsehen (Akkomodation). Daraus resultiert die Presbyopie (Alterssichtigkeit) der über 40-Jährigen, die dann häufig eine Lesebrille benötigen.

Aufgrund dieser strukturellen Veränderungen haben die Patienten oft Schwierigkeiten, in düsteren Räumen zu sehen. Die Augenlinsen werden mit der Zeit trüb und lassen immer weniger Licht hindurch. Daraus entwickelt sich eine sogenannte **Katarakt** oder Linsentrübung: Die Linsen werden milchig und streuen das eintretende Licht, sodass die Sicht verschwommen wird. Mehr als die Hälfte der Leute über 80 Jahren ist von Katarakt betroffen.[24] Durch diese Einschränkungen des Sehvermögens entstehen mehr Autounfälle, insbesondere bei Fahrten während der Nacht.

Auch eine gewisse Abnahme des Hörvermögens geht mit dem Alter einher (**Presbyakusis**). Normalerweise wird das Hören beeinträchtigt, weil die Schallwellen weniger gut auf das Innenohr übertragen werden. Hörgeräte können den Hörverlust zum Teil kompensieren. Dieser macht sich vor allem dann bemerkbar, wenn viele Leute gleichzeitig reden, oder laute Nebengeräusche vorhanden sind, wie z. B. ein Folgetonhorn.

**Kasten 15-2** Der Einfluss von Beeinträchtigungen der Sinnesorgane mit dem Alter

Veränderungen des Seh- und Hörvermögens können subtil sein und sich über einen langen Zeitraum entwickeln, sodass der Patient eventuell nicht merkt, dass sich etwas verändert hat. Präventive Kontrollen beim Hausarzt sollten Screening-Untersuchungen beinhalten, um ältere Patienten auf diese Veränderungen hin zu testen.



### Schmerzempfindung

Im Rahmen des Alterungsprozesses und verschiedener Krankheiten wie Diabetes mellitus können viele Patienten Schmerzen nicht mehr so gut wahrnehmen, wodurch sie anfälliger für Verletzungen durch Hitze oder Kälte werden. Viele ältere Menschen leiden an chronischen Erkrankungen wie Arthrose, die chronische Schmerzen verursachen. Mit Schmerzen zu leben, kann die Schmerztoleranz erhöhen, weswegen es für den Patienten schwierig sein kann, schmerzhafte Areale zu lokalisieren. Achten Sie bei der Untersuchung älterer Patienten auf diese Umstände und fragen Sie nach einer Zunahme oder Ausbreitung von Schmerzen. Fragen Sie, ob sich Intensität und Charakter der Schmerzen seit dem Trauma verändert haben.

## Nieren

Im Zusammenhang mit dem Alterungsprozess nimmt die Filtrations- und Exkretionsfähigkeit der Nieren ab. Ab dem Alter von 50 Jahren nimmt die Masse der Nieren rapide wegen des Verlustes von Nephronen ab, gefolgt von einer Abnahme der glomerulären Filtrationsrate (GFR) ab dem Alter von 60 Jahren.[18] Denken Sie daran, wenn Sie Medikamente mit Wirkstoffen verabreichen, die über die Nieren ausgeschieden werden. Die Creatinin-Clearance wird bei älteren Menschen zu einem verlässlicheren Prädiktor der Nierenfunktion – im Vergleich zum Serum-Creatinin. Deser Wert reduziert sich nämlich mit abnehmender Muskelmasse.[18] Hinzu kommt, dass artherosklerotische Gefässveränderungen wegen des Alters den Gefässfluss in den Nieren reduzieren können und damit zusätzlich die GFR reduzieren.[18] Eine chronische Niereninsuffizienz betrifft typischerweise ältere Menschen und führt zu einer Reduktion des allgemeinen Gesundheitszustandes und der Fähigkeit, ein Trauma zu verkraften. Beispielsweise kann eine Niereninsuffizienz Ursache einer chronischen Anämie sein, wodurch die **physiologischen Reserven** vermindert werden.

## Muskel- und Skelettsystem

Knochen verlieren mit der Alterung Mineralien. Der Verlust an Knochenmasse (**Osteoporose**) ist geschlechtsabhängig. Im jungen Erwachsenenalter ist die Knochendichte bei Frauen größer als bei Männern. Der Verlust an Knochenmasse verläuft bei Frauen jedoch schneller, insbesondere nach der Menopause. Durch die höhere Inzidenz von Osteoporose bei älteren Frauen erleiden diese häufiger Frakturen, insbesondere des Oberschenkelhalses. Ursachen sind die Verminderung des Östrogenspiegels, längere Perioden körperlicher Inaktivität und ungenügende Aufnahme oder ineffektive Verstoffwechselung von Kalzium.

Osteoporose trägt signifikant zu Hüftfrakturen und spontanen Wirbelkörperfrakturen bei. Die jährliche Inzidenz erreicht 1 % bei Männern und 2 % bei Frauen über 85 Jahren.[25]

Ältere Leute sind manchmal kleiner als in jungen Jahren, weil ihre Bandscheiben Wasser, und somit an Höhe, verlieren. Durch diese Abflachung der Bandscheiben verlieren Personen zwischen dem 20. und dem 70. Lebensjahr etwa 5 cm an Körpergröße. Eine Kyphose (Krümmung des Rückens) in der thorakalen Region, oft durch Osteoporose verursacht, kann ebenfalls zum Größenverlust beitragen (**Abbildung 15-3**). Werden die Knochen poröser und fragiler, entstehen an der Wirbelkörpervorderkante Höhenminderungen und womöglich Kompressionsfrakturen. Indem sich die Brustwirbelsäule krümmt, erscheinen Kopf und Schultern nach vorne gedrückt. Durch eine chronisch obstruktive Lungenerkrankung (COPD), insbesondere bei einem Emphysem, wird die Kyphose wegen der stärkeren Ausbildung der Atemhilfsmuskulatur noch stärker ausgeprägt.

Arthrose ist ein weiteres häufiges Problem bei älteren Personen. **Osteoarthrose (OA)** ist eine degenerative Krankheit, die die Gelenke betrifft und zu einer Schädigung der Gelenkknorpel führt, die normalerweise für glatte Oberflächen für die Gelenkbewegung sorgen. **Rheumatoide Arthritis (RA)** ist eine entzündliche Krankheit, die von einer Autoimmunantwort ausgelöst wird und Schwellungen und Deformitäten der Gelenke verursachen kann. Diese chronischen Erkrankungen können zu verminderter Mobilität und chronischen Schmerzen führen. Diese Einschränkungen müssen bei der Beurteilung und beim Transport von älteren Patienten berücksichtigt werden.

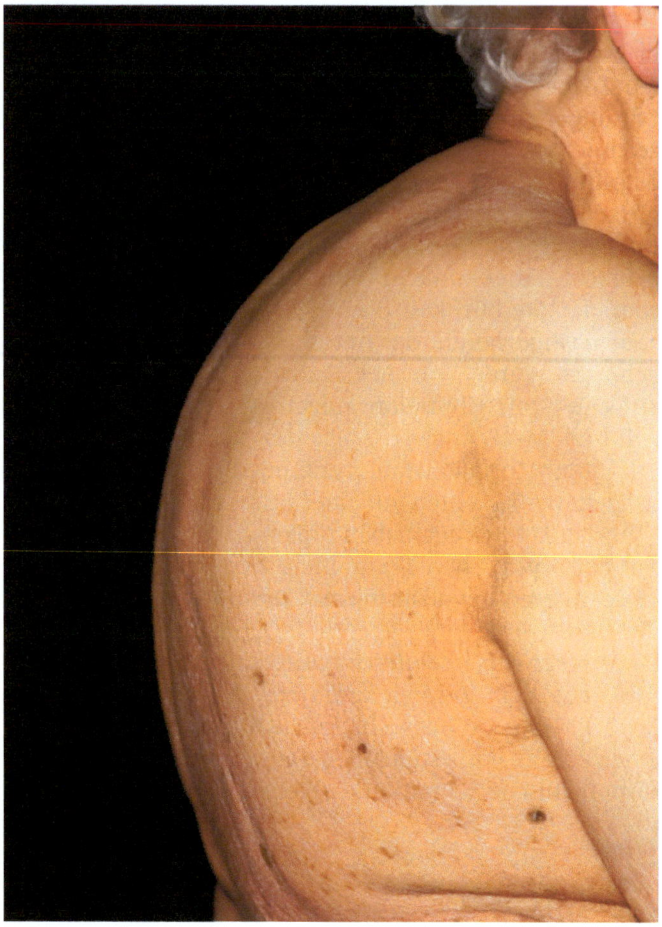

**Abbildung 15-3** Kyphose, typischerweise verursacht durch eine Osteoporose.



Die absoluten Konzentrationen der Wachstumshormone nehmen mit zunehmendem Alter ab. Gleichzeitig kann der Körper weniger auf die Ausschüttung anaboler Hormone reagieren. Daraus resultiert eine Abnahme der Muskelmasse bei älteren Menschen. Der Muskelverlust wird mikroskopisch gemessen, wobei sowohl die Zahl als auch die Größe der Muskelzellen abnehmen.

Defizite, die auf das muskuloskelettale System zurückgehen (z. B. die Fähigkeit, bei unebenem Untergrund Hüfte und Knie zu beugen), erhöhen die Sturzgefahr bei älteren Erwachsenen. Muskelerschöpfung kann die Bewegung beeinträchtigen, vor allem bei Stürzen. Änderungen der normalen Körperhaltung sind im Alter häufig und Veränderungen der Wirbelsäule führen zu einer vermehrten Beugung. Osteoporose ist im Alter verbreitet wobei ein gewisses Mass an Osteoporose mit zunehmendem Alter als normal angesehen werden kann. Aufgrund der zunehmenden Resorption wird der Knochen weniger biegsam, somit poröser und brüchiger. Durch die Abnahme der Knochenfestigkeit und verminderte Muskelkraft aufgrund geringerer körperlicher Betätigung können schon durch geringe Krafteinwirkung multiple Frakturen entstehen. Frakturen der langen Knochen kommen am häufigsten am proximalen Femur, an Hüfte, Humerus und Handgelenk vor. Die erhöhte Inzidenz von Stürzen resultiert in Colles-Frakturen des distalen Radius, bei der die Hände beim Fallen dorsalflektiert ausgestreckt werden.

Die Wirbelsäule verändert sich aufgrund von Osteoporose, **Osteophytose** (Knochensporne) und Verkalkung der stützenden Bänder. Diese Kalzifizierung mindert die Beweglichkeit und engt den Wirbelkanal ein. Der verengte Kanal und voranschreitende Osteophytenbildung bringen ein hohes Risiko für eine Rückenmarks- oder Nervenwurzelverletzung bei auch schon geringem Trauma. Die Verengung des Wirbelkanals wird **spinale Stenose** genannt und erhöht die Wahrscheinlichkeit der Rückenmarks- oder Nervenwurzelkompression ohne akute Fraktur der Wirbelsäule. Die kombinierten Kräfte der Osteoporose und Haltungsänderungen führen zu vermehrten Stürzen. Sogar Stürze aus Körperhöhe können Frakturen bei älteren Patienten verursachen.[26]

## Haut

Altern führt zu starken Veränderungen von Haut und Bindegewebe, was generell die Erholungsphase nach einem Trauma verlängert und einen negativen Einfluss auf die Wundheilung hat. Die Zellzahl nimmt ab, das Gewebe wird schwach und die Funktionen der Haut verschlechtern sich. Durch den Alterungsprozess nimmt die Anzahl von Schweiß- und Talgdrüsen ab. Daher kann die Temperatur weniger gut reguliert werden. Die Abnahme der Talgdrüsen führt zu trockener Haut. Der Abbau der Melaninproduktion bewirkt durch einen Pigmentverlust ein Abblassen von Haut und Haar. Die Haut wird durch den zunehmenden Verlust von Bindegewebe dünn und erscheint durchsichtig. Aus diesem Grund ist die Haut gefährdet, bereits durch kleinere Traumen verletzt zu werden. Die dünne und trockene Haut ist gegenüber Mikroorganismen weniger resistent, was zu häufigeren Infektionen auch nach kleinen Verletzungen führt. Infolge der Abnahme der Hautelastizität wird die Haut runzelig und faltig, vor allem an Stellen großer Beanspruchung wie über den Gesichtsmuskeln. Im Rahmen von Unfällen mit relativ niedriger Energie kann es aufgrund der dünneren Haut zu signifikanten Gewebsverlusten oder Verletzungen kommen.

Durch den Verlust an Fettgewebe werden ältere Patienten schneller hypotherm. Die Abnahme der Hautdicke ist, zusammen mit der reduzierten Gefäßdichte, verantwortlich für die eingeschränkte Thermoregulationsfähigkeit. Dennoch sollten Sie bei einer Hypothermie eines älteren Patienten auch an eine okkulte Sepsis, eine Hypothyreose oder Phenothiazin-Überdosis denken. Durch den Verlust an Fettgewebe werden vorstehende Körperstrukturen, z. B. der Kopf, die Schultern, die Wirbelsäule, das Gesäß, die Hüften und die Fersen, nicht mehr so gut gepolstert. Bei einer längeren Immobilisierung ohne zusätzliche Polsterung kann es so zu Gewebenekrose und Ulzerationen an den Auflageflächen kommen, ebenso zu Schmerzen und Unbehagen während der Behandlung und des Transports. Diese Komplikationen müssen beim Transport und der Immobilisierung von älteren Patienten berücksichtigt werden.

## Ernährung und Immunsystem

Im Alter nimmt der Kalorienbedarf aufgrund der verminderten Muskelmasse und der verminderten metabolischen Aktivität ab. Dennoch kann der Proteinbedarf sogar noch ansteigen, wenn die Nahrungsverwertung ineffizienter wird. Aufgrund dieser Tatsachen sind ältere Traumapatienten oft schon vor einem Trauma unterernährt. Die finanzielle Situation von Senioren kann die Qualität der Ernährung noch zusätzlich senken.

Wenn das Immunsystem altert, nimmt seine Funktionsfähigkeit ab. Die an der Immunabwehr beteiligten Organe (Thymus, Leber, Milz) schrumpfen im Allgemeinen. Zudem nehmen die zellvermittelte und die humorale Immunantwort auf Infektionen ab. Deshalb und aufgrund von Ernährungsproblemen werden ältere Patienten anfälliger für Infektionen. Die Sepsis ist in dieser Altersgruppe eine häufige späte Todesursache nach schweren, aber auch nach minimalen Traumata.

# Beurteilung

Im Jahr 2019 waren 26 % der Menschen im Alter 65 Jahre oder älter im vorherigen Jahr einmal in einer Notaufnahme.[27] Obwohl die präklinische Beurteilung älterer Traumapatienten grundsätzlich so wie bei allen Traumapatienten durchgeführt wird, gibt es spezifische zu beachtende Punkte in dieser Altersgruppe. Dieser Abschnitt wird diese beleuchten wie auch die häufigsten Verletzungsmechanismen und -muster.

## Verletzungsmechanismen

### Stürze

Stürze sind bei älteren Erwachsenen die häufigste Ursache von Todesfällen und von körperlichen Behinderungen nach einem Trauma. Ungefähr ein Viertel der über 65-Jährigen stürzt einmal pro Jahr, was zu 3 Millionen Vorstellungen in einer Notaufnahme und ungefähr 30.000 Todesfällen führt.[28, 29] Obwohl Frauen und Männer etwa gleich häufig stürzen, erleiden Frauen aufgrund der stärker ausgeprägten Osteoporose mehr als doppelt so oft schwere Verletzungen. Stürze, sogar Stürze aus dem Stand, können zu ernsten Verletzungen und lebensbedrohlichen Traumata führen. 20 % bis 30 % der Gestürzten erleiden eine moderate bis schwere Verletzung.[28]

Die Sturzursachen sind multifaktoriell. Die meisten Stürze sind altersbedingt und werden durch Veränderungen der Haltung und des Gangs verursacht. Zurückgehende Sehschärfe durch Katarakte, Glaukome und den Reduktion der Nachtsicht tragen zum Verlust der visuellen Anhaltspunkte bei, die zur sicheren Bewegung notwendig sind. Erkrankungen des zentralen und peripheren Nervensystems und des kardiovaskulären Systems fördern ebenfalls Stürze. Zu diesen Vorerkrankungen, welche ältere Erwachsene für Stürze prädisponieren, kommen die verwendeten Medikamente wie Benzodiazepine, Betablocker und Antidepressiva hinzu.[24] Letztere können nach der COVID-19-Pandemie relevant sein, wo steigende Inzidenzen von Angst und Depressionen in der älteren Population beobachtet wurden, neben anderen Faktoren speziell durch soziale Isolation.[30] Letztlich sind die wichtigsten Faktoren, die das Sturzrisiko erhöhen, in der Umgebung des Patienten zu suchen: z. B. Physikalische Hindernisse im Umfeld wie rutschige Böden, Teppiche, Treppen, schlecht sitzende Schuhe und schlechte Lichtverhältnisse.

Frakturen der langen Röhrenknochen gehören zu den häufigsten Verletzungen; die höchste Mortalität und Morbidität resultiert aus Frakturen im Bereich der Hüfte. Die Mortalitätsrate nach einer Hüftfraktur beträgt 20 % im 1. Jahr nach der Verletzung und steigt im 2. Jahr auf 33 % an. Verantwortlich dafür sind verschiedene Ursachen, aber vermutlich vor allem die Auswirkungen der verminderten Mobilität. In der präklinischen Versorgung älterer Patienten müssen immer ernste Verletzungen in Betracht gezogen werden durch ihre erhöhte Sturzinzidenz, ihre hohe Verletzungsrate und die Schwere von Komplikationen durch Stürze. Präventive Programme wie die „Centers for Disease Control and Prevention's Stopping Elderly Accidents, Deaths & Injuries" (STEADI) können die Inzidenz dieser Verletzungen senken. Zudem bieten integrierte Versorgungsprogramme zunehmend Hausbesuche an, um das Sturzrisiko zu Hause zu verringern.[30] Es ist jedoch hervorzuheben, dass eine multizentrische randomisierte Studie keinen signifikanten Unterschied in den Outcomes bei der Implementierung einer multifaktoriellen Verhinderungsstrategie für Stürze hatte und Stürze einen grossen Einfluss auf das Gesundheitswesen haben.[28]

## Trauma durch Fahrzeuge

Zwischen 2000 und 2018 stieg die Zahl älterer Autofahrer um mehr als 60 %.[31] Die Zahl der tödlichen Verkehrsunfälle ist um 31% gestiegen, wobei die der tödlichen Fussgängerunfälle über 55% im Zeitraum von 2010 bis 2019 gestiegen sind.[32] Leider steigt mit dem Alter auch das Risiko, bei einem Fahrzeugunfall verletzt zu werden. Im Vergleich der unfallbedingten Todesfälle mit den gefahrenen Distanzen erkennt man einen Anstieg der Mortalitätsrate bei Autofahrern ab einem Alter von 70–74 Jahren. Die höchste Mortalitätsrate weist die Gruppe der Autofahrer ab einem Alter von 85 Jahren und älter auf (**Kasten 15-3**).[32]

**Kasten 15-3 Ältere Autofahrer**

Die American Medical Association (AMA) hat mit Unterstützung der National Highway Traffic Safety Adminsitration (NHTSA) ein Programm mit dem Namen „Physician's Guide to Assessing and Conseling Older Drivers" etabliert.[33] Dieses Programm ist online auf der NHTSA-Website verfügbar: https://one.nhtsa.gov/people/injury/olddrive/olderdriversbook/pages/contents.html



Diese hohen Mortalitätsraten durch Unfälle werden bestimmten physiologischen Veränderungen bei älteren Personen zugeschrieben. Insbesondere leichte Veränderungen des Gedächtnisses und des Urteilsvermögens zusammen mit eingeschränktem Seh- und Hörvermögen können zu einer verlängerten Reaktionszeit führen. Alkohol ist selten involviert, im Gegensatz zu Autounfällen bei jungen Personen. Jedoch werden nicht alle Patienten auf Alkoholkonsum untersucht und diese Statistiken sind daher abgeleitet.[31]

Ältere Fußgänger sind in 10% aller Fussgängerverletzungen und 20% aller tödlichen Fußgängerunfälle beteiligt.[31] Vor allem die Grünphasen an Fußgängerampeln mögen für eine ältere Person mit verminderter Gehgeschwindigkeit zu kurz sein, um einen Überweg sicher zu überqueren.

## Missbrauch und häusliche Gewalt bei älteren Personen

Weltweite Daten zeigen, dass 15% der Menschen im Alter von 60 Jahren oder älter misshandelt worden sind.[34] Das beinhaltet Vernachlässigung, physische, sexuelle oder emotionale Misshandlung und finanzielles Ausnutzen. Trotz der Verletzlichkeit der älteren Bevölkerung werden diese Fälle eher zu wenig gemeldet.[35] Weitere Einzelheiten finden Sie in dem Abschnitt «Misshandlung ältere Menschen».

## Verbrennungen

Patienten ab 60 Jahren haben eine höhere Mortalitätsrate für jeden Verbrennungsschweregrad. Ältere Patienten erfahren zudem häufiger Komplikationen im Zusammenhang mit der Verbrennung und nachfolgenden Hospitalisierung. Die häufigsten Komplikationen beinhalten Pneumonien, Harnwegsinfekte und Atemstörungen. Anders als bei jungen Patientenpopulationen, haben Patienten ab 60 Jahren eine höhere Mortalitätsrate bei signifikant kleinerer Verbrennungsfläche. Bei Patienten im Alter von 60 bis 69 Jahren überschreitet die Mortalität 50 % bei 40 % verbrannter Körperoberfläche (KOF), im Alter von 70-79 Jahren überschreitet die Mortalität 50% bereits bei 30% KOF. Und bei Patienten von 80 Jahren oder älter wird die Mortalität von 50 % bereits bei 20% KOF überschritten. Die Ursachen der Verbrennungen sind meistens Brände, Verbrühungen oder heisse Objekte.[36]

### Schädel-Hirn-Trauma

Die Inzidenz von Schädel-Hirn-Traumata (SHTs) bei älteren Patienten ist hoch und führt zu etwa 12.000 Todesfällen pro Jahr in den USA.[37] Bei älteren Patienten ist die Mortalitätsrate bei SHT im Vergleich zu jüngeren Patienten erhöht. Außerdem besteht ein erhöhter Bedarf an Langzeitpflegeplätzen und Rehabilitationsbehandlungen nach einer Hirnverletzung.

Aufgrund der Hirnatrophie können sich subdural große Mengen Blut mit nur kleinen klinischen Hinweisen ansammeln. Die Kombination aus Schädel-Hirn-Trauma und hypovolämischem Schock geht mit einer größeren Mortalität einher. Vorbestehende Krankheiten oder deren Therapie können die mentalen Fähigkeiten zusätzlich einschränken. Wenn Sie unsicher sind, ob eine Verwirrung akut oder chronisch ist, sollten Sie von einem SHT ausgehen und die Betroffenen zur weiteren Untersuchung in ein Traumazentrum transportieren. Der Gebrauch von Antikoagulanzien ist ein weiterer wichtiger Faktor, der berücksichtigt werden muss, da bei diesen Patienten bereits ein scheinbar geringfügiges Trauma im Rahmen eines Schädel-Hirn-Traumas (SHT) zu schwerwiegenden Komplikationen führen kann. Die Frage, ob ein Patient unter Antikoagulanzien oder einem Blutverdünner ist, ist ein essenzieller Bestandteil des Primary Survey.

## Primary Survey

### Lebensbedrohlicher Blutverlust (exsanguinating hemorrhage)

Suchen sie nach behandelbaren Ursachen von lebensbedrohlicher Hämorrhagie bei Traumapatienten. Äußere starke Blutungen sollten frühzeitig erkannt werden.

### Atemweg

Nachdem die Einsatzstelle gesichert wurde und der Patient auf äußere Blutungen kontrolliert wurde, wird der Primary Survey mit der Beurteilung der Atemwege fortgesetzt. Veränderungen des Bewusstseins können sekundär mit einer Hypoxie durch eine Verlegung oder eine Obstruktion der Atemwege einhergehen. Untersuchen Sie die Mundhöhle auf Fremdkörper wie Zahnprothesen oder Zähne, die zerbrochen sind oder sich ggf. gelöst und verschoben haben.

### Atmung

Ältere Patienten, die mit einer Atemfrequenz unter 10 oder über 30/min atmen, erreichen ebenso wie jüngere Patienten kein adäquates Atemminutenvolumen und benötigen eine Atemunterstützung. Eine Atemfrequenz zwischen 12 und 20 /min ist bei Erwachsenen in der Regel normal und bedeutet, dass ein ausreichendes Atemminutenvolumen vorhanden ist. Bei älteren Patienten kann das Atemminutenvolumen jedoch durch verminderte Atemzugvolumina und eine verminderte Lungenfunktion ungenügend sein, obwohl die Atemfrequenz zwischen 12 und 20/min liegt. Daher auskultieren Sie die Atemgeräusche sofort, auch wenn die Atemfrequenz im Normbereich liegt. Beachten Sie, dass die Auskultation durch das niedrigere Atemzugvolumen erschwert sein kann.

Die Vitalkapazität einer älteren Person ist häufig um bis zu 50 % vermindert. Die kyphotische Veränderung der Wirbelsäule (anteroposterior) führt zu einem Missverhältnis der Lungenventilation und -perfusion in Ruhe. Eine Hypoxie ist bei älteren Patienten eher die Folge eines Schocks als bei jungen Patienten. Ältere Personen haben auch geringere Thoraxexkursionen. Zudem ist der kapilläre Sauerstoff- und $CO_2$-Austausch ebenfalls signifikant reduziert. Die Hypoxie neigt dazu, weiter zuzunehmen.

### Kreislauf

Bestimmte Befunde können nur interpretiert werden, wenn Vorbefunde vorhanden sind. Die erwarteten Bereiche der Vitalparameter und andere Untersuchungsbefunde, die normal wären, sind nicht bei jedem Individuum „normal" und können insbesondere bei Älteren abweichen. Auch wenn die Normwerte beinahe alle individuellen Variationen umfassen, kann ein Mensch jeden Alters Ausgangswerte jenseits dieser Normwerte haben. Denken Sie während der Interpretation eines Wertes immer daran.

Medikamente können zu diesen Veränderungen ebenfalls beitragen. Ein Blutdruck von 120 mmHg gilt z. B. bei Erwachsenen als normal und nicht besorgniserregend. Bei einem chronischen Hypertoniker, der üblicherweise einen Blutdruck von 150 mmHg aufweist, wäre ein Blutdruck von 120 mmHg bereits auffällig und könnte ein Zeichen einer versteckten Blutung (oder einer anderen Ursache für Hypotonie) sein, die bereits eine Dekompensation verursacht hat. Die Herzfrequenz ist bei älteren Traumapatienten ebenfalls ein schlechter Indikator: Einerseits kann sie durch Medikamente (z.B. Betablocker) beeinflusst sein, andererseits kann das Herz-Kreislauf-System bei Älteren nicht mehr adäquat auf eine Katecholaminausschüttung (z.B. Adrenalin) reagieren. Quantitative Informationen oder Zeichen sollten nie isoliert von anderen Befunden gewertet werden. Wenn Sie solche Zeichen nicht erkennen oder gar missinterpretieren, kann das für den Patienten schwerwiegende Folgen haben.

Die kapilläre Füllungszeit ist bei älteren Patienten wegen des weniger effizienten Kreislaufs (periphere arterielle Verschlusskrankheit) verzögert; deshalb ist sie ein schlechter Indikator einer akuten Kreislaufproblematik. Gewisse Einbußen der distalen motorischen, sensorischen und zirkulatorischen Fähigkeiten der Extremitäten sind nichts Ungewöhnliches bei älteren Patienten.

### Defizite der Neurologischen Funktionen

Bewerten Sie alle Untersuchungsergebnisse in ihrer Gesamtheit, um einen Verdacht auf eine neurologische Verletzung des Patienten aufrecht zu erhalten. Die zeitliche und räumliche Orientierung eines älteren Patienten sollte sorgfältig und komplett erfragt werden. Bei älteren Menschen können große Unterschiede der mentalen Funktionen, des Gedächtnisses und der Orientierung vorkommen (in Bezug auf Gegenwart und/oder Vergangenheit). Wenn niemand am Einsatzort den Normalzustand beschreiben kann, müssen Sie bei einem älteren Patienten, wie auch bei Patienten jeden Alters, davon ausgehen, dass die neurologischen Veränderungen traumatisch bedingt sind, durch eine neurologische Verletzung, Hypoxie, Hypotonie oder eine Kombination davon. Den vorbestehenden mentalen Status eines alten Patienten zu erfassen, ist grundlegend und kann erfordern, dass Informationen vom Patienten, Familienmitgliedern und /oder Pflegepersonen eingeholt werden müssen.

### Entkleideten Patienten untersuchen /Erhalt von Körperwärme

Ältere Personen reagieren empfindlicher auf Umgebungsveränderungen und sind weniger in der Lage, Körperwärme zu regulieren—sei es durch Produktion oder Abgabe. Die Probleme der Thermoregulation können mit einem Ungleichgewicht von Elektrolyten, einer herabgesetzten Stoffwechselrate, verminderter Fähigkeit zu zittern, Arteriosklerose und den Auswirkungen von Medikamenten oder Alkohol zusammenhängen. Hyperthermie kann von zerebrovaskulären Insulten (Schlaganfällen) oder Medikamenten (z. B. Diuretika, Antihistaminika, Anti-Parkinson-Medikamente) verursacht werden. Hypothermie ist häufig assoziiert mit einem herabgesetzten Stoffwechsel, vermindertem Körperfett, weniger effizienter peripherer Vasokonstriktion und Mangelernährung.

## Secondary Survey

Der Secondary Survey beim älteren Traumapatienten wird in gleicher Weise wie bei jungen Patienten durchgeführt, nachdem lebensbedrohliche Zustände behandelt worden sind. Jedoch können einige Faktoren die Beurteilung eines geriatrischen Patienten erschweren, und das Rettungsdienstfachpersonal sollte bedenken, wie die Veränderungen des Alters die Beurteilung eines älteren Patienten beeinflussen kann.

### Herausforderungen in der Kommunikation

Viele Faktoren spielen eine Rolle bei der Kommunikation mit geriatrischen Patienten, von normalen biologischen Effekten des Alterungsprozesses bis hin zu Generationenunterschieden in der Helfer-Patient-Beziehung. Das Verständnis, wie man am besten mit älteren Individuen kommuniziert, wird dem Rettungsdienstfachpersonal helfen, schnelle und effiziente Hilfe zu leisten.

- Seien Sie geduldig, wenn die Patienten schlecht hören oder sehen. Empathie und Einfühlungsvermögen sind essenziell. Unterschätzen Sie die Intelligenz eines Patienten nicht wegen einer erschwerten oder nicht vorhandenen Kommunikation.
- Fremdanamnese ist eventuell notwendig. Holen Sie, wenn nötig mit dem Einverständnis des Patienten, fremdanamnestische Angaben von Pflegepersonen, Ehe- oder Lebenspartner ein, um wertvolle Informationen zu erhalten, wenn der Patient nicht in der Lage ist, seine detaillierte Vorgeschichte zu berichten. Vergessen Sie jedoch nicht, den Patienten trotzdem so oft wie möglich in die Diskussion einzubinden. Einige ältere Patienten zögern eventuell, ohne die Hilfe eines Angehörigen oder einer anderen Person Auskunft zu geben. Andere möchten vielleicht nicht, dass andere Personen anwesend sind, und dies sollte anerkannt und respektiert werden
- Seien Sie sich der Auswirkungen von eingeschränktem Hör- und Sehvermögen, Verständnisschwierigkeiten und eingeschränkter Mobilität auf Anamnese und die körperliche Untersuchung bewusst. Lärm, Ablenkungen und Unterbrechungen können die Interaktion mit dem Patienten beeinträchtigen, z. B. wenn der Patient verbale Anweisungen während einer Beurteilung oder Untersuchung nicht hören oder verstehen kann, was es schwierig macht, akute Defizite richtig zu beurteilen.
- Seien Sie respektvoll und vermeiden Sie eine Sprache, die als herablassend interpretiert werden könnte. Der Patient sollte mit seinem Nachnamen angesprochen werden, außer wenn der Patient es anders

wünscht. Herablassende oder abwertende Anreden, wie z. B. „mein Lieber" oder Ähnliches sollten vermieden werden. Der Patient mag ein paar zusätzliche Sekunden brauchen, um Fragen zu verarbeiten, insbesondere im Stress eines Notfalls. Stellen Sie dem Patienten eine Frage nach der anderen und warten Sie, bis er geantwortet hat, bevor Sie eine neue Frage stellen.

## Physiologische Veränderungen

Das Rettungsdienstfachpersonal muss auf physiologische Besonderheiten vorbereitet sein, die bei geriatrischen Patienten häufig vorkommen.

- Veränderungen der Physiologie führen auch zu Veränderungen der Pathophysiologie im Vergleich zu jüngeren Patienten. Typische Zeichen einer schweren Erkrankung wie Fieber, Schmerzen oder Druckdolenzen können sich erst später zeigen, wodurch die Beurteilung älterer Patienten schwieriger ist. Zusätzlich verändern viele Medikamente die physiologische Antwort des Körpers auf Krankheit oder Verletzung. Häufig muss sich das Rettungsdienstfachpersonal allein auf die Anamnese verlassen.
- Eingeschränkte Auffassungsgabe und neurologische Störungen sind für viele Patienten ein schwerwiegendes Problem. Diese Einschränkungen können vom Delirium bis zu einer Demenz, wie der Alzheimer-Demenz, reichen. Die Patienten haben nicht nur Schwierigkeiten zu kommunizieren, sondern können auch Probleme damit haben, Informationen zu verstehen oder die Beurteilung zu unterstützen. Manchmal sind diese Patienten unruhig oder aggressiv.
- Ältere Patienten sind nicht immer gut ernährt oder hydriert. Geben Sie dem Patienten beim Eintreffen die Hand und fühlen Sie die Kraft des Händedrucks, den Hautturgor und die Körpertemperatur. Sehen Sie sich den Ernährungszustand des Patienten an. Macht der Patient einen guten Eindruck oder ist er dünn oder abgemagert? Ältere Menschen haben ein herabgesetztes Durstgefühl, eine verminderte Menge Körperfett (15–30 % weniger) und weniger Körperwasser.
- Ältere Patienten zeigen eine verminderte Muskelmasse, Knochenschwäche, Gelenkdegenerationen und Osteoporose. Die Patienten erleiden schon bei geringen Traumata Frakturen, insbesondere von Wirbelkörpern, Hüften und Rippen. Das Hinsetzen oder Aufstehen sollte beobachtet werden, da dies ein Indikator der Muskelstärke sein kann.
- Ältere Patienten haben eine Degeneration der Herzmuskelzellen und weniger Schrittmacherzellen. Wegen des Elastizitätsverlustes von Herz und größeren Arterien neigen sie eher zu Herzrhythmusstörungen. Die verbreitete Nutzung von Beta- und Kalziumkanalblockern sowie Diuretika verkompliziert dieses Problem weiter. Nach einer Verletzung zeigen diese Patienten oft Symptome eines verminderten Herzminutenvolumens und einer Hypoxie, obwohl sie keine Lungenverletzung haben. Herzfrequenz, Herzschlagvolumen und kardiale Reserven sind vermindert, was zu einer gesteigerten Morbidität und Mortalität nach einem Trauma führt. Beachten Sie die Ausgangswerte der Vitalparameter in Bezug auf Veränderungen dieser nach dem Trauma als frühes Zeichen einer Dekompensation. Ein Blutdruck, der für gesunde Personen als normal gilt, kann bei einem älteren, komorbiden Patienten eine signifikante Hypotonie darstellen.

## Umweltfaktoren

Die Umgebung, in der ein Patient gefunden wird, kann viel über sein Wohlbefinden verraten. Vorbestehende chronische Krankheiten können von Umweltfaktoren und schlechten Lebensbedingungen verschlimmert werden. Wetterabhängige Krankheiten sollten bei älteren Patienten ebenfalls in Betracht gezogen werden. Wärme- und kältebedingte Mortalitätsraten nehmen mit dem Alter zu, insbesondere bei Patienten über 75 Jahren.[38]

- Halten Sie nach Verhaltensauffälligkeiten Ausschau und achten Sie auf Unstimmigkeiten am Einsatzort. Schauen Sie auf die körperliche Erscheinung und ob der Patient gepflegt wirkt. Sind Kleidung und Körperpflege dem Auffindeort und den Umständen angemessen? Scheint der Patient die normalen alltäglichen Aktivitäten bewältigen zu können? Ist der Wohnbereich sauber und gepflegt? Besteht die Gefahr für Misshandlung oder Vernachlässigung älterer Menschen? Sind die Raumtemperatur und die Kleidung des Patienten vereinbar mit dem lokalen regionalen Klima?

## Detaillierte Vorgeschichte

### Medikamente

Kenntnisse über die von einem Patienten eingenommenen Medikamente können präklinisch äußerst relevant sein. Die Existenz von Vorerkrankungen und das Wissen darüber können für die Versorgung eines älteren Traumapatienten von entscheidender Wichtigkeit sein. Die folgenden Medikamente sind von besonderem Interesse, da sie von älteren Patienten häufig eingenommen werden sowie die körperliche Untersuchung und die präklinische Versorgung beeinflussen können:

- Betablocker (z.B.: Propranolol, Metoprolol) können für eine absolute oder relative Bradykardie verantwortlich sein. In dieser Situation ist ein Anstieg der Herzfrequenz als Zeichen eines beginnenden Schocks eventuell nicht möglich. Die hemmende Wirkung auf die normalen sympathischen Kompensationsmechanismen können den wahren Schweregrad einer Herz-Kreislauf-Dekompensation maskieren. Diese Patienten können sich ohne Vorwarnung rapide verschlechtern.

- Kalziumantagonisten (z. B. Amlodipin, Diltiazem) können eine periphere Vasokonstriktion unterbinden und somit einen hypovolämischen Schock beschleunigen.
- Nichtsteroidale Antirheumatika (NSAR, z. B. Ibuprofen) können die Blutplättchenaggregation vermindern und eine Blutung verstärken.
- Antikoagulanzien und Plättchenaggregationshemmer (z.B. Clopidogrel, Acetylsalicylsäure, Marcumar, Dagibatran, Apixaban, Rivaroxaban) können eine Blutung und einen Blutverlust verstärken. Jede traumabedingte Blutung ist stärker und schwieriger zu kontrollieren, wenn ein Patient ein Medikament dieser Wirkstoffgruppen einnimmt. Schlimmer noch: Innere Blutungen können schneller voranschreiten und in einem Schock oder mit dem Tod des Patienten enden.
- Blutzuckersenkende Mittel (z.B. Insulin, Metformin, Rosiglitazon) stehen möglicherweise im Zusammenhang mit dem zugrunde liegenden Unfall und erschweren die Blutzuckerstabilisierung, wenn deren Einnahme nicht bekannt ist.
- Rezeptfreie Medikamente, einschließlich pflanzlicher Präparate und Nahrungsergänzungsmittel, werden von älteren Patienten häufig genutzt. Diese Wirkstoffe werden von den Patienten oft nicht als Medikamente eingeordnet und deshalb häufig verschwiegen, weshalb Sie spezifisch nach ihnen fragen müssen. Diese Präparate können unreguliert sein und unvorhersehbare Wirkungen und Medikamenteninteraktionen verursachen. Komplikationen dieser Stoffe können die Verstärkung von Blutungen (Knoblauch) oder ein Herzinfarkt sein (Ephedrin/Ma-Huang).

Die Interpretation von Medikamentenlisten kann präklinisch schwierig sein, wenn mehrere davon vorhanden sind oder der Patient bewusstlos ist. Daher wurde in den USA und auch in einigen Städten in Deutschland das Projekt „File of Life" (www.folife.org) gestartet: Alle relevanten individuellen medikamentenbezogenen Notfallinformationen der Teilnehmer werden immer am gleichen Ort deponiert, und zwar an der Kühlschranktür. Der Patient hinterlegt seine aktuelle Medikamentenliste und Anamnese mit einem Magnethalter an der Kühlschranktür. In Deutschland gibt es verschiedene Notfallkarten z. B. von Stadtverwaltungen (**Abbildung 15-4**). Zusätzlich werden von Krankenhäusern und Hausärzten häufig elektronische Patientendossiers genutzt, die es erlauben, auch andernorts auf die Patienteninformationen zuzugreifen.

Ältere Patienten weisen zudem eine höhere Rate von **Polymedikation** auf, ein Begriff, der die Einnahme von mehr als fünf Medikamenten beschreibt. Fast die Hälfte aller älteren Patienten steht unter Polymedikation.[39] Dies kann eine signifikante Ursache für die Morbidität dieser Patienten sein. Einer von sechs älteren Patienten erfährt unerwünschte Nebenwirkungen durch die Medikation. Um das Problem der Polymedikation und deren Komplikationen anzugehen, hat die American Geriatrics Society die Beers-Kriterien aufgestellt, um mögliche unangemessene Medikationen bei älteren Patienten zu erkennen.[40] Rettungsdienstfachpersonal sollte den Einfluss der Hausmedikation einbeziehen, insbesondere bei älteren Traumapatienten.

Weil ältere Patienten häufig zahlreiche Medikamente einnehmen, ist die Wahrscheinlichkeit für Medikamenteninteraktionen oder versehentliche Überdosierungen erhöht. Dies muss immer als eine mögliche Ursache für das Trauma, den veränderten Bewusstseinszustand oder veränderte Vitalfunktionen des Patienten in Betracht gezogen werden.

## Vorbestehende Erkrankungen als Vorläufer von traumatischen Verletzungen

Zahlreiche Krankheiten können Menschen für Unfälle prädisponieren. Gerade Erkrankungen, die zu einer Veränderung der Bewusstseinslage oder zu anderen neurologischen Defiziten führen, müssen hierbei beachtet werden. Als Beispiele wären zu nennen: Anfallsleiden, Unterzuckerung bei Diabetikern durch inkorrekte Medikamentendosierungen, Synkopen bei Einnahme von blutdrucksenkenden Medikamenten, Herzrhythmusstörungen bei akutem Koronarsyndrom (ACS) und zerebrovaskuläre Ereignisse (Apoplex). Da die Inzidenz von chronischen Erkrankungen im Alter deutlich zunimmt, sind gerade geriatrische Patienten im Vergleich zu jüngeren Patienten von Verletzungen als Folge der Grunderkrankung stärker betroffen. Im Rettungsdienst sollte man diese Tatsache immer im Hinterkopf behalten und beim Primary und Secondary Survey auf Hinweise achten, die auf ein medizinisches Problem hindeuten, welches das Trauma ausgelöst hat. Dies sind beispielsweise:

- Zeugen geben an, der Patient sei vor dem Unfall bewusstlos geworden.
- Ein Notfallausweis weist den Patienten als Diabetiker aus.
- Auf dem EKG zeigt sich ein unregelmäßiger Puls oder eine Herzrhythmusstörung.

Rettungsdienstfachpersonal kann die einzige Informationsquelle sein, wobei diese Informationen für das aufnehmende Krankenhaus von großer Bedeutung sind.

# Datei des Lebens

**HALTEN SIE INFORMATIONEN AUF DEM NEUESTEN STAND!!**
***Überprüfung* mindestens alle sechs Monate!**
**MEDIZINISCHE DATEN ÜBERPRÜFT IM MONAT JAHR**

Name : Geschlecht : M F
Adresse :
Arzt : Tel.-Nr.:
Arzt : Tel.-Nr.:

**NOTFALLKONTAKTE**

Name : Tel.-Nr.:
Adresse :
Name : Tel.-Nr.:
Adresse :

---

**HALTEN SIE INFORMATIONEN AUF DEM NEUESTEN STAND!!**
Überprüfung mindestens alle sechs Monate!
**MEDIZINISCHE DATEN ÜBERPRÜFT IM MONAT JAHR**

Name: Geschlecht: M F
Adresse:
Arzt: Tel.-Nr.:
Bevorzugtes Krankenhaus:

**NOTFALLKONTAKTE**

Name: Tel.-Nr.:
Adresse:
Name: Tel.-Nr.:
Adresse:

**MEDIZINISCHE DATEN**

Verwenden Sie einen Bleistift, um die Änderungen leichter vorzunehmen.
**Besondere Bedingungen/Anmerkungen:**

| Medikamente | Dosierung | Frequenz |
|---|---|---|
| | | |
| | | |
| | | |
| | | |
| | | |
| | | |
| | | |
| | | |
| | | |
| | | |

Apotheke: Tel.-Nr.:
Geburtsdatum:
Blutgruppe: Religion:
Gesundheitsvorsorge-Proxy in der Akte am:
Weisung an Ärzte in der Akte am:
® **LEBENSAKTE** FÜR ZUSÄTZLICHE INFORMATIONEN SIEHE RÜCKSEITE DER KARTE

---

Verwenden Sie einen Bleistift, um die Änderungen leichter vorzunehmen.
**Letzte Operation :** **Datum :**

**Haben Sie eine EMS-NO CPR-Anweisung (Anweisung zum Rettungsdienst – Keine Herz-Lungen-Wiederbelebung) oder ein DNR-Formular (Bestellung auf Nicht-Wiederbelebung)?**
**Ja** ☐ **Nein** ☐ **Wo ist es?**

**KRANKHEITEN**

Überprüfen Sie alles, was existiert

☐ Keine bekannten Erkrankungen
☐ Anormales EKG
☐ Nebennieren-Insuffizienz
☐ Angina
☐ Asthma
☐ Blutungsstörung
☐ Krebs
☐ Herzrhythmusstörungen
☐ Katarakte
☐ Gerinnungsstörung
☐ Koronare Bypass-Transplantation
☐ Demenz ☐ Alzheimer-Erkrankung
☐ Diabetes / insulinabhängig
☐ Augenoperation
☐ Glaukom
☐ Hörgeschädigt
☐ Herzklappenprothese
☐ Sonstiges :
☐ Hämodialyse
☐ Hämolytische Anämie
☐ Hepatitis-Typ [ ]
☐ Hypertonie
☐ Hypoglykämie
☐ Laryngektomie
☐ Leukämie
☐ Lymphome
☐ Erinnerungsvermögen beeinträchtigt
☐ Myasthenia gravis
☐ Schrittmacher
☐ Nierenversagen
☐ Anfallsleiden
☐ Sichelzellenanämie
☐ Schlaganfall
☐ Tuberkulose
☐ Sehbehinderung

**ALLERGIEN**

☐ Aspirin
☐ Barbiturat
☐ Codein
☐ Demerol
☐ Pferdeserum
☐ Insektenstiche
☐ Latex
☐ Lidocain
☐ Morphin
☐ Novocain
☐ Penizillin
☐ Sulfa
☐ Tetracyclin
☐ Röntgenfarbstoffe
☐ Keine bekannten Allergien
☐ Umwelt :
☐ Sonstiges :

**KRANKENVERSICHERUNG**

Krankenkasse :
Police-Nr. :
Weitere Krankenkassen :
Police :
Medicaid-Nr : Medicaid-Nr :

**Abbildung 15-4** Notfallkarte der Stadt Moers.

Mit freundlicher Genehmigung von File of Life Foundation.

# Management

## Lebensbedrohlicher Blutverlust (exsanguinating hemorrhage)

Starke äußere Blutungen können schnell zum Verbluten führen. Diese lebensbedrohlichen Blutungen müssen erkannt und schnell gestoppt werden. Üben Sie direkten Druck auf die Blutungsstelle aus. Wenn eine schwere Blutung eine Extremität betrifft, sollte ein Tourniquet angelegt werden, um die Blutung zu kontrollieren, wenn ein direkter Druck nicht ausreicht.

## Atemweg

Bei älteren Patienten häufig vorhandene Zahnprothesen können das Atemwegsmanagement erschweren. Gewöhnlich sollten sie dort belassen werden, wo sie hingehören, um eine bessere Abdichtung der Maske zu erreichen. Eine Teilprothese kann sich aber während eines Notfalls verschieben und den Atemweg teilweise oder komplett blockieren; diese sollten Sie dann entfernen.

Verletzliches nasopharyngeales Gewebe und eine mögliche Einnahme von Antikoagulanzien führen zu einer erhöhten Blutungsgefahr, wenn Sie älteren Patienten einen nasopharyngeale Atemwegshilfe einführen. Eine solche Blutung kann den Atemweg zusätzlich beeinträchtigen und es kann sogar zur Aspiration kommen.

Arthrose kann auch die Kiefergelenke und die Halswirbelsäule betreffen. Durch die verminderte Beweglichkeit dieser Gelenke können Techniken des Atemwegsmanagement, wie die endotracheale Intubation, erschwert werden.

Ziel des Atemwegmanagements ist die Sicherstellung offener Atemwege und die adäquate Oxygenierung der Gewebe. Frühe mechanische Beatmung mit einem Beatmungsbeutel oder mittels erweiterter Techniken des Atemwegsmanagements sollten Sie bei verletzten älteren Patienten frühzeitig in Betracht ziehen, denn ihre physiologischen Reserven sind stark limitiert.

## Atmung

Verabreichen Sie allen Traumapatienten so früh wie möglich Sauerstoff. Die Sauerstoffsättigung sollte in der Regel bei 94 % oder höher gehalten werden. In der älteren Population ist die Inzidenz chronisch obstruktiver Lungenerkrankungen hoch. Auch bei schwerer COPD ist es unwahrscheinlich, dass eine Sauerstoffzufuhr für ein verringerten Atemantrieb sorgt. Vor allem bei kurzen Transportzeiten. Wenn Rettungsdienstfachpersonal jedoch eine Somnolenz oder eine sich verlangsamende Atemfrequenz bemerkt, kann die Ventilation mit Beutelbeatmung unterstützt werden und es können eventuell weitere Maßnahmen zur Sicherung der Atmung in Betracht gezogen werden.

Ältere Menschen haben einen steiferen Brustkorb als jüngere. Zusätzlich sind ihre Thoraxmuskeln schwächer und die Knorpel versteift, wodurch die Thoraxbeweglichkeit noch mehr eingeschränkt ist. Durch diese und weitere Faktoren ist das Lungenvolumen reduziert. Ältere Patienten benötigen unter Umständen früher eine assisstierte Beatmung mittels Beutel-Masken-Beatmung. Allenfalls müssen Sie mit einem gering erhöhten Druck beatmen, um den erhöhten Widerstand des Thorax zu überwinden. Jedoch werden oft keine größeren Atemzugvolumina als das normale Atemzugvolumen des Patienten bei einer Beutelbeatmung benötigt, da dies sonst zu unbeabsichtigten Folgen wie z. B. einer Magenüberblähung oder einem Pneumothorax führen kann.

Die Kapnografie, eine Messung des endtidalen $CO_2$ ($etCO_2$), ist eine weitere Möglichkeit, den respiratorischen Status eines Patienten zu beurteilen. Kapnografiewerte bei schwer verletzten älteren Traumapatienten sollten jedoch immer zusammen mit anderen klinischen Informationen bewertet werden.

## Kreislauf

Ältere Patienten haben geringere kardiovaskuläre Reserven. Ein vermindertes zirkulierendes Blutvolumen, mögliche chronische Anämie und vorbestehende myokardiale und koronare Krankheiten führen dazu, dass die Patienten eine geringe Toleranz gegenüber, selbst geringem, Blutverlust haben.

Aufgrund der Schlaffheit der Haut oder der Einnahme von Antikoagulanzien und Thrombozytenaggregationshemmern sind geriatrische Patienten prädisponiert für die Entwicklung von großen Hämatomen und möglicherweise ernsten inneren Blutungen. Eine frühzeitige Blutungskontrolle durch direkten Druck auf die offene Wunde, Stabilisierung oder Immobilisierung von Frakturen sowie ein schneller Transport in ein Traumazentrum sind essenziell. Die Flüssigkeitssubstitution sollte anhand der Verdachtsmomente für eine schwere Blutung, basierend auf dem Unfallmechanismus und augenfälliger Schockzeichen, gesteuert werden. Gleichzeitig muss eine Überversorgung mit intravenöser Flüssigkeitszufuhr vermieden werden, da ältere Patienten einen Flüssigkeitsüberschuss oft schlechter tolerieren. Die Urinausscheidung ist ein ungenaues Maß, um die Perfusion bei älteren Patienten zu bewerten, insbesondere im präklinischen Umfeld.

## Bewegungseinschränkung der Wirbelsäule

Der Schutz der Hals-, Brust- und Lendenwirbelsäule ist bei Traumapatienten, die eine stumpfe

Multisystemverletzung erlitten haben, eine Standardmaßnahme. Bei Patienten mit normalem Bewusstseinszustand und ohne ablenkende Verletzungen ist eine herkömmliche Immobilisierung der Wirbelsäule nicht nötig, wenn keine spezifischen Hinweise auf Wirbelsäulenverletzungen vorliegen. Bei der älteren Population sollte dieser Standard nicht nur im Rahmen eines Traumas, sondern auch bei akuten medizinischen Problemen, die ein Atemwegsmanagement erfordern, angewendet werden. Bei einer degenerativen Arthrose der Halswirbelsäule können sich Rückenmarksverletzungen im Halsbereich schon durch äußere Manipulationen am Hals ereignen, sogar auch ohne Verletzungen der knöchernen Strukturen. Rettungsdienstfachpersonal muss die lokalen Protokolle kennen, zusätzlich zum Verständnis des potenziellen Wertes einer Immobilisation der Wirbelsäule.

Rettungsdienstfachpersonal sollte sicherstellen, dass eine Zervikalstütze bei einem älteren Patienten mit schwerer Kyphose nicht den Atemweg oder die Arterie carotis komprimiert. Weniger verbreitete Hilfsmitteln zur Immobilisierung sind zusammengerollte Handtücher oder sogenannte Headblocks und sind, patientenabhänig, möglicherweise der klassischen HWS-Orthese vorzuziehen

Eine Polsterung unter dem Kopf und zwischen den Schultern kann nötig sein, wenn Sie einen älteren Patienten mit starker Kyphose in Rückenlage stabilisieren (**Abbildung 15-5**). Sollte eine Vakuummatratze zur Verfügung stehen, kann diese zur Verminderung von Druckstellen an die Anatomie des Patienten angepasst werden und bietet eine angemessene Unterstützung sowie größeren Komfort. Aufgrund der dünnen Haut und der fehlenden Fettschicht bei schmächtigen, älteren Patienten besteht die Gefahr, dass diese Druckulzera (Dekubitus) entwickeln, wenn sie auf dem Rücken gelagert werden. Daher ist bei Lagerung auf einem Spineboard eine zusätzliche Polsterung erforderlich. Achten Sie auf Druckpunkte, wenn der Patient auf dem Spineboard liegt, und polstern Sie diese adäquat. Vergessen Sie während der Fixierung des Gurtsystems nicht, dass ältere Patienten ihre Beine wegen Bewegungseinschränkungen in Hüften und Knien oft nicht mehr ganz strecken können. Legen Sie in einem solchen Fall polsterndes Material unter die Beine, um Komfort und Sicherheit für Ihren Patienten während des Transportes zu erhöhen.[41]

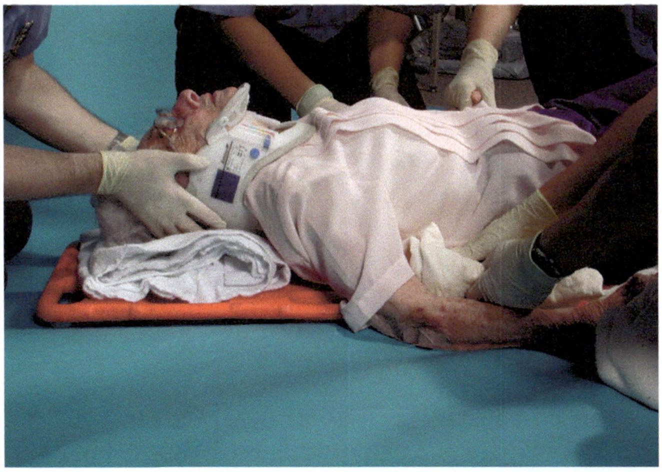

**Abbildung 15-5** Korrekte Technik zur Wirbelsäulenimmobilisation bei kyphotischen Patienten auf dem Spineboard: Um den durch die thorakale Kyphose bedingten Abstand zwischen Kopf und Unterlage auszugleichen, wird eine Polsterung unter dem Kopf angebracht.



## Temperaturkontrolle

Überwachen Sie einen älteren Patienten während Behandlung und Transport engmaschig auf Hypo- oder Hyperthermie. Da ältere Patienten besonders anfällig für Wärmeverlust sind, sollten sie nach Abschluss der körperlichen Untersuchung sofort wieder zugedeckt werden.

Durch die Wirkung vieler Medikamente (z. B. Medikamente gegen Parkinson, Depression, Psychose und Übelkeit) können manche Patienten andrerseits zu Hyperthermie neigen; daher können auch kühlende Maßnahmen erforderlich sein, wenn der Patient nicht schnell in ein kontrolliertes Umfeld gebracht werden kann (eine detaillierte Diskussion zum Management einer Hyperthermie findet sich im Kapitel 19).

Prolongierte Rettungsmaßnahmen bei extremen Temperaturen (Hitze oder Kälte) können für ältere Patienten ein großes Risiko darstellen und sollten deshalb rasch angegangen werden. Aufgrund der altersbedingten Hautatrophie sollten externe Wärme- oder Kühlmaßnahmen beim älteren Traumapatienten sorgfältig abgewogen werden, da das Risiko thermischer Hautschäden erhöht ist. Zwischen Wärme- bzw. Kältequelle und Patientenhaut sollte stets eine Schutzschicht – etwa eine Decke oder Kleidungsstück – gelegt werden.

# Rechtliche Aspekte

Während der Behandlung von älteren Traumapatienten kommen Sie möglicherweise mit diversen rechtlichen Aspekten in Kontakt. An dieser Stelle wird auf die jeweilige Gesetzgebung der deutschsprachigen Länder verwiesen. Beispielhaft seien hier nur die Schlagworte Erwachsenenvertretung, Vorsorgevollmacht und Patientenverfügung erwähnt.

Achten Sie darauf, dass es verschiedene rechtliche Regelungen in Bezug auf medizinische Entscheidungen gibt. Hierbei kann auch ein Gericht oder eine dritte, unabhängige Person involviert sein.

Inmitten einer Notfallsituation kann es schwierig sein, solche rechtlichen Entscheidungen zu treffen. Da der Rettungsdienst grundsätzlich zur Hilfeleistung angefordert worden ist, müssen Sie bei bewusstlosen Patienten oder bei Patienten mit eingeschränkter Entscheidungsfähigkeit (z. B. psychische /kognitive Beeinträchtigung) vom mutmaßlichen Einverständnis des Patienten ausgehen; indizierte Notfallmaßnahmen sind demnach einzuleiten. Wenn Angehörige einen Rettungstransport verweigern, der aber aktuell dringend inzidiert erscheint, so liegt eine „Gefahr-im-Verzug"-Situation vor. Im Eskalationsfall kann die Exekutive (Polizei) hinzugezogen werden. Zudem kann das Rettungsdienstfachpersonal auch ärztliche Hilfe, akkordierend den lokalen Protokollen, nachfordern. Eine nachvollziehbare Dokumentation ist in jedem Fall besonders wichtig.

### Melden von Misshandlung älterer Personen

Seit 2019 muss in allen Staaten der USA, Gesundheitsfachpersonal, inkl. Rettungsfachpersonal, Fälle mit Verdacht auf Misshandlung älterer Personen den Behörden melden. Wenn weitere Abklärungen notwendig sein sollten oder jemand versucht, der präklinischen Erstversorgung im Weg zu stehen, soll die Exekutive (Polizei) an den Ort des Geschehens gerufen und das Problem dem verantwortlichen Polizisten erklärt werden. Es gibt in der Regel ein Protokoll für die Polizei, um eine zeitnahe Entscheidung vor Ort treffen zu können. Weitere Abklärungen werden später im Krankenhaus vorgenommen, falls es die Zeit erlaubt. Solche Vorfälle sollten im Protokoll des Notfalleinsatzes genau und vollständig dokumentiert werden.

## Misshandlung älterer Personen

Es gibt keine universelle Definition von «Misshandlung älterer Personen». Jedoch gebrauchen das National Center for Elder Abuse und das Center for Disease Control and Prevention (CDC) den Begriff so, dass er die Handlung oder die unterlassene Handlung umfasst, welche zu dem Schaden einer älteren Person führt. Das beinhaltet physischen, emotionalen und sexuellen Missbrauch wie auch finanzielle Ausnutzung und Vernachlässigung.[35]

Die Misshandlung älterer Menschen ist nicht selten, wird aber in der Regel zu selten gemeldet. Gemäss dem CDC erleidet jedes Jahr einer von 10 Menschen im Alter von 60 Jahren oder älter eine Form dieses Missbrauches. Männer erfahren häufiger nichttödliche Übergriffe und Tötungsdelikte als Frauen, und unglücklicherweise, steigt die Rate an Tötungsdelikten bei älteren Patienten an.[43] Die Dunkelziffer wird auf verschiedene Faktoren zurückgeführt. Dazu gehört das Fehlen einer klaren universellen Definition von Missbrauch, Vermeiden der Meldung durch den Missbrauchten wegen der Abhängigkeit gegenüber dem Täter oder anderer weiterer Gründe. Zudem variieren die Vorschriften von Staat zu Staat.

Die US Preventive Services Task Force konnte keine ausreichende Evidenz erheben, um ein Screening für Missbrauch von Älteren zu empfehlen.[44] Jedoch gibt es wichtige Hinweise für Missbrauch, welche Rettungsdienstfachpersonal kennen sollten. Durch das Erkennen und Melden dieser Zeichen kann der Teufelskreis der Misshandlung möglicherweise durchbrochen werden. Diese Zeichen beinhalten emotionale Zeichen wie Angst und Depression, sowie folgende Untersuchungsbefunde:

- Knochenbrüche
- Hämatome
- Schlechte Wohnverhältnisse
- Unbehandelte Decubiti
- Wunden
- Zerrissene oder verschmutzte Kleidung

### Kategorien von Misshandlung

Missbrauch kann auf verschiedene Weise eingeteilt werden:

- *Körperliche Misshandlung* beinhaltet Gewalt, körperliche Gewalt oder physischen Zwang, die zu Körperverletzungen führen, sowie Zwangsernährung und auch Zwangsmedikation. Zeichen von körperlicher Misshandlung können offensichtlich (z. B. Abdruck eines Gegenstandes) oder weniger offensichtlich sein. Sie sind identisch mit denen der Kindesmisshandlung (**Abbildung 15-6**). (Siehe auch Kapitel 14)
- *Emotionale Misshandlung* kann eine Form von Beschimpfungen, Bevormundung, Einschüchterung, Bedrohung oder sensorischer Deprivation (Mangel an Außenreizen) sein.
- *Finanzielle Misshandlung* (Ausbeutung) kann sich in Form von Diebstahl von Wertgegenständen oder Unterschlagung und der missbräuchlichen Inanspruchnahme einer Vormundschaft oder Vollmacht äußern.
- *Sexuelle Übergriffe* und/oder Missbrauch umfassen nichteinvernehmliche sexuelle Kontakte und jegliche sexuelle Interaktion mit einer älteren Person, die kein Einverständnis geben kann
- *Vernachlässigung* bezeichnet die Nichterfüllung der Pflichten bei der Pflege einer älteren Person, so z.B. Ernährung, Instandhaltung des Wohnumfeldes und persönliche Pflege

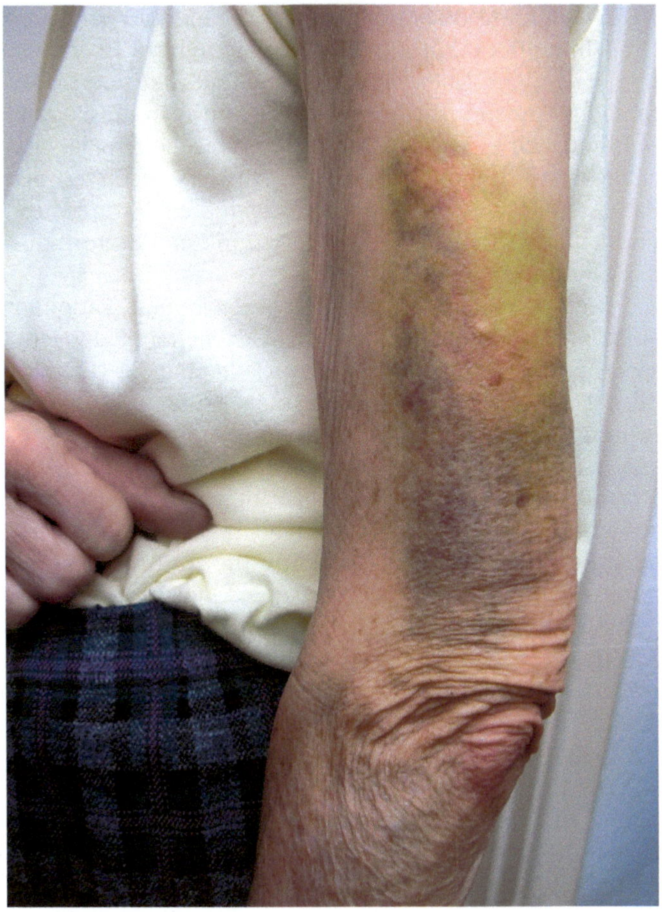

**Abbildung 15-6** Blutergüsse in unterschiedlichen Heilungsstadien sind ein deutliches Warnsignal für Misshandlung. Bei einem 70-jährigen Patienten aus einem Pflegeheim mit dem abgebildeten Befundmuster sollte der Rettungsdienst den Verdacht auf Misshandlung dokumentieren und gemäß Protokoll melden



## Auswirkungen von COVID-19 auf die Misshandlung älterer Menschen

Ältere Erwachsene sind nicht nur gefährdeter für einen schwereren Krankheitsverlauf durch COVID-19, sie sind auch von den präventiven Massnahmen zur Eindämmung der Virusverbreitung betroffen. Social distancing hat zu weiteren Effekten geführt, die die Gruppe der Älteren einem größeren Risiko von Missbrauch aussetzt. Die Schließung von Unternehmen, welche nicht unter die kritische Infrastruktur fielen, führte zu Problemen beim Zugang zur Gesundheitsversorgung, Finanzen und persönlichen Bedürfnissen. Dies verschlechterte vorbestehende Erkrankungen wie Demenz und belastete pflegende Angehörige zusätzlich, die oft nicht darauf vorbereitet waren, ein älteres Familienmitglied, einen Freund oder Nachbarn während der Pandemie zu pflegen. Einbrüche an den Aktienmärkten führten zum Verlust von Altersrücklagen, was finanziellen Druck erzeugte und ältere Menschen dem Risiko finanzieller Ausbeutung aussetzte. Diese Faktoren begünstigten das Missbrauchsrisiko und brachten Betroffene zugleich in eine Situation, in der sie den Missbrauch seltener meldeten.[45]

## Wichtige Punkte

Viele misshandelte Patienten werden dazu gezwungen, falsche Aussagen zu machen, weil sie Vergeltungsmaßnahmen fürchten oder weil sie eine Person schützen wollen. Wenn die Opfer von Familienangehörigen misshandelt werden, befürchten die Patienten oft, die familiäre Umgebung verlassen zu müssen, und sagen deshalb eher die Unwahrheit über den Ursprung einer Misshandlung. In anderen Fällen verhindern sensorische Deprivation oder Demenz die genaue Erklärung der Misshandlung. Als professionelles Rettungsfachpersonal sollten Sie Zeichen von Misshandlung identifizieren und jegliche vom Patienten berichtete Pathologie aufdecken. Jegliche Misshandlungsanamnese oder jeder Befund, der auf einen Verdachtsfall hindeutet, sollte im Einsatzprotokoll dokumentiert werden.

Durch Identifizierung und Meldung von Misshandlung älterer Patienten kann eine weitere Traumatisierung der Patienten vermindert werden. Ein starker Verdacht auf Misshandlung erlaubt es, den Betroffenen an Gewaltschutzeinrichtungen oder -programme von Sozialdiensten und Sicherheitsbehörden weiterzuleiten (**Kasten 15-4**).

# Triagekriterien

Eine der größten präklinischen Herausforderungen bei der Versorgung eines verletzen Patienten ist die Entscheidung, welcher Patient am meisten von der spezialisierten Behandlung in einem Traumazentrum und den dort verfügbaren erweiterten Behandlungsmaßnahmen profitieren könnte. Wie früher in diesem Kapitel diskutiert, sind die klassischen Triagekriterien bei älteren Patienten aufgrund physiologischer und pharmakologischer Auswirkungen weniger zuverlässig.

Die Empfehlung der Geriatric Trauma Practice Management Guideline besagt, dass ältere Patienten großzügig in spezialisierte Krankenhäuser transportiert werden sollten. Die CDC empfiehlt in ihren Guidelines for Field Triage of Injured Patients ebenfalls, Traumapatienten über 55 Jahre in ein Traumazentrum zu transportieren.[46]

Wegen der Unterschiede zwischen verletzten älteren und jüngeren Patienten und den unterschiedlichen Outcomes wurde der Frage nachgegangen, ob spezielle Kriterien

**Kasten 15-4** Meldung über Missbrauch und Vernachlässigung älterer Personen

Nach § 54 Ärztegesetz haben österreichische Ärzte (also auch Notärzte) eine Anzeigepflicht bei folgenden Ereignissen:

- Todesfolge durch gerichtliche strafbare Handlung
- Schwere Körperverletzung durch gerichtlich strafbare Handlung
- Misshandlung, Quälen, Vernachlässigung oder sexueller Missbrauch von Personen, die ihre Interessen selbst nicht wahrnehmen können (z.B. psychisch / kognitiv beeinträchtigte erwachsene Person; zudem auch Minderjährige)

Sanitäter haben derartige Anzeigepflichten mittlerweile im § 5 Sanitätergesetz in Österreich ebenso geregelt.

Werden im Einsatz derartige Wahrnehmungen gemacht, so soll primär ein Kliniktransfer angestrebt werden, um mit dem Patienten an einen sicheren Ort zu gelangen. In der Klinik ist die Information, die am präklinischen Einsatzort erlangt wurde, weiterzugeben. Die Anzeigepflicht haben dann die Gesundheitsberufe in der Klinik, die mit weitreichenderen Untersuchungsmöglichkeiten auch einen Verdacht auf eine gerichtliche strafbare Handlung besser abklären können. Die Polizei ist bei Todesfolge in Verbindung mit einem Strafdelikt oder sonstiger Eskalation sofort am präklinischen Einsatzort hinzuzuziehen.

An dieser Stelle wird auch explizit wieder an die jeweils geltenden rechtlichen Vorschriften in Deutschland (Stichwort: Offenbarungspflicht) und der Schweiz (Ausnahmen von der Schweigepflicht) hingewiesen.



benötigt werden, ältere Erwachsene zu identifizieren, die in ein Traumazentrum transportiert werden sollten. Obwohl einige Studien zeigten, dass spezielle geriatrische Zuweisungskriterien die Zahl der Patienten für einen Transport in ein Traumazentrum erhöhten, konnten andere Studien keinen Anstieg der Patientenzahl nachweisen.[47, 48]

# Lange Transportwege

Der Großteil der Versorgung von älteren Traumapatienten folgt den allgemeinen Richtlinien der präklinischen Versorgung von Verletzten. Allerdings existieren einige Besonderheiten bei langen Transportwegen. So sollten z.B. geriatrische Patienten mit weniger schwerwiegenden Verletzungen immer in Traumazentren transportiert werden.

Die Behandlung eines Schocks in einer präklinischen Umgebung über eine längere Zeitspanne hinweg braucht eine sorgfältige Überwachung der Vitalfunktionen während des Transports. Nachdem die Blutung mittels lokaler Maßnahmen kontrolliert ist, titrieren Sie die Flüssigkeitsgabe gemäß den physiologischen Auswirkungen auf den Patienten, optimieren das intravaskuläre Volumen und vermeiden Patienten mit eingeschränkter Herzfunktion mit Flüssigkeit zu überlasten.

Die Immobilisierung eines geriatrischen Patienten auf einem Spineboard kann Druckstellen mit den entsprechenden Komplikationen zur Folge haben. Die dünnere Haut und die schlechtere vaskuläre Versorgung führen schneller zu solchen Komplikationen als bei jüngeren Traumapatienten. Vor allem bei langen Transporten sollte erwogen werden, den Patienten mittels Logroll auf einem gut gepolsterten Spineboard, Vakuummatratze oder Rettungstrage zu lagern, um die Haut des Patienten zu schützen. Rettungsdienstpersonal in ländlichen Gebieten sollte die Anschaffung einer Vakuummatratze zur druckentlastenden Wirbelsäulenimmobilisation erwägen. Alternativ kann ein gepolstertes Spineboard eingesetzt werden, das den Auflagedruck reduziert und so das Risiko von Druckläsionen minimiert.

Die Kontrolle der Umgebungsbedingungen ist bei älteren Patienten vor allem auf längeren Transporten zu beachten. Eine limitierte Entkleidung des Patienten und ein angenehmes Fahrzeugklima vermeiden eine Hypothermie und die daraus erfolgenden Komplikationen.

Ziehen Sie auch einen Transport per Luftrettung in Betracht, vor allem in abgelegenen Gebieten, wenn ein langer bodengebundener Transport notwendig ist. Ein schneller Transport mit dem Hubschrauber limitiert die äußeren Einwirkungen, reduziert die Dauer eines Schocks und führt zu einer schnelleren klinischen Versorgung in einem Traumazentrum, inklusive früher chirurgischer Intervention und eventueller Bluttransfusion.

# Prävention

Angesichts der Entwicklung mobiler integrierter Gesundheits- und Gemeinde-Notfallmedizin-Programme spielen Rettungsdienstorganisationen eine zunehmend wichtigere Rolle bei der Prävention von Traumata. Viele derzeitige Gemeinde-Notfallmedizin-Programme konzentrieren sich auf Patienten mit chronischen Erkrankungen, von denen viele ältere Patienten sind. Diese Programme stellen möglicherweise eine einzigartige Gelegenheit dar, Sicherheitsrisiken, z. B. Sturzrisiken, für ältere Patienten zu erkennen und Aufklärungsmaßnahmen und/oder Interventionen zur Verhinderung von Verletzungen zu ermöglichen. Rettungsdienstorganisationen sollten diese Art von Programmen in Betracht ziehen, um die Gesundheit in ihrer Region zu verbessern.

## ZUSAMMENFASSUNG

- Die ältere Bevölkerung wächst schnell.
- Auch wenn die generellen Richtlinien der Behandlung verletzter Patienten die gleichen bleiben, müssen bei der Versorgung verletzter geriatrischer Patienten einige spezielle Dinge beachtet werden.
- Altersbedingte anatomische und physiologische Veränderungen – verstärkt durch Komorbiditäten und Polymedikation – erhöhen die Traumavulnerabilität, begünstigen komplexere Verletzungsmuster und schränken die Schockkompensationsfähigkeit ein. Ältere Patienten verfügen über geringere physiologische Reserven und tolerieren Traumafolgen schlechter als jüngere.
- Das Kennen der Patientenvorgeschichte und die aktuelle Medikation sind essenziell, um älteren Menschen exzellente Behandlung zu bieten.
- Viele Faktoren führen bei geriatrischen Traumapatienten dazu, dass frühe Zeichen einer Entgleisung maskiert werden können, was das Risiko einer plötzlichen und schnellen Dekompensation ohne Vorwarnung möglich macht.
- Bei älteren Traumapatienten können mehr schwere Verletzungen vorliegen, als es die initiale Untersuchung vermuten lässt.
- Rettungsdienstfachpersonal sollten die Zeichen von Misshandlung erkennen, im Einsatzprotokoll dokumentieren und einen Verdacht an das weitere Behandlungsteam (z. B. im Krankenhaus) weiterleiten. Bei akuter Gefährdung am Einsatzort ist die Polizei hinzuzuziehen.
- Bei der Zuweisungsentscheidung sollte bei älteren Patienten eher ein Transport in ein Traumazentrum in Erwägung gezogen werden.

## WIEDERHOLUNG FALLBEISPIEL

Ihr Einsatzstichwort lautet „Häuslicher Sturz". Beim Eintreffen sehen Sie eine 78-jährige Frau am unteren Ende einer Treppe liegend. Ihre Tochter berichtet, dass sie vor ca. 15 Minuten mit ihr telefoniert habe und dass sie gerade auf dem Weg zu ihrer Mutter war, um diese zum Einkaufen abzuholen. Als sie bei ihrer Mutter ankam, fand sie diese am Boden liegend vor und rief sofort den Rettungsdienst.

Ihr erster Eindruck ist eine Patientin, die am unteren Ende einer Treppe liegt. Es ist eine ältere Dame, deren äußeres Erscheinungsbild altersentsprechend ist. Während Sie für die manuelle Inline-Stabilisierung der Halswirbelsäule der Patientin sorgen, reagiert die Patientin nicht auf Ihre Aufforderungen. Die Patientin hat eine Platzwunde an der Stirn und eine klar sichtbare Deformation des linken Handgelenks. Es gibt keine offensichtliche externe massive Blutung. Sie trägt einen Notfallausweis für Diabetiker bei sich.

- Hat der Sturz die Bewusstseinsstörung verursacht, oder war ein vorangehendes Ereignis ursächlich?
- Wie modifizieren Alter, Komorbiditäten und Vormedikation das Verletzungsmuster sowie die pathophysiologischen und klinischen Besonderheiten gegenüber jüngeren Patienten?
- Ist ein höheres Alter allein schon ein zusätzliches Kriterium für den Transport in ein Traumazentrum?

## AUFLÖSUNG DES FALLBEISPIELS

Beim Primary Survey eines älteren Traumapatienten ist es häufig nicht unmittelbar möglich festzustellen, ob das Trauma primär ursächlich war oder ob ein vorangehendes Ereignis – wie ein Schlaganfall, Myokardinfarkt oder eine Synkope – das Trauma ausgelöst hat.

(*Fortsetzung nächste Seite*)

**AUFLÖSUNG DES FALLBEISPIELS (FORTSETZUNG)**

Grundsätzlich sollte eine medizinische Ursache des Traumas nie ausgeschlossen werden – Hinweise auf ein vorangegangenes Ereignis sind beim Primary Survey aktiv zu suchen.

Der Primary Survey zeigt, dass die Patientin einen freien Atemweg und eine Atemfrequenz von 16/min hat. Es gibt keine großen sichtbaren externen Blutungen und die Blutung aus der Rissquetschwunde an der Stirn kann mit leichtem Druck gestoppt werden. Die Herzfrequenz der Patientin beträgt 84 Schläge/min, ihr Blutdruck liegt bei 154/82 mmHg. Sie stabilisieren Kopf und Wirbelsäule von Hand und immobilisieren die Patientin auf einer Vakuummatratze mit zusätzlicher Polsterung unter der Patientin. Nicht nur weil die Patientin bekannte Diabetikerin ist – sondern wie bei jedem bewusstseinsgeminderten Patienten - machen Sie einen Blutzucker-test, um festzustellen, ob dies die korrigierbare Ursache für ihre Bewusstseinsstörung ist. Angesichts ihres Alters, der Kopfverletzungen und der Sturzhöhe transportieren Sie die Patientin ins nächstgelegene Traumazentrum.

# Quellenverzeichnis


1. U.S. Census Bureau. State and county quick facts. Updated July 1, 2021. Accessed January 25, 2022. https:// www.census.gov/quickfacts/fact/table/US#viewtop
2. Mather M, Jacobsen L, Pollard K, Population Reference Bureau. Aging in the United States. Popul Bull. 2015;70(2):2-17. Accessed January 25, 2022. https://www.prb.org/resources/population-bulletin-vol-70-no-2-aging-in-the-united-states/
3. United Nations, Department of Economic and Social Affairs, Population Division. World Population Prospects: The 2015 Revision; Key Findings and Advance Tables. United Nations; 2015.
4. Champion H, Copes WS, Sacco WJ, et al. The Major Trauma Outcome Study: establishing national norms for trauma care. J Trauma. 1990;30(11):1356-1365.
5. Hashmi A, Ibrahim-Zada I, Rhee P, et al. Predictors of mortality in geriatric trauma patients: a systematic review and meta-analysis. J Trauma Acute Care Surg. 2014;76(3):894-901.
6. Lane P, Sorondo B, Kelly JJ. Geriatric trauma patients: are they receiving trauma center care? Ann Emerg Med. 2003;10(3):244-250.
7. Centers for Disease Control and Prevention, National Center for Injury Prevention and Control, Web-Based Injury Statistics Query and Reporting System (WISQARS). Ten leading causes of death by age group, United States—2018. Accessed January 25, 2022. https://www.cdc.gov/injury/images/lc-charts/leading_causes_of_death_by_age_group_2018_1100w850h.jpg
8. American College of Surgeons Committee on Trauma. Advanced Trauma Life Support, Student Course Manual. 9th ed. American College of Surgeons; 2012:272-284.
9. Caterino J, Brown N, Hamilton M, et al. Effect of geriatric-specific trauma triage criteria on outcomes in injured older adults: a statewide retrospective cohort study. J Am Geriatr Soc. 2016;64(10):1944-1951.
10. Jacobs D. Special considerations in geriatric injury. Curr Opin Crit Care. 2003;9(6):535-539.
11. U.S. Department of Health and Human Services, Centers for Disease Control and Prevention, National Center for Health Services. Hospitalizations for patients aged 85 and over in the United States, 2000–2010. Published 2015. Accessed January 25, 2022. https://www.cdc.gov/nchs/data/databriefs/db182.pdf
12. Roberts D, McKay M, Shaffer A. Increasing rates of emergency department visits for elderly patients in the United States, 1993 to 2003. Ann Emerg Med. 2008;51(6):769-774.
13. Jones C, Wasserman E, Li T, et al. The effect of older age on EMS use for transportation to an emergency department. Prehosp Disaster Med. 2017;13:1-8.
14. Smith CH, Boland B, Daureeawoo Y, Donaldson E, Small K, Tuomainen J. Effect of aging on stimulated salivary flow in adults. J Am Geriatr Soc. 2013;61(5):805-808. doi: 10.1111/jgs.12219
15. American College of Surgeons Committee on Trauma. Advanced Trauma Life Support, Student Course Manual. 10th ed. American College of Surgeons; 2018:214-224.
16. Smith T. Respiratory system: aging, adversity, and anesthesia. In: McCleskey CH, ed. Geriatric Anesthesiology. Williams & Wilkins; 1997.
17. Bergeon E, Lavoie A, Clas D, et al. Elderly trauma patients with rib fractures are at greater risk of death and pneumonia. J Trauma. 2003;54(3):478-485.
18. Jacobs D, Plaisier BR, Barie PS, et al. Practice management guidelines for geriatric trauma: the EAST Practice Management Guidelines Work Group. J Trauma. 2003;54(2): 391-416. doi: 10.1097/01.TA.0000042015.54022.BE
19. Deiner S, Silverstein JH, Abrams K. Management of trauma in the geriatric patient. Curr Opin Anaesthesiol. 2004;17(2):165-170.
20. Carey J. Brain Facts: A Primer on the Brain and Nervous System. Society for Neuroscience; 2002.
21. Alzheimer's Association. 2017 Alzheimer's disease facts and figures. Alzheimer's Dement. 2017;13:325-373.
22. Pisani M, Kong S, Kasl S, et al. Days of delirium are associated with 1 year mortality in an older intensive care unit population. Am J Crit Care Med. 2009;180:1092-1097.
23. Aung Thein M, Pereira J, Nitchingham A, Caplan G. A call to action for delirium research: meta-analysis and

regression of delirium associated mortality. BMC Geriatrics. 2020;20(325):1-12.
24. U.S. Department of Health and Human Services, National Institutes of Health, National Eye Institute. Facts about cataracts. Updated August 3, 2019. Accessed January 25, 2022. https://www.nei.nih.gov/learn-about-eye-health/eye-conditions-and-diseases/cataracts
25. EPOS Group. Incidence of vertebral fracture in Europe: results from the European Prospective Osteoporosis Study (EPOS). J Bone Miner Res. 2002;17:716-724.
26. Blackmore C. Cervical spine injury in patients 65 years old and older: epidemiologic analysis regarding the effects of age and injury mechanism on distribution, type, and stability of injuries. Am J Roentgenol. 2002;178:573-577.
27. Administration for Community Living. 2020 profile of older Americans. Published May 2021. Accessed January 25, 2022. https://acl.gov/sites/default/files/Aging%20and%20Disability%20in%20America/2020ProfileOlderAmericans.Final_.pdf
28. Bhasin S, Gill TM, Reuben DB, et al. A randomized trial of a multifactorial strategy to prevent serious fall injuries. N Engl J Med. 2020;393(2):129-140.
29. Centers for Disease Control and Prevention. Facts about falls. Last reviewed August 6, 2021. Accessed January 25, 2022. https://www.cdc.gov/falls/facts.html
30. Centers for Disease Control and Prevention. STEADI: Stopping Elderly Accidents, Deaths & Injuries. Accessed January 25, 2022. https://www.cdc.gov/steadi/materials.html
31. Centers for Disease Control and Prevention, National Center for Injury Prevention and Control, Division of Unintentional Injury Prevention. Older adult drivers. Updated December 7, 2020. Accessed August 29, 2021. https://www.cdc.gov/transportationsafety/older_adult_drivers/index.html
32. National Highway Traffic Safety Administration. Traffic safety facts: 2019 data: pedestrians. Published May 2021. Accessed August 30, 2021. https://crashstats.nhtsa.dot.gov/Api/Public/ViewPublication/813121
33. Joseph CB. Physician's guide to assessing and counseling older drivers: second edition. J Med Libr Assoc. 2013;101(3):230-231. doi: 10.3163/1536-5050.101.3.017
34. Yon Y, Mikton CR, Gassoumis ZD, Wilber KH. Elder abuse prevalence in community settings: a systematic review and meta-analysis. Lancet Glob Health. 2017 Feb;5(2):e147-e156.
35. National Center for Elder Abuse. Welcome to the National Center on Elder Abuse. Accessed August 30, 2021. https://ncea.acl.gov/
36. American Burn Association. 2016 National Burn Repository. Accessed January 25, 2022. https://ameriburn.org/wp-content/uploads/2017/05/2016abanbr_final_42816.pdf
37. Richmond R, Aldaghlas TA, Burke C, et al. Age: is it all in the head? Factors influencing mortality in elderly patients with head injuries. J Trauma. 2011;71(1):E8-E11.
38. Berko J, Ingram D, Saha S, et al. Deaths attributed to heat, cold, and other weather events in the United States, 2006–2010. Natl Health Stat Rep. 2014;76.
39. Maher R, Hanlon J, Hajjar E. Clinical consequences of polypharmacy in elderly. Expert Opin Drug Saf. 2014;13(1):57-65.
40. American Geriatrics Society. 2019 updated AGS Beers criteria for potentially inappropriate medication use in older adults. J Am Geriatr Soc. 2019;67:674-694. doi: 10.1111/jgs.15767
41. National Association of Emergency Medical Technicians, American Geriatrics Society, Snyder, DR. Geriatric Education for Emergency Medical Services. 2nd ed. Jones & Bartlett Learning; 2015.
42. American Bar Association. Adult Protective Services reporting chart. Published December 2019. Accessed January 25, 2022. https://www.americanbar.org/content/dam/aba/administrative/law_aging/2020-elder-abuse-reporting-chart.pdf
43. Centers for Disease Control and Prevention. Preventing Elder Abuse. Updated June 2, 2021. Accessed September 1, 2021. https://www.cdc.gov/violenceprevention/elderabuse/fastfact.html
44. U.S. Preventive Services Task Force. Intimate Partner Violence, Elder Abuse, and Abuse of Vulnerable Adults: Screening. Published October 23, 2018. Accessed September 1, 2021. https://www.uspreventiveservicestaskforce.org/uspstf/recommendation/intimate-partner-violence-and-abuse-of-elderly-and-vulnerable-adults-screening
45. Makaroun LK, Bachrach RL, Rosland AM. Elder abuse in the time of COVID-19: increased risks for older adults and their caregivers. Am J Geriatr Psychiatry. 2020;28(8):876-880. doi: 10.1016/j.jagp.2020.05.017
46. Sasser SM, Hunt RC, Faul M. Guidelines for field triage of injured patients: recommendations of the National Expert Panel on Field Triage 2011. Morb Mortal Wkly Rep. 2012;61(1):1-20.
47. Ichwan N, Darbha S, Shah M, et al. Geriatric-specific triage criteria are more sensitive than standard adult criteria in identifying need for trauma center care in injured older adults. Ann Emerg Med. 2015;65(1):92-100.
48. Phillips S, Rond P, Kelly S, et al. The failure of triage criteria to identify geriatric patients with trauma: results from the Florida Trauma Triage Study. J Trauma. 1996;40(2):278-283.

# Weiterführende Literatur

American College of Surgeons Committee on Trauma. Geriatric trauma. In: Advanced Trauma Life Support, Student Course Manual. 9th ed. Chicago, IL: American College of Surgeons; 2012:272-284.

National Association of Emergency Medical Technicians, American Geriatrics Society, Snyder, Dr. Geriatric Education for Emergency Medical Services. 2nd ed. Burlington, MA: Jones & Bartlett Learning; 2015.

Reske-Nielsen C, Medzon R. Geriatric trauma. Emer Med Clin North Am. 2016;34(3):483-500.

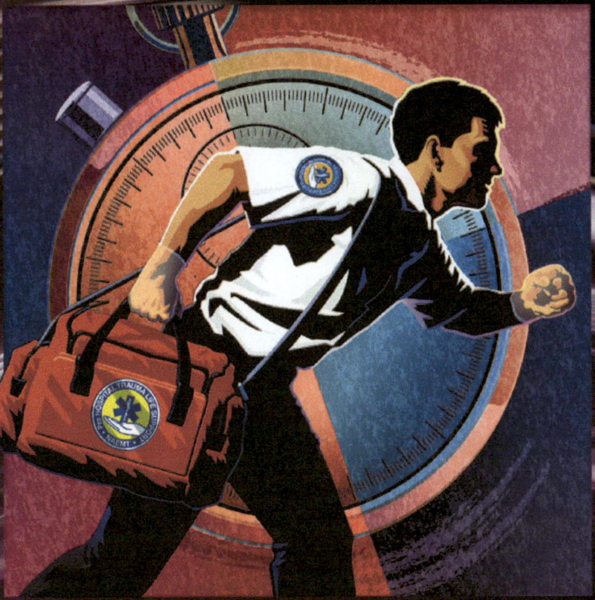

ABSCHNITT 4

# Prävention

KAPITEL 16 Traumaprävention

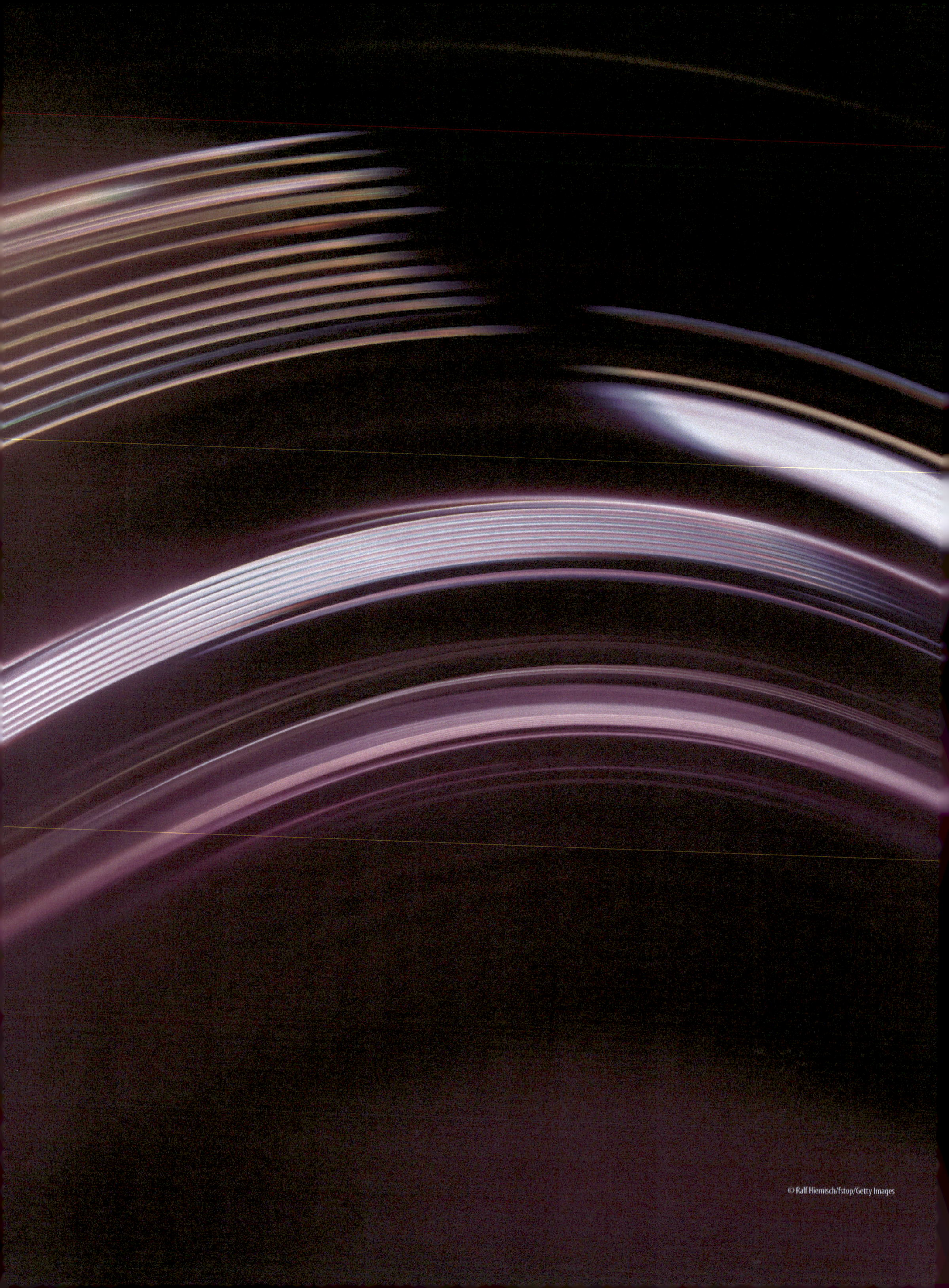

KAPITEL 16

# Traumaprävention

**Autoren**
Heidi Abraham, MD, EMT-B, EMT-T, FAEMS
Thomas Colvin, NREMT-P
Nancy Hoffmann, MSW

## LERNZIELE

Nach dem Durcharbeiten dieses Kapitels werden Sie in der Lage sein:

- Das Konzept von „Energie als Ursache von Verletzungen" beschreiben zu können
- Für bestimmte Verletzungsarten eine Haddon-Matrix zu erstellen.
- Die Bedeutung von präziser, sorgfältiger Beobachtung der Einsatzstelle und Dokumentation der Daten durch das Rettungsdienstfachpersonal mit dem Erfolg von Initiativen zur Traumaprävention in Verbindung zu setzen.
- Bei der Entwicklung, Implementierung und Bewertung von rettungsdienstlichen Fortbildungen zur Traumaprävention in Ihrer Dienststelle mitzuwirken.
- Die Prävalenz von häuslicher Gewalt und Hinweise darauf, die der Rettungsdienst beachten sollte, zu beschreiben.
- Für die Bedeutung des Rettungsdienstfachpersonals bei der Traumaprävention einzutreten, dies beinhaltet:
  - den Einzelnen
  - die Familie
  - die Gemeinde
  - das Rettungsdienst- und Gesundheitsfachpersonal
  - die Organisation (Rettungsdienst)
  - Zusammenschlüsse von Organisationen
- Das Verletzungsrisiko an Einsatzstellen durch strategisches Vorgehen des Rettungsdienstfachpersonals zu senken.

## FALLBEISPIEL

Als Rettungswagenbesatzung wurden Sie zu einem Unfall eines Kraftfahrzeugs alarmiert und sind gerade dabei, einen adipösen Patienten vom Fahrersitz seines Fahrzeugs zu retten. Während der Fahrzeugkollision war dieser in seinem Fahrzeug nicht angeschnallt. Sie und Ihr Teampartner tragen vorschriftsmäßig ihre persönliche Schutzkleidung, da sich die Einsatzstelle gleich neben der Fahrbahn befindet. Die Polizei ist vor Ort, um den Verkehr zu regeln. Ihren Rettungswagen haben Sie so positioniert, dass er Ihnen maximalen Schutz vor dem fließenden Verkehr bietet. Den Patienten sichern Sie mit Sicherheitsgurten und den seitlichen Bügeln auf der Trage und laden ihn, mit einer elektrohydraulischen Fahrtrage, in den Rettungswagen ein.

Vor Antritt der Fahrt setzen Sie sich auf den in Fahrtrichtung positionierten Betreuersitz, schnallen sich an und betreuen den Patienten während der Fahrt. Ihr Teampartner aktiviert das Blaulicht sowie das Martinshorn,

(*Fortsetzung nächste Seite*)

**FALLBEISPIEL (FORTSETZUNG)**

um die notwendige Wahrnehmung und Reaktionsbereitschaft anderer Verkehrsteilnehmer sicherzustellen. Gemeinsam übergeben Sie den Patienten in die Obhut des Gesundheitsfachpersonals in der Notaufnahme des Maximalversorgers.

Während Sie die Einsatzdokumentation vervollständigen, geht Ihnen die nationale Statistik, der im Rettungseinsatz verletzten und getöteten Rettungsdienstmitarbeiter durch den Kopf. Sie erkennen, dass der Einsatz für alle Beteiligten sicher abgeschlossen wurde, weil Sie und Ihr Partner alle Aspekte der Verletzungsprävention sorgfältig beachtet haben.

- Ist die Unfallprävention ein praxisorientierter Ansatz zur Vermeidung von Verletzungen und Todesfällen bei Fahrzeugkollisionen und anderen Ursachen von traumatischen Verletzungen?
- Gibt es Belege dafür, dass die Einhaltung der Anschnallpflicht und der Pflicht zur Benutzung von Kindersitzen einen Einfluss auf die Vermeidung von Verletzungen und Mortalität hat?
- Wie können Leistungserbringer zur Prävention von Verletzungen und zur Reduktion der Mortalität bei Kraftfahrzeugkollisionen beitragen?

## EINFÜHRUNG

Ein wichtiger Impuls für die Weiterentwicklung der modernen Notfallmedizin gab 1966 die Publikation des sogenannten „White Paper" durch die National Academy of Sciences /National Research Council (NAS/NRC) mit dem Titel *Accidental Death And Disability: The Neglected Disease Of Modern Society* (Tod und Behinderung durch Unfall: die vernachlässigte Krankheit der modernen Gesellschaft). Das Buch wies auf Mängel im Verletzungsmanagement in den Vereinigten Staaten hin und trug zur Einführung eines formalen Systems der Versorgung vor Ort und des schnellen Transports von Patienten bei, die infolge von „Unfällen" verletzt wurden. Diese Bildungsinitiative war maßgeblich daran beteiligt, ein leistungsfähigeres System zur präklinischen Versorgung von kranken und verletzten Patienten zu schaffen.[1]

Die Zahl der Todesfälle und Behinderungen durch Verletzungen in den Vereinigten Staaten ist seit der Veröffentlichung des „White Paper" gesunken.[2] Trotz dieser Fortschritte ist diese Art der Verletzung jedoch nach wie vor ein großes öffentliches Gesundheitsproblem. Im Jahr 2020 wurden in den Vereinigten Staaten 278.345 Todesfälle registriert (Europa: 18.800 Verkehrstote); Millionen weitere Menschen waren direkt oder indirekt von den Folgen dieser Ereignisse betroffen.[3,4] Verletzungen bleiben für alle Altersgruppen die häufigste Todesursache.[5,6] Für einige Altersgruppen, insbesondere Kinder, Jugendliche und junge Erwachsene unter 45 Jahren, sind Verletzungen die Haupttodesursache.[7]

Verletzungen sind auch ein globales Problem: Die Weltgesundheitsorganisation (WHO) schätzt, dass es jährlich 4,4 Millionen verletzungsbedingte Todesfälle gibt. Im Jahr 2019 starben weltweit etwa 3,1 Millionen Menschen an vermeidbaren Verletzungen (ohne Tötungsdelikte und suizidbedingte Todesfälle).[5,8]

Der Wunsch, sich um verletzte Patienten zu kümmern, hat viele dazu bewogen, in der Notfallmedizin zu arbeiten. Der Kurs Prehospital Trauma Life Support (PHTLS) lehrt präklinischen Fachkräften, effizient und effektiv im Verletzungsmanagement zu arbeiten. Der Bedarf an gut ausgebildeten Fachkräften für die Versorgung verletzter Patienten wird immer bestehen. Die effizienteste und effektivste Methode zur Bekämpfung von Verletzungen ist es jedoch, zu verhindern, dass sie überhaupt entstehen. Auf allen Ebenen spielen Mitarbeiter im Gesundheitswesen eine aktive Rolle in der Verletzungsprävention, um die besten Ergebnisse nicht nur für die Gesellschaft insgesamt, sondern auch für sich selbst zu erzielen.

1966 erkannten die Autoren des „White Paper" NAS/NRC die Bedeutung der Verletzungsprävention, als sie schrieben:

Die langfristige Lösung für das Verletzungsproblem ist die Prävention. … Zur Verhütung von Unfällen gehört die Ausbildung zu Hause, in der Schule und am Arbeitsplatz, ergänzt durch häufige Appelle für mehr Sicherheit in den Medien, Erste-Hilfe-Kurse und öffentliche Veranstaltungen sowie Kontrollen und Überwachungen durch Aufsichtsbehörden.[1]

Die Vorbeugungsmaßnahmen gegen einige Krankheiten wie Tollwut oder Masern waren so effektiv, dass das Auftreten eines einzigen Falles Schlagzeilen machte. Beamte im Gesundheitswesen haben erkannt, dass Prävention bei der Bekämpfung von Krankheiten am effektivsten ist. Die Lehrpläne für Rettungsdienstfachpersonal beinhalten Pflichtstunden zum Thema Sicherheit an der Unfallstelle und zur persönlichen Schutzausrüstung (PSA) als Mittel zum Selbstschutz. Um den Rettungsdienst allgemein zu einer aktiveren Beteiligung an Präventionsmaßnahmen auf Gemeindeebene zu animieren, wurde in den Vereinigten Staaten die *Emergency*

*Medical Service (EMS) Agenda for the Future* von und für Rettungsdienstorganisationen erarbeitet. Ihr zufolge ist Vorbeugung eines von 14 weiterzuentwickelnden Qualitätsmerkmalen, um die Gesundheit auf Gemeindeebene zu verbessern und somit zur Nutzung der vorhandenen Ressourcen im Gesundheitswesen beizutragen“[9]. Im Nachfolgedokument, *EMS-Agenda 2050: A People-Centered Vision for the Future of Emergency Medical Services* wird in der Visionserklärung die Rolle des Rettungsdienstes bei der Unterstützung „... des Wohlbefindens der Einwohner und Besucher der Gemeinde durch datengestützte, evidenzbasierte und sichere Ansätze für Prävention, Reaktion und klinische Versorgung“[10] beschrieben.

Der Rettungsdienst wandelt sich von einer rein reaktionären zu einer breiteren, effektiveren Einrichtung, die zusätzliche Aspekte (z. B. Fachspezialisten präklinische Notfallmedizin) einbezieht und der Prävention mehr Gewicht beimisst. Rettungsdienstfachpersonal in den USA betrachtet die primäre Verletzungsprävention als wesentlichen Bestandteil des Auftrags. Dennoch wird sie von weniger als der Hälfte der Befragten tatsächlich in der präklinischen Praxis umgesetzt.[11] In diesem Kapitel werden die wichtigsten Konzepte der Verletzungsprävention für den Rettungsdienst vorgestellt.

# Verletzungsbegriffe

## Definition von Verletzung

Eine Diskussion über die Prävention von Unfallfolgen sollte mit einer Definition des Begriffs Verletzung beginnen. Verletzungen werden heute allgemein definiert als ein schädliches Ereignis, das entweder auf die Freisetzung spezifischer Formen physikalischer Energie zurückgeht oder bei dem der normale Energiefluss verhindert wird.[12] Die große Variabilität der Verletzungsursachen war ein Haupthindernis für Untersuchungen und Präventionsstrategien. Was hat zum Beispiel eine Fraktur des Oberschenkelhals (Collum femoris) durch den Sturz eines älteren Menschen mit einer selbst zugefügten Schusswunde am Kopf eines jungen Erwachsenen gemeinsam? Oder wie lässt sich eine Femurfraktur durch einen Sturz bei einer älteren Frau mit einer Femurfraktur eines jungen Mannes, der mit seinem Motorrad verunglückt ist, vergleichen? Alle möglichen Ursachen von Verletzungen, von Fahrzeugunfällen über Stichwunden, Suiziden bis hin zu Ertrinkungsunfällen haben eines gemeinsam: die Übertragung von Energie auf den Verletzten.

## Verletzung als Krankheit

Der Krankheitsprozess ist seit vielen Jahren Gegenstand wissenschaftlicher Untersuchungen. Heute ist bekannt, dass drei Faktoren gleichzeitig vorhanden sein und miteinander interagieren müssen, damit eine Erkrankung entsteht:

1. ein Erreger, der die Krankheit verursacht,
2. ein Wirt, in dem sich der Erreger aufhalten kann, und
3. ein geeignetes Umfeld, in dem Erreger und Wirt zusammentreffen.

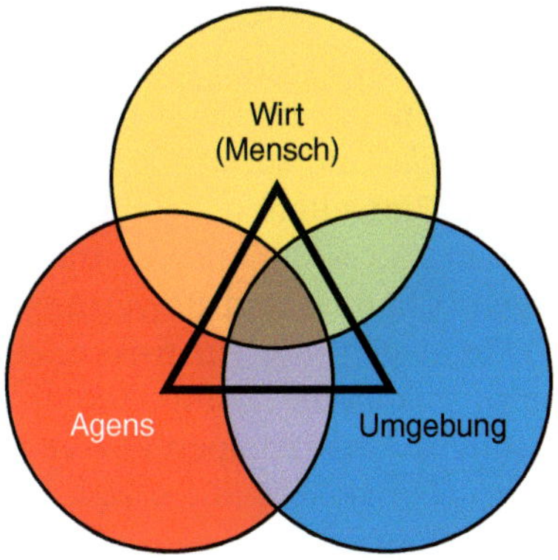


**Abbildung 16-1** Epidemiologische Trias.



Nachdem dieses Modell der **„epidemiologischen Trias“** erkannt wurde, konnten Strategien zur Krankheitsbekämpfung entwickelt werden (**Abbildung 16-1**). Die Ausrottung bestimmter Infektionskrankheiten wurde möglich durch Impfung des Wirts, Zerstörung des Erregers mittels Antibiotika, Reduktion der Umweltübertragung durch verbesserte Hygiene- und Sanitärmaßnahmen oder eine Kombination dieser Ansätze.

Erst seit den späten 1940er-Jahren wurden die **Vorgänge bei einer Verletzung** genauer untersucht. Wie Wegbereiter der Verletzungsforschung zeigten, verhalten sich Krankheiten und Verletzungen, trotz des unterschiedlichen Resultats, ähnlich. Beide brauchen die Bestandteile der epidemiologischen Trias; deshalb werden Verletzungen als eine besondere Form von Krankheit behandelt.

1. Damit eine Verletzung entstehen kann, muss ein Wirt (z. B. der Mensch) vorhanden sein. Wie bei Krankheiten ist die *Anfälligkeit* von individuellen Wirten nicht immer gleich, sondern variiert durch innere und äußere Faktoren. Zu den *inneren Faktoren* gehören Intelligenz, Geschlecht und Reaktionszeit, zu den *äußeren Faktoren* Intoxikationen, Wut und soziale Einstellungen. Die Empfindlichkeit variiert auch im Laufe der Zeit innerhalb derselben Person.
2. *Energie* ist, wie bereits beschrieben, dass „Agens“ bei Verletzungen. Die Geschwindigkeit, Form und Art des übertragenden Materials sowie die Expositionszeit, d. h. wie lange die schädigende Energie einwirkt, spielen eine Rolle, ob die Toleranzgrenze des Wirtes überschritten wird.

3. Wirt und Agens müssen in einer Umgebung aufeinandertreffen, die der Interaktion förderlich ist. Normalerweise unterscheiden wir hierbei *physikalische* und soziale Komponenten. Physikalische Umwelteinflüsse kann man sehen und anfassen. Soziale Einflüsse umfassen Einstellungen, Glauben und Bewertungen. So zeigen z. B. Teenager eher ein risikoreiches Verhalten (die physikalische Komponente), da sie mehr als andere Altersgruppen überzeugt sind, quasi unbesiegbar zu sein (die soziale Komponente).

Die Charakteristika von Wirt, Agens und Umgebung ändern sich mit der Zeit und den Umständen. Die Mediziner Tom Christoffel und Susan Scavo Gallagher beschreiben diese dynamische Entwicklung folgendermaßen:

Um dies zu verdeutlichen, können die Elemente der epidemiologischen Trias als Räder betrachtet werden, die sich unablässig drehen. In jedem Rad befinden sich keilförmige Sektionen, wobei jeder für einen speziellen möglichen Faktor steht. Dieser kann positiv oder negativ sein. Diese drei Räder drehen sich mit unterschiedlichen Geschwindigkeiten in verschiedene Richtungen. Dabei treffen (interagieren) verschiedene Eigenschaften zu unterschiedlichen Zeiten und in verschiedenen Kombinationen aufeinander. Einige dieser Kombinationen lassen vermuten, dass es zu keinen Verletzungen kommt, andere führen zu einer Katastrophe.[13]

Im Falle eines Unfalls könnte der Wirt ein neugieriges, zweijähriges Kind sein. Der Auslöser ist der häusliche Swimmingpool, in dem ein Strandball in der Nähe des Randes schwimmt. Die Umgebung, eine versehentlich offen gelassene Tür zum Swimmingpool, die der Babysitter nicht geschlossen hat, um nach dem weinenden Geschwisterchen zu sehen. Treffen Wirt, Agens und Umgebung gleichzeitig zusammen, kann es zu einer unbeabsichtigten Verletzung – in diesem Fall zum Ertrinken des Kindes – kommen.

## Haddon-Matrix

Dr. William J. Haddon, Jr. gilt als Begründer der Erforschung der Verletzungsprävention. Mitte der 1960er-Jahre erkannte er im Rahmen des Konzepts der epidemiologischen Trias, dass eine Verletzung in drei zeitliche Phasen unterteilt werden kann:

1. *Vorereignis- oder Präereignisphase:* die Phase vor der Verletzung
2. *Ereignis- oder Eventphase:* die Phase, in der die schädliche Energie einwirkt
3. *Nachereignis- oder Postereignisphase*: die Phase nach der Verletzung (Kapitel 1: *„PHTLS: Vergangenheit, Gegenwart und Zukunft"*)

Durch die Analyse der drei Faktoren der epidemiologischen Trias in jeder der zeitlichen Phasen entwickelte Haddon eine aus neun Feldern bestehende „Phasen-Faktor-Matrix" (**Tabelle 16-1**), die sogenannte **Haddon-Matrix**. Sie bietet die Möglichkeit, die Ereignisse oder Aktionen, die die Wahrscheinlichkeit für eine Verletzung erhöhen oder senken, grafisch darzustellen. Zudem kann sie zur Identifizierung von Präventionsstrategien verwendet werden. Wie die Haddon-Matrix zeigt, können mehrere Faktoren zu einer Verletzung führen, und es bestehen mehrere Möglichkeiten, diese zu vermeiden oder den Schweregrad zu reduzieren. Die Haddon-Matrix half, den Mythos einzudämmen, dass Verletzungen das Ergebnis einer einzigen Ursache, von Pech oder Schicksal, sind.

Tabelle 16-1 zeigt eine Haddon-Matrix für einen Unfall mit einem Rettungswagen. Die Inhalte jeder Zelle unterscheiden sich je nach untersuchter Verletzung. Die **Phase vor dem Ereignis** beinhaltet Faktoren, die die Wahrscheinlichkeit eines Unfalls beeinflussen, während die Energie aber noch unter Kontrolle ist. Sie kann einige Sekunden bis zu mehreren Jahren andauern. Während dieser Phase wird Energie unkontrolliert freigesetzt, und es kommt zu Verletzungen, wenn die übertragene Energie die Toleranz des Körpers übersteigt. Die **Ereignisphase** ist in der Regel sehr kurz. Sie kann nur einen Sekundenbruchteil und selten länger als ein paar Minuten dauern. **Faktoren in der Phase nach dem Ereignis** beeinflussen das Ergebnis, sobald eine Verletzung eingetreten ist. Abhängig von der Verletzungsart kann sie einige Sekunden bis zur Restlebensdauer des Wirts andauern (Kapitel 1: *„PHTLS: Vergangenheit, Gegenwart und Zukunft"*)

Der Hauptzweck der Haddon-Matrix besteht darin, wie bereits erwähnt, Verletzungsrisiken zu erkennen, um Verletzungen zu vermeiden. Die Fachbegriffe der primären, sekundären und tertiären Prävention wurden von den Gesundheitssystemen übernommen.

- Die *Primärprävention* hat zum Ziel, Verletzungen gar nicht erst auftreten zu lassen. Zu diesen Präventionsmaßnahmen gehören Aufklärungsprogramme zur Minimierung des Risikoverhaltens und der Verwendung von Schutzausrüstung wie Helmen, Kindersitzen und Sicherheitsgurten.
- Die *Sekundärprävention* bezieht sich auf Maßnahmen, die ergriffen werden, um das Fortschreiten einer akuten Verletzung nach ihrem Auftreten zu verhindern. Das bedeutet beispielsweise, das Entstehen von Hypoxie oder Hypertonie nach einer traumatischen Schädel-Hirn-Verletzung zu vermeiden oder sie so schnell wie möglich zu therapieren, wenn sie bereits vorhanden ist.
- Die *Tertiärprävention* zielt darauf ab, die Mortalität und Morbidität nach einer Verletzung (oder Krankheit) zu minimieren. Zu dieser Kategorie gehören Programme zur Rehabilitation, die aktiv und zielgerichtet sind.

## Schweizer-Käse-Modell

Der britische Psychologe James Reason schlug eine andere Sichtweise, wie Unfälle passieren, vor.[14] Er verglich die Abläufe mit einem Schweizer Käse. In jeder Situation

**Tabelle 16-1** Haddon-Matrix des Unfalls eines Rettungsfahrzeugs (z. B. RTW)

| Zeitphasen | Epidemiologische Trias | | |
|---|---|---|---|
| | **Wirt** | **Agens** | **Umgebung** |
| **Vorereignis- oder Präereignisphase** | ▪ Sehkraft des Fahrers<br>▪ Erfahrung und Urteilsvermögen<br>▪ Dauer der im RTW verbrachten Schicht<br>▪ Müdigkeitsgrad<br>▪ Ernährungszustand<br>▪ Stress-Niveau<br>▪ Grad der Befolgung der Fahrregeln<br>▪ Qualität der fahrerischen Ausbildung | ▪ Instandhaltung von Bremsen, Reifen, usw.<br>▪ schadhafte Teile<br>▪ Schwerpunkt des Fahrzeuges<br>▪ Geschwindigkeit<br>▪ Aufwand, die Kontrolle über das Fahrzeug zu behalten | ▪ Sichtbarkeit von Gefahren<br>▪ Straßensituation (u. a. Kurven, Gefälle)<br>▪ Fahrbahnbeschaffenheit, Reibungskoeffizient<br>▪ schmaler Randstreifen<br>▪ Verkehrszeichen<br>▪ Geschwindigkeitsbegrenzungen |
| **Ereignis- oder Eventphase** | ▪ Benutzung des Sicherheitsgurtes<br>▪ physischer Zustand<br>▪ Verletzungsschwelle<br>▪ Herausgeschleudert werden | ▪ Höchstgeschwindigkeit des RTWs<br>▪ Größe des RTWs<br>▪ automatisches Rückhaltesystem<br>▪ Härte und Scharfkantigkeit loser Objekte (z. B. Taschenlampen, Klemmbretter)<br>▪ Festigkeit und Neigung der Auflageflächen<br>▪ Lenksäule<br>▪ sichere Fahrgewohnheiten: Geschwindigkeit, Verwendung von Blaulicht/Sirene, Überholmanöver, Kreuzungen, Rückwärtsfahren<br>▪ Praktizieren von bewährten Verhaltensweisen im Umgang mit anderen Verkehrsteilnehmenden: Straßenbeobachtung (z. B. Kinder am Straßenrand, das Einfahren in Kreuzungen)<br>▪ sicheres Parken | ▪ fehlende Leitplanken<br>▪ Mittelstreifen-Leitplanken<br>▪ Abstand zwischen dem Fahrzeug und anderen unbeweglichen Objekten<br>▪ Geschwindigkeitsbegrenzungen<br>▪ andere Verkehrsteilnehmer<br>▪ persönliche Einstellung zum Anlegen des Sicherheitsgurtes<br>▪ Vorhandensein eines Fluchtweges<br>▪ keine Vermutung anstellen, dass eine Umgebung sicher ist (z. B. „bessere Wohngegend") <br>▪ Wetter |

(*Fortsetzung nächste Seite*)

**Tabelle 16-1** Haddon-Matrix des Unfalls eines Rettungsfahrzeugs (z. B. RTW) (*Fortsetzung*)

| Zeitphasen | Epidemiologische Trias | | |
|---|---|---|---|
| | **Wirt** | **Agens** | **Umgebung** |
| **Nachereignis- oder Postereignisphase** | ■ Alter<br>■ physischer Zustand<br>■ Art bzw. Ausmaß der Verletzung | ■ Unversehrtheit des Kraftstoffsystems<br>■ Einklemmung | ■ Möglichkeit zur Kontaktaufnahme im Notfall mit der Leitstelle<br>■ Anfahrtsweg und Qualifikation des Rettungsfachpersonals<br>■ Trainingszustand des Rettungsfachpersonals<br>■ Verfügbarkeit von Spezialausrüstungen zur Rettung aus Fahrzeugen<br>■ klinische Traumaversorgung in der Region<br>■ Rehabilitationsprogramme in der Region |

Daten von Blau G, Chapman S, Boyer E, Flanagan R, Lam T, Monos C. Correlates of safety outcomes during patient ambulance transport: a partial test of the Haddon Matrix. J Allied Health. 2012;41(3):e69-72. PMID: 22968779

existiert eine Gefahr, die zu Verletzungen oder zum Auftreten eines Fehlers führen kann. Normalerweise gibt es eine Reihe von Sicherheitsvorkehrungen oder Barrieren, um dies zu verhindern. Reason schlug vor, dass man sich jede dieser Barrieren oder Schutzvorkehrungen wie ein Stück Schweizer Käse vorzustellen habe. Die Löcher im Käse sind Schwachstellen, die das Potenzial erhöhen, dass ein Gefahrenpotenzial oder ein Fehlverhalten zu Verletzungen führt. Diese Schwachstellen können organisatorische Mängel, Schwächen der Unternehmungsleistung oder Flüchtigkeitsfehler (latente Systemfehler) oder aber auch durch Unterlassung irgendwelcher Handlungen (aktive Fehler) auftreten. Reason argumentierte, dass jede Gefahr einer Art Bewegungsablauf folgt, womit gemeint war, dass immer eine Aneinanderreihung von Handlungen auftreten muss, bis daraus eine Schädigung entsteht. Als Modell dienten die Löcher im Käse. Erst wenn alle diese Löcher so übereinander angeordnet sind, dass eine durchgängige Stelle entstanden ist, kann das Ereignis (der Fehler) stattfinden (**Abbildung 16-2**).[14]

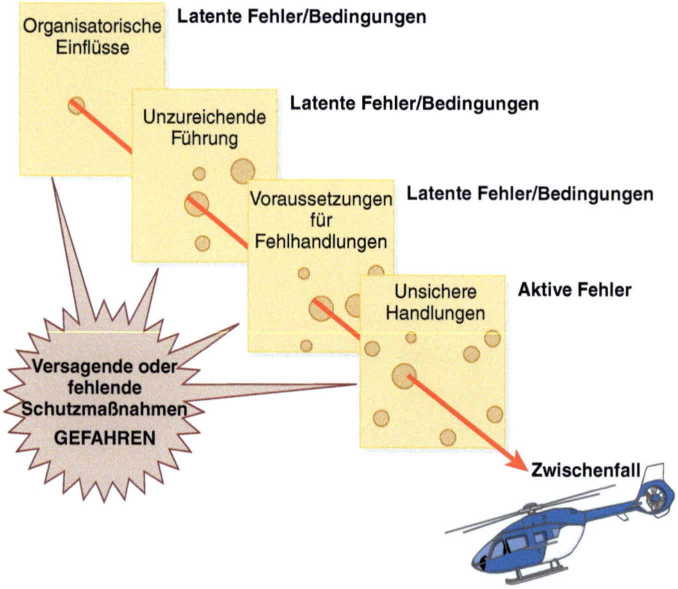


**Abbildung 16-2** Das Schweizer-Käse-Modell veranschaulicht, wie ein Unfall entstehen kann, wenn mehrere Schutzbarrieren gleichzeitig versagen.

Reproduziert aus Reason J. *Human Error*. Cambridge University Press; 1990.

## Klassifizierung von Verletzungen

Eine gängige Unterteilung von Verletzungen erfolgt nach dem Prinzip der Absicht. Verletzungen können auf vorsätzliche oder unbeabsichtigte Ursachen zurückzuführen sein. Obwohl dies eine logische Möglichkeit zur Betrachtung von Verletzungen ist, wird die Schwierigkeit der Verletzungsprävention deutlich.

**Beabsichtigte Verletzungen** sind in der Regel mit einer zwischenmenschlichen oder selbstgesteuerten Gewalt verbunden. Probleme wie Mord, Selbstmord, Körperverletzung, sexuelle Übergriffe, häusliche Gewalt,

Kindesmisshandlung und militärische Konflikte fallen in diese Kategorie.

In der Vergangenheit wurden **unbeabsichtigte Verletzungen** als „Unfälle" bezeichnet. Die Autoren des mehrfach zitierten „White-Paper" sprachen von „unfallbedingtem" Tod und Behinderung – so das Vokabular der damaligen Zeit.[1] Heutzutage weiß man, dass spezifische Faktoren aufeinandertreffen müssen, damit eine Verletzung eintritt. Dem Rettungsdienstfachpersonal ist inzwischen bewusst geworden, dass der Ausdruck „accidental" oder „unfallbedingt" nicht die unbeabsichtigten Verletzungen infolge von Ereignissen wie Fahrzeugunfällen, Ertrinken, Stürzen und Stromschlägen beschreibt. Im US- Sprachgebrauch haben Rettungsdienste dieses Konzept übernommen, indem sie den Begriff Fahrzeugkollisionen anstelle von Fahrzeugunfällen verwenden. In der allgemeinen Öffentlichkeit dauert es in der Regel deutlich länger, bis sich terminologische Veränderungen im Sprachgebrauch etablieren. So wird in den Medien nach wie vor häufig von Personen berichtet, die „bei Verkehrsunfällen verletzt" wurden. Der Begriff „Unfall" impliziert jedoch, dass es sich um ein zufälliges, schicksalhaftes oder unvermeidbares Ereignis handelt. Diese Wortwahl verkennt, dass viele Verletzungsereignisse durch präventive Maßnahmen vermeidbar sind. Die bewusste Verwendung alternativer Formulierungen soll daher das Bewusstsein für die Bedeutung der Prävention bei der Beurteilung verletzungsbedingter Ereignisse schärfen.

Es muss außerdem angemerkt werden, dass es Überschneidungen zwischen diesen beiden gängigen Unterscheidungen gibt.[15] Beispielsweise kann eine Fahrzeugkollision darauf zurückzuführen sein, dass der Fahrer diese in suizidaler Absicht verursacht hat. Die Klassifizierung des Vorfalls als Fahrzeugkollision allein impliziert keine Absicht des Fahrers, Schaden anzurichten, während die Kenntnis der suizidalen Auffassung des Fahrers eindeutig die Absicht einer Kollision impliziert.

# Tragweite des Problems

Verletzungen sind weltweit ein großes Gesundheitsproblem, das jährlich fast 4,4 Millionen Todesfälle fordert (**Kasten 16-1**). Verkehrsunfälle verursachen jährlich etwa 1,35 Millionen, Suizide fast 700'000 und zwischenmenschliche Gewalt etwa 520'000 Todesfälle.[8, 16-17] Ursachen für verletzungsbedingte Todesfälle variieren, sowohl in Bezug auf den Mechanismus als auch auf die betroffene Altersgruppe, zwischen den einzelnen Ländern. Aus wirtschaftlichen, sozialen und entwicklungsbedingten Gründen sind die Ursachen für Tod durch Verletzungen von Land zu Land und sogar von Region zu Region innerhalb desselben Landes unterschiedlich.

**Kasten 16-1** Weltweite Statistiken zu Verletzungen[17]

**Verletzungen insgesamt**

- Die wichtigsten verletzungsbedingten Todesursachen waren:
  1. Verkehrsunfälle
  2. Gewaltverbrechen
  3. Stürze
  4. Ertrinken
  5. Verbrennungen
  6. Vergiftungen
  7. Suizide
- Verletzungen machten 9 % der weltweiten Todesfälle und 16 % aller Behinderungen aus.
- In der Altersgruppe zwischen 5 bis 29 Jahren waren drei der zehn häufigsten Todesursachen auf Verletzungen zurückzuführen
- Es wird prognostiziert, dass Unfälle im Straßenverkehr bis 2030 die siebtgrößte Todesursache darstellen werden.
- Doppelt so viele Männer wie Frauen sterben an Verletzungen. Todesfälle durch Feuer sind die bemerkenswerte Ausnahme.
- In Afrika haben Männer die höchste verletzungsbedingte Mortalitätsrate.
- Etwa 90 % aller verletzungsbedingten Todesfälle treten in Ländern mit niedrigem und mittlerem Einkommen auf.
- Verletzungen machten 12 % der insgesamt verlorenen potenziellen Lebensjahre (Years Of Potential Life Lost) aus, entweder durch vorzeitiges Versterben oder durch Behinderung.

**Verkehrsunfälle**

- Jährlich sterben schätzungsweise 1,35 Millionen Menschen an den Folgen von Verkehrsunfällen, und zwischen 20 und 50 Millionen Menschen wurden verletzt oder erlitten eine Behinderung.
- Verkehrsunfälle sind die führende Todesursache in der Altersgruppe zwischen 5 und 29 Jahren.[18]
- Die Mortalität im Straßenverkehr bei Männern unter 25 Jahren ist fast dreimal so hoch wie bei Frauen.
- In Ländern mit niedrigem Einkommen sterben mehr als dreimal so viele Menschen an den Folgen von Verkehrsunfällen als in Ländern mit höherem Einkommen.[18]
- Afrika und Südostasien haben den größten Anteil an Todesfällen im Straßenverkehr zu verzeichnen.

*(Fortsetzung nächste Seite)*

**Kasten 16-1** Weltweite Statistiken zu Verletzungen[17] (*Fortsetzung*)

- Mit zunehmender Geschwindigkeit steigt die Wahrscheinlichkeit eines Unfalls und die Schwere der Verletzungen.

**Verbrennungen[19]**

- Schätzungsweise 180'000 Todesfälle pro Jahr werden durch Verbrennungen verursacht – die überwiegende Mehrheit davon in Ländern mit niedrigem und mittlerem Einkommen.
- Frauen in Südostasien weisen die höchste durch Verbrennungen verursachte Sterblichkeitsrate auf (weil auf offenem Feuer gekocht wird).
- Kinder unter fünf Jahren und ältere Menschen verzeichnen die höchste Sterblichkeitsrate im Zusammenhang mit Feuer.
- Nichttödliche Verbrennungen sind weltweit eine der häufigsten Krankheitsursachen.

**Ertrinken[20]**

- 2024 verstarben schätzungsweise 236'000 – 300´000 Menschen weltweit durch Ertrinken.
- 90 % der Todesfälle durch Ertrinken ereigneten sich in Ländern mit niedrigem und mittlerem Einkommen.
- Von allen Altersgruppen weisen Kinder unter fünf Jahren die höchste Sterblichkeitsrate auf, die mehr als 50 % ausmacht.
- Ertrinken stellt in den Vereinigten Staaten die zweithäufigste Ursache für den unbeabsichtigten Tod von Kindern im Alter von 1 bis 14 Jahren dar.
- In den offiziellen globalen Daten sind Ertrinkungsunfälle infolge von Naturkatastrophen, Flüchtlingsunfällen oder in der Seefahrt nicht berücksichtigt. Daher wird die Zahl der weltweiten Ertrinkungsunfälle unterschätzt.

**Stürze[21]**

- Es wird geschätzt, dass 648'000 Menschen jährlich infolge von Stürzen sterben.
- Mehr als 80 % der durch Stürze verursachten Todesfälle ereignen sich in Ländern mit niedrigem und mittlerem Einkommen,
- Weltweit haben Erwachsene über 60 Jahre, insbesondere Frauen, die höchste Sterblichkeit infolge von Stürzen.
- Zweithäufigste Todesursache ohne Fremdeinwirkung sind Stürze
- Durch Stürze werden weltweit mehr verletzungsbedingte Lebensjahre verloren als durch Verkehrsunfälle, Ertrinken, Verbrennungen und Vergiftungen zusammen.

**Vergiftungen**

- Im jüngsten Bericht 2024 starben nach WHO-Daten weltweit schätzungsweise 48´0000 Menschen an unbeabsichtigten Vergiftungen (0,6 Todesfälle pro 100 000 Personen bei einer Weltbevölkerung $\approx$ 8 Milliarden Menschen).[66]
- In Ländern mit niedrigem und mittlerem Einkommen waren über 80 % der tödlichen Vergiftungen zu verzeichnen.
- Die europäische Region macht mehr als ein Drittel aller Vergiftungstoten weltweit aus.
- Schlangenbisse sind ein weitgehend unerkanntes Problem der öffentlichen Gesundheit. Verlässliche Daten sind zwar schwer zu erhalten, aber es wurde geschätzt, dass jedes Jahr etwa fünf Millionen Schlangenbisse auftreten, die zu bis zu 2,7 Millionen Behandlungen und zu zwischen 80'000 und 100'000 Todesfällen führen.[23]

**Interpersonelle Gewalt[17]**

- 2019 starben weltweit schätzungsweise 415'000 Menschen an den Folgen interpersoneller Gewalt.[24]
- Männer und Frauen im Alter von 15 bis 49 Jahren waren am häufigsten betroffen.
- 95 % der Tötungsdelikte ereigneten sich in Ländern mit niedrigem und mittlerem Einkommen.
- Der höchste Anteil an interpersoneller Gewalt wird in Amerika bei Männern im Alter von 15 bis 29 Jahren festgestellt.
- Nur auf Frauen bezogen findet sich in Afrika die höchste Mortalitätsrate durch interpersonelle Gewalt.

**Suizide[25]**

- Rund 700'000 Menschen begehen weltweit jährlich Suizid.
- 77 % aller Suizide ereigneten sich in Ländern mit niedrigem und mittlerem Einkommen.
- Suizide sind über die gesamte Lebensspanne verteilt.
- Selbstvergiftungen mit Pestiziden sind weltweit für etwa 20 % der Suizide verantwortlich.



So sind z. B. in den Ländern mit niedrigem und mittlerem Einkommen im westpazifischen Raum die häufigsten verletzungsbedingten Todesursachen Straßenverkehrsunfälle, Ertrinken und Selbstmord. In Afrika hingegen sind die Hauptursachen Verkehrsunfälle, militärische Konflikte und zwischenmenschliche Gewalt. Verkehrsunfälle sind in den einkommensstarken Ländern Amerikas die Haupttodesursache bei Menschen im Alter zwischen 5 und 29 Jahren. In dieser Altersgruppe ist in den Ländern Amerikas mit niedrigem und mittlerem Einkommen die zwischenmenschliche Gewalt die führende Todesursache.[6] Verletzungen zählen weltweit zu den führenden Todesursachen und tragen maßgeblich zur globalen Krankheitslast bei (**Abbildung 16-3**).

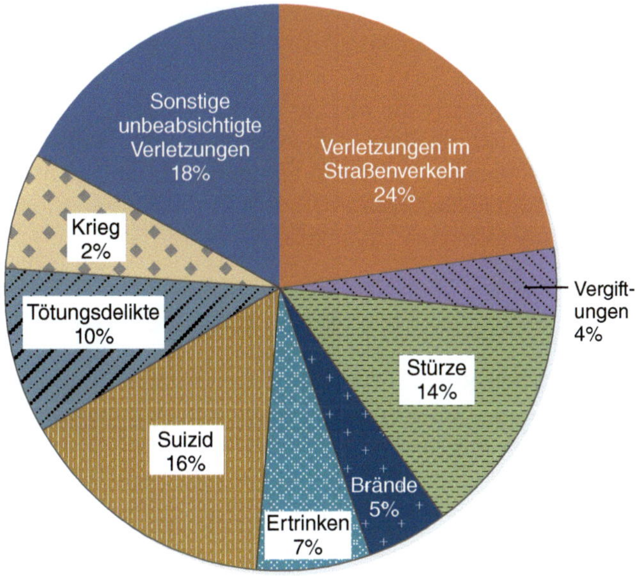


**Abbildung 16-3** Prozentuale Verteilung der weltweiten verletzungsbedingten Sterblichkeit nach Ursachen. Daten der Weltgesundheitsorganisation aus Verletzung und Gewalt: Die Fakten 2014: https://apps.who.int/iris/bitstream/handle/10665/149798/9789241508018_eng.pdf

Im Jahr 2019 starben in den Vereinigten Staaten über 36'000 Menschen bei Fahrzeugkollisionen.[26] Von diesen Todesopfern waren 47 % der Pkw-Insassen nicht angeschnallt[27] und 10'142 Todesopfer standen unter Alkoholeinfluss, das sind 28 Personen pro Tag oder eine Person alle 52 Minuten.[28] In den Vereinigten Staaten sind Unfallverletzungen die vierthäufigste Todesursache und führen jährlich zu etwa 200'000 Todesfällen[29] (**Tabelle 16-2**). Verletzungen sind ein besonders schwerwiegendes Problem sowohl für die Jugend Amerikas als auch für die meisten Industrienationen der Welt. In den Vereinigten Staaten sterben mehr Kinder und Jugendliche an Verletzungen als an allen anderen Krankheiten zusammen. Verletzungen bleiben somit die häufigste Todesursache für Menschen im Alter von 1 bis 44 Jahren.[30] Suizid - die zweithäufigste Todesursache - und Tötungsdelikte zählen zu den vorsätzlichen Verletzungen in dieser Altersgruppe, mit zunehmender Kontinuität.[30] Zu den unfallbedingten Verletzungen zählen Vergiftungen, Verkehrsunfälle und Stürze – wobei Vergiftungen durch Opioid-Überdosierungen besonders schwer wiegen: Allein im Jahr 2019 forderten sie in den USA 49'860 Todesopfer.[31]

Bedauerlicherweise sind Todesfälle durch Verletzungen nur die Spitze des Eisbergs. Verletzungen sind auch eine der Hauptursachen für Behinderungen und sind in allen Altersgruppen, ethnischen Gruppen und sozioökonomischen Schichten verbreitet. Verletzungen verursachen jährlich 29 Millionen Besuche in Notaufnahmen und haben weitere Auswirkungen auf Familie, Freunde, Arbeitskollegen und Gemeinschaften.[32]

**Tabelle 16-2** Reihenfolge der Häufigkeit verletzungsbedingter Todesfälle bezogen auf die jeweilige Altersgruppe, 2020

| | Altersgruppe | | | | | | | | | |
|---|---|---|---|---|---|---|---|---|---|---|
| | +1 | 1-4 | 5-9 | 10-14 | 15-24 | 25-34 | 35-44 | 45-54 | 55-64 | 65 + | Alle Altersgruppen (Anzahl der Todesfälle) |
| Unbeabsichtigte Schädigung | 4. | Führend | Führend | Führend | Führend | Führend | Führend | 3. | 4. | 8. | 4. (200,955) |
| **Vorsätzliche Schädigung** | | | | | | | | | | | |
| Selbstmord | * | * | 10. | 2. | 3. | 2. | 4. | 7. | 9. | * | * |
| Tötungsdelikte | * | 3. | 4. | 4. | 3. | 2. | 7. | 10. | * | * | * |

*Daten nicht zutreffend/verfügbar oder nicht in den Top 10 der Todesursachen enthalten.

Daten des Centers for Disease Control and Prevention, National Center for Injury Prevention and Control. 10 führende Todesursachen, Vereinigte Staaten, 2020, Alle ethnischen Gruppen, verschiedene Geschlechter. Web-based Injury Statistics Query and Reporting System (WISQARS) Website. Abgerufen am 2. März 2022. https://www.cdc.gov/injury/wisqars/

Um die Auswirkungen von Verletzungen genauer zu untersuchen, kann die Anzahl der **Jahre mit potenziell verlorenem Leben** (Years of Potential Life Lost – YPLL) infolge von Verletzungen analysiert werden. Zur Berechnung des YPLL wird das Sterbealter einer Person von einem festgelegten Referenzalter – üblicherweise 65 oder 70 Jahre, bzw. von der durchschnittlichen Lebenserwartung der untersuchten Gruppe abgezogen. Das Alter von 75 Jahren wird von der Organisation für wirtschaftliche Zusammenarbeit und den meisten Bundes- und Landesbehörden der USA als Richtwert verwendet. Eine Person, die mit 70 Jahren verstorben ist, hätte beispielsweise noch eine Lebenserwartung von 5 Jahren gehabt, während ein Kind, das im Alter von 10 Jahren verstorben ist, eine Lebenserwartung von 65 Jahren gehabt hätte.[33] Verletzungen töten oder invalidisieren Menschen jeden Alters, treffen aber vor allem in den Industrieländern überproportional häufig Kinder, Jugendliche und junge Erwachsene. Da Verletzungen die Haupttodesursache für Menschen zwischen 1 und 44 Jahren darstellen, sind sie für mehr verlorene Lebensjahre (YPLL) verantwortlich als alle anderen Todesursachen. Im Jahr 2020 gingen durch Verletzungen schätzungsweise 4,9 Millionen Lebensjahre (**Abbildung 16-4**) verloren, Unbeabsichtigte Vergiftungen (vor allem Überdosierungen von Opioiden) waren für 1,4 Millionen dieser Jahre verantwortlich.

Auch aus finanzieller Sicht haben Verletzungen große Auswirkungen auf die gesamte Volkswirtschaft, weit über das jeweilige Einzelschicksal und die betroffenen Familien hinaus. Die Kosten einer Verletzung werden auf vielen Schultern verteilt. Jeder Bürger spürt die finanziellen Folgen, da die Belastungen von staatlichen und anderen Einrichtungen getragen werden. Private Krankenversicherungen etwa verteilen die entstehenden Kosten auf ihre Versicherten, auf Arbeitgeber wie auch auf die Patienten um. Somit zahlt, wenn eine Person schwer verletzt wird, jeder. Die US-Gesundheitsbehörde schätzt, dass Verletzungen im Jahr 2019, Ausgaben in Höhe von 4,2 Billionen US-Dollar verursachten, einschließlich Aufwendungen für die direkte medizinische Versorgung (327 Milliarden Dollar), den Arbeitsausfall, YPLL-Wert und dem Verlust an Lebensqualität.[34] Nach Angaben der Weltgesundheitsorganisation (WHO) sind Präventionsprogramme eine gute Investition.

- Jeder US-Dollar, der in Motorradhelme investiert wird, führt zu einer Einsparung von 32 US-Dollar an medizinischen Behandlungskosten.
- Sicherheitsgurte verringern das Risiko, aus dem Fahrzeug geschleudert zu werden und dabei schwerere oder tödliche Verletzungen zu erleiden, um 40 % bis 65 %. Die Anschnallpflicht hat zwischen 1975 und 2008 schätzungsweise 255'000 Menschenleben gerettet.[35]

Die Schadenssumme in Bezug auf Morbidität, Mortalität und wirtschaftliche Belastungen ist immens, wie von Cristofell und Gallagher erklärt wird:

Seit jeher stellten Verletzungen eine Bedrohung für das Wohlergehen der Bevölkerung dar, aber bis zur Mitte des zwanzigsten Jahrhunderts überschatteten Infektionskrankheiten und deren Auswirkungen die Morbidität und Mortalität des Menschen. Der Erfolg des öffentlichen Gesundheitswesens in anderen Bereichen hat dazu geführt, dass Verletzungen ein großes Problem für die öffentliche Gesundheit darstellen, und als „die vernachlässigte Epidemie" bezeichnet werden.[13]

Die Gesellschaft – sowie alle Bereiche des Gesundheitswesens – sind aufgefordert, ihre Aktivitäten im Präventionsbereich zu stärken. Vor allem Mitarbeiter im Rettungsdienst können einen enormen Beitrag zur kommunalen Traumaprävention leisten.

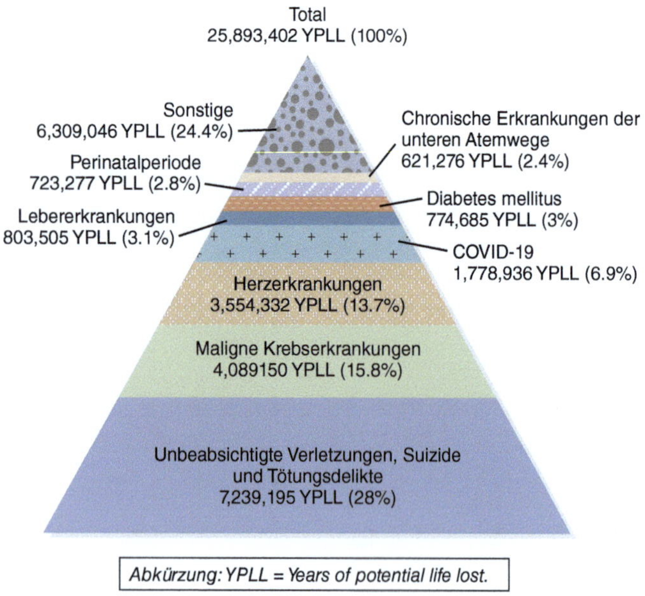


**Abbildung 16-4** Vor dem 75. Lebensjahr verlorene potenzielle Lebensjahre.

Daten des Centers for Disease Control and Prevention, National Center for Injury Prevention and Control. Verlorene potenzielle Lebensjahre (YPLL) vor Alter 75, 2020 Vereinigte Staaten, alle ethnischen Gruppen, beide Geschlechter, alle Todesfälle. Web-based Injury Statistics Query and Reporting System (WISQARS) Website. Abgerufen am 2. März 2022. https://www.cdc.gov/injury/wisqars/

# Gewalt in der Partnerschaft

Gewalt in der Partnerschaft ist definiert als physische und sexuelle Gewalt, psychische Aggressionen oder Stalking (beharrliche Verfolgung) durch einen aktuellen oder ehemaligen Partner.[36] Aus einer kontinuierlichen Umfrage der *„National Intimate Partner and Sexual Violence Survey"* der US-Gesundheitsbehörde können Daten zu sexueller Gewalt entnommen werden. Mehr als ein Drittel (36,4 %) der Frauen ist mit sexueller Kontaktgewalt (18,3 %), körperlicher Gewalt (30,6 %) und/oder Stalking (10,4 %) durch einen Partner konfrontiert. Männer haben Erfahrungen mit sexueller

Kontaktgewalt (8,2%), körperlicher Gewalt (31%) und/oder Stalking (2,2%) gemacht.[37] Der Anteil der Frauen, die mindestens einmal von einem Partner misshandelt wurden, liegt bei 36,4%, der Anteil der Männer bei 34,2%.[37]

Aufgrund ihrer beruflichen Tätigkeit ist das Rettungsdienstfachpersonal in der besonderen Position, die Dynamik zwischen dem Patienten und anderen Personen vor Ort zu beobachten. Einige Anzeichen von Gewalt durch Intimpartner sind unter anderem:

- *übermäßig schützende Partner*: Täter lassen ihr Opfer nur zögerlich in Ruhe, wenn sie erwarten, dass ihr Opfer über den Missbrauch sprechen könnte.
- *eifersüchtiges oder kontrollierendes Verhalten des Täters*
- *zu ängstlicher Patient*: Sie können Patienten begegnen, die jeglichen Blickkontakt zu Ihnen vermeiden oder sich nur auf ihren Partner konzentrieren, wenn Sie eine Frage stellen.
- *unerklärliche oder wiederholte Verletzungen*: Möglicherweise ist der Patient nicht bereit, geschwollene Augen oder Hämatome am Hals zu erklären. Außerdem können am Körper Hämatome in unterschiedlichen Stadien der Heilung oder Anzeichen von älteren Knochenfrakturen sichtbar sein.

Verdachtsmomente auf häusliche Gewalt sollten der zuständigen Polizeibehörde gemeldet werden. Rettungsdienstfachpersonal befindet sich bei solchen Einsätzen zudem in einer besonderen Gefährdungssituation und kann selbst zu sekundären Opfern werden. Daher ist es von größter Bedeutung, jederzeit auf die eigene Sicherheit zu achten und ein hohes Maß an situativer Aufmerksamkeit zu wahren. Es gehört ausdrücklich nicht zu den Aufgaben des Rettungsdienstes, den Täter zu konfrontieren – ein solches Vorgehen wäre mit erheblichen Gefahren verbunden.

## Verletzungen im Rettungsdienst

Rettungsdienst- und Gesundheitsfachpersonal sind einer Vielzahl von Situationen ausgesetzt, die zu Arbeitsunfällen führen können. In manchen Situationen sind die Einsatzorte, trotz größter Anstrengungen des Rettungsdienstes und der Polizei, unsicher, da es sich bei diesen Personen um Menschen in emotionalen und physischen Extremsituationen handelt. Es gibt regelmäßig Berichte darüber, dass das Rettungsdienstfachpersonal am Einsatzort angegriffen und körperlich geschädigt wurden. Die Art der individuellen Rettungseinsätze bietet viele Möglichkeiten für Verletzungen. Schon die Anfahrt zum Einsatzort kann gefährlich sein. Heben und Tragen, die Belastung durch Umweltrisiken und Infektionskrankheiten, Schlafmangel und Stress am Arbeitsplatz bergen ebenfalls erhebliche Verletzungsrisiken. Die tragischen Situationen, denen man begegnet, tragen oft zu Depressionen, Angstzuständen und posttraumatischen Belastungsstörung (PTBS) bei, die erhebliche körperliche Auswirkungen auf die Mitarbeiter haben und zusätzliche psychische Belastungen verursachen können.

Übermüdung ist ein eindeutiger Faktor, der die Leistungsfähigkeit beeinflusst.[38] Je länger eine Person wach ist, desto größer ist die daraus resultierende Müdigkeit und Benommenheit sowie auch die Reaktionszeit. Die Fähigkeit, medizinische Entscheidungen zu treffen, und das Urteilsvermögen nehmen ab. Dadurch erhöht sich die Wahrscheinlichkeit, Fehler zu machen, sich selbst oder andere zu verletzen, was selbst in einen Todesfall münden kann.[39] Es wurde gezeigt, dass 18 Stunden ohne Schlaf etwa den Auswirkungen einer Blutalkoholkonzentration (BAK) von 0,5 Promille entsprechen, während 24 Stunden ohne Schlaf etwa mit einer BAK von 1 Promille vergleichbar sind.

Zudem kann Übermüdung tiefgreifende Auswirkungen auf die Gesundheit des Rettungsdienst- und Gesundheitsfachpersonal haben. Weiterhin kann es zu Störungen wichtiger persönlicher und familiärer Beziehungen kommen. Schlafmangel kann zu Reizbarkeit, Angst und Depressionen führen.

Eine im Jahr 2011 veröffentlichte Studie hat im Zeitraum von 2003 bis 2007 tödliche und nicht tödliche Verletzungen von Rettungsdienstfachpersonal untersucht.[40] In diesem Zeitraum fanden sich 99'400 nicht tödliche Verletzungen und 65 Todesfälle. Dabei handelte es sich überwiegend um Verkehrstote, entweder um Kraftfahrzeugkollisionen (45 %) oder Flugzeugabstürze (31 %). Die Sterblichkeitsrate für vollzeitbeschäftigte Rettungskräfte betrug 7,0 auf 100'000.[41] Bei den sozialversicherten Rettungsdienstangestellten betrug im Allgemeinen die Sterblichkeitsrate 6,3 auf 100'000 Einwohner.[40] Im Vergleich dazu lag die Sterblichkeitsrate für Feuerwehrleute bei 6,1 auf 100'000 und für alle Arbeiter bei 4,0 auf 100'000 in diesem Zeitraum.[41] Erfreulich an diesem Bericht ist nur, dass die Zahl der Todesfälle niedriger ist, als die im Bericht über zehn Jahre zuvor dokumentierte Zahl.

Aus diesen Zahlen geht eine beunruhigende Wahrheit hervor. Laut Garrison gilt:

„... die gefährlichste Zeit für Rettungsdienstmitarbeiter ist die während der Fahrt mit ihrem Einsatzfahrzeug oder wenn sie an einer Unfallstelle bei fließendem Verkehr arbeiten."[42]

Es ist entscheidend, dass das Rettungsdienstfachpersaonal die Konzepte der Verletzung und Verletzungsprävention kennen und verstehen, damit die mit dem Rettungsdienst verbundenen Gefahren erkannt und vermieden werden können. Bereits am ersten Tag der rettungsdienstlichen Ausbildung wird dem angehenden Rettungsdienstfachpersonal vermittelt, dass am Einsatzort niemand wichtiger ist als man selbst. Deshalb muss die eigene Sicherheit an erster Stelle stehen. Das Anlegen des Sicherheitsgurtes im Einsatzfahrzeug ist der erste Schritt zur Sicherheit.

Ausgehend vom National Emergency Medical Services Advisory Council (NEMSAC) für die National Highway Traffic Safety Administration (NHTSA) des Verkehrsministeriums im Jahr 2009 wurde das Projekt National EMS Culture of Safety mit dem Ziel gestartet, ein Sicherheitskonzept für das Rettungswesen zu entwickeln. Die Programme American College of Emergency Physicians (ACEP) und EMS for Children (EMSC) sowie andere wichtige Akteure aus Brand- und Rettungsorganisationen waren Teil des Projekts, das sich auf eine Strategie mit sechs Schlüsselelementen einigte.

- einfache Form zur Meldung von Fehlern und Beinahe-Fehlern, sodass Fehler in Zukunft vermieden werden können
- abgestimmte Unterstützung und Ressourcen zwischen den zuständigen Organisationen im ganzen Land
- ein Rückmelde- und Patientensicherheitsdatensystem, das ein genaueres Verständnis des Umfangs einiger dieser Problembereiche ermöglicht
- Evolution der Aus- und Weiterbildung im Bereich des Rettungsdienstes, um eine bessere Schulung zu diesen Themen zu ermöglichen
- Festlegung von sicherheitsrelevanten Anforderungen auf der Grundlage guter Evidenz
- Ereignismeldung und -untersuchung [43]

# Prävention als Problemlösung

Ideal ist es, wenn eine Verletzung vermieden werden kann, bevor sie überhaupt stattfindet, dann ist es nicht nötig, sie zu behandeln. Die Vermeidung von Verletzungen erspart dem Betroffenen und den Angehörigen unnötige Belastungen und wirtschaftliche Schwierigkeiten. Das US-amerikanische National Center for Injury Prevention and Control (NCIPC) der Centers for Disease Control and Prevention (CDC) schätzt, dass bis zu 40% der auf die fünf häufigsten Todesursachen zurückzuführenden Todesfälle vermeidbar sind.[44]

Aufgrund der Variabilität zwischen Wirt, Agens und Umgebung zu einem bestimmten Zeitpunkt kann das Gesundheitssystem nicht immer jede einzelne Schädigung vorhersagen oder verhindern. Allerdings ist es möglich, Hochrisikogruppen (dazu gehören auch Mitarbeiter des Rettungsdienstes), Hochrisiko-Agenzien (z. B. Gefahrgüter) und Hochrisiko-Umweltbedingungen zu identifizieren. Präventionsmaßnahmen, die sich auf Hochrisikogruppen oder -situationen konzentrieren, bewirken einen möglichst breiten Einfluss auf ein breites Spektrum der Gesellschaft. Mitarbeiter im Gesundheitswesen können die Prävention auf vielfältige Weise betreiben. Einige Strategien haben sich in den Vereinigten Staaten und auf der ganzen Welt als erfolgreich erwiesen. Andere Strategien funktionieren jedoch in einer Region, nicht aber in einer anderen. Alle Konzepte müssen deshalb vor ihrer Umsetzung wissenschaftlich evaluiert werden, um festzustellen, ob sie auch wirklich funktionieren. Obwohl es nicht notwendig ist, das Rad „neu zu erfinden", sind Mitarbeiter im Gesundheitswesen vielleicht gezwungen, die Präventionsstrategie zu verändern, um ihre Aussichten auf Erfolg zu erhöhen. Methoden, wie dies durchgeführt werden kann, werden im folgenden Abschnitt erläutert.

# Konzepte für die Prävention von Verletzungen

## Ziel

Ziel der Prävention ist, bei einem bestimmten Teil der Öffentlichkeit eine Änderung des Wissens, der Einstellung und des Verhaltens zu bewirken. Ein einfaches Bereitstellen von Informationen für mögliche Betroffene reicht nicht aus, um Verletzungen zu vermeiden. Programme müssen so implementiert werden, dass sie die Einstellung der Gesellschaft und – am wichtigsten – das Verhalten gegenüber Veränderungen im Alltag prägen. Die Erwartung ist, dass jede Verhaltensänderung langfristig ist. Diese Aufgabe ist umfangreich, aber nicht unmöglich.

## Interventionsmöglichkeiten

Präventionsstrategien können entsprechend ihrem Einfluss auf das Verletzungsereignis in die Haddon-Matrix eingeordnet werden. Maßnahmen in der Präereignisphase greifen vor dem Verletzungsereignis und gehören zur primären Prävention. Sie sollen verhindern, dass es zu einer Verletzung kommt. Hierzu zählen Maßnahmen wie z. B. Alkoholverbote, vermehrte Tempolimits und die Installation von Ampelanlagen. Maßnahmen, die auf den Zeitraum des Verletzungsereignisses, also die Ereignisphase, ausgerichtet sind, sollen die Schwere einer Verletzung reduzieren. Hierzu zählen Sicherheitsgurte, Armaturenbretter, die so beschaffen sind, dass das Verletzungsrisiko sinkt, Airbags in den Fahrzeugen sowie die gesetzlichen Vorgaben zur Benutzung von Kindersitzen.

Maßnahmen nach einem Unfall ermöglichen es, die Überlebenschancen der Verletzten zu verbessern. Die Förderung der körperlichen Fitness, die Entwicklung von Kraftstoffsystemen für Fahrzeuge, die bei einer Kollision nicht explodieren und die hochwertige Aus-, Fort- und

Weiterbildung des Rettungsdienstfachpersonals sollen die Genesungszeit für verletzte Personen verkürzen.

Der Rettungsdienst ist traditionell auf die Phase nach dem Ereignis ausgerichtet. Zahlreiche Leben wurden hierdurch gerettet. Aber da die Rettungsdienste erst aktiv werden, wenn der Unfall schon passiert ist, konnte ihr Potenzial bisher nie voll ausgeschöpft werden. Sie sollten daher früher in das Geschehen eingebunden werden. Mithilfe der Haddon-Matrix können Rettungsdienste herausfinden, wo Möglichkeiten bestehen, gemeinsam mit anderen Einrichtungen und Organisationen des Gesundheitswesens Verletzungen zu vermeiden, bevor sie auftreten oder die Verletzungsfolgen zu mildern.

## Mögliche Strategien

Eine Einzelstrategie kann das Präventionsproblem nicht lösen. Die effektivste Option richtet sich nach der Art der Verletzung, die jeweils untersucht wird. Haddon entwickelte eine Liste von zehn allgemeinen Strategien, um die Kette von Ereignissen, die zu einer Verletzung führen, an mehreren Stellen zu durchbrechen (**Tabelle 16-3**). Diese Strategien zeigen Wege auf, wie sich die unkontrollierte Energiefreisetzung auf eine Person vermeiden oder zumindest reduzieren lässt, dass der Körper die aufgenommene Energie besser aushalten kann. Tabelle 16-3 zeigt außerdem Gegenmaßnahmen in der Phase vor dem Ereignis, Ereignisphase und in der Phase nach dem Ereignis auf, die auf den Wirt, das Agens oder die Umgebung ausgerichtet sind. Diese Liste ist nicht vollständig und dient lediglich als Grundlage, um die effektivsten Möglichkeiten für das jeweilige Problem anzugehen.

Strategien zur Verletzungsprävention sind entweder aktiv oder passiv. **Passive Strategien** bedürfen keiner oder nur geringer Aktivität der betroffenen Person, Sprinkleranlagen und Fahrzeugairbags wären hier als Beispiel zu nennen. **Aktive Strategien** erfordern die Mitarbeit der zu schützende Person. Sicherheitsgurte und das Tragen eines Motorrad- oder Fahrradhelms können hier als Beispiele genannt werden. Passive Maßnahmen sind generell wirksamer, da die betroffenen Personen selbst nichts unternehmen müssen, um von ihnen zu profitieren. Sie sind jedoch schwieriger zu implementieren, da sie unter Umständen teuer sind oder Gesetzesänderungen bzw. Vorschriften erfordern. Manchmal ist eine Kombination aus aktiven und passiven Strategien die beste Lösung.

## Umsetzung der Strategien

Vier gemeinsame Ansätze zur Umsetzung einer Strategie zur Verletzungsprävention werden als die „vier E

**Tabelle 16-3** Basisstrategien für die Verletzungsprävention

| Strategie | Beispiele für mögliche Gegenmaßnahmen |
|---|---|
| Verhinderung der Herstellung von Gefahrenquellen | Verbot der Herstellung von Feuerwerkskörpern, dreirädrigen Gelände-Motorrädern oder von Giftstoffen.<br>Vermeiden Sie Speerspitzen im Schulsport. |
| Herabsetzen des Energiegehalts der Gefahrenquelle | Limitierung der PS-Zahl motorisierter Fahrzeuge<br>Verpackung gefährlicher Medikamente in kleineren, sichereren Einheiten<br>**Verschärfung von Tempolimits**<br>Förderung des ÖPNV, um die Zahl der Fahrzeuge auf der Straße zu verringern<br>**Begrenzung der Höchsttemperatur von Leitungswasser im häuslichen Bereich durch Regler im Wassererhitzer**<br>Begrenzung der Mündungsgeschwindigkeit von Schusswaffen<br>Begrenzung der Schießpulvermenge in Feuerwerkskörpern |

*(Fortsetzung nächste Seite)*

| Tabelle 16-3 Basisstrategien für die Verletzungsprävention (*Fortsetzung*) | |
|---|---|
| **Strategie** | **Beispiele für mögliche Gegenmaßnahmen** |
| Verhindern des Gebrauchs, der Wirksamkeit oder des Zugriffs auf bestehende Gefahrenquellen | **Aufbewahrung von Schusswaffen in abgeschlossenen Behältnissen**<br>Schwimmbäder und Strände, die ohne Aufsicht sind, schließen<br>**Badewannen und Duschwannen rutschsicher machen** |
| | **Kindersichere Schränke für Chemikalien und Medikamente im Haushalt verwenden**<br>**Die Nutzung von Freisprecheinrichtungen für Handys in Fahrzeugen** |
| | Schutzvorrichtungen an rotierenden, landwirtschaftlichen Maschinen anbringen<br>Verbesserung der Fahrdynamik durch Sicherheitstrainings |
| Abwandlung der Ausbreitungsgeschwindigkeit der Gefahr | **Nutzung von Sicherheitsgurten und Kindersitzen**<br>Neufahrzeuge mit Antiblockiersystemen (ABS) versehen<br>Nutzung von Fußballschuhen mit kürzeren Stollen, sodass bei Drehung der Fuß rotieren kann und weniger schädliche Energie auf das Knie übertragen wird<br>Nutzung von Fahrzeugen mit Airbags<br>Ausstattung von Fahrzeugen mit hydraulischen Stoßfängern<br>Bereitstellung von Sicherheitsgurten und Sicherheitsnetzen zum Schutz der Beschäftigten vor Abstürzen |
| | **Tragen schwer entflammbarer Schlafanzüge** |
| Räumliche oder zeitliche Trennung von Gefahrenquelle und zu schützendem Objekt | Realisierung von Fußgängerbrücken oder Fußgängerunterführungen an hochfrequenten Kreuzungen<br>Straßenränder von Hindernissen wie Strommasten und Bäumen freihalten<br>Spielplätze in der Nähe von Gewässern sichern<br>Einrichten von Fahrrad- und Fußgängerwegen<br>Pestizide zu einem Zeitpunkt versprühen, an dem keine Menschen anwesend sind<br>Gefahrguttransporte auf Straßen mit geringer Verkehrsdichte durchführen<br>**Benutzung von Rauchmeldern im häuslichen Bereich** |

(*Fortsetzung nächste Seite*)

**Tabelle 16-3** Basisstrategien für die Verletzungsprävention (*Fortsetzung*)

| Strategie | Beispiele für mögliche Gegenmaßnahmen |
|---|---|
| Trennung von Gefahr und zu schützendem Objekt durch physische Barriere | Vollständige Umzäunung von Schwimmbädern<br>**Verwendung von Schutzbrillen bei gefährlichen Sportarten mit Schlägern**<br>Errichten von Mitteltrennstreifen auf Schnellstraßen<br>Errichten von Schutzvorrichtungen um gefährliche Maschinen herum<br>Installation von Leitplanken zwischen Gehwegen und Straßen<br>Einbau verstärkter Fahrzeugtürrahmen<br>**Instruktion an das Rettungsdienstfachpersonal, benutzte Kanülen in Spezialsammelbehältern zu entsorgen**<br>**Helmpflicht für Motorradfahrer, Radfahrer und für Personen bei der Ausübung riskanter Sportarten** |
| Modifizierung der Grundeigenschaft gefährlicher Objekte | Einbau von Airbags in Kraftfahrzeugen<br>Einbau versenkbarer Lenksäulen<br>Verwendung von Leitpfosten mit Sollbruchstellen<br>Konstruktion von Gitterbetten, Gitterlaufställen und Geländern, bei denen die Strangulation des Kindes ausgeschlossen ist<br>Erneuerung defekter Rasenplätze (z. B. bei Ballsportarten wie Fußball), um das Verletzungsrisiko zu verringern<br>**Entfernung rutschiger Teppiche in Wohnungen von älteren Menschen** |
| Steigerung der Widerstandskraft gegenüber Gefahren | **Förderung der Kalziumzufuhr zur Vorbeugung von Osteoporose**<br>Kampagnen wie **„Stop the Bleeding"**, **„Unterweisungen in Herz-Lungen-Wiederbelebung"** und andere Fortbildungsveranstaltungen fördern, um der Öffentlichkeit beizubringen, wie man sich in Notfällen verhalten soll<br>Steigerung der Belastbarkeit des Bewegungsapparates bei Sportlern durch gezielte Trainingsmaßnahmen<br>Alkoholverkauf und -konsum in der Nähe von Freizeitbädern verbieten<br>Behandlung von medizinischen Erkrankungen wie Epilepsie, um zu verhindern, dass Verbrennungen, Ertrinken und Stürze auftreten können.<br>Prüfen, ob die Vorschriften für erdbebensichere Gebäude in gefährdeten Gegenden eingehalten werden |

(*Fortsetzung nächste Seite*)

**Tabelle 16-3** Basisstrategien für die Verletzungsprävention (*Fortsetzung*)

| Strategie | Beispiele für mögliche Gegenmaßnahmen |
|---|---|
| Start von Gegenmaßnahmen gegen bereits erfolgte Verletzungen | **Notfallmedizinische Versorgung leisten**<br>**AEDs an öffentlichen Orten wie Flughäfen, Fitnessstudios und Schulen bereitstellen**<br>Systematische Zuführung Verletzter zu geschulten Rettungsdienstfachpersonal<br>**Erarbeitung von Protokollen für Schulen zur Reaktion auf Notfälle mit Verletzungen**<br>Erste-Hilfe-Schulungen für die Bevölkerung anbieten<br>Automatische Sprinkleranlagen installieren |
| Stabilisierungs-, Therapie- und Rehabilitationsmaßnahmen | Rehabilitationskonzepte in einem frühen Stadium der Verletzungsbehandlung entwickeln<br>Inanspruchnahme der beruflichen Wiedereingliederung für Querschnittsgelähmte |

Die aufgeführten Beispiele dienen nur der Veranschaulichung und sind nicht unbedingt die offiziellen Empfehlungen von PHTLS, der National Association of EMTs oder des American College of Surgeons Committee on Trauma. **Fettgedrucktes** zeigt Aspekte, auf die Rettungskräfte im Rahmen einer Tätigkeit als Ausbilder gut hinweisen können.



der Prävention" bezeichnet: **E**ducation für Erziehung, Ausbildung und Aufklärung, **E**nforcement für die behördliche Umsetzung von Gesetzen und Verordnungen und **E**ngineering für technische Fortschritte, **E**quity für gesundheitliche Chancengleichheit. Jeder dieser vier Schritte wird im Folgenden beschrieben.

## Education – Erziehung, Ausbildung und Aufklärung

Ausbildungs- und Aufklärungsstrategien dienen der gezielten Wissensvermittlung. Adressaten können Personen sein, die in risikobehafteten Tätigkeitsfeldern arbeiten, politische Entscheidungsträger mit der Befugnis, weiterführende Präventionsmaßnahmen einzuleiten, oder Rettungsdienst- und Gesundheitsfachpersonal, das geschult wird, im Rahmen der Prävention eine aktive Rolle zu übernehmen.

Ausbildung und Aufklärung waren früher die bevorzugten Mittel zur Umsetzung von Präventionsprogrammen, da die Gesellschaft glaubte, dass die meisten Verletzungen einfach das Ergebnis menschlicher Fehler zu sein schienen. Diese Vermutung stimmt z. T. auch, aber viele übersahen dabei, welche Bedeutung Energie und Umwelt bei der Entstehung von Verletzungen haben. Bildungs- und Aufklärungsmaßnahmen werden trotzdem noch häufig angewandt und sind wahrscheinlich der einfachste der drei Wege, Verletzungen praktisch vorzubeugen.

Erfahrungen haben gezeigt, dass Ausbildungs- und Aufklärungsstrategien aus verschiedenen Gründen nicht besonders erfolgreich sind: Die Kerninformation erreicht die Zielgruppe vielleicht gar nicht. Falls doch, so wird sie von einigen abgelehnt oder nicht so angenommen, dass deren Handeln sich wirklich ändert. Wer die Information versteht und sie verarbeitet, wird sie möglicherweise anwenden. Im Laufe der Zeit aber lässt die Motivation nach und das Gelernte gerät langsam in Vergessenheit.[45] Dennoch können Fortbildungsmaßnahmen in den folgenden vier Bereichen besonders hilfreich sein, um Verletzungen zu vermeiden:

1. *Kindern sollen einfache und sichere Verhaltensweisen vermittelt werden, an die sie sich langfristig erinnern können.* Dazu gehören das richtige Reagieren bei einem Rauchwarnmelder, das Absetzen eines **länderbezogenen Notrufs** im Falle eines Brandes, medizinischen Notfalls oder polizeilichen Ereignisses sowie das konsequente Anlegen des Sicherheitsgurts
2. *Schulungen zu bestimmten Verletzungsarten und deren Ursachen für bestimmte Altersgruppen.* Schulungen sind eventuell die einzige verfügbare Strategie für diese Gruppen.
3. *Die öffentliche Wahrnehmung von Risiken und akzeptablen Risiken beeinflussen, damit sich soziale Normen und Einstellungen ändern.* Dies gelang beim Thema Alkohol am Steuer und wird heute

in Bezug auf das Tragen eines Helmes u. a. beim Fahrradfahren oder anderen sportlichen Aktivitäten zum Schutz der Sportler diskutiert.

4. *Den politischen Wandel fördern und die Konsumenten aufklären, sicherere Produkte zu verlangen.*[45]

Als einziger Ansatz zur Verletzungsprävention haben Ausbildungsprogramme enttäuschende Ergebnisse gezeigt. Wie bei vielen Medikamenten muss auch die Aufklärung nach einiger Zeit „neu dosiert" werden, um eine anhaltende Wirkung zu erzielen. In Verbindung mit anderen Formaten von Umsetzungsstrategien kann jedoch Bildung ein wertvolles Werkzeug sein. Bildung dient häufig als Ausgangspunkt, um Durchsetzungs- und Entwicklungsstrategien zu ermöglichen.

## Enforcement – Behördliche Umsetzung von Gesetzen und Verordnungen

Hierbei geht es darum, dass Vorgaben, die per Gesetz erlassen werden, auf den Adressaten mehr Zwang ausüben, diese auch einzuhalten. Behörden haben die Möglichkeit, Richtlinien und Gesetze zu erlassen, um die Sicherheit und Gesundheit zu fördern, auch wenn sie die persönliche Freiheit zu einem gewissen Maße einschränken. Im Allgemeinen bestätigen Gerichte Gesetze zur Unfallverhütung, wenn diese eindeutig zur öffentlichen Gesundheit beitragen – selbst wenn sie für den Einzelnen eine gewisse Belastung darstellen.

Gesetzliche Verordnungen können entweder Aktivitäten oder Standards vorschreiben oder untersagen. Sie können sich auf das Verhalten (Personen), die Produkte (Gegenstände) oder die Umgebung beziehen:

- Gesetzliche Vorschriften, die sich auf das Präventionsverhalten von Personen beziehen, sind: die Anschnallpflicht, die Verwendung von Kindersitzen und die Helmpflicht.
- Verhaltensrelevante Verbote, die Einzelpersonen direkt betreffen, sind z. B. Alkohol am Steuer, Geschwindigkeitsbegrenzungen oder die Strafbarkeit von Körperverletzungen.
- Produktbezogene Gesetzesvorschriften sind z. B. Design- und Leistungsnormen.
- Verbote, die sich auf Produkte beziehen, sind z. B. Gefahrstoffverordnungen, Einschränkungen der Haltung gefährlicher Tiere und das Verbot leicht brennbarer Textilien.
- Gesetzliche Anforderungen, die für Orte gelten, umfassen u. a. die Aufstellung kollisionssicherer Verkehrsschilder an Schnellstraßen/Autobahnen oder die Umzäunung eines Wasserbeckens.
- Ortbezogene gesetzliche Verbote sind z. B. ein Waffenverbot in Schulen und an Flughäfen.
- Gesetzliche Anforderungen, die für bestimmte Zielgruppen oder Standorte gelten, umfassen z. B. die Anforderungen, dass Einsatzkräfte im fließenden Verkehr gut sichtbare Einsatzkleidung zu tragen haben.[13]

Gesetze und Verordnungen sind ebenfalls aktive Präventionsmaßnahmen, denn nur wer sich an das Gesetz hält, kann davon profitieren. Gesetze haben großen Einfluss, da sie – im Rahmen der rechtlichen Zuständigkeiten – die gesamte Gesellschaft betreffen. Ihre Effektivität hängt von der Bereitschaft des Einzelnen ab, sie zu befolgen und von der Kontrolle ihrer Einhaltung. Gesetzestreue ist umso weniger zu erwarten, wenn ein Gesetz die persönliche Freiheit zu sehr einschränkt, die Wahrscheinlichkeit nur gering ist, auf frischer Tat ertappt zu werden, oder eine Gesetzesverletzung keine Konsequenzen nach sich ziehen würde.

Da die Allgemeinheit sich überwiegend und weitestgehend an gesetzliche Vorgaben hält, sind diese oft effektiver als Maßnahmen zur Erziehung, Ausbildung und Aufklärung allein. Gesetze und Vorschriften kombiniert mit Ausbildungsmaßnahmen scheinen bessere Ergebnisse zu erzielen als Einzelstrategien. Gesetze für das Tragen von Motorradhelmen liefern interessante Ergebnisse bezüglich des Einflusses des Gesetzgebers auf die Prävention von Verletzungen. In den US-Bundesstaaten, in denen z. B. die Helmpflicht für Motorradfahrer aufgehoben wurde, ist die Zahl der schweren Verletzungen und Todesfälle angestiegen.[46-48]

## Engineering – Technischer Fortschritt

Oft ist der effektivste Weg der Prävention, die zerstörerische Energiefreisetzung vom potenziellen Betroffenen dauerhaft fernzuhalten. Passive Gegenmaßnahmen erreichen dieses Ziel mit geringem oder keinem Aufwand des Betroffenen. Technische Präventionsmaßnahmen verbessern Produkte oder machen Umgebungen sicherer, sodass die gefährdete Person ihr Verhalten nicht ändern muss, um besser geschützt zu sein. Technische Neuerungen wie automatische Sprinkleranlagen in Gebäuden, Auftriebskörper in Booten oder Notfallsysteme (eCall) in Kraftfahrzeugen, haben schon unzählige Menschenleben gerettet – ohne aktives Eingreifen der betroffenen Personen.

Die Entwicklung scheint die perfekte Antwort auf die Vorbeugung von Verletzungen zu sein. Sie ist passiv, effektiv und normalerweise die am wenigsten störende Maßnahme im Rahmen der drei „E-Prävention". Bedauerlicherweise ist sie in der Umsetzung oft am teuersten. Die Entwicklung von Sicherheitsaspekten in einem Produkt verteuert es meist und kann eine rechtliche oder behördliche Maßnahme erfordern. Der Kostenrahmen ist möglicherweise höher, als der Hersteller bereit ist zu akzeptieren und der Kunde zur Zahlung bereit ist. Durch die Gesellschaft wird festgelegt, wie viel Sicherheit in ein Endprodukt eingebaut werden muss und ob sie gewillt ist, das Produkt finanziell zu unterstützen.

Bildungsprogramme auf dem Gebiet der Aus- und Weiterbildung sollten den Konzepten einer konstruktiven Umsetzung vorausgehen. Schließlich sind die wirksamsten Gegenmaßnahmen diejenigen, die alle drei Umsetzungsstrategien einbeziehen.

### Equity – Chancengleichheit im Gesundheitswesen

Die gesundheitliche Chancengleichheit wird oft als das vierte E der Verletzungsprävention bezeichnet. Es zeichnet sich dadurch aus, dass es auf jedes der drei anderen E anwendbar ist. Im Rahmen der Prävention müssen mögliche Risiken allen ethnischen Gruppen wirksam, kompetent und verständlich vermittelt werden. Dies erfordert neben der öffentlichen Wahrnehmung auch die Akzeptanz, mögliche Verletzungen durch Sicherheitsaspekte vermeiden zu können. Es ist nicht sinnvoll, nur über die Risiken des Heizens mit offenem Feuer in Räumlichkeiten oder des Skateboardfahrens ohne Helm aufzuklären, wenn nicht gleichzeitig auch über mögliche Gesundheitsgefahren und Alternativen berichtet wird. Bei allen Maßnahmen zur Verringerung des Verletzungsrisikos muss die gesundheitliche Chancengleichheit berücksichtigt werden.

## Öffentlichkeitsarbeit im Gesundheitswesen

Über Verletzungen und deren Prävention ist bereits umfassend geforscht worden. Dennoch besteht eine erhebliche Diskrepanz zwischen dem vorhandenen Wissen und den tatsächlich umgesetzten Maßnahmen.[49] Verletzungen stellen für alle Gesellschaften weltweit ein komplexes Problem dar, auf das einzelne Personen oder Organisationen nur begrenzten Einfluss haben. Während das öffentliche Gesundheitswesen bei zahlreichen Erkrankungen bedeutende Fortschritte erzielen konnte, zeigt sich auch im Bereich der Verletzungsprävention ein zunehmend wirksames Engagement. Rettungsdienste, die sich mit anderen öffentlichen und privaten Organisationen vernetzt haben, konnten deutlich mehr erreichen, als wenn sie auf sich allein gestellt gewesen wären.

Initiativen des Gesundheitswesens führen zu Koalitionen auf kommunaler und Landesebene. Im Rahmen eines Vier-Stufen-Prozesses wird dabei Verletzung als ein gesellschaftliches Problem angegangen.

1. Überwachung
2. Identifikation von Risikofaktoren
3. Bewertung von Maßnahmen
4. Einführung neuer Maßnahmen

Dieser Koalition gehören Fachleute aus unterschiedlichen Disziplinen an, darunter Epidemiologie, Medizin, Gesundheitsbehörden, Ökonomie, Soziologie und Kriminologie. Rettungsdienstorganisationen übernehmen im Rahmen gesundheitsbezogener Initiativen eine bedeutende präventive Funktion. Zwar leisten die Beteiligten solcher Programme – etwa im Bereich der Verkehrssicherheitsförderung – nicht wie am Unfallort unmittelbare Hilfe, doch zeigen die erzielten Ergebnisse eine deutlich größere Reichweite und Wirkung in der Bevölkerung.

### Überwachung

**Überwachung** ist ein Prozess der Datenerfassung innerhalb einer Bevölkerung. Solche Datensammlungen helfen, das Ausmaß einer Verletzungsart und deren Einfluss auf die Gesellschaft zu ergründen. Bei dem „beobachteten" Teil der Gesellschaft kann es sich um eine Nachbarschaft, eine Stadt, einen Landkreis, ein ganzes Bundesland oder den Rettungsdienst selbst handeln. Die Unterstützung des Programms, die sachgemäße Zuordnung von Ressourcen und auch das Wissen, wer in das interdisziplinäre Team einbezogen werden sollte, hängen vom Verständnis der Intensität und Tragweite der Überwachung ab.

Informationsquellen, die das öffentliche Gesundheitswesen bereitstellt, beinhalten folgende Punkte:

- Sterblichkeitsdaten
- Aufnahme- und Entlassungsstatistik des Krankenhauses
- medizinische Aufzeichnungen
- Verletzungsstatistiken
- Polizeiberichte
- Rettungsdienst-/Notarztprotokolle
- Versicherungsgutachten/Versicherungsberichte
- einmalige Kontrolldaten, die ausschließlich für den Einsatz in der vorliegenden Untersuchung erhoben wurden

### Identifizierung von Risikofaktoren

Nachdem eine Verletzung erkannt und analysiert wurde, ist es wichtig zu wissen, welche Personen gefährdet sind, um eine Präventionsstrategie auf die entsprechende Gruppe ausrichten zu können. *„Schrotflinten-Strategien"* sind hier weniger erfolgversprechend als die gezielte Prävention. Durch die Identifizierung von Ursachen und Risikofaktoren wird ermittelt, wer verletzt wird, welche Arten von Verletzungen erlitten werden und wo, wann und warum diese Verletzungen auftreten.[50] Manchmal ist ein Risikofaktor eine offensichtliche Ursache, wie z. B. das Vorhandensein von Alkohol bei tödlichen Verkehrsunfällen. Manchmal muss erst nachgeforscht werden, um die eigentlichen Risikofaktoren zu entdecken. Hier können Rettungsdienstorganisationen am Ort des Geschehens als *„Augen und Ohren"* des öffentlichen Gesundheitswesens agieren, da sie Risikofaktoren erkennen können, die sonst niemand aufdecken könnte. Sind die Risiken genau bestimmt, können sie in eine Haddon-Matrix eingetragen werden.

### Evaluation von Interventionen

Die Identifizierung der Risikofaktoren liefert die Grundlage für die Entwicklung von Präventivmaßnahmen. Die Haddon-Liste mit zehn Strategien zur Prävention von Verletzungen dient dabei als Ausgangspunkt (Tabelle 16-3). Auch wenn Gemeinden unterschiedlich sind, so kann eine Präventionsinitiative aus der einen Gemeinde in modifizierter Form auch in einer anderen Gemeinde funktionieren. Sobald eine potenzielle Intervention ausgewählt ist, kann ein Pilotprogramm auf der Basis eines oder mehrerer „E der Prävention" Hinweise liefern, ob die Einführung einer Präventionsmaßnahme in vollem Umfang Erfolg versprechend ist.

### Einführung neuer Maßnahmen

Der letzte Schritt besteht in der praktischen Umsetzung und Beurteilung von Präventionsmaßnahmen. Die Implementierung wird so gestaltet, dass andere, die später an der Einführung interessiert sind, einen Leitfaden erhalten, dem sie folgen können. Eine Sammlung von Evaluierungsdaten zeigt die Effektivität eines Programms. Die Beantwortung folgender drei Fragen kann helfen, den Erfolg abzuschätzen:

1. Haben sich Einstellungen, praktische Fähigkeiten oder Urteilsfähigkeit geändert?
2. Hat sich das Verhalten geändert?
3. Führt eine Verhaltensänderung zu einem positiven Ergebnis?[12]

Der gesundheitswissenschaftliche Präventionsansatz ist eines der bewährten Verfahren zur Vorbeugung gegen eine körperliche Schädigung wie Verletzungen. Durch eine fachübergreifende, gemeindebasierte Initiative ist es möglich, das „Wer? Was? Wo? Wann? Warum?" eines Verletzungsproblems zu identifizieren und einen Maßnahmenkatalog zu entwickeln. Rettungsdienstorganisationen müssen eine viel umfangreichere Aufgabe übernehmen, um die Differenz zwischen dem, was über Verletzungen bekannt ist, und dem, was dagegen unternommen werden kann, zu verringern. Diese Herangehensweise kann man sich wie einen kontinuierlichen Kreislauf vorstellen. Die fortlaufende Überwachung findet statt, nachdem eine Strategie zur Beeinflussung von Verletzungen implementiert wurde. Anhand dieser Daten werden Strategien modifiziert oder geändert. Im Rahmen der Verletzungsprävention können die Erfolge auf eine breitere, gefährdete Risikogruppe ausgedehnt werden.

## Entwicklung der Rolle des Rettungsdienstes bei der Traumaversorgung

Traditionell konzentriert sich die Rolle des Rettungsdienst- und Gesundheitsfachpersonals fast ausschließlich auf die unmittelbare Versorgung nach einem Verletzungsereignis. Präventive Aspekte wie das Verständnis des Unfallmechanismus oder die Vermeidung erneuter Gefährdungen spielen dabei oft eine untergeordnete Rolle. Dadurch kann es nicht nur zu wiederholten Verletzungen kommen, sondern auch zu einem Verlust wertvoller Informationen, die für kommunale Präventionsprogramme von Bedeutung wären.

Der gesundheitswissenschaftliche Präventionsansatz bezüglich Verletzungen ist proaktiv. Er hilft zu ermitteln, wie Wirt, Agens und die Umgebung zu verändern sind, um Verletzungen zu verhüten. Durch Zusammenarbeit der Verbände und Einrichtungen des Gesundheitswesens bei der Entwicklung und Umsetzung von Präventivmaßnahmen werden Präventionsprogramme effektiv und breitenwirksam. Die *Emergency Medical Services Agenda for the Future* sieht vor, dass Rettungsdienstorganisationen und öffentliches Gesundheitswesen enger verknüpft werden, damit beide effizienter arbeiten.[9] Rettungsdienstfachpersonal kann bei der gemeinschaftlichen Entwicklung von Präventionsprogrammen eine aktive Rolle übernehmen.

Bei Aus-, Fort- und Weiterbildung des Rettungsdienstfachpersonals hat sich die praktische Anwendung des Programms in der Prävention von Verletzungen (und Krankheiten) verstärkt. Rettungsdienstorganisationen haben einen guten Ruf in der Gesellschaft und haben eine Vorbildfunktion. Mit über 1 Million Mitarbeitenden allein in den Vereinigten Staaten[51] (Deutschland: ca. 85'000; Österreich ca. 45'000 und Schweiz ca. 4'000) sind sie weit über alle Bevölkerungsschichten verteilt. Das Rettungsdienstfachpersonal findet sowohl im privaten als auch im unternehmerischen Umfeld breite Akzeptanz und bereichert durch seine aktive Beteiligung sämtliche Ebenen der öffentlichen Gesundheitsversorgung im Bereich der Verletzungsprävention.

## Eins-zu-Eins-Maßnahmen

Rettungsdienstorganisationen müssen für ihre Mitarbeit an Präventionsprogrammen nicht auf die individuelle Patientenversorgung verzichten. Gerade im direkten Kontakt kann das Rettungsdienstachpersonal gefährdeten Personen wirksam präventive Botschaften vermitteln. Erfolgreiche Aufklärung zeichnet sich dadurch aus, dass Informationen motivierend vermittelt werden und Betroffene ihr Verhalten nachhaltig ändern. Dabei kann das Rettungsdienstfachpersonal seine Vorbildfunktion gezielt nutzen.

Die Präventionsberatung unmittelbar am Einsatzort nutzt die erhöhte Aufnahmebereitschaft der Betroffenen im Akutereignis. Unter dem Eindruck einer Notfallsituation zeigen sich Patienten, Angehörige und Begleitpersonen häufig einer gesteigerten Sensibilität für Gesundheitsinformationen. Besonders bei Patienten, die keiner dringlichen medizinischen Intervention bedürfen, bietet sich die Gelegenheit, evidenzbasierte präventive Empfehlungen zu vermitteln. Auch wenn es für das Rettungsdienstfachpersonal subjektiv so erscheinen mag, als gehe wertvolle Einsatzzeit verloren, handelt es sich in Wirklichkeit um einen entscheidenden Moment, um Verhaltensänderungen anzustoßen und künftigen Verletzungen vorzubeugen.[52]

Nicht jeder Notfalleinsatz erlaubt eine Beratung zur Verletzungsprävention. Notrufe mit ernsthaften oder lebensbedrohlichen Symptomen erfordern es, die Konzentration auf die Akutversorgung des Patienten zu fokussieren. Doch 95 % der Notrufmeldungen stellen keine lebensbedrohliche Gefahr dar. Ein großer Anteil der Patienten benötigt nur geringe Maßnahmen, falls überhaupt. Eine persönliche Präventivberatung ist während vieler solcher nicht kritischen Einsätze durchaus machbar.

Patientenkontakte im Rettungsdienst sind in der Regel kurz, insbesondere wenn nur geringe oder keine therapeutischen Maßnahmen erforderlich sind. Dennoch bieten sie ausreichend Gelegenheit, Patienten und Angehörigen präventive Verhaltensweisen zu vermitteln und zu demonstrieren, die zukünftige Verletzungen verhindern können. Rettungsdienstfachpersonal nimmt dabei eine besondere Rolle ein, da es direkten Einblick in die Lebensumgebung der Betroffenen erhält und so Risikofaktoren unmittelbar erkennen kann. So kann bereits der Hinweis eines Vorbilds, eine durchgebrannte Glühbirne auszutauschen oder einen rutschigen Läufer in einem schlecht beleuchteten Flur zu entfernen, einen Sturz bei einer älteren Person verhindern. Während des Transports ins Zielkrankenhaus ist die Aufmerksamkeit der Patienten zudem hoch, sodass präventive Hinweise größeren Nutzen entfalten als beiläufige Gespräche über Wetter oder Sport. Solche *„teachable moments"* dauern meist nur 1 bis 2Minuten und beeinträchtigen die medizinische Behandlung oder den Transport nicht.

Aufklärungs- und Ausbildungsprogramme helfen dabei, Rettungsdienstfachpersonal darin zu schulen, direkt oder indirekt Betroffene an der Einsatzstelle zur Prävention von Verletzungen zu beraten.[53] Diese Programme müssen weiterentwickelt und evaluiert werden. Diese sollten bereits in der Grundausbildung des Rettungsdienstfachpersonals integriert werden.

## Initiativen auf kommunaler Ebene

Gesundheitswissenschaftliche Strategien zur Verletzungsprävention basieren häufig auf kommunaler Verankerung und interdisziplinärer Zusammenarbeit. Die Expertise des Rettungsdienstfachpersonals stellt dabei einen wesentlichen Beitrag innerhalb solcher multiprofessionellen Teams dar. Initiativen zur Prävention in Städten und Gemeinden basieren auf Untersuchungen, die Verletzungen nach dem Schema: „Wer? Was? Wann? Wo? Warum?" analysieren. Die dafür erforderlichen Daten werden aus vielen Quellen gewonnen. Ihre Mitarbeit bei der Präventionsforschung kann dazu beitragen, besonders gefährdete Personen oder sehr riskante Einstellungen bzw. Verhaltensweisen zu identifizieren. Diese Informationen sind bei der Ankunft des Patienten in der Notaufnahme oft nicht mehr vorhanden.

Am Notfallort und auf der Fahrt zum Zielkrankenhaus gewonnene Informationen des Rettungsdienstfachpersonals können auf folgende Weise genutzt werden:

- Die vom Rettungsdienst erhobenen Daten können unmittelbar vom Gesundheitsfachpersonal in der Notaufnahme genutzt werden. Zudem ist das Gesundheitsfachpersonal der Notaufnahme oder des Schockraums gefordert, ihre präventive Rolle kontinuierlich auszubauen. Auch sie können den günstigen Aufklärungszeitpunkt nutzen und die durch den Rettungsdienst begonnene Beratung gezielt vertiefen.
- Andere Mitarbeiter im öffentlichen Gesundheitswesen können die vom Rettungsdienst erhobenen Daten retrospektiv nutzen, um Präventionsprogramme zu entwickeln oder zu verbessern.

Rettungsdienstfachpersonen betreiben normalerweise keine Dokumentation, um ein Präventionsprogramm für die Allgemeinheit zu entwickeln. Die Frage, welche Informationen wann gesammelt werden sollen, um ein entsprechendes Präventionsprogramm zu entwickeln, ist im Dialog mit anderen Vertretern des Gesundheitssystems zu beantworten. Führungskräfte der Rettungsdienstorganisationen sollten mit Vertretern sämtlicher Verbände und Einrichtungen des Gesundheitssystems Vorgaben entwickeln, wie eine vollständige Dokumentation aller Verletzungsfälle erfolgen kann.

Rettungsdienstorganisationen können die Vorreiter für praktikable, effektive Programme zur Verletzungsprävention werden. Sie haben einen großen Einfluss auf die Qualität der Versorgung in der Bevölkerung. Aus dem Bestreben einer kleinen Gruppe professioneller Rettungsdienstfachpersonen in den Vereinigten Staaten entwickelte man Programme, um Todesfälle im Kindesalter zu verhindern.[54,55] Aus North Carolina, Florida, South Carolina, Oregon und Virginia wurden Einzelpersonen und Rettungsdienstorganisationen für ihre Beiträge zur Entwicklung, Koordination und Umsetzung von Programmen zur Verletzungsprävention mit dem Nicholas-Rosecrans-Preis ausgezeichnet.[56,57]

Es gibt zwar für das Rettungsdienstfachpersonal die Möglichkeit, die Patienten aufzuklären, jedoch deutet eine Studie von Dr. David Jaslow und Kollegen darauf hin, dass eine Minderheit der Rettungsdienstfachpersonen diesen lehrbaren Moment nutzen. Sie fanden heraus, dass nur 33 % der Rettungsdienstfachpersonen routinemäßig ihre Patienten darin aufklären. Weiterhin boten 19 % den Patienten eine Beratung an, wie sie das Verletzungsrisiko durch den richtigen Gebrauch von Gegenständen zum persönlichen Schutz ändern könnten.[57]

## Prävention von Verletzungen des Rettungsdienstfachpersonals

„Wer ist die wichtigste Person am Notfallort?" Auszubildenden im Rettungsdienst wird diese Frage zu Beginn ihrer Ausbildung immer gestellt, damit sie sich Gedanken über ihre eigene Sicherheit machen können. Immer werden ein oder zwei Schüler antworten „der Patient", genau dies will der Ausbilder hören. Diese falsche Antwort liefert einen guten Ansatzpunkt, um den die gesamte Ausbildung begleitenden Aspekt des Eigenschutzes zu verdeutlichen und zu bekräftigen, warum dies die allerwichtigste Tätigkeit des Rettungsdienstfachpersonals ist.

Gefahren durch terroristische Anschläge oder das Austreten gefährlicher Substanzen aus Produktionsanlagen sorgen leider zu oft für Schlagzeilen. Die alltägliche Arbeit ist jedoch bereits bedrohlich genug, um das Rettungsdienstfachpersonal zu verletzen oder gar zu töten. Das US-amerikanische Bureau of Labor Statistics zeichnet ein genaues Bild von den *„normalen"* Gefahren im alltäglichen Rettungsdienst:

Das Rettungsdienstfachpersonal arbeitet sowohl in geschlossenen Räumen als auch im Freien bei allen Wetterlagen. Sie müssen häufig schwere Lasten heben, lang knien und in anderen ungünstigen Körperhaltungen arbeiten. Sie riskieren Gehörschäden durch Sirenen und Rückenschäden durch das Heben von Patienten. Darüber hinaus sind sie gefährdet, sich mit Krankheiten wie Hepatitis-B und HIV zu infizieren, oder von Drogenabhängigen sowie psychisch instabilen Patienten angegriffen zu werden. Die Arbeit ist nicht nur körperlich anstrengend, sondern auch psychisch sehr belastend – etwa durch das Erleben von Leid und Tod.[58]

Das Rettungsdienstfachpersonal unterliegt einem erheblichen Risiko, auf der Anfahrt zum Einsatzort, während der Versorgung des Patienten oder auf dem Transport des Patienten zum Zielkrankenhaus verletzt oder gar getötet zu werden. Das Verletzungsrisiko am Einsatzort und in einem fahrenden Rettungswagen kann durch geeignete Vorkehrungen, wie Sicherheitsgurte oder reflektierende Kleidung, minimiert werden.

Manche Rettungsdienstfachpersonen entwickeln gegenüber den täglichen Gefahren des Berufs eine gewisse Gleichgültigkeit. Mit Gleichgültigkeit ist hier gemeint, wenn man ein Gefühl der Sicherheit oder der Unversehrtheit angesichts des uneingestandenen Risikopotenzials hat. Hinzu kommen der Idealismus und die Unbesiegbarkeit, die für einige Beschäftigte im Rettungsdienst typisch sind.[59] Gezielte Maßnahmen sind erforderlich, um eine Kultur der Prävention von Verletzungen bzw. der Sicherheit zu schaffen. Dazu gehören z. B. die Mitarbeit an Präventionsstrategien und das Einhalten von Arbeitsanweisungen – beide werden durch spürbare Erfolge positiv verstärkt. Grundsätzlich müssen sich Mitarbeiter auch selbst zu den Maßnahmen der Prävention von Verletzungen verpflichtet fühlen. Wenn Arbeitgeber oder Mitarbeiter bei diesen Maßnahmen scheitern, kann dies verheerende Auswirkungen haben.

Weitere zu berücksichtigenden Faktoren sind die Erfahrungen als Kraftfahrzeugführer sowie die Ermüdung des Personals. Im Fokus steht hierbei eine adäquate Vorbereitung der Fahrer in den theoretischen Unterweisungen und praktischen Sicherheitsfahrtrainings, um Einsatzfahrzeuge sicher führen zu können. Ein weiterer wichtiger Aspekt ist ausreichender Schlaf des Rettungsdienstfachpersonals, um einen sicheren und zuverlässigen Einsatz zu gewährleisten. In einer Studie, die sich mit Faktoren an Unfällen im Rettungsdienst beteiligten Personals befasste, zeigte sich, dass die an Unfällen im Rettungswagen beteiligten Fahrer jünger waren und über Schlafprobleme klagten.[60]

Dr. Neil Stanley von der British Sleep Society stellte fest, dass *„niemand eine wichtige Tätigkeit in den ersten 15 bis 30 Minuten nach dem Aufwachen ausüben sollte"*. Dies hat ernst zu nehmende Auswirkungen auf die Rettungsdienste, da Einsatzkräfte sofort reagieren müssen, wird von ihnen erwartet, dass sie zu jeder Tageszeit, ob wach oder gerade aufgewacht *„normal funktionieren"*. Die amerikanische Versicherungsbehörde (NHTSA) hat ein Projekt zur Untersuchung von Ermüdungserscheinungen in der Notfallrettung gefördert. Ein in diesem Rahmen gegründetes Gremium befasste sich mit der Thematik, dem Risikomanagement und spricht 5 Empfehlungen aus.

- Zur Erhebung von Daten der Müdigkeit / Schläfrigkeit des Rettungsdienstfachpersonals sind geeignete Verfahren (u.a. Fahrsimulatoren oder Selbsteinschätzungen) anzuwenden.
- Das Rettungsdienstfachpersonal ist in Dienstschichten zu 8 Std. oder max. 12 Stunden zu planen.
- Kostenloser Kaffee oder koffeinhaltige Getränke sollten dem Rettungsdienstfachpersonal als Mittel gegen Müdigkeit zur Verfügung gestellt werden.
- Dem Rettungsdienstfachpersonal ist die Möglichkeit einzuräumen, während dem Dienst sich ausruhen zu können.
- Fortbildungen für das Rettungsdienstfachpersonal zu veranstalten, um Präventionen zum Thema „Ermüdung und müdigkeitsbedingte Risiken" zu vermitteln.

Das Gremium ist der Meinung, werden die Punkte zur Verringerung der Ermüdung / Schläfrigkeit beim Rettungsdienstfachpersonal berücksichtigt, wirkt sich das positiv auf die Sicherheit und zusätzliche Verletzungen von Personal und Patienten aus.[61]

Im Rettungsdienst sind die Mitarbeitenden nicht nur die wertvollste, sondern zugleich die kostenintensivste Ressource. Vom Erhalt ihrer Gesundheit profitieren die Organisation, die Gesellschaft und vor allem die Einsatzkräfte selbst. Ein innerbetriebliches Programm zur Verletzungsprävention ist daher bereits aus sich heraus sinnvoll. Zahlreiche Rettungsdienste und Polizeibehörden haben die Vorteile erkannt, Fitness- und Rückenschulungsprogramme anzubieten, um Verletzungen unmittelbar behandeln und rehabilitieren zu können. Von diesen Organisationen berichteten 96 %, dass sich dies innerhalb eines Jahres positiv auf die Kosten der Arbeitgeberunfallversicherung auswirkte und die Gesamtkosten der medizinischen Versorgung um bis zu 50 % gesenkt werden konnten. Die deutlich schnellere Rückkehr in den Dienst hat zudem einen erheblichen psychologischen Nutzen für die Einsatzkräfte.[62,63]

Dr. Janet Kinnane und Kollegen erwähnen Präventionsprogramme, die die drei E der Prävention einbeziehen.[52] Dabei zeigt sich, dass die breite Heterogenität der Programme die Gefahren von Rettungsdienstorganisationen und die Notwendigkeit von Präventionsinitiativen verdeutlicht. Auch wenn sie ähnlich sind, haben einzelne Rettungsdienste unterschiedliche Risikofaktoren und Präventionsprioritäten.

Die vier „E“ gelten auch für das Rettungsdienstfachpersonal. Wie bereits erwähnt, steigern rettungsdienstliche Aus-, Fort- und Weiterbildungsprogramme die Qualität der Fitness, erhöhen und beugen somit Rückenverletzungen vor und schärfen das Bewusstsein für den Umgang mit gewalttätigen Patienten. Programme zur Stärkung der Fitness werden eingeführt, um den Umgang mit gewalttätigen Patienten zu erleichtern. Technische Initiativen befassen sich mit der Verbesserung der Sicherheitsgurte im Patientenraum des Rettungswagens, indem sie die Position der Ausrüstung und des Sitzes analysieren und so modifizieren, dass man diese auch angeschnallt rückenschonend bedienen kann.

Ein mit geringem Umfang durchgeführtes, innerbetriebliches Programm zur Verletzungsprävention kann Vorteile bringen, die über das bedeutendste Ergebnis einer verbesserten Gesundheit der Mitarbeiter hinausgehen. Durch kleine Erfolge wird die Grundlage für die Teilnahme an größeren, komplizierteren Projekten geschaffen. Sie ermöglichen allen Mitarbeitern ein wertvolles Lernprogramm zur Prävention von Verletzungen am Arbeitsplatz. Darüber hinaus können Präventionsprogramme der Rettungsdienstorganisationen bei der Kontaktaufnahme zu anderen Organisationen innerhalb des kommunalen Gesundheitswesens hilfreich sein. Dies kann dazu beitragen, auch dort die Umsetzung und Bewertung von Präventionsprogrammen zu unterstützen.

## ZUSAMMENFASUNG

- Die effizienteste und effektivste Methode zur Bekämpfung von Verletzungen ist es, zu verhindern, dass sie überhaupt entstehen.
- Krankheit und Verletzung sind ähnlich. Beide erfordern das Vorhandensein der drei Elemente der epidemiologischen Triade: Wirt, Agens und Umwelt.
- Die Haddon-Matrix hilft bei der Prognose des Verletzungsrisikos, indem sie die drei Faktoren der epidemiologischen Triade während jeder Phase des Ereignisses untersucht – Phase vor dem Ereignis, Ereignisphase, Phase nach dem Ereignis.
- Nach dem Schweizer-Käse-Modell hat jede Gefährdung eine Physik und es muss in der Regel eine Reihe von Sicherheitsbarrieren ausfallen, damit es zu Schäden kommt.
- Verletzungen werden als vorsätzlich oder unbeabsichtigt eingestuft.
- Aufgrund wirtschaftlicher, sozialer und entwicklungspolitischer Probleme variieren die Ursachen für verletzungsbedingte Todesfälle von Land zu Land und sogar von Region zu Region innerhalb desselben Landes.
- Verletzungen sind die häufigsten Todesursachen von Amerikanern im Alter zwischen 1 und 44 Jahren. Sie sind verantwortlich für einen höheren Verlust an Lebensjahren als jede andere Todesursache.
- Gewalt in der Partnerschaft ist definiert als körperliche Gewalt, sexuelle Gewalt, psychische Aggressionen oder Stalking durch einen aktuellen oder ehemaligen Partner. Rettungsdienstfachpersonal sollte jeden Verdacht auf Gewalt dem weiteren Behandlungsteam (z. B. im Zielkrankenhaus) mitteilen. Diese können

*(Fortsetzung nächste Seite)*

## ZUSAMMENFASUNG (FORTSETZUNG)

dann die weiteren Schritte einleiten. Bei schwerer Körperverletzung ist eine Anzeige möglich.

- Ziel von Präventionsprogrammen ist es, einen Wandel in Wissen, Einstellung und Verhalten eines zuvor erkannten gesellschaftlichen Themas herbeizuführen.
- Die meisten Strategien zur Verletzungsprävention sind entweder aktiv (erfordert die Mitarbeit der zu schützenden Person) oder passiv (erfordert keine bewusste Anstrengung).
- Die vier „E" der Verletzungsprävention sind: Aufklärung, Umsetzung, technische Entwicklung und Chancengleichheit im Gesundheitswesen
- Ein öffentliches Gesundheitswesen erarbeitet Maßnahmen zur Vorbeugung einer Krankheit bzw. Verletzung in einem vierstufigen Prozess: (1) Überwachung, (2) Ermittlung des Risikofaktors, (3) Bewertung der Intervention und (4) Einführung.
- Rettungsdienstorganisationen können eine aktivere Rolle bei der Verletzungsprävention übernehmen. Sie können ihren Vorbildstatus nutzen, um wichtige Präventionsbotschaften zu vermitteln und sollten die „Gunst der Stunde" nutzen.
- Die Prävention von Eigenverletzungen ist die wertvollste Aus-, Fort- und Weiterbildung, die eine Rettungsdienstorganisation ihren Mitarbeitern vermitteln kann.

## WIEDERHOLUNG FALLBEISPIEL

Als Rettungswagenbesatzung wurden Sie zu einem Unfall eines Kraftfahrzeugs alarmiert und sind gerade dabei, einen adipösen Patienten vom Fahrersitz seines Fahrzeugs zu retten. Während der Fahrzeugkollision war dieser in seinem Fahrzeug nicht angeschnallt. Sie und Ihr Teampartner tragen vorschriftsmäßig ihre persönliche Schutzkleidung, da sich die Einsatzstelle gleich neben der Fahrbahn befindet. Die Polizei ist vor Ort, um den Verkehr zu regeln. Ihren Rettungswagen haben Sie so positioniert, dass er Ihnen maximalen Schutz vor dem fließenden Verkehr bietet. Den Patienten sichern Sie mit Sicherheitsgurten und den seitlichen Bügeln auf der Trage und laden ihn, mit einer elektrohydraulischen Fahrtrage, in den Rettungswagen ein.

Vor Antritt der Fahrt setzen Sie sich auf den in Fahrtrichtung positionierten Betreuersitz, schnallen sich an und betreuen den Patienten während der Fahrt. Ihr Teampartner aktiviert das Blaulicht sowie das Martinshorn, um die notwendige Wahrnehmung und Reaktionsbereitschaft anderer Verkehrsteilnehmer sicherzustellen. Gemeinsam übergeben Sie den Patienten in die Obhut des Gesundheitsfachpersonals in der Notaufnahme des Maximalversorgers.

Während Sie die Einsatzdokumentation vervollständigen, geht Ihnen die nationale Statistik, der im Rettungseinsatz verletzten und getöteten Rettungsdienstmitarbeiter durch den Kopf. Sie erkennen, dass der Einsatz für alle Beteiligten sicher abgeschlossen wurde, weil Sie und Ihr Partner alle Aspekte der Verletzungsprävention sorgfältig beachtet haben.

- Ist die Unfallprävention ein praxisorientierter Ansatz zur Vermeidung von Verletzungen und Todesfällen bei Fahrzeugkollisionen und anderen Ursachen von traumatischen Verletzungen?
- Gibt es Belege dafür, dass die Einhaltung der Anschnallpflicht und der Pflicht zur Benutzung von Kindersitzen einen Einfluss auf die Vermeidung von Verletzungen und Mortalität hat?
- Wie können Leistungserbringer zur Prävention von Verletzungen und zur Reduktion der Mortalität bei Kraftfahrzeugkollisionen beitragen?

## AUFLÖSUNG DES FALLBEISPIELS

Sie und ihr Teampartner blieben an der Einsatzstelle unverletzt, weil Sie sich an die Sicherheitsregeln Ihrer Dienststelle erinnert und diese befolgt haben. Sie waren sich bewusst, dass Blaulichter und Warnblinker allein nicht ausreichen, um die Aufmerksamkeit der anderen Verkehrsteilnehmer auf sich zu ziehen, und trugen daher reflektierende Sicherheitswesten, um für andere Verkehrsteilnehmer während der Arbeit am Einsatzort besser sichtbar zu sein. Zudem haben sie die vorgeschriebenen Sicherheitsvorschriften konsequent eingehalten und sich durch das Anlegen des Sicherheitsgurts im Rettungswagen selbst geschützt.

Darüber hinaus wurde das reflektierende Chevron-Design auf der Fahrzeugheckseite des Rettungswagens erneuert, um die Erkennbarkeit aus größerer Entfernung zu optimieren. Zur Steigerung der Nachtsichtbarkeit wurden die bisherigen rot-weißen Außenleuchten durch zusätzliche Blaulichter ergänzt. Diese Maßnahmen tragen nachweislich zur Erhöhung der Einsatzkräfte sowie zur signifikanten Verbesserung der Fahrzeugsichtbarkeit bei.

# Quellenverzeichnis


1. National Academy of Sciences/National Research Council. Accidental Death and Disability: The Neglected Disease of Modern Society. National Academy of Sciences/National Research Council; 1966.
2. National Center for Health Statistics. Health, United States, 2000—With Adolescent Health Chartbook. National Center for Health Statistics; 2000.
3. National Center for Health Statistics, Centers for Disease Control and Prevention. All injuries. Updated January 22, 2022. Accessed March 2, 2022. https://www.cdc.gov/nchs/fastats/injury.htm
4. National Center for Health Statistics, Centers for Disease Control and Prevention. Accidents or unintentional injuries. Reviewed January 24, 2022. Accessed March 2, 2022. https://www.cdc.gov/nchs/fastats/accidental-injury.htm
5. National Safety Council. International overview. Accessed March 2, 2022. https://injuryfacts.nsc.org/international/international-overview/
6. Peden M, McGee K, Sharma G. The Injury Chart Book: A Graphical Overview of the Global Burden of Injuries. World Health Organization; 2002.
7. Centers for Disease Control and Prevention, National Center for Injury Prevention and Control. Ten leading causes of death by age group, United States—2018. Accessed March 2, 2022. https://www.cdc.gov/injury/images/lc-charts/leading_causes_of_death_by_age_group_2018_1100w850h.jpg
8. National Safety Council. Injury Facts: International overview. Published 2020. Accessed April 7, 2022. https://injuryfacts.nsc.org/international/international-overview/#:~:text=According%20to%20the%20World%20Health,3%2C159%2C000%20died%20from%20preventable%20injuries%20
9. National Highway Traffic Safety Administration, U.S. Department of Health and Human Services, Health Resources and Services Administration, Maternal and Child Health Bureau. Emergency Medical Services Agenda for the Future. National Highway Traffic Safety Administration; 1999.
10. EMS Agenda 2050 Technical Expert Panel.. EMS Agenda 2050: A People-Centered Vision for the Future of Emergency Medical Services (Report No. DOT HS 812 664). National Highway Traffic Safety Administration; 2019.
11. Jaslow D, Ufberg J, Marsh R. Primary injury prevention in an urban EMS system. J Emerg Med. 2003;25(2):167-170. doi: 10.1016/s0736-4679(03)00165-3. PMID: 12902003
12. Martinez R. Injury control: a primer for physicians. Ann Emerg Med. 1990;19:72-77.
13. Christoffel T, Gallagher SS. Injury Prevention and Public Health: Practical Knowledge, Skills, and Strategies. Aspen; 1999.
14. Reason J. Human error: models and management. BMJ. 2000;320:768-770.
15. Cohen L, Miller T, Sheppard MA, Gordon E, Gantz T, Atnafou R. Bridging the gap: bringing together intentional and unintentional injury prevention efforts to improve health and well being. J Safety Res. 2003;34:473-483.
16. Centers for Disease Control and Prevention. Road traffic injuries and deaths: a global problem. Last reviewed December 14, 2020. Accessed March 2, 2022. https://www.cdc.gov/injury/features/global-road-safety/index.html
17. World Health Organization. Injuries and violence. Published March 19, 2021. Accessed March 2, 2022. https://www.who.int/news-room/fact-sheets/detail/injuries-and-violence
18. World Health Organization. Global status report on road safety 2018: summary. World Health Organization; 2018. https://www.who.int/publications/i/item/9789241565684
19. World Health Organization. Burns. https://www.who.int/news-room/fact-sheets/detail/burns#:~:text=Burns%20are%20a%20global%20public,and%20

South%2DEast%20Asia%20regions. Published March 5, 2018. Accessed March 28, 2022.
20. World Health Organization. Drowning. Published April 27, 2021. Accessed March 2, 2022. https://www.who.int/news-room/fact-sheets/detail/drowning
21. World Health Organization. Falls. Published April 26, 2021. Accessed March 2, 2022. https://www.who.int/news-room/fact-sheets/detail/falls
22. World Health Organization. Guidelines for establishing a poison centre. Published January 14, 2021. Accessed March 2, 2022. https://www.who.int/publications/i/item/9789240009523
23. World Health Organization. Snakebite envenoming. Published May 17, 2021. Accessed March 2, 2022. https://www.who.int/news-room/fact-sheets/detail/snakebite-envenoming
24. Institute for Health Metrics and Evaluation. Interpersonal violence: level 3 cause. Accessed March 2, 2022. https://www.healthdata.org/results/gbd_summaries/2019/interpersonal-violence-level-3-cause
25. World Health Organization. Suicide. Published June 17, 2021. Accessed March 2, 2022. https://www.who.int/news-room/fact-sheets/detail/suicide
26. Federal Highway Administration. Highway statistics, 2019. U.S. Department of Transportation; 2020.
27. Department of Transportation, National Highway Traffic Safety Administration. Seat belts. Accessed March 2, 2022. https://www.nhtsa.gov/risky-driving/seat-belts
28. Department of Transportation, National Highway Traffic Safety Administration. Drunk driving. Accessed March 2, 2022. https://www.nhtsa.gov/risky-driving/drunk-driving
29. Centers for Disease Control and Prevention, National Center for Injury Prevention and Control. Fatal injury data. Web-based Injury Statistics Query and Reporting System (WISQARS). Reviewed February 10, 2022. Accessed March 2, 2022. https://www.cdc.gov/injury/wisqars/fatal.html
30. Centers for Disease Control and Prevention, National Center for Injury Prevention and Control. Injuries and violence are leading causes of death. Reviewed February 28, 2022. Accessed March 2, 2022. https://www.cdc.gov/injury/wisqars/animated-leading-causes.html
31. Centers for Disease Control and Prevention. Drug overdose deaths. Reviewed March 3, 2021. Accessed March 2, 2022. https://www.cdc.gov/drugoverdose/deaths/index.html
32. U.S. Department of Health and Human Services. Injury and violence. Accessed March 2, 2022. https://www.healthypeople.gov/2020/leading-health-indicators/2020-lhi-topics/Injury-and-Violence
33. Organisation for Economic Co-operation and Development. Potential years of life lost. Accessed March 2, 2022. https://data.oecd.org/healthstat/potential-years-of-life-lost.htm
34. Peterson C, Miller GF, Barnett SB, Florence C. Economic Cost of Injury—United States, 2019. Morb Mortal Wkly Rep. 2021;70:1655-1659.
35. Houry D. Saving lives and protecting people from injuries and violence. Ann Emerg Med. 2016 Aug;68(2):230-232.
36. National Center for Injury Prevention and Control, Division of Violence Prevention. Intimate partner violence: definitions. Reviewed October 9, 2021. Accessed March 2, 2022. https://www.cdc.gov/violenceprevention/intimatepartnerviolence/index.html
37. Smith SG, Zhang X, Basile KC, Merrick MT, Wang J, Kresnow M, Chen J. National Intimate Partner and Sexual Violence survey: 2015 data brief – updated release. Published November 2018. Accessed March 2, 2022. https://www.cdc.gov/violenceprevention/pdf/2015data-brief508.pdf
38. VanDale K. Sleep deprivation in EMS. Fire Engineering website. Published February 1, 2013. Accessed March 2, 2022. https://www.fireengineering.com/firefighting/sleep-deprivation-in-ems/
39. Patterson PD, Weaver MD, Frank RC, et al. Association between poor sleep, fatigue, and safety outcomes in emergency medical services providers. Prehosp Emerg Care. 2012;16:86-97.
40. Reichard A, Marsh S, Moore P. Fatal and nonfatal injuries among emergency medical technicians and paramedics. Prehosp Emerg Care. 2011;15(4):511-517.
41. Page D. Studies show dangers of working in EMS. Journal of Emergency Medical Services. Published October 31, 2011. Accessed March 2, 2022. https://www.jems.com/operations/studies-show-dangers-working-ems/
42. Garrison HG. Keeping rescuers safe. Ann Emerg Med. 2002;40:633-635.
43. Erich J. Creating a culture of safety. EMS World. 2014;42(1):15-16.
44. Centers for Disease Control and Prevention. Up to 40 percent of annual deaths from each of five leading US causes are preventable. Published May 1, 2014. Accessed March 2, 2022. https://www.cdc.gov/media/releases/2014/p0501-preventable-deaths.html
45. National EMS Advisory Council. Strategy for a national EMS culture of safety DRAFT 3.1. Published May 16, 2012. Accessed March 2, 2022. https://www.ems.gov/pdf/nemsac/may2012/ems_culture_of_safety-draft_3-1_05162012.pdf
46. Mertz KJ, Weiss HB. Changes in motorcycle-related head injury deaths, hospitalizations, and hospital charges following repeal of Pennsylvania's mandatory motorcycle helmet law. Am J Public Health. 2008;98(8):1464-1467.
47. Bledsoe GH, Li G. Trends in Arkansas motorcycle trauma after helmet law repeal. South Med J. 2005;98(4):436-440.
48. Chenier TC, Evans L. Motorcyclist fatalities and the repeal of mandatory helmet wearing laws. Accid Anal Prev. 1987;19(2):133-139.
49. Centers for Disease Control and Prevention. Ambulance crash-related injuries among emergency medical services workers—United States, 1991–2002. Morb Mortal Wkly Rep. 2003;52(8):154-156.
50. Todd KH. Accidents Aren't: Proposal for Evaluation of an Injury Prevention Curriculum for EMS Providers—A Grant Proposal to the National Association of State EMS Directors. Department of Emergency Medicine, Emory University School of Medicine; 1998.
51. National Association of State EMS Officials. 2020 National Emergency Medical Services Assessment. Published May

27, 2020. Accessed March 2, 2022. https://nasemso.org/wp-content/uploads/2020-National-EMS-Assessment_Reduced-File-Size.pdf

52. Kinnane JM, Garrison HG, Coben JH, et al. Injury prevention: is there a role for out-of-hospital emergency medical services? Acad Emerg Med. 1997;4(4):306-312.
53. California Paramedic Foundation. EPIC Medics. Accessed March 2, 2022. https://caparamedic.org/epic-medics/
54. Hawkins ER, Brice JH, Overby BA. Welcome to the world: findings from an emergency medical services pediatric injury prevention program. Pediatr Emerg Care. 2007;23(11):790-795.
55. Griffiths K. Best practices in injury prevention. J Emerg Med Serv. 2002;27(8):60-74.
56. Krimston J, Griffiths K. Best practices in injury prevention. J Emerg Med Serv. 2003;28(9):66-83.
57. Jaslow D, Ufberg J, Marsh R. Primary injury prevention in an urban EMS system. J Emerg Med. 2003;25(2):167-170.
58. U.S. Department of Labor. Emergency medical technicians and paramedics. In: U.S. Department of Labor, Bureau of Labor Statistics, eds. Occupational Outlook Handbook, 2004–2005 Edition. U.S. Department of Labor; 2004.
59. Federal Emergency Management Agency, U.S. Fire Administration. EMS Safety: Techniques and Applications. International Association of Fire Fighters, FEMA contract EMW-91-C-3592. Federal Emergency Management Agency; 1994.
60. Studnek JR, Fernandez AR. Characteristics of emergency medical technicians involved in ambulance crashes. Prehosp Disaster Med. 2008;23(5):432-437.
61. Patterson PD, Higgins JS, Van Dongen HPA, et al. Evidence-based guidelines for fatigue risk management in emergency medical services. Prehosp Emerg Care. 2018;22(Suppl 1):89-101.
62. Kilpatrick D. Athletic trainers: a new hope for firefighter recovery. Fire Engineering website. Published December 1, 2016. Accessed March 2, 2022. https://www.fireengineering.com/firefighting/athletic-trainers-a-new-hope-for-firefighter-recovery/
63. Kilpatrick D. The cost efficiency of athletic trainers. Firehouse website. Published December 1, 2016. Accessed March 2, 2022. https://www.firehouse.com/safety-health/health-fitness/article/12268580/the-cost-efficiency-of-athletic-trainers
64. Our World in Data, Death rate from poisoning 2021. Published May 20, 2024. Accessed August 18, 2025. https://ourworldindata.org/grapher/death-rate-from-poisoning?utm_source=chatgpt.com

## Weiterführende Literatur

American College of Surgeons Committee on Trauma. Advanced Trauma Life Support, Student Course Manual. 10th ed. American College of Surgeons; 2018.

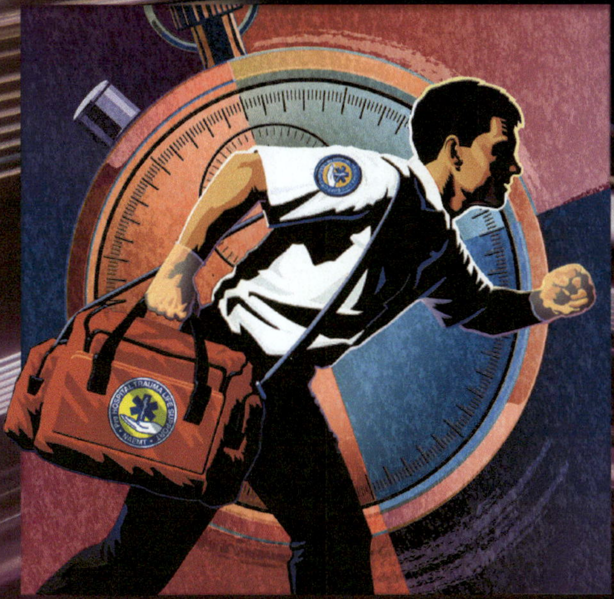

ABSCHNITT 5

# Massenanfall von Verletzten und Terrorismus

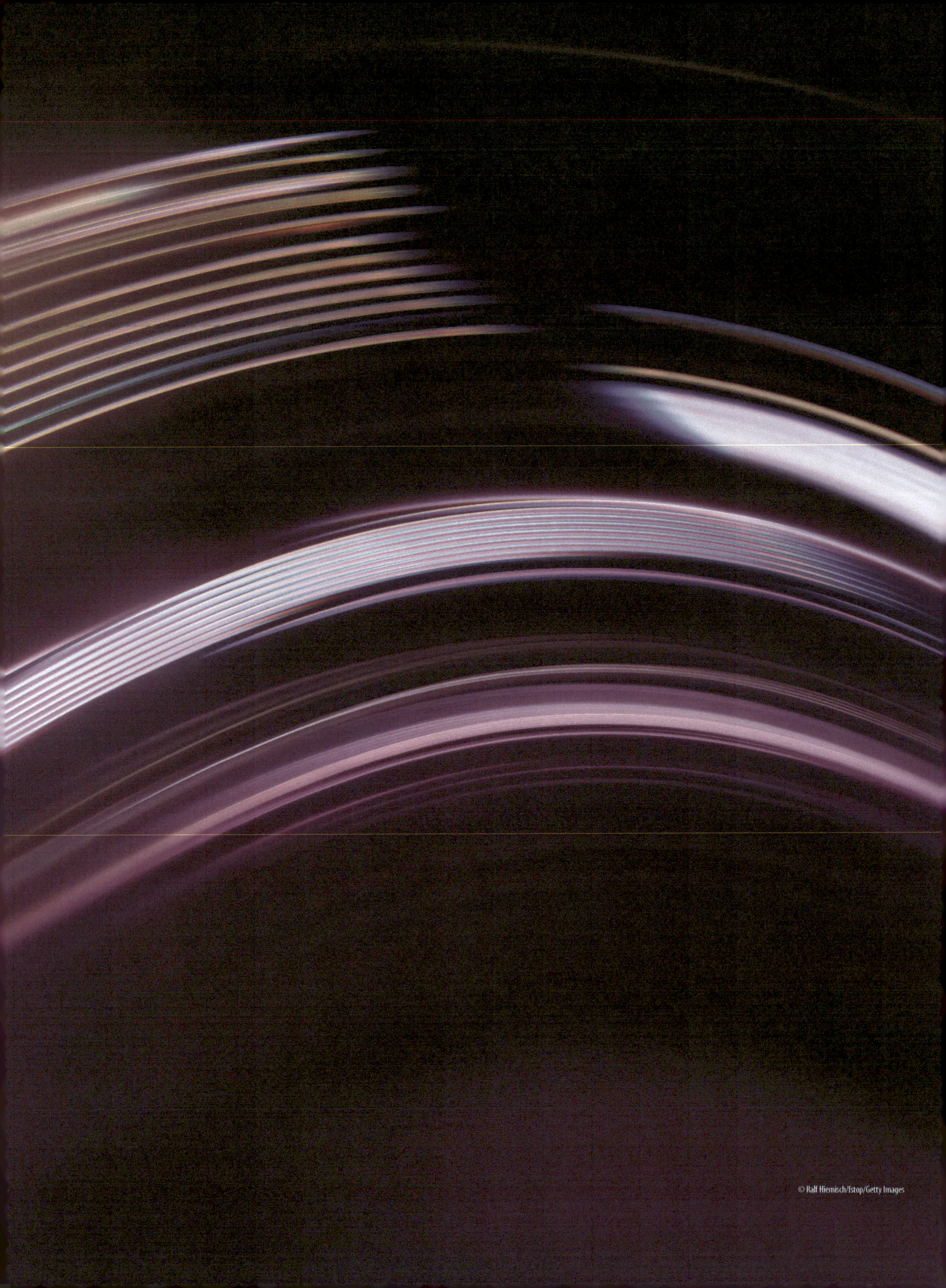

KAPITEL 17

# Katastrophenmanagement

**Autor**
Faizan H. Arshad, MD

## LERNZIELE

Nach dem Durcharbeiten dieses Kapitels werden Sie in der Lage sein:

- Die fünf Phasen des Katastrophenzyklus zu beschreiben
- Den Prozess des umfassenden Notfall- und Gefahrenmanagements zu erklären
- Häufige Fallstricke des Katastrophenmanagements zu diskutieren
- Faktoren aufzulisten, welche die medizinische Versorgung im Katastrophenfall beeinträchtigen
- Abzuschätzen, in welchem Maße die Arbeit im Katastrophenschutz die psychische Integrität der Rettungsdienstmitarbeiter beeinflussen kann

## FALLBEISPIEL

Sie werden zu einer örtlichen Schule alarmiert, die nach einer großen Überschwemmung durch ein starkes Unwetter vielen Menschen als Schutzraum dient. Der Bürgermeister und weitere Amtsinhaber sind in der Schule zugegen, um auf die Sorgen der Gemeinde über gesperrte Straßen und Stromausfälle einzugehen.

Noch auf der Anfahrt erhalten Sie durch den Disponenten der Rettungsleitstelle die neue Information, dass aktuell viele Meldungen über eine große Anzahl an Verletzten eingehen, nachdem in der Turnhalle während eines erneuten Sturms eine Tribüne eingestürzt ist, die während der Ansprache des Bürgermeisters als Sitzgelegenheit diente. Polizei und Feuerwehr sind ebenfalls auf der Anfahrt zur Einsatzstelle, haben aber aufgrund anderer wetterbedingter Einsätze nur begrenzte Ressourcen zur Verfügung.

- Welche Problematiken bezüglich der Sicherheit erwarten Sie?
- Welches Triage-System sollte genutzt werden?
- Wie sollte der Ablauf der Krisenintervention organisiert werden?

## EINFÜHRUNG

Im Vergleich zu herkömmlichen Rettungsdiensteinsätzen dauert die Bewältigung einer Katastrophe, an der eine Vielzahl unterschiedlicher Hilfsorganisationen und Behörden beteiligt ist, erheblich länger und bringt eine Reihe medizinischer und psychosozialer Herausforderungen mit sich. Darüber hinaus können sich einzelne Phasen der Katastrophenbewältigung und des Wiederaufbaus weit über die initiale Reaktionsphase hinaus erstrecken. Dieses Kapitel stellt die Struktur des Katastrophenschutzes am Beispiel Deutschlands vor; die beschriebenen Strukturen und Prozesse sind in vergleichbarer Form auch in Österreich und der Schweiz zu finden.

Bei einem **Massenanfall von Verletzten oder Erkrankten (MANV)** überfordert die Zahl der Patienten die zur Verfügung stehenden Einsatzkräfte des betroffenen Bereichs. Infolgedessen kommt es zu einem zeitlich begrenzten Missverhältnis zwischen der Anzahl der Verletzten oder Erkrankten und den momentan vorhandenen Ressourcen des Rettungsdienstes bei erhaltener Infrastruktur. Neben der Zahl der betroffenen Personen sind auch die Art und der Schweregrad der Verletzungen wichtige Faktoren, ob Ressourcen und Hilfen von außerhalb der betroffenen kommunalen Strukturen benötigt werden. Die deutsche Norm DIN 13050:2021-10 (Begriffe im Rettungswesen) definiert den Massenanfall von Verletzten oder Erkrankten (MANV) als „einen Notfall mit einer größeren Anzahl von Verletzten oder Erkrankten sowie anderen Geschädigten oder Betroffenen, der mit der vorhandenen und einsetzbaren Vorhaltung des Rettungsdienstes aus dem Rettungsdienstbereich versorgt werden kann“.[1]

In Deutschland ist eine entsprechende MANV-Stufeneinteilung der „Planungsplattform des Deutschen Städtetages“ geläufig.[2] Die MANV-Stufe 1 kann mit eigenen Verstärkungskräften (z. B. Schnelleinsatzgruppen) und Hilfe aus benachbarten Rettungsdienstbereichen abgearbeitet werden. Als Anzahl der Betroffenen werden dabei 5 bis 50 Personen angenommen. Typische Beispiele sind Verkehrsunfälle mit Reisebussen oder Brände in Wohnanlagen.

Bei der MANV-Stufe 2 sind überregionale Ressourcen notwendig, die weit über die übliche nachbarschaftliche Hilfe hinausgehen. Die Betroffenenanzahl wird hierbei auf ca. 50 bis 500 Personen geschätzt. Klassische Beispiele dafür sind Eisenbahnunglücke, z. B. das ICE-Unglück von Eschede (1998) oder das Zugunglück von Brühl (2000). Die MANV-Stufe 3 erfordert bereits länderübergreifende und internationale Hilfe. Dies wird bei einer Betroffenenanzahl von mehr als 500 Personen angenommen. Ein Beispiel für ein Großschadensereignis dieser Größenordnung war die Flugzeugkatastrophe während einer militärischen Flugschau in Ramstein 1988. Die höchste MANV-Stufe 4 ist gekennzeichnet durch eine zerstörte Infrastruktur, die trotz massiver externer Hilfe die Bewältigung des Ereignisses erheblich erschwert. Prägende Ereignisse für den Katastrophenschutz waren in diesem Zusammenhang die Hamburger Sturmflut von 1962 und das Elbehochwasser 2002.

Die Vereinten Nationen (United Nations Office for Disaster Risk Reduction) definieren eine Katastrophe als ein plötzliches Umweltphänomen von so großem Ausmaß, dass externe Hilfe notwendig ist:

„Eine schwerwiegende Störung der Funktionstüchtigkeit einer Gemeinschaft oder der Gesellschaft, die weitreichende Verluste an Menschenleben sowie materielle, ökonomische oder ökologische Schäden verursacht und die Bewältigungsmöglichkeiten durch Ausnutzung der eigenen Ressourcen des betroffenen Gemeindewesens oder der Gesellschaft weit übersteigt.“ [3]

Aus medizinischer Sicht könnte ergänzt werden, dass eine Katastrophe ein Ereignis darstellt, bei dem in einer bestimmten Zeit und an einem bestimmten Ort eine derart große Zahl von Patienten anfällt, dass diese von den zur Verfügung stehenden Helfern nicht ohne externe Hilfe versorgt werden können.[4]

Diese Beschreibung trifft für alle Bereiche der medizinischen Versorgung zu – also sowohl für die Kliniken als auch für den Rettungsdienst. Diese Definition einer Katastrophe beinhaltet zwei Kernaussagen:

1. Eine Katastrophe ist unabhängig von einer bestimmten Zahl von Verletzten.
2. Das Ausmaß des Schadensereignisses übersteigt die verfügbaren medizinischen Ressourcen.

In der deutschen Norm DIN 13050:2021-10 (Begriffe im Rettungswesen) wird die Katastrophe charakterisiert als „ein Schadensereignis mit einer Zerstörung der örtlichen Infrastruktur, das mit den Mitteln und Einsatzstrukturen des Rettungsdienstes alleine nicht bewältigt werden kann“.[1] Das Ausrufen einer Katastrophe obliegt den Verwaltungsstrukturen des Landkreises oder der kreisfreien Stadt. Katastrophen können auch ausgerufen werden, ohne dass primär eine Vielzahl Verletzter oder Erkrankter vorliegt, wenn z. B. die Infrastruktur einer Region zerstört ist (z. B. durch Hochwasser).

Den Zeitpunkt, den Ort oder die Komplexität der nächsten Katastrophe vorherzusagen ist nahezu unmöglich. Ungeachtet dessen scheinen alle Katastrophen, unabhängig von ihrem Auslöser, ähnliche Auswirkungen auf die medizinische Versorgung und das öffentliche Gesundheitssystem zu haben, wobei sie sich nur in dem Grad unterscheiden, in dem diese Auswirkungen auftreten und in dem die Infrastruktur des öffentlichen Gesundheitswesens am Ort der Katastrophe beeinträchtigt wird.

Während die Individualmedizin stets das Ziel hat, die bestmögliche Versorgung für jeden einzelnen Patienten zu gewährleisten, besteht das Schlüsselprinzip der Katastrophenmedizin darin, die beste Versorgung für eine möglichst große Zahl von Patienten zu erreichen.

Das Spektrum möglicher Schadensursachen umfasst Naturkatastrophen ebenso wie durch Menschen verursachte

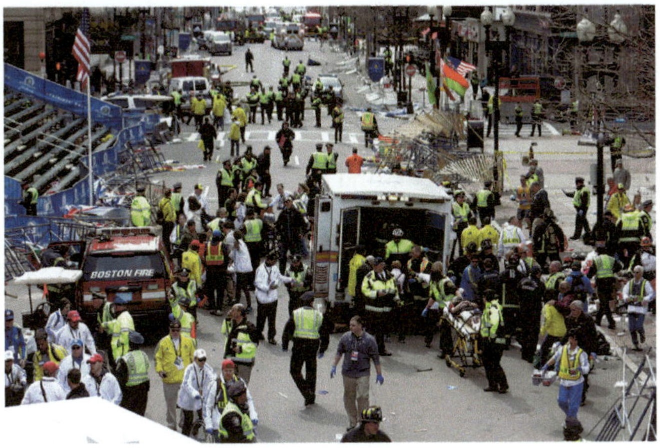


**Abbildung 17-1** Präklinische MANV-Versorgung beim Bombenanschlag auf den Boston Marathon.



Katastrophen und Terroranschläge. Von all diesen Szenarien stellen Katastrophen durch **Massenvernichtungswaffen** die größte Herausforderung dar, da sie eine riesige Zahl von Betroffenen hervorrufen und die Umwelt erheblich verseuchen können (Kapitel 18: *„Massenvernichtungswaffen"*).

Weltweit etabliert sich ein einheitlicher Zugang zu Katastrophen, der auf den Erkenntnissen ihrer Gemeinsamkeiten und der beim Katastrophenmanagement erforderlichen Fachkenntnisse basiert. Diese Strategie wird Mass-Casualty Incident (MCI) Response genannt. Das medizinische Vorgehen im Katastrophenfall kann und soll aufgrund der typischen Eigenheiten und Kennzeichen von Katastrophen geübt werden. Ziel ist es, die Morbidität und Mortalität im Rahmen einer Katastrophe zu senken. Aufgrund der Komplexität der Patientenversorgung, des Managements am Schadensort und der Gefahren für die Einsatzkräfte müssen alle präklinischen Rettungskräfte die wichtigsten Grundsätze der Notfallmaßnahmen bei einem Massenanfall von Verletzten in ihrer Ausbildung durchlaufen (**Abbildung 17-1**).

# Der Katastrophenzyklus

Noji[3] und Kollegen definierten ein theoretisches Konstrukt, anhand dessen die Abfolge der Ereignisse in einer Katastrophe in Phasen eingeteilt und analysiert wird. Dadurch bietet sich die Möglichkeit, Zusammenhänge im Prozess katastrophaler Ereignisse zu verstehen und eine adäquate Antwort auf eine Katastrophe zu entwickeln.[5,6] Die folgenden fünf Phasen werden darin unterschieden:

1. *Die Ruhephase* (Interdisaster Period) ist die Zeit, in der Risikoanalysen durchgeführt und Katastrophenpläne für wahrscheinliche Szenarien entwickelt, erprobt und implementiert werden sollten. Auch das Sammeln von Informationen ist ein Bestandteil dieser Phase.
2. Die *zweite Phase* ist die Vorwarnphase (Prodrome Phase). Sie beschreibt den Zeitpunkt, in dem ein unvermeidbares Ereignis erkannt worden ist. Dies kann eine Unwetterwarnung (z. B. das drohende Auftreten eines Wirbelsturms) oder die Aufdeckung feindlicher oder potenziell gewaltsamer Situationen sein, wie z. B. ein aktiver Schütze oder ein feindlicher Angreifer. In dieser Phase können Maßnahmen getroffen werden, um das Ausmaß der darauffolgenden Ereignisse abzuschwächen. Die Abwehrmaßnahmen bestehen z. B. in besonderen baulichen Vorbereitungen (Verstärken von Fenstern und Türen, Ausbessern von Staudämmen), der Aktivierung von Evakuierungsplänen und der Mobilisierung von Ressourcen des öffentlichen Gesundheitswesens. Dabei muss berücksichtigt werden, dass nicht jede Katastrophe diese zweite Phase beinhaltet. So kann z. B. ein Erdbeben ohne jegliche Vorwarnung ablaufen.
3. Die *dritte Phase* ist die **Auftreffphase** (Impact Phase), in der das Ereignis geschieht. Während dieser Phase kann oft nur wenig unternommen werden, um die Auswirkungen der Ereignisse zu beeinflussen.
4. Die *vierte Phase* ist die **Phase der Notfallversorgung** (Emergency Phase), die Zeit unmittelbar nach dem Ereignis, in der durch ein angemessenes Management und Eingreifen Leben gerettet werden können. Die Fähigkeiten der Ersthelfer, der Rettungsmannschaften und der unterstützenden medizinischen Dienste werden eingesetzt, um die Zahl der Überlebenden zu erhöhen.
5. Die *fünfte Phase* ist die **Erholungs- und Wiederaufbauphase** (Recovery Phase). Während dieser Phase ist die Gemeinschaft gefordert, durch koordinierte Maßnahmen (öffentliches Gesundheitswesen, Infrastruktur, Politik) den Wiederaufbau zu gestalten. Diese Phase ist bei Weitem die längste; es kann Monate und manchmal sogar Jahre dauern, bis sich die betroffene Gemeinschaft vollständig von den Ereignissen erholt hat.

Das Verständnis des Katastrophenzyklus (**Abbildung 17-2**) erlaubt es dem Rettungsdienstfachpersonal, die Vorbereitungen abzuschätzen, die in Annahme der wahrscheinlichsten Gefahren und Ereignisse getroffen wurden. Nachdem eine Katastrophe oder ein Großschadensereignis stattgefunden hat, kann eine kritische Analyse der eigenen und der externen Verantwortlichkeiten erfolgen, um die Effizienz des Krisenmanagements zu bestimmen und Bereiche zu identifizieren, auf denen in Zukunft eine Verbesserung möglich ist. Die Grundprinzipien dieses Konzepts treffen auf alle Katastrophen zu, unabhängig von ihrer Größe.

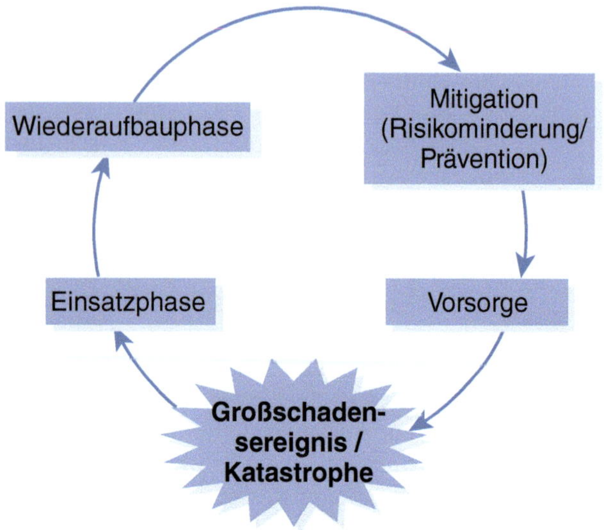


**Abbildung 17-2** Der Katastrophenzyklus umfasst vier Phasen: Risikominderung, Vorsorge, Einsatz und Wiederaufbau. Die Warnphase geht dem Ereigniseintritt unmittelbar voraus.



Die Dauer der einzelnen Phasen dieses Katastrophenzyklus ist unterschiedlich lang und hängt davon ab, wie häufig diese Ereignisse in einer bestimmten Gegend vorkommen, um welche Art von Schadensereignis es sich handelt und wie die Region auf dieses Schadensereignis vorbereitet war. Die Ruhephase zwischen zwei Katastrophen kann z. B. in manchen Gegenden extrem lange andauern, während in anderen Gegenden nur Monate bis zur nächsten Katastrophe vergehen. Die südöstlichen Staaten der USA bereiten sich jedes Jahr auf Hurrikans vor, mit einer Ruhephase von ungefähr 6–8 Monaten. Im Gegensatz dazu sind Hurrikans in den Staaten an der Ostküste der USA (New England) eine Seltenheit, die Ruhephase bis zum Auftreten eines Hurrikans beträgt hier Jahre. Während die Bewältigung nach einem Flugzeugabsturz einige Tage in Anspruch nimmt, kann das Krisenmanagement einer Flutkatastrophe mehrere Wochen bis Monate dauern.

## Bevölkerungsschutz und Katastrophenhilfe

Das Wissen über die Entstehung und den Zyklus einer Katastrophe kann genutzt werden, um die nötigen Schritte für ein adäquates Krisenmanagement zu implementieren (**Kasten 17-1**). Dies kann durch einen Prozess erreicht werden, den man als **Notfallplanung und Notfallvorsorge** bezeichnet und der aus fünf Komponenten besteht: Risikomanagement, Katastrophenvorsorge, Krisenmanagement, Wiederaufbau und Prävention.

**Vorsorge** Die Katastrophenvorsorge findet während der Ruhephase (Interdisaster Period) statt. Potenzielle Gefahren oder wahrscheinliche Ursachen von Großschadensereignissen werden identifiziert und analysiert. Schließlich werden Maßnahmen getroffen, die im Falle eines unvorhersehbaren Ereignisses verhindern sollen, dass aus diesen Gefahren ein tatsächliches Großschadensereignis entsteht, und die den daraus resultierenden Schaden vermindern.

**Vorbereitung** In der Katastrophenplanung (Disaster Preparedness) sollen vor Auftreten eines Großschadensereignisses oder einer Katastrophe die materiellen Voraussetzungen, die Ausrüstung und das Personal beschrieben werden, die zur Bewältigung des Schadens erforderlich sind. Die Katastrophenschutzbehörden haben Katastrophenschutzpläne zu erstellen und fortzuschreiben, in denen vor allem das Alarmierungsverfahren, die Vorbereitungsmaßnahmen und alle für die Katastrophenhilfe in Betracht kommenden Behörden, Organisationen und Einrichtungen auszuweisen sind.

**Schadensbekämpfung** In dieser Phase werden sämtliche Kräfte aktiviert und zum Einsatz gebracht, die in der Phase der Katastrophenplanung identifiziert worden sind, um das stattgehabte Schadensereignis zu bewältigen.

**Wiederaufbau** Diese Komponente des umfassenden Notfall- und Gefahrenmanagements beschäftigt sich mit allen Maßnahmen des Wiederaufbaus, die zur Wiederherstellung des Gemeinwesens erforderlich sind.

Während dieser Prozess typischerweise auf das Katastrophenmanagement angewendet wird, können dieselben Schritte auch für die individuelle Notfallplanung der einzelnen Helfer genutzt werden.

## Persönliche Notfallplanung

Genauso wie es für jedes Gemeinwesen und jede Organisation entscheidend ist, eine umfassende Notfall- und Katastrophenplanung vorzunehmen, um die Herausforderungen bei der Bewältigung einer Katastrophe meistern zu können, ist es auch für jeden einzelnen Helfer wichtig, sich mit den unterschiedlichen Problemfeldern auseinanderzusetzen, die eine Katastrophe mit sich bringen kann. Insbesondere Einsatzkräfte von Feuerwehr, Polizei und Rettungsdienst müssen mit den potenziellen Gefahren eines Katastropheneinsatzes vertraut sein, um geeignete Schutzmaßnahmen ergreifen zu können. Regelmäßige Schulungen und behördenübergreifende Übungen sind aktive Möglichkeiten, um Fähigkeiten und Kompetenzen zu erhalten und eine koordinierte Reaktion von Einsatzkräften verschiedener Fachbereiche zu üben.

Viele Katastrophen erstrecken sich über einen längeren Zeitraum. Die Helfer sollten sich ihrer Rolle und ihrer Verantwortung bewusst sein, die auch eine längere Abwesenheit von der Familie zur Folge haben kann. Dies bedeutet, dass auch die Familie im Voraus auf das

## Kasten 17-1 Notfallplanung und Notfallvorsorge

Für den Fall außergewöhnlicher Gefahren- und Schadenslagen müssen Deutschland, Österreich und der Schweiz neben regionalen und landesweiten auch nationale Risikoanalysen durchgeführt werden. Hierzu sollen standardisierte und EDV-gestützte Routinen entwickelt werden, die zuverlässig und schnell angewendet werden können und eine kontinuierliche Aktualisierung der Gesamtlage sicherstellen. Die flächendeckende nationale Vorsorgeplanung soll dadurch wesentlich verbessert werden.

In diesem Bereich sind primär folgende Aufgaben zu erfüllen:

- Kontinuierliche Evaluierung des integrierten länderspezifischen Bevölkerungsschutzsystems (u. a. Entwicklung eines praxistauglichen Referenzsystems, Entwicklung eines langfristig fortführbaren systematischen Ansatzes)
- Erarbeitung und Fortschreibung eines mehrstufigen Planungs-, Schutz- und Versorgungskonzepts für den Bevölkerungsschutz
- Risikoanalysen (u. a. Zusammenführung regionaler und sektoraler Analysen zu einer bundes- bzw. kantonalweiten Gesamtanalyse, Defizitanalysen, kontinuierliche Aktualisierung)
- Entwicklung von Gefährdungskatastern
- Weiterentwicklung der Zusammenarbeit von Bund, Ländern, Kommunen, Kantonen und Hilfsorganisationen (u. a. Kooperationsmechanismen, Unterstützungsleistungen des Bundes bei Schadenslagen von nationaler Bedeutung)
- Kontinuierliche Weiterentwicklung des länderspezifischen Bevölkerungsschutzsystems unter Berücksichtigung der europäischen Integrationsdynamik und der bilateralen Kooperationsansätze vor allem mit den Anrainerstaaten (u. a. konzeptionelle Anpassung = „Systemkonfiguration“, Weiterentwicklung der grenzüberschreitenden Hilfeleistung bei Großschadensfällen, Anpassung der Rechtsgrundlagen)
- Durchführung von Krisenabwehrplanungen
- Entwicklung eines übergeordneten systematischen Ansatzes auf der Grundlage der Evaluierung
- Zivile Alarmplanung
- Intensivierung und Weiterentwicklung der zivil-militärischen Zusammenarbeit (ZMZ) unter besonderer Berücksichtigung der Zusammenarbeit mit der Polizei
- Auswertung nationaler und internationaler Großschadensereignisse
- Bearbeitung von Rechtsfragen des Bevölkerungsschutzes

In **Deutschland** ist das zentrale Organisationselement für die zivile Sicherheit das Bundesamt für Bevölkerungsschutz und Katastrophenhilfe (BBK). Die Gefahrenabwehr im Katastrophenfall liegt dagegen in der Zuständigkeit der Länder, weshalb die Gliederung des Katastrophenschutzes von Bundesland zu Bundesland variiert. Die konkrete Umsetzung der Aufgaben des Katastrophenschutzes wird durch die Landkreise (und kreisfreien Städte) wahrgenommen.

Bundesamt für Bevölkerungsschutz und Katastrophenhilfe (BBK)

Provinzialstraße 93
D-53127 Bonn
Telefon: +49 (0)228 5554-0
Telefax: +49 (0)228 5554-1620
E-Mail: poststelle@bbk.bund.de

In der **Schweiz** ist der Bevölkerungsschutz im Wesentlichen kantonal organisiert und wird durch das Bundesamt für Bevölkerungsschutz (BABS) koordiniert. Das Bundesamt für Bevölkerungsschutz (BABS) ist eines von fünf Departmentsbereichen des Eidgenössischen Departments für Verteidigung, Bevölkerungsschutz und Sport (VBS).

Bundesamt für Bevölkerungsschutz (BABS)
Monbijoustrasse 51A
CH-3003 Bern
Telefon: +41 (0)58 462 50 11
E-Mail: info@babs.admin.ch

In **Österreich** sind die Aufgaben des Zivilschutzes auf alle Ebenen des Staates verteilt: Der Bund übernimmt die nationale und internationale Koordination, die Länder regionale Angelegenheiten, und Gemeinden, Einsatzkräfte und Hilfsorganisationen die Umsetzung vor Ort. Die Abteilung II/13 „SKKM – Staatliches Krisen- und Katastrophenmanagement und Koordination Zivile Sicherheit“ im Bundesministerium für Inneres (BMI) ist die für den Bevölkerungsschutz zuständige Stelle auf Bundesebene.

Bundesministerium für Inneres
Abteilung II/13
Herrengasse 7
A-1010 Wien
Telefon: +43 (0)1 531 26-0
E-Mail: post@bmi.gv.at

Verhalten im Katastrophenfall vorzubereiten ist. Auf einen ausreichenden Notvorrat sollte ebenfalls geachtet werden (**Kasten 17-2**).

Die **Tabelle 17-1** zeigt ein Beispiel für einen 14-tägigen Grundvorrat, zusammengestellt für eine Person. Dieser entspricht ca. 2.200 kcal, Please note that it is written as one word pro Tag und deckt damit im Regelfall den Gesamtenergiebedarf ab. Ihr persönlicher Lebensmittelvorrat kann sich je nach Vorlieben oder diätetischen Bedürfnissen anders zusammensetzen. Beachten Sie bei Ihrer Planung jedoch auch, dass mit bestimmten Notfallsituationen auch ein Stromausfall verbunden sein kann. Aus diesem Grund berücksichtigt das Beispiel nicht die Möglichkeit tiefgekühlter Vorräte.

# Medikamente

Ein Beispiel für den Inhalt einer Hausapotheke zeigt **Tabelle 17-2**.

# Hygieneartikel

**Tabelle 17-3** listet Hygieneartikel auf, die vorrätig sein sollten.

**Kasten 17-2** Für den Notfall vorgesorgt

**Lebensmittel und Getränke**

Jeder Haushalt sollte über eine Grundausstattung für den Notfall (mindestens 3 Tage) verfügen. Es folgt eine Liste mit einigen grundlegenden Dingen, die in der Notfallausstattung enthalten sein sollten. Es ist wichtig, dass jeder diese Liste durchsieht und berücksichtigt, wo er lebt und welche besonderen Bedürfnisse seine Familie hat, um diese Notfallausstattung an die individuellen Bedürfnisse anzupassen. Es ist ratsam, mindestens zwei Notfallsets zu haben: ein komplettes Set für zu Hause und kleinere, tragbare Sets für den Arbeitsplatz, das Auto oder andere Orte, an denen man sich aufhält. Verschreibungspflichtige Medikamente sind ebenfalls ein wichtiger Aspekt, der bei der Planung der Notfallausstattung zu berücksichtigen ist.

Die folgenden Empfehlungen finden Sie auch unter www.ernaehrungsvorsorge.de. Sie entsprechen denen des Bundesministeriums für Ernährung, Landwirtschaft und Verbraucherschutz (www.bmelv.de).



**Tabelle 17-1** Zwei-Wochen-Vorrat

| Lebensmittelgruppe | Menge | Beispiel | |
|---|---|---|---|
| Getreideprodukte<br>Brot<br>Kartoffeln | 4,6 kg | Vollkornbrot | 1 000 g |
| | | Zwieback | 250 g |
| | | Knäckebrot | 1 000 g |
| | | Nudeln | 400 g |
| | | Reis | 250 g |
| | | Hafer-/Getreideflocken | 750 g |
| | | Kartoffeln | 1 000 g |
| Gemüse<br>Hülsenfrüchte | 5,6 kg | Bohnen in Dosen | 800 g |
| | | Erbsen/Möhren in Dosen | 900 g |
| | | Rotkohl in Dosen/Gläsern | 700 g |
| | | Sauerkraut in Dosen | 700 g |
| | | Spargel in Gläsern | 400 g |
| | | Mais in Dosen | 400 g |
| | | Pilze in Dosen | 400 g |
| | | Saure Gurken im Glas | 400 g |
| | | Rote Bete | 400 g |
| | | Zwiebeln, frisch | 500 g |

*(Fortsetzung nächste Seite)*

**Tabelle 17-1** Zwei-Wochen-Vorrat (*Fortsetzung*)

| Lebensmittelgruppe | Menge | Beispiel | |
|---|---|---|---|
| Obst | 3,5 kg | Kirschen im Glas | 700 g |
| | | Birnen in Dosen | 250 g |
| | | Aprikosen in Dosen | 250 g |
| | | Mandarinen in Dosen | 350 g |
| | | Ananas in Dosen | 350 g |
| | | Rosinen | 200 g |
| | | Haselnusskerne | 200 g |
| | | Trockenpflaumen | 250 g |
| | | Obst, frisch (Äpfel, Birnen, Bananen, Zitrusfrüchte) | 1 000 g |



**Tabelle 17-2** Hausapotheke

| Was ist bereits vorhanden? | | |
|---|---|---|
| | ja | nein |
| DIN-Verbandkasten | | |
| Vom Arzt verordnete Medikamente | | |
| Schmerzmittel | | |
| Hautdesinfektionsmittel | | |
| Wunddesinfektionsmittel | | |
| Mittel gegen Erkältungskrankheiten | | |
| Fieberthermometer | | |
| Mittel gegen Durchfall | | |
| Mückenstich- und Sonnenbrandsalbe | | |
| Splitterpinzette | | |



# Zusätzliche Gegenstände und Dokumente

**Tabelle 17-4** listet zusätzliche Gegenstände und Dokumente auf, die in die Notfallausrüstung aufgenommen werden sollten.

Packen Sie die Gegenstände in leicht transportierbare Behälter, z. B. eine Kunststoffkiste, beschriften Sie

**Tabelle 17-3** Hygieneartikel

| Was ist bereits vorhanden? | | |
|---|---|---|
| | vorhanden | beschaffen |
| Seife (Stück), Waschmittel (kg) | | |
| Zahnbürste, Zahnpasta (Stück) | | |
| Sets Einweggeschirr und Besteck (Stück) | | |
| Haushaltspapier (Rollen) | | |
| Toilettenpapier (Rollen) | | |
| Feuchttücher | | |
| Damenbinden, Tampons | | |
| Müllbeutel (Stück) | | |
| Campingtoilette, Ersatzbeutel (Stück) | | |
| Haushaltshandschuhe (Paar) | | |
| Desinfektionsmittel, Schmierseife (Stück) | | |

Modifiziert von: Bundesamt für Bevölkerungsschutz und Katastrophenhilfe: Katastrophenalarm: Ratgeber für Notfallvorsorge und richtiges Handeln in Notsituationen. 5. Aufl. Bonn, 2018.

**Tabelle 17-4** Zusätzliche Gegenstände und Dokumente

| Was ist bereits vorhanden? | | |
|---|---|---|
| | **vorhanden** | **beschaffen** |
| Ausweisdokumente (Reisepass, Personalausweis, Führerschein) | | |
| Impfausweis | | |
| Wichtige Familiendokumente wie Kopien von Versicherungspolicen, Ausweise, wichtige medizinische Unterlagen und Bankunterlagen in einem wasserdichten, tragbaren Behälter | | |
| Verschreibungspflichtige Medikamente und Sehhilfen | | |
| Bargeld und Kreditkarten | | |
| Mobiltelefon mit Ladekabel | | |
| Power Bank, Batterien | | |
| Mehrfachsteckdosen, Adapter für technische Geräte | | |
| Radio | | |
| Taschenlampen mit Batterien, ggf. Stirnlampe | | |
| Trillerpfeife | | |
| Schraubenschlüssel oder Zange zum Abschalten von Versorgungseinrichtungen (oder ein Multitool, das beides enthält) | | |
| Dosenöffner, Flaschenöffner | | |
| Landkarten, ggf. eine Karte der Gegend mit den möglichen Anlaufstellen und deren Telefonnummern | | |
| Handschuhe | | |
| Artikel für Kleinkinder, einschließlich Babynahrung, Windeln, Flaschen, Schnuller, Milchpulver und Medikamente, die nicht gekühlt werden müssen | | |
| Artikel für Senioren und Personen mit besonderen Bedürfnissen, einschließlich Spezialnahrung, Zahnersatz, Ersatzbrillen, Hörgerätebatterien, verschreibungspflichtige und nicht verschreibungspflichtige Medikamente, die regelmäßig eingenommen werden, Inhalatoren und andere wichtige Geräte | | |
| Schlafsack oder warme Decke für jede Person (in Abhängigkeit von den jeweiligen klimatischen Bedingungen). | | |
| Komplette Kleidung zum Wechseln, einschließlich eines langärmeligen Hemdes, einer langen Hose und fester Schuhe | | |
| Feuerzeug, Streichhölzer in einem wasserdichten Behälter | | |
| Papier und Stifte | | |
| Utensilien zur Unterhaltung - einschließlich Spiele und Bücher, Lieblingsspielzeug und Stofftiere für kleine Kinder | | |
| Küchenzubehör - ein manueller Dosenöffner; Messbehälter oder Einwegbecher, -teller und -utensilien; ein Universalmesser; Salz und Zucker; Alufolie und Plastikfolie; wiederverschließbare Plastiktüten; Papierhandtücher | | |
| Propangas-Campingkocher oder Esbit-Trockenbrennstoffkocher (mit zusätzlichen Propangaskartuschen oder Esbit-Brennstoffen). | | |

die Behälter deutlich und lagern Sie sie an einem leicht zugänglichen Ort. Seesäcke, Rucksäcke und abgedeckte Mülltonnen eignen sich gut als Behälter. In einer Katastrophensituation kann es sein, dass eine Familie schnellen Zugriff auf die Notfallausrüstung benötigt, unabhängig davon, ob sie zu Hause Schutz sucht oder evakuiert wird. Stellen Sie sicher, dass die Fahrzeuge der Familie vollgetankt und Elektrofahrzeuge aufgeladen sind, damit eine sofortige Evakuierung an einen sicheren Ort möglich ist. Nach einer Katastrophe können die richtigen Vorräte dazu beitragen, dass ein Haushalt zu Hause bleiben oder evakuiert werden kann.

Vergewissern Sie sich, dass die Bedürfnisse aller Personen, die die Ausrüstung benutzen werden, einschließlich Kleinkinder, ältere Menschen und Haustiere, abgedeckt sind. Es ist eine gute Idee, alle Personen, die das Kit benutzen könnten, einschließlich Kinder, in die Zusammenstellung des Kits einzubeziehen. Die Kits sollten jährlich aktualisiert werden, um das Wachstum und die Entwicklung von Kindern sowie Änderungen bei Verschreibungen und Verfallsdaten zu berücksichtigen.

Weiterführende Quellen für Informationen rund um persönliche Vorbereitungen für den Katastrophenfall sind im Internet verfügbar. Beispiele hierfür sind die Kasten 17-2 aufgeführten Adressen sowie die Internetpräsenz der sogenannten „Ready Campaign“, die durch die U. S. Bundesagentur für Katastrophenschutz (FEMA = Federal Emergency Management Agency) gesponsert wird und online unter www.ready.gov abrufbar ist.

# Bewältigung von Katastrophen und Großschadensereignissen

Katastrophen müssen in der Anfangsphase immer mit den vor Ort zur Verfügung stehenden Mitteln bewältigt werden. In welchem Umfang Mittel und Kräfte zur akuten Katastrophenhilfe zur Verfügung stehen, variiert gewaltig, je nachdem, ob sich die Katastrophe im städtischen, vorstädtischen oder ländlichen Bereich ereignet hat. Ob zur Bewältigung einer Katastrophe oder eines Großschadensereignisses Hilfe von außen benötigt wird, hängt insbesondere von der Anzahl der Verletzten und der Art und Schwere der Verletzungen ab.

Die Komplexität heutiger Katastrophen, besonders wenn diese durch Terrorismus oder Massenvernichtungswaffen (atomare, biologische oder chemische Kampfstoffe) hervorgerufen wurden, führt leicht zuäußerst widrigen Rahmenbedingungen. **Widrige Rahmenbedingungen** bedeuten, dass Ressourcen, Transportmittel und andere Aspekte des physischen, politischen, sozialen und ökonomischen Umfeldes die Verfügbarkeit und Effektivität der Soforthilfe für die bedürftige Bevölkerung massiv einschränken. Das Rettungsdienstdienstfachpersonal muss sich im Klaren darüber sein, dass es nicht möglich sein wird, allen Patienten, die erkranken oder verletzt werden, während gerade eine Katastrophensituation mit hunderten oder tausenden Patienten bewältigt werden muss, die gleiche individualmedizinische Versorgungsqualität zu garantieren. Die sinnvollen Maßnahmen für die Patienten vorzuhalten, die bestimmte Kriterien erfüllen, ist wahrscheinlich geeignet, das Behandlungsergebnis für die Patienten mit einer hohen Überlebenswahrscheinlichkeit zu verbessern. Die sinnvollen Behandlungen, die normalerweise allen Patienten zur Verfügung stehen, werden nun zwangsläufig nur denjenigen vorbehalten sein, die spezielle Kriterien erfüllen und gute Überlebenschancen besitzen.[7]

Medizinische Belange im Rahmen von Großschadensereignissen beinhalten folgende fünf Elemente:

**Such- und Rettungsdienst (Search and Rescue)** Hierunter wird die systematische Suche nach betroffenen Personen und deren Rettung aus gefährlichen Situationen verstanden. Dies bedarf häufig speziell ausgebildeter Teams, insbesondere wenn eine aufwendige technische Rettung erforderlich ist.

**Sichtung (Triage) und primäre Stabilisierung** Dieser Prozess bezeichnet die systematische Untersuchung von allen Patienten und deren Einteilung in verschiedene Sichtungskategorien je nach Schweregrad der Verletzung oder Erkrankung. Behandelt werden in dieser Phase nur lebens- und extremitätenbedrohende Verletzungen.

**Patientenregistratur (Patient Tracking)** Mit diesem System werden alle Patienten eindeutig identifiziert und ihr Verbleib wird während der ganzen Zeit nachverfolgt: ab dem initialen Kontakt mit dem Such- und Rettungsdienst über Evakuierung und Transport bis hin zur Entlassung aus der definitiven medizinischen Versorgung.

**Definitive medizinische Versorgung** Bereitstellung einer medizinischen Versorgung zur Behandlung der spezifischen Verletzungen und Erkrankungen. Diese Versorgung wird normalerweise in Krankenhäusern zur Verfügung gestellt. Sind die Krankenhäuser jedoch überlaufen oder durch das Schadensereignis direkt in Mitleidenschaft gezogen worden, können auch alternative Behandlungseinrichtungen eingespannt werden.

**Evakuierung** Transport von Betroffenen der Katastrophe oder verletzten Patienten weg vom Schadensgebiet, entweder an einen sicheren Ort oder in eine Behandlungseinrichtung (Arztpraxis oder Krankenhaus) zur definitiven Versorgung.

Die Belange des öffentlichen Gesundheitswesens umfassen:

- Wasser
- Nahrung
- Schutzräume/Unterkünfte
- Abwasser/Entsorgung
- Sicherheit
- Transportkapazitäten
- Kommunikation
- Seuchenhygiene und -bekämpfung
- Medizinischer ABC-Schutz

Sowohl die medizinischen als auch die öffentlich-rechtlichen Maßnahmen werden durch einen kommunalen Krisenstab koordiniert.

## Der kommunale Krisenstab

Am Katastrophenschutz ist eine Vielzahl von länderspezifischen Organisationen beteiligt. Um den unterschiedlichen Hilfsorganisationen und Behörden durch gemeinsame Organisationsstrukturen eine effektive Zusammenarbeit zu ermöglichen, wird im Katastrophenfall ein **Krisenstab** einberufen (**Abbildung 17-3**; Kapitel 5: *„Die Einsatzstelle"*). In Deutschland sind Zusammensetzung und Aufgaben des Krisenstabs in den Verwaltungsvorschriften der jeweiligen Bundesländer geregelt, die auf den bundeseinheitlichen „Hinweisen zur Bildung von Stäben der administrativ-organisatorischen Komponente" der Innenministerkonferenz vom 21. November 2003 basieren. In Österreich und der Schweiz bestehen vergleichbare Regelwerke auf Landes- bzw. Kantonsebene.

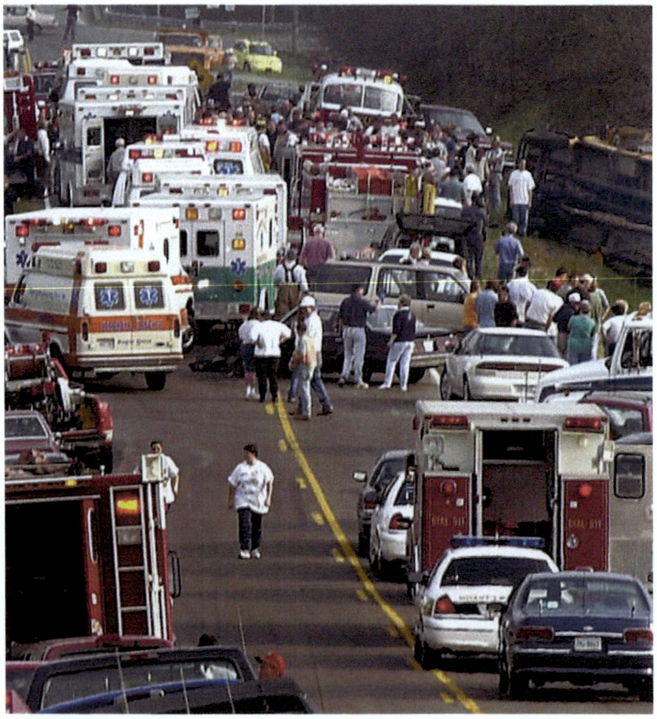

**Abbildung 17-3** Die Einrichtung eines Krisenstabes ermöglicht die effektive Zusammenarbeit von Polizei, Feuerwehr und Rettungsdienst.

© David Crigger, Bristol Herald Courier/AP Photo.

Der Krisenstab ist dem Hauptverwaltungsbeamten (Landrat/Oberbürgermeister) des jeweiligen Landkreises unterstellt und hat vornehmlich Bündelungs- und Koordinierungsfunktion. Er nimmt keine Fachaufgaben einzelner Ämter, sondern eine Querschnittsaufgabe der Behörde wahr. In einer Stabsdienstordnung für den Krisenstab sind die Zuständigkeiten, einzelnen Aufgaben und Arbeitsabläufe im Stab detailliert beschrieben. Aufbau und personeller Umfang der Führungsorganisation ist von der jeweiligen Ausgangslage abhängig. Die Mindestbesetzung des kommunalen Krisenstabes deckt folgende Aufgabenbereiche ab:

- Leitung des Stabes und Koordinierung aller behördlichen Maßnahmen
- Innerer Dienst
- Lage und Dokumentation
- Öffentlichkeitsarbeit

Dieser Stab tritt in der Regel bereits vor der offiziellen Übernahme der Leitung und Koordinierung durch den Kreis zusammen. Er kann auch die vorsorgliche Alarmierung weiterer Kräfte für den Krisenstab veranlassen. Der Leiter dieses „kleinen" Krisenstabes ist in dieser Phase bereits weisungsbefugt gegenüber allen Mitgliedern des Stabes sowie allen Stellen der Kreisverwaltung.

In seinem Gesamtaufbau stellt sich der Krisenstab wie folgt dar:

- Leiter des gesamten Krisenstabes
- Koordinierungsgruppe des Krisenstabes (KGS), bestehend aus den Sachgebieten
  - Leiter der Koordinierungsgruppe
  - Innerer Dienst (ID)
  - Versorgung
  - Lage und Dokumentation (LuD)
  - Verbindung zur EL/TEL
  - Bevölkerungsinformation und Medienarbeit (BuMA)
  - Sichtungsgruppe
- Ständige Mitglieder des Stabes (SMS):
  - Fachbereiche und Fachdienste der Kreisverwaltung wie
    - Öffentlichkeitsarbeit
    - Ordnungsrecht & Bevölkerungsschutz
    - Umweltschutz
    - Gesundheit
    - Soziales
    - Kataster

- Externe Stellen, Behörden, Fachkundige
  - Polizei
  - Betroffene örtliche Ordnungsbehörde
  - Fachberater von Organisationen des Katastrophenschutzes (Feuerwehr, THW, Bundeswehr, private Hilfsorganisationen)
- Ereignisbezogene Mitglieder des Stabes (EMS): Fachbereiche und Fachdienst des MK, Beispiele:
  - Schulverwaltung
  - Bauen und Planen
  - Verkehrssicherung/-lenkung
  - Veterinärwesen

Aus medizinischer Sicht liegen diesem Führungsstab folgende Grundprinzipien zugrunde:

1. Der kommunale Krisenstab muss so schnell wie möglich seine Arbeit aufnehmen, bevor das Schadensereignis außer Kontrolle gerät.
2. Medizinische Hilfsorganisationen und öffentliche Gesundheitsbehörden, die sonst unabhängig voneinander arbeiten, müssen gemeinsame Strukturen für einen kommunalen Krisenstab schaffen, um besser auf ein Schadensereignis reagieren zu können.
3. Durch die Tätigkeiten des kommunalen Krisenstabes ist es möglich, die medizinische Versorgung in den Kontext des gesamten Managements zu integrieren.

# Katastrophenschutz in Deutschland

Die Gefahrenabwehr im Katastrophenfall ist gemäß Artikel 70 des Grundgesetzes Aufgabe der Länder. Im Falle eines Angriffs auf das Bundesgebiet mit Waffengewalt oder einer entsprechenden unmittelbaren Bedrohung (Verteidigungsfall) ist der Bund gemäß Artikel 73 Absatz 1 Grundgesetz für den Schutz der Zivilbevölkerung (Zivilschutz) zuständig. Für Zwecke des Zivilschutzes stellt der Bund den Ländern Mittel bereit, die diese in ihren friedensmäßigen Katastrophenschutz integrieren können. Außerdem erweitert und ergänzt der Bund den Katastrophenschutz der Länder durch die Aufstellung der Bundesanstalt Technisches Hilfswerk (THW).

Eine starre Unterscheidung von Zivilschutz und Katastrophenschutz als „Krieg und Frieden" findet heute nicht mehr statt. Die Innenminister und Innensenatoren der Länder haben sich zusammen mit dem Bundesinnenminister auf ein integriertes Gefahrenabwehrsystem geeinigt. Das bedeutet, dass Bund und Länder ihre Kompetenzen und Fähigkeiten in einen Bevölkerungsschutz einbringen, der alle Schadensursachen berücksichtigt. Beraten werden sie dabei von der Schutzkommission beim Bundesminister des Innern.

## Feststellung der Katastrophe

Das Bayerische Katastrophenschutzgesetz (BayKSG) definiert die Katastrophe wie folgt:

„Eine Katastrophe im Sinn dieses Gesetzes ist ein Geschehen, bei dem Leben oder Gesundheit einer Vielzahl von Menschen oder die natürlichen Lebensgrundlagen oder bedeutende Sachwerte in ungewöhnlichem Ausmaß gefährdet oder geschädigt werden und die Gefahr nur abgewehrt oder die Störung nur unterbunden und beseitigt werden kann, wenn unter Leitung der Katastrophenschutzbehörde die im Katastrophenschutz mitwirkenden Behörden, Dienststellen, Organisationen und die eingesetzten Kräfte zusammenwirken."

Die Feststellung einer Lage, die als Katastrophe zu bezeichnen ist, obliegt den Ländern. „Die Katastrophenschutzbehörde stellt das Vorliegen und das Ende einer Katastrophe fest" (BayKSG, Art. 4), wobei dies in der Regel die Kreisverwaltungsbehörde ist. Sie kann aber auch durch das Land selbst festgestellt werden. Man könnte also gewissermaßen sagen: „Eine Katastrophe tritt nicht ein – sie wird festgestellt." Es gibt demnach keine scharf umrissene Schwelle, ab der ein Ereignis zur Katastrophe wird.

Wird in einem Landkreis (oder einer kreisfreien Stadt) eine Katastrophe festgestellt, so gilt sie für den ganzen Landkreis. Erstreckt sie sich auf mehrere Landkreise, so kann das Landesinnenministerium einen für die Einsatzleitung zuständigen Landkreis benennen oder aber selbst die Einsatzleitung übernehmen.

Unterhalb der sprachgebräuchlichen „Katastrophenschwelle" wird von einem „Großschadensereignis" oder einer „Großschadenslage" gesprochen. Diese wird hinsichtlich der Verletzten durch die MANV-Stufen kategorisiert, wodurch unter anderem den anfordernden Führungskräften die Einschätzung ihres Bedarfes zur Bewältigung der Lage erleichtert wird. Der Übergang zur „Katastrophe" bedarf, wie oben erwähnt, keines expliziten äußeren Ereignisses, sondern ausschließlich der Feststellung durch den Hauptverwaltungsbeamten.

## Führungsebenen bei Großschadensereignissen und im Katastrophenfall

Die Alarmierung des Rettungsdienstes erfolgt auch bei Großschadensereignissen und im Katastrophenfall meist über die örtliche Rettungsleitstelle. Sie muss entscheiden, welche Kräfte des Regelrettungsdienstes unmittelbar an den Einsatzort geschickt werden können, welche Einsatzkräfte zur Abdeckung des übrigen

Einsatzgebietes verbleiben müssen und welche zusätzlichen Kräfte (lokal, regional und überregional) alarmiert werden müssen.[8]

Während bei normalen Rettungseinsätzen üblicherweise die Leitstelle die übergeordnete Führungsebene darstellt, ist bei weiträumigen und länger andauernden Großschadensereignissen und im Katastrophenfall die unmittelbare Leitung durch einen **politisch Gesamtverantwortlichen.** Die politische Gesamtverantwortung liegt für Großschadensereignisse und Katastrophen

- auf der Ebene der Kreise und kreisfreien Städte bei dem Hauptverwaltungsbeamten,
- auf der Ebene der Bezirksregierungen bei dem Regierungspräsidenten und
- auf der Landesebene bei den fachlich betroffenen Ressorts der Landesregierung.

Der **Hauptverwaltungsbeamten** (z. B. Bürgermeister, Oberbürgermeister oder Landrat) bedient sich hierbei einer **operativ-taktischen Komponente** (z. B. Führungsstab, Technische Einsatzleitung, Örtliche Einsatzleitung) und einer **administrativ-organisatorischen Komponente** (z. B. Leitungsstab, Leitungs- und Koordinierungsgruppe).[9]

## Operativ-taktische Komponente

Um zeitnah eine effektive Führung unter Einbeziehung aller beteiligten Einsatzverbände sicherzustellen, wird zunächst eine Einsatzleitung vor Ort installiert, die bundeslandspezifisch auch als Technische Einsatzleitung (TEL) oder örtliche Einsatzleitung (ÖEL) bezeichnet wird. Diese setzt sich, wie auch bei einem Massenanfall von Verletzten unterhalb der Katastrophenschwelle, wie folgt zusammen:

- Gesamteinsatzleiter (GEL)
- Leitender Notarzt (LNA)
- Organisatorischer Leiter Rettungsdienst (OrgL)
- Kräfte zur Führungsorganisation

Die **Technische Einsatzleitung (TEL)** führt alle Einsatzkräfte am Gefahren- und Schadensort. Der **Gesamteinsatzleiter (GEL)** führt und koordiniert alle an der Schadensbekämpfung beteiligten Einsatzkräfte unabhängig ihrer Organisationszugehörigkeit.

Der **Leitende Notarzt (LNA)** übernimmt Leitungsaufgaben im medizinischen Bereich; er hat alle medizinischen Maßnahmen am Schadensort zu leiten, zu koordinieren und zu überwachen.[1] Verfügt der betreffende Rettungsdienstbereich über eine Leitende Notarztgruppe (LNG), so stellt diese den diensthabenden Leitenden Notarzt. Existiert keine Leitende Notarztgruppe, wird der Leitende Notarzt durch den Einsatzleiter bestimmt. Bis zum Eintreffen des LNA übernimmt der zuerst eintreffende Arzt eines arztbesetzten Rettungsmittels die Aufgaben des LNA.

Der **Organisatorische Leiter Rettungsdienst (OrgL)** unterstützt den LNA und übernimmt organisatorische Führungs- und Koordinierungsaufgaben.[1] Dazu gehören u. a.:

- Rettungsdienstliche Lagebeurteilung und Raumordnung in Abstimmung mit dem Einsatzleiter und dem LNA
- Sicherstellung der Kommunikation vor Ort und zur Rettungsleitstelle sowie zu anderen Rettungseinheiten
- Kontaktaufnahme mit der Einsatzführung von Polizei und Feuerwehr und Abstimmung der beabsichtigten Maßnahmen
- Betreiben von Patientenablage, Behandlungsplatz, Bereitstellungsraum
- Anlage und Betrieb eines Rettungsmittelhalteplatzes
- Personalplanung und -einsatz im Bereich Rettungsdienst
- Erfassen der Behandlungskapazitäten der Krankenhäuser
- Registrierung der Patienten (Eingangs- und Ausgangsdokumentation) und Transportorganisation

Bei Eintreffen weiterer Führungskräfte wird die TEL, abhängig vom Ausmaß der Schadenslage, um einen Führungsstab erweitert. Wer Einsatzleiter ist, regeln die jeweiligen Feuerwehr- und Rettungsdienstgesetze oder im Katastrophenfall die Katastrophenschutzgesetze der Länder. Der Aufbau und die Zusammensetzung der Einsatzleitung erfolgt üblicherweise nach den Vorgaben der Feuerwehrdienstvorschrift 100 (FwDV 100).[9] Danach gliedert sich der Führungsstab in die Sachgebiete:

| | |
|---|---|
| Personal: | Sachgebiet 1 (S 1) |
| Lage: | Sachgebiet 2 (S 2) |
| Einsatz: | Sachgebiet 3 (S 3) |
| Versorgung: | Sachgebiet 4 (S 4) |

Bei Bedarf können darüber hinaus weitere Sachgebiete eingerichtet werden. Insbesondere sind dies:

| | |
|---|---|
| Presse- und Medienarbeit: | Sachgebiet 5 (S 5) |
| Informations- und Kommunikationswesen: | Sachgebiet 6 (S 6) |

Außerdem können Fachberater und Verbindungspersonen in den Führungsstab integriert werden. Die Wahrnehmung der Aufgaben der Einsatzleitung muss nicht auf eine Befehlsstelle an der Einsatzstelle beschränkt sein; die Aufgaben einzelner Sachgebiete (insbesondere S 1, S 4 und S 6) können auf rückwärtige Einrichtungen, z. B. die Leitstelle, ganz oder teilweise übertragen werden. Um eine möglichst große Mobilität der Einsatzleitung zu gewährleisten, unterhalten viele Landkreise und kreisfreie Städte speziell ausgerüstete

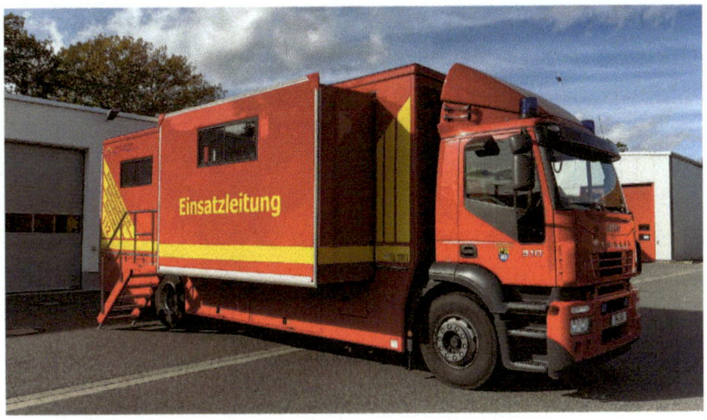


**Abbildung 17-4** Einsatzleitwagen 3 (ELW 3), Feuerschutztechnisches Zentrum (FTZ) des Kreises Düren in Kreuzau-Stockheim.

Foto: Kreisverwaltung Düren, Hermann-Josef Cremer

Einsatzleitwagen (ELW) (**Abbildung 17-4**). In Abhängigkeit von den räumlichen Gegebenheiten, dem Ausmaß des Schadens und der Anzahl der eingesetzten Kräfte können durch den Einsatzleiter zusätzlich Abschnittsführer benannt werden (z. B. Einsatzabschnitt Feuerwehr, Rettungsdienst, THW, Einsatzsicherheit). Auch diese Einsatzabschnitte können ihrerseits in Teilbereiche unterteilt werden. So wird z. B. der Einsatzabschnitt Rettungsdienst in die folgenden Teilbereiche unterteilt:

- Unfallort
- Verletzten- bzw. Patientenablage (PA)
- Behandlungsplatz (BHP)
- Betreuung
- Transport
- Krankenhäuser
- Auskunftsstelle

### Administrativ-organisatorische Komponente

Die administrativ-organisatorische Komponente ist eine nach Landesrecht festgelegte Verwaltungseinheit, in der alle zur Bewältigung der vorliegenden Schadenslage benötigten bzw. zuständigen Ämter und Behörden mitarbeiten. Ziel ist es, unter den zeitkritischen Bedingungen eines Einsatzes alle wichtigen Entscheidungen, die aufgrund rechtlicher Vorgaben, finanzieller Zuständigkeiten oder politischer Rahmenbedingungen nicht durch das Führungspersonal der Einsatzkräfte (operativ-taktische Komponente) getroffen werden können, schnell und unter Beachtung aller notwendigen Gesichtspunkte herbeizuführen. Beispiele sind: Entscheidung über die Evakuierung von Wohngebieten, Betreuung der betroffenen Bevölkerung, Einrichtung von Notunterkünften, Ersatzvornahme nach Verwaltungsrecht, Gesundheits- und Hygienevorsorge und Eigentumssicherung.[9]

## Sanitätsdienstliche Organisation der Großschadenslage

Durch die Kräfte des Teilbereichs Unfallort werden die Verletzten aus dem unmittelbaren Gefahrenbereich gerettet und in einem geschützten Bereich abgelegt (Verletztenablage). Dabei müssen die Einsatzkräfte oftmals besonders geschützt sein, sodass diese Aufgabe häufig durch Kräfte der Feuerwehr oder des THW übernommen wird, die dabei durch speziell ausgebildete und ausgestattete Rettungskräfte (z. B. Höhenrettungszug, Rettungshundestaffeln, Schnelleinsatzgruppen) unterstützt werden können. Am Ort der Verletzten- bzw. Patientenablage (PA) findet eine erste Sichtung durch rettungsdienstliches Fachpersonal statt. Im Idealfall kann die Patientenablage direkt zum Behandlungsplatz (BHP) ausgebaut werden. Hier werden die Patienten entsprechend ihrer Sichtungskategorie behandelt und auf den weiteren Transport vorbereitet. In unmittelbarer Nähe zum Behandlungsplatz wird mit verkehrsgünstiger Anbindung ein Krankenwagenhalteplatz eingerichtet.

# Medizinisches Vorgehen im Katastrophenfall

Eine effektive Reaktion auf ein Großschadensereignis oder eine Katastrophe hängt von einer ganzen Reihe von Maßnahmen ab, die zusammengenommen dabei helfen sollen, die Zahl der Betroffenen zu verringern. Obwohl diese Maßnahmen in diesem Kapitel nacheinander dargestellt werden, ist es wichtig, sich klarzumachen, dass diese Maßnahmen während des eigentlichen Schadensereignisses simultan ablaufen (**Kasten 17-3**).

## Erste Maßnahmen der Katastrophenhilfe

Der erste Schritt im Katastrophenfall ist die Aktivierung des Rettungssystems. Dies geschieht meist durch Augenzeugen, die das Ereignis beobachtet haben und nun die örtliche Rettungsleitstelle alarmieren, um Polizei, Feuerwehr und Rettungsdienste anzufordern (**Abbildung 17-5**).

Die ersten Rettungskräfte am Einsatzort haben viele wichtige Aufgaben zu erfüllen und stellen damit die Weichen für den gesamten weiteren Ablauf der medizinischen Bewältigung einer Katastrophe. Wichtig ist, dass sie nicht versuchen, die am schwersten verletzten Patienten zu identifizieren und diese zu behandeln. Bevor mit der Versorgung von Patienten begonnen werden kann, sollten sich die ersten Helfer vor Ort Zeit nehmen, um am Einsatzort ein möglichst genaues Lagebild zu gewinnen. Ziel ist es,

1. die Anzahl möglicher Verletzter abzuschätzen,
2. zu bestimmen, welche zusätzlichen Kräfte notwendig sind, und

**Kasten 17-3** Grundlegende Schritte bei der medizinischen Bewältigung einer Katastrophe

1. Aktivierung des Rettungsdienstes
2. Erstmaßnahmen
3. Eintreffen des Rettungsdienstes am Schadensort
4. Lagebeurteilung
   a. Ursache
   b. Anzahl der Verletzten
   c. Weitere Ressourcen
      i. Medizinische
      ii. Andere
5. Kommunikation der Lage und der Erfordernisse
6. Aktivierung des Gesundheitswesens
   a. Benachrichtigung der aufnehmenden Krankenhaususer
7. Suchen und Retten
8. Triage (einschließlich Freimachen der Atemwege und Blutungskontrolle)
9. Zusammenführen der Verletzten
10. Behandlung
11. Transport
12. Erneute Triage



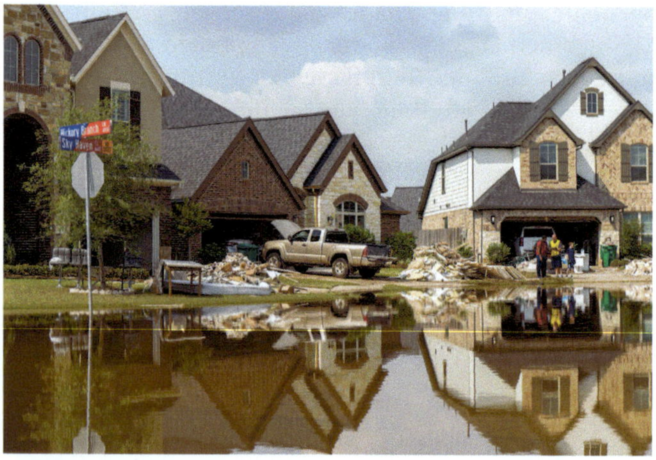

**Abbildung 17-5** Naturkatastrophen wie Wirbelstürme und Überschwemmungen führen zu einem vermehrten Aufkommen von Anrufen in den örtlichen Notrufzentralen. Hier ein Bild von den Sturmschäden des Hurrikans Harvey in Texas im Jahr 2017.



3. herauszufinden, ob spezielle Ausrüstung oder spezialisiertes Personal, z. B. Such- und Rettungsteams, benötigt werden.

In Abhängigkeit der Art einer Katastrophe muss das erste Team vor Ort außerdem entscheiden, inwiefern Gefahren für die eingesetzten Helfer drohen.

Ist das Lagebild vollständig, sind die gewonnen Informationen so schnell wie möglich an die Leitstelle zu übermitteln, damit die notwendigen Maßnahmen eingeleitet werden können. Anschließend müssen geeignete Orte für Verletztenablage und Sichtung/ Triage festgelegt werden, Anfahrtswege und Abstellplätze für die Rettungsfahrzeuge sind zu erkunden. Weiterhin müssen die An- und Abfahrtswege definiert, gekennzeichnet und freigehalten werden. Nun muss die Rettungsleitstelle die verfügbaren Zielkrankenhäuser über die zu erwartende Zahl von Patienten und deren Verletzungsschwere informieren, damit dort die vorhandenen Katastrophenpläne ausgelöst werden können. Als erstes Glied in der Rettungskette ist es die Aufgabe des Rettungsdienstes, diese wichtigen Informationen früh zu übermitteln, damit die aufnehmenden Zielrankenhäuser über die Rettungsleitstelle rechtzeitig in Kenntnis gesetzt werden und sich angemessen auf das Patientenaufkommen vorbereiten können.

## Suchen und Retten

Jetzt kann der Prozess der Patientenversorgung an der Einsatzstelle beginnen. Am Anfang stehen grundsätzlich die Suche und Rettung, um betroffene Personen zu finden und aus dem Gefahrenbereich zu evakuieren. Häufig haben die ortsansässige Bevölkerung sowie Überlebende einer Katastrophe, sofern es ihnen körperlich möglich ist, bereits mit der Suche nach vermissten Personen begonnen, lange bevor öffentliche Kräfte eintreffen.[10] Zusätzlich wurden in zahlreichen Ländern und Gemeinden spezialisierte Such- und Rettungsmannschaften aufgebaut, die in nationale oder regionale Katastrophenpläne integriert sind. Diese verfügen über eine spezielle Ausbildung und Ausrüstung und können im Bedarfsfall zusammengezogen werden.

Die Such- und Rettungsmannschaften bestehen üblicherweise aus:

- einer Stammmannschaft von medizinischen Fachleuten,
- technische Spezialisten mit Kenntnissen im Umgang mit Gefahrstoffen sowie spezieller Ausrüstung und schwerem Gerät zur Suche und Rettung verschütteter Personen (z. B. akustische Ortungsgeräte, Drohnen mit Wärmebildkamera) und
- Rettungshundestaffeln.

Lokale Baufirmen können zudem schwere Maschinen zur Trümmerbeseitigung und Rettung Verschütteter bereitstellen.

## Sichtung (Triage)

Die Verletzten werden aus dem Schadensraum gerettet und auf eine Verletztenablage verbracht, wo sie registriert, untersucht und einer Sichtungskategorie zugeordnet werden. Unter Sichtung (Triage = franz.: Auswahl) wird die Einteilung der Patienten in bestimmte Kategorien anhand des Schweregrades ihrer Verletzungen verstanden. Diese Herangehensweise wurde erstmalig im frühen 19. Jahrhundert von Baron Dominique Larrey beschrieben, dem leitenden Chirurgen unter Napoleon, der für die Entwicklung eines leichten mobilen Wagens zum Abtransport von Verletzten, während der napoleonischen Kriege Berühmtheit erlange, der als Prototyp heutiger Rettungsfahrzeuge angesehen werden kann. Larrey beschrieb:

*„Schwer verletzten Patienten sollte die erste Aufmerksamkeit gehören, unabhängig ihrer Auszeichnung oder Rang. Die Leichtverletzten müssen warten, bis ihre schwer verletzen Waffenbrüder operiert und verbunden sind, ansonsten würden Letztere keine Stunden mehr überleben; kaum bis zum nächsten Tag.“* [11]

Dieses Konzept wurde seit der Einführung durch Larrey weiterentwickelt und dient dazu, die Priorität für die medizinische Behandlung und die Dringlichkeit des Transportes festzulegen.

Die Sichtung ist eine der wichtigsten medizinischen Aufgaben in der Katastrophenmedizin und wird immer dann notwendig, wenn ein extremes Missverhältnis zwischen der Zahl der Betroffenen und dem zur Verfügung stehenden medizinischen Personal und/oder Material besteht. Diese Situation tritt üblicherweise bei Großschadensereignissen und Katastrophen auf. Die Sichtung ist dabei stets eine Notmaßnahme; durch den optimalen Einsatz der vorhandenen Ressourcen sollen die Überlebenschancen möglichst vieler Hilfsbedürftiger gewahrt werden. Die Notwendigkeit der Sichtung endet, wenn es aufgrund einer reduzierten Zahl von Verletzten oder hinzugekommener Ressourcen wieder möglich ist, jeden Patienten nach den Grundsätzen der Individualmedizin zu versorgen. Die Sichtung ist stets eine ärztliche Aufgabe und sollte durch einen erfahrenen Notarzt durchgeführt werden. Das Rettungsdienstfachpersonal muss jedoch mit dem Sichtungsalgorithmus in ihrem jeweiligen Rettungsdienstbereich vertraut und darüber hinaus in der Lage sein, die Organisation der Maßnahme vor, während und nach der Sichtung durchzuführen und zu begleiten.

Es gibt verschiedene systematische Methoden, um Patienten zu sichten.[12] Der **START-Algorithmus** (Simple Triage And Rapid Treatment) prüft Gehfähigkeit, Atmung, Kreislauf und Bewusstsein, um für die Patienten Transportprioritäten festzulegen (Kapitel 5: *„Die Einsatzstelle“*).[13, 14]

1. Zuerst werden alle gehfähigen Patienten aufgefordert, sich an einen Sammelpunkt zu begeben. Die Patienten, die sich selbst aus der Gefahrenzone retten können („gehfähige Verletzte“), werden in die Sichtungskategorie SK III (leicht verletzt) eingeteilt. Einige davon, die der Helfer für geeignet hält, werden im weiteren Verlauf zur Mithilfe angeleitet.
2. Ein Patient, der nach dem Freimachen der Atemwege einen Atemstillstand aufweist, gilt als verstorben („Deceased“).
3. Prüfen der Atmung: Eine Atemfrequenz über 30/min wird als dringend bewertet, der Patient wird in die Sichtungskategorie I (vital bedroht) eingeordnet.
4. Prüfen des Kreislaufs: Bei einer starken Blutung wird ein Helfer zur Blutungskontrolle angeleitet (Druckverband). Mit der Nagelbettprobe wird die Rekapillarisierungszeit bestimmt. Beträgt sie mehr als 2 Sekunden, wird dies als Hinweis für ein Kreislaufproblem (Blutdruck < 90 mmHg) gewertet und der Patient wird der Sichtungskategorie I (vital bedroht) zugeordnet.
5. Prüfen des mentalen Status: Bei Bewusstlosigkeit oder inadäquater Reaktion auf Ansprache wird der Patient in die Sichtungskategorie I (vital bedroht) eingeteilt.
6. Alle anderen Patienten werden der Sichtungskategorie II (schwer verletzt) zugeordnet.

Diese strukturierte Vorgehensweise soll maximal 60 Sekunden pro Patient benötigen und dennoch eine umfassende und relativ genaue Evaluation ermöglichen. Das START-Schema ist zur Anwendung durch geübte Rettungskräfte und medizinisches Personal aller Qualifikationsstufen geeignet. Da es für Erwachsene konzipiert ist, lässt es Besonderheiten bei Kindern außer Acht. Für ein- bis achtjährige Kinder wurde daher im Miami Children's Hospital der **JumpSTART-Algorithmus** entwickelt.[15] Das modifizierte START-Schema (**mSTART**) verbindet die Erkenntnisse aus dem JumpSTART und dem ursprünglichen START-Schema zu einem umfassenden Prozess, der sowohl für Erwachsene als auch für Kinder geeignet ist. In Deutschland wurde es 2004 von der Berufsfeuerwehr München in Zusammenarbeit mit der Ludwig-Maximilians-Universität München für deutsche Wertungskategorien adaptiert.[16]

Um den Prozess der Triage in den USA zu vereinheitlichen und landesweite Leitlinien einzuführen, beauftragten die Centers for Disease Control (CDC) in den Vereinigten Staaten eine interdisziplinäre Expertenkommission, ein konsensbasiertes Triage-System zu entwickeln, das sogenannte SALT.[17] Die Einstufung der Patienten erfolgt hier anhand ihrer Gehfähigkeit sowie der Notwendigkeit lebenserhaltender Sofortmaßnahmen, die dann durchgeführt werden, sowie bezüglich Behandlung und Transport. Die Zuständigkeit für die regelmäßige Aktualisierung der Leitlinien ging später vom CDC an den American College of Surgeons (ACS) über, wo die „National Guideline for the field triage of injured patients“ in der aktualisierten Fassung von 2021 abgerufen werden kann.[18]

Unabhängig von der konkreten Methodik der Sichtung teilen die meisten Triage-Systeme die Patienten in eine von (meistens) vier Sichtungskategorien ein (SK I bis SK IV). Die höchste Priorität haben Patienten mit lebensbedrohlichen Verletzungen, die durch sofortige Behandlung zu beheben sind. Sie werden der Sichtungskategorie I (Sofortbehandlung) zugeordnet und mit der Farbe **Rot (vital bedroht)** gekennzeichnet. Patienten der Sichtungskategorie II (dringliche Behandlung) sind zwar ebenfalls schwer bis mittelschwer verletzt, es besteht allerdings keine unmittelbare Lebensgefahr (und eine kurze Zeitverzögerung bis zur Behandlung ist möglich. Sie werden mit der Farbe **Gelb (schwer verletzt)** markiert. Patienten mit weniger gravierenden Verletzungen, oft noch gehfähig und daher auch als „Walking Wounded" bezeichnet, werden in die Sichtungskategorie III (nicht dringliche Behandlung) eingeteilt und durch die Farbe **Grün (leicht verletzt)** codiert. Patienten, die aufgrund ihrer Verletzungsschwere und unter Beachtung der Gesamtlage nur eine geringe Überlebenswahrscheinlichkeit haben, werden der Sichtungskategorie IV (betreuende Behandlung) zugeteilt und erhalten die Farbmarkierung **Blau (geringe Überlebenschance)**.

Die Farben beziehen sich auf Kunststoffmarkierungskarten, die den bereits gesichteten Patienten umgehängt werden können. Optisch ist somit die Sichtungsgruppe leicht erkennbar. Einige Verletztenanhängekarten können darüber hinaus zur Patientendokumentation genutzt werden.

- Rote Karte (SK I): Sofortige Behandlung
- Gelbe Karte (SK II): Dringliche Behandlung
- Grüne Karte (SK III): Nicht dringliche Behandlung
- Blaue Karte (SK IV): Betreuende (abwartende) Behandlung.

Die quantitative und qualitative Ausprägung der einzelnen Sichtungskategorien hängt entscheidend von der Art und Größe des Schadensereignisses und den zur Verfügung stehenden Ressourcen ab. Außerdem handelt es sich bei der Einstufung der Verletzten in die verschiedenen Sichtungskategorien um einen dynamischen Prozess. Sowohl plötzliche Veränderungen des Gesundheitszustands einzelner Patienten als auch eventuell hinzugekommene Rettungskräfte (Zuwachs von Ressourcen) können zu einer Änderung der Sichtungskategorie führen. Geschädigte der Sichtungskategorie IV können unter den gegebenen Umständen nicht adäquat versorgt werden, sind aber nicht immer definitiv hoffnungslos. Es kann z. B. eine minimale ärztliche Versorgung eingeleitet werden, die sich meist auf Lagerung, Analgesie und Sedierung beschränken wird. Ein sogenanntes „Nachtriagieren" der Gruppe IV in bestimmten Zeitabständen, z. B. nach einigen Stunden, scheint vereinzelt vertretbar und notwendig.

Auch Verstorbene sollten zweifelsfrei gekennzeichnet werden (z. B. durch Anhängen einer schwarzen Karte oder einer entsprechenden Aufschrift), um Rettungskräfte nicht durch wiederholte Sichtung unnötig zu binden. Aus ethischen Gründen und um eine Demoralisierung von Patienten und Rettungskräften zu vermeiden, sollte außerdem ein Ablageraum für Verstorbene festgelegt werden. Dies kann ggf. an Dritte (z. B. Polizei, Notfallseelsorge) delegiert werden.

Einsatzkräfte aus Großstädten haben aufgrund der Bevölkerungsdichte und des Einsatzgebiets außerdem festgestellt, wie wichtig es ist, Erkrankte und Betroffene zu identifizieren, die an einem Schadensereignis beteiligt sind, ohne äußerliche Verletzungen davon getragen zu haben (orangefarbene Markierung). Ein Patient, dessen chronisch obstruktiven Lungenerkrankung sich nach einem Gebäudeeinsturz aufgrund von eingeatmeten Staub- oder Glaspartikeln verschlimmert, hat möglicherweise keine Verletzung erlitten, muss aber dennoch dringend transportiert werden.[19] Da diese Patienten, die für die Traumaversorgung vorgesehenen Krankenhäuser überfordern könnten, ermöglicht die Identifizierung von Nicht-Traumapatienten die Weiterleitung an alternative Behandlungseinrichtungen.

Das Sichtungsteam sollte sich stets bewusst machen, dass die Triage auf keinen Fall durch Maßnahmen zur Behandlung kritisch verletzter Personen unterbrochen werden darf. Wie zuvor bereits erwähnt, ist es ein grundlegendes Prinzip der Katastrophenmedizin, einer möglichst großen Zahl von Patienten die bestmögliche Behandlung zuteilwerden zu lassen. In dieser frühen Sichtungsphase sind die medizinischen Maßnahmen auf einfache und schnell durchführbare Handlungen wie das manuelle Freimachen der Atemwege, eine Entlastungspunktion des Thorax, die Gabe von Antidoten oder die Kontrolle äußerer Blutungen beschränkt. Aufwendigere Maßnahmen wie das Legen eines i.v. Zugangs, die Beutel-Masken-Beatmung oder die endotracheale Intubation können meist erst zu einem späteren Zeitpunkt durchgeführt werden.

Sobald die Patienten gesichtet sind, werden sie entsprechend ihrer Sichtungskategorie zu einem dafür vorgesehenen und speziell gekennzeichneten Behandlungsplatz getragen. Beim Einrichten eines solchen Behandlungsplatzes sollte darauf geachtet werden, dass dieser nah genug am Ort der Katastrophe liegt, um einen zügigen Transport sowie eine schnelle Versorgung der Patienten gewährleisten zu können, sich jedoch weit genug entfernt von der Unfallstelle befindet, um vor weiteren Gefahren geschützt zu sein. Folgende Grundsätze sollten bei der Errichtung und Arbeitsorganisation von Behandlungsplätzen an Großschadenstellen berücksichtigt werden **Kasten 17-4**.

- Nähe zum Ort der Katastrophe
- Sicherheit vor Gefahren und kontaminiertem Material (bei chemischen Gefahrstoffen auch auf die Windrichtung achten)
- Schutz vor den herrschenden Wetterbedingungen

**Kasten 17-4** Anforderungen an einen Behandlungsplatz

Nach Mitschke/Peter, 1994

- Bevorzugung geeigneter fester Gebäude anstelle von Zelten
- Aus Gründen des Persönlichkeitsschutzes der Verletzten Verhinderung des unberechtigten Zugangs Dritter (z. B. Presse)
- Anlegen des Behandlungsplatzes außerhalb des unmittelbaren Schadengebietes
- Absicherung des Behandlungsplatzes durch Sicherheitskräfte
- Deutliche Kennzeichnung des Personals, insbesondere der Führungskräfte und Ärzte
- Exakte Kennzeichnung des Behandlungsplatzes
- Eindeutige Vereinbarungen von Übergabepunkten für Verletzte zwischen den Rettungskräften und dem Personal des Behandlungsplatzes



- Sichtbar und gut erreichbar für Betroffene und Personal
- Geeignete Zu- und Abfahrtswege für Rettungsfahrzeuge, Landeplätze für Hubschrauber und bei Bedarf Anlegestellen für Boote der Wasserrettung
- Ausreichender Abstand zum Warteplatz der Rettungsfahrzeuge, um deren Abgasen nicht ausgesetzt zu sein

Auf dem Behandlungsplatz finden die ärztliche Versorgung der Patienten in Abhängigkeit ihrer Sichtungskategorie und die weitere Registrierung/Patientendokumentation statt. Der Aufbau eines Behandlungsplatzes richtet sich nach den örtlichen Gegebenheiten und sollte nach Möglichkeit in einem geschützten Raum erfolgen. Steht in unmittelbarer Nähe des Schadensereignisses kein geeignetes festes Gebäude zur Verfügung, sollten hierfür mehrere Zelte (z. B. Luftkammerzelte mit kurzer Aufbauzeit) bereitgestellt werden.

Folgende Probleme treten bei der Errichtung eines Behandlungsplatzes häufig auf:

- Ungeregelter Zustrom von Hilfsbedürftigen, insbesondere von Leichtverletzten
- Unzureichende Registrierung von Verletzten
- Unkoordinierter Abtransport der Patienten
- Inkorrekte Wahl eines geeigneten Zielkrankenhauses

Wenn weitere Rettungsmittel eintreffen, werden die Patienten nach entsprechender Behandlung vor Ort schließlich in der Reihenfolge ihrer Dringlichkeit abtransportiert. Kritische Patienten sollten niemals zur weiteren Behandlung vor Ort zurückgehalten werden, wenn eine Transportmöglichkeit zur Verfügung steht

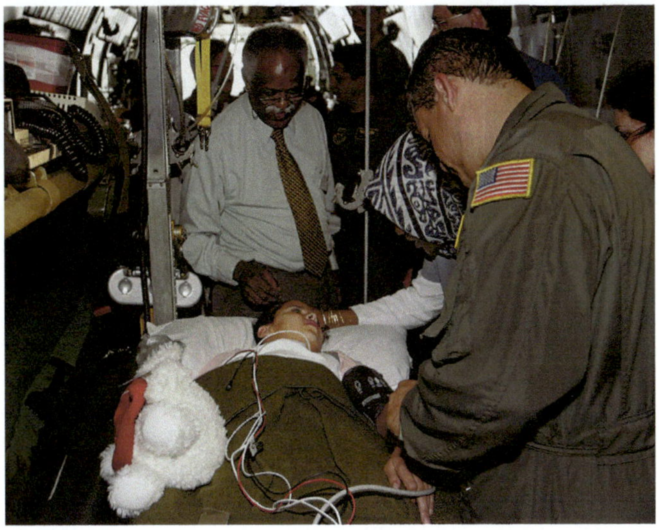

**Abbildung 17-6** Im Inneren eines militärischen Transportflugzeugs, das für den Patiententransport umgerüstet wurde.



(**Abbildung 17-6**). Benötigte medizinische Interventionen sollten ggf. während des Transports durchgeführt werden.

Sind bei den betroffenen Personen schwerste Verletzungen sichtbar, hat das Rettungsdienstfachpersonal oft das Bestreben, diese Patienten in der Behandlung und beim Transport vorzuziehen und somit den Sichtungsprozess zu umgehen. Dies muss unbedingt vermieden werden, damit die betroffenen Personen mit den lebensbedrohlichsten Verletzungen zuerst behandelt und entsprechend ihrer Verletzungsschwere gleichmäßig auf die aufnehmenden Zielrankenhäuser verteilt werden können. Trotzdem kann es in gewissen Situationen angebracht sein, den Sichtungsprozess zu umgehen. Dazu gehören:

1. Wetterbedingte Risiken (z. B. bei Naturkatastrophen)
2. Bevorstehender Einbruch der Dunkelheit, wenn keine Ressourcen zur Beleuchtung vorhanden sind
3. Ein weiterhin bestehendes Verletzungsrisiko durch natürliche oder unnatürliche Gefahr
4. Fehlende Möglichkeit, eine Sichtungs- und Registrierungsstelle sofort vor Ort einzurichten
5. In gewissen taktischen Situationen, z. B. im Rahmen eines Polizeieinsatzes, bei dem die Betroffenen schnellstmöglich vom Tatort direkt zu einer Verletztensammelstelle verbracht werden müssen, um schnellstmöglich abtransportiert werden zu können.[14, 20]

Die Sichtung ist kein statischer Prozess. Es handelt sich vielmehr um ein sehr dynamisches Geschehen, bei dem sich die Handelnden jederzeit auf eine Änderung der Lage einstellen müssen. Die Untersuchung eines

Patienten und seine Zuordnung zu einer Sichtungskategorie bedeuten somit nicht, dass dieser Patient im gesamten Verlauf der medizinischen Versorgung dieser Gruppe zugehörig bleibt. Ändert sich der Zustand eines Patienten, so kann sich auch die Sichtungskategorie entsprechend verändern.

Beispielsweise kann ein Patient, der aufgrund einer starken äußeren Blutung initial rot (SK I) triagiert wurde, nach erfolgreicher Blutungskontrolle durch einen Druckverband bei einer erneuten Sichtung als gelb (SK II) kategorisiert werden. Umgekehrt kann es passieren, dass sich ein initial als rot triagierter Patient mit sofortiger Behandlungspriorität im Verlauf enorm verschlechtert und bei einer erneuten Beurteilung nur noch die Zuteilung zur blauen Gruppe mit betreuender Behandlung möglich ist.

Die Triage sollte im Verlauf mehrmals wiederholt werden, ebenso vor Abtransport des Verletzten sowie bei Aufnahme in der Klinik und bei der Priorisierung bezüglich einer operativen Versorgung.

## Behandlung

Da die Zahl der Verletzten in der Anfangsphase die verfügbaren personellen Ressourcen übersteigen wird, beschränkt sich die Behandlung an der Einsatzstelle auf das Freimachen der Atemwege, die Entlastung eines Spannungspneumothorax, die Blutungskontrolle sowie die Gabe von Antidoten. Erst wenn weitere Einsatzkräfte in ausreichender Zahl am Schadensort eingetroffen sind oder während des Transports ins Krankenhaus werden erweiterte Maßnahmen ergriffen, z. B. die Anlage eines venösen Zugangs oder das Schienen von Frakturen.

## Transport

Der Transport der Patienten vom Schadensort zu den aufnehmenden Zielkrankenhäusern bedarf einer erheblichen Koordination, um die Vielzahl der zur Verfügung stehenden Fahrzeuge effizient einzusetzen. Kritisch verletzte oder erkrankte Patienten werden entweder bodengebunden mit Rettungsfahrzeugen oder (sofern verfügbar) luftgestützt mit Rettungshubschraubern ins Zielkrankenhaus transportiert. Bei Ereignissen, die mit einer riesigen Zahl überwiegend leicht Verletzter einhergehen, kann es erforderlich sein, unkonventionelle Transportmittel wie Busse oder Kleinbusse einzusetzen. Eventuell sollte dieses Patientenkollektiv zur weiteren Beurteilung und Behandlung leichter Verletzungen an einen entsprechend ausgewählten und medizinisch eingerichteten Ort außerhalb der Kliniken gebracht werden. Hierbei sollte jedoch darauf geachtet werden, dass die Patienten in diesen improvisierten Rettungsmitteln und Behandlungszentren durch qualifiziertes Rettungsdienstfachpersonal begleitet werden, die mit adäquaten medizinischen Geräten und ausreichend Material ausgestattet sind. Dabei müssen Transport und Unterbringung eines jeden Patienten zu jeder Zeit genau dokumentiert und nachvollziehbar sein.

Ein weiterer wichtiger Aspekt für die angemessene Reaktion auf ein Großschadensereignis betrifft den Entscheidungsprozess, in welches Zielkrankenhaus der Patient zu transportieren ist.[21] Bisherige Ereignisse haben gezeigt, dass sich Patienten mit nicht lebensbedrohlichen Verletzungen oftmals selbstständig von der Unfallstelle entfernen und auf eigene Faust den eigenen Transport in irgendein Krankenhaus organisieren.[10] Dies führt nicht selten zu einer Überlastung der am nächst gelegenen Zielkrankenhäuser durch die gehfähigen Verletzten.

Für das eingesetzte Rettungsdienstfachpersonal ist es daher wichtig zu bedenken, dass Zielrankenhäuser, die in unmittelbarer Nähe zum Ort der Katastrophe liegen, häufig schon überlastet sind, bevor überhaupt das erste Rettungsfahrzeug eintrifft. Die Rettungsfahrzeuge sollten diese Krankenhäuser erst dann anfahren, nachdem deren Aufnahmekapazität über die Leitstelle abgefragt wurde. Die Patienten sollten auf möglichst viele umliegende Krankenhäuser verteilt werden. Trotz längerer Transportzeiten wird die Versorgungsqualität in einem entfernteren Krankenhaus, das nicht durch eine übermäßig hohe Zahl von Verletzten überfordert ist, höher sein.

Selbst wenn das nächstgelegene Krankenhaus nicht mit Patienten überlaufen ist, die mit privaten Transportmitteln dorthin gebracht wurden, darf der Rettungsdienst auf keinen Fall dieses nahe gelegene Krankenhaus mit Patienten überlasten. Oft ist es ein verständlicher Wunsch, den Patienten in das nächstgelegene Krankenhaus zu transportieren, damit das Rettungsmittel und das eingesetzte Rettungsdienstfachpersonal möglichst schnell wieder an den Schadensort zurückkehren um erneut einen Patienten aufnehmen und transportieren zu können. Den Massenanfall von Verletzten jedoch vom Schadensort in das nächstgelegene Krankenhaus zu verlagern, wird allerdings die Fähigkeit des Krankenhauses einschränken, die beste Versorgung für eine möglichst große Zahl von Patienten sicherzustellen. Trotzdem wird der Rettungsdienst in Regionen, die über eine sehr begrenzte Anzahl von Krankenhäusern verfügen, keine andere Möglichkeit haben, als das nächstgelegene Krankenhaus anzufahren.

## Schnelleinsatzgruppen (SEG)

Ist eine Katastrophe von so großem Ausmaß, dass die Kräfte des regulären Rettungsdienstes nicht ausreichen und auf auswärtige Einsatzkräfte zurückgegriffen werden muss (**Abbildung 17-7**), halten viele Hilfsorganisationen sogenannte Schnelleinsatzgruppen vor. Diese können sowohl im eigenen Zuständigkeitsbereich zur Unterstützung der lokalen Rettungsdienste als auch zur Unterstützung regionaler und überregionaler Einsatzkräfte bei räumlich entfernteren Großschadenslagen eingesetzt werden.

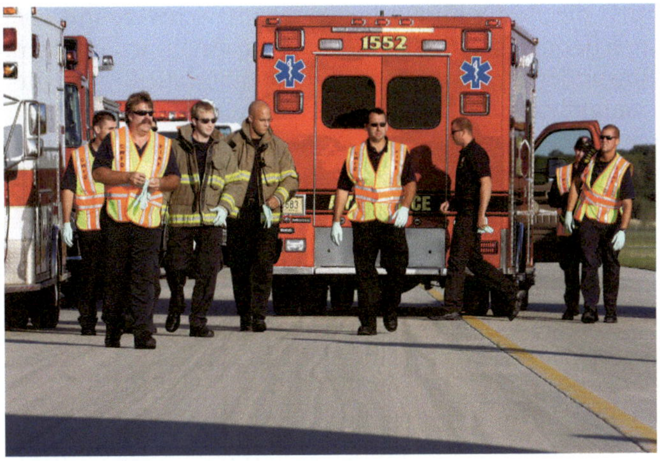

**Abbildung 17-7** Hilfsorganisationen aus angrenzenden Rettungsdienstbereichen unterstützen sich während eines Großschadensereignisses gegenseitig.



In den Schnelleinsatzgruppen (SEG) der Hilfsorganisationen ist ehren- und hauptamtliches Rettungsdienstfachpersonal sowie weitere ehrenamtliche Helfer organisiert, um bei einer Großschadenslage oder im Katastrophenfall

1. den Regelrettungsdienst durch zusätzliche Rettungsmittel personell und materiell zu verstärken,
2. durch spezialisierte Züge bei der technischen Rettung, Bergung oder Versorgung von Patienten an unwegsamen Orten zu unterstützen.

Die Aufgaben der SEG sind wie folgt definiert:[9]

- Hilfe bei der schnellen rettungsdienstlichen Versorgung der Patienten vor Ort
- Versorgung von Patienten an unwegsamen Orten, die mit regulären Einheiten des Rettungsdienstes nur schwer erreichbar sind
- Transport von Patienten in Krankenhäuser bei Überlastung von Rettungsmitteln
- Einsatz bei Evakuierungsmaßnahmen
- Unterbringung von Betroffenen
- Verpflegung von Betroffenen und Einsatzkräften

Die SEG unterscheiden sich demzufolge in ihrer personellen und materiellen Ausstattung je nach Spezialisierung und Tätigkeitsprofil (SEG-Sanitätsdienst, SEG-Betreuung, SEG-Verpflegung).

## Medizinische Task Force des Bundes (MTF)

Die Medizinische Task Force (MTF) des Bundes ist eine standardisierte arztbesetzte sanitätsdienstliche Einheit in Verbandsstärke.[22] Die vom Bund den Ländern für den Zivilschutz zur Verfügung gestellte, ergänzende Ausstattung steht den Ländern zusätzlich (Doppelnutzen) für Aufgaben im Bereich des Katastrophenschutzes zur Verfügung (§ 13 Abs. 3 ZSKG). An deutschlandweit 61 Standorten steht die MTF zur Unterstützung bzw. Ergänzung und Ablösung der Einheiten des Landeskatastrophenschutzes sowie des Sanitätsdienstes in der Versorgungsstufe 4 (Spannungs- und Verteidigungsfall) im Bereich der präklinischen Versorgung bei einem Massenanfall von Verletzten (MANV) - insbesondere in dynamischen Flächenlagen bei zu erwartender zerstörter Infrastruktur - bereit. Die MTF ist bundesweit einheitlich ausgestattet und länderübergreifend über das gemeinsame Melde- und Lagezentrum (GMLZ) des Bundesinnenministeriums anzufordern.

- Aufgaben der MTF
  Aufgrund ihrer Struktur ist die MTF in der Lage einen sanitätsdienstlichen Einsatz selbstständig durchzuführen. Die Einsatzoptionen der MTF sind breit gefächert: Sie beinhalten die Dekontamination von Verletzten, den Aufbau und Betrieb eines BHPs, Transportmöglichkeiten, das Betreiben dislozierter Patientenablagen, den Aufbau und Betrieb von Sichtungsstelle und Dekontaminationsstelle vor einem Krankenhaus und schließlich den Betrieb einer Unfallhilfsstelle. (Bundesamt für Bevölkerungs- und Katastrophenschutz, 2024)
- Teileinheit Behandlung
  Die MTF als standardisierte Einheit gliedert sich in die fünf Teileinheiten: Führung, Dekontamination Verletzter, Behandlung, Patiententransport und Logistik. Die Teileinheit Behandlung (TeBe), stellt die Patientenversorgung sicher. Das Aufgabenspektrum umfasst die Eingangs- und Verlaufssichtung, Sicherung der Vitalfunktionen, medizinische Behandlung, Herstellen der Transportfähigkeit und Bestimmung der Transportpriorität. Das Leistungsspektrum der TeBe umfasst die Bereitstellung von 50 parallel betriebenen Versorgungsplätzen für unterschiedliche Sichtungskategorien, die medizinische Versorgung von bis zu 100 Verletzten bei kontinuierlichem Durchlauf oder 50 Verletzten über einen Zeitraum bis zu 48 h bei fehlender Transportmöglichkeit. Weiter ist eine ereignisunabhängige Notfallversorgung akut erkrankter Patienten möglich. (Bundesamt für Bevölkerungsschutz und Katastrophenhilfe, 2024)

## Terrorismus und Massenvernichtungswaffen

Der Terrorismus stellt eine große Herausforderung für den Katastrophenschutz dar. Das Spektrum terroristischer Bedrohungen ist uneingeschränkt, es reicht von Sprengstoffanschlägen über Selbstmordattentate bis hin zu militärischen Waffen und Massenvernichtungswaffen (atomar, biologisch, chemisch). Von allen durch die Menschheit verursachten Katastrophen haben terroristische Anschläge das größte Potenzial, eine enorme Zahl von Toten und Verletzten zu erzeugen (Kapitel 18: *„Massenvernichtungswaffen“*).

Terroristen haben bereits unter Beweis gestellt, dass ihr Einfallsreichtum und ihr zerstörerisches Potenzial nicht auf konventionelle Technologien und Waffen beschränkt sind. Bei den terroristischen Angriffen des 11. September 2001 nutzten die Terroristen mit Kerosin voll beladene Passagierflugzeuge als *„fliegende Bomben“* und erzeugten dadurch eine massive Vernichtung von Leben und Eigentum.

Eine einzigartige Eigenschaft eines Terroranschlages, insbesondere wenn Massenvernichtungswaffen verwendet werden, ist die erhebliche psychische Traumatisierung der Opfer. Terroristen brauchen keine große Anzahl von Menschen zu töten, um ihre Ziele zu erreichen; sie müssen nur ein Klima aus Angst und Panik schaffen, um die medizinische Infrastruktur zu überlasten. Nach den Sarin-Anschlägen in Tokio im März 2005 suchten 5000 Patienten ein Krankenhaus auf, weniger als 1000 hatten tatsächlich körperliche Symptome des Saringases. Die Übrigen litten überwiegend an psychischem Stress. Nach den Anthrax-Vorfällen 2001 in den USA stellte sich eine große Anzahl von Patienten mit respiratorischen Problemen in den Notfallaufnahmen vor, ohne je mit Anthrax in Kontakt gekommen zu sein.

Explosionen und Sprengstoffanschläge werden auch in Zukunft zu den häufigsten Ursachen eines Massenanfalls von Verletzten bei durch Terroristen bedingten Katastrophen zählen. Die Mehrzahl dieser Sprengstoffanschläge besteht aus relativ kleinen Sprengsätzen, die mit einer geringen Mortalitätsrate einhergehen. Werden diese allerdings in Gebäuden, an Pipelines oder mit bewegten Fahrzeugen taktisch eingesetzt, so kann die Wirkung wesentlich größer sein. Die hohe Zahl von Toten und Verletzten ist nicht alleine durch die Intensität der Explosion bedingt, sondern auch durch die nachfolgenden Gebäudeschäden, die dann zum Einsturz des Gebäudes führen. Eine noch größere Bedrohung sind Katastrophen, die durch die Kombination von konventionellen Sprengmitteln mit atomaren, biologischen oder chemischen Stoffen hervorgerufen werden, z. B. sogenannte „schmutzige Bomben“ (Dirty Bombs), die konventionellen Sprengstoff mit radioaktivem Material kombinieren.

Massenvernichtungswaffen, die die gesamte Umgebung eines Gebietes kontaminieren, könnten die größte jemals aufgetretene Herausforderung für den Katastrophenschutz darstellen. Die Patienten können aufgrund der Kontamination nicht in die Krankenhäuser transportiert werden. Das Rettungsdienstfachpersonal sollte ausgebildet und ausgerüstet sein, um eine Sichtung mit doppeltem Fokus durchführen zu können. Zum einen muss die Bestimmung der Verletzungsschwere mit entsprechenden ersten Stabilisierungsmaßnahmen erfolgen, zum anderen muss unbedingt das potenzielle Risiko einer Kontamination mit der Notwendigkeit einer Dekontamination erkannt werden. Gleichzeitig muss das Rettungsdienstfachpersonal geeignete Schritte unternehmen, um sich selbst vor einer Kontamination zu schützen.

## Dekontamination

Die Dekontamination ist bei allen Katastrophen, die Gefahrstoffe oder ABC-Kampfstoffe beinhalten, von großer Bedeutung (**Abbildung 17-8**). Terroristische Ereignisse können mit ihrer großen Zahl von Patienten, unbekannten Substanzen und einer großen Zahl von „besorgten Unverletzten“ („Worried Well“) die Möglichkeit von tatsächlich Kontaminierten und potenziell Kontaminierten signifikant erhöhen (Kapitel 18: *„Massenvernichtungswaffen“*). Generell gilt, dass Patienten vor einem Transport in einem Rettungsmittel dekontaminiert werden sollten, um eine weitere Kontamination zu verhindern. Dabei ist die Sicherheit an der Einsatzstelle ein wichtiger Gesichtspunkt, ebenso wie die Abschirmung und sichere Entsorgung der kontaminierten Materialien.

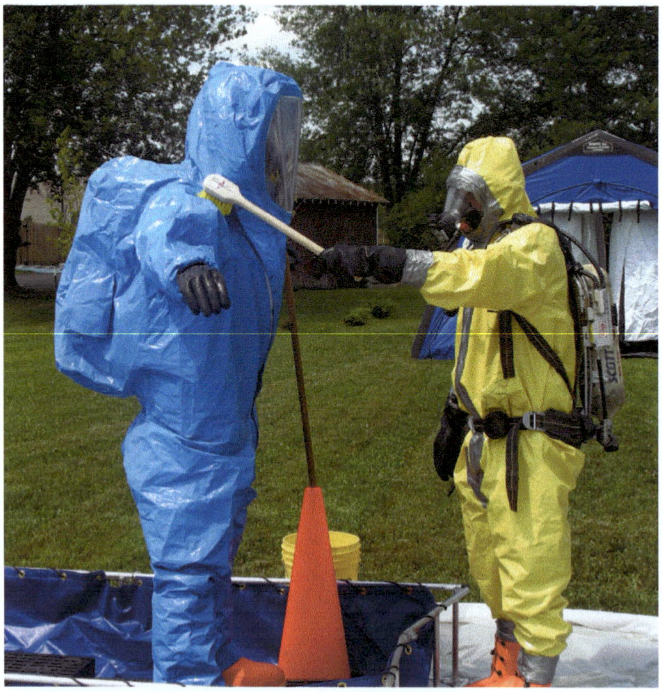

**Abbildung 17-8** Dekontamination von Personal mit persönlicher Schutzausrüstung der Kategorie III, Typ 3B, Variante 3 (Schutzanzug mit Filtergebläse), links im Bild, durch einen Rettungsdienstmitarbeiter mit Variante 2 (Schutzanzug mit Maske und Filteraufsatz), rechts im Bild, in der „gelben Zone“ eines Dekontaminationsplatzes.

## Behandlungsplatz (BHP)

Ereignet sich eine Katastrophe mit gefährlichen Materialien, so müssen die Behandlungsplätze mindestens 300 m entfernt eingerichtet werden. Der Ort des Behandlungsplatzes sollte sich bergauf und entgegen der Windrichtung von der Unglücksstelle befinden.

# Psychologisches Krisenmanagement

Psychische Traumatisierung und andere negative **psychische Spätfolgen** sind häufige Begleiterscheinungen von Katastrophen, die durch Naturgewalt oder unabsichtlich durch Menschenhand verursacht wurden.[23] Diesen begleitenden Nebeneffekten gegenüber steht die Tatsache, dass das erklärte Ziel terroristischer Anschläge die Erzeugung von psychischem Leid, Trauma und politischer Instabilität ist. Daher ist die Erhaltung psychischer wie auch physischer Gesundheit für alle Rettungskräfte von enormer Bedeutung.

## Charakteristika psychisch belastender Katastrophen

Nicht alle Katastrophen üben denselben psychologischen Einfluss auf die Bevölkerung aus. Die größten psychologischen Folgen weisen Katastrophen mit folgenden Charakteristika auf:

- Keine oder nur geringe Vorwarnung
- Ernsthafte Bedrohung der eigenen Sicherheit
- Unklare Auswirkungen auf die eigene Gesundheit
- Unklare Dauer des Ereignisses
- Menschliches Versagen oder böswillige Absicht
- Symbolik des Terrorziels

## Psychische Faktoren

Jeder, der eine Katastrophe miterlebt, entweder als Betroffener oder als Helfer, wird durch das Erlebte in gewisser Art und Weise psychisch beeinträchtigt. Glücklicherweise bedeutet dies jedoch nicht, dass alle Personen eine psychische Störung entwickeln. Es bedeutet, dass alle Beteiligten irgendeine psychische oder emotionale Reaktion auf das Ereignis zeigen. Im schlimmsten Fall kann dies das Ende der beruflichen Laufbahn in diesem Sektor bedeuten.

Eine Katastrophe bewirkt immer eine Reaktion, bei dem einzelnen Individuum wie auch bei der Gemeinschaft insgesamt.

Zu den das Individuum beeinflussenden Faktoren zählen:

- Psychische und physische Nähe zum Ereignis
- Konfrontation mit grausamen oder grotesken Situationen
- Eingeschränkte Gesundheit vor oder wegen der Katastrophe
- Ausmaß des Verlustes
- Traumata in der Anamnese

Faktoren, welche die Reaktion der Gemeinschaft beeinflussen:

- Ausmaß der Störung (Zerrüttung) des Gemeinwesens
- Stabilität der Familien und der Gemeinde vor der Katastrophe
- Gemeindeführung
- Kulturelle Sensibilität der Wiederaufbaumaßnahmen

## Posttraumatische Folgen

Die psychischen Folgen nach einer Katastrophe umfassen ein weites Spektrum und reichen von einer leichten Stressreaktion bis hin zum Vollbild einer **posttraumatischen Belastungsstörung (PTBS)** oder einer schweren Depression.[23] Die PTBS wird durch ein psychisches Trauma ausgelöst, bei dem grausame oder furchterregende Situationen erlebt wurden, und ist durch Flashbacks, Albträume, Angst und unkontrollierbare Gedanken an das Ereignis gekennzeichnet.

## Interventionen

Eine Reihe relativ einfacher Maßnahmen kann Menschen dabei helfen, die negativen psychischen Folgen eines Großschadensereignisses oder einer Katastrophe zu reduzieren und in normale Reaktionen umzuwandeln.

1. So schnell wie möglich Rückkehr der Betroffenen zu alltäglichen Tätigkeiten.
2. Personen ohne diagnosefähige psychische Störung kann es helfen zu verstehen, welche Situation die Betroffenen und ihre Familien gerade erleben, wenn ihnen Informationsmaterial an die Hand gegeben wird.
3. Die Betroffenen sollten eine Beratung zur individuellen Krisenintervention erhalten und bei Therapiebedarf an einen Spezialisten (Psychiater oder Psychotherapeut) überwiesen werden.
4. Bei Diagnose einer psychischen Störung kann eine spezielle Therapie helfen, einschließlich einer kognitiven Verhaltenstherapie oder einer medikamentösen Therapie.

## Folgen für die Helfer

Die Helfer können sekundär zu Opfern werden, wenn sie die Katastrophe nicht verarbeiten können und psychisch erkranken. Dies kann die tägliche Arbeitsfähigkeit erheblich beeinträchtigen und insbesondere nach einem solchen Ereignis zu schwerwiegenden Belastungen führen, die sich sowohl negativ auf das persönliche

Wohlbefinden als auch auf das Berufs- und Familienleben auswirken.

Kollegen und Vorgesetzte sollten wachsam sein, ob sich bei Mitarbeitern Anzeichen einer akuten psychischen Belastungsreaktion oder einer posttraumatischen Belastungsstörung entwickeln oder manifestieren. Um psychischem Stress und Überforderung nach einem Großschadensereignis vorzubeugen, wird im Rahmen der Einsatznachbereitung eine Reihe von Einzel- und Gruppengesprächstechniken angewendet (Debriefing, Defusing, Demobilization, One-On-One). Diese von Jeffrey T. Mitchell entwickelte Methode wird auch als Critical Incident Stress Management (CISM) bezeichnet.[24, 25]

In Deutschland wird unter dem Begriff „Krisenintervention im Rettungsdienst" die Betreuung unverletzter Beteiligter und Angehöriger bei akut psychisch traumatisierenden Unfällen, Notfällen und Katastrophen verstanden. Die speziell zur Krisenintervention ausgebildeten Helfer sind erfahrene Einsatzkräfte des Rettungsdienstes und werden als sogenannte **Kriseninterventionsteams (KIT)** direkt über die Rettungsleitstelle alarmiert. Der Begriff der Notfallseelsorge (durch kirchliche Organisationen) ist eng verwandt, wird aber nicht nur im Bereich der Betroffenenbetreuung, sondern auch bei der Einsatzkräfte-Nachsorge verwendet. Die **Stressbearbeitung nach belastenden Einsatzereignissen (SbE)** ist dagegen für Einsatzkräfte gedacht. Allerdings sind viele Krisenhelfer zusätzlich in SbE geschult; mancherorts werden beide Dienste gemeinsam angeboten. Die SbE soll den Teilnehmern die Möglichkeit geben, das Erlebte zu verarbeiten, und die Entwicklung einer posttraumatischen Belastungsstörung (PTBS) verhindern.

## Stresszeichen bei Helfern

Die Zeichen von Stress bei Helfern umfassen physiologische, emotionale, kognitive und behaviorale Elemente (Verhaltenselemente):

**Physiologische Zeichen**
- Müdigkeit und Erschöpfung, auch nach Ruhephasen
- Übelkeit
- Feinschlägiger Tremor
- Motorische Ticks
- Parästhesien
- Schwindel
- Verdauungsprobleme
- Herzstolpern (Palpitationen)
- Erstickungsgefühle oder erdrückende Gefühle

**Emotionale Zeichen**
- Angst
- Reizbarkeit
- Gefühl der Überforderung
- Unrealistische Erwartung von Unheil für die eigene Person oder für andere
- Antriebslosigkeit (Apathie)
- Schuldgefühle

**Kognitive Zeichen**
- Gedächtnisverlust (Amnesie)
- Schwierigkeiten, eine Entscheidung zu treffen
- Unfähigkeit, bekannte Gegenstände oder vertraute Personen zu benennen
- Konzentrationsschwierigkeiten
- Reduzierte Aufmerksamkeit
- Rechenschwierigkeiten

**Behaviorale Zeichen (Verhaltensauffälligkeiten)**
- Schlafstörungen
- Hypervigilanz (erhöhter Wachheitsgrad, „Aufgedrehtheit")
- Affektlabilität
- Inadäquater Humor, Sarkasmus
- Ritualisiertes Verhalten
- Vermeidung / soziale Isolation

## Stressbewältigung an der Einsatzstelle

Folgende Maßnahmen können vor Ort getroffen werden, um den Stress der Helfer zu reduzieren:

- Begrenzte Exposition mit traumatisierenden Reizen
- Zumutbare Anzahl von Arbeitsstunden
- Genügend Ruhe und Schlaf (**Abbildung 17-9**)
- Angemessene Ernährung
- Regelmäßige sportliche Aktivitäten
- Zeit für Privatsphäre
- Gespräche mit einfühlsamen Kollegen
- Auf Zeichen von Stress achten

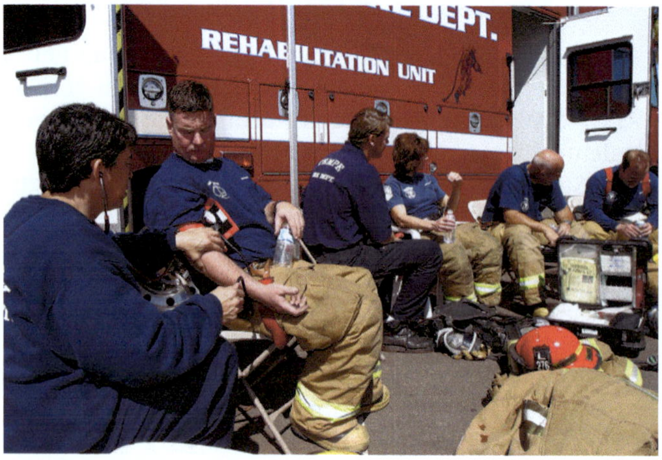


**Abbildung 17-9** Müdigkeit trägt viel zum Stress an der Einsatzstelle bei.

# Aus- und Weiterbildung im Katastrophenschutz

Die Entwicklung und Einführung einer formellen Aus- und Weiterbildung auf dem Gebiet des Katastrophenschutzes verbessert die Fähigkeiten des Rettungsdienstfachpersonals, angemessen auf Großschadensereignisse zu reagieren. Die Bereitschaft zur Weiterbildung und zum Lernen kann durch eine Vielzahl strukturierter und unstrukturierter Lernmethoden erreicht werden. Jede Methode hat ihre individuellen Vor- und Nachteile. Um einen optimalen Lernerfolg zu erzielen, ist es wichtig, dass alle am Katastrophenschutz beteiligten Organisationen und Behörden miteinander üben.

**Selbstständiges Lernen** ist das Fundament der Wissensvermittlung für eine effektive Katastrophenvorsorge. Eine Vielzahl von Quellen ist sowohl in gedruckter Form als auch online verfügbar. Das Bundesamt für Bevölkerungsschutz und Katastrophenhilfe (BBK) stellt, insbesondere im Rahmen der Sichtungskonsensuskonferenz, Publikationen und Lernmaterialien online zur Verfügung.[26] Die Methode bietet allerdings keine praktische Lernerfahrung.

**Gruppentraining** richtet sich an spezielle Einheiten des Katastrophenschutzes und soll die Teamarbeit fördern. Feuerwehren und Rettungsdienstschulen bieten Lehrgänge und Ausbildungsprogramme an. Ein Beispiel für diese Art von Programmen für das Rettungsdienstfachpersonal ist der All Hazards Disaster Response-Kurs der NAEMT (**Kasten 17-5**). Anhand von Simulationen und groß angelegten Katastrophenschutzübungen sollen Ernstfallsituationen trainiert werden. Die Voraussetzung für eine adäquate Aus- und Weiterbildung im Bereich des Katastrophenmanagements sind Regelmäßigkeit und Interdisziplinarität.

**Simulationen** bieten eine Trainingsmöglichkeit, die eine große Anzahl von Personen mit unterschiedlichem fachlichen Hintergrund zusammenbringt, was für eine wirksame Katastrophenhilfe unerlässlich ist. Zwei Beispiele dafür sind Tabletop-Übungen und aktive Übungen im Gelände. Tabletop-Übungen sind kostengünstige und äußerst nützliche Methoden, um Katastrophenhilfe zu erproben und zu überprüfen. Wie der Name schon sagt, werden diese Übungen an einem Tisch durchgeführt, wobei die verschiedenen Teilnehmer verbal erläutern, welche Maßnahmen sie ergreifen wollen. Tabletop-Übungen ermöglichen Kommunikation und Interaktion zwischen interdisziplinären Organisationen in einem einigermaßen realistischen Zeitrahmen. Diese Aktivitäten erfordern eine Anleitung durch einen erfahrenen Moderator, der die Teilnehmer zu den Zielen hinführt und der Gruppe am Ende der Übung ein konstruktives Feedback gibt. Die Akademie der Unfallchirurgie (AUC) führt in Deutschland „Terror and Disaster Surgical Care" (TDSC-) Kurse durch **Kasten 17-6**, in denen anhand von Tabletop-Übungen Merkmale und Besonderheiten von Terrorlagen mit einem Massenanfall von Verletzten (TerrorMANV), die innerklinische Triage sowie die chirurgischen Behandlungsprinzipien der Damage Control Surgery (DCS) thematisiert werden.[27]

Groß angelegte **Katastrophenschutzübungen im Gelände** sind die realistischsten Trainingsmaßnahmen, bei denen die tatsächliche Durchführung und Umsetzung des kommunalen Katastrophenschutzplans geübt wird. Die Einsatzübung ermöglicht eine realistische Bewertung der tatsächlichen Fähigkeiten in Echtzeit, die schriftlich festgelegten Ziele zu erreichen. Im Idealfall umfassen die Übungen den Transport von Verletzten vom Schadensort durch das Rettungssystem und die abschließende Versorgung in medizinischen Einrichtungen. Solche Übungen sind jedoch arbeitsintensiv, langwierig und können kostspielig sein.

Es ist unbedingt erforderlich, dass solche interdisziplinären Katastrophenschutzübungen in regelmäßigen Abständen durchgeführt werden, an denen alle zuständigen Behörden und Teilnehmer teilnehmen, die auch bei einem tatsächlichen Einsatz zu erwarten sind. Auf diese Weise hat jede Behörde die Möglichkeit, ihre jeweiligen Aufgaben, Verantwortlichkeiten und Fähigkeiten im Katastrophenfall kennen und verstehen zu lernen.

**Kasten 17-5** All Hazards Disaster Response

Die National Association of Emergency Medical Technicians (NAEMT) bietet das 8-stündige Fortbildungsprogramm "All Hazards Disaster Response" (AHDR) an. AHDR verwendet realistische Szenarien, um Ersthelfer auf die bestmögliche Behandlung von Patienten während einer Katastrophe vorzubereiten. AHDR vermittelt außerdem Methoden, die die Teilnehmer bei der Durchführung einer Gefahrenanalyse für ihre Gemeinden unterstützt.



**Kasten 17-6** Terror and Disaster Surgical Care

Die Akademie der Unfallchirurgie (AUC) bietet in Deutschland ‚Terror and Disaster Surgical Care' (TDSC-)Kurse an, in denen anhand von Tabletop-Übungen die Besonderheiten von Terrorlagen mit einem Massenanfall von Verletzten (TerrorMANV), die innerklinische Triage sowie die chirurgischen Behandlungsprinzipien der Damage-Control-Surgery (DCS) vermittelt und trainiert werden.

# Problemfelder im Katastrophenschutz

Zahlreiche Studien, die nach Großschadensereignissen durchgeführt wurden, konnten einige Schwachstellen im Ablauf der Schadensabwehr aufzeigen. Die identifizierten Problemfelder waren das Ergebnis umfangreicher Risiko- und Vulnerabilitätsanalysen, die unter dem Eindruck aktueller Katastrophen durch die verantwortlichen Regierungsbehörden in Auftrag gegeben wurden, um die Infrastruktur des Katastrophenschutzes nachhaltig zu verbessern.[27]

## Vorbereitung (Preparedness)

Das Rettungsdienstfachpersonal bereitet sich auf die Zerstörungen vor, die bei einem Großschadensereignis auftreten können, und plant für solche Ereignisse auf vielfältige Weise. Sogenannte Planübungen sind zwar eine Methode der Vorbereitung, damit ist allerdings die Fähigkeit, die Aufgabenbereiche zu erfüllen und gleichzeitig Ressourcen und Rettungsmittel effizient und zeitgerecht an die Einsatzstelle zu bringen, nicht realistisch überprüfbar. Ebenso müssen auch medizinische Einrichtungen realistische Katastrophenübungen in der Praxis durchführen, in denen Betroffenen über die Notfallaufnahmen in die jeweiligen Zielkrankenhäuser gebracht und real in die Fachabteilungen aufgenommen werden, um die erforderliche internistische, chirurgische und intensivmedizinische Kapazität zu überprüfen. Die Fähigkeit, bei einem plötzlichen Ansturm Kapazitäten freizusetzen und eine derart große Zahl von Betten und medizinischem Material zur Verfügung zu stellen, muss vom öffentlichen Gesundheitswesen in ausreichendem Umfang vorgehalten werden.

Leider haben nur wenige Krankenhäuser den tatsächlichen Ansturm einer derart großen Patientenzahl je unter Realbedingungen getestet und verlassen sich lieber auf Planübungen als Maß für ihre Reaktionsfähigkeit. Großschadensereignisse können allerdings sehr unterschiedlich sein. Die Reaktion auf einen Großbrand unterscheidet sich erheblich von der Reaktion auf ein Ereignis, bei dem ein Amokläufer mit einer Schusswaffe auf eine Menschenansammlung geschossen hat. Mithilfe von Risikoanalysen sollte das Gefahrenpotenzial der unterschiedlichen Szenarien, die für das jeweilige Gemeinwesen als am wahrscheinlichsten erachtet werden, analysiert und bewertet werden. Nur durch kommunal angelegte Großübungen, welche die Betroffenen von der Schadenstelle durch die gesamte medizinische Versorgung schleusen, von der Sichtung an der Einsatzstelle über die präklinische medizinische Versorgung, die stationäre Aufnahme einschließlich der operativen Behandlung bis zur Entlassung aus dem Krankenhaus, kann die tatsächliche Reaktionsfähigkeit einer Kommune abgeschätzt werden. Diese Analyse ermöglicht es auch, Handlungsoptionen und Ressourcen auf die Ereignisse auszurichten, die am wahrscheinlichsten eintreten oder die größte Bedrohung für die Gemeinschaft darstellen.

## Kommunikationsstrukturen

Viele Ereignisse haben gezeigt, dass im Ernstfall das Fehlen einheitlicher Kommunikationsstrukturen die Fähigkeit einer koordinierten Reaktion auf eine Katastrophe herabsetzt. Individuelle Kommunikationssysteme sind zwar effektiv, sich im Katastrophenfall aber auf ein einziges System zu verlassen, ist zum Scheitern verurteilt. Die Benutzung von Mobiltelefonen war während der Katastrophe vom 11. September 2001 unmöglich, da das zentrale Kommunikationszentrum mit Sitz im World Trade Center plötzlich nicht mehr existierte. Auch können Polizei, Feuerwehr und Rettungsdienste nicht miteinander kommunizieren, wenn sie unterschiedliche Funksysteme oder Frequenzen benutzen. Redundanz innerhalb eines Systems ist von entscheidender Bedeutung, ganz gleich, welches Kommunikationsmittel primär gewählt wird. Festnetztelekommunikation, Mobilfunk, Satellitentelefonie oder BOS-Funk besitzen alle verschiedene Schwächen. Die folgenden zwei Prinzipien sind daher essenziell:

1. Einheitliches Kommunikationssystem, auf das alle relevanten Einheiten Zugriff haben.
2. Redundanz der Systeme: Falls ein Kommunikationsmittel zusammenbricht oder ausfällt, kann auf ein anderes funktionierendes System als Ausweichmöglichkeit zurückgegriffen werden.

Um die Kommunikation der beteiligten Hilfsorganisationen und Behörden untereinander zu erleichtern und Missverständnissen vorzubeugen, sollte auf die Verwendung von Abkürzungen und internen „Codes" verzichtet und stattdessen ausschließlich Klartext gesprochen werden. Die Verwendung gleicher Begrifflichkeiten mit verschiedener Bedeutung zwischen den verschiedenen Hilfsorganisationen führt zu enormer Verwirrung. Im internationalen Umfeld wird die Kommunikation im Rahmen des Katastrophenmanagements in einfachem Englisch empfohlen.

## Sicherheit an der Einsatzstelle

Die Sicherheit an der Einsatzstelle ist bei Großschadensereignissen ein immer ernster werdendes Problem. Die Sicherheit an der Einsatzstelle ist aus folgenden Gründen wichtig:

1. Schutz der Rettungstrupps vor sekundären Anschlägen oder Folgeereignissen, die zu weiteren Patienten führen können

2. Bereitstellung von Zufahrts- und Abfahrtswegen für Helfer und betroffene Personen, ohne durch Schaulustige behindert zu werden
3. Absperrung der Einsatzstelle und Sicherung von Beweismaterial am Einsatzort

Die Sicherheit an der Einsatzstelle ist im Katastrophenfall aufgrund der Ressourcenknappheit nicht einfach herzustellen. Eine Koordination aller beteiligten Helfer mit der Polizei und anderen Sicherheitsorganen ist notwendig, um Sicherheit für alle Beteiligten zu schaffen.

## Unkoordinierte Hilfeleistung

Oft beteiligen sich auswärtige Teams (ebenso wie Rettungsdienst- und Gesundheitsfachpersonal) an der Katastrophenhilfe, ohne durch die örtliche Einsatzleitung angefordert worden zu sein oder ohne sich bei der örtlichen Einsatzleitung anzumelden.[7] Durch diese unkoordinierte Hilfeleistung, obwohl gut gemeint, kann eine ohnehin chaotische Situation noch unübersichtlicher und komplizierter werden (keine einheitlichen Kommunikationsmittel, erschwerte Koordination der Einsätze etc.).

Idealerweise sollten auswärtige Rettungsdienst- und Gesundheitsfachkräfte nur dann in das Geschehen am Ort der Katastrophe eingreifen, wenn sie von der Einsatzleitung explizit angefordert wurden und ihr Einsatz durch diese koordiniert wird.[28] Darüber hinaus kann es extrem hilfreich sein, den Zugang zum Schadensort zu kontrollieren und so schnell wie möglich einen Bereitstellungsraum für nachrückende Einsatzkräfte und freiwillige Helfer einzurichten, um diese bestmöglich in den Einsatzablauf einzubinden.

## Materialversorgung

Ereignisse ab einer gewissen Größe brauchen die vorhandenen Ressourcen schnell auf. Im Katastrophenplan muss festgelegt sein, wie und wo Medikamente, medizinische Verbrauchsgüter und andere Notfallmaterialien vorsorglich gelagert und wie sie im Katastrophenfall in einer angemessenen Zeit verteilt werden. Das Rettungsdienstfachpersonal darf nicht an der Verteilung beteiligt sein, da es bereits im Rahmen der Notfallversorgung gebunden ist.

In Deutschland gibt es derzeit keine spezielle Bevorratung von Arzneimitteln oder Medizinprodukten für den Katastrophenfall. Die Bevorratung von Sanitätsmaterial für die medizinische Notfallvorsorge im Rahmen des Zivilschutzes wurde Mitte der 1990er-Jahre durch die Bundesregierung aus Kostengründen abgeschafft. Diese Maßnahme wurde damals mit dem Wegfall der äußeren Bedrohung seit der Beendigung des Ost-West-Konfliktes begründet. Es wurde ferner auf die Vorräte der Industrie, des pharmazeutischen Großhandels und der Apotheken verwiesen, die man im Bedarfsfall nur zusammenführen müsse (**Abbildung 17-10**). Während damit bei singulären Großschadensereignissen sicherlich der zusätzliche Bedarf des Rettungsdienstes gedeckt werden kann, erscheint dies für überregionale und langandauernde Katastrophenfälle oder den Zivilschutz im Krisenfall zumindest fragwürdig.

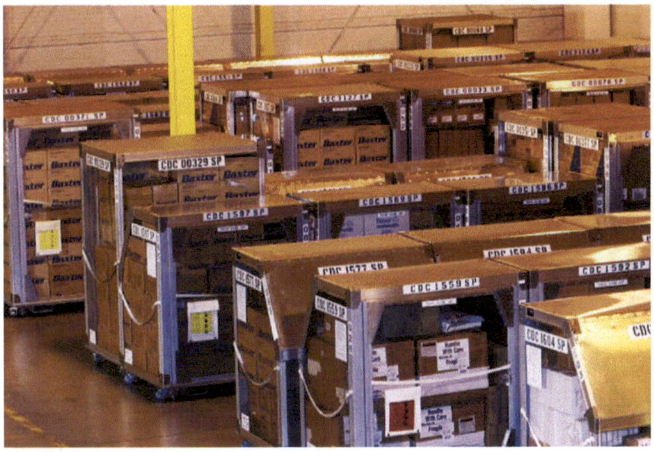

**Abbildung 17-10** Bevorratung von Arzneimitteln oder Medizinprodukten für den Katastrophenfall.

Mit freundlicher Genehmigung von Strategic National Stockpile Communications Team/Centers for Disease Control and Prevention

## Versäumnisse bei der Benachrichtigung der Krankenhäuser

In den Wirren des initialen Krisenmanagements wird häufig vergessen, die möglichen Zielrankenhäuser frühzeitig zu informieren und deren innerklinische Katastrophenpläne zu aktivieren. Zahlreiche Ereignisse der jüngeren Vergangenheit haben gezeigt, dass viele Krankenhäuser selbst herausfinden mussten, dass ein Großschadensereignis stattgefunden hat, weil Patienten selbstständig im Krankenhaus eingetroffen sind oder das Rettungsdienstfachpersonal bei der Übergabe von Patienten von dem Ereignis berichteten. Es ist essenziell, dass die Rettungsleitstelle oder der Krisenstab die Krankenhäuser in ihre Einsatzplanung mit einbeziehen, damit eine reibungslose innerklinische Anschlussversorgung sichergestellt werden kann. Eine Übermittlung des aktuellen Lagebildes von der Einsatzleitung an die aufnehmenden Zielkrankenhäuser ist genauso wichtig wie die Rückmeldung von Aufnahme-, Intensivbetten- und Operationskapazitäten der Krankenhäuser an die Einsatzleitung vor Ort. Digitale Informationssysteme des zivilen Rettungsdienstes, welche die Verfügbarkeit freier (Intensiv-)Betten und Krankenhausressourcen in Echtzeit an die eingesetzten Rettungsmittel übermitteln (wie z.B. IVENA), können auch im Katastrophenfall, sofern verfügbar, sinnvoll eingesetzt werden.

## Medien

Die Medien werden in der Einsatztaktik und -organisation des Katastrophenschutzes häufig als Störfaktor angesehen. Dabei sollte jedoch der potenzielle Nutzen nicht außer Acht gelassen werden, z. B. im Katastrophenfall wertvolle Informationen über das allgemeine Verhalten der Bevölkerung über Radio und Fernsehen zu verbreiten. Es ist unvermeidbar, dass die Medien Informationen an die Öffentlichkeit ausstrahlen. Die Verantwortlichen der Rettungsdienste, z. B. der Einsatzleiter einer örtlichen Einsatzleitung oder der Pressesprecher eines kommunalen Krisenstabes, haben die Pflicht, mit den Medien zusammenzuarbeiten, um sicherzustellen, dass die gelieferten Informationen einerseits sachlich richtig und andererseits den Rettungsarbeiten dienlich sind.

Die Benennung eines designierten Pressedienstes, der im Umgang mit den Medien geschult und befugt ist, über den Vorfall zu sprechen, ist eine wichtige Möglichkeit der Kommunikation mit den verschiedenen Medienvertretern, die Kraft ihrer Funktion ein besonderes Bedürfnis nach Informationen besitzen. Von besonderer Bedeutung ist die Tatsache, dass wahrscheinlich jede Behörde über einen Pressesprecher verfügt. Nach dem Konzept einer zentralen Einsatzleitung sollte im Idealfall eine einheitliche und mit den verschiedenen Behörden und Hilfsorganisationen abgestimmte Pressemitteilung von einem gemeinsamen Pressedienst übermittelt werden. Wie immer sollten die eingesetzten Einsatzkräfte bei der Veröffentlichung von Bildern eines Schadensortes in sozialen Medien vorsichtig sein. Die Einhaltung der Social-Media-Richtlinien sollte während eines Einsatzes immer berücksichtigt werden und Anfragen von Medienvertretern sollten an den zuständigen Pressedienst der Behörde weitergeleitet werden.

## ZUSAMMENFASSUNG

- Viele Katastrophen sind das Resultat natürlicher klimatischer oder geologischer Ereignisse; sie können aber auch von Menschenhand herbeigeführt werden, gewollt oder ungewollt.
- Obwohl Katastrophen nicht vorhersagbar sind, kann durch eine adäquate Vorbereitung ein unvorstellbares Ereignis in eine kontrollierbare Situation verwandelt werden.
- Der Katastrophenschutzplan der zuständigen Landratsämter und Stadtkreise ermöglicht es den verschiedenen Hilfsorganisationen und Behörden (Feuerwehr, Rettungsdienste, Polizei, THW, Bundeswehr), durch gemeinsame Organisationsstrukturen landkreis- und länderübergreifend bei der Gefahrenabwehr effektiv zusammenzuarbeiten.
- Nur durch die konsequente Anwendung eines Sichtungsalgorithmus kann den meisten Menschen mit den zur Verfügung stehenden Ressourcen adäquat geholfen werden.
- Bei der Verteilung der Patienten auf die umliegenden Zielkrankenhäuser muss berücksichtigt werden, dass die am nächsten zum Schadensort gelegenen Krankenhäuser nicht überfordert werden dürfen und manche Patienten von einem längeren Transport in ein etwas weiter entfernt gelegenen, leistungsfähigeren Traumazentrum profitieren können.
- Trotz der Tatsache, dass Katastrophen in unterschiedlichem Ausmaß stattfinden und viele verschiedene Ursachen haben können, wurden häufige Fehlerquellen identifiziert, die die Bewältigung eines solchen Ereignisses erschweren. Dazu gehören z. B.:
  - Inadäquate Vorbereitung
  - Kommunikationsfehler
  - Unzureichende Sicherheitsmaßnahmen vor Ort
  - Unkoordinierter Einsatz oder Alleingänge von Einsatzkräften
  - Ungenügende Bereitstellung von Hilfskräften und Materialien
  - Schlechte Zusammenarbeit mit den Medien
- Die Arbeit im Katastrophenschutz kann alle Beteiligten psychisch schwer belasten. Die Nachbereitung eines Großschadensereignisses und die freiwillige psychologische Betreuung der betroffenen Helfer sind zum Schutz der psychischen Gesundheit essenziell. Da die Bedeutung der psychischen Gesundheit immer mehr an Bedeutung gewinnt, bieten Behörden und Hilfsorganisationen eine Vielzahl von Hilfsangeboten an, darunter Hilfsprogramme für Mitarbeiter, Peer-to-Peer-Beratung, Krisenhotlines, verstärkte Aufklärung und Sensibilisierung für psychische Gesundheit und Resilienz, Seelsorgeprogramme und kontinuierliche Evaluationen der Mitarbeiterzufriedenheit und des persönlichen Wohlergehens.
- Das Verständnis der wiederkehrenden Phasen vor, während und nach einer Katastrophe (sogenannter Katastrophenzyklus) kann bei der Vorbereitung auf eine Katastrophe und bei der Katastrophenvorsorge hilfreich sein. Es werden fünf Phasen unterschieden: Ruhephase,

*(Fortsetzung nächste Seite)*

## ZUSAMMENFASSUNG (FORTSETZUNG)

Vorwarnphase, Auftreffphase, Phase der Notfallversorgung sowie Erholungs- und Wiederaufbauphase.

- Das beste Ergebnis bei der Bewältigung eines Großschadensereignisses wird durch die Schaffung eines wohldurchdachten Katastrophenschutzplans erreicht, der erprobt, geprüft und validiert wurde, um Schwachstellen aufzuzeigen und zu verbessern.

## WIEDERHOLUNG FALLBEISPIEL

Sie werden zu einer örtlichen Schule alarmiert, die nach einer großen Überschwemmung durch ein starkes Unwetter vielen Menschen als Schutzraum dient. Der Bürgermeister und weitere Amtsinhaber sind in der Schule zugegen, um auf die Sorgen der Gemeinde über gesperrte Straßen und Stromausfälle einzugehen.

Noch auf der Anfahrt erhalten Sie durch den Disponenten der Rettungsleitstelle die neue Information, dass aktuell viele Meldungen über eine große Anzahl an Verletzten eingehen, nachdem in der Turnhalle während eines erneuten Sturms eine Tribüne eingestürzt ist, die während der Ansprache des Bürgermeisters als Sitzgelegenheit diente. Polizei und Feuerwehr sind ebenfalls auf der Anfahrt zur Einsatzstelle, haben aber aufgrund anderer wetterbedingter Einsätze nur begrenzte Ressourcen zur Verfügung.

- Welche Problematiken bezüglich der Sicherheit erwarten Sie?
- Welches Triage-System sollte genutzt werden?
- Wie sollte der Ablauf der Kriseninintervention organisiert werden?

## AUFLÖSUNG DES FALLBEISPIELS

Noch auf der Anfahrt zur Einsatzstelle werden weitere Kräfte nachgefordert und das örtliche Krankenhaus wird vorab über den Massenanfall von Verletzten informiert. Als ersteintreffendes Rettungsmittel melden Sie der Einsatzleitstelle, an welchem Ort eine technische Einsatzleitung (TEL) eingerichtet werden soll, und beginnen mit der Lagebeurteilung. Alle wichtigen Informationen melden Sie umgehend an die Leitstelle zurück.

Das ersteintreffende Rettungsdienstfachpersonal beginnt nach erster Gefährdungseinschätzung, Lagemeldung auf Sicht, grober Raumordnung und Abstimmung mit den vor Ort eingesetzten Fachdiensten mit der Vorsichtung der Verletzten. In sicherer Entfernung zum Schadensort werden eine Patientenablage und bei absehbarem Engpass an Transportkapazitäten ein Behandlungsplatz eingerichtet. Verletzte, die im Sichtungsbereich der Patientenablage eintreffen, werden entsprechend ihrer Verletzungsschwere einer Sichtungskategorie zugeordnet. Die Rettungskräfte führen alle notwendigen medizinischen Maßnahmen durch und wiederholen die Sichtung, um ggf. Behandlungs- und Transportprioritäten dem veränderten Gesundheitszustand nach erfolgter Behandlung anzupassen. Nachrückende Einsatzkräfte werden den Patienten nach Dringlichkeit zugeteilt. Eintreffende Transportmittel werden nach Ankunft im Bereitstellungsraum gesammelt, gegliedert und eingesetzt, um die Patienten zur definitiven Versorgung in ein geeignetes Krankenhaus zu transportieren. Die persönlichen Daten der Patienten sowie das zugeordnete Zielkrankenhaus werden registriert und sämtliche Behandlungsschritte dokumentiert. Mit den Krankenhäusern findet ein ständiger Austausch über Kapazitäten und Patientenzahlen statt.

Sobald alle Patienten versorgt und abtransportiert sind, beginnen Feuerwehr, Polizei und Ermittler, die Ursache des Einsturzes der Tribüne zu untersuchen.

# Quellenverzeichnis


1. DIN 13050 – Begriffe im Rettungswesen. Deutsche Norm. Berlin: Deutsches Institut für Normung e. V.; 2021.
2. Deutscher Städtetag. Reform des Zivil- und Katastrophenschutzes in der Bundesrepublik Deutschland, Teil B. Köln; 2002.
3. United Nations Office for Disaster Risk Reduction. Disaster. https://www.undrr.org/terminology/disaster, abgerufen am 8. Januar 2024
4. Noji EK. The Public Health Consequences of Disasters. New York, NY: Oxford University Press; 1997.
5. Noji EK, Siverston KT. Injury prevention in natural disasters:a theoreticalframework. Disasters. 1987; 11:290.
6. Cuny SC. Introduction to disaster management. Lesson 5: technologies of disaster management. Prehosp Disaster Med. 1993;6:372.
7. Phillips SJ, Knebel A, eds. Mass Medical Care with Scarce Resources: A Community Planning Guide. Prepared by Health Systems Research, Inc., an Altarum company, under contract No. 290-04-0010. AHRQ Publication No. 07-0001. Rockville, MD: Agency for Healthcare Research and Quality; 2007.
8. Leuchleuthner A. Massenanfall von Verletzten. In Scholz J, Sefrin P, Böttiger BW, Dörges V, Wenzel V. Notfallmedizin. 3. Aufl. Stuttgart: Georg Thieme Verlag; 2012: 653–662.
9. Feuerwehrdienstvorschrift 100 (FwDV 100). Führung und Leitung im Einsatz. Ausschuss „Feuerwehrangelegenheiten, Katastrophenschutz und zivile Verteidigung" (AFKzV) In: hlfs.hessen.de. Hessische Landesfeuerwehrschule, September 1999, abgerufen am 8. Januar 2024
10. Auf der Heide E. The importance of evidence-based disaster planning. Ann Emerg Med. 2006;47:34–49.
11. Larrey DJ. Memoires de Chirurgie Militaire, et Campagnes. Vols 1–4. Paris, France: J. Smith, Publisher; 1812–1817.
12. Lerner EB, Schwartz RB, Coule PL, et al. Mass casualty triage: an evaluation of the data and development of a proposed national guideline. Disaster Med Public Health Preparedness. 2008;2(suppl 1):S25-S34.
13. Burkle FM, Hogan DE, Burstein JL. Disaster Medicine. Philadelphia, PA: Lippincott, Williams & Wilkins; 2002.
14. Super G. START: A Triage Training Module. Newport Beach, CA: Hoag Memorial Hospital Presbyterian; 1984.
15. Romig LE 2002 (2002). "Pediatric triage: A system to JumpSTART your triage of young patients at MCIs". Journal of Emergency Medical Services. 27 (7): 52–8, 60–3.
16. Kanz, K.G., Hornburger, P., Kay, M.V. et al. mSTaRT-Algorithmus für Sichtung, Behandlung und Transport bei einem Massenanfall von Verletzten. Notfall Rettungsmed 9, 264–270 (2006).
17. Burkle FM, Hogan DE, Burstein JL. Disaster Medicine. Lippincott, Williams & Wilkins; 2002.
18. Newgard CD, Fischer PE, Gestring M, Michaels HN, Jurkovich GJ, Lerner EB, Fallat ME, Delbridge TR, Brown JB, Bulger EM; Writing Group for the 2021 National Expert Panel on Field Triage. National guideline for the field triage of injured patients: Recommendations of the National Expert Panel on Field Triage, 2021. J Trauma Acute Care Surg. 2022 Aug 1;93(2):e49-e60.
19. Arshad FH, Williams A, Asaeda G, et al. A modified Simple Triage and Rapid Treatment algorithm from the New York City (USA) Fire Department. Prehosp Disaster Med. 2015;30(2):1-6.
20. Burkle FM, Newland C, Orebaugh S, et al. Emergency medicine in the Persian Gulf: part II–triage methodology lessons learned. Ann Emerg Med. 1994;23:748-754.
21. Bloch YH, Schwartz D, Pinkert M, et al. Distribution of casualties in a mass-casualty incident with three local hospitals in the periphery of a densely populated area: lessons learned from the medical management of a terrorist attack. Prehosp Disast Med. 2007;22:186–192.
22. Die Medizinische Task Force des Bundes, Bundesamt für Bevölkerungsschutz und Katastrophenhilfe (BBK), Bonn. https://www.bbk.bund.de/DE/Themen/Gesundheitlicher-Bevoelkerungsschutz/Sanitaetsdienst/MTF/mtf_node.html, abgerufen am 8. Januar 2024
23. Hick JL, Ho JD, Heegaard WG, et al. Emergency medical services response to a major freeway bridge collapse. Disaster Med Public Health Preparedness. 2008; 2(suppl 1): S17-S24.
24. Everly GS, Mitchell JT. CISM – Stressmanagement nach kritischen Ereignissen – ein neuer Versorgungsstandard bei Notfällen, Krisen und Katastrophen. Wien: Facultas-Univ.-Verl.; 2002.
25. Mitchell JT, Everly GS, Müller-Lange J. Handbuch Einsatznachsorge. Edewecht: Stumpf&Kossendey; 2005.
26. https://www.bbk.bund.de/DE/Themen/Gesundheitlicher-Bevoelkerungsschutz/Triage-Sichtung/triage-sichtung_node.html, abgerufen am 7. Januar 2024
27. Akademie der Unfallchirurgie (AUC), München, TDSC - Terror and Disaster Surgical Care (TDSC). https://kurse.auc-online.de/kursangebot/kurs/tdsc--terror-and-disaster-surgical-care-10.html, abgerufen am 8. Januar 2024
28. Asaeda G, Cherson A, Richmond N, Clair J, Guttenberg M; National Association of EMS Physicians. American College of Emergency Physicians. Prehospital Emergency Care (2003);7(1):147-8.

# Weiterführende Literatur


Briggs SM, Brinsfield KH. Advanced Disaster Medical Response: Manual for Providers. 2nd ed. Cine-Med Inc; 2014.

De Boer J, Dubouloz M. Handbook of Disaster Medicine: Emergency Medicine in Mass Casualty Situations. Utrecht, The Netherlands: Van der Wees; 2000.

Eachempati SR, Flomenbaum N, Barie PS. Biological warfare: current concerns for the health care provider. J Trauma. 2002;52:179-186.

Feliciano DV, Anderson GV Jr., Rozycki GS, et al. Management of casualties from the bombing at the centennial olympics. Am J Surg. 1998;176(6):538-543.

Hirshberg A, Holcomb JB, Mattox KL. Hospital trauma care in multiple-casualty incidents: a critical view. Ann Emerg Med. 2001;37(6):647-652.

Hogan DE, Burstein, JL, eds. Disaster Medicine. 2nd ed. Philadelphia, PA: Lippincott, Williams & Wilkins; 2007.

Levitin HW1, Siegelson HJ. Hazardous materials. Disaster medical planning and response. Emerg Med Clin North Am. 1996;14(2):327–348.

Slater MS, Trunkey DD. Terrorism in America: an evolving threat. Arch Surg. 1997;132(10):1059-1066.

Stein M, Hirshberg A. Medical consequences of terrorism: the conventional weapon threat. Surg Clin North Am. 1999;79(6):1537-1552.

U. S. Department of Homeland Security, Federal Emergency Management Agency. www.fema.gov, abgerufen am 8. Januar 2024

Adams HA, Vogt PM, Binscheck T, Lange C: Neue Szenarien beim Großschaden – Anwendung und Adaptation bestehender Konzepte zur Schadenabwehr, AINS – Anästhesiologie Intensivmedizin Notfallmedizin Schmerztherapie. 2002;37(09): 509–581.

Beneker J. Ü-MANV – Überörtliche Hilfe beim Massenanfall von Verletzten. Notfallmedizin up2date. 2007;2(3): 237–252.

Kap. 46 – Einsatzkonzepte, Großschadenslage, Katastrophe. In Luxem J, Runggaldier K, Karutz H, Flake F. Notfallsanitäter heute. 7. Auflage (2020), Urban & Fischer Verlag/Elsevier GmbH, München

Bundesministerium des Innern. Katastrophenmedizin, Leitfaden für die ärztliche Versorgung im Katastrophenfall. 6. Aufl. (2013), Selbstverlag, Bonn.

Bundesamt für Bevölkerungsschutz und Katastrophenhilfe (BBK), Ratgeber für Notfallvorsorge und richtiges Handeln in Notsituationen, 7. Auflage (2019), Selbstverlag, Bonn.

Deutsche Gesellschaft für Anästhesiologie und Intensivmedizin (DGAI e. V.) - Katastrophenmedizinische prähospitale Behandlungsleitlinien, Langversion (S2k, AWMF Register Nr. 001-043) 2023. Verfügbar unter: https://register.awmf.org/de/leitlinien/detail/001- 043

SEGmente Band 1-16, Stumpf ; Kossendey Verlagsgesellschaft mbH, Edewecht

Handbuch für Organisatorischen Leiter und Leitenden Notarzt, 4. Auflage (2020), Stumpf + Kossendey Verlagsgesellschaft mbH, Edewecht

Ferch H, Melioumis M. Führungsstrategie: Großschadenlagen beherrschen (Kohlhammer Fachbuchreihe Brandschutz). 3. Auflage (2024), W. Kohlhammer GmbH, Stuttgart.

Glass W. Übungs-Handbuch für Katastrophenschutzeinheiten: Für Feuerwehren, Technisches Hilfswerk, Hilfsorganisationen, Zivil-Militärische Zusammenarbeit und Behörden. 3. Aufl. Regensburg: Walhalla U. Praetoria; 2006.

Heller AR, Brüne F, Kowalzik B, Wurmb T. Großschadenslagen: Neue Konzepte zur Sichtung. Dtsch Arztebl 2018; 115 (31–32): A-1432 / B-1206 / C-1198.

Heller AR, Salvador N, Frank M, Schiffner J, Kipke R, Kleber C. Diagnostic precision of triage algorithms for mass casualty incidents. Anaesthesist 2019; 68(Suppl 1):15–24.

Hüls E, Oestern HJ. Die ICE-Katastrophe von Eschede. Erfahrungen und Lehren. Eine interdisziplinäre Analyse. Berlin, Heidelberg, New York, Barcelona, London: Springer; 1999.

Jatzko H et al. Das durchstoßene Herz – Ramstein 1988. Beispiel einer Katastrophen-Nachsorge. Edewecht: Stumpf & Kossendey; 1995.

Moecke H, Wirtz S, Schallhorn J, Oppermann S, Rechenbach P. Notfallmedizinische Vorbereitung auf Terroranschläge. Notfallmedizin up2date. 2006;1:69–88.

Neidel T, Heller AR. Triage beim Massenanfall von Verletzten (MANV). Notfallmedizin UpToDate 2018; 13(2) 135-149

Rosolski T, Matthes, N. Notfallmanagement – Organisation der medizinische Versorgung beim Massenanfall von Verletzten oder Erkrankten. AINS – Anästhesiologie Intensivmedizin Notfallmedizin Schmerztherapie. 2006;41(6):370–375.

Schauwecker HH, Schneppenheim U, Bubser HP. Organisatorische Vorbereitungen im Krankenhaus für die Bewältigung eines Massenanfalls von Patienten. Notfall & Rettungsmedizin. 2003;6:596–602.

Sefrin P, Kuhnigk H. Großschadensereignisse – Behandlungskapazitäten und Zuweisungsstrategien. AINS – Anästhesiologie Intensivmedizin Notfallmedizin Schmerztherapie. 2008;43(3):232–313.

Ständige Konferenz für Katastrophenvorsorge und Katastrophenschutz. Wörterbuch für Bevölkerungsschutz und Katastrophenhilfe. 2. Auflage (2006).Selbstverlag, Köln.

Stein M, Hirshberg A, Gerich T. Der Massenanfall an Verletzten nach Explosion. Unfallchirurg. 2003;106:802–810.

Hossfeld B, Wurmb T, Josse F, Helm M – Massenanfall von Verletzten – Besonderheiten von „bedrohlichen Lagen", Anästhesiologie, Intensivmedizin, Notfallmedizin, Schmerztherapie 2017; 52(09): 618-629

Luiz T, Lackner C, Schmidt J, Kleist P, Rintelen H – Katastrophenmedizin: Krisenmanagement und medizinische Gefahrenabwehr, Urban & Fischer Verlag/Elsevier GmbH; 2. Auflage (2024)

KAPITEL 18

# Massenvernichtungswaffen

**Autoren**
Daniel P. Nogee, MD
Faizan H. Arshad, MD

## LERNZIELE

Nach dem Durcharbeiten dieses Kapitels werden Sie in der Lage sein:

- Die grundsätzlichen Überlegungen der Bewältigung eines Einsatzes mit Massenvernichtungswaffen zu diskutieren:
  - Lagebeurteilung
  - Räumliche Organisation
  - Persönliche Schutzausrüstung
  - Sichtung
  - Prinzipien der Dekontamination
- Die Verletzungsmechanismen, die Untersuchung der Verletzungen, deren Behandlung und Überlegungen zum Transport dieser Patienten zu beschreiben in Abhängigkeit von der Kategorie der eingesetzten Massenvernichtungswaffe:
  - Explosivstoffe und Brandsätze
  - Chemische Kampfmittel
  - Biologische Waffen
  - Nukleare und radiologische Waffen
- Zugang und Anwendung von weiteren Ressourcen zu kennen, um das Wissen in diesem Bereich zu vertiefen

## FALLBEISPIEL

An einem warmen Sommerabend werden Sie zu einem Einsatz disponiert, bei dem vor einem bekannten Café eine Explosion stattgefunden haben soll. Sie wissen, dass dieses Café gewöhnlich gut besucht ist und die Gäste sowohl drinnen als auch auf der Terrasse sitzen. Die Leitstelle teilt Ihnen mit, dass die Anzahl der Verletzten noch nicht bekannt sei, aber bereits mehrere Notrufe zu diesem Vorfall eingegangen seien. Feuerwehr und Polizei sind ebenfalls auf der Anfahrt.

Beim Eintreffen am Einsatzort stellen Sie fest, dass Sie das erste Team vor Ort sind. Bisher wurde keine Einsatzleitung eingerichtet. Dutzende Menschen rennen vom Ereignisort weg und fordern Sie auf, offensichtlich betroffene blutende Personen zu versorgen. Andere betroffene Personen liegen teils regungslos am Boden.

- Was tun Sie zuerst?
- Welche Prioritäten setzen Sie bei Ihrem weiteren Vorgehen?
- Wie werden Sie die Versorgung dieser großen Anzahl von betroffenen Personen sicherstellen?

# EINFÜHRUNG

Die Vorbereitungen, einen Massenanfall von Verletzten im Zusammenhang mit Massenvernichtungswaffen zu bewältigen, stellen eine enorme Herausforderung für das Rettungswesen dar. Es existieren mehrere Merkhilfen, um sich die verschiedenen Arten von Massenvernichtungswaffen merken zu können. Das wohl einfachste davon ist das Akronym „CBRNE", das für **c**hemische, **b**iologische, **r**adiologische, **n**ukleare und **e**xplosive Kampfstoffe steht.

Die Geschichte hat gezeigt, dass solche Ereignisse überall und unvorhersehbar auftreten können:

- 1995 forderte ein Bombenanschlag auf das Murrah Federal Building in Oklahoma City 168 Tote und 700 Verletzte. 80 % der tödlich verletzten Personen wurden Opfer des einstürzenden Gebäudes und nicht der eigentlichen Detonation. Ein Drittel der Verletzten in einem Krankenhaus in Oklahoma City wurde vom Rettungsdienst gebracht. Von diesen transportierten Patienten mussten 64% stationär aufgenommen werden, während dieser Anteil bei den Selbsteinweisern nur 6 % betrug.
- Am 11. September 2001 wurde das World Trade Center in New York attackiert, wobei Terroristen Passagierflugzeuge als fliegende Bomben benutzten. Der Anschlag hatte über 1.100 verletzte Überlebende zur Folge, ein Drittel davon wurde durch Rettungsdienste in die Krankenhäuser transportiert. 29 % der verletzten betroffenen Personen waren Rettungskräfte.
- Aus den Anschlägen auf mehrere Vorort-Züge in Madrid 2004 resultierten 190 Tote und 2.051 Verletzte.
- Im Jahr 2005 wurden Anschläge auf öffentliche Verkehrsmittel in London verübt. Bomben explodierten in drei U-Bahn-Zügen und einem Doppeldeckerbus und töteten 52 Personen und verletzten mindestens 779 weitere.
- Der Bombenanschlag im Jahr 2013 auf den Boston Marathon hatte 3 Tote und ungefähr 264 Verletzte zur Folge.
- 2015 wurden in Paris durch Schützen und Selbstmord-Attentäter insgesamt 130 Personen getötet und Hunderte weitere verletzt.
- Im Juni 2016 eröffnete ein Schütze das Feuer auf eine Menschenmenge im «Pulse Nightclub» in Orlando (Florida) und tötete 49 Erwachsene und verletzte 53 weitere.
- In Nizza (Frankreich) fuhr 2016 ein Terrorist absichtlich mit einem schweren Lastwagen durch eine Menschenmenge, die sich anlässlich des Nationalfeiertages versammelt hatte, wobei 86 Menschen getötet und 458 weitere verletzt wurden.
- Der Bombenanschlag auf die Manchester Arena 2017 hatte 22 Tote und weitere etwa 250 Verletzte zur Folge. Viele der Betroffenen waren Kinder.
- 2017 fuhr ein Terrorist in New York mit einem gemieteten Pick-up über einen Fahrradweg, was zu 8 Toten und 12 Verletzten führte.
- Im Oktober 2017 tötete ein Schütze am «Route 91 Harvest Country Festival» 58 Personen und verletzte mehr als 500 weitere, womit dies als die schlimmste Schießerei in der Geschichte der USA gilt.

Obwohl konventionelle Sprengstoffe, die am häufigsten eingesetzten Massenvernichtungswaffen sind, stellen auch Anschläge mit chemischen und biologischen Waffen das Rettungswesen vor Herausforderungen. Das 1995 verübte Attentat mit Sarin auf die U-Bahn in Tokio tötete 12 Menschen, über 5.000 Personen nahmen medizinische Hilfe in Anspruch. Viele davon waren asymptomatisch, sorgten sich jedoch vor den Folgen einer möglichen Exposition. Die Feuerwehr in Tokio setzte 1.364 Feuerwehrleute an den 16 betroffenen U-Bahn-Stationen ein, 135 (10 %) davon waren direkt oder indirekt exponiert.

Viele mutmaßliche Angriffe mit chemischen Kampfstoffen im Syrienkrieg wurden von den Vereinigten Nationen untersucht, darunter Anwendungen der potenten Kampfmittel Sarin (2015), Chlorgas (2014) und Senfgas (2015) mit einer Vielzahl an betroffenen Personen in der Zivilbevölkerung sowie unter den Rettungskräften.

Keiner der lebensbedrohlichen Bioterrorismus-Anschläge in den Vereinigten Staaten verursachte eine größere Anzahl von betroffenen Personen, was jedoch nicht bedeutet, dass der Rettungsdienst sich auf derartige Bedrohungen nicht vorbereiten sollte. Zwischen 1998 und 1999 waren nahezu 6.000 Personen in den gesamten USA durch 200 vermeintliche Anschläge bzw. Falschmeldungen im Zusammenhang mit Anthrax betroffen. Die Anthraxbriefe, die im Herbst 2001 ausgeliefert wurden, führten in lediglich 22 Fällen zu klinischen Behandlungen, verursachten, aber zahllose Alarmierungen des Rettungsdienstes aufgrund verdächtiger Päckchen und Pulver.

Auch wenn es sich dabei nicht um einen terroristischen Anschlag handelte, stellte die COVID-19-Pandemie das Rettungswesen auf lokaler, regionaler und nationaler Stufe vor Herausforderungen. Zu Beginn der Pandemie hatten viele Alters- und Pflegeeinrichtungen grosse Fallzahlen zu bewältigen.[1] Dabei wurden in den USA Rettungsdienste, Einheiten des Katastrophenschutzes, darunter auch die Nationalgarde, sowie "Disaster Medical Assistance Teams (DMAT)" gezwungen, Triage im großen Umfang durchzuführen sowie Logistik- und Pflegeleistungen zu erbringen[1,2]. Die limitierte Verfügbarkeit von Persönlicher Schutzausrüstung (PSA) zu Beginn der Pandemie führte dazu, dass das Rettungsdienstfachpersonal und Gesundheitsfachpersonal in den Krankenhäusern an COVID-19 erkrankten und damit zusätzlichen Druck auf das Gesundheitswesen ausgeübt haben.[3] Obwohl auch andere Infektionskrankheiten das Gesundheitswesen vor ähnlich gelagerte Probleme stellten (z.B. SARS in Toronto 2003, Ebola in Westafrika 2013 bis 2016), so zeigte die COVID-19-Pandemie doch, in welch großem Ausmaß das Gesundheitswesen durch Infektionskrankheiten belastet werden kann. Die Verwerfungen, zu denen die COVID-19-Pandemie weltweit geführt hat, lassen auch eine mögliche willentliche Freisetzung eines Krankheitserregers aus einer Forschungseinrichtung ins Bewusstsein rücken.

Die Wahrscheinlichkeit wächst, dass der Rettungsdienst eines Tages auf ein Attentat mit einer nuklearen oder radiologischen Waffe reagieren muss. Die Befürchtung nimmt zu, dass Terroristen eine „schmutzige Bombe" zünden könnten, um damit sowohl Verletzungen zu verursachen als auch eine Panik wegen möglicher radioaktiver Kontamination auszulösen.

Während unter Massenvernichtungswaffen üblicherweise die bereits erwähnten CBRNE-Kampfmittel verstanden werden, können sich diese in ganz unterschiedlicher Form präsentieren. Zum Beispiel ist die absichtliche Steuerung eines Motorfahrzeugs in eine Menschenmenge in den letzten Jahren eine zunehmende Form eines Anschlags geworden, wahrscheinlich aufgrund der Mühelosigkeit, an eine Waffe (das Fahrzeug) und ein Ziel (die Menschenmenge) zu gelangen, verglichen mit CBRNE-Angriffen.

Zudem wurden Anschläge durch einen oder mehrere Schützen häufiger, bei denen Zivilisten mit Schusswaffen (Handfeuerwaffen, Langwaffen und andere militärische oder nicht-militärische Feuerwaffen) attackiert werden, dies in den USA als auch in anderen Ländern.[4] Obwohl es sich streng genommen nicht um Massenvernichtungswaffen handelt, werden solche Anschläge in diesem Kontext behandelt, da sie das Rettungsdienstfachpersonal vor ähnliche Probleme stellen.

Im Gegensatz zu kleineren Schießereien können bei Anschlägen mit weiterhin aktiven Schützen mehr Patienten mit großem Blutverlust auftreten, mutmaßlich aufgrund einer längeren Dauer vom Zeitpunkt der Verletzung, bis eine Behandlung stattfindet, zudem können die Ressourcen aufgrund einer größeren Anzahl von Verletzten überfordert sein. Rettungskräfte können selber zu Zielpersonen werden, was Fragen der Sicherheit am Einsatzort aufwirft.

Die Hartford-Consensus-Konferenz 2013 führte zur Entwicklung des THREAT-Frameworks, das der Vorbereitung auf und der Bewältigung von Amok- und Schusswaffenlagen dient. Es umfasst die Unterdrückung der Bedrohung, die Blutungskontrolle, die schnelle Rettung aus der Gefahrenzone, die Untersuchung durch Rettungsdienstfachpersonal und den Transport in ein geeignetes Zielkrankenhaus zur definitiven Versorgung.[5] Um die Auswirkungen solcher Angriffe zu verringern, werden verschiedene Maßnahmen umgesetzt. In *„Stop the Bleed"*-Programmen lernen Zivilpersonen einfache Techniken zur Blutstillung. An gefährdeten Orten wird Material wie Tourniquets und Verbände vorgehalten, um mehrere Verletzte versorgen zu können. Rettungsdienstfachpersonal wird in speziellen Kursen wie Tactical Combat Casualty Care (TCCC) oder Tactical Emergency Casualty Care (TECC) geschult. Ergänzend finden gemeinsame Übungen mit der Polizei statt, um ein koordiniertes Vorgehen sicherzustellen.

# Allgemeine Überlegungen

## Lagebeurteilung

Die richtige Lageeinschätzung durch das Rettungsdienstfachpersonal ist entscheidend. Sie bildet die Grundlage für die eigene Sicherheit, die Sicherheit der Kollegen und für eine effektive Versorgung der Patienten. Attentate mit Massenvernichtungswaffen stellen immer auch eine erhebliche Gefahr für alle eingesetzten Rettungskräfte dar. Der Eigenschutz hat daher oberste Priorität, bevor mit der Versorgung von Betroffenen begonnen wird.

Im Fall einer Explosion können Feuer entfacht und gesundheitsgefährdende Substanzen freigesetzt worden sein. Von beschädigten Stromleitungen, herabfallenden Trümmerteilen sowie absturzgefährdeten Stellen gehen Gefahren aus. Beim Bombenanschlag in Oklahoma City wurde eine Rettungsdienstfachperson durch herabfallende Trümmer getötet.[6] Beim Anschlag auf das World Trade Center starben 2001 zahlreiche Rettungskräfte beim Einsturz der Gebäude. Insgesamt kamen 343 Feuerwehrleute, 15 Rettungsdienstmitarbeiter und 3 Polizeibeamte ums Leben.

Helfer können chemischen Kampf- oder Gefahrstoffen nicht nur durch ihre unmittelbare Wirkung bei der eigentlichen Freisetzung, sondern auch durch Kontamination beim Berühren von Haut, Bekleidung oder anderen persönlichen Dingen der Betroffenen ausgesetzt werden. Biologische Waffen können, abhängig von der Art ihrer Ausbringung, ebenfalls unmittelbar durch die eingesetzte Substanz wirksam werden, z. B. durch Anthraxsporen-Aerosole, oder durch Ansteckung mit einer übertragbaren Krankheit, z. B. Pest oder Pocken. Eine weitere Bedrohung sowohl für anrückende Rettungskräfte als auch für die Betroffenen eines Attentats ist die Gefahr eines Sekundäranschlags. Ein typisches Szenario ist das Anbringen eines weiteren Sprengsatzes am Ort des Erstanschlags, der erst nach Eintreffen der Einsatzkräfte gezündet wird, um die Zahl der Verletzten und Toten zu steigern und zugleich zusätzliche Verwirrung sowie Panik zu erzeugen..

Die eintreffenden Einsatzkräfte müssen all diese Faktoren im Hinterkopf haben, wenn sie einen Einsatzort beurteilen, an dem möglicherweise Sprengstoff oder eine

Massenvernichtungswaffe eingesetzt worden ist. Da die meisten bedrohlichen Substanzen das Risiko einer Inhalation beinhalten, sollte die Annäherung aller Kräfte der verschiedenen Behörden und Organisationen mit Sicherheitsaufgaben (BOS resp. BORS) aus der Windrichtung („mit dem Wind im Rücken") erfolgen. Außerdem sollte das Vorgehen „bergab" und insbesondere der Aufbau von Strukturen oberhalb der Einsatzstelle geprüft werden, sofern flüssige Gefahrstoffe involviert sein können.

Die erste Beurteilung und Untersuchung sollten aus sicherer Entfernung vorgenommen werden. Dabei sollte in besonderem Maße auf mögliche Hinweise für eine Gefahrstofflage geachtet werden: sichtbare Dämpfe, ausgelaufene Flüssigkeiten oder Sprühvorrichtungen deuten auf eine persistierende Gefahr hin. Auch die Untersuchung der Patienten gehört zur Lagebeurteilung. Verdächtige Symptome wie Krampfanfälle oder eine ähnliche Symptomatik mehrerer Patienten sollten als Hinweis auf eine mögliche Freisetzung chemischer oder biologischer Gefahrstoffe gewertet werden. Die Beobachtungen und Schlussfolgerungen der Einsatzkräfte vor Ort müssen der vorgesetzten Stelle übermittelt werden. Durch darauf basierende Maßnahmen kann eine zweckmäßige und sichere Bewältigung des Ereignisses sichergestellt und die Patienten korrekt behandelt werden.

An- und Abfahrt vom möglicherweise kontaminierten Schadensort müssen kontrolliert werden. Unbeteiligte und Schaulustige müssen unbedingt durch Information und Absperrmaßnahmen daran gehindert werden, sich der Einsatzstelle zu nähern, um weitere potenzielle Betroffene und die Verschleppung einer Kontamination zu verhindern. Ebenso sollte aus dem gleichen Grund das unkontrollierte Entfernen von Betroffenen vom Schadensort unterbunden werden. Analog zur Vorgehensweise bei einem Gefahrstoffunfall werden verschiedene Kontrollbereiche (heiße, warme, kalte Zone) mit kontrollierten Zugangspunkten und definierten Bewegungskorridoren eingerichtet. Außerdem können so sichere Bereiche für die Sichtung und Behandlung der Patienten eingerichtet werden (**Abbildung 18-1**; siehe Abschnitt Persönliche Schutzausrüstung ).

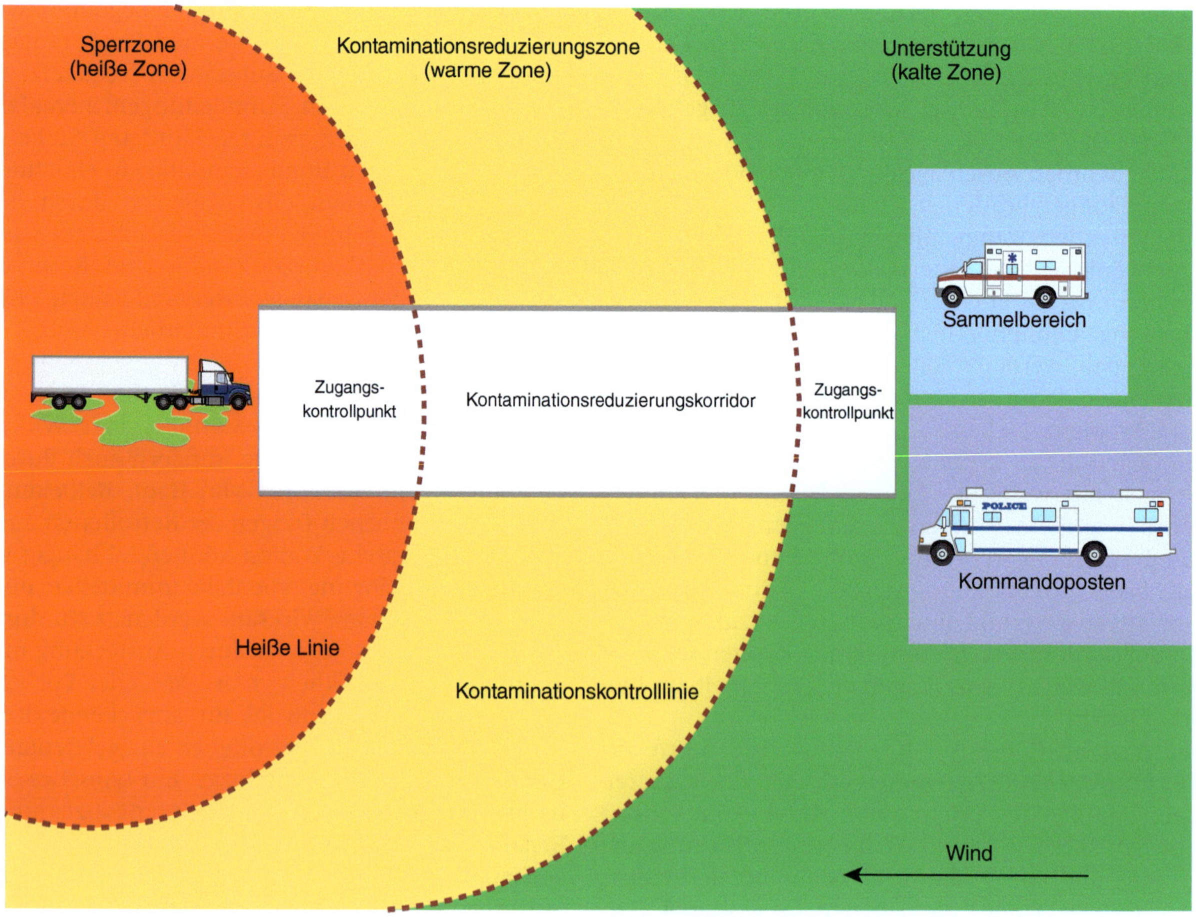


**Abbildung 18-1** Bei Gefahrstoffunfällen oder Anschlägen mit CBRNE-Stoffen wird der Einsatzort üblicherweise in eine heiße, eine warme und eine kalte Zone unterteilt. Einsatzleitung und Sichtung der Patienten sollten in der kalten Zone erfolgen.

## Räumliche Organisation

Die Grundsätze der Einsatzleitung werden in Kapitel 5: *„Die Einsatzstelle“* und Kapitel 17: *„Katastrophenmanagement“* im Detail beschrieben. Alle Einsätze, ungeachtet ihrer Größe und Komplexität, werden von einem Einsatzleiter geführt. Dies kann die erste professionelle Rettungsfachkraft vor Ort sein, bis diese von einer für diese Funktion beauftragten Person abgelöst wird. Es ist entscheidend, dass sich jede Rettungsfachkraft mit der Ordnung des Raumes am Schadensort auseinandersetzt und Gelegenheit erhält, solche Strukturen möglichst bei organisationsübergreifenden Übungen zu trainieren.

## Persönliche Schutzausrüstung

Wenn auf einen möglichen CBRNE-Einsatz reagiert wird, muss eine angepasste **persönliche Schutzausrüstung (PSA)** getragen werden. Die persönliche Schutzausrüstung kann von der regulären Einsatzkleidung bis hin zu einem Überdruckanzug mit umluftunabhängigem Atemschutzgerät reichen. Sie ist so ausgelegt, dass sie – je nach Ausführung – Atemwege, Haut und Schleimhäute der Einsatzkräfte in unterschiedlichem Umfang schützt. In den USA erfolgt die Einteilung der Schutzanzüge in vier Klassen **Abbildung 18-2**:

- *Schutzstufe A:* Diese Stufe bietet den höchstmöglichen Schutz für Atemwege und Haut. Die Atemwege werden durch ein umluftunabhängiges Atemschutzgerät oder ein **Luftversorgungssystem (supplied air respirator, SAR)** mit Überdruck geschützt. Eine chemikalienresistente, Außenschicht des Schutzanzuges schützt die Haut des Trägers. Das Anlegen dieser Schutzausrüstung erfordert erhebliche Zeit, was den Zugang der Rettungskräfte zu den Patienten verzögert. Geduld der präklinischen Rettungskräfte ist bei solchen Lagen daher essenziell. Zudem müssen zusätzliche Ressourcen bereitgestellt werden, um die Rettungskräfte beim An- und Ablegen dieser Ausrüstung zu unterstützen. Die Einsatzdauer in Schutzstufe A ist durch die verfügbare Luftversorgung sowie durch Wärme- und Feuchtigkeitsansammlung im Anzug und durch agenturspezifische Vorgaben begrenzt
- *Schutzstufe B:* Die Atemwege werden wie bei Schutzstufe A durch Überdruck und umluftunabhängiges Atemschutzgerät geschützt. Die Haut ist jedoch nicht vollständig von chemikalienresistenter Schutzkleidung – bestehend aus Anzug, Handschuhen und Stiefeln – umschlossen und lediglich vor Spritzern geschützt. Es besteht maximaler Atemschutz bei reduziertem Körperschutz. Das An- und Ablegen ist zeitaufwendig, und die mögliche Einsatzdauer im Anzug bleibt begrenzt.
- *Schutzstufe C:*. Die Atemwege werden durch ein Gerät, das die Umgebungsluft filtert, geschützt. Das Atemgerät kann dabei dem Träger die Luft batteriebetrieben aktiv durch einen Filter zuführen oder er muss die Luft bei dichter Maske selbstständig durch einen Filter „ansaugen“. Der Schutz der Haut ist identisch mit Schutzstufe B.
- *Schutzstufe D:* Normale Arbeitskleidung, die mit Überschürze, Handschuhen und Gesichtsmaske ergänzt werden kann. Schutzstufe D bietet einen minimalen Schutz der Atemwege sowie der Haut.

Man könnte zu dem Schluss kommen, dass jeder Einsatz mit der höchsten Schutzstufe erfolgen sollte, egal um welche Art der Gefahr es sich handelt. Dies ist jedoch eine falsche Überlegung, da ein Schutz der höchsten Schutzstufe die Maßnahmen am Patienten erschwert. Ein Einsatz in dieser Schutzstufe benötigt Training und Erfahrung und der Träger wird dem Risiko einer Erschöpfung sowie eines Hitzschlags ausgesetzt, zudem ist die Kommunikation zwischen Verletzten und Rettungskräften eingeschränkt. Die korrekte Schutzstufe muss aufgrund der vorliegenden Gefahr, dem Grad der Ausbildung und dem Einsatzbereich der Rettungsfachkraft festgelegt werden. Sie muss geschult und geübt sein und die Schutzstufe korrekt anwenden.

## Kontrollbereiche / Gefahrenzonen

Die Schutzausrüstung richtet sich nach der jeweiligen Gefahr und der Distanz zum Gefahrenherd. Der Bereich um den Gefahrenherd wird dabei in verschiedene Zonen eingeteilt:

- Die *heiße Zone* ist das Gebiet, in dem eine unmittelbare Gefahr für Gesundheit und Leben besteht. Dies kann eine Belastung mit gesundheitsschädlichen Gasen, Dämpfen, Aerosolen, Flüssigkeiten oder Stäuben bedeuten. Die PSA muss entsprechend vor den unterschiedlichen Expositionsmöglichkeiten schützen. In dieser Zone wird oftmals eine Schutzausrüstung der höchsten Stufe getragen.
- Die *warme Zone* ist dadurch charakterisiert, dass die Konzentration des schädlichen Agens bereits geringer ist. Nach Einsatz von CBRNE-Stoffen ist dieser Bereich auch dadurch gekennzeichnet, dass in diese Zone verletzte Personen gebracht werden, um die Dekontamination durchzuführen. Für die Rettungskräfte besteht weiterhin das Risiko, durch gefährliche Stoffe kontaminiert zu werden, die an betroffenen Personen, anderen Helfern oder an der Ausrüstung haften. Die persönliche Schutzausrüstung ist entsprechend den möglichen Expositionswegen auszuwählen und anzupassen.
- Die *kalte Zone* ist der Bereich außerhalb der heißen und warmen Zone, der nicht kontaminiert ist. Es besteht keine Gefahr, gesundheitsgefährdenden Substanzen ausgesetzt zu werden, es muss keine spezielle Schutzausrüstung getragen werden.

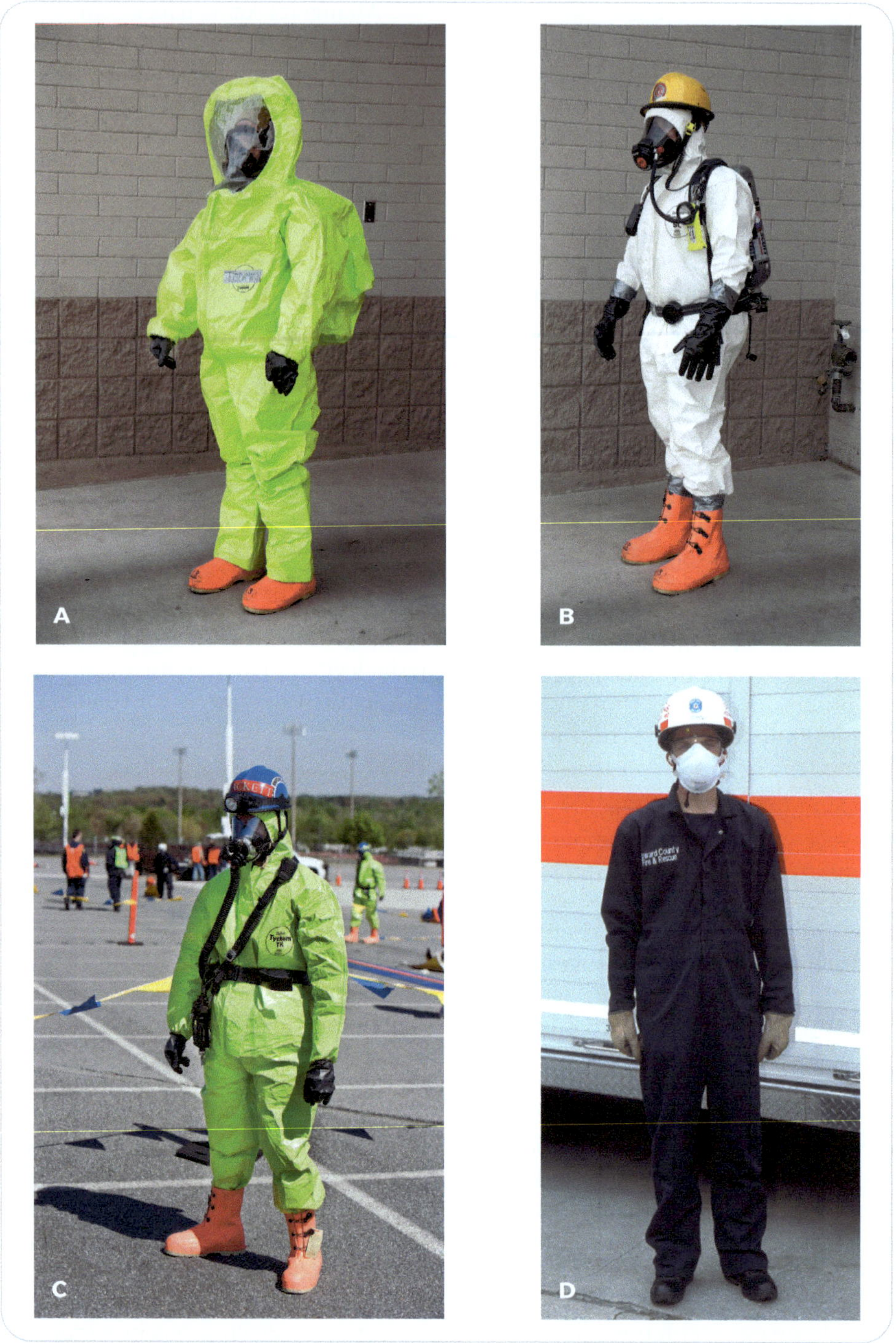


**Abbildung 18-2** Persönliche Schutzausrüstung (PSA): **A.** Schutzstufe A; **B.** Schutzstufe B; **C.** Schutzstufe C; **D.** Schutzstufe D.



Es ist wichtig zu beachten, dass sich Gefahrenbereich häufig nur schwer eindeutig festlegen lassen und eher dynamisch als statisch sind. Zu den Faktoren, die diese Dynamik beeinflussen, zählen das Verhalten der Betroffenen und der Einsatzkräfte sowie die Umgebungsbedingungen. So können kontaminierte Personen, sofern sie nicht völlig bewegungsunfähig sind, in Panik oder auf der Suche nach medizinischer Hilfe in die kalte Zone gelangen oder den Einsatzort ganz verlassen. Warme- und kalte Zone werden grundsätzlich windabgewandt von der heißen

Zone eingerichtet, doch eine Änderung der Windrichtung kann Rettungskräfte gefährden, wenn sie nicht rechtzeitig geeignete Schutzausrüstung anlegen oder sich rasch zurückziehen können. Diese Eventualitäten müssen bei der Planung-und Durchführung von Einsätzen mit Massenvernichtungswaffen berücksichtigt werden.

## Triage respektiv Sichtung

Nach einem Ereignis mit Massenvernichtungswaffen muss das Rettungsdienstfachpersonal mit einer großen Zahl an Betroffenen rechnen, die untersucht und behandelt werden müssen. Jedes Rettungsdienstsystem sollte daher ein Verfahren zur schnellen Triage festlegen und regelmäßig üben. Ziel der Patiententriage bei einem solchen Ereignis ist es, mit den verfügbaren Ressourcen den größtmöglichen Nutzen für die größtmögliche Zahl von Betroffenen zu erzielen.

Die Sichtung basiert im Regelfall auf der Beurteilung physiologischer Kriterien, welche die Einteilung in verschiedene Behandlungskategorien ermöglichen. Das Ziel besteht darin, jene Patienten zu identifizieren, die am dringendsten eine Behandlung bzw. einen Transport benötigen.[7] Es gibt mehrere Triage- respektiv Sichtungsverfahren.[8] START (**S**imple **T**riage **a**nd **R**apid **T**reatment) bzw. der modifizierte mSTART und BASIC (**B**leeding, **A**irway, **S**hock, **I**mmobilisation after **C**lassification). In den USA werden noch weitere Verfahren angewendet, MASS (**M**ove, **A**ssess, **S**ort, **S**end) oder SALT (**S**ort by Ability to Move, **A**ssess Need for **L**ifesaving Interventions, **T**riage and **T**ransport).[9] Weitere Informationen dazu finden sich im Kapitel 17: *„Katastrophenmanagement"*.

Ungeachtet dessen, welches Triageverfahren angewandt wird, muss dieses in den rettungsdienstlichen Alltag implementiert werden. Nur so kann sichergestellt werden, dass das Rettungsdienstfachpersonal den Umgang damit gewohnt ist und es auch durch die nachbehandelnden Stellen (Krankenhäuser, Traumazentren) erkannt wird.

## Prinzipien der Dekontamination

Patienten können ebenso wie Rettungskräfte eine Dekontamination benötigen, wenn sie gesundheitsgefährdenden Stoffen ausgesetzt worden sind. Sie sollten vor Ort innerhalb der festgelegten Dekontaminationszone dekontaminiert werden. Eine Dekontaminationszone liegt typischerweise entgegen der Windrichtung und höher als die Gefahrenzone, wenn dies die örtlichen Gegebenheiten zulassen. Expositionen gegenüber gasförmigen Stoffen benötigen keine Dekontamination zur Vermeidung einer Verschleppung, die Kleidung der betroffenen Personen sollte jedoch entfernt werden.

Die Dekontamination erfolgt zweistufig. Zunächst werden Kleidung, Schmuck und Schuhe entfernt, beschriftet und gesichert, da dies bereits den Großteil der Kontamination beseitigt und die Gegenstände als Beweismittel dienen können. Feste Rückstände werden vorsichtig abgebürstet, flüssige Stoffe abgetupft. Anschließend werden alle Hautareale – insbesondere Hautfalten, Achseln, Leisten, Gesäß und Füße – mit Wasser oder mildem Reinigungsmittel sanft gereinigt, um eine Resorption toxischer Substanzen zu vermeiden. Bei radiologischen Ereignissen wird häufig eine trockene Dekontamination bevorzugt, da sie kontaminiertes Abwasser verhindert und meist ausreichend ist.

Spezielle Dekontaminationsmittel, darunter **Reactive Skin Decontamination Lotion (RSDL®)**, **Fullererde** und verschiedene adsorptive Produkte, enthalten Wirkstoffe, die gefährliche Chemikalien neutralisieren können, bevor diese vollständig über die Haut aufgenommen werden. Wirkmechanismus und Anwendung variieren je nach Produkt, werden jedoch in der Regel als Bestandteil der Hautdekontamination eingesetzt und ersetzen oder ergänzen herkömmliche Verfahren mit Wasser und Seife oder verdünnter Natriumhypochlorit-(Bleiche) Lösung. Labor- und Tiermodelle zeigen, dass der Einsatz dieser speziellen Mittel die systemische Toxizität verringern und die Überlebenschancen verbessern kann.[10, 11] Für den deutschsprachigen-Raum stehen insbesondere **RSDL®**, **Fullererde-Granulate** sowie Aktivkohle-basierte Dekontaminationstücher zur Verfügung; diese sollten in Dekontaminationskonzepte von Rettungsdiensten und Katastrophenschutz integriert werden. Die Website *„Chemical Hazards Emergency Medical Management (CHEMM)"* enthält eine nützliche Datenbank zu medizinischen Gegenmaßnahmen sowie weiterführende Links zu unterstützender Forschung.[12]

Die Dekontamination muss systematisch erfolgen, um keine kontaminierten Hautareale zu übersehen. Kontaktlinsen sind zu entfernen, Schleimhäute bei Symptomen großzügig mit Wasser oder Kochsalzlösung zu spülen. Gehfähige Patienten können ihre Dekontamination unter Anleitung selbst durchführen, nicht gehfähige Patienten benötigen Unterstützung von Rettungsfachkräften mit geeigneter PSA. Eine rasche und effektive Dekontamination ist entscheidend für das Behandlungsergebnis, erfordert jedoch erhebliche Ressourcen und geschultes Rettungsfachpersonal, einschließlich Zugangskontrolle zur Vermeidung von Kreuzkontamination, Rettungsdienst- und Gesundheitsfachpersonal in der heißen Zone zur Stabilisierung vor der Dekontamination sowie ausreichendes Personal zur Aufrechterhaltung eines Arbeits-/Ruhezyklus, da Dekontamination in voller PSA körperlich stark belastet, insbesondere bei hohen Umgebungstemperaturen.[13]

Möglichst rasche Dekontamination zahlt sich durch die Verringerung der Expositionszeit gegenüber potenziell lebensbedrohlichen Substanzen aus. Daher sollten alle Rettungsdienstkräfte über Grundkenntnisse bezüglich CBRNE-Bedrohungen verfügen und Möglichkeiten kennen, um wenigstens eine improvisierte Dekontamination durchzuführen, bevor das Dekontaminationsteam vor Ort ist. So kann die Expositionszeit für Betroffene und Rettungsfachkräften minimiert werden. Dabei sollten auch Aspekte betrachtet werden wie:

- Sichtschutz für Patienten und Personal, die sich entkleiden müssen
- Verfügbarkeit von warmem Wasser für Spülung und Dusche
- Verfügbarkeit eines sinnvollen Kleidungsersatzes nach Abschluss der Dekontamination
- Kontaminierte Habseligkeiten sind sicher zu verwahren und nach Dekontaminationsentscheidung entweder dem Patienten zurückzugeben oder fachgerecht zu entsorgen
- Separate Sammlung des kontaminierten Abwassers, falls möglich

Nachdem der Patient dekontaminiert wurde, muss dies nach einem einheitlichen Verfahren dokumentiert werden. Die Patienten bleiben dennoch unter weiterer Beobachtung, um die verzögerte Entwicklung oder das erneute Auftreten von Symptomen einer möglichen Vergiftung zu erkennen. Dies kann auch die unvollständige Entfernung von schädigenden Agenzien signalisieren, sodass die Dekontamination im Zweifel erneut durchgeführt werden sollte.

# Explosionen, Sprengstoffe und Brandsätze

Kenntnisse über Explosionsverletzungen sind sowohl im zivilen als auch im militärischen Umfeld für alle Mitarbeiter des Rettungsdienstes unverzichtbar. Rettungsdienstfachpersonal müssen die Pathophysiologie der Verletzungen kennen, die durch Explosionen in der Industrie oder im häuslichen Umfeld (von Feuerwerkskörpern bis zu Heizungsanlagen), aber insbesondere durch terroristische Anschläge (Briefbomben, [Personen-]Minen, konventionelle Sprengwaffen, improvisierte Sprengvorrichtungen) verursacht werden können. Eine Untersuchung der 36.110 Sprengstoffzwischenfälle, die zwischen 1983 und 2002 von der US-Behörde für Alkohol, Tabak und Waffen (Bureau of Alcohol, Tobacco and Firearms, ATF) erfasst wurden, schließt mit den Worten: *„Wie Erfahrungen aus den USA zeigen, sind die für Sprengstoffanschläge erforderlichen Materialien ohne großen Aufwand zu beschaffen. Eine entsprechende Vorbereitung des Rettungsdienstes ist daher unerlässlich."*[14]

Explosionen kommen in Privathaushalten vor (vor allem als Folge von Gaslecks oder im Zusammenhang mit Bränden) und sind ein betriebsbedingtes Risiko in zahlreichen Industriezweigen. Diese umfassen z. B. den Bergbau, Abrissunternehmen, die chemische Industrie, Raffinerien oder wenn bei der Produktion, Bearbeitung oder Lagerung (Fein-)Stäube auftreten können. Explosionen im industriellen Bereich entstehen durch unbeabsichtigte Freisetzung chemischer Substanzen, Feuer, mangelhafte Wartungsarbeiten sowie aufgrund von elektrischen bzw. anderen maschinellen Funktionsstörungen. Resultieren können zusätzlich der Einsturz oder die Destabilisierung von Gebäuden, herabstürzende Trümmer, die Entstehung oder Freisetzung von giftigen Gasen, sekundäre Explosionen und eine große Anzahl von Verletzten. Eine weitere häufige Ursache für Explosionen ist das Bersten von Behältern, die unter Druck stehen, z. B. Boiler, wenn durch eine Fehlfunktion der Druck im Gefäß die Belastbarkeit der Hülle übersteigt. Illegale Methamphetamin-Labore stellen seit zwei Jahrzehnten ein wachsendes Risiko dar – für Rettungskräfte durch Explosionsgefahr und Exposition gegenüber toxischen Substanzen.[15] Eine Analyse von 2.373 tödlichen Arbeitsunfällen aufgrund von unbeabsichtigten Feuern oder Explosionen zwischen 1995 und 2010 zeigte, dass weniger als 12 % der Unfälle zu mehr als einem Toten geführt haben.[16]

Terroristen nutzen außerdem in zunehmendem Maße vor allem unkonventionelle Brand- und Sprengvorrichtungen (Improvised Explosive Devices, IED) für Anschläge gegen zivile Ziele. Einerseits sind diese Mittel einfach und mit geringem finanziellem Aufwand herzustellen, andererseits können sie bereits Zerstörungen in einem Ausmaß verursachen, das der jeweiligen Tätergruppierung die angestrebte internationale Aufmerksamkeit zuteilwerden lässt. Die Wahrscheinlichkeit, dass der Rettungsdienst mit den Folgen eines konventionellen Anschlages konfrontiert wird, ist viel wahrscheinlicher als ein Anschlag mit chemischen, biologischen oder radioaktiven Stoffen. Global wurden zwischen 1970 und 2014 über 58.000 terroristische Anschläge mit Sprengstoffen identifiziert, mit einer Zunahme der Anschläge in den frühen 2000er-Jahren. 5 % dieser Anschläge waren Selbstmordattentäter, sie waren mit einer signifikant höheren Anzahl von Getöteten und Verletzten pro Anschlag assoziiert.[17]

Bei einem Bombenanschlag im zivilen Umfeld können sowohl zivile als auch militärische Kräfte zum Einsatz kommen. Entsprechend müssen sich auch beide ihrer Rolle in der Bewältigung eines solchen Ereignisses im Klaren sein. Obwohl die USA nicht so viele Bombenanschläge zu verzeichnen hat wie andere Länder, wurden 2019 insgesamt 715 Explosionen (Anschläge, unfallbedingte Explosionen und solche mit unklarer Absicht) registriert, die zu 86 Verletzten und 16 Toten führten.[18]

## Kategorien von Sprengstoffen

Rettungsdienstfachkräfte, welche die Verletzten nach einem Sprengstoffanschlag beurteilen, sollten sowohl die Art bzw. Kategorie des Sprengsatzes als auch den Ort des Geschehens besonders berücksichtigen.[19] Man kann nach der Geschwindigkeit der Energiefreisetzung zwei Kategorien von Sprengstoffen unterscheiden.

### Hochexplosive Sprengstoffe

**Hochexplosive**, brisante Sprengstoffe (High-Order Explosives, HE) wurden so entwickelt, dass sie ihre Energie mit hoher Geschwindigkeit freisetzen und damit eine Stoßwelle („Shock Wave") erzeugen, die durch den erzeugten Überdruck bereits primäre Verletzungen hervorrufen kann. Diese durch den unmittelbaren maximalen Druckanstieg der initialen Explosion verursachte Stoßwelle bewegt sich im Überschallbereich. Der Überdruck von hochexplosiven Sprengstoffen kann 270.000 bar überschreiten, verglichen mit 1 bar Umgebungsdruck. Es handelt sich dabei um die führende Ausbreitungsfront als integralen Bestandteil der gesamten Druckwelle („Blast Wave"), die durch die schlagartige Freisetzung von Energie verursacht wird und dann Fragmente des Sprengkörpers wegschleudert, sekundäre Fragmente aus der Umgebung mobilisiert und zusätzlich eine extreme thermische Strahlung generiert (**Kasten 18-1**). Die Schockwelle breitet sich vom Entstehungsort her aus und schwächt sich schnell ab.[20] Diese Welle darf nicht mit dem Wind verwechselt werden, der durch eine Explosion entsteht.

Beispiele für hochexplosive Sprengstoffe sind TNT (2,4,6-Trinitrotoluol), Nitroglyzerin, Dynamit und Ammoniumnitrat-Treibstoffe. Vertreter einer jüngeren Entwicklungsgeneration sind polymergebundene Sprengstoffe mit der 1,5-fachen Sprengkraft von TNT (Beispiel: Gelignite) sowie die weitverbreiteten Plastiksprengstoffe (Beispiel: Semtex). Die HE haben einen abrupten, zerschmetternden Effekt (Brisanz), der Knochen und Weichteile pulverisieren, Überdruckverletzungen verursachen (Barotraumen) sowie Schrapnelle und Trümmer mit ballistischen Geschwindigkeiten wegschleudern (Fragmentation) kann. Überalterte (Semtex) oder durchfeuchtete (Dynamit) hochexplosive Sprengstoffe können trotzdem nur mit langsamer Energiefreisetzung umsetzen. Das Gegenteil ist nicht der Fall: Sprengstoffe mit langsamer Energiefreisetzung können nicht zu hochexplosiven Sprengstoffen werden.

### Langsame Sprengstoffe

**Langsame Sprengstoffe** (Low-Order Explosives, LE) wechseln nach ihrer Zündung relativ langsam von einem festen oder flüssigen in einen gasförmigen Zustand. Bei

**Kasten 18-1** Terminologie von Explosionen

- *Detonationsdruckwelle („Blast Wave"):* Resultiert aus der Umsetzung eines hochexplosiven Sprengstoffes mit Übergang aus dem festen (oder flüssigen) in den gasförmigen Zustand. Dadurch wird ein schlagartiger Anstieg des Umgebungsdrucks bewirkt, was wiederum Luftmoleküle komprimiert, die sich dann mit mehr als Schallgeschwindigkeit fortbewegen. Diese Druckwelle wird sich mit zunehmender Entfernung und Zeit rasch abbauen.
- *Detonationsfront/Stoßwelle („Shock Wave"):* Die führende Ausbreitungsfront der gesamten Druckwelle („Blast Wave"). Diese Schockwelle breitet sich mit Überschallgeschwindigkeit auch durch Objekte hindurch aus. Die Schockwelle verfügt über genug Energie, um Objekte im Weg ihrer Ausbreitung zu zerstören oder wegzuschleudern.
- *Fortschreitende Stoßwellen („Stress Wave"):* Hochfrequente, longitudinale Überschall-Druckwellen, die eine hohe lokale Energieübertragung zur Folge haben. Es resultieren kleinere, aber extrem schnelle Verschiebungen des Gewebes- und mikrovaskuläre Verletzungen. Sie werden an Gewebeübergängen reflektiert, was ihr Verletzungspotenzial insbesondere in gasgefüllten Organen, wie Lunge, Darm und Ohr, weiter erhöht.
- *Scherwellen („Shear Wave"):* Niederfrequente Transversalwellen, bei denen die Schwingung und damit die Verdrängung von Gewebe senkrecht zu ihrer Ausbreitungsrichtung erfolgt. Sie bewegt sich mit geringerer Geschwindigkeit, dauern jedoch länger an. Sie verursachen eine asynchrone Verschiebung von Gewebe. Das Ausmaß der Gewebezerstörung hängt wiederum davon ab, ob das Ausmaß ihrer Auslenkung die Elastizität der betroffenen Gewebe überschreitet und diese damit zerreißt oder von Versorgungssträngen oder Anhangsorganen reißt.
- *Explosionswind („Blast Wind"):* Nach der Detonation eines Sprengstoffes wird durch den Überdruck der Explosion die umgebende Luft abrupt verdrängt, was ein kurzzeitiges Vakuum erzeugt. Nach dem sich die Energie dieser Überdruckwirkung verbraucht hat, zieht es die verdrängte Luft zurück. Dies resultiert in teilweise orkanartigen Winden, die Objekte und Trümmer in Richtung des Explosionsortes mitreißen.

ihnen wird von Deflagration statt von Detonation gesprochen. Aufgrund der langsameren Energiefreisetzung erzeugen LE-Sprengstoffe eine geringere Druckwelle (weniger als 2.000 m/s). Beispiele sind Rohrbomben, Schwarzpulver und rein petroleumbasierte Bomben wie Molotow-Cocktails.[21] Explosionen, die durch das Bersten von Behältern oder die Entzündung flüchtiger Substanzen entstehen, fallen ebenfalls in diese Kategorie. LE sind nicht in der Lage, Überdruckverletzungen zu verursachen.

Art und Menge des Sprengstoffes bedingen unmittelbar die Stärke und damit die Reichweite der resultierenden Explosion, wenn der Sprengsatz gezündet wird. Diese Tatsache bedingt, dass aus der Einschätzung der Bedrohung und des möglichen verdächtigen Objektes oder potenziellen sekundären Sprengsatzes – insbesondere seiner Größe – kritische Entscheidungen hinsichtlich der Annäherung an den Einsatzort und die Entfernung für Positionierung und den Aufbau von Einsatzmitteln resultieren (siehe auch Tabelle 5-1 im Kapitel 5: *„Die Einsatzstelle"*).

## Verletzungsmechanismen

Traumatische Schädigungen nach Explosionen werden in drei Kategorien eingeteilt: primäre, sekundäre und tertiäre Verletzungen.[22] Neben diesen unmittelbar durch die Sprengwirkung verursachten Folgen werden mit quartären und quintären Explosionsverletzungen weitere Kategorien beschrieben, die durch Sekundärfolgen und Komplikationen sowie durch toxische Effekte im Zusammenhang mit der Explosion charakterisiert sind. Auch wenn alle Kategorien separat dargestellt werden, können Kombinationsverletzungen bei den Betroffenen resultieren. In Tabelle 4-1 im Kapitel 4 *„Die Kinematik des Traumas"* werden die unterschiedlichen Unfallmechanismen und Verletzungen im Überblick dargestellt.

### Primäre Explosionsverletzungen

*Primäre Explosionsverletzungen* (Primary Blast Injury, PBI) entstehen durch die Detonation hochenergetischer Sprengstoffe und die Wechselwirkung der Überdruckwelle mit dem Körpergewebe, wodurch Stress- und Scherwellen erzeugt werden. **Stresswellen** sind Überschall-Druckwellen, die (1) hohe lokale Kräfte mit schnellen, kleinen Gewebeverformungen verursachen, (2) mikrovaskuläre Schäden hervorrufen und (3) an Gewebeübergängen verstärkt und reflektiert werden, was das Verletzungsrisiko insbesondere an Hohlorganen wie Lunge, Mittelohr und Darm erhöht. Die Schädigung erfolgt durch (1) Druckdifferenzen über empfindliche Strukturen wie die Alveolen der Lunge, (2) rasche Kompression und anschließende Reexpansion gasgefüllter Strukturen sowie (3) Reflexion der Druckwelle am Übergang Gewebe-Luft.

**Scherwellen** („Shear Wave") sind Transversalwellen, die sich mit geringerer Geschwindigkeit ausbreiten und länger andauern. Ob es zu einer Gewebezerstörung kommt, hängt davon ab, ob die Auslenkung die Elastizität der betroffenen Gewebe überschreitet und diese dadurch zerreißt oder von Versorgungssträngen und Anhangsorganen abreißt. Tertiäre oder quartäre Verletzungen sind dabei weit häufiger zu erwarten als Verletzungen durch die Druckwelle allein.[23,24]

Das Ausmaß der primären Explosionsverletzungen hängt von der Distanz zur Detonation, dem Vorhandensein einer Abschirmung sowie der Überlagerung von Wellen bei einer Explosion in einem geschlossenen Raum ab.

Die primären Verletzungen durch eine Detonation betreffen vor allem die Hohlorgane wie Lungen, Magen-Darm-Trakt und Mittelohr. Die Verletzung des Organs wird dadurch verursacht, dass durch die rasche Kompression des Gases innerhalb des Organs dieses zuerst kollabiert, um dann im Zuge der folgenden rapiden Expansion massive Gewebezerstörungen bis zur Ruptur zu erleiden. Lungenschädigungen manifestieren sich daher als Lungenkontusion oder auch Hämatopneumothorax mit entsprechender Hypoxämie, wenn der Patient nicht unmittelbar seinen Verletzungen erliegt (**Kasten 18-2**). Die Ruptur von Alveolen und Lungengefäßen kann zu Gasembolien führen, die wiederum zerebrale oder kardiale Infarkte verursachen können. Darmschädigungen können Einblutungen in die Darmwand, aber auch Perforationen beinhalten. Das Trommelfell kann einreißen und es können die Gehörknöchelchen dislozieren, was der häufigsten primären Explosionsverletzung entspricht. So kann ein vorübergehender oder bleibender Hörverlust entstehen.

Die Folgen von primären Explosionsverletzungen an den Lungen (*Blast Lung Injury*) werden meistens bei Patienten festgestellt, die wenige Minuten nach der Explosion an ihren Verletzungen sterben, trotzdem sind die dargestellten Verletzungen häufig auch bei den Überlebenden von Explosionen innerhalb geschlossener Räume zu finden.[25-27] Oft treten sie auch gemeinsam mit anderen schweren Verletzungen auf und stellen einen Hinweis für eine höhere Mortalität dar. Als Beispiel hatten nach einer Explosion auf einem offenen Platz in Beirut nur 0,6 % der Überlebenden Anzeichen für primäre Explosionsverletzungen – von diesen starben später 11 %.[28] Nach einer Explosion in einem geschlossenen Raum in Jerusalem wiesen 38 % der primär Überlebenden spezifische Symptome auf, deren Mortalität mit 9 % jedoch in ähnlicher Höhe lag.[29] Auch bei den Anschlägen in der Londoner U-Bahn ereigneten sich zwei der drei Explosionen in relativ weiten Tunneln und hatten 6 bzw. 7 Tote zur Folge, während die dritte Bombe in einem engeren Tunnelabschnitt detonierte, was zu 26 Toten führte. Einer der Hauptgründe für den Unterschied in der Letalität liegt in der Reflexion der Druckwelle anstelle einer Ausbreitung in die Umgebung.

**Kasten 18-2** Lungenkontusion durch Explosionsbarotrauma – was Rettungsdienstfachpersonal wissen sollte

Rettungsdienstfachpersonal hat wenig Erfahrung in der Patientenversorgung mit Explosionsverletzungen. Insbesondere die Lungenkontusion im Rahmen der primären Explosionsverletzung (**Blast Lung Injury, BLI**) erfordert eine spezifische Triage und beinhaltet diagnostische und therapeutische Herausforderungen. Sie ist die unmittelbare Folge der Einwirkung der durch die Detonation ausgelösten Druckwelle auf den Körper. Personen, die sich nahe am Ort der Detonation aufhielten oder einer Explosion in geschlossenen Räumen ausgesetzt waren, haben ein erhöhtes Risiko für schwerere Verletzungen. Die Lungenkontusion manifestiert sich klinisch mit progredienter Atemnot und Hypoxie. Sie kann, wenn auch eher selten, ohne sichtbare äußere Verletzungen des Brustkorbs auftreten. Sie ist häufig nicht unmittelbar erkennbar, sondern entwickelt sich im Rahmen der Behandlung über mehrere Stunden.

**Klinisches Erscheinungsbild**

- Symptome können Atemnot, Bluthusten, Husten und thorakale Schmerzen umfassen.
- Anzeichen können Tachykardie, Hypoxie, Zyanose, Atemstillstand, Keuchen, abgeschwächtes Atemgeräusch sowie hämodynamische Instabilität sein.
- Patienten mit Verbrennungen von mehr als 10 % der Körperoberfläche, Schädelfrakturen und penetrierenden Verletzungen von Thorax und Kopf haben ein höheres Risiko, auch eine Lungenkontusion aufzuweisen.
- Pneumothorax und Hämatothorax können auftreten.
- Aufgrund von Einrissen des Bronchialsystems und der versorgenden Blutgefäße ist es möglich, dass Luft in das arterielle Gefäßsystem übertritt (Luftembolie), im zentralen Nervensystem sowie den Augen- oder Koronararterien eine Embolie verursacht und damit zu Symptomen ähnlich einem Schlaganfall führt.
- Häufig sind bereits zum Zeitpunkt der Untersuchung richtungweisende Symptome feststellbar, aber es ist möglich, dass Symptome mit einer zeitlichen Verzögerung von bis zu 48 Stunden auftreten.
- Weitere Verletzungen können vorliegen

**Überlegungen zum präklinischen Vorgehen**

Obwohl die Eigensicherung immer hohe Priorität hat, wird es bei solchen Ereignissen häufig notwendig sein, dass Helfer sich dem Einsatzort nähern, ohne dass gesichert feststeht, dass keine Bedrohung mehr vorliegt. Daher muss der Rettungsdienst in besonderem Maße auf seine Umgebung (verdächtige Objekte, weitere Sprengsätze) und auf Gefahren achten, die als Folge der Explosion auftreten können. Die weiteren Schritte in Untersuchung und Behandlung von Patienten sehen wie folgt aus, wobei davon ausgegangen wird, dass direkte und indirekte Bedrohungen minimiert wurden und eine sichere Umgebung im Sinne von TCCC (Tactical Combat Casualty Care) und TECC (Tactical Emergency Casualty Care) besteht:

- (Pre)-Triage, Traumaversorgung und Transport der Patienten erfolgen nach den Standardprotokollen für Mehrfachverletzte bzw. Massenanfall von Verletzten, einschließlich Untersuchung und Behandlung gemäß XABCDE-Primary Survey oder MARCH-Algorithmus (Massive Hämorrhagiekontrolle, Airway, Respiration, Circulation sowie Head & Hypothermia).
- Achten Sie auf den Auffindeort des Patienten und seine Umgebung. Bei Explosionen in geschlossenen Räumen besteht ein deutlich höheres Risiko, dass primäre Explosionsverletzungen einschließlich Lungenkontusion verursacht wurden.
- Alle Patienten mit Verdacht auf oder bestätigter Lungenkontusion sollten hochdosiert Sauerstoff erhalten, um das Risiko einer Hypoxie zu senken.
- Eine drohende Atemwegsverlegung muss frühzeitig therapiert werden.
- Wenn zunehmende Atemprobleme auftreten oder unmittelbar bevorstehen, muss die Indikation zur Intubation großzügig gestellt werden. Dennoch muss dabei auch beachtet werden, dass mechanische Beatmung und Überdruck zur Ruptur von Alveolen, zu einem (Spannungs-)Pneumothorax und Luftembolien führen können.
- Wenn eine Luftembolie vorliegen könnte, sollte weiterhin Sauerstoff gegeben und der Patient in einer (Halb-)Linksseitenlage gelagert werden.
- Bei klinischem Verdacht oder Anzeichen für einen Pneumo- oder Hämatothorax muss eine engmaschige Kontrolle erfolgen. Bei Zeichen für einen Spannungspneumothorax muss umgehend eine Entlastungspunktion durchgeführt werden. Dies gilt umso mehr, falls die Evakuierung mittels Lufttransport erfolgen soll.
- Volumengabe sollte zurückhaltend erfolgen, da eine großzügige Volumengabe zu einer Verschlechterung der Lungenfunktion führen kann.
- Patienten mit Lungenkontusion sollten schnellstmöglich in die nächstgelegene, geeignete Einrichtung transportiert werden.

Daten vom Centers for Disease Control and Prevention, National Center for Injury Prevention and Control, Division of Injury Response. Blast injuries: fact sheets for professionals. Published March 1, 2012. Accessed January 26, 2022. https://stacks.cdc.gov/view/cdc/21571

## Sekundäre Explosionsverletzungen

Sekundäre Explosionsverletzungen werden durch umherfliegende Trümmer und Sprengkörperfragmente verursacht; es ist die häufigste Kategorie von Verletzungen bei terroristischen Anschlägen und bei langsamen Sprengstoffen. Im militärischen Bereich werden sogenannte Splitterbomben derart produziert, dass sie sich bei der Detonation in multiple Einzelteile zerlegen. Im Bereich improvisierter Bomben werden die Explosivstoffe gezielt z. B. mit Nägeln, Schrauben und Muttern versetzt, die bei der Explosion als Geschosse fungieren. Sekundäre Explosionsverletzungen können auch durch den Explosionswind entstehen (Kasten 18-1). Die Kraft, die notwendig ist, um in 50 % zu Trommelfellrissen zu führen (0,3 bar), kann kurzzeitig zu Windstärken von 233 km/h führen. Mit signifikanten primären Explosionsverletzungen sind Explosionswinde von über 1.337 km/h assoziiert. [23] Obwohl sie nur kurz wirken, können solche Winde Trümmer mit viel Kraft und über weite Distanzen bewegen und zu stumpfen und penetrierenden Verletzungen führen.

## Tertiäre Explosionsverletzungen

Tertiäre Verletzungen entstehen, wenn Patienten selbst aufgrund der Druckwelle oder der beschriebenen Explosionswinden stürzen oder gegen Hindernisse geschleudert werden. Dies kann zum gesamten Spektrum stumpfer oder penetrierender Verletzungen bis hin zu Pfählungsverletzungen führen.

## Quaternäre und quinäre Explosionsverletzungen

Nach der eigentlichen Explosion können **quartäre Verletzungen** auftreten.[22] Dies sind Verbrennungen sowie toxische Effekte von Treibstoff und Metall, Traumata durch einstürzende Gebäude sowie septische Folgen aufgrund von Wundkontamination.

Die zunehmende Bedrohung durch Sprengsätze, die mit radioaktiven, chemischen oder biologischen Substanzen versetzt sind („Dirty Bombs"), führte zur Definition einer fünften Kategorie – **quinärer Explosionsverletzungen**. Dazu zählen Schädigungen durch Strahlung, chemische oder biologische Agenzien, beispielsweise auch durch kontaminierte Gewebefragmente von Suizidattentätern.[30,31]

# Verletzungsmuster

Rettungsdienstfachpersonal können entsprechend der oben geschilderten Mechanismen mit einer Kombination aus penetrierenden, stumpfen und thermischen Verletzungen sowie mit den Folgen primärer Explosionsverletzungen konfrontiert werden.[32] Anzahl und Art der Verletzungen hängen von mehreren Faktoren wie Explosionsstärke, Zusammensetzung des Sprengkörpers, Umgebung, Aufenthaltsort und Anzahl der Personen im von der Explosion betroffenen Bereich ab.

Verschiedene Bombenarten führen zu unterschiedlichen Mortalitätsraten. Eine Studie zu terroristischen Bombenanschlägen zeigte, dass die unmittelbare Sterblichkeit je nach Szenario deutlich variiert: Bei einem Gebäudeeinsturz verstarben 25 % der Betroffenen unmittelbar, bei Explosionen in geschlossenen Gebäuden 8 % und bei Explosionen im Freien 4 %.[20,33] Weitere Studien bestätigten, dass die Mortalität bei Explosionen in geschlossenen Räumen höher ist.[34,35] Unter den Überlebenden überwogen Weichteil- und knöcherne Verletzungen sowie Schädel-Hirn-Traumata (**Kasten 18-3**).

Beim Bombenanschlag in Oklahoma City hatten z. B. von den 592 Überlebenden 85 % Weichteilverletzungen (Lazerationen, Kontusionen, penetrierende Wunden und Abschürfungen), 25 % Verstauchungen, 14 % Kopfverletzungen, 10 % Frakturen oder Luxationen, 10 % Augenverletzungen (davon 9 Patienten mit Bulbusrupturen) und 2 % Verbrennungen.[36] Bei den Weichteilverletzungen waren die Extremitäten mit 74 % am häufigsten betroffen, gefolgt von Kopf und Nacken (48 %), Gesicht (45 %) und Thorax (35 %). 18 Patienten hatten schwerste Weichteilverletzungen, einschließlich Zerreißung der A. carotis und der V. jugularis, der Aa. facialis und poplitea sowie zerstörter Nerven, Sehnen und Bänder. 17 Überlebende wiesen schwere Verletzungen der inneren Organe auf, einschließlich partieller Zerreißung

**Kasten 18-3** Verletzungsmuster nach terroristischen Anschlägen

- Ein Großteil der operativen Eingriffe erfolgt aufgrund von Weichteil- und Knochenverletzungen.
- Lungenverletzungen überwiegen bei tödlich verletzten (17 bis 47 %).
- Durch die Explosion ausgelöste Hirn- und Augenverletzungen sind trotz der kleinen Oberfläche dieser Organe häufig.
- Äußere Verletzungen an vier oder mehr Körperstellen oder ausgedehnte Verbrennungen (>10 % Körperoberfläche) sind Hinweise auf schwere innere Verletzungen.
- Ohrverletzungen (Trommelfellperforation) sind häufig und treten häufig beidseitig auf.
- Die Sterblichkeitsrate ist bei Explosionen in geschlossenen Räumen signifikant höher als bei Detonationen im Freien (15,8 % gegenüber 2,8 %).

Daten von Frykberg ER, Tepas JJ III. Terrorist bombings: lessons learned from Belfast to Beirut. *Ann Surg.* 1988;208:569-576; Turégano-Fuentes F, Caba-Doussoux P, Jover-Navalón JM, et al. Injury patterns from major urban terrorist bombings in trains: the Madrid experience. *World J Surg.* 2008;32(6):1168-1175.

des Darms, Einrissen von Nieren, Milz und Leber, Pneumothorax und Lungenkontusion. Bei den Patienten mit Knochenbrüchen hatten 37 % multiple Frakturen. Von den Patienten mit Kopfverletzungen mussten 44 % stationär aufgenommen werden.[35]

## Untersuchung und Behandlung

Die Prinzipien der Traumabehandlung gelten grundsätzlich auch für Patienten nach einem Anschlag mit Massenvernichtungswaffen und werden in anderen Kapiteln ausführlich behandelt. Charakteristisch für diese Patientengruppe ist jedoch das Auftreten primärer Explosionsverletzungen. Bei Überlebenden von primären Explosionsverletzungen können sie sich unmittelbar[37,38] oder aber mit einer Verzögerung von 24 bis zu 48 Stunden nach dem Ereignis manifestieren.[39] Bedrohliche Verletzungen wie Lungenkontusion, Pneumo- oder Spannungspneumothorax und Gasembolien treten mit höherer Wahrscheinlichkeit auf. Intrapulmonale Blutungen und alveoläre Ödeme resultieren in schaumig-blutigem Sputum und einem Missverhältnis zwischen Ventilation und Perfusion, intrapulmonalen Shunts und verringerter Compliance. Daraus entwickelt sich eine Hypoxie mit vermehrter Atemarbeit analog zur Pathophysiologie von Lungenkontusionen, wie sie auch bei anderen stumpfen Thoraxtraumata entstehen können.[40] Das Vorhandensein von Rippenfrakturen sollte den Verdacht auf tertiäre oder quartäre Verletzungen des Thorax lenken.

Primäre Explosionsverletzungen sind oft nicht sofort erkennbar. Folglich sind eine erhöhte Aufmerksamkeit hinsichtlich blutigem Sputum und Atemnot sowie engmaschige Messungen der Sauerstoffsättigung gefordert. Die Sauerstoffgabe sollte frühzeitig und großzügig erfolgen. Ein Abfall des $SpO_2$ ist ein mögliches Frühzeichen für eine Lungenkontusion („Blast Lung"), noch bevor Symptome vorhanden sind. Die Gabe von Volumen sollte im Hinblick auf die mögliche Verstärkung des Lungenödems zurückhaltend erfolgen.[6]

Patienten von Bombenanschlägen zeigen häufig Schädigung von mehreren Organsystemen.[41] Die Behandlungsprinzipien sind ähnlich zu denen bei anderen Verletzungsmechanismen. Kleine Unterschiede am Ereignisort können die relative Verteilung von primären Verletzungen deutlich verändern. Dies kann dazu führen, dass trotz geringen oberflächlichen Verletzungen ausgeprägte Verletzungen der inneren Organe vorliegen. Beispielsweise hat ein Verletzter in unmittelbarer Nähe zur Detonation – aber geschützt durch eine Betonwand – ausgeprägte primäre Verletzungen, während ein ungeschützter Patient in größerer Distanz zur Detonation hauptsächlich sekundäre Verletzungen durch umherfliegende Trümmer zeigt. Rettungsdienstfachpersonal sollen Patienten immer wieder reevaluieren und ggf. die Triagekategorie erhöhen.

## Transportüberlegungen

Patienten, die transportiert werden müssen, sind zur weiteren Abklärung und Behandlung in ein geeignetes Zielkrankenhaus, vorzugsweise ein Traumazentrum, einzuliefern. Rettungsdienstfachpersonal sollte die typische Transportdynamik nach Explosions- oder CBRNE-Ereignissen kennen. Der Patientenzugang erfolgt meist in zwei Phasen, zunächst treffen gehfähige, weniger schwer verletzte Personen eigenständig ein, während kritisch Verletzte zeitverzögert mit dem Rettungsdienst eingeliefert werden.

Dies zeigte sich auch beim Attentat von Oklahoma City: Die Patienten begannen innerhalb von 5–30 Minuten nach dem Anschlag in den umliegenden Krankenhäusern einzutreffen. Die Patienten, die tatsächlich stationär aufgenommen werden mussten, erreichten die Krankenhäuser erst später. Außerdem zeigte sich, wie bei anderen Katastrophen, dass der überwiegende Anteil der Patienten in den nächstgelegenen Krankenhäusern eintraf. Nahe gelegene Krankenhäuser können von der ersten Phase der eintreffenden Patienten so überlaufen werden, dass sie Schwierigkeiten haben, die kritischen Patienten der zweiten Phase zu behandeln. In Oklahoma City wurde die höchste Aufnahmerate mit 220 Patienten pro Stunde nach 60–90 Minuten erreicht, 64 % suchten Krankenhäuser in einem Umkreis von 2,5 km auf. Gerade diesen Umstand sollte das Rettungsdienstfachpersonal bei der Wahl des Zielkrankenhauses berücksichtigen.[6]

Bei Bombenanschlägen, bei denen Krankenhäuser in der Nähe ebenfalls strukturelle Schäden erlitten haben, zeigten sich komplexere und schwer vorhersehbare Verletzungsmuster. Beispielsweise wurden 2020 bei der Explosion von Ammoniumnitrat im Hafen von Beirut drei Krankenhäuser in Hafennähe selbst so schwer beschädigt, dass sie keine weiteren Verletzten aufnehmen konnten. Im Gegenteil, sie mussten Patienten und verletztes Gesundheitsfachpersonal in umliegende Krankenhäuser verlegen. Andere Krankenhäuser im Umreis von 5 km wurden in den ersten 54 Stunden so stark von Patienten überrannt, dass sie nur Zuweisungen in den OP oder die Intensivstation erfassten. Patienten, die ausschließlich eine Grundversorgung (z. B. Wundversorgung) erhielten, wurden nicht erfasst. Dies führte dazu, dass insbesondere leichte Verletzungen deutlich unterrepräsentiert waren.[42]

## Brandsätze

Brandsätze werden vor allem im militärischen Bereich eingesetzt und wurden entwickelt, um Ausrüstung, Fahrzeuge oder Bauwerke zu verbrennen. Terroristen können sie dazu verwenden, die Letalität von improvisierten Sprengvorrichtungen (IED) zu steigern. Die drei am häufigsten verwendeten Substanzen sind Thermit, Magnesium und weißer Phosphor. Alle diese Chemikalien sind hochentzündlich und verbrennen bei extrem hohen Temperaturen.

## Thermit

**Thermit** ist pulverisiertes Aluminium und Eisenoxid, das in einer heftigen Reaktion bei einer Temperatur von 1 982 °C verbrennt und dabei flüssiges Eisen freisetzt.[43] Primäre Verletzungsmuster sind zweit- und drittgradige Verbrennungen. Erste Untersuchung und Behandlungsmaßnahmen erfolgen analog zu regulären Verbrennungen. Durch Thermit verursachte Wunden sollten mit reichlich Wasser gespült und verbleibende Partikel entfernt werden.

## Magnesium

**Magnesium** ist ebenfalls ein Metall in pulverisierter oder fester Form, das mit sehr hoher Temperatur verbrennt. Neben normalen Verbrennungen kann Magnesium Laugenverätzungen verursachen, wenn es mit Gewebeflüssigkeit reagiert. Bei dieser chemischen Reaktion entsteht Wasserstoffgas, das eine Gasbildung in der Wunde bis hin zur Entwicklung eines subkutanen Emphysems verursachen kann. Die Inhalation von Magnesiumstaub führt zu respiratorischen Symptomen wie Husten, Tachypnoe, Hypoxie, Pfeifen und Giemen, Pneumonitis und Inhalationsverbrennungen. In der Wunde verbleibende Partikel reagieren mit Wasser, sodass Spülungen vermieden werden sollten, bis eine Entfernung der Reste oder eine Wundreinigung erfolgt ist. Wenn die Spülung aus anderen Gründen, etwa zur Dekontamination anderer verdächtiger Substanzen, erforderlich ist, sollte versucht werden, Magnesiumreste zu entfernen oder diese mit der Spülflüssigkeit wegzuspülen.[43]

## Weißer Phosphor

**Weißer Phosphor (WP)** ist eine feste Substanz, die sich spontan entzündet, wenn sie mit Luft in Kontakt kommt. Sie verbrennt mit gelber Flamme und weißem Rauch. Bei Hautkontakt verursacht WP umgehend schwere Verbrennungen. WP kann bei Verwendung in Sprengmunition durch die hohe Beschleunigung in die Haut eingesprengt werden. Dort brennen die Partikel bei Luftkontakt weiter, sodass diese Reaktion durch Eintauchen des betroffenen Körperteils in Wasser oder Abdecken mit Kochsalzgetränkten Verbänden gestoppt oder verlangsamt werden kann. Salbenverbände sollten vermieden werden, da WP fettlöslich ist und solche Verbände daher die systemische Toxizität erhöhen können. Systemische Absorption führt zu letalem Herz-, Leber- und Nierenversagen. Kontaminierte Kleidung sollte entfernt werden, da sie Feuer fangen kann, falls sich der WP erneut entzündet. WP fluoresziert unter ultraviolettem Licht, was dazu verwendet werden kann, eine ausreichende Dekontamination sicherzustellen. Kupfersulfat wurde früher eingesetzt, um WP zu neutralisieren und seine Entfernung zu erleichtern, weil die Reaktion zu einer schwarz gefärbten Verbindung führte, die in der Haut leichter identifiziert werden kann. Kupfersulfat wird heute aufgrund der möglichen Komplikationen, insbesondere intravaskulärer Hämolyse (durch Schädigung oder Zerstörung von Erythrozyten), nicht mehr verwendet. Die topische Anwendung von Silbernitrat ist sicherer und effektiver in der Dekontamination von WP in der Haut bzw. in Wunden.[44]

# Chemische Kampf- und Gefahrstoffe

Rettungsdienstfachpersonal kann in vielen Situationen mit chemischen Gefahrstoffen konfrontiert werden (**Kasten 18-4**), z. B. im Rahmen eines Einsatzes in einer chemischen Industrie, beim Unfall eines Tanklastwagens, der Freilegung eines Blindgängers oder bei einem Terroranschlag. Der Industrieunfall 1984 bei Union Carbide in Bhopal in Indien und der Anschlag mit Saringas 1995 in Tokio sind Beispiele für solche Ereignisse.

## Physikalische Eigenschaften chemischer Agenzien

Die Eigenschaften von Chemikalien werden durch Parameter wie chemische Struktur, Temperatur und Umgebungsdruck beeinflusst. Diese Faktoren bestimmen den Aggregatzustand einer chemischen Substanz – also ob sie fest, flüssig oder gasförmig ist. Für

**Kasten 18-4** Klassifikation chemischer Kampf- bzw. Gefahrstoffe

- Zyanide (auch als Blutkampfstoffe bezeichnet)
  - Blausäure (Zyanwasserstoff) und Chlorzyan (CK)
- Nervenkampfstoffe
  - Tabun (GA), Sarin (GB), Soman (GD), Zyklosarin (GF), VX, bestimmte landwirtschaftliche Pestizide
- Lungengifte
  - Chlorgas, Phosgen, Diphosgen, Ammoniak
- Hautkampfstoffe
  - Senfgas, Lewisit
- Psychokampfstoffe
  - 3-Chinuclidinylbenzilat (3-BZ)
- Reizgase/Tränengase
  - CN, CS, Oleoresin Capsicum (OC oder Pfefferspray)
- Erbrechen auslösende Stoffe
  - Adamsit

Rettungsdienstfachpersonal sind Grundkenntnisse über das Verhalten dieser Stoffe notwendig, um die möglichen Wege der Exposition, Transmission und Kontamination einer Chemikalie zu verstehen.

Eine feste chemische Substanz ist volumen- und formkonstant, Pulver ist ein Beispiel. Wenn sie über den Schmelzpunkt erhitzt wird, so wird sie flüssig. Flüssigkeiten können bis zum Siedepunkt erhitzt werden, dann werden sie gasförmig. Feste und flüssige Teilchen können jeweils in der Luft fein verteilt werden und ein Aerosol bilden. Dampf nennt man eine chemische Substanz in gasförmigem Zustand, die unter Normalbedingungen, also bei Standardtemperatur und -druck (0 °C, 1 bar), fest oder flüssig ist. Bestimmte Feststoffe und Flüssigkeiten können bei Raumtemperatur Dämpfe abgeben. Der Prozess, wenn ein Feststoff unter Umgehung der flüssigen Phase direkt Dampf abgibt, nennt sich Sublimation. Die Tendenz, wie leicht feste oder flüssige Substanzen verdampfen, also in den gasförmigen Zustand übergehen, wird **Flüchtigkeit** (Volatilität) genannt. Sehr flüchtige Substanzen gehen bei Raumtemperatur leicht in den gasförmigen Zustand über.

Diese physikalischen Faktoren haben Einfluss auf die primäre und sekundäre Kontamination und mögliche Expositionswege. **Primäre Kontamination** ist definiert als Folge der Exposition gegenüber dem chemischen Stoff am Ort seines Entstehens, also in der „heißen Zone". Gase, Dämpfe, Flüssigkeiten, Feststoffe und Aerosole können alle bei der primären Kontamination eine Rolle spielen.

**Sekundäre Kontamination** bezeichnet die Exposition gegenüber einem chemischen Agens, das vom Ursprungsort weggetragen wurde, sei es durch eine betroffene Person, eine Rettungsfachkraft oder durch kontaminierte Ausrüstung bzw. Trümmerteile. Sie kommt daher vor allem in der „warmen Zone" (Sicherheitszone) vor. In der Regel tragen vor allem flüssige und feste Substanzen sowie selten Aerosole zur sekundären Kontamination bei. Gase oder Dämpfe schädigen bei Inhalation, lagern sich aber nicht auf der Haut ab. Es ist jedoch möglich, dass Dämpfe von der Bekleidung absorbiert werden und im Rahmen der Ausgasung andere potenziell exponieren.

Die Flüchtigkeit spielt eine entscheidende Rolle für die Gefahr der sekundären Kontamination. Flüchtigere Substanzen werden als „wenig persistierend" bezeichnet, da sie verdampfen und mit dem Wind weggetragen werden. Weniger flüchtige Substanzen werden entsprechend länger auf Oberflächen persistieren und damit kontaminieren. Weniger volatile Substanzen werden auch als „persistierend" bezeichnet. Sie verdampfen nicht oder nur sehr langsam und verbleiben auf Oberflächen, wodurch das Risiko einer sekundären Kontamination erhöht wird. Der Nervenkampfstoff Sarin ist beispielsweise eine nicht persistierende, VX hingegen eine persistierende Substanz.[45]

## Persönliche Schutzausrüstung

Die persönliche Schutzausrüstung (PSA) richtet sich nach der Gefahrenlage und dem jeweiligen Agens. Der Einsatz in der heißen Zone erfolgt im Chemikalienschutzanzug (*Schutzstufe A*), bis das vorhandene Agens sowie seine Konzentration bekannt sind. Sobald diese Information vorliegt, kann die Einsatzleitung die Schutzstufe entsprechend reduzieren, insbesondere für Rettungsdienstfachpersonal, die in der warmen Zone arbeiten oder in der Dekontamination tätig sind. Es sollten **betriebsinterne Richtlinien** bestehen, die die Arbeitsbereiche festlegen, in denen Mitarbeitende sicher tätig sein können.

## Untersuchung und Behandlung

Nach Sicherung des Einsatzortes muss die Dekontamination der Patienten sichergestellt werden. Patienten mit einer wahrscheinlichen Hautexposition gegenüber einer Chemikalie in flüssiger Form müssen mit Wasser dekontaminiert werden. Ein Detergens ist sinnvoll, jedoch reichen im Allgemeinen auch reichliche Mengen Wasser aus. Die Exposition gegenüber einem gasförmigen Schadstoff erfordert keine Dekontamination mit Wasser, aber eine Bergung aus dem Bereich weiterer möglicher Exposition. Die Kleidung sollte vollständig entfernt werden, da sich darin chemische Rückstände ansammeln können, die durch Ausgasung ein Risiko für Rettungsdienstfachpersonal am Einsatzort sowohl für das Gesundheitsfachpersonal im Krankenhaus darstellen.

Nach der korrekten Dekontamination werden bei den Patienten Symptommuster feststellbar sein, während das Agens noch nicht spezifisch identifiziert ist. Patienten, die mit chemischen Stoffen in Kontakt gekommen sind, weisen häufig Symptome auf, welche die folgenden Organsysteme betreffen und entsprechende Beeinträchtigungen nach sich ziehen:

- Respirationstrakt – Störung der Oxygenierung und Ventilation
- Schleimhäute – insbesondere Reizung bzw. Verletzung der Augen und oberen Atemwege
- Nervensystem – Störungen des Bewusstseins bis hin zu Krampfanfällen und Koma
- Gastrointestinaltrakt Erbrechen und Durchfall
- Haut – Verbrennungen und Blasenbildung

Es ist wichtig, die vorliegenden Symptome und deren Verlauf zu dokumentieren bzw. zu evaluieren. Zeigen sich fortschreitende oder verschlechternde Befunde, ist von einer unvollständigen Dekontamination auszugehen, die Patienten sollten erneut dekontaminiert werden, um eine vollständige Entfernung des Agens sicherzustellen.

Patienten benötigen zunächst ein Primary Survey, um unmittelbar notwendige lebensrettende Maßnahmen zu erkennen und einzuleiten. Anschließend kann ein Secondary

Survey helfen, Symptomkonstellationen zu identifizieren, die auf die Art des chemischen Agens hinweisen und die Auswahl eines spezifischen Antidots unterstützen. Eine solche charakteristische Kombination klinischer Zeichen und Symptome, die auf die Exposition gegenüber einer bestimmten Stoffklasse oder einem Toxin schließen lässt, wird als **Toxidrom** bezeichnet.[46]

Das *Toxidrom reizender Gase* umfasst Brennen und Entzündungen der Schleimhäute, Husten und Atembeschwerden. Auslösende Substanzen können unter anderem Chlor, Phosgen oder Ammoniak sein.

Das *Toxidrom der Asphyxie* beruht auf einer zellulären Sauerstoffunterversorgung. Diese kann durch unzureichende Sauerstoffverfügbarkeit (z. B. in sauerstoffarmer Atmosphäre), durch unzureichenden Sauerstofftransport (z. B. bei Kohlenmonoxidvergiftung) oder durch eine gestörte zelluläre Sauerstoffverwertung (z. B. bei Cyanidvergiftung) entstehen. Typische Symptome sind Dyspnoe, Thoraxschmerzen, Herzrhythmusstörungen, Synkope, Krampfanfälle, Koma und Tod.

Das *cholinergische Toxidrom* ist gekennzeichnet durch Rhinorrhoe, vermehrte Atemwegssekretionen, Atemnot, Übelkeit, Erbrechen, Diarrhö, starkes Schwitzen, stecknadelgroße Pupillen (Miosis), mögliche Bewusstseinsstörungen, Krampfanfälle und Koma. Ursache können Pestizide (Organophosphate, Carbamate) oder Nervenkampfstoffe sein, die eine Überstimulation des cholinergen Systems auslösen.[47,48]

Rettungsdienstfachpersonal leitet in der Regel zunächst eine stabilisierende Therapie ein, ohne dass die genaue chemische Ursache bekannt ist. Wird das auslösende Agens eindeutig identifiziert oder kann es anhand des Toxidroms bzw. der klinischen Symptomatik vermutet werden, kann eine **agensspezifische Antidottherapie** erfolgen. Beispiele hierfür sind Patienten mit Cyanid- oder Nervenkampfstoffexposition, die von einer gezielten Antidotgabe profitieren.

## Transportüberlegungen

Kontaminierte Patienten dürfen erst nach vollständiger Dekontamination transportiert werden. Ein Transport ohne vorherige Dekontamination führt unweigerlich zu einer Kreuzkontamination von Fahrzeug und Rettungsdienstfachpersonal. Sowohl das Einsatzfahrzeug als auch das Rettungsdienstfachpersonal müsste anschließend dekontaminiert werden und stünde in dieser Zeit nicht für weitere Notfälle zur Verfügung. Dadurch würde die Einsatzbereitschaft des Rettungsdienstes erheblich reduziert und die Versorgung anderer Verletzter verzögert. Diese Vorgabe gilt gleichermaßen für boden- und luftgebundene Rettungsmittel.

Patienten müssen zur weiteren Diagnostik und Behandlung in ein geeignetes Zielkrankenhaus transportiert werden. Bei des Auswahl des Zielkrankenhauses ist besonders wichtig, dass einige chemische Toxizitäten sich erst nach 8–24 Stunden klinisch manifestieren können. Behörden und rettungsdienstliche Leistungserbringer sollten im Vorfeld bevorzugte Krankenhäuser für die Versorgung chemisch exponierter Patienten festlegen. Die Krankenhäuser sollten über klar definierte Alarm- und Aufnahmeprotokolle, geschultes Gesundheitsfachpersonal, ausreichende intensivmedizinische Kapazitäten sowie, sofern verfügbar, über spezifische Antidote verfügen, um chemisch exponierte Patienten adäquat versorgen zu können.

Nahegelegene Krankenhäuser können durch gehfähige, selbst evakuierte und eigenständig transportierte Patienten rasch überlastet werden. Beim Sarin-Anschlag in Tokio suchten von 640 Patienten 541 ohne Unterstützung des Rettungsdienstes ein Krankenhaus auf.[49] Krankenhaus in unmittelbarer Nähe des Einsatzortes werden daher voraussichtlich die größte Zahl selbsteinweisender Patienten aufnehmen müssen. Diese Faktoren sind bei der Auswahl des Zielkrankenhauses für rettungsdienstlich transportierte Patienten unbedingt zu berücksichtigen.

## Ausgewählte chemische Kampf- und Gefahrenstoffe

### Zyanide

Rettungsdienstfachpersonal kann auf Zyanide treffen, wenn bestimmte Kunststoffe brennen. Zyanide kommen in großen Mengen auch in der Industrie vor, wo sie für chemische Syntheseprozesse, die Galvanisierung, die Ausfällung bestimmter Mineralien, Färbeprozesse, Druck und Fotografie sowie bei der Herstellung von Papier, Textilien und Plastik verwendet werden. Zyanide wurden auch für militärische Zwecke bevorratet und auf terroristischen Webseiten waren Anleitungen verfügbar, wie Vorrichtungen zur Ausbringung hergestellt werden können.

Zyanwasserstoff bzw. Hydrogenzyanid oder Blausäure ist eine sehr flüchtige Flüssigkeit und wird daher meistens als Dampf oder Gas vorliegen. Aus diesem Grund ist das Risiko für die Auslösung eines Massenanfalls in einem umschlossenen Raum mit schlechter Belüftung höher als bei der Freisetzung im Außenbereich. Obwohl der Geruch von bitteren Mandeln als klassisch beschrieben wird, handelt es sich nicht um einen verlässlichen Indikator für eine Exposition; nicht jede Person kann diesen Geruch wahrnehmen.[50]

Der Wirkmechanismus von Zyanid beruht auf der Blockade der Zellatmung und löst damit einen raschen Zelltod aus. Zyanide binden in den Mitochondrien der Zellen und verhindern die Nutzung von Sauerstoff zur Zellatmung. Die Patienten können spontan atmen und Sauerstoff ins Blut aufnehmen, dieses jedoch auf

Zellebene nicht verwenden. Folglich fallen sie mit einer azyanotischen Hypoxie auf.

Die am meisten betroffenen Organe sind das zentrale Nervensystem sowie das Herz. Symptome einer leichten Zyanidvergiftung sind unter anderem Kopfschmerzen, Schwindel, Benommenheit, Übelkeit und Erbrechen sowie Schleimhautreizungen. Schwere Vergiftungszeichen umfassen Bewusstseinstrübung, Herzrhythmusstörungen, Hypotension sowie Krampfanfälle und können innerhalb weniger Minuten nach der Inhalation zum Tod führen.

### Management

Supportive Maßnahmen sind entscheidend. Sie müssen die Gabe von hoch konzentriertem Sauerstoff, Korrektur des Blutdrucks über Volumengabe oder Vasopressoren und die Behandlung von Krampfanfällen einschließen. Es gibt Zyanid-Antidot-Sets, die bei gesichertem oder hochgradigem Verdacht auf eine Zyanidvergiftung eingesetzt werden.

Hydroxocobalamin (pro-Vitamin-$B_{12}$) ist das Antidot der Wahl bei Zyanidvergiftung im präklinischen Bereich, da es einfach appliziert werden kann, nur eine Substanz erfordert und keine toxischen Zwischenprodukte bildet. Moderne Zyanid-Antidot-Kits enthalten intravenös zu verabreichendes Hydroxocobalamin, das Zyanid zu ungiftigem Cyanocobalamin (Vitamin $B_{12}$) bindet und damit neutralisiert.

Die traditionelle, heute jedoch weitgehend veraltete Therapie der Zyanidvergiftung bestand aus einer Zweifachgabe: zunächst eines Nitrits, anschließend von Thiosulfat. Die Inhalation von Amylnitrit oder die intravenöse Gabe von Natriumnitrit – selbst potenziell toxisch und in hoher Dosierung letal – induziert eine Methämoglobinämie, wodurch Zyanid als Zyanomethämoglobin gebunden und seine zelluläre Toxizität vermindert wird. Anschließend wird *Natriumthiosulfat* verabreicht, um die enzymatische Umwandlung von Zyanid zu dem renal ausscheidbaren *Thiozyanat* zu fördern.

## Nervenkampfstoffe

Nervenkampfstoffe wurden ursprünglich als Insektizide entwickelt, jedoch in unterschiedlichsten Formen weiterentwickelt, nachdem ihre Wirkung auf Menschen festgestellt wurde. Diese tödlichen Substanzen existieren primär in militärischen Beständen zahlreicher Nationen. Nervenkampfstoffe wurden außerdem bereits von terroristischen Organisationen hergestellt. Die berüchtigtsten Freisetzungen erfolgten in Japan, Matsumoto (1994) und Tokio (1995). 2013 bestätigten Inspektoren der Vereinten Nationen, dass im Syrienkrieg Nervenkampfstoffe gegen Zivilpersonen eingesetzt wurden, was zu vielen Toten führte, darunter auch Rettungsdienstfachpersonal.[51] Weitverbreitete Pflanzenschutzmittel (z. B. Malathion und Carbaryl) und Arzneimittel (z. B. Physostigmin und Pyridostigmin) teilen Eigenschaften mit den Nervenkampfstoffen und können ähnliche Symptome erzeugen.

Nervenkampfstoffe sind bei Raumtemperatur im Allgemeinen flüssig. Sarin ist die flüchtigste Substanz der Gruppe, VX ist am stabilsten und liegt meist als ölige Flüssigkeit vor. Die Hauptintoxikation erfolgt durch Inhalation des Dampfes (bei volatilen bzw. nicht persistierenden Stoffen) und Absorption über die Haut (gewöhnlich VX). Nervenkampfstoffe schädigen oder töten bereits in sehr geringen Mengen. Ein kleiner Tropfen VX, des potentesten Nervenkampfstoffes, könnte bei Hautkontakt bereits einen Menschen töten. Weil Nervenkampfstoffe als Flüssigkeiten vorliegen, beinhalten sie das Risiko sekundärer Kontamination über Bekleidung, Haut oder andere Objekte.

Nervenkampfstoffe wirken durch Hemmung der Acetylcholinesterase, des Enzyms, das den Neurotransmitter **Acetylcholin (ACh)** abbaut. Dadurch reichert sich ACh an und führt zu einer dauerhaften Überstimulation cholinerger Rezeptoren, die in glatter und quergestreifter Muskulatur, im ZNS sowie in den meisten exokrinen Drüsen vorkommen. **Muskarinische** Rezeptoren, vor allem in glatter Muskulatur und Drüsen lokalisiert, verursachen die typischen Symptome, die sich mit dem englischen Merksatz **DUMBELS** (Diarrhea, Urination, Miosis, Bradycardia, Bronchorrhea, Bronchospasm, Emesis, Lacrimation, Salivation, Sweating) zusammenfassen lassen. Nikotinerge Rezeptoren, überwiegend in der Skelettmuskulatur, führen zu den Effekten, die im Akronym **MTWHF** (Mydriasis [selten], Tachycardia, Weakness, Hypertension, Hyperglycemia, Fasciculations) beschrieben sind (**Kasten 18-5**). Zentrale Wirkungen - vermittelt über beide Rezeptortypen - äußern sich in Verwirrtheit, Krampfanfällen und Koma.

Die klinische Manifestation von Nervenkampfstoffen hängen von Dosis, Aufnahmeweg (Inhalation oder dermal) und davon ab, ob muskarinische oder nikotinische Wirkungen überwiegen. Geringe Dosen inhalativer Exposition führen zunächst zu Reizungen von Augen, Nase und Atemwegen. Hohe Dosen können rasch Bewusstlosigkeit, Krampfanfälle, Apnoe und muskuläre Schlaffheit verursachen. Miosis (stecknadelkopfgroße Pupillen) gilt als sensitivster Marker einer Dampfexposition. Bei dermaler Aufnahme variieren Symptome je nach Dosis und Latenzzeit. Kleine Mengen können bis zu 18 Stunden symptomfrei bleiben, bevor es zu Faszikulationen der betroffenen Muskulatur und lokaler Hyperhidrose kommt, gefolgt von gastrointestinalen Beschwerden wie Übelkeit, Erbrechen und Diarrhö. Große dermale Dosen führen innerhalb von Minuten zu Symptomen, die einer schweren Inhalationsexposition gleichen.

Typische klinische Zeichen umfassen Rhinorrhoe, Engegefühl im Thorax, Miosis (mit verschwommenem oder verdunkeltem Sehen), Dyspnoe, ausgeprägte Speichel- und Schweißsekretion, Übelkeit, Erbrechen,

**Kasten 18-5** Merksätze für Nervenkampfstoffe

Der Merksatz **DUMBELS** (Diarrhea, Urination, Miosis, Bradycardia, Bronchorrhea, Bronchospasm, Emesis, Lacrimation, Salivation, Sweating) fasst die klinischen Manifestationen der muskarinergen Überstimulation bei Exposition gegenüber Nervenkampfstoffen zusammen. Diese Zeichen spiegeln eine exzessive Aktivierung des parasympathischen Systems wider und umfassen gastrointestinale Hypersekretion und Motilitätssteigerung, kardiovaskuläre Bradykardie, bronchiale Hypersekretion und Bronchospasmus, vermehrte Tränen- und Speichelproduktion sowie generalisierte Schweißsekretion.

Der Merksatz **MTWHF** (Mydriasis [selten], Tachycardia, Weakness, Hypertension, Hyperglycemia, Fasciculations) beschreibt die typische Symptomkonstellation einer nikotinergen Überstimulation bei Exposition gegenüber Nervenkampfstoffen. Dazu zählen eine – selten auftretende – Pupillenerweiterung, Tachykardie, muskuläre Schwäche, arterielle Hypertonie, Hyperglykämie und charakteristische Muskelzuckungen (Faszikulationen).



abdominelle Krämpfe, unwillkürliches Urinieren und Defäkation, Muskelzuckungen (Faszikulationen), Verwirrtheit, Krampfanfälle, schlaffe Lähmung, respiratorisches Versagen, Koma und Tod.

## Management

Die Behandlung einer Vergiftung durch Nervenkampfstoffen umfasst die Dekontamination **Abbildung 18-3**, ein Primary Survey, die Gabe spezifischer Antidote sowie eine symptomatische Therapie. Aufgrund von Bronchokonstriktion und massiver Sekretbildung können Beatmung und Oxygenierung erschwert sein, häufiges Absaugen ist meist erforderlich. Nach ausreichender Antidotgabe bessern sich diese Symptome in der Regel deutlich. Zur medikamentösen Therapie stehen drei Substanzen im Vordergrund: Atropin, Pralidoximchlorid und Benzodiazepine.

**Atropin** kontrolliert über die kompetitive anticholinerge Wirkung primär die muskarinergen Effekte des Nervenkampfstoffes, während die nikotinergen Wirkungen nur geringfügig beeinflusst werden. Die Gabe von Atropin ist insbesondere für Patienten mit pulmonalen Beschwerden indiziert. Das Vorliegen einer Miosis allein rechtfertigt noch nicht die Atropingabe und hat keinen Einfluss auf okuläre Symptome. Atropin wird bis zur klinischen Verbesserung der pulmonalen Symptome bzw. dem Sistieren der Hypersekretion titriert. Bei mittelgradigen bis schweren Vergiftungen ist eine initiale Gabe von 4–6 mg nicht unüblich, über Stunden können Dosen von 10–20 mg notwendig sein.

*Pralidoximchlorid (2-PAM)* ist ein Oxime, dass die Bindung zwischen Nervenkampfstoff und Acetylcholinesterase löst und dadurch das Enzym reaktiviert. Auf diese Weise werden vor allem die nikotinergen Effekte der Vergiftung reduziert. Die Therapie muss je nach Art des Kampfstoffes innerhalb weniger Minuten bis Stunden nach Exposition beginnen, da sich sonst die Bindung zwischen Acetylcholinesterase und Nervenkampfstoff irreversibel verfestigt („Aging") und die Enzymaktivität erst nach Neubildung der Acetylcholinesterase (AChE) zurückkehrt. Pralidoximchlorid ist in Deutschland, Österreich und der Schweiz regulär nicht verfügbar und wird im Rettungsdienst nicht vorgehalten.

Benzodiazepine kommen zum Einsatz, um auftretende Krampfanfälle zu durchbrechen und damit das Risiko einer Hirnschädigung und anderer lebensbedrohlicher Begleiterscheinungen des Status epilepticus zu verringern. Ihr Einsatz wird bei allen relevant exponierten Patienten empfohlen, ungeachtet, ob schon ein Krampfereignis stattgefunden hat. Midazolam ist das bevorzugte Benzodiazepin aufgrund der schnell einsetzenden Wirkung und hohen Bioverfügbarkeit nach intramuskulärer sowie intravenöser Applikation. Tierversuche legen nahe, dass ein verzögerter Einsatz zu einer Minderung der neuroprotektiven Effekte führt.[52] Falls Midazolam nicht verfügbar ist, kann auf Diazepam oder Lorazepam ausgewichen werden, obwohl diese möglicherweise weniger wirksam als Midazolam sind.[53,54]

In den USA steht ein DuoDote®-Autoinjektor zur Verfügung, der 2,1 mg Atropin und 600 mg Pralidoximchlorid in einer Fertigspritze kombiniert und für die

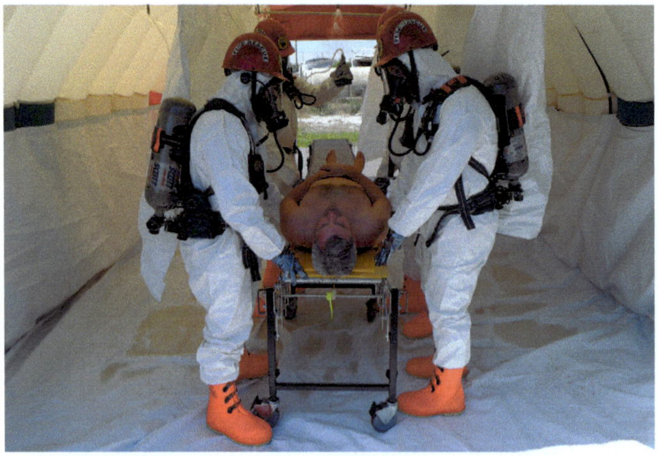

**Abbildung 18-3** Dekontamination von Nervengiften.

rasche intramuskuläre Injektion bei Verdacht auf Nervenkampfstoffexposition vorgesehen ist. Die Gesamtdosierung richtet sich nach den jeweiligen Algorithmen und wird nach klinischer Wirkung titriert. Früher wurden Atropin und Pralidoximchlorid als separate Autoinjektoren („Mark-1-Kit") verabreicht, die inzwischen weitgehend durch das Kombinationspräparat ersetzt wurden, Diazepam 10 mg ist ebenfalls als Autoinjektor (CANA) verfügbar. DuoDote® ist in Deutschland, Österreich und der Schweiz nicht zugelassen und wird im zivilen Rettungsdienst nicht vorgehalten. Stattdessen kommen Atropin und Obidoxim (Toxogonin®) als separate Präparate zum Einsatz, ggf. ergänzt durch Benzodiazepine zur Krampfkontrolle (**Abbildung 18-4**).

Eine Behandlung mit bis zu 6mg Atropin mittels 1 bis 3 Autoinjektoren mit jeweils 5 bis 10 Minuten Abstand sollte ausreichen, um leichte bis mittelschwere Fälle einer Nervengiftintoxikation soweit zu behandeln, dass die Hypersalivation sistiert. Schwere Fälle hingegen benötigen wahrscheinlich signifikant höhere Mengen von Atropin, *Pralidoximchlorid* und Benzodiazepinen, als gewöhnlich in der Notfallmedizin vorgehalten werden. Falls sich Patienten nicht innert weniger Minuten nach Applikation der Autoinjektoren stabilisieren, sollten Sie in Erwägung ziehen, Atropin und Benzodiazepine intravenös zu verabreichen um die Zeit bis zur Krankenhausbehandlung zu überbrücken.[48] In den USA existiert dazu das sogenannte CHEMPACK-System, über welches im ganzen Land größere Mengen von Antidoten vorgehalten werden.[55] Rettungsdienste und Katastrophenschutzeinheiten aus der D-A-CH Region sollten die Standorte der zuständigen Antidotlager und Referenzkrankenhäusern im eigenen Bundesland bzw. Kanton kennen, um im Ereignisfall den Transport und die Versorgung von Patienten mit Nervenkampfstoffexposition gezielt planen zu können.

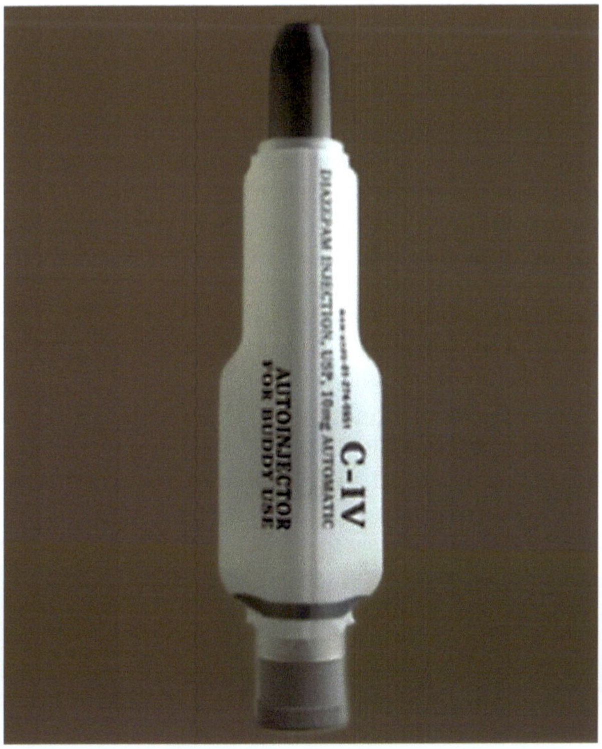


**Abbildung 18-4** Autoinjektor (am Beispiel von CANA (Convulsant Antidote for Nerve Agent).

Mit freundlicher Genehmigung von USDHHS Radiation Emergency Medical Management.

## Lungenkampfstoffe

Reizgase, einschließlich Chlorgas, Phosgen, Ammoniak, Schwefeldioxid und Stickstoffdioxid, sind in der industriellen Fertigung allgegenwärtig. Phosgen wurde für den militärischen Einsatz in großen Mengen produziert (aufgrund der Kennzeichnung der Granaten unter dem Namen Grünkreuz bekannt) und war im 1. Weltkrieg gemeinsam mit Chlorgas für die meisten der durch chemische Kampfstoffe Getöteten verantwortlich. Ermittler der Vereinten Nationen äußerten den Verdacht, dass Chlorgas im Syrienkrieg als Waffe mehrfach eingesetzt wurde, konnten dies jedoch nicht beweisen.[56]

Lungenkampfstoffe können als Gas, Dampf, Aerosol oder Feststoff vorliegen. Die physikalischen Eigenschaften der Substanz beeinflussen auch das Ausmaß der potenziellen Gesundheitsschädigung. Maximal 2 µm große aerosolisierte Partikel können bis in die Lungenalveolen vordringen, während Partikel $> 2$ µm bereits in den Bronchien ausgefiltert werden. Die Wasserlöslichkeit einer Chemikalie beeinflusst ebenfalls das Verletzungsmuster. Symptome der Chemikalien mit hoher Wasserlöslichkeit sind Brennen der Augen, Schleimhäute sowie der oberen Atemwege. Substanzen mit geringer Wasserlöslichkeit können bei stärkerer Exposition unmittelbar das Alveolarepithel zerstören und auf diese Weise zu akutem Lungenversagen führen. Bei geringerer Menge können die Symptome abhängig von der Expositionsdauer von verzögert auftretender Atemnot aufgrund eines geringfügigeren Lungenödems bis zu einem fulminanten Atemnotsyndrom (ARDS) reichen. Phosgen und Stickoxide, die kaum wasserlöslich sind, werden aufgrund der nur geringen Irritation der betroffenen Personen deutlich später wahrgenommen, was meist zu einer langen Einwirkzeit führt. Eine lange Expositionszeit macht es wahrscheinlicher, dass auch die Alveolen geschädigt werden, sodass nicht nur die oberen Atemwege lädiert werden, sondern aufgrund kollabierender Alveolen ein toxisches Lungenödem resultiert.

Die Wirkmechanismen und daraus resultierende Verletzungen der einzelnen Reizstoffe sind unterschiedlich. Ammoniak z. B. reagiert mit der Feuchtigkeit der Schleimhäute und bildet dadurch Ammoniumhydroxid, eine starke Base. Chlorgas wiederum verursacht

Gewebeschäden durch die Bildung von Salzsäure. Reizgase werden nicht systemisch aufgenommen, beeinträchtigen die Betroffenen jedoch durch eine Schädigung des gesamten pulmonalen Systems.

Stoffe mit hoher Wasserlöslichkeit führen zu einem brennenden Gefühl in Augen, Nase und Mund. Es können Tränenfluss, Rhinorrhoe, Husten, Dyspnoe und Atemschwierigkeiten aufgrund einer glottischen Reizung auftreten. Aufgrund eines Bronchospasmus kann es zu Husten, Giemen und Dyspnoe führen. Bei großer Exposition mit schlecht wasserlöslichen Substanzen kann ein unmittelbarer Schaden an den Alveolen auftreten, was von einem akuten Lungenversagen bis hin zum verzögerten Symptombeginn (24 bis 48 Stunden) aufgrund eines nicht-kardiogenen Lungenödems führen kann.

### Management

Die Maßnahmen nach einer Reizgasinhalation beinhalten die Evakuierung der Opfer, eine Dekontamination mit großen Mengen an Wasser (bei festen Partikeln, Flüssigkeiten oder Aerosolen, insbesondere bei Ammoniak), den Primary Survey und eine stabilisierende Therapie. Augenkontakt kann durch ausgiebige Spülung mit Kochsalzlösung behandelt werden, Kontaktlinsen sind zu entfernen. Aufgrund der massiv gesteigerten Sekretion ist häufig eine Absaugung notwendig. Der möglicherweise auftretende Bronchospasmus reagiert meist auf Betasympathomimetika. Eine Hypoxie muss durch Sauerstoffgabe und ggf. Beatmung behoben werden. Das Rettungsdienstfachpersonal muss aufgrund der Hypersekretion, Entzündung der glottischen Strukturen und Laryngospasmus mit einem potenziell schwierigen Atemweg rechnen. Alle betroffenen Personen, die möglicherweise mit Phosgen in Kontakt kamen, sollten stationär überwacht werden, da die Symptome verzögert auftreten können.

## Hautkampfstoffe

Zu diesen blasenbildenden Stoffen gehören Senfgas, Stickstofflost und Lewisit. Diese Stoffe wurden ebenfalls durch viele Länder für den militärischen Einsatz produziert und gelagert. Senfgas wurde erstmalig im 1. Weltkrieg eingesetzt. Der Irak verwendete es sowohl im Krieg gegen den Iran (1980) als auch gegen die kurdische Minderheit im Irak. Im Konflikt in Syrien wurde es mutmaßlich ebenfalls eingesetzt. Es ist relativ einfach und günstig in der Herstellung.

**Senfgas** ist eine ölige, klare bis gelb-bräunliche Flüssigkeit, die durch die Druckwelle einer Explosion oder Absprühvorrichtungen aerosolisiert werden kann. Seine Flüchtigkeit ist gering, wodurch es für eine Woche oder länger auf Oberflächen haften kann, was das Risiko einer Sekundärkontamination erhöht. Die Substanz wird über die Haut oder Schleimhäute aufgenommen und verursacht innerhalb von 3–5 Minuten Zellschäden. Die dosisabhängigen klinischen Symptome treten 1–12 Stunden (üblicherweise 4–6 Stunden) nach dem Kontakt auf. Das verzögerte Auftreten der Symptome erhöht ebenfalls die Wahrscheinlichkeit einer Sekundärexposition, da der Betroffene selbst eine Exposition unter Umständen erst sehr spät bemerkt. Die Aufnahme erfolgt im Bereich warmer und feuchter Haut beschleunigt, sodass Achsel- und Leistenregionen besonders empfänglich sind. Augen, Haut und obere Atemwege bieten ein breites Spektrum von Symptomen, das von Erythem und Ödem bis zu Blasenbildung und Nekrose reichen kann. Die oberen Atemwege können auf den Kontakt mit Husten und Bronchospasmus reagieren. Die Exposition gegenüber hohen Dosen kann Übelkeit und Erbrechen auslösen sowie eine Knochenmarksuppression verursachen.

Die Behandlung beinhaltet wiederum die Dekontamination mit Wasser und Seife, den Primary Survey sowie eine symptomatische Therapie. Es existiert kein spezifisches Antidot für Senfgas. Da der Zellschaden innerhalb von Minuten eintritt, wird die Dekontamination den Verlauf der Vergiftung des betroffenen Patienten nicht beeinflussen; sie dient hauptsächlich dem Schutz der Rettungskräfte. Sobald die Exposition bemerkt wird, werden Augen und Haut durch reichlich Spülflüssigkeit dekontaminiert, um die weitere Aufnahme sowie Sekundärkontaminationen zu verhindern. Der Inhalt der Hautblasen ist keine Quelle einer sekundären Kontamination; sie werden behandelt wie Brandblasen. Bronchokonstriktion spricht auf inhalierte Beta-Agonisten an.

**Lewisit** verursacht ähnliche Symptome, jedoch treten sie deutlich schneller auf als bei Senfgas und resultieren in unmittelbaren Schmerzen und Irritation der Augen, Haut und Atemwege. Außerdem ist ein schlagartiger, intravaskulärer Volumenverlust aufgrund der erhöhten Kapillarpermeabilität, der sogenannte *„Lewisit-Schock“*, für diese Substanz einzigartig. Eine Knochenmarksuppression tritt nicht auf. Wie bei Senfgas beinhaltet die Behandlung Dekontamination, Primary Survey sowie symptomatische Therapie. *„British Anti-Lewisite“* (BAL; Dimercaprol) würde zur Behandlung nach signifikanter Exposition zur Verfügung stehen. Es wird Patienten mit hypovolämischem Schock oder pulmonalen Symptomen intravenös gegeben. BAL-Salbe wird eine Vermeidung von Schäden an Haut und Schleimhaut zugeschrieben. Rettungsdienstfachpersonal sollte den Kontakt mit Hautblasen vermeiden, da sie toxische Arsen-Produkte, Lewisit oder deren Abbauprodukte beinhalten.[57]

# Biologische Waffen

**Ansteckende Krankheiten** bilden eine alltägliche Gefahr für das Rettungsdienst- und Gesundheitsfachpersonal (**Kasten 18-6**). Auch in diesem Rahmen müssen Schutzmaßnahmen getroffen werden, um nicht mit

**Kasten 18-6** Klassifikation biologischer Massenvernichtungswaffen

- Bakterien
  - Anthrax (Milzbrand)
  - Brucellose (bakterielle Zoonose)
  - Rotz (Zoonose)
  - Pest
  - Q-Fieber
  - Tularämie
- Viren
  - Pocken
  - Venezuela-Pferdeenzephalitis (Zoonose)
  - Nipah-Virus
  - Virale hämorrhagische Fieber: Ebola, Gelbfieber, Hantavirus
  - Neue Gefährdungen durch Forschung an pathogenen Stämmen[58]
- Biologische Toxine
  - Botulinustoxin
  - Rizin
  - Staphylokokken-Enterotoxin B
  - T-2-Mykotoxine



Tuberkulose, Influenza, HI-Virus, MRSA (Methicillin-resistenter Staphylococcus aureus), SARS (Severe Acute Respiratory Syndrome)-Varianten, Meningokokken sowie zahlreichen anderen Infektionskrankheiten angesteckt zu werden.

Genannt werden hier Krankheiten auf Grund ihrer aktuell bekannten Kontagiosität. Virale Funktionen können jedoch potenziell im Labor verändert werden, was zu Varianten mit substanziell gesteigerter Infektiosität und Virulenz führen könnte. Beabsichtigte oder versehentliche Freisetzung eines solchen Erregers kann eine Pandemie auslösen, die sogar die kürzliche COVID-19-Pandemie übertreffen könnte. Es gibt keinen Beweis, ob der SARS-CoV-2 -Virus aus einem Labor freigesetzt wurde oder aus einem Tierreservoir auf Menschen übertragen wurde. Trotzdem erinnert uns der Ausbruch an die möglichen Auswirkungen einer Freisetzung, ungeachtet davon, ob willentlich, durch einen Labor-Unfall oder mit dem Ziel den Virus zu studieren freigesetzt.

Die Vorbereitungen auf einen möglichen bioterroristischen Anschlag erhöhen die Komplexität der Eventualfallplanung im Rettungswesen erheblich. Ein gezielter terroristischer Anschlag mit gefährlichen Erregern wird jedoch darauf abzielen, einen gefährlichen Krankheitserreger auszubringen und damit auch Rettungsdienst- und Gesundheitsfachpersonal primär oder sekundär zu kontaminieren. Beispiele dafür sind aerosolisierte Anthraxsporen, lebende Organismen oder ein biologisches Toxin. Patienten mit Erkrankungen, die heutzutage typischerweise nicht mehr vom Rettungsdienst gesehen werden, wie Pest, Anthrax oder Pocken, können in großer Zahl auftreten und erfordern gezielte Schutzmaßnahmen und Schutzausrüstung. Im Regelfall werden die bekannten Infektionsschutzmaßnahmen beim Umgang mit diesen potenziell ansteckenden Patienten ausreichen. Wenn Rettungsdienstfachpersonal auf einen möglichen Anschlag dieser Art reagieren müssen, werden die Vorgehensweisen und Vorsichtsmaßnahmen hinsichtlich der persönlichen Schutzausstattung sowie der Dekontamination der Opfer analog zu anderen Gefahrstofflagen praktiziert. Bei verzögertem Auftreten von Symptomen wird dies jedoch erheblich kompliziert, die Variabilität der Inkubationszeit erschwert Identifikation und Kontrolle der initialen Quelle enorm.

## Biologischer Gefahrstoff in konzentrierter Form oder infizierter Patient

Rettungsdienstfachpersonal können dem Bioterrorismus in zwei Formen begegnen: Ein Szenario beinhaltet die offensichtliche Freisetzung einer Substanz, die vermutet oder bestätigt eine biologische Waffe ist. Die Anthraxanschläge 2001 bzw. die angeblich Sporen enthaltenden Briefe 1998 und 1999 sind gute Beispiele für eine solche Situation. Der Rettungsdienst bzw. spezialisierte Kräfte wurden in zahllosen Fällen alarmiert, in denen Briefe mit weißem Pulver auftauchten und teilweise auch bereits „kontaminierte" Personen betroffen waren. Rettungsdienstfachpersonal wird meist primär oder zusätzlich zu Sicherheitskräften alarmiert, wenn z. B. verdächtige Substanzen in Lieferungen auftauchen. Der Grad einer tatsächlichen Bedrohung kann meistens nicht genauer bestimmt werden, sodass im Zweifelsfall eher potenziell übertriebene Schutzmaßnahmen eingeleitet werden sollten. Der Verdacht auf das Vorliegen eines biologischen Gefahrstoffes sollte bis zur sicheren Entwarnung als tatsächliche Bedrohung behandelt werden. Schutzausrüstung und mögliche Dekontaminationsmaßnahmen sollten dem im ungünstigsten Fall möglichen „B-Kampfstoff" angepasst werden.

Der Rettungsdienst wird sich um Personen kümmern müssen, die fraglich mit einem biologischen, infektiösen Gefahrstoff auf Bekleidung oder der Haut kontaminiert sind. Jede Person, egal ob Helfer oder Patient, bei der eine solche Kontamination möglich ist, sollte die Bekleidung vollständig entfernen und die möglicherweise betroffene Haut mit Seife und Wasser reinigen.[59] Eine signifikante erneute Aerosolbildung von der Bekleidung oder der Haut des Betroffenen ist klinisch sehr unwahrscheinlich und demzufolge ist das Risiko vernachlässigbar.[60] Um die Gefahr einer Inhalation der Substanz weiter zu verringern, sollte dennoch Bekleidung als Routinemaßnahme nicht über den Kopf ausgezogen, sondern weggeschnitten werden. Daran ist ebenfalls die Dekontamination mit Seife und Wasser anzuschließen. Schließlich muss durch die Gesundheitsbehörden über eine mögliche Antibiotikaprophylaxe entschieden werden.

Das zweite Szenario ist die Versorgung eines Patienten, der möglicherweise Patient einer Exposition, z. B. durch einen versteckten Anschlag, wurde. Ein Beispiel wäre, dass die Exposition gegenüber Anthraxsporen bereits vor Tagen am Arbeitsplatz stattgefunden hat und die betroffen Person jetzt, Tage später, Symptome von Lungenmilzbrand entwickelt. Ein anderes Szenario beinhaltet, dass sich ein Terrorist beim Transport von Pockenviren selbst infiziert. Sie werden alarmiert, nachdem er mit einem verdächtigen Ausschlag bewusstlos in seiner Wohnung aufgefunden wurde. In diesen Fällen können die Sicherheit der Bevölkerung und das eigene Wohlergehen gewährleistet werden, wenn Sie die Sicherheitsmaßnahmen inklusive notwendiger Schutzausrüstung sowie Ihre korrekte Handhabung kennen (**Kasten 18-7** und **Kasten 18-8**). Eine Dekontamination ist nicht erforderlich, da der Kontakt mit dem Gefahrstoff bereits einige Tage zurückliegt.

Das Rettungsdienstfachpersonal sowie Einsatzkräfte der Feuerwehren und Katastrophenschutzeinheiten sollten die Schutzausrüstung kennen, die der Infektionsprophylaxe dient. Je nach Übertragungspotenzial und -route werden verschiedene Arten von Schutzausrüstung empfohlen. Es handelt sich um Maßnahmen der Kontakt-, Tröpfchen- und Aerosolisolation; sie werden zusätzlich zu den Standardmaßnahmen angewendet.

## Kontaktisolation

Diese Schutzstufe wird empfohlen, um die Wahrscheinlichkeit einer Übertragung von Mikroorganismen durch direkten oder indirekten Kontakt zu vermeiden. Als Schutz werden Handschuhe und Schutzkittel getragen.

Einige häufig vorkommende Infektionskrankheiten erfordern eine Kontaktisolation, virale Konjunktivitis, Methicillin-resistente Staphylokokken (MRSA), Krätze (Skabies), Herpes-simplex- und -Zoster-Viren. Im Rahmen von Bioterrorismus können Krankheiten auftreten, die eine strikte Kontaktisolation bedingen, (Beulen-)Pest sowie virales hämorrhagisches Fieber wie Marburg-Fieber oder Ebola. Der einfache Kontaktschutz ist hier allerdings nur ausreichend, solange der Patient keine pulmonalen Symptome oder diffuses Erbrechen und Diarrhö zeigt, dann ist eine aerogene Isolation angezeigt.

## Tröpfchenisolation

Diese Schutzstufe wird angewendet, um Infektionen durch Mikroorganismen zu verhindern, die durch große Tröpfchen mit einem Durchmesser > 5 µm übertragen werden. Solche Mikroorganismen können durch Sprechen, Niesen, Husten oder durch das Absaugen eines Patienten übertragen werden. Die Tröpfchen infizieren einen Menschen, indem sie in Kontakt mit dessen Augen- oder Mundschleimhaut kommen. Weil die Tröpfchen

### Kasten 18-7 Anlegen der persönlichen Schutzausrüstung

Die Art der verwendeten persönlichen Schutzausrüstung (PSA) variiert je nach der erforderlichen Schutzstufe (z. B. Standardhygienemaßnahmen sowie Kontakt-, Tröpfchen- oder aerogene/luftübertragene Isolationsmaßnahmen).

1. **Schutzanzug**
   - Komplette Bedeckung des Körpers von Hals bis Knie, lange Ärmel mit Schutz bis über die Handgelenke.
   - Um die Hüfte sowie im Halsbereich sorgfältig rundherum verschließen.
2. **Maske oder Atemgerät**
   - Verschließen Sie die Schnüre oder elastischen Bänder im Nacken und am Hinterkopf.
   - Passen Sie die Verstärkung an den Nasenrücken an.
   - Stellen Sie einen dichten Abschluss am Gesicht und unter dem Kinn sicher.
   - Sitz- und Funktionsüberprüfung.
3. **Schutzbrille oder Gesichtsvisier**
   - Augen-/Gesichtsschutz anziehen und auf korrekten Sitz überprüfen.
4. **Handschuhe**
   - Achten Sie auf vollständigen Schutz im Übergangsbereich zu den Ärmeln des Schutzkittels/-anzugs.

Arbeiten Sie sorgfältig und vermeiden Sie eine Kontamination der Umgebung:

- Fassen Sie sich mit den Händen nicht ins Gesicht.
- Berühren Sie so wenige Oberflächen wie möglich/nur wenn nötig.
- Wechseln Sie zerrissene Handschuhe oder solche, die deutliche Gebrauchsspuren oder starke Kontamination aufweisen.
- Achten Sie auf Händehygiene.

Reproduziert vom Centers for Disease Control and Prevention. PPE sequence. October 16, 2014. https://www.cdc.gov/hai/pdfs/ppe/ppe-sequence.pdf

**Kasten 18-8** Anleitung für das Ablegen der persönlichen Schutzausstattung (Infektionsschutz)

Abgesehen von Maske/Atemschutz legen Sie die Schutzausstattung im Bereich des Ausgangs bzw. in der Schleuse ab. Legen Sie die Maske erst nach Verlassen des Raumes und Schließen der Tür ab.

1. **Handschuhe:**
   Die Außenseite der Handschuhe ist kontaminiert.
   - Greifen Sie die Außenseite eines Handschuhs mit der anderen Hand, ziehen Sie ihn von der Hand und halten Sie ihn weiter fest.
   - Halten Sie den abgelegten Handschuh in der anderen Hand.
   - Schieben Sie die Finger der jetzt nicht mehr behandschuhten Hand am Handgelenk in den verbleibenden Handschuh.
   - Ziehen Sie ihn über den 1. Handschuh.
   - Entsorgen Sie beide in den infektiösen Abfall.
2. **Schutzbrille**
   Die Außenseite der Schutzbrille ist kontaminiert.
   - Greifen Sie beim Entfernen an das Kopfband oder die Ohrenbügel und entfernen Sie die Brille nach vorne.
   - Werfen Sie sie in den dafür vorgesehenen Behälter oder ebenfalls in den infektiösen Abfall.
3. **Schutzanzug**
   Vorderseite und Ärmel des Schutzkittels sind kontaminiert.
   - Öffnen Sie die Verschnürung des Schutzanzugs.
   - Lockern Sie den Kittel am Nacken (berühren Sie nur die Innenseite des Anzugs).
   - Drehen Sie die Innenseite nach außen.
   - Rollen Sie ihn in ein Bündel und entsorgen Sie ihn ebenfalls.
4. **Maske oder Atemgerät**
   Die Vorderseite der Maske ist kontaminiert – auf keinen Fall berühren.
   - Lösen Sie zunächst die Nackenbänder. Greifen Sie anschließend das Halteband am Hinterkopf und ziehen Sie die Maske nach vorne vom Gesicht weg ab.
   - Entsorgen Sie die Maske anschließend sachgerecht.

Nach dem Ablegen der Schutzausrüstung sind die Hände gründlich zu waschen. Werden die Hände zu irgendeinem Zeitpunkt kontaminiert, müssen sie unverzüglich mit einem alkoholbasierten Händedesinfektionsmittel desinfiziert oder, falls erforderlich, gewaschen werden.

Daten vom Centers for Disease Control and Prevention, Atlanta. Sequence for putting on personal protective equipment (PPE). https://www.cdc.gov/hai/pdfs/ppe/ppe-sequence.pdf

groß sind, können sie nicht schweben, für eine Übertragung muss ein enger Kontakt bestehen (maximale Distanz zwischen zwei Personen von 90 cm). Infektionsschutzmaßnahmen umfassen Handschuhe, Schutzkittel, chirurgischen Mundschutz sowie Schutzbrille. Da die Tröpfchen nicht schweben, erübrigen sich zusätzliche Atemfilter oder eine Filterung der Luft.

Mikroorganismen dieser Kategorie sind typischerweise Influenzaerreger, Mycoplasma Pneumonie sowie invasive Haemophilus influenzae oder Neisseria meningitidis (die Sepsis oder Meningitis auslösen können). Theoretisch ist Lungenpest ein Beispiel für ein bioterroristisches Agens dieser Kategorie.

## Aerogene Isolation

Schutzmaßnahmen dieser Klasse reduzieren die Übertragung von Erregern, die als Aerosol vorliegen. Bestimmte Mikroorganismen können in kleinsten Tröpfchen (Durchmesser $< 5\ \mu m$) oder an Staubpartikeln haftend schweben. Sie können sich durch Luftströmungen in unmittelbarer Nähe, aber auch in größerer Entfernung verbreiten. Patienten mit einer solchen Infektion werden in Unterdruckzimmer isoliert und die Abluft wird gefiltert.

Schutzmaßnahmen beinhalten Handschuhe, Anzug, Schutzbrille sowie eine auf Dichtigkeit überprüfte Maske mit HEPA-Filter (High-Efficiency Particulate Air, (**Kasten 18-9**). Beispiele von Erregern, bei denen eine aerogene Isolation benötigt wird, sind die Erreger von Tuberkulose, Masern, Windpocken und SARS sowie dessen

**Kasten 18-9** Schutz gegen biologische Gefahrstoffe

Bei vielen Infektionen im Zusammenhang mit bioterroristischen Anschlägen müssen die Schutzmaßnahmen nicht über den regulären Infektionsschutz hinausgehen, sofern keine Exposition gegenüber einem hoch konzentrierten Wirkstoff besteht. Beispiele für Letzteres sind Lungenmilzbrand oder biologische Toxine wie Botulinumtoxin. In den meisten Fällen wird die Identifikation des Agens jedoch einige Tage benötigen. Obwohl meist keine direkte Übertragung von Mensch zu Mensch möglich ist, muss das Rettungsdienstfachpersonal im Zweifelsfall davon ausgehen, dass doch eine Übertragung möglich ist, und die maximale Schutzstufe – die aerogene Isolation – anwenden.

Varianten inkl. SARS-CoV-2. Pocken und virale hämorrhagische Fieber sind Erkrankungen, die im Rahmen eines bioterroristischen Anschlags auftreten können.

## Ausgewählte Erreger

Das CDC kategorisiert bioterroristische Gefahren nach Kategorien in Abhängigkeit des Einflusses auf die Gesundheit der Bevölkerung (**Tabelle 18-1**).

### Anthrax (Milzbrand)

Anthrax oder Milzbrand wird durch das Bakterium Bacillus anthracis verursacht. B. anthracis ist Sporen bildend und kann daher in zwei Formen vorliegen: Die vegetative Zelle kann gut in einem Wirtsorganismus überleben, jedoch nicht lange außerhalb. Die Spore dagegen kann über Jahrzehnte in der Umwelt überdauern.

Die Krankheit tritt auch natürlich auf: Meist infizieren sich Personen durch den Kontakt mit infizierten Tieren oder mit kontaminierten Tierprodukten, woraus die kutane Form der Krankheit resultiert. Es ist bekannt, dass die Sporen von einigen Staaten als biologischer Kampfstoff gelagert werden. Die Freisetzung aerosolisierter Anthraxsporen bei einem Betriebsunfall in einer sowjetischen Militäreinrichtung in Jekaterinburg (früher

**Tabelle 18-1** CDC Risiko Kategorien für bioterroristische Gefahren

| Kategorie | Risiko | Beispiele |
|---|---|---|
| A | Kategorie A stellt eine Gefahr für die öffentliche Sicherheit dar:<br>▪ Einfache Übertragung von Mensch zu Mensch<br>▪ Risiko einer hohen Mortalität<br>▪ Gefährdung der öffentlichen Gesundheit<br>▪ Gefahr von Panik oder sozialen Spannungen<br>▪ Notwendigkeit für spezielle Vorbereitungen für die öffentliche Sicherheit | Anthrax<br>Botulism<br>Plague<br>Smallpox<br>Tularemia<br>Viral hemorrhagic fevers<br>▪ Filoviruses<br>▪ Arenaviruses |
| B | Kategorie B stellt eine Gefahr dar aufgrund:<br>▪ Einfache Verbreitung<br>▪ Moderate Morbiditäts- und tiefe Mortalitätsrate<br>▪ Bedarf an zusätzlicher spezifischer Kapazität des CDC zur Diagnostik und Überwachung | Brucellen<br>Clostridium perfringens<br>Gefahren für die Nahrungsmittel-Sicherheit (z.B. Salmonellen, Escherichia coli)<br>Rotz<br>Melioidose<br>Ornithose<br>Q-Fieber<br>Rizin<br>Staphylokokken-Enterotoxin-B<br>Typhus<br>Virale encephalitis<br>Gefahren für die Wasser-Versorgung (z.B., Cholera, Cryptosporidium parvum) |
| C | Kategorie C sind neue Pathogene; sie stellen eine Gefahr dar aufgrund:<br>▪ Potential, massenhaft verbreitet werden zu können<br>▪ Gute Verfügbarkeit<br>▪ Einfache Herstellung<br>▪ Potential für hohe Morbiditäts- und Mortalitätsraten<br>▪ Potential für eine hohe Krankheitslast | Neu entstandene («emerging») Infektionskrankheiten<br>▪ Hantavirus<br>▪ Nipah Virus |

Daten vom Centers for Disease Control and Prevention. Bioterrorism agents/diseases. Stand 3.12.2021. https://emergency.cdc.gov/agent/agentlist-category.asp

Swerdlowsk) führte 1979 zur Infektion von 79 Menschen, von denen 68 starben. Mit Anthraxsporen kontaminierte Briefe wurden 2001 in den USA an prominente Politiker und Medienhäuser verschickt. Obwohl nur 22 Fälle (11 Fälle von Lungen- und 11 Fälle von Hautmilzbrand) bekannt wurden und 5 Menschen aufgrund der Infektion verstarben, war bei Tausenden eine prophylaktische Antibiotikagabe indiziert. Eine hypothetische Ausbringung von 100 kg Anthraxsporen über Washington, D.C., würde Schätzungen zufolge zwischen 130.000 und 3 Millionen Todesfälle verursachen.[61]

Mögliche Infektionswege bzw. Eintrittspforten sind die Atemwege, der Gastrointestinaltrakt sowie die nicht intakte Haut. Abhängig vom Infektionsweg kommt es zu Inhalations- oder Lungenmilzbrand, Darm- oder Hautmilzbrand.

Darmmilzbrand ist selten und tritt nach dem Verzehr infizierter Lebensmittel auf. Die Symptomatik der Patienten umfasst unspezifische Symptome wie Übelkeit, Erbrechen, Unwohlsein, blutigen Durchfall bis zum akuten Abdomen, die Letalität beträgt etwa 50 %. Hautanthrax tritt auf, wenn Sporen oder aktive Erreger die Haut im Bereich bestehender Läsionen durchdringen. Es bildet sich ein Bläschen, das in der Folge ulzeriert und meist durch eine zentrale schwarze Nekrose auffällt. Der Randbereich ist ödematös geschwollen. Wenn die Infektion nicht mit Antibiotika behandelt wird, kann die Letalität bis zu 20 % betragen; unter Therapie ist ein tödlicher Verlauf selten.[62]

Um die größte Effektivität zu erzielen, würde Anthrax mit großer Wahrscheinlichkeit in Sporenform eingesetzt werden. Anthraxsporen haben einen Durchmesser von ca. 1–5 µm, sodass sie sich prinzipiell zur Ausbringung als Aerosol eignen. Aerosolisierte Sporen können eingeatmet und in den Alveolen abgelagert werden. Dort werden sie von Makrophagen aufgenommen und zu den mediastinalen Lymphknoten transportiert, wo sie keimen, Toxine produzieren und eine oft tödlich verlaufende akute hämorrhagische Mediastinitis (Blutung der Lymphknoten im Mediastinum) auslösen können. Die Symptome des Lungenmilzbrands treten mit einer Verzögerung von meist 1–7 Tagen nach Sporeninhalation auf, auch eine Latenzperiode von bis zu 60 Tagen ist möglich. Sie sind unspezifisch und schließen anfangs meist Fieber, Schüttelfrost, Atemnot, Husten, thorakale Schmerzen, Kopfschmerzen und Erbrechen ein. Nach einigen Tagen bessern sich die Symptome kurzzeitig, um sich dann rapide mit erneutem Fieber, Atemnot, Schweißausbrüchen bis zu Schock und Tod zu verschlechtern.[59,62,63] Vor den Anschlägen 2001 wurde bei Anthrax von einer Letalität von 90 % ausgegangen, durch frühzeitige Antibiotikagabe und intensivmedizinische Betreuung konnte sie jedoch signifikant gesenkt werden.[62]

Lungenmilzbrand ist nicht ansteckend; deshalb besteht für die Rettungsdienstmitarbeiter kein Risiko. Nur die Exposition gegenüber den aerosolisierten Sporen selbst beinhaltet ein Infektionsrisiko. Bei der Betreuung von Milzbrandpatienten sind die üblichen Infektionsschutzmaßnahmen ausreichend, bis zur Identifikation des Agens wird jedoch eine hohe Schutzstufe empfohlen. Ein Milzbrandpatient sollte nach symptomatischer Therapie zügig in ein Krankenhaus mit intensivmedizinischer Betreuungsmöglichkeit gebracht werden.

### Behandlung

Anthraxsporen sind äußerst widerstandsfähig und können leicht auf der Haut oder Kleidung von Betroffenen haften, wodurch für das Rettungsdienst- und Gesundheitsfachpersonal ein erhöhtes Infektionsrisiko entsteht. Personen, die einem bestätigten oder vermuteten Milzbrand-Freisetzungsereignis ausgesetzt waren (z. B. Briefe mit verdächtigen weißen Pulvern), sollten noch am Einsatzort durch geschultes Rettungsfachpersonal dekontaminiert werden. Dabei müssen die Rettungsfachkräfte persönliche Schutzausrüstung der Schutzstufe A tragen, um eine Kontamination der Transportmittel oder eine Infektion durch anhaftende Anthraxsporen zu verhindern. Eine Antibiotikaprophylaxe ist nur für Personen erforderlich, die tatsächlich Anthraxsporen ausgesetzt waren. Die örtlichen Gesundheitsbehörden legen das geeignete Antibiotikum und die Dauer der vorbeugenden Behandlung fest. Die aktuellsten Empfehlungen sehen eine 60-tägige Therapie mit oralem Ciprofloxacin oder Doxycyclin in Kombination mit einer postexpositionellen Impfung vor.[64]

Es existiert ein Impfstoff gegen Anthrax, der vom US-Militär 1998 in sein Impfprogramm aufgenommen wurde. Die Grundimmunisierung besteht beim US-Impfstoff aus sechs Einzelimpfungen, jährlich ist eine Auffrischung erforderlich. Die Impfempfehlung gilt nur für Militärangehörige (USA) und für Personen, die berufsbedingt ein hohes Risiko für eine Exposition haben. Einige Regierungen haben teilweise hohe Mengen von Impfstoff vorrätig, die im Falle einer Exposition zur Verfügung gestellt werden können. In Deutschland, Österreich und der Schweiz ist der Milzbrandimpfstoff nicht für die allgemeine Bevölkerung verfügbar und wird ausschließlich für Personen mit spezifischem beruflichem Risiko (z. B. Laborpersonal in Hochsicherheitslaboren) erwogen.

## Pest

Die Pest wird durch das gramnegative Bakterium Yersinia pestis verursacht. Sie tritt auch natürlich auf und lässt sich in Flöhen und Ratten nachweisen. Sticht ein infizierter Floh einen Menschen, kann dieser eine Beulenpest entwickeln. Wird diese Lokalinfektion nicht behandelt, erkrankt der Patient systemisch, was schließlich zu Sepsis und Tod führen kann. Ein Teil der Patienten entwickelt pulmonale Symptome (Lungenpest). Die Pest war für den „Schwarzen Tod" von 1346–1353 verantwortlich, an dem 20–30 Millionen Menschen in Europa starben, etwa ein Drittel der damals lebenden

Gesamtbevölkerung. Y. pestis wurde für militärische Zwecke vermehrt: Dazu wurden auch Verfahren entwickelt, bei denen zur Krankheitsübertragung der bakterielle Organismus selbst als infektiöses Agens aerosolisiert wird, sodass kein Vektor in Form von Flöhen oder Ratten mehr erforderlich ist. Die WHO stellte im Rahmen eines möglichen Worst-Case-Szenarios fest, dass bei der Ausbringung von 50 kg Y. pestis als Aerosol über einer Stadt mit 5 Millionen Einwohnern schätzungsweise 150.000 Menschen an Lungenpest erkranken und 36.000 Todesfälle eintreten würden.[65]

Die natürlich auftretende Pest, die durch den Biss eines infizierten Flohs ausgelöst wird, verursacht innerhalb von 2–8 Tagen Symptome in Form von Fieber, Schüttelfrost, Schwäche und akuten Lymphknotenschwellungen (Bubonen) in Nacken, Leiste und Achsel. Bei unbehandelten Patienten kann die Erkrankung systemisch werden und bis zum Tode führen. Etwa 12 % der Patienten entwickeln eine tödlich verlaufende Lungenpest mit Brustschmerz, Atemnot und Bluthusten.

Pest im Rahmen eines Anschlags würde mit größter Wahrscheinlichkeit das Ergebnis einer Infektion durch als Aerosol ausgebrachte Bakterien sein. Daher würden sich diese Patienten mit dem Bild einer Lungenpest präsentieren. Wird ein Y.-pestis-Aerosol inhaliert, treten die Symptome bereits nach 1–6 Tagen auf. Als Symptome sind Fieber, Husten mit blutigem oder wässrigem Auswurf und Atemnot zu erwarten. Auch Übelkeit, Erbrechen, Diarrhoe und abdominale Schmerzen können sich entwickeln, Lymphknotenschwellungen (Bubonen) fehlen. Ohne antibiotische Behandlung wird der Tod 2 bis 6 Tage nach Auftreten der Atemwegssymptome eintreten.[66]

Derzeit ist keine Impfung gegen Lungenpest verfügbar. Die Behandlung besteht aus antimikrobieller und symptomatischer Therapie, häufig dürfte eine intensivmedizinische Betreuung erforderlich werden. Eine Antibiotikagabe wird auch als prophylaktische Maßnahme für Personen empfohlen, die ohne Schutzbekleidung engen Kontakt mit einem Lungenpestpatienten hatten.

Patienten mit Pest stellen ein Übertragungsrisiko dar. Wenn Patienten nur mit Hautsymptomen auffallen (Beulenpest), ist eine Kontaktisolation ausreichend. Bei Patienten mit Verdacht auf Lungenpest (als Folge eines terroristischen Anschlags wahrscheinlicher) müssen die Rettungsfachkräfte eine Schutzausrüstung tragen, die vor Tröpfcheninfektion schützt. Dies schließt eine FFP3-Maske, eine Schutzbrille, Handschuhe und einen Schutzkittel ein. Bei einem Einsatz einer offenkundigen Ausbringung von Y.-pestis-Aerosol wäre für Arbeiten in der heißen oder warmen Zone die maximale Schutzstufe A indiziert.

### Behandlung

Pestinfizierte werden symptomatisch therapiert und in ein geeignetes Zielkrankenhaus transportiert. Die vorherige Kommunikation mit diesem ist entscheidend, um sicherzustellen, dass der Patient korrekt isoliert werden kann und das Gesundheitsfachpersonal mit der adäquaten Schutzausrüstung vorbereitet ist. Wenn der Zustand des Patienten es erlaubt, sollte er einen chirurgischen Mundschutz tragen, was die Übertragungswahrscheinlichkeit weiter verringert.

Die Dekontamination von Fahrzeugen und Geräten entspricht den regulären Maßnahmen nach dem Transport eines infektiösen Patienten. Die Oberflächendesinfektion muss mit einem zugelassenen Desinfektionsmittel erfolgen. Es gibt bisher keinen Anhalt dafür, dass Y. pestis eine längere Umweltbeständigkeit aufweist, nachdem sich das primäre Aerosol aufgelöst hat.[66] Der Organismus ist gegenüber Hitze und Sonnenlicht empfindlich und kann außerhalb eines Wirtsorganismus nur kurzzeitig überleben. Y. pestis bildet keine Sporen.

## Pocken

Pocken werden je nach Schweregrad auch als Variola major und Variola minor bezeichnet. Diese früher ebenfalls natürlich auftretende Erkrankung wurde 1977 vollständig ausgerottet. Die Erreger sind jedoch noch in mindestens zwei Laboratorien vorhanden: im russischen VECTOR-Institut in Nowosibirsk sowie in den US-amerikanischen Centers for Disease Control and Prevention in Atlanta. Es wurde gemutmaßt, dass die sowjetische Regierung 1980 ein Programm startete, um sowohl große Mengen Pockenviren für den potenziellen Einsatz mit Bomben und Raketensystemen zu produzieren als auch virulente Stämme des Virus für den Kampfstoffeinsatz zu züchten. Es gibt Befürchtungen, dass nach dem Zerfall der ehemaligen Sowjetunion Pockenviren auch in andere Hände geraten sind.[67]

Das Pockenvirus infizierte Menschen über die Schleimhäute des Rachens oder der Atemwege. Nach einer Inkubationszeit von 12–14 Tagen entwickelt der Patient Fieber, allgemeines Krankheitsgefühl, Kopf- und Rückenschmerzen. Darauf folgt ein **makulopapulöser Hautausschlag** mit charakteristischen Papeln und Bläschen, der im Bereich der Mundschleimhaut beginnt, aber rasch generalisiert. Das Exanthem ist charakterisiert durch runde, gespannte Papeln, die im Bereich der Extremitäten und des Kopfes (zentrifugal) in größerer Dichte auftreten als am Körperstamm und ein einheitliches Bild zeigen (**Abbildung 18-5**). Dies unterscheidet die Pocken von Varizellen oder Windpocken (**Kasten 18-10**), die auf dem Rumpf beginnen, dort auch enger stehen (zentripetal) und ein uneinheitliches Bild bieten, da verschiedene Entwicklungsstadien der Bläschen gleichzeitig vorliegen: frisch aufgetretene Papeln neben älteren, offenen, ggf. verkrusteten Läsionen – „Sternenhimmelbild" (**Abbildung 18-6**). Die Sterblichkeit bei natürlich auftretenden Pocken lag bei etwa 30 %.[67] Es gibt nur wenige

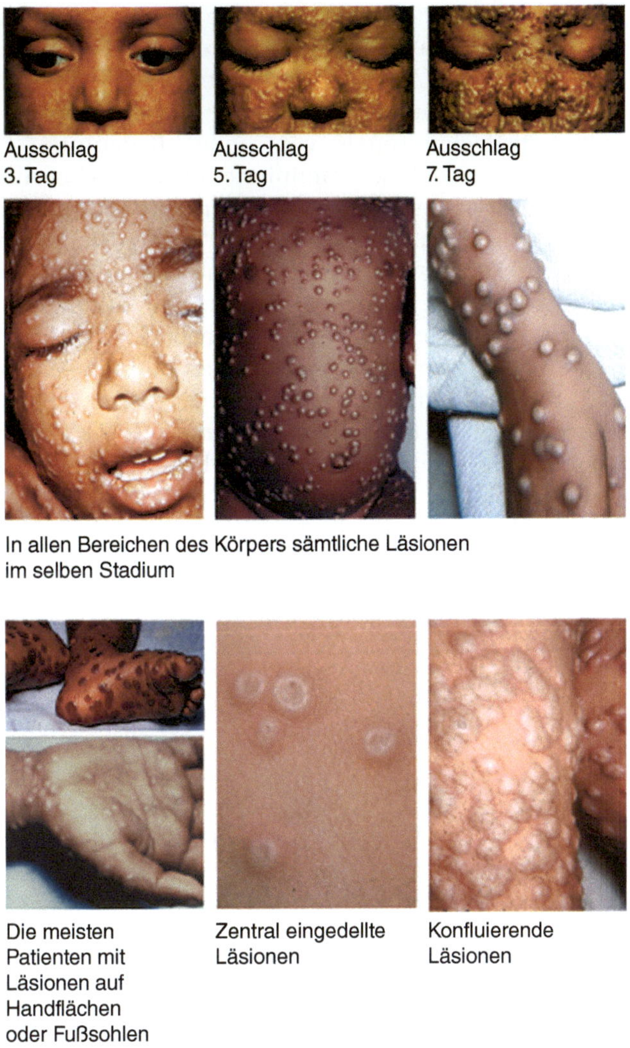


**Abbildung 18-5** Pocken.

Mit freundlicher Genehmigung der Centers for Disease Control and Prevention

**Kasten 18-10** Unterscheidung zwischen Windpocken und Pocken

Windpocken (Varizellen) können klinisch am ehesten mit Pocken verwechselt werden. Typische Merkmale der Windpocken sind:

- Kein oder nur mildes Anfangsstadium.
- Oberflächliche Bläschen („Tautropfen auf Rosenblatt").
- Läsionen entstehen schubweise, an einem Körperareal finden sich gleichzeitig Papeln, Bläschen und Krusten in unterschiedlichen Entwicklungsstadien.
- Zentripetale Verteilung, höchste Dichte am Rumpf, weniger an distalen Extremitäten; Gesicht und Kopfhaut können betroffen sein, gelegentlich der ganze Körper.
- Erste Effloreszenzen erscheinen im Gesicht oder am Rumpf.
- Patienten wirken selten schwer krank oder toxisch.
- Rasche Entwicklung der Läsionen von Makeln über Papeln zu Bläschen und Krusten (innerhalb von weniger als 24 Stunden).
- Handflächen und Fußsohlen sind selten betroffen.
- Fehlt eine verlässliche Anamnese einer Varizelleninfektion oder -impfung.
- 50–80 % der Betroffenen erinnern sich an einen Kontakt zu Windpocken- oder Gürtelrose-Patienten 10 bis 21 Tage vor Beginn des Exanthems.

Modifiziert vom Centers for Disease Control and Prevention, National Center for Emerging and Zoonotic Infectious Diseases (NCEZID), Division of High-Consequence Pathogens and Pathology (DHCPP). Evaluating patients for smallpox: acute, generalized vesicular or pustular rash illness protocol. 2016. https://www.cdc.gov/smallpox/clinicians/algorithm-protocol.html

Kenntnisse über den Verlauf der Erkrankung bei immungeschwächten Patienten, z. B. mit HIV.

Pocken sind eine ansteckende Erkrankung, deren Infektionsweg insbesondere die Tröpfchen- und die Schmierinfektion bei unmittelbarem Patientenkontakt ist. Kontaminierte Bekleidung kann ebenso wie z. B. Bettwäsche das Virus verbreiten. Die Patienten sind schon kurz vor Beginn des Ausschlags ansteckend, dieser muss aber nicht immer offensichtlich sein, da er anfangs nur im Oropharynx vorliegen kann. Bei der Behandlung von Patienten mit Pocken muss die entsprechende Schutzausrüstung zur Vermeidung einer Infektion über Kontakt und Aerosole getragen werden. Dies beinhaltet mindestens eine FFP3-Maske, ggf. ABC-Schutzmaske oder filterventilierte Kopfhaube, Schutzbrille und Schutzanzug. Idealerweise sollten die Rettungsfachkräfte geimpft sein.[68]

Das frühere Routine-Pocken-Impfprogramm wurde in den USA 1972 eingestellt. Die verbleibende Immunität durch den Impfschutz ist unklar, aber es ist zu vermuten, dass Personen, die vor über 40 Jahren geimpft wurden, keinen ausreichenden Infektionsschutz mehr haben.[67] In den meisten europäischen Ländern wurde der Impfstoff ebenfalls in den 1970er-Jahren eingestellt (z. B. Deutschland 1976, Schweiz 1972, Österreich 1981). Eine Routineimpfung wird in Europa nicht mehr durchgeführt. Impfstoffe wie Imvanex/Imvamune sind nur für besondere Risikogruppen (z. B. Laborpersonal mit Orthopox-Exposition) zugelassen, während die EU und einzelne Staaten Notfallreserven für den Fall eines Ausbruchs bereithalten. Eine Impfung innerhalb von vier Tagen nach Exposition kann laut WHO den Krankheitsverlauf deutlich abmildern und die Sterblichkeit senken.[83,84]

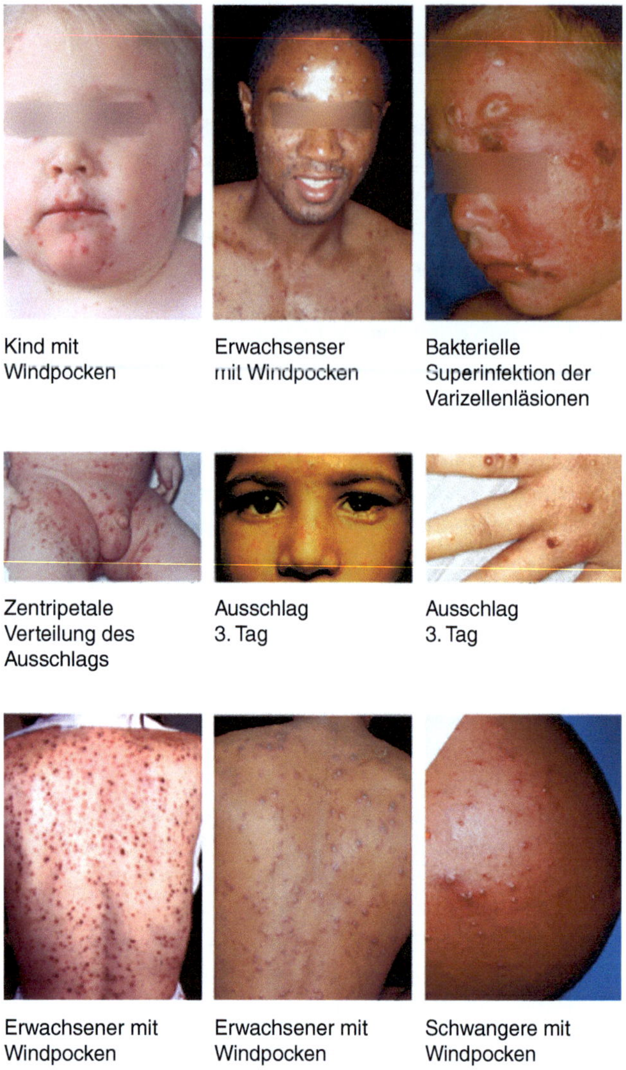


**Abbildung 18-6** Windpocken.

Mit freundlicher Genehmigung des Centers for Disease Control and Prevention

## Behandlung

Die Behandlung eines Patienten mit Pocken ist initial symptomatisch, die persönliche Schutzausrüstung muss jederzeit getragen werden. Es ist zwingend erforderlich, dass es keine Lücken in den Infektionsschutzmaßnahmen gibt. Im Rahmen von Notfallplänen sind lokale Krankenhäuser zu definieren, die ausreichende Mittel (Isolierstation, geschultes Gesundheitsfachpersonal) zur Verfügung haben, um diese Patienten zu betreuen. Das Zielkrankenhaus muss vor dem Transport unbedingt über den bestätigten oder vermuteten Pockenfall informiert werden, damit sie geeignete Maßnahmen einleiten kann, um eine Ausbreitung des Virus zu verhindern. Die Feststellung eines Pockenfalls würde für das Gesundheitssystem einen Notfall höchster Priorität darstellen und umfassende nationale und internationale Maßnahmen nach sich ziehen.

Das korrekte Ablegen der PSA, ohne den Infektionsschutz zu durchbrechen, ist für die Sicherheit des Rettungsdienstfachpersonals von hoher Bedeutung. Der gesamte potenziell kontaminierte medizinische Abfall muss entsprechend den Vorschriften verpackt, gekennzeichnet und entsorgt werden. Wiederverwendbare medizinische Ausrüstung muss autoklaviert oder mit zugelassenen Substanzen (vorzugsweise formaldehydbasiert) desinfiziert werden. Umgebende Oberflächen müssen mit einem dafür vorgesehenen Desinfektionsmittel gereinigt werden. Eine Raum- oder Fahrzeugvernebelung bleibt besonderen Situationen (z. B. Laborunfall mit hochpathogenen Erregern) vorbehalten und ist im regulären Rettungsdienst nicht erforderlich.[69] Stattdessen wird eine standardisierte Wischdesinfektion aller potenziell kontaminierten Flächen mit einem RKI- oder VAH-gelisteten, gegen das jeweilige Erregerspektrum wirksamen Mittel durchgeführt.

## Ebolavirus und andere virale hämorrhagische Fieber

**Virale hämorrhagische Fieber (VHF)** sind ein durch verschiedene Viren ausgelöstes Syndrom mit Fieber, Unwohlsein und hämorrhagischen Symptomen (Koagulopathie, Petechien, Blutungen aus Einstichstellen, Schleimhäuten und – in schweren Fällen – Bindehäuten). Die Letalität variiert stark zwischen verschiedenen VHF-Viren und verschiedenen Ausbrüchen des gleichen Virus; sie kann über 90 % betragen. Beispiele von VHF-Viren sind Ebola-Virus, Marburg-Virus, Gelbfieber-Virus und Lassa-Virus.[70] Es gibt Hinweise, dass in der früheren Sowjetunion an waffenfähigen VHF-Viren geforscht wurde, und es besteht die Gefahr, dass aktuell Terroristenorganisationen Anstrengungen unternehmen, VHF-Viren einzusetzen.[71]

Das Ebola-Virus stammt aus der Familie der Filoviren (benannt nach dem fadenförmigen Aussehen der Viruspartikel) und wurde 1976 anlässlich zweier Ausbrüche von VHF in Südsudan und der Demokratischen Republik Kongo aus Patienten isoliert. Der Name Ebola stammt von einem kleinen Fluss in der Nähe des letztgenannten Ausbruchs. Spätere Arbeiten zeigten, dass verschiedene Ebola-Stämme für unterschiedliche Ausbrüche verantwortlich waren, so z. B. Reston Ebola-Virus, das 1989 unter Affen in der Quarantänestation einer Forschungseinrichtung in Reston, Virginia, ausbrach. Anders als bei den Pocken gibt es ein natürliches Reservoir für das Ebola-Virus in der Tierwelt, höchstwahrscheinlich in Fledermäusen, wodurch ein erneutes Auftreten jederzeit möglich ist.[70,72] Das Ebola-Virus erlangte 2014 weltweite Aufmerksamkeit, als ein Ausbruch in Westafrika zwischen 2013 und 2016 über 28 000 gemeldete

Fälle verursachte und mehr als 11 000 Menschenleben forderte, darunter auch einzelne Erkrankungsfälle in den USA und anderen westlichen Ländern.[73]

Klinisch zeigt sich nach einer Inkubationszeit von 2 bis 21 Tagen die Krankheit Ebola, ein VHF mit Fieber, Schüttelfrost, Abgeschlagenheit und Muskelschmerzen, im späteren Verlauf kommen gastrointestinale, neurologische und respiratorische Symptome dazu: Abdominalschmerzen, Erbrechen, Diarrhö, Kopfschmerzen, Verwirrtheit, Husten, Brustschmerz und Kurzatmigkeit. Bei maximaler Ausprägung können hämorrhagische Symptome und eine generalisierte Koagulopathie festgestellt werden; die Patienten versterben an Multiorganversagen, Sepsis, Elektrolytverschiebungen und hypovolämischem Schock im Rahmen der gastrointestinalen Volumendepletion.[72] Obwohl eine Varianz der Letalität besteht: 2013 bis 2016 verstarben insgesamt 40 % der Erkrankten, wobei diese Rate zu Beginn 75 % und bei früheren Ausbrüchen über 90 % betrug. Der Grund für die gesunkene Letalität liegt wohl in der verbesserten Behandlung und dabei insbesondere dem aggressiven Ersatz von über den GI-Trakt verlorenem Volumen sowie Elektrolyte.[74]

### Behandlung

Der Transport von Patienten mit vermuteter Ebola-Infektion stellt aufgrund der hohen Kontagiosität ein relevantes Risiko für das Rettungsdienstfachpersonal dar. Patienten tragen extrem hohe Viruslasten in ihren Körperflüssigkeiten, gleichzeitig ist nur eine kleine Zahl von übertragenen Viren für eine Infektion notwendig. Beim Ausbruch in Westafrika waren 3,9 % aller Patienten Gesundheitsfachpersonal, das sich im Rahmen ihrer Tätigkeit angesteckt hatte.[74] Die Centers for Disease Control and Prevention (CDC) in den USA haben unter Berücksichtigung des aktuellen Wissensstandes Richtlinien erstellt, wie Schutzmaßnahmen im Umgang mit Ebola umgesetzt werden sollen. Die Empfehlungen beinhalten insbesondere einen Hautschutz bestehend aus mehreren Schichten (Einweg-Bekleidung, wasserdichter Kittel, Überschürze, mehrere Schichten Handschuhe und Schuhüberzieher) sowie einem Schutz von Schleimhaut und Atemwegen (Atemschutz mit Luftfilter, Augenschutz und Haube). Bei Bedarf können diese Empfehlungen angepasst werden.[75] Es ist dringend empfohlen, das An- und Ablegen der Schutzausrüstung intensiv zu trainieren und von erfahrenen Aufsichtspersonen überwachen zu lassen.

Rettungsdienste haben schon vor 2013 Ausrüstungsgegenstände und eine Reihe von Empfehlungen erstellt, um den Transport von kritisch kranken Patienten mit übertragbaren Krankheiten sicher zu gewährleisten. Nach dem Ausbruch von Ebola 2013 bis 2016 haben sie ihre Erkenntnisse im Umgang mit vermuteten und bestätigten Ebola-Fällen publiziert. Diese Ausführungen nennen viele hilfreiche und spezifische Empfehlungen für den Kontakt mit entsprechenden Patienten.

- Angemessene Schutzausrüstung (penible Kontrolle von An- und Ablegen, Empfehlung zur Verwendung von Luftfiltern mit [Überdruck-]Gebläse anstelle von FFP3-Masken)
- Trennung der Fahrerkabine vom Patientenraum mittels improvisiertem Überdrucksystem
- Abdeckung aller Geräte und Oberflächen mit dickem Kunststoff, um eine Kontamination zu vermindern
- Zusätzliche Isolation des Patienten mittels Anzug oder Kapsel, die die Kontamination einschränkt
- Sorgfältige Dekontamination des Fahrzeugs mit Desinfektionstüchern (anstelle einer Hochdruckreinigung mit Wasser, da dies Viruspartikel aerosolisieren könnte)[76,77]

Die medizinische Behandlung von Ebola konzentriert sich auf Symptomlinderung und orale Rehydrierung. Die Wirksamkeit mehrerer neuer Therapien, welche die Überlebensrate verbessern könnten, ist noch Gegenstand der Forschung, darunter antivirale und immunomodulatorische Therapieansätze. Intensive Behandlungsansätze (darunter parenterale Rehydrierung, Bestimmungen von Zellzahl und Viruslast, Antibiotika sowie Intubation/Beatmung) können hilfreich sein, erhöhen das Risiko der betreuenden Mitarbeiter aber signifikant.[74]

## Botulinumtoxin

Botulinumtoxin wird vom Bakterium *Clostridium botulinum* produziert und gilt als das giftigste bekannte Toxin. Es ist 15 000-mal toxischer als der Nervenkampfstoff VX und 100 000-mal toxischer als Sarin.[78] Botulinumtoxin wurde für militärische Zwecke in den Vereinigten Staaten, der ehemaligen Sowjetunion, im Irak und vermutlich auch in Iran, Syrien und Nordkorea entwickelt.[79] Die Aum-Shinrikyo-Sekte, die für den Sarin-Anschlag in der Tokioter U-Bahn verantwortlich war, versuchte 1995 erfolglos, ein Aerosol aus Botulinumtoxin freizusetzen. Trotz der bekannten Schwierigkeiten, das Toxin für eine effektive Verbreitung zu konzentrieren und zu stabilisieren, wird geschätzt, dass ein gezielter terroristischer Einsatz von Botulinum-Aerosol bis zu 10 % der Personen in einem Abwindradius von 0,5 km handlungsunfähig machen oder töten könnte.[79] Zudem könnte das Toxin in die Nahrungsmittelkette eingebracht werden, um große Bevölkerungsgruppen zu vergiften.

Es gibt drei natürlich vorkommende Formen des Botulismus. (1) *Wundbotulismus* entsteht, wenn Toxine aus einer verunreinigten, häufig nekrotischen Wunde aufgenommen werden, in der *Clostridium botulinum* vorhanden ist. (2) *Lebensmittelbotulismus* tritt auf, wenn unsachgemäß zubereitete oder eingemachte Lebensmittel das Bakterienwachstum und die Toxinbildung ermöglichen und das Toxin anschließend mit der Nahrung aufgenommen wird.

(3) Beim *intestinalen Botulismus* wird das Toxin direkt im Gastrointestinaltrakt gebildet und resorbiert. Neben diesen natürlichen Formen kann auch eine künstliche Form, der inhalative Botulismus, auftreten, wenn aerosolisiertes Botulinumtoxin eingeatmet wird.

Unabhängig vom Eintrittsweg gelangt das Botulinumtoxin zur neuromuskulären Endplatte, bindet dort irreversibel und verhindert die normale Freisetzung des Neurotransmitters Acetylcholin, was zu einer absteigenden schlaffen Lähmung führt. Die Symptome beginnen nach einigen Stunden bis wenigen Tagen. Alle Patienten zeigen Diplopie (Doppeltsehen) und multiple Hirnnervenausfälle mit Sehstörungen sowie Sprech- und Schluckbeschwerden. Ausmaß und Geschwindigkeit der absteigenden Lähmung hängen von der aufgenommenen Toxinmenge ab. Betroffene werden zunehmend kraftlos, verlieren die Kontrolle über die Muskulatur von Kopf und Hals, können den Würgereflex einbüßen und im Verlauf eine Lähmung der Atemmuskulatur entwickeln, die eine Intubation und oft monatelange maschinelle Beatmung erforderlich macht. Unbehandelte Patienten sterben meist an einer mechanischen oberen Atemwegsobstruktion oder unzureichenden Ventilation. Die klassische Trias der Botulinumintoxikation umfasst (1) eine absteigende, symmetrische, schlaffe Lähmung mit Hirnnervenausfällen, (2) fehlendes Fieber und (3) ein klares Bewusstsein. Nach Wochen bis Monaten kann eine Erholung einsetzen, wenn neue Axonendigungen die zuvor denervierte Muskulatur wieder innervieren.

### Behandlung

Die Behandlung der Patienten besteht aus stabilisierenden Maßnahmen und einer schnellen Gabe des Antitoxins. Die frühe Gabe des Antitoxins verringert das weitere Fortschreiten der Lähmung, bereits bestehende Lähmungserscheinungen sind jedoch irreversibel.

Rettungsdienstfachpersonal, das Patienten einer Botulinumintoxikation behandelt, muss jederzeitig mit einer Verschlechterung der Atmung oder einer Verlegung der Atemwege rechnen. Die Patienten sind aufgrund der Schluckstörungen unter Umständen nicht in der Lage, ihre Atemwege offenzuhalten. Die Lähmung des Zwerchfells verhindert möglicherweise eine ausreichende Ventilation. Durch die Rückenlage oder eine halbsitzende Position wird diese Problematik eventuell verschlimmert. Patienten mit progredienter Atemnot sollten intubiert und suffizient beatmet werden.

Standardvorsichtsmaßnahmen sind im Umgang mit diesen Patienten ausreichend, da es sich nicht um eine ansteckende Erkrankung handelt. Botulinumtoxin zerfällt in der Umwelt sehr schnell, zwei Tage nach Ausbringen des Toxins sollte es nahezu vollständig inaktiviert sein. Rettungsdienstfachpersonal, die wegen eines offensichtlichen Botulinumtoxin-Anschlags alarmiert werden, benötigen die entsprechende Schutzausrüstung, um in der heißen oder warmen Zone arbeiten zu können.

Da das Aerosol bei durchschnittlichen Wetterbedingungen zwei Tage persistieren kann, müssen Personen, die potenziell Botulinumtoxin ausgesetzt waren, durch vollständige Entkleidung und Wäsche mit Seife und Wasser dekontaminiert werden. Die Ausrüstung kann mit 0,1-prozentiger Hypochloritlauge dekontaminiert werden.[79] Die Patienten müssen im Krankenhaus nicht isoliert werden, intensivmedizinische Betreuung bzw. Beatmung wird jedoch wahrscheinlich erforderlich sein oder werden.

## Strahlenunfälle, nukleare und radiologische Waffen

Nach den Anschlägen vom 11. September 2001 begann man sich mit der Möglichkeit auseinanderzusetzen, es könne dem Rettungsdienst passieren, die Folgen eines Anschlags mit nuklearen oder radiologischen Waffen bewältigen zu müssen. Früher dachte man, Strahlenunfälle entstünden am ehesten im Rahmen eines Nuklearkriegs oder bei Unfällen in zivilen Kernkraftwerken. Heutzutage steigt das Bewusstsein, dass eine improvisierte Nuklearwaffe oder „schmutzige Bombe" durch Terroristen eingesetzt werden könnte. Bei einer „schmutzigen Bombe" wird eine konventionelle Bombe gezündet, die ein sie umgebendes radioaktives Material in der Umgebung verbreitet. Obschon nukleare Angriffe im Stile des Kalten Krieges heute unwahrscheinlich erscheinen, so hat die Verbreitung von nuklearen Waffen unter «Schurkenstaaten» sowie terroristischen Gruppierungen zugenommen und damit auch die Gefahr deren Nutzung gegen die Zivilbevölkerung.

Obwohl radiologische Unfälle selten sind, gab es seit 1944 in den Vereinigten Staaten 243 Strahlenunfälle mit 1 342 Personen, die die Kriterien für eine relevante Exposition erfüllten. Weltweit wurden 403 Strahlenunfälle registriert, bei denen 133 617 Personen betroffen waren, 2 965 eine relevante Strahlenexposition erlitten und 120 Menschen starben.

Die Katastrophe von Tschernobyl im Jahr 1986 verursachte 116 500 bis 125 000 exponierte Personen und bis 2005 knapp 50 bestätigte Todesfälle; Schätzungen gehen jedoch davon aus, dass die Gesamtzahl der Todesfälle infolge strahlenbedingter Krebserkrankungen bis zu 4 000 erreichen könnte.[80,81] 1987 wurde in Goiânia (Brasilien) ein Kanister mit Cäsium-137, eines in der Strahlentherapie verwendeten Isotops, aufgebrochen und das darin enthaltene radioaktive Material verteilt. Von den 129 Personen, die kontaminiert wurden, mussten 20 hospitalisiert werden, vier starben; etwa 125.000 Personen wurden auf Kontaminationen untersucht. Die Freisetzung wurde erst 16 Tage später festgestellt, als sich im

Krankenhaus Patienten mit Symptomen der Strahlenkrankheit vorstellten. Gerade diese Verzögerung führte mutmaßlich zu einer deutlich höheren Anzahl kontaminierter Personen.[82] Im Zuge eines Erdbebens mit nachfolgendem Tsunami wurden 2011 mehrere Reaktorblöcke des Kernkraftwerkes in Fukushima (Japan) zerstört, wodurch eine größere Menge radioaktiver Substanzen in die Umwelt freigesetzt wurde. Es wird Jahre bis Jahrzehnte dauern, bis der volle Umfang der ökologischen und der gesundheitlichen Folgen für die Bevölkerung in der Region beurteilt werden kann.

Radioaktive Unfälle können Angst und Verunsicherung nicht nur in der Bevölkerung, sondern auch unter den Rettungsfachkräften verbreiten. Regelmäßiges Training der Verfahren im Umgang mit radioaktivem Material können helfen, diese Angst zu reduzieren, um im Katastrophenfall adäquat reagieren zu können (**Kasten 18-11**).

Eine Exposition gegenüber ionisierender Strahlung oder radioaktiver Kontamination kann durch verschiedene Szenarien entstehen: (1) die Detonation einer Kernwaffe, sei es ein hochentwickeltes oder ein improvisiertes Niedrigsprengkraftgerät, (2) die Zündung einer „schmutzigen Bombe" beziehungsweise eines radiologischen Dispersionsgeräts, bei dem konventionelle Sprengstoffe radioaktives Material freisetzen, (3) Sabotage oder einen Unfall an einem Kernreaktorstandort oder (4) die unsachgemäße Handhabung von nuklearem Abfall.

## Medizinische Folgen einer Strahlenkatastrophe

Verletzungen und Risiken im Zusammenhang mit einer radiologischen Katastrophe sind vielfältig. Im Falle einer nuklearen Detonation kommt es bei betroffenen Personen durch die Explosion zu primären, sekundären und tertiären Explosionsverletzungen, zu thermischen Verletzungen sowie zu Gebäudeeinstürzen. Darüber hinaus können Strahlenschäden auftreten, durch Strahlungen, die den Körper durchdringt und Gewebe schädigt, ohne eine Kontamination zu verursachen (vergleichbar mit einer Röntgenaufnahme), durch äußere radioaktive Kontamination, wenn radioaktive Partikel auf Haut und Kleidung gelangen, oder durch innere Strahlenexposition, wenn radioaktive Partikel eingeatmet, verschluckt oder in Wunden gelangen.

Reaktorunfälle in einem Kernkraftwerk können ohne nukleare Detonation große Mengen ionisierender Strahlen freisetzen, insbesondere wenn sich der Reaktor in einem „kritischen Zustand" befindet. „Konventionelle" Explosionen, Feuer oder Gasaustritte können ebenfalls radioaktive Gase und Partikel freisetzen, die ein Expositions- und Kontaminationsrisiko für Rettungsfachkräfte darstellen.

Radiologische (nicht nukleare) Waffen (**Radiation Dispersion Devices, RDD**) können aller Wahrscheinlichkeit

**Kasten 18-11** Prinzipien für die Reaktion auf eine Strahlenkatastrophe

1. Ist der Einsatzort sicher?
2. Die Versorgung traumatologischer Probleme hat Vorrang vor Strahlenverletzungen. Anschließend werden die Patienten auf Strahlenbelastung und Kontamination untersucht.
3. Eine äußerliche Strahlenbelastung kann Gewebeschäden verursachen, macht den Patienten aber nicht radioaktiv. Selbst Patienten mit tödlichen Strahlenschäden stellen kein Risiko für das behandelnde Fachpersonal dar.
4. Patienten können mit radioaktivem Material kontaminiert werden, das sich auf ihrer Haut oder Bekleidung abgesetzt hat. Mehr als 90 % dieser Oberflächenkontaminationen können durch die Entfernung der Bekleidung beseitigt werden.[74] Verbleibende Kontaminationen können mit Seife und Wasser abgewaschen werden.
5. Schützen Sie sich selbst gegen radioaktive Kontamination, indem Sie die grundsätzlichen Schutzmaßnahmen beachten, mindestens Schutzkleidung, Handschuhe, Maske.
6. Patienten, die innerhalb der ersten 4 Stunden Übelkeit und Erbrechen oder eine deutliche Hautrötung aufweisen, sind wahrscheinlich hohen Strahlendosen ausgesetzt gewesen.
7. Radioaktive Kontaminationen in Wunden sollten als Verunreinigung betrachtet und als solche auch zügig weggespült werden. Vermeiden Sie es, metallische Fremdkörper mit der Hand zu entfernen.
8. Die Gabe von Kaliumiodid (KI) ist nur sinnvoll, wenn vermutlich radioaktives Jod freigesetzt worden ist. Kaliumiodid ist kein generelles Antidot nach Bestrahlung.
9. Zeit/Entfernung/Abschirmung bilden das Schlüsselkonzept in der Prävention von unerwünschten Strahlenexpositionen: Strahlenbelastungen werden reduziert, indem die Arbeitszeit in der betroffenen Zone reduziert, die Entfernung zu einer Strahlenquelle möglichst groß gehalten und nach Möglichkeit eine Abschirmung aus Metall oder Beton genutzt wird.

Modifiziert nach Department of Homeland Security Working Group on Radiological Dispersion Device (RRD) Preparedness. Medical preparedness and response subgroup. May 1, 2003. https://www.hsdl.org/?abstract&did=437718

nach nicht genug Radioaktivität freisetzen, um schwerwiegende akute Strahlenschäden zu verursachen. Trotzdem erschweren sie jedoch die Arbeit des Rettungsdienstfachpersonals, da sie radioaktive Partikel freisetzen, die betroffene Personen und Rettungsfachkräfte kontaminieren können und so die Versorgung der durch die konventionelle Explosion verursachten Verletzungen erschweren.

Zudem können *„schmutzige Bomben"* in der Bevölkerung und bei Rettungsfachkräften Verwirrung und Panik auslösen, was die Hilfeleistung für Betroffene behindert.

**Ionisierende Strahlung** verursacht Verletzungen auf zellulärer Ebene durch Interaktionen mit den Atomen und die Abgabe von Energie. Diese Interaktion führt zu Ionisation, die entweder die Zellkerne direkt schädigt, was zu Zelltod oder Fehlfunktionen führt, oder die Zellen indirekt schädigt, indem toxische Moleküle (durch die Interaktion mit Wasser) entstehen. Eine akute Exposition gegenüber großen Strahlenmengen (Gammastrahlen und Neutronen) innerhalb kurzer Zeit führt zur akuten Strahlenkrankheit. Ionisierende Strahlung umfasst Alphateilchen, Betateilchen, Gammastrahlung und Neutronen.

Alphateilchen (bzw. **Alphastrahlung**) sind relativ groß und können nicht einmal die obersten Hautschichten durchdringen. Eine intakte Haut oder die Einsatzkleidung bietet adäquaten Schutz vor Alphateilchen. Ionisierende Strahlung von Alphateilchen wird erst dann zu einer Gefahr, wenn diese durch Inhalation oder Einnahme in den Körper gelangen. In diesem Fall können sie massive innere Verletzungen durch direkte Zellschädigung erzeugen.

Betateilchen (oder **Betastrahlung**) sind kleine geladene Teilchen, die eine höhere Eindringtiefe als Alphateilchen haben und tiefere Hautschichten bis in die Unterhaut verletzen, was zu „Beta-Verbrennungen" führt. Betastrahlung findet sich hauptsächlich im nuklearen Fallout; Betateilchen können zudem lokale Strahlenverletzungen der Haut verursachen.

**Gammastrahlen** verhalten sich ähnlich wie Röntgenstrahlen und können Gewebe leicht durchdringen. Sie werden bei einer nuklearen Detonation und später durch den radioaktiven Niederschlag freigesetzt. Gammastrahlen werden von bestimmten Radionukliden freigesetzt, die möglicher Bestandteil schmutziger Bomben sind. Sie verursachen die sogenannte Ganzkörperexposition. Eine ausreichend hohe Dosis kann zur akuten Strahlenkrankheit führen (**Kasten 18-12**, **Tabelle 18-2**, und **Tabelle 18-3**).

Neutronen durchdringen das Gewebe sehr leicht und weisen die 20-fache Energie von Gammastrahlen auf, sodass sie unmittelbar große Gewebeschäden verursachen können. Auch Neutronen werden bei nuklearen Detonationen freigesetzt, stellen jedoch kein radioaktives Niederschlagsrisiko dar. Sie tragen zur

### Kasten 18-12 Allgemeine Hinweise zu terroristischen Anschlägen mit ionisierenden Strahlen

**Diagnose**

Achten Sie auf Folgendes:

1. Die akute Strahlenkrankheit folgt je nach Expositionsmenge einem vorhersagbaren Verlauf (Tabelle 18-2).
2. Personen können durch eine Kontaminationsquelle in ihrer Umgebung erkranken, werden jedoch womöglich erst deutlich später aufgrund ihres spezifischen Symptomenkomplexes identifiziert bzw. diagnostiziert (Tabelle 18-3).
3. Spezifische Symptome, die Anlass zur Besorgnis geben, insbesondere wenn eine 2- bis 3-wöchige Episode mit Übelkeit und Erbrechen vorausging:
   - Hautveränderungen wie Verbrennungen ohne auslösendes Ereignis
   - Immunologische Abwehrschwäche mit Sekundärinfektionen
   - Blutungsneigung (Nasen- oder Zahnfleischbluten, Petechien)
   - Knochenmarksuppression (Neutro-, Lympho- und Thrombozytopenie)
   - Alopezie (Haarausfall)

**Verständnis der Exposition**

Die Exposition kann bewusst oder unbemerkt erfolgen durch:

1. Große, offensichtliche Strahlenquellen wie eine nukleare Bombe oder ein schwerer Störfall in einem Kernkraftwerk
2. Eine kleine Strahlenquelle, die kontinuierlich Gammastrahlung abgibt und damit eine intermittierende Exposition für Einzelpersonen oder Gruppen darstellt (z. B. radioaktive Isotope aus der Nuklearmedizin oder kontaminiertes Trinkwasser oder Lebensmittel)
3. Internalisierte Strahlung durch absorbiertes, eingeatmetes oder verschlucktes radioaktives Material (innere Kontamination)

*Diese Informationen erheben keinen Anspruch auf Vollständigkeit und dienen lediglich als kurze Orientierungshilfe, ziehen Sie bitte weitere Fachliteratur und Expertenmeinungen hinzu.*

Modifiziert nach Department of Veterans Affairs, Pocket Guide produced by Employee Education System for Office of Public Health and Environmental Hazards. Diese Information erhebt keinen Anspruch auf Vollständigkeit, sondern soll nur der Orientierung dienen.

**Tabelle 18-2** Akute Strahlenkrankheit

| Merkmal | Wirkungen der Ganzkörperexposition nach äußerer Strahleneinwirkung oder Inkorporation; Dosis in Gy (1 Gy = 100 rad) | | | | | |
|---|---|---|---|---|---|---|
| | 0–1 Gy | 1–2 Gy | 2–6 Gy | 6–8 Gy | 8–30 Gy | < 30 Gy |
| | **Prodromalphase** | | | | | |
| Übelkeit, Erbrechen | keine | 5–50 % | 50–100 % | 75–100 % | 90–100 % | 100 % |
| Latenzzeit (bis Beginn Prodromalphase) | – | 3–6 Stunden | 2–4 Stunden | 1–2 Stunden | < 1 Stunde | nicht zutreffend |
| Symptomdauer | – | < 24 Stunden | < 24 Stunden | < 48 Stunden | 48 Stunden | nicht zutreffend |
| Lymphozytenzahl pro µl | unverändert | leicht vermindert | < 1.000 nach 24 Stunden | < 500 nach 24 Stunden | Abfall innerhalb von Stunden | Abfall innerhalb von Stunden |
| Funktion zentrales Nervensystem | keine Beeinträchtigung | keine Beeinträchtigung | einfache Routineaufgaben lösbar, kognitive Einschränkung für 6–20 h | einfache Routineaufgaben lösbar, kognitive Einschränkung für > 24 h | rasche Handlungsunfähigkeit, evtl. klares Intervall von einigen Stunden | |

| Merkmal | Wirkungen der Ganzkörperexposition nach äußerer Strahleneinwirkung oder Inkorporation; Dosis in Gy (1 Gy = 100 rad) | | | | | |
|---|---|---|---|---|---|---|
| | 0–1 Gy | 1–2 Gy | 2–6 Gy | 6–8 Gy | 8–30 Gy | > 30 Gy |
| | **Symptomfreie Latenzphase** | | | | | |
| keine Symptome | > 2 Wochen | 7–15 Tage | 0–7 Tage | 0–2 Tage | keine | keine |
| **Manifeste Erkrankung** | | | | | | |
| Zeichen und Symptome | keine | moderate Leukopenie | schwere Leukopenie, Purpura, Blutungen, Pneumonie, Haarausfall ab 3 Gy | | Diarrhö, Fieber, Elektrolytstörungen | Krämpfe, Ataxie, Tremor, Lethargie |
| Latenzzeit (bis Beginn manifeste Erkrankung) | – | > 2 Wochen | 2 Tage bis 4 Wochen | 2 Tage bis 4 Wochen | 1–3 Tage | 1–3 Tage |
| Kritische Phase | – | keine | 4–6 Wochen – größtes Potenzial für medizinische Maßnahmen | | 2–14 Tage | 1–46 Stunden |

*(Fortsetzung nächste Seite)*

**Tabelle 18-2** Akute Strahlenkrankheit (*Fortsetzung*)

| Merkmal | Wirkungen der Ganzkörperexposition nach äußerer Strahleneinwirkung oder Inkorporation; Dosis in Gy (1 Gy = 100 rad) | | | | | |
|---|---|---|---|---|---|---|
| | 0–1 Gy | 1–2 Gy | 2–6 Gy | 6–8 Gy | 8–30 Gy | < 30 Gy |
| | Prodromalphase | | | | | |
| Organsystem | keines | – | hämatopoetisches System; Atemsystem (Schleimhaut) | | Gastrointestinaltrakt; Schleimhaut | zentrales Nervensystem |
| Hospitalisation: Häufigkeit | 0 % | < 5 % | 90 % | 100 % | 100 % | 100 % |
| Hospitalisation: Dauer | | 45–60 Tage | 60–90 Tage | > 100 Tage | Wochen bis Monate | Tage bis Wochen |
| Mortalität | keine | gering | gering bei aggressiver Behandlung | hoch | sehr hoch, signifikante neurologische Symptome weisen auf tödliche Dosis hin | |

Modifiziert nach Armed Forces Radiobiology Research Institute. Medical management of radiological casualties. Author; 2003.

**Tabelle 18-3** Symptomkomplexe als verzögerte Wirkungen nach Strahlenexposition

| Allgemein | Gastrointestinal | Dermatologisch | Hämatologisch |
|---|---|---|---|
| ▪ Kopfschmerzen<br>▪ Müdigkeit<br>▪ Schwächegefühl | ▪ Appetitlosigkeit<br>▪ Übelkeit<br>▪ Erbrechen<br>▪ Durchfall | ▪ Verbrennungen unterschiedlichen Grades<br>▪ Haarausfall<br>▪ Ulzerationen | ▪ Lymphopenie<br>▪ Neutropenie<br>▪ Thrombozytopenie<br>▪ Purpura<br>▪ Opportunistische Infektionen |

Modifiziert nach Armed Forces Radiobiology Institute. Medical management of radiological casualties. Bethesda, MD, 2003

Ganzkörperexposition bei und können ebenfalls die akute Strahlenkrankheit hervorrufen. Sie können Metalle in radioaktive Isotope umwandeln, was relevant für Patienten ist, die metallische Gegenstände am oder im Körper tragen oder zum Zeitpunkt der Exposition trugen.

Die Stärke der Ganzkörperexposition wird in Gray (Gy) angegeben. Die Einheit rad (Radiation Absorbed Dose) war früher gebräuchlich; 1 Gy entspricht 100 rad. Die Einheit rem (Radiation Equivalent Man) steht für die „tatsächliche Strahlenbelastung" und wird berechnet, indem die Dosis in rad mit einem Qualitätsfaktor multipliziert wird, der die unterschiedliche Ionisationsfähigkeit berücksichtigt und daher für die unterschiedlichen Strahlungsarten spezifisch ist. Die Einheit rem wurde durch Sievert (Sv) ersetzt, 1 Sv entspricht 100 rem. Damit bleibt der Qualitätsfaktor (Multiplikator) auch zwischen Gy und Sv erhalten.

Radioaktive Strahlung betrifft vor allem Zellen mit einer hohen Teilungsrate, was vor allem zur Schädigung von Knochenmark und Gastrointestinaltrakt führt. Höhere Dosen können das zentrale Nervensystem direkt schädigen. Die Gesamtdosis der Ganzkörperexposition bestimmt auch das Ausmaß der medizinischen Folgen. Bei Expositionen bis 1 Gy ist keine akute Schädigung zu erwarten. Zwischen 1 und 2 Gy entwickelt etwa die Hälfte der Patienten Erbrechen und Übelkeit und in der Folge eine Leukopenie, nur wenige sterben an den Strahlenfolgen. Personen, die über 2 Gy Ganzkörperexposition erhalten, erkranken gewöhnlich und benötigen eine stationäre Behandlung. Bei über 6 Gy ist bereits eine hohe Letalität zu erwarten. Bei Dosen über 30 Gy sind neurologische Schäden vorhanden; diese Patienten versterben höchstwahrscheinlich.[24]

Die akute Strahlenkrankheit weist eine Prodromalphase mit Mattigkeit, Übelkeit und Erbrechen auf. Danach folgt eine Latenzphase, in der die Patienten nahezu asymptomatisch sind. Die Dauer dieser Phase hängt davon ab, wie viel radioaktive Strahlung absorbiert wurde: Je höher die Dosis, desto kürzer ist die Latenzphase. Danach manifestiert sich die Krankheit am stärksten betroffenen Organsystem. Abhängig von der absorbierten Strahlendosis sind verschiedene Systeme betroffen: Schon bei 0,7–4,0 Gy leidet das Knochenmark – die Zahl der weißen Blutkörperchen sinkt, was eine Immunschwäche von einigen Tagen bis Wochen nach sich zieht. Aufgrund der verminderten Anzahl an Thrombozyten sind die Patienten anfällig für Hämatome und Blutungen. Die Schädigung der Bildung roter Blutkörperchen führt zu einer Anämie.

Bei 6–8 Gy ist auch der Gastrointestinaltrakt betroffen, sodass die Patienten mit Diarrhoe und entsprechendem Volumenverlust sowie blutigem Stuhlgang auffallen. Ab 30 Gy werden Symptome des neurovaskulären Syndroms manifest und der Patient leidet initial an Übelkeit und Erbrechen, nach einer Latenzphase von wenigen Stunden wird er langsam eintrüben, komatös werden und versterben, teilweise begleitet von hämodynamischer Instabilität. Solch hohe Dosen können bei Kernwaffenexplosionen auftreten, mit hoher Wahrscheinlichkeit erliegen die Patienten jedoch bereits den Verletzungen im Zusammenhang mit der Druckwelle. Ähnlich hohen Dosen können Patienten auch bei einem Reaktorunfall ausgesetzt sein, wenn der Reaktor einen kritischen Zustand erreicht, es aber nicht zur Detonation kommt.[24]

Nicht alle Strahlenunfälle oder terroristischen Anschläge dürften zu einer Exposition gegenüber hohen Strahlungsdosen führen. Gerade bei der Explosion einer „schmutzigen Bombe" ist durch die freigesetzte Strahlenmenge nicht mit akuten Schädigungen zu rechnen. Abhängig von der aufgenommenen Dosis steigt jedoch die Wahrscheinlichkeit, eine Krebserkrankung zu entwickeln. Der unmittelbare Effekt eines Anschlags mit einer „schmutzigen Bombe" wird neben den Explosionsverletzungen durch den „konventionellen Anteil" des Sprengsatzes überwiegend psychologischer Natur sein. Neben Stress- und Angstreaktionen sowie akuter Depression treten psychosomatische Erkrankungen auf, welche die Hauptbelastung des Gesundheitssystems darstellen dürften.

Patienten können durch Stoffe kontaminiert werden, die Alpha-, Beta- oder Gammastrahlen emittieren. Die meisten Kontaminationen sind aber Alpha- und Betastrahler. Von den genannten Kontaminationen können jedoch nur die Gammastrahler eine akute Strahlenkrankheit auslösen. Patienten, die Alpha- oder Betastrahlung ausgesetzt waren, weisen aufgrund der geringen Eindringfähigkeit dieser Strahlen vor allem oberflächlich lokale Gewebeschäden auf. Sie können durch Entkleiden und Waschen leicht dekontaminiert werden. Strahlenopfer können durch Alpha- oder Betateilchen nicht so stark kontaminiert werden, dass sie selbst eine Gefahr für Helfer darstellen. Daher sollte die Behandlung lebensbedrohlicher Verletzungen nicht verzögert werden, auch wenn noch keine Dekontamination durchgeführt wurde.[24]

Radioaktive Partikel können inhaliert, verschluckt oder über Wunden aufgenommen werden. Diese Art der Exposition erzeugt nur geringe akute Effekte, Spätfolgen können aber auftreten. Daher sollten nicht nur die Patienten, sondern auch die Rettungsdienst- und Gesundheitsfachkräfte nachkontrolliert werden, die ohne genügende Schutzausstattung (kein Atemschutz gegen radioaktive Substanzen) einer Kontamination oder Inkorporation ausgesetzt waren. Insbesondere geht es um die Feststellung einer möglichen inneren Kontamination, deren Effekte durch eine medizinische Behandlung verhindert oder wenigstens reduziert werden können.

## Persönliche Schutzausrüstung

Rettungsdienstfachpersonal wird bei solchen Ereignissen im Rahmen der Behandlung wahrscheinlich in einem Bereich arbeiten müssen, in dem es selbst ionisierender Strahlung ausgesetzt ist. Dabei hängt das Risiko einer Schädigung durch diese Strahlung stark von der Art des Ereignisses ab.

Die Schutzausrüstung für Einsätze mit biologischen oder chemischen Gefahrenstoffen bietet einen gewissen Schutz vor Strahlung von kontaminierten Partikeln. Sie schützt jedoch nicht vor hochenergetischer Strahlung, wie sie bei Reaktorunfällen oder einem Kernwaffeneinsatz auftreten kann.

Radioaktivität kann von festen Stoffen, Gasen, Aerosolen oder Flüssigkeiten ausgehen. Bei Vorliegen in Gasform besteht der beste Schutz in einem atemluftunabhängigen Atemschutzgerät. Bei Aerosolen schützen Atemgeräte, welche die Umgebungsluft filtern („ABC-Schutzmaske"), vor interner Kontamination durch Inhalation von Partikeln; FFP3-Masken bieten ebenfalls einen gewissen Schutz. Ein einfacher Spritzschutzanzug schützt gegen Alphastrahlen und begrenzt gegen Betastrahlen, hemmt jedoch nicht die Wirkung von Gammastrahlen oder Neutronen. Er vereinfacht die Dekontamination von Partikeln, schützt aber nicht vor akuter Strahlenkrankheit, falls die Person starken Strahlenquellen ausgesetzt ist.

Es gibt im Rettungswesen keine verfügbare Schutzausrüstung, die vor Hochenergie-Strahlung schützt. Diese Art von Strahlung findet sich innerhalb der ersten Minute nach einer nuklearen Detonation, in einem sich in kritischem Zustand befindlichen Reaktorkern oder bei Hochenergie-Strahlenquellen wie Cäsium-137, das als Teil einer *„schmutzigen Bombe"* zum Einsatz kommen könnte. Der beste Schutz von solchen Strahlenquellen ist eine möglichst kurze Expositionszeit, das Einhalten eines größtmöglichen Abstandes sowie die Nutzung von Abschirmungen. Neue Materialien, die als Schutzausrüstung vor geringen Mengen Gammastrahlung schützen sollen, sind in Entwicklung.

Im Gegensatz zu chemischen Gefahrstoffen führen das Einatmen, die Aufnahme oder die Hautaufnahme radioaktiver Gase oder Aerosole bei unzureichender Schutzausrüstung in der Regel nicht zu einer sofortigen Handlungsunfähigkeit von betroffenen Personen oder dem Rettungsfachpersonals. Alle Rettungskräfte, die in einer potenziell mit radioaktivem Material verseuchten Umgebung gearbeitet haben, müssen einer Untersuchung unterzogen werden, um festzustellen, ob eine innere Kontamination möglich und eine Behandlung erforderlich ist.

Falls vorhanden, sollten individuell Alarmdosimeter getragen werden. Es gibt Empfehlungen zur tolerablen Dosis unter normalen Einsatzbedingungen und unter Notfallbedingungen.[18] Die Dosisleistung der ionisierenden Strahlung wird gemessen, um zu verhindern, dass sich Rettungsfachkräfte einem erhöhten Risiko akuter Strahlenerkrankung oder einer inakzeptablen Erhöhung des Risikos einer späteren Krebserkrankung aussetzen. Der Einsatzleiter muss eine entsprechende Lagebeurteilung treffen.

## Untersuchung und Behandlung

Bei Betroffenen eines Strahlenunfalls sollten Primary und Secondary Survey so erfolgen, wie es die vorliegenden Verletzungen erfordern. Das Rettungsdienstfachpersonal trifft im Falle der Explosion einer Kernwaffe oder einer hochexplosiven „schmutzigen Bombe" auf Verletzte mit Explosions- und Brandverletzungen (**Kasten 18-13**). Prioritär sollte die Behandlung der traumatischen Verletzungen erfolgen, erst danach die der Strahlenfolgen. Die Dekontamination der Patienten ist erforderlich, um radioaktive Partikel zu entfernen. Sie sollte jedoch dringend erforderliche Behandlungsmaßnahmen nicht verzögern. Wenn der Patient keine Anzeichen für unmittelbar behandlungsbedürftige Verletzungen hat, kann er zuerst dekontaminiert werden.

Wurde Radiojod freigesetzt, etwa in einem Kernreaktor, nach einem Reaktorunfall, einem Unfall beim Transport verbrauchter Brennstäbe oder einem Kernwaffeneinsatz, lässt sich durch Gabe von Kaliumiodid (KI) an Patienten und Rettungsfachkräfte eine weitere Anreicherung von Radiojod in der Schilddrüse, wo Radiojod das Krebsrisiko erhöht, verhindern. Andere Therapien zur Elimination oder Blockade der Wirkung inkorporierter Radionuklide können im Krankenhaus ggf. auf staatliche Empfehlung durchgeführt werden, wenn mehr Informationen über die Katastrophe vorliegen. Eine Blockade zielt darauf ab, die Effekte einer Strahlenquelle zu verändern. Dekorporation ist die Entfernung der Strahlenquelle aus dem Körper, indem Medikamente sich damit verbinden und dessen Ausscheidung ermöglichen.

## Transportüberlegungen

Patienten sollten zur nächstgelegenen für die Behandlung von Traumapatienten und Strahlenschäden geeigneten Behandlungseinrichtung transportiert werden. Alle Krankenhäuser sollten einen Plan für radiologische oder nukleare Notfälle haben. In kommunalen oder regionalen Notfallplänen sind für solche Ereignisse eventuell ausgewählte Einrichtungen vorgesehen. Diese halten Dekontaminationsvorrichtungen vor, sind zur Traumaversorgung geeignet und verfügen über Personal, das externe und interne Kontamination sowie die Komplikationen einer Ganzkörperbestrahlung behandeln kann.

### Kasten 18-13 Überlegungen zu Behandlung und Dekontamination nach einer Strahlenexposition

**Grundsätze der Behandlung**

- Falls ein Trauma vorliegt, behandeln Sie es.
- Falls eine äußerliche, radioaktive Kontamination vorliegt, dekontaminieren Sie (nach der Behandlung lebensbedrohlicher Verletzungen).
- Falls Radioiod als Strahler infrage kommt (z. B. nach einem Reaktorunfall), erwägen Sie die prophylaktische Kaliumiodidgabe innerhalb der ersten 24 Stunden (später ineffektiv).
- Weitere Informationen unter www.orau.gov/reacts/guidance.htm.

**Grundsätze der Dekontamination**

- Strahlenexposition ohne Kontamination erfordert keine Dekontamination.
- Exposition mit Kontamination erfordert allgemeine Schutzmaßnahmen, Entfernen der Kleidung und Dekontamination mit Wasser.
- Innere Kontaminationen können erst im Krankenhaus festgestellt werden.
- Behandlungen vor nicht dekontaminierten Patienten führen zu einer Kontamination der Behandlungseinrichtung. Führen Sie die Dekontamination durch, bevor Sie dort eintreffen.
- Patienten in lebensbedrohlichem Zustand: zuerst behandeln, dann dekontaminieren.
- Patienten mit nicht akut lebensbedrohlichen Verletzungen: dekontaminieren, dann behandeln.

Modifiziert nach Armed Forces Radiobiology Institute: Medical management of radiological casualties, Author; 2003

## ZUSAMMENFASSUNG

- Massenvernichtungswaffen in den Händen von Terroristen stellen eine Gefahr für die Zivilgesellschaft dar.
- Bei Industrieunfällen können Rettungsfachkräfte auf Situationen treffen, wo eine Detonation oder eine Freisetzung von chemischen Stoffen und ionisierender Strahlung stattgefunden haben.
- Die Sicherheit der Rettungsfachkräfte ist von höchster Bedeutung. Sie sollten ein fundiertes Wissen über Schutzausstattungen und die Grundlagen der Dekontamination aufweisen.
- Bei den allermeisten Terroranschlägen der letzten Jahrzehnte wurden konventionelle Explosivstoffe verwendet. Hochexplosive Stoffe verursachen vor allem primäre Explosionsverletzungen bei Personen in unmittelbarer Nähe der Explosion und sekundäre Verletzungen durch Fragmente sowie weggeschleuderte Trümmer.
- Chemische Gefahrenstoffe schädigen vor allem Haut und Atemorgane, können aber auch systemische Wirkungen hervorrufen. Diese werden als spezifisches Toxidrom manifest, das Hinweise auf die auslösende Substanz gibt. Für die Behandlung von Vergiftungen durch bestimmte chemische Stoffe stehen spezifische Antidota zur Verfügung..
- Biologische Agenzien können hochvirulente Bakterien oder Viren sowie von lebenden Organismen produzierte Toxine sein. Mögliche Vorsorgemaßnahmen hängen vom spezifischen Erreger ab.
- Es existieren unterschiedliche Strahlungsformen. Die Exposition gegenüber Strahlungsquellen kann in akuter Strahlenkrankheit resultieren, deren Ausprägung von Strahlenart und Dauer der Exposition abhängt.

## WIEDERHOLUNG FALLBEISPIEL

An einem warmen Sommerabend werden Sie zu einem Einsatz disponiert, bei dem vor einem bekannten Café eine Explosion stattgefunden haben soll. Sie wissen, dass dieses Café gewöhnlich gut besucht ist und die Gäste sowohl drinnen als auch auf der Terrasse sitzen. Die Leitstelle teilt Ihnen mit, dass die Anzahl der Verletzten noch nicht bekannt sei, aber bereits mehrere Notrufe zu diesem Vorfall eingegangen seien. Feuerwehr und Polizei sind ebenfalls auf der Anfahrt.

Beim Eintreffen am Einsatzort stellen Sie fest, dass Sie das erste Team vor Ort sind. Bisher wurde keine Einsatzleitung eingerichtet. Dutzende Menschen rennen vom Ereignisort weg und fordern Sie auf, offensichtlich blutende Personen zu versorgen. Andere betroffene Personen liegen teils regungslos am Boden.

- Was tun Sie zuerst?
- Welche Prioritäten setzen Sie bei Ihrem weiteren Vorgehen?
- Wie werden Sie die Versorgung dieser großen Anzahl von betroffenen Personen sicherstellen?

## AUFLÖSUNG DES FALLBEISPIELS

Höchste Priorität hat die Sicherung der Einsatzstelle und der Einsatzkräfte. Stellen Sie eine Lagebeurteilung an. Suchen Sie nach Anhaltspunkten für einen geplanten zweiten Anschlag, der gegen die Rettungsfachkräfte gerichtet ist. Gibt es weitere Bedrohungen? Achten Sie z. B. auf instabile, hängende Trümmer, umgestürzte oder tiefhängende Stromleitungen sowie freigesetzte Gefahrstoffe.

Kommunizieren Sie mit Ihrer Leitstelle oder anderen Führungsstrukturen. Da Sie die ersten Rettungsfachkräfte vor Ort sind, verlässt sich die Leitstelle auf die von Ihnen übermittelte Information. Beschreiben Sie

(*Fortsetzung nächste Seite*)

## AUFLÖSUNG DES FALLBEISPIELS (FORTSETZUNG)

die relevanten Details der Lage, festgestellte Gefährdungen, Anzahl der Patienten und geben Sie Ihre erste Einschätzung betreffs aller wahrscheinlich zur Lagebewältigung benötigten Ressourcen ab. Beobachten Sie kurz die Betroffenen, ob es Anzeichen für ein Toxidrom gibt: Haben mehrere Personen Atemnot? Sehen Sie Patienten, die erbrechen oder krampfen? Gibt es neben der Detonation Anhaltspunkte für die Ausbreitung eines Stoffes? Auf Grundlage Ihrer Lagemeldung kann die Leitstelle beziehungsweise der Führungsstab die nachgeforderten Rettungsmittel und andere beteiligte Facheinheiten einweisen und – falls erforderlich mit spezieller Ausrüstung – zur Unterstützung an die Einsatzstelle entsenden. Gegebenenfalls kann ein vorbereiteter Katastrophenplan aktiviert werden..

Nachdem Sie für die Sicherheit Ihres Rettungsdienstfachpersonals an der Einsatzstelle gesorgt und Informationen an übergeordnete Stellen weitergegeben haben, stellen Sie sich darauf ein, als Einsatzleiter zu fungieren, bis Sie in dieser Funktion abgelöst werden.

Nähern Sie sich, sobald möglich, den Patienten in entsprechender Schutzausrüstung und führen Sie eine Vorsichtung der Patienten nach Algorithmus durch. Ohne die Individualbehandlung zu beginnen, teilen Sie die Patienten in die Kategorien T1 (sofort) bezeichnet eine akute, vitale Bedrohung, T2 (dringend) schwer Verletzte, T3 (verzögert) leicht Verletzte mit späterer oder ambulanter Behandlung sowie T4 (ohne Überlebenschance) Patienten mit betreuender oder zurückgestellter Behandlung ein. Denken Sie daran, dass Patienten einer Detonation Ihre Anweisungen oder Fragen womöglich nicht hören können. Weisen Sie weiter eintreffende Ressourcen den notwendigen Funktionen und Aufgaben zu, bis die zuständige Stelle die Führungsverantwortung und Schadenplatzorganisation übernimmt.

# Quellenverzeichnis


1. Chason R, Wiggins O, Tan R. Dozens of cases, and 10 deaths. Inside Maryland's worst coronavirus outbreak. Washington Post. April 5, 2020. Accessed October 31, 2021. https://www.washingtonpost.com/local/maryland-news/pleasant-view-coronavirus-outbreak-carroll-county/2020/04/04/4a4bb2c2-7520-11ea-87da-77a8136c1a6d_story.html
2. Torrey J, Orr J, Florance J. Rapid deployment of national guard alternative healthcare facility with isolation unit capabilities in response to covid-19. Mil Med. 2021;186(1-2):258-264.
3. Weiden MD, Zeig-Owens R, Singh A, et al. Pre-COVID-19 lung function and other risk factors for severe COVID-19 in first responders. ERJ Open Res. 2021;7(1):00610-2020. doi: 10.1183/23120541.00610-2020
4. Turner CD, Lockey DJ, Rehn M. Pre-hospital management of mass casualty civilian shootings: a systematic literature review [published correction appears in Crit Care. 2017 Apr 13;21(1):94]. Crit Care. 2016;20(1):362. doi:10.1186/s13054-016-1543-7
5. Jacobs LM, Wade DS, McSwain NE, et al. The Hartford Consensus: THREAT, a medical disaster preparedness concept. J Am Coll Surg. 2013;217(5):947-953. doi: 10.1016/j.jamcollsurg.2013.07.002
6. Hogan DE, Waeckerle JF, Dire DJ, et al. Emergency department impact of the Oklahoma City terrorist bombing. Ann Emerg Med. 1999;34:160-167.
7. Kennedy K, Aghababian R, Gans L, et al. Triage: techniques and applications in decision making. Ann Emerg Med. 1996;28(2):136-144.
8. Garner A, Lee A, Harrison K. Comparative analysis of multiple-casualty incident triage algorithms. Ann Emerg Med. 2001;38:541-548.
9. Lerner EB, Schwartz RB, Coule PL, et al. Mass casualty triage: an evaluation of the data and development of a proposed national guideline. Disaster Med Public Health Preparedness. 2008;2(suppl 1):S25-S34.
10. Thors L, Koch M, Wigenstam E, Koch B, Hägglund L, Bucht A. Comparison of skin decontamination efficacy of commercial decontamination products following exposure to VX on human skin. Chem Biol Interact. 2017;273:82-89.
11. Taysse L, Daulon S, Delamanche S, Bellier B, Breton P. Skin decontamination of mustards and organophosphates: comparative efficiency of RSDL and fuller's earth in domestic swine. Hum Exp Toxicol. 2007;26(2):135-141.
12. U.S. Department of Health and Human Services. Medical Countermeasures Database. Chemical Hazards Emergency Medical Management website. Updated August 16, 2021. Accessed January 31, 2022. https://chemm.hhs.gov/medical_countermeasures.htm
13. Hurst G, ed. Field Management of Chemical and Biological Casualties Handbook. 5th ed. Borden Institute, Walter Reed Army Medical Center; 2016.
14. Kapur GB, Hutson HR, Davis MA, Rice PL. The United States twenty-year experience with bombing incidents: implications for terrorism preparedness and medical response. J Trauma. 2005;59:1436-1444.
15. Melnikova N, Orr MF, Wu J, Christensen B. Injuries from methamphetamine-related chemical incidents—

five states, 2001–2012. Morb Mortal Wkly Rep. 2015;64(33):909-912.
16. Pierce B. How rare are large, multiple-fatality work-related incidents? Accid Anal Prev. 2016;96:88-100.
17. Edwards DS, Mcmenemy L, Stapley SA, Patel HD, Clasper JC. 40 years of terrorist bombings: a meta-analysis of the casualty and injury profile. Injury. 2016;47(3):646-652.
18. U.S. Bomb Data Center. Explosives Incident Report (EIR)—2019. Redstone Arsenal, AL: U.S. Bomb Data Center; 2019. https://www.atf.gov/file/143481/download
19. Arnold J, Halpern P, Tsai M. Mass casualty terrorist bombings: a comparison of outcomes by bombing type. Ann Emerg Med. 2004;43:263-273.
20. DePalma RG, Burris DG, Champion HR, et al. Blast injuries. N Engl J Med. 2005;352(13):1335-1342.
21. Centers for Disease Control and Prevention. Explosions and blast injuries: a primer for clinicians. Updated May 9, 2003. Accessed January 31, 2022. https://www.cdc.gov/masstrauma/preparedness/primer.pdf
22. Wightman JM, Gladish JL. Explosions and blast injuries. Ann Emerg Med. 2001;37:664-678.
23. Armed Forces Radiobiology Research Institute (AFRRI). Medical Management of Radiological Casualties. AFRRI; 2003.
24. Plurad DS. Blast injury. Mil Med. 2011 Mar;176(3):276-282. doi: 10.7205/ milmed-d-10-00147
25. Almogy G, Mintz Y, Zamir G, et al. Suicide bombing attacks: can external signs predict internal injuries? Ann Surg. 2006;243(4):541-546.
26. Garner MJ, Brett SJ. Mechanisms of injury by explosive devices. Anesthesiol Clin. 2007;25(1):147-160.
27. Avidan V, Hersch M, Armon Y, et al. Blast lung injury: clinical manifestations, treatment, and outcome. Am J Surg. 2005;190(6):927-931.
28. Frykberg ER, Tepas JJ, Alexander RH. The 1983 Beirut Airport terrorist bombing: injury patterns and implications for disaster management. Am Surg. 1989;55:134-141.
29. Katz E, Ofek B, Adler J, et al. Primary blast injury after a bomb explosion in a civilian bus. Ann Surg. 1989;209:484-488.
30. Kluger Y, Nimrod A, Biderman P, et al. Case report: the quinary pattern of blast injury. J Emerg Mgmt. 2006;4(1):51-55.
31. Sorkine P, Nimrod A, Biderman P, et al. The quinary (Vth) injury pattern of blast (Abstract). J Trauma. 2007;56(1):232.
32. Nelson TJ, Wall DB, Stedje-Larsen ET, et al. Predictors of mortality in close proximity blast injuries during Operation Iraqi Freedom. J Am Coll Surg. 2006;202(3):418-422.
33. Mallonee S, Shariat S, Stennies G, et al. Physical injuries and fatalities resulting from the Oklahoma City bombing. JAMA. 1996;276:382-387.
34. Arnold JL, Tsai MC, Halpern P, et al. Mass-casualty, terrorist bombings: epidemiological outcomes, resource utilization, and time course of emergency needs (Part I). Prehosp Disaster Med. 2003;18(3):220-234.
35. Halpern P, Tsai MC, Arnold JL, et al. Mass-casualty, terrorist bombings: implications for emergency department and hospital emergency response (Part II). Prehosp Disaster Med. 2003;18(3):235-241.
36. U.S. Bomb Data Center. Explosive incidents 2007: 2007 USBDC explosives statistics. U.S. Bomb Data Center; 2007.
37. Caseby NG, Porter MF. Blast injury to the lungs: clinical presentation, management and course. Injury. 1976;8:1-12. doi: 10.1016/0020-1383(76)90002-4
38. Leibovici D, Gofrit ON, Shapira SC. Eardrum perforation in explosion survivors: is it a marker of pulmonary blast injury? Ann Emerg Med. 1999;34:168-172.
39. Coppel DL. Blast injuries of the lungs. Br J Surg. 1976;63:735-737.
40. Cohn SM. Pulmonary contusion: review of the clinical entity. J Trauma. 1997;42:973-979.
41. Peleg K, Limor A, Stein M, et al. Gunshot and explosion injuries: characteristics, outcomes, and implications for care of terror-related injuries in Israel. Ann Surg. 2004;239(3):311-318. doi: 10.1097/01.sla.0000114012.84732.be
42. Mansour HA, Bitar E, Fares Y, Makdessi AA, et al. The Beirut Port explosion: injury trends from a mass survey of emergency admissions. Lancet. 2021;398:21-22.
43. Tappan J. Magnesium and thermite poisoning. Medscape. Updated August 22, 2019. Accessed January 31, 2022. http://emedicine.medscape.com/article/833495-overview
44. Irizarry L. White phosphorus exposure. Medscape. Updated January 6, 2022. Accessed January 31, 2022. http://emedicine.medscape.com/article/833585-overview
45. Sidell FR, Takafuji ET, Franz DR, eds. Medical Aspects of Chemical and Biological Warfare, TMM Series. Part 1: Warfare, Weaponry and the Casualty. Office of the Surgeon General, TMM Publications; 1997.
46. Walter FG, ed. Advanced HAZMAT Life Support. 2nd ed. Arizona Board of Regents; 2000.
47. U.S. Army, Medical Research Institute of Chemical Defense. Medical Management of Chemical Casualties Handbook. U.S. Army Research Institute; 2000.
48. Greenfield RA, Brown BR, Hutchins JB, et al. Microbiological, biological and chemical weapons of warfare and terrorism. Am J Med Sci. 2002;323(6):326-340.
49. Okumura T, Takasu N, Ishimatsu S, et al. Report on 640 victims of the Tokyo subway sarin attack. Ann Emerg Med. 1996;28(2):129-135.
50. Centers for Disease Control and Prevention. Emergency Preparedness and Response—Specific Hazards: Facts about Cyanide. Last reviewed April 4, 2018. Accessed March 23, 2022. https://emergency.cdc.gov/agent/cyanide/basics/facts.asp#:~:text Cyanide%20sometimes%20is%20described%20as,CK%20(for%20cyanogen%20chloride)
51. Sellstrom A, Cairns S, Barbeschi M. Report of United Nations Mission to Investigate Allegations of the Use of Chemical Weapons in the Syrian Arab Republic on the Alleged Use of Chemical Weapons in the Ghouta Area of Damascus on 21 August 2013. United Nations. Published September 16, 2013. Accessed January 31, 2022. https://digitallibrary.un.org/record/756814?ln en
52. Reddy SD, Reddy DS. Midazolam as an anticonvulsant antidote for organophosphate intoxication—a pharmacotherapeutic appraisal. Epilepsia. 2015;56(6):813-821.
53. Rotenberg JS, Newmark J. Nerve-agent attacks on children: diagnosis and management. Pediatrics. 2003;112:648-658.
54. McDonough JH, Capacio BR, Shih TM. Treatment of nerve-agent-induced status epilepticus in the nonhuman primate. In: U.S. Army Medical Defense—Bioscience Review, June 2–7. U.S. Army Medical Research Institute; 2002.

55. U.S. Department of Health and Human Services. CHEMPACK: Chemical Hazards Emergency Medical Management. Updated August 16, 2021. Accessed October 31, 2021. https://chemm.hhs.gov/chempack.htm
56. United Nations, Security Council. Organization for the Prohibition of Chemical Weapons-United Nations Joint Investigative Mechanism. Fourth report of the Organization for the Prohibition of Chemical Weapons-United Nations Joint Investigative Mechanism. Published October 21, 2016. Accessed January 31, 2022. http://undocs.org/S/2016/888
57. Tuorinsky SD. Textbooks of Military Medicine: Medical Aspects of Chemical Warfare. Borden Institute, Walter Reed Army Medical Center; 2008.
58. Lipsitch M. Why Do Exceptionally Dangerous Gain-of-Function Experiments in Influenza? Methods Mol Biol. 2018;1836:589-608. doi: 10.1007/978-1-4939-8678-1_29
59. Ingelsby TV, Henderson DA, Bartlett JG, et al. Anthrax as a biological weapon: medical and public health management. JAMA. 1999;281(18):1735-1745.
60. Keim M, Kaufmann AF. Principles for emergency response to bioterrorism. Ann Emerg Med. 1999;34(2):177-182.
61. U.S. Congress, Office of Technology Assessment. Proliferation of weapons of mass destruction, Pub. No. OTA-ISC-559. U.S. Government Printing Office; 1993.
62. Inglesby TV, O'Toole T, Henderson DA, et al. Anthrax as a biological weapon, 2002: updated recommendations for management. JAMA. 2002;287:2236-2252.
63. Kman NE, Nelson RN. Infectious agents of bioterrorism: a review for emergency physicians. Emerg Med Clin North Am. 2008;26:517-547.
64. Stern EJ, Uhde KB, Shadomy SV, Messonnier N. Conference report on public health and clinical guidelines for anthrax. Emerging Infect Dis. 2008;14(4). https://wwwnc-origin. cdc .gov /eid/article/14/4/07-0969-f1
65. World Health Organization. Health Aspects of Chemical and Biological Weapons. World Health Organization; 1970.
66. Inglesby TV, Dennis DT, Henderson DA. Plague as a biological weapon: medical and public health management. JAMA. 2000;283(17):2281-2290.
67. Henderson DA, Inglesby TV, Bartlett JG. Smallpox as a biological weapon: medical and public health management. JAMA. 1999;281(22):2127-2137.
68. Centers for Disease Control and Prevention. Smallpox Response Plan and Guidelines. Version 3.0, Guide C, Part 1. Centers for Disease Control and Prevention; 2008:1-13.
69. Centers for Disease Control and Prevention. Smallpox Response Plan and Guidelines. Version 3.0, Guide F. Centers for Disease Control and Prevention; 2003:1-10.
70. Basler CF. Molecular pathogenesis of viral hemorrhagic fever. Semin Immunopathol. 2017;39(5):551-561.
71. Cenciarelli O, Gabbarini V, Pietropaoli S, et al. Viral bioterrorism: learning the lesson of Ebola virus in West Africa 2013–2015. Virus Res. 2015;210:318-326.
72. Feldmann H, Geisbert TW. Ebola haemorrhagic fever. Lancet. 2011;377:849-862.
73. Coltart CE, Lindsey B, Ghinai I, Johnson AM, Heymann DL. The Ebola outbreak, 2013–2016: old lessons for new epidemics. Philos Trans R Soc Lond B Biol Sci. 2017;372(1721):20160297. doi: 10.1098/rstb.2016.0297
74. Duraffour S, Malvy D, Sissoko D. How to treat Ebola virus infections? A lesson from the field. Curr Opin Virol. 2017;24:9-15.
75. Centers for Disease Control and Prevention, National Center for Emerging and Zoonotic Infectious Diseases, Division of Healthcare Quality Promotion. Guidance on personal protective equipment (PPE) to be used by healthcare workers during management of patients with confirmed Ebola or persons under investigation (PUIs) for Ebola who are clinically unstable or have bleeding, vomiting, or diarrhea in U.S. hospitals, including procedures for donning and doffing PPE. Reviewed August 30, 2018. Accessed January 31, 2022. https://www.cdc.gov/vhf/ebola/healthcare-us/ppe/guidance.html
76. Lowe JJ, Jelden KC, Schenarts PJ, et al. Considerations for safe EMS transport of patients infected with Ebola virus. Prehosp Emerg Care. 2015;19(2):179-183.
77. Isakov A, Miles W, Gibbs S, Lowe J, Jamison A, Swansiger R. Transport and management of patients with confirmed or suspected Ebola virus disease. Ann Emerg Med. 2015;66(3):297-305.
78. Franz DR, Jahrling PB, Friedlander AM, et al. Clinical recognition and management of patients exposed to biological warfare agents. JAMA. 1997;278(5):399-411.
79. Arnon SS, Schechter R, Inglesby TV, et al. Botulinum toxin as a biological weapon: medical and public health management. JAMA. 2001;285:1059-1070.
80. Hogan DE, Kellison T. Nuclear terrorism. Am J Med Sci. 2002;323(6):341-349.
81. World Health Organization, International Atomic Energy Agency, United Nations Development Programme. Chernobyl: the true scale of the accident. Published September 5, 2005. Accessed January 31, 2022. https://www.who.int/news/item/05-09-2005-chernobyl-the-true-scale-of-the-accident
82. Flynn DF, Goans RE. Nuclear terrorism: triage and medical management of radiation and combined-injury casualties. Surg Clin North Am. 2006;86(3):601-636.
83. https://www.ema.europa.eu/en/medicines/human/EPAR/imvanex
84. https://www.ecdc.europa.eu/en/smallpox

# Weiterführende Literatur

Centers for Disease Control. Blast injuries: fact sheet for professionals. http://www.emergency.cdc.gov/blastinjuries

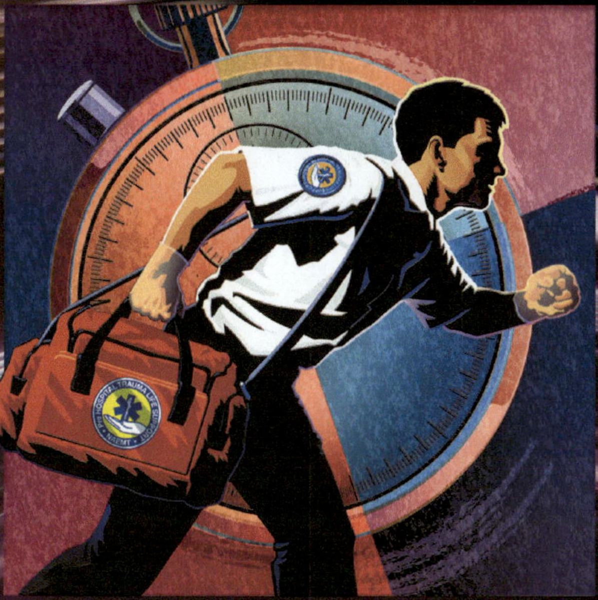

ABSCHNITT 6

# Spezielle Überlegungen

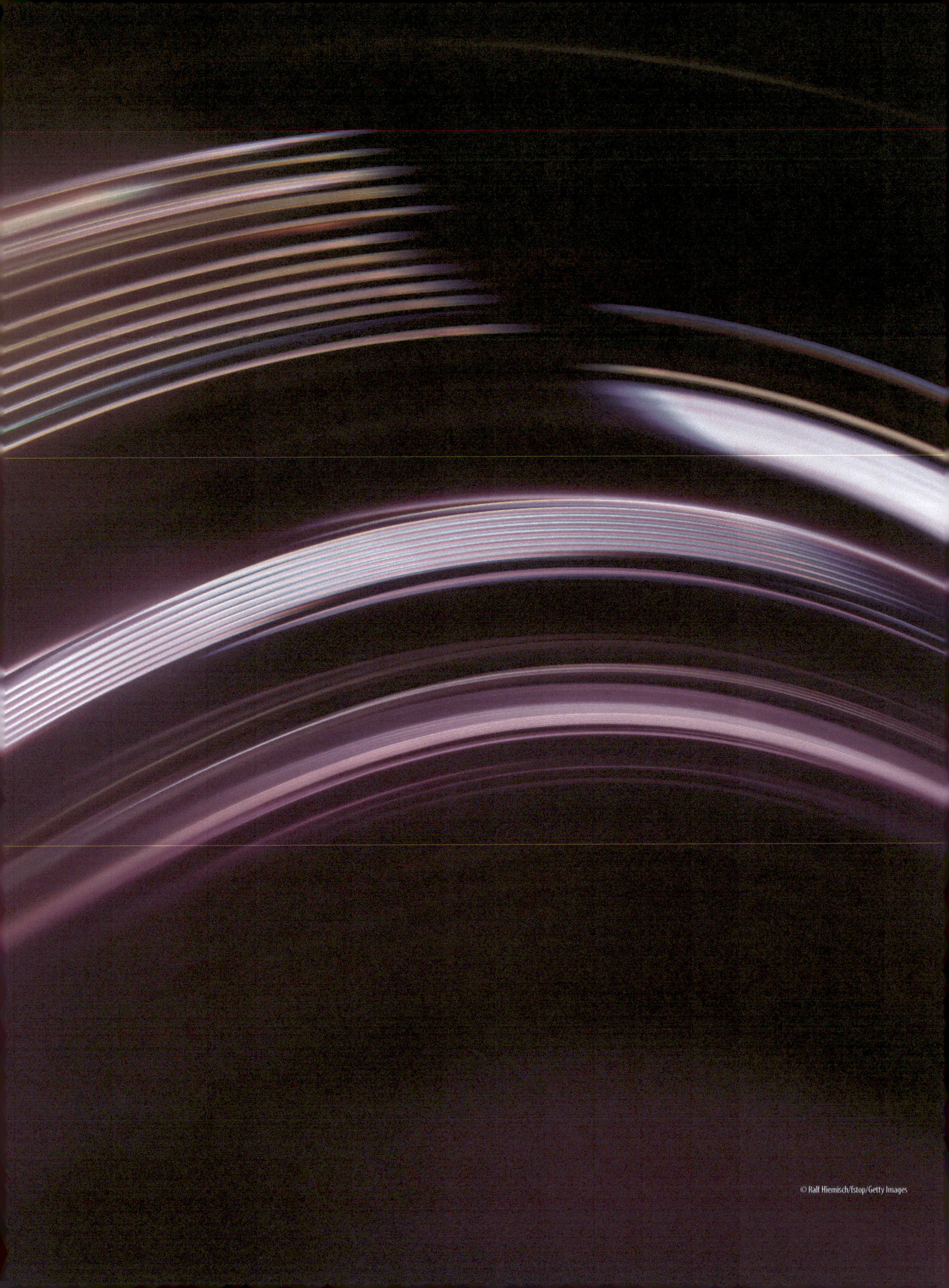

© Ralf Hiemisch/fstop/Getty Images

KAPITEL 19

# Umweltbedingtes Trauma I: Hitze und Kälte

**Autoren**
Seth Hawkins, MD
R. Bryan Simon, RN

## LERNZIELE

Nach dem Durcharbeiten dieses Kapitels werden Sie in der Lage sein:

- Zu erklären, warum ein Hitzschlag einen lebensbedrohlichen Zustand darstellt;
- Die Gemeinsamkeiten und Unterschiede zwischen Hitzschlag und belastungsbedingter Hyponatriämie zu erkennen;
- Die beiden effektivsten und schnellsten Kühlverfahren bei Hitzschlag zu beschreiben;
- Aufzulisten, welche fünf Faktoren ein Hitzerisiko für Rettungsdienstfachpersonal darstellen;
- Die Leitlinien für die Flüssigkeitsgabe zu kennen und zu wissen, wie sie angewendet werden können, um Dehydration in warmen oder kalten Umgebungen zu verhindern;
- Die Anzeichen von leichten, mittleren und schweren Erfrierungen zu kennen und zu wissen, wie man dessen Fortschreiten verhindern kann; und
- Zu erklären, warum man hypotherme Patienten mit Kreislaufstillstand aktiv erwärmen muss.

## FALLBEISPIEL

Es ist ein heißer Sommernachmittag mit 38.9 °C Außentemperatur. In den letzten 30 Tagen herrschte eine anhaltend hohe Luftfeuchtigkeit und Schwüle, mit täglichen Temperaturen um die 38 °C. Diese Bedingungen führten zu zahlreichen hitzebedingten Notfällen und einem erhöhten Einsatzaufkommen im Rettungsdienst, der viele Patienten in die Notaufnahmen transportieren musste.

Um 17 Uhr wird Ihr Rettungswagen zu einem bewusstlosen männlichen Patienten gerufen. Beim Eintreffen am Einsatzort stellen Sie fest, dass es sich um einen 76 Jahre alten Mann handelt, der deutlich vigilanzgemindert, aber unverletzt in seinem Auto vor einem Geschäft sitzt. Ihre schnelle Erstbeurteilung von Airway, Breathing und Circulation (ABC) sowie des Bewusstseinszustandes des Patienten ergibt, dass dieser zwar auf Ansprache reagiert, seine verbalen Äußerungen jedoch unlogisch und irrational sind.

- Welche möglichen Ursachen könnten zu dem verminderten Bewusstseinszustand dieses Patienten führen?
- Welche Anzeichen weisen auf eine hitzebedingte Ursache hin?
- Wie würden Sie eine Behandlung dieses Patienten vor Ort und während des Transports in die Notaufnahme durchführen?

# EINFÜHRUNG

Dieses Kapitel widmet sich der Erkennung und Behandlung von Umweltbedingungen, die sowohl extreme Hitze als auch Kälte umfassen und sich auf den Patienten auswirken. Thermische Traumata verursachen die häufigste Morbidität und Letalität unter allen umweltbedingten Traumata.[1-5]

Für all jene, die in entlegene Gegenden reisen oder ausrücken, hat die amerikanische Gesellschaft „Wilderness Medical Society" detaillierte Richtlinien und Tipps zur Prävention von Erfrierungen zusammengestellt, die auf deren Webseite zu finden sind. https://www.wem-journal.org/article/S1080-6032(11)00077-9/pdf

Extreme Umweltbedingungen, sei es durch Hitze im Hochsommer oder Kälte im Winter, können Verletzungen verursachen oder sogar lebensbedrohlich sein. Es ist von entscheidender Bedeutung zu verstehen, dass die Letalität signifikant steigt, wenn verletzte Patienten mit einer Körperkerntemperatur unter 35 °C (Hypothermie) oder über 38,5 °C (hitzebedingte Hyperthermie)[6,7]ins Krankenhaus kommen. Besonders gefährdete Gruppen sind Kinder, ältere Menschen, Personen in sozial benachteiligten Schichten, Patienten mit Dauermedikation, Arbeiter im Freien (z. B. Landwirtschaft), Menschen mit chronischen Krankheiten und Alkoholiker.[3-5,8-11] Obwohl das relative Risiko für hitze- oder kältewetterbedingte Notfälle in der Wildnis höher sein kann, treten die meisten Rettungseinsätze in den USA aufgrund von Hyper- oder Hypothermie in städtischen Gebieten auf. Das Rettungsdienstfachpersonal muss sich daher mit diesem Thema vertraut machen (**Kasten 19-1**).[12] Zudem nimmt das Interesse an Freizeit- und Hochrisikoaktivitäten im Freien, einschließlich alpinem Gelände, zu, was zu einem Anstieg potenzieller Patienten führt, die extremen Temperaturen ausgesetzt sind.[6,13-15]

**Kasten 19-1** Prehospital Versus Out-of-Hospital

Obwohl sich dieser Text auf die prähospitale Versorgung bezieht, ist die Bezeichnung „prähospital" nicht in allen Fallbeispielen passend. Studien haben gezeigt, dass viele der Patienten im Outdoor- bzw. Wildnisbereich nicht unmittelbar direkt ins Krankenhaus gebracht worden sind, da dieses primär nicht sofort erreichbar war. Daher bezeichnen einige Organisationen die medizinische Hilfe in diesen Bereichen als „Out of Hospital Care" bzw. Versorgung außerhalb des Krankenhauses.



# Epidemiologie

## Hitzebedingte Erkrankungen

In den Vereinigten Staaten versterben jährlich etwa 618 Menschen aufgrund extremer Hitze.[3] Das Jahr 2020, gemeinsam mit 2016, zählt zu den wärmsten Jahren in der aufgezeichneten Geschichte seit 1880. Die sieben vorangegangenen Jahre waren ebenfalls die wärmsten jemals verzeichneten Jahre, was den anhaltenden Trend des Klimawandels widerspiegelt und zu einer messbaren und beständigen globalen Erwärmung führt.[16] Hitzestress führt zu mehr Todesfällen als Wirbelstürme, Blitze, Tornados, Überschwemmungen und Erdbeben zusammen.

Von den 11.457 Todesfällen waren 6.068 (53 %) direkt auf hohe Umgebungstemperaturen zurückzuführen.[2,17]Darüber hinaus können Morbidität und Letalität bei periodischen saisonalen Hitzewellen (mehr als drei aufeinanderfolgende Tage mit Lufttemperaturen von 32,2 °C oder höher) extrem hoch sein.

Die Centers for Disease Control and Prevention (CDC) berichteten insgesamt über 10.527 Todesfälle im Zeitraum von 2004 bis 2018, die auf extreme Hitze zurückzuführen sind, mit einem jährlichen Durchschnitt von 702 Todesfällen.[17]

## Kältebedingte Erkrankungen

Durch leichte bis schwere Kälte bedingt kommt es in den Vereinigten Staaten im Durchschnitt zu 774 Todesfällen pro Jahr.[4,18] Fast die Hälfte dieser Todesfälle tritt bei Personen im Alter von 65 Jahren und älter auf.[4,16] Altersbereinigt ist der Tod durch Unterkühlung bei Männern etwa 2,5-mal häufiger als bei Frauen. Die Inzidenz von unterkühlungsbedingten Todesfällen nimmt mit dem Alter progressiv zu und ist bei Männern nach dem 15. Lebensjahr besonders ausgeprägt. Zu den maßgeblichen Faktoren, die zu unfallbedingter Unterkühlung beitragen, zählen städtische Armut, sozioökonomische Bedingungen, Alkoholkonsum, Unterernährung und das Alter (sehr junge und ältere Erwachsene).[4,9]

Obwohl Unterkühlung in der Regel mit kühlem oder kaltem Wetter in Verbindung gebracht wird, kann sie auch unter Bedingungen auftreten, die normalerweise nicht als kalt gelten. Hierbei fällt die Körpertemperatur unter 35,6°C. Beispielsweise können ältere Menschen und Kleinkinder im Sommer eine Unterkühlung entwickeln, wenn die Klimaanlage in ihrer Wohnung für ihre limitierten Anpassungsmechanismen zu kalt ist. Schwimmer und Surfer können im Sommer unterkühlt werden, wenn sie Wasser ausgesetzt sind, das kälter ist als ihre Körpertemperatur. Die Kombination von niedrigen, aber nicht eisigen Temperaturen mit starkem Wind und Regen kann Bedingungen begünstigen, die zu Unterkühlung führen.[19] Daher ist es wichtig zu verstehen, dass Unterkühlung nicht nur bei kaltem Wetter auftritt, sondern auch unter verschiedenen anderen Bedingungen auftreten kann.

# Anatomie

## Die Haut

Die Haut, das größte Organ des menschlichen Körpers, ist die Grenze zur Umwelt und dient als Schutzschicht. Sie schützt vor dem Eintreten von Mikroorganismen, hält das Flüssigkeitsgleichgewicht aufrecht und reguliert die Temperatur. Die Haut ist aus drei Gewebsschichten aufgebaut: die Epidermis, die Dermis und das Unterhautgewebe (**Abbildung 19-1**). Die äußerste Schicht, die Epidermis oder auch Oberhaut genannt, besteht komplett aus Epithelzellen ohne Blutgefäße. Darunter liegt die dickere Dermis bzw. Lederhaut. Sie ist 20-30-mal dicker als die Epidermis und bildet ein Gerüst aus Bindegewebe, das Blutgefäße, Blutprodukte, Neven, Talgdrüsen und Schweißdrüsen enthält. Die innerste bzw. unterste Schicht, das Unterhautgewebe, ist eine Kombination von elastischem und faserartigem Gewebe und Fetteinlagerungen. Unter dieser Struktur befindet sich der Skelettmuskel. Die Haut, Nerven, Blutgefäße und anderen darunterliegenden anatomischen Strukturen spielen eine wesentliche Rolle beim Regulieren der Körpertemperatur.

# Physiologie

## Thermoregulation und Temperaturhaushalt

Der Mensch gehört zu den **Homoiothermen** oder Warmblütlern. Dabei besteht das Hauptmerkmal darin, die Fähigkeit die eigene Körpertemperatur auf einem spezifischen Niveau zu halten, meist oberhalb der Umgebungstemperatur, unabhängig von den äußeren Gegebenheiten.

Der Körper gliedert sich grob in den wärmeren Körperkern und die äußere Schale. Zum inneren Kern gehören das Gehirn und die Organe in Thorax und Abdomen, während die äußere Schale von Haut und Unterhautgewebe gebildet wird. Die äußere Schale spielt eine zentrale Rolle bei der Regulierung der **Körperkerntemperatur**. Ein Gleichgewicht zwischen Wärmeproduktion und wärmeableitenden Mechanismen reguliert die Körperkerntemperatur. Die Temperatur der Hautoberfläche sowie die "Dicke" der äußeren Schale passen sich den **Umgebungstemperaturen** an. Durch die Verschiebung von Blut von oder zu der Haut bei kalten bzw. warmen Temperaturen wird die äußere Schale "dicker" oder "dünner". Diese äußere Schicht oder Gewebeisolierung, stimuliert durch Vasokonstriktion, bietet ungefähr den gleichen Schutz wie das Tragen eines leichten Anzugs.

Die metabolische Wärmeproduktion ist abhängig vom Aktivitätslevel. Unabhängig von Schwankungen in der **Umgebungstemperatur** arbeitet der menschliche Körper normalerweise nur in einem engen Temperaturbereich, bekannt als die Körpertemperatur von 37 °C, mit einer Toleranz von jeweils 0,6 °C in beide Richtungen (37 °C +/- 0,6 °C).

Die normale Körpertemperatur wird durch präzise homöostatische Mechanismen aufrechterhalten und vom **Hypothalamus** im Gehirn reguliert. Der Hypothalamus fungiert als das **thermoregulatorische Steuerzentrum** und agiert als körpereigener Thermostat zur Kontrolle der neurologischen und hormonellen Regulation der Körpertemperatur. Jegliche Gewalteinwirkung auf das Gehirn kann den Hypothalamus beeinträchtigen

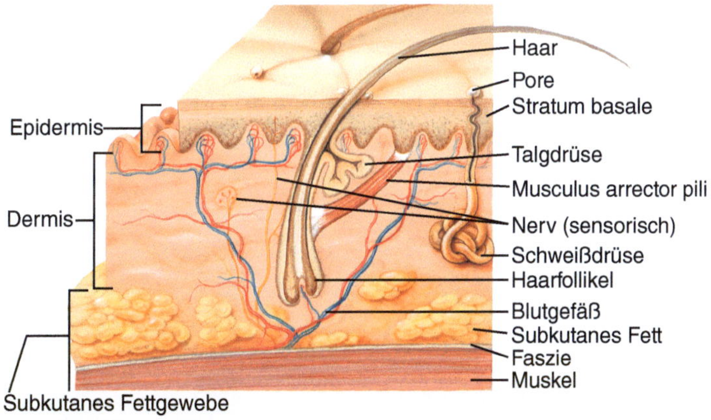


**Abbildung 19-1** Die Haut besteht aus drei Schichten – der Epidermis, der Dermis und dem Unterhautgewebe samt verbundener Muskelschicht. Bestimmte Schichten beinhalten Drüsen, Haarfollikel, Blutgefäße und Nerven. All diese Schichten beeinflussen zusammenhängend Erhalt, Verlust und Produktion von Körperwärme.

und somit ein Ungleichgewicht in der Regulation der Körpertemperatur verursachen.

Menschen verfügen über zwei Systeme zur Regulierung der Körpertemperatur: die **verhaltensbezogene Regulierung** und die **physiologische Thermoregulierung**. Die verhaltensbezogene Regulierung wird durch das Wärmeempfinden und den individuellen Komfortbereich beeinflusst. Sie zeichnet sich durch bewusste Steuerung aus, beispielsweise durch das An- und Ausziehen von Kleidung oder das Suchen von Unterschlupf in kalten Umgebungen. Die Verarbeitung sensorischer Reize im Gehirn in Bezug auf thermale Reize bei der verhaltensbezogenen Regulierung ist bisher noch nicht ausreichend erforscht. Jedoch reagiert das Feedback-System schneller auf Temperaturänderungen als die physiologischen Regulationsmechanismen.[20]

## Wärmeproduktion und thermisches Gleichgewicht

Die **metabolische Wärmeproduktion** entsteht als Nebenprodukt des Stoffwechsels, hauptsächlich durch die großen Organe im Inneren und Muskelkontraktionen. Die produzierte Wärme verteilt sich durch das zirkulierende Blut im gesamten Körper. Die Wechselwirkung zwischen Wärmeproduktion und -ableitung durch das kardiopulmonale System spielt eine entscheidende Rolle in der Patientenbeurteilung und im Management von hitzebedingten Krankheiten, die noch näher besprochen werden.

Zittern erhöht die metabolische Rate durch Erhöhung der Muskelspannung, was zu einer wiederholten Abfolge von muskulärer Kontraktion und Entspannung führ. Somit stellt das Zittern den kraftvollsten Prozess des Körpers zur Wärmeproduktion dar. Obwohl Zittern bei Körperkerntemperaturen von 37 °C bereits durch Kühlung der Haut auftreten kann, tritt es üblicherweise erst in einem Bereich zwischen 34,4 und 36 °C auf und besteht bis zu einer Kerntemperatur von 30 °C. Durch maximales Zittern kann die Wärmeproduktion um das fünf- bis sechsfache gesteigert werden.[21,22]

Die physiologischen Systeme zur Thermoregulation sind gut erforscht.[20,22,23] Zwei grundlegende Prinzipien sind entscheidend für das Verständnis der Temperaturregulation: der **thermische Gradient** und der **thermische Ausgleich**. Der thermische Gradient repräsentiert den Temperaturunterschied zwischen zwei Objekten, während der thermische Ausgleich den Wärmetransfer von einem wärmeren zu einem kälteren Objekt beschreibt, bis ein Temperaturausgleich zwischen beiden erreicht ist.

Bei steigenden Temperaturen beginnt der Körper zu schwitzen, und die Haut wird vermehrt durchblutet. Der Großteil der Körperwärme wird an der Oberfläche durch Wärmeleitung, -strahlung, Konvektion und Verdunstung abgegeben. Da Wärme von höheren zu niedrigeren Temperaturen transferiert wird, kann der menschliche Körper sich bei heißen Umgebungsbedingungen erwärmen.

Es ist entscheidend, dass Rettungsdienstfachpersonal Methoden zur Aufrechterhaltung oder Reduzierung der Körperwärme versteht. Dies ist wichtig, um Hypothermie oder Hyperthermie angemessen behandeln zu können (**Abbildung 19-2**). Die Mechanismen der Wärme- und Kälteübertragung werden wie folgt beschrieben:

- **Wärmestrahlung** bezeichnet den Verlust oder die Zunahme von Wärme in Form elektromagnetischer Energie, wobei Energie von einem warmen zu einem kühleren Objekt übertragen wird. Bei hitzebedingten Notfällen kann ein Patient zusätzliche Wärme direkt von der Sonne aufnehmen. Rettungsdienstfachpersonal sollte Quellen von Wärmestrahlung verstehen und kontrollieren, da sie die Kühlung oder Erwärmung des Patienten beeinflussen können.
- **Wärmeleitung** beschreibt den Transfer von Wärme zwischen zwei Objekten im direkten Kontakt, beispielsweise wenn ein Patient nach einem Sturz auf

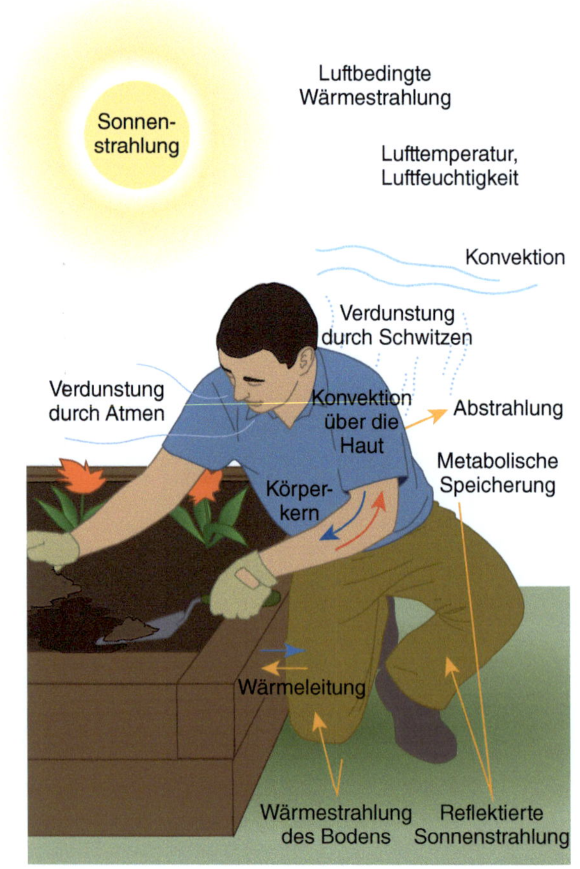


**Abbildung 19-2** Wie Menschen thermische Energie mit der Umgebung austauschen.

dem gefrorenen Boden liegt. Patienten verlieren Wärme schneller, wenn sie auf kaltem Boden liegen im Vergleich zu kalter Luft. Daher sollte Rettungsdienstfachpersonal nicht nur den Patienten zudecken, sondern ihn auch vor dem kalten Untergrund schützen.

- **Konvektion oder Wärmeströmung** ist der Energietransfer zwischen einem festen Objekt und einem umgebenden Medium, wie Luft oder Wasser. Die Bewegung von kalter Luft oder kaltem Wasser über die wärmere Haut verursacht einen kontinuierlichen Wärmetransfer vom Körper. Der Verlust von Wärme in Wasser erfolgt 25-mal schneller als in Luft mit gleicher Temperatur. Rettungsdienstfachpersonal sollte nasse Kleidung entfernen und den Patienten abtrocknen, um dessen Körperwärme zu erhalten. Bei der Behandlung eines Patienten mit einem Hitzschlag kann dasselbe Prinzip durch Befeuchten und Fächern angewandt werden.
- **Verdunstung** (Evaporation) über Schweiß und Atmung ist eine sehr effektive Methode, Wärme abzugeben. Ihre Effizienz hängt stark von der relativen Luftfeuchtigkeit ab. Grundsätzlich verliert der Körper Wasser und Wärme durch die ausgeatmete Luft, über die Haut und die Schleimhäute (Perspiratio insensibilis). Normalerweise werden ca. 10 % der Körperwärme über Verdunstung an die Umgebung abgegeben. Diese Menge kann sich in kalter, trockener und windiger Umgebung drastisch erhöhen. Konvektion und Verdunstung sind die wichtigsten Formen des Wärmetransfers, da sie durch den Körper reguliert werden, um die Kerntemperatur des Körpers zu kontrollieren.[5]

Zunahme (Hyperthermie) und Abnahme (Hypothermie) von Körperwärme außerhalb der normalen Temperaturen (37 °C +/- 0,6 °C) kann durch verschiedene innere und äußere Ursachen hervorgerufen werden. Eine Rückkehr auf das normale Temperaturniveau in dieser Bandbreite verursacht normalerweise keine Komplikationen.[24] Eine Hyperthermie entsteht hauptsächlich durch eine der folgenden drei Ursachen:

- als normale Antwort auf eine körperliche Anstrengung, wobei die produzierte Wärme die Kerntemperatur erhöht und dadurch die Wärmeabgabe etwa durch Schwitzen und verstärkte Hautdurchblutung auslöst
- wenn die Summe aus körperlicher Wärmeproduktion und externer Wärmeaufnahme größer ist als die Menge der abgegebenen Wärme
- durch Fieber.

Anders als bei den ersten beiden Varianten entsteht Fieber im Rahmen einer Entzündung aufgrund einer Änderung des Sollwerts der Thermoregulation in Höhe von 38–41 °C. Die Wärmeproduktion wird bis zum Erreichen des neuen Sollwerts nur temporär erhöht, um infektiösen Keimen eine möglichst unwirtliche Umgebung zu bieten.[23]

## Homöostase

Die anatomischen und physiologischen Systeme sind darauf ausgerichtet, miteinander zu interagieren, um eine angemessene Reaktion des Körpers auf Temperaturveränderungen zu ermöglichen. Ein kontinuierliches neurologisches Feedback von peripheren und internen Regionen zum Thermoregulationszentrum und anderen Hirnregionen findet statt, um konstante und stabile innere Bedingungen (Homöostase) für die Körperfunktionen zu gewährleisten. In bestimmten Fällen kann diese Homöostase jedoch gestört sein, was zu einem massiven Verlust von Wärme und Körperflüssigkeit sowie zur Entwicklung von Dehydratations- und Hitzschlag-Symptomen führt.

# Risikofaktoren einer Hitzeerkrankung

Eine Vielzahl von Studien an Menschen hat eine erheblichere Bandbreite in der Toleranz gegenüber heißen Umgebungsbedingungen gezeigt.[24] Diese Unterschiede können einerseits durch körperliche, andererseits durch medizinische Faktoren erklärt werden (**Kasten 19-2**). Es ist von entscheidender Bedeutung zu verstehen, dass jede Situation, in der die Wärmeproduktion die Fähigkeit des Körpers, Wärme abzubauen, übersteigt, zu körperlichen Schädigungen durch Hitze führen kann.

Schlüsselfaktoren, die zum Auftreten einer Hitzeerkrankung beitragen können, umfassen: Alkoholkonsum, Medikamenteneinnahme, Dehydration, höherer Body-Mass-Index, Adipositas, unzureichende Ernährung, ungeeignete Kleidung, schlechte körperliche Fitness, Schlafmangel, niedriges und hohes Alter, kardiovaskuläre Erkrankungen, Hautverletzungen, vorherige Erfahrungen mit hitzebedingten Erkrankungen, Sichelzellkrise, zystische Fibrose, Sonnenbrand, Viruserkrankungen und Anstrengungen während der heißesten Tageszeit.[18,19,25,26,28,29] Menschen, die aus kühleren Regionen in warme Gebiete reisen und sich bei der Ankunft nicht an die Hitze akklimatisieren, können ebenfalls gefährdet sein. Temporäre Risikofaktoren sind häufige Krankheiten wie Erkältungen oder andere Zustände, die Fieber, Übelkeit und Durchfall verursachen, kombiniert mit unzureichender Nahrungs- und Flüssigkeitsaufnahme.[30,31] Besondere Risiken bestehen auch für Militärpersonal oder Feuerwehrleute, insbesondere wenn sie mehrere Tage im Einsatz sind.[32]

Zu den als chronische Erkrankungen geltenden Faktoren, die das Risiko einer Hitzeerkrankung erhöhen

**Kasten 19-2** Risikofaktoren für Hitzekrankheiten

**Folgende Faktoren bewirken eine Steigerung der Wärmeproduktion:**
- körperliche Anstrengung
- Infektion/Fieber
- Schilddrüsenüberfunktion
- agitierte und krampfartige Zustandsbilder (Parkinson, Psychosen, Manie, Drogenentzug, bzw. Opiate und Alkohol)
- Drogenüberdosis (Kokain, Koffein, LSD, Phencyclidin, Methamphetamin, Ecstasy)

**Faktoren, die eine Ableitung der Wärme behindern**
- warme Umgebungstemperaturen
- hohe Luftfeuchtigkeit
- Adipositas (Isolationseffekt, weniger Wärmeableitung)
- beeinträchtigter Gefäßtonus
- Diabetes
- Alkoholismus
- Medikamente: Diuretika, Beruhigungsmittel, Beta-Blocker, Antihistaminika, Phenothiazine, Antidepressiva
- Beeinträchtigung der Möglichkeit zu schwitzen (Mukoviszidose, Hauterkrankungen, Brandwunden)
- dicke oder enge Kleidung

**Faktoren, die die Reaktion des Körpers auf Dehydratation durch Hitzebelastung beeinträchtigen**
- Vorhergehender Hitzschlag
- Kürzlich aufgetretene Magen-Darm- oder Atemwegsinfektionen
- Hypokaliämie
- kardiovaskuläre Erkrankungen

Daten aus Hawkins SC, Simon RB, Beissinger JP, Simon D. Vertical Aid: Essential Wilderness Medicine for Climbers, Trekkers, and Mountaineers. The Countryman Press; 2017; Hall B, Hall J. Sauer's Manual of Skin Diseases. 10th ed. Lippincott Williams & Wilkins; 2010; Krakowski A, Goldenberg A. Exposure to radiation from the sun. In: Auerbach PS, ed. Auerbach's Wilderness Medicine. 7th ed. Mosby Elsevier; 2017; and Lipman GS, Gaudio FFG, Eifling KP, Ellis MA, Otten EM, Grissom CK. Wilderness Medical Society practice guidelines for the prevention and treatment of heat-related illness: 2019 update. Wilderness Environ Med. 2019;30(4):S33-S46.

können, zählen Fitness, Körpergröße, Alter, Gesundheitszustand und Medikamenteneinnahme.

## Übergewichtigkeit, Fitness und Body-Mass-Index

Schlechte körperliche Fitness, bedingt durch genetische Faktoren oder eine ungesunde Lebensweise mit geringer körperlicher Aktivität, verringert die Hitzeintoleranz. Körperliche Fitness ermöglicht eine kardiovaskuläre Reserve, um das Herzschlagvolumen während der Thermoregulation aufrechtzuerhalten. Zudem erleichtert sie eine schnellere Akklimatisierung, da eine höhere Toleranzgrenze für körperliche Aktivität besteht und während Hyperthermie mehr Schweiß produziert wird.[27,33,34]

Übergewichtige Personen reagieren auf Hitze mit einer Erweiterung der Hautgefäße und verstärktem Schwitzen. Aufgrund einer Kombination aus geringer Fitness, mangelnder Hitzeakklimatisierung, erhöhter thermischer Isolation und verminderter Verteilung von Schweißdrüsen benötigen sie mehr Energie für Bewegung, was ihr Risiko für Hitzeerkrankungen erhöht.

## Alter

Thermoregulationsfähigkeit und Hitzetoleranz nehmen besonders bei Personen ab dem 65. Lebensjahr und älter ab. Diese Personen können ihre Hitzetoleranz jedoch mit normalem Körpergewicht und einem gutem physischen Fitnesslevel verbessern.

Säuglinge und Kleinkinder müssen besonders berücksichtigt werden, da ihre Körperoberfläche im Verhältnis zum Körpergewicht, verglichen mit einem Erwachsenen, deutlich größer ist. Ihr Risiko für hitzebedingte Notfälle ist deshalb höher. Darüber hinaus ist die Thermoregulation im Säuglingsalter noch nicht ausgereift, weshalb sie bei Hitzeexposition die Kerntemperatur nicht adäquat aufrechterhalten können.

## Medikation

Die Verwendung bestimmter verschreibungspflichtiger oder rezeptfreier Medikamente kann ein höheres Risiko für eine Hitzekrankheit darstellen (Kasten 19-2). Bestimmte Medikamente können die Wärmeerzeugung, bzw. den Stoffwechsel erhöhen, die Kühlung und den Durst des Körpers unterdrücken, die kardialen Leistungsreserven reduzieren und das Gleichgewicht der Nierenelektrolyte und der Flüssigkeit verändern.[6,33] Sedativa und Betäubungsmittel beeinflussen den psychischen Zustand und können das logische Denken sowie die Beurteilung beeinflussen und die Entscheidungsfähigkeit beeinträchtigen, wenn die Person Hitze ausgesetzt ist.

## Dehydration

Wasser ist der größte Bestandteil des menschlichen Körpers und macht ca. 50 % - 70 % des gesamten Körpergewichts aus.[35] Ein 70 kg schwerer Mann besteht beispielsweise aus 45 l Wasser, was 60 % des Körpergewichts bedeutet. Exzessive Veränderungen der normalen Wasserbalance des Körpers (Euhydration) durch eine übermäßige Einnahme von Wasser (Hyperhydratation) oder durch einen Flüssigkeitsverlust (Hypohydratation) können diese Homöostase verändern und dementsprechende Zeichen und Symptome auslösen. Dehydration, definiert als die hypotonische Hypovolämie verursacht durch einen Nettoverlust von Körperflüssigkeiten, kann eine schwerwiegende Folge von Hitze- oder Kälteeinwirkung sein oder aber auch als gefährliche Nebenwirkung von Durchfall, Erbrechen und Fieber entstehen.[35]

Dehydration -verbreitet bei geriatrischen Patienten, aber auch bei körperlicher Aktivität mit übermäßigem Schwitzen, wie es bei Athleten, Soldaten oder Feuerwehrleuten vorkommen kann - findet man häufig, wenn die Hitzekrankheit über mehrere Tage andauert. Bei älteren Menschen ist die Dehydration häufig auf eine geringe Flüssigkeitsaufnahme zurückzuführen, wohingegen Sportler, Militärpersonal und Feuerwehrleute während des Einsatzes auch unzureichende Flüssigkeitsmengen zu sich nehmen und somit das verbrauchte Körperwasser nicht ersetzen. Kinder (unter 15 Jahren) und Personen, die älter als 65 Jahre sind, sind besonders anfällig für Dehydration.

Körperwasser geht täglich durch Schweiß, Tränen, Urin und Stuhlgang verloren. Normalerweise ersetzen die normale Flüssigkeitszufuhr und Essen von wasserhaltigen Lebensmitteln diese Verluste. Wenn eine Person an Fieber, Durchfall oder Erbrechen erkrankt oder Hitze ausgesetzt ist, tritt Dehydration auf. Gelegentlich können Arzneimittel wie Diuretika, die Körperflüssigkeiten und Elektrolyte abbauen, eine Dehydratation verursachen.

Während der Wärme- bzw. Hitzeexposition geht Körperwasser hauptsächlich als Schweiß verloren, da dies die primäre Möglichkeit zur Wärmeabfuhr aus dem Körper ist. Einzelne Personen können zwischen 0,8 und 1,4 Liter pro Stunde schwitzen; einige hitzeakklimatisierte Spitzensportler schaffen während des Wettkampfs in heißen Umgebungen bis zu 3,7 Liter pro Stunde.[36] Die wesentlichen Punkte zur Vermeidung des Auftretens von Hitzekrankheit sind die Aufrechterhaltung eines Gleichgewichts bei den Körperflüssigkeiten und die Minimierung der Dehydration bei täglichen Aktivitäten, insbesondere bei körperlicher Aktivität bei mäßiger bis hoher Hitzeeinwirkung. Anzeichen und Symptome einer Dehydratation sind unspezifisch und manchmal schwer zu identifizieren.

Bei leichter bis mäßiger akuter Dehydration (2 % bis 6 % des Körpergewichts) verspüren Personen Durst, Schwäche, Müdigkeit, Kopfschmerzen, Benommenheit, Reizbarkeit, verminderte Hitzetoleranz, dunklen intensiv riechenden Harn, verminderte Harnausscheidung und Verschlechterung des kognitiven Zustands. Ebenso geht dies mit der Verringerung der körperlichen Leistungsfähigkeit einher.[33,35,37,38] Bei stark dehydrierten Patienten treten Anzeichen und Symptome auf, die denen eines hypovolämischen Schocks ähneln: schneller Puls, blasse, verschwitzte Haut, Schwäche und Übelkeit.[33]

Wenn Personen Flüssigkeiten während der Hitzeexposition zu sich nehmen ist die Menge, bei denen diese durch Trinken ersetzt werden können, durch die Magenentleerungsrate und die Geschwindigkeit der Magenentleerung und der Flüssigkeitsaufnahme im Dünndarm begrenzt.[39] Die Flüssigkeitsaufnahme vom Magen bis zum Dünndarm, wo die Absorption in den Blutstrom erfolgt, geschieht mit einer maximalen Geschwindigkeit von etwa 1 bis 1,2 Litern/Stunde.[38] Außerdem sinkt die Magenentleerungsrate um etwa 20 % bis 25 %, wenn sich das Gewicht aufgrund einer Dehydration um 5 % des gesamten Körpergewichts (z. B. 5 % eines 100 kg Mannes = 5 kg Gewichtsverlust) verringert.[40] Verschiedene Strategien und Überlegungen zur Flüssigkeitsaufnahme, werden später in diesem Kapitel ausführlicher beschrieben.

### Anzeichen und Symptome einer Dehydration

Im Folgenden werden die häufigsten Anzeichen und Symptome einer Dehydration bei Säuglingen, Kindern und Erwachsenen beschrieben, obwohl jeweils unterschiedliche Symptome auftreten können[33,35]:

- Weniger häufiges Wasserlassen und dunkler Urin
- Durst
- Trockene Haut
- Müdigkeit
- Benommenheit
- Kopfschmerzen
- Schwindel
- Verwirrtheit
- Trockener Mund und trockene Schleimhäute
- Erhöhte Herzfrequenz und Atmung

Bei Säuglingen und Kindern können folgende Symptome auftreten:

- Trockener Mund und trockene Zunge
- Keine Tränen beim Weinen
- Über einen Zeitraum von länger als drei Stunden keine nassen Windeln
- Eingesunkener Bauch, eingesunkene Augen oder Wangen
- Eingesunkene Fontanellen (bei Säuglingen)
- Hohes Fieber
- Teilnahmslosigkeit
- Reizbarkeit
- Hautfalten, die stehenbleiben

## Verletzungen durch Hitze

Hitzebedingte Erkrankungen können bei Patienten mit Hitzeerkrankung von geringfügig bis schwer ausfallen.[29,41] Es ist wichtig zu beachten, dass Rettungsdienstfachpersonal möglicherweise einen oder keinen Fortschritt der Anzeichen und Symptome, beginnend mit geringfügigen Syndromen (z. B. Miliaria rubra, übungsassoziierter Muskelkrämpfe) und das Fortschreiten zu schwerwiegenden Erkrankungen (z. B. Hitzschlag) sieht. Bei den meisten Hitzeeinwirkungen kann der Patient die Körperwärme des Körpers ausreichend abführen und die Kerntemperatur im Innern im Normalbereich halten. Wenn jedoch hitzebedingte Umstände zu einem Einsatz des Rettungsdienstes führen, können die unterschwelligen hitzebedingten Zeichen offensichtlich für das Rettungsdienstfachpersonal bei der Patientenbeurteilung zusammen mit Anzeichen und Symptomen einer schweren Hitzeerkrankung sein (**Tabelle 19-1**).

**Tabelle 19-1** Häufige Hitzebedingte körperliche Störungen

| Störung | Ursache/Problem | Zeichen/Symptome | Behandlung |
|---|---|---|---|
| Anstrengungsbedingte Muskel (Hitze-)-Krämpfe | Durch Schwitzen verlorene Flüssigkeiten und Elektrolyte können nicht aufgefüllt werden und verursachen Elektrolyt- und Muskelprobleme. | Schmerzvolle, schubweise Muskelkrämpfe, gewöhnlich in gut trainierten Muskeln wie Waden, Oberschenkel und Bauchmuskulatur | An einen kühlen Ort bringen; Ruhe; (Elektrolyt-) Getränke trinken lassen bzw. salzhaltige Getränke (z. B. Tomatensaft). Bei weiteren Symptomen aus dieser Liste Transport in eine Klinik bei Anzeichen oder Symptomen, die für Dehydrierung, Hitzeerschöpfung, Hitzschlag oder trainingsbedingte Hyponatriämie aufgeführt sind. |
| Dehydration | Verlust durch Schweiß kann nicht mit Flüssigkeiten ersetzt werden | Durst, Übelkeit, extreme Müdigkeit, Kopfschmerzen, Hypovolämie, eingeschränkte Thermoregulation, reduzierte physische und geistige Leistung | Flüssigkeitsverlust durch Schwitzen mit leicht gesalzenen Flüssigkeiten kompensieren; an einem kühlen Ort ruhen, bis Flüssigkeitsverluste wieder ausgeglichen sind. Bei einigen Patienten ist eine intravenöse Flüssigkeitsgabe notwendig. |
| Hitzeerschöpfung | Exzessive Hitzebelastung mit unzureichender Wasseraufnahme; kardiovaskuläre Probleme mit venösem Pooling, reduzierte kardiale Füllungszeit, reduzierter Herzauswurf; führt unbehandelt zum Hitzschlag | Geringe Harnausscheidung, Tachykardie, Tachypnoe, Schwäche, Unwohlsein, instabiler Gang, extreme Müdigkeit, blass/kühl/, kaltschweißige Haut, Kopfschmerzen, Schwindel (Kollapsneigung), Übelkeit/Erbrechen, Körpertemperatur normal oder leicht erhöht, schwitzen | Anstrengung beenden, von Hitzestress befreien und den Patienten in geneigter Lage in kühlere Umgebung legen; beengende Kleidung entfernen; Körper mit Wasser und Befächern kühlen; leicht gesalzene Flüssigkeiten (Elektrolyt-, Sportgetränke) trinken lassen; venöse Verabreichung einer balancierten Ringerlösung |

(*Fortsetzung nächste Seite*)

**Tabelle 19-1** Häufige Hitzebedingte körperliche Störungen (*Fortsetzung*)

| Störung | Ursache/Problem | Zeichen/Symptome | Behandlung |
|---|---|---|---|
| Hitzschlag | Hohe Kerntemperaturen > 40,5 °C; Störung auf Zellebene; Versagen von mehreren Organsystemen üblich; neurologische Störung mit Störung des thermoregulatorischen Zentrums | Änderung des mentalen Status, einhergehend mit Verwirrung, irrationalem Verhalten oder Delirium; mögliches Zittern; initiale Tachykardie, dann später Bradykardie; Hypotension; schnelle und oberflächliche Atmung; trockene oder nasse heiße Haut; Bewusstlosigkeit, Krampfanfälle und Koma | Notfall: schnelle direkte Kühlung mittels Wasser, Patienten benetzen oder in nasse Tücher wickeln und heftig befächern. Eisauflage auf den gesamten Körper oder chemische Kältepackungen auf Wangen, Handflächen und Fußsohlen.[27]. Fortführen, bis Temperatur unter 38,9 °C fallen[27]. Schockbehandlung, wenn notwendig, bis Kerntemperatur gesunken ist. Atemweg sichern und rascher Transport in die Notaufnahme. |
| anstrengungsbedingte Hyponaträmie | Niedrige Natriumkonzentration im Plasma (< 135 mmol/l); typischerweise bei längerer Aktivität in heißen Umgebungen; getrunkenes Wasser > 1,5 l/h oder größere Menge an Wasser, als ausgeschwitzt wird; unpassende Arginin-Vasopressin Sekretion; Natriumverlust durch Schwitzen kann nicht ausgeglichen werden | Kopfschmerzen, Übelkeit, Erbrechen, Unwohlsein, Schwindel, Ataxie, reduzierter Bewusstseinszustand, Polyurie, Lungenembolie, Hirndruckzeichen, Krampfanfälle, Koma, Kerntemperatur < 38,9 °C; imitiert Zeichen einer Hitzeerschöpfung und Dehydration | Beschränkung der hypotonischen und isotonischen Flüssigkeitsaufnahme; salzige Speisen/Salzlösung geben. Standardmäßiges Vorgehen bei bewusstlosen Patienten; Sauerstoffgabe mit 15 l/min. Wenn der Natriumspiegel gemessen werden kann und unter 130 mmol/l liegt, intravenöse Gabe von hypertonischer Kochsalzlösung, 100 ml-Bolus 3 %ige hypertonische Kochsalzlösung alle zehn Minuten für drei Dosen oder bis neurologische Symptome nicht mehr erkennbar. Sofortiger Transport bei wachem Patienten in sitzender Position oder links-lateraler Seitenlagerung bei Bewusstseinstrübung. |

Modizifiert aus Schimelpfenig T, Richards G, Tartar S. Management of heat illnesses. In Hawkins SC, ed. Wilderness EMS. Philadelphia, PA : Wolters Kluwer, 2018; Bennett BL, Hew-Butler T, Rosner MH, Myers T, Lipman GS. Wilderness Medical Society Practice guidelines for treatment of exercise-associated hyponatremia: 2019 update. Wilderness Environ Med. 2020;31(1):50-62.2014;25:s30-s42

## Geringe hitzebedingte Störungen

Zu den geringfügigen hitzebedingten Störungen gehören Miliaria rubra, Hitzeödem, anstrengungsbedingte Muskelkrämpfe und Hitzesynkope. Dies sind keine lebensbedrohlichen Probleme, erfordern jedoch eine Bewertung und Behandlung.

## Miliaria Rubra

Miliaria rubra, auch als „stachelige Hitze" und „Wärmeausschlag" bezeichnet, ist ein roter, juckender, papulöser (erhabene Buckel) Ausschlag, der normalerweise in Bereichen mit beengender Kleidung und starkem Schwitzen auftritt (**Abbildung 19-3**). Dieser Zustand wird durch eine Entzündung der Schweißdrüsen verursacht, was die Schweißkanäle blockiert. Infolgedessen können die betroffenen Hautbereiche nicht schwitzen, was zu einem erhöhten Risiko für Hitzekrankheiten, abhängig von der Menge der betroffenen Hautoberfläche, führt.[13,19,25,27]

### Management

Die Behandlung beginnt mit dem Kühlen und Trocknen der betroffenen Bereiche und der Verhinderung weiterer Einflüsse, die in diesen Bereichen schwitzen verursachen. Bringen Sie den Patienten beispielsweise aus der Hitze und Feuchtigkeit heraus in eine kühlere, trockenere Umgebung. Eine kühle Dusche und Trocknen des Bereichs tragen zur Beseitigung dieser Ausschläge bei. Antihistaminika können verabreicht werden, um den Juckreiz zu lindern.[13,19,25,27]

### Wärmeödem

Ein Wärmeödem ist ein mildes, abhängiges Ödem an Händen, Füßen und Knöcheln, das in frühen Stadien der Wärmeanpassung auftritt, wenn sich das Plasmavolumen ausdehnt, um den erhöhten Bedarf an thermoregulatorischem Blutfluss zu kompensieren. Diese Form des Ödems weist jedoch nicht auf übermäßige Flüssigkeitsaufnahme oder Herz-, Nieren- oder Lebererkrankungen hin. In Abwesenheit anderer Krankheiten hat dieser Zustand keine klinische Bedeutung und ist selbstlimitierend. Das Wärmeödem wird häufiger bei Frauen beobachtet.

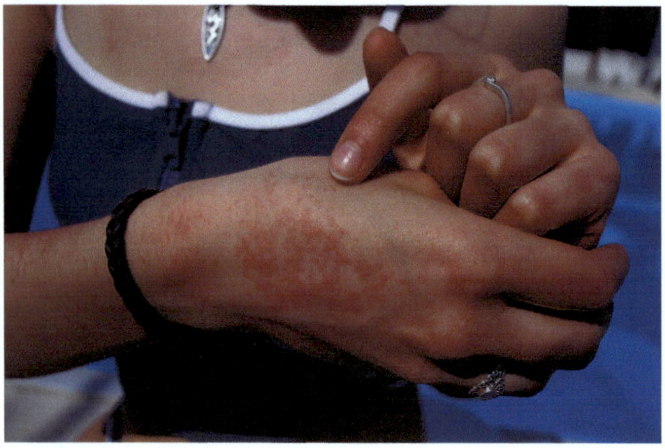

**Abbildung 19-3** Hitzeausschlag.



### Management

Das Management beim Wärmeödem besteht aus dem Entfernen der eng anliegenden Kleidung, von festem oder einschnürendem Schmuck und dem Anheben der Beine. Diuretika sind nicht indiziert und können das Risiko einer Hitzeerkrankung erhöhen.

## Anstrengungs- bzw. hitzebedingte Muskelkrämpfe

Anstrengungsbedingte Muskelkrämpfe können bei jeder Temperatur auftreten und beziehen sich nicht speziell auf erhöhte Körpertemperatur. Sie manifestieren sich als kurzfristige schmerzhafte Muskelkontraktionen, die häufig in den Wadenmuskeln (Gastrocnemius), aber auch in den willkürlichen Muskeln des Bauches und der Extremitäten beobachtet werden. Sie werden häufig nach längerer körperlicher Aktivität bei warmen bis heißen Temperaturen beobachtet. Diese Krämpfe treten bei Personen auf, die während des Trainings oder während der Erholungsphase stark schwitzen. Glatte Muskeln, Herz-, Zwerchfell- und Bulbusmuskeln (Muskeln, die mit dem Sprechen, Kauen und Schlucken befasst sind) sind nicht betroffen. Muskelkrämpfe können allein oder in Verbindung mit Hitzeerschöpfung auftreten.[13,27,33]

Die Ursache für Muskelkrämpfe ist unbekannt. Es wird jedoch angenommen, dass sie mit einer Kombination aus neuromuskulärer Ermüdung, Verlust von Körperwasser, Natrium- und anderen Elektrolytverlusten zusammenhängt. Es tritt häufiger auf, wenn Personen in heißen, feuchten Umgebungen ohne angemessene Wärmeanpassung trainieren, über ihre körperliche Fitness hinaus trainieren oder generell stark schwitzen.[13,27,33]

### Management

Die Behandlung besteht aus einer kühlen Umgebung, einem längeren Dehnen des betroffenen Muskels, einer Massage und dem Verzehr von salz- und flüssigkeitshaltigen Lebensmitteln (z. B. 1/8 bis 1/4 Teelöffel Tafelsalz in 300 bis 500 ml Wasser oder Sportgetränken, ein bis zwei Salztabletten aufgelöst in 300 bis 500 ml Flüssigkeit oder salzige Snacks). Intravenöse (i.v.) Flüssigkeiten werden selten benötigt: Länger anhaltende und schwere diffuse Muskelkrämpfe können jedoch mit einer intravenös verabreichten Kochsalzlösung (NaCl) schneller gelöst werden. Vermeiden Sie die Verwendung von reinen Salztabletten, da diese zu Magen-Darm-Störungen führen können.[13,27,33]

## Hitzesynkope

**Hitzesynkopen** treten bei längerem Stehen in warmen Umgebungen auf und werden durch niedrigen Blutdruck verursacht, der zu Schwindel, Schwäche oder kurzzeitigem vorübergehenden Bewusstseinsverlust führt. Wärme- bzw. Hitzeexposition verursacht periphere Vasodilatation und orthostatisches venöses Blutpooling bzw. Versacken in den Beinen, was zu niedrigem Blutdruck führt. Hitzesynkope tritt oft bei Soldaten in Formation oder während einer Parade auf und kann auch bei Athleten nach Abschluss einer langen Übung öfters beobachtet werden. Ein anderer gebräuchlicher Name für Wärmesynkope ist hitzebedingte posturale Hypotonie.[27,33]

### Management

Entfernen Sie den Patienten von der Hitzebelastung und bringen Sie ihn in eine kühle Umgebung, wo er eine liegende Position einnehmen sollte. Beengende Kleidungsstücke sollten gelockert oder entfernt werden. Wenn Verdacht auf Austrocknung besteht, sollte eine orale oder intravenöse Flüssigkeitsgabe in Erwägung gezogen werden.

Bei einem Sturz sollten die Patienten sorgfältig auf Verletzungen untersucht werden. Patienten mit einer kardialen oder neurologischen Vorgeschichte erfordern eine weitere Beurteilung der Ursache der Synkope. Eine Überwachung der Vitalfunktionen und des Elektrokardiogramms (EKG) während des Transports ist unerlässlich.[27,33]

# Bedeutende wärme- und hitzebedingte Störungen

Zu den Hauptstörungen, die mit der Hitze zusammenhängen, zählen der anstrengungsbedingte Kreislaufkollaps, die Hitzeerschöpfung und der Hitzschlag (klassische und durch Anstrengung verursachte Formen, die bei Fortschreiten lebensbedrohlich sein können).

## Kollaps durch Belastung

Diese Störung tritt auf, wenn eine Person nach einer besonderen Anstrengung kollabiert.[42-48] Nach dem Beenden einer körperlichen Aktivität, wie zum Beispiel am Ende des Joggens, verlangsamt sich die Muskelkontraktion, die zuvor den Blutrückfluss zum Herzen unterstützt hat, erheblich. Dies führt dazu, dass der venöse Blutrückfluss zum Herzen abnimmt, was wiederum zu einer verminderten Pumpleistung des Herzens zum Gehirn führt. Diese Störung tritt häufig am Ende von Marathons, Ultramarathons und Triathlons auf.[49]

### Beurteilung

Anzeichen und Symptome sind Schwierigkeiten beim Stehen und Gehen, Übelkeit, Benommenheit, Schwindel oder Synkope. Patienten können sich im Liegen besser fühlen, können sich jedoch beim Versuch zu stehen oder zu sitzen benommen fühlen (orthostatische Hypotonie). Starkes Schwitzen ist nicht ungewöhnlich.

Atem- und Pulsfrequenz können schnell sein. Die Körpertemperatur des Patienten kann normal oder leicht erhöht sein. Es ist schwierig, eine Dehydration auszuschließen, aber diese Art von Zusammenbruch nach dem Training ist nicht durch eine Hypovolämie verursacht. Im Gegensatz dazu erfordert der Kollaps, der während des Trainings auftritt, die sofortige Suche nach anderen Ursachen (z. B. Herz-Kreislauf).

### Management

Der Patient wird in eine kühle Umgebung gebracht, um sich mit angehobenen Beinen in einer liegenden Position auszuruhen. Eine intravenöse Flüssigkeitsgabe wird in Erwägung gezogen, wenn sie bei einer mäßigen bis starken Dehydration erforderlich ist. Ansonsten reicht eine orale Flüssigkeitsgabe. Da viele dieser Patienten wegen des reduzierten venösen Rückstroms nach körperlichen Anstrengungen und nicht durch Austrocknung zusammengebrochen sind, ist es sehr wichtig, die Infusionstherapie zurückzuhalten, bis die weitere Beurteilung abgeschlossen ist und eine gewisse „passive Abklingzeit“ verstrichen ist. Wie bei jeder Art von Kollaps ist eine weitere Beurteilung erforderlich, um andere Störungen (z. B. Hitzschlag, anstrengungsbedingte Hyponatriämie, kardiale oder neurologische Ursachen) auszuschließen. Die Überwachung von Vitalfunktionen und EKG während des Transports ist für die Erkennung von Herzrhythmusstörungen unerlässlich.

## Hitzeerschöpfung

Die Hitzeerschöpfung ist die häufigste hitzebedingte Erkrankung, die durch das Rettungsdienstfachpersonal beobachtet wird. Dieser Zustand kann sich über Tage hinweg (häufig bei älteren Personen) oder akut (oft bei Sportlern) entwickeln. Die Hitzeerschöpfung resultiert aus einer reduzierten Herzleistung, die die erhöhte Kreislaufbelastung nicht kompensieren kann. Diese Kreislaufbelastung wird durch beeinträchtigte Wärmeabgabe, erhöhte Durchblutung der Haut, reduziertes Plasmavolumen, verringertem venösem Rückstrom zum Herzen durch Vasodilatation und schweißbedingtem Abbau von Salz und Wasser verursacht.[31] Häufig tritt die Hitzeerschöpfung bei älteren Erwachsenen aufgrund einer Kombination von hohen Temperaturen, Medikamentengebrauch (z. B. Diuretika), unzureichender Wasseraufnahme und vorbestehender Herzinsuffizienz auf.[13,33]

Die Unterscheidung zwischen schwerer Hitzeerschöpfung und einem Hitzschlag kann oft herausfordernd sein, jedoch kann eine rasche Einschätzung des Bewusstseinszustands helfen, den Grad der neurologischen Beteiligung zu bestimmen. Eine nicht wirksame Behandlung von Hitzeerschöpfung kann zu einem Hitzschlag führen, einer lebensbedrohlichen Form von Hitzeerkrankung. Hitzeerschöpfung wird als Ausschlussdiagnose betrachtet, wenn kein Hitzschlag vorliegt. In solchen Fällen ist eine sofortige Einweisung in die Notaufnahme für weiterführende Untersuchungen erforderlich.

### Beurteilung

Die Anzeichen und Symptome einer Hitzeerschöpfung sind weder spezifisch noch sensitiv. Dazu gehören Müdigkeit, Schwindel, Kopfschmerzen, Erbrechen, Unwohlsein, Hypotonie und Tachykardie. Die Körperkerntemperatur kann zwischen 38,5 und 40 °C liegen, obwohl sie normal oder nur leicht erhöht sein kann.[13] Während des akuten Stadiums der Hitzeerschöpfung ist der Blutdruck niedrig und die Puls- und Atemfrequenzen hoch. Der Radialispuls kann schwach und fadenförmig sein. Der Patient erscheint im Allgemeinen verschwitzt, blass und fahl.

Eine umfassende Anamnese bezüglich vorheriger Hitzekrankheiten und der aktuellen Hitzeexposition ist entscheidend, da diese Patienten auch Anzeichen und Symptome anderer Flüssigkeits- und Natriumzustände zeigen können (z. B. Hyponatriämie; siehe spätere Erläuterungen). Eine fortlaufende Neubewertung ist unerlässlich, da Hitzeerschöpfung zu einem Hitzschlag führen kann. Es ist wichtig, kontinuierlich nach Veränderungen im Bewusstseinszustand zu suchen, wie Verwirrung, Desorientierung oder irrationales Verhalten. Jede solche Veränderung sollte als fortschreitendes Zeichen von Hyperthermie verstanden werden, was auf einen Hitzschlag - einen lebensbedrohlichen Zustand - hinweisen kann.

### Management

Bringen Sie den Patienten sofort aus der heißen Umgebung (z. B. Sonne, heißer Asphalt, heißes Fahrzeug) an einen kühleren Ort, entweder in den Schatten oder in einen klimatisierten Raum (z. B. Rettungswagen). Bringen Sie den Patienten in eine liegende Position. Entfernen Sie Kleidung und alles, was die Wärmeabfuhr behindert, wie z. B. Decken. Beurteilen Sie die Herzfrequenz, den Blutdruck, die Atemfrequenz und die Körperkerntemperatur des Patienten (sofern ein Thermometer verfügbar ist und die Umstände es erlauben), und achten Sie insbesondere auf Statusänderungen des Zentralnervensystems (ZNS) als Frühindikator für einen lebensbedrohlichen Hitzschlag.

Eine orale Flüssigkeitsgabe mit Elektrolyten sollte für jeden Patienten in Betracht gezogen werden, der Flüssigkeiten durch den Mund einnehmen kann und bei dem kein Aspirationsrisiko besteht. Sportgetränke sind die ideale Wahl, aber die Getränke sollten wegen ihres hohen Zuckergehaltes im unverdünnten Zustand auf die Hälfte verdünnt werden. Große Mengen von Flüssigkeit zum Einnehmen können Blähungen, Übelkeit und Erbrechen verstärken. Normalerweise werden keine Infusionen benötigt, wenn Blutdruck, Puls und Körperkerntemperatur normal sind. Bei Patienten, die nicht in der Lage sind, Flüssigkeiten durch den Mund zu sich zu nehmen, ist eine Verabreichung von Infusionen angezeigt, durch die sich die Patienten meist rasch erholen[29]. Wenn Infusionen benötigt werden, sollten Ringer-Laktat oder Kochsalzlösungen verwendet werden, sofern eine Hyponatriämie ausgeschlossen ist. Infusionslösungen bewirken eine schnellere Volumenverfügbarkeit als Flüssigkeiten nach oraler Aufnahme aufgrund von Verzögerungen bei der Magenentleerung und Absorption im Dünndarm, die durch Dehydration verursacht werden.

Bei körperlicher Hitzeerschöpfung erholen sich die meisten Patienten durch Ausruhen und oraler Flüssigkeitsaufnahme. Bevor eine Entscheidung bezüglich einer Infusionstherapie für diese Patienten getroffen wird, muss das Rettungsdienstfachpersonal eine gründliche Untersuchung auf Anzeichen und Symptome einer Dehydration, orthostatischem (posturalen) Puls, Blutdruckveränderungen und die Fähigkeit zur oralen Flüssigkeitsaufnahme durchführen. Anhaltende Veränderungen im psychischen Status erfordern weitere Bewertung um Hitzschlag, Hyponatriämie, Hypoglykämie und anderen medizinische Probleme auszuschließen. Bei Patienten mit Hitzeerschöpfung sind die empfohlenen Infusionsflüssigkeiten eine Kochsalzlösung oder 5 %ige Glukoselösung bei Patienten mit leichter Hypoglykämie. Vermeiden Sie die Gabe größerer Infusionsmengen bei Patienten, die im Rahmen sportlicher Aktivitäten sehr intensive und lange Trainingseinheiten absolviert haben (länger als 4 Stunden), bei Patienten, die keine eindeutigen Zeichen eine Dehydratation zeigen, sowie bei kollabierten Athleten mit vermuteter Hitzeerschöpfung, die größere Mengen Wasser getrunken haben. Bei Letzteren kann die anstrengungsinduzierte Hyponatriämie eine bedrohliche Dilutionshyponatriämie verursachen.[50,51] Informationen darüber, wie der Patient am besten auf hitzebedingte Erkrankungen oder trainingsassoziierte Hyponatriämie untersucht werden kann, finden Sie in den Erläuterungen über trainingsassoziierte Hyponatriämie.

Da die Hitzeerschöpfung möglicherweise nur schwer von einem Hitzschlag unterschieden werden kann und Patienten mit Hitzschlag rasch gekühlt werden müssen, um die Kerntemperatur zu senken, besteht die beste Vorgehensweise darin, alle Patienten mit Hitzeerschöpfung auf verschiedene Weise zu kühlen. Aktive Kühlung durch Befeuchtung von Kopf und Oberkörper mit Wasser oder einem nassen Tuch, gefolgt von Ventilation (z.B. mit einem Fächer oder Wind) zur Steigerung der Wärmeableitung, ist eine einfache und schnelle Methode. Dies trägt auch zur Verbesserung des mentalen Status bei. Patienten, die bewusstseinsgetrübt sind oder sich nicht schnell erholen, sollten schnell transportiert werden, da dies auf einen akuten, lebensbedrohlichen Hitzschlag hinweisen kann. Während des Transports ist die sorgfältige Kontrolle der Umgebungstemperatur sowie die Überwachung der Vitalfunktionen und des Bewusstseinszustands unerlässlich.

## Hitzschlag

Hitzschlag gilt als die gefährlichste und lebensbedrohlichste Form von Hitzeerkrankungen und stellt einen der zeitkritischsten lebensbedrohlichen Zustände im Rettungsdienst dar. Es handelt sich um eine Hyperthermie, bei der das thermoregulatorische System des Körpers versagt, und somit die physiologischen Mechanismen zur Wärmeableitung und Abkühlung nicht mehr funktionieren. Ein Hitzschlag ist durch eine erhöhte Kerntemperatur von 40 °C oder höher und eine Funktionsstörung des zentralen Nervensystems gekennzeichnet, die zu Delirium, Krämpfen oder Koma führen kann.[40,44,52]

Der bedeutendste Unterschied zwischen Hitzschlag und Hitzerschöpfung liegt in der neurologischen Beeinträchtigung, die sich für das Rettungsdienstfachpersonal durch variable psychische Zustände manifestiert. Pathophysiologische Veränderungen führen häufig zu multiplem Organversagen[41,53] wenn die Gewebstemperaturen kritische Werte überschreiten. Dies führt zu Schäden an Zellmembranen, beeinträchtigt das Zellvolumen, den Stoffwechsel, das Säure-Basen-Gleichgewicht und die Membranpermeabilität. Diese Störungen können letztendlich zu Funktionsstörungen von Zellen und ganzen Organen, sowie zum Zelltod und Organversagen führen.[29] Die Ausprägung der Komplikationen bei Patienten mit Hitzschlag hängt nicht komplett mit dem Grad der Erhöhung der Körperkerntemperatur zusammen.

Die komplexe Pathophysiologie erfordert ein frühzeitiges Erkennen durch das Rettungsdienstfachpersonal, um eine aggressive Ganzkörperkühlung durchführen zu können. Dies ermöglicht eine schnelle Senkung der Kerntemperatur und reduziert somit die Morbidität und Letalität bei Hitzschlag.

Die Morbidität und Letalität korrelieren direkt mit der Dauer der erhöhten Kerntemperatur. Ein positives Ergebnis für den Patienten hängt davon ab, wie rasch die Kerntemperatur auf unter 38,9 °C gesenkt werden kann. Trotz aggressiver präklinischer Maßnahmen und weiterführender Therapie im Krankenhaus bleibt Hitzschlag oft tödlich, und Überlebende können dauerhafte neurologische Einschränkungen aufweisen.

Es gibt zwei verschiedene klinische Erscheinungsformen des Hitzschlags: den klassischen Hitzschlag und den Hitzschlag aufgrund Anstrengung (exertional heatstroke) (**Tabelle 19-2**).

**Der klassische Hitzschlag** tritt am häufigsten bei Säuglingen, Kindern mit Fieber, Obdachlosen, Menschen ohne Zugang zu Klimaanlagen in heißen Umgebungen, älteren Erwachsenen, Personen mit Alkoholproblemen und Patienten mit chronischen Erkrankungen auf.

**Tabelle 19-2** Klassischer vs. belastungsbedingter Hitzschlag

| | klassisch | belastungsbedingt |
|---|---|---|
| Patiententyp | älterer Mensch | männlich (15-45 Jahre) |
| Gesundheitsstatus | chronisch krank | gesund |
| parallele Tätigkeit | sitzend | anstrengende Tätigkeit |
| Medikamente | Diuretika, Antidepressiva, Blutdrucksenker, Anticholinergika, Psychopharmaka | normalerweise keine |
| Schwitzen | nicht unbedingt Vorhanden | normalerweise vorhanden |
| Laktatazidose | normalerweise keine; schlechtes Outcome, wenn vorhanden | gewöhnlich vorhanden |
| Hyperkaliämie | normalerweise keine | oft vorhanden |
| Hypokalzämie | untypisch | häufig |
| Hypoglykämie | untypisch | typisch |
| Kreatin | leicht erhöht | stark erhöht |
| Rhabdomyolyse | leicht | oft stark |

Modifiziert aus Knochel JP, Reed G. Disorders of heat regulation. In: Kleeman CR, Maxwell MH, Narin RG, eds. Clinical Disorders of Fluid and Electrolyte Metabolism. New York, NY: McGraw-Hill; 1987

Risikofaktoren, wie in Kasten 19-2 aufgeführt, können die Ausprägung verstärken, darunter auch Medikamente. Ein typisches Szenario beinhaltet einen Patienten, der über mehrere Tage hoher Luftfeuchtigkeit und hoher Raumtemperaturen ohne Klimaanlage ausgesetzt war, was zu Dehydration und einer stark erhöhten Körperkerntemperatur führt. Diese Patienten zeigen häufig Anzeichen von Anhidrose, dem fehlenden Schwitzen. Besonders in Großstädten während sommerlicher Hitzewellen, wenn die Belüftung in den Wohnräumen eingeschränkt ist, tritt dies vermehrt auf.[54] Die Beobachtung der Umgebungsfaktoren kann wertvolle Informationen liefern, um einen klassischen Hitzschlag zu identifizieren.

**Hitzschlag bei körperlicher Anstrengung** ist eine vermeidbare Erkrankung, die häufig auftritt, wenn sich Personen, die nicht über die erforderliche körperliche Fitness oder Wärmeadaptationsfähigkeit verfügen, sich bei kurzfristigen, intensiven körperlichen Aktivitäten (z. B. Industriearbeiter, Sportler, Soldaten, Feuerwehrleute und Sicherheitspersonal) in einer heißen, feuchten Umgebung verausgaben. Diese Bedingungen können das innere Temperaturniveau schnell erhöhen und die Fähigkeit des Körpers, Wärme abzuleiten, massiv einschränken. Nahezu alle diese Patienten weisen Schweißausbrüche und blasse Haut beim Kollaps im Vergleich zu trockener, heißer und geröteter Haut beim klassischen Hitzschlag-Patienten auf.[29] Obwohl die Geschwindigkeit der Dehydration während einer Anstrengung durch das Trinken verlangsamt und die Geschwindigkeit, mit der die Kerntemperatur ansteigt, reduziert wird, können Hyperthermie und Hitzschlag trotzdem auftreten.

Unter einer aggressiven Behandlung sollte niemand an anstrengungsbedingtem Hitzschlag sterben, sofern die sofortige Behandlung innerhalb von zehn Minuten nach dem Kollaps beginnt. Einige der häufigsten Todesursachen bei anstrengungsbedingtem Hitzschlag sind in **Kasten 19-3** aufgeführt.[42-44] Das Motto „Cool first, transport second“ soll Verzögerungen bei der Absenkung der Kerntemperatur vermeiden.

## Beurteilung

Das Auftreten von Anzeichen und Symptomen variiert in Abhängigkeit vom Grad und der Dauer der Hyperthermie.[36] Patienten mit Hitzschlag zeigen typischerweise heiße, gerötete Haut, wobei das Schwitzen variieren kann. Der Blutdruck kann erhöht oder erniedrigt sein, während der Radialispuls in der Regel tachykard und fadenförmig ist. Etwa ein Viertel dieser Patienten leidet unter Hypotonie. Der Bewusstseinszustand kann von Verwirrung bis zur Bewusstlosigkeit reichen, insbesondere während des Abkühlungsprozesses können Anfälle auftreten.[57] Wie in Krankenhäusern beobachtet, kann die Körpertemperatur zwischen 40 °C und 46,7 °C liegen, obwohl auch Hitzschlag bei Körpertemperaturen unter 40 °C vorkommen kann.[41,57,58]

**Kasten 19-3 Häufige Todesursachen beim Hitzschlag durch körperliche Anstrengung**

1. Ungenaue Temperaturmessung oder Fehldiagnose: Dies tritt häufig auf, wenn andere ähnliche Erkrankungen nicht ausgeschlossen werden können. Messungen in der Mundhöhle, Achselhöhle oder im Ohr können einen falschen Temperaturanstieg anzeigen. Daher sollte sich das Rettungsdienstfachpersonal ausschließlich auf die Körperkerntemperatur verlassen, um den Grad der Hyperthermie zu bestimmen und einen bestätigten Verdacht bei Hochrisikopatienten zu haben.[55]
2. Falsche Einschätzung oder Verzögerung der Behandlung: Das Nichterkennen der Gefahren des Hitzschlags durch körperliche Anstrengung und die Verzögerung der Behandlung können katastrophale Folgen haben. Eine zeitnahe Versorgung ist entscheidend, um effektiv gegen den Hitzschlag vorzugehen.
3. Ineffiziente Kühltechniken des Körpers: Eine schnelle Reduktion der Kerntemperatur auf unter 40° C innerhalb von 30 Minuten ist essenziell. Dieses Ziel gilt als „goldene halbe Stunde“ des Hitzschlagmanagements und ist der Standard für eine schnelle Ganzkörperkühlung[56].
4. Sofortiger Transport: Bei Hitzschlag durch körperliche Anstrengung ist es entscheidend, sofort mit der Ganzkörperkühlung zu beginnen, um die Kerntemperatur bereits am Einsatzort zu senken. Der Transport sollte erst nach Einleitung der Kühlung erfolgen. Die Kühlung sollte während des Transports mit fortlaufender Überwachung der Kerntemperatur erfolgen, um sicherzustellen, dass diese unter 40 °C fällt.



Der entscheidende Faktor zur Unterscheidung von Hitzschlag von anderen hitzebedingten Erkrankungen ist der veränderte Bewusstseinszustand. Die Körpertemperatur ist in der Regel erhöht und kann extrem hoch sein. Jeder Patient, der sich warm anfühlt und eine Veränderung im psychischen Zustand aufweist (Verwirrtheit, Desorientierung, Aggressivität oder Bewusstlosigkeit), sollte als Hitzschlagpatient eingestuft werden, was eine sofortige und aggressive Senkung der Kerntemperatur erfordert.

## Management

Hitzschlag stellt einen hoch zeitkritischen Notfall dar. Sofortige Maßnahmen sind entscheidend. Der Patient sollte umgehend von der Wärmequelle abgeschirmt werden. Eine Rettungsdienstfachperson sollte sofort mit der

Kühlung des Patienten beginnen, während eine weitere die ABC-Beurteilung durchführt und entsprechende Maßnahmen einleitet. Die Kühlung kann sofort vor Ort mit verfügbaren Mitteln (z. B. Gartenschlauch, Wasserflaschen, Infusionsflaschen) beginnen, sogar noch bevor die Kleidung entfernt wird.

Obwohl das Eintauchen in Eis- oder Kaltwasser die schnellste Kühlmethode ist, ist dies im präklinischen Umfeld oft nicht möglich und wird in den mitteleuropäischen Rettungsdiensten in der Regel nicht praktiziert. Daher sollten alternative effektive Kühlmethoden angewendet werden, um die Kerntemperatur rasch zu senken.[43,59-61]

Seit den späten 1950er Jahren geht man davon aus, dass das Eintauchen in kaltes oder eiskaltes Wasser eine Gefäßverengung verursacht, die ausreicht, um den Wärmeverlust des Körpers zu verringern und ein Frösteln auszulösen, so dass interne Wärme produziert wird, was den Wärmeaustausch einschränkt. Die Befürchtung, dass die Abkühlungsrate bei diesen Patienten zu gering ist, wird durch aktuelle empirische Daten widerlegt. Daher sollte diese Form der Kühlung, sofern verfügbar, einem Patienten mit Hitzschlag nicht vorenthalten werden.[47] In vielen Protokollen und Guidelines wird empfohlen, die Temperatur nicht aktiv unter 39 °C zu senken, um Rebound-Shivering (Anstieg der Körpertemperatur) oder "Overshoot" oder "Afterdrop" zu vermeiden, was zu einer Unterkühlung des Patienten führen könnte.[46,61] Die evidenzbasierten Praxisrichtlinien der Wilderness Medical Society für das Hyperthermie-Management stellen fest, dass es keine Belege für das Risiko einer dieser theoretischen Bedenken gibt. Dennoch wird 39 °C als Schwellenwert für das Beenden der aktiven Kühlung bei Hitzschlag genannt. [27]

Wenn kaltes Wasser und Eis nicht unmittelbar verfügbar sind, sollten Sie die übermäßige Kleidung des Patienten entfernen, den gesamten Körper befeuchten und eine kontinuierliche Befächern der Haut sicherstellen. Es ist entscheidend, dass diese Maßnahmen sofort eingeleitet werden und nicht verzögert werden, idealerweise noch vor dem Transport des Patienten zum Rettungswagen. Das Benetzen und Befächern des Patienten stellen die effektivsten Kühltechniken dar, da sie zu Verdunstung und konvektivem Wärmeverlust führen.[59] Personen, die im Zuge der Kühlmaßnahmen rasch wieder bewusstseinsklar werden, haben in der Regel die besten Prognosen. Die entscheidendste Intervention, die das Rettungsfachpersonal bei einem Patienten mit Hitzschlag durchführen kann (zusätzlich zum Management des ABC), ist die unverzügliche und rasche Ganzkörperkühlung, um die Kerntemperatur zu senken.

Während des Transports sollte der Patient in einem vorbereiteten, klimatisierten Rettungswagen untergebracht sein. Es ist wichtig zu vermeiden, einen Patienten mit Hitzschlag in einer heißen Innenkabine eines Rettungswagens zu transportieren, selbst wenn die Fahrzeit zum Krankenhaus kurz ist. Es empfiehlt sich, überschüssige Kleidung zu entfernen, den Patienten mit einem Laken abzudecken und dies mit Flüssigkeit zu befeuchten, während kontinuierlich für Luftstrom gesorgt wird, vorzugsweise durch die Belüftung im Patientenraum. Eisbeutel können, sofern verfügbar und zeitlich möglich, in der Leistengegend, den Achselhöhlen und im ventral-lateralen Halsbereich platziert werden, da sich dort Blutgefäße am nächsten zur Hautoberfläche befinden. Es ist wichtig zu beachten, dass die ausschließliche Verwendung von Eisbeuteln als Kühltechnik weniger effektiv ist, es sei denn, sie bedecken den gesamten Körper. Daher sollten sie nur als zusätzliche Kühlmethode betrachtet werden und nicht als Priorität in der Patientenversorgung gelten.[4,27,57,59] Wenn möglich, sollte die Körperkerntemperatur des Patienten während des Transports alle fünf bis zehn Minuten gemessen werden, um eine effektive Kühlung zu gewährleisten. Temperaturmessungen (oral, über die Haut oder axillär) beim Patienten sollten nicht für Behandlungsentscheidungen verwendet werden, da sie die Kerntemperatur des Patienten nicht angemessen widerspiegeln.[29,62]

Sorgen Sie für Sauerstoff mit hoher Durchflussrate, unterstützen Sie bei Bedarf die Eigenatmung mit assistierter Beatmung und überwachen Sie den Herzrhythmus des Patienten.

Patienten mit Hitzschlag benötigen im Allgemeinen keine ausgedehnte Flüssigkeitsgabe und sollten typischerweise zunächst Mengen von 1.000-1.500 ml erhalten. Verabreichen Sie eine 500 ml-Infusion und bewerten Sie währenddessen die Vitalfunktionen. Die Flüssigkeitsmenge sollte in der ersten Stunde ein bis zwei Liter nicht überschreiten bzw. den örtlichen Handlungsanweisungen entsprechen. Messen Sie den Blutzucker, da diese Patienten häufig hypoglykämisch sind und möglicherweise einen Bolus von 50 % Dextrose i.v. benötigen. Etwaige Krampfanfälle können mit 5 bis 10 mg Diazepam oder anderen Benzodiazepinen gemäß lokalem Protokoll behandelt werden. Transportieren Sie den Patienten in der Rechts- oder Linksseitenlage bzw. in stabiler Seitenlage, um die Atemwege freizuhalten und Aspiration zu vermeiden.

## Anstrengungsbedingte Hyponatriämie

Die mit Anstrengung und körperlicher Verausgabung verbundene Hyponatriämie (**exercise-associated hyponatremia – EAH**), auch „Wasservergiftung“ genannt, ist eine lebensbedrohliche Erkrankung, die nach längerer körperlicher Anstrengung bei Freizeitwanderern, Kletterern, (Ultra-) Marathonläufern, Triathleten, Abenteuerrennläufern und Soldaten der militärischen Infanterie zunehmend beschrieben wird.[49,63-67] Mit der zunehmenden Beliebtheit dieser Outdoor-Aktivitäten ist die Häufigkeit leichter bis schwerer anstrengungsbedingter Hyponatriämie seit der ersten Meldung in der Mitte der 1980er Jahre stetig angestiegen.[66] Heutzutage gilt sie als eine der ernsthaftesten medizinischen Komplikationen im Zusammenhang mit Ausdauertätigkeiten und stellt eine bedeutende Ursache für ereignisbedingte Todesfälle dar.[50,51]

Sie wird im Allgemeinen mit übermäßigem Wasserverbrauch (1,5 Liter oder mehr pro Stunde) während längerer Aktivitäten in Verbindung gebracht.[67] Folgende pathogene Mechanismen sind für die Entwicklung einer EAH entscheidend: 1.) übermäßige Flüssigkeitsaufnahme und 2.) Beeinträchtigung der Wasserausscheidung im Urin aufgrund anhaltender Sekretion von Arginin-Vasopressin (AVP), auch als antidiuretisches Hormon (ADH) bekannt[50,51] Anstrengungsbedingte Hyponatriämie kann, je nach Symptomatik, zwei Formen annehmen: mild oder schwer.

In der schweren Form stört eine niedrige Plasma-Natriumkonzentration das osmotische Gleichgewicht über die Blut-Hirn-Schranke, was zu einem schnellen Einströmen von Wasser in das Gehirn führt, was wiederum ein Hirnödem verursacht.[49-51,66,68] In ähnlicher Weise wie bei den Anzeichen und Symptomen eines erhöhten intrakraniellen Drucks bei Kopfverletzungen (siehe Kapitel 8 „Schädel-Hirn-Trauma"), kann ein Fortschreiten der neurologischen Symptome bei Hyponatriämie auftreten – einschließlich Kopfschmerzen, Erbrechen, Unwohlsein, Verwirrtheit und Krampfanfälle, Koma, permanentem Hirnschaden und Tod.[50,51,66] Diese Patienten leiden an einer durch Anstrengung, bzw. durch körperliche Verausgabung verursachten hyponatriämischen Enzephalopathie (**exercise-associated hyponatremic encephalopathy – EAHE**).[50,51,63]

Solche symptomatischen Patienten weisen im Allgemeinen eine Serumnatriumkonzentration von weniger als 126 mmol/Liter (normaler Bereich von 135 bis 145 mmol/Liter), wobei sich die Hyponatriämie rasch entwickelt (weniger als 48 Stunden), wie es bei längeren Ausdauertätigkeiten häufig beobachtet wird.[50,51,63,67] Alternativ zeigt die mildere Form der durch Anstrengung oder körperliche Verausgabung verursachten hyponatriämischen Enzephalopathie im Allgemeinen isolierte Serumnatriumniveaus von 135 bis 128 mmol/Liter, ohne leicht erkennbare Symptome (z. B. Schwäche, Übelkeit/Erbrechen, Kopfschmerzen oder ohne Symptome). Diese Form ist selbstlimitierend bei Ruhe und durch die Aufnahme von Nahrung und Elektrolytflüssigkeiten. Trotz der anfänglichen milden Anzeichen und Symptome von anstrengungsbedingter Hyponatriämie besteht die Möglichkeit, dass ein Patient eine durch Anstrengung oder körperliche Verausgabung verursachte hyponatriämische Enzephalopathie erleidet. Es wird vermutet, dass es zu einem akuten Abfall der Natriumkonzentration im Serum am Ende eines Ausdauerereignisses kommt, der durch die Absorption von Wasser im Magen-Darm-Trakt verursacht wird.[50,51] Dies kann zu einer vorübergehenden wachen Periode nach Beendigung einer körperlich fordernden Ausdaueraktivität führen, bis sich dann akute klinische Anzeichen von EAHE innerhalb von 30 Minuten nach Beendigung der Aktivität entwickeln.

Studien haben ergeben, dass 18 % bis 23 % der Ultramarathonläufer und 29 % der Finisher des Hawaii-Ironman EAH aufwiesen.[46,53-55,57-71] Im Jahr 2003 wurden 32 Fälle von EAH bei Wanderern im Grand Canyon National Park gemeldet und zwischen 2004 und 2009 wurden 19 % aller nicht tödlichen hitzebedingten Vorfälle dort auf Hyponatriämie zurückgeführt..[72-74]

EAH kann in folgenden Situationen auftreten:

1. Bei übermäßigem Natrium- und Wasserverlust im Schweiß während eines Ausdauerereignisses, was zu Dehydration und Natriummangel führt,
2. Bei Überwässerung ausschließlich mit Wasser, wodurch das absolute Plasma-Natrium erhalten bleibt, jedoch die Natriumkonzentration verdünnt wird.
3. Bei einer Kombination von übermäßigem Natrium- und Flüssigkeitsverlust im Schweiß sowie einer übermäßigen Überwässerung nur mit Wasser.

Die Beweise deuten darauf hin, dass EAH das Ergebnis einer Flüssigkeitsansammlung im extrazellulären Raum (verdünnt) ist und nicht im Darm unresorbiert verbleibt.[63] Diese Patienten haben normalerweise keine Sport-Elektrolytgetränke konsumiert, keine energiereichen Nahrungsergänzungsmittel mit Salz eingenommen oder nicht ausreichend Salz aufgenommen, um den Natriumverlust durch Schweiß oder die Verdünnung durch übermäßige Wasseraufnahme auszugleichen.

Im Folgenden sind einige wesentliche Risikofaktoren aufgeführt, die mit der Entwicklung von EAH [42,43,49,75] verbunden sind:

1. Aktivität oder Trainingsdauer (mehr als vier Stunden) oder langsames Laufen/Trainingstempo
2. weibliches Geschlecht (kann durch niedrigeres Körpergewicht erklärt werden)
3. niedriger oder hoher Body-Mass-Index
4. übermäßiges Trinken (mehr als 1,5 Liter/Stunde) während einer Veranstaltung oder Aktivität
5. Verwendung von nicht-steroidalen entzündungshemmenden Medikamenten, die die Nierenfiltration verringern

EAH wurde als „andere hitzebedingte Erkrankung" bezeichnet, da die Symptome nicht spezifisch sind und denen ähneln, die bei geringfügigen und schweren hitzebedingten Erkrankungen auftreten.[72] Viele

Ausdauerveranstaltungen und mehrtägige Abenteuerreisen werden in warmen bis heißen Umgebungen durchgeführt. Es wird davon ausgegangen, dass die Anzeichen und Symptome von EAH eine Form von Hitzeerkrankung darstellen und die Patienten mit Standardmaßnahmen behandelt werden, die auf die vermutete Hypovolämie und übermäßige Körperwärme abzielen. Standardprotokolle, die Körperkühlung und intravenöse Flüssigkeitsgabe empfehlen, um Hyperthermie, schweißbedingte Dehydration und Veränderungen des Bewusstseinszustands zu behandeln, können die Verdünnungshyponatriämie verschlimmern und den Patienten einem weiteren Krampfanfalls- und Koma-Risiko aussetzen. Die Behandlung eines Patienten mit EAH durch Flüssigkeiten und Lagerung in Ruhe verschlechtert den Zustand des Patienten, im Gegensatz zum Patienten mit Hitzeerschöpfung.

Diese „andere hitzebedingte Störung“ wird heutzutage von Rettungsdienstfach- und Gesundheitsfachpersonal allgemein erkannt und korrekt behandelt, vor allem aufgrund der zunehmenden Bemühungen, medizinisches Personal und die Öffentlichkeit über Prävention, Früherkennung und Management zu informieren (**Kasten 19-4**). Rettungsdienstfachpersonal, dass bei körperlichen sportlichen Ausdauerereignissen in der Stadt oder entlegenen Gebieten tätig ist, muss sich bewusst sein, dass EAH heutzutage häufiger gemeldet wird. Es ist wichtig zu bedenken, dass im allgemeinen Dehydration bei längeren sportlichen Aktivitäten häufiger ist. Sie führt zu Leistungsstörungen während sportlicher oder beruflicher Tätigkeiten und zu schweren Wärmekrankheiten. Eine symptomatische Hyponatriämie, die durch übermäßiges Trinken hervorgerufen wird, ist jedoch gefährlicher und möglicherweise eine lebensbedrohliche Erkrankung.[75] Diese Unterscheidung veranschaulicht die Wichtigkeit der Strategien für die Hydration: Das Warten auf Durst als Indikator für die Hydration kann zu einer leichten Dehydration des Patienten führen, während fixe Vorgaben der Flüssigkeitsaufnahmen zu Überwässerung und EAH führen kann. Weitere Informationen zu diesem Problem finden Sie weiter unten in diesem Kapitel im Abschnitt „Hydration“.

**Kasten 19-4** Richtlinien für das Management von EAH und EAHE

Die Wilderness Medical Society veröffentlichte Richtlinien für das Management von EAH und EAHE mit einem Schwerpunkt darauf, wie Patienten, die an Ausdauerereignissen teilnehmen, in der präklinischen Versorgung von Rettungsdienstfachpersonal behandelt werden sollten.[49,58]



## Beurteilung

Eine Vielzahl von Anzeichen und Symptomen kann bei Ausdauersportlern mit Hyponatriämie auftreten (**Tabelle 19-1**). Die Kerntemperatur ist normalerweise normal, kann jedoch abhängig von der Umgebungstemperatur, der Wärmeabfuhr des Körpers und der aktuellen Belastungsintensität bei der Beurteilung niedrig oder leicht erhöht sein. Herzfrequenz und Blutdruck können niedrig, normal oder erhöht sein, abhängig von der Kerntemperatur, der Trainingsintensität, der Hypovolämie oder dem Schockzustand. Die Atemfrequenz reicht von normalen bis leicht erhöhten Werten. Mit EAH beobachtete Hyperventilation kann Sehstörungen, Schwindel, Kribbeln in den Händen und Parästhesien in den Extremitäten erklären. Die wichtigsten Beobachtungen und Befunde sind Veränderungen des Bewusstseinszustandes, Müdigkeit, Unwohlsein, Kopfschmerzen und Übelkeit. Andere Formen neurologischer Veränderungen umfassen verlangsamte Sprache, Ataxie und kognitive Veränderungen, einschließlich irrationalem Verhalten, Kampfbereitschaft und Angst. Diese Patienten berichten oft, dass sie das Gefühl eines „bevorstehenden Untergangs" haben.

## Management

Der erste Schritt in der Behandlung ist das Erkennen der Störung und die Bestimmung des Schweregrades. Das Management basiert auf dem Schweregrad von EAH und eventuell verfügbaren mobilen Diagnosetools zur Messung von Serumnatrium, sofern vorhanden.[49] **Abbildung 19-4** bietet einen Algorithmus zur Beurteilung von Patienten, um festzustellen, ob EAH oder eine durch Hitze verursachte Erkrankung vorliegt. Milde Symptome sollten konservativ behandelt werden, indem der Patient beobachtet wird, um keinen weiteren Übergang zur EAHE zu gewährleisten und auf eine normale Diurese übermäßiger Flüssigkeit zu warten.

Bringen Sie symptomatische Patienten in eine aufrechte Position, um die Atemwege freizuhalten und um den intrakranialen Druck zu minimieren. Es ist bekannt, dass diese Patienten beim Transport wahrscheinlich schwallartig erbrechen. Bringen Sie bewusstlose Patienten in stabile Linksseitenlage, rechnen Sie damit, dass der Patient erbricht und erwägen Sie ein aktives Atemwegsmanagement. Stellen Sie Sauerstoff mit hoher Durchflussrate bereit, legen Sie einen i.v.-Zugang, damit der Zugang offen bleibt und reagieren Sie auf eventuell auftretende Krampfanfälle.

Nehmen Sie bei Bedarf eine antikonvulsive Therapie vor (z. B. Benzodiazepine i.v., je nach lokalem Protokoll titrieren). Prüfen Sie nach Rücksprache mit einem Arzt, ob eine bestimmte Menge an Kochsalzlösung verabreicht werden soll, je nach Schweregrad des Patienten und Transportzeit ins Krankenhaus. Da diese Patienten bereits mit Flüssigkeit überlastet sind, ist die Infusion von

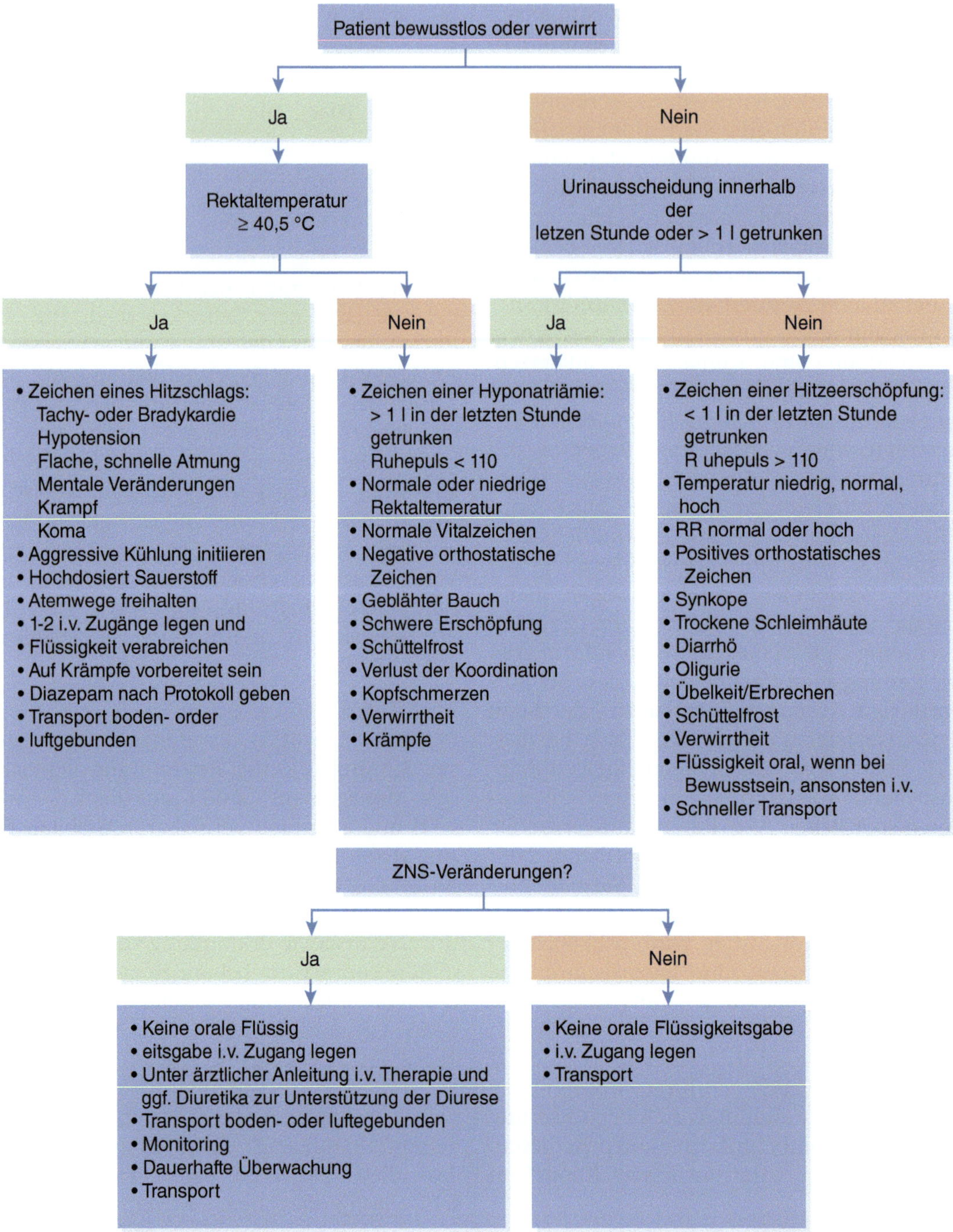


**Abbildung 19-4** Behandlungsalgorithmus bei vermuteter Hitzeerschöpfung, Hitzschlag und Hyponatriämie.



hypotonen Infusionen kontraindiziert, da dies den Grad der Hyponatriämie und die Flüssigkeitsüberlastung verschlechtern kann.[76]

Patienten mit ausgedehnten Anzeichen und Symptomen von EAHE (d. h. Zerebralödem und Lungenödem) brauchen eine erhöhte Plasmasalzkonzentration. Der derzeitige Konsens für das Management im präklinischen Umfeld ist die Bereitstellung einer 100 ml-Bolusinfusion von 3 %iger hypertoner Kochsalzlösung über einen Zeitraum von zehn Minuten, um das Hirnödem akut zu reduzieren. Jede Dosis erhöht das Natrium um 2 bis 3 mmol/Liter, wenn diese Lösung verfügbar ist.[58,76] Wenn keine klinische Besserung festgestellt wird, können bis zu zwei zusätzliche 100 ml 3 %ige Bolusinfusion, je nach lokalem Protokoll, verabreicht werden.[49,76] Diese schweren Fälle von EAHE haben ein schlechtes Outcome, wenn die

Patienten keine hypertone Kochsalzlösung erhalten.[75] Halten Sie den Patienten auf dem Weg zur Notaufnahme ruhig, überwachen Sie weiterhin den Bewusstseinszustand und achten Sie auf etwaige Anfälle.

# Prävention von hitzebedingten Erkrankungen

Da Hitzebelastung ein bedeutender Faktor für die öffentliche Gesundheit ist, sind Methoden zur Vorbeugung von Hitzekrankheiten für jede Gemeinschaft von entscheidender Bedeutung, insbesondere für Personen, die in einem Arbeitsumfeld mit hohen Temperaturen arbeiten müssen. In den Vereinigten Staaten wurden von 2006 bis 2015 insgesamt 1.000 Feuerwehrleute (einschließlich freiwilliger Helfer, Berufsfeuerwehrleuten- und Waldbrandbekämpfer) getötet,[78] mit einem jährlichen Durchschnitt von 100 Feuerwehrtoten. Im Jahr 2015 wurden 90 Feuerwehrleute im Dienst getötet, wobei 60 (66,7 %) der Todesfälle durch Stress oder Überanstrengung am Einsatzort auftraten. Hitzeerkrankungen sind in dieser Kategorie als Todesursache enthalten.[78]

Rettungsdienstfachpersonal und ihre Rettungsdienstorganisationen sind eine wertvolle Ressource als Partner für die Aufklärung der Bevölkerung über Strategien zur Vermeidung von Hitzestress. Dies kann in vielen verschiedenen Formaten erfolgen, darunter Workshops, informative Handouts, Veröffentlichungen auf der Website oder im Newsletter der Organisation sowie Präsentationen in der Gemeinde und in Lokalzeitungen.

Wie für die Allgemeinheit stellen wärmeinduzierte Erkrankungen bei Rettungsdienstfachpersonal ein Berufsrisiko dar. Daher müssen Rettungsdienste und andere Mitarbeiter der öffentlichen Sicherheit Präventionsstrategien anwenden und sich entsprechend auf die Umgebungstemperaturen vorbereiten. Diese Strategien umfassen Empfehlungen, Verfahrensanweisungen, technische Kontrollen, den Einsatz von Ausrüstung und medizinische Überwachungsprogramme, die darauf abzielen, die Gesamtauswirkungen akuter oder chronischer Hitzeeinwirkung zu minimieren. Die Einführung einfacher präventiver Verfahren kann dramatische Auswirkungen auf die Senkung des Auftretens von Hitzeerkrankungen haben. **Kasten 19-5** bietet einen Überblick über Strategien zur Vermeidung von Hitzestress für Vorsorgeeinrichtungen, Feuerwehrleute und anderes Personal der öffentlichen Sicherheit. [79]

**Kasten 19-5** Prävention von hitzebedingten Störungen bei Einsatzkräften

Sie können die schwerwiegenden Folgen von Wärmestörungen verhindern, indem Sie Ihre Fitness verbessern und sich an die Hitze gewöhnen.

Die Erhaltung einer hohen aeroben Fitness ist eine der effektivsten Maßnahmen zum Schutz vor Hitzestress. Fitnesstrainiertes Rettungsdienstfachpersonal verfügt über ein gut entwickeltes Kreislaufsystem und ein erhöhtes Blutvolumen, was entscheidend ist, um die Körpertemperatur zu regulieren. Durch ein früheres Einsetzen der Schweißproduktion arbeiten sie mit einer niedrigeren Herzfrequenz und Körpertemperatur. Zudem passen sie sich doppelt so schnell an Hitze an im Vergleich zu untrainierten Mitarbeitern. Die Akklimatisierung geht langsamer verloren und wird schnell wiederhergestellt.

Die für die Anpassung an Wärme erforderliche Zeit variiert je nach Dauer und Häufigkeit der Exposition. Studien haben gezeigt, dass diese Anpassung innerhalb von zehn bis 14 Tagen nach wiederholter Hitzeeinwirkung eintritt, wobei sich der Körper in folgender Weise verändert:[13,80-82]

- Erhöhte Schweißproduktion
- Verbesserte Blutverteilung
- Reduktion der Herzfrequenz
- Reduktion der Haut- und Körpertemperatur

Als Rettungsdienstfachpersonal können Sie sich akklimatisieren, indem Sie die Arbeitszeit in der Hitze schrittweise erhöhen, dafür sorgen, dass Flüssigkeiten ersetzt werden und Sie sich, je nach Bedarf, ausruhen. Die Akklimatisierung wird durch regelmäßige Arbeit oder Bewegung in einer heißen Umgebung aufrechterhalten.

**Während der Arbeit**

Der Hitzeindex in **Abbildung 19-5** zeigt, wie sich Temperatur und Luftfeuchtigkeit zu Bedingungen mit mäßiger Hitze oder hoher Hitze zusammenfügen. Seien Sie bei Hitzestress aufmerksam, wenn die Strahlungswärme in der Sonne oder in der Nähe von Flammen hoch ist, wenn keine Luftzirkulation vorherrscht oder wenn Sie hart arbeiten und daher große Mengen an Stoffwechselwärme erzeugen. Der Hitzeindex berücksichtigt nicht die Auswirkungen von langen Stunden harter Arbeit, Dehydrierung oder die Auswirkungen von persönlicher Schutzkleidung und ausrüstung.

*(Fortsetzung nächste Seite)*

## Kasten 19-5 Prävention von hitzebedingten Störungen bei Einsatzkräften (*Fortsetzung*)

| Lufttemperatur (°C) | Relative Luftfeuchtigkeit 90 % | 80 % | 70 % | 60 % | 50 % | 40 % |
|---|---|---|---|---|---|---|
| 26,7 | 29,4 | 28,9 | 27,8 | 27,2 | 26,7 | 26,1 |
| 29,4 | 38,3 | 35,6 | 33,3 | 32,2 | 30,0 | 28,9 |
| 32,2 | 49,4 | 45,0 | 40,6 | 37,2 | 34,4 | 32,2 |
| 35,0 | | 56,1 | 50,0 | 45,0 | 40,6 | 36,7 |
| 37,8 | | | 61,1 | 53,9 | 47,8 | 42,8 |
| 40,6 | | | | 64,4 | 56,1 | 49,1 |
| 43,3 | | | | | | 57,2 |

| Lufttemperatur (°C) | Mögliche Hitzeschäden |
|---|---|
| 27–32 | Erschöpfung möglich bei anhaltender Exposition und körperlicher Tätigkeit |
| 32–41 | Sonnenstich, Hitzekrämpfe und Erschöpfung möglich |
| 41–54 | Sonnenstich, Hitzekrämpfe und Erschöpfung wahrscheinlich<br>Hitzeschlag möglich |
| ≥54 | Hitzeschlag bei fortschreitender Exposition sehr wahrscheinlich |

Aufgrund der Berechnungsmethode haben die Werte einen statistischen Fehler von ±0,7 °C.

**Abbildung 19-5** Hitzestressindex.

Mit freundlicher Genehmigung des National Weather Service, Pueblo, Colorado. https://www.weather.gov/pub/

Wenn Hitzestress-Bedingungen vorliegen, müssen Sie die Art und Weise ändern, wie Sie arbeiten oder trainieren. Halten Sie sich zurück. Es gibt individuelle Unterschiede in Bezug auf Fitness, Akklimatisierung und Hitzetoleranz. Verausgaben Sie sich zu sehr, werden Sie ein Kandidat für eine hitzebedingte Erkrankung.

Wenn möglich, sollten Sie Folgendes tun:

- Vermeiden Sie das Arbeiten in der Nähe von Wärmequellen.
- Arbeiten Sie an kühleren Morgen- und Abendstunden härter.
- Wechseln Sie Werkzeuge oder Aufgaben, um Ermüdung zu minimieren.
- Machen Sie häufige Pausen.
- Am wichtigsten ist, die Hydration aufrechtzuerhalten, indem verlorene Flüssigkeiten ersetzt werden.

### Trinken

Die Aufrechterhaltung eines adäquaten Levels von Körperflüssigkeiten ist für das Schwitzen und das Abführen der bei körperlichen Aktivitäten entstehenden inneren Wärme unerlässlich. Um die Austrocknung und das Risiko einer Hitzeerkrankung zu minimieren, müssen Sie vor, während und nach sportlicher Betätigung oder körperlicher Arbeit Flüssigkeit aufnehmen. Die Wilderness Medical Society empfiehlt aktuell, die Flüssigkeitsaufnahme ad libitum (trinken nach Durst), um eine ausreichende Flüssigkeitszufuhr zu gewährleisten und gleichzeitig eine übermäßige Flüssigkeitszufuhr und das Auftreten von EAH zu verhindern. Rettungsdienstfachpersonal muss den eigenen Durstgrad im Laufe des Tages überwachen und Flüssigkeiten in einer Menge trinken, die notwendig ist, um einen Gewichtsverlust von mehr als 2 % zu verhindern.[49,58] Individuelle Merkmale (z.B. Körpergewicht, genetische Veranlagung, Zustand der Wärmeakklimatisierung und Stoffwechselzustand) beeinflussen die Schweißrate für eine bestimmte Aktivität. Diese Faktoren führen zu hohen individuellen Schweißraten und zu einem totalen Schweißverlust. Zum Beispiel ist bekannt, dass Langstreckenläufer in den Sommermonaten durchschnittlich 1,4 bis 1,9 Liter pro Stunde schwitzen, wohingegen Football-Spieler (große Körpermasse und Tragen von Schutzausrüstung) im Durchschnitt 1,9 Liter pro Stunde schwitzen können, mit einem Gesamtschweißverlust von bis zu 8,5 Liter pro Tag.[63] Um sicherzustellen, dass die Dehydrierung während der gesamten körperlichen Aktivität nicht mehr als 2 % des Körpergewichts beträgt, sollten häufige Trinkpausen gewährleistet sein.

Vor der Arbeit sollten Sie zusätzliche Flüssigkeiten zu sich nehmen, um sich auf die Hitze vorzubereiten. Trinken Sie vor dem Dienst 0,2 bis 0,5 Liter Wasser, Saft oder ein Sportgetränk. Es ist ratsam, überschüssiges Koffein zu vermeiden, da es den Flüssigkeitsverlust durch den Urin beschleunigen kann. Es besteht kein physiologischer Vorteil darin, vor der körperlichen Betätigung übermäßig große Mengen an Flüssigkeit zu konsumieren. Das American College of Sports Medicine empfiehlt aktuell, vor einer körperlichen Aktivität mehrere Stunden lang

**Kasten 19-5** Prävention von hitzebedingten Störungen bei Einsatzkräften (*Fortsetzung*)

langsam „vorzuhydrieren“ und etwa 5 bis 7 ml pro kg Körpergewicht an Flüssigkeit aufzunehmen.[35] Das Ziel besteht darin, einen klaren bis strohfarbenen Urin zu produzieren und zu verhindern, dass eine Aktivität im dehydrierten Zustand begonnen wird.

Machen Sie während der Arbeit jede Stunde mehrere Flüssigkeitspausen, insbesondere wenn Sie durstig sind. Da individuelle Schweißraten und die Wassermenge, die pro Stunde verbraucht wird, variieren, ist Vorsicht geboten, um nicht übermäßig Flüssigkeiten von mehr als 1,4 Liter pro Stunde über einen längeren Zeitraum aufzunehmen, es sei denn, Sie haben Ihre individuelle Schweißverlustrate pro Stunde bestimmt. Das American College of Sports Medicine empfiehlt derzeit zu Beginn ca. 0,4 bis 0,8 Liter pro Stunde für sportliche Aktivitäten (z. B. Marathonlauf). Die Menge sollte jedoch basierend auf individuellen niedrigeren oder höheren Schweißraten für Aktivitäten bei kühlen oder warmen Temperaturen sowie für leichtere oder schwerere Personen angepasst werden.[63]

Wasser wird vom Körper am meisten während der Arbeit in der Hitze benötigt. Studien zeigen, dass Arbeiter mehr trinken, wenn leicht mit Geschmack versetzte Getränke erhältlich sind. Die Bereitstellung eines Teils des Flüssigkeitsaustauschs mit einem Sportgetränk aus Kohlenhydraten/Elektrolyten hilft, Flüssigkeiten im Körper und den Energie- und Elektrolytgehalt zu halten. Leider enthalten viele Sportgetränke große Mengen an Zucker, was die Aufnahme von Flüssigkeit verlangsamen kann.

Nach der Arbeit müssen Sie weiter trinken, um Flüssigkeitsverluste zu ersetzen. Um eine schnelle und vollständige Erholung nach den Aktivitäten zu erreichen, die zu einem großen Schweißverlust führen (z. B. bei der Brandbekämpfung), trinken Sie ungefähr 1,5 Liter pro Kilogramm verlorenen Körpergewichts.[63] Die Rehydrierung wird erhöht, wenn Flüssigkeiten Natrium und Kalium enthalten, oder wenn Lebensmittel mit diesen Elektrolyten zusammen mit der Flüssigkeit aufgenommen werden.

Machen Sie kaliumreiche Lebensmittel wie Kartoffeln, Pflaumensaft, Karottensaft, Bananen und Zitrusfrüchte zu einem festen Bestandteil Ihrer Ernährung und variieren Sie die Aufnahme von Flüssigkeiten mit Limonade, Orangensaft oder Tomatensaft. Begrenzen Sie die Menge an Koffeingetränken wie Kaffee und Cola, da Koffein den Flüssigkeitsverlust im Urin erhöht. Moderate Mengen haben jedoch keine negativen Auswirkungen.[49] Vermeiden Sie alkoholische Getränke, da sie auch zu einer Dehydrierung führen. Um häufige Viren zu vermeiden, sollten Sie nur in Notfällen Wasserflaschen gemeinsam verwenden.

Die Flüssigkeitszufuhr kann durch Beobachtung der Menge, der Farbe und der Konzentration Ihres Urins überprüft werden. Geringe Mengen an dunklem, konzentriertem Urin und schmerzhaftes Wasserlassen deuten auf einen erheblichen Bedarf an Rehydrierung hin. Andere Anzeichen von Austrocknung sind eine schnelle Herzfrequenz, Schwäche, übermäßige Ermüdung und Schwindel. Der schnelle Verlust von mehreren Kilo Körpergewicht ist ein gewisses Zeichen der Austrocknung. Nehmen Sie Flüssigkeit auf, bevor Sie zur Arbeit zurückkehren. Wenn Sie weiter im dehydrierten Zustand arbeiten, kann dies schwerwiegende Folgen haben, wie zum Beispiel Hitzschlag, muskuläre Probleme und Nierenversagen.

**Kleidung**

Persönliche Schutzkleidung schafft ein Gleichgewicht zwischen Schutz und Komfort. Australische Forscher sind zu dem Schluss gekommen, dass die Aufgabe persönlicher Schutzkleidung nicht darin besteht, Wärme von außen abzuhalten, sondern innere Wärme abzuführen. Etwa 70 % der Wärmelast stammt von innen durch die während der harten Arbeit erzeugte Stoffwechselwärme. Nur 30 % stammen aus der Umgebung. Tragen Sie locker sitzende Kleidung, um die Luftbewegung zu verbessern. Tragen Sie T-Shirts und Unterwäsche aus Baumwolle, damit der Schweiß in heißen Umgebungen besser verdampfen kann. Vermeiden Sie zusätzliche Kleidungsschichten, die isolieren, die Luftbewegung einschränken und zu Hitzestress beitragen.

**Individuelle Unterschiede**

Individuen reagieren unterschiedlich auf Hitze. Bestimmte Berufsgruppen, wie Feuerwehrleute, sind aufgrund ihrer Arbeitsumgebung und der Ausrüstungsanforderungen einem erhöhten Risiko für Hitzestörungen ausgesetzt. Verschiedene genetische Unterschiede in Bezug auf Wärmetoleranz und Schweißrate spielen ebenso eine Rolle wie Faktoren wie Übergewicht, welches die Stoffwechselwärmeproduktion erhöhen kann. Zudem können Krankheiten sowie der Gebrauch von illegalen Drogen oder Medikamenten die Reaktion des Körpers auf Arbeit in einer heißen Umgebung beeinflussen. Es ist ratsam, sich mit Ihrem Arzt oder Apotheker in Verbindung zu setzen, wenn Sie verschreibungspflichtige oder rezeptfreie Medikamente einnehmen oder an einer Krankheit leiden.

(*Fortsetzung nächste Seite*)

**Kasten 19-5** Prävention von hitzebedingten Störungen bei Einsatzkräften (*Fortsetzung*)

Sie sollten immer mit einem Partner trainieren und zusammenarbeiten, der im Problemfall helfen kann. Erinnern Sie sich daran, Flüssigkeiten zu trinken, und beobachten Sie sich gegenseitig. Wenn bei Ihrem Partner eine Hitzeerkrankung auftritt, beginnen Sie sofort mit der Behandlung.

**Zusammenfassung**

***Prävention***

- Verbessern oder halten Sie Ihre aerobe Fitness aufrecht.
- Akklimatisieren Sie sich für die Hitze.

***Bei der Arbeit***

- Beachten Sie die Bedingungen (Temperatur, Luftfeuchtigkeit, Luftbewegung).
- Machen Sie regelmäßig Ruhepausen und trinken Sie regelmäßig Flüssigkeit, um den Durst zu lindern.
- Vermeiden Sie zusätzliche Kleidungsschichten.
- Behalten Sie ein gleichmäßiges Tempo bei.

***Flüssigkeit aufnehmen***

- Das Ziel der Hydratisierung besteht darin, eine Dehydrierung (Schweißverlust) von mehr als 2 % des Körpergewichts zu vermeiden.
- Trinken Sie vor der Arbeit mehrere Gläser Wasser, Saft oder ein Sportgetränk.
- Machen Sie während der Arbeit häufige Trinkpausen.
- Trinken Sie nach der Arbeit weiter, um die Rehydratation sicherzustellen.
- Denken Sie daran: „Nur Sie können die Austrocknung verhindern."

***Team***

- Arbeiten oder trainieren Sie immer mit einem Partner.

***Getränke***

- Sportgetränke mit Kohlenhydraten (5 % bis 10 %) und Elektrolyten (z. B. Natrium 20 bis 30 mmol/Liter und Kalium 2 bis 5 mmol/Liter) fördern die Flüssigkeitszufuhr, stellen Energie bereit und verringern den Wasserverlust im Urin. Die Kohlenhydrate unterstützen auch die Aufrechterhaltung der Immunfunktion und der geistigen Leistungsfähigkeit während längerer, anstrengender Arbeit. Getränke mit Koffein und Alkohol stören die Rehydratation, indem sie die Urinproduktion erhöhen.

Modifiziert aus U.S. Department of Agriculture, US Forest Service: Heat stress brochure, http://www.fs.usda.gov/fire/safety/fitness/heat_stress/hs_pg1.html. See also: American College of Sports Medicine Position Stand: Exercise and Fluid Replacement. Med Sci Sports Exerc. 39(2):377, 2007.

Ein komplexes Zusammenspiel von Faktoren, die zusammen die Toleranzgrenzen des Einzelnen bei Hitzeexposition überschreiten, kann schließlich zu Anzeichen und Symptomen einer durch Hitze hervorgerufenen Krankheit führen. Die Fähigkeit des Menschen, in gemäßigten bis heißen Umgebungen zu arbeiten, kann durch Training und Vorbereitung der körperlichen Fitness, Wärmeanpassung, Lebens- und Arbeitsbedingungen, persönliche Hygiene und Verwendung von Nahrungsmitteln und Getränken zur Aufrechterhaltung bzw. Ersatz von Elektrolyten und Wasser im Körper maximiert werden. Umwelt, Flüssigkeitszufuhr, körperliche Fitness und Wärmeanpassung sind als unerlässliche Faktoren zu verstehen.

## Umwelt

Rettungsdienstfachpersonal und anderes öffentliches Sicherheitspersonal sind in der Umwelt als Teil ihrer beruflichen Anforderungen starker Hitze ausgesetzt. Während des Trainings oder im Einsatz werden viele Mitarbeiter während der Arbeit mit der PSA einer hohen Wärmebelastung ausgesetzt (undurchlässige Kleidung), z. B. Schutzkleidung, Gefahrstoffanzug oder chemische/biologische Schutzanzüge. Diese Wärmebelastung wird durch schlechte Belüftungsmöglichkeiten, enge Räume oder beim Einsatz bei einem schweren Verkehrsunfall an einem heißen, schwülen Tag in der Sonne verstärkt.

Die PSA beeinträchtigt die Fähigkeit des Körpers, Körperwärme abzuleiten, und verhindert die Verdampfung von Schweiß während einer schweren Arbeitsbelastung. Mit hohen Schweißraten aus der internen Wärmeproduktion während körperlich anstrengender Aufgaben und externer Hitzeeinwirkung besteht für das Personal ein hohes Risiko an Austrocknung und Hitzekrankheit. Somit verringert der Einsatz von PSA den gewonnenen physiologischen Vorteil durch Wärmeanpassung und körperliche Fitness.

Diese Risiken können durch Messung der Umgebungswärmebedingungen minimiert werden. Wenn anwendbar, sollte gemäß den empfohlenen Arbeits-/Ruhe- und Hydrationsrichtlinien für Arbeiten in extremen thermischen Umgebungen vorgegangen werden.[24,83]

Ein Standard-Werkzeug zur Messung der thermischen Belastung ist der **Hitzestressindex** (Abbildung 19-5). Dieser Index verwendet die Kombination von Umgebungstemperatur (auf einem Thermometer abgelesen) und relativer Feuchtigkeit. Dies ist eine bessere Methode zur Vorhersage möglicher systemischer Hitzeschäden als die Umgebungstemperatur allein. Wenn Sie in direktem Sonnenlicht arbeiten bzw. in der Nähe von Oberflächen, die große Wärmemengen abstrahlen, oder in schwerer

Schutzkleidung, sollte der Wert in der Tabelle um 5,5 °C erhöht werden.

Ein weitverbreitetes Verfahren zur Messung der Umgebungswärmebelastung in vielen Bereichen von Industrie und Militär ist der WBGT-Index (Wet-Bulb Globe Temperature)[24,84] (**Tabelle 19-3**). Dieser Index verwendet die Kombination eines trockenen Kolbens für die Umgebungstemperatur und eines feuchten Kolbens für die Feuchtigkeitsmessung, eine schwarze Kugel für Strahlungswärme und Luftbewegung für eine genauere Auswirkung auf die Umgebungsbedingungen. Integriert in den fünfstufigen Temperaturbereich des WBGT-Indexes sind stundenweise Arbeit/Ruhe (in Minuten) und Feuchtigkeitszufuhr (Quarts). Eine bunte Flagge (keine Flagge, Grün, Gelb, Rot oder Schwarz) steht für jeden der fünf WBGT-Temperaturbereiche. Der WBGT kann stundenweise erhoben und die entsprechende Farbmarkierung im Freien für das gesamte Personal auf einem Fahnenmast ersichtlich platziert werden. Gegebenenfalls können eine geeignete Anpassung der Kleidung, der körperlichen Aktivität, der Arbeits-/Ruhezyklen und der Flüssigkeitszufuhr vorgenommen werden. Dieses integrierte WBGT-System und die zugehörigen Richtlinien können auf verschiedene Weise entwickelt werden. So

**Tabelle 19-3** Richtlinien für die Aufnahme von Flüssigkeiten bei Training bei warmem Wetter

| | | einfache Arbeit | | moderate Arbeit | | harte Arbeit | |
|---|---|---|---|---|---|---|---|
| Hitzekategorie | WBGT-Index (in °C) | Arbeit/ Ruhe (in Minuten) | Flüssigkeitsaufnahme (in l/h) | Arbeit/ Ruhe (in Minuten) | Flüssigkeitsaufnahme (in l/h) | Arbeit/ Ruhe (in Minuten) | Flüssigkeitsaufnahme (in l/h) |
| 1 | 26,0-27,7 | KL | 1/2 | KL | 3/4 | 40/20 | 3/4 |
| 2 | 27,8-29,3 | KL | 1/2 | 50/10 | 3/4 | 30/30 | 1 |
| 3 | 29,4-31,0 | KL | 3/4 | 40/20 | 3/4 | 30/30 | 1 |
| 4 | 31,1-32,1 | KL | 3/4 | 30/30 | 3/4 | 20/40 | 1 |
| 5 | > 32,0 | 50/10 | 1 | 20/40 | 1 | 10/50 | 1 |
| | | einfache Arbeit | | moderate Arbeit | | harte Arbeit | |
| | | mit einer Geschwindigkeit von 4 km/h mit einer Last von weniger als 14 kg auf hartem Untergrund gehen | | mit 5 km/h auf einem harten Oberfläche Untergrund mit einer Last von weniger als 19 kg gehen<br>Wandern in lockerem Sand mit 4 km/h, ohne Last; Gymnastik | | mit 6 km/h auf einem harten Untergrund mit einer Last von mehr als 18 kg gehen<br>Laufen in losem Sand, mit Last, mit 4 km/h | |

Legende: *KL = kein Limit bei der Arbeitszeit; WBGT = wet-bulb globe temperature.*

Die Arbeits-/Ruhezeiten und das Flüssigkeitsersatzvolumen halten die Leistung und die Hydratation für mindestens vier Stunden in der angegebenen Wärmekategorie aufrecht. Der individuelle Wasserbedarf variiert. Ruhe bedeutet minimale körperliche Aktivität (sitzen oder stehen), wenn möglich im Schatten ausgeführt.

Achtung: Die stündliche Flüssigkeitszufuhr sollte 1,4 Liter nicht übersteigen. Die tägliche Flüssigkeitsaufnahme sollte 11,4 Liter nicht überschreiten. Beim Tragen von Körperpanzerung (z. B. beim Militär): Fügen Sie dem WBGT-Index in feuchten Klimazonen 2,75 °C hinzu. Beim Tragen von PSA über dem Kleidungsstück: Fügen Sie dem WBGT-Index 5,5 °C für leichtes Arbeiten und 11 °C für moderate und harte Arbeit hinzu.

Reproduziert aus Aktuelle Version der WBGT-, Hydratations- und Arbeits-/Ruhezeiten-Richtlinien, aktualisiert vom US-amerikanischen Army Research Institute für Umweltmedizin (USARIEM) und veröffentlicht von Montain SJ, Latzka, WA, Sawka MN: Mil Med. 1999;64:502.

auch speziell für öffentliche Sicherheitsstandorte und Schulungsstätten, um wirksame Programme zur Verhütung von Hitzeerkrankungen sicherzustellen, die Ermüdung, Verletzungen und Hitzekrankheiten reduzieren sollen.

## Hydrierung

Verwendet man das WBGT-System für die Richtlinien für die Hydrierung nicht, gibt es eine weitere hervorragende Möglichkeit, die vom American College of Sports Medicine auf der Grundlage jahrelanger Forschung veröffentlicht wurde.[75] Diese Richtlinien lassen sich leicht auf Personen anwenden, die sich körperlich betätigen. In einer Organisation sollten Richtlinien festgelegt werden, um eine übermäßige Dehydrierung zu verhindern (mehr als 2 % Verlust des Körpergewichts), insbesondere durch leichten Zugang zu Wasser und Sportelektrolytgetränken während einer Aktivität in warmen Umgebungen und wenn die Person Durst hat (**Kasten 19-6**). Im Idealfall sollten Flüssigkeitsersatzprogramme auf der Grundlage der individuellen Schweißrate, der Masse und Trainingsintensität, bestimmt durch Standardwerte vor oder nach körperlicher Aktivität mit Gewichtsverlustmessung angepasst werden.

### *Fitness*

Um die Hitzetoleranz bei extremer Hitze effektiv zu erhöhen, kann Rettungsdienstfachpersonal ihre aerobe Fitness durch individualisierte Programme erhöhen (z. B. Gehen, Joggen, Radfahren, Schwimmen, Treppensteigen

**Kasten 19-6** Hydrations-Richtlinien zur Reduktion von Dehydration

**Allgemeine Grundsätze**
Es ist wichtig, die Flüssigkeitszufuhr aufrechtzuerhalten, insbesondere wenn Sie Aktivitäten ausführen, die schwere körperliche Anstrengung beinhalten. Der Flüssigkeitsbedarf einer Person hängt davon ab, wie stark und viel sie schwitzt. Zu den allgemeinen Grundsätzen, die Sie beachten sollten, gehören:

1. Trinken Sie vor und während der Anstrengung und bei Durst.
2. Gleichen Sie verlorene Flüssigkeiten mit Wasser und Elektrolytgetränken aus.
3. Notieren Sie Ihr Gewicht vor und nach der Aktivität, um zu ermitteln, ob Sie zu wenig, ausreichend oder zu viel Flüssigkeit aufnehmen.

Stellen Sie sicher, dass Sie ausreichend trinken, auch wenn Sie nicht trainieren. Wenn Sie das Trinken während Ihres Tagesablaufs verschieben, kann Ihr Körper schneller dehydrieren, sobald Sie sich körperlich betätigen.

**Gewicht**
Das Gewicht ist ein Faktor, der zur Bestimmung der Hydration (oder Dehydration) verwendet wird. Es ist wichtig, Flüssigkeit zu ersetzen, die bei körperlicher Anstrengung verloren gegangen ist. Wenn eine Person diese nicht ersetzt, wird sie nach der körperlichen Anstrengung weniger wiegen. Umgekehrt, wenn eine Person während körperlicher Anstrengung übermäßige Mengen trinkt, kann sie durch die Flüssigkeitsaufnahme an Gewicht zunehmen. Idealerweise wiegt eine Person vor und nach dem Training ungefähr das Gleiche. Das bedeutet, dass sie den geeigneten Flüssigkeitsstand aufrechterhalten hat.

Wenn Sie während der Anstrengung nicht genug trinken, stellen Sie sicher, dass Sie anschließend Flüssigkeit nachfüllen. Verwenden Sie Dehydration nicht zur Gewichtsabnahme.

**Getränkeauswahl**
Neben der ausreichenden Mengen an Flüssigkeit ist es wichtig, zu wissen, welche Art von Flüssigkeit man trinkt. Wenn Sie bei starker Anstrengung nur Wasser trinken, kann dies zu einem Ungleichgewicht der Elektrolyte führen. Sport-Elektrolytgetränke ersetzen Elektrolyte, die durch Schweiß verloren, gehen. Die meisten im Handel erhältlichen Sportgetränke haben jedoch übermäßig viele Kohlenhydrate; wobei diese Getränke nicht mehr als 6 % Kohlenhydratgehalt haben sollten.[58] Viele kommerzielle Sportgetränke können mit Wasser verdünnt werden, um diese Kohlenhydratkonzentration zu erreichen. Achten Sie während des Trainings auf Schwellungen der Hände und Füße, Kopfschmerzen und Völlegefühl, alles Anzeichen, die auf eine Hyponatriämie hindeuten können.

Wenn Sie ein Athlet sind oder in einem Beruf arbeiten, der schwere Anstrengung erfordert, nehmen Sie eine moderate Menge an Salz mit Ihrer Ernährung auf, um den erhöhten Natriumbedarf Ihres Körpers zu decken.

**Empfehlungen zur Flüssigkeitsaufnahme**
Empfehlungen zum Ersetzen von Flüssigkeit (mit Wasser und Sport-Elektrolytgetränken) lauten wie folgt **Tabelle 19-4**:

**Tabelle 19-4** Empfehlungen zur Flüssigkeitsaufnahme

| Zeitfenster | Menge |
|---|---|
| vier Stunden vor dem Training | 0,5-0,6 l |
| 10-15 Minuten vor dem Training | 0,2-0,4 l |
| während des Trainings (weniger als 60 Minuten) | 0,1-0,2 l alle 15-20 Minuten |
| während des Trainings (länger als 60 Minuten) | 0,1-0,2 l Sportgetränk alle 15-20 Minuten |
| nach dem Training (bis zwei Stunden) | 0,6 - 0,7 l pro 0,5 kg Gewichtsverlust |

Daten von American College of Sports Medicine. Selecting and Effectively Using Hydration for Fitness. Zugriff am 25. Oktober 2021. *https://www.yumpu.com/en/document/read/46203304/selecting-and-effectively-using-hydration-for-fitness-american*

und Ellipsentrainer).[84] Diese Maßnahmen trainieren die kardialen Reserven, um die Herzleistung bei körperlicher (Muskel-)Arbeit und die Wärmeableitungsmechanismen (Thermoregulation) in einer heißen Umgebung aufrechtzuerhalten.[85,86] Das American College of Sports Medicine, die American Heart Association und das Department of Health and Human Services haben zusammen aktuelle landesweite Bewegungsempfehlungen erstellt, um Gesundheit und Wohlbefinden zu garantieren.[86]

## Hitzeakklimatisierung

Innerhalb einer öffentlichen Sicherheitsorganisation sollten Richtlinien für die Hitzeakklimatisierung existieren.[87] Die Hitzeakklimatisierung kann mit 60 bis 120 Minuten hitzeexponierter Belastung pro Tag für etwa acht bis 14 Tage erreicht werden.[35,49,88] Die Vorteile der Wärmeakklimatisierung sind erhöhte Arbeitsleistung, verbesserte Hitzetoleranz und geringere physiologische Belastung. Diese Anpassungen umfassen ein erhöhtes Blutvolumen, ein erhöhtes Schlagvolumen, eine verringerte Herzfrequenz bei einem bestimmten Aktivitätsniveau, eine verringerte Natriumkonzentration im Schweiß, im Körper konserviertes Natrium, ein früheres Einsetzen von Schwitzen und eine erhöhte Schweißvolumenrate (**Kasten 19-7**). Diese Änderungen verbessern die Übertragung von Körperwärme vom Kern auf die Haut, um die Wärmeübertragung von der Haut an die Umgebung zu erhöhen. Obwohl die Hitzetoleranz bei diesen Personen (z. B. Ausdauersportlern, Militärinfanteriepersonal) verbessert wird und als wünschenswert angesehen wird, führt die größere Schweißvolumenproduktion von 1 bis 2 Liter pro Stunde zu großen Flüssigkeitsverlusten, was Dehydratisierung zur Folge haben kann. Infolgedessen erhöht die größere Menge an Schweißverlust bei hitzeakklimatisierten Personen die Hydrationsanforderungen während der Wärmeexposition, insbesondere wenn die Person keinen strengen Zeitplan für die orale Hydratation einhält. **Kasten 19-8** gibt einen Überblick über die Richtlinien zur Wärmeakklimatisierung.

**Kasten 19-7** Vorteile der Hitzeakklimatisierung

1. Wärmekomfort: verbessert
2. Kerntemperatur: reduziert
3. Hautdurchblutung: früher
4. Herzfrequenz: gesenkt
5. Salzverluste (Schweiß und Urin): reduziert
6. Trainingsleistung: verbessert
7. Schwitzen: früher und mehr
8. Körperwärmeproduktion: niedriger
9. Durst: verbessert
10. Organschutz: verbessert

Reproduziert aus dem Heat Acclimatization Guide, Ranger and Airborne School Students, Zugriff am 25. Oktober 2021, www.usariem.army.mil/download/heatacclimatizationguide.pdf.

## Vorgehen und Rehabilitation bei Notfällen

Selbst wenn die entsprechenden Vorsichtsmaßnahmen (z. B. Hydration, Wärmeanpassung) bei extrem heißen Arbeitsbedingungen getroffen werden, wird das Rettungsdienstfachpersonal unter Umständen an ihre physische Grenze gebracht. Insbesondere Feuerwehrleute können, abhängig von der Umgebung, in der sie arbeiten,

## Kasten 19-8 Richtlinien zur Hitzeakklimatisierung

Die folgende Zusammenfassung ist eine modifizierte Version der Richtlinien zur Hitzeakklimatisierung, die für gesundes und physisch geeignetes Infanteriepersonal in Vorbereitung auf körperliche Aktivitäten in heißen Umgebungen konzipiert wurde.

**Sollten Sie sich Sorgen machen, wenn das Wetter sehr heiß ist?**
Wenn Sie es gewohnt sind, in kalten oder gemäßigten Klimazonen zu arbeiten, wird die Arbeit bei heißem Wetter sehr viel schwieriger. Bei heißem Wetter fühlt man sich müder, die Erholung ist erschwert und das Risiko einer Hitzeerkrankung erhöht. Personen mit den gleichen Fähigkeiten, die jedoch daran gewöhnt sind, bei heißem Wetter zu arbeiten, haben während der Hitzeeinwirkung eine größere Hitzetoleranz und körperliche Leistungsfähigkeit.

**Was ist Hitzeakklimatisierung?**
Unter Hitzeakklimatisierung versteht man biologische Anpassungen, die die physiologische Belastung (z. B. Herzfrequenz, Körpertemperatur) reduzieren, die körperliche Arbeitsfähigkeit verbessern, den Komfort verbessern und lebenswichtige Organe (Gehirn, Leber, Nieren, Muskeln) vor Hitzeschäden schützen. Die wichtigste biologische Anpassung durch die Hitzeakklimatisierung ist eine frühere und stärkere Reaktion auf Schwitzen. Um diese Reaktion zu verbessern, muss sie provoziert werden.

Die Hitzeakklimatisierung ist spezifisch für das jeweilige Klima und die jeweilige körperliche Aktivität. Personen, die nur leichte oder kurze körperliche Arbeit verrichten, erreichen das für die Durchführung dieser Aufgabe erforderliche Maß an Hitzeakklimatisierung. Wenn sie eine anstrengendere oder längere Aufgabe anstreben, ist eine zusätzliche Eingewöhnung und verbesserte körperliche Fitness erforderlich, um anstrengendere oder länger andauernde Aufgaben in der Hitze erfolgreich zu erledigen.

**Wie kann man sich bei Hitze akklimatisieren?**
Eine Wärmeanpassung erfolgt, wenn wiederholte Hitzeeinwirkung ausreichend belastend ist, um die Körpertemperatur zu erhöhen und starkes Schwitzen zu verursachen. Das Ausruhen in der Hitze mit einer auf das Notwendigste beschränkten körperlichen Aktivität führt nur zu einer teilweisen Eingewöhnung. Körperliche Bewegung in der Hitze ist erforderlich, um eine optimale Wärmeakklimatisierung für diese Trainingsintensität in einer bestimmten heißen Umgebung zu erreichen.

Im Allgemeinen sind etwa acht bis 14 Tage täglicher Hitzeexposition erforderlich, um die Wärmeanpassung zu induzieren. Die Hitzeakklimatisierung erfordert ein Minimum an täglicher Hitzeexposition von ein bis zwei Stunden - kann in zwei einstündige Expositionen aufgeteilt werden- in Kombination mit körperlicher Bewegung, die Herz-Kreislauf-Ausdauer (z. B. Joggen) und kein Krafttraining erfordert. Erhöhen Sie die Trainingsintensität oder -dauer jeden Tag schrittweise. Arbeiten SIe mit einem geeigneten Trainingsplan, der an die erforderliche körperliche Aktivität angepasst ist.

Die Vorteile der Hitzeakklimatisierung bleiben etwa eine Woche lang erhalten und verfallen dann nach ca. drei Wochen ohne Hitzeeinwirkung um etwa 75 %. Ein oder zwei Tage kühles Wetter dazwischen beeinträchtigen die Eingewöhnung an heißes Wetter nicht.

**Wie schnell kann man sich an die Hitze gewöhnen?**
Für den durchschnittlichen Menschen erfordert die Hitzeakklimatisierung etwa acht bis 14 Tage Wärmeeinwirkung und eine progressive Steigerung der körperlichen Arbeit. Am zweiten Tag der Akklimatisierung wird eine signifikante Verringerung der physiologischen Belastung beobachtet. Am Ende der ersten Woche sind mehr als 60 %, am Ende der zweiten Woche mehr als 80 % der physiologischen Anpassungen abgeschlossen. Bei weniger fitten Personen oder Personen, die ungewöhnlich anfällig für Hitze sind, kann es einige Tage oder Wochen dauern, bis sie sich vollständig akklimatisiert haben. Körperlich gesunde Personen sollten in der Lage sein, sich in etwa einer Woche bei Wärme zu akklimatisieren. Es kann jedoch mehrere Wochen, in denen man in der Hitze lebt und arbeitet, dauern, um die Toleranz gegenüber hohen Körpertemperaturen zu maximieren.

**Welche Akklimatisierungsstrategien sind am besten geeignet?**

1. Maximieren Sie die körperliche Fitness und die Akklimatisierung gegenüber Hitze vor der Einwirkung von heißem Wetter. Halten Sie die körperliche Fitness mit auf die Umgebung abgestimmten Maßnahmen aufrecht, wie z. B. körperliches Training in den kühleren Morgen- oder Abendstunden.
2. Integrieren Sie Training und Hitzeakklimatisierung. Trainieren Sie am kühlsten Teil des Tages und akklimatisieren Sie sich in der Hitze des Tages. Beginnen Sie langsam, indem Sie Ihre übliche Trainingsintensität und -dauer reduzieren (verglichen mit dem,

(Fortsetzung nächste Seite)

**Kasten 19-8** Richtlinien zur Hitzeakklimatisierung (*Fortsetzung*)

was Sie in gemäßigten Klimazonen erreichen können). Erhöhen Sie das Trainings- und Wärmebelastungsvolumen, sofern es Ihre Wärmetoleranz zulässt. Verwenden Sie Intervalltraining, um Ihr Aktivitätsniveau zu ändern.

3. Wenn das neue Klima viel heißer ist, als Sie es gewohnt sind, können Freizeitaktivitäten mit Lauf-/Gehtraining für die ersten zwei Tage geeignet sein. Ab dem dritten Tag sollten Sie in der Lage sein, Trainingsläufe (20 bis 40 Minuten) in einem reduzierten Tempo anzugehen.
4. Trinken Sie ausreichend Wasser, um den Schweißverlust zu ersetzen. Schweißmengen von mehr als einem Liter pro Stunde sind üblich. Die Wärmeanpassung erhöht die Schweißrate und erhöht somit den Wasserbedarf. Infolgedessen dehydrieren Personen mit Wärmeeinwirkung schneller, wenn sie keine Flüssigkeiten verbrauchen. Durch die Dehydration werden viele der thermoregulatorischen Vorteile, die sich aus der Wärmeanpassung und der hohen körperlichen Fitness ergeben, aufgehoben.

Daten von Sawka MN, Kolka MA, Montain SJ. Ranger and Airborne School Students' Heat Acclimatization Guide. Natick, MA: U.S. Army Research Institute of Environmental Medicine; 2003.

eine Vielzahl von PSA tragen. Diese PSA sind oft schwer und einschränkend und können die Wärmebelastung in der Situation erheblich erhöhen.[89] Die Erholung muss vor dem Überanstrengungspunkt erfolgen, nicht danach.

Rehabilitation beinhaltet die folgenden Prinzipien[89]:

- Abschirmung von extremen klimatischen Bedingungen
- Ruhe und Erholung
- Kühlen oder Aufwärmen (je nach Bedarf)
- Rehydrierung (Flüssigkeitsersatz)
- Ersatz von Kalorien- und Elektrolyten
- Medizinische Überwachung
- Nachverfolgung von Teammitgliedern (Verantwortlichkeit)

# Verletzungen durch Kälte

## Austrocknung/Dehydration

Eine Dehydration tritt in der Kälte sehr leicht auf, insbesondere bei erhöhter körperlicher Aktivität. Dies geschieht aus drei Hauptgründen:

- Verdampfen von Schweiß
- erhöhte Atmungswärme und Flüssigkeitsverluste durch trockene, kalte Luft
- durch Kälte verursachte Diurese

**Durch Kälte hervorgerufene Diurese** ist eine normale physiologische Reaktion, die auf eine Vasokonstriktion der Haut bei längerer Kälteeinwirkung zurückzuführen ist. Diese Reaktion des Körpers, das Blut von der kälteren Peripherie in tiefere Venen im Körper zu verschieben, passiert, um den Wärmeverlust des Körpers zu reduzieren. Diese Reaktion bewirkt eine zentrale Blutvolumenausdehnung, die zu einem Anstieg des mittleren arteriellen Drucks, des Schlagvolumens und des Herzminutenvolumens führt.[90] Das erweiterte Blutvolumen kann eine Diurese erzeugen, die

**Kasten 19-9** Prävention von Erfrierungen

Für alle, die in abgelegene oder unwirtliche Gegenden reisen oder dort Hilfe leisten, hat die Wilderness Medical Society ausführliche Praxisrichtlinien zur Vorbeugung und Behandlung von Erfrierungen zusammengestellt.



sich durch häufiges Wasserlassen ausdrückt. Durch kälteinduzierte Diurese kann das Plasmavolumen um 7 % bis 15 % reduziert werden, was zu einer Hämokonzentration und akuten Dehydration aufgrund eines fast zweifachen Flüssigkeitsverlusts gegenüber dem Normalzustand führt.

Wie bei der Einwirkung von Wärme sind die Einhaltung der Richtlinien zur Flüssigkeitshydration und der Zugang zu Flüssigkeiten bei Durst in kalten Umgebungen erforderlich, um eine Dehydrierung sowie die damit verbundene Ermüdung und damit verbundene Erscheinungen wie körperliche und kognitive Einschränkungen, zu minimieren. Da Durst in kalten Umgebungen eher unterdrückt wird, ist Austrocknung ein erhebliches Risiko.

## Geringfügige kältebedingte Störungen

### *Kontakterfrierung*

Bei Berührung mit kalten Oberflächen ohne ausreichenden Schutz kann es zu sofortigen lokalen Erfrierungen kommen. Vermeiden Sie den direkten Hautkontakt mit Metall, Alkohol, Benzin, Frostschutzmittel, Eis oder Schnee. Eine detaillierte Bewertung und Anleitung zum Management finden Sie im Abschnitt zu Frostbeulen (**Kasten 19-9**).

## Frostbiss

Frostbiss tritt häufig als Vorstufe von Erfrierungen auf und zeigt sich durch reversible Anzeichen wie Hautblanchierung und Taubheitsgefühl im betroffenen Gewebe. Typischerweise tritt Frostbiss an Wangen, Nase und Ohrläppchen auf. Diese Form von Gewebeschädigung ist selbstlimitierend und friert das Gewebe nicht ein. Solange die Kälte auf die betroffenen Stellen einwirkt, bleibt der Frostbiss bestehen. Es sind keine spezifischen Maßnahmen oder ein Transport durch den Rettungsdienst erforderlich.

## Kälteurtikaria

Kälteurtikaria („Nesselsucht") ist eine Erkrankung, die durch das schnelle Einsetzen (innerhalb von Minuten) von Juckreiz, Rötung und Schwellung der Haut nach Kälteeinwirkung gekennzeichnet ist. Das Verbrennungsgefühl kann ein besonderes Merkmal sein. Dieser Zustand, der durch eine lokale Freisetzung von Histamin verursacht wird, kann dann auftreten, wenn während der Kältetherapie, wie zum Beispiel bei Verstauchungen und Zerrungen, Eis auf die Haut aufgetragen wird. Personen mit Kälteurtikaria in der medizinischen Vorgeschichte wird geraten, ein Eintauchen in kaltes Wasser zu vermeiden, da dies möglicherweise durch systemische Anaphylaxie zum Tod führen kann. Die Behandlung umfasst die Vermeidung der Kälteeinwirkung und möglicherweise die Einnahme von Antihistaminika.

## Frostbeulen (Pernio)

**Frostbeulen** sind eine nicht einfrierende Kälteverletzung, die sich als kleine Hautläsionen manifestieren. Sie verursachen Juckreiz, sind zart und erscheinen als bläulich-rote Beulen. Diese Hautveränderungen treten auf der Haut, vor allem an den Extensorflächen der Finger oder an verschiedenen Hautpartien (meist an Füßen, Händen, Beinen und Oberschenkeln) nach längerer Kälteeinwirkung auf (**Abbildung 19-6**). Der Beginn von Frostbeulen erfolgt einige Stunden nach der Kälteeinwirkung in gemäßigt-feuchten Klimazonen. Sonneneinstrahlung kann die Symptome verschlimmern. Die Kälte führt zu einer Verengung der kleinen Arterien und Venen in der Haut. Beim Wiedererwärmen tritt Blut durch die Gefäßwand ins Gewebe, was zu Schwellungen der Haut führt.

Frostbeulen entwickeln sich eher bei Personen mit einer schlechten peripheren Zirkulation. Einige Faktoren, die dazu beitragen, sind eine familiäre Vorbelastung und periphere vaskuläre Erkrankungen, die durch Diabetes, Rauchen, Hyperlipidämie (erhöhte Serumlipidspiegel), schlechte Ernährung (z. B. Anorexia nervosa), Bindegewebserkrankungen und Knochenmarkstörungen verursacht werden. Jede Frostbeule tritt über einige Stunden als juckende, bläulich-rote Schwellung auf und lässt die nächsten sieben bis 14 Tage nach. In schweren Fällen können sich Blasen, Pusteln, Krusten und Ulzerationen bilden. Gelegentlich können die Läsionen ringförmig sein. Sie können sich verdicken und über Monate anhalten.

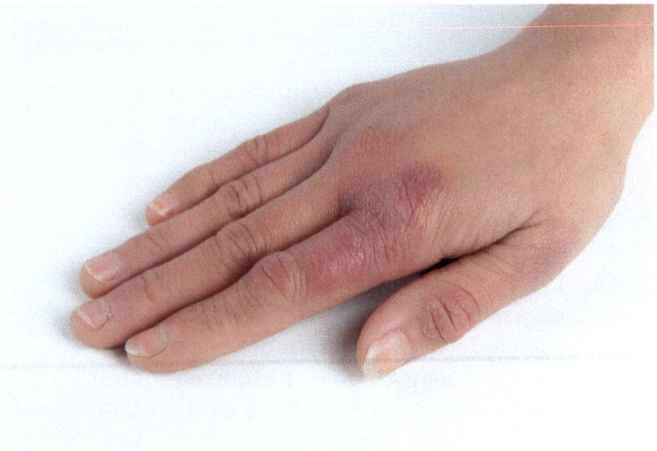

**Abbildung 19-6** Frostbeulen treten am häufigsten an Füßen, Händen, Beinen und Oberschenkeln auf.



Die Symptome klingen ab, sobald die Person aus der Kälte in eine wärmere Umgebung geht. Das Management beinhaltet Schutz vor Kälte mit geeigneten Handschuhen und Kleidung.

## Ultraviolette (solare) Keratitis (Schneeblindheit)

Ohne Schutz vor trockener Luft und hellen Reflexionen durch Schnee steigt die Gefahr von UV-Verbrennungen an Haut und Augen. Dieses Risiko ist in höheren Lagen stark erhöht. Die **solare Keratitis** ist während der Expositionsphase heimtückisch, wobei Verätzungen der Hornhaut und des Bindehautepithels bereits nach zwei Stunden auftreten, sich aber erst sechs bis zwölf Stunden nach der Exposition bemerkbar machen.[19]

Die Behandlung der Schneeblindheit richtet sich nach den Symptomen (ausgeprägter Tränenfluss, Schmerzen, Rötung, Schwellung der Augenlider, Fotophobie, Kopfschmerzen, Gefühl von „Sand in den Augen" und eingeschränktes, trübes Sehen). Das Rettungsdienstfachpersonal muss erwägen, die betroffenen Augen abzudecken, wenn es keine andere Methode gibt, um sich gegen weitere UV-Strahlen abzuschirmen (z. B. Sonnenbrillen), und den Patienten dann zu transportieren. Falls verfügbar, können topische ophthalmische Augentropfen verwendet werden, um eine symptomatische Linderung zu erreichen. Zur Bestimmung des Schweregrads und des Bedarfs an Antibiotika und Analgetika ist ärztliche Hilfe erforderlich.[91]

# Gravierende Funktionsstörungen durch Kälte

## Lokalisierte Kälteverletzungen der Haut

Kälteverletzungen treten in der Körperperipherie auf und werden gewöhnlich in frostinduzierte (z B. Frostbeule) und nicht frostinduzierte Verletzungen (z. B. Eintauchen in kaltes Wasser) eingeteilt. Lokale Kälteverletzungen sind durch geeignete Vorbereitung auf Kälteeinwirkung, frühzeitiges Erkennen von Kälteverletzungen und wirksame medizinische Versorgung zu vermeiden. Frostbeulen, die schwerwiegendste Form von Erfrierungsverletzungen, stehen aufgrund der Gefahr des Verlusts der Gliedmaßen in diesem Abschnitt im Hauptfokus.

Die Prävention von Kälteschäden erfordert ein Verständnis der zugrunde liegenden Faktoren, die entscheidend sind. Nikotinkonsum, Alkoholvergiftung, Obdachlosigkeit und schwere psychiatrische Störungen bleiben nach wie vor bedeutende Einflussfaktoren.[92] Vorhersehbare Faktoren für die Entstehung von Erfrierungen sind enge oder eng anliegende Kleidung, das Tragen mehrerer Socken übereinander und zu enges Schuhwerk. Mit der zunehmenden Beliebtheit von Abenteuersportarten und anderen Freizeitaktivitäten, insbesondere in der Wintersaison, nehmen lokale Kälteschäden häufiger zu.

Rettungsdienstfachpersonal muss bei längerer Kälteeinwirkung beim Patienten den Verlust von Körperwärme verhindern und die betroffene Haut vor Erfrierungen schützen. Zum Beispiel kann es bei Patienten, die aus einem Fahrzeug gerettet werden müssen, in Fällen, wo sich diese in kalten Umgebungen nicht bewegen können, zu Weichteilschwellungen und einer Beeinträchtigung der Durchblutung mit einer erhöhten Inzidenz von lokalen Kälteschäden kommen. Bei allen Patienten, die Erfrierungen oder andere Kälteverletzungen aufweisen, besteht die Priorität der Versorgung darin, sie vor weiteren Witterungseinflüssen zu schützen und sich auf die Vorbeugung und Behandlung von Unterkühlungen zu konzentrieren.

### Frostfreie Kälteverletzung

Die **frostfreie Kälteverletzung** (nonfreezing cold injury – NFCI) ist ein Syndrom, das Gewebsschäden bei kalten Temperaturen ohne Frostbildung verursacht. Es betrifft am häufigsten die Extremitäten, insbesondere im Zusammenhang mit Tauch- und Trench-Fuß. NFCI entsteht durch Schäden an peripherem Gewebe, die durch langanhaltende (Stunden bis Tage) Nässe und Kälteeinwirkung verursacht werden. Obwohl das Gewebe nicht einfriert, kann NFCI zusammen mit Frostverletzungen wie Frostbeulen auftreten. [93-96] Dieses Syndrom manifestiert sich hauptsächlich an den Füßen und es gibt zwei Arten von NFCI. Obwohl diese Verletzungen klinisch identisch sind, werden sie durch unterschiedliche Umgebungsbedingungen verursacht. **trench-foot** (Schützengrabenfuß) tritt vorwiegend bei militärischem Personal während Infanterieoperationen auf und resultiert aus den kombinierten Auswirkungen von längerer Kälteeinwirkung und eingeschränkter Durchblutung der Füße. Das Eintauchen in Wasser ist dabei nicht zwingend erforderlich.[92]

Der **immersion-foot** (Tauchfuß) wird durch längeres Eintauchen der Extremitäten in kühle bis kalte Feuchtigkeit verursacht. Am ehesten kann dieser bei Obdachlosen, Personen mit Alkoholismus oder bei älteren Menschen, bei Wanderern und Jägern, bei Abenteuersportlern, die mehrere Tage unterwegs sind, und bei Überlebendenden eines Bootsunfalls auftreten.[93,97,98] Häufig bleibt dieses Syndrom bei der Untersuchung von Personen, die kalten oder nassen Bedingungen ausgesetzt waren, aufgrund des Nichtentfernens von Stiefeln oder Schuhen und mangelndem Bewusstsein für die frostfreie Kälteverletzung unerkannt.[93] Der Tauchfuß kann sich, abhängig von der Eintauchtiefe, bis zu den Knien oder darüber erstrecken.[97]

Dieses Syndrom tritt als Resultat einer mehrstündigen Abkühlung der unteren Extremitäten bei Temperaturen im Bereich von 0 bis 15 °C auf.[99] Weichteilverletzungen an der Haut der Füße treten als Mazeration auf. Die Zerstörung der Haut prädisponiert die Betroffenen für eine Infektion. Die größten Verletzungen treten bei den peripheren Nerven und Blutgefäßen auf, die durch sekundäre ischämische Verletzungen verursacht werden. Eine leichte frostfreie Kälteverletzung ist anfangs selbstlimitierend, wird jedoch bei länger anhaltender Kälteeinwirkung irreversibel. Wenn die Füße nass und kalt sind, besteht ein erhöhtes Risiko und die Verletzungsgefahr wird beschleunigt, da nasse Socken schlecht isolieren und das Wasser bei gleicher Temperatur besser kühlt als Luft. Alle Faktoren wie Kleidung, Stiefel, längere Bewegungsunfähigkeit, Unterkühlung und geduckte Haltung, die die Durchblutung der Extremitäten reduzieren, tragen zu Verletzung bei.

Die frostfreie Kälteverletzung wird, wie folgt, in vier Schweregrade eingeteilt:

- Minimal: Hyperämie oder Anschwellungen, die durch eine erhöhte Durchblutung der Füße und leichte sensorische Veränderungen verursacht werden, bleiben zwei bis drei Tage nach der Verletzung bestehen. Der Zustand ist selbstlimitiert und nach sieben Tagen sind keine Anzeichen von Verletzungszeichen mehr vorhanden. Gelegentlich bleibt eine Kälteempfindlichkeit.
- Mild: Ödeme, Hyperämie und leichte sensorische Veränderungen bleiben zwei bis drei Tage nach der Verletzung erhalten. Sieben Tage nach der Verletzung ist auf Fußsohlen und Zehenspitzen eine

Empfindungslosigkeit erkennbar, die vier bis neun Wochen anhält. Blasen und Hautverlust wurden nicht beobachtet. Bewegung ist möglich, wenn das Gehen keine Schmerzen verursacht.

- Moderat: Ödeme, Hyperämie, Blasen und Flecken treten zwei bis drei Tage nach der Verletzung auf. Nach sieben Tagen ist eine Empfindungslosigkeit bei Berührungen an dorsalen und plantaren Oberflächen sowie an Zehen vorhanden. Das Ödem dauert zwei bis drei Wochen, Schmerzen und Hyperämie bis zu 14 Wochen an. Es kommt zu Blasenansammlungen, aber keinem Verlust von tiefem Gewebe. Einige Patienten haben dauerhafte Verletzungen.
- Schwer: Schwere Ödeme, durch in das umgebende Gewebe gedrücktes Blut (Extravasation) und Gangrän sind zwei bis drei Tage nach der Verletzung vorhanden. Die komplette Empfindungslosigkeit des gesamten Fußes bleibt nach sieben Tagen bestehen, wobei Lähmungen und Muskelschwund in den betroffenen Extremitäten auftreten. Die Verletzung geht über den Fuß hinaus in den Unterschenkel. Diese schwere Verletzung führt zu einem erheblichen Gewebsverlust, der zu einer Autoamputation (nicht chirurgische Amputation von totem Gewebe) führt. Die Gangrän ist ein ständiges Risiko, bis der Gewebeverlust abgeschlossen ist. Es wird erwartet, dass der Patient eine langwierige Genesung und eine dauerhafte Behinderung hat.[93]

### BEURTEILUNG

Da der Patient eine leichte oder mäßige Kälteeinwirkung erfahren hat, ist es unerlässlich, eine Hypothermie auszuschließen und die Dehydrierung zu beurteilen. Obwohl dies keine Frostverletzung ist, ist die frostfreie Kälteverletzung immer noch eine heimtückische Verletzung, die später möglicherweise sogar Behinderungen verursacht. Das gemeinsame Ergebnis dieser beiden lokalisierten Erkältungsverletzungen ist, dass die Extremität während der Verletzung bis zur Empfindungslosigkeit oder Taubheit abgekühlt wird.

Der Schlüssel zur Behandlung der frostfreien Kälteverletzung ist das Erkennen während der Untersuchung. Während der initialen Beurteilung erscheint verletztes Gewebe mazeriert, ödematös, blass/gelblichweiß, empfindungslos, ohne Puls und unbeweglich, jedoch nicht gefroren. Die Patienten klagen über Unbeholfenheit und Stolpern beim Gehen. Nach dem Entfernen aus der Kälte und während oder nach dem Aufwärmen steigt der periphere Blutfluss, sobald die Reperfusion des ischämischen Gewebes beginnt. Extremitäten verfärben sich von Weiß zu marmoriertem Hellblau, während sie kalt und taub bleiben. Die Diagnose eines Schützengrabenfußes (trench-foot) oder eines Tauchfußes (immersion-foot) wird im Allgemeinen gestellt, wenn sich diese Anzeichen nach dem passiven Aufwärmen der Füße nicht geändert haben. 24 bis 36 Stunden nach der Wiedererwärmung entwickelt sich eine starke Hyperämie zusammen mit starken brennenden Schmerzen und einem erneuten Auftreten der Empfindung proximal, jedoch nicht distal. Dies wird durch venöse Vasodilatation verursacht. Ödeme und Blasen entwickeln sich in den verletzten Bereichen mit zunehmender Perfusion. Die Haut bleibt schlecht durchblutet, wenn eine Hyperämie auftritt, und wird wahrscheinlich nachlassen, wenn sich die Verletzung weiter entwickelt. Jede Pulslosigkeit nach 48 Stunden in der verletzten Extremität deutet auf eine schwere, tiefe Verletzung hin und hat eine größere Chance auf erheblichen Gewebsverlust samt der Entwicklung einer Gangrän.

### MANAGEMENT

Sobald eine mögliche frostfreie Kälteverletzung erkannt wird, besteht die Priorität darin, eine weitere Abkühlung des Patienten oder der Extremität sowie ein weiteres Trauma am Ort der Verletzung zu verhindern und den Patienten zu transportieren. Lassen Sie den Patienten nicht mit einer verletzten Extremität laufen. Entfernen Sie vorsichtig die Schuhe und Socken. Hinweis: Entfernen Sie Stiefel und Socken nicht und leiten Sie den Wiedererwärmungsprozess ein, es sei denn, Sie sind zuversichtlich, dass Sie ein erneutes Einfrieren der Extremitäten verhindern und einen rechtzeitigen Transport in das Krankenhaus organisieren können. Bedecken Sie den verletzten Teil oder die Extremität mit einem losen, trockenen, sterilen Verband. Schützen Sie sie vor Kälte und beginnen Sie mit dem passiven Wiedererwärmen des verletzten Gewebes während des Transports. Der betroffene Bereich kann durch das Gewicht einer Decke verschlimmert werden. Es ist kein aktives Aufwärmen erforderlich. Massieren Sie den betroffenen Bereich nicht, da dies weitere Gewebeschäden verursachen kann. Behandeln Sie den Patienten bei Bedarf mit einem Bolus von Infusionsflüssigkeiten zur Dehydrierung und beurteilen Sie ihn erneut. Je nach Transportdauer können sich während des passiven Aufwärmens starke Schmerzen entwickeln, wenn das Gewebe erneut reperfundiert wird.

## Gefrierende Kälteverletzung

In der Bandbreite weiterer peripherer Kälteexposition von Gewebe, was mit einem Frostbiss beginnt (kein Gewebeverlust), reichen die Erfrierungen von leichter bis schwerer Gewebezerstörung und möglicherweise sogar bis hin zu Gewebsverlust aufgrund einer intensiven Vasokonstriktion dieser Bereiche.[9,10,14] Die gefährdetsten Körperteile für Frostbeulen sind die Bereiche mit großen Oberflächen-Masse-Verhältnissen, wie Ohren und Nase oder Bereiche, die am weitesten vom Körper entfernt sind, wie Hände, Finger, Füße, Zehen und männliche Genitalien. Die Füße und Zehen sind die am häufigsten betroffenen Bereiche.[99] Diese Strukturen sind am anfälligsten für Kälteverletzungen, da sie viele arteriovenöse

**Kapillaranastomosen** (Verbindungen) enthalten, die das Blut während der Vasokonstriktion leicht ablenken. Die normale Reaktion des Körpers auf Temperaturen, die unter dem gewünschten Wert liegen, ist die Verringerung des Blutflusses zur Hautoberfläche, um den Wärmeaustausch mit der Umgebung zu reduzieren. Der Körper erreicht dies durch Vasokonstriktion peripherer Blutgefäße, um warmes Blut zum Körper zu leiten, und um eine normale Körpertemperatur aufrechtzuerhalten. Durch die Verringerung dieses Blutflusses wird die an die distalen Extremitäten abgegebene Wärmemenge erheblich reduziert.

Je länger die Kälteeinwirkung, desto stärker wird der Blutfluss an die Peripherie reduziert. Der Körper erhält die Kerntemperatur auf Kosten der Extremität und der Hauttemperatur. Der Wärmeverlust aus dem Gewebe wird größer als die diesem Bereich zugeführte Wärme.

Wenn eine Extremität auf 15 °C abgekühlt wird, treten maximale Vasokonstriktion und minimaler Blutfluss auf. Wenn die Abkühlung auf 10 °C fortgesetzt wird, wird die Vasokonstriktion durch **kälteinduzierte Vasodilatation** (cold induced vasodilation – CIVD) und einen damit verbundenen Anstieg der Gewebetemperatur durch einen erhöhten Blutfluss unterbrochen. CIVD wiederholt sich im 5- bis 10-Minuten-Takt, um einen gewissen Schutz vor Kälte zu bieten. Personen zeigen Unterschiede in der Anfälligkeit für Erfrierungen, wenn sie denselben kalten Bedingungen ausgesetzt sind, was durch die Menge an CIVD erklärt werden kann.

Bei 0 °C gefriert das Gewebe nicht, da die Zellen Elektrolyte und andere gelöste Stoffe enthalten, die das Einfrieren des Gewebes verhindern, bis die Hauttemperatur etwa -2,2 °C erreicht. Bei Temperaturen unter dem Gefrierpunkt können die intra- und extrazellulären Flüssigkeiten einfrieren, wenn die Extremitäten ungeschützt bleiben. Dies führt zur Bildung von Eiskristallen. Wenn sich die Eiskristalle bilden, dehnen sie sich aus und schädigen das lokale Gewebe. Blutgerinnsel können sich bilden und die Durchblutung in den verletzten Bereich beeinträchtigen.

Die Art und Dauer der Kälteeinwirkung sind die zwei wichtigsten Faktoren für die Bestimmung des Ausmaßes der Gefrierverletzung. Erfrierungen werden nach der Schädigungstiefe und dem klinischen Erscheinungsbild klassifiziert.[14] Der Verletzungsgrad ist in vielen Fällen mindestens 24 bis 72 Stunden nach dem Auftauen nicht bekannt, außer bei sehr geringen oder schweren Expositionen. Hautkontakt mit Kälte, der kurz, aber intensiv ist, führt zu einer oberflächlichen Verletzung, wohingegen bei längerer Exposition starke Erfrierungen der gesamten Extremität auftreten können. Direkte Kälteschäden sind normalerweise reversibel. Beim Aufwärmen kommt es zu dauerhaften Gewebeschäden. In schwereren Fällen können sich auch bei entsprechender Aufwärmung des Gewebes mikrovaskuläre Thromben entwickeln, die zu Gangränen und Nekrosen führen können. Wenn die verletzte Stelle einfriert, auftaut und dann wieder einfriert, verursacht das zweite Einfrieren eine größere Menge an schwerer Thrombose und Gefäßschäden sowie Gewebsverlust. Aus diesem Grund ist es wichtig für das Rettungsdienstfachpersonal, aufgetautes Gewebe vor erneutem Einfrieren zu schützen, um Schäden zu vermeiden. Dazu sollten sie die betroffenen Körperregionen isolieren und warmhalten.

Traditionelle Methoden der Klassifizierung von Erfrierungen weisen vier Verletzungsgrade (ähnlich Verbrennungen) auf, die auf ersten körperlichen Befunden nach dem Einfrieren und fortgeschrittenen Bildgebungsverfahren im Krankenhaus nach dem Aufwärmen basieren (**Abbildung 19-7** und **Abbildung 19-8**).

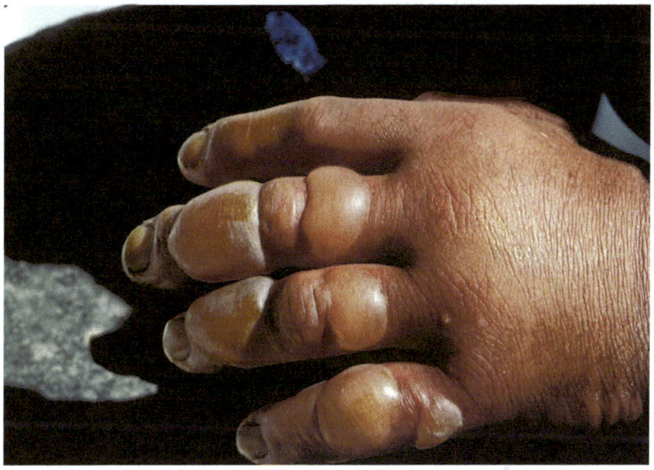

**Abbildung 19-7** Ödeme und Blasenbildung 24 Stunden nach Erfrierung.



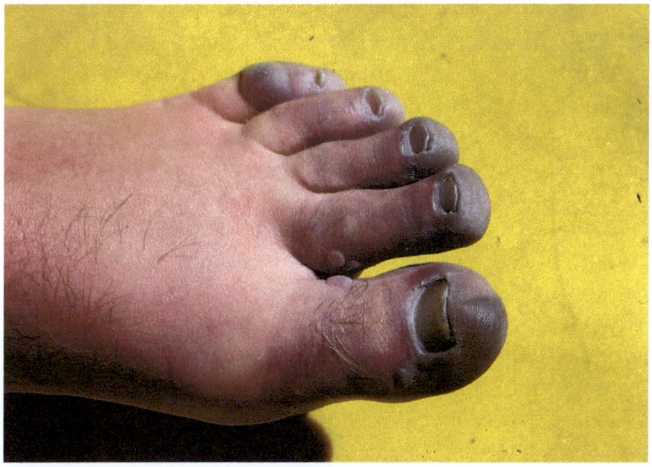

**Abbildung 19-8** Tiefe Erfrierungen zweiten und dritten Grades mit hämorrhagischen Blasen, einen Tag nach dem Auftauen.

- **Erfrierungen ersten Grades**. Diese Verletzung der obersten Hautschicht betrifft nur Hautstellen, die kurzzeitig mit kalter Luft oder Metall in Kontakt gekommen sind. Die Haut an der verletzten Stelle ist weiß oder gelb. Es bilden sich keine Blasen und es kommt zu keinem Gewebeverlust. Die Haut taut schnell auf, fühlt sich taub an und erscheint rot mit einem umgebender Schwellung. Die Heilung erfolgt innerhalb von sieben bis zehn Tagen.
- **Erfrierungen zweiten Grades**. Dieser Verletzungsgrad umfasst die gesamte Epidermis und die oberflächliche Dermis. Die Verletzungen scheinen zunächst ähnlich wie bei Verletzungen ersten Grades; das gefrorene Gewebe ist jedoch tiefer. Das Gewebe fühlt sich steif an, das darunterliegende Gewebe weicht Druck aus. Auftauen funktioniert schnell. Danach treten oberflächliche Hautblasen oder Bläschen mit klarer oder milchiger Flüssigkeit nach einigen Stunden, umgeben von Erythem und Ödem, auf. Es kommt zu keinem dauerhaften Gewebsverlust. Die Heilung erfolgt in drei bis vier Wochen.
- **Erfrierungen dritten Grades**. Dieser Verletzungsgrad betrifft die Epidermis- und Dermisschichten. Die gefrorene Haut ist steif mit eingeschränkter Mobilität. Nach dem Auftauen von Gewebe schwillt die Haut zusammen mit einer blutgefüllten Blase (hämorrhagische Bulla) an, was auf ein Gefäßtrauma für tiefes Gewebe hindeutet. Die Schwellung schränkt die Mobilität ein. Der Hautuntergang tritt langsam ein, was zu Mumifizierung und Abblättern führt. Die Heilung ist langsam.
- **Erfrierungen vierten Grades**. Auf diesem Niveau ist das Gewebe vollständig durch die Dermis mit Beteiligung von Muskeln und Knochen gefroren. Es gibt keine Mobilität, bzw. sind keine passiven Bewegungen beim Auftauen möglich. Die Hautperfusion ist schlecht und es bilden sich keine Blasen und Ödeme. Erste Anzeichen nekrotischen Gewebes sind offensichtlich. Ein langsamer Mumifizierungsprozess wird zusammen mit dem Abnehmen des Gewebes und der Autoamputation nicht lebensfähigen Gewebes auftreten.

Obwohl die traditionelle Klassifizierung von Erfrierungen durch die vier Verletzungsgrade erfolgt, ist es für Rettungsdienstfachpersonal am einfachsten, diese entweder als oberflächlich oder tief einzustufen.[100-102] **Oberflächliche Erfrierungen** (erster und zweiter Grad) betreffen die Haut und das Unterhautgewebe und es gibt klare Blasen bei Wiedererwärmung. **Tiefe Erfrierungen** (dritter und vierter Grad) betreffen Haut, Muskeln und Knochen und die Haut hat beim Wiedererwärmen hämorrhagische Blasen. Der Schweregrad und der erwartete Gewebeverlust können innerhalb einer einzelnen Extremität variieren.[103] Es wurde eine zusätzliche Klassifizierungsmethode eingeführt, die das gefrorene Gewebe nach dem Aufwärmen untersucht, um das Amputationsrisiko zu ermitteln.[104]

In bestimmten Situationen können Erfrierungen schnell eintreten und das Rettungsdienstfachpersonal kann auf Folgendes reagieren:

- Verschüttete Flüssigkeit mit Kohlenwasserstoff auf der Haut (z. B. Benzin, Butan, Propan) führt bei Temperaturen unter dem Gefrierpunkt zu rascher Verdampfung und Leitfähigkeit.
- Extrem kaltes Metall mit warmer Haut berühren
- Intensiver Windchill (Windeffekt) auf freiliegender Haut, verursacht durch die Abwinde des Rettungshubschraubers

## Beurteilung

Nach der Ankunft bewerten Sie die Sicherheit der Einsatzstelle, die Situation und dann den Patienten mit dem X-ABCDE-Schema bei der Erstbeurteilung. Bringen Sie den Patienten aus der Kälte und platzieren Sie ihn an einem vor Feuchtigkeit, Kälte und Wind geschützten Bereich, um eine weitere Abkühlung zu verhindern. Viele Erfrierungen können zu zusätzlichen Erkrankungen wie Dehydration, Hypovolämie, Hypothermie, Hypoglykämie und traumatischen Verletzungen führen. Entfernen Sie alle nassen Kleidungsstücke, um den Wärmeverlust des Körpers zu minimieren. *Wenn Sie Zweifel haben, behandeln Sie zuerst die Unterkühlung.* Oberflächliche Erfrierungen werden in der Regel durch eine Kombination aus Erkennen der Umgebungsbedingungen, Lokalisieren der hauptsächlichen Beschwerden des Patienten über Schmerzen oder Taubheit, und Beobachten von verfärbter Haut in derselben Region, bewertet. Die Umgebungsbedingungen während der Exposition müssen unter dem Gefrierpunkt liegen, damit eine Frostbeule entstehen kann.

Verletzungen durch Erfrierungen sind heimtückisch, da der Patient, wenn die Haut gefroren ist oder von Handschuhen oder Schuhen bedeckt wird, möglicherweise keine Schmerzen an der Verletzungsstelle hat. Das Erkennen des betroffenen Bereichs erfordert eine direkte Sichtprüfung der suspekten Körperregionen, wie zuvor aufgeführt. Durch sanftes Abtasten des Bereichs kann festgestellt werden, ob das darunterliegende Gewebe nachgiebig oder hart ist. Stellen Sie sicher, dass der Patient oder das Rettungsdienstfachpersonal die betroffene Haut nicht reibt oder massiert, da gefrorenes Gewebe dadurch weiter zellulär geschädigt wird. Der Patient mit oberflächlichen Erfrierungen klagt in der Regel über Beschwerden während der Manipulation am erfrorenen Bereich. Bei Patienten mit tiefen Erfrierungen ist das gefrorene Gewebe hart und bei Berührung normalerweise nicht schmerzhaft. Nach der Inspektion des betroffenen

Bereichs ist eine Entscheidung über die Aufwärmmethode erforderlich, die normalerweise auf der Transportzeit zum Krankenhaus basiert.

Das Rettungsdienst-Protokoll des US-Bundesstaates Alaska für die Wiedererwärmung von Erfrierungen in der präklinischen Phase lautet wie folgt[105]:

1. Bei Transportzeiten von maximal ein bis zwei Stunden überwiegen die Risiken einer unsachgemäßen Wiedererwärmung oder Wiedereinfrierung in der präklinischen Phase gegenüber den Risiken einer verzögerten Behandlung bei tiefen Erfrierungen.
2. Wenn die Transportzeit länger ist (mehr als zwei Stunden), tauen Erfrierungen oft spontan auf. Es ist wichtiger, Unterkühlung zu vermeiden als Erfrierungen in warmem Wasser schnell wieder aufzuwärmen. Dies bedeutet aber nicht, dass eine erfrorene Extremität in der Kälte verbleiben sollte, um ein spontanes Aufwärmen zu verhindern. Gehen Sie davon aus, dass die kältegeschädigten Bereiche sich erwärmen werden als Konsequenz der Wärmeerhaltungsmaßnahmen. Schützen Sie die Bereiche unter allen Umständen vor erneutem Einfrieren.

### MANAGEMENT

Patienten mit oberflächlichen Frostbissen oder Erfrierungen sollten mit dem betroffenen Bereich an eine warme Körperoberfläche gebracht werden, z. B. die Ohren des Patienten mit warmen Händen abdecken oder die betroffenen Finger unter die Achseln oder in die Leistengegend legen. Oberflächliche Erfrierungen müssen nur bei normalen Körpertemperaturen erwärmt werden.

Die Behandlung von tiefen Erfrierungen im präklinischen Umfeld umfasst zunächst die Beurteilung und Behandlung des Patienten auf Hypothermie, falls vorhanden.[103,106] Führen Sie unterstützende Maßnahmen durch und schützen Sie den Patienten vor weiterem Wärmeverlust. Erlauben Sie dem Patienten nicht, eine betroffene Extremität zu belasten, z. B. mit ihr aufzutreten. Schützen Sie empfindliches Hautgewebe während der Patientenbewegung vor weiteren Traumata. Bewerten Sie die Erfrierungen. Entfernen Sie alle Kleidungsstücke und Schmuckstücke aus dem betroffenen Bereich und prüfen Sie, ob die Sensibilität noch vorhanden ist.

Sollte eine Frostbeule distal einer Fraktur auftreten, versuchen Sie, die Fraktur zu versorgen und, falls notwendig, zu reponieren, wenn kein Widerstand auftritt. Schienen Sie die Fraktur so, dass die distale Durchblutung nicht beeinträchtigt wird.

Lassen Sie den betroffenen Bereich an der Luft trocknen und reiben Sie das Gewebe nicht. Bedecken Sie die betroffene Stelle mit einem losen, trockenen und dicken sterilen Verband, der nicht unter Druck steht und nicht anhaftet. Finger und Zehen sollten durch sterile Baumwollgaze voneinander getrennt und geschützt werden. Stechen Sie keine Blasen auf. Hände und Füße sollten geschient und leicht angehoben gelagert werden, um eine Ödembildung zu reduzieren.

Analgetika können zur Schmerzlinderung erforderlich sein und sollten vor dem Auftauen der Gewebe verabreicht werden. Initiieren Sie eine intravenöse balancierte Vollelektrolytlösung mit einem 250-ml-Bolus, um Dehydration zu behandeln und die Blutviskosität sowie die kapilläre Stockung zu reduzieren. Sorgen Sie für einen frühzeitigen Transport in eine geeignete Einrichtung.

Versuche, die Wiedererwärmung von Patienten mit tiefen Erfrierungen vor Ort zu beginnen, können für die eventuelle Genesung des Patienten gefährlich sein und werden nicht empfohlen. Es sei denn, dass längere Transportzeiten (mehr als zwei Stunden) erforderlich sind. Wenn der Transport länger dauert, tauen Sie die betroffene Stelle in einem warmen Wasserbad bei einer Temperatur von nicht mehr als 37 bis 39 °C an der betroffenen Stelle auf, bis die Fläche bei Berührung weich und nachgiebig wird (ca. 30 min).[99,106] Sollte die Möglichkeit eines Wiedergefrieren bestehen, tauen Sie die Stelle nicht auf. Schützen Sie die verletzte Extremität während des Auftauens, indem Sie verhindern, dass ein Bereich die Seiten oder den Boden des Wasserbads berührt, da das Gefühl im erfrorenen Gewebe nachlässt oder gar nicht mehr vorhanden ist und so zusätzliche Schäden auftreten können.[19]

Wenn verfügbar und unter Beachtung der örtlichen Protokolle zulässig, sollte Ibuprofen (12 mg/kg bis 800 mg) oder Aspirin (75–81 mg) verabreicht werden.[104] Nicht-steroidale Medikamente wie Ibuprofen helfen bei der Verringerung von Entzündungen und Schmerzen und hemmen die Bildung von Substanzen, die eine Vasokonstriktion verursachen.

Hydrieren Sie den Patienten während des Transports, indem Sie ihm, falls verfügbar, warme Getränke (keinen Alkohol) zur Verfügung stellen, abhängig vom Bewusstseinszustand des Patienten und seiner Verletzungen. Von Tabakkonsum (Rauchen, Kauen, Nikotinpflaster) sollte abgeraten werden, da Nikotin eine weitere Vasokonstriktion verursacht.

## Akzidentelle Hypothermie

Hypothermie ist definiert als der Zustand, bei dem die Kernkörpertemperatur bei 35 °C oder darunter liegt. Die Abnahme der Kerntemperatur führt dazu, dass ein Patient nicht genügend Wärme erzeugen kann, um zur Homöostase oder zu normalen Körperfunktionen zurückzukehren.

Hypothermie kann in vielen verschiedenen Situationen, die sich aus dem Kontakt mit kalter Umgebungsluft oder kaltem Wasser (übergießen oder eintauchen) ergeben. Sie kann absichtlich während eines operativen

Eingriffs ausgelöst werden, oder als therapeutische Maßnahme bei bestimmten Erkrankungen wie traumatischen Hirnverletzungen.[15,107,108] Immersions-Hypothermie („head out") tritt bei unvorhergesehener Exposition einer Person in einer kalten Umgebung ohne Vorbereitung oder Planung auf. Zum Beispiel besteht für eine Person, die in Eiswasser gefallen ist, unmittelbar die Gefahr einer Eintauchverletzung, die durch einen Kälteschock-Atemreflex, einen Verlust der motorischen Fähigkeiten, Unterkühlung und Ertrinken verursacht wird. Diese besonderen Aspekte des Eintauchens können zu Hypoxämie und Hypothermie führen (siehe nachfolgende Diskussion und Kapitel 20 „Trauma durch Ertrinken und Blitzschlag, Tauch- und Höhentrauma").

Das Fortschreiten der Hypothermie in kalter Luft oder kaltem Wasser kann sich verzögern, wenn die Stoffwechselwärmeproduktion dem Wärmeverlust entspricht. Das Überleben bei einer übermäßigen Kälteexposition ist möglich, wie in vielen Fällen auf See und in anderen Extremsituationen gemeldet wurde.[109,110] Es ist bekannt, dass viele Faktoren, einschließlich Alter, Geschlecht, Körperzusammensetzung (z. B. Verhältnis von Körperoberfläche zu Körpermasse bzw. BMI), Beginn und Intensität des Zitterns, körperliche Fitness, Ernährungszustand und Alkoholkonsum, das Überleben nach einer Kälteexposition beeinflussen.

Hypoglykämie kann in den progressiven Phasen der Hypothermie auftreten und ist bei Immersionshypothermie häufiger. Dies geschieht aufgrund der schnellen Erschöpfung der Energiequellen Blutzucker und Muskelglykogen durch die kontrahierenden Muskeln während des Zitterns. Da die Blutzuckerspeicher durch Zittern erschöpft sind, fehlt dem Hypothalamus, der als thermoregulatorisches Zentrum des Körpers fungiert, der Haupt-Energielieferant. Folglich ist eine Person, die Alkohol konsumiert hat, einem höheren Risiko für Hypothermie ausgesetzt, da Alkohol die Glukoseproduktion im Körper blockiert und ein maximales Zittern für die Wärmeerzeugung verhindert.[15] Daher sind eine schnelle Beurteilung und ein wirksames Management von Hypoglykämie bei Patienten mit Hypothermie unerlässlich, um eine effektive Steigerung des Stoffwechsels und des Zitterns beim Aufwärmen zu erreichen.

Im Gegensatz zu Erfrierungen kann Hypothermie, die zum Tod führt, auch in Umgebungen mit Temperaturen über dem Gefrierpunkt auftreten. **Primäre Hypothermie** tritt im Allgemeinen auf, wenn sich gesunde Personen in widrigen Witterungsbedingungen befinden, die nicht auf eine übermäßige akute oder chronische Kälteeinwirkung vorbereitet sind. Bei diesen Personen fällt die Kerntemperatur unwillkürlich unter 35 °C ab. Todesfälle durch primäre Hypothermie sind eine direkte Folge von Kälteeinwirkung und werden in der Pathologie als Unfall, Mord oder Selbstmord dokumentiert.[14]

**Sekundäre Hypothermie** wird als normale Folge von systemischen Störungen des Patienten betrachtet, einschließlich Hypothyreose, Hypoadrenalismus, Trauma, Karzinom und Sepsis. Für eine Vielzahl von Erkrankungen, die mit sekundärer Hypothermie verbunden sind, lesen Sie sich **Kasten 19-10** durch. Bei unerkannter oder

### Kasten 19-10 Zustände im Zusammenhang mit sekundärer Hypothermie

**Beeinträchtigte Thermoregulation:**
- Zentrale Beeinträchtigung
- Anorexia nervosa
- Zerebrovaskuläre Probleme
- ZNS-Trauma
- Hypothalamus-Dysfunktion
- Stoffwechselversagen
- Neoplasien
- Parkinson-Krankheit
- Pharmakologische Wirkungen
- Subarachnoidalblutung
- Toxine
- Peripheres Versagen
- Akute Rückenmarkdurchtrennung
- Reduzierte Wärmeproduktion
- Neuropathie
- Endokrinologische Probleme
- Alkoholische oder diabetische Ketoazidose
- Nebenniereninsuffizienz (M. Addison)
- Hypophyseninsuffizienz
- Laktatazidose
- Unzureichende Energie
- Extreme körperliche Anstrengung
- Hypoglykämie
- Unterernährung
- Neuromuskuläre Probleme
- Kürzliche Geburt und fortgeschrittenes Alter mit Inaktivität
- Gestörtes Zittern

**Erhöhter Wärmeverlust:**
- Dermatologische Störung
- Verbrennungen
- Medikamente und Toxine
- Iatrogene Ursache
- Notfallgeburt
- Kalte Infusionen
- Hitzschlagbehandlung
- Andere assoziierte klinische Zustände
- Karzinomatose
- Herz-Lungen-Erkrankung
- Hauptinfektion (bakteriell, viral, parasitär)
- Multisystemtrauma
- Schock

Daten aus 2005 Cardiopulmonary Resuscitation and Emergency Cardiovascular Care Guidelines and 2010 American Heart Association Guidelines for cardiopulmonary resuscitation and emergency cardiovascular care. Circulation. 2005;112(24):IVI-203. American Heart Association. 2010 guidelines for cardiopulmonary resuscitation and emergency cardiovascular care. Circulation. 2010;122:S640-S656.

unsachgemäßer Behandlung kann diese Art von Hypothermie tödlich sein, in einigen Fällen sogar innerhalb von zwei Stunden. Bei Patienten mit sekundärer Hypothermie wird der Tod häufig durch die zugrunde liegende Erkrankung verursacht und durch Hypothermie potenziert. Die Letalität beträgt mehr als 50 % in Fällen von sekundärer Hypothermie, die durch Komplikationen bei anderen Verletzungen verursacht wird, und in schweren Fällen, in denen die Körpertemperatur unter 32 °C liegt.[15]

Das Rettungsdienstfachpersonal muss schnell handeln, um einen weiteren Wärmeverlust des Körpers beim traumatischen Patienten zu verhindern, da bei allen Wetterbedingungen eine leichte Hypothermie nach Verletzungen sehr häufig ist.

## Hypothermie beim Traumapatienten

Es kommt nur allzu häufig vor, dass Patienten mit Unterkühlung in ein Traumazentrum eingeliefert werden und während der primären Beurteilung eine weiterer Wärmeverlust erintritt.[111,112] Die Entwicklung einer Hypothermie, die im präklinischen Umfeld beginnt, hängt mit der Wirkung des Traumas auf die Thermoregulation und die Hemmung des Zitterns als primärer Mechanismus für die Wärmeerzeugung zusammen.[113] Bei vielen Patienten setzt sich der Wärmeverlust nach Ankunft im Krankenhaus aus einer Vielzahl von Gründen fort: Ein exponierter Patient in einer kalten Notaufnahme oder einem Traumazentrum, Verabreichung von kühlen Infusionsflüssigkeiten, offenes Abdomen oder Thoraxhöhle, die Verwendung von Anästhetika und neuromuskulären Inhibitoren, die wärmeproduzierendes Zittern verhindern, und Kälteeinwirkung in einer Operationssaalumgebung.[114,115]

Im präklinischen Umfeld sollte der Traumapatient so schnell wie möglich von kaltem Boden entfernt und in den warmen Rettungswagen gebracht werden. Die Temperatur dort sollte angepasst werden, um den Wärmeverlust des Patienten zu minimieren und die Leistungsfähigkeit des Rettungsdienstfachpersonals, deren Arbeit durch eine zu heiße Arbeitsumgebung beeinträchtigt werden kann, zu maximieren. Die Wilderness Medical Society empfiehlt eine Umgebungstemperatur in einem Rettungswagen von 24 °C als ideales Gleichgewicht zwischen diesen beiden Überlegungen.[7] Erwärmte (37.8 bis 42,2 °C) Infusionsflüssigkeiten helfen ebenfalls dabei, die Körpertemperatur des Patienten aufrechtzuerhalten.

Eine Ursache für eine höhere Letalität bei Patienten mit hypothermischen Traumata hängt mit der tödlichen Kombination von Hypothermie, Azidose und Koagulopathie (Gerinnungsstörung) zusammen. Dies ist als die tödliche Trias bei Traumapatienten bekannt.[116] Die Beurteilung und Behandlung von Patienten ist sowohl für das Trauma als auch für die Hypothermie von wesentlicher Bedeutung, da die Koagulopathie beim Wiedererwärmen des Patienten reversibel ist.[112] In einer Studie waren 57 % der Traumapatienten, die in einem maximalversorgenden Traumazentrum aufgenommen wurden, im Zuge der Behandlung unterkühlt. Es wurde beobachtet, dass die Sterblichkeitsrate in einem Bereich zwischen 40 % und 100 % liegt, wenn die Kerntemperatur bei einem Traumapatienten unter 32,2 °C fällt. Diese Rate steht im Gegensatz zu einer Letalität von 20 % bei einem primären hypothermischen (nichttraumatischen) Patienten mit einem mäßigen Kerntemperaturniveau zwischen 27 und 32 °C.[115] Folglich ist die mit Hypothermie verbundene Letalität bei Trauma von großer Bedeutung, weswegen einige Forscher eine spezielle Klassifizierung der Trauma-Hypothermie erstellt haben, die über die Standarddefinition der leichten, mittelschweren und schweren Hypothermie hinausgeht (**Tabelle 19-5**).[116,117]

Über die Beziehung von Trauma, Hypothermie und erhöhter Letalität wurde kürzlich bei Patienten in militärischen Konflikten berichtet, ist aber bereits Thema seit mehreren Jahrzehnten.[118] In jüngsten klinischen Studien wurde jedoch festgestellt, dass Hypothermie kein unabhängiger Risikofaktor für die Letalität bei Traumapatienten ist, sondern in engem Zusammenhang mit dem Schweregrad der Verletzung oder multiplem Organdysfunktionssyndrom steht.[119-122] Eine Studie zeigte, dass bestimmte präklinische Behandlungsstrategien den Schweregrad der Hypothermie bei Traumapatienten beeinflussen können. Diese Maßnahmen umfassen das Erkennen einer beginnenden Hypothermie, das Vermeiden des Entkleiden von Patienten, das Durchführen von häufigen Temperaturmessungen, die Aufrechterhaltung der warmen Temperaturen im Fahrzeug und die Aufrechterhaltung und Bereitstellung von warmen Infusionsflüssigkeiten.[121] Die möglichen therapeutischen Vorteile einer absichtlich induzierten Hypothermie werden derzeit untersucht (**Kasten 19-11**).

**Tabelle 19-5** Klassifikationen der Hypothermie

| Einstufung | Kernkörpertemperatur |
|---|---|
| leichte Hypothermie | 35–32 °C |
| moderate Hypothermie | 32–28 °C |
| schwere Hypothermie | 28–24 °C |
| tiefe Hypothermie | < 24 °C |

*Daten von Zafren K, Giesbrecht GG, Danzl DF, et al. Wilderness Medical Society practice guidelines for the out-of-hospital evaluation and treatment of accidental hypothermia. Wilderness Environ Med. 2014;25:426.*

**Kasten 19-11** Therapeutische Hypothermie

Es ist bekannt, dass die tödlichen Trias bei Unfallopfern die Sterblichkeit erhöhen. Es gibt jedoch einige Ansätze, die auf erste Anzeichen hinweisen, dass absichtlich induzierte Hypothermie eine positive Rolle bei ausgewählten Umständen wie Schock, Organtransplantation, nicht traumatischem Kreislaufstillstand und der Kontrolle des intrakraniellen Drucks aufgrund einer traumatischen Hirnverletzung spielen kann.[117,123]

Obwohl die Notwendigkeit der Einleitung einer therapeutischen Hypothermie (TH) im präklinischen Umfeld nicht nachgewiesen werden konnte, ist die am schnellsten wachsende Anwendung dieser Therapie für die Opfer eines plötzlichen nicht traumatischen Herzstillstands bestimmt.[117,124,125] Es ist bekannt, dass das Outcome nach einem Herzstillstand sehr schlecht ist. Nur 3 bis 27 % aller Patienten mit Herzstillstand überleben bis zu ihrer Entlassung. Es gibt jedoch immer mehr Beweise für eine erhöhte Überlebensrate mit TH nach nicht traumatischem Herzstillstand. Diese Ergebnisse empfehlen die absichtliche Abkühlung der Körperkerntemperatur innerhalb von 12 bis 24 Stunden bei bewusstlosen Erwachsenen mit spontanem Kreislauf nach nicht traumatischem (oft mit defibrillierbarem) Herzstillstand mit Anzeichen einer nachfolgenden neurologischen Beeinträchtigung auf 32 °C bis 34 °C.[123,125,126]

Derzeit ist der Nachweis von TH bei Patienten mit mehreren Traumata widersprüchlich. Präklinische Studien legen nahe, dass TH bei hypotensiven Patienten mit penetrierendem Trauma nützlich sein kann. Es besteht die Möglichkeit, dass TH auch bei stumpfem Trauma eingesetzt wird; dies wurde jedoch noch nicht ausreichend untersucht. Klinische Studien haben widersprüchliche Ergebnisse oder Ergebnisse mit unklarer klinischer Bedeutung bei traumatischen Hirnverletzungen (Traumatic Brain Injury - TBI)[127,128] und Verletzungen des Rückenmarks aufgezeigt. TH kann für Patienten mit allgemeinem Trauma nicht definitiv empfohlen werden, bis eine bessere klinische Forschung zur Verfügung steht.[129] TH spielt im präklinischen Umfeld für Überlebende eines traumatischen Herzstillstands oder für Traumapatienten keine Rolle.



## Immersionshypothermie

Wenn während des Eintauchens keine Wärmezufuhr oder -abfuhr durch den Körper auftritt, wird die Wassertemperatur als thermoneutral betrachtet. Die neutrale Wassertemperatur beträgt 33 bis 35 °C. Bei diesen Temperaturen kann eine unbekleidete Person, die passiv im Wasser auf Höhe des Halses steht, eine Kerntemperatur für mindestens einer Stunde nahezu konstant halten.[115,130,131] Bei Personen in thermoneutralem Wasser besteht für das erstmalige Eintauchen kein Risiko eines Kälteschocks und die Hypothermie bei plötzlicher Kaltwasserexposition ist nahezu ausgeschlossen.[132]

Wenn die Person bei einer Wassertemperatur, die kälter als der untere thermoneutrale Grenzwert ist, eintaucht, sind die unmittelbaren physiologischen Änderungen ein rascher Abfall der Hauttemperatur, eine periphere Vasokonstriktion, die zu Zittern und einem erhöhten Stoffwechsel führt, eine Änderung von Atemfrequenz, Herzfrequenz, Herzleistung und des mittleren arteriellen Drucks. Um einen Wärmeverlust im Wasser auszugleichen, muss die Wärmeerzeugung durch Steigerung der körperlichen Aktivität, durch Zittern oder beides erfolgen. Wenn nicht, sinkt die Kerntemperatur weiter und das Zittern hört auf. Diese physiologischen Reaktionen nehmen proportional zum Abfall der Kerntemperatur ab.[108]

Das größte Risiko einer Immersionshypothermie beginnt normalerweise bei einer Wassertemperatur von weniger als 25 °C.[131] Da die Wärmeableitungskapazität von Wasser 25-mal höher ist als die von Luft, besteht bei Personen eine erhöhte Gefahr für eine schnellere Hypothermie in Wasser. Körperliche Aktivität (z. B. Schwimmen zum Warmhalten) in kaltem Wasser wird jedoch letztendlich zu einem Nachteil, da der konvektive Wärmeverlust für das kältere Wasser, das den Körper umgibt, erhöht wird, was zu einem schnelleren Auftreten von Hypothermie führt. Dieses Verständnis führte zur Empfehlung, den Wärmeverlust während des Eintauchens in kaltes Wasser durch die Verwendung der „heat escape lessening posture" (HELP) oder der „Huddle-Position", bei der sich mehrere Opfer eng umschlingen, zu minimieren (**Abbildung 19-9**).[131]

Die niedrigste gemessene Kerntemperatur für ein Kind mit einer intakten neurologischen Erholung nach einer akzidentellen Hypothermie betrug 15 °C.[125] Bei einem Erwachsenen ist 13,7 °C die niedrigste gemessene Kerntemperatur für einen Überlebenden bei einer akzidentellen Unterkühlung. Bei dieser Person handelt es sich um eine 29-jährige Frau, die mehr als 40 Minuten lang mit der Selbstrettung zu kämpfen hatte, bevor die Symptome einer schweren Hypothermie die Muskelkontraktion beeinträchtigten.[110] Sie war mehr als 80 Minuten lang im Wasser, bevor ein Rettungsteam eintraf, und sie während des Transports in ein lokales Krankenhaus reanimierte. Nach drei Stunden ununterbrochener Wiedererwärmung kehrte ihre Kerntemperatur zur Normalität zurück und sie überlebte ohne Einschränkungen.

Da die Vitalfunktionen möglicherweise auf ein kaum wahrnehmbares Niveau abgesunken sind, können hypotherme Patienten zunächst den Anschein erwecken,

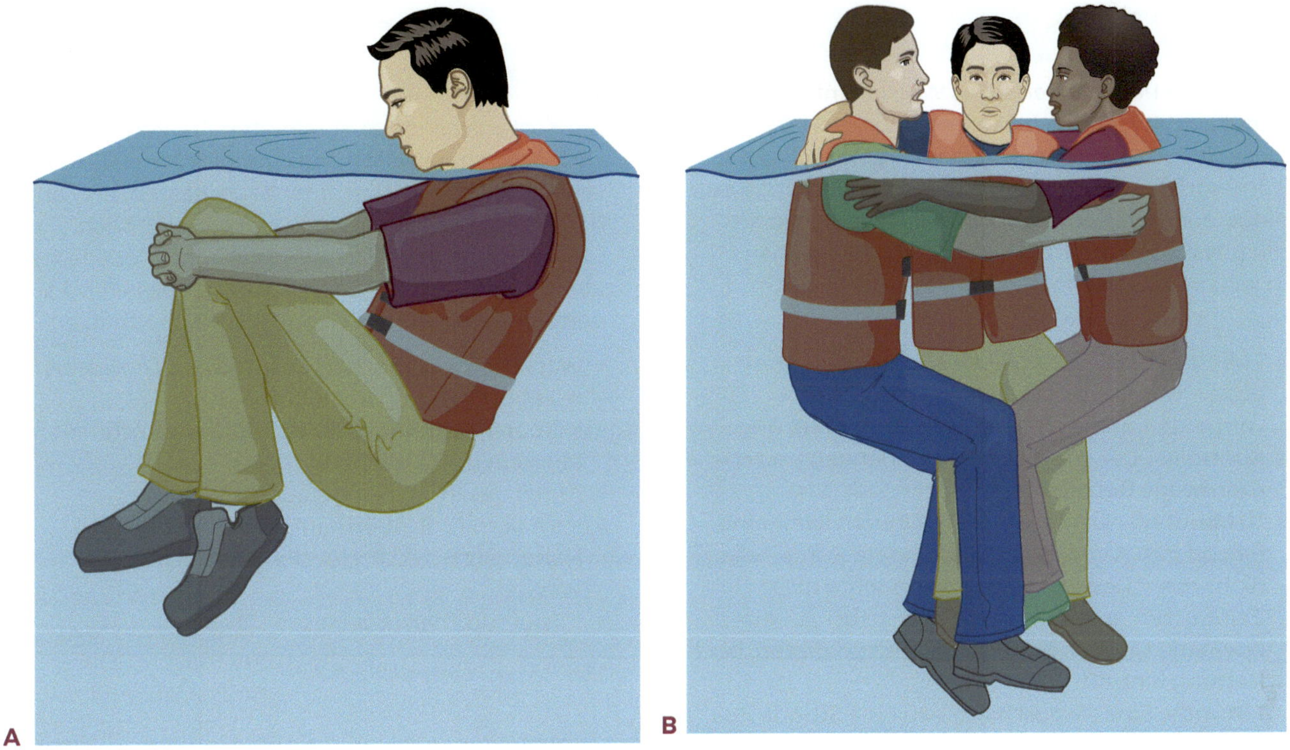


**Abbildung 19-9** Techniken, um das Auskühlen im Wasser zu verringern. **A.** Heat escape lessening posture (HELP). Position, die den Wärmeverlust einer einzelnen Person im Wasser verringert. **B.** Huddle-Technik. Technik, sich als Gruppe im Wasser eng zu umschlingen.



dass sie tot sind. Rettungsdienstfachpersonal sollte die Behandlung bei hypothermen Patienten so lang nicht abbrechen und den Patienten für tot erklären, bis dieser auf über 35 °C aufgewärmt wurde und es dann immer noch keine Anzeichen für eine kardiorespiratorische und neurologische Funktion oder Anzeichen einer Nicht-Überlebensfähigkeit gibt (Eis in den Atemwegen, gefrorene Thoraxwand, Enthauptung usw.). Die 29-jährige Hypothermie-Überlebende ist nur ein Beispiel für die Entlassung eines Patienten mit voller neurologischer Funktion nach längerer präklinischer CPR. Die Lehren aus diesem und anderen Fällen mit ähnlichem Ergebnis sind, obwohl der erste Eindruck eines hypothermischen Patienten aussichtslos sein kann, dieser Eindruck keine ausreichende Rechtfertigung dafür ist, grundlegende oder erweiterte lebenserhaltende Maßnahmen zu verweigern, es sei denn, es gibt Anzeichen dafür, die mit dem Leben nicht vereinbar sind. Beachten Sie den folgenden Satz: *„Niemand ist tot, solange er nicht warm und tot ist!"*

Beabsichtigtes oder unbeabsichtigtes Eintauchen in Kaltwasser (Head-out) passiert aufgrund von Freizeit- und kommerziellen Aktivitäten während des ganzen Jahres. Wenn Personen das erste Eintauchen ohne tödliches Ertrinken überleben, besteht das Risiko einer Unterkühlung, abhängig von der Wassertemperatur. Es ist wichtig zu wissen, dass die Öffentlichkeit im Allgemeinen die Zeit unterschätzt, die erforderlich ist, um sich in sehr kaltem Wasser zu unterkühlen. Die landläufige Meinung ist, dass dies rasch geschieht und es nur kurze Zeit bis zum Tod braucht. Ein schneller Tod durch Untertauchen ist jedoch häufig das Ergebnis einer Panik- oder Kälteschockreaktion, die zu einer Aspiration von Wasser oder zu vorübergehender muskulärer Paralyse/Funktionsstörung und tödlichem Ertrinken führt, nicht zu einer Hypothermie. Die wichtigsten Punkte, die man dabei verstehen sollte, sind, dass (1) zunächst der Kälteschock die größte Bedrohung ist und (2) die Patienten sich mehr auf die Kontrolle des Atemreflexes und ihrer Atmung konzentrieren sollten, um diese anfängliche physiologische Reaktion zu überleben (**Kasten 19-12**). Die Reaktionen des Körpers auf das Eintauchen in kaltes Wasser können in vier Phasen unterteilt werden, die zum Tod führen. Es ist wichtig anzumerken, dass Todesfälle in allen vier der folgenden Phasen gemeldet wurden[131]:

- *Erste Phase – „cold shock response":* Diese Phase beginnt mit einem Herz-Kreislauf-Reflex, der als Kälteschockreaktion bekannt ist und schnell (innerhalb von ein bis zwei Minuten) nach dem Eintauchen auftritt (kann in Wasser auftreten, das kälter als 20 °C ist). Es beginnt mit rascher Hautabkühlung, peripherer Vasokonstriktion, Atemreflex und Atemstillstand, Hyperventilation und Tachykardie.[92,107,131]

**Kasten 19-12** Das 1-10-1-Prinzip[109,129]

Wenn eine Person in eiskaltes Wasser eintaucht, hängt das Auftreten eines Kälteschocks oder einer Hypothermie von mehreren Faktoren, wie Körpergröße, Wassertemperatur und der Menge des eingetauchten Körpers ab. Im Allgemeinen kann die physiologische Reaktion auf das Eintauchen in kaltes Wasser jedoch durch das 1-10-1-Prinzip beschrieben werden.[111,131]

- **1 Minute**: Die Gefahr eines Kälteschocks dauert etwa eine Minute. Die Person sollte Panik vermeiden und sich darauf konzentrieren, die Kontrolle über ihre Atmung zu erlangen und die Atemwege freizuhalten.
- **10 Minuten**: Nach etwa zehn Minuten kann eine Person ihre Arme, Beine und andere Körperteile nicht mehr bewegen. Die Person sollte diese Zeit nutzen, sofern möglich, sich selbst zu retten oder eine Überlebens-Position einzunehmen, bis Rettung eintrifft.
- **1 Stunde**: Eine Person hat bis zu eine Stunde Zeit, um durch Unterkühlung bewusstlos zu werden. Panik oder unnötiges Bewegen verringert diese Zeit. Wenn Sie eine Schwimmweste tragen, kann es noch eine Stunde dauern, bis das Herz aufhört zu schlagen.



Der Atemreflex kann zu Aspiration und Ertrinken führen, je nachdem, ob sich der Kopf über oder unter Wasser befindet. Diese Reaktionen, einschließlich Synkope oder Krämpfen, die zu Ertrinken, Vagusreizung und Kammerflimmern führen, können innerhalb von Minuten nach dem Eintauchen auftreten und zum plötzlichen Tod führen. [108,131,133-135]

- *Zweite Phase – „cold incapacitation“:* Wenn ein Opfer die Kälteschockphase überlebt, kommt es in den nächsten fünf bis 15 Minuten nach dem Eintauchen zu einer signifikanten Abkühlung des peripheren Gewebes, insbesondere in den Extremitäten. Diese Abkühlung wirkt sich nachteilig auf die grob- und feinmotorischen Fähigkeiten der Extremitäten aus, verursacht Fingersteifigkeit, schlechte Koordination, Verlust der Muskelkraft und macht es fast unmöglich zu schwimmen, eine Rettungsleine zu ergreifen oder andere lebensrettende Tätigkeiten durchzuführen.[108,131]
- *Dritte Phase – Beginn der Hypothermie:* Wenn die ersten beiden Phasen überlebt werden, ohne zu ertrinken, besteht für den Betroffenen die Gefahr einer Hypothermie durch anhaltenden Wärmeverlust und Kerntemperaturabsenkung nach einem Eintauchen von mehr als 30 Minuten.[131] Wenn der Betroffene sich aufgrund von Müdigkeit und Hypothermie nicht über der Wasseroberfläche halten kann, besteht die Gefahr, dass es untertaucht, was zu Aspiration und Ertrinken führt.[92,111] Wie lange eine Person in kaltem Wasser überleben kann, hängt von vielen Faktoren ab. Es wurde geschätzt, dass eine Person bei einem Tauchgang nicht länger als eine Stunde bei einer Wassertemperatur von 0 °C überleben kann; bei einer Wassertemperatur von 15 °C ist das Überleben nach sechs Stunden unwahrscheinlich.[136]
- *Vierte Phase – „Circum-rescue collapse“:* Bei Patienten in dieser Phase wurden Todesfälle in allen Stadien der Rettung (vor, während und danach) beobachtet. Die Symptome reichen von Bewusstlosigkeit bis zum Herzstillstand und wurden als Wiedererwärmungsschock oder Postrettungskollaps bzw. „Berge- oder Rettungstod“ bezeichnet. Dabei können Todesfälle in jedem Stadium nach der Rettung bis zu 24 Stunden danach auftreten. Die drei wahrscheinlichen Gründe für einen Rettungstod sind (1) ein Nachlassen der Kerntemperatur („Afterdrop“), (2) ein Zusammenbruch des arteriellen Blutdrucks und (3) Änderungen durch Hypoxie, Azidose oder schnelle Änderungen des pH-Werts, die Kammerflimmern verursachen. Es wird darauf hingewiesen, dass bis zu 20 % derjenigen, die während der vierten Phase wiederbelebt werden, durch einen Rettungstod sterben.[131]

Weitere Informationen zum Überleben bei Eintauchen in Kaltwasser finden Sie in **Kasten 19-13** und **Kasten 19-14**.

**Kasten 19-13** Richtlinien für das Überleben in kaltem Wasser

Die Küstenwache der Vereinigten Staaten und andere Such- und Rettungsorganisationen (SAR) verwenden Richtlinien, um abzuschätzen, wie lange Personen in kaltem Wasser überleben können. Diese Richtlinien sind mathematische Modelle, die die Abkühlrate der Kerntemperatur - basierend auf dem Einfluss der folgenden Variablen - schätzen:

- Wassertemperatur und Zustand des Gewässers
- Isolationswirkung der Kleidung
- Körperzusammensetzung (Menge an Fett, Muskeln und Knochen)
- Anteil des in Wasser getauchten Körpers
- Verhalten (z. B. übermäßige Bewegung) und Haltung (z.B. HELP, Huddle) des Körpers im Wasser
- fröstelnde Thermogenese[137-139]

**Kasten 19-14** Selbstrettung

Frühe Studien in den 1960er bis 1970er Jahren legten nahe, dass es bei einem versehentlichen Eintauchen in kaltes Wasser besser sei, sich nicht selbst zu retten, indem man versucht, sich durch Schwimmen in Sicherheit zu bringen, sondern an Ort und Stelle zu bleiben, in Schwimmwesten zu schwimmen oder sich an einem Wrack festzuhalten und nicht herumzuschwimmen, um sich warm zu halten. Neuere Forschungen haben ergeben, dass die Selbstrettung durch Schwimmen bei versehentlichem Eintauchen in kaltes Wasser (10°C bis 13,9°C) unter den folgenden Bedingungen eine realistische Option ist:

- Das Opfer hat die Kälteschockphase zunächst in den ersten Minuten der Kaltwasserbelastung überstanden.
- Das Opfer hat sich früh entschlossen, sich selbst zu retten oder auf die Rettung zu warten, da die Entscheidungsfähigkeit mit fortschreitender Hypothermie beeinträchtigt wird. Nach 30 Minuten im Wasser ist die Erfolgswahrscheinlichkeit deutlich geringer.
- Es besteht eine geringe Wahrscheinlichkeit, dass Rettungskräfte in der Region eintreffen.
- Das Opfer kann das Ufer innerhalb von 45 Minuten nach dem Schwimmen erreichen, je nach Fitnesslevel und Schwimmfähigkeiten.[131]
- Im Durchschnitt sollte ein Opfer, das im Wasser eine Schwimmweste trägt, in der Lage sein, eine Strecke von etwa 800 m in einem Wasser mit 10 °C zu schwimmen, bevor es durch Muskelauskühlung und Ermüdung der Arme zu Muskelkater kommt, bevor es zu einer allgemeinen Hypothermie kommt.
- Die Schwimmstrecke in kaltem Wasser beträgt etwa ein Drittel der in wärmerem Wasser zurückgelegten Distanz.[140]



## Pathophysiologische Wirkungen von Hypothermie auf den Körper

Hypothermie beeinflusst alle größeren Organsysteme des Körpers, insbesondere das Herz-, Nieren- und das Zentralenervensystem. Wenn die Kerntemperatur des Körpers auf unter 35 °C sinkt, tritt die maximale Ausprägung der Vasokonstriktion, des Zitterns und der Stoffwechselrate auf, wobei Herzfrequenz, Atemfrequenz und Blutdruck ansteigen. Der zerebrale Sauerstoffbedarf sinkt um 6-10 % pro 1 °C Abnahme der Kerntemperatur und der zerebrale Metabolismus bleibt erhalten.

Wenn die Kerntemperatur auf zwischen 30 °C und 35 °C fällt, werden die kognitive Funktion, die Herzfunktion, die Stoffwechselrate, die Atemfrequenz und das Zittern signifikant verringert oder vollständig gehemmt. An diesem Punkt sind die begrenzten physiologischen Abwehrmechanismen zur Verhinderung des Wärmeverlusts des Körpers überwältigt und die Kerntemperatur fällt rasch ab.

Bei einer Kerntemperatur von 29.4 °C sind Herzleistung und Stoffwechselrate um etwa 50 % reduziert. Atmung und Perfusion sind unzureichend und entsprechen nicht dem Stoffwechselbedarf, was zu zellulärer Hypoxie, erhöhten Laktatwerten und schließlich zu metabolischer und respiratorischer Azidose führt. Sauerstoff- und Blutfluss werden im Körperkern und im Gehirn aufrechterhalten.

Bradykardie tritt bei einem großen Prozentsatz der Patienten als direkte Auswirkung der Kälte auf die Depolarisation von Herzschrittmacherzellen und deren langsame Ausbreitung durch das Leitungssystem auf. Wichtig ist hierbei, dass das Herz ineffektiv auf Atropin und andere Herzmedikamente reagiert, wenn die Myokardzellen kalt sind.[9] Wenn die Körperkerntemperatur unter 30 °C fällt, wird der Herzmuskel leichter erregbar. Die PR-, QRS- und QTC-Intervalle sind verlängert. ST-Segment- und T-Wellenänderungen sowie J- (oder Osborn-) Wellen können vorhanden sein und andere EKG-Abnormalitäten wie einen akuten Myokardinfarkt nachahmen. Die J-Wellen sind ein bemerkenswertes EKG-Merkmal bei hypothermischen Patienten und werden bei etwa einem Drittel der Patienten mit mittelschwerer bis schwerer Hypothermie (weniger als 32,2 °C) beobachtet. Die J-Welle wird als „buckelartige" -Durchbiegung zwischen dem QRS-Komplex und dem frühen Teil des ST-Segments beschrieben.[131,141] Die J-Welle kann am besten in den aVL-, aVF- und linken präkordialen Ableitungen gesehen werden (**Abbildung 19-10**).

Vorhofflimmern und extreme Bradykardie entwickeln sich und können zwischen 28.3 °C bis 32.2 °C andauern. Wenn die Kerntemperatur 26.7 °C bis 27.8 °C erreicht, kann jede körperliche Stimulation des Herzens Kammerflimmern (VF) verursachen. Rettungsmaßnahmen oder intensivere Bewegung des Patienten könnten ausreichen, um VF zu verursachen. Bei diesen extrem niedrigen Körperkerntemperaturen sind Puls und Blutdruck nicht messbar, die Gelenke sind steif und die Pupillen sind lichtstarr und erweitert. Denken Sie daran, dass ein Patient nicht als tot betrachtet werden sollte, bis er oder sie wieder aufgewärmt ist und dann noch keine Lebenszeichen aufweist (EKG, Puls, Atmung und ZNS-Funktion).

Bei akuter Kälteexposition steigt der renale Blutfluss aufgrund von Blutverschiebung während der Vasokonstriktion. Dies kann zu einem als *kalte Diurese* bekannten Phänomen führen, bei dem Patienten mehr Urin produzieren und dadurch dehydrieren. Bei 27°C bis 32 °C wird der Nierenblutfluss um 50 % verringert. Bei diesem moderaten bis schweren hypothermem Niveau führt die

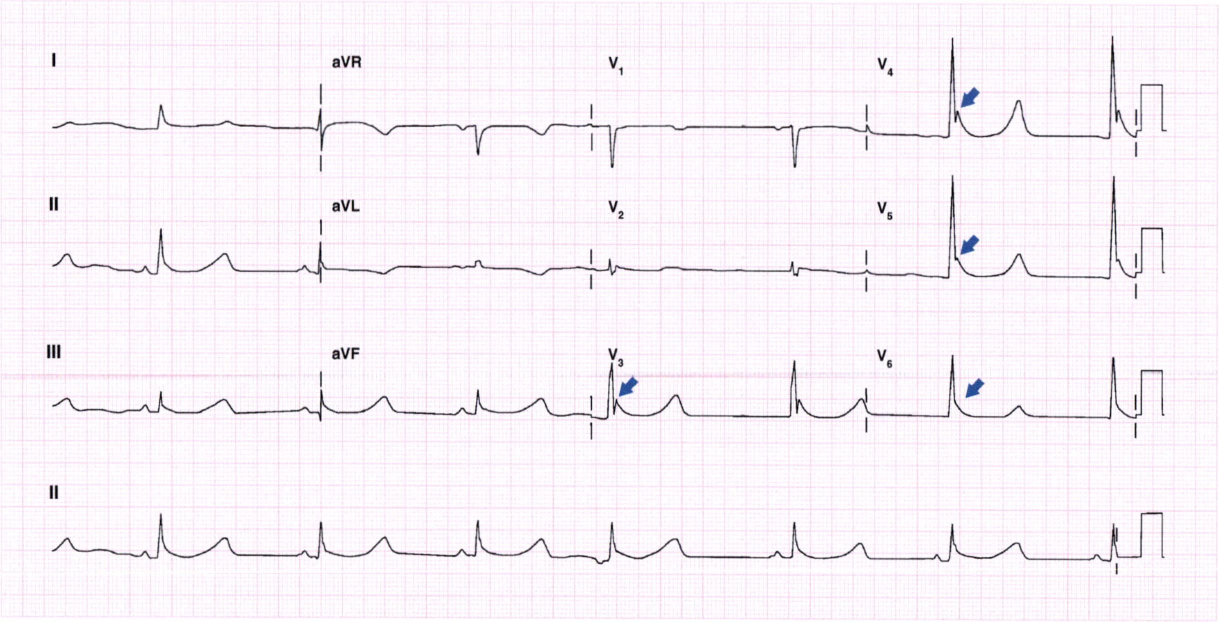


**Abbildung 19-10** Osborne- oder J-Welle bei hypothermen Patienten.

Daten aus 12-Lead ECG: The Art of Interpretation, mit freundlicher Genehmigung von Tomas B. Garcia, MD.

Abnahme des Herzzeitvolumens zu einer Abnahme des renalen Blutflusses und der glomerulären Filtrationsrate, was wiederum zu akutem Nierenversagen führt.[131]

## Beurteilung

Die Sicherheit der Einsatzstelle muss bei der Ankunft unbedingt beurteilt werden. Alle Einsatzkräfte müssen ihre Sicherheit und den Schutz vor Kälteeinwirkung maximieren, wenn sie in dieser Umgebung arbeiten. Es sollte ein hoher Verdacht auf Hypothermie bestehen, auch wenn die Umgebungsbedingungen nicht besonders darauf schließen lassen (z. B. Wind, Feuchtigkeit, Temperatur).

Schützen Sie die Patienten vor einer weiteren Auskühlung, indem Sie sie entweder vorsichtig in Sicherheit bringen oder von den Umwelteinflüssen isolieren können. Dadurch wird ein weiterer Wärmeverlust verhindert. Beurteilen Sie die den Patienten nach dem X-ABCDE-Schema. Nehmen Sie sich bis zu 60 Sekunden Zeit, um den Puls des Patienten sorgfältig zu beurteilen, der bei einem Patienten mit mäßiger bis schwerer Hypothermie als sehr schwach oder fehlend erscheinen kann. Bei einigen Patienten, die sonst bei Bewusstsein sind, kann es zu unklaren Beeinträchtigungen wie Müdigkeit, Lethargie, Übelkeit und Schwindel kommen. Die Neurologie sollte häufig beurteilt und überwacht werden. Patienten mit schwerer Hypothermie zeigen im allgemeinen Bradypnoe, Stupor und Koma.

Zur genauen Messung hypothermer Temperaturen ist häufig ein Rektalthermometer mit niedrigem Messbereich erforderlich. Rektaltemperaturen werden jedoch in der Regel in der Praxis nicht erhoben. Rettungswagen haben meist ein standardmäßiges orales oder rektales Thermometer (für Säuglinge) mit einer unteren Grenze von 35.6 °C. Elektronische Thermometer sind in hypothermen Situationen für genaue Messungen nicht nützlich. Die Infrarot-Temperaturmessung der Trommelfellmembran ist im Allgemeinen genau, wenn mit einer sorgfältigen Technik sichergestellt wird, dass die Sonde auf das Trommelfell und nicht auf den Gehörgang gerichtet wird, was die Ablesung beeinflussen kann. Darüber hinaus muss das Ohr frei von Cerumen (Ohrenschmalz) und Blut sein. Daher muss sich das Rettungsdienstfachpersonal auf die Situation, den mentalen Status des Patienten, die Beschaffenheit der Haut und das X-ABCDE-Schema verlassen. **Tabelle 19-6** zeigt die zu erwartenden physiologischen Reaktionen bei abnehmender Kerntemperatur.

Zittern und eine Veränderung des Bewusstseinszustands sind wichtig für die Beurteilung einer vermuteten Hypothermie. Patienten mit leichter Hypothermie (Körperkerntemperatur über 32.2 °C) zittern und zeigen in der Regel Anzeichen eines veränderten Bewusstseins (z. B. Apathie, Verwirrung, verwaschene Sprache, Gangunsicherheit, Hilflosigkeit). Sie sind stark verlangsamt und werden meist nicht stehend, sondern sitzend oder liegend angetroffen. Mitarbeiter von Polizei und Rettungsdienst könnten diesen Zustand als Drogen- oder Alkoholvergiftung oder bei geriatrischen Patienten als zerebrovaskuläres Ereignis (Schlaganfall) falsch interpretieren. Der Bewusstseinszustand

**Tabelle 19-6 Merkmale** der Hypothermie

| Klassifikation | Körperkerntemperatur | physiologische Reaktion |
|---|---|---|
| milde Hypothermie | 35-32 °C | Zittern, Stampfen mit dem Fuß<br>verengte Blutgefäße<br>erhöhte Atemfrequenz<br>Niedergeschlagenheit<br>Dysarthrie<br>Ataxie<br>kalte Diurese |
| moderate Hypothermie | 32-28 °C | Zittern hört auf; progressiv schwächere und steifere Muskeln mit Koordinationsverlust<br>verlangsamte Atemfrequenz<br>langsamer Puls<br>Hypoventilation<br>Abnahme der schützenden Atemwegsreflexe<br>Sauerstoffverbrauch sinkt um die Hälfte<br>Verwirrung<br>Lethargie |
| schwere Hypothermie | 28-24 °C | Abnahme des Minutenvolumens<br>Zunahme der Bronchialsekrete<br>Bronchospasmus kann auftreten<br>schwacher Puls<br>Rhythmusstörungen<br>langsame Atmung<br>Koma |
| massive Hypothermie | < 24 °C | scheinbarer Tod<br>Herz-Kreislauf-Stillstand |



eines Patienten ist jedoch kein verlässlicher Indikator für den Grad der Hypothermie. Einige Patienten sind auch bei einer Kerntemperatur unter 26.7 °C noch bei Bewusstsein.

Wenn die Kerntemperatur des Patienten unter 32.2 °C fällt, liegt eine mäßige Unterkühlung vor und der Patient wird sich wahrscheinlich nicht darüber beklagen, dass ihm kalt ist. Ein Zittern kann fehlen, und der Bewusstseinsgrad des Patienten wird stark herabgesetzt sein, möglicherweise bis zur Bewusstlosigkeit. Die Pupillen des Patienten reagieren langsam oder können geweitet und lichtstarr sein. Die tastbaren Pulse des Patienten können verringert sein oder fehlen, und der Patient hat eine leichte bis mäßige Hypotonie. Die Atmung des Patienten kann bis auf zwei Atemzüge pro Minute verlangsamt sein. Ein EKG zeigt möglicherweise Vorhofflimmern, die häufigste Arrhythmie. Andere Arrhythmien können bei längeren PR-, QR- und QTC-Intervallen vorliegen. J-(Osborn-)Wellen können vorhanden sein. Da das Myokard bei 27.8 °C zunehmend kälter und leichter erregbar wird, ist VF häufiger beobachtbar.

Aufgrund der Veränderungen des zerebralen Metabolismus können Hinweise auf paradoxes Entkleiden beobachtet werden, bevor der Patient das Bewusstsein verliert. Dies ist ein Versuch des Patienten, die Kleidung in der kalten Umgebung zu entfernen, und es wird angenommen, dass es eine Reaktion auf ein bevorstehendes thermoregulatorisches Versagen darstellt.

## Management

Die präklinische Versorgung des Patienten mit Hypothermie besteht darin, einen weiteren Wärmeverlust zu vermeiden, vorsichtig mit dem Patienten umzugehen, einen schnellen Transport einzuleiten und den Patienten wieder aufzuwärmen. Dies beinhaltet den Transport des Patienten von einer kalten Umgebung zu einem beheizten Rettungswagen oder in ein warmes Umfeld zu bringen, wenn der Transport nicht sofort durchführbar ist (siehe Abschnitt „verlängerte Transportzeiten"). Nachdem Sie den Puls beurteilt und keine Lebenszeichen gefunden haben, sollte sofort mit der Wiederbelebung begonnen werden.[142] Nasse Kleidung sollten Sie mit der Rettungsschere entfernen, um keine unnötigen Bewegungen des Patienten zu verursachen. Bedenken hinsichtlich des Entstehens einer ventrikulären Arrhythmie aufgrund der Behandlung des Patienten sollten keine notwendigen Interventionen verzögern. Diese Sorge wird bei Patienten mit schwerer Hypothermie (Körperkerntemperatur unter 30 °C) realistischer. Der Kopf und der Körper des Patienten sollten gegen den kalten Boden isoliert und vollständig mit warmen Decken oder Schlafsäcken bedeckt sein, gefolgt von einer äußeren winddichten Schicht, um den Wärmeverlust durch Leitung, Konvektion und Verdunstung zu verhindern.

Wenn der Patient bei Bewusstsein ist, sollte er alkohol- oder koffeinhaltige Getränke meiden. Rechnen Sie mit Hypoglykämie und messen Sie den Blutzuckerspiegel des Patienten. Für Patienten mit leichter Hypothermie mit normalen Glukosewerten sind warme, kalorienreiche oder glukosehaltige Getränke empfehlenswert. Bei Patienten mit mäßiger Hypothermie mit niedriger Blutzuckerkonzentration müssen intravenös Infusionen verabreicht und Glukose gemäß den lokalen Protokollen verabreicht werden. Anschließend wird die BZ-Messung alle fünf Minuten wiederholt, um die Notwendigkeit eines zusätzlichen Glukosebolus zu bestimmen.

Hypotherme Patienten können von Sauerstoff mit hoher Durchflussrate profitieren, da die Sauerstoffzufuhr zu den Geweben verringert ist. Die Sauerstoffbindungskurve verschiebt sich mit einer Abnahme der Körperkerntemperatur nach links. Das bedeutet, dass ein Pulsoxymetriewert, der auf eine angemessene Hämoglobinsättigung hindeutet, nicht unbedingt eine angemessene Sauerstoffversorgung auf zellulärer Ebene widerspiegelt. Im Idealfall kann der Patient mehr davon profitieren, wenn der Sauerstoff erwärmt und befeuchtet werden kann (42-46 °C). Wenn möglich, kann erwärmter Sauerstoff, der vor dem Bewegen verabreicht wird, VF während des Transports verhindern.

Bei nicht ansprechbaren hypothermen Patienten reicht das passive Aufwärmen nicht aus, um die Körperkernerntemperatur zu erhöhen. Diese Patienten benötigen auch ein Atemwegsmanagement; dies sollte abhängig von der Kiefersteifigkeit eingeleitet werden. Das Rettungsdienstfachpersonal sollte nicht zögern, rasch ein effektives Atemwegsmanagement zu etablieren. Es besteht das Risiko, eine fatale Arrhythmie während der Prozedur auszulösen.[111] Wenn die endotracheale Intubation fehlschlägt, sollte eine Maske-Beutel-Beatmung fortgesetzt werden oder andere Alternativen (z. B. supraglottische Atemwegsdevices: z.B. Larynxmaske, Larynxtubus) in Betracht gezogen werden. Verwenden Sie mindestens einen oropharyngealen oder nasopharyngealen Tubus (Guedel- oder Wendl-Tubus) bei der Maskenbeatmung.

Intravenöse Infusionslösung, idealerweise eine 5 %ige Glukoselösung, sollte auf 42.8 °C erwärmt und verabreicht werden, ohne dabei den Patienten zu bewegen. Patienten mit Unterkühlung sollten keine „kalten" Flüssigkeiten (Raumtemperatur) verabreicht bekommen, da diese den Patienten abkühlen und das Aufwärmen verzögert werden könnte. Wenn keine Kochsalz- und Glukoselösungen verfügbar sind, ist jede warme kristalloide Lösung verwendbar. Stellen Sie eine Flüssigkeitsgabe von 500 bis 1.000 ml bereit und verhindern Sie, dass die Lösung einfriert oder kälter wird, indem Sie den Infusionsbeutel unter den Patienten legen, um so warme Flüssigkeit unter Druck zu infundieren. Der Aufwärmeffekt von erwärmten Infusionsflüssigkeiten ist bestenfalls minimal, und das Rettungsdienstfachpersonal sollte weise entscheiden, ob jegliche Flüssigkeiten (oral oder intravenös) das Aspirationsrisiko, Husten und die schmerzhaften Reize für den Patienten wert sind. Heiße Packungen oder das Massieren der Extremitäten des Patienten wird nicht empfohlen.[7]

Typischerweise wird eine aktive externe Aufwärmung nur in der Brustregion durchgeführt, nicht an den Extremitäten. Dieser Ansatz verhindert eine vermehrte periphere Durchblutung, die dazu führen kann, dass eine erhöhte Menge an kälterem Blut von den Extremitäten zum Brustkorb zurückkehrt, bevor sich der zentrale Körperstamm wieder erwärmt. Eine verstärkte Rückkehr des peripheren Blutes kann die Azidose und Hyperkaliämie erhöhen und die Körperkerntemperatur senken („after drop"). Dies erschwert die Wiederbelebung und kann VF verursachen.

# 2020 American Heart Association Guidelines für die Herz-Lungen-Wiederbelebung und die kardiovaskuläre Notfallmedizin.

## Herzstillstand in besonderen Situationen - akzidentelle Hypothermie

Leitlinien für die Wiederbelebung eines Patienten mit Hypothermie haben sich über viele Jahrzehnte entwickelt. Die jüngste Überarbeitung der Richtlinien für die kardiovaskuläre Notfallversorgung durch die American Heart Association (AHA) wurde 2020 von der AHA in der Zeitschrift Circulation 2020 veröffentlicht. Diese Richtlinien änderten nichts an den 2015 für Herzstillstand infolge einer akzidentellen Hypothermie veröffentlichten Leitlinien.[142,143]

Der hypotherme Patient kann für das Rettungsdienstfachpersonal, insbesondere der bewusstlose Patient mit mäßiger bis schwerer Hypothermie, eine große Herausforderung darstellen. Da schwere Hypothermie durch eine Körperkerntemperatur von weniger als 30 °C definiert wird, kann sich der Patient aufgrund des verringerten Herzzeitvolumens und des verringerten arteriellen Drucks ohne erkennbaren Puls oder Atmung als klinisch tot darstellen. In der Vergangenheit bestand die Herausforderung darin, zu bestimmen, ob bei diesen Patienten Basis- (BLS-) oder erweiterte (ALS-) Reanimationsmaßnahmen auf der Grundlage des Patientenzustandes eingeleitet werden sollen. Außerdem kann es schwierig sein, über Außenstehende zu bestimmen, ob diese Patienten eine primäre hypothermische Exposition oder ein medizinisches Ereignis oder eine traumatische Verletzung hatten, die der Hypothermie vorausging. Außerdem sollte das Rettungsdienstfachpersonal bedenken, dass hypotherme Patienten ein potenziell leicht reizbares Myokard haben. Durch jegliche „grobe" Bewegung und das Einleiten von Thoraxkompressionen bei Patienten mit nicht nachweisbarem Puls, kann Kammerflimmern ausgelöst werden[142].

Unabhängig von der Situation, durch die die primäre oder sekundäre Hypothermie hervorgerufen wurde, sollten lebensrettende Maßnahmen im Allgemeinen aufgrund der klinischen Darstellung des Patienten, nicht vorenthalten werden. Dies gilt sowohl in einem städtischen Gebiet mit kurzen Transportwegen als auch für abgelegene ländliche Gegenden, in denen potenziell erhebliche Transportverzögerungen auftreten können und eine erweiterte Patientenversorgung erforderlich macht (siehe nachfolgende Diskussion).

## Basic Life Support Guidelines für die Behandlung von leichter bis schwerer Hypothermie

Patienten mit Hypothermie sollten nach Möglichkeit in eine waagrechte Position gebracht werden, um eine Verschlimmerung der Hypotonie und des sogenannten „Afterdrop" zu vermeiden.[7] Diese Patienten haben oft einen Volumenmangel durch kalte Diurese. Bei Hypothermie kann es schwierig sein, die Atmung zu evaluieren und einen Puls am Patienten zu fühlen. Es wird daher empfohlen, zunächst die Atmung zu beurteilen und dann bis zu 60 Sekunden lang den Puls zu prüfen, um eine der folgenden Möglichkeiten zu bestätigen:

- Atemstillstand
- pulsloser Herz-Kreislauf-Stillstand (Asystolie, ventrikuläre Tachykardie, VF)
- Bradykardie (CPR erforderlich)

Wenn der Patient nicht atmet, beginnen Sie sofort mit der Beatmung, es sei denn, es gibt offensichtliche Todeszeichen (z.B. Enthauptung, Rigor Mortis). Beginnen Sie bei allen Patienten mit Hypothermie, die ohne Puls und ohne erkennbare Kreislaufzeichen sind, sofort mit Thoraxkompressionen.[142] Wenn Zweifel beim Tasten des Pulses bestehen, beginnen Sie sofort mit der Reanimation. Halten Sie BLS-Maßnahmen niemals zurück, bis der Patient wieder aufgewärmt ist. Wenn feststeht, dass der Patient einen Herzstillstand hat, wenden Sie die aktuellen BLS-Richtlinien an.

Ein automatisierter externer Defibrillator (AED) sollte verwendet werden, wenn eine pulslose ventrikuläre Tachykardie (PEA) oder VF vorliegt. Die aktuellen Leitlinien für die kardiovaskuläre Notfallversorgung **Abbildung 19-11** empfehlen, dass diese Patienten mit bis zu fünf CPR-Zyklen (ein Zyklus sind 30 Kompressionen auf 2 Beatmungen) behandelt werden, bevor der EKG-Rhythmus überprüft und ein Schockversuch unternommen wird.[144] Wenn ein schockbarer Rhythmus festgestellt wird, geben Sie einen Schock ab und führen Sie dann weitere fünf CPR-Zyklen fort. Wenn der Patient mit Hypothermie nicht auf einen Schock mit einem nachweisbaren Puls reagiert, sollten weitere Defibrillationsversuche abgebrochen werden und die Bemühungen auf eine wirksame Herz-Lungen-Wiederbelebung gerichtet werden. Dabei ist der Patient vor dem Versuch einer weiteren Defibrillation auf über 30 °C aufzuwärmen.[144]

Wenn bei einem Patienten mit Hypothermie Thoraxkompressionen durchgeführt werden, ist eine größere Kraft erforderlich, da die Elastizität des Thorax im kalten Zustand

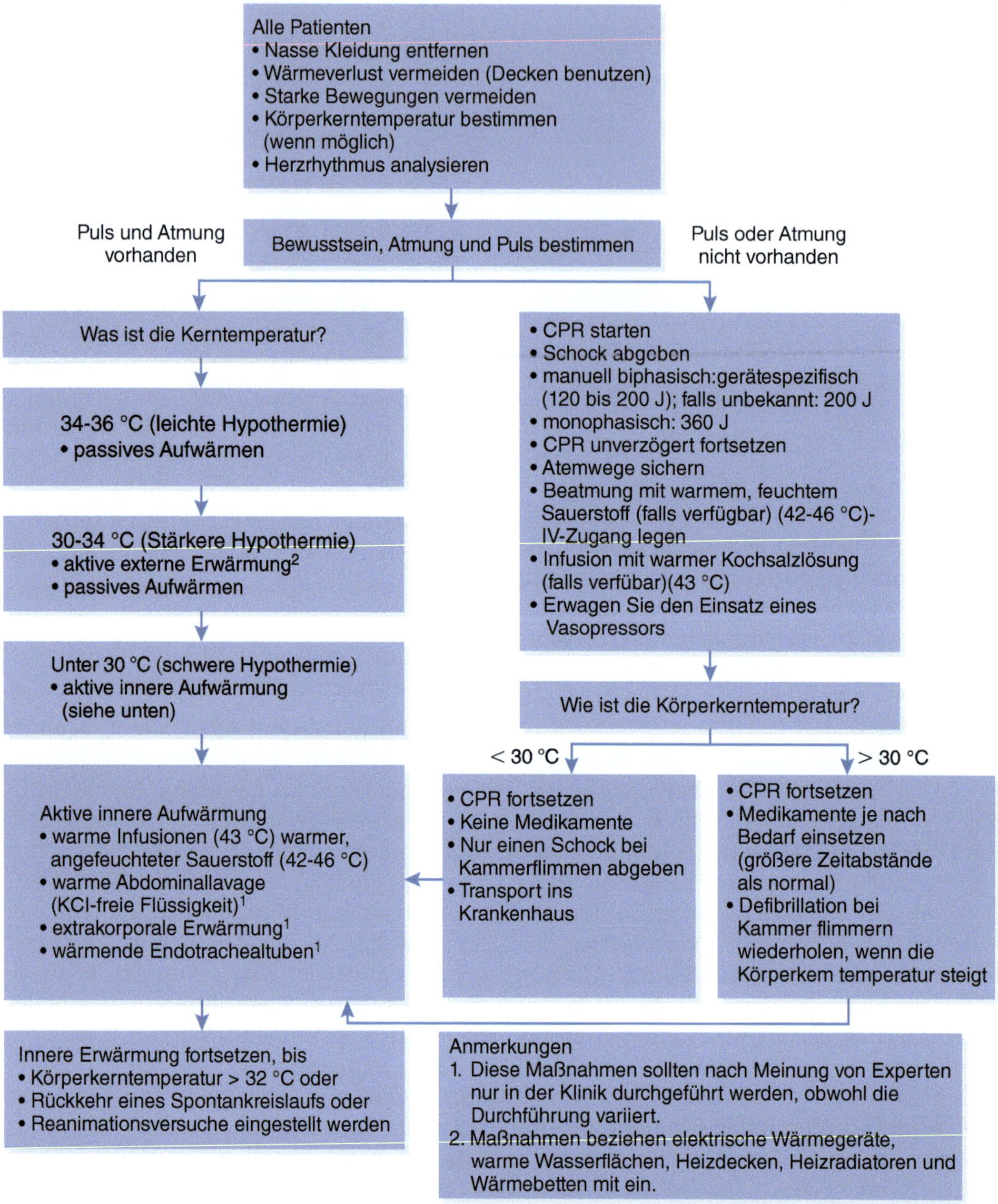


**Abbildung 19-11** Modifizierter Hypothermie-Algorithmus der American Heart Association (AHA) aus den Richtlinien (2010) für kardiopulmonale Reanimation und kardiovaskuläre Notfallmedizin. Hinweis: Peritoneal-Lavage, extrakorporale Wiedererwärmung und Ösophagus-Wiedererwärmungsröhrchen sind in der Regel Krankenhausverfahren.

Daten von: American Heart Association: Handbook of Emergency Cardiovascular Care for Healthcare Providers, Chicago, 2006, AHA.

abnimmt.[145] Wenn die Körperkerntemperatur unter 30 °C liegt, tritt die Konvertierung in einen normalen Sinusrhythmus normalerweise erst ein, wenn die Wiedererwärmung oberhalb dieser Kerntemperatur erreicht ist.[146]

Der Umstand, einen Patienten nicht für tot zu erklären, bevor dieser nicht wieder aufgewärmt wurde, kann nicht oft genug betont werden. Untersuchungen an Unterkühlungspatienten haben gezeigt, dass Kälte eine Schutzwirkung auf die lebenswichtigen Organe ausübt.[146,147]

## Advanced Cardiac Life Support für die Behandlung von Hypothermie

Die Behandlung von schwerer Hypothermie in der Praxis ist nach wie vor umstritten.[142] Die Richtlinien für den Einsatz von Advanced Cardiac Life Support (ACLS) unterscheiden sich jedoch von denen eines normothermen

Patienten. Bewusstlose Patienten mit Unterkühlung benötigen einen gesicherten Atemweg und sollten intubiert werden. Verzögern Sie das Atemwegsmanagement nicht aufgrund der Besorgnis, Kammerflimmern auszulösen. Wenn zuvor ein schockbarer Rhythmus erkannt wurde, defibrillieren Sie einmal mit 120 bis 200 Joule biphasisch oder 360 Joule monophasisch, setzen Sie die Wiederbelebung fort und verschieben Sie die Medikamentengaben und die darauffolgenden Defibrillationsversuche bis die Körperkerntemperatur über 30 °C liegt. Wenn möglich, beginnen Sie aktive Aufwärmmaßnahmen mit warmen, befeuchtetem Sauerstoff und warmen Infusionslösungen. Der Patient sollte so zugedeckt werden, dass ein weiterer Wärmeverlust vermieden wird. Die passive Wiedererwärmung für Patienten mit leichter Hypothermie ist ausreichend. Patienten mit mittelschwerer bis schwerer Hypothermie benötigen jedoch eine aktive Aufwärmung, die im Allgemeinen auf Maßnahmen beschränkt sind, die in einer Notaufnahme, einem Operationssaal oder einer Intensivstation durchgeführt werden müssen. Passive Wiedererwärmungsverfahren allein für diese Patienten sind völlig unzureichend, um die Kerntemperatur im präklinischen Umfeld zu erhöhen. Das Rettungsdienstfachpersonal sollte sich eher auf wirksame Techniken konzentrieren, um weiteren Wärmeverlust zu verhindern.[15]

Die Herausforderung bei ACLS-Verfahren im Rahmen von Patienten mit Hypothermie besteht darin, dass das Herz möglicherweise nicht auf die Medikamente, Stimulation und Defibrillation anspricht.[148] ACLS-Medikamente (z. B. Epinephrin, Amiodaron, Lidocain) können sich im Kreislauf bei wiederholter Verabreichung toxisch bei Patienten mit schwerer Hypothermie anreichern, insbesondere wenn sich diese wieder aufwärmen.[142] Daher wird empfohlen, i.v.-Medikamente bei Patienten mit einer Körperkerntemperatur unter 30 °C nicht zu verabreichen. Wenn ein Patient mit Hypothermie anfänglich eine Körperkerntemperatur von über 30 °C aufweist oder wenn ein Patient mit schwerer Hypothermie über dieser Temperatur aufgewärmt wurde, können i.v.-Medikamente verabreicht werden. Es werden jedoch längere Intervalle zwischen den Medikamenteneinnahmen empfohlen als bei den standardmäßigen Medikamentenintervallen der ACLS-Algorithmen.[142] Die wiederholte Defibrillation wird empfohlen, wenn die Körperkerntemperatur weiterhin über 30 °C steigt, was den aktuellen ACLS-Richtlinien entspricht.[144]

Schließlich sollten Reanimationsmaßnahmen nach BLS/ACLS-Verfahren nur dann unterlassen werden, wenn die Verletzungen des Patienten mit dem Leben nicht vereinbar sind. Zum Beispiel, wenn der Körper so gefroren ist, dass Thoraxkompressionen unmöglich sind oder wenn Mund und Nase mit Eis blockiert sind.[15,143] Abbildung 19-11 stellt einen Algorithmus für milde, moderate und schwere Hypothermie Richtlinien für Patienten mit Puls und für Patienten ohne Puls bereit.[121]

# Prävention von kältebedingten Verletzungen

Die Prävention von kältebedingten Verletzungen bei Patienten, sich selbst und anderen Einsatzkräften ist vor Ort von entscheidender Bedeutung. Zu den Empfehlungen gehören:

1. Beachten Sie die Risikofaktoren, die im Allgemeinen mit einer Kälteschädigung verbunden sind:
   - Müdigkeit
   - Dehydration
   - Unterernährung
   - Mangel an Erfahrung mit kaltem Wetter
   - afrikanische Abstammung
   - Tabakkonsum
   - Kälteempfinden (Windchill)
2. Wenn Sie bei Kälte, Nässe und Wind nicht trocken bleiben können, suchen Sie so bald wie möglich Schutz.
3. Denken Sie daran, dass Patienten mit anamnestisch bereits erlittenen kältebedingten Verletzungen, ein erhöhtes Risiko für die Entwicklung weiterer kältebedingter Gewebeschädigungen zeigen.
4. Vermeiden Sie Dehydratation.
5. Vermeiden Sie Alkohol in kalten Umgebungen.
6. Verwenden Sie die Huddle-Technik mit anderen Überlebenden, wenn sie versehentlich in kaltes Wasser stürzen. Sie überleben eher, wenn Sie im kalten Wasser mit weniger als 20 °C verbleiben und nicht versuchen, an Land zu schwimmen, sofern das Ufer nicht in der Nähe ist (<45 Minuten Entfernung).
7. Erhöhen Sie Ihre Überlebenswahrscheinlichkeit in kalten Umgebungen durch:
   - den Willen zum Überleben
   - Anpassungsfähigkeit und Improvisation
   - Optimismus und den Glauben daran, dass dieses Ereignis nur eine vorübergehende Situation ist
   - Sinn für Humor und ruhige Reaktionen
8. Nutzen Sie die Körperwärme, um kalte oder fast gefrorene Extremitäten zu erwärmen, indem Sie die Finger in die Achselhöhlen oder die Leistengegend legen. Zehen und Füße können auf den Bauch einer anderen Person gelegt werden.
9. Bewahren Sie Wetterschutzkleidung (z. B. Stiefel, Socken, Handschuhe, Wintermütze, isolierte Hose und Jacke, winddichte Außenschale) für unerwartete Notfälle in den kalten Monaten in Ihrem Auto auf. Vermeiden Sie

Kleidung, die Feuchtigkeit absorbiert, da nasse Kleidung den Wärmeverlust verstärkt (z. B. Wolle oder Vlies).

10. Tragen Sie immer Handschuhe. Erfrierungen können schnell auftreten, wenn Sie mit bloßen Händen metallische Gegenstände in der Kälte berühren. Fäustlinge sind effektiver als Fingerhandschuhe, wenn warme Luft um alle Finger herum eingeschlossen wird.
11. Verstehen Sie, dass sich der Windchill-Index (**Abbildung 19-12**) aus der Windgeschwindigkeit und der Lufttemperatur zusammensetzt, und kleiden Sie sich bei extremer Kälte mit isolierter Kleidung und einem winddichten Kleidungsstück.
12. Halten Sie die Füße mit Socken, die die Feuchtigkeit von den Füßen auf das Schuhwerk übertragen, trocken.
13. Gehen Sie nicht mit tief geschnittenen Schuhen durch den Schnee. Wenn Ihnen der passende Schuh fehlt, versuchen Sie in einem geschützten Bereich zu bleiben.
14. Legen Sie sich nicht direkt auf den Schnee. Isolieren Sie den Untergrund mit Ästen, einem Schlafsack, einem Poncho oder anderem Material. Verwenden Sie einen Schlafsack im Freien.
15. Tragen Sie keine Kleidung, die Schweiß absorbiert und zurückhält. Jeglicher Schweiß in Ihrer Kleidung erhöht den Wärmeverlust und führt zu Zittern.
16. Wenn Sie Cremes verwenden, dann nutzen Sie Produkte auf Öl Basis (z. B. Vaseline). Lotionen auf Wasserbasis im Gesicht, an den Händen und an den Ohren erhöhen das Risiko für Frostbiss und Erfrierungen.
17. Schützen Sie neben den unteren Extremitäten auch die Genitalregion vor Kälte. Verwenden Sie Jogginghosen, lange Unterwäsche, Lycra-Strumpfhosen, Gore-Tex-Hosen oder eine beliebige Kombination dieser Kleidungsstücke.
18. Um Erfrierungen zu vermeiden:
    - Tragen Sie keine enge Kleidung, Handschuhe oder Stiefel, die die Durchblutung behindern.
    - Bewegen Sie regelmäßig Finger, Zehen und Gesicht, um sie warm zu halten und taube Stellen zu erkennen.
    - Arbeiten oder trainieren Sie mit einem Partner, der auf Anzeichen von kältebedingten Verletzungen und Unterkühlung achtet.

Wind Chill Tabelle

| Windgeschwindigkeit (km/h) | Temperatur (°C) | | | | | | | | | | | |
|---|---|---|---|---|---|---|---|---|---|---|---|---|
| Windstille | 10 | 5 | 0 | −5 | −10 | −15 | −20 | −25 | −30 | −35 | −40 | −45 |
| 5 | 10 | 5 | 0 | −5 | −10 | −15 | −20 | −25 | −30 | −35 | −40 | −45 |
| 10 | 8 | 2 | −3 | −9 | −14 | −20 | −25 | −31 | −31 | −42 | −48 | −53 |
| 15 | 5 | −1 | −7 | −13 | −19 | −25 | −31 | −37 | −43 | −49 | −55 | −61 |
| 20 | 3 | −3 | −10 | −16 | −22 | −29 | −35 | −42 | −48 | −55 | −61 | −68 |
| 25 | 2 | −5 | −12 | −18 | −25 | −32 | −39 | −45 | −52 | −59 | −66 | −73 |
| 30 | 1 | −6 | −13 | −20 | −27 | −34 | −41 | −48 | −55 | −62 | −69 | −77 |
| 35 | 0 | −7 | −15 | −22 | −29 | −36 | −44 | −51 | −58 | −65 | −73 | −80 |
| 40 | −1 | −8 | −16 | −23 | −31 | −38 | −45 | −53 | −60 | −68 | −75 | −83 |
| 45 | −2 | −9 | −17 | −24 | −32 | −39 | −47 | −55 | −62 | −70 | −77 | −85 |
| 50 | −2 | −10 | −18 | −25 | −33 | −41 | −48 | −56 | −64 | −71 | −79 | −87 |
| 55 | −3 | −11 | −18 | −−26 | −34 | −42 | −49 | −57 | −65 | −73 | −80 | −88 |
| 60 | −3 | −11 | −19 | −27 | −35 | −42 | −50 | −58 | −66 | −74 | −82 | −89 |
| 65 | −3 | −11 | −19 | −27 | −35 | −43 | −50 | −58 | −67 | −75 | −83 | −90 |
| 70 | −4 | −12 | −20 | −28 | −35 | −43 | −51 | −59 | −67 | −75 | −83 | −91 |
| 75 | −4 | −12 | −20 | −28 | −36 | −44 | −52 | −60 | −68 | −76 | −84 | −92 |
| 80 | −4 | −12 | −20 | −28 | −36 | −44 | −52 | −60 | −68 | −76 | −84 | −92 |

Zeit bis zu auftretenden Frostschäden: 30 min 10 min 5 min

Windchill-Temperatur (°C) = $0{,}045 \times (5{,}27 \times V^{0{,}5} + 10{,}45 - 0{,}28 \times V^{0{,}5}) \times (T - 33) + 33$
T = Lufttemperatur (°C) V = Windgeschwindigkeit (km/h)

**Abbildung 19-12** Windchill-Index.

Mit freundlicher Genehmigung des National Weather Service.

- Tragen Sie ordnungsgemäß isolierende Kleidung und halten Sie diese trocken. Tragen Sie immer zusätzliche Unterwäsche, Socken und Schuhe.
- Achten Sie auf Taubheit und Kribbeln.[149]

# Verlängerte Transportzeiten

Manchmal führt der Auffindungsort eines Patienten zu einer Verzögerung des Transports oder eines längeren Transports zu einer geeigneten Einrichtung, was eine erweiterte präklinische Behandlung erforderlich macht. Folglich muss das Rettungsdienstfachpersonal unter Umständen Behandlungsoptionen in Betracht ziehen, die über das hinausgehen, was bei einem schnellen Transport angewendet würde. Wie der Patient behandelt wird, hängt von der Zeit bis zur endgültigen Behandlung, den freigegebenen medizinischen Protokollen, der vorhandenen Ausrüstung und dem Material vor Ort, dem zusätzlichen Personal und den Ressourcen sowie dem Einsatzort und der Schwere der Verletzungen ab.

Hier finden Sie einige Erwägungen zur erweiterten Behandlung für mäßig bis schwer verletzte Patienten aus jeder der in diesem Kapitel behandelten Umgebungen. Wie bei jeder Patientenbetreuung gilt, dass sich die Prioritäten folgendermaßen zusammensetzen: die Sicherheit der Einsatzstelle, X-ABCDE-Schema (starke Blutung, Atemwege, Atmung, Kreislauf, neurologischer Status, Exposition/Umgebung) – manchmal auch als MARCH (Massive hemorrhage, Airway, Respirations, Circulation, Hypothermia) bezeichnet[19] und die Verwendung von Standardbewertungs- und -managementverfahren, die für diese Umgebungen geeignet sind. Besondere Aufmerksamkeit verdient die Beseitigung der Umwelteinflüsse (Wärme oder Kälte). Wenn eine ärztliche Konsultation verfügbar ist, nutzen Sie diese immer frühzeitig und kommunizieren Sie routinemäßig während der verlängerten Versorgungszeit. Alle aufgeführten Verfahren, die nicht in Ihren Kompetenzbereich fallen, dürfen nur von anderem Gesundheitsfachpersonal angewendet werden.

Viele Organisationen haben Richtlinien für die Beendigung der Wiederbelebungsmaßnahmen festgelegt. Die AHA veröffentlichte eine Diskussion über die ethischen Probleme, die sich aus der Unterlassung oder der Beendigung von Wiederbelebungsmaßnahmen durch BLS oder ALS ergeben.[144] Die Wilderness Medical Society empfiehlt, nach der Einleitung der Reanimation so lang fortzufahren, bis diese bei einem wachen Patienten erfolgreich ist, bis die Retter erschöpft sind, wenn die Retter in Gefahr geraten, bis der Patient einer definitiveren Behandlung unterzogen wird oder der Patient nicht auf längere (30 Minuten) Reanimationsbemühungen reagiert.[150] Die National Association of EMS Physicians gibt auch Richtlinien für den Abbruch der Wiederbelebungsmaßnahmen in der Präklinik (siehe Kapitel 6 „Patientenbeurteilung und -management") vor.[151] Wenn eine ärztliche Konsultation (Telefon, usw.) möglich ist, nutzen Sie diese möglichst frühzeitig. Überlegen Sie nach 20 Minuten, je nach Lage, den Abbruch der Maßnahmen in Erwägung zu ziehen (Weitere Informationen finden Sie im Kapitel 20 „Trauma durch Ertrinken und Blitzschlag, Tauch- und Höhentrauma" (z.B. kaltes Wasser, Blitzeinschlag), bei dem die Wiederbelebung länger als 20 bis 30 Minuten durchgeführt werden kann).

## Hitzebedingte Krankheit

### Hitzschlag

Sorgen Sie so schnell wie möglich für eine Kühlung des gesamten Körpers. Erwägen Sie den Zugang zu einem eventuell vorhandenen Gewässer. Tauchen Sie den Körper bis zum Hals in kaltes Wasser (Behalten Sie die Kontrolle über den Körper und schützen Sie die Atemwege.) oder besprühen Sie den ganzen Körper mit Wasser (z. B. Infusionsflüssigkeiten, Kochsalzlösung, Wasserflaschen, Wasser aus Trinkrucksäcken) und sorgen Sie für einen ständigen Luftstrom (z. B. natürlicher Wind, Befächern mit Handtuch, Ventilator). Konsultieren Sie, wenn möglich, einen telefonisch erreichbaren Arzt, der für den Rettungsdienst verantwortlich ist, um ihn über den Status des Patienten auf dem Laufenden zu halten und weitere medizinische Anweisungen zu erhalten. Unterbrechen Sie die kühlenden Maßnahmen, wenn die Körperkerntemperatur 38.9 °C erreicht hat. Schützen Sie den Patienten anschließend vor Zittern und Unterkühlung.

Wenn Sie den Patienten abkühlen, schützen Sie die Atemwege bei nicht ansprechbaren Patienten und leiten Sie eine ausreichende Beatmung mit hoher Sauerstoffgabe ein. Legen Sie einen venösen Zugang, verabreichen Sie eine 500 ml-Infusion und beurteilen Sie die Vitalfunktionen. Die Patienten sollten nach jeweils 500 ml Flüssigkeitsgabe reevaluiert werden. Das Gesamtvolumen der Flüssigkeit sollte in der ersten Stunde ein bis zwei Liter nicht überschreiten. Ein zusätzlicher Liter kann während der zweiten Stunde in Betracht gezogen werden, wenn die Dauer der Flüssigkeitsgabe verlängert wird.

Als Nächstes steht die Behandlung von etwaigen Krampfanfällen und Hypoglykämie, je nach lokalem medizinischem Protokoll mit Diazepam bzw. Glukose an. Bringen Sie den Patienten in die Seitenlage und fahren Sie mit der Beurteilung fort, einschließlich Bewusstseinslage, Vitalfunktionen, Körperkerntemperatur und Blutzucker. Betreuen Sie ihn so lange wie notwendig und helfen Sie bei der Bewältigung grundlegender körperlicher Bedürfnisse.

### Anstrengungsbedingte Hyponatriämie

Korrigieren Sie die vermutete niedrige Natriumkonzentration im Blut. Wenn der Patient Nahrung zu sich nehmen kann und solche Lebensmittel zur Verfügung stehen, geben Sie ihm Kartoffelchips, Brezeln oder andere salzige Lebensmittel, Sportelektrolytgetränke oder ein anderes natriumhaltiges Getränk. Es konnte gezeigt werden, dass eine orale Natriumlösung eine geeignete hypertonische Kochsalzbehandlung darstellt.[152] In der freien Umgebung kann diese Lösung durch Auflösen von drei bis vier Bouillonwürfeln in einer halben Tasse Wasser (125 ml) (~ 9 % Kochsalzlösung) hergestellt werden. Salztabletten, die allein verabreicht werden, werden nicht empfohlen. Die Tabletten müssen mit zusätzlicher Flüssigkeit verabreicht werden, da die Gefahr besteht, dass sonst der Natriumgehalt zu stark ansteigt.

Legen Sie als Nächstes einen venösen Zugang und verabreichen Sie eine balancierte Vollelektrolytlösung, sodass der Zugang offen bleibt. Halten Sie Rücksprache mit einem verantwortlichen Arzt oder Krankenhaus, um eine Flussrate von 250 ml oder mehr pro Stunde zu verabreichen, basierend auf der geschätzten Verzögerung beim Transport des Patienten in das Krankenhaus oder dem Vorhandensein einer starken Dehydrierung oder **Rhabdomyolyse**. Verwenden Sie keine hypoton Infusionen, da diese das zerebrale Ödem verschlimmern und die Erkrankung potenzieren können, was zu Anfällen, Koma und Tod führen kann. Bei Patienten mit schweren Anzeichen oder Symptomen (Krampfanfall oder Koma) sollte die Verabreichung von Furosemid (Diuretikum, falls verfügbar) in Betracht gezogen werden, um den extrazellulären Körperwassergehalt zu reduzieren, während durch Infusion von Kochsalzlösung etwas Natrium zugeführt wird (250 bis 500 ml pro Stunde, i.v.).

Schätzen Sie das zerebrale Ödem und den erhöhten intrakraniellen Druck ein. Legen Sie einen Basis-Glasgow-Coma-Scale-Wert fest und überprüfen Sie ihn alle zehn Minuten als Indikator für ein fortschreitendes Hirnödem und einen erhöhten intrakraniellen Druck. (Beachten Sie die Empfehlungen für das Hirnödem; siehe Kapitel 8 „Schädel-und HWS-Trauma".)

Rechnen Sie mit Übelkeit und schwallartigem Erbrechen. Nehmen Sie einen großen Müllsack und machen Sie ein Loch für den Kopf des Patienten etwa 30 cm unterhalb der Öffnung. Führen Sie den Kopf des Patienten so durch das Loch, dass der Patient in die Mitte des Beutels blickt. Seien Sie auch auf Harnausscheidungen vorbereitet, wenn die Diurese beginnt. Verwenden Sie einen großen Müllsack als Windel oder verwenden Sie einen Eimer oder einen anderen Behälter.

Geben Sie zusätzlichen Sauerstoff (zwei bis vier Liter pro Minute über die Nasenbrille), wenn der Patient Anzeichen von Atembeschwerden aufweist, oder generell bei lethargischen Patienten. Schützen Sie die Atemwege von nicht ansprechbaren Patienten und beginnen Sie mit einer adäquaten Masken-Beutel-Beatmung (keine Hyperventilation; siehe Kapitel 8 „Schädel-und HWS-Trauma") mit Sauerstoff bei zehn Atemzügen pro Minute.

Messen Sie den Blutzuckerspiegel des Patienten und verabreichen Sie hypoglykämischen Patienten intravenöse Glukose. Reagieren Sie auf Krampfgeschehen und Verabreichen Sie ein Antikonvulsivum (z. B. Diazepam, anfänglich 2 bis 5 mg iv/intramuskulär und titrieren Sie gemäß medizinischem Protokoll). Bringen Sie bewusstlose Patienten in eine stabile Seitenlage und setzen Sie die Überwachung fort.

## Kältebedingte Erkrankungen

### Erfrierung

Schützen und behandeln Sie den Patienten bei Unterkühlung, falls vorhanden. Beginnen Sie eine intravenöse Flüssigkeitszufuhr bzw. legen Sie vor dem Aufwärmprozess einen Zugang. Wenn ein venöser Zugang nicht möglich ist, wählen Sie alternativ einen intraossären Zugangsweg. Bei einer erheblichen Verzögerung des Transports sollte ein aktives Aufwärmen in Betracht gezogen werden. Schnelles, aktives Aufwärmen kann die direkte Verletzung durch Eiskristalle in den Geweben aufheben, die Schwere der Verletzung jedoch nicht ändern. Es ist von entscheidender Bedeutung, dass das aufgetaute Gewebe nicht erneut eingefroren wird, da dies das Outcome im Vergleich zum passiven Auftauen erheblich verschlechtert. Die Entscheidung, –sofern überhaupt durchgeführt – wann und wo mit dem aktiven Aufwärmen begonnen werden soll, ist essenziell.

Ein übliches Wiedererwärmungsverfahren ist das Eintauchen der betroffenen Extremität in einem ausreichend großen Behälter mit Wasser, das auf eine Temperatur zwischen 37 °C bis 39 °C erwärmt wurde, um das erfrorene Gewebe zu umschließen, ohne dass es die Seiten oder den Boden des Behälters berührt.[104,105] Das Wasser sollte sich normal warm anfühlen, jedoch nicht zu heiß sein. (Beachten Sie, dass der hier angegebene Temperaturbereich niedriger ist als der zuvor empfohlene. Dieser Temperaturbereich verringert die Schmerzen für den Patienten, während die Aufwärmphase nur geringfügig verlangsamt wird.) Falls verfügbar, sollte ein orales oder rektales Thermometer zur Messung der Wassertemperatur verwendet werden. Eine Temperatur unter der empfohlenen Vorgabe taut zwar das Gewebe auf, ist jedoch für ein schnelles Auftauen und für das Überleben des Gewebes weniger vorteilhaft. Jede höhere Temperatur verursacht stärkere Schmerzen und kann zu Verbrennungen führen. Wärmen Sie sich nicht bei intensiver trockener Hitze auf (z. B. in der Nähe eines Lagerfeuers). Setzen Sie das Eintauchen in das Warmwasser fort, bis das Gewebe weich und geschmeidig ist. Dies kann bis zu 30 bis 60 Minuten dauern. Eine aktive Bewegung der Extremität, ohne den betroffenen Teil direkt zu reiben oder zu massieren, ist während des Eintauchens vorteilhaft. Wenn keine Erwärmung durch ein Wasserbad möglich ist, können die betroffenen Körperteile in lose, dicke sterile Verbände mit steriler Mullbinde zwischen den Fingern oder Zehen eingewickelt werden, um weitere Gewebeschäden zu vermeiden. Blasen sollten nicht aufgestochen werden.[106]

Beim schnellen Auftauen treten extreme Schmerzen auf. Diese sollten mit i.v.-Analgetika behandelt und je nach Bedarf und basierend auf lokalen Protokollen titriert werden. (Aspirin ist bei pädiatrischen Patienten wegen des Risikos eines Reye-Syndroms kontraindiziert.)

Die Rückkehr von normaler Hautfarbe, Wärme und des Gefühls im betroffenen Teil sind günstige Zeichen. Trocknen Sie alle betroffenen Körperteile nur an warmer Luft (Trocknen Sie die betroffenen Körperteile nicht mit einem Tuch ab.), und tragen Sie im Idealfall Aloe Vera auf die Haut auf. Legen Sie sterile Mullbinden zwischen die Zehen oder Finger, verbinden Sie die Stelle und lagern Sie die Extremität hoch. Bedecken Sie jegliche Extremitäten mit Isoliermaterial und wickeln Sie den Patienten in ein winddichtes und wasserdichtes Material (z. B. Müllbeutel) als äußere Schicht ein, insbesondere wenn Sie die den Patienten im Freien transportieren müssen.

## Unterkühlung

Beginnen Sie mit aktiven Aufwärmvorgängen. Der entscheidende Punkt ist die Verhinderung eines weiteren Wärmeverlusts, indem man den Patienten von der kalten Umgebung wegbringt und nasse Kleidung entfernt bzw. diese durch trockene ersetzt wird. Verabreichen Sie erwärmte Infusionsflüssigkeiten (40-42 °C).

Zittern ist die beste Möglichkeit, um Patienten ohne Trauma mit leichter Hypothermie im präklinischen Umfeld mit kurzen Transportzeiten im Vergleich zu externen Aufwärmmethoden aufzuwärmen. Patienten mit Hypothermie, die in der Lage sind, maximal zu zittern, können ihre Kerntemperatur um bis zu 3 bis 4 °C pro Stunde erhöhen. Externe Wärmequellen werden häufig verwendet, bieten jedoch nur einen geringen Nutzen.[93] Für Patienten mit mittelschwerer bis schwerer Hypothermie bleiben diese Wärmequellen bei verlängerter Versorgung wichtig, wenn sie in Kombination mit der (später beschriebenen) Hypothermie-Isolationshülle verwendet werden. Einige Überlegungen zu externen Wärmequellen umfassen Folgendes:

- Erwärmter (maximal 42.2 °C) befeuchteter Sauerstoff über die Maske kann einen Wärmeverlust während der (Be-)Atmung verhindern und eine gewisse Wärmeübertragung vom Atemweg auf den Brustkorb bewirken.
- Körper-zu-Körper-Kontakt ist für die Wärmeübertragung vorteilhaft, aber viele Studien zeigen keinen Vorteil, außer bei Patienten mit leichter Hypothermie.
- Elektrische und tragbare Heizkissen bieten keinen zusätzlichen Vorteil.
- Die bewusste Erwärmung der Luft hat einige Vorteile bei der Minimierung der Kerntemperatur nach der Abkühlung („after drop"). Es bietet eine effektive Erwärmungsrate, die bei Patienten mit leichter Hypothermie mit Schüttelfrost vergleichbar ist.

Packen Sie Patienten in freier Natur gut ein, um den Wärmeverlust zu minimieren. Bereiten Sie eine mehrschichtige Unterlage vor. Legen Sie eine große, wasserfeste Kunststofffolie auf den Boden und fügen Sie eine Dämmschicht aus einem Schlafsack oder aus Decken auf die wasserdichte Schicht. Legen Sie den Patienten zusammen mit den externen Wärmequellen auf die Isolierschicht. Fügen Sie eine zweite Isolierschicht über den Patienten hinzu. Die linke Seite der Abdeckung wird zuerst über den Patienten gefaltet, dann die rechte Seite. Der Kopf des Patienten ist bedeckt, um einen Wärmeverlust zu vermeiden. Eine Öffnung im Gesichtsbereich ermöglicht die Beurteilung des Patienten.[19,153]

Überprüfen Sie den Blutzucker des Patienten. Durch die Verabreichung von Glukose wird sichergestellt, dass während des Zitterns ausreichend Energie (Glukose) für den Muskelstoffwechsel zur Verfügung steht und eine weitere Hypoglykämie verhindert wird. Wache Patienten können warme, zuckerhaltige Flüssigkeiten mit dem Mund aufnehmen.

## ZUSAMMENFASSUNG

- Rettungsdienstfachpersonal wird unweigerlich mit Umwelteinflüssen, wie den in diesem Kapitel beschriebenen, konfrontiert.
- Um eine schnelle Beurteilung und Behandlung im präklinischen Umfeld zu ermöglichen, muss Rettungsdienstfachpersonal über Grundkenntnisse über übliche umweltbedingte Notfälle verfügen. Es muss auch verstehen, wie der Körper die Temperatur reguliert, einschließlich der Rolle der Haut und der thermoregulatorischen Mechanismen im Gehirn.
- Methoden zur Aufrechterhaltung und Abfuhr von Körperwärme sind wichtige Konzepte für das Rettungsdienstfachpersonal. Es muss verstanden werden, wie sowohl Wärme als auch Kälte vom Körper weg und zum Körper hin übertragen werden,

*(Fortsetzung nächste Seite)*

## ZUSAMMENFASSUNG (FORTSETZUNG)

(d. h. Strahlung, Leitung, Konvektion, Verdunstung) damit das Rettungsdienstfachpersonal einen Patienten mit Hyperthermie oder Hypothermie effektiv behandeln kann.

- Bei hitzebedingten Erkrankungen sollten Patienten mit Hitzschlag mit effektiver, schneller Ganzkörperkühlung behandelt werden, um die Kerntemperatur schnell zu senken.
- Bei kältebedingten Erkrankungen sollten alle Patienten mit mäßiger bis schwerer Hypothermie vorsichtig behandelt werden. Es sollte sich die Zeit genommen werden, um die Patienten aus der kalten Umgebung zu entfernen, und mit einer passiven Wiedererwärmung begonnen werden, während die Körperkerntemperatur überwacht wird. Essenziell ist, weiteren Körperwärmeverlust zu verhindern.
- Das Rettungsdienstfachpersonal muss bedenken, dass Medikamente und Defibrillation im Allgemeinen unwirksam sind, wenn die Körperkerntemperatur unter 30 °C liegt.
- Patienten sind nicht tot, solange sie nicht warm und tot sind, es sei denn, es gibt Anzeichen für eine offensichtliche Aussichtslosigkeit einer Wiederbelebung (z. B. gefrorener Thorax, Enthauptung, Eis in den Atemwegen).
- Das Rettungsdienstfachpersonal muss wissen, wie es sich vor Verletzungen durch Hitze und Kälte schützen kann und wie es sich für die Sicherheit anderer einsetzen kann. Wichtige Präventionskonzepte sind Flüssigkeitszufuhr, körperliche Fitness, Wärmeanpassung, angemessene Kleidung bei kaltem Wetter und Vermeidung von Risiko.
- Denken Sie daran, dass Sie Ihre eigene Sicherheit gewährleisten müssen, um ein wirksamer Retter zu sein. In zu vielen Fällen hat Rettungsdienstfachpersonal bei einem Rettungsversuch ihr Leben verloren.

## WIEDERHOLUNG FALLBEISPIEL

Es ist ein heißer Sommernachmittag mit 38.9 °C Außentemperatur. In den letzten 30 Tagen herrschte eine anhaltend hohe Luftfeuchtigkeit und Schwüle, mit täglichen Temperaturen um die 38 °C. Diese Bedingungen führten zu zahlreichen hitzebedingten Notfällen und einem erhöhten Einsatzaufkommen im Rettungsdienst, der viele Patienten in die Notaufnahmen transportieren musste.

Um 17 Uhr wird Ihr Rettungswagen zu einem bewusstlosen männlichen Patienten gerufen. Beim Eintreffen am Einsatzort stellen Sie fest, dass es sich um einen 76 Jahre alten Mann handelt, der deutlich vigilanzgemindert, aber unverletzt in seinem Auto vor einem Geschäft sitzt. Ihre schnelle Erstbeurteilung von Airway, Breathing und Circulation (ABC) sowie des Bewusstseinszustandes des Patienten ergibt, dass dieser zwar auf Ansprache reagiert, seine verbalen Äußerungen jedoch unlogisch und irrational sind.

- Welche möglichen Ursachen könnten zu dem verminderten Bewusstseinszustand dieses Patienten führen?
- Welche Anzeichen weisen auf eine hitzebedingte Ursache hin?
- Wie würden Sie eine Behandlung dieses Patienten vor Ort und während des Transports in die Notaufnahme durchführen?

## AUFLÖSUNG DES FALLBEISPIELS

Der 76-jährige Mann wartet in seinem Auto auf die Rückkehr seiner Ehefrau aus dem Einkaufszentrum. Er wurde ohne effektive Flüssigkeitszufuhr einer hohen Hitze ausgesetzt, sein Flüssigkeitsverlust (Schweiß) konnte nicht ausgeglichen werden und er ist dadurch dehydriert. Der Patient hat einen Body-Mass-Index von über 30, wodurch er aufgrund seines Adipositas einem erhöhten Risiko für hitzebedingte Erkrankungen ausgesetzt ist.

(*Fortsetzung nächste Seite*)

## AUFLÖSUNG DES FALLBEISPIELS (FORTSETZUNG)

Bei der Rückkehr der Ehefrau gibt sie während der Anamnese an, dass ihr Mann ein Diuretikum gegen Bluthochdruck, einen Betablocker gegen koronare Herzkrankheiten und ein Anticholinergikum gegen Parkinson einnimmt. Alle drei Medikamente sind bekannte Risikofaktoren für hitzebedingte Erkrankungen. Dieser Patient benötigt eine schnelle Beurteilung seiner lebenswichtigen Funktionen nach dem X-ABCDE-Schema und seines Bewusstseins mit der AVPU („**A**lert, **V**erbal stimulus, **P**ainful stimulus, **U**nresponsive") oder WASB (**W**ach, reagiert auf **A**nsprache, reagiert auf **S**chmerzreiz, **B**ewusstlos) - Skala, da er in einem nicht klimatisierten Fahrzeug gefunden wurde. Aufgrund seiner irrationalen und unlogischen verbalen Äußerungen, seines Alters und der Lage rechnen Sie mit einem Hitzschlag.

Sie beurteilen den Patienten schnell nach stumpfen oder penetrierenden Traumata, aber finden keine. Als Nächstes müssen geriatrische Patienten auf eine Verschlimmerung einer zugrunde liegenden medizinischen Erkrankung, wie einer Herzerkrankung oder einer neurologischen Störung (z. B. Schlaganfall) untersucht werden. Es ist bekannt, dass alle drei Erkrankungen bei Hyperthermie verschlimmert werden, wodurch das Mortalitätsrisiko erhöht wird. Es ist absolut essenziell, dass der gesamte Körper des Patienten sofort gekühlt wird.

Sie bringen den Patienten aus dem direkten Sonnenlicht und entfernen überschüssige Kleidung. Sie verwenden die Infusionsbeutel aus dem Rucksack, um ihn von Kopf bis Fuß zu benetzen. Ihr Teamkollege stellt die Klimaanlage auf volle Leistung, um die konvektive Wärmeübertragung zu erhöhen. Mit der Patientenfahrtrage wird der Patient in den Rettungswagen gebracht. Eiswasser und kühle, feuchte Handtücher werden für diesen Patienten mit Hyperthermie im Patientenraum des Rettungswagens vorbereitet.

Beim Transportbeginn wird der gesamte Körper des Patienten mit kalten, feuchten Tüchern benetzt und die Deckenventilatoren eingeschaltet. Der Patient bekommt High-Flow-Sauerstoff über eine Maske mit Reservoir-Beutel, mittels angelegten EKG wird der Herzrhythmus überwacht und ein iv.-Zugang etabliert. Die Körperkerntemperatur wird gemessen, um die Hyperthermie (≥ 40 °C) zu bestätigen. Wenn diese bestätigt wurde, erhält der Patient einen 500 ml-Bolus einer balancierten Vollelektrolytlösung. Die Vitalwerte werden erhoben und kontinuierlich Überwacht und das aufnehmende Krankenhaus informiert, damit dieses sich auf einen 76-jährigen männlichen Patienten mit Hitzschlag vorbereiten kann.

# Quellenverzeichnis


1. Centers for Disease Control and Prevention/National Center for Health Statistics. Compressed mortality file. Updated November 19, 2018. Accessed October 25, 2021. https://www.cdc.gov/nchs/data_access/cmf.htm
2. Centers for Disease Control and Prevention. Heat-related deaths—Chicago, Illinois, 1996–2001, and United States, 1979–1999. Morb Mortal Wkly Rep. 2003;52(26):610.
3. National Center for Environmental Health (NCEH)/ Agency for Toxic Substances and Disease Registry (ATSDR), Coordinating Center for Environmental Health and Injury Prevention (CCEHIP). Natural disasters and severe weather: extreme heat. Updated June 30, 2021. Accessed October 25, 2021. https://www.cdc.gov/disasters/extremeheat/index.html
4. Meiman J, Anderson H, Tomasallo C. Hypothermia-related deaths—Wisconsin, 2014, and United States, 2003–2013. Morb Mortal Wkly Rep. 2015;64(6):141-143.
5. Centers for Disease Control and Prevention. Hypothermia-related deaths—United States, 2003. Morb Mortal Wkly Rep. 2004;53(8);172.
6. O'Brien KK, Leon LR, Kenefick RW. Clinical management of heat-related illnesses. In: Auerbach PS, ed. Auerbach's Wilderness Medicine. 7th ed. Mosby Elsevier; 2017.
7. Dow J, Giesbrecht GG, Danzl DF, et al. Wilderness Medical Society practice guidelines for the out-of-hospital evaluation and treatment of accidental hypothermia: 2019 Update. Wilderness Environ Med. 2019;30(Suppl 4):S47-S69.
8. Lugo-Amador NM, Rothenhaus T, Moyer P. Heat-related illness. Emerg Med Clin North Am. 2004;22:315-327.
9. Ulrich AS, Rathlev NK. Hypothermia and localized injuries. Emerg Med Clin North Am. 2004;22:281-298.
10. Centers for Disease Control and Prevention. Hypothermia-related deaths—United States, 2003. Morb Mortal Wkly Rep. 2004;53(8):172.
11. Brown DJA, Brugger H, Boyd J, et al. Accidental hypothermia. N Engl J Med. 2012;367(20);1930-1938.
12. Hawkins SC. Wilderness EMS systems. In: Hawkins SC, ed. Wilderness EMS. Wolters Kluwer; 2018.
13. Leon LR, Kenefick RW. Pathophysiology of heat-related illnesses. In: Auerbach PS, ed. Auerbach's Wilderness Medicine. 7th ed. Mosby Elsevier; 2017.

14. Freer L, Handford C, Imray CHE. Frostbite. In: Auerbach PS, ed. Auerbach's Wilderness Medicine. 7th ed. Mosby Elsevier; 2017.
15. Danzl DF, Huecker MR. Accidental hypothermia. In: Auerbach PS, ed. Auerbach's Wilderness Medicine. 7th ed. Mosby Elsevier; 2017.
16. National Aeronautics and Space Administration. 2020 Tied for Warmest Year on Record, NASA Analysis Shows. Published January 14, 2021. Accessed October 25, 2021. https://www.nasa.gov/press-release/2020-tied-for-warmest-year-on-record-nasa-analysis-shows
17. Vaidyanathan A, Malilay J, Schramm P, Saha S. Heat-related deaths—United States, 2004–2018. Morb Mortal Wkly Rep. 2020;69:729-734. doi: 10.15585/mmwr.mm6924a1
18. Centers for Disease Control and Prevention. Hypothermia-related deaths—United States, 1999–2002 and 2005. Morb Mortal Wkly Rep. 2006;55(10):282-284.
19. Hawkins SC, Simon RB, Beissinger JP, Simon D. Vertical Aid: Essential Wilderness Medicine for Climbers, Trekkers, and Mountaineers. The Countryman Press; 2017.
20. Hardy JD. Thermal comfort: skin temperature and physiological thermoregulation. In: Hardy JD, Gagge AP, Stolwijk JAJ, eds. Physiological and Behavioral Temperature Regulation. Charles C. Thomas; 1970.
21. Pozos RS, Danzl DF. Human physiological responses to cold stress and hypothermia. In: Pandolf KB, Burr RE, eds. Medical Aspects of Harsh Environments. Vol 1. Office of the Surgeon General, Borden Institute/TMM Publications; 2001:351-382.
22. Stocks JM, Taylor NAS, Tipton MJ, Greenleaf JE. Human physiological responses to cold exposure. Aviat Space Environ Med. 2004;75:444-457.
23. Wenger CB. The regulation of body temperature. In: Rhoades RA, Tanner GA, eds. Medical Physiology. Little, Brown; 1995.
24. Nunnelely SA, Reardon MJ. Prevention of heat illness. In: Pandolf KB, Burr RE, eds. Medical Aspects of Harsh Environments. Vol 1. Office of the Surgeon General, Borden Institute/TMM Publications; 2001:209-230.
25. Hall B, Hall J. Sauer's Manual of Skin Diseases. 10th ed. Lippincott Williams & Wilkins; 2010.
26. Krakowski A, Goldenberg A. Exposure to radiation from the sun. In: Auerbach PS, ed. Auerbach's Wilderness Medicine. 7th ed. Mosby Elsevier; 2017.
27. Lipman GS, Gaudio FFG, Eifling KP, Ellis MA, Otten EM, Grissom CK. Wilderness Medical Society practice guidelines for the prevention and treatment of heat-related illness: 2019 update. Wilderness Environ Med. 2019;30(4):S33-S46.
28. Yeo T. Heat stroke: a comprehensive review. AACN Clin Issues. 2004;15:280-293.
29. Wenger CB. Section I: human adaption to hot environments. In: Pandolf KB, Burr RE, eds. Medical Aspects of Harsh Environments. Vol 1. Office of the Surgeon General, Borden Institute/TMM Publications; 2001:51-86.
30. Sonna LA. Practical medical aspects of military operations in the heat. In: Pandolf KB, Burr RE, eds. Medical Aspects of Harsh Environments. Vol 1. Office of the Surgeon General, Borden Institute/TMM Publications; 2001:293-309.
31. Tek D, Olshaker JS. Heat illness. Emerg Med Clin North Am. 1992;10(2):299-310.
32. Wallace RF, Kriebel D, Punnett L, et al. The effects of continuous hot weather training on risk of exertional heat illness. Med Sci Sports Exerc. 2005;37(1):84-90.
33. Schimelpfenig T, Richards G, Tartar S. Management of heat illnesses. In: Hawkins SC, ed. Wilderness EMS. Wolters Kluwer; 2018.
34. Bedno SA, Li Y, Han W, et al. Exertional heat illness among overweight U.S. Army recruits in basic training. Aviat Space Environ Med. 2010;81(2):107-111.
35. Kenefick RW, Cheuvront SN, Leon LR, O'Brien KK. Dehydration and rehydration. In: Auerbach PS, ed. Auerbach's Wilderness Medicine. 7th ed. Mosby Elsevier; 2017.
36. Armstrong LE, Hubbard RW, Jones BH, Daniels JT. Preparing Alberto Salazar for the heat of the 1984 Olympic marathon. Phys Sportsmed. 1986;14:73-81.
37. Johnson RF, Kobrick JL. Psychological aspects of military performance in hot environments. In: Pandolf KB, Burr RE, eds. Medical Aspects of Harsh Environments. Vol 1. Office of the Surgeon General, Borden Institute/TMM Publications; 2001.
38. Sawka MN, Pandolf KB. Physical exercise in hot climates: physiology, performance, and biomedical issues. In: Pandolf KB, Burr RE, eds. Medical Aspects of Harsh Environments. Vol 1. Office of the Surgeon General, Borden Institute/TMM Publications; 2001.
39. Dutchman SM, Ryan AJ, Schedl HP, et al. Upper limits of intestinal absorption of dilute glucose solution in men at rest. Med Sci Sport Exerc. 1997;29:482-488.
40. Neufer PD, Young AJ, Sawka MN. Gastric emptying during exercise: effects of heat stress and hypohydration. Eur J Appl Physiol. 1989;58:433-439.
41. Bouchama A, Knochel JP. Medical progress: heatstroke. N Engl J Med. 2002;346(25):1978-1988.
42. Adams T, Stacey E, Stacey S, Martin D. Exertional heat stroke. Br J Hosp Med (London). 2012;73(2):72-78.
43. Case DJ, Armstrong LE, Kenny GP, O'Connor FG, Huggins RA. Exertional heat stroke: new concepts regarding cause and care. Curr Sports Med Rep. 2012;11(3):115-123.
44. Casa DJ, McDermott BP, Lee E, Yeargin SW, Armstrong LE, Maresh CM. Cold-water immersion: the gold standard for exertional heat stroke treatment. Exerc Sport Rev. 2007;35(3):141-149.
45. Holtzhausen LM, Noakes TD. Collapsed ultra-endurance athlete: proposed mechanisms and an approach to management. Clin J Sport Med. 1997;7(4):292-301.
46. Gardner JW, Kark JA. Clinical diagnosis, management and surveillance of exertional heat illness. In: Pandolf KB, Burr RE, eds. Medical Aspects of Harsh Environments. Vol 1. Office of the Surgeon General, Borden Institute/TMM Publications; 2001:231-279.
47. Asplune CA, O'Connor FG, Noakes TD. Exercise-associated collapse: an evidence-based review and primer for clinicians. Br J Sports Med. 2011;45:1157-1162.
48. Nichols AW. Heat-related illness in sports and exercise. Curr Rev Musculoskelet Med. 2014;7:355-365.
49. Bennett BL, Hew-Butler T, Rosner MH, Myers T, Lipman GS. Wilderness Medical Society practice guidelines for treatment of exercise-associated hyponatremia: 2019 update. Wilderness Environ Med. 2020;31(1):50-62.
50. Rosner MH. Exercise-associated hyponatremia. Semin Nephrol. 2009;29(3):271-281.

51. Rosner M, Bennett B, Hoffman M, Hew-Butler T. Exercise induced hyponatremia. In: Simon E, ed. Hyponatremia: Evaluation and Treatment. Springer; 2013.
52. Leon LR, Helwig BG. Heat stroke: role of the systemic inflammatory response. J Appl Physiol. 2010;109(6):1980-1988.
53. Gaffin SL, Hubbard RW. Pathophysiology of heatstroke. In: Pandolf KB, Burr RE, eds. Medical Aspects of Harsh Environments. Vol 1. Office of the Surgeon General, Borden Institute/TMM Publications; 2001:161-208.
54. Semenza JC, Rubin CH, Flater KH, et al. Heat-related deaths during the July 1995 heat wave in Chicago. N Engl J Med. 1996;335(2):84-90.
55. Miller KC, Casa DJ, Adams WM, et al. Roundtable on preseason heat safety in secondary school athletics: prehospital care of patients with exertional heat stroke. J Athl Train. 2021;56(4):372-382.
56. Belval LN, Casa DJ, Adams WM, et al. Consensus statement: prehospital care of exertional heat stroke. Prehosp Emerg Care. 2018;22(3):392-397. doi: 10.1080/10903127.2017.1392666
57. Knochel JP, Reed G. Disorders of heat regulation. In: Narins RE, ed. Maxwell and Kleenman's Clinical Disorders of Fluid and Electrolyte Metabolism. 5th ed. McGraw-Hill; 1994.
58. Hawkins SC. Environmental emergencies. In: Pollak AN, ed. Caroline's Emergency Care in the Streets. 8th ed. Jones & Bartlett Learning; 2018.
59. Armstrong LE, Crago AE, Adams R, et al. Whole-body cooling of hyperthermic runners: comparison of two field therapies. Am J Emerg Med. 1996;14:335-358.
60. Costrini A. Emergency treatment of exertional heatstroke and comparison of whole-body cooling techniques. Med Sci Sports Exerc. 1984;22:15-18.
61. Gaffin SL, Gardner J, Flinn S. Current cooling method for exertional heatstroke. Ann Intern Med. 2000;132:678. doi: 10.7326/0003-4819-132-8-200004180-00023
62. Miller KC, Casa DJ, Adams WM, et al. Roundtable on preseason heat safety in secondary school athletics: prehospital care of patients with exertional heat stroke. J Athl Train. 2021;56(4):372-382.
63. Speedy DB, Noakes TD. Exercise-associated hyponatremia: a review. Emerg Med. 2001;13(1):17-27.
64. Backer HD, Shopes E, Collins SL, Barkan H. Exertional heat illness and hyponatremia in hikers. Am J Emerg Med. 1999;17(6):532-539.
65. Gardner JW. Death by water intoxication. Mil Med. 2002;164(3):432-434.
66. Noakes TD, Goodwin N, Rayner BL, et al. Water intoxication: a possible complication during endurance exercise. Med Sci Sports Exerc. 1985;17:370-375.
67. Rosner MH, Kirven J. Exercise-associated hyponatremia. Clin J Am Soc Nephrol. 2007;2:151-161.
68. Adrogue HJ, Madias NE. Hyponatremia. N Engl J Med. 2000;342(21):1581-1589.
69. Hiller WDB. Dehydration and hyponatremia during triathlons. Med Sci Sports Exerc. 1989;21(Suppl 5):S219-S221.
70. Speedy DB, Noakes TD, Rodgers IR. Hyponatremia in ultra-distance triathletes. Med Sci Sports Exerc. 1999;31:809-815.
71. Laird RH. Medical care at ultra-endurance triathlons. Med Sci Sports Exerc. 1989;21(Suppl 5):S222-S225.
72. Collins S, Reynolds B. The other heat-related emergency. JEMS. 2004;29(7):74-88.
73. Backer HD, Shopes E, Collins SL, Barkan H. Exertional heat illness and hyponatremia in hikers. Am J Emerg Med. 1999;17:532-539.
74. Noe RS, Choudhary E, Cheng-Dobson J, Wolkin AF, Newman SB. Exertional heat-related illnesses at the Grand Canyon National Park, 2004–2009. Wilderness Environ Med. 2013;24:422-428.
75. American College of Sports Medicine. Position stand: exercise and fluid replacement. Med Sci Sports Exerc. 2007;39(2):377-390.
76. Hew-Bulter T, Ayus JC, Kipps C, et al. Statement of Second International Exercise-Associated Hyponatremia Consensus Development Conference, New Zealand, 2007. Clin J Sport Med. 2008;18(2):111-121.
77. Ayus JC, Arieff A, Moritz ML. Hyponatremia in marathon runners. N Engl J Med. 2005;353:427.
78. U.S. Fire Administration. Firefighter fatalities in the United States in 2015. Federal Emergency Management Agency. Published October 2016. Accessed October 25, 2021. https://www.usfa.fema.gov/downloads/pdf/publications/ff_fat15.pdf
79. U.S. Department of Agriculture, U.S. Forest Service. Heat stress brochure. Accessed October 25, 2021. http://www.fs.fed.us/fire/safety/fitness /heat_stress/hs_pg1.html
80. Brazaitis M, Skurvydas A. Heat acclimation does not reduce the impact of hyperthermia on central fatigue. Eur J Appl Physiol. 2010;109:771-778.
81. Cheung SS, McLellan TM. Heat acclimation, aerobic fitness, and hydration effects on tolerance during uncompensable heat stress. J Appl Physiol. 1998;84:1731-1739.
82. Garrett AT, Goosens NG, Rehrer NJ, Patterson MJ, Cotter JD. Induction and decay of short-term heat acclimation. Eur J Appl Physiol. 2009;107:659-670.
83. Montain SJ, Latzka WA, Sawka MN. Fluid replacement recommendations for training in hot weather. Mil Med. 1999;164(7):502-508.
84. Parson KC. International standards for the assessment of the risk of thermal strain on clothed workers in hot environments. Ann Occup Hyg. 1999;43(5):297-308.
85. American College of Sports Medicine. Position stand on the recommended quantity and quality of exercise for developing and maintaining cardiorespiratory and muscular fitness, and flexibility in adults. Med Sci Sports Exerc. 1998;30(6):975-981.
86. Haskell WL, Lee IM, Pate RR, et al. Physical activity and public health: updated recommendation for adults from the American College of Sports Medicine and the American Heart Association. Med Sci Sports Exerc. 2007;39(8):1423-1424.
87. Sawka MN, Kolka MA, Montain SJ. Ranger and Airborne School Students' Heat Acclimatization Guide. U.S. Army Research Institute of Environmental Medicine; 2003.
88. Eichna LW, Park CR, Nelson N, et al. Thermal regulation during acclimatization in a hot, dry (desert type) environment. J Appl Physiol. 1950;163:585-597.
89. Federal Emergency Management System, U.S. Fire Administration. Emergency Incident Rehabilitation. Published February 2008. Accessed October 25, 2021. http://www.usfa.fema.gov/downloads/pdf/publications/fa_314.pdf

90. Hostler D. First responder rehab: good, better, best. JEMS. 2007;32(12):98-112; quiz 114.
91. Paterson R, Drake B, Tabin G, Butler FK Jr, Cushing T. Wilderness Medical Society practice guidelines for treatment of eye injuries and illnesses in the wilderness: 2014 update. Wilderness Environ Med. 2014;25: S19-S29.
92. Ulrich AS, Rathlev NK. Hypothermia and localized injuries. Emerg Med Clin North Am. 2004;22(2):281-298.
93. Thomas JR, Oakley EHN. Nonfreezing cold injury. In: Pandolf KB, Burr RE, eds. Medical Aspects of Harsh Environments. Vol 1. Office of the Surgeon General, Borden Institute/TMM Publications; 2001:467-490.
94. Montgomery H. Experimental immersion foot: review of the physiopathology. Physiol Rev. 1954;34(1):127-137.
95. Francis TJR. Nonfreezing cold injury: a historical review. J R Nav Med Serv. 1984;70:134-139.
96. Imray CHE, Handford C, Thomas OD, Castellani JW. Nonfreezing cold-induced injuries. In: Auerbach PS, ed. Auerbach's Wilderness Medicine. 7th ed. Mosby Elsevier; 2017.
97. Wrenn K. Immersion foot: a problem of the homeless in the 1990s. Arch Intern Med. 1991;151:785-788.
98. Ramstead KD, Hughes RB, Webb AJ. Recent cases of trench foot. Postgrad Med J. 1980;56:879-883.
99. Laskowski-Jones L, Jones L. Management of cold injuries. In: Hawkins SC, ed. Wilderness EMS. Wolters Kluwer, 2018.
100. Biem J, Koehncke N, Classen D, Dosman J. Out of cold: management of hypothermia and frostbite. Can Med Assoc J. 2003;168(3):305-311.
101. Vogel JE, Dellon AL. Frostbite injuries of the hand. Clin Plast Surg. 1989;16:565-576.
102. Mills WJ. Clinical aspects of freezing injury. In: Pandolf KB, Burr RE, eds. Medical Aspects of Harsh Environments. Vol 1. Office of the Surgeon General, Borden Institute/TMM Publications; 2001.
103. McIntosh SE, Hamonko M, Freer L, et al. Wilderness Medical Society Practice guidelines for the prevention and treatment of frostbite. Wilderness Environ Med. 2011;22;156-166.
104. Cauchy E, Davis CB, Pasquier M, Meyer EF, Hackett PH. A new proposal for management of severe frostbite in the austere environment. Wilderness Environ Med. 2016;27:92-99.
105. Zafren K, Giesbrecht G. State of Alaska Cold Injuries Guidelines. Department of Health and Social Services, Juneau, Alaska. Revised July 2014. Accessed October 25, 2021. http://mra.org/wp-content/uploads/2016/05/Alaska-DHSS-EMS-Cold-Injuries-Guidelines-June-2014.pdf
106. McIntosh SE, Freer L, Grissom CK, Pandey P, Dow DD, Hackett PH. Wilderness Medical Society practice guidelines for the prevention and treatment of frostbite: 2019 update. Wilderness Environ Med. 2019;30(4):S19-S32.
107. Sessler DI. Mild preoperative hypothermia. N Engl J Med. 1997;336:1730-1737.
108. Giesbrecht GG. Cold stress, near drowning and accidental hypothermia: a review. Aviat Space Environ Med. 2000;71:733-752.
109. Stocks JM, Taylor NAS, Tipton MJ, Greenleaf JE. Human physiological responses to cold exposure. Aviat Space Environ Med. 2004;75:444-457.
110. Gilbert M, Busund R, Skagseth A, et al. Resuscitation from accidental hypothermia of 13.7°C with circulatory arrest. Lancet. 2000;355:375-376.
111. Danzl DF, Pozos RS, Auerbach PS. Multicenter hypothermia survey. Ann Emerg Med. 1987;16(9):1042-1055.
112. Tsuei BJ, Kearney PA. Hypothermia in the trauma patient. Injury Int J Care Injured. 2004;35:7-15.
113. Stoner HB. Effects of injury on the responses to thermal stimulation of the hypothalamus. J Appl Physiol. 1972;33(5):665-671.
114. Ferrara A, MacArthur J, Wright H. Hypothermia and acidosis worsen coagulopathy in the patient requiring massive transfusion. Am J Surg. 1990;160:515-518.
115. Epstein M. Renal effects of head-out immersion in man: implications for understanding volume homeostasis. Physiol Rev. 1978;58:529-581.
116. Jurkovich G. Hypothermia in the trauma patient. Adv Trauma. 1989;4:111-140.
117. Jurkovich GJ. Environmental cold-induced injury. Surg Clin N Am. 2007;87(1):247-267.
118. Bennett BL, Giesbrect G, Zafren K, et al. Management of hypothermia in tactical combat casualty care: TCCC guideline proposed change 20-01 (June 2020). J Spec Oper Med. 2020;20(3):21-35.
119. Beilman GJ, Blondett JJ, Nelson AB. Early hypothermia in severely injured trauma patients is a significant risk factor of multiple organ dysfunction syndrome but not mortality. Ann Surg. 2009;249:845-850.
120. Mommsen P, Andruszkow H, Fromke C, et al. Effects of accidental hypothermia on posttraumatic complications and outcome in multiple trauma patients. Injury. 2013;44(1):86-90.
121. Lapostolle F, Sebbah JL, Couvreur J. Risk factors for the onset of hypothermia in trauma victims: the Hypotrauma study. Crit Care. 2012;16(4):R142. doi: 10.1186/cc1144
122. Trentzsch H, Huber-Wagner S, Hildebrand F, et al. Hypothermia for prediction of death in severely injured blunt trauma patients. Shock. 2012;37(2):131-139.
123. Nolan JP, Morley PT, Vanden Hoek TL, et al. Therapeutic hypothermia after cardiac arrest: an advisory statement by the Advance Life Support Task Force of the International Liaison Committee on Resuscitation. Circulation. 2003;108:118-121.
124. Alzaga AG, Cerdan M, Varon J. Therapeutic hypothermia. Resuscitation. 2006;70:369-380.
125. Nolan JP, Neumar RW, Adrie C, et al. Post-cardiac arrest syndrome: epidemiology, pathophysiology, treatment, and prognostication: a scientific statement from the International Liaison Committee on Resuscitation; the American Heart Association Emergency Cardiovascular Care Committee; the Council on Cardiovascular Surgery and Anesthesia; the Council on Cardiopulmonary, Perioperative, and Critical Care; the Council on Clinical Cardiology; the Council on Stroke. Resuscitation. 2008;79:350-379.
126. Nolan JP, Hazinski MF, Billi JE, et al. Part 1: executive summary: 2010 International Consensus on Cardiopulmonary Resuscitation and emergency cardiovascular care

science with treatment recommendations. Resuscitation. 2010;81S:e1-e25.
127. Crompton EM, Lubomirova I, Cotlarciuc I, Han T, Sharma SD, Sharma P. Meta-analysis of therapeutic hypothermia for traumatic brain injury in adult and pediatric patients. Crit Care Med. 2017;45(4):575-583.
128. Andres PJD, Sinclair HL, Rodriguez A, et al. Hypothermia for intracranial hypertension after traumatic brain injury. N Engl J Med. 2015;373:2403-2412.
129. Finkelstein RA, Alam HB. Induced hypothermia for trauma: current research and practice. J Intensive Care Med. 2010;25(4):205-206.
130. Carlson LD. Immersion in cold water and body tissue insulation. Aerospace Med. 1958;29:145-152.
131. Giesbrecht GG, Steinman AM. Immersion into cold water. In: Auerbach PS, ed. Auerbach's Wilderness Medicine. 7th ed. Mosby Elsevier; 2017.
132. Wittmers LE, Savage M. Cold water immersion. In: Pandolf KB, Burr RE, eds. Medical Aspects of Harsh Environments. Vol 1. Office of the Surgeon General, Borden Institute/TMM Publications; 2001:531-552.
133. Tipton MJ. The initial responses to cold-water immersion in man. Clin Sci. 1989;77:581-588.
134. Keatinge WR, McIlroy MB, Goldfien A. Cardiovascular responses to ice-cold showers. J Appl Physiol. 1964;19:1145-1150.
135. Mekjavic IB, La Prairie A, Burke W, Lindborg B. Respiratory drive during sudden cold water immersion. Respir Physiol. 1987;70(1):121-130.
136. Sempsrott J, Schmidt AC, Hawkins SC, Cushing TA. Drowning and submersion injuries. In: Auerbach PS. Auerbach's Wilderness Medicine. 7th ed. Mosby Elsevier; 2017.
137. Wissler EH. Probability of surviving during accidental immersion in cold water. Aviat Space Environ Med. 2003;74:47-55.
138. Tikuisis P. Predicting survival time at sea based on observed body cooling rates. Aviat Space Environ Med. 1997;68:441-448.
139. Hayward JS, Errickson JD, Collis ML. Thermal balance and survival time prediction of man in cold water. Can J Physiol Pharmacol. 1975;53(1):21-32.
140. Ducharme MB, Lounsbury DS. Self-rescue swimming in cold water: the latest advice. Appl Physiol Nutr Metab. 2007;32:799-807.
141. Van Mieghem C, Sabbe M, Knockaert D. The clinical value of the ECG in noncardiac conditions. Chest. 2004;125(4):1561-1576.
142. Vanden Hoek TL, Morrison LJ, Shuster M, et al. Part 12.9: cardiac arrest in special situations: accidental hypothermia: 2010 American Heart Association guidelines for cardiopulmonary resuscitation and emergency cardiovascular care. Circulation. 2010;122:S829-S861.
143. Panchal AR, Bartos JA, Cabañas JG, et al. Part 3: adult basic and advanced life support: special circumstances of resuscitation: accidental hypothermia. 2020 American Heart Association guidelines for cardiopulmonary resuscitation and emergency cardiovascular care. Circulation. 2020;142(16):S366-S468.
144. Morrison LJ, Kierzek G, Diekema DS, et al. Part 3: Ethics. 2010 American Heart Association Guidelines for cardiopulmonary resuscitation and emergency cardiovascular care. Circulation. 2010;122:S665-S675.
145. Danzl DF, Lloyd EL. Treatment of accidental hypothermia. In: Pandolf KB, Burr RE, eds. Medical Aspects of Harsh Environments. Vol 1. Office of the Surgeon General, Borden Institute/TMM Publications; 2001:491-529.
146. Southwick FS, Dalglish PH. Recovery after prolonged asystolic cardiac arrest in profound hypothermia: a case report and literature review. JAMA. 1980;243:1250-1253.
147. Bernard MB, Gray TW, Buist MD, et al. Treatment of comatose survivors of out-of-hospital cardiac arrest with induced hypothermia. N Engl J Med. 2002;346(8):557-563.
148. Reuler JB. Hypothermia: pathophysiology, clinical setting, and management. Ann Intern Med. 1978;89:519-527.
149. Armstrong LE. Cold, windchill, and water immersion. In: Armstrong LE. Performing in Extreme Environments. Human Kinetics; 2000.
150. Wilderness Medical Society. Myocardial infarction, acute coronary syndromes, and CPR. In: Forgey WW, ed. Practice Guidelines for Wilderness Emergency Care. 5th ed. Globe Pequot Press; 2006.
151. National Association of EMS Physicians. Position paper of the National Association of EMS Physicians: termination of resuscitation in nontraumatic cardiac arrest. Prehosp Emerg Care. 2011;15(4):542. doi: 10.3109/10903127.2011.598621
152. Siegel AJ, d'Hemecourt P, Adner MM, Shirey T, Brown JL, Lewandrowski KB. Exertional dysnatremia in collapsed marathon runners: a critical role for point-of-care testing to guide appropriate therapy. Am J Clin Pathol. 2009;132(3):336-340.
153. Auerbach PS, Constance BB, Freer L. Field Guide to Wilderness Medicine. 4th ed. Mosby Elsevier; 2013.

# Weiterführende Literatur

1. Auerbach PS, ed. Auerbach's Wilderness Medicine. 7th ed. Mosby Elsevier; 2017.
2. Hawkins SC, Simon RB, Beissinger JP, Simon D. Vertical Aid: Essential Wilderness Medicine for Climbers, Trekkers, and Mountaineers. The Countryman Press; 2017.
3. Hawkins SC. Wilderness EMS. Wolters Kluwer; 2017.

KAPITEL 20

# Umweltbedingtes Trauma II: Trauma durch Ertrinken und Blitzschlag, Tauch- und Höhentrauma

**Autoren**
Seth C. Hawkins, MD
Justin Sempsrott, MD

## LERNZIELE

Nach dem Durcharbeiten dieses Kapitels werden Sie in der Lage sein:

- Sicherheitsrisiken, die bei Blitzeinschlägen im Freien auftreten, zu erläutern;
- Die Verwendung der „umgekehrten" Triage für mehrere Blitzunfälle zu beschreiben;
- Die wichtigsten Risikofaktoren für Erkrankungen in Höhenlagen zu identifizieren;
- Die angemessene anfängliche ABC-Behandlung (Atemwege, Atmung und Kreislauf) bei einem Unfall durch Ertrinken zu erläutern;
- Das Management bei einem Patienten nach einem Unfall durch Ertrinken zu beschreiben;
- Die fünf Methoden, um einen Unfall durch Ertrinken zu verhindern, zu identifizieren;
- Die Anzeichen und Symptome der Dekompressionskrankheit Typ I und Typ II zu unterscheiden;
- Zwei primäre Behandlungsmaßnahmen für die Dekompressionskrankheit Typ II und die arterielle Gasembolie zu beschreiben, und
- Über die Ähnlichkeiten und Unterschiede zwischen akuter Höhenkrankheit und hochgradigem Hirnödem zu diskutieren.

## FALLBEISPIEL

In einer Küstenstadt spaziert eine vierköpfige Familie an einem kühlen Wintertag mit ihrem Hund am Strand. Der Sohn wirft einen Gummiball in Richtung Wasserrand und der Hund folgt ihm. Plötzlich erfasst eine große Welle den Hund. Der 17-jährige Sohn geht ebenfalls ins Wasser, um den Hund zu retten, und wird gleichermaßen von einer Welle erfasst. Er wird von seinen Eltern und seiner Schwester dabei beobachtet, wie er in der rauen, wogenden Brandung ums Überleben kämpft.

Der Vater und die Mutter des Jungen schnappen sich ein nah gelegenes Schwimmgerät am Strand und folgen ihm in die Brandung, um zu helfen. Die 19-jährige Tochter bleibt an Land und ruft mit ihrem Handy den Notruf. Der Hund schafft es schließlich zurück ans Ufer. Die Eltern ziehen ihren bewusstlosen Sohn aus dem kalten Wasser. Ein Rettungswagen kommt innerhalb von sieben Minuten nach dem Anruf der Tochter an der Einsatzstelle an.

*(Fortsetzung nächste Seite)*

**FALLBEISPIEL (FORTSETZUNG)**

Nach dem Aussteigen aus dem Rettungswagen, sehen Sie einen bewusstlosen Teenager, der in einer Seitenlage mit dem Gesicht zur Seite in den Sand gedreht liegt. Er ist noch in der Brandungszone und könnte von einer Welle überflutet werden. Sie nähern sich dem Patienten zusammen mit den ebenfalls eintreffenden Feuerwehreinsatzkräften.

- Wie sollten Sie sich in dieser Situation dem Patienten nähern?
- Wenn der Patient keinen Puls oder keine Atmung hat, was ist die nächste sofortige Maßnahme?
- Welche weiteren Bedenken haben Sie hinsichtlich des Patienten, die vor Ort angesprochen werden müssen?

## EINFÜHRUNG

Jedes Jahr, werden weltweit Morbidität und Mortalität durch eine erhebliche Anzahl von Umweltbedingungen, darunter Blitzeinschläge, Ertrinkungsunfälle, Tauchgänge, Sporttauchen und Klettern in großen Höhen, verursacht. (weitere Informationen in Kapitel 19: *„Trauma durch Hitze und Kälte"*.) Das Rettungsdienstfachpersonal muss die mit jeder Art von Umgebung verbundenen Störungen kennen, die Anatomie, Physiologie und Pathophysiologie verstehen und wissen, wie eine Patientenbeurteilung und ein Patientenmanagement schnell durchgeführt werden können. Gleichzeitig muss es wissen, wie es sich und andere Einsatzkräfte vor Verletzungen schützen kann.

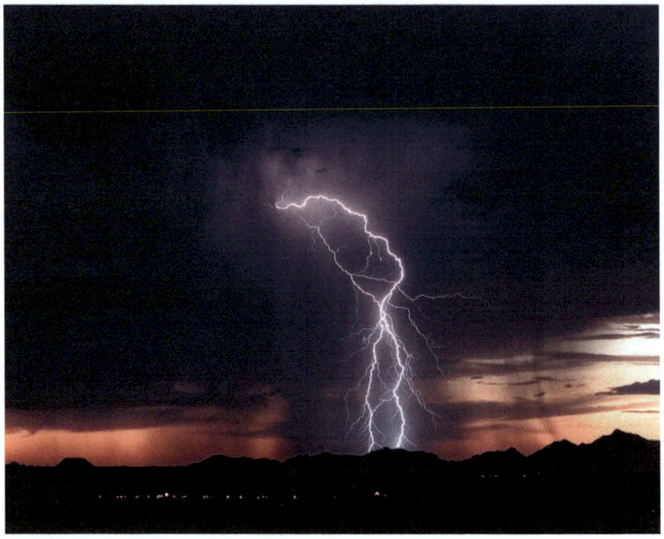

**Abbildung 20-1** Blitzeinschlag von Wolke zu Boden mit Streifenmuster.



# Blitzbedingte Verletzungen

Blitze sind in den Vereinigten Staaten während der Gewittersaison die größte Bedrohung für Menschen und Eigentum und stellen, nach den Überschwemmungen, seit 1959 die zweithäufigste Todesursache bei Stürmen in den Vereinigten Staaten dar.[1] Über 50.000 Gewitter treten täglich auf der Welt auf, wobei der Blitz die Erde in jeder Sekunde mehr als 100 Mal trifft.[2] Berichten zufolge verursachen Blitze ungefähr 75.000 Waldbrände pro Jahr und 40 % aller Brände.[3] Die zerstörerische Form des Blitzeinschlags ist der Blitz von Wolke zu Boden (**Abbildung 20-1**). Auf der Grundlage von Echtzeit-Blitzerkennungssystemen in den Vereinigten Staaten wird geschätzt, dass Blitze zwischen Boden und Erde rund 20 Millionen Mal pro Jahr auftreten, wobei an einem Sommernachmittag bis zu 50.000 Blitze pro Stunde auftreten können.[4,5] In den Vereinigten Staaten treten Blitze von Juni bis August am häufigsten auf, sind jedoch das ganze Jahr über in Florida und entlang der Südostküste des Golfs von Mexiko zu finden, wobei Florida und Texas mit 25 % zu den Todesfällen durch Blitze beitragen.[6,7] Weltweit trägt die ländliche Bevölkerung das größte Risiko, da es keine blitzsicheren Strukturen und keine Präventionserziehung gibt. Es wird geschätzt, dass jährlich 24.000 Todesfälle zu beklagen sind und Blitze etwa zehnmal mehr Verletzte verursachen als alle Todesfälle weltweit.[7,8]

Seit den 1950-er Jahren ist die Zahl der Blitztoten in den Vereinigten Staaten möglicherweise aufgrund von weniger in ländlichen Gebieten im Freien arbeitenden Menschen, von verbesserten Warnsystemen bei Herannahen von Stürmen, von erhöhter Aufklärung der Öffentlichkeit über Blitzsicherheit und von verbesserter medizinischer Versorgung, zurückgegangen.[9] Anfang des 20. Jahrhunderts gab es 400 jährliche Todesfälle durch Blitze, die durchschnittliche Anzahl der jährlichen Sterbefälle zwischen 1968 und 2010 betrug 79. Die jüngsten Berichte zeigen, dass Blitze derzeit jedes Jahr etwa 30 Menschen töten und etwa 400 Personen verletzen.[3,7,10-12] Eine Analyse der Daten aus den Jahren 2006 bis 2019 zeigt, dass die verbreitete Annahme, Golfer stellten die Hauptgruppe tödlicher Blitzunfälle dar, ein Mythos sei. In diesem Zeitraum wurden viermal so viele Todesfälle bei Anglern registriert wie bei Golfern; bei Strandaktivitäten und Camping war die Zahl der Todesfälle doppelt so hoch wie beim Golf. Die höchste Inzidenz von Blitzereignissen und -todesfällen trat in den Monaten Juni bis August auf, mit einer deutlichen Häufung an Wochenendtagen (Freitag bis Sonntag).[12]

Die größte Bedrohung durch Blitzeinschläge stellen neurologische und kardiopulmonale Verletzungen dar. Zur Vorbeugung und Behandlung von Verletzungen durch Blitze in der präklinischen und stationären Versorgung stehen Richtlinien der Wilderness Medical Society (WMS) zur Verfügung.[13] Diese Empfehlungen für die medizinische Behandlung werden nach der Qualität der unterstützenden Evidenz eingestuft. (Kapitel 2: *„Wissenschaftliche Betrachtung der präklinischen Notfallmedizin: Goldene Prinzipien, Präferenzen und kritisches Denken“*)

## Epidemiologie

Laut Daten der National Oceanic and Atmospheric Administration (NOAA) wurden zwischen 2006 und 2019 insgesamt 418 Todesfälle durch Blitzeinschläge registriert, was einem Durchschnitt von etwa 30 Todesfällen pro Jahr entspricht. Unter diesen Todesfällen befanden sich 79 % Männer   zeigt die Anzahl der durch Blitzeinschläge bedingten Todesfälle nach Geschlecht von 2008 bis 2017.[12]

Das Vorliegen von Schädel- oder Beinverbrennungen weist auf ein höheres Todesrisiko hin. Einige Analysen zeigen, dass etwa 74 % der Überlebenden von Blitzeinschlägen dauerhaft behindert sind.[14] Dieser Befund ist jedoch umstritten, da in anderen Studien deutlich weniger dauerhafte Verletzungen zu verzeichnen waren.[11,15] Von den Personen, die an einem Blitzschlag starben, befanden sich 52 % im Freien (25 % davon in arbeitender Tätigkeit). Bei 63 % der Verletzten trat der Tod innerhalb einer Stunde nach dem Blitzschlag ein.[9]

## Verletzungsmechanismus

Verletzungen durch Blitzeinschlag können aus den folgenden sechs Mechanismen resultieren: [11,13,14]

- Ein *direkter Einschlag* findet statt, wenn sich eine Person in einer offenen Umgebung befindet und keinen Unterschlupf finden kann. Dies macht nur 3 % bis 5 % der Blitzeinschläge beim Menschen aus.[7]
- Ein *seitlicher Blitz- oder Überschlagkontakt* tritt auf, wenn der Blitz auf ein Objekt (z. B. Boden, Gebäude, Baum) trifft und auf ein oder mehrere Personen überspringt. Der Strom springt vom primär getroffenen Objekt auf eine Person. Überschläge treten von Person zu Person, von Baum zu Person und sogar von einem Telefon zu einer telefonierenden Person in geschlossenen Räumen auf. (Abhängig von der Nähe des Telefons und des Kabels spricht man hier eher von einem direkten Kontakt als von einem Überschlag.)
- *Kontakt* entsteht, wenn eine Person in direktem Kontakt mit dem getroffenen Objekt steht oder wenn der Blitz überspringt, und macht ein Drittel aller Verletzungen durch Blitzschlag aus. Rettungsfachpersonal wird bei einem Höhenrettungseinsatz mit Gewittergefahr empfohlen, bei Sicherungssystemen wie beispielsweise einem Standplatz einen einzelnen Sicherungspunkt zu verwenden. Metallgegenstände wie Karabiner, Eisgeräte oder Wander- und Skistöcke sollten nicht berührt und der direkte Kontakt vermieden werden.[7,13]
- Die *Schrittspannung* tritt auf, wenn ein Blitz den Boden oder ein nahes gelegenes Objekt trifft, sich der Strom trichterförmig nach außen ausbreitet und dabei den Körper einer Person passiert. Menschliches Gewebe bietet weniger Widerstand als der Boden, und der Strom läuft beispielsweise ein Bein hinauf und hinunter, wobei er dem Weg des geringsten Widerstands folgt. Der Bodenstrom macht die Mehrheit der Verletzungen durch Blitze aus. Die Stufenspannung wird auch als Schrittspannung oder Erdstrom bezeichnet.
- Der *aufwärts gerichtete „Streamer“* tritt auf, wenn der Strom vom Boden auf und durch die betroffene Person fließt, jedoch keine Verbindung zum abwärts gerichteten Blitzeinschlag besteht. Die Energie in diesem „Streamer“ ist, im Vergleich zu einem vollständigen Blitzschlag, geringer und macht etwa 1 % bis 15 % der Verletzungen durch Blitze aus. *„Upward Streamer“* ist eine neuere Form des Blitzkontakts.
- Eine Explosionsverletzung oder ein anderes stumpfes Trauma kann durch eine von einem Blitz verursachte Stoßwelle auftreten, durch die eine Person bis zu 30 m weggeschleudert werden kann. Darüber hinaus können Verletzungen durch Blitze verursacht werden, die Waldbrände, Hausbrände und Explosionen verursachen können.[3,16,17]

Die folgenden sechs bekannten Faktoren, die die Intensität der Verletzung durch elektrischen Strom und Blitzstrom bestimmen sind:

- Art des Stromkreises
- Dauer der Exposition
- Stromspannung
- Stromstärke
- Widerstand des Gewebes
- aktueller Stromlaufweg

Sobald ein Blitz oder eine andere elektrische Hochspannungsquelle den menschlichen Körper berührt, ist die im Körper erzeugte Wärme direkt proportional zur

Strommenge, zum Gewebewiderstand und zur Dauer des Kontakts. Wenn der Widerstand verschiedener Gewebe zunimmt (z. B. Nerven <Blut <Muskeln <Haut<Fett <Knochen), erhöht sich auch die durch den Stromfluss erzeugte Wärme.

Es ist anzunehmen, dass Verletzungen durch Blitze den Verletzungen durch elektrische Hochspannung ähnlich sind. Es bestehen jedoch erhebliche Unterschiede zwischen diesen beiden Verletzungsmechanismen. Ein Blitzeinschlag ist Gleichstrom (DC), im Gegensatz zu Wechselstrom (AC), der für Verletzungen durch Elektrizität in Industrie und Haushalt verantwortlich ist. Ein Blitz erzeugt Millionen Volt an elektrischer Ladung mit Strömen im Bereich von 30.000 bis 50.000 Ampere und der Zeitpunkt des Einwirkens auf den Körper ist unmittelbar (10 bis 100 Millisekunden). Die Blitztemperatur variiert mit dem Durchmesser, die Durchschnittstemperatur beträgt ungefähr 8.000 °C.[10] Im Vergleich dazu hat der Kontakt bei elektrischer Hochspannung eine viel niedrigere Spannung als beim Kontakt mit einem Blitz. Der entscheidende Faktor, der eine Verletzung durch Blitz von einer Verletzung durch elektrische Hochspannung unterscheidet, ist jedoch die Dauer des Spannungsflusses innerhalb des Körpers.[16] Das Ergebnis ist eine längere elektrische Verletzungsexposition mit tieferen Verbrennungsschäden und einem größeren Risiko für tiefe Muskel- und Nierenverletzungen. Die daraus resultierende Herzrhythmusstörung ist in der Regel Kammerflimmern.

Blitze, die bis zu 0,5 Sekunden einwirken, können allerdings Verletzungen verursachen, die denen einer Hochspannungsverletzung ähnlich sind. Ein solcher „heißer Blitzschlag" kann tiefe Verbrennungen hervorrufen, Bäume explodieren lassen und Brände entfachen. Blitze können Ein- und Austrittswunden erzeugen. Meist breiten sie sich aber über den ganzen Körper aus. Dies wird als Funkenüberschlag bezeichnet. Dabei kann der Strom auch durch die Augen, Ohren, Nase oder durch den Mund eintreten. Durch Funkenüberschlag kann Schweiß verdampfen und Teile von Kleidern oder die Schuhe können von einem Blitzschlagopfer weggeschleudert werden. Der immense Strom eines Funkenüberschlags generiert großflächige Magnetfelder, die wiederum sekundäre Stromflüsse im Körper induzieren können und möglicherweise einen Herz-Kreislauf-Stillstand und andere innere Verletzungen verursachen.[18,19]

## Verletzungen durch Blitzschlag

Verletzungen durch Blitzschlag reichen von leichten oberflächlichen Wunden über schwere Multisystemverletzungen bis hin zu Todesfällen. **Tabelle 20-1** führt die häufigsten Anzeichen und Symptome einer Verletzung durch Blitzschlag auf. Als Mittel zur Bestimmung der voraussichtlichen Erholung oder Prognose von Blitzeinschlägen können die Opfer in eine von drei Verletzungskategorien eingeteilt werden: geringfügige, moderate und schwere Verletzungen.[13,20]

**Tabelle 20-1** Verletzung durch Blitzschlag: häufige Anzeichen, Symptome und Behandlung

| Verletzungsgrad | Zeichen und Symptome | Behandlung |
|---|---|---|
| geringfügig | Missempfindungen in den Extremitäten, Verwirrtheit, Amnesie, kurze Bewusstlosigkeit, Taubheit oder Blindheit, Trommelfellriss | Sicherheit der Einsatzstelle, X-ABCDE, Anamnese und erweiterte Beurteilung, EKG-Überwachung, Sauerstoffgabe, alle Patienten mit leichten Verletzungen transportieren |
| moderat | Desorientierung, Agitiertheit, Lähmung, Frakturen, stumpfes Trauma, fehlende Pulse in den unteren Extremitäten, spinaler Schock, Anfälle, vorübergehender Herz-Kreislauf-Stillstand, Koma | Sicherheit der Einsatzstelle, X-ABCDE, Anamnese und erweiterte Beurteilung, EKG-Überwachung, Sauerstoffgabe, ggf. CPR (so früh wie möglich), alle Patienten transportieren |
| schwer | alle oben genannten, zusätzlich: Flüssigkeit aus dem Gehörgang, Kammerflimmern oder Asystolie | Reanimation inkl. erweiterter Maßnahmen, bei mehreren Patienten „reverse" Triage |

Legende: CPR = Herz-Lungen-Wiederbelebung; EKG = Elektrokardiogramm; X-ABCDE = lebensbedrohliche Blutung, Atemwege, Atmung, Kreislauf, Neurologie, Exposition/Umgebung.

Daten von O'Keefe GM, Zane RD. Lightning injuries. Emerg Med Clin North Am. 2004; 22:369-403; und Cooper MA, Andrews CJ, Holle RL, Blumenthal R, Aldana NN. Lightning-related injuries and safety. In: Auerbach PS, ed. Auerbachs Wilderness Medicine. 7th ed. Philadelphia, PA: Mosby Elsevier; 2017:71-118.

## Geringfügige Verletzungen

Patienten mit leichten Verletzungen sind wach und berichten von einer unangenehmen und abnormalen Empfindung (Dysästhesie) an den betroffenen Extremitäten. Bei einem schwerwiegenderen Blitzschlag berichten die Opfer, dass sie am Kopf getroffen wurden, oder dass eine Explosion sie getroffen hat, weil sie sich der Ursache für die Empfindungen nicht sicher sind. Ein Patient kann vor Ort folgende Anzeichen und Symptome aufweisen:

- Verwirrung (kurzfristig oder Stunden bis Tage)
- Amnesie (kurzfristig oder Stunden bis Tage)
- temporäre Taubheit
- Blindheit
- vorübergehende Bewusstlosigkeit
- vorübergehende Parästhesie
- Muskelschmerzen
- Hautverbrennungen (selten)
- transiente Lähmung

Die Patienten zeigen sich mit normalen Vitalzeichen oder mit leichter, vorübergehender Hypertonie und die Genesung verläuft in der Regel allmählich und vollständig.

## Moderate Verletzungen

Patienten mit mittelschweren Verletzungen haben fortschreitende Einzel- oder Multisystemverletzungen, von denen einige lebensbedrohlich sind. Einige Patienten dieser Kategorie können eine dauerhafte Behinderung erleiden. Ein Patient kann vor Ort folgende Anzeichen und Symptome aufweisen:

- sofortige Auswirkungen
  - Anfälle
  - Taubheit
  - Herzschädigungen und Herzstillstand
  - Lungenverletzungen
  - Verwirrung, Amnesie
  - Blindheit
  - Schwindel
  - Quetschung durch Druckwelle
  - stumpfes Trauma (z. B. Frakturen)
  - Schmerzen in der Brust, Muskelschmerzen
  - Trommelfellbruch
  - Kopfschmerz, Übelkeit, Postkonkussionssyndrom
- verzögerte Effekte
  - neurologische Symptome und Anzeichen
  - Gedächtnisdefizite
  - Aufmerksamkeitsdefizite
  - neuropsychologische Veränderungen
  - Probleme beim Denken und Erinnern
  - Ablenkbarkeit
  - Persönlichkeitsveränderungen
  - Reizbarkeit
  - chronischer Schmerz
  - Anfälle

Abhängig vom Ort des Blitzeinschlags kann ein Schlag, der das Atemzentrum des Gehirns beeinflusst, zu einem längeren Atemstillstand führen, der als Folge einer Hypoxämie zu einem sekundären Herzstillstand führen kann.[14] Patienten dieser Kategorie können einen sofortigen Herz-Kreislauf-Stillstand erleiden. Die inhärente Erregung des Herzens kann zu einer spontanen Rückkehr zum normalen Sinusrhythmus führen.[14] Da ein sofortiger kardiopulmonaler Stillstand die größte Bedrohung darstellt, muss sich das Rettungsdienstfachpersonal bei allen Blitzeinschlägen sofort mit lebensbedrohlichen Gefahren mit der CAB-Sequenz (Zirkulation, Atemwege, Atmung) befassen und das Elektrokardiogramm (EKG) kontinuierlich auf sekundäre kardiale Ereignisse, die bis zu drei Tage nach dem Vorfall auftreten können, überwachen.[13]

## Schwere Verletzungen

Der Mechanismus für den plötzlichen Tod durch Blitzeinschlag ist der gleichzeitige Herz- und Atemstillstand. Patienten mit schweren Verletzungen durch direkten Blitzeinschlag (kardiovaskuläre oder neurologische Verletzungen) oder Verzögerungen bei der kardiopulmonalen Wiederbelebung (HLW) haben eine schlechte Prognose. Bei der Ankunft am Einsatzort kann das Rettungsdienstfachpersonal den Patienten mit einem Herzstillstand bei Asystolie oder Kammerflimmern vorfinden. Blitzschlag verursacht einen massiven Gleichstrom-Gegenschock, der gleichzeitig das gesamte Myokard depolarisiert.[18] Die American Heart Association (AHA) empfiehlt bei jenen Patienten, die bei der initialen Beurteilung als tot erscheinen, vehemente Wiederbelebungsmaßnahmen durchzuführen. Dies basiert auf vielen Berichten über eine hervorragende Erholung nach einem blitzinduzierten Herzstillstand und der Tatsache, dass die Patienten in dieser Kategorie in der Regel jung sind und keine Herzkrankheiten aufweisen.[17] Die im Jahr 1980 veröffentlichten Daten deuten darauf hin, dass nur 23 % der Patienten mit Blitzschlag überlebt haben.[14] Diese Statistik wird in der medizinischen Literatur der Gegenwart immer noch verwendet, berücksichtigt aber möglicherweise keine Neuerungen bei der Wiederbelebung auf CPR-Basis. Von allen Ursachen, die zu einem Herz-Kreislauf-Stillstand führen, kann Blitzschlag eine vielversprechende Prognose für die Genesung haben, weil der anfängliche Einschlag nur vorübergehend ist und möglicherweise reversibel ist.

Es ist nicht ungewöhnlich, einen ersten Herzstillstand mit spontaner Wiederherstellung der elektrischen Aktivität nach dem Blitzeinschlag zu beobachten, aber ein anhaltender Atemstillstand aufgrund eines gelähmten medullären Atmungszentrums kann einen sekundären hypoxischen Herzstillstand verursachen.[17,21] Es kann sehr schwierig sein, diese Patienten wiederzubeleben.[10] Weitere häufige Befunde sind Trommelfellrisse mit Liquor und Blut im Gehörgang, Augenverletzungen und verschiedene Formen stumpfer Traumata infolge von Stürzen, einschließlich Weichteilkontusionen und Frakturen des Schädels, der Rippen, der Extremitäten und der Wirbelsäule. Viele Patienten in dieser Kategorie haben keine Anzeichen von Verbrennungen. Bei Patienten, die von Hautverbrennungen betroffen sind, wird im Allgemeinen von Verbrennungen, die weniger als 20 % der gesamten Körperoberfläche ausmachen, gesprochen.

Verletzungen des Zentralnervensystems (ZNS) treten häufig bei Blitzopfern auf und wurden in vier Gruppen von ZNS-Verletzungen eingeteilt:[14]

- *Gruppe 1 - ZNS-Effekte* (sofort und vorübergehend): Bewusstseinsverlust (75 %); Parästhesien (80 %); Schwäche (80 %); Verwirrung, Amnesie und Kopfschmerzen
- *Gruppe 2 - ZNS-Effekte* (sofort und anhaltend): hypoxische ischämische Neuropathie; intrakranielle Blutung; zerebraler Infarkt nach Herz-Kreislauf-Stillstand
- *Gruppe 3 - ZNS-Effekte* (mögliche verzögerte neurologische Syndrome): Motoneuronenerkrankungen und Bewegungsstörungen
- *Gruppe 4 - ZNS-Effekte* (Trauma durch Sturz oder Explosion): subdurale und epidurale Hämatome und Subarachnoidalblutung

## Beurteilung

Bei der Ankunft vor Ort, wie bei jedem anderen Einsatz auch, steht die Sicherheit des Rettungsdienstfachpersonals und der sonstigen Einsatzkräfte im Vordergrund. Sie müssen feststellen, ob in der Umgebung weiterhin die Gefahr von Blitzschlag besteht. Auch wenn sich ein Sturm nähert oder vorüber ist, gibt es immer noch eine Gefahrenquelle, die nicht immer offensichtlich ist, da der Blitz in einer Entfernung von ca. 15-20 km von der Hauptsturmzelle eine sehr reale Bedrohung darstellt – daher auch sein Spitzname, der „Blitz aus der Ferne". Nicht umsonst heißt es in dem populären Sprichwort „aus heiterem Himmel" für ein unerwartetes Ereignis.[7,14]

Der Mechanismus der Verletzung kann ohne Zeugen unklar sein, da Blitze auch an einem sonnigen Tag auftreten können. Bei Zweifel über den Mechanismus der Verletzung sollte sofort das X-ABCDE-Schema (lebensbedrohliche Blutungen, Atemweg, Atmung, Kreislauf, Neurologie, Exposition/Umgebung) angewendet und alle lebensbedrohlichen Zustände, wie sonst auch, überprüft werden. Patienten, die vom Blitz getroffen wurden, (im Gegensatz zu denen, die infolge anderer Mechanismen durch einen Stromschlag getötet wurden), tragen keine elektrische Ladung und ihre Berührung birgt kein Risiko für die Patientenversorgung. Bewerten Sie den Herzrhythmus des Opfers mit dem EKG. Unspezifische Änderungen des ST-Segments und der T-Welle, wie etwa die Verlängerung des QT-Intervalls und transiente T-Wellen-Inversionen sind häufig zu beobachten, spezifischere Anzeichen für einen Herzinfarkt mit einer Erhöhung der Q-Welle oder des ST-Segments sind jedoch selten.[22]

Sofern der Patient stabil ist, ist eine detaillierte Beurteilung von Kopf bis Fuß erforderlich, um die große Bandbreite an Verletzungen zu identifizieren, die bei dieser Art von Trauma auftreten können. Beurteilen Sie das Situationsbewusstsein des Patienten und die neurologischen Funktionen aller Extremitäten, da die oberen und unteren Extremitäten vorübergehende Lähmungen (bekannt als Keraunoparalyse) erfahren können. Von Blitzopfern ist bekannt, dass sie eine autonome Dysfunktion aufweisen, die erweiterte Pupillen hervorruft, was Schädelverletzungen nachahmen kann.[21] Beurteilen Sie die Augen, da mehr als die Hälfte der Opfer irgendeine Form von Augenverletzungen haben. Suchen Sie nach Blut und Liquor in den Gehörgängen. Die Hälfte der Patienten wird ein oder zwei zerrissene Trommelfellmembranen haben. Bei allen betroffenen Personen von Blitzeinschlägen besteht eine hohe Wahrscheinlichkeit, dass ein stumpfes Trauma durch das Schleudern gegen einen festen Gegenstand oder durch herabfallende Gegenstände und andere muskuloskelettalen Verletzungen, beispielsweise eine Luxation durch einen Muskelkrampf, verursacht worden ist. Die Möglichkeit einer Wirbelsäulenverletzung sollte bei der Beurteilung in Betracht gezogen und entsprechende Managementschritte entsprechend dem lokalen Protokoll implementiert werden.

Bewerten Sie die Haut im Hinblick auf Anzeichen von Verbrennungen, die von oberflächlich bis zur vollen Tiefe reichen. Verbrennungen durch Blitze können außen sichtbar sein oder nicht, da sie sich innerhalb der ersten Stunden entwickeln. Verbrennungen treten bei weniger als der Hälfte der Überlebenden von Blitzschlägen auf und sind in den meisten Fällen oberflächlich.[13,14] Es ist üblich, ein federartiges Muster in der Haut zu sehen, das als **Lichtenberg-Figuren** bekannt ist. Diese Muster sind keine Verbrennungen und lösen sich innerhalb von 24 Stunden auf. Es ist üblicher, Verbrennungen als Folge von Entzünden der Kleidung und Erwärmen von Schmuck oder anderen Gegenständen zu sehen.

Wenn bei einem Vorfall mehrere Patienten beteiligt sind, sollten die Triage-Prinzipien unverzüglich umgesetzt werden. Die normalen Triage-Regeln sind: Personal und Ressourcen auf Patienten mit mittelschweren und schweren Verletzungen zu konzentrieren und Patienten ohne Atmung und Kreislauf schnell zu umgehen. Bei mehreren Patienten nach Blitzeinschlägen ändert sich die Regel jedoch in „umgekehrte" Triage und „Wiederbelebung der Toten", da sich diese Patienten entweder in einem Atem- oder einem Herzstillstand befinden und eine gute Genesungswahrscheinlichkeit haben, wenn sie schnell behandelt werden.[7,10,11,14,23] Im Gegensatz dazu haben andere Patienten, die einen Blitzschlag überlebt haben, eine geringe Wahrscheinlichkeit, dass sich ihr Zustand verschlechtert, es sei denn, es liegen Traumata und verborgene Blutungen vor.[10]

## Management

Bei der Versorgung eines oder mehrerer Patienten nach einem Blitzschlag, geht es vorrangig darum, die Sicherheit der Einsatzstelle für Sie und Ihr Team zu gewährleisten und jede betroffene Person gemäß X-ABCDE zu beurteilen. Bei fehlender Spontanatmung oder fehlendem -kreislauf sollten Sie eine effektive HLW bis zu fünf Zyklen (zwei Minuten) einleiten und den Herzrhythmus mit einem automatischen externen Defibrillator (AED) oder einem EKG-Monitor auf der Grundlage der aktuellen Richtlinien bewerten.[17] In einigen dokumentierten Fällen haben sich AED als hilfreich erwiesen.[10] Setzen Sie ALS-Maßnahmen (Advanced Life Support) ein, um den blitzinduzierten kardiopulmonalen Stillstand auf der Grundlage der aktuellen AHA-Richtlinien für ACLS (Advanced Cardiovascular Life Support) und PALS (Pediatric Advanced Life Support) zu behandeln, wie an anderer Stelle erörtert.[17] Bei mäßig und schwer verletzten Patienten empfiehlt sich eine Sauerstoffgabe mit hoher Durchflussrate. Intravenöse Flüssigkeiten sollten mit einem offen gehaltenen Zugang appliziert werden, da Patienten, die durch einen Blitzschlag verletzt wurden, - im Gegensatz zu konventionellen Hochspannungspatienten, - keine schweren Gewebezerstörungen und Verbrennungen haben, die eine größere Menge an Flüssigkeiten erfordern. Bei Patienten, die instabile Vitalzeichen zeigen oder ein thermomechanisches Kombinationstrauma erleiden, muss die Flüssigkeitsgabe entsprechend titriert werden.

Stabilisieren Sie alle Frakturen und ziehen Sie die Prinzipien der Bewegungseinschränkung der Wirbelsäule in Betracht und vermeiden Sie Zervikalstütze und Spineboard, sofern nicht anders indiziert.[24] Betroffene Personen von Blitzeinschlägen mit leichten bis schweren Verletzungen müssen zur weiteren Bewertung und Beobachtung in ein Zielkrankenhaus gebracht werden. Transportieren Sie den Patienten entweder boden- oder luftgebunden, je nach Verfügbarkeit und Entfernung zum Krankenhaus und je nach Gesamtrisiko für die Flugbesatzung sowie den Nutzen für den Patienten.

Wie bereits erwähnt, haben Blitzschlagopfer eine höhere Wahrscheinlichkeit, dass eine frühe und effektive Wiederbelebung zu einem positiven Ergebnis führt. Es gibt jedoch wenig Anhaltspunkte dafür, dass bei diesen Patienten eine Wiederkehr des Spontankreislaufs durch prolongierte Wiederbelebungsmaßnahmen, die länger als 20 bis 30 Minuten dauern, zu erwarten ist.[3] Vor der Beendigung der Wiederbelebung sollten alle Anstrengungen unternommen werden, die Hypovolämie, Hypothermie und Azidose des Patienten zu korrigieren.

## Prävention

Bei zahlreichen Gewittern während des ganzen Jahres sind Blitzeinschläge häufig. Sowohl das Rettungsdienstfachpersonal als auch die Öffentlichkeit müssen über Vorbeugung und die vielen Blitz-Mythen und Missverständnisse aufgeklärt werden (**Kasten 20-1**). Zahlreiche Ressourcen zum Schutz vor Blitzen werden von Agenturen wie dem National Weather Service/NOAA, dem National Lightning Safety Institute, dem Amerikanischen Roten Kreuz und der Federal Emergency Management Agency bereitgestellt.[25-27]

### Kasten 20-1 Mythen und Missverständnisse über Blitzeinschläge

**Allgemeine Mythen**

Die folgenden allgemeinen Annahmen über Blitzeinschläge sind **falsch!**

- Blitzeinschläge sind ausnahmslos tödlich.
- Die Haupttodesursache sind Verbrennungen.
- Eine vom Blitz getroffene Person geht in Flammen auf oder verbrennt zu Asche.
- Die Personen bleiben aufgeladen oder elektrisiert, nachdem sie getroffen wurden.
- Personen sind nur dann gefährdet, wenn sie sich unter Sturmwolken befinden.
- Das Aufsuchen eines Gebäudes während des Sturms bietet einen 100%-igen Blitzschutz.
- Ein Blitz schlägt niemals zweimal am selben Ort ein.
- Das Tragen von Schuhen mit Gummisohlen und eines Regenmantels schützt die Person.
- Gummireifen in einem Fahrzeug schützen Personen vor Verletzungen.
- Das Tragen von Metallschmuck erhöht das Risiko für einen Blitzschlag.
- Der Blitz trifft immer auf das höchste Objekt.
- Es besteht keine Gefahr durch Blitze, wenn es nicht regnet.
- Blitze können ohne Donner auftreten.

**Missverständnisse bezüglich der Patientenversorgung**

Einige Mythen und Missverständnisse, die vom Rettungsdienstfachpersonal fälschlicherweise angenommen werden, können die Versorgung und das Outcome der Patienten negativ beeinflussen:

- Wenn eine Person nicht durch einen Blitz getötet wird, geht es ihr gut.
- Wenn eine betroffene Person keine äußerlichen Anzeichen von Verletzungen aufweist, kann der Schaden nicht so schwerwiegend sein.
- Verletzungen durch Blitze sollten ähnlich wie andere elektrische Hochspannungsverletzungen behandelt werden.
- Patienten die nach einem Blitzschlag, für mehrere Stunden lang wiederbelebt wurden, können sich dennoch erfolgreich erholen.

Daten aus O'Keefe Gatewood M, Zane RD. Lightning injuries. Emerg Med Clin North Am. 2004;22(2):369-403.

Es werden offizielle Richtlinien für die Prävention und Behandlung von Verletzungen durch Blitzschläge durch nationale und internationale Ärztekommissionen und -organisationen veröffentlicht, darunter das WMS, die AHA, die Internationale Kommission für Gebirgsnotmedizin und die Ärztekommission der International Climbing and Mountaineering Federation (**Kasten 20-2**).[13,17,28]

Rettungsdienstorganisationen und andere Einsatzdienste sollten Verfahren zur Wetterüberwachung etablieren, die Sturmwarnungen erfassen und im Tagesverlauf aktualisieren, um präventive Maßnahmen zu ermöglichen. Im Freien gibt es keinen vollkommen sicheren Ort. Steht kein festes Gebäude zur Verfügung, bietet der Rettungswagen – sofern das Rettungsdienstfachpersonal in seiner Nähe ist – den bestmöglichen Schutz.

Ein Motto lautet: „Wenn Sie ein Gewitter sehen, fliehen Sie. Wenn Sie es hören, machen Sie sich bereit." Eine weitere nützliche Regel ist die „30–30-Regel". Wenn die Zeit zwischen dem Blitzen und dem Donnern 30 Sekunden oder weniger beträgt, sind Einzelpersonen in Gefahr und müssen einen geeigneten Unterschlupf suchen. Nach dieser Regel wird empfohlen, die Outdoor-Aktivität erst nach 30 Minuten nach dem letzten Blitz oder Donner wieder aufzunehmen, da ein vorüberziehendes Gewitter immer noch eine Bedrohung darstellt und der Blitz bis zu 15-25 km nach der Hauptsturmzelle auftreten kann nachdem diese durchgezogen ist.[7,27-29] Ein weiteres Maß für die Nähe zum Blitz ist die „Flash-to-Bang"–Regel, die besagt, dass fünf Sekunden zwischen Blitz und Donner = 1,6 km Entfernung bedeuten. Das heißt, wenn es nach einem Blitz fünf Sekunden bis zum Donner dauert, ist der Blitz 1,6 km entfernt. Beachten Sie, dass einige irrtümliche Lehren der 30–30-Regel besagen, dass die Sturmzelle 30 Minuten nach dem letzten Donnerschlag 30 Meilen (ca. 50 km) oder mehr entfernt ist. Wie die „Flash-to-Bang"-Regel erklärt, ist der Sturm, wenn die Zeit zwischen dem Blitz und dem Ausläufer 30 Sekunden oder weniger beträgt, nur 9,7 km entfernt, also innerhalb von 15-25 km Entfernung für einen Blitzschlag außerhalb der Hauptsturmzelle.[7]

Weitere Informationen zum Vermeiden von Blitzeinschlägen finden Sie in **Kasten 20-3**. In **Kasten 20-4** finden Sie Informationen zur Unterstützung von Blitzschlagüberlebenden.

### Kasten 20-2 Vorsichtsmaßnahmen für Rettungsdienstfachpersonal in Gebirgsregionen

Rettungsdienstfachpersonal in Gebirgsregionen laufen ebenso wie dort tätige Personen (u.a. Forstmitarbeiter, Park Ranger, u.a.) eher Gefahr, von einem Blitz getroffen zu werden. Einige allgemeine Vorsichtsmaßnahmen sind hier zusammengestellt:

- Prüfen Sie vor Arbeiten oder Wanderungen in Gebirgsregionen die Wettervorhersage, da Gewitter mit Blitz- und Donneraktivität in den Bergen überwiegend in den Sommermonaten am späten Nachmittag oder in der Nacht auftreten. Das Sprichwort „Gipfel um Mittag, Abstieg um 14 Uhr" dient als Merkhilfe, um rechtzeitig in tiefere Lagen zurückzukehren und so das Risiko eines Blitzschlags zu reduzieren.
- Der sicherste Schutz vor einem Gewitter in den Bergen ist das Aufsuchen einer festen Unterkunft wie einer Hütte oder Berghütte. Halten Sie sich dabei von offenen Türen und Fenstern fern.
- Zelte bieten keinen Schutz vor Blitzeinschlag und Zeltstangen können als Blitzableiter dienen.
- Größere Höhlen und Täler bieten Schutz, aber kleine Höhlen bieten wenig Schutz, wenn sich die Person in der Nähe der Öffnung und der Seitenwände befindet.
- Wasserläufe sind gefährlicher als offene Bereiche.
- Halten Sie sich von Bergkämmen und Gipfeln, Stromleitungen und Skiliften fern.
- Halten Sie sich von der Wurzel größerer Bäume fern, da der Blitz den Stamm hinunter zur Wurzel läuft. In einem Wald ist es am besten, sich in eine Gruppe kleinerer Bäume zu begeben.
- Wenn Sie sich im Freien verlaufen haben, sitzen oder liegen Sie nicht flach. Am besten hocken Sie sich mit geschlossenen Füßen und Knien hin und halten Sie Kontakt mit einem möglichst kleinen Bereich des Bodens, um Verletzungen durch den Spannungstrichter zu minimieren. Rettungsdienstfachpersonal sollte versuchen, eine Isolierung, beispielsweise eine Abdeckung, auf der man knien oder sitzen kann, zwischen sich und den Boden zu verbringen.
- Wenn Sie sich in einer Gruppe befinden, halten Sie ausreichend Abstand zueinander, aber bleiben Sie in Sichtweite, um die Anzahl der Personen zu reduzieren, die durch Bodenstrom oder Blitzübersprünge zwischen Personen verletzt werden.
- Erwägen Sie die Verwendung kleiner, tragbarer Blitzmelder, sodass Vorwarnungen empfangen und Vorkehrungen getroffen werden können, bevor der Sturm eintrifft.

**Kasten 20-3** Sicherheitsmaßnahmen zur Vermeidung eines Blitzschlags

Einige Regeln für die Vermeidung von Blitzschlagverletzungen, wenn sich ein Gewitter entwickelt, sind:

- Suchen Sie ein blitzsicheres Gebäude oder Fahrzeug auf.[25,29]
  - Ein Kfz mit einer Metallkarosserie ist der beste Schutz vor Blitzschlag. Andere Fahrzeuge aus Metall, wie Flugzeuge oder Busse sind ebenfalls sicher. Allerdings muss darauf geachtet werden, dass der äußere „Metall-Schild" nicht unterbrochen ist. Das bedeutet:
    - Die Fenster müssen geschlossen sein.
    - Vermeiden Sie den Kontakt zu metallenen Objekten im Fahrzeuginneren, z. B. Radioknöpfe, metallene Türgriffe, Zwei-Wege-Sprechanlagen, die mit externen Objekten verbunden werden können.
  - Alle Objekte, die von innen nach außen reichen, sollten gemieden werden.
  - Fahrzeuge, die z. B. aus Fiberglas hergestellt sind, oder offene Kraftfahrzeuge wie z.B. Traktoren, Motorroller, Golf-Caddys o. ä. bieten keinen Schutz.
  - Große metallene Gebäude wie Werkhallen o. ä. bieten ebenfalls Schutz vor Blitzen, ebenso Bauwerke aus Mauerwerk oder Holz. Auch hier sollte der Kontakt zu Schaltern, Fenstern und allem, was Strom leiten kann, unterlassen werden. Offene Unterstände wie Buswartehäuschen o. ä. sind nicht geeignet.

Einige Regeln für die Vermeidung von Blitzschlagverletzungen innerhalb von Gebäuden:

- Halten Sie Abstand zu Fenstern, offenen Türen, Feuerstellen (Kaminen), Bad und Dusche sowie Metallobjekten.
- Schalten Sie das Radio und den Computer aus und halten Sie Abstand zu kabelgebundenen Telefonen. Telefonieren Sie nur im Notfall.
- Drehen Sie vor dem Gewitter alle Wasserhähne zu und schalten Sie alle elektrischen Geräte aus.

Einige Regeln für die Vermeidung von Blitzschlagverletzungen im Freien:

- Benutzen Sie, wenn möglich, keine tragbaren Radios, Mobiltelefone oder andere elektronischen Signal-/Kommunikationsgeräte.
- Meiden Sie metallene Objekte wie Fahrräder, Traktoren oder Zäune.
- Meiden Sie große Objekte, z. B. Bäume, und machen Sie sich möglichst klein.
- Meiden Sie Fernleitungen, Strommasten und Skiliftmasten.
- Meiden Sie offenes Gelände.
- Meiden Sie offene Unterstände wie Buswartehäuschen oder Carports, da je nach deren Größe ein Funkenüberschlag auftreten könnte.
- Lassen Sie Skistöcke und Golfschläger fallen.
- Suchen Sie bei großen öffentlichen Veranstaltungen im Freien Busse oder andere geschlossene Fahrzeuge auf.
- Versuchen Sie, die Kontaktfläche zum Boden möglichst klein zu halten. Nehmen Sie eine adäquate Haltung („*Blitzschlag-Position*") ein, indem Sie eine hockende Position einnehmen, die Füße zusammendrücken und die Ohren mit den Händen bedecken; setzen Sie sich auf isolierendes Material wie einen Rucksack. Eine andere geeignete Position ist der Schneidersitz.
- Halten Sie sich nicht unter oder in der Nähe von großen Bäumen auf, suchen Sie nach flachem Gelände mit kleinen Bäumen.
- Suchen Sie wenn möglich, ein trockenes Bachbett auf.
- Wenn Sie sich im oder auf dem Wasser aufhalten, begeben Sie sich sofort an Land, schwimmen Sie nicht, meiden Sie Boote sowie alle aus dem Wasser ragenden, hohen Objekte.[1,10]



**Kasten 20-4** Überlebende einer Verletzung durch Blitzschlag

Überlebende von Verletzungen durch Blitzschlag können von Lightning Strike und Electric Shock Survivors International, Inc. (LS & ESSI, Inc.) unterstützt werden. Diese gemeinnützige Hilfsgruppe besteht aus Überlebenden, ihren Familien und anderen interessierten Parteien. Es gibt Mitglieder in den Vereinigten Staaten und in mehr als 13 anderen Ländern (www.lightning-strike.org).



# Ertrinken

In den Vereinigten Staaten ist Ertrinken allzu häufig, was jährlich über 4.000 Todesfälle zur Folge hat.[30] Ertrinken ist in allen Altersgruppen die häufigste Ursache für vermeidbare Todesfälle und ist eine Epidemie bei Kindern.[31-34] Weltweit ertrinken jährlich über 300 000 Menschen – fast die Hälfte davon sind Personen unter 30 Jahren, ein Viertel sind Kinder unter 5 Jahren - und obwohl die globale Ertrinkungssterblichkeit seit 2000 um 38 % gesunken ist, bleibt Ertrinken mit einem Anteil von 7 % an allen verletzungsbedingten Todesfällen eine bedeutende, vermeidbare Todesursache.[30,31,35] Diese

Statistik beinhaltet wahrscheinlich nicht die tatsächliche globale Zahl durch Ertrinken, da sie keine nicht tödlichen Ertrinkungsfälle aufgrund von Überschwemmungen, Selbstmord oder Mord beinhaltet. Darüber hinaus können Patienten in vielen Ländern mit mittlerem und niedrigem Einkommen durch Ertrinken sterben, da sie niemals ein Krankenhaus erreichen.[30,35]

Unter Ertrinken wurde das Ergebnis verstanden, durch welches luftatmende Säugetiere beim Eintauchen in eine Flüssigkeit starben. Wir verstehen Ertrinken als einen Prozess, nicht als ein Ergebnis. In der Vergangenheit wurden mehrere modifizierende Begriffe verwendet, darunter trockenes Ertrinken, nasses Ertrinken, sekundäres Ertrinken, verzögertes Ertrinken und Beinahe-Ertrinken.[30] Für keinen dieser Begriffe gibt es eine allgemeingültige oder akzeptierte medizinische Definition, insbesondere nicht in kulturellen und internationalen Kontexten. Die aktualisierte Definition, die auf dem Weltkongress für Ertrinken im Jahr 2002 angenommen wurde, besagt, dass Ertrinken der Prozess der Beeinträchtigung der Atmung durch Untertauchen (Submersion) oder Eintauchen (Immersion) in ein flüssiges Medium, gewöhnlich Wasser ist.[36-39]

Es bestand schon immer das Bestreben, jene Patienten zu definieren und zu klassifizieren, die nach einem eintauchen oder untertauchen zunächst überlebten, jedoch später verstarben. Klassifizierungsschemata, die auf dem Salzgehalt oder dem Vorhandensein von Wasser in der Lunge bei der Autopsie basieren, lenken von der primären Pathophysiologie und dem letzten gemeinsamen Weg des Ertrinkens ab, nämlich der zerebralen Anoxie. Genauso wie jemand, der einen Schlaganfall überlebt, unabhängig von der Morbidität nicht als "Beinahe-Schlaganfall" bezeichnet werden würde, gibt es keine Verwendung für Begriffe wie "trockenes Ertrinken", "sekundäres Ertrinken" und "Beinahe-Ertrinken", eine Position, die auch von der Weltgesundheitsorganisation, dem International Liaison Committee on Resuscitation, dem WMS, den U.S. Centers for Disease Control and Prevention (CDC), der AHA, dem American Red Cross und dem American College of Emergency Physicians vertreten wird.[36,40]

Der Prozess des Ertrinkens beginnt mit einer Beeinträchtigung der Atemwege, da der Atemweg der Person unter die Wasseroberfläche taucht (Eintauchen) oder Wasserspritzer über das Gesicht (Eintauchen mit Verletzung durch Aspiration) gelangen.[41] Diesem Prozess wohnen nur drei Ergebnisse oder Modifikationen bei: tödliches Ertrinken (der Patient stirbt), nicht-tödliches Ertrinken mit Morbidität (der Patient lebt, erleidet jedoch Verletzungen oder Krankheiten) und nicht-tödliches Ertrinken ohne Morbidität (es gibt keinen Tod oder offensichtlich keine bedeutende Verletzung oder Krankheit).[30,37,42] Weitere Überlegungen zur Einstufung des Ertrinkens schließen Folgendes ein:

- Alle Vorfälle, bei denen der Verletzte in Wasser *ein- oder untertaucht*, ohne eine respiratorische Beeinträchtigung davonzutragen, gelten als Wasserrettungseinsatz und nicht als Notfall durch Ertrinken.
- Wie bei Blitzschlag hat das WMS eine auf Konsens beruhende Richtlinie für das Ertrinken entwickelt, die bei der Bewertung der aktuellsten Empfehlungen und ihrer Evidenz innerhalb der Wilderness Medicine Community hilfreich sind.[43]

## Epidemiologie

Ertrinken ist die fünfthäufigste Ursache für unbeabsichtigten Tod durch Verletzungen bei allen Altersstufen in den Vereinigten Staaten, betrifft jedoch vorwiegend jüngere Altersgruppen.[30,44] Ertrinken ist die häufigste Todesursache durch unbeabsichtigte Verletzungen im Alter von ein bis vier Jahren, die zweithäufigste Todesursache im Alter von fünf bis 14 Jahren und die dritthäufigste Todesursache für Verletzungen im Alter von 15 bis 24 Jahren.[45] Sie ist die dritthäufigste verletzungsbedingte Todesursache bei Säuglingen (unter einem Jahr), die oft gefährdet sind, in Badewannen, Eimern und Toiletten zu ertrinken.[32,46] Das CDC berichtete, dass von 2010 bis 2019 in den Vereinigten Staaten jedes Jahr durchschnittlich 3.957 Fälle von unbeabsichtigtem Tod gezählt wurden und jedes Jahr schätzungsweise 5.080 Fälle in Notaufnahmen von US-amerikanischen Krankenhäusern wegen nicht tödlichem Ertrinken behandelt wurden[32,33] Weitere 347 Menschen ertrinken jedes Jahr aufgrund von Bootsunfällen.[32]

Tödliche Unfälle ereignen sich am häufigsten in natürlichen Gewässern (Seen, Flüsse und Ozeane), gefolgt von Schwimmbecken und Badewannen.[32] Im Vergleich dazu war die Zahl der unbeabsichtigten nicht tödlichen Ertrinkungsunfälle, die in Notaufnahmen in den Vereinigten Staaten behandelt wurden, in Schwimmbecken am höchsten, gefolgt von natürlichen Gewässern und Badewannen. Die Raten für nicht tödliche und tödliche Verletzungen waren bei Kindern unter 4 Jahren und bei Männern aller Altersgruppen am höchsten. Die Rate, der nicht tödlichen Verletzungen war bei Männern fast doppelt so hoch wie bei Frauen, und 80 % der Patienten mit tödlichem Ertrinken sind Männer.[44]

Für jedes Kind, das tödlich ertrinkt, erleiden vier weitere Kinder Unfälle aufgrund von Ertrinken mit nicht tödlichem Ausgang und benötigen eine Notfallversorgung. Viele der Überlebenden erleiden eine irreversible Hirnverletzung.[30,34,44,46]

Eine lebenslange neurologische Beeinträchtigung ist das am meisten gefürchtete Ergebnis für Ertrinkende aller Altersklassen und zeigt, dass Ertrinken tatsächlich eine neurologische Erkrankung mit pulmonaler Ursache ist. Die wichtigste Determinante für das Überleben und die Langzeitfunktionalität nach dem Ertrinken ist das Ausmaß der ZNS-Schädigung.[30]

## Risikofaktoren für das Ertrinken

Bestimmte Faktoren stellen ein erhöhtes Risiko für Ertrinkende dar.[30,36,46-48] Wenn diese Faktoren erkannt werden, wird das Bewusstsein erhöht und die Entwicklung präventiver Strategien und Maßnahmen zur Minimierung dieser Vorkommnisse unterstützt. Für Säuglinge und Kleinkinder ist der Hauptrisikofaktor eine unzureichende Aufsicht, für Jugendliche und Erwachsene ist es riskantes Verhalten und Konsum von Drogen oder Alkohol.[46]

Risikofaktoren für Ertrinken sind:

- *Atemverhalten, das zu hypoxischem Bewusstseinsverlust führt*: Um ihre Unterwasser-schwimmdistanz zu vergrößern, hyperventilieren einige Schwimmer unmittelbar vor dem Untertauchen, wodurch der Partialdruck des arteriellen Kohlendioxids ($PaCO_2$) verringert wird. Da der körpereigene Kohlendioxidgehalt bei Patienten ohne chronisch obstruktive Lungenerkrankung den Atemreiz auslöst,[49] verringert eine Abnahme des $PaCO_2$ die Rückkopplung des Atmungszentrums im Hypothalamus, um unter Wasser zu atmen. Bei diesen Schwimmern besteht jedoch die Gefahr des Ertrinkens, da sich der Partialdruck des arteriellen Sauerstoffs ($PaO_2$) bei Hyperventilation nicht signifikant ändert. Wenn die Person weiterhin unter Wasser schwimmt, nimmt der $PaO_2$-Wert erheblich ab und führt zu einem möglichen Bewusstseinsverlust und einer zerebralen Hypoxie. Diese Bedingung wurde auch als seichter Blackout,[50,51] Hypoxie des Aufstiegs (im Zusammenhang mit dem Tauchen), Oberflächen-Blackout und statischer Apnoe-Blackout bezeichnet,[52] obwohl die jüngsten Literaturangaben und Konsensdialoge zur Bezeichnung hypoxischer Blackout und "*hypoxischer Bewusstseinsverlust*" sind allgemein gebräuchliche Begriffe für diesen Zustand.[53-55]
- *Akzidentelle Kaltwasserimmersion:* Durch Kaltwasserimmersion (Kopf über Wasser) kann die betroffene Person durch einen kardiovaskulären Kollaps innerhalb von Minuten sterben. Hierbei spielen sowohl die Vagusdominanz als auch kardiovaskuläre Ursachen eine Rolle. Weiterhin können die physiologischen Änderungen durch das kalte Wasser entweder die Überlebenschancen verbessern oder für ein schlechteres Outcome sorgen. Dies hängt von vielen Umständen ab.[30] Gewöhnlich führen der kardiovaskuläre Kollaps und ein plötzlicher Tod innerhalb von Minuten nach dem Eintauchen in das kalte Wasser zu einem fatalen Ausgang. (weitere Informationen in Kapitel 19: *„Umweltbedingtes Trauma I: Hitze und Kälte"*.)
- *Alter:* Ertrinkungsunfälle ereignen sich vor allem bei jüngeren Personen, am häufigsten bei Kleinkindern, die sehr neugierig sind und oftmals von den Eltern zu wenig beaufsichtigt werden. Kinder unter vier Jahr weisen die höchste Ertrinkungsrate auf.[32,56]
- *Geschlecht*: Männer machen 80 % der betroffenen Personen durch Ertrinken aus, wobei zwei altersbedingte Peak-Inzidenzen auftreten.[44] Die erste gehäufte Inzidenz tritt bei Jungen im Alter von zwei Jahren auf, nimmt bis zum Alter von zehn Jahren ab und steigt im Alter von 18 Jahren rasch wieder an. Ältere Männer können aufgrund einer höheren Expositionsrate für Wasseraktivitäten, eines erhöhten Alkoholkonsums am Strand und eines erhöhten Risikoverhaltens ein höheres Risiko zu Ertrinken aufweisen.[30,57]
- *Ethnischer Hintergrund*: Aufgrund der Geschichte der Segregation in den Vereinigten Staaten wurde vielen älteren Afroamerikanern der Zugang zu Pools und Schwimmunterricht verweigert. Wenn ein Großelternteil oder ein Elternteil nicht schwimmen kann, kann Schwimmunterricht für Kinder dieser Familien nicht zu einer Priorität werden. Heute ertrinken afroamerikanische Kinder häufiger als weiße Kinder. Afroamerikanische Kinder neigen dazu, in Teichen, Seen und anderen natürlichen Wasserquellen zu ertrinken.[31] Allerdings ertrinken afroamerikanische Kinder im Alter von fünf bis 19 Jahren in einem Pool 5,5-mal häufiger als weiße Kinder. Die größte Ungleichheit ist in der elf bis zwölf Jahre alten Gruppe, in der afroamerikanische Kinder zehnmal häufiger ertrinken als weiße Kinder.[44] Insgesamt wurde die Rate durch Ertrinken von männlichen afroamerikanischen Kindern auf das Dreifache geschätzt. Beim Militär ertrinken afroamerikanische Soldaten 62 % häufiger als weiße Soldaten.[58,59] Die Ertrinkungsraten sind auch bei Einwanderern, Menschen lateinamerikanischer Herkunft und anderen unterrepräsentierten Bevölkerungsgruppen aus verschiedenen Gründen höher, die nur unzureichend bekannt sind.
- *Ort:* Ertrinken ereignet sich häufig in privaten Schwimmbädern und in natürlichen Gewässern wie Seen, Teichen oder im Meer, kann jedoch auch in kleinen Wassermengen wie Eimern oder Badewannen auftreten.[30,60] In ländlichen Gebieten erhöht das Vorhandensein offener Brunnen in Wohnhäusern das Risiko für das Ertrinken kleiner Kinder um das Siebenfache.[30] Andere gefährliche Orte sind Wasserfässer, Springbrunnen und unterirdische Zisternen.
- *Alkohol und Drogen*: Alkoholkonsum wird häufig mit Ertrinkungsnotfällen in Verbindung gebracht [30,61,62] höchstwahrscheinlich, weil der Konsum von Alkohol das Urteilsvermögen negativ beeinflusst.[47] Bei Erwachsenen waren 20 % bis 30 % der Todesfälle durch Bootsunfälle und damit verbundene Ertrinkungsereignisse auf Alkoholkonsum, eingeschränktes Urteilsvermögen,

überhöhte Geschwindigkeit, das Nichttragen von Schwimmwesten oder rücksichtsloses Führen des Wasserfahrzeugs zurückzuführen.[30,63]

- *Krankheit oder Trauma*: Bestimmte akute oder chronische Erkrankungen können das Risiko für Ertrinkungsereignisse erhöhen. Dazu zählen unter anderem Hypoglykämie, Herzinfarkt, Herzrhythmusstörungen, depressive Episoden mit Suizidgedanken sowie Synkopen.[46] Eine Studie berichtet, dass das Risiko des Ertrinkens bei Menschen mit Epilepsie im Vergleich zu Menschen der Allgemeinbevölkerung um das 15- bis 19-fache erhöht ist.[64] Die Polypharmazie bei älteren Menschen hat dazu geführt, dass die Zahl der Ertrinkungsfälle bei Personen ab 65 Jahren gestiegen ist. Bei allen Unfällen und Verletzungen in flachem Wasser mit unbekanntem Unfallhergang sollte auf Halswirbelsäulenverletzungen und Schädelhirntraumen, die durch unter Wasser liegende Felsen oder Bäume verursacht wurden, geachtet werden. Beachten Sie, dass eine Immobilisation mit einem Spineboard in oder aus dem Wasser nicht länger von führenden Rettungsschwimmerorganisationen oder Rettungsorganisationen in der Wildnis empfohlen werden, obwohl diese als Transportmittel beim Transport von Patienten nützlich sein können.[65-69] (ausführliche Diskussion über das Thema Wirbelsäulentrauma befindet sich in Kapitel 9: *„Spinales Trauma"*.)
- *Kindesmissbrauch*. Ein hoher Anteil von nicht unfallbedingtem Trauma, stellt vor allem das Beinahe-Ertrinken in der Badewanne dar. Eine Studie mit Ertrinkungstodesfällen bei Kindern, die zwischen 1982 und 1992 in einer Badewanne passierten, ergab, dass 67 % körperliche Befunde hatten, die mit einer Missbrauchs- oder Vernachlässigungsdiagnose in Zusammenhang standen.[48] Es wird daher dringend empfohlen, jeden Vorfall von Kindern im Zusammenhang mit einer Badewanne oder ähnlichem bei örtlichen Sozialdiensten zu melden, damit unter Umständen eine geeignete Untersuchung eingeleitet werden kann.
- *Hypothermie*: Das Ertrinken kann direkt aus einem längeren Eintauchen, was zu Unterkühlung führt, resultieren. (Informationen zu versehentlicher Hypothermie finden Sie im Kapitel 19: *„Umweltbedingtes Trauma I: Hitze und Kälte"*.) Hypothermie wird als Kerntemperatur (zentrale Körpertemperatur) unter 35 °C definiert. Das Eintauchen in Wasser verursacht einen schnellen Verlust der Körperwärme an das normalerweise kühlere Wasser, wodurch eine Hypothermie ausgelöst wird, obwohl die meisten Todesfälle in kaltem Wasser direkt auf das Ertrinken und nicht auf eine Unterkühlung zurückzuführen sind. Jedes Mal, wenn Boots- oder andere Aktivitäten in kaltem Wasser durchgeführt werden, muss ein „persönliches" Rettungsgerät (z.B. Schwimmweste – personflotation divece PFD) zur Verfügung stehen, welches idealerweise bei allen Aktivitäten auf dem Wasser, die zum Ein- und Untertauchen führen könnten, getragen werden sollte.
- Interessanterweise ist die *Schwimmfähigkeit* kein konsistenter Risikofaktor für das Ertrinken.[30] Dies kann daran liegen, dass Nichtschwimmer Wasser meiden, während hochtalentierte Schwimmer (wie Surfer oder Militärpersonal, die routinemäßig in Wasserumgebungen eingesetzt werden,) ein höheres Risiko eingehen. Weiße Männer haben eine höhere Inzidenz von Ertrinken als weiße Frauen, obwohl berichtet wird, dass sie eine bessere Schwimmfähigkeit haben.[30] Andererseits berichtete eine Studie, dass 73 % der Nichtschwimmer oder Schwimmanfänger in Schwimmbädern und 82 % in Kanälen, Seen und Teichen ertranken.[70] Obwohl die Fähigkeit zum Schwimmen statistisch gesehen möglicherweise nicht mit einem verringerten Risiko des Ertrinkens korreliert, wird der Schwimmunterricht dennoch als vorbeugende Maßnahme gegen das Ertrinken empfohlen und gefördert. Eine Studie legt nahe, dass Kinder im Alter von ein bis vier Jahren mit einem formalen Schwimmunterricht mehr als achtmal weniger durch Ertrinken sterben als jene der Kontrollgruppen.[71] Für junge Kinder ist eine wachsame Aufsicht durch Erwachsene jedoch weitaus schützender als Schwimmunterricht.[30] Darüber hinaus kann die Überlebensfähigkeit bei vielen nicht technischen Wasserexpositionen (z. B. Surfen oder Wildwasser) mit der Fähigkeit des Menschen zusammenhängen, über Wasser zu bleiben und nicht zu schwimmen. Dies unterstreicht die Bedeutung von PFDs oder anderen Flotationsgeräten.

## Verletzungsmechanismus

Ein häufiges Fallbeispiel einer betroffenen Person im oder unter Wasser beginnt mit einer Situation, die eine Panikreaktion verursacht. Diese führt zu Atemstillstand, Luftnot und verstärkter körperlicher Aktivität, mit dem Ziel, an der Wasseroberfläche zu bleiben bzw. wieder aufzutauchen. Die wenigstens Augenzeugen berichten davon, dass ertrinkende Personen um Hilfe schreien oder um Hilfe winken, während sie sich bemühen, über der Wasseroberfläche zu bleiben. Sie sind eher auf der Oberfläche schwimmend in einer starren Position zu sehen oder sie tauchen unter Wasser und kommen nicht mehr hoch. Wenn der Ertrinkungsprozess fortschreitet, zieht eine reflexinspiratorische Kraft Wasser in den Pharynx und den Kehlkopf und verursacht eine Erstickungsreaktion. Experten berichten, dass der Laryngospasmus sehr selten ist und nur in 3 % der Fälle oder seltener auftritt.[41,66] In den allermeisten Fällen ist es das Ansaugen von Wasser und die anschließende Hypoxämie, die zu einer Bewusstlosigkeit führt.[41]

Wie bereits erwähnt, gibt es in der modernen Medizin archaische und historische Dialoge über die Pathophysiologie des Ertrinkens, die sich hauptsächlich auf die Unterschiede zwischen dem Ertrinken im Süßwasser und Salzwasser beziehen und ob Wasser in die Lunge gelangt oder nicht.[37,46,60] Unabhängig davon ist der letzte gemeinsame Vorgang die zerebrale Anoxie, und diese Unterscheidungen medizinisch nicht hilfreich sind.

Für Rettungsdienstfachpersonal ist bei jedem Ertrinkungsfall der gemeinsame Nenner die zerebrale Hypoxie.Ob Hypoxämie auf Submersion, Laryngospasmus oder Aspiration zurückzuführen ist, ist für das Patientenmanagement oder das Ergebnis nicht von Bedeutung. Der gesamte Ertrinkungsprozess - vom Eintauchen, Hypoxämie, Apnoe, Bewusstseinsverlust Herzstillstand, pulsloser elektrischer Aktivität und Asystolie- tritt in der Regel in Sekunden bis wenigen Minuten auf.[41] Bei den Überlebenden sollte die Rettungsmaßnahmen darauf abzielen, die Hypoxämie und die nachfolgende Gewebehypoxie (insbesondere im Gehirn) bei ertrinkenden Patienten schnell umzukehren, wodurch Herzstillstand oder Gehirnschäden verhindert werden. Der wichtigste Faktor, der das Ergebnis bestimmt, ist die Dauer des Untertauchens. Alter, Salzgehalt, Wassertemperatur oder Augenzeugenberichte haben keinen Einfluss auf das Ergebnis.[72]

## Eintauchen oder Untertauchen in Kaltwasser überleben

Es gibt vier Phasen, in denen die Reaktionen des Körpers und die Mechanismen des Todes während des Eintauchens in kaltes Wasser beschrieben werden. Diese Phasen korrelieren mit dem 1-10-1-Prinzip[73]:

1. *Erstes Eintauchen und Kälteschockreaktion.* Die betroffene Person hat eine Minute Zeit, um seine Atemfrequenz unter Kontrolle zu bekommen.
2. *Kurzfristiges Untertauchen und Leistungsverlust.* Die betroffene Person hat zehn Minuten Zeit für sinnvolle Bewegungen, die ihr dabei helfen, aus dem Wasser zu kommen.
3. *Langfristiges Untertauchen und Auftreten einer Unterkühlung.* Betroffene Personen haben bis zu einer Stunde Zeit, bis sie durch Hypothermie bewusstlos werden.
4. *Kreislaufzusammenbruch kurz vor, während oder nach der Rettung.* Bei bis zu 20 % der Betroffenen, die die ersten drei Phasen überleben, kann diese Art von Kollaps auftreten.

In jeder dieser Phasen gibt es große individuelle Unterschiede aufgrund der Körpergröße, der Wassertemperatur und der Masse des eingetauchten Körpers. Jede Phase ist von spezifischen Überlebensrisiken für das Ertrinkungsopfer begleitet, die von verschiedenen pathophysiologischen Mechanismen ausgehen oder von diesen beeinflusst werden. Todesfälle sind in allen vier Phasen aufgetreten.

In seltenen Fällen eines längeren Eintauchens – in einem Fall für 66 Minuten – haben es Patienten mit schwerer Hypothermie in ein Zielkrankenhaus geschafft und sich entweder mit partiellen oder vollständigen neurologischen Funktionen erholt.[74,75] Bei diesen Eintauchvorgängen wurde die niedrigste gemessene Kerntemperatur bei einer erwachsenen Frau, die überlebt hat, mit 13,7 °C gemessen.[76] In einem dokumentierten Fall überlebte ein Kind nach 40-minütigem Untertauchen in Eiswasser bei einer Kerntemperatur von 23,9 °C vollständig ohne körperliche bzw. neurologische Folgeschäden. Nach einer einstündigen Wiederbelebung kehrte die spontane Zirkulation zurück.[77] Auch wenn dieser Fall außergewöhnlich bemerkenswert ist, zeigt er doch, dass aus populationsbezogener Sicht die Untertauchdauer die einzige Variable ist, die das Ergebnis vorhersagen kann – je länger die Untertauchzeit, desto geringer die Überlebenschance.[72]

Es gibt keine endgültige Erklärung für solche Fälle. Eine Unterkühlung durch langsames Abkühlen über mehrere Minuten bis Stunden führt zu schlechteren Ergebnissen und ist nicht protektiv. Ein Faktor, der möglicherweise erklärt, warum einige junge Kinder überleben, ist der Tauchreflex bei Säugetieren (**Kasten 20-5**). Der Tauchreflex verlangsamt die

**Kasten 20-5** Tauchreflex bei Säugetieren

Der Tauchreflex der Säugetiere ist ein Zustand, der wahrscheinlich bei allen Wirbeltieren vorkommt, obwohl er bei großen Wassersäugetieren am besten untersucht ist. Sein Zweck ist es, die intrinsischen Sauerstoffspeicher (an Hämoglobin und Myoglobin gebundener Sauerstoff) während des Eintauchens unter Wasser zu erhalten. Die wichtigste Komponente ist die Bradykardie, die das Herzzeitvolumen drastisch reduziert. Eine massive periphere Vasokonstriktion wirkt dem dadurch verursachten Blutdruckabfall entgegen, wodurch das verfügbare Blut (und damit der Sauerstoff) auf das ZNS und das Herz umverteilt wird. Dadurch kann der Organismus mit weitaus weniger Sauerstoff auskommen, als normalerweise erforderlich wäre. Dieser Reflex scheint bei Menschen im Säuglingsalter vorhanden zu sein, lässt aber mit zunehmenden Alter nach.

Herzfrequenz und leitet das Blut zum Gehirn. Jüngste Beweise deuten darauf hin, dass der in verschiedenen Säugetieren vorhandene Tauchreflex nur bei 15 % bis 30 % der Menschen aktiv ist. Obwohl er nicht als die einzige Erklärung für das Überleben einiger Kinder betrachtet werden kann, könnte dies dennoch einen Teil dieses Phänomens erklären.[30]

Es wird häufig diskutiert, ob Ressourcen für Suche und Rettung (SAR, Search and Rescue) oder ausschließlich für die Bergung eingesetzt werden sollten und ob nach einer Rettung eine Wiederbelebung eingeleitet werden soll. Wie bereits erwähnt, ist die einzige validierte Variable zur Prognose das Untertauchintervall. Einige Quellen empfehlen, bei einer bekannten Untertauchdauer von ≥ 60 Minuten zur Bergung überzugehen bzw. nach der Rettung keine Reanimationsmaßnahmen einzuleiten.[78] Dies ist eine schwierige Diskussion, die letztlich von der jeweiligen Gerichtsbarkeit auf der Grundlage der lokalen personellen, politischen und finanziellen Ressourcen geführt werden muss. Hätten wir uneingeschränkten Zugang zu allen drei Ressourcen, könnten wir jeden SAR-Einsatz unbegrenzt fortsetzen, ohne zur Bergung übergehen zu müssen. In der Vergangenheit wurde dem Ertrinken in "kaltem" Wasser viel Aufmerksamkeit gewidmet, mit Fallberichten über das Überleben bei längerem Untertauchen in kaltem Wasser. Die Dauer des Untertauchens allein ist jedoch unabhängig von der Wassertemperatur für den Ausgang des Falles ausschlaggebend.[72] In der zitierten Übersichtsarbeit wird angegeben, dass Fallberichte über ein Überleben nach längerem Untertauchen ausgeschlossen wurden. Tipton und Golden überprüften diese Fälle, um ein Protokoll zu entwickeln, das auch die ausgeschlossenen Berichte einbezieht.[78] Diese Arbeit bildete die Grundlage für die Entwicklung des Protokolls der Feuerwehr- und Rettungsdienste im Vereinigten Königreich (United Kingdom Fire and Rescue Services, UKFRS).[79] Die UKFRS-Richtlinie fordert eine dynamische Risikobewertung zum Zeitpunkt Null; nach 30 Minuten wird die Suche nur fortgesetzt, wenn die Wassertemperatur unter 6 °C liegt, und dann weitere 30 Minuten, wenn es sich um ein kleines Kind (d. h. jünger als 12 Jahre) handelt.

Letztendlich muss ein Protokoll entwickelt werden, das einen gewissen Zeitrahmen für den Übergang von SAR mit Wiederbelebung zu einer Rettung ohne Wiederbelebungsversuche vorsieht. Dies sind schwierige Entscheidungen, und es muss eine ausgewogene Interpretation der Literatur und des Humanismus erfolgen. Entscheidend ist, dass die medizinischen Leiter vor Ort und die Rettungsteams diese Diskussionen vor einem Einsatz führen und Protokolle entwickeln, die mit den vor Ort verfügbaren Ressourcen vereinbar sind.

## Rettung aus dem Wasser

Wasserrettungsorganisationen empfehlen den Einsatz speziell geschulter Fachkräfte. Fehlen solche Teams, muss das Rettungsdienstfachpersonal vor einer Wasserrettung die eigene und die Sicherheit aller Einsatzkräfte gewährleisten. Vorrangig sollte der betroffenen Person Auftrieb verschafft werden, um den Ertrinkungsprozess zu unterbrechen und Zeit für weitere Maßnahmen zu gewinnen.

- *Greifen:* Führen Sie die Rettung möglichst mit Hilfsmitteln wie Stange, Paddel oder Seil von Land oder Boot aus durch, um sich nicht selbst in Gefahr zu bringen. Werfen Sie, falls direkter Kontakt nicht möglich ist, eine Schwimmhilfe oder ein Seil, damit die Person danach greifen kann.
- *Ziehen:* Sobald die Person eine Rettungsleine ergriffen hat, ziehen sie, Sie in Sicherheit.
- *Rudern*: Wenn Sie aufs Wasser müssen, verwenden Sie am besten ein Boot oder ein Surfbrett, um die betroffene Person zu erreichen. Tragen Sie dabei immer eine Schwimmweste.[30]
- *Go (vs. Don't Go)"*: Die riskanteste Methode ist der Einsatz eines Rettungsschwimmers. In Outdoor-Rettungsempfehlungen wird dieser Schritt als ‚Go (Don't Go)' bezeichnet und sollte nur nach entsprechendem Training sowie einer sorgfältigen Nutzen-Risiko-Abwägung erfolgen, bei der der Nutzen das Risiko klar überwiegt.[43,67,80] Rettungskräfte sollten beim Betreten des Wassers eine persönliche Schwimmhilfe (PFD) tragen und idealerweise an ein Sicherungssystem angeleint sein, das sich in Wildwasserumgebungen selbst auslösen kann.[30,66,67,80]
- *Helikopter*: In bestimmten Regionen können Hubschrauber für den Einsatz bei Überflutungs- oder Wasserrettungsoperationen ausgestattet sein. In den entsprechenden Einsatzalgorithmen wird dies gesondert berücksichtigt und kenntlich gemacht.[67] Die Hubschrauberrettung wird im Ablauf als letzter Schritt aufgeführt, da sie mit erhöhter Komplexität und zusätzlichen Risiken verbunden ist und daher eine gesonderte Risiko-Nutzen-Abwägung erfordert. Sie steht selten für einen sofortigen Einsatz zur Verfügung und ist in der Regel Bestandteil einer längeren Rettungsoperation, bei der das akute Ertrinkungsrisiko bereits eingedämmt wurde.

Rettungseinsätze durch *schwimmendes* Rettungsdienstfachpersonal werden nicht empfohlen, sofern das Rettungsdienstfachpersonal nicht speziell für das Management panischer Personen im Wasser geschult sind. Unkontrollierte Reaktionen der zu rettenden Person können dazu führen, dass auch die Rettungskraft in Lebensgefahr gerät. Zahlreiche gut gemeinte Rettungsversuche endeten damit, dass die Helfenden selbst zu Patienten wurden, weil

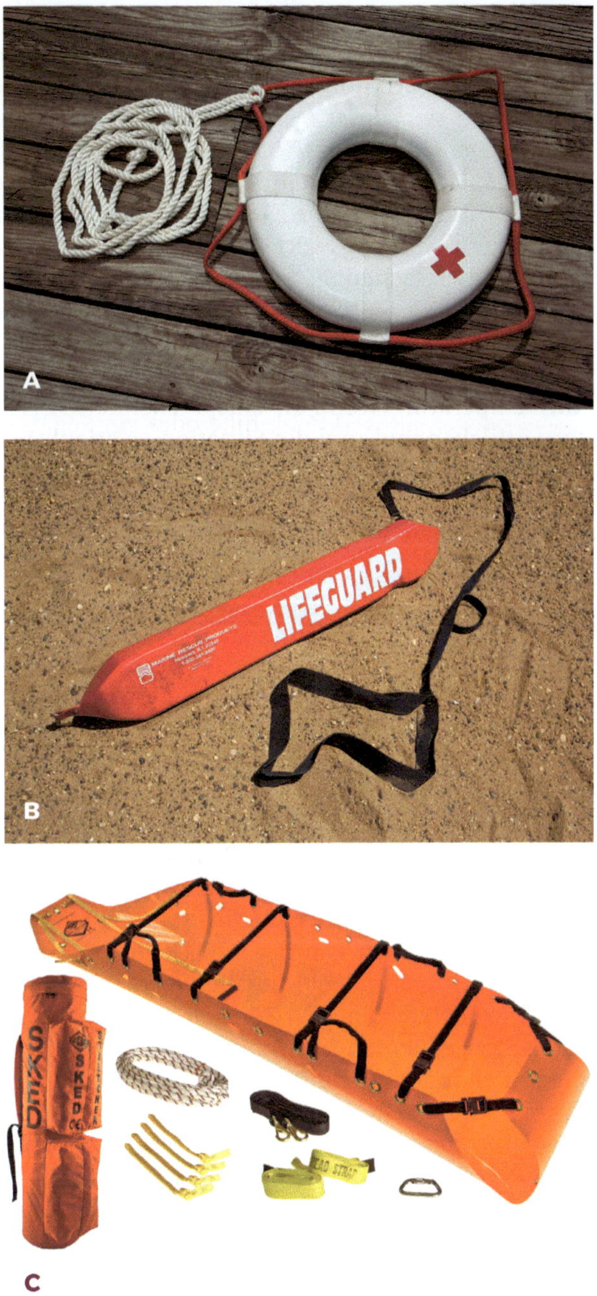


**Abbildung 20-2** Optionen für die Rettungsausrüstung im Wasser. **A.** Rettungswurfleinen. **B.** Schleppvorrichtung. **C.** Ausrüstung zum Retten von Patienten im Wasser.

**A** und **B.** Mit freundlicher Genehmigung von Rick Brady; **C.** © National Association of Emergency Medical Technicians (NAEMT)

ihre eigene Sicherheit nicht priorisiert wurde. Studien aus einigen Ländern zeigen, dass bis zu 5 % der Ertrinkungstodesfälle auf Notfallhelfer entfallen.[81,82] In **Abbildung 20-2** werden verschiedene Optionen für Rettungssysteme im Wasser, Ausrüstungen zur Rettung eines untergetauchten und/oder verletzten Opfers sowie Techniken zur Fortbewegung in tiefem Wasser dargestellt.

## Prädiktoren des Überlebens

Nachfolgend sind wichtige Faktoren die helfen, das Ergebnis bei der Wiederbelebung einer ertrunkenen Person anzugeben.[41]

1. Frühzeitige Basisreanimation (BLS) ist entscheidend: Bei Patienten mit Herzstillstand oder nicht ansprechbaren ertrunkenen Personen, ist eine umgehende Sauerstoffgabe sowie Beatmung bzw. Reanimationsmaßnahmen gemäß den Richtlinien von entscheidender Bedeutung für das Behandlungsergebnis.
2. Je länger die Submersion dauert, desto höher ist das Risiko für einen Tod oder schwere neurologische Störungen nach Entlassung aus dem Krankenhaus:
   - 0 bis 5 Minuten = 10 %
   - 6 bis 10 Minuten = 56 %
   - 11 bis 25 Minuten = 88 %
   - länger als 25 Minuten = 100 %
3. Das Vorliegen von Anzeichen einer Hirnstammverletzung ist prädiktiv für Tod oder schwere neurologische Beeinträchtigungen.

## Beurteilung

Die initialen Prioritäten bei der Versorgung eines ertrinkenden Patienten umfassen folgende Punkte [30,41]:

1. Verhindern Sie Verletzungen des Patienten und der Einsatzkräfte, indem Sie allen Personen im Wasser den Zugang zu Schwimmgeräten ermöglichen.
2. Machen Sie frühzeitig Pläne für die Rettung aus dem Wasser, die Verfügbarkeit von Interventionsmöglichkeiten, - zumindest auf BLS-Ebene, - und einen schnellen Transport in ein Zielkrankenhaus.
3. Führen Sie eine sichere Wasserrettung durch. (Berücksichtigen Sie eine mögliche tauchbedingte Ursache und die Notwendigkeit einer Bewegungseinschränkung der Wirbelsäule.) Ziehen Sie eine Wiederbelebung im Wasser in Betracht, falls Sie darin trainiert sind.[43]
4. Aufgrund von Hypoxämie sollten die ABCs (Atemwege, Atmung, Kreislauf) auf herkömmliche Weise beurteilt werden, nicht jedoch CAB (Kreislauf, Atemwege, Atmung).
5. Beheben Sie Hypoxämie und Azidose zunächst mit fünf initialen Beatmungen, gefolgt von 30 Thoraxkompressionen und anschließend zwei Beatmungen (30:2). Achten Sie auf Regurgitation, die häufigste Komplikation während des Atemwegsmanagements und der Reanimation.

6. Eine Wiederbelebung nur mit Thoraxkompressionen wird bei ertrunkenen Personen nicht empfohlen.
7. Stellen Sie die kardiovaskuläre Stabilität wieder her oder halten Sie diese aufrecht.
8. Vermeiden Sie weiteren Wärmeverlust und leiten Sie bei hypothermen Patienten aktive Wiedererwärmungsmaßnahmen ein. Nach erfolgreicher Wiederbelebung sollte eine gezielte Temperaturkontrolle (therapeutische Hypothermie) in Betracht gezogen werden.

Zu Beginn ist es am sichersten anzunehmen, dass der Submersionspatient hypoxämisch und hypotherm ist, bis das Gegenteil nachgewiesen wird. Infolgedessen sollten Anstrengungen unternommen werden, um während der Wasserrettung freie Atemwege zu schaffen, da Herzstillstand durch Ertrinken hauptsächlich auf Sauerstoffmangel zurückzuführen ist. Patienten mit Atemstillstand nach einem Tauchgang reagieren in der Regel nach einigen Atemzügen. Thoraxkompressionen im Wasser sind ohne spezielle Ausbildung ineffektiv. Eine aufwändige Pulsüberprüfung sollte vermieden werden, da sie lediglich den Transport an Land verzögert. Vorrang hat, den Patienten so schnell wie möglich sicher aus dem Wasser zu bringen. An Land ist der Patient in Rückenlage zu positionieren, wobei Kopf und Rumpf in einer Ebene liegen sollten, in der Regel parallel zur Uferlinie. Anschließend ist die Reaktionsfähigkeit zu überprüfen und bei fehlender Reaktion situativ Beatmung und/oder Herzdruckmassage fortzuführen.

Wenn der Patient atmet und nicht der Verdacht eines Traumas besteht, bringen Sie den Patienten in die stabile Seitenlage und überwachen Sie seine Atmung und seinen Puls. Wenn der Verdacht auf ein Trauma besteht (z. B. Stürze, Bootsunfälle, Eintauchen ins Wasser mit Gefahren unter Wasser), untersuchen Sie den Patienten schnell auf etwaige andere Lebensbedrohungen und prüfen Sie ihn auf Schädelverletzungen und Verletzungen der Halswirbelsäule. Tatsächlich ist das Risiko einer traumatischen Verletzung beim Ertrinken relativ gering, es sei denn, es ist bekannt, dass das Opfer ins Wasser getaucht ist.[83] Erfassen Sie die Vitalfunktionen und untersuchen Sie die Lungenfunktionen von aus dem Wasser geretteten Patienten auf verschiedene Lungenproblematiken einschließlich Atemnot, Knistergeräusche und Keuchen. Ertrinkende Patienten können anfänglich minimale Symptome zeigen, ihr Zustand verschlechtert sich dann jedoch rasch mit Anzeichen eines Lungenödems. In der medizinischen Fachliteratur wurde jedoch noch nie ein Fall veröffentlicht, bei dem ein Patient zunächst klinisch völlig asymptomatisch war und dann Stunden später an abrupten, spät auftretenden Symptomen verstarb.[36]

Überwachen Sie die Sauerstoffsättigung des Patienten mittels Pulsoxymetrie sowie den endtidalen Kohlendioxidgehalt (et$CO_2$). Führen Sie ein EKG-Monitoring durch, da bei Tauchern infolge von Hypoxie und Hypothermie häufig Herzrhythmusstörungen auftreten. Beurteilen Sie den veränderten Bewusstseinsstatus und die neurologischen Funktionen aller Extremitäten, da viele Patienten, die sich unter Wasser befinden, anhaltende neurologische Schäden entwickeln. Bestimmen Sie den Blutzuckerspiegel des Patienten, da Hypoglykämie die Ursache für das Ertrinken gewesen sein könnte. Ermitteln Sie einen Ausgangswert der Glasgow Coma Scale (GCS) und überwachen Sie fortlaufend die Entwicklung der Werte. Gehen Sie immer von einer Unterkühlung aus und minimieren Sie den weiteren Wärmeverlust. Entfernen Sie nasse Kleidungsstücke und bestimmen Sie die Temperatur, (wenn die entsprechenden Thermometer verfügbar sind und die Situation es erlaubt), um den Grad der Unterkühlung zu bestimmen, und leiten Sie Schritte ein, um den weiteren Wärmeverlust zu minimieren. (Kapitel 19: *„Umweltbedingtes Trauma I: Hitze und Kälte"*).

## Management

Ein Patient, der in irgendeiner Weise untergetaucht war, aber bei der ersten Untersuchung keinerlei Symptome zeigte, muss nach der Untersuchung an der Unfallstelle in ein geeignetes Zielkrankenhaus eingeliefert werden, da sich die Symptome erst später zeigen können. Viele asymptomatische Patienten (Grad 2) werden je nach klinischem Befund nach 6-8 Stunden entlassen. In einer Studie mit 52 Schwimmern, die unmittelbar nach einem Tauchunfall asymptomatisch waren, entwickelten 21 (40 %) innerhalb von 4 Stunden Kurzatmigkeit und Dyspnoe aufgrund von Hypoxämie.[84] Generell werden alle symptomatischen Patienten für mindestens 24 Stunden zur weiteren Behandlung und Beobachtung stationär aufgenommen, da die erste klinische Bewertung irreführend sein kann. Eine gute Anamnese des Vorfalls, einschließlich der geschätzten Dauer des Eintauchens und aller Vorerkrankungen, ist von entscheidender Bedeutung.

Alle Patienten, bei denen ein Verdacht auf Ertrinken vermutet wird, sollten unabhängig von ihrem anfänglichen respiratorischen Status oder ihrer Sauerstoffsättigung mit High-Flow-Sauerstoff (15 Liter/Minute) versorgt werden, da eine Verschlechterung der pulmonalen Belastung, insbesondere wenn der Patient Kurzatmigkeit entwickelt zu befürchten ist. Überwachen Sie die Sauerstoffsättigung des Patienten auf Anzeichen einer fortschreitenden Hypoxie. Legen Sie ein EKG an und überwachen Sie dies, insbesondere auf Rhythmusstörungen wie pulslose elektrische Aktivität (PEA) oder Asystolie. Legen Sie einen intravenösen Zugang und stellen Sie normale Kochsalzlösung oder Ringer-Laktat-Lösung mit einer geringen Durchflussrate zum Offenhalten des Zugangs bereit, es sei denn, der Patient ist hypotensiv. Stellen Sie dann einen 500 ml-Flüssigkeitsbolus bereit, und überprüfen Sie die Vitalfunktionen.

Transportieren Sie alle Ertrinkungspatienten zur Untersuchung in ein geeignetes Zielkrankenhaus. Da viele Ertrinkungspatienten asymptomatisch sind, verweigern einige möglicherweise den Transport, weil sie keine unmittelbaren Hauptbeschwerden haben. Nehmen Sie sich in diesem Fall die nötige Zeit, um den Patienten gut aufzuklären und ihm zu erklären, dass selbst minimale Atembeschwerden ein Anzeichen für Aspiration sein können und sich in den nächsten Stunden verschlimmern können. Der Patient muss nachdrücklich und beharrlich davon überzeugt werden, dass er einem Transport zustimmt oder sich zur weiteren Untersuchung und Beobachtung in die nächstgelegene Notaufnahme begibt. Weigert sich der Patient beharrlich, die Versorgung zu verweigern, muss er über die möglichen Folgen einer Verweigerung der Versorgung informiert werden, und es muss eine unterschriebene Ablehnung der Versorgung gegen ärztlichen Rat eingeholt werden. Die bisher größte Studie über Ertrinkungspatienten ergab eine Sterblichkeitsrate von 0,6 % bis 5 % bei Patienten mit nur minimalen oder mäßigen Anfangssymptomen.[85]

## Wiederbelebung des Patienten

Die sofortige Anwendung leitliniengerechter BLS- und ALS-Maßnahmen bei ertrunkenen Patienten im kardiopulmonalen Stillstand bietet die besten Überlebenschancen. Mögliche initiale Rhythmen sind Asystolie, PEA oder pulslose ventrikuläre Tachykardie/Kammerflimmern. Die Behandlung erfolgt nach den aktuellen AHA-/ERC-Algorithmen für Kinder und Erwachsene. Bei komatösen Patienten nach Herzstillstand infolge von Kammerflimmern wird eine gezielte hypoterme Temperaturkontrolle empfohlen (Kapitel 19: *„Umweltbedingtes Trauma I: Hitze und Kälte“*). Diese Maßnahme könnte auch bei anderen Ursachen des Herzstillstands wirksam sein, es gibt jedoch keine Evidenz für einen Vorteil, bei Ertrinkungspatienten gezielt eine Hypothermie herbeizuführen.[86] Einige lokale Protokolle empfehlen bei ertrunkenen, bereits hypothermen Patienten eine Erwärmung auf normale Körpertemperatur (36.5°C – 37.5°C). Diese Empfehlung beruht jedoch auf theoretischen Überlegungen und ist wissenschaftlich weder belegt noch widerlegt.[30,43,66] Die WMS Practice Guidelines in Bezug auf das Ertrinken geben die Empfehlungen mit dem Empfehlungsgrad 2C an: „Es gibt keine ausreichenden Beweise, um die Induktion oder den Erhalt von TH bei ertrinkenden Patienten zu unterstützen oder zu unterbinden.“[43]

Ein symptomatischer Ertrinkungspatient, bei dem Anzeichen von Beschwerden (z. B. Angstzustände, schnelle Atmung, Atemnot, Husten) auftreten, sollte mit Sauerstoff versorgt werden und in ein geeignetes Zielkrankenhaus für weitere Untersuchungen transportiert werden. Der Schwerpunkt sollte auf der Korrektur von Hypoxämie, Azidose und Hypothermie liegen. Bei allen vermuteten Traumapatienten ist eine eventuelle Schädigung des Rückenmarks zu bedenken. Bei nicht ansprechbaren Patienten kann ein ausgeprägter Schaum infolge eines nicht-kardiogenen Lungenödems auftreten. Überdruckbeatmung und positiver endexspiratorischer Druck (PEEP) können zur Reduktion des Schaums beitragen. Absaugmaßnahmen sollten jedoch nicht auf Kosten einer adäquaten Oxygenierung und Ventilation erfolgen. Hypoxämie und Azidose können mit wirksamer Beatmungsunterstützung korrigiert werden. Patienten mit Apnoe sollten direkt beatmet werden. Eine Intubation sollte frühzeitig in Betracht gezogen werden, um die Atemwege bei Patienten zu schützen, die Apnoe aufweisen oder zyanotisch sind oder einen verminderten Bewusstseinszustand aufweisen, da ertrinkende Patienten große Mengen Wasser schlucken und das Risiko haben, zu erbrechen und den Mageninhalt zu aspirieren. Wenn die Beatmung erschwert ist, sollte der angewendete Druck angepasst werden, um die Beatmung zu erleichtern. Überwachen Sie das EKG auf Frequenz- und Rhythmusstörungen und suchen Sie nach Anzeichen für ein kardiales Ereignis, das möglicherweise vor dem Tauchgang aufgetreten ist oder diesem gefolgt ist. Stellen Sie 100 % Sauerstoff (15 l/min) zur Verfügung. Stellen Sie einen intravenösen Zugang her und stellen Sie eine Infusionslösung mit einer Durchflussrate zum Offenhalten des Zugangs bereit. Der Transport zum örtlichen Krankenhaus ist vorzusehen.

Eine routinemäßige Beachtung eventueller Wirbelsäulenverletzungen während der Rettung im Wasser ist nicht erforderlich, es sei denn, die Gründe, die zum Ertrinken führten, deuten auf die Wahrscheinlichkeit eines Traumas hin (z. B. Tauchen, Wasserrutsche, Anzeichen von Verletzungen, Alkoholkonsum).[86] Gegenwärtig ist eine Verletzung der Wirbelsäule unwahrscheinlich. Die routinemäßige Stabilisierung der Halswirbelsäule und andere Mittel zur Ruhigstellung der Wirbelsäule während einer Wasserrettung können Verzögerungen beim Freihalten der Atemwege verursachen und sollten nicht erfolgen.[66,67,80]

Die Verwendung von Kompressionen während der Rettung im Wasser wird aus vielen Gründen nicht empfohlen.[43] Erstens ist die Tiefe der Thoraxkompressionen im Wasser unwirksam. Abgesehen von der Verzögerung der effektiven Reanimation außerhalb des Wassers setzt der Versuch, diese in Wasser anzuwenden, Retter des Risikos des Ermüdens, kalten Wassers, Wellen und anderer aktueller Gefahren aus. Der Schwerpunkt sollte darauf ausgerichtet sein, einen offenen Atemweg zu schaffen und Patienten, die nicht atmen, so schnell wie möglich eine Atemspende zu verabreichen. In-Wasser-Wiederbelebung ist eine anerkannte Technik, die die Rettungsbeatmung ermöglicht, während sich ein Patient im Wasser befindet. Es hat sich jedoch nur dann als wirksam erwiesen, wenn es von ausgebildeten Helfern unter bestimmten Umständen implementiert wird, und sollte nur von denjenigen geschult werden, die dazu ausgebildet wurden.[43]

Wenn die Rettung an einem Strand (oder an einem anderen Ort) ein abschüssiges Gelände umfasst, ist es nicht mehr ratsam, einen Patienten in einer Kopftieflage (Head-Down-Position) oder Kopfhochlagerung (Head-Up-Position) zu platzieren, um die Atemwege freizubekommen.[80] Wiederbelebungsmaßnahmen sind am erfolgversprechendsten, wenn der Patient parallel zur Uferlinie in Rückenlage auf festem Untergrund positioniert wird, sodass eine effektive Beatmung und Thoraxkompressionen möglich sind. Eine waagerechte Position verhindert sowohl den Blutflussabfall während Thoraxkompressionen in Kopfüberlage als auch einen Anstieg des intrakraniellen Drucks in Kopftieflage. Es gibt zudem keine Evidenz für einen Nutzen der Lungendrainage; diese kann potenziell schädlich sein.

Das Heimlich-Manöver wurde bereits für den Einsatz bei Patienten durch Ertrinken vorgeschlagen. Das Heimlich-Manöver ist jedoch auf Atemwegsobstruktion ausgelegt und entfernt kein Wasser aus den Atemwegen oder den Lungen. Vielmehr kann es bei Patienten durch Ertrinken zu Erbrechen kommen, was sie einem erhöhten Aspirationsrisiko aussetzt. Derzeit raten die AHA (ERC), das WMS und das Institute of Medicine vom Heimlich-Manöver ab, es sei denn, die Atemwege sind durch Fremdkörper blockiert.[43,87] Patienten mit Spontanatmung die sich erholt haben, sollten in die stabile Seitenlage zur Verringerung des Aspirationsrisikos gebracht werden, sofern sich dieser erbrochen hat. (Kapitel 19: *„Umweltbedingtes Trauma I: Hitze und Kälte"*).

Bei den meisten ertrinkenden Patienten tritt reichlich Schaum aus dem Mund aus, der auf das Vermischen von Wasser mit Tensiden in der Lunge sowie möglicherweise anderer Rückstände zurückzuführen ist. Das Absaugen dieses Schaums bringt keinen Vorteil. In der Tat dauert es, den Atemweg von diesem Material zu säubern, bis die Sauerstoffversorgung des Patienten wiederhergestellt ist. Der Schaum kann wieder in die Lunge eingeatmet werden, nachdem große feste Fremdkörper aus den Atemwegen entfernt wurden.[30,66]

Aufgrund der kritischen Natur der Sauerstoffzufuhr und der Beatmung bei ertrinkenden Patienten mit einem Herzstillstand wäre es zu bevorzugen, nach dem Ertrinken bzw. dem Herzstillstand so bald wie möglich zu intubieren. Supraglottische Atemwegsvorrichtungen haben aufgrund des hohen Atemwegswiderstandes beim Ertrinken keinen Vorteil, und sollten nicht angewendet werden.[88-90]

## Prävention von Ertrinken

Präventionsstrategien sind von entscheidender Bedeutung, um die Häufigkeit von Vorfällen durch Ertrinken zu senken. Es wird geschätzt, dass 85 % aller Ertrinkungsnotfälle durch Aufsicht, Schwimmunterricht, technische Regeln und öffentliche Aufklärung verhindert werden können.[41] Viele Bildungsprogramme betonen die Verringerung des unbeabsichtigten Ertrinkens von Säuglingen und Kindern, indem sie die Installation verschiedener Arten von Barrieren (z. B. Isolierungszäune, Poolabdeckungen, Alarme) rund um das Wasser sowie die Verwendung von Rettungswesten fördern.[47] Von Ersthelfern vor Eintreffen des Rettungsdienstes eingeleitete Wiederbelebungsmaßnahmen sind mit einer höheren Überlebensrate assoziiert. Daher kann die Teilnahme an Erste-Hilfe-Kursen als wichtige präventive Maßnahme betrachtet werden.[91]

Das Rettungsdienstfachpersonal hat viele Möglichkeiten, sich für die Wassersicherheit und -erziehung in ihren jeweiligen Gemeinden einzusetzen, wobei der Schwerpunkt auf der Kommunikation der zuvor identifizierten Risikofaktoren liegt. Darüber hinaus sollte die Prävention auch gegenüber anderen Einsatzkräften hervorgehoben werden, damit sie nicht zu zusätzlichen Patienten durch Ertrinken werden. Eine in Panik geratene und kämpfende Person im Wasser kann eine Gefahr für einen unvorbereiteten Retter darstellen, was möglicherweise zu einem doppelten Ertrinkungsnotfall führt. Alle Helfer müssen die Situation rasch einschätzen, die Einsatzstelle sichern, um ein unbeabsichtigtes Eintreten ins Wasser zu verhindern, und ihre eigene Sicherheit zu gewährleisten. Eine allgemeine Belehrung zur Verhinderung von Ertrinkungsunfällen sollte die folgenden Punkte beinhalten:

### Verhalten am Strand

- Schwimmen Sie immer in der Nähe einer Badeaufsicht.
- Fragen Sie einen Bademeister/Rettungsschwimmer wo das Schwimmen sicher ist
- Schwimmen Sie niemals allein.
- Überschätzen Sie Ihre Fähigkeit als Schwimmer nicht.
- Achten Sie immer auf Ihre Kinder.
- Schwimmen Sie nicht in der Nähe von Pfeilern, Felsen und Pfählen.
- Trinken Sie keinen Alkohol.
- Bringen Sie aufgefundene, offenbar verloren gegangene Kinder zur nächsten Rettungsstation.
- Beachten Sie, dass der größte Teil der Ertrinkungsunfälle im Meer im Rahmen von ablandigen Strömungen geschehen.
- Informieren Sie sich über die Wetterbedingungen, bevor Sie ins Wasser gehen.
- Versuchen Sie niemals, jemanden zu retten, ohne zu wissen, was zu tun ist. Viele Menschen sind bei solchen Versuchen gestorben.
- Tragen Sie eine Schwimmweste, wenn Sie am Ufer auf Felsen fischen.
- Betreten Sie immer zuerst die flachen Stellen im Wasser.
- Springen Sie nicht mit dem Kopf voran in untiefes Wasser; Sie könnten sich eine Halswirbelverletzung zuziehen

- Halten Sie Abstand zu größeren oder giftigen Meerestieren.
- Lesen und beachten Sie Schilder und Flaggen am Strand.

**Private Pools und anderen Badeorten**

- Sorgen Sie für eine ständige, kontinuierliche und ununterbrochene Beaufsichtigung der Kinder durch Erwachsene.
- Definieren und kommunizieren Sie klare Sicherheitsregeln an Pools und sonstigen Badeorten.
- Lassen Sie ein Kind niemals allein in die Nähe eines Pools oder einer Wasserquelle, z. B. einer Badewanne oder eines Eimers.
- Installieren Sie um den Pool herum einen mindestens 1,2 m hohen Zaun mit einem selbstschließenden und selbstverriegelnden Tor.
- Kindern sollte die Nutzung luftgefüllter Schwimmhilfen untersagt werden, da diese keinen sicheren Schutz vor Ertrinken bieten, versagen können und keine ständige Aufsicht ersetzen.
- Verwenden Sie eine zugelassene Schwimmweste.
- Vermeiden Sie Spielzeug in der Nähe von Pools. Kinder werden davon angezogen.
- Verwenden Sie zwei Abläufe im Abstand von 9 m und Schutzabdeckungen gegen das Ansaugen von Kopfhaaren, oder schalten Sie die Pumpenfilter ab, wenn der Pool verwendet wird.
- Verwenden Sie schnurlose Telefone oder Mobiltelefone, wenn Sie am Schwimmbecken sind, damit Sie bei einem Telefonanruf das Becken nicht unbeaufsichtigt zurücklassen müssen.
- Halten Sie Rettungsausrüstung und ein Telefon in Beckennähe bereit.
- Versuchen Sie nicht, die Unterwasserschwimmzeit durch Hyperventilation zu verlängern.
- Springen Sie nicht mit dem Kopf voran in untiefes Wasser.
- Sorgen Sie dafür, dass alle Kinder bis zum Alter von vier Jahren Schwimmkurse machen; idealerweise auch schon ab einem Jahr..[30,92]
- Nachdem die Kinder mit dem Schwimmen fertig sind, sichern Sie den Pool so, dass sie nicht zurückkehren können. (Schlösser oder akustische Alarme an den Toren werden empfohlen).
- Alle Familienmitglieder und andere Kinder, die Kinder beobachten, sollten die Gefahren des Wassers kennen, und sowohl Erste Hilfe als auch altersangepasster Wiederbelebung erlernen.[14]

Gemeinden können zur Prävention beitragen, indem sie die Bevölkerung über die Gefahren von Fahrten durch überflutete Gebiete informieren. Angesichts der zunehmenden Häufigkeit hochwasserbedingter Stürme gewinnt diese Aufklärung an Bedeutung. Fahrer sollten wissen, wie sie sich im Falle eines untergetauchten Fahrzeugs schnell und sicher befreien können (**Kasten 20-6**).

**Kasten 20-6** Ertrinken in versunkenen Fahrzeugen

Studien deuten darauf hin, dass bis zu 10 % der Unfälle durch Ertrinken in Fahrzeugen unter Wasser auftreten und dass 10 % der durch Kraftfahrzeuge verursachten Todesfälle bei Katastrophen auf untergehende Fahrzeuge zurückzuführen sind.[30,93,94] In den Medien wurden viele falsche Strategien zur Flucht dargestellt – etwa zu warten, bis sich das Fahrzeug mit Wasser gefüllt hat und dann zu flüchten, damit sich die Türen öffnen, oder im Fahrzeug verbleibende Luft einzuatmen bzw. die Windschutzscheibe einzutreten.[66,94] Kürzlich durchgeführte Untersuchungen dieser Strategien haben jedoch bewiesen, dass diese gefährlich und ineffektiv sind, und haben zu mehr evidenzbasierten Anweisungen für die Flucht aus einem untergetauchten Fahrzeug geführt.[93]

Die Fahrzeuge treiben etwa 30 bis 120 Sekunden bevor sie sinken. Während dieser Zeit sollten die Fenster heruntergefahren und das Fahrzeug so schnell wie möglich verlassen werden. Studien haben gezeigt, dass drei Erwachsene auf diese Weise aus einem Fahrzeug entkommen können, während sie innerhalb von 51 Sekunden auch eine Kinderpuppe auf dem Rücksitz befreien konnten.[95] Insbesondere Leitstellenmitarbeiter sollten sich bewusst sein, Anrufer aufzufordern, ein Fahrzeug im Wasser zu verlassen, bevor weitere Maßnahmen eingeleitet werden. Dies ist wichtig, da es zu zahlreichen Todesfällen durch Ertrinken in unter Wasser liegenden Fahrzeugen gekommen ist, bei denen Anrufer zuvor noch mit einem Leitstellenmitarbeiter telefoniert haben.[96] Die Reihe von Aktionen, die von einer Person in einem unter Wasser befindlichen Fahrzeug oder von jemandem, der eine Rettung aus solchen unternimmt, sind wie folgt:[30]

1. *Lösen:* Sie die Sicherheitsgurte.
2. *Öffnen:* Sie die Fenster.
3. *Befreien Sie Kinder:* Falls vorhanden, sollten Kinder in die Nähe eines Erwachsenen gebracht werden, der beim Verlassen des Fahrzeugs helfen kann. .
4. *Evakuieren:* Erwachsene sollten zunächst Kinder durch das Fenster in Sicherheit bringen und dann umgehend selbst folgen.

# Verletzungen im Zusammenhang mit Sporttauchen

Sporttauchen mit in sich **geschlossenen Unterwasseratemgeräten (Scuba)** ist eine übliche Aktivität, die in vielen Altersgruppen beliebt ist. Die Beliebtheit dieser Aktivität nimmt mit mehr als 400.000 neuen zertifizierten Tauchern pro Jahr, die in den Vereinigten Staaten zu den nun fast vier Millionen Sporttauchern hinzukommen, weiter zu.[97,98] Die Verletzungsrate ist relativ zu der steigenden Anzahl neuer Taucher pro Jahr. Die Sorge um medizinische Tauchtauglichkeit hat jedoch aufgrund der Vielfalt der Taucher, des zunehmenden Alters, der geringen körperlichen Fitness und der zugrunde liegenden medizinischen Bedingungen zugenommen. Wasser ist, sobald Probleme auftauchen, eine unnachgiebige Umgebung. Derzeit gibt es medizinische Richtlinien, die auf relative und vorübergehende Gesundheitsrisiken und absolute Kontraindikationen für das Tauchen hinweisen.[98-103]

Verletzungen für Taucher entstehen durch viele Unterwassergefahren (z. B. Schiffwracks, Korallenriffe) oder durch den Umgang mit gefährlichen Meereslebewesen. Häufiger reagieren Rettungsdienstorganisationen jedoch auf Verletzungen und Todesopfer im Zusammenhang mit Tauchern, die durch **Dysbarismus** oder veränderten Umweltdruck verursacht werden, was die schwerwiegendsten tauchmedizinischen Erkrankungen ausmacht. Der Schädigungsmechanismus basiert auf den Prinzipien der Gasgesetze, wenn komprimierte Gase (z. B. Sauerstoff, Kohlendioxid, Stickstoff) bei unterschiedlichen Unterwassertiefen und -drücken eingeatmet werden, wie in den nachfolgenden Abschnitten ausführlicher beschrieben wird.

Die damit verbundenen Ursachen für Tauchunfälle haben sich in der jüngeren Geschichte nicht wesentlich verändert. Das am häufigsten genannte Problem stellt unzureichendes Gas (Luft) in der Flasche oder Luftmangel dar. Andere häufige Faktoren waren Einklemmen oder Verheddern, Auftriebskontrolle, Gerätemissbrauch oder -probleme, raues Wasser und Notaufstieg. Zu den Hauptverletzungen oder Todesursachen gehörten Ertrinken oder Asphyxie durch Einatmen von Wasser, Luftembolie und kardiale Ereignisse. Ältere Taucher hatten ein höheres Risiko für kardiale Ereignisse, wobei Männer ein höheres Risiko hatten als Frauen, obwohl die Risiken im Alter von 65 Jahren gleich waren.[104]

Die meisten durch Dysbarismus verursachten Verletzungen im Bereich des Tauchens weisen Anzeichen (z. B. beim Druck in den Ohren) und Symptome entweder unmittelbar oder innerhalb von 60 Minuten nach dem Auftauchen auf. Einige Symptome verzögern sich jedoch bis zu 48 Stunden nach dem Verlassen des Tauchplatzes und kommen erst zu Hause zum Tragen. Mit der zunehmenden Anzahl von Tauchern, die heute zu den beliebten Tauchplätzen in den Vereinigten Staaten, in der Karibik und anderen abgelegenen Orten fliegen, besteht daher die Möglichkeit, auf tauchbedingte Verletzungen an Orten zu reagieren, die vom eigentlichen Tauchplatz entfernt sind. Rettungsdienstfachpersonal muss diese Störungen im Zusammenhang mit dem Gerätetauchen erkennen, eine Erstbehandlung durchführen und frühzeitig Pläne für den Transport zur örtlichen Notaufnahme oder für die Behandlung in der nächstgelegenen Dekompressionskammer einleiten.[101]

## Epidemiologie

Das Divers Alert Network (DAN) erstellt eine umfangreiche Datenbank über Morbidität und Mortalität auf der Grundlage der von den teilnehmenden Dekompressionskammern in Nordamerika zur Verfügung gestellten Unfalldaten. Die tauchbedingten Sterberaten erreichten in den 1970-er Jahren ihren Höhepunkt mit jährlichen Raten von bis zu 150 Unfällen. Seither sind sie jedoch bei deutlich niedrigeren jährlichen Sterberaten zwischen 77 und 91 stabil geblieben.[98,104] Das DAN veröffentlicht diese Daten in Jahresberichten, welche von deren Webseiten bezogen werden können.[105] Die tauchbedingten Todesfälle in den Vereinigten Staaten nehmen mit Beginn der Sommerzeit zu, ihren Höhepunkt erreichen sie um den Juli herum und nehmen um die Wintermonate wieder ab. Statistisch liegt Europa weit abgeschlagen hinter Nordamerika, wo die meisten tauchbedingten Todesfälle registriert werden. Es gibt drei bis vier Mal mehr männliche Taucher als weibliche.

Männer machen 81 % der Todesfälle aus, wobei die meisten bei Tauchern zwischen 40 und 59 Jahren auftreten. Ertrinken ist die häufigste Todesursache, gefolgt von Herz-Kreislauf-Erkrankungen sowie den Ursachen für Behinderungen und Verletzungen. Beide Ursachen waren signifikant häufigere Todesursachen und Behinderungsschäden als die arterielle Gasembolie (AGE), die dritthäufigste Erkrankung.[105] Obwohl Ertrinken die Hauptursache für Todesfälle war, ist unklar, ob etwa kardiale Ursachen, Geräteprobleme, Luftmangel, Verschränkung, Narkose, Panik, Desorientierung, Unterkühlung, Herzinfarkt oder AGE letztendlich zum Ertrinken führte. Einige Todesfälle durch Ertrinken während des Tauchens sind das Resultat von arteriellen Gasembolien.[104]

## Mechanische Auswirkungen von Druck

Tauchverletzungen, die durch den wechselnden Atmosphärendruck oder Dysbarismus verursacht werden, können in zwei Arten unterteilt werden: (1) die Umstände, unter denen eine Druckänderung in der Unterwasserumgebung zu Gewebetraumata oder Barotrauma in geschlossenen Lufträumen im Körper führt (Ohren, Nebenhöhlen, Darm, Lunge) und (2) die Probleme, die durch das Einatmen komprimierter Gase bei erhöhtem Partialdruck auftreten, wie etwa die Dekompressionskrankheit.

Barotrauma im Zusammenhang mit dem Tauchen beziehen sich direkt auf die Druckwirkungen von Luft und Wasser auf den Taucher. Beim Stehen auf Meereshöhe beträgt der Atmosphärendruck 760 Torr, was im Wesentlichen das Gleiche ist wie 760 Millimeter Quecksilber [mmHg] oder 14,7 Pfund pro Quadratzoll auf den Körper (psi). Diese Druckmenge wird auch als eine Atmosphäre (atm) bezeichnet. Wenn ein Taucher tiefer ins Wasser absteigt, steigt der absolute Druck um 1 atm pro 10 m Meerwasser. Folglich entspricht eine Tiefe von 33 Fuß Meerwasser einem Druck von 2 atm (Luft [1 atm] und Wasser [1 atm]) auf den Körper (**Tabelle 20-2**).

Wenn ein Taucher unter dem zunehmenden Druck des Meerwassers absteigt, ist die Wirkung der auf den Körper ausgeübten Kräfte je nach den Gewebekompartimenten unterschiedlich. Die auf festes Gewebe ausgeübte Kraft wirkt ähnlich wie bei einem flüssigen Medium und der Taucher kennt im Allgemeinen keine Druckkraft. In den Luft enthaltenden Räumen des Körpers werden Gase jedoch beim Abtauchen des Tauchers komprimiert. Umgekehrt dehnen sich diese Gase aus, wenn der Taucher zur Oberfläche aufsteigt. Das Boyle-Gesetz und das Henry-Gesetz erklären die Auswirkungen von Druck auf den Körper unter Wasser.

## Boyle-Gesetz

Das Boyle-Gesetz besagt, dass das Volumen einer gegebenen Gasmenge umgekehrt proportional zum absoluten Druck in dieser Umgebung ist. Anders ausgedrückt: Wenn ein Taucher tiefer in das Wasser absteigt, steigt der Druck und das Volumen des Gases (z. B. das Volumen in der Lunge oder dem Ohr) nimmt ab. Umgekehrt gilt auch, dass das Volumen des Gases (z. B. in der Lunge oder im Ohr) an Größe zunimmt, wenn der Taucher zur Oberfläche aufsteigt. Dies ist das Prinzip hinter den Auswirkungen von Barotrauma und AGE im Körper. In **Abbildung 20-3** sind die Auswirkungen des Drucks auf Volumen und Durchmesser einer Gasblase dargestellt

**Tabelle 20-2** Gebräuchliche Einheiten des hydrostatischen Drucks

| Wassertiefe (m) | Atmosphären (atm) | mmHg | Kilopascal (kPa) |
|---|---|---|---|
| 0 | 1 | 760 | 100 |
| 10 | 2 | 1520 | 200 |
| 20 | 3 | 2280 | 300 |
| 30 | 4 | 3040 | 400 |
| 40 | 5 | 3800 | 500 |
| 50 | 6 | 4560 | 600 |
| 60 | 7 | 5320 | 700 |



## Henry-Gesetz

Das Henry-Gesetz besagt, dass bei konstanter Temperatur die Menge eines Gases, die sich in einer Flüssigkeit löst, direkt proportional zum Partialdruck dieses Gases über der Flüssigkeit ist. Das Henry-Gesetz ist grundlegend für das Verständnis, wie sich Gas aus einer Druckluftflasche (Tauchflasche) im Körper verhält, wenn der Taucher ins Wasser absteigt. Zum Beispiel führt der zunehmende Partialdruck des Stickstoffs dazu, dass dieser sich in den Flüssigkeiten des Körpergewebes löst, wenn der Druck während des Abstiegs ansteigt. Bei der Rückkehr zur Oberfläche „sprudelt" Stickstoff aus der flüssigen Lösung in den Geweben. Ein langsamerer Aufstieg ermöglicht es

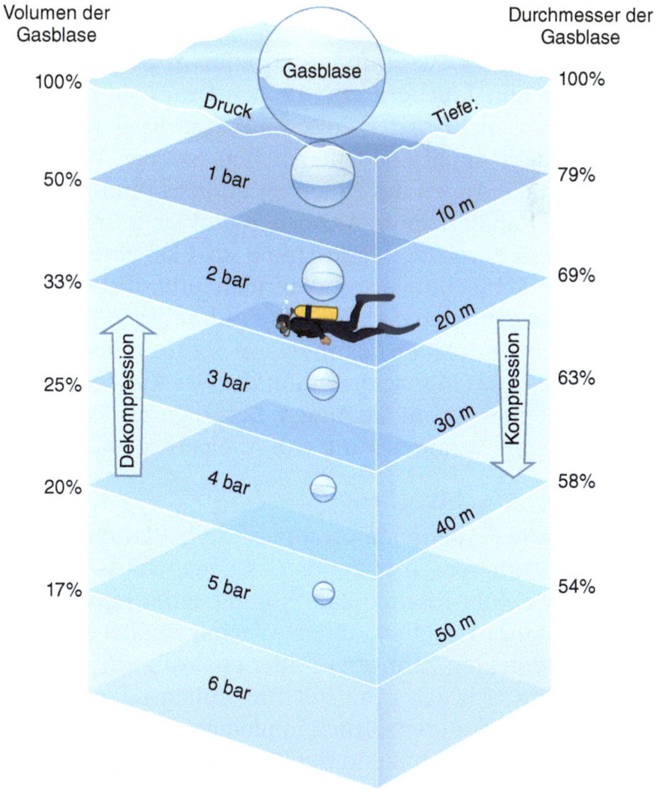


**Abbildung 20-3** Boylesche Gesetz. Das Volumen einer gegebenen Gasmenge bei konstanter Temperatur variiert umgekehrt mit dem Druck.

dem Stickstoff, sich zu verflüchtigen, anstatt Blasen zu bilden. So beschreibt das Henry-Gesetz den Grundsatz, warum eine Dekompressionskrankheit auftritt.

## Barotrauma

Barotrauma, auch Squeeze genannt, ist die häufigste Form von Verletzungen beim Tauchen.[106] Obwohl viele Formen von Barotrauma Schmerzen verursachen, lösen sich die meisten spontan auf und erfordern keine Beteiligung des Rettungsdienstes oder die Therapie durch eine Dekompressionskammer. Einige pulmonale Überdruckverletzungen sind jedoch sehr schwerwiegend. Während des Tauchens tritt ein Barotrauma in nicht komprimierbaren, gasgefüllten Körperhöhlen (z. B. Nebenhöhlen) auf. Wenn sich der Druck in diesen Räumen während eines Tauchgangs nicht ausgleichen kann, und wenn der Umgebungsdruck ansteigt, resultieren Gefäßverengung, Blutung und Schleimhautödem aus einem abnehmenden Luftvolumen beim Abtauchen des Tauchers und eine Gewebezerstörung ergibt sich aus einem zunehmenden Luftvolumen beim Aufsteigen des Tauchers. Als Nächstes werden die verschiedenen Formen von Barotraumata beschrieben.

### *Barotrauma beim Abtauchen*

#### Maskendruck

Diese Form des Barotraumas tritt im Allgemeinen bei unerfahrenen Tauchern auf, die den Druck in ihrer Gesichtsmaske nicht an den äußeren Wasserdruck während des Abstiegs anpassen. Untersuchen Sie das Weichgewebe um die Augen des Patienten und das Bindehautgewebe auf Kapillarruptur. Anzeichen und Symptome eines Quetschens durch die Maske sind Haut-Ekchymosen, periorbitale Schwellungen und Bindehautblutungen. Das Barotrauma durch die Maske ist selbstlimitierend und die Behandlung erfolgt erst dann, wenn der Gewebeschaden beseitigt ist. Das Management umfasst das Auflegen einer kalten Kompresse auf die Augen, Beruhigung des Patienten sowie die Verabreichung von Analgetika.

#### Dentales Barotrauma

Eine seltene Form des Barotraumas tritt bei Tauchern auf, wenn im Inneren eines Zahns Gas eingeschlossen wird, etwa nach einer frischen Zahnfüllung, einer kürzlich erfolgten Zahnextraktion, einer Wurzelkanalbehandlung oder bei defekten Zahnrestaurationen. Während des Abstiegs kann sich der Zahn mit Blut füllen oder mit zunehmendem äußerem Druck implodieren. Während des Aufstiegs dehnt sich die in den Zahn gedrückte Luft aus und verursacht entweder Schmerzen oder eine Explosion des Zahns. Um ein Zahn-Barotrauma zu verhindern, wird empfohlen, 24 Stunden nach einer zahnärztlichen Behandlung nicht zu tauchen. Untersuchen Sie den betroffenen Zahn, um zu sehen, ob er intakt ist. Anzeichen und Symptome von Zahn-Barotrauma sind Schmerzen und ein abgebrochener Zahn. Veranlassen Sie eine Vorstellung des Patienten zur zahnärztlichen Untersuchung und geben Sie bei Bedarf Analgetika.

#### Mittelohr-Barotrauma

Diese Form des Barotraumas tritt bei etwa 40 % der Gerätetaucher auf und gilt als die häufigste Tauchverletzung.[107] Eine Quetschung des Mittelohrs tritt nahe der Wasseroberfläche auf, wenn die größten Druckänderungen beim Abtauchen des Tauchers auftreten. Taucher müssen, wenn sie absteigen, mit dem Druckausgleich beginnen, sodass keine Druckdifferenz über der Trommelfellmembran (TM) auftritt, die zu starken Schmerzen und einem Riss des Trommelfells führen würde. Der Taucher erleidet Schwindelgefühle, wenn die TM bricht, sodass Wasser in das Mittelohr eindringen kann. Taucher mit Infektionen der oberen Atemwege oder Allergien haben möglicherweise Schwierigkeiten, den Druck während eines Tauchgangs auszugleichen.

Untersuchen Sie den Gehörgang auf durch eine rupturierte TM verursachtes Blut. Anzeichen und Symptome einer Mittelohrquetschung sind Schmerzen, Schwindel, konduktive Hörverluste bei TM-Ruptur und Erbrechen. Wenn eine Untersuchung des äußeren Gehörgangs möglich ist, findet sich häufig eine Rötung des TM.

Bei Patienten mit Mittelohrquetschung sind keine Druckänderungen zulässig (z. B. Tauchen oder Fliegen). Die Patienten benötigen möglicherweise Abschwellungsmittel, wenn die TM nicht gerissen ist, um die Eustachische Röhre zu öffnen und den Druck auszugleichen. Antiemetika wie z.B. Ondansetron können gegen Schwindel und Erbrechen erforderlich sein. Transportieren Sie den Patienten in aufrechter oder bequemer Position. Antibiotika können bei gerissener TM verschrieben werden, um eine Infektion zu verhindern. Der Patient sollte zur audiometrischen Bewertung überwiesen werden, um einen möglichen Hörverlust festzustellen.

#### Sinus Barotrauma

Normalerweise gleicht sich der Druck in den Nebenhöhlen leicht aus, wenn der Taucher ab- und aufsteigt. Der Druck entwickelt sich durch den gleichen Mechanismus, wie die Mittelohrquetschung, aber die Sinus-Quetschung ist nicht so häufig. Wenn ein Taucher absteigt, besteht keine Möglichkeit, den Druck in den Nebenhöhlen aufrechtzuerhalten und es entwickelt sich ein relativer Unterdruck in der Nebenhöhlen, was zu starken Schmerzen, Schleimhautwandtrauma und Blutungen in der Nebenhöhlenhöhle führt. Dieser Druck kann durch Stauung, Sinusitis, Schleimhauthypertrophie (Vergrößerung oder Verdickung), Rhinitis oder Nasenhöhlenpolypen hervorgerufen werden.[106] Es kann auch eine umgekehrte Sinus-Barotrauma während des Aufstiegs auftreten (siehe "*Reverse Squeeze*").

Untersuchen Sie die Nase des Patienten auf Ausfluss. Anzeichen und Symptome einer Nebenhöhlenquetschung sind starke Schmerzen über der betroffenen Nebenhöhle oder einen blutigen Ausfluss, durch die betroffenen Nebenhöhlen.

Vor Ort ist keine besondere Behandlung erforderlich. Falls Blutungen von der Schleimhaut der Nasennebenhöhlen bestehen, sollten diese wie bei Epistaxis (Nasenbluten) behandelt werden. Der fleischige Teil der Nasenflügel direkt unterhalb des Nasenbeins sollte komprimiert werden. Diese Maßnahme ist möglicherweise nicht vollständig effektiv, stellt jedoch die einzige präklinische Option dar. Transportieren Sie den Patienten in einer bequemen Position in eine geeignetes Zielkrankenhaus.

### Reverse Squeeze (umgekehrter Druckausgleich)

Ein **Sinus-Barotrauma** (Nasennebenhöhlen-Barotrauma) kann beim Aufstieg auftreten, wenn eine Verstopfung der Nasennebenhöhlenöffnungen das Entweichen von sich ausdehnendem Gas verhindert. Der Druck auf die Schleimhaut verursacht Schmerzen und Blutungen, besonders bei Tauchern mit Infektionen der oberen Atemwege oder Allergien. Typische Symptome sind starke Schmerzen über der betroffenen Kieferhöhle und blutiger Nasenausfluss. Abschwellende Mittel können das Schleimhautödem reduzieren und die Drainage fördern. Weitere Maßnahmen sind in der Regel nicht erforderlich. Bei starker Blutung kann eine Epistaxis-Behandlung durch festen Druck auf den fleischigen Teil der Nasenlöcher unterhalb der Nasenknochen versucht werden, wenngleich der Nutzen aufgrund der Blutungsquelle limitiert ist. Der Patient sollte in einer bequemen Position gelagert werden und in ein geeignetes Zielkrankenhaus transportiert werden.

### Innenohr-Barotrauma

Dies ist zwar weitaus weniger verbreitet als das Mittelohr-Barotrauma, aber es ist die schwerwiegendste Form des Barotraumas des Ohrs, da es zu dauerhafter Taubheit führen kann.[107] Ein Barotrauma im Innenohr tritt auf, wenn ein Taucher nach unten sinkt und erfolglose Versuche eines Druckausgleichs unternommen hat. Weitere gewaltsame Versuche können zu einem starken Anstieg des Mittelohrdrucks führen. Untersuchen Sie den Gehörgang auf Ausfluss. Anzeichen und Symptome sind Tinnitus, Schwindel, Hörverlust, Völlegefühl oder „Blockierung“ im betroffenen Ohr, Übelkeit, Erbrechen, Blässe, Diaphorese (Schwitzen), Desorientierung und Ataxie (Verlust der Muskelkoordination).

Der Patient sollte anstrengende Aktivitäten, die den ICP steigern, Valsalva-ähnliche Manöver und laute Geräusche ohne Druckänderungen (z. B. Tauchen oder Fliegen) vermeiden. Transportieren Sie den Patienten aufrecht. Eine frühzeitige ärztliche Konsultation mit DAN oder einer Notaufnahme wird empfohlen, da es schwierig sein kann, festzustellen, ob es sich um eine Dekompressionskrankheit im Innenohr handelt und ob unmittelbar eine Dekompressionskammertherapie (Druckkammerbehandlung) erforderlich ist. Der Patient sollte außerdem dringend zur Untersuchung an einen Hals-Nasen-Ohren-Arzt überwiesen werden.

## Barotrauma des Aufstiegs

### Alternobarischer Schwindel

Dies ist eine Form des Barotraumas, in welcher sich expandierendes Gas durch die Eustachische Röhre bewegt und im Mittelohr ungleicher Druck entsteht, der zu Schwindel führen kann. Obwohl die Symptome nur kurz andauern, kann Schwindel in Tauchern Panik auslösen, was zu anderen Verletzungsformen führt, die durch einen schnellen Aufstieg zur Oberfläche verursacht werden (z. B. Luftembolie, Ertrinken).

Untersuchen Sie den Gehörgang auf Ausfluss. Beurteilen Sie jeden Hörverlust. Anzeichen und Symptome eines alternobaren Schwindels sind von kurzer Dauer, was zu vorübergehenden Symptomen, Druck im betroffenen Ohr, Tinnitus und Hörverlust führt. Es ist keine spezielle Intervention erforderlich, wenn der Patient nach dem Tauchgang asymptomatisch ist und keine Ausgleichsprobleme festgestellt werden. Stellen Sie abschwellende Medikamente nach Bedarf und gemäß den Richtlinien und Verfahren gemäß lokalen Protokollen bereit. Wenn sich die Symptome schnell und komplett beheben lassen, ist kein Transport in ein Krankenhaus erforderlich, und der Patient kann sich an seinen Hausarzt wenden. Bei anhaltenden Symptomen ist ein Transport zur weiteren Begutachtung angebracht.

### Gastrointestinales Barotrauma

Diese Art von Barotrauma tritt auf, wenn expandierendes Gas im Darm während des Tauchens eingeschlossen wird. Gastrointestinales (GI) Barotrauma tritt bei Tauchern auf, die häufig Valsalva-Manöver im Head-Down-Modus ausführen, während des Atmens Luft schlucken oder vor dem Tauchen gasbildende Nahrungsmittel zu sich nehmen, wodurch sich die Luftmenge im Magen in der Tiefe erhöht, die sich beim Auftauchen ausdehnt. Untersuchen Sie die Bauchquadranten. Anzeichen und Symptome einer GI-Komprimierung sind ein geschwollener Bauch, Aufstoßen und Blähungen.

GI-Barotrauma löst sich normalerweise von selbst auf und braucht selten ärztliche Hilfe. Wenn der Schmerz und die Schwellung nicht verschwinden, ist ein Transport zur Beurteilung angemessen.

Es gibt andere Ursachen für Bauchschmerzen nach dem Auftauchen, einschließlich der Dekompressionskrankheit des Rückenmarks. Unterleibsschmerzen, die an der Oberfläche nicht verschwinden, müssen umgehend in der Notaufnahme behandelt werden.

## Pulmonales Barotrauma

Ein Lungenüberblähungs-Barotrauma (Pulmonary Overpressurization Syndorme, POPS) ist eine ernsthafte Form des Barotraumas, die sich beim Aufstieg ereignet, wenn sich die Luft in den Lungen ausdehnt. Normalerweise eliminiert der Taucher die sich ausdehnende Luft, indem er während des Aufstiegs normal atmet. Wenn die Luft aber nicht entweichen kann, dann rupturierten die Alveolen, wodurch Folgeverletzungen entstehen, je nachdem wie viel und wohin die Luft austritt. Üblicherweise betroffen sind Taucher, die schnell und unkontrolliert aufstiegen. Nachdem die Luft ausgegangen ist, kommt Panik auf oder der Bleigurt wird abgeworfen. Diese Arten von Verletzungen werden unter dem Begriff "pulmonales Überblähungssyndrom" („Pulmonary Overinflation Syndrome“ - POIS) oder geplatzte Lunge zusammengefasst. Eine Rekompressionstherapie ist bei allen Formen von POIS außer AGE kontraindiziert.

Die fünf Formen von POIS lauten wie folgt:

1. Überdehnung mit lokal begrenzter Verletzung
2. mediastinales Emphysem
3. subkutanes Emphysem
4. Pneumothorax
5. Arterielle Gasembolie (AGE)

### ÜBERBLÄHUNG MIT LOKALER VERLETZUNG

Dies ist ein Lungen-Barotrauma, welches ohne extrapulmonale Luft oder offenkundige Lungenverletzungen auftritt, Auskultieren Sie die Lungenfelder, um ggf. verminderte Atemgeräusche zu hören. Schmerzen in der Brust können vorhanden sein oder auch nicht. Falls Blut wird im Auswurf vorkommt (Hämoptyse), dann ist eine sofortige Behandlung in einem geeigneten Zielkrankenhaus notwendig.

Stellen Sie sicher, dass sich der Patient in einer bequemen Position befindet, und behandeln Sie die Symptome des Patienten nach Bedarf. Überwachen Sie die Vitalfunktionen des Patienten und die Sauerstoffsättigung mit der Pulsoxymetrie. Verabreichen Sie hochdosiert Sauerstoff. Transportieren Sie den Patienten in der Komfortposition. Der Patient benötigt eine weitere medizinische Beurteilung, um eine schwerere Form von POIS auszuschließen, und sollte weitere Druckbelastung (z. B. Tauchen oder Fliegen) vermeiden.

### MEDIASTINALES EMPHYSEM

Dies ist eine weitere Form von POIS, die durch das Austreten von Gas aus gerissenen Alveolen, die in den Interstitialraum gelangen, in das Mediastinum verursacht wird. Dieser Zustand ist kann harmlos sein. Untersuchen Sie die Lungenfelder auf verminderte Atemgeräusche. Anzeichen und Symptome sind Heiserkeit, Nackenfülle und geringfügige Schmerzen im unteren Brustbereich. Oft ist ein dumpfer Schmerz oder eine Anspannung vorhanden, die sich durch das Atmen und Husten verschlimmert. Untersuchen Sie Brust und Hals des Patienten auf subkutanes Emphysem. In schweren Fällen kann der Taucher Schmerzen in der Brust, Dyspnoe und Schluckbeschwerden haben.

Stellen Sie sicher, dass sich der Patient in einer bequemen Position befindet. Überwachen Sie die Vitalfunktionen des Patienten und die Sauerstoffsättigung mit der Pulsoxymetrie. Stellen Sie hochdosiert Sauerstoff bereit. Mediastinale Emphyseme erfordern normalerweise keine spezifische Behandlung. Patienten müssen jedoch möglicherweise medizinisch untersucht werden, um andere Ursachen für Brustschmerzen und schwere Formen von POIS auszuschließen. Transportieren Sie den Patienten in Rückenlage. Der Patient sollte eine weitere Druckbelastung (z. B. Tauchen oder Fliegen) vermeiden.

### SUBKUTANES EMPHYSEM

Bei subkutanem Emphysem strömt die Luft, die aus gerissenen Alveolen austritt, weiter nach oben in die Hals- und Schlüsselbeinregionen der Brust. Untersuchen Sie die Lungenareale auf verminderte Atemgeräusche. Anzeichen und Symptome eines subkutanen Emphysems sind Schwellungen, Krepitationen, Heiserkeit, Halsschmerzen und Schluckbeschwerden.

Außer der Ruhepause ist keine besondere Behandlung erforderlich. Überwachen Sie die Vitalfunktionen des Patienten und die Sauerstoffsättigung mit der Pulsoxymetrie und stellen Sie hochdosiert bereit. Der Patient kann eine weitere medizinische Beurteilung benötigen, um schwerere Formen von POPS auszuschließen. Transportieren Sie den Patienten in Rückenlage. Der Patient sollte eine weitere Druckbelastung (z. B. Tauchen oder Fliegen) vermeiden.

### PNEUMOTHORAX

Ein Pneumothorax tritt weniger häufig als andere Formen der POIS auf, da die Luft die Pleura visceralis durchdringen muss. Diese bietet einen bedeutend größeren Widerstand, als wenn die Luft nur in den interstitiellen Raum zwischen Lunge und Pleura visceralis eindringt. Wenn sich die Alveolenruptur in der Tiefe ereignet, kann sich während des weiteren Aufstiegs ein Spannungspneumothorax entwickeln.

Auskultieren Sie die Lunge und suchen Sie ein abgeschwächtes Atemgeräusch. Anzeichen und Symptome variieren, je nach Größe des Pneumothorax, und umfassen starke Schmerzen in der Brust, verminderte Atemgeräusche, Atemnot, subkutanes Emphysem und Dyspnoe.

Führen Sie eine laufende Beurteilung durch, um die etwaige Verschlechterung von einem einfachen zu einem Spannungspneumothorax zu überwachen, wie z. B. Anzeichen eines respiratorischen oder hämodynamischen

Kollapses. Sorgen Sie dafür, dass der Patient beruhigt wird und sich nicht bewegt. Überwachen Sie die Vitalfunktionen des Patienten und messen Sie die Sauerstoffsättigung mittels Pulsoxymetrie. Verabreichen Sie hochdosiert Sauerstoff mittels Reservoir-Maske. Beginnen Sie mit dem standardmäßigen Management eines Spannungspneumothorax gemäß ALS-Richtlinien mit einer 14G (8,5cm) Nadel und führen Sie eine Entlastungspunktion oder Fingerthorakostomie durch. Transportieren Sie den Patienten in einen Maximalversorger, damit er weiterer untersucht werden kann, um eine schwerere Form von POIS auszuschließen. Der Patient darf keinen Druck mehr ausgesetzt werden (kein Tauchen oder Fliegen).

### ARTERIELLE GASEMBOLIE (AGE)

Dies ist die am meisten gefürchtete Komplikation des POIS und ist nach dem Ertrinken die nächste führende Todesursache – etwas 30 % der Todesfälle - bei Tauchern.108 Die AGE kann einzeln in Verbindung mit den vier POIS-Zuständen, die zuvor durch Luftaustritt hervorgerufen wurden, eine Luftembolie bilden. AGE tritt typischerweise bei Tauchern auf, die einen unkontrollierten Aufstieg an die Oberfläche ohne angemessene Ausatmung beginnen, wodurch eine Lungenschädigung mit Überinflation verursacht wird. AGE kann jedoch auch bei Tauchern auftreten, die langsam und ohne zugrunde liegende Lungenpathologie auftauchen. Sobald durch die Lungenüberblähung Alveolen platzen, tritt während des Aufstiegs Luft in den Lungenvenenkapillarkreislauf ein. Die Gasblasen dringen in den linken Vorhof und den linken Ventrikel ein, verlassen das Herz durch die Aorta und werden in das Gehirn, die Koronarien und andere systemische Gefäße verteilt. Gasblasen können in den koronaren Kreislauf eintreten und zu einem Verschluss führen, der Herzrhythmusstörungen, Herzstillstand oder Herzinfarkt hervorruft.[109] Wenn Gasblasen in den Hirnkreislauf gelangen, zeigt der Taucher ähnliche Anzeichen und Symptome wie bei einem akuten Schlaganfall.

Im Gegensatz zur Dekompressionskrankheit, bei der sich verzögerte Symptome erst Stunden nach dem Tauchen zeigen können, treten AGE-Symptome entweder sofort bei Eintreffen an der Wasseroberfläche oder innerhalb von 10-15 Minuten danach auf. Jeder Bewusstseinsverlust beim Auftauchen des Tauchers muss, bis zum Beweis des Gegenteils, als AGE angesehen werden.[109] Die primäre Behandlung für AGE ist die Dekompressionskammertherapie (hyperbare Therapie).

In der Vergangenheit wurde empfohlen, Patienten mit AGE für den Transport in die Trendelenburg-Position zu verbringen, basierend auf der Überzeugung, dass dies den Blasen bei der Zirkulation in den systemischen Gefäßen dienlich sei. Es hat sich jedoch gezeigt, dass die Head-Down-Position die systemische Zirkulation von Stickstoffblasen nicht verhindert, die Sauerstoffversorgung des Patienten erschwert und das zerebrale Ödem verschlimmern kann.[110] Derzeit wird empfohlen, dass alle AGE-Patienten in Rückenlage, sowohl am Einsatzort als auch während des Transports, gebracht werden. Die Applikation von 100%- Sauerstoff mittels Reservoir-Maske sowie der Transport in Rückenlage helfen bei der Auswaschung von Stickstoffblasen zuzüglich anderen vorteilhaften Effekten.[111,112]

## Dekompressionskrankheit

Die **Dekompressionskrankheit (DCS)** steht in direktem Zusammenhang mit dem Henryschen Gesetz. Wenn Taucher unter Druck stehende Atmosphärenluft mit Sauerstoff (21 %), Kohlendioxid und Stickstoff (79 %) einatmen, ist die in Flüssigkeit gelöste Gasmenge direkt proportional zum Partialdruck des Gases in Kontakt mit Flüssigkeit. Sauerstoff wird im Körper für den Gewebestoffwechsel in Lösung verwendet und bildet beim Aufstieg aus der Tiefe keine Gasblasen.

Stickstoff, ein inertes Gas, das nicht für den Stoffwechsel verwendet wird, ist das größte Problem bei DCS, obwohl Helium auch problematisch sein kann, wenn der Taucher eine Heliox-Flasche verwendet. Stickstoff ist in Fett fünfmal besser löslich als in Wasser und löst sich proportional zum ansteigenden Umgebungsdruck im Gewebe auf. Je tiefer der Taucher unter Wasser ist und je länger er in der Tiefe bleibt, desto größer ist die Menge an Stickstoff, die sich in Gewebe löst. Wenn der Taucher zur Oberfläche aufsteigt, muss der absorbierte Stickstoff aus dem Körper geleitet werden. Wenn hierfür während des Aufstiegs nicht genügend Zeit zur Verfügung steht, löst sich Stickstoff in Form intravaskulärer Gasblasen aus den Geweben, wodurch das Gefäß- und Lymphsystem verstopft, das Gewebe gespannt und Entzündungsreaktionen aktiviert werden.[113]

Die meisten Taucher erleiden DCS innerhalb der ersten Stunde nach dem Auftauchen, obwohl einige Symptome bis zu sechs Stunden nach dem Auftauchen auftreten können. Traditionell werden die Symptome von DCS als (1) Typ I, eine milde Form, die kutane, lymphatische und muskuloskelettale Systeme umfasst, oder (2) Typ II, eine schwere Form, die neurologische und kardiopulmonale Systeme umfasst, eingestuft (**Kasten 20-7**). Leichte Symptome von DCS sind Müdigkeit und Unwohlsein. Sie können jedoch Vorläufer für schwerwiegendere Anzeichen und Symptome wie Taubheitsgefühl, Schwäche und Lähmung sein.

Rezente Studien deuten darauf hin, dass es klinisch wichtiger ist, DCS nach der betroffenen Körperregion und seiner Entwicklung zu beschreiben, und nicht als Typ I oder Typ II.[98] Dieser Vorschlag hilft dem Rettungsdienstfachpersonal sicherzustellen, dass auch Patienten mit leichten DCS-Symptomen mit 100 % Sauerstoff und einer frühzeitigen Entscheidung für die Dekompressionstherapie behandelt werden. Manche Taucher mit der milden

**Kasten 20-7 Dekompressionskrankheit**

Der Begriff *Dekompressionskrankheit* (DCI) wird verwendet, um Typ-I- und Typ-II-Dekompressionssyndrom (DCS) sowie die arterielle Gasembolie (AGE) zusammenzufassen.[114,115]



Form des DCS suchen keine medizinische Hilfe. Andere warten unter Umständen, bevor sie sich hinsichtlich DCS medizinisch versorgen lassen, da das Leugnen von DCS ein häufiger Befund bei Tauchern ist.[116]

Mehrere Faktoren prädisponieren einen Taucher für DCS.[117,118] Einige Risikofaktoren erhöhen bekanntermaßen die Stickstoffaufnahme in Geweben während des Abstiegs und verlangsamen die Freisetzung von Stickstoff während des Aufstiegs. Bestimmte Patienten- und Umgebungsfaktoren wie Dekompression und aggressive Tauchpraktiken ,sowie falsche Technik erhöhen das Risiko für DCS.

### Gliederschmerzen (Typ I DCS)

Diese Form des DCS resultiert aus der Blasenbildung im Bewegungsapparat, die typischerweise in einem oder mehreren Gelenken auftritt. Die am häufigsten betroffenen Gelenke sind Schulter und Ellbogen, gefolgt von Knie, Hüfte, Handgelenk, Hand und Knöchel.[97] Dieser Schmerz wird als schwere Tendinitis bezeichnet - Gelenkschmerzen und ein knirschendes Gefühl bei Bewegung. Der Schmerz beginnt allmählich und zeigt sich als tiefer, dumpfer Schmerz von leichter bis schwerer Intensität. Die rein schmerzhafte Form der DCS ist nicht lebensbedrohlich, erfordert aber eine neurologische Untersuchung, um schwerere Formen der DCS auszuschließen, und eine rechtzeitige Behandlung einleiten zu können.

### Kutan und lymphatisch (Typ I DCS)

Die kutane DCS ist häufig und betrifft die Haut oder das Lymphsystem. Kutane Hautveränderungen sind in der Regel kein ernstes Symptom und werden als leichte DCS eingestuft, sind aber manchmal mit neurologischen Symptomen verbunden. In einigen Fällen können Anzeichen von Flecken und Marmorierung Minuten nach einem Tauchgang als Vorboten eines ernsthaften DCS-Schadens angesehen werden.[119,120] Zu den Symptomen gehört ein intensiver Ausschlag, der sich zu einer roten, fleckigen oder bläulichen Verfärbung der Haut des Rumpfes und der proximalen Extremitäten entwickelt.[111] Eine Lymphobstruktion kann zu Schwellungen und einem orangefarbenen Aussehen (*peau d'orange*) führen. Sie kann mit Kapillarleckagen und einem hypovolämischen Syndrom einhergehen. Überprüfen Sie die Vitalwerte, führen Sie eine neurologische Untersuchung durch und machen Sie ein Foto von den Hautveränderungen.

### Kardiopulmonal (Typ II DCS)

Diese schwere Form von DCS wird als Drosseln bezeichnet und führt dazu, dass venöse Blasen das Lungenkapillarsystem überwältigen. Hypotonie kann durch eine massive venöse Luftembolie in der Lunge auftreten. Zu den Symptomen zählen nicht produktiver Husten, subkutaner Brustschmerz, Zyanose, Dyspnoe, Schock und Herz-Lungen-Stillstand. Diese Störung ähnelt dem akuten Atemnotsyndrom.[121] (Kapitel 7: *„Atemwege und Ventilation"*.)

### Rückenmark (Typ II DCS)

Die weiße Substanz des Rückenmarks ist anfällig für Blasenbildung, und Stickstoff ist im Rückenmarkgewebe (Myelin) gut löslich. Die häufigste Stelle für diese Form des DCS ist die untere Brustwirbelsäule, gefolgt von den Lenden-/Sakral- und Zervikalbereichen.[116] Häufige Anzeichen und Symptome sind Rückenschmerzen und „Schwere" in den Beinen. Bei dieser Form von DCS gibt der Patient oft eine vage Aussage über „seltsame Empfindungen" oder Parästhesien, die zu Schwäche, Taubheit und Lähmung führen können. Auch Darm- und Blasenfunktionsstörungen, die zur Harnverhaltung führen, wurden berichtet.[122]

## Bewertung von AGE und DCS

Es ist ein standardisierter Ansatz für Patienten mit AGE und DCS notwendig, um sicherzustellen, dass eine konsequente Behandlung erfolgt. Es wird empfohlen, dass alle Patienten von Unfällen durch Ertrinken beim Tauchen auf Anzeichen und Symptome von AGE und DCS untersucht werden, da die primäre und wesentliche lebensrettende Behandlung eine Dekompressionskammertherapie ist, für die eine spezifische Planung und Logistik erforderlich ist.[51]

### *Arterielle Gasembolie*

Etwa 5 % aller AGE-Patienten zeigen sofortige Apnoe, Bewusstlosigkeit und umgehenden Herzstillstand. Andere Patienten präsentieren sich mit Anzeichen und Symptomen, die einem akuten Schlaganfall ähneln, einhergehend mit Bewusstseinsverlust, Benommenheit, Verwirrtheit, Hemiparese, Krampfanfällen, Schwindel, visuellen Veränderungen, sensorischen Veränderungen und Kopfschmerzen.

### *Dekompressionskrankheit*

Typ I DCS ist gekennzeichnet durch tiefe Schmerzen in einem Gelenk, einschließlich geringfügiger Formen von Hautjuckreiz (starker Juckreiz) und Verstopfung von Lymphgefäßen (Lymphödem). Typ II DCS zeichnet sich durch das ZNS betreffende Symptome aus, die von Schwäche und Taubheit bis hin zu Lähmung reichen.

Beschaffen Sie sich von einem Mittauchenden eine Anamnese der Ereignisse, die zu dem Tauchunfall geführt haben, einschließlich folgender Daten:

- Zeitpunkt des Auftretens von Anzeichen und Symptomen
- Quelle des Atemmediums (z. B. Luft oder Mischgase; Heliox)
- Tauchprofil (Tauchaktivität, Tiefe, Dauer, Tauchhäufigkeit, Oberflächenintervall, Intervall zwischen den Tauchgängen)
- Tauchplatz und Wasserbedingungen
- Risikofaktoren beim Tauchen
- Unterwasser- und Geräteprobleme beim Auf- und Abstieg
- Tauchgang ohne oder mit Dekompression
- Aufstiegsgeschwindigkeit
- Dekompressionsstopp(s)
- Aktivitätsgrad nach dem Tauchgang
- Flugreisen oder Höhenexposition nach dem Tauchgang
- Vorgeschichte und Gegenwart der Krankengeschichte (insbesondere eine Geschichte früherer DCS)
- Medikamentengebrauch
- derzeitiger Konsum von Alkohol oder illegalen Drogen[123]

**Kasten 20-8** Tauchverbände und Notrufnummern

Divers Alert Network (DAN)

DAN Europe ist für Fragen und bei Notfällen erreichbar. Erster Ansprechpartner ist immer die Leitstelle! Bei Tauchunfällen im Heimatland bzw. in Deutschland, Österreich oder der Schweiz erreichen Sie den DAN-Europe-Taucherarzt unter der für **DAN-Mitglieder kostenfreien Rufnummer**:

- Deutschland & Österreich: **00800-32 66 68 783** (00800-DAN NOTRUF), aus dem Fest- oder Mobilfunknetz
- Schweiz: **1414 (REGA)** – nur im schweizerischen Fest- oder Mobilfunknetz
- International: **+39 06 4211 8685**, **+39 06 4211 5685**, **+41 333 333 333**

**Aqua med – Medical Helpline Worldwide GmbH**

Otto-Lilienthal-Straße 18, 28199 Bremen
**otrufhotline:** +49-421 240 110-10
**Web:** www.aqua-med.eu

Daten mit freundlicher Genehmigung des Divers Alert Network® (DAN®)

## Management

Stellen Sie ABC sicher, schützen Sie die Atemwege des Patienten und leiten Sie bei Bedarf BLS- oder ALS-Maßnahmen ein. Verabreichen Sie 100 % Sauerstoff bei 12 bis 15 l/min und initiieren Sie eine intravenöse Flüssigkeitstherapie (1 bis 2 ml/kg/h). Überwachen Sie fortlaufend Vitalparameter, Pulsoxymetrie, Herzrhythmus (EKG) und Blutzuckerspiegel des Patienten und achten Sie auf Anzeichen zerebraler Krampfanfälle. Schützen Sie den Patienten vor Unterkühlung und konsultieren Sie frühzeitig die Leitstelle, um die nächstmögliche Dekompressionskammer (Primärbehandlung) zu organisieren. Beachten Sie, dass es nur wenige Dekompressionskammern gibt, die Taucher aufnehmen können. Eine spezifische Planung und idealerweise eine Vorplanung vor einem Zwischenfall ist demnach erforderlich, um einen schnellen Transport zur nächstgelegenen geeigneten Einrichtung zu gewährleisten[52] (**Kasten 20-8**). Eine Standard-Dekompressionstherapie mit 100 % hyperbarem Sauerstoff wird gemäß der US-Navy-Behandlungstabellen durchgeführt.[124] Transportieren Sie den Patienten in Rückenlage. Bei einem Transport mit dem Hubschrauber wird empfohlen, so niedrig wie möglich zu fliegen (z. B. auf einer Höhe von 150 m) und auf keinen Fall 300 m zu überschreiten, um die weitere Ausdehnung von Luftblasen (Boylesche Gesetz) und eine weitere mögliche Verschlimmerung des Dekompressionsinsults zu verhindern.[52,99,103,112]

Eine definitive Behandlung bei bestimmten Barotraumata, einschließlich AGE und DCS, besteht darin, 100 % Sauerstoff per Reservoir-Maske bei zwei- bis dreifachem Atmosphärendruck auf Meereshöhe in einer Dekompressionskammer zu verabreichen.[124] Erläuterungen zu Behandlungsmethoden für tauchbedingte Verletzungen in der Dekompressionskammer finden Sie im US Navy Diving Manual oder in anderen Quellen.[98,124] Der Patient profitiert sofort von dem Prinzip des Boyleschen Gesetzes, indem der Umgebungsdruck erhöht wird, sich die Größe der gebildeten Blasen verringert und sich die Sauerstoffkonzentration im Gewebe erhöht. **Kasten 20-9** beschreibt die Dekompression und hyperbare Sauerstofftherapie.

Für das transportierende Rettungsdienstfachpersonal ist es wichtig, sicherzustellen, dass das aufnehmende Zielkrankenhaus weiß, dass tauchbedingte Bedingungen wie DCS und AGE echte Notfälle sind und dass eine detaillierte Untersuchung, einschließlich einer neurologischen Untersuchung, zügig abgeschlossen sein müssen. Es gibt zusätzliche Literatur, die Techniken zur Optimierung der Team-zu-Team-Kommunikation und Übergaben dieser Art beschreibt. (Kapitel 6: *„Patienten Assessment und Management“*).

Die Anzeichen, Symptome und Behandlung eines Barotraumas sind in **Tabelle 20-3** dargestellt. **Tabelle 20-4** zeigt entsprechend die Anzeichen, Symptome und Behandlung der Dekompressionskrankheit (DCS).

**Kasten 20-9** Dekompressionstherapie zur Behandlung von Tauchverletzungen

Die Ziele der Dekompressionstherapie bei tauchbedingten Verletzungen, die durch Barotrauma und DCS verursacht werden, sind die Kompression der Blasen und die Erhöhung der Sauerstoffzufuhr in das Gewebe. Die Dekompressionstherapie umfasst die folgenden Mechanismen:

- Sie reduziert das Volumen der Blasen. Diese zirkulieren zu den Lungenkapillaren und werden herausgefiltert.
- Sie fördert die Rückresorption von Blasen in die Lösung.
- Sie erhöht die Sauerstoffzufuhr zum Gewebe.
- Sie korrigiert die Hypoxie.
- Sie bietet einen erhöhten Diffusionsgradienten für Stickstoff.
- Sie reduziert das Ödem.
- Sie reduziert die Durchlässigkeit der Blutgefäße.

Alle Taucher mit AGE und DCS müssen frühzeitig für die Dekompression in einer hyperbaren Behandlungsanlage in Betracht gezogen werden, da die Behandlung erfolgreicher ist, wenn sie innerhalb von sechs Stunden nach dem Einsetzen der Symptome begonnen wird. Taucher befinden sich nur selten in der Nähe einer Dekompressionskammer. Es kann beim Auftreten von Symptomen zu erheblichen Verzögerungen kommen, wenn eine Kammer nur boden- oder luftgebunden erreicht, werden kann. Wenden Sie sich an das Tauchernetzwerk des betreffenden Tauchers, um sich über die medizinische Taucherhilfe zu informieren und die nächstgelegene Druckkammer zu bestimmen. Bringen Sie den Patienten in der Zwischenzeit in die Rückenlage. Die Auswaschung von Stickstoff kann durch Bereitstellung von 100 % Sauerstoff mittels Reservoir-Maske und durch den Beginn einer Infusionsleitung mit normaler Kochsalzlösung oder Ringer-Laktat-Lösung mit 1 bis 2 ml/kg/h erhöht werden, um ein ausreichendes intravaskuläres Volumen und eine kapillare Perfusion sicherzustellen. Während der Dekompressionsbehandlung erhalten Patienten mit AGE oder DCS normalerweise zwei bis vier Stunden lang eine Dekompressionsbehandlung bei 2,8 atm, wobei 100 % Sauerstoff eingeatmet wird. Eine längere und wiederholte Behandlung ist erforderlich, wenn der Patient keine klinische Besserung der Symptome aufweist.

Die Prinzipien der Dekompressionsbehandlung umfassen Folgendes:

- Alle schmerzhaften oder neurologischen Anzeichen oder Symptome, die innerhalb von 24 Stunden nach einem Tauchgang auftreten, werden durch DCS verursacht, und gelten so lange, bis etwas Gegenteiliges nachgewiesen ist.
- Alle schmerzhaften oder neurologischen Anzeichen oder Symptome, die innerhalb von 48 Stunden nach einem Flug, der nach dem Tauchen angetreten wurde, auftreten, werden durch DCS verursacht, bis etwas Gegenteiliges nachgewiesen wurde.
- Kontaktieren Sie die DAN 24-Stunden-Notrufhotline zur Beratung (00800-32 66 68 783 für Deutschland und Österreich, 1414 (REGA) für die Schweiz.
- Jeder Taucher mit Anzeichen oder Symptomen von DCS sollte eine Dekompressionsbehandlung erhalten.
- Auch wenn Sie Zweifel an der Diagnose haben, versäumen Sie niemals, alle Fälle zu behandeln.
- Eine frühe Behandlung verbessert den Outcome.
- Eine Behandlung sollte auch niemals nach längerer Verzögerung oder Wartezeit ausgeschlossen werden, da Taucher selbst Tage bis Wochen nach der Verletzung auf eine Dekompressionstherapie ansprechen.
- Überwachen Sie den Patienten sorgfältig auf Anzeichen einer Linderung oder eines Fortschreitens der Symptome.
- Eine unzureichende Behandlung kann zu einem erneuten Auftreten der Symptome führen.
- Setzen Sie die Behandlung bis zum klinischen Plateau fort.

Modifiziert von Tibbles PM, Edelsberg JS: Hyperbaric oxygen therapy. N Engl J Med 334 (25):1642,1996; Barratt DM, Harch PG, Van Meter K: Decompression illness in divers. A review of the literature. Neurologist 8:186,2002; und Van Hoesen KB, Bird NH: Diving medicine. In Auerbach PS: Wilderness Medicine, Hg. 6, St. Louis, 2012, Mosby Elsevier.

## Prävention von tauchbedingten Unfällen

Zertifizierte Taucher benötigen ein regelmäßiges Auffrischungstraining, um tauchbedingte Verletzungen zu verhindern und zu erkennen. Viele Tauchfachleute, wie Rettungsschwimmer, Feuerwehr- und Polizeitaucher, Rettungstaucher, Mitglieder der Küstenwache und Militärangehörige, sind auf lokale Rettungsdienste und Krankenhäuser angewiesen. Die Zusammenarbeit zwischen Tauchmannschaften und lokalem Rettungsdienst zur Abarbeitung von solchen Einsatzszenarien während des Tauchtrainings wird dringend empfohlen.[52] Dies sollte regelmäßiges Sporttauchen unter unterschiedlichen Unterwasserbedingungen und an verschiedenen

**Tabelle 20-3** Barotrauma: häufige Anzeichen, Symptome und Behandlung

| Typ | Zeichen/ Symptome | Dringlichkeit | Behandlung* |
|---|---|---|---|
| Maskendruck | Hornhautverletzung, konjunktivale Blutung | Nicht dringend | Selbstlimitierend, Ruhe, kalte Umschläge, Schmerzmittel |
| Sinus-Druck | Schmerz, blutiger Nasenausfluss Seltenes retro-orbitales Emphysem oder Pneumozephalus | Erste Hilfe, Überwachung nach Bedarf | Schmerzmittel, abschwellende Medikamente, Antihistaminika |
| Mittelohr-Barotrauma | Schmerzen, Schwindel, Trommelfellruptur, Hörverlust, Erbrechen | Erste Hilfe, Überwachung nach Bedarf | abschwellende Medikamente, Antihistaminika, Schmerzmittel, benötigt möglicherweise Antibiotika, fliegen und tauchen vermeiden |
| Innenohr-Barotrauma | Tinnitus, Schwindel, Ataxie, Hörverlust | Dringend | Bettruhe, Kopf anheben, laute Geräusche vermeiden, anstrengende Aktivitäten vermeiden, für mehrere Monate nicht tauchen oder fliegen |
| Außenohr-Barotrauma | Schwierigkeiten mit Valsalva-Manöver, Ohrenschmerzen, blutiger Ausfluss, möglicher Riss des Trommelfells | Erste Hilfe, Überwachung nach Bedarf | Gehörgang möglichst trocken halten, für die Infektion können Antibiotika erforderlich sein |
| Dental-Barotrauma | Zahnschmerzen beim Tauchen | Erste Hilfe, Überwachung nach Bedarf | Selbstlimitierend, Schmerzmittel |
| Alternobarischer Schwindel | Druck, Schmerzen im betroffenen Ohr, Schwindel, Tinnitus | Erste Hilfe, Überwachung nach Bedarf | normalerweise kurzzeitig, abschwellende Medikamente, nicht tauchen, bis normales Gehör wiederhergestellt ist |
| Pulmonales Barotrauma | Schmerzen unter dem Sternum, Stimmveränderung, Dyspnoe, subkutanes Emphysem | Dringend | Bewerten Sie ABC, neurologische Funktionen, 100 % Sauerstoff 12 bis 15 l/min, Sauerstoffmaske, Transport in Rückenlage, AGE-Ausschluss |
| Subkutanes Emphysem | Schmerzen unter dem Sternum und Krepitationen, blechern klingende Stimme, Schwellung des Halses, Dyspnoe, blutiger Auswurf | Dringend | Ruhe, tauchen und fliegen vermeiden, Sauerstoff- und Dekompressionstherapie nur in schweren Fällen |
| Pneumothorax | starke Schmerzen in der Brust, Dyspnoe, verminderte Atemgeräusche | | 100 % Sauerstoff 12 bis 15 l/min über Maske, Pulsoxymetrie überwachen, Transport in angenehmer Position, auf Spannungspneumothorax achten |

*(Fortsetzung nächste Seite)*

**Tabelle 20-3** Barotrauma: häufige Anzeichen, Symptome und Behandlung (*Fortsetzung*)

| Typ | Zeichen/ Symptome | Dringlichkeit | Behandlung* |
|---|---|---|---|
| Spannungs-pneumo | Zyanose, gestaute Halsvenen, Trachealverschiebung | Notfall | Entlastungspunktion, 100 % Sauerstoffgabe mit 12-15 l/min mittels Maske, Pulsoxymetrie überwachen |
| AGE | Bewusstlosigkeit, Verwirrung, Kopfschmerzen, Sehstörungen, Krampfanfall | Notfall | ABC beurteilen, neurologische Funktionen, BLS / ALS initiieren, etwaige cerebrale Krampfanfälle beachten, 100 % Sauerstoffgabe mit 12-15l/min mittels Make, liegender Transport, glukosefreie intravenöse Flüssigkeitstherapie (1 bis 2 ml/kg/h), Rhythmusüberwachung (EKG), bei Leitstelle nächstgelegene Dekompressionskammer erfragen (Primärbehandlung). |

* Eine gute Patientenaufklärung vor Ort für geringfügige Barotrauma-Verletzungen ist wichtig, da einige dieser Verletzungen selbstlimitierend sind und andere eine ärztliche Untersuchung erfordern. Andere Verletzungsarten benötigen eine Überweisung des Patienten an den Hausarzt oder die Notaufnahme und benötigen keinen Rettungstransport.

Legende: ABC = Atemwege, Atmung, Kreislauf; AGE = arterielle Gasembolie; ALS = Advanced Life Support; BLS = Basic Life Support; DAN = Divers Alert Network; EKG = Elektrokardiogramm.

Daten von Clenney TL, Lassen LF: Recreational scuba diving injuries. Am Fam Physician 53 (5):1761,1996; Salahuddin M, James LA, Bass ES. SCUBA medicine: A first-responder's guide to diving injuries. Curr Sports Med Berichte. 10 (3):134-139,2011; und Van Hoesen KB, Bird NH: Diving medicine. In Auerbach PS: Wilderness Medicine, Hg. 6, St. Louis, 2012, Mosby Elsevier.

**Tabelle 20-4** Dekompressionskrankheit: häufige Anzeichen, Symptome und Behandlung

| Zustand | Zeichen/Symptome | Behandlung |
|---|---|---|
| | **DCS Typ I** | |
| Merkmale auf der Haut | intensiver Juckreiz (Pruritus), rote Hautausschläge an den Schultern und der oberen Brust, Hautmarmorierung kann dem Brennen und Jucken an den Schultern und am Rumpf vorausgehen, lokalisierte Zyanose und Pittingödem. | Selbstlimitierend, löst sich auf, auf verzögerte Anzeichen von Gliederschmerzen (DCS) achten. Neurologische Beurteilung notwendig. |
| Gliederschmerzen DCS | hohe Druckempfindlichkeit, leichte bis starke Gelenk- oder Gliederschmerzen, der Schmerz ist in der Regel stetig, kann jedoch in 75 % der Fälle pochend sein. Reibegefühl bei gemeinsamer Bewegung; verschlimmern sich bei Bewegung. DCS Typ I kann in DCS Typ II übergehen. | milder Schmerz, klingt oft von selbst ab, 24 Stunden beobachten, mäßige bis starke Schmerzen; 100 % Sauerstoffgabe mit 12-15 l/min mittels Maske, liegender Transport, glukosefreie intravenöse Flüssigkeitstherapie (1 bis 2 ml/kg/h), frühzeitig Dekompressionskammer aufsuchen |

| Zustand | Zeichen/Symptome | Behandlung |
|---|---|---|
| | DCS Typ II | |
| kardio-pulmonale „Chokes" | Schmerzen unter dem Brustbein, leichter Husten, Dyspnoe, nicht produktiver Husten, Zyanose, Tachypnoe, Tachykardie, Schock und Herzstillstand | ABC; 100 % Sauerstoffgabe mit 12-15 l/min mittels Maske, liegender Transport in Rückenlage, glukosefreie intravenöse Flüssigkeitstherapie (1 bis 2 ml/kg/h), frühzeitig Dekompressionskammer aufsuchen |
| neurologisch | | |
| Gehirn | visuelle Einschränkungen, Kopfschmerzen, Verwirrung, Desorientierung, Übelkeit und Erbrechen | |
| Wirbelsäule | Rückenschmerzen, Schwere- oder Schwächegefühl, Taubheit, Lähmung, Harnverhaltung, Stuhlinkontinenz | |
| Innenohr | Schwindel, Ataxie | |

Daten von Barratt DM, Harch PG, Van Meter K: Decompression illness in divers: A review of the literature. Neurologist 8:186,2002; und Van Hoesen KB, Bird NH: Diving medicine. In Auerbach PS: Wilderness Medicine, ed. 6, St. Louis, 2012, Mosby Elsevier.

Standorten umfassen sowie das Trainieren von Rettungsszenarien unter Wasser und der medizinischen Erstversorgung. Diese Fähigkeiten sind entscheidend für ein sicheres, effektives und korrektes Handeln bei der Rettung und Bergung von Schwimmern. Die Koordination der Tauchausbildung zwischen Mitgliedern des medizinischen Tauchteams und lokalen Anbietern stellt eine effektive Kommunikation und eine angemessene Kontinuität im Szenenmanagement sicher. Diese Schulung sollte fallbeispielbasierte Konsultationen mit den lokalen medizinischen Institutionen umfassen.

## Medizinische Fitness für das Tauchen

Rettungsdienstfachpersonal bescheinigt zwar keine Tauchtauglichkeit, sollte jedoch die von Tauchmedizinern herangezogenen Beurteilungskriterien kennen. Zudem müssen Taucher aller Altersgruppen nicht nur bei primären tauchgangsassoziierten Störungen (z. B. Dekompressionskrankheit, arterielle Gasembolie), sondern auch bei zugrunde liegenden internistischen, pulmonalen, neurologischen, endokrinen, psychiatrischen oder kombinierten medizinischen und dysbarischen Erkrankungen adäquat versorgen können. Im Idealfall sollten alle neuen Taucher vor Beginn der Tauchausbildung durch einen Tauchmediziner untersucht werden, was jedoch oft nicht geschieht. Nachfolgend sind fünf Empfehlungen für allgemeine Vorsorgeuntersuchungen aufgeführt, anhand derer Personen identifiziert werden können, die ein erhöhtes Risiko für tauchbedingte Probleme aufweisen. Diese Empfehlungen basieren auf dem Konsens medizinischer Tauchspezialisten.[98,103,125]

Zu den Empfehlungen gehören:

- Die Unfähigkeit, den Druck in einem oder mehreren Lufträumen des Körpers auszugleichen, erhöht das Risiko für Barotrauma.
- Medizinische oder psychiatrische Zustände können sich unter Wasser oder an einem abgelegenen Tauchplatz manifestieren und das Leben des Tauchers gefährden, da er allein im Wasser ist oder keine ausreichende medizinische Hilfe zur Verfügung steht.
- Eine beeinträchtigte Gewebeperfusion oder Diffusion von Inertgasen erhöht das Risiko von DCS.
- Eine schlechte körperliche Verfassung erhöht das Risiko von DCS oder anstrengungsbedingten medizinischen Problemen. Faktoren, die den körperlichen Zustand beeinträchtigen, können physiologisch oder pharmakologisch sein.
- Bei Frauen, die schwanger sind, kann der Fetus ein erhöhtes Risiko für eine dysbarische Verletzung aufweisen.

Seit Jahren wenden sich Menschen mit Diabetes an tauchmedizinische Experten, um Ausnahmegenehmigungen für dasTauchen zuerhalten. Im Juni 2005 organisierte die UHMS gemeinsam mit DAN einen internationalen Workshop mit über 50 Medizin- und Forschungsexperten, um Richtlinien für Taucher mit Diabetes zu entwickeln.[126] Die Kommission gab an, dass Tauchkandidaten, die Medikamente (orale hypoglykämische

Mittel oder Insulin) zur Behandlung von Diabetes verwenden, aber ansonsten fürs Tauchen qualifiziert sind, Sporttauchen dürfen. Sie erklärten jedoch, dass vor dem Tauchen strikte Kriterien erfüllt sein müssen. Das Gremium stimmte darin überein, dass Diabetiker, die eine diätetische Kontrolle anwenden, die neuen Richtlinien problemlos erfüllen können. Die Konsensrichtlinien (**Kasten 20-10**) umfassen 19 Punkte, die sich auf die Kategorien Auswahl und Überwachung, Tauchumfang sowie Glukosemanagement am Tag des Tauchens beziehen.

**Kasten 20-10** Richtlinien für das Tauchen mit Diabetes

**Auswahl und Überwachung**

- Die Person muss mindestens 18 Jahre alt sein (16 Jahre, wenn sie sich in einem speziellen Ausbildungsprogramm befindet).
- Das Tauchen wird nach dem Beginn/Wechsel der Medikamente wie folgt verzögert:
  - drei Monate bei oralen Antidiabetika
  - ein Jahr nach Beginn der Insulintherapie
- Es darf keine Episoden von Hypoglykämie oder Hyperglykämie innerhalb eines Jahres geben, die einen Eingriff von Dritten erforderlich machen.
- Es darf keine Unwissenheit über Hypoglykämie in der Vorgeschichte vorliegen.
- Ein Testergebnis für glykosyliertes Hämoglobin (HbA1c) von ≤ 9 % sollte nicht mehr als ein Monat vor der ersten Bewertung und bei jeder jährlichen Überprüfung aufgezeichnet werden.
  - Werte > 9 % weisen auf die Notwendigkeit einer weiteren Bewertung und möglichen Änderung der Therapie hin.
- Es dürfen keine nennenswerten sekundären Komplikationen bei Diabetes auftreten.
- Ein Arzt/Diabetologe sollte eine jährliche Überprüfung durchführen und feststellen, dass der Taucher die Krankheit und die Auswirkungen von Bewegung in Absprache mit einem Tauchmediziner nach Bedarf kennt.
- Für Kandidaten, die älter als 40 Jahre sind, muss eine Bewertung der stillen Kardio-Ischämie durchgeführt werden.
  - Nach der ersten Bewertung kann eine regelmäßige Überwachung der stillen Kardio-Ischämie den anerkannten lokalen/nationalen Richtlinien für die Beurteilung von Diabetikern entsprechen.
- Der Kandidat muss die Absicht dokumentieren, das Protokoll für Taucher mit Diabetes zu befolgen, das Tauchen einzustellen und ärztliche Untersuchung auf unerwünschte Ereignisse während des Tauchens zu suchen, die möglicherweise im Zusammenhang mit Diabetes stehen.

**Umfang des Tauchens**

- Bei dem geplanten Tauchgang sollte Folgendes vermieden werden:
  - Tiefen > 30 m im Meerwasser
  - Dauer > 60 Minuten
  - zwingende Dekompressionsstopps
  - Overhead-Umgebungen (z. B. Höhlen-, Wrackdurchbruch)
  - Situationen, die eine Hypoglykämie verschlimmern können (z. B. längere kalte und anstrengende Tauchgänge)
- Die Personen müssen einen Tauchpartner/Tauchleiter haben, der über die Erkrankung des Tauchers informiert ist und im Falle von Problemen über die einzuleitenden Schritte informiert ist.
  - Der Tauchpartner sollte selbst kein Diabetes haben.

**Glukosemanagement am Tag des Tauchens**

- Personen sollten eine allgemeine Selbsteinschätzung der Tauchtauglichkeit durchführen.
- Der Blutzucker muss ≥ 150 mg/dl (8,3 mmol/l) betragen, stabil oder steigend, bevor der Taucher in das Wasser geht.
  - Führen Sie mindestens drei Blutzuckertests durch, um die Trends nach 60 Minuten, 30 Minuten und unmittelbar vor dem Tauchen zu bewerten.
  - Änderungen der Dosierung der oralen Antidiabetika oder des Insulins am Abend vor oder am Tag des Tauchens können hilfreich sein.
- Verzögerungstauchgang bei Blutzucker:
  - 150 mg/dl (8,3 mmol/l)
  - > 300 mg/dl (16,7 mmol/l)
- Zu den Notfallmedikamenten gehören:
  - Führen Sie bei allen Tauchgängen leicht zugängliche orale Glukose mit sich.
  - Parenterales Glucagon sollte an der Oberfläche zur Verfügung stehen.
- Wenn unter Wasser eine Hypoglykämie festgestellt wird, sollte der Taucher (mit seinem Partner) auftauchen, einen positiven Auftrieb sicherstellen, Glukose aufnehmen und das Wasser verlassen.
- Überprüfen Sie den Blutzucker regelmäßig 12 bis 15 Stunden nach dem Tauchen.
- Sorgen Sie an den Tauchtagen für ausreichende Flüssigkeitszufuhr.
- Zeichnen Sie alle Tauchgänge auf, einschließlich der Ergebnisse des Blutzuckertests und aller für das Diabetes-Management relevanten Informationen.

Daten mit freundlicher Genehmigung des Divers Alert Network® (DAN®)

**Kasten 20-11** Aktuelle DAN-Empfehlungen für sicheres Fliegen nach dem Tauchen

Die folgenden Richtlinien sind der Konsens der Teilnehmer des Flying After Diving Workshops 2002. Sie gelten für Tauchgänge mit anschließendem Flug in Kabinenhöhen von 610 bis 2.440 m für Taucher, die keine DCS-Symptome haben. Die empfohlenen Höhenexpositionsintervalle garantieren keine Vermeidung von DCS. Längere Oberflächenintervalle reduzieren das DCS-Risiko weiter.

- Für einen einzelnen Tauchgang ohne Dekompression wird ein Mindestintervall der Preflight-Höhe von 12 Stunden empfohlen.
- Für mehrere Tauchgänge pro Tag oder mehrere Tauchtage wird ein Mindestintervall seitens der Höhenexposition von 18 Stunden empfohlen.

Für Tauchgänge, die Dekompressionsstopps erfordern, gibt es wenig Anhaltspunkte für eine Empfehlung, und ein Preflight-Oberflächenintervall von wesentlich mehr als 18 Stunden erscheint umsichtig.

Daten mit freundlicher Genehmigung des Divers Alert Network® (DAN®)

### *Fliegen nach dem Tauchen*

Da das Tauchen an vielen beliebten Tauchplätzen in den Vereinigten Staaten und an abgelegenen Orten außerhalb der Vereinigten Staaten durchgeführt wird, kann es passieren, dass Personen bereits einen Tag nach dem Tauchen im Flugzeug sitzen. Aufgrund des Boyleschen Gesetzes kann ein zu frühes Fliegen nach einem Tauchgang das DCS-Risiko während des Fluges oder nach Ankunft am Ziel erhöhen, da der Luftdruck in einem unter Druck stehenden oder einem nicht unter Druck stehenden Verkehrsflugzeug geringer ist. In **Kasten 20-11** sind die aktuellen von DAN empfohlenen Richtlinien für das sichere Fliegen nach dem Tauchen aufgelistet.[98]

# Höhenkrankheit

In den Vereinigten Staaten oder anderen Ländern reisen jedes Jahr mehrere Millionen Menschen ohne Akklimatisierung über 2.500 m, um an Aktivitäten wie Snowboarden, Skifahren, Wandern, Camping, Festivals, Klettern, Arbeiten und vielen anderen Aktivitäten teilzunehmen. Viele Menschen sind daher einem Risiko für höhenbedingte Erkrankungen ausgesetzt, die sich innerhalb von Stunden bis Tagen nach ihrer Ankunft in der Höhe entwickeln können.[127] Die Krankenhäuser und das Gesundheitsfachpersonal müssen sich mit den prädisponierenden Faktoren, Anzeichen und Symptomen, dem medizinischen Management und den damit verbundenen Gefahren vertraut machen. Aufklärungs- und Präventionstechniken sollten zur Verringerung der Morbidität und Mortalität von Krankheiten in großen Höhen implementiert sein.

In diesem Abschnitt werden drei Erkrankungen beschrieben, die direkt durch die Umgebung in großer Höhe verursacht werden, und es werden die spezifischen zugrunde liegenden medizinischen Bedingungen aufgezeigt, die sich infolge einer durch die Höhenlage induzierten Hypoxie verschlechtern (durch die Höhenlage verschärfte vorbestehende Erkrankungen).

## Epidemiologie

Unter einer Erkrankung in großen Höhen versteht man zerebrale und pulmonale Syndrome, (1) akute Höhenkrankheit (acute mountain sickness, AMS), (2) zerebrales Hirnödem (high-altitude cerebral edema, HACE) und (3) höhenbedingtes Lungenödem (high-altitude pulmonary edema, HAPE). AMS und HACE sind milde und schwerwiegende Enden eines Spektrums, während HAPE getrennte Prozesse beinhaltet. Auch wenn das Risiko, eine Erkrankung in großer Höhe zu erleiden, gering ist, kann das Fortschreiten der Entwicklung tödlich sein.[128,129]

**Akute Höhenkrankheit (AMS)** ist eine milde Form der Höhenkrankheit, die selten in Höhen unter 2.000 m auftritt, aber die Inzidenz steigt mit zunehmender Höhe von 2.060 bis 2.440 m auf 1,4 % bis 25 %.[130,131] AMS entwickelt sich in 20 % bis 25 % der Fälle oberhalb von 2.500 m und in 40 % bis 50 % der Fälle bei 4.270 m. Die Inzidenz von AMS ist größer als 90 %, wenn die Aufstiegsrate auf ungefähr 4.270 m über Stunden im Vergleich zu Tagen auftritt.[132] Außerdem kommt es bei einer geringen Anzahl von AMS-Fällen (5 % bis 10 %) zu leichten Symptomen bis hin zum Großhirnödem, einer schweren Form von AMS.[129]

Das **zerebrale Hirnödem (HACE)** ist eine schwere neurologische Form der Höhenerkrankung. Es hat eine niedrige Inzidenzrate (0,01 %) in der allgemeinen Bevölkerung in einer Höhe von mehr als 2.500 m. Diese Rate steigt bei körperlich aktiven Menschen auf 1 % bis 2 % bei über 4.000 m über dem Meeresspiegel bei einem schnellen Aufstieg.[127]

Das **Lungenödem in der Höhe (HAPE)** ist außerhalb bestimmter Operationen in der Höhe in der Regel selten, verursacht jedoch die meisten Todesfälle aufgrund einer Erkrankung in der Höhe und kann leicht rückgängig gemacht werden, wenn es frühzeitig erkannt und korrekt behandelt wird. HAPE zeigt sich normalerweise innerhalb von zwei bis fünf Tagen nach Ankunft in der Höhe.[129] Die Inzidenzrate für HAPE beträgt 0,01 % bis 0,1 % bei 2.500 m in der Allgemeinbevölkerung und steigt bei Kletterern in einer Höhe von 4.000 m auf 2 % oder mehr an.

## Hypobare Hypoxie

Es gibt drei definierte Höhenlagen. Große Höhe wird als 1.500–3.500 m definiert. Solche Höhen sind typisch für die westlichen Gebirgszüge der USA, wo häufiger über höhenbedingte Erkrankungen berichtet wird als in anderen Regionen, da die Skigebiete dort im Durchschnitt höher liegen als beispielsweise in den europäischen Alpen.[133] **Sehr große Höhe** ist definiert als eine Höhe von 3.500 bis 5.500 m und ist die üblichere Höhe für schwere Formen von Höhenkrankheiten.[134] **Extremhöhe** ist definiert als Höhen über 5.500 m.[129] Mit zunehmendem Höhenanstieg wird die Umgebung jeder Person, die sich nicht an die verminderte Verfügbarkeit von Sauerstoff gewöhnt hat, immer lebensbedrohlicher, was zu einem als **hypobarer Hypoxie** bekannten Zustand führt. Hypobare Hypoxie tritt jedoch in allen Höhen in unterschiedlichem Ausmaß auf.

Große Höhen sind eine einzigartige Umgebung, da die Verfügbarkeit von Sauerstoff für die Atmung abnimmt, was zu zellulärer Hypoxie führt. Obwohl die Sauerstoffkonzentration in allen Höhen auf 21 % bleibt, führt ein verminderter Luftdruck in größeren Höhen zu einem verringerten Sauerstoffpartialdruck ($PO_2$). Zum Beispiel beträgt der $PO_2$-Wert 160 mmHg auf Meereshöhe (1 atm) und 80 mmHg auf 5.500 m (0,5 atm), was dazu führt, dass während der Atmung weniger Sauerstoff zur Verfügung steht. Mit zunehmender Höhe vom Meeresspiegel bis zur extremen Höhe der Luftdruck, die arteriellen Blutgase und die arterielle Sauerstoffsättigung ($SaO_2$) proportional abnehmen. Es ist erwähnenswert, dass $SaO_2$ bei gesunden, sich akklimatisierenden Erwachsenen im Durchschnitt über 91 % liegt, bis eine Höhe über 2.800 m erreicht wird.

Der Zusammenhang zwischen zunehmender Höhe und fortschreitender Hypoxie bildet die Grundlage für die akuten physiologischen Anpassungen der Atemfrequenz und der Herzleistung sowie für biochemische Veränderungen.[135] Folglich sind es die hypobare Hypoxie und Hypoxämie, die nicht akklimatisierte Personen für Erkrankungen in großen Höhen begünstigen.[128]

## Faktoren im Zusammenhang mit der Erkrankung in großer Höhe

Die Entwicklung einer Erkrankung in großer Höhe hängt von vielen Faktoren ab, die für jede Exposition in großer Höhe spezifisch sind. Zu den wichtigsten Faktoren zählen ein rascher Aufstieg, die Akklimatisierungsrate des Einzelnen, körperliche Anstrengung in der Höhe, junges Alter und die Vorgeschichte früherer Höhenkrankheiten.[136]

Weitere Faktoren sind:

- *Gesteigerte Höhe und Aufstiegsgeschwindigkeit*: Inzidenz und Schweregrad der Erkrankung in großer Höhe hängen in erster Linie mit der Aufstiegsgeschwindigkeit, der erreichten Höhe und der Aufenthaltsdauer (eine längere Dauer in der Höhe nach einem bestimmten Zeitraum entspricht weniger Risiko) zusammen, da diese drei Faktoren eine Rolle dabei spielen, den hypoxischen Stress im Körper zu erhöhen.[127,134]
- *Vorgeschichte von Höhenkrankheiten*: Eine dokumentierte Anamnese von Höhenkrankheiten ist ein wertvoller Indikator dafür, wer anfällig ist für eine anschließende Höhenkrankheit, wenn er mit derselben Aufstiegsgeschwindigkeit wieder in dieselbe Höhe zurückkehrt.[137] Die Inzidenzraten für HAPE steigen bei Personen von 10 % auf 60 % mit Vorgeschichte von HAPE, die abrupt in eine Höhe von 4.560 m aufsteigen.[138]
- *Vorakklimatisierung*: Ein ständiger Wohnsitz in einer Höhe von mehr als 900 m bietet eine gewisse Vorakklimatisierung und ist mit einer geringeren Häufigkeit und Schwere von Höhenkrankheiten verbunden. Dieser Schutz ist jedoch begrenzt, wenn die Aufstiegsgeschwindigkeit schnell ist oder eine extreme Höhe erreicht wird.[133,134]
- *Alter*: Das Alter ist ein Faktor bei der Entwicklung von AMS. Die Inzidenz ist in der Gruppe der über 50-jährigen niedriger. HAPE tritt häufiger und stärker bei Kindern und jungen Erwachsenen auf und wird in diesen Altersgruppen zu gleichen Teilen von Männern und Frauen berichtet.[128, 139]
- *Körperliche Fitness und Anstrengung*: Beginn und Schweregrad der Erkrankung in großen Höhen sind unabhängig von der körperlichen Fitness. Fitness beschleunigt die Höhenakklimatisierung nicht. Ein hohes Maß an Fitness erlaubt es den Individuen, sich mehr zu verausgaben, aber heftige Anstrengungen beim Ankommen in großer Höhe verschlimmern die Hypoxämie und beschleunigen den Beginn einer Erkrankung in großer Höhe.[133,140]
- *Medikamente und Rauschmittel*: Jede Substanz, die die Atmung beeinträchtigt und das Schlafverhalten in der Höhe stört, sollte vermieden werden, da dies die höheninduzierte Hypoxämie noch verschlimmern würde. Zu diesen Substanzen gehören Alkohol, Barbiturate und Opioide.[129,141]
- *Kälte*: Die Einwirkung kalter Umgebungstemperaturen erhöht das Risiko für HAPE, da Kälte den pulmonalarteriellen Druck erhöht.[142,143]

Vorbestehende Erkrankungen sind ein weiterer Faktor, der mit der Erkrankung in großen Höhen zusammenhängt. Es ist wichtig zu beachten, dass bei klinischen Studien zur Bestimmung der wirksamen Medikamentendosis für AMS und HACE im Allgemeinen nur gesunde Personen ohne zugrunde liegende medizinische Probleme eingeschlossen sind. Heutzutage haben jedoch viele weitere Reisende in der Höhe und diejenigen, die ihren Wohnsitz in höhere Lagen verlegen, Grunderkrankungen wie Diabetes, Bluthochdruck, Herzkrankheiten oder Depressionen. Die aktuellen Medikationsempfehlungen

**Tabelle 20-5** Risikokategorien für die Entwicklung der Höhenkrankheit

| Risikokategorie | Beschreibung |
|---|---|
| gering | ▪ Personen ohne Höhenkrankheit in der Vorgeschichte und Aufstieg bis 2.800 m<br>▪ Personen, die über mehr als 2 Tage bis zu einer Höhe von 2.500-3.000 Metern aufsteigen, mit jeweils anschließender Übernachtung in weniger als 500 Meter ansteigenden Höhen pro Tag. |
| mittel | ▪ Personen mit AMS-Vorgeschichte und einem Anstieg auf 2.500 bis 2.800 m an einem Tag<br>▪ kein AMS in der Vorgeschichte, jedoch Aufstiegsgeschwindigkeit von 2.800 m pro Tag<br>▪ alle Personen mit Aufstiegsgeschwindigkeiten von 500 Metern pro Tag in den Höhen von mehr als 3.000 Metern |
| hoch | ▪ AMS in der Anamnese und Aufstieg in Höhen von mehr als 2.800 Meter in einem Tag<br>▪ alle Personen mit HAPE oder HACE in der Anamnese<br>▪ alle Personen, die an einem Tag auf > 3.500 m aufsteigen<br>▪ alle Personen, die mehr als 500 Meter pro Tag in Höhen von mehr als 3.500 Meter aufsteigen<br>▪ sehr schnelle Anstiege |

Legende: AMS = akute Berg- oder Höhenkrankheit; HACE = höhenbedingtes Hirnödem; HAPE = höhenbedingtes Lungenödem.

Modifiziert von Luk AM, McIntosh SE, Grissom et al. Wilderness Medical Society consensus guidelines for the prevention an treatment of acute altitude illness. Wilderness Environ Med. 21:146–55;2010.

zum Umgang mit der Höhenkrankheit sind möglicherweise für diese Patienten, aufgrund der möglichen Wechselwirkungen mit anderen Medikamenten und für Patienten mit Nieren- und/oder Leberinsuffizienz, nicht geeignet. Eine Diskussion dieser Probleme findet sich in einem Übersichtsartikel über Medikamente zur Vorbeugung und Behandlung von Höhenkrankheiten (d. h. AMS, HAPE und HACE) für gesunde Personen und die Auswahl und Dosierung von Medikamenten für Patienten mit zugrunde liegenden medizinischen Zuständen.[143]

**Tabelle 20-5** listet Bedingungen auf, die die Wahrscheinlichkeit erhöhen, dass jemand an einer Erkrankung in großer Höhe leidet. Zu den spezifischen Erkrankungen, von denen bekannt ist, dass sie die Anfälligkeit für Erkrankungen in großen Höhen erhöhen, zählen folgende:

- Kardiopulmonale angeborene Anomalien: fehlende Lungenarterie, primäre pulmonale Hypertonie, angeborene Herzfehler
- Arteria carotis: Bestrahlung oder Entfernung der Carotis

## Akute Höhenkrankheit

AMS (Acute Mountain Sickness) ist ein selbstlimitierender, unspezifischer Symptomkomplex, der aufgrund allgemeiner Symptome, darunter Influenza, Kater, Erschöpfung und Dehydratisierung, leicht mit einer Reihe anderer Erkrankungen verwechselt werden kann. Ein Konsensgremium definierte AMS als das Vorhandensein von Kopfschmerzen bei einer nicht akklimatisierten Person, die kürzlich in einer Höhe von mehr als 2.500 m angekommen ist und ein oder mehrere Symptome von AMS aufweist.[144] AMS kann jedoch bereits bei 2.000 m auftreten. HACE wird als schwere Form von AMS angesehen.[145,146] Die Mehrzahl der AMS-Fälle entwickelt sich nicht zu schwereren Formen von Höhenkrankheiten.

Das charakteristische Symptom von AMS ist ein leichter bis starker langwieriger Kopfschmerz, von dem angenommen wird, dass er durch Hypoxie-induzierte zerebrale Vasodilatation verursacht wird.[147] Patienten beschreiben ihren Kopfschmerz als pochend, im okzipitalen oder temporalen Bereich und nachts oder beim Erwachen verschlechternd. Weitere Symptome sind Übelkeit, Erbrechen, Schlaflosigkeit, Schwindel, Schlaffheit, Müdigkeit und Schlafstörungen. Unwohlsein und Appetitlosigkeit können zusammen mit einer Abnahme der Urinproduktion auftreten. Es ist wichtig, frühe Symptome von AMS zu erkennen, damit der fortschreitende Aufstieg nicht dazu führt, dass ein vermeidbarer Zustand in eine schwere Form von HACE übergeht. Das Einsetzen der Symptome bei AMS kann bereits eine Stunde nach dem Erreichen der Höhe in großer Höhe auftreten, tritt jedoch typischerweise nach einer Exposition von 6 bis 10 Stunden auf. Die Symptome erreichen gewöhnlich innerhalb von 24 bis 72 Stunden ihren Höhepunkt und klingen nach 3 bis 7 Tagen wieder ab. Wenn der Beginn der Symptome länger als drei Tage nach dem Erreichen der Höhe auftritt und keine Kopfschmerzen beinhaltet, und wenn die Sauerstofftherapie keinen Nutzen bringt, handelt es sich wahrscheinlich nicht um AMS.[128]

Wie beim Blitz- und Ertrinkungsmanagement verfügt das WMS über aus dem Konsens abgeleitete Richtlinien in Bezug auf AMS. Diese Richtlinien sind online verfügbar und sollten allen helfen, evidenzbasierte aktuelle Richtlinien zu ermitteln.[136]

## Beurteilung

Wenn Patienten ansprechbar sind, ist der Schlüssel eine gute Anamnese, einschließlich Beginn und Schwere der Symptome, Aufstiegsgeschwindigkeit, Expositionsdauer, Einnahme von Medikamenten, die zu Dehydration führen können, Alkoholkonsum und körperliche Anstrengung. Bestimmen Sie die Vitalfunktionen, einschließlich der Pulsoxymetrie. Beurteilen Sie auch den Status der zugrunde liegenden Erkrankung, wie von der Anamnese bestimmt.

Da bei AMS häufig Kopfschmerzen auftreten, sollten Sie den Ort und die Qualität dieser Schmerzen beurteilen. Das periodische Atmen ist ein häufiger Befund bei Personen, die über 3.000 m aufgestiegen sind. Bewerten Sie die neurologische Funktion, und prüfen Sie speziell auf Ataxie und übermäßige Lethargie, da diese Symptome auf HACE hinweisen.

## Management

Das Absteigen von 500 bis 1000 m führt zu einer schnellen Linderung der Symptome. Mildes AMS löst sich normalerweise von selbst auf, aber die Patienten sollten einen weiteren Aufstieg und jedwede Anstrengung vermeiden, bis die Symptome verschwinden. Stellen Sie Analgetika gegen Kopfschmerzen und Antiemetika für Übelkeit gemäß lokalen Protokollen bereit. Bei mittelschweren Symptomen sollte eine niedrigere Höhe erreicht werden. Beurteilen Sie die Pulsoxymetrie, wobei der $SpO_2$ -Wert größer als 90 % sein sollte. Bei weniger als 90 % titrieren Sie den Sauerstoff um 1 bis 2 l/min und überprüfen Sie den Wert erneut. Dies hängt jedoch mit der Höhe zusammen. Bei 4.300 m befindet sich ein normaler $SpO_2$- Wert in der Mitte des 80er-Bereichs. Ein unerwartet niedriger $SpO_2$-Wert kann HACE darstellen, aber $SpO_2$-Messwerte sind im Allgemeinen bei der Diagnose von AMS nicht sehr hilfreich. Bei Patienten mit neurologischen Symptomen gehen Sie gemäß Management des HACE vor. Patienten mit einer vorbestehenden Krankheit, die aufgrund der Höhe verstärkt wurde, sollten unter Sauerstoffgabe zur weiteren medizinischen Abklärung der primären Erkrankung und der sekundären Entwicklung der Höhenkrankheit transportiert werden.

**Tabelle 20-6** gibt einen Überblick über Anzeichen, Symptome, Management und Prävention der AMS,

**Tabelle 20-6** Anzeichen, Symptome, Behandlung und Prävention höhenbedingter Erkrankungen

| Anzeichen / Symptome | Behandlung | Prävention |
|---|---|---|
| **Acute Mountain Sickness (AMS)/Akute Höhenkrankheit** | | |
| Mild: Kopfschmerzen, Übelkeit, Schwindel und Müdigkeit in den ersten zwölf Stunden | Sauerstoff 1 bis 2 l/min über eine Nasenbrille und/oder Abstieg von 500 bis 1.000 m. Vermeiden Sie einen weiteren Aufstieg, bis die Symptome verschwinden. Erwägen Sie Acetazolamid (250 mg p.o.), um die Akklimatisierung zu beschleunigen. Bei Bedarf geben Sie Analgetika und Antiemetika. | mit langsamer Geschwindigkeit aufsteigen, die Nacht auf mittlerer Höhe verbringen, Überanstrengung vermeiden, Vermeiden Sie einen direkten Transport über 3.000 m<br>Einnahme von Acetazolamid 125mg p.o., beginnend am Tag vor dem Aufstieg und zwei Tage bei maximaler Höhe<br>Eine frühe AMS-Behandlung kann Folgekomplikationen verhindern. |
| moderat: mäßige bis starke Kopfschmerzen, ausgeprägte Übelkeit, Erbrechen, Appetitlosigkeit, Schwindel, Schlaflosigkeit, Flüssigkeitsansammlungen für ≥12 Stunden | Absteigen, überlegen Sie eine Gabe von Dexamethason* (4 mg p.o./i.m. alle sechs Stunden) und/oder Acetazolamid (250 mg p.o.). Falls kein ein Abstieg möglich ist, engmaschige Überwachung auf Verschlechterung, Sauerstoffgabe (1 bis 2 l/min) und/oder tragbare hyperbare Therapie für einige Stunden, falls verfügbar | Gleich wie oben für milden Krankheitsverlauf; Dexamethason 2mg alle sechs Stunden oder 4mg alle zwölf Stunden p.o., Beginn des Aufstiegs und vorsichtiges Absetzen nach zwei Tagen bei maximaler Höhe kann in Betracht gezogen werden, sollte jedoch nur verwendet werden, wenn ein Aufstieg mit hohem Risiko vorliegt und Acetazolamid kontraindiziert ist |

*(Fortsetzung nächste Seite)*

**Tabelle 20-6** Anzeichen, Symptome, Behandlung und Prävention höhenbedingter Erkrankungen (*Fortsetzung*)

| Anzeichen / Symptome | Behandlung | Prävention |
|---|---|---|
| **High-Altitude Cerebral Edema (HACE)/höhenbedingtes zerebrales Ödem** | | |
| AMS für ≥ 24 Stunden, Ataxie, Verwirrung, bizarres Verhalten, starke Mattigkeit; in der Regel treten auch Symptome von AMS bei HACE auf. | Reduzieren Sie sofort die Höhe oder evakuieren Sie ≥ 1.000 m. Sauerstoffgabe 2 bis 4 l/min, titrieren um $SpO_2 \geq 90$ % zu halten; Dexamethason (zunächst 8mg, dann alle sechs Stunden 4 mg), Hyperbartherapie, wenn absteigen nicht möglich ist. | wie für AMS aufgeführt |
| **High-Altitude Pulmonary Edema (HAPE)/höhenbedingtes Lungenödem** | | |
| Dyspnoe in Ruhe, Husten, Knistern, starke Einschränkung der Belastung, Zyanose, Schläfrigkeit, Tachykardie, Tachypnoe, Entsättigung | Sauerstoffgabe 4 bis 6 l /min, und titrieren Sie anschließend, um $SpO_2 \geq 90$ % zu halten. Anstrengung minimieren, sich warm halten, 500 bis 1.000 m absteigen oder evakuieren, Nifedipin in Betracht ziehen (30 mg p.o. mit anhaltender Freisetzung alle zwölf Stunden oder alle acht Stunden 20 mg mit verzögerter Freisetzung), wenn kein HACE vorliegt; inhalierte Beta-Agonisten (Salmeterol, 125 µg alle zwölf Stunden oder Albuterol) nur bei Hochrisikopatienten berücksichtigen; Dexamethason nur, wenn sich HACE entwickelt. | langsam aufsteigen, Überanstrengung vermeiden, bei Personen mit wiederholten HAPE-Episoden ggf. Nifedipin (20-30 mg Retardkapsel alle zwölf Stunden), beginnend am Tag vor dem Aufstieg, bis zwei Tage nach Erreichen der maximalen Höhe. |

* Dexamethason sollte nur verwendet werden, wenn kein weiterer Aufstieg in Betracht gezogen wird. Wenn die Person aus irgendeinem Grund weiter aufsteigen muss, ist Dexamethason relativ kontraindiziert.

Modifiziert von Luk AM, McIntosh SE, Grissom et al. Wilderness Medical Society consensus guidelines for the prevention an treatment of acute altitude illness. Wilderness Environ Med. 21:146–55;2010.

während **Tabelle 20-7** die Dosierungsempfehlungen für Kinder darstellt.

## Höhenbedingtes Hirnödem

HACE (High- Altitude Cerebral Edema) ist ein schwerwiegendes neurologisches Syndrom, das sich bei Personen mit AMS oder HAPE oder sich selbst ohne Beziehung zu anderen Höhenkrankheiten entwickeln kann. In Höhen über 2.400 m steigt der zerebrale Blutfluss infolge einer Hypoxie-induzierten Vasodilatation an. Der Mechanismus der Schädigung scheint mit einer Kombination aus anhaltender zerebraler Vasodilatation, erhöhter Kapillarpermeabilität über die Blut-Hirn-Schranke und der Unfähigkeit, das überschüssige zerebrale Ödem ausreichend zu kompensieren, in Verbindung zu stehen.[148]

HACE kann zu jeder Zeit innerhalb von drei bis fünf Tagen nach der Ankunft bei 2.750 m auftreten, aber im am häufigsten tritt es in Höhen über 3.600 m auf, mit dem Auftreten von Symptomen innerhalb von Stunden. Einige Symptome von AMS können vorhanden sein, aber die Hauptmerkmale von HACE sind ein veränderter Bewusstseinsgrad und Ataxie sowie Schläfrigkeit, Benommenheit und Verwirrung, bei der der Patient ins Koma übergehen kann. Der Tod resultiert aus einer Gehirneinklemmung.[149]

### Beurteilung

Entscheidend ist eine umfassende, strukturierte Anamnese, die insbesondere Zeitpunkt und Ausprägung der Symptomatik, Aufstiegsgeschwindigkeit, Dauer der Höhenexposition sowie Intensität der körperlichen

**Tabelle 20-7** Medikamentendosierung für Kinder mit Höhenkrankheit

Im Jahr 2001 veröffentlichte die International Society for Mountain Medicine eine Konsenserklärung, in der empfohlen wurde, Behandlungsalgorithmen für Erwachsene (für AMS, HACE und HAPE) mit Anpassungen für die Dosierung von Arzneimitteln für Kinder zu verfolgen.

| | |
|---|---|
| akute Höhenkrankheit (AMS) | Acetazolamide 2,5 mg/kg/Dosis p.o./12 Stunden (max. 250 mg pro Dosis)<br>Dexamethason 0,15 mg/kg/Dosis p.o./sechs Stunden bis zu 4 mg |
| höhenbedingtes Hirnödem (HACE) | Acetazolamide 2,5 mg/kg/Dosis p.o./zwölf Stunden (max. 250 mg pro Dosis)<br>Dexamethason 0,3 mg/kg pro Dosis |
| höhenbedingtes Lungenödem (HAPE) | Dexamethason 0,15 mg/kg/Dosis p.o./sechs Stunden bis zu 4 mg |

Abkürzungen: kg = Kilogramm; mg = Milligramm; p.o. = per os (oral, über den Mund)

Daten von Pollard AJ, Niermeyer S., Barry PB, Bartsch P., Berghold F., Bishop RA, et al: Children at high altitude: An international consensus statemet by an ad hoc committee of the International Society for Mountain Medicine. High Alt Med Biol. 2001:2;389-401; Luk AM, McIntosh SE, Grissom et al. Wilderness Medical Society consensus guidelines for the prevention and treatment of acute altitude illness: 2019 update. Wilderness Environ Med. 2019;30(4):S3-S18.

Belastung erfasst. Dies kann durch Befragung der Begleitpersonen des Patienten oder seltener durch Befragung des Patienten selbst, wenn dieser aufmerksam genug ist, ermittelt werden. Überwachen Sie die Vitalfunktionen des Patienten einschließlich der Pulsoxymetrie. Beurteilen Sie auch den Status eines zugrunde liegenden medizinischen Problems durch die Krankengeschichte des Patienten. Es kann hilfreich sein, die Lungengeräusche des Patienten und den Grad der neurologischen Funktion zu beurteilen, da zwischen HACE und HAPE eine starke Verbindung besteht. Obwohl sie häufig zusammen vorgefunden werden, manifestiert sich HAPE mit Dyspnoe im Ruhezustand, Husten und einem niedrigen $SpO_2$-Wert, während HAPE typischerweise ohne Knistern auftritt.

### Management

Verzögern Sie die Planung bei den ersten Anzeichen oder Symptomen von HACE für die Behandlung und Evakuierung nicht. Die höchste Priorität für jeden Patienten mit HACE ist der sofortige Abstieg zusammen mit der hochdosierten Gabe von Sauerstoff und die Einhaltung des $SpO_2$ von bis zu 90 % oder mehr. Patienten, die nicht bei Bewusstsein sind, sollten als Patienten mit Schädel-Hirn-Trauma behandelt werden (Kapitel 7: *„Atemwege und Ventilation"* sowie Kapitel 8: *„Schädel-Hirn-Trauma"*), einschließlich Intubation und anderer ALS-Verfahren.[141] Dexamethason sollte verabreicht werden. Zusätzlich kann eine tragbare hyperbare Kammer bei begrenztem Vorhandensein von Sauerstoff verwendet werden.

In Tabelle 20-6 finden Sie eine Zusammenfassung der Anzeichen und Symptome sowie des Managements und der Prävention von HACE. In Tabelle 20-7 finden Sie Dosierungsempfehlungen für Kinder mit HACE.

## Höhenbedingtes Lungenödem

Der Beginn von HAPE (High- Altitude Pulmonary Edema) folgt, wie bei AMS und HACE, einem Muster, das bei nicht akklimatisierten Personen nach einem schnellen Aufstieg in große Höhen auftritt. Diese Erkrankung in großer Höhe hat jedoch einen anderen Verletzungsmechanismus als AMS und HACE, da HAPE durch hypobarische Hypoxie ausgelöst wird. HAPE ist eine Form eines nicht kardiogenen Lungenödems, das mit pulmonaler Hypertonie und erhöhtem Kapillardruck assoziiert ist.[137] Mehr als 50 % der Patienten mit HAPE haben AMS und 14 % haben HACE.[150] Die Anzeichen und Symptome treten meistens am Morgen nach der zweiten Nacht auf (Beginn von ein bis drei Tagen) jedoch selten vier Tage nach Erreichen einer bestimmten Höhe.[151] Die Entwicklung von HAPE und die Fortschrittsgeschwindigkeit werden durch Kälteeinwirkung, heftige Anstrengung und fortgesetzter Aufstieg beschleunigt. Im Vergleich zu den beiden anderen Erkrankungen der Höhenkrankheiten verursacht HAPE die größte Anzahl von Todesfällen.

### Beurteilung

Die Beurteilung des Patienten, einschließlich Vitalzeichen, Lungengeräusche und Anamnese, ist für die Bestimmung von HAPE von entscheidender Bedeutung, die durch mindestens zwei oder mehr Symptome (z. B. Dyspnoe in Ruhe, Husten, Schwäche oder verminderte Leistung während der Anstrengung, Engegefühl in der Brust oder Verstopfung) definiert wird und mindestens zwei Anzeichen (z. B. Knistern oder Keuchen, zentrale Zyanose oder niedrige $SpO_2$-Werte, Tachypnoe oder Tachykardie) aufweist.[152] Knistern liegt im Allgemeinen in den Lungenfeldern vor und beginnt in der rechten Achsel und wird schließlich bilateral. Prüfen Sie den Patienten auf Fieber. Niedriges Fieber kann bei HAPE auftreten, während hohes Fieber auf andere Zustände wie Pneumonie hindeuten kann. Späte Befunde im Verlauf von HAPE sind ruhende Tachykardie, Tachypnoe und blutiger Auswurf. Wenn keine Interventionen für die Behandlung vorgesehen sind, schreiten die Symptome über Stunden bis Tage fort und umfassen hörbares Gurgeln, Atemnot und schließlich den Tod.

### Management

Das Absteigen oder Evakuieren in eine niedrigere Höhe um mindestens 500 bis 1.000 m bietet die schnellste Erholung. Jedoch zeigen die Patienten anfangs eine gute Besserung bei einer Ruhe- und Sauerstoffbehandlung oder einer Überdruckbehandlung. Halten Sie die Patienten warm und vermeiden Sie jegliche Anstrengung. Diese Patienten müssen ihre arterielle Sauerstoffversorgung verbessern. Beginnen Sie die Sauerstoffgabe von vier bis sechs l/min, oder titrieren Sie den Sauerstofffluss, bis der $SaO_2$ 90 % oder mehr beträgt. Überprüfen Sie die Vitalfunktionen des Patienten nach der Sauerstoffgabe, da eine verbesserte arterielle Sauerstoffversorgung die Tachykardie und die Tachypnoe verringert. Da HAPE eine Form eines nicht kardiogenen Lungenödems ist, haben sich Diuretika als nicht hilfreich erwiesen. Fallberichte deuten auf positive Ergebnisse bei der Anwendung des kontinuierlichen positiven Atemwegdrucks (CPAP) für schwere Fälle von HAPE hin und das WMS legt nahe, dass es als Zusatz zu zusätzlichem Sauerstoff angesehen werden kann.[137,153,154]

In Tabelle 20-6 finden Sie eine Zusammenfassung der Anzeichen und Symptome, des Managements und der Prävention von HAPE. In Tabelle 20-7 finden Sie Dosierungsempfehlungen für Kinder mit HAPE.

## Prävention

Akute Höhenkrankheiten bei nicht akklimatisierten Personen sind vermeidbar. Der gemeinsame Faktor für den Beginn von AMS, HACE und HAPE ist die Aufstiegsrate zu großen Höhen. Höhenkrankheiten können von Skifahrern erlebt werden, die mit kommerziellen Fluggesellschaften reisen und am frühen Morgen von kontinentalen amerikanischen Städten auf Meereshöhe fliegen, um die Mittagszeit in großer Höhe ankommen und am frühen Nachmittag auf etwa 2.100 bis 4.500 m mit dem Skifahren beginnen. Ein anderes Fallbeispiel mit dem Risiko einer Erkrankung in großen Höhen ist ein Einsatz für Einsatzkräfte, die ihren Wohnsitz in einer Höhe 1.000 m haben. Sie sammeln sich und kommen dann auf 2.750 m oder höher an, um vor Ort zu helfen, z. B. bei der Suche nach einem vermissten Wanderer in höheren Lagen oder bei Lawineneinsätzen. Das Rettungsdienstfachpersonal, ob bodengebunden oder per Helikopter, die in großer Höhe Verantwortung für den Patiententransfer in ein geeignetes Zielkrankenhaus oder für die medizinische Evakuierung aus dem Hinterland haben, muss über das Wissen verfügen, das Risiko einer Erkrankung in großer Höhe zu ihrer eigenen Sicherheit zu minimieren (**Kasten 20-12** und **Kasten 20-13**).

### Medikamente als Prophylaxe für Höhenkrankheiten

In allen Fällen wird ein schrittweiser Aufstieg mit spezifischen logistischen Strategien zur Milderung (z. B. „hoch

**Kasten 20-12 Höhenakklimatisierung**

Grundlegende Verhaltensweisen, um sich an große Höhen zu akklimatisieren, sind:

- Steigen Sie hoch genug auf, um eine Anpassung herbeizuführen, aber nicht so hoch, dass die Höhenkrankheit ausgelöst wird.
- Nicht akklimatisierte Personen sollten langsam und vorsichtig über 2.800 m aufsteigen.
- Vermeiden Sie während der ersten drei Tage schwere Anstrengungen.
- Halten Sie sich mit Wasser gut hydriert.
- Vermeiden Sie Alkohol, Schlafmittel und andere Beruhigungsmittel.
- Essen Sie eine kohlenhydratreiche Diät.
- Vermeiden Sie Überanstrengung.
- Vermeiden Sie Rauchen.
- Das körperliche Training ist nicht vorbeugend gegen Höhenkrankheiten.



**Kasten 20-13 Goldene Regeln bei Höhenkrankheit**

Die „goldenen Regeln" im Falle einer Höhenkrankheit sind:

1. Wenn Sie in der Höhe krank sind, so sind diese Symptome bis zum Beweis des Gegenteils durch die Höhe verursacht.
2. Wenn sich Symptome einer Höhenkrankheit zeigen, steigen Sie nicht noch höher auf.
3. Wenn Sie sich krank fühlen, sich die Symptome verschlimmern oder wenn Sie nicht mehr Fuß vor Fuß auf einer Linie balancieren können, sollten Sie unverzüglich absteigen.
4. Eine Person, die an der Höhenkrankheit leidet, darf nur in Begleitung einer zweiten Person absteigen, die keine Erkrankungszeichen aufweist und vollständig handlungsfähig ist.[135]

steigen - tief schlafen") zur Vorbeugung von Höhenkrankheiten aller Art empfohlen.[130,137,155-158]

### AMS/HACE-Pharmakologische Prävention

Zur Vorbeugung von AMS und HACE sollten Personen mit AMS-Vorgeschichte oder Personen, die an einem Tag von Meeresniveau auf über 3.000 m Seehöhe reisen und dort schlafen eine prophylaktische Behandlung in Betracht ziehen. In den WMS-Richtlinien werden das Risiko und die Bedeutung der prophylaktischen Behandlung anhand von Aufstiegsplänen und der Krankengeschichte in der Vorgeschichte ratifiziert.[137] Wenn eine pharmakologische Prophylaxe als wünschenswert erachtet wird, ist das Mittel der Wahl oral Acetazolamid, zweimal täglich 125mg; Beginn ein Tag vor dem Aufstieg und zwei Tage bei maximaler Höhe oder beim Beginn des Abstiegs.[137,155] Ein alternatives Medikament ist Dexamethason, 4mg oral oder intramuskulär i.m. alle sechs Stunden und zwei Tage bei maximaler Höhe (diese Dosierung setzt einen aktiven Aufstieg mit körperlicher Anstrengung voraus.).[155] Die Kombination beider Medikamente ist möglicherweise wirksamer als nur eines der beiden Medikamente zu nehmen,[142,144] aber die WMS-Experten empfehlen, diese Kombination auf Notfallsituationen zu beschränken, die einen sehr schnellen Aufstieg erfordern.[137,156] Aspirin (325mg), das alle vier Stunden für drei Dosen eingenommen wurde, verringerte die Inzidenz von Kopfschmerzen in einer Studie von 50 % auf 7 %.[146]

Zwei Studien deuten auf einen Nutzen aus der prophylaktischen Verwendung von Ibuprofen 600 mg dreimal pro Tag ab sechs Stunden vor dem Aufstieg von 1.250 auf 3.800 m im Vergleich zu einer Placebo-Behandlung hin.[159,160] Lipman et al. berichteten, dass 43 % der Teilnehmer der Ibuprofen-Gruppe die Entwicklung von AMS im Vergleich zu 69 % in der Placebo-Gruppe Angaben. Die Placebo-Gruppe berichtete auch, dass der Schweregrad von AMS niedriger war als in der Ibuprofen-Gruppe berichtet.[159] Der Nutzen der Verwendung von Ibuprofen besteht darin, dass es ein Medikament der zweiten Wahl darstellt und am selben Tag des Aufstiegs ohne oder mit geringen Nebenwirkungen eingenommen werden kann, verglichen mit der traditionellen Verwendung von Acetazolamid zur Prävention von AMS.[159] Der Nachteil besteht jedoch darin, dass Ibuprofen die Akklimatisierung nicht zu beschleunigen scheint.[155] In mindestens einem Nachschlagewerk für Patientenversorgung in der Wildnis wird argumentiert, dass Ibuprofen nicht bis zur Verfügbarkeit von weiteren Daten empfohlen werden sollte.[155] Darüber hinaus wurde in einer einzigen Studie, in der Acetazolamid und Ibuprofen miteinander verglichen wurden, in beiden Gruppen gleiche Inzidenz von Kopfschmerzen und AMS in großer Höhe festgestellt.[161]

### HAPE-Pharmakologische Prävention

Zur Prävention von HAPE bei Patienten mit wiederholten Episoden in der Vorgeschichte wird die Prophylaxe mit oralem Nifedipin (60 mg täglich, verteilt auf zwei oder drei Dosen [Dosen mit verlängerter Freisetzung]) als initiale Intervention empfohlen.[137,155] Salmeterol kann als Ergänzung zu Nifedipin bei einer zweimal täglich inhalierten Dosis von 125 mg ebenfalls in Betracht gezogen werden, jedoch nur bei Personen mit hohem Risiko, bei denen HAPE in der Vergangenheit wiederholt aufgetreten ist.[137,155] Zu den anderen zur HAPE-Prävention untersuchten Medikamenten, die potenziell vielversprechend sind, gehören Sildenafil, Tadalafil und Dexamethason[130], aber es bedarf weiterer Forschung, bevor sie für solche Zwecke empfohlen werden können.[155]

Derzeit sollte eine prophylaktische Behandlung als Methode zur Vermeidung von Höhenkrankheiten bei Kindern aufgrund unzureichender klinischer Studien vermieden werden.[162]

# Längerer Transport

Da ein umweltbedingtes Trauma häufig an abgelegenen Orten oder in Umgebungen auftritt, in denen Rettungswagen nicht ohne Weiteres fahren können, kann der Transport des Patienten an das nächstgelegene geeignete Traumazentrum verzögert werden. Rettungsdienste müssen möglicherweise den Patienten für einen längeren Zeitraum weiterbetreuen, während sie zum nächsten Krankenhaus fahren oder auf die Ankunft des Hubschraubers warten.

## Ertrinken

Minimal symptomatische Patienten können in einer erweiterten Behandlung mit einer Verzögerung von vier Stunden symptomatischer werden, bevor sich die Symptome verschlechtern. In der medizinischen Fachliteratur gibt es jedoch keinen Fall, in dem sich ein ertrinkender Patient zunächst als vollständig asymptomatisch darstellte und sich dessen Zustand dann Stunden oder Tage später verschlechterte oder er starb.[36] Beginnen Sie mit der Korrektur von Hypoxämie. Vor und nach der Verabreichung von Sauerstoff sollten Sie einen Pulsoxymetriewert erhalten. Stellen Sie einen Sauerstoff mit hohem Durchfluss über eine Reservoir-Maske mit 15 l/min bereit. Bei Patienten mit Pulsoxymetriewerten von weniger als 92 % (insbesondere bei Patienten mit diesem Niveau nach Sauerstoffgabe), veränderter Vigilanz, Apnoe oder Koma kann ein frühzeitiges invasives Atemwegsmanagement erforderlich sein, um vor Aspiration zu schützen. Jeder Patient, der weiterhin hypoxämisch ist und Pulsoxymetriemessungen von weniger als 92 % nach Verabreichung von Sauerstoff mit hohem Durchfluss aufweist, ist ein Kandidat für ein CPAP- oder Rapid-Sequence-Intubationsprotokoll (RSI). Vorsicht beim Absaugen durch den Endotrachealtubus, da dies die Sauerstoffversorgung beeinträchtigen kann. Dies kann jedoch erforderlich sein, wenn die Sekretion die Beatmung beeinträchtigt. Wenden Sie sich, falls verfügbar, an eine medizinische Beratung im aufnehmenden Zielkrankenhaus, um den Patienten zu narkotisieren (sofern dies durch Protokolle zulässig ist), um eine erfolgreiche Intubation, Oxygenierung und effektive Beatmung sicherzustellen.

Eine weitere wirksame Methode zur Gewährleistung einer wirksamen Sauerstoffversorgung und Beatmung ist die Verwendung eines positiven endexspiratorischen Drucks (PEEP) bei der Beatmung.[30,46] PEEP rekrutiert kollabierte Alveolen, wodurch das Verhältnis zwischen Beatmung und Perfusion und die arterielle Sauerstoffversorgung verbessert werden.

Bestimmen Sie den GCS-Wert des Patienten und bewerten Sie ihn routinemäßig auf Trends, da dies das Ergebnis des Patienten prognostiziert. Überwachen Sie Hypothermie und Hypoglykämie. Bei einem komatösen Patienten sollte der Blutzucker gemessen werden oder, falls dies nicht möglich ist, sollte intravenös Glukose gegeben werden. Die Platzierung einer Magensonde kann erforderlich sein, um den Mageninhalt und das beim Untertauchen verschluckte Wasser zu reduzieren, nachdem ein sicherer Atemweg etabliert wurde.

## Verletzung durch Blitz

Betroffene Personen eines Blitzschlags können einen Atemstillstand, einen Herzstillstand oder beides gleichzeitig erleiden. Nach der CAB-Beurteilung leiten Sie schnell die Reanimation ein. Wenn Sie sich in einer erweiterten Behandlungssituation mit mehreren betroffenen Personen befinden, sollten Sie die umgekehrte Triage anwenden und zunächst diejenigen wiederbeleben, die tot erscheinen. Eine längere (mehrstündige) Reanimation bei diesen Patienten hat jedoch ein schlechtes Outcome für die Patienten. CPR- oder ACLS-Verfahren, die länger als 20 bis 30 Minuten dauern, haben nur einen geringen Nutzen. Alle Maßnahmen zur Stabilisierung des Patienten zur Korrektur von Hypoxämie, Hypovolämie, Hypothermie und Azidose sollten vor dem Abbruch der Wiederbelebungsversuche unternommen werden.[3]

Untersuchen Sie den Patienten auf zerebrales Ödem und erhöhten intrakraniellen Druck (ICP). Legen Sie einen Basis-GCS-Wert fest und bewerten Sie den Patienten alle zehn Minuten als Indikator für ein fortschreitendes Hirnödem und eine erhöhte ICP. (Kapitel 8: *„Schädel-Hirn-Trauma"*).

## Verletzungen durch Sporttauchen

Das Standard-Behandlungsprotokoll für tauchbedingte Verletzungen, die ein Lungenüberinflations-Syndrom (z. B. AGE, DCS) verursachen, ist die hochdosierte Sauerstoffgabe am Einsatzort und die Sauerstofftherapie während des Transports des Patienten zur nächsten Dekompressionskammer für hyperbare Sauerstofftherapie. Führen Sie eine umfassende neurologische Untersuchung durch und überprüfen Sie den Patienten regelmäßig auf das Fortschreiten der Anzeichen und Symptome. Verwenden Sie Analgetika zur Schmerzkontrolle gemäß lokalen Protokollen. Erwägen Sie auch die Gabe von Aspirin (325 oder 650 mg) für eine Thrombozytenaggregationshemmung.[99]

Kontaktieren Sie die nächstgelegene Einrichtung mit einer Dekompressionskammer vor dem Transport eines Patienten, da sich der Status der Kammerbereitschaft ohne Benachrichtigung ändern kann. Verwenden Sie beim Transport in der Luft ein Flugzeug, das während des Fluges vorzugsweise die Atmosphäre auf Meeresspiegelniveau aufrechterhält. Ein nicht unter Druck stehendes Fluggerät sollte auf dem Weg zum Kammerstandort eine Flughöhe von weniger als 300 m einhalten.

## Höhenkrankheit

Leichte bis mittelschwere akute AMS kann mit niedrig dosiertem Sauerstoff (2–4 l/min über Nasenbrille oder -sonde, titriert um 1–2 l/min zur Erreichung einer $SpO_2$>; 90 %) behandelt werden. Zur Kopfschmerztherapie können Analgetika wie Acetylsalicylsäure (650 mg), Paracetamol (650–1 000 mg) oder Ibuprofen (600 mg) eingesetzt werden. Bei Übelkeit steht Ondansetron (4 mg als oral lösliche Tablette oder i.m.) zur Verfügung. Weitere Optionen sind Acetazolamid oral (250 mg 2× täglich) sowie Dexamethason (4 mg p.o. oder i.m. alle 6 Stunden) bis zum Abklingen der Symptome – wobei zu beachten ist, dass Dexamethason kontraindiziert ist, wenn ein weiterer Aufstieg geplant ist.

Behandeln Sie HACE mit einem sofortigem Abstieg, einer Sauerstoffgabe mittels einer Nasenbrille oder -sonde, um mehr als 90 % $SpO_2$ (normalerweise 2 bis 4 l/min) zu halten, und Dexamethason (anfänglich 8 mg p.o., i.v. oder i.m., dann 4 mg alle sechs Stunden). Erwägen Sie die Verwendung von oralem Acetazolamid (250 mg zweimal täglich) mit längeren Verzögerungen bis zum Abstieg. Erwägen Sie die Verwendung einer Überdruckkammer, wenn der Abstieg verzögert wird. Wenn sich eine schwere Form von HACE entwickelt und der Patient komatös ist, muss gemäß den Empfehlungen für ein Hirnödem vorgegangen werden (3: „Schock: *Pathophysiologie von Leben und Tod."*)

Die verlängerte Behandlung von HAPE besteht hauptsächlich aus der Verabreichung von Sauerstoff mit 4 bis 6 l/min mittels einer Nasenbrille oder -sonde (mehr als 90 % $SpO_2$) bis zur Besserung der Symptome, dann 2 bis 4 l/min, um Sauerstoff zu sparen, oder die Behandlung in einer Überdruckkammer. Wenn kein Sauerstoff verfügbar ist, geben Sie oral Nifedipin (10 mg anfangs, dann alle 12 bis 24 Stunden eine 30 mg Retarddosis).

Überlegen Sie hinsichtlich CPAP. Falls der Patient ein HACE (High Altitude Cerebral Edema – Höhenhirnödem) entwickelt, sollte zusätzlich Dexamethason (8 mg oral oder intramuskulär alle 6 Stunden) verabreicht werden.

Der Einsatz tragbarer hyperbarer Druckkammern, wie z. B. des Gamow Bag (Altitude Technologies), der Portable Altitude Chamber (PAC) oder der Certec-Kammer, hat sich bei der Behandlung von Höhenkrankheiten als wirksam erwiesen.[130] Diese leichten Stoffdruckbeutel simulieren das Absenken in eine niedrigere Höhe mit oder ohne die Verwendung von zusätzlichem Sauerstoff oder Medikamenten (z. B. Acetazolamid, Dexamethason, Nifedipin). Sie werden mit manuellen Pumpen bis zu 2 psi aufgepumpt. Dies entspricht dem Absenken einer variablen Entfernung in Abhängigkeit von der ursprünglichen Höhe und dem Schweregrad von HAPE. Die Verwendung dieser Kammern für zwei bis drei Stunden kann die Symptome wirksam verbessern. Dies ist eine ideale Verwendung der Technologie, während auf den Transport zur endgültigen Behandlung gewartet wird. Manchmal stellt eine Kammer die endgültige Behandlung selbst dar, wenn die Symptome des Patienten nachlassen.

## ZUSAMMENFASSUNG

- Grundkenntnisse über häufige umweltbedingte Notfälle sind erforderlich, um eine schnelle Beurteilung und Behandlung im präklinischen Umfeld zu ermöglichen.
- Blitzschlag
  - Verletzung durch Blitzschläge reichen von leichten oberflächlichen Wunden bis hin zu schweren Mehrsystemverletzungen und Todesfällen.
  - Der Mechanismus für den plötzlichen Tod durch Blitzeinschlag ist der gleichzeitige Herz- und Atemstillstand.
  - Die Prioritäten für das Management eines Blitzopfers sind die Sicherheit der Umgebung und die Beurteilung durch X-ABCDE, sowie die Gewährleistung der Kreislauffunktion, die typischerweise eine Herz-Lungen-Wiederbelebung und möglicherweise eine Defibrillation beinhaltet.
  - Bei mehreren Verletzten wird die "umgekehrte" Triage angewandt, da Patienten mit Atem- oder Herzstillstand eine hohe Wahrscheinlichkeit haben, sich zu erholen, wenn sie zügig behandelt werden.
- Ertrinken
  - Rettungsdienstfachpersonal muss den pathophysiologischen Prozess des Ertrinkens verstehen. Die wichtigste Determinante für das Überleben und die Langzeitfunktionalität nach dem Ertrinken ist das Ausmaß der Verletzung des ZNS.
  - Bei der Behandlung von Opfern durch Ertrinken erhalten alle Patienten Sauerstoff mit hoher Durchflussrate.
  - Das Management umfasst den intravenösen Zugang und die Flüssigkeitsverabreichung (normale Kochsalzlösung oder Ringer-Laktatlösung) und den Transport in die Notaufnahme zur Beurteilung des Patienten.
  - Die rasche Einleitung wirksamer BLS- und Standard-ALS-Verfahren beim Ertrinken von Patienten mit Herz-Kreislauf-Stillstand ist mit den besten Überlebenschancen verbunden.
  - Präventionsmaßnahmen gegen Ertrinken, die Vorsorgeeinrichtungen in Gemeinden fördern können, umfassen die Einrichtung von Barrieren um Pools, die Überwachung von Kindern in der Nähe von Wasser, den Einsatz von persönlichen Schwimmgeräten wie Schwimmwesten, die Einleitung von Reanimationsmaßnahmen durch Ersthelfer und die Vermeidung von hohem Risiko mit Verhaltensweisen wie Alkoholkonsum bei der Teilnahme an Aktivitäten im Zusammenhang mit Wasser.
- Sporttauchen
  - Die Art der Tauchverletzung, auf die das Rettungsdienstfachpersonal am häufigsten reagieren wird, ist eine durch Dysbarismus (veränderte Umweltbelastung) verursachte Verletzung oder der Tod.
  - Barotrauma kann unterschiedliche Formen von druckbedingten Gewebeschädigungen verursachen. Zu den typischen, durch Druckabfall ausgelösten Verletzungen zählen Masken-Barotrauma, Dentales-Barotrauma, Mittelohr-Barotrauma (am häufigsten), Sinus-Barotrauma sowie Innenohr-Barotrauma. Aufstiegsbedingte Verletzungen sind alternobarer Schwindel, Sinus-Barotrauma und pulmonales Überinflations-Syndrom („pulmonary overinflation syndrome" - POIS). Rettungsdienst- und Gesundheitsfachpersonal muss bereit sein, diese Verletzungen zu erkennen, um sie effektiv beurteilen und behandeln zu können.

## ZUSAMMENFASSUNG (FORTSETZUNG)

- Das Management von Tauchverletzungen umfasst die Beurteilung der ABC, den Schutz der Atemwege des Patienten und das Initiieren von BLS- oder ALS-Maßnahmen.
- Höhenkrankheit
  - Eine Erkrankung in großer Höhe ist ein Begriff, der zerebrale und pulmonale Syndrome umfasst: akute Höhenkrankheit („acute mountain sickness" - AMS), höhenbedingtes zerebrales Hirnödem („high altitude cerebral edema" - HACE) und höhenbedingtes Lungenödem („high-altitude pulmonary edema" - HAPE).
  - Rettungsdienst- und Gesundheitsfachpersonal muss sich mit den prädisponierenden Faktoren, Anzeichen und Symptomen, dem medizinischen Management sowie mit Aufklärungs- und Präventionstechniken vertraut machen, um die Morbidität und Mortalität von Erkrankungen in großen Höhen zu reduzieren.
  - Das präklinische Management für diese Zustände beinhaltet im Allgemeinen einen Abstieg aus der Höhe, einer Sauerstoffzufuhr und eine mögliche pharmakologische Intervention (wie angegeben).
- Aufgrund der Möglichkeit eines längeren Transports, der häufig im Zusammenhang mit einem Umwelttrauma steht, muss das Rettungsdienstfachpersonal bereit sein, ein kontinuierliches Patientenmanagement in der Ambulanz durchzuführen.

## WIEDERHOLUNG FALLBEISPIEL

In einer Küstenstadt spaziert eine vierköpfige Familie an einem kühlen Wintertag mit ihrem Hund am Strand. Der Sohn wirft einen Gummiball in Richtung Wasserrand und der Hund folgt ihm. Plötzlich erfasst eine große Welle den Hund. Der 17-jährige Sohn geht ebenfalls ins Wasser, um den Hund zu retten, und wird gleichermaßen von einer Welle erfasst. Er wird von seinen Eltern und seiner Schwester dabei beobachtet, wie er in der rauen, wogenden Brandung ums Überleben kämpft.

Der Vater und die Mutter des Jungen schnappen sich ein nah gelegenes Schwimmgerät am Strand und folgen ihm in die Brandung, um zu helfen. Die 19-jährige Tochter bleibt an Land und ruft mit ihrem Handy den Notruf. Der Hund schafft es schließlich zurück ans Ufer. Die Eltern ziehen ihren bewusstlosen Sohn aus dem kalten Wasser. Ein Rettungswagen kommt innerhalb von sieben Minuten nach dem Anruf der Tochter an der Einsatzstelle an.

Nach dem Aussteigen aus dem Rettungswagen, sehen Sie einen bewusstlosen Teenager, der in einer Seitenlage mit dem Gesicht zur Seite in den Sand gedreht liegt. Er ist noch in der Brandungszone und könnte von einer Welle überflutet werden. Sie nähern sich dem Patienten zusammen mit den ebenfalls eintreffenden Feuerwehreinsatzkräften.

- Wie sollten Sie sich in dieser Situation dem Patienten nähern?
- Wenn der Patient keinen Puls oder keine Atmung hat, was ist die nächste sofortige Maßnahme?
- Welche weiteren Bedenken haben Sie hinsichtlich des Patienten, die vor Ort angesprochen werden müssen?

## AUFLÖSUNG DES FALLBEISPIELS

Ihr Plan sieht vor, dass alle Einsatzkräfte mit Schwimmwesten ausgerüstet werden. Ein Teammitglied übernimmt die Beobachtung möglicher Gefahren der Brandung, während Sie gemeinsam mit Ihrem Partner und zwei weiteren Feuerwehrleuten zum Patienten vordringen, ihn an allen vier Extremitäten erfassen und zügig aus dem Gefahrenbereich der Wellen tragen. Alle Personen im oder in unmittelbarer Nähe zum Wasser tragen dabei eine Schwimmweste.

Als Teamleiter weisen Sie ihr Team an, den Patienten parallel zum Ufer auf den Rücken zu legen, sodass sich Kopf und Rumpf auf gleichem Niveau befinden. Prüfen Sie sofort die Reaktionsfähigkeit des Patienten. Die anderen Helfer beginnen die Notfallausrüstung in der Nähe des Patienten abzustellen, während Sie ABC überprüfen. Denken Sie daran, dass In diesem Fall eine X-ABCDE-Sequenz unangemessen wäre. Der Patient kann apnoisch sein und braucht entweder nur eine Beatmung oder eine vollständige Reanimation. In beiden Fällen wissen Sie, dass die Empfehlung bei Unfällen durch Ertrinken lautet: fünf Beatmungen gefolgt von 30 Thoraxkompressionen durchführen, dann zwei Beatmungen und 30 Kompressionen durchführen, bis Lebenszeichen erscheinen oder die Wiederbelebung als vergeblich beendet wird. Die initiale Herangehensweise an das ABC-Schema bei ertrinkenden Opfern ist entscheidend, um die Hypoxämie zu bekämpfen. Sauerstoff mit hohem Durchfluss wird unter Verwendung einer Beatmungsmaske appliziert. Sie legen eine Infusionsleitung und verabreichen kristalloide Infusionslösung. In diesem Fall ist eine Bewegungseinschränkung der Wirbelsäule nicht erforderlich, da es keinen Verletzungsmechanismus bei Verdacht auf ein Wirbelsäulentrauma gab. Eine frühe Intubation oder eine assistierte mechanische Beatmung, wie z. B. CPAP, kann indiziert sein, wenn der Patient Anzeichen einer Verschlechterung mit weniger als 92 % $SpO_2$ aufweist. Sie transportieren den Patienten und seine Eltern zur weiteren Behandlung und Beurteilung in ein geeignetes Zielkrankenhaus.

# Quellenverzeichnis


1. Curran EB, Holle RL, Lopez RE. Lightning fatalities, injuries and damage reports in the United States, 1959–1994. NOAA Tech Memo NWS SR-193; 1997.
2. Centers for Disease Control and Prevention. QuickStats: number of deaths from lightning among males and females—National Vital Statistics System, United States, 1968–2010. Morb Mortal Wkly Rep. Accessed January 18, 2022. https://www.cdc.gov/mmwr/preview/mmwrhtml/mm6228a6.htm
3. Gatewood MO, Zane RD. Lightning injuries. Emerg Med Clin North Am. 2004;22:369-403.
4. Huffines GR, Orville RE. Lightning ground flash density and thunderstorm duration in the continental United States: 1989–96. J Appl Meteorol Climatol. 1999;38(7):1013-1019.
5. Cummins KL, Krider EP, Malone MD. A combined TOA/MDF technology upgrade of the U.S. National Lightning Detection Network. J Geophys Res. 1998;103:9035-9044.
6. MacGorman, DR, Rust WD. Lightning strike density for the contiguous United States from thunderstorm duration records, Pub No NUREG/CR03759. Office of Nuclear Regulatory Research; 1984.
7. Hawkins SC, Simon RB, Beissinger JP, Simon D. Vertical Aid: Essential Wilderness Medicine for Climbers, Trekkers, and Mountaineers. The Countryman Press; 2017.
8. Cherington M, Walker J, Boyson M, Glancy R, Hedegaard H, Clark S. Closing the gap on the actual numbers of lightning casualties and deaths. 11th Conference on Applied Climatology. Dallas, TX: American Meteorological Society; 1999:379-380.
9. Dulcos PJ, Sanderson LM, Klontz KC. Lightning-related mortality and morbidity in Florida. Pub Health Rep. 1990;105:276-282.
10. Cooper MA, Andrews CJ, Holle RL, Blumenthal R, Aldana NN. Lightning-related injuries and safety. In: Auerbach PS, ed. Auerbach's Wilderness Medicine. 7th ed. Elsevier; 2017.
11. Nelson RD, McGinnis H. Lightning injuries and severe storms. In: Hawkins SC, ed. Wilderness EMS. Wolters Kluwer; 2018.
12. Jensenius JS. A detailed analysis of lightning deaths in the United States from 2006 through 2019. National Lightning Safety Council. Published February 2020. Accessed January 18, 2022. https://www.weather.gov/media/safety/Analysis06-19.pdf
13. Davis C, Engeln A, Johnson E, et al. Wilderness Medical Society practice guidelines for the prevention and treatment of lightning injuries: 2014 update. Wilderness Environ Med. 2014;25(4):S86-S95.
14. Cooper MA. Lightning injuries: prognostic signs of death. Ann Emerg Med. 1980;9:134-138.
15. Cooper MA, Edlich RF. Lightning injuries. Medscape. Updated September 17, 2021. Accessed October 25, 2021. http://emedicine.medscape.com/article/770642-overview

16. Andrews CJ, Darveniza M, Mackerras D. Lightning injury: a review of the clinical aspects, pathophysiology and treatment. Adv Trauma. 1989;4:241-287.
17. Ashish RP, Bartos JA, Cabañas JG, et al. 2020 American Heart Association guidelines for cardiopulmonary resuscitation and emergency cardiovascular care: cardiac arrest associated with electric shock and lightning strikes. Circulation. 2020;142(18):S366-S468.
18. Ritenour AE, Morton MJ, McManus JG, Barillo DJ, Cancio LC. Lightning injury: a review. Burns. 2008;34:585-594.
19. Beir M, Chen W, Bodnar E, Lee RC. Biophysical injury mechanisms associated with lightning injury. Neurorehabilitation. 2005;20(1):53-62.
20. Cooper MA. Electrical and lightning injuries. Emerg Med Clin North Am. 1984;2:489-501.
21. Casten JA, Kytilla J. Eye symptoms caused by lightning. Acta Ophthalmol. 1963;41:139-143.
22. Kleiner JP, Wilkin JH. Cardiac effects of lightning stroke. JAMA. 1978;240:2757-2759.
23. Taussig HB. Death from lightning and the possibility of living again. Ann Intern Med. 1968;68:1345-1353.
24. Hawkins SC, Williams J, Bennett BL, Islas A, Kayser DW, Quinn R. Wilderness Medical Society clinical practice guidelines for spinal cord protection. Wilderness Environ Med. 2019;30(4):S87-S99.
25. Zimmerman C, Cooper MA, Holle RL. Lightning safety guidelines. Ann Emerg Med. 2002;39:660-664.
26. National Lightning Safety Institute. Personal lightning safety. Accessed January 18, 2022. http://www.lightningsafety.com/nlsi_pls.html
27. National Weather Service. Lightning tips. Accessed January 18, 2022. https://www.weather.gov/safety/lightning-tips
28. Zafren K, Durrer B, Henry JP, Brugger H. Lightning injuries: prevention and on-site treatment in mountains and remote areas—official guidelines of the International Commission for Mountain Emergency Medicine and Medical Commission of the International Mountaineering and Climbing Federation (ICAR and UIAA MEDCOM). Resuscitation. 2005;65:369-372.
29. National Oceanic and Atmospheric Administration. Lightning myths. Accessed January 18, 2022. https://www.weather.gov/safety/lightning-myths
30. Sempsrott J, Schmidt AC, Hawkins SC, Cushing TA. Drowning and submersion injuries. In: Auerbach PS, ed. Auerbach's Wilderness Medicine. 7th ed. Elsevier; 2017.
31. Peden M, Oyegbite K, Ozanne-Smith J, et al., eds. World report on child injury prevention. World Health Organization; 2008.
32. Centers for Disease Control and Prevention. Nonfatal and fatal drowning in recreational water settings—United States, 2005–2009. Morb Mortal Wkly Rep. 2012;61(19):345.
33. Centers for Disease Control and Prevention. Drowning—United States, 2005–2009. Morb Mortal Wkly Rep. 2012; 61(19);344-347.
34. Zuckerman GB, Conway EE Jr. Drowning and near-drowning. Pediatr Ann. 2000;29(6):360-366.
35. World Health Organization. Facts sheet: drowning. Updated April 27, 2021. Accessed October 25, 2021. https://www.who.int/news-room/fact-sheets/detail/drowning
36. Hawkins SC, Sempsrott J, Schmidt A. Drowning in a sea of misinformation: dry drowning and secondary drowning. Emerg Med News. 2017;39(8):1,39-40.
37. van Beeck EF, Branche CM, Szpilman D, et al. A new definition of drowning: towards documentation and prevention of a global public health program. Bull World Health Organ. 2005;83:853-856.
38. van Beeck EF, Branche CM, Szpilman D, et al. Definition of drowning. In: Bierens JJLM, ed. Handbook on Drowning: Prevention, Rescue, Treatment. Springer; 2006.
39. van Beek E, Branche C. Definition of drowning: a progress report. In: Bierens JJLM, ed. Drowning: Prevention, Rescue, Treatment. 2nd ed. Springer; 2014.
40. American College of Emergency Physicians. Death after swimming is extremely rare—and is NOT "dry drowning." Published July 11, 2017. Accessed January 18, 2022. https://www.prnewswire.com/news-releases/death-after-swimming-is-extremely-rare--and-is-not-dry-drowning-300486302.html
41. Szpilman D, Bierens JJLM, Handley A, Orlowshi JP. Drowning. N Engl J Med. 2012;366:2102-2110.
42. World Health Organization. Global report on drowning: preventing a leading killer. Published November 17, 2014. Accessed October 25, 2021. https://www.who.int/publications/i/item/global-report-on-drowning-preventing-a-leading-killer
43. Schmidt AC, Sempsrott JR, Hawkins SC, Arastu AS, Cushing TA, Auerbach PS. Wilderness Medical Society practice guidelines for the prevention and treatment of drowning: 2019 update. Wilderness Environ Med. 2019;30(4):S70-S86.
44. Centers for Disease Control and Prevention. Injury Center: Drowning Prevention: Drowning Facts. Accessed January 18, 2022. https://www.cdc.gov/drowning/facts/index.html. Last reviewed June 17, 2021.
45. Centers for Disease Control and Prevention. Leading causes of injury and death. Accessed January 18, 2022. https://www.cdc.gov/injury/wisqars/index.html
46. Olshaker JS. Submersion. Emerg Med Clin North Am. 2004;22:357-367.
47. Moran K, Quan L, Franklin R, Bennett E. Where the evidence and expert opinion meet: a review of the open-water recreational safety messages. Int J Aquatic Res Educ. 2011;5:251-270.
48. Lavelle JM. Ten-year review of pediatric bathtub near-drownings: evaluation for child abuse and neglect. Ann Emerg Med. 1995;25:344-348.
49. Craig AB Jr. Underwater swimming and loss of consciousness. JAMA. 1961;176:255-258.
50. Dickinson P. Shallow water blackout. In: Bierens JJLM, ed. Drowning: Prevention, Rescue, Treatment. 2nd ed. Springer; 2014.
51. International Life Saving Federation. Medical Position Statement—MPS 16: shallow water blackout. International Life Saving Federation position statements. https://medical.ilsf.org/shallow-water-blackout/
52. Chimiak JM, Buzzacott P. Management of diving injuries. In: Hawkins SC, ed. Wilderness EMS. Wolters Kluwer; 2018.
53. United States Lifesaving Association. Open Water Lifesaving: The United States Lifesaving Association Manual. 3rd ed. Pearson; 2017.

54. Pearn JH, Franklin RC, Peden AE. Hypoxic blackout: diagnosis, risks, and prevention. Int J Aquatic Res Educ. 2015; 9:342-347.
55. Royal Life Saving Australia. Hypoxic blackout. Accessed October 25, 2021. https://www.royallifesaving.com.au/stay-safe-active/risk-factors/hypoxic-blackout
56. Jensen LR, Williams SD, Thurman DJ, Keller PA. Submersion injuries in children younger than 5 years in urban Utah. West J Med. 1992;157(6):641-644.
57. Howland J, Hingson R, Mangione TW, Bell N, Bak S. Why are most drowning victims men? Sex differences, aquatic skills and behaviors. Am J Public Health. 1996;86:93-96.
58. Schuman SH, Rowe JR, Glazer HM, et al. The iceberg phenomenon of near-drowning. Crit Care Med. 1976;4:127-128.
59. Bell NS, Amoros PJ, Yore MM, et al. Alcohol and other risk factors for drowning among male active duty U.S. army soldiers. Aviat Space Environ Med. 2001;72(12):1086-1095.
60. DeNicola LK, Falk JL, Swanson ME, Kissoon N. Submersion injuries in children and adults. Crit Care Clin. 1997;13(3):477-502.
61. Howland J, Mangione T, Hingson R, et al. Alcohol as a risk factor for drowning and other aquatic injuries. In: Watson RR, ed. Alcohol and Accidents: Drug and Alcohol Abuse Reviews. Vol 7. Humana Press; 1995.
62. Howland J, Hingson R. Alcohol as a risk factor for drownings: a review of the literature (1950–1985). Accid Anal Prev. 1988;20(1):19-25.
63. Howland J, Smith GS, Mangione T, et al. Missing the boat on drinking and boating. JAMA. 1993;270:91-92.
64. Bell GS, Gaitatzis A, Bell CL, Johnson AL, Sander JW. Drowning in people with epilepsy. Neurology. 2008;71:578-582.
65. White J. StarGuard: Best Practices for Lifeguards. 5th ed. Human Kinetics; 2017.
66. Sempsrott J. Management of drowning. In: Hawkins SC, ed. Wilderness EMS. Wolters Kluwer; 2018.
67. Padgett J. Technical rescue interface: swiftwater rescue. In: Hawkins SC, ed. Wilderness EMS. Wolters Kluwer; 2018.
68. Smith B, Bledsoe B, Nicolazzo P. General management of trauma in the wilderness environment. In: Hawkins SC, ed. Wilderness EMS. Wolters Kluwer; 2018.
69. Smith W. Technical rescue interface introduction: principles of basic technical rescue, patient care integration, and packaging. In: Hawkins SC, ed. Wilderness EMS. Wolters Kluwer; 2018.
70. Rowe MI, Arango A, Allington G. Profile of pediatric drowning victims in a water-oriented society. J Trauma. 1977;17:587-591.
71. Brenner RA, Taneja GS, Haynie DL, et al. Association between swimming lessons and drowning in childhood: a case-control study. Arch Pediatr Adolesc Med. 2009;163:203-210.
72. Quan L, Mack CD, Schiff MA. Association of water temperature and submersion duration and drowning outcome. Resuscitation. 2014;85(6):790-794. doi: 10.1016/j.resuscitation.2014.02.024
73. Giesbrecht GG, Steinman AM. Immersion into cold water. In: Auerbach PS, ed. Wilderness Medicine. 6th ed. Mosby Elsevier; 2012.
74. Bolte RG, Black PG, Bowers RS. The use of extracorporeal rewarming in a child submerged for 66 minutes. JAMA. 1988;260:377-379.
75. Lloyd EL. Accidental hypothermia. Resuscitation. 1996;32:111-124. doi: 10.1016/0300-9572(96)00983-5
76. Gilbert M, Busund R, Skagseth A. Resuscitation from accidental hypothermia of 13.7°C with circulatory arrest. Lancet. 2000;355:375-376.
77. Siebke H, Breivik H, Rod T, et al. Survival after 40 minutes submersion without cerebral sequelae. Lancet. 1975;1:1275-1277.
78. Tipton MJ, Golden FSC. A proposed decision-making guide for the search, rescue and resuscitation of submersion (head under) victims based on expert opinion. Resuscitation. 2011;82(7)819-824. doi: 10.1016/j.resuscitation.2011.02.021
79. National Fire Chiefs Council. National Operational Guidance: Rescue from water. Accessed March 11, 2022. https://www.ukfrs.com/scenarios/rescue-water
80. Schmidt A, Sempsrott J, Abo B. Technical rescue interface: open water rescue. In: Hawkins SC, ed. Wilderness EMS. Wolters Kluwer; 2018.
81. James Cook University. Drowning researchers look for help. Media Release, July 12, 2017. Published July 12, 2017. Accessed October 25, 2021. https://www.jcu.edu.au/news/releases/2017/july/drowning-researchers-look-for-help
82. Zhu Y, Jiang X, Li H, et al. Mortality among drowning rescuers in China, 2013: a review of 225 rescue incidents from the press. BMC Pub Health. 2015;15:631. doi: 10.1186/s12889-015-2010-0
83. Hwang V, Frances S, Durbin D, et al. Prevalence of traumatic injuries in drowning and near-drowning in children and adolescents. Arch Pediatr Adolesc Med. 2003;157(1):50-53.
84. Pratt FD, Haynes BE. Incidence of "secondary drowning" after saltwater submersion. Ann Emerg Med. 1986;15(9):1084-1087.
85. Szpilman D. Near-drowning and drowning classification: a proposal to stratify mortality based on the analysis of 1,831 cases. Chest. 1997;112:660-665.
86. Kleinman ME, Brennan EE, Goldberger ZDD. Part 5: Adult Basic Life Support and Cardiopulmonary Resuscitation Quality. 2015 American Heart Association Guidelines Update for Cardiopulmonary Resuscitation and Emergency Cardiovascular Care. Accessed October 25, 2021. https://www.ahajournals.org/doi/full/10.1161/CIR.0000000000000259
87. Rosen P, Stoto M, Harley J. The use of the Heimlich maneuver in near-drowning: Institute of Medicine report. J Emerg Med. 1995;13:397-405.
88. Moran K, Quan L, Franklin R, Bennett E. Where the evidence and expert opinion meet: a review of open-water recreational safety messages. Int J Aquatic Res Educ. 2011;5(3):251-270.
89. Baker PA, Webber JB. Failure to ventilate with supraglottic airways after drowning. Anaesth Intensive Care. 2011;39:675-677.
90. Smith T, ed. Clinical Procedures and Guidelines: Comprehensive Edition, 2019-2022. Guideline 11.1: Drowning. Accessed October 25, 2021. https://www.stjohn.org.nz

/globalassets/documents/health-practitioners/clinical-procedures-and-guidelines---comprehensive-edition.pdf

91. Kyriacou DN, Arcinue EL, Peek C, Kraus JF. Effect of immediate resuscitation on children with submersion injury. Pediatrics. 1994;94:137-142.
92. Denny SA, Quan L, Gilchrist J, et al. American Academy of Pediatrics Policy Statement. Prevention of drowning prevention. Pediatrics. 2019;143(4):e20. Published May, 2019. Accessed October 25, 2021. https://pediatrics.aappublications.org/content/143/5/e20190850
93. Wintemute GJ, Kraus JF, Teret SP, Wright MA. Death resulting from motor vehicle immersions: the nature of the injuries, personal and environmental contributing factors, and potential interventions. Am J Public Health. 1990;80:1068-1070.
94. Hawkins SC. Submerged vehicles. Wilderness Medicine Magazine. Published February 26, 2015. Accessed October 25, 2021. www.wildernessmedicinemagazine.com/1137/drowning-submerged-vehicles
95. McDonald GK, Giesbrecht GG. Vehicle submersion: a review of the problem, associated risks, and survival information. Aviat Space Environ Med. 2013;84:498-510.
96. Hawkins SC. Setting the record straight to reduce fatalities in sinking vehicles. Emerg Med News. 2015;37:5B.
97. Melamed Y, Shupak A, Bitterman H. Medical problems associated with underwater diving. N Engl J Med. 1992;326:30-35.
98. Van Hoesen KB, Lang MA. Diving medicine. In: Auerbach PS, ed. Auerbach's Wilderness Medicine. 7th ed. Mosby Elsevier; 2017.
99. Salahuddin M, James LA, Bass ES. SCUBA medicine: a first-responder's guide to diving injuries. Curr Sports Med Rep. 2011;10(3):134-139.
100. Lynch JA, Bove AA. Diving medicine: a review of the current evidence. J Am Board Fam Med. 2009;22:399-407.
101. Strauss MB, Borer RC Jr. Diving medicine: contemporary topics and their controversies. Am J Emerg Med. 2001; 19:232-238.
102. Morgan WP. Anxiety and panic in recreational scuba divers. Sports Med. 1995;20(6):398-421.
103. Della-Giustina D, Ingebretsen R. Advanced Wilderness Life Support. AdventureMed; 2013.
104. Divers Alert Network (DAN). Eleven-year trends (1987–1997) in diving activity: the DAN annual review of recreational SCUBA diving injuries and fatalities based on 2000 data. In: Report on Decompression Illness, Diving Fatalities and Project Dive Exploration. Divers Alert Network; 2000:17-29.
105. Divers Alert Network (DAN). Report on Diving Fatalities: 2017 Edition. Divers Alert Network; 2017.
106. Hardy KR. Diving-related emergencies. Emerg Med Clin North Am. 1997;15(1):223-240. doi: 10.1016/s0733-8627(05)70292-3
107. Green SM. Incidence and severity of middle-ear barotraumas in recreational scuba diving. J Wilderness Med. 1993;4: 270-280.
108. Kizer KW. Dysbaric cerebral air embolism in Hawaii. Ann Emerg Med. 1987;16:535-541.
109. Cales RH, Humphreys N, Pilmanis AA, Heilig RW. Cardiac arrest from gas embolism in scuba diving. Ann Emerg Med. 1981;10(11):589-592.
110. Butler BD, Laine GA, Leiman BC, et al. Effect of Trendelenburg position on the distribution of arterial air emboli in dogs. Ann Thorac Surg. 1988;45(2):198-202.
111. Moon RE. Treatment of diving emergencies. Crit Care Clin. 1999;15:429-456.
112. Van Meter K. Medical field management of the injured diver. Respir Care Clin North Am. 1997;5(1):137-177.
113. Francis TJ, Dutka AJ, Hallenbeck JM. Pathophysiology of decompression sickness. In: Bove AA, Davis JC, eds. Diving Medicine. 2nd ed. Saunders; 1990.
114. Neuman TS. DCI/DCS: does it matter whether the emperor wears clothes? Undersea Hyperb Med. 1997;24(1):4-5.
115. Bove AA. Nomenclature of pressure disorders. Undersea Hyperb Med. 1997;24:1-2.
116. Spira A. Diving and marine medicine review: part II. diving diseases. J Travel Med. 1999;6:180-198.
117. Clenney TL, Lassen LF. Recreational scuba diving injuries. Am Fam Physician. 1996;53(5):1761-1774.
118. Kizer KW. Women and diving. Physician Sportsmed. 1981;9(2):84-92.
119. Lau AM, Johnston MJ, Rivard SC. Mottled, Blanching Skin Changes After Aggressive Diving. J Spec Oper Med. 2019;19(2):14-17. PMID: 31201746.
120. Estrada J, Meurer D, De Boer K, Huesgen K. Severe Decompression Illness: Case Report, Prehospital Recognition, and Regional Transport Considerations. Case Rep Emerg Med. 2017;2017:7203085. doi: 10.1155/2017/7203085. Epub 2017 Oct 4. PMID: 29109872; PMCID: PMC5646287.
121. Francis TJ, Dutka AJ, Hallenbeck JM. Pathophysiology of decompression sickness. In: Bove AA, Davis JC, eds. Diving Medicine. 2nd ed. Saunders; 1990.
122. Greer HD, Massey EW. Neurologic injury from undersea diving. Neurol Clin. 1992;10(4):1031-1045.
123. Kizer KW. Management of dysbaric diving casualties. Emerg Med Clin North Am. 1983;1:659-670.
124. Department of the Navy. U.S. Navy Diving Manual. Vol 1, Rev 4. U.S. Government Printing Office; 1999.
125. Davis JC. Hyperbaric medicine: critical care aspects. In: Shoemaker WC, ed. Critical Care: State of the Art. Society of Critical Care Medicine; 1984.
126. Pollock NW, Uguccioni DM, Dear GdeL, eds. Diabetes and recreational diving: guidelines for the future. Proceedings of the Undersea and Hyperbaric Medical Society/Divers Alert Network. June 19, 2005, Workshop. Divers Alert Network; 2005.
127. Gallagher SA, Hackett PH. High-altitude illness. Emerg Med Clin North Am. 2004;22:329-355.
128. Hackett PH, Roach RC. High-altitude illness. N Engl J Med. 2001;345(2):107-114. doi: 10.1056/NEJM200107123450206
129. Hackett PH, Luks AM, Lawley JS, Roach RC. High-altitude medicine and pathophysiology. In: Auerbach PS, ed. Auerbach's Wilderness Medicine. 7th ed. Mosby Elsevier; 2017.
130. Houston CS. High-altitude illness disease with protean manifestations. JAMA. 1976;236(19):2193-2195. doi:10.1001/jama.1976.03270200031025
131. Montgomery AB, Mills J, Luce JM. Incidence of acute mountain sickness at intermediate altitude. JAMA. 1989; 261:732-734.

132. Gertsch JH, Seto TB, Mor J, Onopa J. Ginkgo biloba for the prevention of severe acute mountain sickness (AMS) starting day one before rapid ascent. High Alt Med Biol. 2002; 3(1):29-37.
133. Honigman B, Theis MK, Koziol-McLain J, et al. Acute mountain sickness in a general tourist population at moderate altitudes. Ann Intern Med. 1993;118(8):587-592.
134. Zafren K, Honigman B. High-altitude medicine. Emerg Clin North Am. 1997;15(1):191-222.
135. Hultgren HN. High-Altitude Medicine. Hultgren Publications; 1997.
136. Luks AM, Auerbach PS, Freer LF, et al. Wilderness Medical Society consensus guidelines for the prevention and treatment of acute altitude illness: 2019 update. Wilderness Environ Med. 2019;30(4):S3-S18.
137. Schneider M, Bernasch D, Weymann J, et al. Acute mountain sickness: influence of susceptibility, pre-exposure, and ascent rate. Med Sci Sports Exerc. 2002;34(12): 1886-1891.
138. Bartsch P. High-altitude pulmonary edema. Med Sci Sports Exerc. 1999;31(suppl 1):S23-S27.
139. Roach RC, Houston CS, Honigman B. How well do older persons tolerate moderate altitude? West J Med. 1995;162(1):32-36.
140. Roach RC, Maes D, Sandoval D, et al. Exercise exacerbates acute mountain sickness at simulated high altitude. J Appl Physiol. 2000;88(2):581-585.
141. Roeggla G, Roeggla H, Roeggla M, et al. Effect of alcohol on acute ventilation adaptation to mild hypoxia at moderate altitude. Ann Intern Med. 1995;122:925-927.
142. Reeves JWJ, Zafren K, Honigman B, Schoene R. Seasonal variation in barometric pressure and temperature in Summit County: effect on altitude illness. In: Sutton JHC, Coates G, eds. Hypoxia and Molecular Medicine. Charles S. Houston; 1993:272-274.
143. Luks AM, Swenson ER. Medication and dosage considerations in the prophylaxis and treatment of high-altitude illness. Chest. 2008;133:744-755.
144. Roach RC, Bartcsh P, Oelz O, Hackett PH, Lake Louise Scoring Committee. The Lake Louise Acute Mountain Sickness Scoring System. In: Sutton JR, Houston CS, Coates G, eds. Hypoxia and Molecular Medicine. Charles S. Houston; 1993.
145. Muza SR, Lyons TP, Rock PB. Effect of altitude on exposure on brain volume and development of acute mountain sickness (AMS). In: Roach RC, Wagner PD, Hackett PH, eds. Hypoxia: Into the Next Millennium: Advances in Experimental Medicine and Biology. Vol 474. Kluwer-Academic/Plenum; 1999.
146. Hacket PH. High-altitude cerebral edema and acute mountain sickness: a pathological update. In: Roach RC, Wagner PD, Hackett PH, eds. Hypoxia: Into the Next Millennium: Advances in Experimental Medicine and Biology. Vol 474. Kluwer Academic/Plenum; 1999.
147. Sanchez del Rio M, Moskkowitz MA. High-altitude headache: lessons from aches at sea level. In: Roach RC, Wagner PD, Hackett PH, eds. Hypoxia: Into the Next Millennium: Advances in Experimental Medicine and Biology. Vol 474. Kluwer Academic/Plenum; 1999.
148. Hackett PH. The cerebral etiology of high-altitude cerebral edema and acute mountain sickness. Wilderness Environ Med. 1999;10(2):97-109.
149. Yarnell PR, Heit J, Hackett PH. High-altitude cerebral edema (HACE): the Denver/Front Range experience. Semin Neurol. 2000;20(2):209-217.
150. Hultgren HN, Honigman B, Theis K, Nicholas D. High-altitude pulmonary edema at ski resort. West J Med. 1996;164(3):222.
151. Stenmark KR, Frid M, Nemenoff R, et al. Hypoxia induces cell-specific changes in gene expression in vascular wall cells: implications for pulmonary hypertension. In: Roach RC, Wagner PD, Hackett PH, eds. Hypoxia: Into the Next Millennium: Advances in Experimental Medicine and Biology. Vol 474. Kluwer Academic/Plenum; 1999.
152. The Lake Louise consensus on the definition and quantification of altitude illness. In: Sutton JR, Coates G, Houston C, eds. Hypoxia and Mountain Medicine. Queen City Press; 1992.
153. Luks AM. Do we have a "best practice" for treating high-altitude pulmonary edema? High Alt Med Biol. 2008;9:111-114.
154. Koch RO, Burtscher M. Do we have a "best practice" for treating high-altitude pulmonary edema? [Letter to the Editor]. High Alt Med Biol. 2008;9:343-344.
155. Zafren K. Management of altitude illnesses. In: Hawkins SC, ed. Wilderness EMS. Wolters Kluwer; 2018.
156. Hackett PH, Rennie D, Levine HD. The incidence, importance, and prophylaxis of acute mountain sickness. Lancet. 1976;2:1149-1155.
157. Bartsch P, Maggiorini M, Mairbaurl H, et al. Pulmonary extravascular fluid accumulation in climbers. Lancet. 2002;360:571-572.
158. Singh I, Kapila CC, Khanna PK, et al. High-altitude pulmonary oedema. Lancet. 1965;191:229-234.
159. Lipman GS, Kanaan NC, Holck PS, et al. Ibuprofen prevents altitude illness: randomized controlled trial for prevention of altitude illness with nonsteroidal anti-inflammatories. Ann Emerg Med. 2012;59(6):484-490.
160. Gertsch JH, Corbett B, Holck PS, et al. Altitude sickness in climbers and efficacy of NSAIDs trial (ASCENT): randomized, controlled trial of ibuprofen versus placebo for prevention of altitude illness. Wilderness Environ Med. 2012;23:307-315.
161. Gertsch JH, Lipman GS, Holck PS, et al. Prospective, double-blind, randomized, placebo-controlled comparison of acetazolamide versus ibuprofen for prophylaxis against high altitude headache: the headache evaluation at altitude trial (HEAT). Wilderness Environ Med. 2010;21:236-243.
162. Pollard AJ, Niermeyer S, Barry PB, et al. Children at high altitude: an international consensus statement by an ad hoc committee of the International Society for Mountain Medicine. High Alt Med Biol. 2001;2(3):389-403.

# Weiterführende Literatur

Auerbach PS, ed. Auerbach's Wilderness Medicine. 7th ed. Mosby Elsevier; 2017.

Bechdel L, Ray S. River Rescue: A Manual for Whitewater Safety. 4th ed. CFS Press; 2009.

Bennett P, Elliott D. Bennett and Elliots' Physiology and Medicine of Diving. 5th ed. Saunders; 2003.

Bierens JJLM. Drowning: Prevention, Rescue, Treatment. 2nd ed. Springer; 2014.

Bove AA. Bove and Davis' Diving Medicine. 4th ed. Saunders; 2003.

Hawkins SC, ed. Wilderness EMS. Wolters Kluwer; 2018.

Hawkins SC, Simon RB, Beissinger JP, Simon D. Vertical Aid: Essential Wilderness Medicine for Climbers, Trekkers, and Mountaineers. The Countryman Press; 2017.

Rodway GW, Weber DC, McIntosh SE. Mountain Medicine and Technical Rescue. Carreg; 2016.

United States Lifesaving Association. Open Water Lifesaving—The United States Lifesaving Association Manual. 3rd ed. Pearson; 2017.

KAPITEL 21



# Traumaversorgung in der Wildnis

**Autoren**
Will Smith, MD, Paramedic, FAEMS
John Trentini, MD, PhD, FAWM

## LERNZIELE

Nach dem Durcharbeiten dieses Kapitels werden Sie in der Lage sein:

- Die vier Prinzipien des LATE-Akronyms zu erklären, dass einen vereinfachten Ansatz für Einsatzkräfte bei Rettungseinsätzen und der Traumaversorgung in der Wildnis darstellt.
- die verschiedenen Qualifikationen der Rettungsfachkräfte innerhalb der Wildnismedizin zu identifizieren und zu verstehen, wie diese in die Standard-Patientenversorgung vom Ort der Verletzung/Erkrankung bis zum Krankenhaus integriert sein sollten.
- Die Gründe für das folgende Motto zu erörtern: „Jeder Patient in der Wildnis gilt so lange als hypotherm, hypoglykämisch und hypovolämisch, bis das Gegenteil bewiesen ist."
- Eskalierende Möglichkeiten der Blutungskontrolle bei blutenden Wunden in der Wildnis zu benennen und zu erläutern, wann ein Tourniquet angelegt und wann ein Verfahrenswechsel auf alternative Maßnahmen der Blutungskontrolle erwogen werden sollte.
- Die Anzeichen und Symptome von häufigen Bisswunden und Insektenstichen und deren medizinische Versorgung in der Wildnis zu erläutern.
- Einsatzspezifische Behandlungsrichtlinien des erweiterten Kompetenzbereichs zu beschreiben und deren Bedeutung für die Traumaversorgung in der Wildnis zu erläutern.

## FALLBEISPIEL

Sie sind die medizinisch verantwortliche Rettungsfachkraft der Bergrettung. Sie wurden mit Ihrem Team zu einer beliebten Schlucht für Canyoning in Ihrem Einsatzgebiet alarmiert. Die einzige Information, die Sie zu diesem Zeitpunkt besitzen, sind GPS-Koordinaten, die über ein aktiviertes Notsignal durch einen satellitengestützten Notfallsender übermittelt wurden.

Es ist bereits 18:00 Uhr und die Außentemperatur beträgt 23 °C. Die Wettervorhersage sagt für den Abend aufziehende Gewitter und für die Nacht einen Tiefstwert von 2 °C (36 °F) voraus. Das Team beginnt den Einsatz vorzubereiten und nutzt hierfür das LATE-Akronym: **L**ocate (Lokalisation), **A**ccess (Zugang), **T**reat (Behandlung), **E**xtricate (Rettung).

*(Fortsetzung nächste Seite)*

## FALLBEISPIEL (FORTSETZUNG)

Die Teammitglieder stellen die notwendige Ausrüstung zusammen, darunter Wasser-, Wildwasser- und Höhenrettungsmaterial sowie die eigene persönliche Schutzausrüstung und das standardmäßige Sanitätsmaterial. Danach macht sich das Team auf den Weg zum Einsatzort. Als Teamleiter kommunizieren Sie mit dem Gesamteinsatzleiter und entwickeln einen Kommunikationsplan mit einem fest positionierten Teammitglied, das als Kommunikationsrelais vom oberen Ende der Schlucht zurück zur Gesamteinsatzleitung fungiert.

- Was sind die wichtigsten Bestandteile einer persönlichen und teambasierten notfallmedizinischen Ausrüstung, um die schwersten und wahrscheinlichsten Verletzungen für diese Art von Rettungseinsatz versorgen zu können?
- Welche einsatzspezifischen Behandlungsrichtlinien (erweiterter Kompetenzbereich) würden Sie sich für die Versorgung in abgelegenen Gegenden und/oder verlängerter Erstversorgungszeit wünschen? Verfügen Sie über Standing Orders / Algorithmen, wenn Sie mit eingeschränkten Kommunikationsmöglichkeiten rechnen müssen?
- Welche Sicherheitsüberlegungen sollten Sie für Ihr Rettungsteam anstellen? Wie beeinflussen situative Faktoren, wie die Tageszeit, die Einsatzstelle, die Erfahrung und die Ausbildung des Teams, Ihre Sicherheit?

Sie *lokalisieren (Locate)* die GPS-Position und erreichen einen Spalt in der Schlucht mit drei bekannten separaten Abseilstellen von jeweils 30 Metern Länge. Sie versuchen durch lautes Rufen einen Kontakt herzustellen, erhalten aber keine Antwort. Als Sie Ihre Signalpfeife nutzen, können Sie im Gegenzug ein schwaches Antwortpfeifen hören. Sie und Ihr Team machen sich gesichert auf den Weg zum Einsatzort hinunter. Am Beginn der zweiten Abseilstelle treffen Sie auf die beiden Gruppenmitglieder, die das Notsignal ausgelöst haben. Diese erzählen Ihnen, dass eines ihrer Gruppenmitglieder um 13:00 Uhr tiefer in den Canyon gestürzt sei. Die übrigen Gruppenmitglieder mussten von der Absturzstelle hochklettern, um ein Satellitensignal auf ihrem mitgeführten Notrufsender zu erhalten. Ein weiterer Freund hatte sich weiter abgeseilt, um den Verletzten medizinisch einzuschätzen, und habe festgestellt, dass es sich bei den Verletzungen um eine dislozierte offene Femurfraktur mit einem hohen Blutverlust handelt. Er meldete auch, dass der Patient verwirrt wirke. Der Patient sei aber weder bewusstlos gewesen, noch habe er weitere Anzeichen eines Schädel-Hirn-Traumas gezeigt. Er habe einen Kletterhelm getragen. Der Freund habe zwar Druck auf ein stark blutendes Gefäß ausgeübt, aber es würde weiter vor sich hin bluten. Sie seilen sich weiter ab und können durch Zurufe mit dem Freund kommunizieren, der sich um den Patienten kümmert. Sie leiten ihn an, ein improvisiertes Tourniquet mit einem 2,5 cm breiten Gurtband proximal der blutenden Wunde zu platzieren.

Sie instruieren ihn, das Gurtband durch Drehen eines zusätzlichen Karabiners zu straffen, bis die Blutung gestoppt ist, und es dann mit einem weiteren Karabiner zu sichern. Der Freund berichtet, dass die Blutung gestoppt wurde.

Sobald die zusätzliche Ausrüstung Ihren Standort erreicht hat, beginnen Sie, mit der letzten Abseillänge. Als Sie Zugang *(Access)* zum Patienten haben, finden Sie einen 25-jährigen, ansonsten gesunden Mann vor. Dieser ist wach und nun deutlich orientierter, mit einer offensichtlichen offenen und dislozierten Fraktur des rechten Femurs. Der Freund hat versucht, zusätzliche Kleidung um den Patienten zu wickeln, aber er befindet sich in einem flachen Felsbecken mit kaltem Wasser, seine Kleidung ist nass und er zittert. Sie beginnen mit der Planung und Umsetzung der Behandlung (*Treat*) Ihres Rettungseinsatzes. Da es jedoch dunkel wird, muss Ihr Team bis zum Morgen warten, um den Patienten aus der Schlucht retten *(Extricate)* zu können.

- Wie können Sie, Dritte anweisen in der Wildnis Erste Hilfe zu leisten?
- Ihnen ist bekannt, dass Disponenten bei einem Notruf Anweisungen zum Vorgehen der Ersten Hilfe Maßnahmen bis zum Eintreffen der alarmierten Einsatzkräfte geben! Können auch Sie jemanden aus der Ferne anweisen, die Erstversorgung durchzuführen?
- Was würden Sie dem Helfer noch anweisen, wenn sich der Zugang *(Access)* zum Patienten weiterhin verzögert?
- Was sind Ihre Prioritäten bei der Patientenbeurteilung und Versorgung? Was sind Ihre Überlegungen bei einer verlängerten Erstversorgungszeit?
- Was ist Ihr Plan, um diesen Patienten transportfähig zu bekommen und aus der Schlucht retten (Extricate) zu können?

## EINLEITUNG:

Die Bereitstellung medizinischer Versorgung außerhalb des Krankenhauses in abgelegenen und widrigen Umgebungen beschreibt die Herausforderung des Rettungsdienstes in der Wildnis. Obwohl in der Wildnis und in herkömmlichen Rettungsdienstumgebungen ähnliche medizinische Zustände auftreten können, können viele Zustände durch das Trauma, das mit der Wildnis einhergeht, verschlimmert werden. Hierzu zählen Belastungen durch extreme Hitze, Kälte, Feuchtigkeit und Höhenlage. Darüber hinaus erhöht das anspruchsvolle Gelände das Risiko von Stürzen und anderen Verletzungsmechanismen. Bestimmte Herausforderungen, die mit der Wildnis verbunden sind, sind so einzigartig und komplex, dass ganze Bereiche der Schwerpunktzertifizierung dem Rettungsdienst in der Wildnis gewidmet wurden. Rettungskräfte, die für die Versorgung in solchen abgelegenen Umgebungen zuständig sind, müssen angemessen auf die Herausforderungen vorbereitet sein, mit denen sie voraussichtlich konfrontiert werden.

# Definition der Wildnis (Notfall)-Medizin

Zahlreiche Begriffe werden für Gebiete verwendet, die weit entfernt von der Zivilisation (**Abbildung 21-1**) liegen: Hinterland, Einöde, abgeschiedenes oder wegloses Gelände, Wildnis, Einsamkeit. Rettungskräfte tendieren dazu, diese Begriffe eher unter dem Überbegriff „Wildnis" zusammenzufassen. Gemäß Wörterbuch finden sich folgende Definition für den Begriff Wildnis.[1]

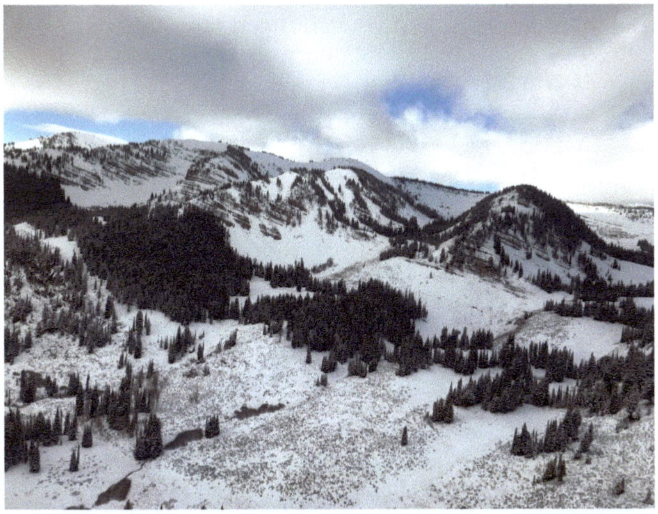

**Abbildung 21-1** Wildnis wird traditionell, als ein weit von der Zivilisation entferntes Gebiet betrachtet. Eine ähnliche Umgebung kann auch im urbanen Rettungsdienst auftreten, wenn Katastrophen oder andere ressourcenbeschränkende Ereignisse (z. B. Massenanfall von Verletzten) eintreffen.

Mit freundlicher Genehmigung von Will Smith.

- Eine von Menschen unbewohnte und unkultivierte Region.
- Ein Gebiet, das im Wesentlichen nicht durch menschliche Aktivitäten gestört ist und seine natürlichen Lebensgemeinschaften besitzt.
- Ein unbebautes oder wegloses Gebiet oder eine Region.

Da sich Notfallmedizin auf die Patientenversorgung konzentriert, weicht die Definition von Wildnismedizin leicht von den vorherigen Definitionen ab. Die Definition dieser Notfallmedizin ist die konkrete medizinische Versorgung von Patienten in der Wildnis. In diesem Kapitel über die Behandlung von Traumapatienten in der Wildnis finden Sie Antworten zu Fragen wie: „Wann und wo begegnen wir Wildnismedizin?". Das heißt: Wann sollten wir auf andere Art und Weise denken und arbeiten als im städtischen Rettungsdienst? Die Antwort auf diese Frage geht über die einfache Geografie hinaus und beinhaltet viele der folgenden Überlegungen:

- Zugänglichkeit des Einsatzortes
- Wetterbedingungen
- Tageslicht
- Gelände und Höhenlage
- Besondere Transport- und Versorgungsbedürfnisse
- Zugangs- und Transportzeiten
- Verfügbares Personal
- Kommunikationsmittel
- Vorhandene Gefahren
- Verfügbare medizinische und rettungsdienstliche Ausrüstung
- Umgebungsspezifische Verletzungsmuster

Es gibt zahlreiche Beispiele, welche die traditionelle Sichtweise von Wildnismedizin erweitern, z.B.:

- Nach einem Erdbeben kann es in einer Stadt schwierig sein, diejenigen zu erreichen, die verletzt oder eingeschlossen sind. Möglicherweise gibt es keine Straßen für den Transport und lokale Rettungsdienste sind möglicherweise nicht mehr handlungsfähig und/oder überfordert. In dieser Situation verbleiben die Patienten wahrscheinlich längere Zeit an einem Ort. Sie haben die gleichen Versorgungsbedürfnisse wie ein Wanderer, der in den Bergen gestürzt und Stunden oder Tage vom nächsten Krankenhaus entfernt ist.
- Eine Person, die am späten Abend während eines Schneesturms in einem städtischen Park gestürzt ist, wird durch dieselben Faktoren gefährdet wie ein Patient, der in der Wildnis den gleichen Sturz erleidet. Der Patient benötigt möglicherweise ein Rettungsteam mit Seilen, dazu Rettungsfachpersonal, dass die Probleme wie Hypothermie, Transportfähigkeit, Wundversorgung und eine schwierige Patientenevakuierung vorhersehen und handhaben kann.

## Versorgung in der Wildnis im Vergleich zum städtischen Rettungsdienst

Es wird häufig darüber diskutiert, wie sich Wildnis(notfall) medizin von der allgemeinen Notfallmedizin unterscheidet. Im Grunde handelt es sich um einen Teil des breiten Spektrums der gesamten Notfallmedizin. An einem Ende des Spektrums befindet sich eine Notfallsituation nur eine Querstraße vom nächsten Traumazentrum entfernt und am anderen Ende des Spektrums liegt der Einsatzort im tiefsten Teil eines unzugänglichen Gebirgstals (**Abbildung 21-2**). Die Definition von Wildnismedizin geht sogar über eine landschaftsbezogene Festlegung hinaus.[2] Wo endet die Zivilisation und wo beginnt Wildnis? Die Antwort lautet: „Es kommt darauf an!". Es hängt von der Entfernung des Rettungswagens zur Notaufnahme ab. Vom Wetter und vom Gelände. Es hängt von den verfügbaren Ressourcen ab und davon, ob diese intakt und funktionsfähig bleiben. Noch wichtiger ist, dass es von der Art der Verletzung und den Fähigkeiten des Rettungspersonals vor Ort abhängt.

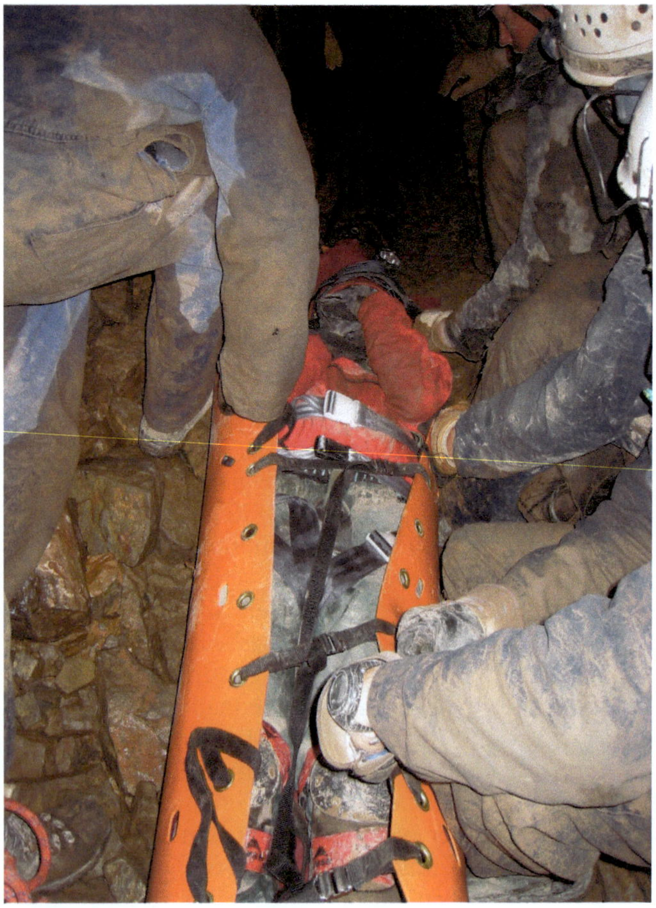

**Abbildung 21-2** Patientenversorgung in einer Höhle gehört zweifellos zur Wildnismedizin.

Mit freundlicher Genehmigung von Will Smith.

Akzeptiert man, dass die Ausprägungen der Notfallmedizin situationsabhängig sind, wird klar, dass Wildnismedizin als Teil des gesamten medizinischen Systems betrachtet werden muss, vom Zeitpunkt der Verletzung bis zur endgültigen Versorgung im Traumazentrum, in der Rehabilitationseinrichtung oder gar zu Hause, solange bis der Patient wieder seine Ausgangsfähigkeiten zurückerlangt hat. Dokumentation, Qualitätssicherung, medizinische Aufsicht, Algorithmen, Kompetenzüberprüfungen und andere Faktoren, die alle wesentliche Bestandteile des herkömmlichen Rettungsdienstes sind, sollten ebenfalls fester Bestandteil der notfallmedizinischen Versorgung in der Wildnis sein.

# Wildnis(notfall)medizin

Für eine optimale Versorgung von Patienten in der Wildnis sind mehrere Aspekte entscheidend, die sich von der Versorgung in städtischen Bereichen unterscheiden. Dieses Kapitel gibt einen Überblick über die vielen Herausforderungen bei medizinischen Notfällen in der Wildnis. Einsatzkräfte, die in der Wildnis formal die notfallmedizinische Versorgung übernehmen, sollten eine spezifische Ausbildung erhalten (**Kasten 21-1**).[3,4] Darüber hinaus sollte die Aufsicht durch einen sachkundigen Arzt ein wesentlicher Bestandteil der medizinischen Versorgung in der Wildnis sein.[5-7] In vielen Regionen der Vereinigten Staaten gibt es bei Such- und Rettungsmannschaften (SAR) keine ärztliche Aufsicht über das medizinische Einsatzpersonal.[8] Obwohl dies eine suboptimale Ausgangssituation ist, wächst die Erkenntnis, dass die Best-Practice in Form einer medizinischen Leitung essenziell für alle Rettungskräfte ist, einschließlich derer, die in der Wildnis und in anderen kargen Umgebungen tätig sind.[6-8]

## Ausbildung für Einsatzkräfte in Wildnismedizin

Rettungsorganisationen für Einsätze in der Wildnis wurden bisher vom gewöhnlichen Rettungsdienst unterschieden. Einige haben sie als reine Erste-Hilfe-Leistende angesehen und sie somit nicht im Geltungsbereich rettungsdienstlicher Regularien angesiedelt. Einige Bundesstaaten haben sogar bestimmte Anbieter von notfallmedizinischer Versorgung in der Wildnis, wie beispielsweise die Pistenrettungsdienste Abbildung 21-3, von den Rettungsdienstgesetzen

**Kasten 21-1** Ausbildung in Wildnismedizin

Rettungsfachpersonal, dass in der Wildnis Patienten versorgt oder regelmäßig in abgelegene Gegenden reist, wird empfohlen, an speziellen Kursen teilzunehmen.

ausgeschlossen. Die Erkenntnis wächst, dass jede Versorgung ab dem Zeitpunkt der Verletzung/Krankheit in das gesamte Versorgungssystem integriert werden sollte. Diese Integration sollte mit der Prävention beginnen und sowohl die Helfenden unmittelbar am Einsatzort, die wahrscheinlich traditionelle Erste-Hilfe-Maßnahmen leisten, als auch den klassischen Rettungsdienst und die definitive Krankenhausbehandlung miteinschließen. Einsatzkräfte für Einsätze in der Wildnis werden im Allgemeinen auf festgelegten Kompetenzstufen ausgebildet, obwohl einige der traditionellen notfallmedizinischen Ausbildungen und Zertifizierungen für die Wildnis nicht direkt mit den herkömmlichen rettungsdienstlichen Ausbildungsstufen übereinstimmen.[9] Die National Association of EMS Physicians (NAEMSP) und andere Organisationen haben begonnen, die Standardisierung der Handlungskompetenzen der Rettungskräfte zu unterstützen, was wiederum dazu beiträgt, die Rettungseinsätze in der Wildnis zu standardisieren, um das Bestmögliche in Ausbildung und Patientenversorgung sicherzustellen.[10]

Gängige Wilderness-EMS-Zertifizierungen umfassen folgende[3,4,11,12]:

- *Wilderness First Aid (WFA)*: Die Grundstufe der Wilderness-EMS-Ausbildung. Es handelt sich in der Regel um einen 16- bis 20-stündigen Kurs.[4,13]
- *Wilderness Advanced First Aid (WAFA)*: Eine Ausbildung, die auf dem WFA-Lehrplan aufbaut. Es handelt sich in der Regel um einen 36- bis 40-stündigen Kurs.
- Wilderness Emergency Medical Responder (WEMR)/Wilderness First Responder (WFR). Die gängigste Stufe der Rettungsdienstausbildung in der Wildnis. Viele Such- und Rettungsteams sowie Bergführer und andere Dienstleister haben Personen auf diesem Niveau ausgebildet. Einige Ausbildungsmodelle kombinieren dies mit dem Tätigkeitsbereich des National Registry of EMTs (NREMT), um die Zertifizierung zum Emergency Medical Responder (EMR) zu erhalten und einen national anerkannten EMS-Standard zu erfüllen. Dies ist in der Regel ein 70- bis 80-stündiger Kurs. Einige Online- und Blended-Learning-Programme werden ebenfalls entwickelt. Dieser Kurs konzentriert sich auf die medizinische Entscheidungsfindung, die in abgelegenen Versorgungsumgebungen erforderlich ist, kritische Fähigkeiten und Maßnahmen zur Patientenversorgung, wann eine Evakuierung erforderlich ist und wie sicher gearbeitet werden kann.[4,14-16]
- *Wilderness EMT (WEMT)*: Ein Kurs, der oft aus Modulen besteht, die einem traditionellen Emergency Medical Technician (EMT)-Kurs hinzugefügt werden, einschließlich WEMR/WFR-Entscheidungsfindung, Fähigkeiten und erweiterten Versorgungsrichtlinien.
- *Outdoor Emergency Care (OEC)*: Ein grundlegender Basic Life Support (BLS)-Kurs, der häufig vom National Ski Patrol unterrichtet wird und in der Regel 80 bis 100 Stunden dauert.[17] Er weist viele Ähnlichkeiten mit einer traditionellen EMT- und WEMT-Ausbildung auf, es gibt jedoch einige Unterschiede.[18,19] In vielen Fällen arbeiten Skipatrouillen mit SAR-Teams zusammen, wobei beide Gruppen die rettungsdienstliche Versorgung in der Wildnis übernehmen (**Abbildung 21-3**).
- *ParkMedic*: Im Allgemeinen handelt es sich um einen Kurs für Rettungsdienstfachpersonal (Advanced Emergency Medical Technician AEMT) mit zusätzlichen gezielten Kompetenzen für den Rettungsdienst in der Wildnis, die für eine optimale Patientenversorgung an vielen abgelegenen Standorten des Nationalpark Service (NPS) erforderlich sind.[20,21] Der NPS bildet seit vielen Jahren Rettungsdienstfachpersonal für diese Wildnis-Zertifizierung aus. Sie wird seit den 1970er Jahren alle zwei Jahre im Januar im Rahmen des Programms für Notfallmedizin der University of California, San Francisco-Fresno, unterrichtet.
- *Wilderness AEMT, Wilderness Paramedic*: In der Regel eine Ausbildung, die ähnlich den herkömmlichen EMS-Programmen ist, gefolgt von erweiterter Schulung durch lokale und nationale Konferenzen und Kurse für Advanced Life Support (ALS)-Provider.
- Wilderness Physician Assistant (PA), Wilderness Advanced Practice Registered Nurse (APRN). Schulungen für Personen, die sich mit der medizinischen Versorgung in der Wildnis befassen und/oder formale Aufgaben in Rettungsdienstsystemen in der Wildnis wahrnehmen können. Viele Standorte in den Vereinigten Staaten sind mit PAs oder APRNs besetzt, insbesondere in abgelegenen oder ländlichen Gebieten.

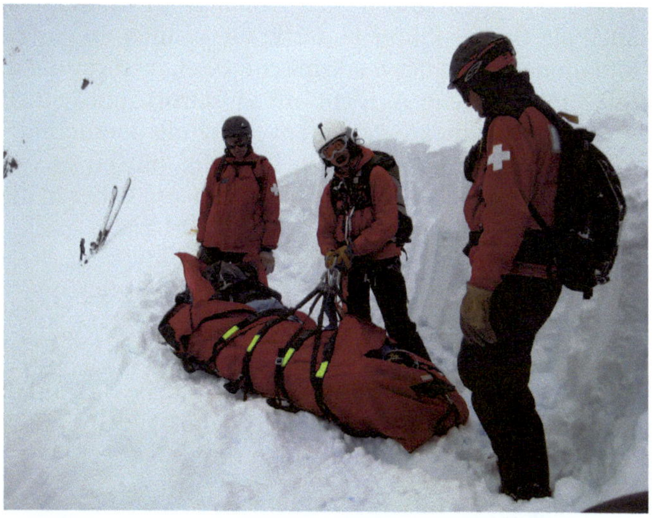

**Abbildung 21-3** Pistenretter und Bergretter ergänzen sich bei Einsätzen, um eine optimale Patientenversorgung zu gewährleisten.

Mit freundlicher Genehmigung von Will Smith

- *Wilderness Physician*: Richtet sich an Ärzte, die durch ihre primäre und/oder Zusatzbezeichnung(z. B. Notfallmedizin, Chirurgie, Allgemeinmedizin) geprägt sind, jedoch situativ – etwa als zufällige Ersthelfer – mit der Wildnismedizin in Berührung kommen oder als medizinische Leiter spezialisierter Wildnis-EMS-Teams fungieren. Sie übernehmen dabei sowohl die medizinische Aufsicht über ein Team oder eine Organisation als auch häufig die direkte Patientenversorgung. Auch andere medizinische Fachkräfte (z. B. Tierärzte, Zahnärzte) können mit entsprechender Ausbildung und Erfahrung in der wildnismedizinischen Versorgung tätig sein. Mehrere Programme und Organisationen bieten diese Ausbildung an – von formalen akademischen Stipendien bis hin zu spezialisierten Weiterbildungsprogrammen.[4,22]

## Medizinische Leitung für Rettungsdienste in der Wildnis

In diesem Kapitel bezieht sich der Begriff „Zivilisation" auf einen Bereich, in dem herkömmliche Rettungsdienste handeln können. Dieser steht im Gegensatz zum „Hinterland", das sich auf abgelegene und oft anspruchsvolle Einsatzorte bezieht. Ebenso wie konventionelle Rettungsdienste über eine ärztliche Leitung verfügen, sollten auch Rettungsorganisationen für Einsätze in der Wildnis eine entsprechende medizinische Leitung sicherstellen. In gewisser Hinsicht ist dies sogar noch wichtiger, da die komplexen medizinischen Entscheidungen und die verlängerte Patientenversorgung zuvor definierte Versorgungsabläufe erfordern. Ärztlich Leitende, die diese Oberaufsicht wahrnehmen, müssen mit den Variablen vertraut sein, welche die Patientenversorgung bei diesen Einsätzen beeinflussen. Sie müssen sowohl den Umfang des Könnens als auch die Grenzen ihrer Einsatzkräfte kennen. In einigen Situationen kann der medizinische Direktor sogar die direkte medizinische Aufsicht am Einsatzort und manchmal sogar die direkte Patientenversorgung übernehmen. Wenn diese sich in den Einsatz begeben, müssen sie vollständig ausgebildet und kompetent sein, um sicher in diesen Situationen agieren zu können.[7,8,11,23,24]

## Notfallmedizinische Versorgung in der Wildnis

Es gibt viele Rettungsorganisationen, welche die notfallmedizinische Versorgung in der Wildnis gewährleisten. Beispiele für diese Organisationen sind:[12,25,26]

- SAR-Teams, z. B. Bergrettung
- Ranger der nationalen, staatlichen und lokalen Parks
- Skipatrouillen der Pistenrettung
- Medizinische Teams auf Expeditionen
- Spezialisierte Militäreinheiten

# Kontext der notfallmedizinischen Versorgung in der Wildnis

## LATE-Prinzip in der Wildnisrettung: Lokalisieren – Zugang – Behandeln – Evakuierung

Die notfallmedizinische Versorgung ist eine häufige Komponente von Such- und Rettungseinsätzen. Einige Schlüsselprinzipien können dazu beitragen, die Alarmierung bzw. den gesamten Einsatz zu vereinfachen. Wie eingangs beschrieben, strukturiert das Akronym LATE den Rettungseinsatz in vier Phasen: Lokalisieren, Zugang verschaffen, Behandeln und Evakuieren.[25] Im Allgemeinen wird jeder Einsatz in der Wildnis Anteile der folgenden Komponenten enthalten (**Kasten 21-2**).

**Kasten 21-2** LATE

Das Akronym LATE (Locate, Access, Treat, Extricate) steht für vereinfachte Grundsätze der Einsatzführung bei Such- und Rettungseinsätzen (SAR) und allen anderen Rettungseinsätzen in der Wildnis:[25]

- *Lokalisation (Locate)*: Dies ist im Allgemeinen der erste Schritt bei einem Rettungseinsatz in der Wildnis. Der Patient muss zunächst geortet werden, bevor die nächsten Schritte seiner Rettung durchgeführt werden können.
- *Zugang (Access)*: Nachdem der Patient geortet wurde, müssen die Rettungskräfte in der Lage sein, den Patienten zu erreichen, um mit der eigentlichen Patientenversorgung beginnen zu können.
- *Behandlung (Treat)*: Dies ist die Hauptaufgabe von Rettungseinheiten in der Wildnis. In bestimmten Situationen kann die rasche Evakuierung aus dem Gelände Vorrang vor der medizinischen Versorgung haben. Die Behandlung erfolgt dann erst, sobald sich der Patient an einem sicheren Ort befindet.
- *Evakuierung (Extricate)*: Dies ist der letzte Schritt eines Such- und Rettungseinsatzes in der Wildnis. Es geht darum, den Patienten aus dem schwierigen Gelände zu holen und zur weiterführenden Behandlung zu transportieren.

Daten von: Smith WR. Principles of basic technical rescue, packaging, and patient care integration. Hawkins SC, ed. Wilderness EMS. Philadelphia, PA: Wolters Kluwer; 2018.

*Locate (Lokalisation)* Dies ist der erste Schritt bei jedem Ereignis oder Notruf. Bevor Sie mit der Versorgung beginnen können, müssen Sie den Patienten finden. In einigen Situationen kann dies recht einfach sein, wenn ein Notruf durchgeführt wurde und Sie den genauen Standort des Patienten kennen. In anderen Situationen kann dies schwieriger sein und Sie müssen einen umfangreichen Sucheinsatz einleiten.

*Access (Zugang)* Der Zugang zum Patienten kann eine rettungstechnische Herausforderung sein. Wird ein Patient am gegenüberliegenden Ufer eines reißenden Flusses gefunden, zeigt dieses Beispiel den Unterschied zwischen traditionellem Rettungsdienst und Wildnisme dizin auf.

*Treat (Behandlung)* Dies ist oft die Phase, in der die tatsächliche Bedeutung der notfallmedizinischen Versorgung in der Wildnis klarer wird. Während einige Versorgungsschritte mit der im Rettungsdienst durchgeführten Behandlung identisch sind, kann die medizinische Entscheidungsfindung, z. B. wann unterschiedliche Behandlungsmaßnahmen durchgeführt werden, in entscheidender Weise variieren. Diese Entscheidungen können die Dauer der nächsten Rettungsphase sowie die Risiken für den Patienten und die Rettungskräfte dramatisch verändern.

*Extricate (Evakuierung)* Ist der letzte Schritt innerhalb dieser vereinfachten Einsatzgrundsätze. Obwohl sich einige dieser Grundsätze überschneiden können, haben einige von ihnen Vorrang vor anderen. Genau wie bei Gefahrguteinsätzen oder in taktischen Situationen kann die Rettung aus einer Gefahrenzone eine höhere Priorität haben als die medizinische Behandlung (z. B. die Anlage eines venösen Zugangs).

## Schnittstellen zur technischen Rettung

Rettungsorganisationen für Einsätze in der Wildnis müssen nicht nur eine angemessene Versorgung des Patienten gewährleisten, sondern müssen auch in der Lage sein, Patienten in schwer zugänglichem Gelände sicher zu erreichen. Dies bedeutet, dass sie fähig sein müssen, Maßnahmen der technischen Rettung zu koordinieren.[25] Dieses Problem oder diese Schnittstelle hilft häufig, den Rahmen für Notfallmedizin in der Wildnis zu definieren. Der Aufbau der Rettungseinheiten kann sehr unterschiedlich sein. Einige Beispiele dafür, wie sich die Versorgung in der Wildnis darstellen kann, sind unter anderem:

- Selbstrettung
- Kameradenrettung
- Rettung durch Dritte
- Organisierte Kleingruppen und Einsatzeinheiten (z. B. spezialisierte Such- und Rettungsmannschaften)
- Skipatrouillen
- Organisierte Rettung durch große Mannschaften
- Technische Rettungseinheiten der Feuerwehr
- Rettungsteams für Industrieanlagen
- Militärische Einheiten (z. B. Kampfretter der Luftwaffe)
- Einsätze, an denen verschiedene Professionen und/oder Einheiten beteiligt sind und die eine Koordination benötigen

## Schwerpunkte der Rettung in der Wildnis

Es gibt viele Tätigkeitsbereiche für Rettungsdienste in der Wildnis. Hier sind einige potenzielle Einsatzszenarien aufgeführt, die jeweils spezifische Überlegungen zur Patientenversorgung wie ein eingeschränkter Zugang zum Patienten und andere individuelle Faktoren enthalten. Diese müssen berücksichtigt und bewältigt werden.[25-27]

- Enge Umgebungen
- Höhenrettung/Tiefenrettung
- Steil abfallendes Gelände
- Abschüssiges Gelände
- Lawinen
- Höhlen, begrenzter Raum, Canyoning
- Ruhende Gewässer, Wildwasser, Meer
- Geländewagen, Schneemobil, Mountainbike
- Hubschrauberrettung, Flächenflugzeugrettung
- Schnee, Eisrettung, Gletscherrettung
- Bergsteigen, Klettern
- Tauchen

## Verletzungsmuster in der Wildnis

Der Tod durch ein Trauma hat eine dreiphasige Verteilung, wie im Kapitel 1: *„PHTLS: Vergangenheit, Gegenwart und Zukunft“* beschrieben. Die **erste Sterbephase** liegt innerhalb der ersten Sekunden bis Minuten nach der Verletzung. Todesfälle in dieser frühen Phase sind meist auf schwere Verletzungen des Gehirns, Hirnstamms, Rückenmarks, Herzens, der Aorta oder großer Gefäße zurückzuführen und lassen sich am wirksamsten durch präventive Maßnahmen reduzieren – insbesondere durch das Tragen geeigneter Schutzausrüstung wie Helme und Protektoren. Nur wenige dieser Patienten können gerettet werden – und wenn, dann in der Regel nur in einem maximalversorgenden Traumazentrum, das schnell erreichbar ist. Die **zweite Sterbephase** tritt innerhalb von Minuten bis einige Stunden nach der Verletzung auf. Eine schnelle Beurteilung und lebensrettende Sofortmaßnahmen werden durchgeführt, um diese zweite Phase der traumbedingten Todesfälle zu reduzieren. Todesfälle, die während dieser Phase auftreten, werden in der Regel durch subdurale und epidurale Blutungen, Hämatothorax, Pneumothorax, Milzruptur, Leberrisse, Beckenfrakturen oder mehrere Verletzungen mit erheblichem Blutverlust verursacht. Die grundlegenden Prinzipien der Traumabehandlung (Blutstillung, Atemwegsmanagement, ausgeglichene Flüssigkeitstherapie und Transport in ein geeignetes Traumazentrum) können am besten auf diese Patienten angewendet werden. Die **dritte Sterbephase** tritt mehrere Tage oder Wochen nach der ersten Verletzung auf und wird fast immer durch Sepsis und Organversagen verursacht.

In der prähospitalen Versorgung konzentriert man sich hauptsächlich auf die Rettung von Patienten aus der zweiten Phase. In der Wildnis befinden sich die meisten überlebensfähigen Patienten zum Zeitpunkt des Erstkontakts häufig jenseits der unmittelbar letalen Verletzungsphase. Der Einsatz medizinisch qualifizierten Personals im Such- und Rettungsteam kann dazu beitragen, vermeidbare Todesfälle zu reduzieren.[28,29] Die Versorgung in der Wildnis konzentriert sich häufig auf die Frage: „Was können wir jetzt tun, um zu verhindern, dass der Patient stirbt oder später größere Komplikationen erleiden wird?" Bei Einsätzen in der Wildnis müssen die Rettungsdienstfachkräfte sicherstellen, dass der Patient keine Probleme wie ein Nierenversagen aufgrund von Dehydrierung, schwere Infektionen aufgrund einer durch Hunger bedingten schlechten Immunabwehr, eine schwere Hypothermie oder Hautnekrosen aufgrund von Dekubitusgeschwüren durch unnötige Immobilisierung entwickelt.

Präventive SAR-Programme sind zunehmend in den Fokus gerückt, um Notfalleinsätze im Bereich der Wildnisrettung zu begrenzen und zu reduzieren. Helme und andere Sicherheitsvorkehrungen in Skigebieten haben die Morbidität und Mortalität der Nutzer gesenkt. Der National Park Service (NPS) sowie Programme wie Backcountry Zero in Zusammenarbeit mit dem Teton County Search and Rescue in Jackson, Wyoming (USA), betreiben umfassende Initiativen zur Förderung von Aufklärung und Prävention. Auch in Europa setzen Organisationen wie die Bergwacht Bayern, die Alpine Rettung Schweiz (ARS) oder der Österreichische Alpenverein verstärkt auf Präventionskampagnen, Lawinenaufklärung und Sicherheitsausbildungen, um Unfälle zu vermeiden und deren Folgen zu minimieren.

## Sicherheit

In der Wildnis ist die Sicherheit am Einsatzort noch wichtiger als auf der Straße.[30] Eine verletzte oder tote Einsatzkraft in der Wildnis lenkt von der Versorgung des Patienten ab und reduziert die Chancen eines erfolgreichen Rettungseinsatzes. Die Sicherheitsaspekte für Einsätze im städtischen Bereich gelten ebenso in der Wildnis. In der Wildnis können Gefahren am Einsatzort weniger offensichtlich sein als auf der Straße, insbesondere wenn Rettungsfachkräfte nicht richtig ausgebildet sind, um in der jeweiligen Umgebung zu agieren.

Rettungsfachkräfte und der Patient sind Umwelt- und Witterungsbedingungen ausgesetzt. Eine Kaltfront mit eiskaltem Regen kann beispielsweise den Einsatz erschweren oder sogar eine Rettungsfachkraft und den Patienten verletzen oder gar töten. Wenn ein Rettungseinsatz über Stunden oder gar Tage dauert, können Durst oder Hunger zu einer akuten Verschlechterung des Patienten führen. Das Gelände in der Wildnis ist häufig unwegsam—technisch schwieriges Gelände kann die Patientenversorgung und den Abtransport erheblich erschweren. (**Abbildung 21-4**). Rettungsfachkräfte müssen sich in der Wildnis den besonderen Gefahren der Umgebung bewusst sein, z. B. Wetterveränderungen und deren Konsequenzen, Risiko von Steinschlag oder Lawinen, ansteigendes Wasser, große Höhe oder Belastungen in der Höhe sowie Wasserwalzen und Sogströmungen am Fuß von Wasserfällen.

Jedes Mitglied eines Rettungsteams muss geeignete Vorkehrungen und Vorsichtsmaßnahmen treffen, um die

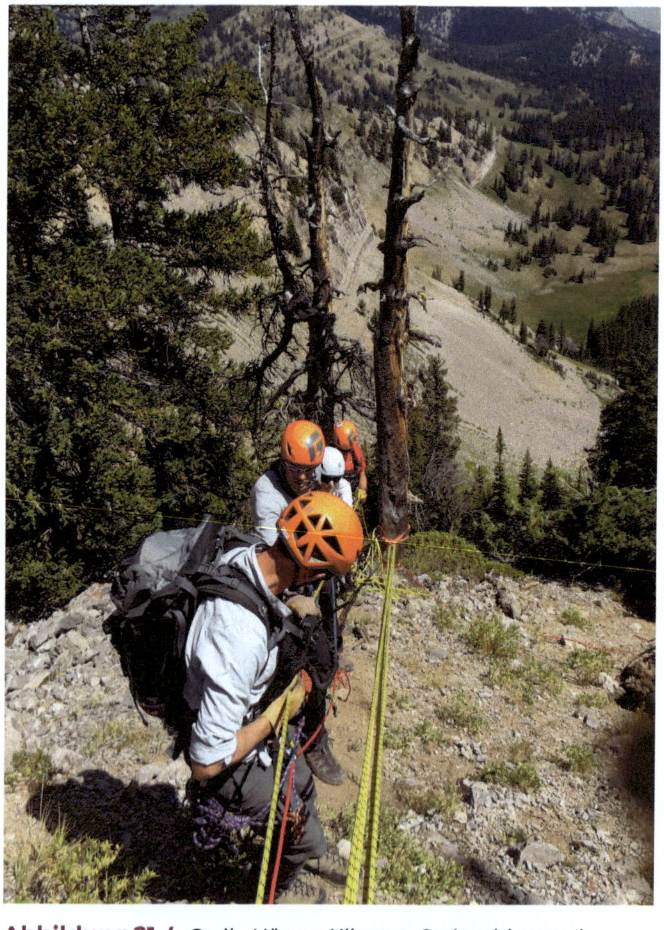

**Abbildung 21-4** Steile Hänge, Klippen, Steinschlag und unebener Boden sind bei der Rettung in der Wildnis gefährlich.

Mit freundlicher Genehmigung von Will Smith.

Sicherheit, Gesundheit und das Wohlergehen des gesamten Teams zu gewährleisten. Alle Mitglieder müssen über die möglichen und/oder bekannten Risiken und Gefahren der jeweiligen Umgebung, in der sie arbeiten werden, unterrichtet sein. Sie müssen ihre Grenzen kennen und dürfen ihre Fähigkeiten bei der Rettung eines verletzten Patienten nicht überschreiten. Jedes Mitglied eines Rettungsteams muss entsprechend den Umgebungsbedingungen und den geplanten Rettungsmaßnahmen mit der dafür erforderlichen Kleidung und persönlichen Schutzausrüstung (PSA) ausgestattet sein. Schließlich müssen auch die medizinischen Bedürfnisse des Rettungsteams beachtet werden; dies ist ein wesentlicher Bestandteil der Einsatzvorbereitungen. Angemessene Ausrüstung für den Fall einer Erkrankung oder Verletzung eines Teammitglieds sowie die Einhaltung von Ruhephasen tragen dazu bei, ein gut funktionierendes Rettungsteam zu erhalten.

## Notfallmedizinische Versorgung ist kontextabhängig

Unser medizinisches Wissen, unser Verständnis und unsere Technologie ändern sich mit den Fortschritten in der Medizin; einige Grundprinzipien der medizinischen Versorgung ändern sich jedoch im Laufe der Jahre kaum und sind unabhängig vom Einsatzort. Prehospital Trauma Life Support (PHTLS) setzt sich seit Langem dafür ein, dass der kritisch verletzte Patient so schnell wie möglich in ein geeignetes Zielkrankenhaus gebracht wird, manchmal ohne ausführliche körperliche Untersuchung oder Behandlung unkritischer Probleme. Die richtige Patientenversorgung ist jedoch vom Kontext abhängig. Die Definition von detaillierten körperlichen Untersuchungen und nicht kritischen Zuständen kann in einer städtischen Umgebung anders sein als in der Wildnis (**Abbildung 21-5**). Die Einsatzsituation, der Wissensstand, die Fähigkeiten, die Umgebungsbedingungen und die zur Verfügung stehende Ausrüstung können die medizinische Entscheidungsfindung und das Management des Traumapatienten beeinflussen.[20] (Kapitel 2: *„Wissenschaftliche Betrachtung der präklinischen Notfallmedizin: Prinzipien, Präferenzen und kritisches Denken“*)

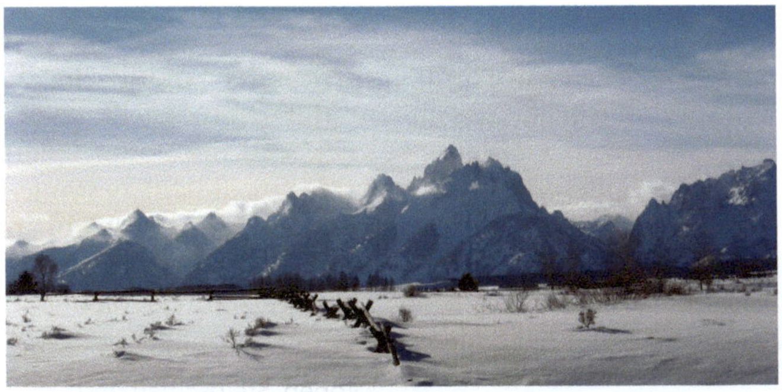

**Abbildung 21-5** Gelände in der Wildnis.

Mit freundlicher Genehmigung von Will Smith.

## Zwischen idealer und realer Patientenversorgung

Während der Einsätze in der Wildnis müssen manchmal komplexe medizinische Entscheidungen auf der Grundlage eines „Ideal-zu-Real“-Konzepts getroffen werden.[31] Dieser Entscheidungsprozess unterscheidet Rettungsdienste in der Wildnis von städtischen Rettungsdiensten. Die Fähigkeit zu improvisieren ist bei den meisten Notfalleinsätzen in der Wildnis nahezu Standard. Rettungsfachkräfte müssen üblicherweise die bestgeeigneten Versorgungsrichtlinien und Einsatzstrategien umsetzen, sich aber gleichzeitig an die Realität der Umgebung anpassen, in der sie sich befinden.

Betrachten Sie einmal einen Patienten mit einer komplexen Fraktur der Schulter. Wie sieht die richtige Versorgung im Operationssaal aus? In vielen Fällen erfolgt diese mittels einer offenen Reposition und internen Fixierung. Die für den Operationssaal geeignete Versorgung ist nicht zwingend auf die Notaufnahme übertragbar – so wäre es beispielsweise nicht indiziert, dort eine offene Reposition durchzuführen. In der Notaufnahme werden Röntgenbilder angefertigt, um die luxierte Fraktur beurteilen zu können. Eine kurz wirkende Analgesie wird gegeben und eine geschlossene Reposition der Luxation durchgeführt, um Schmerzen und Schwellungen zu reduzieren. Die Knochen werden grob ausgerichtet, um den Druck auf Nerven und Blutgefäße zu verringern. Die endgültige Osteosynthese erfolgt später im Operationssaal.

Ebenso ist die richtige Versorgung in der Notaufnahme nicht die richtige Versorgung im städtischen Rettungsdienst. Dieser hat gewöhnlich nicht den Vorteil eines großen, warmen und trockenen Umfelds, um eine Beurteilung und eine Behandlung des Patienten durchzuführen. Sie arbeiten möglicherweise im Regen, während der Patient kopfüber in einem deformierten Fahrzeug eingeklemmt hängt und die Feuerwehr parallel mit hydraulischem Rettungsgerät das Fahrzeug aufschneidet, um ihn zu befreien. Sobald der Patient frei ist, wird er vom Rettungsdienstfachpersonal auf weitere Verletzungen untersucht, Durchblutung, Motorik und Sensibilität des Arms werden überprüft und seine Schulter wird immobilisiert. Schmerzmedikamente werden verabreicht und der Patient wird schnell in das Zielkrankenhaus transportiert. Ebenso ist es im städtischen Umfeld meist nicht angebracht, eine geschlossene Reposition zu versuchen, um die Dislokation (basierend auf örtlichen Kompetenzregelungen) zu reduzieren.

Schließlich ist die richtige Versorgung im städtischen Umfeld möglicherweise nicht die richtige Versorgung in der Wildnis. Welche Abläufe müssen möglicherweise für einen Patienten geändert werden, der nach einem

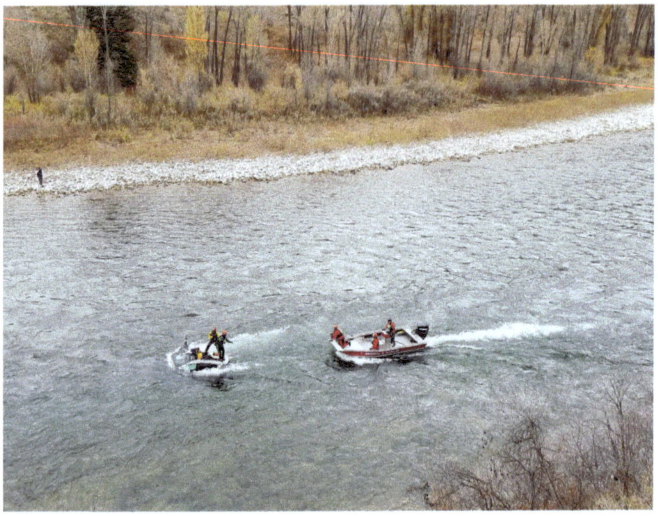

**Abbildung 21-6** Ein in einem Fahrzeug eingeschlossener Patient im Fluss erfordert angepasste Einsatztaktiken. Die Traumaversorgung in der Wildnis wird häufig durch widrige Bedingungen wie Wasser, Schlamm, Unterholz oder Enge erschwert.

Mit freundlicher Genehmigung von Brian Coe.

Autounfall in seinem Auto eingeschlossen ist, das sich in der Mitte eines Flusses befindet oder bereits untergetaucht ist (**Abbildung 21-6**)? In diesem Fall müssen zusätzlich zur Patientenversorgung Fähigkeiten der Strömungsrettung, Rettungstechniken und geänderte Prioritäten angewendet werden.[32] Dies sind Beispiele, warum die Versorgungsrichtlinien in der Wildnis einen einsatzspezifischen Anwendungsbereich für die bestmögliche Patientenversorgung erfordern.[6,12]

Für die meisten Einsatzsituationen, ob im OP, in der Notaufnahme, auf der Straße oder in der Wildnis, ist die definierte beste Versorgung jedoch die richtige Versorgung. Mit einem guten Fundus an Wissen, kritischer Denkfähigkeit, umfassender Ausbildungen und dem Verständnis der Kernprinzipien können Einsatzkräfte im Voraus medizinische Versorgungsentscheidungen in diesem Bereich treffen, um die verschiedenen Situationen abzubilden, in denen sie auf die Patienten treffen.

Für eine kleine, aber signifikante Anzahl von Situationen hingegen bestehen bemerkenswerte Unterschiede zwischen einer korrekten urbanen Notfallversorgung und einer korrekten Versorgung in der Wildnis. Solche Situationen werfen die folgenden wichtigen Fragen auf:

- Ist die städtische notfallmedizinische Versorgung in der Wildnis immer passend?
- Wenn die städtische notfallmedizinische Versorgung nicht immer passend ist, woher weiß das Rettungsfachpersonal, was die passende Versorgung ist? Ist diese in lokalen Versorgungsstandards definiert?
- Wie geht Rettungsdienstfachpersonal mit Situationen im Einsatz draußen um, in denen die Verletzung des Patienten nicht genau bekannt ist? Wie stellt eine Rettungsfachkraft in der Wildnis beispielsweise fest, dass eine Fraktur oder Dislokation vorliegt, wenn ein Patient untersucht wird, der kopfüber an einem Seil tief in einer Höhle hängt?
- Wie entscheidet das Rettungsfachpersonal bei einem Patienten in einer konkreten Einsatzsituation, ob es *für den Patienten besser ist,* ihn eher wie im städtischen oder wie im Umfeld der Wildnis zu versorgen?
- Was bedingt, ob ein Einsatz eher als Wildnis- oder als städtischer Einsatz gilt? Wie geht man mit den Fällen um, die zwischen diesen beiden Extremen liegen?

Endgültige Antworten auf alle diese Fragen können hier nicht ohne Weiteres gegeben werden. Wie bereits erwähnt, lautet die Antwort oft „Es kommt darauf an". Es können jedoch zumindest gute Hintergrundinformationen bereitgestellt werden, sodass Rettungsdienstfachkräfte in der Präklinik die Fragen in einer bestimmten Einsatzsituation in ihrem jeweiligen Umfeld beantworten können. Die Philosophie von PHTLS bestand schon immer darin, dass präklinisches Rettungsdienstfachpersonal aufgrund ihres Wissens und der wichtigsten Grundsätze in der Lage sind, begründete Entscheidungen in Bezug auf die Patientenversorgung zu treffen. Am Ende wird der Patienten *real behandelt–basierend* auf der Situation, den vorhandenen Ressourcen und der momentan *idealen Versorgung*–in dem vorhandenen Umfeld.

# Notfallmedizinische Entscheidungsfindung in der Wildnis: Abwägen von Risiken und Nutzen

Erfahrenes Gesundheitsfach- und Rettungsdienstfachpersonal wissen, dass Tätigkeiten wie das Wundmanagement der einfachere Teil der Medizin sind. Der schwierige Teil besteht hingegen darin, zu wissen, wann was zu tun ist. Dies erfordert kritisches Denken. Noch häufiger als bei Einsätzen auf der Straße muss in der Wildnis ein Risiko sorgfältig gegen das andere und den möglichen Nutzen abgewogen werden. Welches sind die potenziellen Risiken für diesen einen Patienten in diesem besonderen Umfeld mit den vorhandenen Ressourcen? Wie hoch ist die Wahrscheinlichkeit, dass zu einem bestimmten Zeitpunkt – jetzt oder in der Zukunft – unterschiedliche Arten von Hilfe eintreffen? Was sind die möglichen Vorteile? Notfallmedizin in der Wildnis ist größtenteils die Kunst des Kompromisses: Risiken und Vorteile für jeden einzelnen Patienten abzuwägen.

## TCCC- und TECC-Prinzipien in der Traumaversorgung in der Wildnis

Wie wichtig es ist, den Kontext des Einsatzes zu berücksichtigen, zeigt sich u.a. im taktischen Umfeld militärischer Konflikte. Die Entwicklung und Umsetzung der „Tactical Combat Casualty Care"(TCCC)-Richtlinien kann eindeutig mit einer Verbesserung der Überlebensraten von Verletzten in Verbindung gebracht werden.[33-37] Viele der in den militärischen Konflikten erlernten Konzepte lassen sich auf den Wildniskontext anwenden. Auf dem siebten Weltkongress der Wildnismedizin im Jahr 2016 (Telluride, Colorado) wurde zu diesem Thema eine ganze Vorkonferenzsitzung abgehalten, die zu folgender Publikation führte: „Special Edition: Tactical Combat Casualty Care; Transitioning Battlefield Lessons Learned to Other Austere Environments".[38] Die Gefahrenquellen sind möglicherweise nicht dieselben (z. B. Versorgung einer im Kampf erlittenen Schusswunde gegenüber einer bei der Jagd erlittenen Verletzung oder Verletzungen durch improvisierte Sprengkörper [IEDs] gegenüber einer Lawine), aber viele der identischen Verletzungsmuster und Versorgungsprioritäten teilen sowohl Retter als auch Patienten.[39]

Prioritäten der Patientenversorgung, die von der TCCC auf die Umgebung in der Wildnis angepasst wurden, sind in vielen Organisationen weit verbreitet. Der NPS (National Park Service) in den USA meistert die einzigartige Herausforderung, notfallmedizinische Versorgung in verschiedensten und äußerst extremen Einsatzsituationen zu gewährleisten (**Abbildung 21-7**). Die NPS-Ranger kümmern sich um Patienten in abgelegenen, harschen Gegenden in der Wildnis, wobei sie sowohl taktische als auch wildnismedizinische Versorgungsstandards anwenden.[20,21,40]

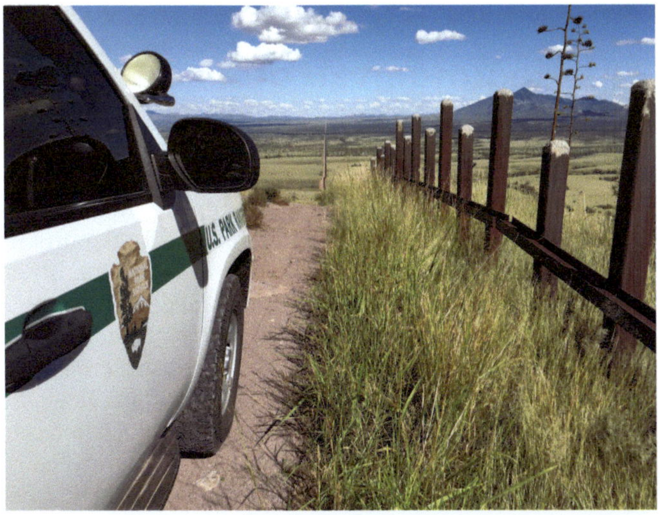

**Abbildung 21-7** Nationalpark Service Ranger auf Patrouille an der Grenze zwischen den USA und Mexiko, einer abgelegenen Gegend mit der Gefahr von Verletzungen, die durch Trauma verursacht werden können.

Mit freundlicher Genehmigung von Will Smith.

Die Weiterentwicklung der taktischen Richtlinien für das TCCC wurde vom Ausschuss für taktische Notfallversorgung (TECC) für zivile und bundesstaatliche Zwecke angepasst.[41] TECC wendet ähnliche TCCC-Konzepte in verschiedensten Gefahrensituationen (taktische Einsätze, Gefahrgut usw.) an und erweitert die Patientengruppe (Kinder, ältere Erwachsene usw.). Viele Behörden haben begonnen, auf der Grundlage der TECC-Richtlinien Patienten zu versorgen, und haben Programme für Einsatzeinheiten formalisiert, um die Versorgung in taktischen und anderen gefährlichen Situationen (einschließlich Wildnis- und Traumaversorgung in unzugänglichen Gegenden) zu integrieren.[21,42]

Weitere Informationen zu den Themen TCCC/TECC und Patientenversorgung in taktischen Lagen finden Sie im Kapitel 22: *„Taktische Verletztenversorgung"*.

## Grundsätze des Patiententransports

Die Organisation des Patiententransports ist ein zentrales Thema in der notfallmedizinischen Versorgung in der Wildnis, da der Patient letztendlich aus der abgelegenen Umgebung in die endgültige Versorgung gebracht werden muss. Manchmal kann dies bei einer isolierten Verletzung recht einfach zu bewerkstelligen sein. Zum Beispiel kann eine Verletzung der oberen Extremität ruhiggestellt werden und der Patient kann allein oder mit Unterstützung gehen. Bei anderen geringfügigen Verletzungen, wie einer Verstauchung der unteren Extremität oder einer Fraktur, kann es jedoch erforderlich sein, dass der Patient getragen wird. Kritische oder lebensbedrohliche Verletzungen erfordern immer ein gewisses Maß an Lagerung und einen aufwendigeren Abtransport. Zur Rettung eines nicht ambulanten Patienten aus technisch anspruchsvollem Gelände können verschiedene Rettungssysteme eingesetzt werden. Ein gängiges Rettungsgerät für den Transport gehunfähiger Patienten ist die Gebirgstrage mit Rad (**Abbildung 21-8**). Bei Transport über Wasser muss darauf geachtet werden, dass der Auftrieb des Patienten (z. B. eine persönliche Rettungsweste) zusätzlich zur Transportfähigkeit gewährleistet ist (**Abbildung 21-9**). Alle diese Faktoren müssen berücksichtigt werden, wenn Patienten bei einem Rettungseinsatz in der Wildnis transportiert werden. Da die Rettungen häufig länger dauern, muss der Patient oft stärker als üblich gepolstert werden und es muss ständig versucht werden, eine bequeme Position für den Patienten zu gewährleisten.

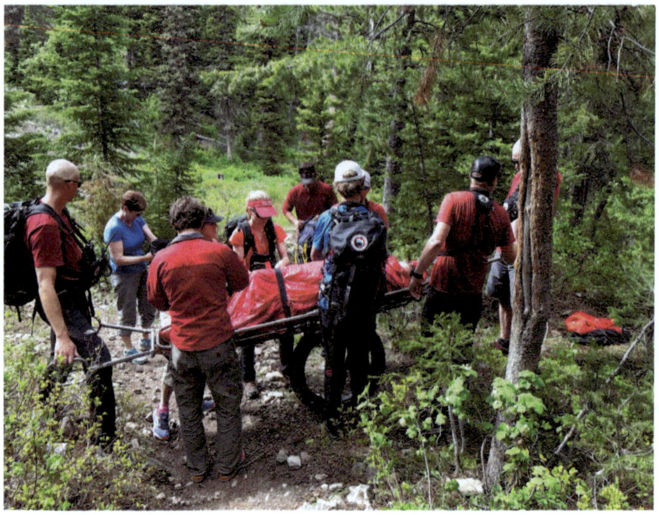

**Abbildung 21-8** Abtransport eines nach einem Mountainbikeunfall verletzten Patienten mittels Gebirgstrage mit Rad. Das Fahrgestell erleichtert den Transport, erfordert jedoch weiterhin erhebliche Ressourcen.

Mit freundlicher Genehmigung von Will Smith.

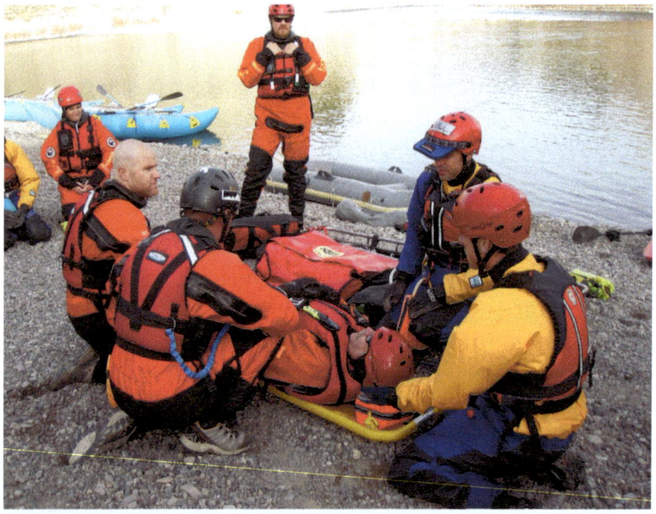

**Abbildung 21-9** Das Tragen einer persönlichen Schwimmweste ist bei Rettungsmaßnahmen am und im Wasser obligatorisch.

Mit freundlicher Genehmigung von Will Smith.

## Physiologische Schienung

Physiologisches Schienen ist ein Konzept, das nicht nur in der Wildnis, sondern das auf praktisch jede Verletzung in der Notfallmedizin angewendet werden kann. Das bedeutet, dass eine normale physiologische Stellung des verletzten Bereichs hergestellt und anschließend in dieser Position immobilisiert wird. Die grundlegenden Prinzipien der Immobilisierung bleiben unverändert: Bei Röhrenknochenfrakturen wird das Gelenk ober- und unterhalb der Verletzung, bei Gelenkverletzungen der Knochen ober- und unterhalb des betroffenen Gelenks ruhiggestellt.[12,25] Die distale Überprüfung der Durchblutung, Motorik und Sensorik sollte vor und nach jeder Schienung durchgeführt und anschließend kontinuierlich überwacht werden.

Die Anwendung physiologischer Schienungen in der Wildnis erfordert normalerweise viel mehr Polsterung als im konventionellen Rettungsdienst. Dies ist hauptsächlich auf die längeren Transportzeiten zurückzuführen, während der Patient aus einem abgelegenen Gebiet gerettet wird. Wichtig ist, zu gewährleisten, dass die Lagerung und die physiologische Schienung des Patienten zu Beginn korrekt durchgeführt werden. Mehr Polsterung reduziert nicht nur die allgemeinen Beschwerden, sondern fördert auch die normale neurovaskuläre Funktion und ermöglicht schnellere Rettungsmaßnahmen. Eine übereilte Patientenlagerung ohne geeignete physiologische Schienung und ausreichende Polsterung kann zu Verzögerungen bei der Rettung führen, wenn ein Patient neu gelagert werden muss.

Für die Behandlung von Notfallpatienten in der Wildnis, bei denen eine Immobilisation des ganzen Körpers erforderlich ist (einschließlich Einschränkung der Beweglichkeit der Wirbelsäule), ist der Einsatz der Vakuummatratze (**Abbildung 21-10**) zum Standard geworden. Wie bei jedem Hilfsmittel muss sie zunächst zur Einsatzstelle gebracht werden. Sie ist jedoch oft handlicher als die sonstigen Alternativen.[25] Kleinere Vakuumschienen können bei Verletzungen der Extremitäten verwendet werden. Wie bei einem Großteil der Rettungseinsätze in der Wildnis stehen jedoch möglicherweise nicht die idealen Hilfsmittel zur Verfügung. Es muss improvisiert werden, um dasselbe Ziel innerhalb der Patientenversorgung zu erreichen. Diese Situation, ist wie bereits beschrieben, ein weiteres Beispiel für das *„Ideal zu Real"*-Konzept.

## Überlegungen zu den Atemwegen

In der Notfallmedizin hat das Atemwegsmanagement höchste Priorität, was zur Etablierung des langjährigen ABC-Algorithmus (Airway, Breathing, Circulation) geführt hat. Die notfallmedizinische Versorgung in der Wildnis muss auch das Atemwegsmanagement berücksichtigen, manchmal sogar in einem noch höheren Maß. Während des Transports eines immobilisierten Patienten, insbesondere wenn er auf dem Rücken liegt, hat das Rettungsfachpersonal in der Wildnis möglicherweise nur eingeschränkte Möglichkeiten, die Atemwege zu überwachen und auf den Patienten zuzugreifen. Überlegungen zu den Atemwegen bezüglich eines möglichen Erbrechens und Verlegungen der Atemwege sind von größter Bedeutung. Elemente der technischen Rettung und Evakuierung müssen durch Lagerung und physiologische Schienung des Patienten abgewogen werden. Eine

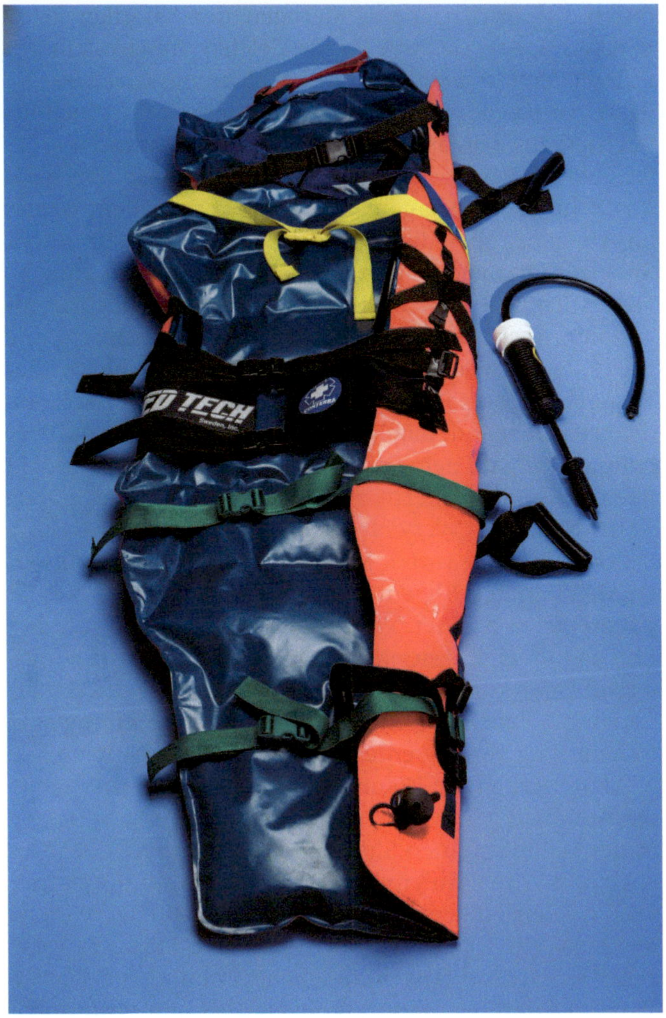

**Abbildung 21-10** Ganzkörper-Vakuummatratze, die zur physiologischen Schienung des gesamten Körpers verwendet wird.

Mit freundlicher Genehmigung von David Bowers.

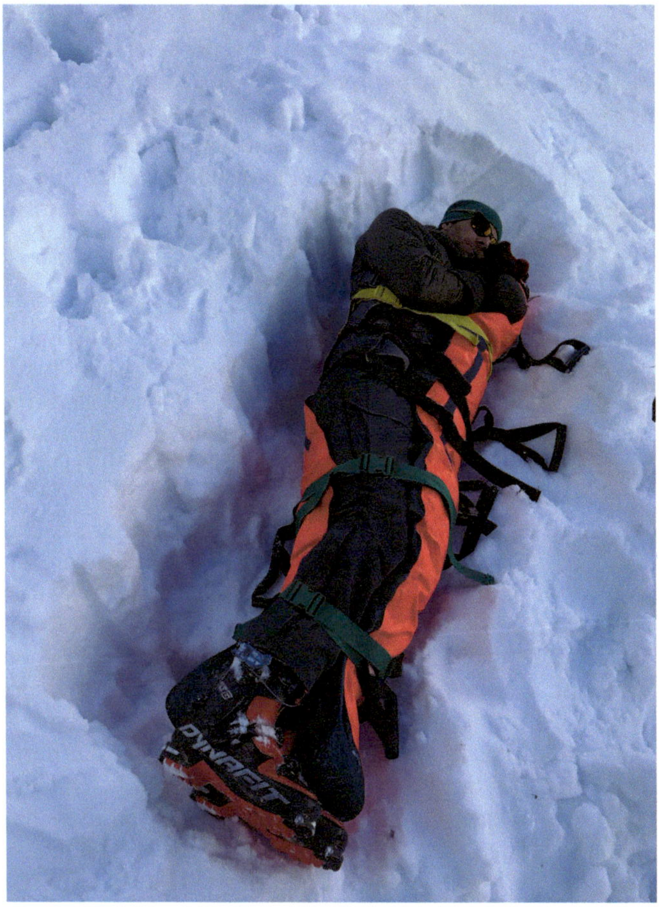

**Abbildung 21-11** Patient in Seitenlage auf einer Vakuummatratze gelagert, um eine physiologische Schienung zu erreichen und um seine Atemwege offen zu halten.

Mit freundlicher Genehmigung von Will Smith.

Seitenlagerung auf der Vakuummatratze ist eine mögliche Option. Dies würde dazu führen, dass Flüssigkeiten und Erbrochenes aufgrund der Schwerkraft mit höherer Wahrscheinlichkeit aus den Atemwegen abfließen (**Abbildung 21-11**). Zu den weiteren Überlegungen bei der Versorgung von Patienten über einen längeren Zeitraum hinweg gehört das Vorhersehen potenzieller Probleme, wie z. B. die Vorbehandlung eines Patienten mit einem Antiemetikum, wenn die Gefahr des Erbrechens besteht. Eine leicht zu verabreichende Option ist Ondansetron (Zofran) als oral auflösbare Tablette. Typische Antiemetika wie Metoclopramid (Paspertin) und atypische Wirkstoffe wie Droperidol (Xomolix) können in Betracht gezogen werden und haben eine additive Wirkung. Wie immer sollten Medikamente nur von Rettungsfachpersonal mit der entsprechenden Qualifizierung verabreicht werden; dies auszuführen würde aber über den Rahmen des Textes hinausgehen.

## Verletzungen und Bewegungseinschränkung der Wirbelsäule

Seit den Anfängen des organisierten Rettungsdienstes gibt es viele Diskussionen über die bestmögliche Versorgung sowohl von Wirbelsäulenverletzungen als auch vom Umgang mit vermuteten Verletzungen. Patienten mit einer vorhandenen Rückenmarksverletzung und einem offensichtlichen neurologischen Defizit folgen einem relativ klaren Behandlungspfad. Sie müssen im präklinischen Umfeld immobilisiert werden, um die Bewegung der Wirbelsäule bis zur endgültigen medizinischen Versorgung einzuschränken. Bei längeren Transportzeiten sollte idealerweise eine Vakuummatratze oder ein Hilfsmittel eingesetzt werden, das sich an die Konturen der Wirbelsäule anpasst, das ist besser, als dass sich der Rücken an ein hartes Rettungsbrett (Spineboard) anpassen muss.

Das größere Dilemma tritt bei der Versorgung nach Traumata in der Wildnis dann auf, wenn kein eindeutiges neurologisches Defizit vorliegt, aber eine Wirbelsäulenverletzung zu befürchten ist. Viele Jahre lang wurden Patienten allein aufgrund des Verletzungsmechanismus immobilisiert, in der Erwartung, dass eine instabile Verletzung zu einer tatsächlichen Rückenmarksverletzung und langfristigen Defiziten führen könnte. Die Behandlung im Hinblick auf eine mögliche Wirbelsäulenverletzung wurde zu einem Hauptbestandteil der Ausbildung von Rettungsdienstfachkräften. Die Bewegungseinschränkung der Wirbelsäule (auch als Wirbelsäulenimmobilisierung oder Wirbelsäulenstabilisierung bezeichnet) war ein wesentliches Merkmal der traditionellen Rettungsdienstversorgung. Viele Patienten wurden im Laufe der Jahre mit einem steifen Halskragen auf dem harten Rettungsbrett fixiert.

Zahlreiche Studien in den letzten Jahrzehnten haben dazu geführt, diese Behandlungsparadigmen zu überdenken (z. B. National Emergency X-Radiography Utilization Study [NEXUS],[43] Canadian Cervical-Spine Rule [CCR][44] und andere, die im Kapitel 9 *„Spinales Trauma"* besprochen werden). Dies reduzierte die Anzahl der Patienten, die wegen „einer möglichen Wirbelsäulenverletzung" immobilisiert wurde. Die Forschung hat gezeigt, dass die harte Lagerung und der Halskragen den Patienten oft schaden, ohne die beabsichtigten Vorteile zu bieten. Studien haben gezeigt, dass selbst bei gesunden Freiwilligen nach 30 Minuten mäßige Schmerzen und nach etwa 45 Minuten starke Schmerzen auftreten.[45] Weitere Probleme, die sich mit einer längeren Immobilisierung entwickeln, sind z. B. eine Beeinträchtigung der Atemwege, ein erhöhtes Aspirationsrisiko und Druckgeschwüre. Starre Halskrausen können im Zusammenhang mit der falschen Anwendung zu Komplikationen führen. Hierzu zählen die Erhöhung des intrakraniellen Drucks (ICP), eine Beeinträchtigung des zerebralen venösen Abflusses sowie eine zervikale Hyperextension.[46-48] Diese Komplikationen werden bei einer verlängerten Patientenversorgung noch zusätzlich verstärkt. Aus diesem Grund haben Rettungsorganisationen und Rettungskräfte in der Wildnismedizin für sich sehr früh den eingeschränkten Nutzen der Wirbelsäulenimmobilisation wahrgenommen.

Eine Ruhigstellung der Wirbelsäule in der Wildnis und die Versorgung über lange Distanzen haben dramatische Auswirkungen auf Transportentscheidungen, technische Rettungsrisiken und andere Einsatzdynamiken. Diese Risikoerhöhung für den Patienten und die Rettungskräfte muss mit dem geringen Risiko einer möglichen Rückenmarksverletzung in Einklang gebracht werden (in vielen Fällen bei einem normalen neurologischen Befund deutlich unter 1 %).[47]

Folgendes Beispiel soll den Entscheidungsfindungsprozess in der Wildnisrettung veranschaulichen:

Eine gesunde 22-Jährige stürzte beim Felsklettern in einer Schlucht etwa 20 m ab. Ihre Klemmkeile wurden durch den Sturz nacheinander aus ihren Verankerungen gerissen, sodass sie zwar bis zum Boden abgestürzt ist, ihr Sturz jedoch trotzdem von jedem dieser Anker kurzzeitig gebremst wurde. Sie trug einen Kletterhelm, war jedoch nach einem Kopfanprall an einen Felsen kurzzeitig bewusstlos. Nach einer einstündigen Wegstrecke durch die Schlucht treffen Sie gemeinsam mit Ihrem Teampartner am Unfallort ein—die Patientin ist wach und orientiert. Sie klagt über leichte Kopfschmerzen. Die neurologische Untersuchung und sonstige Untersuchungen sind unauffällig. Freunde der Kletterin hatten sie ermutigt, die ganze Zeit still liegen zu bleiben und sich nicht zu bewegen. Es ist Spätherbst, es wird langsam dunkel und die nächste Landemöglichkeit für einen Hubschrauber befindet sich auf dem Parkplatz am Eingang zur Schlucht in einer Stunde Entfernung, wo auch Ihr Einsatzfahrzeug steht. Nach der Wettervorhersage werden nachts erste Schneestürme erwartet. Muss die Patientin immobilisiert werden? Sollten Sie ein Team alarmieren, das mit einer Korbtrage und einer Vakuummatratze zu Ihnen stößt, und damit einen stundenlangen Rettungseinsatz initiieren? Oder können Sie mit ihr gemeinsam zurückmarschieren? Haben Sie Algorithmen zur Beurteilung und Behandlung von Patienten in ähnlichen Situationen?

Eine Reihe von Traumaexperten vertritt inzwischen die Auffassung, dass starre Bretter bei Rettungseinsätzen in der Wildnis keinen Sinn machen, auch nicht bei Verdacht auf Wirbelsäulenverletzungen.[25,39] Vakuummatratzen, die seit langer Zeit außerhalb der USA verwendet werden, entwickeln sich auch dort zum Standardwerkzeug, wenn eine Bewegungseinschränkung der Wirbelsäule indiziert ist. Diese Vorrichtungen sind verformbar und passen sich der Wirbelsäule an; sie können auch verwendet werden, um die Bewegung des Kopfes ohne eine starre Halskrause einzuschränken.

Ein Patient ohne nachweisbares neurologisches Defizit, aber mit starken Rückenschmerzen nach einem schweren Trauma hat möglicherweise eine instabile Wirbelsäulenverletzung, die ein Risikopotenzial birgt. Im Allgemeinen gilt in der Wildnis, dass ein Patient, der in der Lage ist zu gehen, dies auch sicher tun kann. Patienten, die nicht gehen können, sollten auch nicht dazu gezwungen werden.

Ein Beispiel für einen Todesfall, der durch eine Ruhigstellung der Wirbelsäulenbewegung verursacht wurde, kam 2006 in Cornish, New Hampshire, vor. Eine Patientin mit Sprunggelenksverletzung und V.a. Wirbelsäulenverletzung wurde mittels Spineboard immobilisiert und anschließend per Rettungsboot transportiert. Als das Boot sank, starb die Patientin durch die Rettung und nicht an ihren geringfügigen Verletzungen.[48] Solche Fälle müssen die Rettungsfachkräfte in der Wildnis daran erinnern, die tatsächlichen Risiken ihrer Einsatzentscheidungen sowie das mögliche Risiko einer Wirbelsäulenverletzung und der blinden Befolgung starrer Versorgungsstandards auszubalancieren.[25] Wenn ein Patient unter minimalen Schmerzen und ohne neurologische Symptome in der Lage ist, sich aus schwierigem Gelände selbst zu mobilisieren, ist dies im Allgemeinen die sicherste Option, die in Betracht gezogen werden sollte.

## Rettung aus der Wildnis

Der Abtransport von Patienten aus der Wildnis ist sowohl für den Patienten als auch für diejenigen, die den Patienten tragen, eine äußerst schwierige, zeitraubende und potenziell gefährliche Tätigkeit. Diejenigen, die über keine Einsatzerfahrung verfügen, unterschätzen die Zeit und die Schwierigkeiten einer Evakuierung aus der Wildnis im Allgemeinen um mindestens die Hälfte oder manchmal bis zu einem Faktor fünf für sehr schwierige Evakuierungen. Dies gilt insbesondere für die Rettung aus Höhlen. In einigen Fällen kann die Evakuierung mittels Hubschraubern die am besten geeignete Möglichkeit aus weit entfernten Gebieten oder schwierigem Gelände darstellen (**Abbildung 21-12**).[49]

Wenn jemand ohne Einsatzerfahrung meint: „Wir brauchen ungefähr zwei Stunden, um den Patienten hier rauszubringen", ist der Zeitrahmen wahrscheinlich deutlich länger. Rettungsfachkräfte in der Wildnis sollten davon ausgehen, dass die Evakuierung noch länger dauert, wenn sich der Patient in einer Höhle oder in anderen beengten Verhältnissen befindet, das Rettungsteam zu wenig Personal hat, das Gelände besonders schwierig oder wenn das Wetter schlecht ist. Dies ist besonders wichtig, wenn Sie feststellen, dass es dunkel wird oder sich das Wetter verschlechtert.

Die Gehfähigkeit des Patienten ist der entscheidende Faktor für die Evakuierungsgeschwindigkeit—sie übertrifft jede Tragemannschaft an Effizienz. Bei eingeschränkter oder fehlender Gehfähigkeit—z. B. im Rahmen einer Sprunggelenksfraktur – sind eine Rückentrage oder eine improvisierte Trage aus verfügbarem Material (Stöcke, Seile) indiziert.

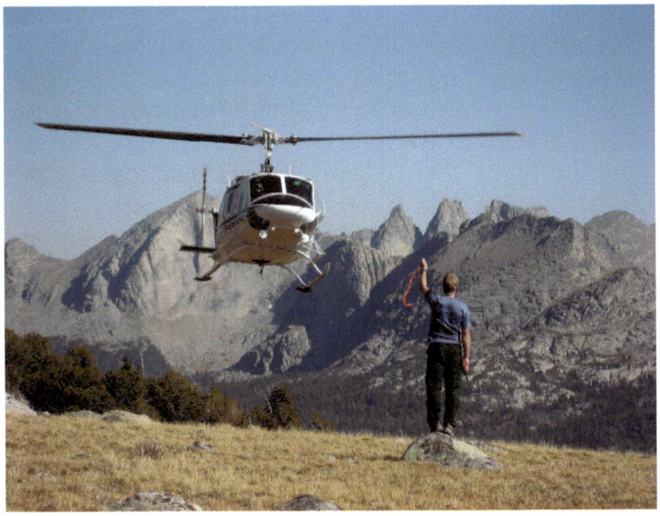

**Abbildung 21-12** Rettungshubschrauber reduzierten das Risiko eines prolongierten Rettungseinsatzes in unwegsamem Gelände, bergen jedoch ein eigenes, zeitlich begrenztes Risikopotenzial. Dieses Restrisiko ist bei jeder Evakuierungsentscheidung in der Wildnis individuell zu evaluieren.

Mit freundlicher Genehmigung von Will Smith.

# Weitere Überlegungen zur Patientenversorgung in der Wildnis

## Grundsätze der Patientenbeurteilung

Während die eigentliche Patientenbeurteilung bei Einsätzen in der Wildnis nichts Ungewöhnliches ist, sind die Rettungsfachkräfte aber in der Regel viel länger mit einem Patienten gebunden. Der Verlauf der Vitalwerte und vor allem die Veränderungen des mentalen Zustands geben dem Rettungsfachpersonal bei längerer Verweildauer einen besseren Überblick, wie sich ihre Maßnahmen auf den Zustand des Patienten auswirken. Der mentale Status wird als das wichtigste Vitalzeichen betrachtet. Er stellt sicher, dass die drei wichtigsten kritischen Systeme (Kreislauf, Atemwege, Nervensystem) funktionieren. Andere klassische Vitalzeichen, wie der Blutdruck, sind in der Wildnis manchmal völlig unpraktikabel. Eine Schulung zur Interpretation eines normalen mentalen Status und des Vorhandenseins eines Radialpulses und dessen Frequenz und Qualität kann alle Details enthalten, die für eine Beurteilung des Patienten in der Wildnis erforderlich sind.

## MARCH PAWS

Die anfängliche Beurteilung des Patienten bleibt unabhängig von der Umgebung gleich. Der Fokus der Aufmerksamkeit liegt zunächst auf den großen Lebensbedrohungen, die noch am Unfallort sofort behandelt werden müssen. Ein systematischer Ansatz, der im Einklang mit PHTLS steht, könnte der vom Militär entwickelten MARCH PAWS-Merkhilfe folgen. Dieser Ansatz hat sich in vielen Bereichen der Militärmedizin durchgesetzt.[50] Es wurden auch Anpassungen von MARCH PAWS für Kletterer und Kletterrettungsexperten veröffentlicht.[51]

***M-Massive hemorrhage*** *(Massive Blutung):* Am Ort der Verletzung sollte die erste Priorität der Versorgung darin bestehen, eine massive Blutung zu erkennen und zu stoppen. Dies wird durch eine erste Suche nach Blutungen (blood sweep) an den Extremitäten und den proximalen Blutungsstellen (Axilla und Leiste) festgestellt. Anschließend wird eine Beckenbeurteilung durchgeführt, wobei bei instabilem Becken die frühzeitige Anlage einer Beckenschlinge in Betracht gezogen wird.

**A-Airway** *(Atemwege):* Eine einfache Beurteilung der Atemwege bei wachen Patienten erfolgt, indem man sie nach ihrem Namen fragt und die Situation beschreiben lässt. Bei bewusstlosen Patienten kann ein einfaches Anheben des Kiefers (*jaw thrust*) einen blockierten Atemweg beseitigen. Ein Nasopharyngealtubus (*Wendl-Tubus*) ist ein einfaches Hilfsmittel und kann zum Schutz der Atemwege platziert werden. Bei schweren Kiefer- und Gesichtstraumata – insbesondere bei V.a. Schädelbasisfraktur – ist die Anlage eines nasopharyngealen Atemwegs relativ kontraindiziert und muss individuell kritisch abgewogen werden. Manchmal ist eine Seitenlagerung für ein temporäres Atemwegsmanagement ausreichend. Eine schnelle Narkoseeinleitung (RSI) mit anschließender Intubation sollte nur von sehr erfahrenen und geschulten Rettungsdienst- oder Gesundheitsfachpersonal durchgeführt werden, die das Intubieren unter schwierigen Bedingungen geübt haben. Eine chirurgische Koniotomie kann von entsprechend ausgebildeten und qualifizierten Rettungsfachkräften als definitive Atemwegssicherung in Betracht gezogen werden – bei klarer klinischer Indikation sollte sie jedoch frühzeitig und ohne Verzögerung durchgeführt werden.

**R- Respirations** *(Atmung):* Die Beurteilung der Atmung kann mit den herkömmlichen Hilfsmitteln wie einem Stethoskop und einem Pulsoxymeter durchgeführt werden. In manchen Situationen in der Wildnis jedoch können noch weitere Fähigkeiten zur Beurteilung des Patienten, wie das Abtasten des Brustkorbs, erforderlich sein. Sekundäre Befunde wie ein subkutanes Emphysem oder Krepitationen im Zusammenhang mit einer Rippenfraktur können zur klinischen Diagnose eines Pneumothorax führen.

**C-Circulation** *(Kreislauf):* Ein Hauptziel der Kreislaufbeurteilung ist die Beurteilung, ob ein Patient Anzeichen eines Schocks aufweist. Eine Gesamtbeurteilung des Kreislaufstatus des Patienten sollte auf der Grundlage des Bewusstseinszustandes und des allgemeinen Erscheinungsbildes vorgenommen werden. Bei einem vigilanzgeminderten oder verwirrten Patienten sollte man davon ausgehen, dass er Anzeichen eines Schocks aufweist, und ihn entsprechend behandeln. Das Vorhandensein von zentralen (Karotis, Femoralis) und distalen (Radialis, Tibialis posterior, Dorsalis pedis) Pulsen sollte sorgfältig geprüft und überwacht werden.

**H-Head/Hypothermie** *(Kopf/Unterkühlung):* Eine erste grobe neurologische Untersuchung sollte durch geführt werden, um den Bewusstseinszustand des Patienten zu beurteilen. Ein Patient kann als "wach" (alert), "reagiert auf Sprache" (verbal), "reagiert auf Schmerz" (pain) oder "nicht ansprechbar" (unresponsive) (AVPU) eingestuft werden. Bei einem Patienten mit Verdacht auf eine mittelschwere oder schwere Kopfverletzung besteht die Priorität der Versorgung darin, Hypoxie, Hypotonie und Hypoglykämie zu verhindern. In dieser Phase der Untersuchung sollte der Patient für eine vollständige Untersuchung entkleidet werden. Nasse Kleidung sollte entfernt werden, und es muss darauf geachtet werden, eine Unterkühlung zu verhindern, indem der Patient in warme, trockene Kleidung gepackt und mit einer Isomatte oder einer anderen Barriere vom Boden isoliert wird.

**P-Pain** *(Schmerzen):* Nachdem die ersten lebensrettenden Maßnahmen im Rahmen der MARCH-Beurteilung abgeschlossen sind, sollten Sie sich als Nächstes um die Behandlung der Schmerzen des Patienten kümmern. Bei einem wachen und agilen Patienten kann dies durch die Verabreichung einer Dosis Paracetamol geschehen. Nichtsteroidale Antirheumatika (NSAIDs) wie Ibuprofen oder Naproxen sollten aufgrund ihrer thrombozytenaggregationshemmenden Wirkung vermieden werden, wenn die Gefahr von Blutungen besteht. Meloxicam ist ein alternatives langwirksames NSAID, dass die Blutungszeit nicht beeinflusst und bei Traumata sicherer eingesetzt werden kann. Medizinische Fachkräfte, die reglementierte Substanzen wie Fentanyl oder Ketamin mit sich führen, sollten sich an ihre lokalen Algorithmen zur Dosierung und Handhabung halten.

**A-Antibiotics** *(Antibiotika):* Eine frühzeitige Antibiotikagabe, idealerweise innerhalb von 6 Stunden nach einer traumatischen Verletzung, kann sich als indiziert erweisen. Es sollte ein Breitspektrumantibiotika verwendet werden, das die wahrscheinlichsten Erreger von traumatischen Verletzungen abdeckt. Doxycyclin ist eine ausgezeichnete Wahl für Reisende, da es zur Behandlung zahlreicher Erkrankungen eingesetzt werden kann, einschließlich Haut-, Atemwegs- und Magen-Darm-Infektionen (GI). Steht ein Antibiotikum zur Verfügung, kann es durch entsprechend qualifiziertes Rettungs- und Gesundheitsfachpersonal intramuskulär oder intravenös verabreicht werden. Wenn ein Rettungsteam nur ein Antibiotikum mit sich führen möchte, empfehlen einige für

Infektionskrankheiten zuständige Behörden in der Wildnis die Verwendung von Ceftriaxon (Rocephin).[52] Die Fachkräfte müssen vor der Verabreichung von Medikamenten immer auf bekannte Arzneimittelallergien achten, um das Risiko einer Anaphylaxie zu verringern, die den Zustand des Patienten weiter verkompliziert und neue Versorgungsprobleme schafft.

***W-Wounds*** *(Wunden):* Die Wundreinigung und Wundversorgung sollte vor Lagerung und dem Transport eines Patienten durchgeführt werden. Als allgemeine Regel gilt: Solange das Wasser trinkbar ist, ist es sauber genug für die Wundspülung. Die Wunde sollte grob dekontaminiert und von Verunreinigungen befreit werden, anschließend sollte sie ausgiebig gespült und mit einem sterilen oder sauberen Verband versorgt werden.

***S-Splinting*** *(Schienen):* Das Anlegen einer modifizierten Schiene sorgt bei einem Patienten mit einer Fraktur oder einer schweren Weichteilverletzung für eine erhebliche Schmerzlinderung. Eine einfache Ruhigstellung, wie z. B. die Immobilisierung der verletzten Extremität – etwa durch Anlage eines Armtragetuchs bei Schulterluxation oder durch Schienung einer Sprunggelenksfraktur mittels Trekkingstöcken – kann vorhandene Schmerzen erheblich verbessern und den Patiententransport wesentlich erleichtern.

## Verlängerte Erstversorgung (Prolonged Field Care)

Wie bereits zuvor beschrieben, findet sich Wildnismedizin in vielen verschiedenen Kontexten in abgelegenen Umgebungen, die eventuell militärischen und sehr rauen Bedingungen ähneln können. Da sich militärische Konflikte in andere abgelegenere Gebiete der Welt verlagert haben, wurde die Arbeitsgruppe „Prolonged Field Care" (PFC) eingerichtet, die sich auf die medizinische Versorgung und die Traumabehandlung in langwierigen Behandlungssituationen von Stunden bis Tagen konzentriert. Die Gruppe hat 10 grundlegende Fertigkeiten zur verlängerten Erstversorgung identifiziert, um das Training für diese Versorgungssituationen zu fokussieren (**Tabelle 21-1**).[53] Praktisch alle Lernerfahrungen aus der Patientenbetreuung können zwischen der Versorgung in der Wildnis und der verlängerten Erstversorgung im Militär ausgetauscht werden.

## Ausscheidungen (Wasserlassen/Stuhlgang)

Die in einem beliebten Kinderbuch[54] beschriebene Wahrheit „Alle müssen mal aufs Klo" trifft auch auf Patienten in der Wildnis zu. Angesichts der relativ kurzen Transportzeiten im städtischen Umfeld besteht für die meisten Patienten kein Ausscheidungsbedürfnis. Traumapatienten müssen während ihrer präklinischen Versorgung und ihrer Behandlung in der Notaufnahme fast nie stuhlen. Wenn Sie sich jedoch um einen Patienten kümmern, der sich einen Tag oder länger in der Wildnis aufhält, und es mehrere Stunden dauert, um zum Patienten zu gelangen, ist es sehr viel wahrscheinlicher, dass der Patient urinieren oder Stuhlgang lösen muss, insbesondere dann, wenn es sich bei dem Einsatz um einen längeren Einsatz handelt.

Haben Sie Versorgungsmaterialien für den Patienten vorrätig, wie Einwegunterlagen, um diese unter den Patienten zu legen, und einige Hygienetücher. Dazu gehören auch Windeln für Erwachsene, die nach dem Urinieren oder Stuhlen des Patienten ausgewechselt werden können (**Abbildung 21-13**). Legen Sie einen Halt ein, damit der Patient urinieren oder stuhlen kann. All dies sind sinnvolle Maßnahmen. Es ist für Männer und Frauen möglich, zu urinieren, wenn diese auf einer Vakuummatratze in einer Schleifkorbtrage liegend **Abbildung 21-14** immobilisiert sind. Dafür muss die Lagerung gut geplant und die Trage am Fußende abgekippt werden. Für Frauen wird ein kleiner Trichter benötigt, der auf Rucksackreisen häufig von Frauen mitgenommen wird, um das Wasserlösen zu vereinfachen. Dem Patienten kann nach dem richtigen Training sogar ein Blasenkatheter eingelegt werden.

Patienten, die längere Zeit auf dem Rücken liegen, neigen zu Dekubitusgeschwüren. Diese Wunden können am Ende sogar eine Operation oder ein Débridement erfordern, was dann zu längeren Krankenhausaufenthalten führt. Es gibt Patienten, die an einer Infektion und anderen Komplikationen dieser Wunden versterben. Wenn Patienten für längere Zeit (es reichen wenige Stunden, nicht einmal Tage) im eigenen Urin und Kot liegen, treten Dekubitusgeschwüre deutlich häufiger auf. Wenn die Patientenversorgung und der Transport nur wenige Minuten dauern, dann sind Urin und Kot kein wirkliches Problem. Wenn jedoch Rettungsdienstfachkräfte erst nach einem mehrstündigen Einsatz den Patienten in das Zielkrankenhaus bringen und dieser in seinem eigenen Stuhl und Urin liegt, dann ist die Wahrscheinlichkeit von Dekubitusgeschwüren und einer daraus resultierenden Sepsis sehr viel höher.

## Nahrungsmittel- und Wasserbedarf

Alle Patienten, denen Sie in der Wildnis begegnen, haben Hunger, sind durstig und unterkühlt – also hypoglykämisch, hypovolämisch und hypotherm. Nahrungsmangel bedingt mehr als nur Unterzuckerung und nicht alle Patienten, die unzureichend Nahrung zu sich genommen haben, müssen eine signifikante Hypoglykämie aufweisen. Dehydrierung

**Tabelle 21-1** Die 10 Kernfertigkeiten zur verlängerten Erstversorgung in abgelegenen Einsatzgebieten

| Fertigkeiten | Minimum | Besser | Bestmöglich |
|---|---|---|---|
| 1. Überwachung des Patienten, um einen nützlichen Trend der Vitalwerte zu erhalten | Blutdruckmanschette, Stethoskop, Pulsoxymeter, Blasenkatheter (zur Messung der Urinausscheidung), Bewusstseinszustand und Fähigkeit zur Bewertung der Messwerte | Kapnometrie | Überwachungsmonitor, um Vitalwerte automatisch in regelmäßigen Abständen erfassen zu können. |
| 2. Kreislaufstabilisierung über Kristalloide und Kolloidale Infusionen hinaus | Transfusionsset zur Frischbluttransfusion | Vorhaltung von Kristalloiden, die auch für eine Versorgung bei schweren Verbrennungen und/ oder geschlossenen Verletzungen verfügbar sind (2 bis 3 Kisten mit Ringer-Lactat-Lösung oder Ringer-Acetat; hypertonische Salzlösung); Erwägung der Vorhaltung von gefriergetrocknetem Plasma, Infusionswärmer | Halten Sie einen Vorrat an Erythrozytenkonzentraten und frischem gefrorenem Plasma bereit und lassen Sie typspezifische Spender zur sofortigen Entnahme einer Vollblutspende ermitteln |
| 3. Den Patienten ventilieren/ oxygenieren | Beatmen Sie mit positivem endexspiratorischem Druck (PEEP) mittels einer Beutel-Maske-Beatmung (Keine Langzeitbeatmung ohne PEEP ansonsten besteht die Gefahr, ein ARDS zu entwickeln). | Durch einen Sauerstoffkonzentrator kann dem Patienten zusätzlich Sauerstoff ($O_2$) verabreicht werden | Tragbares Beatmungsgerät (z. B. Eagle: Uni-Vent, Zoll: Z-Vent, oder ähnliche Geräte) mit zusätzlichem O2 |
| 4. Sichere Kontrolle der Atemwege | Die Einsatzkraft ist fähig, eine Koniotomie unter Ketamin durchzuführen. | Fähigkeit, eine Langzeitsedierung des Patienten durchzuführen | Führen Sie eine verantwortungsvolle Schnelleinleitung mit anschließender Sicherung der Atemwege durch, zusätzlich eine Langzeitsedierung (einschließlich Absaugung und Relaxierung bei ausreichender Sedierung) |

(*Fortsetzung nächste Seite*)

**Tabelle 21-1** Die 10 Kernfertigkeiten zur verlängerten Erstversorgung in abgelegenen Einsatzgebieten (*Fortsetzung*)

| Fertigkeiten | Minimum | Besser | Bestmöglich |
|---|---|---|---|
| 5. Sedierung und Schmerzkontrolle durchführen, um die genannten Versorgung durchzuführen | Titrieren Sie zur Analgesie i. v. Opiate | Ausbildung zur Sedierung mit Ketamin (und gegebenenfalls zusätzlich Midazolam) | Praktische Erfahrung in der Langzeitsedierung und deren Erhaltung unter Verwendung von i. v. Morphin, Ketamin, Midazolam, Fentanyl und weiteren Medikamenten |
| 6. Körperliche Untersuchungs-/Diagnosemaßnahmen einsetzen, um mögliche Probleme zu entdecken | Führen Sie eine körperliche Untersuchung ohne erweiterte Diagnostik durch, um mögliche nicht sichtbare Verletzungen (z. B. abdominale Blutungen, Kopfverletzungen) aufzuspüren | Ausbildung in erweiterten Diagnostikmethoden wie Ultraschall, Vor-Ort-Labortests usw. | Erfahrung in beiden Bereichen |
| 7. Für Pflege, Hygiene und Komfort sorgen | Stellen Sie sicher, dass der Patient sauber, warm, trocken, gepolstert und katheterisiert ist, und sorgen Sie für eine grundlegende Wundversorgung | Oberkörperhochlagerung, Wundreinigung, Spülungen durchführen, Nass-trocken-Verbände anlegen, Magensonde einlegen | Erfahrung in beiden Bereichen |
| 8. Erweiterte chirurgische Maßnahmen durchführen | Thoraxdrainage, Koniotomie | Fasziotomie, Wunddebridement, Amputation usw. durchführen | Erfahrung in beiden Bereichen |
| 9. Telemedizinische Konsultation durchführen | Kommunizieren Sie zuverlässig, stellen Sie den Patienten vor und geben Sie den Verlauf der wichtigsten Vitalzeichen weiter | Laborwerte und Ultraschallbilder weitergeben | Videokonferenz (Telemedizin) |
| 10. Patienten für einen Flug vorbereiten | Seien Sie vertraut mit den physiologischen Stressoren bei Flügen | Ausbildung für den Intensivtransport | Erfahrung in der Intensivpflege/-transport |

Reproduziert aus Keenan S, Riesberg JC. Prolonged field care: beyond the „Golden Hour." Wilderness Environ Med 2017; 28 (2S): S138.

ist mehr als ein Volumenmangel, der sich primär auf das intravasale Volumen im Blutgefäßsystem bezieht. Dehydrierte Patienten haben auch aus ihren Zellen und den Zellzwischenräumen Flüssigkeit verloren. Im städtischen Rettungsdienst wird generell weder Flüssigkeit noch Nahrung über den Mund zugeführt. Dafür gibt es zahlreiche gute Gründe. Ein Patient wird während eines Transports von wenigen Minuten weder verhungern noch verdursten.

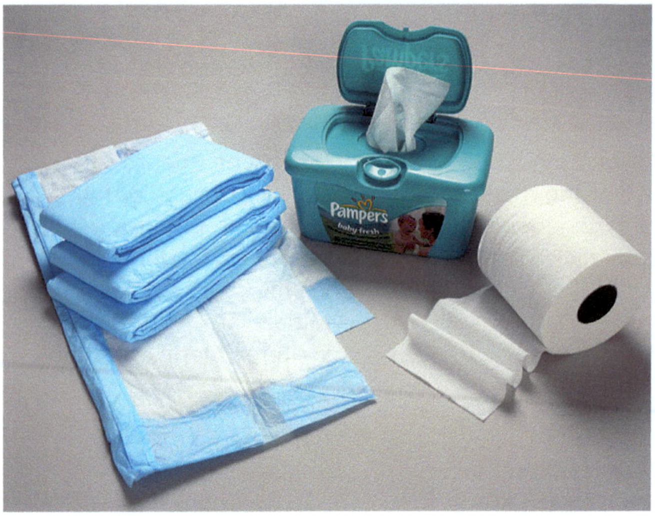


**Abbildung 21-13** Hygieneartikel.



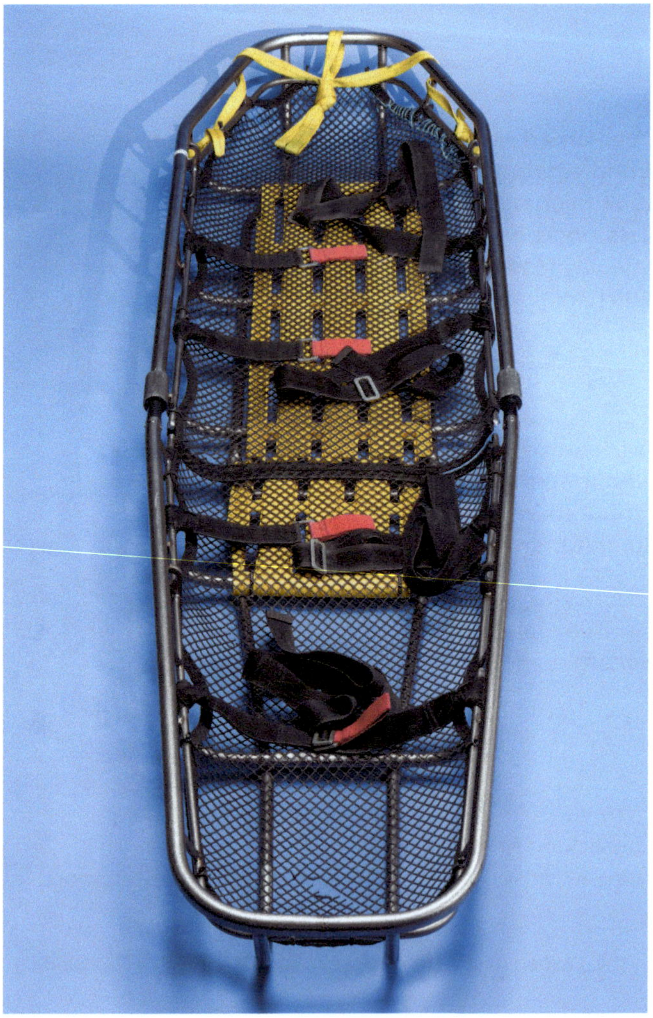

**Abbildung 21-14** Schleifkorbtrage: Einige Modelle bestehen aus Titan für einen leichteren Transport und lassen sich halbieren.



Wenn ein aus der Wildnis geretteter Patient operativ versorgt werden muss, dann dauert es einige Zeit, um den Patienten in das Zielkrankenhaus zu transportieren, in der Notaufnahme zu untersuchen und auf den Eingriff im Operationssaal vorzubereiten. Daher ist es bei diesen Patienten wichtig, dass der Patient die Kalorienaufnahme und Flüssigkeitszufuhr beibehält, da sich die Transportzeiten im Allgemeinen verzögern. Obwohl der Magen mehrere Stunden vor der Anästhesie nüchtern gehalten werden sollte, darf das Rettungsfachpersonal einen wachen und orientierten Patienten, der sicher schlucken kann, mit Essen und Wasser versorgen.[55,56] Das gilt auch, wenn ein Rettungshubschrauber eine ansonsten längere Rettungsaktion beschleunigen kann. Die Krankenhäuser sind in der Lage, Patienten mit „vollem" Magen zu versorgen; auch der verunfallte Patient eines Autounfalls gilt immer als nicht nüchtern.

Erbrechen und Aspiration sind immer eine Gefahr und eine sorgfältige Überwachung der Atemwege des Patienten ist immer wichtig (z. B. Seitenlagerung bei langen Transportzeiten, selbst wenn der Patient eine Ganzkörperimmobilisierung benötigt). Die Rettungsfachkräfte können weiterhin versuchen, ihren Patienten Nahrung und Wasser anzubieten, auch wenn diese sich ein oder zweimal übergeben haben. Häufige kleine Schlucke können in vielen Situationen den Patienten mit Flüssigkeit versorgen. Dieses Konzept hat das Handeln in vielen Kinderkliniken verändert, in denen die intravenöse Hydratation, die Kerntherapie bei kindlichem Erbrechen war und nun durch eine orale Hydratation ersetzt wurde. Dies ist eine gute Nachricht für alle Einsatzkräfte, die Patienten in der Wildnis versorgen.

Bei der Zusammenstellung von medizinischem Einsatzmaterial sollten daher Salzlösungen zur oralen Rehydrierung eingeplant werden. Denken Sie auch an kalorienreiche Snacks mit geringem Packvolumen in Form von Gels. Lebensmittel mit hohem Zuckergehalt können leicht absorbiert werden und bieten während der Evakuierungsphase hochkalorisch Energie für den Verletzten.

## Hängetrauma

Das Hängetrauma wird mit vielen Begriffen bezeichnet: **Suspensionssyndrom**, durch Gurtzeug induzierter Tod, orthostatische Intoleranz oder Harness-Hang-Syndrom.[51] Die eigentliche Pathophysiologie ist eine Kaskade von Ursachen, die sich zu einem Syndrom kumulieren und letztendlich in einem Schock münden. Dieser entsteht durch die Blutansammlungen in den hängenden unteren Extremitäten, während der Körper ohne Bewegung für eine längere Zeit aufrecht gehalten wird.[51,57] Obwohl es selten vorkommt, stellt es bei vielen Aktivitäten in der Wildnis ein ernstes Risiko dar.

Viele Freizeitsportler (z. B. Bergsteiger, Höhlenforscher), die einen Klettergurt tragen und deren Beine in abhängender Position bewegungsunfähig werden können, sind anfällig für dieses Syndrom. Andere Berufsgruppen, wie Industriearbeiter, Angehörige des Militärs (Fallschirmspringer), Zirkusartisten und Stuntmen, die im Rahmen ihres Berufes vertikal hängen, könnten einer ähnlichen Pathophysiologie ausgesetzt sein. Um diese Patientengruppen erreichen und versorgen zu können, müssen Rettungsfachkräfte in der Wildnis mit sehr steilem Gelände vertraut und geübt sein (**Abbildung 21-15**).

Das Hängetrauma kann zusätzlich durch Hypovolämie (z. B. Blutung, Dehydratation), Vasodilatation (z. B. Hitze, Infektion) oder andere Faktoren, welche die körpereigenen Mechanismen zur Aufrechterhaltung der Homöostase beeinträchtigen (z. B. verbotene oder verschriebene Medikamente, Alkohol), verschlimmert werden. Wache stehende Soldaten werden darauf trainiert, ihre Wadenmuskulatur ständig mit kleinen Bewegungen anzuspannen. Diese Bewegungen wirken wie eine Pumpe, um den venösen Rückfluss zum Herzen zu verbessern. Durch das Zusammenziehen dieser Muskeln und durch die Venenklappen der unteren Extremitäten wird der Rückfluss des Blutes in den zentralen Kreislauf unterstützt. Ohne diesen venösen Pumpmechanismus kann sich das Hängetrauma innerhalb von Minuten entwickeln und in nur 10 Minuten zum Tod führen, wenn der Patient in aufrechter Position verbleibt. Mortimers wegweisende Publikation aus dem Jahr 2011 in *„Wilderness and Environmental Medicine"* bietet umfangreiche Fallanalysen von Hängetraumata.[58]

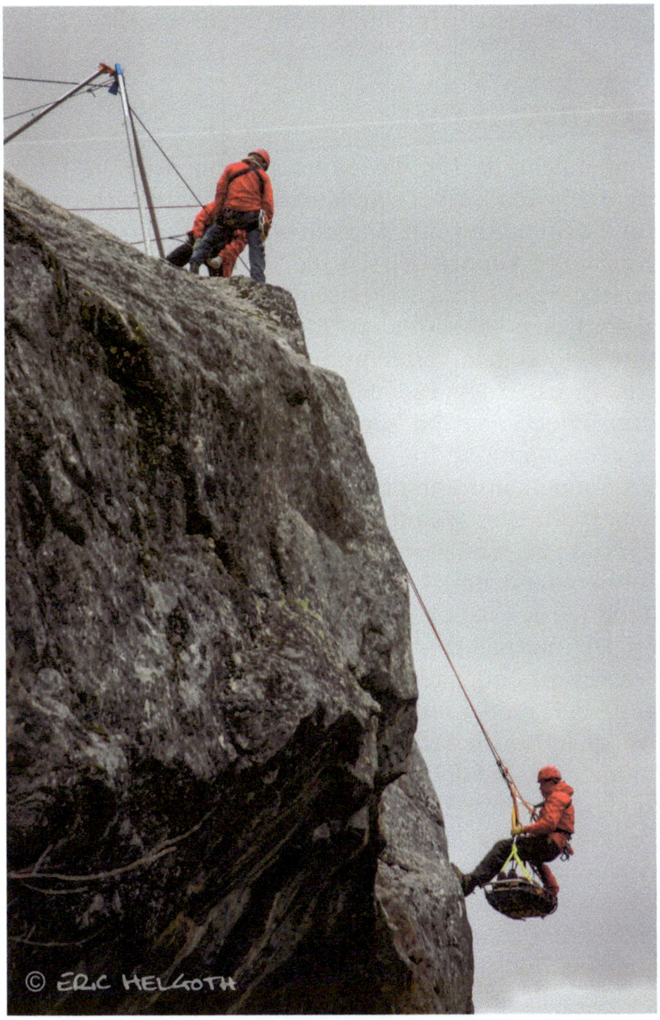


**Abbildung 21-15** Technische Fertigkeiten im Steilgelände sind für wildnismedizinische Einsatzkräfte unabdingbar – sowohl zur Versorgung von Patienten mit potenziellem Hängetrauma als auch zur Prävention eines eigenen Hängetraumas.

Mit freundlicher Genehmigung von Eric Helgoth

Wenn ein Patient in einer passiven Position hängt, sammelt sich Blut in den unteren Extremitäten. Obwohl kein Blut verloren geht, wird ein relativer hypovolämischer Zustand erzeugt. Einige Experten schätzen, dass sich bis zu 60 % des Blutvolumens des Körpers in den unteren Extremitäten ansammeln kann. Dies reduziert die Vorlast des Herzens drastisch, sodass es nicht in der Lage ist, bei nachfolgenden Kontraktionen ausreichend Blut zu pumpen. Aufgrund dieses verminderten Blutflusses wird das Gehirn schnell in Mitleidenschaft gezogen und der Patient verliert das Bewusstsein. Dies wird auch als posturale Synkope bezeichnet. In den meisten normalen und unbelasteten Situationen fällt der Patient auf den Boden und bleibt waagerecht liegen, wodurch die Blutversorgung des Gehirns wiederhergestellt wird. Bei einer technischen Höhenrettung hängt der Patient jedoch häufig aufrecht und die Schutzmechanismen des Körpers werden ausgeschaltet; wenn nicht schnell gehandelt wird, führt dies unmittelbar zum Tod.[51]

Es wird angenommen, dass zusätzlich zum venösen Pooling und verminderter Vorlast des Herzens maladaptive Reaktionen zum hämodynamischen Kollaps beim Hängetrauma beitragen. Vermutlich tragen Hyperkaliämie und übersäuertes Blut zur Morbidität und Mortalität bei, wenn diese Patienten reanimiert werden müssen. Gepooltes Blut kann relativ hypothermisch werden und eine systemische Unterkühlung verursachen, wenn es dem zentralen Kreislauf wieder zugeführt wird. Es gibt Vermutungen, dass sich bestimmte Asphyxieprobleme überlappen, die durch Gurte, welche den Thorax einengen, die Positionierung des Patienten und eine Verlegung der Atemwege verursacht werden. Diese könnten möglicherweise die Änderungen des mentalen Status und die Sterblichkeit bei diesen Patienten verstärken. Während diese zusätzlichen Faktoren eine Rolle spielen können, bleiben andere pathophysiologische Parameter weiterhin unklar.[59]

Die Behandlungsempfehlungen für das Hängetrauma konzentrieren sich darauf, den Patienten so schnell wie möglich in eine Rückenlage zu bringen. Nach diesem entscheidenden Schritt können Rettungsfachkräfte in der Wildnis mit der üblichen BLS- und ALS-Behandlung beginnen und den Patienten schnell in das Zielkrankenhaus zu bringen. Besorgniserregende Fallberichte zum „Bergungstod“[51,59] dokumentieren Fälle, bei denen Patienten unmittelbar nach Befreiung aus prolongierter Hängeposition einen Herzstillstand erlitten. Frühere Empfehlungen gingen davon aus, dass eine verzögerte Rettung und das langsame Entfernen des Gurtsystems zu einer geringeren Morbidität und Mortalität führen könnten. Dies wird jedoch nicht mehr empfohlen. Mortimer und andere haben gezeigt, dass die sofortige Lagerung in Rückenlage die beste Chance für den Patienten darstellt, die kardiozerebrale Perfusion wiederherzustellen.[58-60] Behandlungsstandards für das Crush-Syndrom und andere Ursachen einer Rhabdomyolyse legen nahe, dass die Infusionstherapie und möglicherweise auch die Alkalisierung des Harns durch das den Infusionen zugesetzte Natriumbikarbonat vorteilhaft sein kann. Eine vertiefte Diskussion würde an dieser Stelle den Rahmen dieses Textes überschreiten.

Patienten mit einem möglichen Hängetrauma sollten, auch wenn keine eindeutigen äußeren Symptome vorliegen, präklinisch und innerklinisch medizinisch beurteilt werden. Anzeichen und Symptome einer verzögerten Rhabdomyolyse (Muskelabbau) und Nierenversagen können sich während der Rettung oder zu einem späteren Zeitpunkt entwickeln.

Wenn ein Patient oder ein Retter für einen bestimmten Zeitraum in einer senkrechten Position hängen bleibt, sollte er sofort Hilfe anfordern. Versuchen Sie, sich selbst zu retten und sich aus der Situation zu befreien. Wenn eine Selbstrettung nicht möglich oder der Verunglückte erschöpft ist, sollte versucht werden, die Beine abzustützen, anzuheben oder zu bewegen, um eine Blutansammlung zu verringern. Eine weitere präventive Maßnahme wäre, den normalen venösen Pumpmechanismus des Körpers zu aktivieren, indem die Waden- und Beinmuskeln zusammengezogen werden, um das Blut in den zentralen Kreislauf zurückzuführen. Wenn Sie gegen eine Felswand stoßen oder eine Reihe von Bandschlingen verwenden, um etwas dagegen zu unternehmen, kann sich das Fortschreiten des Hängetraumas verzögern. Obwohl dieser lebensbedrohliche Zustand bereits seit Langem in der Fachliteratur beschrieben ist, wurde seine Pathophysiologie erst in jüngerer Zeit vollständig verstanden und darauf basierend aktualisierte Behandlungsempfehlungen formuliert.

Zusammenfassend kann gesagt werden, dass die beste Behandlung des Hängetraumas darin besteht, den Patienten so schnell wie möglich in die Rückenlage zu bringen und den Blutfluss zu den lebenswichtigen Organen wiederherzustellen. Anschließend werden die üblichen Versorgungsstandards fortgeführt.

## Augen-/Kopfschutz

Achten Sie während der Evakuierung sorgfältig darauf, dass Sie Ihren Patienten vor iatrogenen Verletzungen schützen, und stellen Sie sicher, dass alle Rettungsfachkräfte über die für die Einsatzstelle geeignete PSA (z. B. Helm, Schutzbrille) verfügen. Eine geringfügige Kopfverletzung kann durch wiederholte Erschütterungen des Gehirns verschlimmert werden, falls Ihr Patient während der Evakuierung abrutscht, fällt oder seinen Kopf an einem Felsen anschlägt. Wenn Sie eine Person durch Büsche und Bäume tragen oder unbemerkt Trümmer auf Ihren Patienten fallen, kann dies zu Augenverletzungen führen. Schützen Sie Ihren Patienten deshalb mit einem Helm und mit einer Schutzbrille. Rettungstragen beinhalten manchmal einen Gesichts- und Kopfschild.

## Sonnenschutz

Sonnenlicht ist für die Synthese von Vitamin D im menschlichen Körper unerlässlich und wirkt sich positiv auf die Stimmung aus. Die ultravioletten (UV-) Strahlen der Sonne können jedoch die Haut schädigen. Akute Verletzungen können oberflächliche, partielle und in einigen Fällen bei besonders intensiver Sonnenexposition eine vollständige Verbrennung durch die Sonne umfassen. In extremen Fällen kann ein Sonnenbrand sogar zum Schock oder Tod führen, insbesondere bei komorbiden Patienten und Traumata. Die Vermeidung von direkter Sonneneinstrahlung, insbesondere zwischen 10:00 und 15:00 Uhr, wenn die UV-Strahlung der Sonne am stärksten ist, reduziert, aber beseitigt nicht das Risiko von Sonnenbrand und Langzeitschäden (Lichtalterung und Hautkrebs).

Die auftragbaren Sonnenschutzmittel enthalten in der Regel Kombinationen aus organischen Chemikalien und/oder anorganischen Filterstoffen, die verschiedene Wellenlängen des UV-Lichts absorbieren. Zinkoxid und Titandioxid sind übliche Beispiele für anorganische Filter. Beide Arten von Sonnenschutzmitteln zielen darauf ab, die Einwirkung von UV-Licht zweier unterschiedlicher Frequenzen, A und B (UV-A und UV-B), zu blockieren. UV-A wurde früher als harmlos angesehen, aber es ist inzwischen bekannt, dass es synergistisch mit UV-B zusammenwirkt und Sonnenbrand verursacht. UV-B ist größtenteils für das Erythem (Rötung) bei Sonnenbrand verantwortlich. UV-A ist an der Ausprägung einer Fototoxizität und der Hautalterung beteiligt.[61] Sonnenschutzmittel oder -cremes müssen daher sowohl UV-A als auch UV-B blockieren, um wirksam zu sein. Suchen Sie auf dem Produktetikett nach dem Begriff „Lichtschutzfaktor“

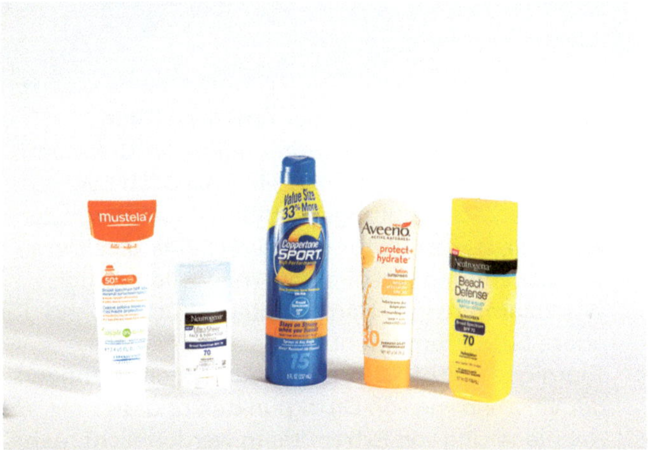


**Abbildung 21-16** Sonnenschutzmittel.



(LSF oder SPF), um den Schutz vor UV-A und UV-B sicherzustellen.

Der LSF/SPF ist ein numerisches Maß dafür, wie stark Kleidung oder Creme die Mindestdosis an UV-Licht erhöht, bis eine Hautrötung auftritt (**Abbildung 21-16**). Zum Beispiel bietet eine Sonnenschutzlotion mit einem Lichtschutzfaktor von 45 einen ungefähr 45-mal längeren Schutz vor Sonnenbrand, als es der natürliche Schutz der Haut könnte. Ein LSF/SPF von 10 blockiert 90 % der UV-B-Strahlung, ein LSF/SPF von 15 blockiert 93 %, ein LSF/SPF von 30 blockiert 97 % und ein LSF/SPF von 50 blockiert 98 %. Seit 2012 beschränkt die Food and Drug Administration die Sonnenschutzprodukte aufgrund der begrenzten zusätzlichen Schutzwirkung auf einen Lichtschutzfaktor von 50. Der Schutzgrad gegen UV-A ist schwer zu quantifizieren und liegt in der Regel deutlich unter dem des UV-B-Schutzes.[63,64]

Es ist ratsam, Schutzkleidung wie breitkrempige Hüte, Hosen und langärmlige Hemden zu tragen und Sonnenschutzcreme auf freiliegende Hautpartien aufzutragen. Mehrere Faktoren tragen zum UV-Schutzfaktor (UPF) von Bekleidung bei. Viele Outdoor-Bekleidungsmarken bieten jetzt eine UPF-Bewertung an. Zu den Faktoren, die zur UPF-Bewertung eines Stoffes beitragen, gehören:[65]

- Zusammensetzung der Garne (z. B. Baumwolle, Polyester)
- Webdichte von Geweben oder Strickwaren (das engere Weben verbessert die Bewertung; die Dichtigkeit des Gewebes trägt wahrscheinlich mehr als andere Faktoren zur UPF eines Kleidungsstücks bei[66])
- Farbe (dunklere Farben sind im Allgemeinen besser)
- Anteil an Stretchgewebe (mehr Stretch verringert die Bewertung)
- Feuchtigkeit (viele Stoffe haben im nassen Zustand niedrigere Werte)
- Zustand der Kleidung (bei abgenutzten und verblichenen Kleidungsstücken kann die Wirkung herabgesetzt sein)
- Veredelung (einige Stoffe werden mit UV-absorbierenden Materialien behandelt)

Schutzlotionen mit einem Lichtschutzfaktor von mindestens 15 sollten auf die freiliegenden Hautpartien aufgetragen werden, um mögliche Verletzungen durch Sonneneinstrahlung zu minimieren. Für längere Evakuierungen sollte Lotion mit einem Lichtschutzfaktor 30 verwendet werden. Mit einem Lichtschutzfaktor 30 allein kann jedoch nur ein geringer Effekt erreicht werden, es sei denn, die Lotion wird alle 90 Minuten erneut aufgetragen. Sonnenschutzmittel sollten idealerweise 15 bis 30 Minuten vor dem Sonnenbad appliziert werden. Die meisten Anwender tragen eine zu dünne Schicht auf, um den geforderten Lichtschutzfaktor zu erreichen. Ein Minimum von 30 ml sollte an allen exponierten Stellen bei durchschnittlichen Erwachsenen für das Sonnenbad am Strand verwendet werden. Bei starkem Schwitzen oder beim Baden sollte das Eincremen mit Sonnenschutzmittel je nach Produkt regelmäßig wiederholt werden. Im Allgemeinen ist wasserbeständiger Sonnenschutz je nach Produktbeschreibung bis zu 40 oder 80 Minuten wirksam. Weitere Hinweise zur Anwendung von Sonnenschutzmitteln finden sich in **Kasten 21-3** und **Kasten 21-4**.

### Kasten 21-3 Faktoren, welche die Wirksamkeit des LSF/SPF verringern

Wind, Hitze, Feuchtigkeit und Höhe können den effektiven Sonnenschutzfaktor (LSF) eines Sonnenschutzmittels verringern. Die kombinierte Anwendung von Sonnenschutzmitteln und Insektenschutzmitteln, die DEET (N,N-Diethyl-Meta-Toluamid) enthalten, verringert ebenfalls die Wirksamkeit des LSF/SPF.[61]

Daten von Prevention and treatment of sunburn. Med Lett Drugs Ther. 2004;46:45.

### Kasten 21-4 Allergische Reaktionen von Sonnenschutzmitteln

Bei einigen Patienten kann eine akute allergische Reaktion auftreten, wenn die Lotion Paraaminobenzoesäure (PABA) enthält. Daher werden PABA-freie Produkte empfohlen.

**Kasten 21-5** Sonnenbrandversorgung

**Prävention**
Verwendung von Sonnenschutzmitteln mit einem Lichtschutzfaktor > 30 sowie das Tragen geeigneter Sonnenschutzkleidung.

**Schmerzlinderung**
- Nichtsteroidale Antirheumatika (NSAR): z. B. Ibuprofen, Naproxen, Aspirin®, Indocid®
- Analgetika: Paracetamol

**Immunstimulierende Mittel**
Kortikosteroide – topisch oder systemisch (Prednison)

**Hautpflege**
- Mit Wasser oder Aluminiumacetatlösung getränkte kühle Kompressen (Lösung aus essigsaurer Tonerde)
- Aloe vera
- Topische Anästhetika
- Flüssigkeitsaufnahme (oral oder selten i.v.) je nach Bedarf



Sonnenbrand wird, wie jede andere Verbrennung behandelt. Die Versorgung ist in der Wildnis im Wesentlichen die gleiche wie in der Zivilisation (**Kasten 21-5**).[63] Der einzige Unterschied besteht darin, dass das Rettungsfachpersonal in der Wildnis darauf achten muss, eine potenziell verzögerte Infektion, Flüssigkeitsverlust, Dehydratation oder manchmal auch einen Schock zu erkennen und zu behandeln. Patienten mit Sonnenbrand haben ein höheres Unterkühlungsrisiko.

# Besonderheiten der notfallmedizinischen Versorgung in der Wildnis

In diesem Abschnitt werden einige der wichtigsten Situationen beschrieben, in denen sich die richtige Traumaversorgung in der Wildnis von der Versorgung im regulären Rettungsdienst unterscheidet. Die behandelten Themen umfassen Wundversorgung, Gelenkluxationen, Herz-Lungen-Wiederbelebung sowie Insektenstiche und Schlangenbisse.

## Wundmanagement

Eine Wundversorgung in der Wildnis umfasst folgende Aspekte:

- *Hämostase* (Blutstillung)
- *Antisepsis* (Prävention einer Infektion)

**Kasten 21-6** Aktuelle Prinzipien der Blutungskontrolle

Im Jahr 2015 hat ein von der American Heart Association einberufenes internationales Gremium die Erste-Hilfe-Maßnahmen, einschließlich der Grundsätze zur Blutungskontrolle, aktualisiert.[67] Zur Kontrolle starker Blutungen wird leitlinienkonform die Anwendung von direktem manuellem Druck, Wundkompressen / Hämostyptika, Druckverband, oder – bei Extremitätenblutungen – einem Tourniquet empfohlen. Die traditionellen Methoden der Verwendung von Druckpunkten und die Hochlagerung von Extremitäten werden nicht mehr empfohlen, da deren Wirksamkeit nicht belegt ist.

Daten von Singletary EM, Charlton NP, Epstein JL, et al. Part 15: first aid: 2015 American Heart Association and American Red Cross guidelines update for first aid. *Circulation*. 2015;132 (Suppl 2):S574-S589.

- Wiederherstellung der Schutzfunktionen der Haut und der normalen Funktion einer Extremität oder eines anderen Körperteils
- *Kosmetisches Ergebnis*

In der Wildnis sind sowohl die Vermeidung von Infektionen als auch die Wiederherstellung der Funktion von besonderer Bedeutung.

### Hämostase

Die Blutstillung ist Teil der Erstuntersuchung. Auf der Straße können arterielle Blutungen töten. In der Wildnis können bereits venöse Blutungen tödlich sein, wenn sie nur lange genug andauern. Denken Sie daran, dass jeder Erythrozyt zählt. Aus diesem Grund sind Maßnahmen der Blutungskontrolle, wie der direkte Druck auf die Wunde, in der Wildnis von noch größerer Bedeutung als beim städtischen Umfeld erlangten Trauma. Ist kein medizinisches Fachpersonal in der Gruppe des Verletzten anwesend, kann eine unkontrollierte starke Blutung zum Tod führen, bevor professionelle Rettungskräfte eintreffen. (**Kasten 21-6**).

Ausbildungsprogramme für alle, die sich in die Wildnis begeben, sollten diese lebensrettenden Fähigkeiten schulen:

- Tourniquets sollten die erste Option für die Behandlung schwerer lebensbedrohlicher Blutungen von Extremitäten sein.[21,39,41,51,67] In einigen Einsatzsituationen in der Wildnis können multiple Patienten und begrenzte Ressourcen (z. B. bei einem Massenanfall von Verletzten) es schwierig oder gar unmöglich machen, direkten Druck auf Wunden auszuüben. Eine ähnliche Herausforderung besteht in einer rettungstechnisch anspruchsvollen Situation (z. B. in einer Felsspalte), wenn die Rettung aus der Spalte der nächste kritische Schritt ist und die

Aufrechterhaltung eines direkten Drucks nicht möglich ist. Wenn situativ möglich, d. h., wenn keine lebensbedrohlichen Blutungen mehr vorhanden sind bzw. mit anderen Mitteln gestoppt werden konnten, dann kann ein Tourniquet, das weniger als 6 Stunden verwendet wurde[48], durch einen Druckverband ersetzt werden (d.h., es wird gelöst und durch eine andere Form der Blutungskontrolle ersetzt).[68,69] Es sollten definierte Abläufe für die Versorgung von Patienten in solchen Situationen vorhanden sein.

- Gezielter direkter Druck sollte 10 bis 15 Minuten direkt an der Blutungsstelle, gefolgt von einem Druckverband, angewendet werden.
- Hämostatische Materialien können in der Wildnis bei der Bekämpfung starker Blutungen hilfreich sein. Rettungskräfte können verletzten Patienten begegnen, bei denen bereits Hämostatika von Dritten angewendet wurden. Viele dieser Mittel sind frei verkäuflich. Es wird jedoch immer noch empfohlen, eine Schulung zur effektiven Anwendung dieser Mittel zu absolvieren. Es ist wichtig zu wissen, dass der direkte Druck auf die Wunde ein kritischer Teil des Behandlungsprozesses ist, auch wenn hämostatische Wirkstoffe verwendet werden.

Wenn bei Einsätzen eine längere Anwendung (mehr als 2 Stunden) erwartet wird, sollte das Tourniquet zwar oberhalb der Wunde, aber so nahe wie möglich an der Wunde selbst angebracht werden (**Kasten 21-7**). (Weitere Informationen über hämostatische Mittel, Tourniquets und andere Grundsätze und Präferenzen zur Blutungskontrolle sind im Kapitel 3: *„Schock: Pathophysiologie von Leben und Tod"* beschrieben.)

## Improvisierte Tourniquets

In vielen Situationen in der Wildnis müssen Rettungsfachkräfte die Hilfsmittel, die sie für die Patientenversorgung benötigen, improvisieren. Die Improvisation eines Tourniquets mit den verfügbaren Mitteln, z. B. einem Gürtel oder Kleidungsstück, ist eine wichtige Fertigkeit in der Wildnis. Während industriell gefertigte Tourniquets in der Regel schneller angelegt werden können und wahrscheinlich auch eine schnellere und zuverlässigere Hämostase erreichen[49], sind sie in der Versorgung in der Wildnis allerdings nicht immer verfügbar.

Das U.S. Army Institute of Surgical Research hat bei der Bewertung von Tourniquets für die militärischen Konflikte im Irak und in Afghanistan, entscheidende Merkmale eines erfolgreichen Tourniquets identifiziert.[70] Diese Eigenschaften sollten ein Tourniquet erfüllen, das in der medizinischen Ausrüstung von Rettungsdiensten zum Einsatz kommt. Auch sollten diese die Grundlage für ein improvisiertes Tourniquet bilden:[50]

- Mindestens 25 mm breit (z. B. Klettergurt oder Gürtel)
- Kurbel oder Ratsche, um das Band zu straffen
- Fähigkeit, die Spannung nach dem Anziehen zu halten
- Einfache Anwendung (weniger als 60 Sekunden für eine Selbstanwendung)
- Einstellbar und Rutschfest

### Kasten 21-7 Vermeidbare Fehler in der Anwendung von Tourniquets

- Ein Tourniquet nicht einzusetzen, obwohl die Schwere der Blutung eine Anwendung nötig macht (lebensbedrohliche oder unkontrollierte Blutung).
- Zu lange zu warten, bis das Tourniquet angewendet wird (wenden Sie das Tourniquet zunächst an, um einen lebensbedrohlichen Blutverlust zu vermeiden).
- Entfernung des Tourniquets, obwohl der Patient unter Schock steht und es nur eine kurze Transportzeit (weniger als 1 bis 2 Stunden) bis zum Zielkrankenhaus ist.
- Unterlassung der Entfernung eines angelegten Tourniquets, wenn eine konservative Blutstillungsmaßnahme (z. B. adäquater Druckverband mit Hämostyptikakompresse) möglich wäre und die Anlagezeit < 6 h beträgt.
- CAVE: Ein zu locker angelegtes (Verspannung) und angezogenes Tourniquet verstärkt die Blutung. Es muss so fest angezogen werden, bis die Blutung vollständig steht.
- Trotz Indikation kein zweites Tourniquet zu verwenden (unmittelbar über/unter dem erst angelegten).
- Periodische Lockerung des Tourniquets, um den Blutfluss an der verletzten Extremität zu ermöglichen.
- Verwendung eines Tourniquets bei geringfügigen Blutungen (wenn direkter Druck/ein Druckverband erfolgreich angewendet werden könnten).

Modifiziert vom Department Defense Lessons Learned from the Committee on Tactical Combat Casualty Care. Siehe auch Kapitel 27 der 8. Auflage von PHTLS: Prehospital Trauma Life Support, Military Edition

## Prävention von Infektionen

Nach einer Verletzung in der Wildnis kann es längere Zeit dauern, bis eine definitive Wundversorgung in einem Zielkrankenhaus erfolgt. Die standardmäßige Versorgung umfasst eine adäquate Wundreinigung zur Infektionsprophylaxe. Stark kontaminierte Wunden – beispielsweise durch Erdreich oder das Eindringen verschmutzter Objekte – werden mittels Hochdruckspülung gereinigt, während nicht kontaminierte Wunden mit Niederdruckspülung behandelt werden.

Eine Hochdruckspülung kann zu einer Wundschwellung führen; bei stark kontaminierten Wunden mit Schmutz und Bakterien überwiegt jedoch der Nutzen der Keimreduktion das Risiko der Schwellung.[52,71,72] Eine Infektion kann sich rasch entwickeln: Bereits nach etwa 8 Stunden offener Wunde können Bakterien von der Haut in die Tiefe eindringen. Ein verspäteter Wundverschluss begünstigt das Auftreten tiefer Infektionen. Solche tiefen Infektionen können einen Gewebedruck verursachen, der die normale Immunabwehr – insbesondere die Funktion der Leukozyten – beeinträchtigt

Die routinemäßige Wundversorgung im städtischen Umfeld umfasst keine Wundreinigung, weil es sinnvoller ist, die Wundreinigung einige Minuten zu verzögern, bis der Patient das Zielkrankenhaus erreicht, wo bessere Bedingungen für die Reinigung und Untersuchung der Wunde herrschen. Das Gesundheitsfachpersonal im Zielkrankenhaus kann zudem feststellen, ob der Patient eine Sehnen- oder Nervenverletzung, eine Fraktur, einen Milzriss oder ein subdurales Hämatom aufweist.

Ein Verzögern der Wundversorgung ist innerhalb der notfallmedizinischen Versorgung in der Wildnis nicht sinnvoll. Wenn es Stunden dauert, bis Sie ein Zielkrankenhaus erreichen, sollte die Wunde gereinigt werden. In extrem abgelegenen Gebieten könnte sich die Wunde sogar infizieren, bevor der Patient einige Tage später im Zielkrankenhaus ankommt.

*Studien haben gezeigt, dass eine frühzeitige Spülung für die Entfernung von Bakterien und die Verringerung von Wundinfektionen unerlässlich ist.*[73-75] *Sterile Lösungen zur Wundspülung müssen nicht mitgeführt werden. Es ist nicht notwendig, dem Wasser ein Antiseptikum zuzusetzen.*[76] *Wasser, das gut genug zum Trinken ist, ist gut genug, um eine Wunde zu spülen.* Wasser aus Bächen oder geschmolzenem Schnee kann mit jeder handelsüblichen Trinkwasseraufbereitung behandelt und zum Reinigen einer Wunde verwendet werden[71,77-81]

*Wenn die Wunde kontaminiert ist, muss sie mit ausreichend Druck gespült werden, um die Bakterien zu entfernen. Erste Studien zeigten, dass eine 35-ml-Spritze mit einer 18-Gauge-Nadel einen ausreichenden Druck aufbaut (0,3–1 bar).*[82-84] *Das Wasser wird mit hohem Druck in die Wunde gespritzt. Das Spritzen von sauberem Wasser aus einer Trinkwasserflasche oder Trinkrucksack (Hydration Pack) kann ebenfalls funktionieren.*[85] *Dieses Verfahren führt jedoch zu einem erheblichen Infektionsrisiko durch blutübertragbare Erreger für den Ersthelfer bzw. Rettungsfachkraft. Falls eine Wundspülung erforderlich ist, kann ein Schutz vor Blutspritzer mit einer Jacke, einem sauberen Müllsack oder einem Regenponcho erfolgen. Ein Augenschutz und Handschuhe sind für die Versorgung dieser Patienten unerlässlich.*

In manchen Fällen ist es erforderlich, groben Schmutz oder Fremdkörper aus der Wunde zu entfernen. Diese Reinigung sollte so atraumatisch wie möglich erfolgen, z. B. mit steriler Mullkompresse, sauberem Tuch, Pinzette oder – falls notwendig – mit behandschuhten Fingern. Vor der Wundreinigung kann eine adäquate Schmerzreduktion erforderlich sein. Hierfür eignet sich in den meisten Fällen Lidocain, das entweder topisch aufgetragen oder zur Lokalanästhesie subkutan injiziert wird. Der Einsatz opioider Analgetika sollte mit Bedacht erfolgen, da diese den Vigilanzzustand des Patienten beeinträchtigen und eine Evakuierung verzögern können. Nach Abschluss der Spülung ist die Wunde mit sterilen Wundkompressen abzudecken und zu verbinden. Der Verband sollte mindestens einmal täglich gewechselt werden – bei Durchfeuchtung oder Verschmutzung deutlich häufiger.

Bei klaffenden Wunden verhindert eine nasse Wundauflage Gewebeschäden durch Austrocknung. Wechseln Sie den Verband mehrmals täglich oder befeuchten Sie die Kompresse mit reinem Wasser. Da die Wunde jedoch meistens durch einen Wundverband geschlossen wird, kann in den meisten Fällen ein trockener Verband angelegt werden.

Bei Patienten mit erheblichem Trauma erfolgt bei Ankunft im Zielkrankenhaus häufig eine frühe Antibiotikagabe. Antibiotika werden in den meisten städtischen Rettungsdiensten aufgrund der kurzen Transportzeiten nicht verabreicht. In der Wildnis kann aufgrund der längeren Wegstrecken und der Beschäftigung mit der Rettung in schwierigem Gelände, das Erreichen der definitiven Versorgung signifikant verlängert sein. Hier kann der frühzeitige Einsatz von Antibiotika sinnvoll sein.[52]

Antibiotika müssen so schnell wie möglich nach einer Verletzung verabreicht werden, um eine mögliche Wundinfektion zu verhindern. Intramuskulär verabreichtes Benzylpenicillin (Penicillin G), das innerhalb einer Stunde nach der Verletzung gegeben wurde, erwies sich bei einem Versuch mit Schweinen zur Verhinderung von Wundinfektionen durch Streptokokken als wirksam. Bei einer Verzögerung der Verabreichung um mehr als 6 Stunden nach der Verletzung war die Medikation nicht mehr wirksam.[86]

In einer militärmedizinischen Untersuchung zur Verwendung von Antibiotika auf dem Gefechtsfeld wurde die Verwendung von Antibiotika empfohlen, wenn die Ankunft in einer medizinischen Behandlungseinrichtung voraussichtlich in 3 Stunden oder später erfolgt.[87] Der TCCC-Kurs des US-Verteidigungsministeriums befürwortet die frühzeitige Verabreichung von Antibiotika bei jeder offenen Wunde zum Zeitpunkt der Verwundung. TCCC zitiert mehrere Fallstudien, in denen sich keine Wundinfektionen entwickelten, wenn Frauen und Männer auf dem Gefechtsfeld Antibiotika erhielten.[87] TCCC empfiehlt ferner eine einmal tägliche orale Antibiotikagabe bei Verletzten, wenn der Betroffene in der Lage ist diese Oral einnehmen zu können. Obwohl keine vergleichbaren Studien im zivilen Umfeld durchgeführt wurden, sind diese Empfehlungen für die Anwendung in der Wildnis sinnvoll, vorausgesetzt die ärztliche Leitung stimmt diesem Vorgehen zu.

### *Funktionelle und kosmetische Wiederherstellung: verzögerter Wundverschluss in der Wildnis*

In den meisten Fällen ist ein endgültiger Wundverschluss in der Wildnis nicht sinnvoll, da häufig eine ausreichende Beleuchtung, sterile bzw. saubere Materialien sowie ein warmer, trockener Arbeitsplatz fehlen. Empfohlen wird, die Wunde zunächst zu reinigen, zu spülen, steril abzudecken und zu verbinden. Anschließend sollte eine regelmäßige Wundkontrolle erfolgen, bis ein **verzögerter primärer Wundverschluss** durch eine qualifizierte Gesundheitsfachkraft möglich ist. Solange keine Infektionszeichen vorliegen, kann eine Wunde auch nach mehreren Tagen noch sicher definitiv versorgt werden, als wäre sie frisch entstanden. Obwohl Bakterien die Wunde früh besiedeln, stehen nach einiger Zeit ausreichend körpereigene Abwehrmechanismen (u.a. Leukozyten) zur Verfügung, um einen sicheren Verschluss zu ermöglichen. Ist ein erfahrener Arzt oder eine entsprechend qualifizierte Person vor Ort, kann die Wunde sofort definitiv versorgt werden.

Nur in einer Situation ist ein primärer Wundverschluss in der Wildnis besonders wichtig: wenn Blutungen nicht anderweitig kontrolliert werden können. Diese Situationen sind selten und treten meist bei Ablederungen der Kopfhaut auf. Aus diesem Grund werden einige Rettungsfachkräfte darin geschult, chirurgische Einweg-Klammergeräte zum Verschluss von Kopfhautwunden zu verwenden. Diese Wundversorgung ist jedoch komplex und sollte nicht ohne ausreichende Ausbildung und Erfahrung angewandt werden.[88]

## Schmerzmanagement

Eine angemessene Analgesie durch den Rettungsdienst kann die Toleranz des Patienten in der Wildnis gegenüber der Evakuierung und Rettung drastisch verändern. Das ideale Ziel ist es, den Schmerz und manchmal auch die Angst auf ein erträgliches Maß zu reduzieren und gleichzeitig sicherzustellen, dass der Patient seine normalen oder nahezu normalen physiologischen Funktionen aufrechterhält. Die unzureichende Behandlung akuter Schmerzen, kann kurzfristige Komplikationen auslösen, die Rettung verzögern und möglicherweise längerfristige Komplikationen verursachen, z. B. ein erhöhtes Risiko einer posttraumatischen Belastungsstörung. So entstehen derzeit alternative Strategien der Schmerzbehandlung, bei denen Ketamin und andere kürzer wirkende Betäubungsmittel wie Fentanyl verwendet werden.[89]

Neue Applikationsformen haben sich als nützlich erwiesen und werden bei Einsätzen durch Rettungsteams in der Wildnis angewandt. Die transmukosale Gabe von Fentanyl war in dieser Umgebung sehr erfolgreich (z. B. Militär, Skipatrouille, Such- und Rettungseinsätze). Die intranasale Verabreichung (Ketamin, Fentanyl) ist während Rettungseinsätzen zu einem häufig eingesetzten Verabreichungsweg für Schmerzmedikamente geworden. NSAR wie Ibuprofen oder Paracetamol sind gute nichtnarkotische Substanzen, die eine adäquate Schmerzbehandlung mit wenigen Nebenwirkungen ermöglichen. Einige Verletzungen erfordern eine erweiterte Schmerzbehandlung. In diesen Fällen können Narkotika und andere Schmerzmedikamente (z. B. Ketamin) verabreicht werden. Eine kombinierte Strategie der Schmerzbehandlung kann die Gesamtmenge der erforderlichen Betäubungsmittel senken und dosisabhängige Nebenwirkungen verringern. Beispielsweise kann die intranasale Verabreichung von 50 mg Ketamin und 50 µg Fentanyl zu einer besseren Analgesie führen als höhere Dosen beider Medikamente allein. Wie bei allen Medikamenten muss das Rettungsfachpersonal in der Wildnis das Risiko gegenüber dem Nutzen des einzelnen Medikamentes, das für den kombinierten Ansatz ausgewählt wurde, abwägen. In vielen Einsatzsituationen kann es schwierig sein, einen Patienten genau zu überwachen. Ein Pulsoxymeter ist möglicherweise das einzige verfügbare Überwachungsgerät, welches ausreichend Überwachungsdaten liefern kann. Ein medizinisches Notfallset für den Einsatz in der Wildnis, das zur Versorgung einer Femurfraktur bei der Rettung in abgelegenem Gelände genutzt wurde (**Abbildung 21-17**). Für jeden Patienten sollte ein individuelles Schmerzkonzept erstellt werden, anstelle eines starren, allgemeinen Algorithmus. Dies ist besonders wichtig, da die kontinuierliche Überwachung in der Wildnis oft nur eingeschränkt möglich ist. Eine

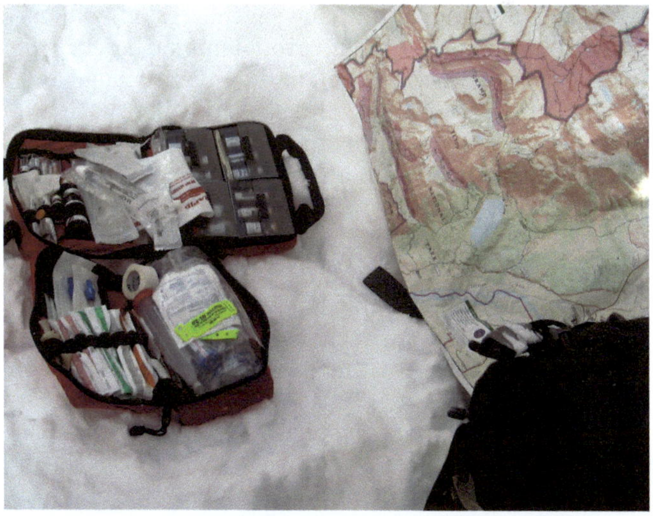

**Abbildung 21-17** Medizinisches Notfallset für erweiterte Maßnahmen, eingesetzt bei der Wildnisrettung eines Patienten mit Femurfraktur. Individuelle Schmerzkonzepte sind für die Patientenversorgung in abgelegenen Gebieten von entscheidender Bedeutung.

Mit freundlicher Genehmigung von Will Smith.

tiefe Sedierung, wie sie im klinischen Umfeld durchgeführt wird, lässt sich unter diesen Bedingungen nur schwer umsetzen. Die Verabreichung vieler potenter Analgetika erfordert zudem eine entsprechende Qualifikation und umfangreiche praktische Erfahrung.

Allerdings muss die Schmerzbehandlung in einem viel breiteren Sinne angegangen werden, nicht nur im Hinblick auf ein bestimmtes Medikament, das Rettungsfachpersonal in der Wildnis verabreichen kann. Sie umfasst viel mehr, einschließlich der psychologischen Betreuung, einer physiologischen Schienung und der Unterstützung durch Medikamente. Die psychologische Erste Hilfe ist ein wachsendes Konzept und kann eine nützliche Taktik für jede Form der Schmerzbekämpfung sein.[90] Rettungsfachkräfte in der Wildnis müssen alle diese Optionen ausbalancieren, um eine optimale Patientenversorgung zu gewährleisten. Die „Wilderness Medical Society" Richtlinien für die Behandlung akuter Schmerzen in abgelegenen Gebieten geben einen guten Überblick über die Behandlungsoptionen, die mit einer komfortablen Lagerung und z. B. einer PECH-Behandlung (Pause, Eis, Kompression, Hochlagerung) beginnen und mit erweiterten Maßnahmen wie intravenösen und intraossären Medikamenten weitergeführt werden.[25,89]

## Luxation

Ein gesunder 20-jähriger Mann prallt beim Wildwasserpaddeln mit dem Ende seines Paddels heftig gegen einen tief hängenden Ast, was ein indirektes Trauma der Schulter zur Folge hat. Jetzt ist seine Schulter geschwollen, deformiert und schmerzhaft. Er kann seinen rechten Arm nicht vor seinen Brustkorb heben. Distaler Puls, Rekapillarisierung, Sensibilität und Beweglichkeit sind völlig intakt. Das Rettungsdienstfachpersonal musste bereits vom Rettungswagen aus etwa 1,5 km durch ein Waldgelände bis zum Patienten am Fluss zurücklegen. Sollte die Schulter in der vorgefundenen Position immobilisiert werden oder sollte bei der vermuteten vorderen Schulterluxation ein Repositionsversuch unternommen werden?

Die übliche Praxis bei Frakturen und Luxationen im städtischen Rettungsdienst besteht darin, diese in der aktuellen Stellung zu schienen und den Patienten zur endgültigen Versorgung in ein Zielkrankenhaus zu transportieren. Die einzige Ausnahme ist der Patient, dessen distaler Puls nicht tastbar ist. In diesem Fall wird die Extremität anatomisch neu ausgerichtet, um die Durchblutung wiederherzustellen.

Während „Schienen wie aufgefunden" eine gute Allgemeinregel für die Straße ist, besteht das bessere Vorgehen für Patienten in der Wildnis darin, die Extremität in ihrer physiologischen Stellung zu schienen. Wenn der Abtransport verzögert wird, ist dieses Vorgehen sowohl für Frakturen als auch für Luxationen geeignet, obwohl hier auch lokale Behandlungskompetenzen in Betracht gezogen werden müssen. Auch in einigen städtischen Rettungsdiensten wurden bereits Kompetenzen für ausgewählte Repositionstechniken freigegeben.[71]

Luxationen können an verschiedenen Gelenken auftreten – unter anderem an Fingern, Zehen, Schulter, Patella, Knie, Ellenbogen, Hüfte, Sprunggelenk und Unterkiefer – und wurden auch in der Wildnis bereits erfolgreich reponiert, wobei manche Gelenke leichter zu reponieren sind als andere. Mit Ausnahme des proximalen Interphalangealgelenks des Zeigefingers lassen sich Luxationen der Zehen oder Finger, der Patella sowie des Sprunggelenks (meist luxierte Frakturen) in der Regel relativ unkompliziert reponieren. Dagegen sind Repositionen von Ellenbogen-, Knie- und Hüftluxationen meist deutlich schwieriger. Grundsätzlich wird die Reposition mit zunehmender Erfahrung und Training leichter. Entscheidend ist jedoch eine fundierte Schulung oder ausreichende praktische Erfahrung, um auch ohne Röntgenbild sicher einschätzen zu können, ob eine Luxation vorliegt und eine Reposition überhaupt indiziert ist.

Die übliche rettungsdienstliche Ausbildung bietet selten Schulungen zur Reposition von Luxationen an. Da Luxationen in der Wildnis recht häufig vorkommen, wird die Reposition der Luxation von Fingern, Patella oder Schulter in fast allen Ausbildungen für Wildnismedizin oder bei orthopädischen Workshops auf Konferenzen zur Wildnismedizin, behandelt. Diejenigen, die in der Wildnis Patienten versorgen oder regelmäßig im Hinterland reisen, sollten einen dieser Kurse belegen. Selbst wenn eine Schulung absolviert wurde, muss der Anwender ebenso wie für alle anderen notfallmedizinischen Maßnahmen für die Durchführung dieser Maßnahmen zertifiziert sein und über entsprechende Nachweise verfügen.[9,26] Die Reposition von Luxationen ist eine der Situationen, in denen ein Notarzt, als Teil eines Rettungsteams eingesetzt wird, äußerst hilfreich sein kann.[39,91,92]

## Herz-Lungen-Wiederbelebung in der Wildnis

Ein traumatisch bedingter Herz-Kreislauf-Stillstand außerhalb des Krankenhauses zeigt trotz kurzer Transportwege zu einem maximalversorgenden Traumazentrum eine schlechte Überlebensprognose. In der Regel überleben Betroffene nur wenige Minuten kardiopulmonaler Reanimation (CPR) nach einem solchen Ereignis.[93-96] Diese Prognose ist auch in aktuellen praxisorientierten Rettungsprotokollen verankert. Dennoch empfehlen die AHA, ILCOR und der ERC, bei traumatischem Kreislaufstillstand nicht automatisch auf Reanimationsmaßnahmen zu verzichten. Stattdessen sollte man – abhängig von örtlichen Gegebenheiten und Ressourcen – in definierten Situationen gezielt CPR beginnen:

- Der Herzstillstand in Gegenwart des Rettungsdienstfachpersonals eingetreten ist.

- Der Patient hat nach einem penetrierenden Trauma innerhalb der letzten 15 Minuten vor Eintreffen des Rettungsdienstes noch Lebenszeichen gezeigt.

## Traumatischer Herzstillstand in der Wildnis

Folgende Befunde sind grundsätzlich nicht mit dem Leben vereinbar:

- Enthauptung
- Durchtrennung des Thorax
- Extrem hypothermer/gefrorener Patient – mit nicht komprimierbarem Brustkorb
- Rektaltemperatur, die der Umgebungstemperatur entspricht
- Fortgeschrittene Verwesung

Die folgenden vermutlichen Todeszeichen können Rettungsfachkräften als Anhalt dienen, auch wenn kein Zeichen für sich allein genommen verlässlich ist:

- **Totenstarre (Rigor mortis):** Sie ist ein bekanntes Phänomen, muss aber nicht immer vorliegen. Eine ähnliche Steifheit wird häufig bei stark unterkühlten Patienten beobachtet.
- **Lageabhängige Totenflecke (Livores):** Bei Leichen zu erwartender Befund. Livide Hautverfärbungen können aber auch durch Drucknekrosen verursacht werden oder Erfrierungen durch sehr lange Kälteexposition entsprechen.
- **Verwesung:** Im Allgemeinen offensichtlich.
- *Fehlende Lebenszeichen*: Hypothermie kann den Tod vortäuschen, unter Umständen ist auch der Puls nicht tastbar, die Atmung nicht feststellbar, die Pupillen sind erweitert und eine tiefe Bewusstlosigkeit liegt vor. Trotzdem können auch ernsthaft unterkühlte Patienten wiederbelebt werden, ohne neurologische Folgeschäden davonzutragen.

Dennoch ist es im Rahmen der Wildnismedizin bei den meisten traumatischen Herzstillständen nicht angebracht, eine Wiederbelebung durchzuführen. Eine angemessene Vorgehensweise für die Rettungsfachkräfte ist es, eine Untersuchung des Patienten durchzuführen, und dann den Begleitern schonend, aber bestimmt mitzuteilen, dass der Patient tot ist und die Einleitung von Wiederbelebungsmaßnahmen erfolglos sein wird. Auch wenn es manchmal schwierig ist, das Wort *„tot"* zu verwenden, können Euphemismen zu Missverständnissen und Fehlinterpretationen über das eben Gesagte führen.

## Kreislaufstillstand aus medizinischen Gründen in der Wildnis

Der Begriff *medizinischer Herzstillstand* bezieht sich auf Patienten, die eine zugrunde liegende Vorerkrankung haben oder von einem akuten medizinischen Notfall betroffen sind (z. B. Brustschmerzen, Atemnot, Diabetes). Wiederum sind in der Wildnis die Überlebenschancen gering oder nicht vorhanden, wenn der Patient mehr als ein paar Minuten ohne CPR und Defibrillation bleibt.[97-103] Möglicherweise muss ein Rettungsteam sofort auf einen plötzlichen Herzstillstand eines Patienten oder sogar eines Teammitgliedes reagieren. Inzwischen sind leichte Defibrillatoren verfügbar und einige Rettungsteams führen diese mit sich oder deponieren sie zumindest bei ihrer Einsatzleitung oder an entsprechenden Sicherungsposten.[51] Wie bei allen medizinischen Geräten und anderen Gerätschaften muss das Verhältnis zwischen Gewicht und Nutzen genau geprüft werden.

Es gibt eine Vielzahl weiterer Ursachen für einen Herzstillstand in der Wildnis, wie beispielsweise Kammerflimmern (VF) als Folge einer Hypothermie oder ein Herzstillstand aufgrund einer Lungenembolie. Bei solchen Herzstillständen ist die Überlebenswahrscheinlichkeit deutlich geringer als bei einem Herzstillstand infolge eines Myokardinfarkts. In den folgenden Situationen kann jedoch ein nichttraumatischer Herzstillstand in der Wildnis möglicherweise überlebt werden:

- Hypothermie[103,104]
- Ertrinken in kaltem Wasser[105-108]
- Blitzschlag[109,110]
- Stromschlag
- Überdosierung von Medikamenten
- Lawinenverschüttung[111,112]

In all diesen Fällen kann ein Patient einen Herzstillstand erleiden, aber möglicherweise durch grundlegende CPR wiederbelebt werden. Insbesondere für die Unterkühlung gilt: „Niemand ist tot, bis er warm und tot ist" (Kapitel 19: *„Trauma durch Hitze und Kälte"*). Nur ein kleiner Teil derjenigen, die aufgrund dieser Mechanismen als tot erscheinen, können wiederbelebt werden. Jede dieser Situationen erfordert besondere Überlegungen – beispielsweise die Eigensicherung bei Patienten, die einen Stromschlag erlitten haben und noch mit einer Stromleitung in Kontakt stehen, oder die Tatsache, dass externe Herzdruckmassagen bei einem hypothermen Patienten, dessen Herz noch gerade ausreichend schlägt, um ihn am Leben zu erhalten, tatsächlich ein Kammerflimmern auslösen können.[113-116] Obwohl dies für eine notfallmedizinische Ausbildung in der Wildnis notwendig ist, liegt eine ausführliche Diskussion dieser Themen außerhalb des Rahmens dieses Kapitels (siehe Kapitel 19: *„Trauma durch Hitze und Kälte"* sowie Kapitel 20: *„Trauma durch Ertrinken, Blitzschlag, Tauch- und Höhentrauma"*).

Es gibt zwei einfache und standardisierte Empfehlungen für die CPR in der Wildnis:[11,31,117]

- Wenn sich der Patient aus anderen Gründen als einem Trauma im Herzstillstand befindet, führen Sie für 15 bis 30 Minuten die CPR durch. Wenn der Patient am Ende dieser Zeit keine Lebenszeichen zeigt, stoppen Sie die Reanimation und betrachten Sie den Patienten als tot.

- Starten Sie die Reanimation nicht, wenn Rettungsfachkräfte dadurch gefährdet werden und die Gefahr eines sicheren Rückzugs vom Einsatzort unter Berücksichtigung von Tageslicht, Gelände, Wetter und in der Nähe befindlichen Schutzunterkünften sinken würde.

Die auf der NAEMSP-Website verfügbare Positionserklärung der NAEMSP, „Termination of Resucitation of Nontraumatic Cardiopulmonary Arrest", gibt Hinweise, wann die Beendigung einer Reanimation zu erwägen ist.[102]

# Bisse und Stiche

Bisse und Stiche sind häufige Probleme in der Wildnis. Welche Art von Biss oder Stich in der Wildnis wahrscheinlich ist, hängt von der jeweiligen Region ab. Um diese Patienten versorgen zu können, sind lokales Wissen und Ressourcen wichtig. Routinemäßige Richtlinien zur Patientenversorgung sind jedoch weiterhin erforderlich.

## *Insektenbisse und -stiche*

Viele Insekten können in der Wildnis lästig werden (z. B. beißende Fliegen, Moskitos); sie übertragen, aber selten Krankheiten. Die meisten Menschen, die von einem Insekt gebissen oder gestochen werden, entwickeln nur eine geringfügige lokale Reaktion. Obwohl schmerzhaft und häufig mit erheblichen Ängsten verbunden, gibt es im Allgemeinen keine lebensbedrohlichen Probleme. Allerdings haben durch Moskitos übertragene Krankheiten wie das West-Nil-Virus und das Zika-Virus in letzter Zeit Anlass zu großer Besorgnis gegeben. Reisende in tropische Gebiete sollten zudem mit einer Vielzahl weiterer durch Vektoren übertragener Erkrankungen wie Malaria oder Dengue-Fieber vertraut sein.

Allergische Reaktionen treten mit einem Spektrum von lokalen Anzeichen und Symptomen bis hin zu lebensbedrohlicher Anaphylaxie auf. Die Zeit vom Stich bis zum Auftreten der maximalen Symptome kann unterschiedlich sein. Die meisten schweren Symptome treten jedoch gewöhnlich innerhalb einer Stunde nach dem Stich auf. Signifikante systemische Reaktionen können nach bis zu 48 oder mehr Stunden ihren Höhepunkt erreichen. Bei einigen allergischen Reaktionen vom verzögerten Typ kann dies sogar noch länger dauern. Eine Anaphylaxie durch Stiche wird in 0,3 bis 8 % der Fälle beschrieben.[118-122] Mindestens 40 bestätigte Todesfälle werden jährlich in den Vereinigten Staaten gemeldet.[121, 123, 124]

Rettungsfachkräfte müssen in der Wildnis in der Lage sein, die Schwere der allergischen Reaktion anhand des mit dem Ereignis verbundenen Angstzustandes einzuschätzen. Nicht alle Patienten, bei denen zuvor eine schwere allergische Reaktion aufgetreten ist, entwickeln bei einer zweiten Exposition eine ebenso schwere Reaktion, aber eine Verschlimmerung ist immer möglich. Aus diesem Grund kann es äußerst schwierig sein, vorherzusagen, wer eine leichte systemische Reaktion haben wird. Die Rettungsfachkraft sollte sich stets für eine Behandlung und/oder die frühe Evakuierung entscheiden.

Einige Personen, die gestochen werden, entwickeln innerhalb weniger Minuten eine generalisierte allergische Reaktion. Diese Reaktion kann von Urtikaria (Nesselsucht) bis zu einer fulminanten Anaphylaxie reichen. Obwohl das genaue Spektrum der generalisierten, allergischen Reaktion von den Inhaltsstoffen des injizierten Toxins (das bei den vielen Bienen- und Wespenarten variiert) und der allergischen Vorgeschichte des Patienten abhängt, zeigen sich in der Regel ein oder mehrere der folgenden Symptome:

- Urtikaria (**Abbildung 21-18**)
- Lippen- und/oder Gesichtsschwellung
- Heiserkeit oder Stridor
- Keuchen und/oder Kurzatmigkeit
- Bauchkrämpfe, Erbrechen oder Durchfall
- Tachykardie oder Bradykardie
- Hypotonie
- Synkopen und/oder veränderter mentaler Status

Ein Patient mit einer leicht lokalen oder manchmal diffusen Urtikaria (Nesselsucht) nach einem Stich wird sich wahrscheinlich gut erholen. Wenn ein Patient mit Nesselsucht nach einem Biss oder Stich eine echte Anaphylaxie entwickelt, sind die auffälligsten frühen Zeichen Heiserkeit und Hypotonie. Die Haupttodesursache nach einer allergischen Reaktion durch Bienenstiche ist eine Obstruktion der Atemwege durch Schwellungen in den Atemwegen. Heiserkeit ist in der Regel das erste

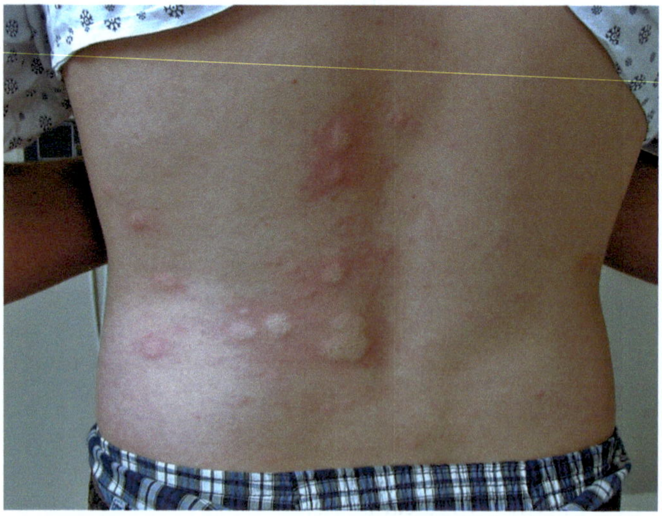

**Abbildung 21-18** Allergische Urtikaria.

Anzeichen für ein Zuschwellen der Atemwege. Jeder Patient mit einer systemischen Reaktion auf einen Insektenbiss oder -stich muss sofort behandelt werden.

Der Stachel einer Honigbiene verbleibt normalerweise in der Haut, wenn sich das Insekt entfernt, weil der Stachel mit Widerhaken versehen ist. Gift aus dem Stachel und der Giftdrüse dringt 45 bis 60 Sekunden lang in die Haut ein, wenn der Stachel nicht entfernt wird. Daher ist es wichtig, den Stachel schnell zu entfernen. Es wurde viel darüber diskutiert, wie man einen Bienenstachel richtig entfernt, aber die jüngsten Ergebnisse zeigen, dass es eigentlich egal ist, wie er herausgezogen wird, solange er so schnell wie möglich entfernt wird. Fingernägel, eine Messerkante oder eine Kreditkarte sind allesamt wirksame Werkzeuge zum Entfernen eines steckenden Stachels. Wenn ein Stachel innerhalb von 15 Sekunden nach dem Stich entfernt wird, wird der Schweregrad der Reaktion auf den Stich verringert. Andere Insekten wie Wespen können eine allergische Reaktion auslösen und einen Patienten mehrmals stechen, ohne ihren Stachel zu hinterlassen.

Im Allgemeinen umfassen die Erste-Hilfe-Maßnahmen, dass der Patient in eine bequeme Position gebracht wird, eine standardisierte Beurteilung und Behandlung der Atemwege durchgeführt wird und er Sauerstoff erhält.

Zu den wichtigsten Medikamenten zur Behandlung allergischer Reaktionen auf Insektenstiche oder -bisse gehören die Folgenden:

1. *Adrenalin (Epinephrin):* Obwohl Adrenalin nur wenige Minuten wirkt, kann es lebensrettend sein. In schweren Fällen kann eine wiederholte Gabe erforderlich sein.
2. *Antihistaminika:* Es werden sowohl Histamin-1-Blocker (z. B. Diphenhydramin) als auch Histamin-2-Blocker (z. B. Zantic®, Zantac®) verwendet. Wer Adrenalin gegen eine Allergie bei einem Bienenstich benötigt, sollte auch ein Antihistaminikum erhalten.
3. *Steroide (z. B. Prednison, Dexamethason):* Die meisten Personen, die Adrenalin benötigen, sollten auch ein Steroid erhalten, um eine längerfristige allergische Reaktion zu unterdrücken.

Das wichtigste Medikament ist Adrenalin, das die akute Reaktion schnell umkehrt. Adrenalin ist als Autoinjektor in Stiftgröße (z. B. Fastjekt®, Jext®, Emerade®) erhältlich, der häufig jedem Patienten verschrieben wird, der bereits eine generalisierte allergische Reaktion auf Bienenstiche hatte (**Kasten 21-8**). Diese Autoinjektoren sind in vielen Erste-Hilfe-Sets für die Wildnis zu finden. Die Wilderness Medical Society hat eine Praxisrichtlinie zur Verwendung von Adrenalin in der Wildnis veröffentlicht.[125] Diese Richtlinie empfiehlt die Verabreichung von Adrenalin durch Rettungsfachkräfte in der Wildnis, die in der Erkennung einer akuten Anaphylaxie und der Verabreichung von Adrenalin ausgebildet sind.

**Kasten 21-8** Autoinjektoren

*Warnung:* Seit 2010 gibt es in den USA einen weiteren Autoinjektor auf dem Markt, der wie ein Fastjekt-Autoinjektor aussieht. Das Medikament heißt *Alsuma*® und ist ein Sumatriptan-Autoinjektor, der zur Behandlung von Migräne verschrieben wird. Dieser Autoinjektor könnte bei einem anaphylaktischen Patienten versehentlich verwendet werden, da keine Warnung erfolgt, dass es sich nicht um Adrenalin handelt. Er hat die gleiche Größe, Farbe und Kappe wie der Fastjekt.[126]

Daten aus Hawkins S, Weil C, Fitzpatrick D. Letter to the editor: epinephrine autoinjector warning. Wilderness Environ Med. 2012;23:371-378.

Einige Wilderness-Rettungseinheiten führen in ihrer Ausrüstung Medikamente zur Behandlung allergischer Reaktionen mit und sind speziell in deren Anwendung geschult. Auch viele Menschen mit schwerer Allergie tragen solche Medikamente in ihren persönlichen Erste-Hilfe-Sets grundsätzlich mit sich.

Während sich dieses Kapitel auf die Traumaversorgung in der Wildnis konzentriert, die durch Insektenbisse und -stiche ausgelöst werden können, müssen die Rettungsfachkräfte immer darauf achten, dass ein Patient eine schwere allergische Reaktion auch durch andere Auslöser und Lebensmittel entwickeln kann. Diese Patienten werden aber alle gleich beurteilt und behandelt.

## Schlangenbisse

Es gibt etwa 3.000 Schlangenarten, von denen ungefähr 600 giftig sind, aber nur 200 werden als medizinisch bedeutsame Giftarten angesehen.[127, 128] Nur wenige giftige Arten finden sich im Bereich der nördlichen Breitengrade. Die meisten Schlangen leben in den Tropen und der Biss vieler dieser Arten kann tödlich sein. Obwohl viele Schlangen über Giftdrüsen verfügen, kommen in Deutschland, Österreich und der Schweiz als einzige Giftschlangen die Kreuzotter und seltener die Aspis- sowie die Hornviper vor. In Nordamerika gibt es nur zwei Arten einheimischer Schlangen, deren Gift stark genug ist, um den Menschen schwer zu schädigen. Alle Schlangenbisse können Infektionen und andere lokale Gewebeschäden verursachen und sollten, wie alle anderen Stichverletzungen behandelt werden.

Korallenschlangen sind kleine Schlangen, die in den südlichen Teilen Nordamerikas vorkommen. Sie produzieren ein Gift, das neurotoxisch wirkt und eine Lähmung verursacht (**Abbildung 21-19**). Diese Schlangen sind klein, haben kleine Vorderzähne, können im Vergleich zu größeren Schlangen ihr Maul nicht weit öffnen

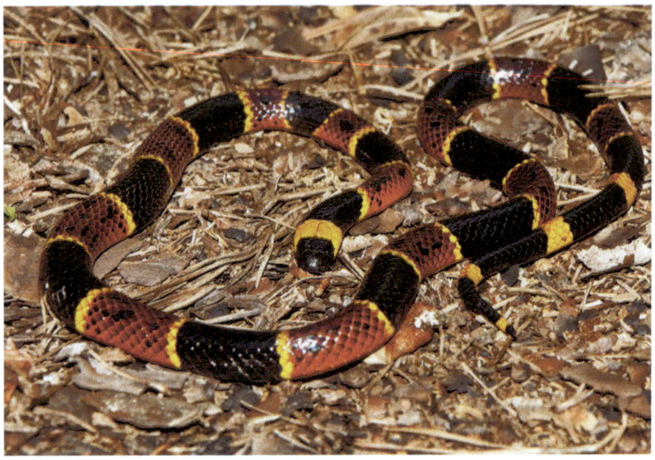

**Abbildung 21-19** Östliche Korallenschlange (Micrurus fulvius).



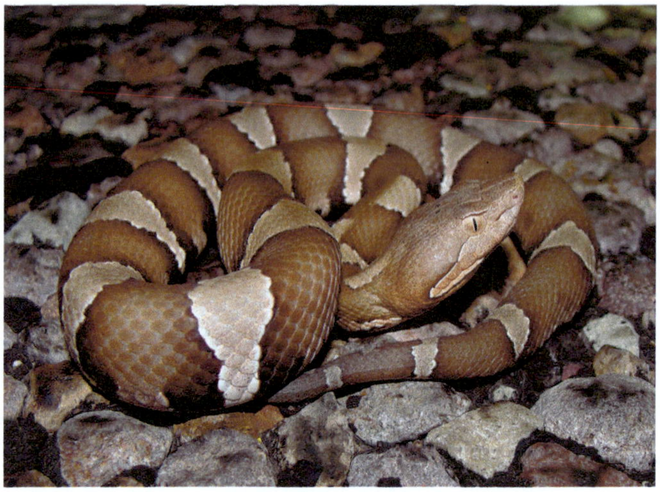

**Abbildung 21-21** Kupferkopf (Agkistrodon contortrix).



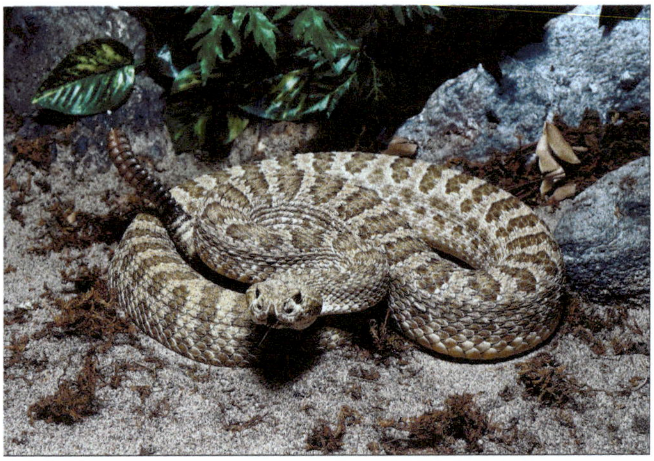

**Abbildung 21-20** Westliche Diamantklapperschlange (Crotalus atrox).



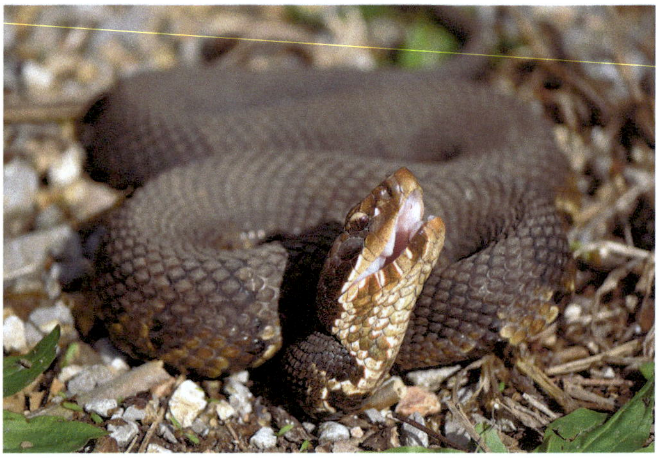

**Abbildung 21-22** Wassermokassin (Agkistrodon piscivorus).



und sind verglichen mit Grubenottern eher zurückhaltend. Daher sind schwerwiegende Vergiftungen durch sie selten. Von den nordamerikanischen Korallenschlangen produziert die östliche Korallenotter (Harlekin-Korallenotter) das giftigste Gift. Eine beliebte Eselsbrücke, die verwendet wird, um Korallenschlangen anhand von farbigen Bändern zu identifizieren, funktioniert nur für bestimmte nordamerikanische Arten und sollte nicht zur Identifizierung der Schlange herangezogen werden. Die Anzeichen einer Vergiftung können sich bis zu 15 Stunden verzögern, entwickeln sich dann aber rasch und beginnen mit einer zentralen Lähmung (hängende Augenlider, Doppelbilder, diskonjugierte Augenbewegung, Speichelfluss).[129]

Grubenvipern, oft auch als Grubenottern bezeichnet, sind in weiten Teilen Nordamerikas zu finden. Zu ihnen gehören verschiedene Klapperschlangen (**Abbildung 21-20**), der Kupferkopf (**Abbildung 21-21**), und die Wassermokassinschlange (**Abbildung 21-22**). Die meisten Bisse der Grubenotter kommen nicht in der Wildnis, sondern eher in ländlichen, vorstädtischen oder sogar städtischen Gebieten vor. Ein klassisches Beispiel ist der Betrunkene, der seine zahme Klapperschlange küssen will und von der er auf die Lippen oder die Zunge gebissen wird. Bisse in andere Körperbereiche, insbesondere an den Extremitäten, sind ebenfalls recht häufig (**Abbildung 21-23**).

Schlangenbisse sind nicht so selten, wie man meinen könnte. In den Vereinigten Staaten werden jedes Jahr fast 10.000 Patienten wegen Schlangenbissen behandelt und etwa 5 Personen versterben daran.[130] Schätzungen zufolge gibt es weltweit jährlich etwa 421.000 Vergiftungen, die zu 20.000 Todesfällen führen, wobei diese Zahl aufgrund der schlechten Erfassung von Todesfällen in vielen Ländern deutlich höher sein dürfte.[128]

In der Vergangenheit haben Patienten, Angehörige und manchmal auch das Rettungsdienstfachpersonal

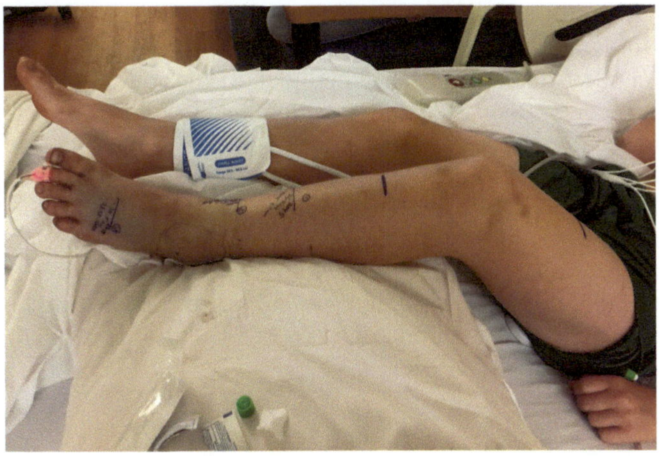

**Abbildung 21-23** Biss einer Wassermokassinschlange in die linke untere Extremität. Beachten Sie die fortgeschrittene Schwellung und Einblutungen.

Mit freundlicher Genehmigung von Ben Abo

eine Vielzahl von präklinischen Behandlungen erprobt. Die einzige Behandlung, die sich nachweislich als wirksam bei Vergiftungen durch Bisse der Grubenotter erwiesen hat, ist Antivenin (Gegengift), das extrem teuer ist (tausende von Euro für eine einzelne Behandlung) und daher nicht routinemäßig in Notfallausrüstungen vorgehalten wird. Die einzige rettungsdienstliche Behandlung, die sich als hilfreich erwiesen hat, ist die unterstützende Betreuung und der Transport ins Krankenhaus.[131]

Der erste Schritt bei der Behandlung von Schlangenbissen besteht darin, *auf Anzeichen einer Vergiftung zu achten* (d.h. festzustellen, ob überhaupt Gift injiziert wurde). Tatsächlich führt nur ein Bruchteil der Bisse von Grubenottern zur Vergiftung (20 bis 25 % sind trockene Bisse). Die Anzeichen einer Vergiftung sind recht unterschiedlich. Obwohl sich Anzeichen und Symptome der Vergiftung in der Regel innerhalb weniger Minuten entwickeln, ist es nicht ungewöhnlich, dass sie sich um 6 bis 8 Stunden oder sogar noch länger verzögern, sodass ein Transport in das Krankenhaus nach einem vermuteten giftigen Schlangenbiss immer indiziert ist.[129]

Symptome für eine Vergiftung sind:

- Starke lokale Rötungen, Schwellungen, Blutergüsse und Schmerzen
- Starke Schmerzen und/oder Druckempfindlichkeit außerhalb der Bissstelle (z. B. ein Biss am Fuß mit Schmerzen oder Druckempfindlichkeit in der Leiste oder im Knie)
- Anhaltende, nicht signifikante Blutung aus der Bissstelle
- Parästhesien in den Fingern und Zehen (Parästhesien sind ungewöhnliche Empfindungen, die normalerweise durch Nervenschäden oder biochemische Anomalien hervorgerufen werden; das Gefühl von „Nadelstichen" ist eine häufige Parästhesie)
- Metallischer Geschmack im Mund
- Angst
- Übelkeit, Erbrechen und Bauchschmerzen

### Präklinische Behandlung bei einem vermuteten Grubenotterbiss

Bei der Behandlung eines Patienten mit Verdacht auf diese Vergiftung ist die Erstversorgung ähnlich wie bei allen anderen schwerkranken oder verletzten Patienten:[129-134] Unterstützung des ABC (Atemwege, Atmung, Kreislauf), Sauerstoffgabe, um eine ausreichende Sauerstoffsättigung aufrechtzuerhalten, EKG anlegen, einen intravenösen Zugang schaffen und die Vitalfunktionen des Patienten überwachen.

Beurteilen Sie die Bissstelle auf Anzeichen einer Vergiftung: Dies schließt ein Erythem (Rötung), Schwellung, Ekchymose (Hautblutungen), Druckempfindlichkeit und die Entwicklung von Blasen oder Weichteilnekrosen mit ein. Klären Sie die Frage, wie weit Schmerz und/oder eine Druckempfindlichkeit verlaufen. Jeder Schmuck oder enge Kleidung sollten am ganzen Körper entfernt werden.

Der Rand der Schwellung sollte alle 15 Minuten mit einem Stift markiert werden, um die Schwere und die Progression der Schwellung bestimmen zu können. Ebenso sollte der Rand des Schmerzempfindens und der Sensibilität markiert werden. Die betroffene Extremität sollte immobilisiert werden und sich in etwa auf Herzebene befinden (nicht erhöht oder hängend lagern). Größere Gelenke wie der Ellenbogen sollten in relativer Streckung gehalten werden (weniger als 45 Grad Beugung). Beim Auftreten von weiteren Schwellungen sollte ständig darauf geachtet werden, dass durch Schienung oder Kleidung keine weitere Stauung verursacht wird.

Wenn der Patient eine Analgesie benötigt, sollen Opiate den NSAR vorgezogen werden, da NSAR zusammen mit bestimmten Toxinen das Blutungsrisiko erhöhen und die Thrombozytenaggregation hemmen können.

Versuchen Sie nicht, die Schlange zu töten. Eine getötete oder enthauptete Schlange birgt für die Rettungsfachkräfte nach wie vor die Gefahr einer Vergiftung. Wenn die Umstände es erlauben, machen Sie aus sicherer Entfernung ein Foto der Schlange. Der Eigenschutz kann bei diesen Einsätzen nicht genug betont werden.[129]

Zwar wird die Rettung auf einer Trage bevorzugt, doch kann man den Patienten bei der Evakuierung langsam laufen lassen, inklusive häufiger Ruhepausen und Beruhigung, um den Patienten entspannt zu halten. Transportieren Sie den Patienten schnell an einen geeigneten Behandlungsort. Benachrichtigen Sie die aufnehmende Zielklinik unterwegs über die Situation, damit diese Vorbereitungen für die Aufnahme und Behandlung des Patienten einleiten kann.

## Immobilisierung der Extremität

Die Druckimmobilisierung wurde in Australien bereits für die Vor-Ort-Behandlung von Schlangenbissen durch Giftnattern (Kobra, Mamba, nordamerikanische Korallenschlange) erfolgreich eingesetzt (**Abbildung 21-24**).[132] Bei dieser Technik wird die gesamte gebissene Extremität sofort mit einem elastischen Schlauchverband oder einer elastischen Binde so eng umwickelt, wie man dies bei einer Verstauchung tun würde, um anschließend die Extremität durch eine Schienung zu immobilisieren.

Wenn sich der Patient in einem Gebiet außerhalb Nordamerikas mehr als zwei Stunden von der aufnehmenden Zielklinik entfernt befindet und der Biss an einem Arm oder Bein ist, kann es sinnvoll sein, die Druckimmobilisierungstechnik zu verwenden. Platzieren Sie eine Kompresse von 5 × 5 cm über der Bissstelle. Als Nächstes legen Sie einen elastischen Verband fest um die betroffene Extremität direkt über der gepolsterten Bissstelle mit einem Rand von mindestens 10 bis 15 cm auf beiden Seiten der Wunde an. Achten Sie auf ausreichende Durchblutung der Finger und Zehen (normale Pulse, Sensibilität

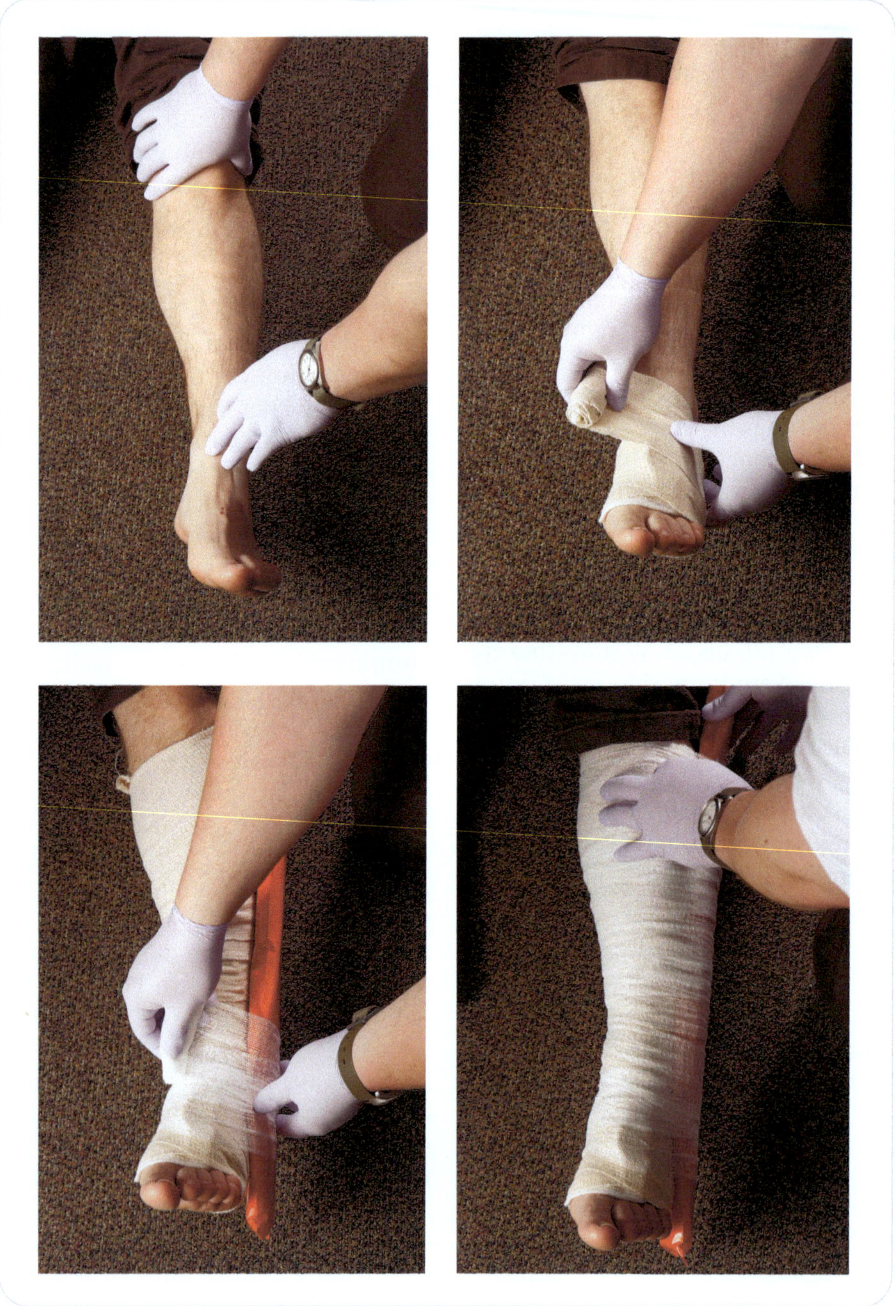

**Abbildung 21-24** Technik der Druckimmobilisierung.

und Farbe). Eine alternative Methode besteht darin, die gesamte Extremität einfach so fest wie bei einer Verstauchung mit einem elastischen Verband zu verbinden. Der Verband soll die Aufnahme des Giftes in den allgemeinen Kreislauf verhindern, indem es innerhalb des komprimierten Gewebes in den mikroskopisch kleinen Blut- und Lymphgefäßen in der Nähe der Extremitätenoberfläche verbleibt. Zum Schluss wird die Extremität geschient, um Bewegungen zu vermeiden. Wenn der Biss an einer Hand oder einem Arm ist, legen Sie auch eine Armschlinge an. Es wird darauf hingewiesen, dass diese Empfehlung umstritten ist, da einige Experten der Meinung sind, dass die Lokalisierung von Gift in einem einzigen Bereich zu einem erhöhten Risiko für lokale Gewebeschäden führen kann.

Die folgenden Behandlungsvorschläge werden immer wieder empfohlen, obwohl sich ihre Wirksamkeit bislang nicht durch wissenschaftliche Studien untermauern ließ:

1. *Ruhen:* Personen, die von Schlangen gebissen wurden, sollten jede Anstrengung vermeiden. Todesfälle durch Schlangenbisse sind in Nordamerika sehr selten[129, 135] und es ist unwahrscheinlich, dass die Anstrengung eines Rückmarsches aus einem unwegsamen Gelände den Patienten eines Schlangenbisses signifikant schwerer erkranken lässt. Wenn der Patient getragen werden kann, ist das natürlich optimal. Auch eine Ruhigstellung der betroffenen Extremität kann die Verteilung des Giftes im Körper verlangsamen und sollte daher erwogen werden. Dennoch sollte nicht darauf gewartet werden, dass weitere Einsatzkräfte eintreffen, um den Patienten zu tragen, da dies das Eintreffen zum Zielkrankenhaus verzögern würde. Stattdessen sollte der Patient mit der vorhandenen Unterstützung losmarschieren.
2. *Die Schlange fangen und in die Klinik bringen:* Es gibt zahlreiche Berichte über Begleiter, die versucht haben, eine verdächtige Schlange zu fangen, und dabei selbst gebissen wurden. In den Vereinigten Staaten wird für alle Gifte der Grubenottern ein einziges Antidot (Antivenin) verwendet und die Behandlung basiert auf dem klinischen Grad der akuten Vergiftung, wobei die akuten Anzeichen und Symptome zugrunde gelegt werden. Daher ist die Identifizierung einer heimischen Schlange im Vergleich zu den Gefahren beim Versuch, die Schlange zu fangen, von untergeordneter Bedeutung. Ein Handyfoto kann durchaus hilfreich sein, aber die mögliche Identifizierung der Schlange ist nicht das Risiko wert, dass eine weitere Person gebissen wird.
3. *Saugen oder aufschneiden:* Untersuchungen konnten keinen Nutzen des Aussaugens der Wunde mit oder ohne zusätzlichen Schnitt im Bereich der Bisswunde aufzeigen. Sogenannte Schlangenbiss-Sets mit Saugvorrichtungen sollten nicht zur Anwendung kommen und aus Notfallausstattungen entfernt werden.[136, 137]
4. *Elektroschocks:* Haben sich bei der Anwendung im Bereich des Schlangenbisses als nutzlos erwiesen und sollten daher unbedingt unterlassen werden.[138,139]
5. *Kältepackungen:* Vergrößern den lokalen Gewebeschaden (insbesondere nach dem Biss einer Klapperschlange) nachweislich und sollen daher nicht zur Anwendung kommen.[140]
6. *Schienung, arterielle oder venöse Abbindungen, Lymphgefäßsperren (zirkulär anzulegende Gummischläuche, die oft Bestandteil von „Schlangenbiss-Set“ sind) oder elastische Bandagen:* Diese werden zwar oft empfohlen, doch für keine dieser Behandlungen ist die Wirksamkeit nachgewiesen worden. Vielmehr können sie die lokale Gewebeschädigung verstärken.[141]

# Kontext der notfallmedizinischen Versorgung in der Wildnis erneut betrachtet

Zu Beginn dieses Kapitels haben wir gefragt: Unter welchen Umständen sollten Aspekte der wildnisspezifischen Notfallmedizin in die Einsatz- und Behandlungsplanung einbezogen werden? Wann sollten wir also auf andere Art und Weise denken und arbeiten als im städtischen Umfeld?“ Die kurze Antwort: *„Es kommt darauf an.“*

Zeiten, Entfernungen, das Wetter und Geländebeschaffenheit fließen in die Entscheidungen mit ein. Die Entscheidung, ob ein bestimmter Patient in einer bestimmten Situation mit bestimmten Verletzungsmustern eher „Wildnisnotfallmedizin“ oder städtische Notfallmedizin benötigt, ist eine medizinische Entscheidung – eine Entscheidung, die am besten von einer Rettungsfachkraft getroffen wird, die sich direkt um den Patienten kümmert. Besteht die Möglichkeit, den ärztlichen Leiter Rettungsdienst (ÄLRD) zu kontaktieren – insbesondere wenn dieser mit wildnismedizinischen Einsatzszenarien vertraut ist – sollte dessen Empfehlung in die Therapieentscheidung einbezogen werden. Je nach Praxiserfahrung, lokalen Vorgaben bezüglich Autonomie und medizinischer Kontrolle liegt die Entscheidung aber letztendlich bei den Rettungsfachkräften vor Ort.

PHTLS ist der Ansicht, dass Rettungsdienstfachpersonal angesichts eines guten Fundaments an Wissen, Handlungsprinzipien und Ausbildung durch ärztliche Leitungen, in der autonomen medizinischen Entscheidungsfindung innerhalb der Wildnismedizin die besten Entscheidungen hinsichtlich der Patientenversorgung treffen kann.

## ZUSAMMENFASSUNG

- Während viele Prinzipien der Notfallmedizin in der Wildnis dieselben sind wie im städtischen Rettungsdienst, können sich die Präferenzen und Handlungen aufgrund der besonderen Umstände verändern. Das Abwägen dieser Faktoren ist das Spezialgebiet der Rettungsfachkräfte in der Wildnis.
- Die Aufsicht durch einen sachkundigen Arzt und eine spezialisierte Ausbildung für die Rettungsfachkräfte, die möglicherweise Einsätze in der Wildnis absolvieren, sind wesentlicher Bestandteil der Notfallmedizin in der Wildnis.
- Das Akronym LATE (Lokalisieren, Zugang, Behandlung, Rettung) steht für vereinfachte Prinzipien bei Such-, Rettungs- und sonstigen Einsätzen in der Wildnis.
- Notfallversorgung in der Wildnis bietet eine Vielzahl von Handlungsfeldern und Situationen, in denen besondere Anforderungen an die Lagerung, den Patiententransport, spezielle Gerätschaften, Veränderung von Standardverfahren und -protokollen sowie kontextspezifische Sicherheitsüberlegungen sowohl für den Patienten als auch für die Einsatzkräfte erforderlich sind.
- Die anfängliche Beurteilung des Patienten ist unabhängig von der Umgebung. Im Vordergrund stehen lebensbedrohliche Zustände, die eine sofortige Intervention am Einsatzort erfordern.
- In der Wildnis müssen Rettungsfachkräfte oft Hilfsmittel und Methoden improvisieren. Sie sollten den Einsatz und die Improvisation von Tourniquets beherrschen und wissen, wie Behandlungsstandards, Antibiotikagabe, Schmerztherapie, CPR und Defibrillation an die speziellen Bedingungen vor Ort angepasst werden.
- Bei der Behandlung von Patienten in der Wildnis müssen die Rettungsfachkräfte auch den Bedarf an Nahrungsmitteln und Wasser sowie deren Ausscheidung berücksichtigen.
- Solange das Gegenteil nicht bewiesen ist, lautet ein Grundprinzip der Versorgung in der Wildnis, dass alle Patienten hypotherm, hypoglykämisch und hypovolämisch sind.
- Bisse und Stiche sind häufige Probleme in der Wildnis. Wissen und Ressourcen über die örtlichen Gegebenheiten sind wichtig, um die Versorgung dieser Patienten einleiten zu können. Dennoch sind allgemeine Richtlinien zur Patientenversorgung weiterhin erforderlich.

## WIEDERHOLUNG FALLBEISPIEL

Sie sind die medizinisch verantwortliche Rettungsfachkraft der Bergrettung. Sie wurden mit Ihrem Team zu einer beliebten Schlucht für Canyoning in Ihrem Einsatzgebiet alarmiert. Die einzige Information, die Sie zu diesem Zeitpunkt besitzen, sind GPS-Koordinaten, die über ein aktiviertes Notsignal durch einen satellitengestützten Notfallsender übermittelt wurden.

Es ist bereits 18:00 Uhr und die Außentemperatur beträgt 23 °C. Die Wettervorhersage sagt für den Abend aufziehende Gewitter und für die Nacht einen Tiefstwert von 2°C (36°F) voraus. Das Team beginnt den Einsatz vorzubereiten und nutzt hierfür das LATE-Akronym: **L**ocate (Lokalisation), **A**ccess (Zugang), **T**reat (Behandlung), **E**xtricate (Rettung).

Die Teammitglieder stellen die notwendige Ausrüstung zusammen, darunter Wasser-, Wildwasser- und Höhenrettungsmaterial sowie die eigene persönliche Schutzausrüstung und das standardmäßige Sanitätsmaterial. Danach macht sich das Team auf den Weg zum Einsatzort. Als Teamleiter kommunizieren Sie mit dem Gesamteinsatzleiter und entwickeln einen Kommunikationsplan mit einem fest positionierten Teammitglied, das als Kommunikationsrelais vom oberen Ende der Schlucht zurück zur Gesamteinsatzleitung fungiert.

- Was sind die wichtigsten Bestandteile einer persönlichen und teambasierten notfallmedizinischen Ausrüstung, um die schwersten und wahrscheinlichsten Verletzungen für diese Art von Rettungseinsatz versorgen zu können?
- Welche einsatzspezifischen Behandlungsrichtlinien (erweiterter Kompetenzbereich) würden Sie sich für die Versorgung in abgelegenen Gegenden und/oder verlängerter Erstversorgungszeit

(*Fortsetzung nächste Seite*)

## WIEDERHOLUNG FALLBEISPIEL (FORTSETZUNG)

wünschen? Verfügen Sie über Standing Orders / Algorithmen, wenn Sie mit eingeschränkten Kommunikationsmöglichkeiten rechnen müssen?

- Welche Sicherheitsüberlegungen sollten Sie für Ihr Rettungsteam anstellen? Wie beeinflussen situative Faktoren, wie die Tageszeit, die Einsatzstelle, die Erfahrung und die Ausbildung des Teams, Ihre Sicherheit?

Sie lokalisieren (Locate) die GPS-Position und erreichen einen Spalt in der Schlucht mit drei bekannten separaten Abseilstellen von jeweils 30 Metern Länge. Sie versuchen durch lautes Rufen einen Kontakt herzustellen, erhalten aber keine Antwort. Als Sie Ihre Signalpfeife nutzen, können Sie im Gegenzug ein schwaches Antwortpfeifen hören. Sie und Ihr Team machen sich gesichert auf den Weg zum Einsatzort hinunter. Am Beginn der zweiten Abseilstelle treffen Sie auf die beiden Gruppenmitglieder, die das Notsignal ausgelöst haben. Diese erzählen Ihnen, dass eines ihrer Gruppenmitglieder um 13:00 Uhr tiefer in den Canyon gestürzt sei. Die übrigen Gruppenmitglieder mussten von der Absturzstelle hochklettern, um ein Satellitensignal auf ihrem mitgeführten Notrufsender zu erhalten. Ein weiterer Freund hatte sich weiter abgeseilt, um den Verletzten medizinisch einzuschätzen, und habe festgestellt, dass es sich bei den Verletzungen um eine dislozierte offene Femurfraktur mit einem hohen Blutverlust handelt. Er meldete auch, dass der Patient verwirrt wirke. Der Patient sei aber weder bewusstlos gewesen, noch habe er weitere Anzeichen eines Schädel-Hirn-Traumas gezeigt. Er habe einen Kletterhelm getragen. Der Freund habe zwar Druck auf ein stark blutendes Gefäß ausgeübt, aber es würde weiter vor sich hin bluten. Sie seilen sich weiter ab und können durch Zurufe mit dem Freund kommunizieren, der sich um den Patienten kümmert. Sie leiten ihn an, ein improvisiertes Tourniquet mit einem 2,5 cm breiten Gurtband proximal der blutenden Wunde zu platzieren.

Sie instruieren ihn, das Gurtband durch Drehen eines zusätzlichen Karabiners zu straffen, bis die Blutung gestoppt ist, und es dann mit einem weiteren Karabiner zu sichern. Der Freund berichtet, dass die Blutung gestoppt wurde.

Sobald die zusätzliche Ausrüstung Ihren Standort erreicht hat, beginnen Sie, mit der letzten Abseillänge. Als Sie Zugang (Access) zum Patienten haben, finden Sie einen 25-jährigen, ansonsten gesunden Mann vor. Dieser ist wach und nun deutlich orientierter, mit einer offensichtlichen offenen und dislozierten Fraktur des rechten Femurs. Der Freund hat versucht, zusätzliche Kleidung um den Patienten zu wickeln, aber er befindet sich in einem flachen Felsbecken mit kaltem Wasser, seine Kleidung ist nass und er zittert. Sie beginnen mit der Planung und Umsetzung der Behandlung (Treat) Ihres Rettungseinsatzes. Da es jedoch dunkel wird, muss Ihr Team bis zum Morgen warten, um den Patienten aus der Schlucht retten (Extricate) zu können.

- Wie können Sie, Dritte anweisen in der Wildnis Erste Hilfe zu leisten?
- Ihnen ist bekannt, dass Disponenten bei einem Notruf Anweisungen zum Vorgehen der Ersten Hilfe Maßnahmen bis zum Eintreffen der alarmierten Einsatzkräfte geben! Können auch Sie jemanden aus der Ferne anweisen, die Erstversorgung durchzuführen?
- Was würden Sie dem Helfer noch anweisen, wenn sich der Zugang (Access) zum Patienten weiterhin verzögert?
- Was sind Ihre Prioritäten bei der Patientenbeurteilung und Versorgung? Was sind Ihre Überlegungen bei einer verlängerten Erstversorgungszeit?
- Was ist Ihr Plan, um diesen Patienten transportfähig zu bekommen und aus der Schlucht retten (Extricate) zu können?

## AUFLÖSUNG DES FALLBEISPIELS

Als erstes vor Ort schalten Sie Ihre Stirnlampe ein und beurteilen schnell den Einsatzort und sorgen für die eigene Sicherheit sowie die des Verletzten und seines Begleiters. Ihr Kommunikationsrelais im oberen Teil der Schlucht leitet den Fortschritt der Rettung kontinuierlich an die Einsatzleitung weiter. Das Wetter scheint mit einigen wenigen Wolken und ohne Anzeichen von Gewittern stabil zu bleiben. Sie entscheiden, dass sie die Nacht vor Ort verbringen werden. In der Umgebung stehen keine nachflugtauglichen Rettungshubschrauber zur Verfügung. Somit können Sie den Patienten heute Nacht nicht mehr sicher und effizient aus der Schlucht retten. Sie fordern den Rettungshubschrauber auf, bei Tagesanbruch zurückzukehren, um den Patienten aus einer größeren Öffnung in der Schlucht mittels Winde aufzunehmen. Die Öffnung liegt zirka 100 m vom aktuellen Standort entfernt.

Am Fundort des Patienten ist der Platz sehr begrenzt, aber Sie können den Patienten etwas zur Seite bewegen, sodass er für die nachfolgenden Rettungsfachkräfte nicht mehr den Weg blockiert, wenn diese zu ihnen hinabsteigen. Mit weiteren Einsatzkräften können sie anschließend den Patienten vorsichtig an eine trockene Stelle auf eine Isomatte legen.

Ihre Bewertung erfolgt nach dem MARCH PAWS-Algorithmus. Sie hatten die massive Blutung am Bein bereits aus der Ferne durch die Kommunikation mit dem Begleiter des Patienten identifiziert und kontrolliert. Nun überprüfen Sie das vom Begleiter, mittels eines Gurtbandes, platzierte Tourniquet. Es scheint ineffektiv zu sein, daher wenden Sie ein zweites Tourniquet (C-A-T) aus ihrem Notfallrucksack neben dem Ersten an und notieren den Zeitpunkt der Anlage. Das zweite Tourniquet hat die weitere Blutung vollständig gestoppt und Sie stellen fest, dass kein distaler Puls mehr vorhanden ist. Sie führen eine Untersuchung auf weitere Blutungen durch und stellen keine weiteren massiven Blutungen fest. Bei der Untersuchung des Beckens, fühlt dieses sich instabil an und der Patient gibt erhebliche Schmerzen an. Deshalb legen Sie ihm einen Beckengurt aus ihrem Equipment an.

Ihr Patient ist wach und er spricht ohne Anzeichen einer Atemwegsverlegung mit Ihnen. Sie legen ihre Hände auf seinen Brustkorb und stellen fest, dass sich der Brustkorb gleichmäßig ohne Atemnot oder knöcherne Instabilitäten hebt und senkt. Daraufhin überprüfen sie die Kreislauffunktion, indem Sie die distalen Pulse beurteilen und feststellen, dass die Herzfrequenz ca. 120 Schlägen pro Minute beträgt. Seine Haut ist kühl und leicht schweißig. Sie behandeln die Unterkühlung des Patienten, den sie aus dem Wasser gerettet haben, indem sie die nasse Kleidung entfernen und ihm trockene und warme Kleidung anziehen. Sie weisen einen Teamkollegen an, eine Hibler-Packung vorzubereiten welche zeitnah am Patienten angewendet wird. Sie beurteilen den Kopf und finden keine offensichtlichen Schädel- oder Rückenverletzungen. Der Patient hatte jedoch einen erheblichen Sturz erlebt und möglicherweise ablenkende Verletzungen erlitten. Sie erwägen daher die Möglichkeit einer Wirbelsäulenverletzung und lagern den Patienten vorsichtshalber in die mitgeführte Vakuummatratze um. Er zeigt sich bei normalen neurologischen Befunden mit einem GCS von 15 bei Bewusstsein. Er gibt eine leichte Übelkeit an, hat sich aber bisher nicht übergeben. Sie geben ihrem Patienten 4mg Ondansetron p.o. Seine Schmerzen behandeln Sie mit 1g Paracetamol p.o. und geben eine titrierte Dosis von 50 mg Esketamin intranasal. Dies reduziert die Schmerzen auf einer VAS 10 von 10, auf 2 von 10 und erleichtert die weitere Untersuchung und Behandlung des Patienten.

Basierend auf Ihrem erweiterten Algorithmus zur Versorgung von offenen Frakturen, verabreichen Sie jetzt, da alle anderen Lebensbedrohungen behoben sind und keine Allergien vorliegen, eine Infusion mit 2g Cefazolin i.v. Sie untersuchen den gesamten Körper (von Kopf bis Fuß) auf weitere Wunden oder Verletzungen und stellen fest, dass die einzige Stelle, die ihre Aufmerksamkeit erfordert, die offene Femurfraktur ist. Sie spülen die offene Bruchstelle grob mit Trinkwasser und legen einen Verband an. Da sie wissen, dass es sich um einen längeren Rettungseinsatz handelt versuchen sie das Tourniquet durch eine alternative Blutungskontrolle zu ersetzen. Dies gelingt ihnen durch Anlage eines Druckverband. Diesen überprüfen Sie regelmässig, um ein Durchbluten rechtzeitig zu erkennen. Die distalen Pulse und die Sensibilität kehren daraufhin zurück.

Zuletzt vervollständigen Sie die Transportfähigkeit des Patienten mittels geeigneten Schienen. Bei der offenen Femurfraktur wenden Sie manuellen Zug an und bringen das Bein in die anatomische Position zurück.

*(Fortsetzung nächste Seite)*

## AUFLÖSUNG DES FALLBEISPIELS (FORTSETZUNG)

Anschliessend sorgen Sie unter physiologischer Schienung mit Polsterung und dem Einsatz der Vakuummatratze dafür, diese physiologische Position beizubehalten. Die Vakuummatratze stabilisiert nun den gesamten Körper, einschließlich der Femurfraktur, ohne dabei übermäßigen Druck auszuüben oder Druckstellen zu verursachen. Abschließend kümmern sich nun um die vermutete Fraktur des rechten Handgelenks, welche Sie zunächst nachgeordnet priorisiert hatten. Sie erlauben dem Patienten, die ganze Nacht über schluckweise Flüssigkeiten zu sich zu nehmen und in eine Windelhose für Erwachsene zu urinieren, welche Sie bei Bedarf austauschen.

Als Rettungsteam verbringen Sie die Nacht mit dem Patienten und seinen Begleitern. Dank guter Vorbereitung, medizinischer Ausbildung und klarer Richtlinien zur Langzeitversorgung bleibt der Patient stabil. Nach Immobilisierung bestehen nur noch geringe Schmerzen. Am Morgen erfolgt die Bergung aus der Schlucht und ein Rettungswagentransport in ein 45 Minuten entfernten Maximalversorger. Aufgrund der stabilen Situation über Nacht wurde auf einen Hubschraubertransport verzichtet. Die Einsatzdokumentation wird zur Sicherung der Versorgungskontinuität weitergegeben. Ein späterer Rückruf aus dem Krankenhaus bestätigt eine voraussichtlich vollständige Genesung.

# Quellenverzeichnis


1. Wilderness. In: Merriam-Webster's Collegiate Dictionary. 11th ed. Merriam-Webster; 2014:1432.
2. McGinnis KK. Rural and Frontier Emergency Medical Services. National Rural Health Association; 2004.
3. Liffrig JR, Tarter SL, Schimelpfenig T, et al. Wilderness medicine education. In: Auerbach PS, ed. Auerbach's Wilderness Medicine. 7th ed. Elsevier; 2017:2440-2471.
4. Winstead C, Hawkins SC. Wilderness EMS education. In: Hawkins SC, ed. Wilderness EMS. Wolters Kluwer; 2018:61-81.
5. Bennett BL. A time has come for wilderness emergency medical service: a new direction. Wilderness Environ Med. 2012;23(1):5-6.
6. Warden CR, Millin MG, Hawkins SC, et al. Medical direction of wilderness and other operational emergency services programs. Wilderness Environ Med. 2012;23(1):37-43.
7. Millin M. Wilderness EMS medical oversight. In: Hawkins SC, ed. Wilderness EMS. Wolters Kluwer; 2018:101-110.
8. Russell K, Weber D, Scheele B, et al. Search and rescue in the intermountain west states. Wilderness Environ Med. 2013;24:429-433.
9. National Highway Traffic Safety Administration. The National EMS Scope of Practice Model. Department of Transportation/National Highway Traffic Safety Administration; 2005.
10. Millin MG, Johnson DE, Schimelpfenig T, et al. Medical oversight, educational core content, and proposed scopes of practice of wilderness EMS providers: a joint project developed by wilderness EMS educators, medical directors, and regulators using a Delphi approach. Prehosp Emerg Care. 2017;21(6):673-681.
11. Smith W. Medical professionals role in search and rescue. In: Rodway G, Weber DC, McIntosh SE, eds. Mountain Medicine and Technical Rescue. Carreg; 2016:207-223.
12. Hawkins SC, Millin MC, Smith W. Wilderness emergency medical services and response systems. In: Auerbach P, ed. Auerbach's Wilderness Medicine. 7th ed. Elsevier; 2017:1200-1213.
13. Johnson DE, Schimelpfenig T, Hubbel F. Minimum guidelines and scope of practice for wilderness first aid. Wilderness Environ Med. 2013;24(4):456-462.
14. Tilton B. Wilderness First Responder. Falcon Guides (Globe Pequot Press); 2010.
15. American Society for Testing and Materials. Standard Guide for Training First Responders Who Practice in Wilderness, Delayed, or Prolonged Transport Settings. American Society for Testing and Materials; 1995:F1616-F1695.
16. Wilderness Medical Society Curriculum Committee. Wilderness first responder: recommended minimum course topics. Wilderness Environ Med. 1999;10:13-19.
17. McNamara EC, Johe DH, Endly DA, eds. Outdoor Emergency Care. 5th ed. National Ski Patrol. Brady (Pearson); 2012.
18. Hawkins SC. The relationship between ski patrols and emergency medical services systems. Wilderness Environ Med. 2012;23:106-111.
19. Constance BB, Auerbach PS, Johe DH. Prehospital medical care and the National Ski Patrol: how does outdoor emergency care compare to traditional EMS training? Wilderness Environ Med. 2012;23:177-189.
20. Spano SJ. National Park Service medicine. In: Auerbach P, ed. Auerbach's Wilderness Medicine. 7th ed. Elsevier; 2017: 2487-2497.

21. Smith WR. Integration of tactical EMS in the National Park Service. Wilderness Environ Med. 2017;28 (2S):S146-S153.
22. Lipman GS, Weichenthal L, Harris NS, et al. Core content for Wilderness Medicine fellowship training of emergency medicine graduates. Acad Emerg Med. 2014; 21(2):204-207.
23. Hawkins S, Millin M, Smith W. Care in the wilderness. In: Cone D, Brice JH, Delbridge TR, Myers JB, eds. Emergency Medical Services: Clinical Practice and System Oversight. 2nd ed. Vol 2: Medical Oversight of EMS. John Wiley & Sons; 2015:377-391.
24. Vines T, Hudson S. Medical considerations in technical rescue. In: High-Angle Rope Rescue Techniques: Levels I and II. 4th ed. Jones & Bartlett Learning; 2016:224-245.
25. Smith WR. Principles of basic technical rescue, packaging, and patient care integration. In: Hawkins SC, ed. Wilderness EMS. Wolters Kluwer; 2018:101-110.
26. Hawkins SC. WEMS systems. In: Hawkins SC, ed. Wilderness EMS. Wolters Kluwer; 2018:21-59.
27. Zafren K, McCurley L, Shimanski C, et al. Technical rescue. In: Auerbach PS, ed. Auerbach's Wilderness Medicine. 7th ed. Elsevier; 2017:1242-1280.
28. Goodman T, Iserson KV, Strich H. Wilderness mortalities: a 13-year experience. Ann Emerg Med. 2001;37:279-283.
29. Gentile DA, Morris JA, Schimelpfenig T, Bass SM, Auerbach PS. Wilderness injuries and illnesses. Ann Emerg Med. 1992;21:853-861.
30. Singletary EM, Markenson DS. Injury prevention: decision making, safety, and accident avoidance. In: Auerbach PS, ed. Auerbach's Wilderness Medicine. 7th ed. Elsevier; 2017:593-616.
31. Isaac JE, Johnson DE. Wilderness and Rescue Medicine. 6th ed. Jones & Bartlett Learning; 2013.
32. Hawkins SC. Setting the record straight to reduce fatalities in sinking vehicles. Emerg Med News. 2015;37(8):28-29.
33. Butler FK, Blackbourne LH. Battlefield trauma care then and now: a decade of tactical combat casualty care. J Trauma Acute Care Surg. 2012;73:S395-S402.
34. Holcomb JB, Stansbury LG, Champion HR, Wade C, Bellamy RF. Understanding combat casualty care statistics. J Trauma Acute Care Surg. 2006;60:397-401.
35. Kelly J, Ritenour AE, McLaughlin DF, et al. Injury severity and causes of death from Operation Iraqi Freedom and Operation Enduring Freedom: 2003–2004 versus 2006. J Trauma. 2008;6:S21-S27.
36. Eastridge BJ, Mabry RL, Seguin P, et al. Death on the battlefield (2001–2011): implications for the future of combat casualty care. J Trauma Acute Care Surg. 2012;73:S431-S437.
37. Kotwal RS, Montgomery HR, Mabry RL, et al. Eliminating preventable death on the battlefield. Arch Surg. 2011;146:1350-1358.
38. Bennett BL, Butler FK, Wedmore I, eds. Tactical combat casualty care: transitioning battlefield lessons learned to other austere environments. Wilderness Environ Med. 2017;28(2S):S1-S154.
39. Smith B, Bledsoe BE, Nicolazzo P. General management of trauma in the wilderness. In: Hawkins SC, ed. Wilderness EMS. Wolters Kluwer; 2018:371-392.
40. Smith W. Episode 3: medical direction with Will Smith, MD [podcast]. RAW Medicine website. Published February 1, 2018. Accessed March 1, 2022. https://rawmedicine.libsyn.com/episode-3-medical-direction-with-will-smith-md
41. What is C-TECC? Committee for Tactical Emergency Casualty Care website. Accessed March 1, 2022. https://www.c-tecc.org/about-us/what-is-ctecc
42. Smith W, Grange K. Mission success: how a rural EMS agency implemented a tactical EMS program. JEMS. 2018;43(1):24-30.
43. Chan D, Goldberg R, Tascone A, et al. The effect of spinal immobilization on healthy volunteers. Ann Emerg Med. 1994;23(1):48-51.
44. Kwan I, Bunn F, Roberts IG. Spinal immobilisation for trauma patients. Cochrane Database Syst Rev. 2001(2): CD002803.
45. Ben-Galim P, Dreiangel N, Mattox KL, et al. Extrication collars can result in abnormal separation between vertebrae in the presence of dissociative injury. J Trauma. 2010;69:447-450.
46. Hauswald M, Ong G, Tandeberg D, et al. Out-of-hospital spinal immobilization: its effect on neurologic injury. Acad Emerg Med. 1998;5:214-219.
47. Oto B, Corey DJ II, Oswald J, Sifford D, Walsh B. Early secondary neurological deterioration after blunt spinal trauma: a review of the literature. Acad Emerg Med. 2015;22:1200-1212.
48. Senz K. New Hampshire rescue squad denies fault in woman's drowning. EMS World website. Published September 10, 2007. Accessed March 1, 2022. https://www.hmpgloballearningnetwork.com/site/emsworld/news/10408685/new-hampshire-rescue-squad-denies-fault-womans-drowning
49. Scheele BM. Technical rescue interface: off-road vehicle and helicopter WEMS response. In: Hawkins SC, ed. Wilderness EMS. Wolters Kluwer; 2018:503-518.
50. Kosequat J, Rush SC, Simonsen I, et al. Efficacy of the mnemonic device "MARCH PAWS" as a checklist for pararescuemen during tactical field care and tactical evacuation. J Spec Operations Med. 2017;4:80-84.
51. Hawkins SC, Simon RB, Beissinger JP, Simon D. Vertical Aid: Essential Wilderness Medicine for Climbers, Trekkers, and Mountaineers. The Countryman Press; 2017.
52. Davis C. Part 2: management of infectious diseases: general infectious diseases in the wilderness environment. In: Hawkins SC, ed. Wilderness EMS. Wolters Kluwer; 2018:355-370.
53. Keenan S, Riesberg JC. Prolonged field care: beyond the "Golden Hour." Wilderness Environ Med. 2017; 28(2S):S135-S139.
54. Gomi T. Everyone Poops. Kane/Miller Book Publishers; 1993.
55. Wing-Gaia SL, Askew W. Nutrition, malnutrition and starvation. In: Auerbach PS, ed. Auerbach's Wilderness Medicine. 7th ed. Elsevier; 2017:1964-1985.
56. Kenefick RW, Cheuvront SN, Leon LR, Obrien K. Dehydration and rehydration. In: Auerbach PS, ed. Wilderness Medicine. 7th ed. Elsevier; 2017:2031-2044.
57. Madsen P, Svendsen LB, Jorgenesen LG, et al. Tolerance to head-up tilt and suspension with elevated legs. Aviat Space Environ Med. 1998;69:781-784.

58. Mortimer RB. Risks and management of prolonged suspension in an Alpine harness. Wilderness Environ Med. 2011;22:77-86.
59. Seddon P. Harness Suspension: Review and Evaluation on Existing Information. Health Safety Executive Books; 2002:CRR 451/2002.
60. Kolb JJ, Smith EL. Redefining the diagnosis and treatment of suspension trauma. JEMS. Published June 9, 2015. Accessed March 1, 2022. https://www.jems.com/operations/rescue-vehicle-extrication/redefining-the-diagnosis-and-treatment-of-suspension-trauma/
61. Prevention and treatment of sunburn. Med Lett Drugs Ther. 2004;46:45.
62. Department of Health and Human Services. Food and Drug Administration. 21 CFR Parts 201, 310, 347, and 352. Sunscreen drug products for over-the-counter human use. Federal Register. Vol 84. No 38. February 26, 2019/Proposed Rules. Accessed April 20, 2022. https://www.govinfo.gov/content/pkg/FR-2019-02-26/pdf/2019-03019.pdf
63. Krakowski AC, Goldenberg A. Exposure to radiation from the sun. In: Auerbach PS, ed. Auerbach's Wilderness Medicine. 7th ed. Elsevier; 2017:335-353.
64. Stern RS. Clinical practice: treatment of photoaging. N Engl J Med. 2004;350:1526-1534.
65. Richardson SD. Environmental mass spectrometry: emerging contaminants and current issues. Anal Chem. 2012;84:747-778.
66. Gies P. Photoprotection by clothing. Photodermal Photimmunol Photomed. 2007;23:264-274.
67. Singletary EM, Charlton NP, Epstein JL, et al. Part 15: first aid: 2015 American Heart Association and American Red Cross guidelines update for first aid. Circulation. 2015;132(Suppl 2): S574-S589.
68. Kragh JF, Walters TJ, Baer DG, et al. Practical use of emergency tourniquets to stop bleeding in major limb trauma. J Trauma. 2008;64(Suppl 2):38-50.
69. Drew B, Bird D, Matteucci M, Keenan S. Tourniquet conversion: a recommended approach in the prolonged field care setting. J Spec Operations Med. 2015;15(3):81-85.
70. Kragh JF, Dubick MA. Bleeding control with limb tourniquet use in the wilderness setting: review of science. Wilderness Environ Med. 2017;28(Suppl 2):S25-S32.
71. Edlich RF, Rodeheaver GT, Morgan RF, et al. Principles of emergency wound management. Ann Emerg Med. 1988;17(12):1284-1302.
72. Edlich RF, Thacker JG, Buchanan L, Rodeheaver GT. Modern concepts of treatment of traumatic wounds. Adv Surg. 1979;13:169-197.
73. Bhandari M, Thompson K, Adili A, Shaughnessy SG. High and low pressure irrigation in contaminated wounds with exposed bone. Int J Surg Invest. 2000;2(3):179-182.
74. Bhandari M, Adili A, Lachowski RJ. High pressure pulsatile lavage of contaminated human tibiae: an in vitro study. J Orthop Trauma. 1998;12(7):479-484.
75. Bhandari M, Schemitsch EH, Adili A, et al. High and low pressure pulsatile lavage of contaminated tibial fractures: an in vitro study of bacterial adherence and bone damage. J Orthop Trauma. 1999;13(8):526-533.
76. Anglen JO. Wound irrigation in musculoskeletal injury. J Am Acad Orthop Surg. 2001;9(4):219-226.
77. Valente JH, Forti RJ, Freundlich LF, et al. Wound irrigation in children: saline solution or tap water? Ann Emerg Med. 2003;41(5):609-616.
78. Backer HD. Field water disinfection. In: Auerbach PS, ed. Auerbach's Wilderness Medicine. 7th ed. Elsevier; 2017:1985-2030.
79. Griffiths RD, Fernandez RS, Ussia CA. Is tap water a safe alternative to normal saline for wound irrigation in the community setting? J Wound Care. 2001;10(10):407-411.
80. Moscati R, Mayrose J, Fincher L, Jehle D. Comparison of normal saline with tap water for wound irrigation. Am J Emerg Med. 1998;16(4):379-381.
81. Moscati RM, Reardon RF, Lerner EB, Mayrose J. Wound irrigation with tap water. Acad Emerg Med. 1998;5(11):1076-1080.
82. Rodeheaver GT, Pettry D, Thacker JG, et al. Wound cleansing by high pressure irrigation. Surg Gynecol Obstet. 1975;141(3):357-362.
83. Edlich RF, Reddy VR. Revolutionary advances in wound repair in emergency medicine during the last three decades: a view toward the new millennium. 5th Annual David R. Boyd, MD, Lecture. J Emerg Med. 2001;20(2):167-193.
84. Singer AJ, Hollander JE, Subramanian S, et al. Pressure dynamics of various irrigation techniques commonly used in the emergency department. Ann Emerg Med. 1994;24(1):36-40.
85. Luck JB, Campagne D, Falcon Bachs R, et al. Pressures of wilderness improvised wound irrigation techniques: how do they compare? Wilderness Environ Med. 2016;27(4):476-481.
86. Mellor SG, Cooper GJ, Bowyer GW. Efficacy of delayed administration of benzylpenicillin in the control of infection in penetrating soft tissue injuries in war. J Trauma. 1996;40(Suppl 3):S128-S134.
87. Hospenthal DR, Murray CK, Andersen RC, et al. Guidelines for the prevention of infection after combat-related injuries. J Trauma. 2008;64(Suppl 3):S211-S220.
88. Jamshidi R. Wound management. In: Auerbach PS, ed. Wilderness Medicine. 7th ed. Elsevier; 2017: 440-450.
89. Russell KW, Scaife CL, Weber DC, et al. Wilderness Medical Society practice guidelines for the treatment of acute pain in remote environments: 2014 update. Wilderness Environ Med. 2014;25:S96-S104.
90. McGladrey L. Psychological first aid and stress injuries. In: Hawkins SC, ed. Wilderness EMS. Wolters Kluwer; 2018:189-202.
91. Switzer JA, Bovard RS, Quinn RH. Wilderness orthopedics. In: Auerbach PS, ed. Auerbach's Wilderness Medicine. 7th ed. Elsevier; 2017:450-492.
92. Kranc DA, Jones AW, Nackenson J, et al. Use of ultrasound for joint dislocation reduction in an austere wilderness setting: a case report. Prehosp Emerg Care. 2018;23(2):1-14.
93. Fulton RL, Voigt WJ, Hilakos AS. Confusion surrounding the treatment of traumatic cardiac arrest. J Am Coll Surg. 1995;181:209-214.
94. Pasquale MD, Rhodes M, Cipolle MD, et al. Defining "dead on arrival": impact on a level I trauma center. J Trauma. 1996;41:726-730.
95. Mattox KL, Feliciano DV. Role of external cardiac compression in truncal trauma. J Trauma. 1982;22:934-936.

96. Shimazu S, Shatney CH. Outcomes of trauma patients with no vital signs on admission. J Trauma. 1983;23(3):213-216.
97. Forgey WW, Wilderness Medical Society. Practice Guidelines for Wilderness Emergency Care. 5th ed. Globe Pequot Press; 2006.
98. Goth P, Garnett G, Rural Affairs Committee, National Association of EMS Physicians. Clinical guidelines for delayed/prolonged transport. I. Cardiorespiratory arrest. Prehosp Disaster Med. 1991;6(3):335.
99. Eisenberg MS, Bergner L, Hallstrom AP. Cardiac resuscitation in the community: importance of rapid provision and implications of program planning. JAMA. 1979;241:1905-1907.
100. Kellermann AL, Hackman BB, Somes G. Predicting the outcome of unsuccessful prehospital advanced cardiac life support. JAMA. 1993;270(12):1433-1436.
101. Bonnin MJ, Pepe PE, Kimball KT, Clark PS. Distinct criteria for termination of resuscitation in the out-of-hospital setting. JAMA. 1993;270(12):1457-1462.
102. Millin MG, Khandker SR, Malki A. Termination of resuscitation of nontraumatic cardiopulmonary arrest: resource document for the National Association of EMS Physicians position statement. Prehosp Emerg Care. 2011;15(4):547-554.
103. Leavitt M, Podgorny G. Prehospital CPR and the pulseless hypothermic patient. Ann Emerg Med. 1984;13:492.
104. Zafren K, Giesbrecht G, Danzl D, et al. Wilderness Medical Society practice guidelines for the out-of-hospital evaluation and treatment of accidental hypothermia: 2014 update. Wilderness Environ Med. 2014;25:S66-S85.
105. Keatinge WR. Accidental immersion hypothermia and drowning. Practitioner. 1977;219:183-187.
106. Olshaker JS. Near drowning. Emerg Med Clin North Am. 1992;10(2):339-350.
107. Bolte RG, Black PG, Bowers RS, et al. The use of extracorporeal rewarming in a child submerged for 66 minutes. JAMA. 1988;260(3):377-379.
108. Orlowski JP. Drowning, near-drowning, and ice-water drowning. JAMA. 1988;260(3):390-391.
109. Cooper MA, Andrews CJ, Holle RL, et al. Lightning-related injuries and safety. In: Auerbach PS, ed. Auerbach's Wilderness Medicine. 7th ed. Elsevier; 2017:71-117.
110. Davis C, Engeln A, Johnson E, McIntosh S, et al. Wilderness Medical Society practice guidelines for the prevention and treatment of lightning injuries: 2014 update. Wilderness Environ Med. 2014;25:S86-S95.
111. Durrer B, Brugger H. Recent advances in avalanche survival. Presented at the Second World Congress on Wilderness Medicine. Aspen, CO; 1995.
112. Van Tilburg C, Grissom CK, Zafren K, et al. Wilderness Medical Society practice guidelines for prevention and management of avalanche and nonavalanche snow burial accidents. Wilderness Environ Med. 2017;25(28):23-42.
113. Steinman AM. Cardiopulmonary resuscitation and hypothermia. Circulation. 1986;74(6, pt 2):29-32.
114. Zell SC. Epidemiology of wilderness-acquired diarrhea: implications for prevention and treatment. J Wild Med. 1992;3(3):241-249.
115. Lloyd EL. Hypothermia and Cold Stress. Aspen Systems; 1986.
116. Maningas PA, DeGuzman LR, Hollenbach SJ, et al. Regional blood flow during hypothermic arrest. Ann Emerg Med. 1986;15(4):390-396.
117. Groves LJ, Cushing TA. General management of medical conditions in the wilderness. In: Hawkins SC, ed. Wilderness EMS. Wolters Kluwer; 2018:393-412.
118. Sampson HA, Muñoz-Furlong A, Campbell RL, et al. Second symposium on the definition and management of anaphylaxis: summary report—Second National Institute of Allergy and Infectious Disease/Food Allergy and Anaphylaxis Network symposium. J Allergy Clin Immunol. 2006;117:391-397.
119. Graif Y, Romano-Zelekha O, Livne I, et al. Allergic reactions to insect stings: results from a national survey of 10,000 junior high school children in Israel. J Allergy Clin Immunol. 2006;117:1435-1439.
120. Golden DB. Insect sting anaphylaxis. Immunol Allergy Clin North Am. 2007;27:261-272.
121. Bilò BM, Bonifazi F. Epidemiology of insect-venom anaphylaxis. Curr Opin Allergy Clin Immunol. 2008;8:330-337.
122. Graft DF. Insect sting allergy. Med Clin North Am. 2006;90: 211-232.
123. Valentine MD, Schuberth KC, Kagey-Sobotka A, et al. The value of immunotherapy with venom in children with allergy to insect stings. N Engl J Med. 1990;323:1601-1603.
124. Barnard JH. Studies of 400 Hymenoptera sting deaths in the United States. J Allergy Clin Immunol. 1973;52:259-264.
125. Gaudio F, Lemery J, Johnson D. Wilderness Medical Society practice guidelines for the use of epinephrine in outdoor education and wilderness settings: 2014 update. Wilderness Environ Med. 2014;25:S15-S18.
126. Hawkins S, Weil C, Fitzpatrick D. Letter to the editor: epinephrine autoinjector warning. Wilderness Environ Med. 2012;23:371-378.
127. Snakes. National Geographic. Accessed March 1, 2022. https://www.nationalgeographic.com/animals/reptiles/facts/snakes-1
128. Kasturiratne A, Wickremasinghe AR, de Silva N, et al. The global burden of snakebite: a literature analysis and modelling based on regional estimates of envenoming and deaths. PLoS Med. 2008;5(11):e218. doi: 10.1371/journal.pmed.0050218
129. Abo B. Management of animal bites and envenomation. Hawkins SC, ed. Wilderness EMS. Wolters Kluwer; 2018:333-346.
130. O'Neil ME, Mack KA, Gilchrist J, Wozniak EJ. Snakebite injuries treated in United States emergency departments, 2001–2004. Wilderness Environ Med. 2007; 18(4):281-287.
131. Lavonas EJ, Ruha AM, Banner W, et al. Unified treatment algorithm for the management of crotaline snakebite in the United States: results of an evidence-informed consensus workshop. BMC Emerg Med. 2011;11:2. doi: 10.1186/1471-227X-11-2
132. Norris RL, Bush SP, Cardwell MD. Bites by venomous reptiles in Canada, the United States, and Mexico. In: Auerbach PS, ed. Auerbach's Wilderness Medicine. 7th ed. Elsevier; 2017:729-760.

133. Warrell DA. Bites by venomous and nonvenomous reptiles worldwide. In: Auerbach PS, ed. Auerbach's Wilderness Medicine. 7th ed. Elsevier; 2017:760-828.
134. Kanaan NC, Ray J, Stewart M, et al. Wilderness Medical Society practice guidelines for the treatment of pit viper envenomations in the United States and Canada. Wilderness Environ Med. 2015;26:472-487.
135. Curry SC, Kunkel DB. Death from a rattlesnake bite. Am J Emerg Med. 1985;3(3):227-235.
136. Bush SP. Snakebite suction devices don't remove venom: they just suck. Ann Emerg Med. 2004;43(2):187-188.
137. Alberts MB, Shalit M, LoGalbo F. Suction for venomous snakebite: a study of "mock venom" extraction in a human model. Ann Emerg Med. 2004;43(2):181-186.
138. Davis D, Branch K, Egen NB, et al. The effect of an electrical current on snake venom toxicity. J Wild Med. 1992; 3(1):48-53.
139. Howe NR, Meisenheimer JL Jr. Electric shock does not save snakebitten rats. Ann Emerg Med. 1988;17(3):254-256.
140. Gill KA Jr. The evaluation of cryotherapy in the treatment of snake envenomation. South Med J. 1968;63:552-556.
141. Norris RL. A call for snakebite research. Wilderness Environ Med. 2000;11(3):149-151.

# Weiterführende Literatur

Auerbach PS, ed. Auerbach's Wilderness Medicine. 7th ed. Philadelphia, PA: Elsevier; 2017.

Hawkins SC, ed. Wilderness EMS. Philadelphia, PA: Wolters Kluwer; 2018.

Rodway G, McIntosh S, Weber D, eds. Mountain Medicine and Technical Rescue: A Manual of the Diploma in Mountain Medicine. Herefordshire, UK: Carreg; 2016.

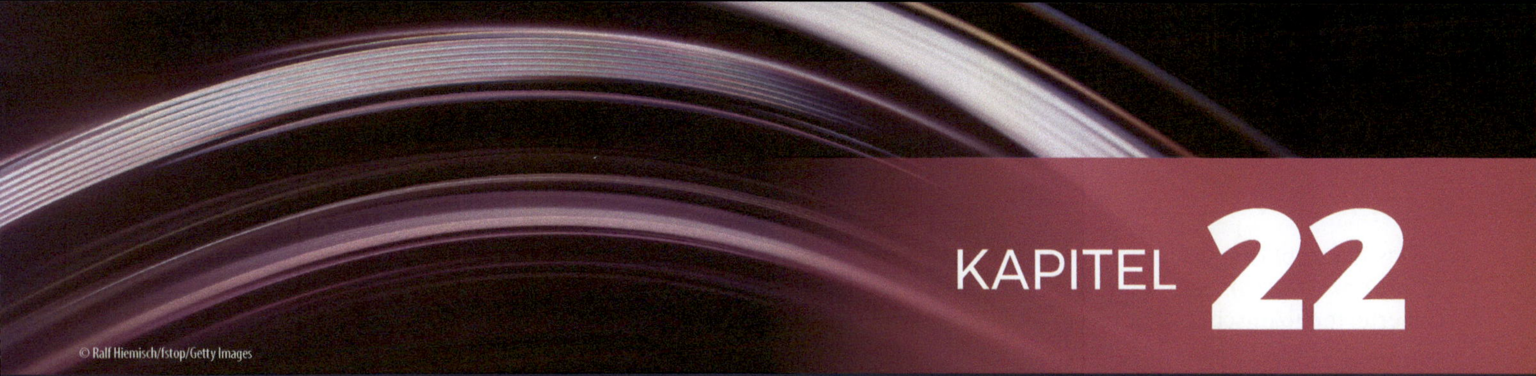



KAPITEL 22

# Taktische Verletztenversorgung

**Autoren**
Faroukh Mehkri, DO
Alexander L. Eastman, MD, MPH, FACS, FAEMS

## LERNZIELE

Nach dem Durcharbeiten dieses Kapitels werden Sie in der Lage sein:

- Die Aspekte und Komponenten der taktischen Notfallmedizin im Polizeieinsatz zu nennen und zu beschreiben, auf welche Weise Polizeieinsätze rettungsmedizinisch unterstützt werden können.
- Den Nutzen spezieller Ausbildungsprogramme für Rettungsdienstfachpersonal bei der Polizei (Tactical Emergency Medical Support) zu erläutern.
- Zu erklären, wie sich die notfallmedizinischen Maßnahmen in den drei verschiedenen Phasen der Versorgung unterscheiden.
- Zu beschreiben, wie die Methode der schnellen Fernbeurteilung (Rapid and Remote Assessment Methodology) im Rahmen taktischer Polizeieinsätze genutzt werden kann.

## FALLBEISPIEL

Sie sind Rettungssanitäter eines Spezialeinsatzkommandos der Polizei. Ihre Einheit wird an einem kalten Wintermorgen zu einem laufenden Polizeieinsatz wegen häuslicher Gewalt gerufen. Zwei Beamte verschaffen sich vom Garten aus Zutritt zum Haus des Verdächtigen, Schüsse fallen. Ein Beamter geht im Eingangsbereich des Zielobjektes zu Boden, ein zweiter stürzt rückwärts die Treppe hinunter und bleibt hinter einer kleinen Mauer am Treppenabsatz liegen. Ein weiterer Kollege, der neben Ihnen steht, schreit: „Wir müssen die Kollegen da rausholen! Los!" Sie halten ihn am Arm fest und schauen zum Einsatzleiter.

- Wie sollten Sie sich verhalten?
- Wie können Sie in dieser gefährlichen Situation die verletzten Polizeibeamten untersuchen und behandeln?

## EINFÜHRUNG

Das Konzept des modernen **Tactical Emergency Medical Support (TEMS)** beinhaltet die umfassende und integrierte medizinische Versorgung von Verletzten, die Beratung der Einsatzleitung in rettungsmedizinischen Fragen und das medizinische Informationsmanagement bei Spezialeinsätzen der Polizei. Ziel ist es, zur Sicherheit und zum Erfolg solcher Einsätze beizutragen. Die taktische Notfallmedizin ist ein eigenständiges Spezialgebiet, das weit über das klassische Traumamanagement hinausgeht.[1] Sie beinhaltet auch die Prävention von Verletzungen, die Verletztenversorgung unter erschwerten Bedingungen sowie Fragen der allgemeinen Gesundheit, Ernährung und körperlichen Fitness. Kurz gesagt, handelt es sich bei TEMS um die Anwendung präklinischer Notfallmedizin mit dem Ziel, die Polizei bei ihrer Arbeit zu unterstützen und so die Erfolgsaussichten einer polizeilichen Operation zu erhöhen.

Dieses Kapitel bietet einen kurzen Überblick über die Besonderheiten des TEMS. Die **taktische Verwundetenversorgung (Tactical Casualty Care TCC)** erfordert wie die Ausbildung von polizeilichen Spezialkräften, spezielle Schulungen und Fachkenntnisse. In einem 16-stündigen Tactical Emergency Casualty Care (TECC)-Kurs der National Association of Emergency Medical Technicians (NAEMT) wird dieses Thema weitreichender unterrichtet und trainiert, was den Inhalt dieses Kapitels bei Weitem übersteigt.

# Geschichte und Entwicklung des TEMS-Konzepts

Das erste SWAT-Team wurde 1968 in Los Angeles gegründet. Kurz darauf wurde das Konzept entwickelt, dem SWAT-Team einen „Sanitäter" zur Seite zu stellen – ähnlich wie beim Militär, wo jeder Einheit ein Sanitäter zugeteilt ist. Heute umfasst das TEMS-Konzept ein breites Spektrum an medizinischen Dienstleistungen, die an den Einsatz in einem risikoreichen, schnelllebigen taktischen Umfeld angepasst sind. TEMS wird sowohl von Sicherheitsbehörden als auch von der medizinischen Fachwelt umfassend unterstützt.

Vor über 30 Jahren entwickelte man den Kurs "Counter Narcotics and Terrorism Operational Medical Support" (CONTOMS). Dieses Programm wurde als evidenzbasierter TEMS-Lehrplan konzipiert, bei dem erfahrenes Rettungsdienstfachpersonal 56 Stunden lang intensiv in die medizinische Versorgung, in taktischen Lagen ausgebildet wurden. Im Rahmen von CONTOMS wurde eine Verletzungsdatenbank aufgebaut, um Forschungsdaten zu sammeln, die zur Verifizierung der Wirksamkeit der taktischen Medizin erforderlich sind.

Seitdem wurden viele ähnliche Kurse wie CONTOMS entwickelt. Das Committee on Tactical Combat Casualty Care, ein Ausschuss des Defense Health Board des US-Verteidigungsministeriums (DoD), hat die Tactical Combat Casualty Care (TCCC)-Kurse entwickelt. In diesen Kursen werden die wesentlichen medizinischen Maßnahmen vermittelt, die in taktischen Situationen erforderlich sind. Diese Maßnahmen variieren je nach der konkreten taktischen Lage. Das ursprüngliche TCCC-Projekt wurde von 1993 bis 1996 als Gemeinschaftsprojekt des medizinischen Personals der Special Operations und der Uniformed Services University durchgeführt. Die Ergebnisse dieser vierjährigen Forschungsarbeit wurden 1996 in dem ursprünglichen Bericht zum TCCC veröffentlicht.[2]

Die Leitlinien sind in der Verantwortung des Ausschusses für TCCC (CoTCCC), der 2001 vom U.S. Special Operations Command gegründet wurde und heute Teil des Joint Trauma System (JTS) des US-Verteidigungsministeriums ist. Die Leitlinien werden auf der Grundlage folgender evidenzbasierten Quellen aktualisiert: (1) der fortlaufenden Auswertung veröffentlichter ziviler und militärischer Fachliteratur, (2) dem regelmäßigen Austausch mit Forschungseinrichtungen, die sich auf die Versorgung von Verwundeten aus militärischen Konflikten spezialisiert haben, (3) den Beiträgen von erfahrenem Rettungsdienst- und Gesundheitsfachpersonal, (4) Erfahrungsberichten medizinischer Austauschzentren der militärischen Streitkräfte, (5) Fallanalysen, die im Rahmen der wöchentlichen Videokonferenzen zur Prozessverbesserung des Joint Trauma System (JTS) diskutiert werden, (6) der Analysen tödlicher Einsatzverletzungen auf Basis von Erkenntnissen aus Konferenzen des JTS Armed Forces Medical Examiner System (AFMES) sowie, (7) Stellungnahmen und Gutachten von zivilen und militärischen Traumaexperten.

Es werden drei verschiedene TCCC-Kurse für medizinisches und nicht-medizinisches Personal von Einsatzkräften angeboten. Für alle Angehörige der militärischen Streitkräfte, wird ein siebenstündiger „TCCC All Service Members (TCCC-ASM)" Grundkurs angeboten. Beim „TCCC Combat Lifesaver (TCCC-CLS)" handelt es sich um einen 40-stündigen Kurs für nicht-medizinisches Militärpersonal, das zur Unterstützung bei militärischen Konflikten eingesetzt wird. Im Kurs „TCCC for Medical Personnel (TCCC-MP)" werden 16 Stunden lang Kenntnisse vermittelt, die sich an medizinisches Militärpersonal richtet, die zur Unterstützung bei militärischen Konflikten eingesetzt werden. Keiner der TCCC-Kurse behandelt die operativen Komponenten eines taktischen Vorfalls. Für die Entwicklung eines umfassenden TEMS-Programms sind Kenntnisse über taktische Vorgehensweisen und Planung erforderlich. Daher sollten das TCCC-MP-Programm und seine medizinischen Ziele in jedes TEMS-Ausbildungsprogramm aufgenommen werden, um Fragen der medizinischen Notfallversorgung im taktischen Umfeld zu behandeln.

Im Jahr 2013 starben in den USA 27 Polizeibeamte an den Folgen von schweren Verletzungen, die sie im Dienst erlitten hatten.[3] 2020 stieg diese Zahl auf 46, was einem Anstieg von 70 Prozent entspricht. Dieser Anstieg in Verbindung, mit immer häufiger auftretenden gewalttätigen bzw. feindlichen Ereignissen, hat die Notwendigkeit von TEMS noch verstärkt.[4] Die National Tactical Officers Association (NTOA) befürwortet TEMS bereits seit ihrer ursprünglichen Stellungnahme aus dem Jahr 1994 und bekräftigt weiterhin, dass es sich dabei um Standardarbeitsanweisungen, für eingesetztes medizinisches Personal in taktischen Lagen handelt.[5] Nach den Anschlägen vom 11. September 2001 befürworteten sowohl die National Association of EMS Physicians (NAEMSP) als auch das American College of Emergency Physicians (ACEP) offiziell die Integration von Rettungsdienstkapazitäten in Spezialeinheiten der staatlichen Sicherheits- und Strafverfolgungsbehörden.[6,7]

Das CoTCCC hat Standards für die medizinische Versorgung erstellt, die weltweit anerkannt sind. Sowohl das American College of Surgeons Committee on Trauma (ACS-COT) als auch die NAEMT haben die TCCC-Richtlinien anerkannt. Über ihr globales Netzwerk von Ausbildungszentren bietet die NAEMT TCCC-Kurse gemäß den Vorgaben des Defense Health Agency Joint Trauma System (DHA-JTS) an.[8] Obwohl militärische und polizeiliche Spezialeinsätze einzigartig sind, gibt es Ähnlichkeiten in den taktischen Aspekten der medizinischen Versorgung. Die von der NTOA anerkannten TCCC-Richtlinien bilden eine solide Grundlage für die Standardisierung von TEMS-Protokollen.

Das wachsende Bewusstsein für die Bedeutung der taktischen Medizin sowie die Arbeit des CoTCCC zur Entwicklung militärischer TCCC-Ausbildungsprogramme haben dazu geführt, dass zunehmend Anstrengungen unternommen wurden, militärische Erkenntnisse auf den zivilen Bereich zu übertragen. In diesem Zusammenhang hat das Committee on Tactical Emergency Casualty Care (C-TECC) – das zivile Pendant zum CoTCCC – spezielle TECC-Richtlinien entwickelt. Diese sind auf die besonderen Anforderungen des zivilen Rettungsdienstfachpersonals in präklinischen Hochrisikosituationen, insbesondere im Bereich der spezialpolizeilichen Zusammenarbeit, abgestimmt.[9]

Die TECC-Leitlinien sind mittlerweile Bestandteil des „National Joint Counterterrorism Awareness Workshop", der in Zusammenarbeit mit dem FBI, der Federal Emergency Management Agency (FEMA) und dem National Counterterrorism Center (NCTC) durchgeführt wird. Die NAEMT bietet einen auf das zivile Rettungsdienstfachpersonal konzipierten TECC-Kurs an.

Trotz gemeinsamer Grundlagen unterscheiden sich die Empfehlungen von TCCC und TECC in einzelnen Aspekten. Die jeweiligen Gremien – CoTCCC für den militärischen und C-TECC für den zivilen Bereich – bewerten Leitlinienänderungen unabhängig voneinander. Die Abweichungen ergeben sich aus den unterschiedlichen Einsatzbedingungen und den spezifischen Fachperspektiven der beteiligten Experten.

## Komponenten der taktischen Notfallmedizin

Die taktische Notfallmedizin im Polizeidienst verbindet medizinische Expertise mit einsatztaktischem Verständnis, um die Einsatzfähigkeit der Kräfte in besonderen operativen Lagen sicherzustellen. Im Mittelpunkt steht der ganzheitliche Schutz des Personals, von präventiven Maßnahmen über die medizinische Versorgung im Einsatz bis hin zur strukturierten Nachsorge. Speziell geschulte medizinische Einsatzkräfte tragen in diesem Rahmen die Verantwortung für die physische und psychische Leistungsfähigkeit der eingesetzten Kräfte. Dabei agieren sie unter Bedingungen, die jenen der Wildnis- und Katastrophenmedizin sowie der humanitären Hilfe ähneln, etwa durch limitierte Ressourcen, verlängerte Transportzeiten und eingeschränkten Zugang zu weiterführender klinischer Versorgung. Die hochdynamische, taktisch geprägte Einsatzrealität erfordert eine anpassungsfähige und lageorientierte medizinische Versorgung. Zwar orientieren sich die eingesetzten Maßnahmen grundsätzlich an den Standards der präklinischen Notfallmedizin, ihre Anwendung basiert jedoch auf einsatzspezifischen Entscheidungen und weicht bewusst von starren Algorithmen ab.

Ein anschauliches Beispiel hierfür ist das Atemwegsmanagement: Während eine supraglottische Atemwegssicherung – etwa mittels Larynxmaske – im konventionellen Rettungseinsatz als zielführend gilt, kann sie unter taktischen Bedingungen, etwa beim Transport durch eine Gefahrenzone oder über unwegsames Gelände, aufgrund fehlender Fixierungsmöglichkeiten inadäquat und potenziell risikobehaftet sein

## Hürden und Hindernisse für den konventionellen Rettungsdienst

Die Einsatzstelle einer lebensbedrohlichen Einsatzlage bietet eine Vielzahl von Hürden und Hindernissen für den konventionellen Rettungsdienst. Der Umkreis um den Perimeter ist normalerweise weiträumig abgesichert. Innerhalb dieses Sicherheitsbereichs ist allerdings selten offensichtlich, welche Bereiche so sicher sind, dass sie gefahrlos passiert oder medizinische Maßnahmen durchgeführt werden können. Weiterhin ist es eine zwingende Notwendigkeit, dass das rettungsdienstliche Unterstützungselement nicht zu einer Belastung für die operativen Einsatzkräfte wird. Die ohnehin knappen personellen Ressourcen der Spezialeinsatzkräfte sollten nach Möglichkeit nicht für den Schutz des rettungsdienstlichen Elementes gebunden werden.

Das Zeitintervall vom Eintreffen des regulären Rettungsdienstes bis zum Erreichen des Patienten kann zu einem verzögerten Beginn der prähospitalen Versorgung führen.[10] Ein derartiger Zeitverlust kann bei Einsätzen der Spezialeinheiten noch wesentlich größer sein. Werden dagegen rettungsdienstliche Kräfte routinemäßig als integraler Bestandteil des Einsatzteams innerhalb des gefahren Bereichs eingesetzt, kann die Versorgung eines Verletzten ohne Verzögerung sofort beginnen.[11-14]

Einige Führungskräfte rettungsdienstlicher Leistungserbringer und Feuerwehren äußern Vorbehalte gegenüber der taktischen Ausbildung ihres Personals, da sie diese als zu risikoreich empfinden. Auf den Hinweis, dass Einsatzkräfte der Feuerwehr regelmäßig gefährliche Situationen wie den Innenangriff bei Bränden bewältigen, verweisen sie auf die fundierte Ausbildung und spezielle Ausrüstung. Dasselbe Prinzip lässt sich jedoch auf die TEMS übertragen: Auch hier kann durch gezielte Schulung und angemessene Schutzausrüstung ein sicheres und effektives Handeln im Einsatz gewährleistet werden (**Kasten 22-1**).

Es widerspricht grundlegenden Sicherheitsstandards, Rettungsdienstfachpersonal ohne entsprechende Ausbildung oder Ausrüstung in Polizeieinsatzbereiche zu schicken, die zwar gesichert, aber noch nicht vollständig frei von Gefahren sind. Gleichzeitig ist es keine praktikable Lösung, einfach abzuwarten, bis der Patient aus dem Gefahrenbereich herausgebracht wird. Wenn speziell geschulte TEMS-Kräfte fehlen, kann dies zu Todesfällen oder dauerhaften Schäden führen. Militärische Erfahrungen belegen eindeutig, dass eine frühzeitige medizinische Versorgung die Morbidität und Mortalität deutlich senkt.[13, 14] Die Dauer der sogenannten „Goldenen Zeitspanne" variiert je nach Art der Verletzung und individueller Konstitution erheblich – während Verletzte mehrere Stunden überleben können, zählt bei anderen jede Sekunde. Umso wichtiger ist es, Verletzungen so früh wie möglich medizinisch zu versorgen. Eine wirkungsvolle Lösung liegt in der Integration von gut ausgebildetem und entsprechend ausgerüstetem TEMS-Personal in Spezialeinsätze der Polizeibehörden. Diese sind in der Lage, medizinisch zu agieren. Dabei gibt es unterschiedliche Einsatzmodelle: TEMS-Teams bestehen meist aus polizeilich geschultem medizinischem Personal, Rettungsdienstfachpersonal oder einer Kombination beider Berufsgruppen (**Abbildung 22-1**). Einige Einsatzkonzepte integriert das TEMS-Einsatzpersonal direkt in das taktische Team, während andere sie zwar innerhalb des gesicherten Bereichs positionieren, jedoch abseits der unmittelbaren Gefahrenzone. Häufig befinden sie sich in der Nähe der Transportmittel, um schnell eingreifen und eine zügige Evakuierung ermöglichen zu können.

**Kasten 22-1 Sicherheit für Einsatzkräfte**

Im unsicheren Bereich agiert ausschließlich die Polizei; dementsprechend kann eine medizinische Versorgung nur durch notfallmedizinisch geschulte Polizisten erfolgen. Dies ist vergleichbar mit einem Gefahrgutunfall oder einem Gebäudebrand, bei dem der reguläre Rettungsdienst wartet, bis die Feuerwehr die Patienten aus dem Gefahrenbereich rettet. Analog gilt dies auch bei taktischen Lagen für die Rettung durch die Polizei.



# Einsatzbereiche

Bei Spezialeinsätzen der Polizei werden meistens ein innerer und ein äußerer Schutzring definiert. Im **inneren Ring** operieren die Einsatzkräfte der Spezialeinheiten. Er umschreibt das Gebiet, auf das die Polizei die eigentliche Operation (Zugriff, Festnahme, Geiselbefreiung) beschränken wird. Der **äußere Ring** wird von der uniformierten Polizei abgesichert und dient als Sicherheitssektor dem Schutz von Unbeteiligten (und umgekehrt der ungestörten Einsatzdurchführung).[15] Das Konzept des inneren und äußeren Rings ist bei Spezialeinsätzen der Polizei sinnvoll, bei denen sich Entscheidungen auf eine kontrollierte und ungestörte Einsatzführung, den Schutz der Öffentlichkeit und die Gefahrenabwehr konzentrieren.

Diese Struktur des Einsatzraums ist vergleichbar mit Gefahrgutunfällen. Im Unterschied zu Gefahrgutunfällen, bei denen der Gefahrenbereich und die Sicherheitszone meist klar definiert sind, unterliegen diese Bereiche bei

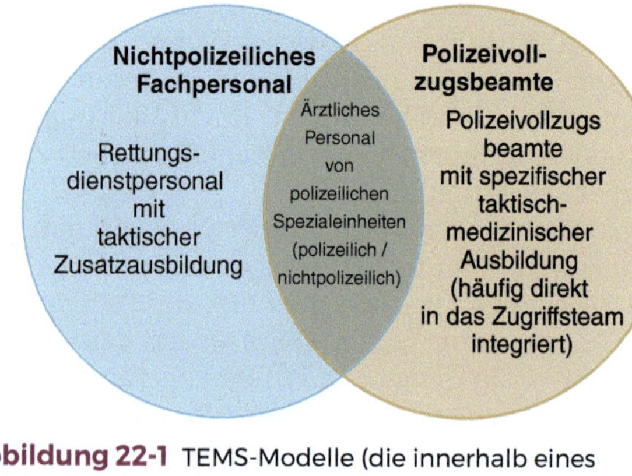


**Abbildung 22-1** TEMS-Modelle (die innerhalb eines gesicherten Einsatzbereichs operieren).

laufenden Polizeieinsätzen einer starken Dynamik und können sich im Verlauf des Einsatzes jederzeit ändern. Das eingesetzte Rettungsdienstfachpersonal muss den Einsatzverlauf daher stets im Auge behalten und sich auf plötzliche Änderungen einstellen, um sich und die Patienten nicht zu gefährden.

# Phasen der Versorgung

In der taktischen Medizin, egal ob bei der taktischen Verwundetenversorgung auf dem Gefechtsfeld (Tactical Combat Casualty Care, TCCC) oder bei der taktischen Notfallmedizin im Polizeieinsatz (Tactical Emergency Casualty Care, TECC), wird die medizinische Versorgung je nach taktischer Situation und der damit verbundenen Bedrohungslage in verschiedene Phasen unterteilt (**Tabelle 22-1**).[9] Bei überwiegend statischen Einsatzszenarien können sich diese Phasen wie Bereiche darstellen, die in konzentrischen Kreisen um ein bestimmtes Objekt angeordnet sind. In dynamischen Situationen dagegen können sich die Phasen der Versorgung sehr schnell ändern oder ineinander übergehen. Sie können in ungleichmäßig geformten Bereichen stattfinden, die anhand der vorhandenen Aufklärungserkenntnisse, Erreichbarkeit von Deckungen und Verstecken, eingesetzten Waffen, Geländegegebenheiten, Distanz zur Bedrohung, Sichtverhältnissen und dem Wirkungsbereich der Scharfschützen bestimmt werden. Die grundlegenden Verhaltens- und Versorgungsgrundsätze der verschiedenen Phasen sind in **Kasten 22-2** aufgeführt.

**Tabelle 22-1** Phasen der Versorgung

| Taktische Situation | TCCC | TECC |
|---|---|---|
| Direkte und unmittelbare Bedrohung | Care Under Fire – Versorgung unter Beschuss | Direct Threat Care – Versorgung unter direkter Bedrohung |
| Potenzielle Gefahr, jedoch keine direkte oder unmittelbare Bedrohung | Tactical Field Care – taktische Patientenversorgung im gesicherten Einsatzbereich | Indirect Threat Care – Versorgung unter indirekter Bedrohung |
| Keine Bedrohung | Tactical Evacuation Care – Versorgung während des Transports | Evacuation Care – Versorgung im sicheren Bereich und während des Transports |



## Care Under Fire (Direct Threat Care)

In der Phase „**Care Under Fire**" besteht eine direkte und unmittelbare Bedrohung. Der Schutz für den Verletzten und für den Helfer ist eingeschränkt. Einsätze innerhalb dieses Bereichs sind extrem gefährlich und sollten Aufklärungs- und Zugriffskräften vorbehalten bleiben. In der unsicheren Zone muss aus Sicherheitsgründen eine adäquate Schutzausrüstung (beschusshemmende Helme, Schutzbrillen, Westen, ballistische Schutzschilde etc.) getragen werden. Ein angeschossener Polizeibeamter, der verletzt im Vorgarten eines Hauses liegt, in dem sich ein Schütze verschanzt hat, wäre ein typisches Beispiel für eine „Care Under Fire"-Situation.

Die Verletztenversorgung unter Beschuss bedeutet ein enormes Risiko für die Helfer und unterscheidet sich grundlegend von den Prinzipien der konventionellen Notfallmedizin. Die Bedrohung muss sofort bekämpft und der Verletzte in Deckung gebracht werden. Je schneller die Bedrohung ausgeschaltet oder kontrolliert werden kann, desto schneller kann weiteres medizinische Rettungsdienstfachpersonal an den Ort des Geschehens gebracht werden. Wenn der Verletzte bei Bewusstsein ist, auf direkte Ansprache antwortet und in der Lage ist, sich zu bewegen, sollte er angeleitet werden, sich selbst in Deckung zu bringen. Ist der Verletzte nicht in der Lage, sich zu bewegen, muss gemeinsam mit dem taktischen Einsatzführer vor Ort ein Plan zur Rettung des Verletzten ausgearbeitet und mit den beteiligten Kräften abgesprochen werden. Die „medizinische Versorgung" besteht in dieser Phase des Einsatzes darin, weitere Verletzungen des Patienten zu verhindern, eine Verwundung der Rettungskräfte zu vermeiden, die Bedrohung zu kontrollieren und lebensbedrohliche Blutungen zu stillen. Bei penetrierenden Verletzungen des Halses soll keine Zeit darauf verwendet werden, die Halswirbelsäule zu immobilisieren, Atemwegsmanagement oder „heroische" Wiederbelebungsmaßnahmen durchzuführen. Selbst- und Kameradenhilfe sind die wichtigsten Komponenten während der Phase „Care Under Fire".

Die meisten nicht letalen penetrierenden Verletzungen verursachen keine vollständige Handlungsunfähigkeit, sodass der Verletzte oft noch am Einsatz mitwirken kann.[16] Daten von militärischen Operationen in Vietnam, Irak und Afghanistan legen nahe, dass die Ausbildung von Soldaten in Selbst- und Kameradenhilfe die Letalität signifikant senken kann.[14,17] Durch das Selbstanlegen eines Tourniquets kann bei einer lebensbedrohlichen Schussverletzung der Extremität nicht nur der Verletzte

**Kasten 22-2** Tactical Emergency Casualty Care (TECC) Guidelines

**Care Under Fire (Direct Threat Care) - Versorgung unter Beschuss (Versorgung unter direkter Bedrohung)**

1. Behalten Sie taktische Überlegenheit: Kontrollieren Sie die Bedrohung so schnell und effektiv wie möglich (z. B. durch direkten Beschuss, Rauch, Drohhaltung, Entschärfung gefährlicher Stoffe).
2. Deckung und Tarnung: Verhindern Sie weitere Verletzungen von Opfer und Rettern.
3. Anlage eines Tourniquets bei lebensbedrohlichen Extremitätenblutungen
4. **Beachte:**
   a. **Kein** invasives Atemwegsmanagement
   b. **Keine** kardiopulmonale Reanimation
   c. **Keine** HWS-Immobilisation

**Tactical Field Care (Indirect Threat Care)- Taktische Patientenversorgung im gesicherten Einsatzbereich**

1. Die Erstversorgung des Patienten sollte nach dem X-ABCDE-Algorithmus erfolgen:
   a. **M**assive Blutung: Blutungskontrolle (Tourniquet, hämostatische Wundauflage, konventioneller Druckverband) bei lebensbedrohlicher Blutung.
   b. **A**temweg: Atemwege auf eine Verlegung beurteilen und durch Lagerung, einen nasopharyngealen Atemweg, weiterführende Atemwegshilfen oder einen chirurgischen Atemweg sichern. (Gemäß Ausbildungsstand und medizinischen Standardprotokollen).
   c. **R**espiration: Penetrierende Thoraxverletzungen, offener Pneumothorax und Spannungspneumothorax erkennen sowie behandeln.
   d. **C**irculation: Auf Zeichen eines Schocks achten, einen intravenösen oder intraossären Zugang etablieren und bei Indikation eine Volumentherapie einleiten (gemäß Ausbildungsstand und Protokollen).
   e. **H**ead/**H**ypothermia: Den Patienten vor Hypothermie schützen. Hitze, chemische oder toxische Expositionen können zusätzliche Risikofaktoren darstellen. Größere Frakturen schienen und bei Hochrisikomechanismen eine Bewegungseinschränkung der Wirbelsäule erwägen.

**Tactical Evacuation Care (Evacuation Care) - Versorgung während des Transports**

1. Sorgen Sie für Versorgung und Transport durch den regulären Rettungsdienst.
2. Sichern Sie die Zufahrtswege für die Rettungsfahrzeuge und weisen Sie diese ein.
3. Erwägen Sie die Einrichtung einer Verletztensammelstelle (wenn dies sinnvoll erscheint).
4. Seien Sie wachsam gegenüber weiteren Gefahren (z. B. Überschwemmung, Schaulustige, Feuer etc.).



gerettet, sondern auch verhindert werden, dass sich der Helfer unnötigerweise dem feindlichen Feuer aussetzt.

Direkte Kompression auf die Wunde und die Anlage eines Druckverbandes sind unter den taktischen Bedingungen einer „Care Under Fire"-Situation schwer durchzuführen, verzögern die Rettung des Verletzten in eine Deckung und führen zu weiterem Blutverlust. Die Anlage eines Tourniquets zur schnellen Blutungskontrolle ist daher in der „Care Under Fire"-Phase der Goldstandard.[18] Das Tourniquet sollte dabei über der Kleidung und an der Extremität so hoch und fest wie möglich angebracht werden („high and tight"). Es ist unbedingt darauf zu achten, dass der arterielle Zustrom in die Extremität vollständig unterbunden wird. Stammnahe Verletzungen (Hals, Achselhöhle, Leiste) und Verletzungen, bei denen ein Tourniquet nicht angelegt werden kann, sind in dieser Phase schwierig zu behandeln. Es sollte versucht werden, direkten Druck von außen auf die Wunde auszuüben, während der Patient so schnell wie möglich in Deckung gebracht wird, um dort die erweiterten Maßnahmen der taktischen Feldversorgung (Tactical Field Care) durchführen zu können.

## Tactical Field Care (Indirect Threat Care)

Während der **„Tactical Field Care"**-Phase besteht in der teilsicheren Zone zwar eine potenzielle Gefahr, jedoch keine direkte oder unmittelbare Bedrohung. Bei der Versorgung des verletzten Polizeibeamten aus dem

Fallbeispiel, der im Vorgarten des Zielobjekts liegt, würden die Prinzipien des Tactical Field Care angewendet, sobald dieser in Deckung gebracht (z. B. hinter einer Mauer außerhalb der Sicht des Schützen) oder die Bedrohung durch die Zugriffskräfte kontrolliert werden konnte (**Abbildung 22-2**). Es ist wichtig, sich den Unterschied zwischen Deckung und Sichtschutz klarzumachen, da sie Schlüsselelemente sowohl offensiver als auch defensiver Taktiken sind.[19] Deckung bezieht sich auf eine Schutzvorrichtung, die vor einem auftreffenden Projektil (z.B. einem Geschoss) Schutz bietet, indem es dieses aufhält oder ablenkt. Beispiele für Deckung sind Ziegel, Felsblöcke, Stahl oder der Motorblock eines Fahrzeugs; die Art der erforderlichen Deckung hängt jedoch von der Waffe und der Munition des Angreifers ab. Im Gegensatz dazu bietet ein Sichtschutz keinen Schutz vor einem Projektil, sondern einen Bereich oder ein Objekt, das sich außerhalb der Sichtlinie des Angreifers befindet. Man kann sich hinter einem Gebüsch, im Schatten, hinter geschlossenen Jalousien oder Steinmauern oder sogar im Rauch verbergen. Natürliches Gelände kann sowohl Deckung (Erdwälle, alte Bäume mit einer gewissen Stammdicke) als auch Sichtschutz (Gebüsch, hohes Gras) bieten. Ein normales Einsatzfahrzeug, das keine Panzerung besitzt, dient nur als Sichtschutz und bietet keine Deckung im Sinne eines ballistischen Schutzes.

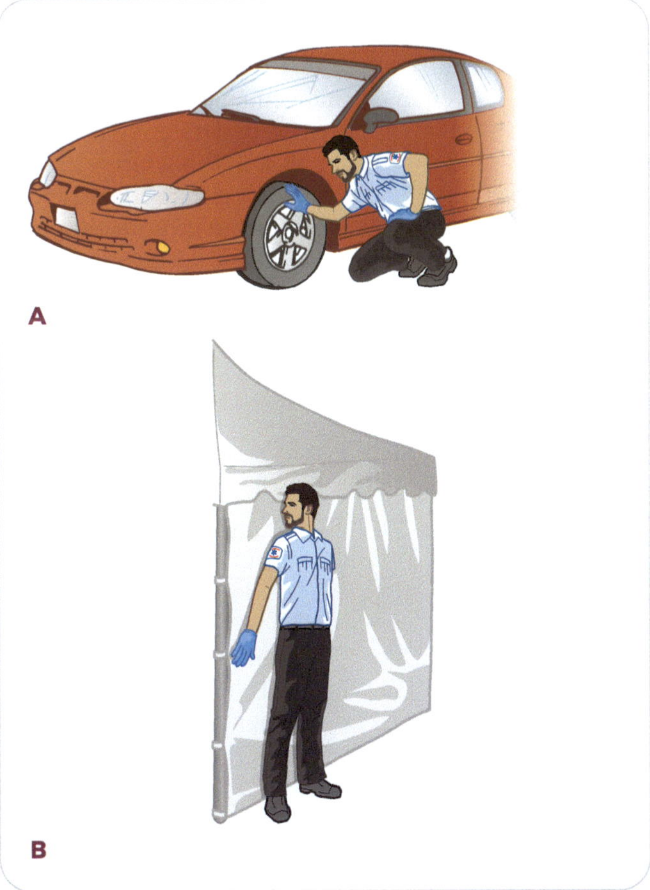


**Abbildung 22-2** Einsatzkräfte suchen Schutz vor einem Schützen. **A.** Deckung hinter einem Fahrzeug (kein ballistischer Schutz), **B.** Sichtschutz hinter einer Zeltplane



Der Grad der Bedrohung innerhalb des „Tactical Field Care"-Bereichs kann erheblich variieren, weshalb eine flexible medizinische Versorgung erforderlich ist. Der Medic muss in der Lage sein, das sich ständig ändernde Lagebild schnell zu analysieren und sämtliche medizinischen Entscheidungen innerhalb kürzester Zeit gegen das Risiko für Helfer und Patienten abzuwägen (Kasten 22-2). Unter den dynamischen Bedingungen taktischer Lagen kann sich eine teilsichere Umgebung jederzeit wieder in eine unsichere „Care Under Fire"-Situation wandeln. Das Sprichwort "Nur weil man etwas tun kann, heißt das nicht, dass man es auch tun sollte" trifft sicherlich zu. Polizeieinsatzkräfte müssen bei ihren medizinischen Entscheidungen und Maßnahmen am Einsatzort sehr diszipliniert vorgehen.

Wenn es die taktische Situation zulässt, sollte eine schnelle Patientenuntersuchung (Rapid Trauma Assessment) durchgeführt werden, bei der sämtliche Verletzungen freigelegt und beurteilt werden. Invasive Maßnahmen sollten sich im taktischen Umfeld auf die rasche Behandlung der potenziell vermeidbaren Todesursachen beschränken – insbesondere komprimierbare Blutungen, Spannungspneumothorax, einfache Atemwegsverlegungen und Hypothermie.[16,17]

Der X-ABCDE-Algorithmus (Kasten 22-2) sollte so schnell wie möglich angewendet werden, um die Verletzungen in der Reihenfolge ihrer Dringlichkeit zügig zu behandeln.

## Blutungskontrolle

Die Kontrolle komprimierbarer äußerer Blutungen ist in der „Tactical Field Care"-Phase essenziell. Komprimierbare äußere Blutungen können meist mit einfachen Mitteln gestoppt werden und sollten daher oberste Behandlungspriorität haben. Die Anlage eines Tourniquets ist bei potenziell lebensbedrohlichen Blutungen der Extremitäten das Mittel der Wahl, sofern die Anwendung anatomisch möglich ist. Bei jedem Tourniquet, das in der „Care Under Fire"-Phase angelegt wurde, sollte geprüft werden, ob dieses weiterhin erforderlich ist. Wird die Blutung als nicht lebensbedrohlich eingeschätzt, kann das Tourniquet nach Anlage eines adäquaten Druckverbands gelöst werden. Handelt es sich dagegen um eine lebensbedrohliche Blutung, sollte ein Tourniquet an der verletzten Extremität so weit proximal wie möglich angelegt werden, und zwar direkt auf der Haut ohne darüber liegende Kleidung. Das Klettband des Tourniquets sollte so fest wie möglich um die Extremität gezogen werden, bevor der Kunststoffknebel zugedreht wird. Unter diesen Umständen sollten nicht mehr als zwei bis drei Umdrehungen des Knebels durchgeführt werden (zu je 180 Grad), um um eine Verformung des Tourniquet-Gehäuses zu vermeiden.[20] Sollte ein einziges Tourniquet die Blutung nicht zum Stillstand bringen, wird empfohlen, zusätzliche Tourniquets anzulegen, bis die Blutung gestoppt ist, da dadurch der Druck auf die Arterie über einem größeren Areal ausgeübt wird.[17,20] Jedes während der „Care Under Fire"-Phase an einer Extremität angelegte Tourniquet sollte neu bewertet werden, um festzustellen, ob seine weitere Verwendung erforderlich ist. Wenn sich herausstellt, dass die Blutung aus der Wunde nicht lebensbedrohlich ist, kann das Tourniquet durch einen geeigneten Druckverband ersetzt werden. Im Zweifelsfall ist es besser, auf Nummer sicher zu gehen und das Tourniquet an Ort und Stelle zu belassen, insbesondere wenn die Situation weitere Standortwechsel erfordert oder die taktische Lage noch nicht vollständig kontrolliert ist.

Zur Versorgung komprimierbarer Blutungen in Regionen, in denen eine Abbindung mithilfe eines Tourniquets nicht möglich ist, sind derzeit eine Reihe hämostatischer Verbände auf dem Markt erhältlich. Diese Substanzen haben bereits ein erhebliches Wirkungspotenzial auf dem Gefechtsfeld und in militärischen Versuchslaboren bewiesen.[21-27] Allerdings zeigten insbesondere ältere pulverförmige oder granuläre Produkte vielfach Nebenwirkungen, z. B. Wärmeentwicklung (exotherme Reaktion), Thrombenbildung, Emboli und Schädigung der Gefäßinnenschicht (Endothelschädigung).[28] Es sollten daher in erster Linie mit hämostatischen Substanzen beschichtete Mullstoffe (Gaze, englisch: Gauze) verwendet werden, mit denen Wunden in stammnahen Körperregionen (z. B. Hals, Achselhöhle, Leiste) ausgestopft (tamponiert) werden können, wenn die Anlage eines Tourniquets nicht möglich ist.

Die aktuellen TCCC-Guidelines empfehlen als hämostatischen Verbandstoff der ersten Wahl den blutstillenden QuikClot Notverband® (QuikClot Combat Gauze®) sowie Celox Gauze® und ChitoGauze® als Alternativen für Blutungen in Bereichen, die für die Verwendung von Tourniquet nicht geeignet sind. Nach dem Einbringen/Aufbringen eines dieser Verbände sollte 3 Minuten direkter fester Druck ausgeübt werden. Außerdem werden neuartige Produkte wie der Applikator von hämostatischen Schwämmchen XSTAT® (Fa. RevMedx, Wilsonville, USA) und die Wundklammer iTClamp® (Firma iTraumaCare, Atlanta, USA) zum schnellen Wundverschluss empfohlen, um durch den Verschluss der Haut ein Widerlager für eine suffiziente Tamponade zu erzielen. Nach jeder Anwendung eines Hämostyptikums muss 3 Minuten lang direkter Druck von außen auf die Wunde ausgeübt werden.

Die Vorhaltung, Ausbildung und Anwendung hämostatischer Verbände sollte unter der Fachaufsicht des ärztlichen Leiters des medizinischen Dienstes der jeweiligen Einheit erfolgen. Stehen keine hämostatischen Verbandstoffe zur Verfügung, wird die Wundtamponade (Wound Packing) mit normalem Verbandmull (z.B. Kerlix) durchgeführt. Bei richtiger Anwendung können Blutungen durch dieses Wound Packing auch ohne gerinnungsfördernden Wirkstoff sehr effektiv gestillt werden.

## Atemwegsmanagement

Ein Atemwegsmanagement ist in dieser Behandlungsphase angemessen, wenn der Verletzte drohende Zeichen einer Atemwegsverlegung oder einer Kreislaufinsuffizienz zeigt. Der Atemantrieb ist einer der grundlegendsten menschlichen Reflexe. Patienten, die bei Bewusstsein sind und über adäquate Schluckreflexe verfügen, sollte daher die Lagerung ermöglicht werden, die für sie am angenehmsten ist (Wunschlage), sofern dies taktisch möglich erscheint, vorzugsweise aufrecht sitzend und nach vorne gebeugt, um die Atemwege freizuhalten. Bei bewusstlosen Patienten ist auch ohne Anzeichen einer Atemwegsverlegung die Einlage eines Wendl-Tubus eine gute Möglichkeit, die Atemwege offen zu halten. Anschließend sollte der Patient in die stabile Seitenlage gebracht werden, um seine Atemwege offen zu halten und einer Aspiration vorzubeugen (**Abbildung 22-3**). Studien haben gezeigt, dass das Eintreten eines Herz-Kreislauf-Stillstands bei einem Patienten in der stabilen Seitenlagerung häufig übersehen wird. Hält eine Atemwegsverlegung trotz Einlage eines nasopharyngealen Wendl-Tubus an oder entwickelt sie sich im Verlauf, können durch entsprechend ausgebildetes Personal die endotracheale Intubation oder alternative Atemwegshilfen (z. B. Larynx-Tubus) in Betracht gezogen werden, wenn es die taktische Situation zulässt. Diese Maßnahmen erfordern in der Regel eine medikamentöse Sedierung des Patienten.

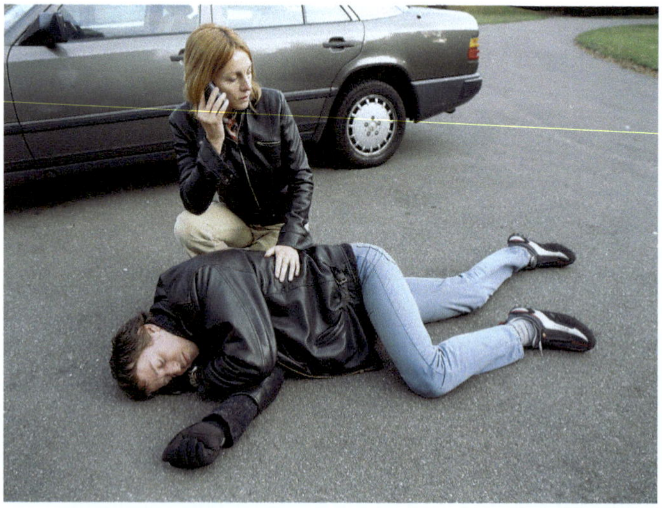

**Abbildung 22-3** Der Patient wurde in die stabile Seitenlage gebracht.

In einigen Fällen ist die chirurgische Atemwegssicherung durch eine Koniotomie (Krikothyreotomie) indiziert. Bei bewusstlosen Patienten mit einer Atemwegsobstruktion durch Mittelgesichtsverletzungen oder ein thermisches Inhalationstrauma kann die Koniotomie sogar die Atemwegssicherung der ersten Wahl darstellen.[6,17,29] Die Durchführung dieser invasiven Maßnahme erfordert ein festgelegtes Ausbildungsprogramm sowie eine Risiko-Nutzen-Analyse durch den ärztlichen Leiter des medizinischen Dienstes. In bestimmten taktischen Lagen kann auch eine Versorgung unter eingeschränkten Lichtverhältnissen und mit eingeschränkter Bewegungsfreiheit erforderlich werden.

Das TCCC-Komitee empfiehlt das CricKey-Gerät für die Notfallkoniotomie, und jüngste Daten haben damit bei der Durchführung an menschlichen Leichen eine Erfolgsquote von 100 % gezeigt, wobei die Prozedur durch ausgebildete Einsatzsanitäter der US-Streitkräfte (Combat Medics) durchgeführt wurde.[30-32] Im Internet stehen kostenfrei Lehrvideos über die korrekte Anwendung dieses einzigartigen Koniotomie-Sets zur Verfügung (https://deployedmedicine.allogy.net/learner/collections/11). Da die Koniotomie weder in den USA noch im deutschsprachigen Raum zu den Standardmaßnahmen im beruflichen Alltag von nicht-ärztlichem Rettungsdienstfachpersonal gehört, ist eine gute und realistische Schulung dieser Maßnahme für ausgewähltes, auf taktische Medizin spezialisiertes Personal essenziell.

## Behandlung von Atemproblemen

Das Management stumpfer und penetrierender Thoraxverletzungen ist für medizinisch geschultes Einsatzpersonal der Polizei von besonderer Bedeutung. Der TEMS-Anwender muss insbesondere mit der Behandlung einer offenen Thoraxverletzung und eines Spannungspneumothorax vertraut sein.

Offene Wunden im Bereich des Brustkorbs – vom Halsansatz bis zum Bauchnabel – sind mit einem luftdichten Okklusivverband abzudecken, der direkt auf die Haut aufgebracht wird. Es gibt eine Vielzahl verschiedener Materialien zur improvisierten Anwendung ebenso wie kommerziell hergestellte Klebeverbände (Chest Seals), viele davon mit exzellenten adhäsiven Eigenschaften. Chest Seals mit Ventilmechanismus sollten bevorzugt eingesetzt werden, um bei offenen Thoraxverletzungen das Risiko eines Spannungspneumothorax zu minimieren. Sind diese nicht verfügbar, kann jeder Verband verwendet werden, der die Wunde abdichtet. Der Verletzte sollte dann in die erträglichste Lagerung gebracht werden, wenn dies möglich ist, und engmaschig auf die Entstehung eines Spannungspneumothorax überwacht werden, der wie nachfolgend beschrieben behandelt werden sollte. Es ist wichtig, die Oberfläche der Haut kurz vor der Anwendung abzuwischen, damit das Material besser haftet.

Bei Patienten mit penetrierender Thoraxverletzung und zunehmender Atemnot muss von einem Spannungspneumothorax ausgegangen und eine Nadeldekompression auf der verletzten Seite durchgeführt werden.[33] Verlassen Sie sich nicht nur auf klinische Zeichen wie die Mittellinienverlagerung der Trachea oder eine Halsvenenstauung, da dies Spätzeichen sind, die in der frühen Phase eines Spannungspneumothorax nicht immer vorhanden oder unter taktischen Bedingungen schwer wahrzunehmen sind. Sogar der Goldstandard in der klinischen Diagnostik, aufgehobene Atemgeräusche in der Auskultation festzustellen, kann in vielen taktischen Situationen nicht durchführbar sein. Die zunehmende Atemnot oder Schockzeichen bei Vorhandensein einer penetrierenden Thoraxverletzung reichen aus, eine Nadeldekompression des Thorax zu rechtfertigen (**Kasten 22-3**).

Behandeln Sie einen Spannungspneumothorax, indem Sie den Brustkorb auf der betroffenen Seite mit einer geeigneten Nadel (14 Gauge) im 4. oder 5. Interkostalraum in der vorderen Axillarlinie punktieren. Alternativ kann die Punktion auch im 2. Interkostalraum (zwischen der 2. und 3. Rippe) in der Medioklavikularlinie erfolgen.[34,35] Da bei der Verwendung handelsüblicher Venenkatheter mit einer Länge von 4,5 bis 5 cm insbesondere bei muskulösen Patienten die Gefahr besteht, dass die Nadel die Brustwand nicht vollständig durchdringt und somit nicht in die Pleurahöhle gelangt, sind spezielle Thorax-Entlastungskanülen mit einer Länge von 8 cm (z. B. T-PAK® Chest Decompression Needle oder ARS® For Needle Decompression) kommerziell erhältlich. Achten Sie darauf, dass die Eintrittsstelle der Nadel stets lateral der Brustwarzen liegt und die Stichrichtung nicht in Richtung Herz zeigt.[33,34]

Ein Patient mit einem penetrierenden Thoraxtrauma wird, auch ohne Vorliegen eines Spannungspneumothorax, in gewissem Umfang einen Hämatothorax oder einen Pneumothorax aufweisen, verursacht durch die primäre Wunde. Die zusätzliche Verletzung durch die Nadeldekompression wird den Zustand des Patienten nicht verschlechtern, sollte dieser gar keinen Spannungspneumothorax gehabt haben. Der Erfolg einer Thoraxdekompression zeigt sich durch die Besserung der Atemnot

**Kasten 22-3** Feststellung der Notwendigkeit einer Nadeldekompression

Bei Patienten mit penetrierender Thoraxverletzung und zunehmender Atemnot oder hämodynamischer Instabilität ist es gerechtfertigt, von einem Spannungspneumothorax auszugehen und eine Nadeldekompression auf der verletzten Seite durchzuführen.

und durch eine Verbesserung der Kreislaufsituation; gelegentlich ist auch das Entweichen von Luft aus der Entlastungskanüle zu hören.

Entfernen Sie die Nadel nach erfolgter Punktion, belassen Sie den Plastikkatheter an Ort und Stelle und sichern Sie diesen.[34-36] Der Zustand des Patienten sollte regelmäßig kontrolliert werden, um ein Abknicken oder eine Dislokation des Katheters ebenso wie die blut- oder sekretbedingte Verstopfung des Lumens rechtzeitig erkennen zu können. Bei Wiederauftreten von Symptomen eines Spannungspneumothorax spülen Sie den Katheter mit Kochsalzlösung oder führen Sie eine zweite Entlastungspunktion in der Nähe der ersten Punktion durch.[17] Die Maßnahme ist sorgfältig zu dokumentieren, da der Patient im weiteren Verlauf eine Thoraxdrainage oder eine andere chirurgische Intervention benötigt.

Bei allen Patienten mit einem traumatisch bedingten Herz-Kreislauf-Stillstand muss unverzüglich eine beidseitige Entlastungspunktion des Thorax durchgeführt werden, um einen Spannungspneumothorax als potenziell reversible Ursache für den Herz-Kreislauf-Stillstand auszuschließen.[21] Ist eine Punktionsnadel nicht verfügbar oder stellt sich nach erfolgter Entlastungspunktion keine Besserung ein, kann – in Abhängigkeit des Ausbildungsstandes und lokaler Handlungsanweisungen – eine Finger-Thorakostomie (Hautschnitt und Eröffnung des Pleuraraums mit dem Finger) oder die Einlage einer Thoraxdrainage indiziert sein.

## Gefäßzugänge und präklinische Flüssigkeitsgabe

Viele Studien zeigen einen klaren Vorteil von permissiver (therapeutischer) Hypotension, also eines kontrolliert niedrigen Blutdrucks, für den Patienten mit penetrierendem Trauma (detaillierte Diskussion im Kapitel 3: *„Schock: Pathophysiologie von Leben und Tod"*).[37,38] Dementsprechend kann in gewissen taktischen Situationen die verzögerte Flüssigkeitsgabe akzeptiert werden. Ist während der Phase "Tactical Field Care" ein intravenöser Zugang medizinisch indiziert, sollte dieser gelegt werden. Während in der konventionellen Trauma-Ausbildung das Anlegen von zwei großlumigen Venenkathetern (14 oder 16 Gauge) gelehrt wird, wird unter taktischen Bedingungen auch ein kleinerer Venenkatheter der Größe 18 Gauge akzeptiert. Der 18-Gauge-Gefäßzugang ist für die schnelle Volumen- und Medikamentengabe ausreichend, einfacher zu legen und platzsparend in Medic-Rucksack oder Notfalltasche, da somit nicht verschiedene Größen vorgehalten werden müssen. Ein i. v. Zugang sollte nicht an einer verletzten Extremität angelegt werden, wenn sich proximal der Anlagestelle eine große Wunde befindet. Es ist ratsam, den i. v. Zugang mit speziellen Sicherungstechniken zu schützen, wenn der Verletzte eine größere Strecke bis zur Übergabe an den regulären Rettungsdienst transportiert werden muss.

Benötigt der Patient Infusionen oder i. v. Medikamente und gelingt es nicht, einen i. v. Zugang zu etablieren, stellt ein intraossärer (i. o.) Zugang eine effektive Alternative dar, wenn dies in den lokalen Protokollen und Handlungsanweisungen des verantwortlichen Ärztlichen Leiters vorgesehen ist. Intraossäre Punktionssets sind für die Anwendung am Brustbein (Sternum) und an den Extremitäten verfügbar und können an den dafür vorgesehenen Lokalisationen eingesetzt werden, wenn dort keine schwerwiegende Verletzung besteht. Wie bei den meisten invasiven Notfalltechniken erfordert diese Intervention ein intensives Training, um beim Anwender Selbstvertrauen und Kompetenz aufzubauen. Beim Militär wird wegen der teilweise schwersten Verletzungen der unteren Extremitäten durch improvisierte Sprengfallen und Minen der i. o. Zugang am Sternum bevorzugt. Da diese Verletzungen im zivilen Bereich selten vorkommen, kann hier das Schienbein (Tibia) ebenfalls für einen i. o. Zugang genutzt werden.[39,40] Einige Systeme sind auch für die Punktion des proximalen Humerus (Oberarmknochen) zugelassen; allerdings birgt die Lokalisation an einer weit nach außen ragenden Körperregion wie der Schulter bei der Evakuierung des Verletzten unter taktischen Bedingungen ein erhöhtes Dislokationsrisiko.[39-41]

Basierend auf den aktuellen Therapieempfehlungen der permissiven Hypotension, sollte eine echte Volumensubstitution nur bei Patienten mit einem blutungsbedingten (hämorrhagischen) Schock erfolgen, zu erkennen an einem eingeschränkten Bewusstseinszustand (in Abwesenheit eines Schädel-Hirn-Traumas) und einem schwachen oder nicht mehr tastbaren Radialispuls (**Kasten 22-4**). Bei Vorliegen dieser beiden Symptome muss von einem erheblichen Blutverlust und einem fortgeschrittenen Schockgeschehen ausgegangen werden, weshalb eine Flüssigkeitsgabe indiziert ist, sofern keine Blutprodukte verfügbar sind.[17,29]

Die Empfehlungen zur Volumensubstitution in der „Tactical Field Care"-Phase haben sich in den letzten Jahren

**Kasten 22-4** Sicherheit an der Einsatzstelle

Ein bewaffneter Beamter mit verändertem Bewusstseinszustand stellt eine erhebliche Gefahr für sich selbst und andere in der Einheit dar. Zu den Ursachen für einen veränderten Bewusstseinszustand gehören Schock, Schmerzen, Schädel-Hirn-Trauma (auch bereits eine Gehirnerschütterung), Sauerstoffmangel und die Verabreichung schmerzstillender Medikamente. Alle Verletzten mit einem veränderten Bewusstseinszustand müssen daher umgehend entwaffnet werden, einschließlich der am Körper getragenen Handfeuerwaffen und Sprengkörper.[15]

mehrfach geändert. Mit der zunehmenden prähospitalen Verfügbarkeit von Vollblut und Blutprodukten im angloamerikanischen Bereich wurden bisherige Empfehlungen zur Verabreichung von kristalliner Flüssigkeit wieder aufgehoben.[42,43] Wann immer möglich, wird von amerikanischen Autoren die Gabe von Vollblut bei schweren Blutungen empfohlen.[44-47] Hierzu werden in erster Line gekühlt gelagerte Vollblut-Konserven der Blutgruppe 0 mit niedrigem Antikörper-Titer eingesetzt. Stehen diese nicht zur Verfügung, werden Soldaten eines zuvor definierten und speziell untersuchten Spender-Pools vor Ort Vollblut-Konserven entnommen, um diese anschließend dem Verletzten zu transfundieren (so genannte Warmblutspende). An zweiter Stelle steht die Transfusion der einzelnen Blutkomponenten in Form von Erythrozytenkonzentraten, Thrombozyten und Plasma. TCCC empfiehlt dann, den Patienten nach jeder Blutkonserve erneut zu untersuchen und die Transfusion so lange fortzusetzen, bis ein tastbarer Radialispuls und eine Verbesserung der Bewusstseinslage erreicht ist. Bei Patienten mit vermutetem Schädel-Hirn-Trauma und gleichzeitig schwachem oder fehlendem Radialispuls empfehlen die TCCC-Leitlinien eine bedarfsorientierte Volumentherapie bis zur Wiederherstellung eines tastbaren Radialispuls. Sofern eine Blutdrucküberwachung möglich ist, sollte ein systolischer Zielblutdruck zwischen ≥ 90 und 110 mmHg[48] angestrebt werden. Im Falle einer Transfusion raten die Leitlinien zudem zur Gabe von 1 g Kalzium (i.v. oder i.o.) nach dem ersten Blutprodukt. Kristalloide Lösungen werden unter militärischen Bedingungen zur Volumentherapie nicht mehr empfohlen. Aufgrund der eingeschränkten Verfügbarkeit von Blutprodukten in zivilen taktischen Szenarien ist die flächendeckende Umstellung auf Vollblut und der Verzicht auf kristalloide sowie andere nicht-hämatopoetische Volumenersatzmittel bislang noch nicht vollständig umgesetzt.

## Hypothermie

Die Hypothermie stellt bei Traumapatienten einen unabhängigen Prädiktor für die Mortalität dar.[49] Traumapatienten haben ein erhebliches Hypothermierisiko, unabhängig von der Umgebungstemperatur. Die Hypothermie wirkt sich negativ auf die Gerinnungskaskade aus, wodurch sich die Blutungsproblematik verschlechtert. Je länger ein Patient während der Untersuchung, der Behandlung und des Transports den Witterungseinflüssen ausgesetzt ist, insbesondere bei Nässe, desto wahrscheinlicher ist die Entwicklung einer Hypothermie.[50,51] Der Helfer sollte daher stets die Exposition des Patienten gegenüber Umwelteinflüssen minimieren. Wann immer dies möglich ist, sollte nasse oder blutige Kleidung entfernt werden. Nutzen Sie alle zur Verfügung stehenden Mittel, um den Patienten warm zu halten, z. B. trockene Decken, Jacken, Schlafsäcke etc. Wenn machbar, belassen Sie ballistische Schutzweste und andere Schutzausrüstung am Patienten, damit dieser geschützt bleibt, wenn gegnerischer Beschuss erneut auftritt. In den TCCC-Leitlinien wird empfohlen, eine aktive Wärmedecke von vorne auf den Körper und unter die Arme in die Achselhöhlen zu legen. Um Verbrennungen zu vermeiden, sollte eine Wärmequelle niemals direkt auf die Haut gelegt oder vollständig um den Oberkörper gewickelt werden. Das Hypothermie-Schutzpaket sollte so schnell wie möglich auf ein gut isoliertes Komplettsystem umgestellt werden, bei dem ein Schlafsack mit Kapuze oder eine andere gebrauchsfertige Isolierung innerhalb des Schlafsacks und eine äußere verdunstungsdichte Isolationsschicht verwendet werden. In derartigen Gefechtssituationen kann auch die Verwendung eines batteriebetriebenen Infusionswärmegerätes zur Bekämpfung der Hypothermie beitragen.[48]

## Rettung und Evakuierung von Verletzten

Unter der Rettung (Extraction) eines Verletzten versteht man dessen Entfernung aus dem Bereich direkter und unmittelbarer Bedrohung (aus dem unsicheren Bereich oder dem inneren Ring einer laufenden Operation in einen teilsicheren Bereich oder den äußeren Ring), während man die Verbringung des Verletzten vom teilsicheren Bereich in einen sicheren Bereich als Evakuierung bezeichnet.

Die Verbringung von Verletzten unter taktischen Bedingungen bringt eine Reihe besonderer Herausforderungen mit sich. Die Rettung aus dem Gefahrenbereich ist ein körperlich anspruchsvolles Unterfangen, das den Ablauf des Einsatzes unterbricht und das Team während der Rettungsaktion einer erheblichen Gefahr aussetzen kann. Bevor also irgendein Verletzter aus dem Gefahrenbereich gerettet wird, sollte der Rettungsdienstverantwortliche vor Ort das Risiko der Rettungsaktion gegenüber der Überlebenswahrscheinlichkeit des Verletzten abwägen.[52]

Die Zeit, die benötigt wird, um einen Verletzten in den sicheren Bereich zu bringen, wird beeinflusst durch die Entfernung, die zurückgelegt werden muss, das Gewicht des Patienten und seiner Ausrüstung, das Gelände und den Grad der Gefährdung des Bereichs, der durchquert werden muss, die physische Fitness des Rettungsteams und die Tatsache, ob der Verletzte aktiv mithelfen kann. In manchen Situationen gelingt es dem Täter, einen großen Wirkungsbereich unter seine Kontrolle zu bringen, wodurch riesige unsichere Räume entstehen. Bei vielen Polizeieinsätzen handelt es sich dagegen um einen oder mehrere Täter, die sich in einem begrenzten Raum aufhalten. Der oder die Täter können meist schnell kontrolliert werden. In diesen Fällen kann, sobald der Einsatzort gesichert ist, schnell zur taktischen Feldversorgung übergegangen und schließlich der reguläre Rettungsdienst eingesetzt werden.

Die zweite Komponente bei der Risikoabschätzung einer Rettungsaktion ist die Wegstrecke, die dabei zurückgelegt werden muss. Der Wirkungsbereich des Täters kann ein sehr unterschiedliches Geländeprofil mit einem sich ständig ändernden Gefährdungsgrad umfassen. Die Rettung macht es unter Umständen erforderlich, eine lineare Gefahrenzone zu durchqueren. In diesem Fall ist der Nutzen einer Behandlung am Ort des Geschehens gegen die Notwendigkeit sofortiger erweiterter lebensrettender Interventionen abzuwägen. Einsatzleiter müssen ihre Ressourcen in Betracht ziehen, bevor sie eine Rettungsaktion starten. Eine effektive Rettungsaktion erfordert viel Personal, eventuell spezielles Equipment (z. B. Tragen, Transporthilfen, Gurtzeug oder Zugseile) sowie eine aggressive, schützende Körperhaltung (**Abbildung 22-4**).[53]

Schließlich sollten Rettungskräfte überlegen, welche medizinischen Maßnahmen sie tatsächlich durchführen müssen und während des Transports aufrechterhalten können. Zum Beispiel kann es während eines schnellen Marsches mit der Feldtrage durch einen unter Beschuss liegenden Bereich nicht möglich sein, die Atemwege kontinuierlich mittels Jaw-Thrust-Manöver (Esmarch-Handgriff) freizuhalten. In einem solchen Fall wäre die Platzierung einer Atemwegshilfe (z. B. eines Wendl-Tubus) vor dem Transport ratsam. Das Risiko des Transports durch das Schussfeld hängt davon ab, wie viel Zeit benötigt wird, dieses Gebiet zu durchqueren und welche Risiken mit der Wegstrecke verbunden sind. Wie bei den meisten Entscheidungen, die unter taktischen Bedingungen getroffen werden müssen, sind hier Erfahrung und Urteilsvermögen gefragt.

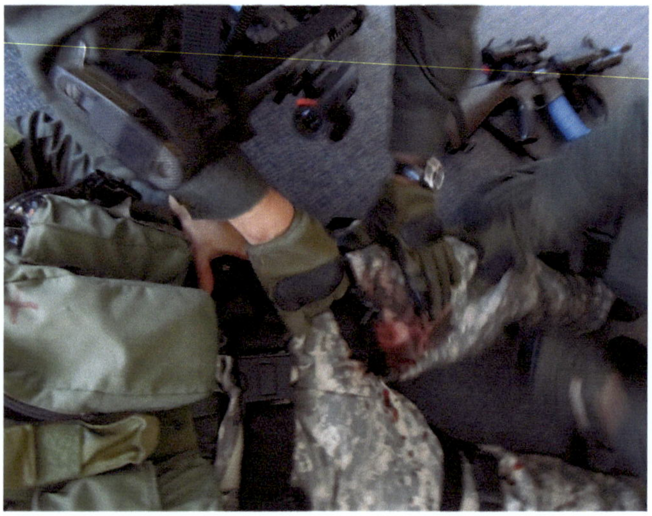

**Abbildung 22-4** Rettung in der Phase Care under fire.



## Schnelle Patientenbeurteilung aus der Ferne

Die sogenannte **Rapid and Remote Assessment Methodology (RAM)**, also die schnelle Patientenbeurteilung aus der Ferne, wurde vom medizinischen Dienst der Anti-Drogen- und Anti-Terror-Einheiten (CONTOMS) an der Uniformed Services University of the Health Sciences in Bethesda/USA entwickelt.[53] Primäre Absicht dieses Patientenbeurteilungsalgorithmus (RAM-Algorithmus) ist es, die Chance zu erhöhen, rettbare Patienten zu retten und zu behandeln, und dabei gleichzeitig das Risiko für die Rettungskräfte, eine unnötige Rettungsaktion durchzuführen, zu minimieren (**Abbildung 22-5**). Dieser Algorithmus ist am ehesten in der „Care Under Fire"-Phase anwendbar. Unnötige Rettungen lassen sich in zwei Kategorien unterteilen: Hierzu zählen Situationen, in denen sich die betroffene Person selbst aus der Gefahrenlage retten kann, sowie solche, in denen die betroffene Person bereits verstorben ist. Der RAM-Algorithmus bietet eine systematische Methode, aus einer geschützten Position heraus alle relevanten Umstände abzuwägen, bevor dem Einsatzleiter ein Rettungsversuch empfohlen wird.

Im ersten Schritt sollte beurteilt werden, ob der Bereich sicher ist. In diesem Fall kann die Standardversorgung der sicheren Zone durchgeführt werden, nachdem gewährleistet wurde, dass der Patient selbst den Rettungskräften keinen Schaden zufügen kann (Entwaffnung). Falls der Bereich nicht sicher ist, sollten die verfügbaren Aufklärungserkenntnisse genutzt werden, um herauszufinden, ob der Verletzte ein Täter ist oder für die Helfer anderweitig eine Bedrohung darstellt. Unter solchen Umständen werden keine medizinischen Maßnahmen eingeleitet, bevor die Bedrohung nicht unter Kontrolle ist. Sich anders zu verhalten, würde die Sicherheit von Polizisten, Rettungsdienstmitarbeitern und unbeteiligten Dritten gefährden. Wenn es sich bei dem Verletzten nicht um einen Täter handelt, kann eine Patientenbeurteilung aus der Ferne vorgenommen werden.

Versuchen Sie zu beurteilen, welches Verletzungsmuster vorliegt und wie stabil der Verletzte ist. Die Beobachtung aus der Ferne erlaubt allen Rettungskräften, Informationen zu sammeln, ohne ihre Position zu verraten oder sich selbst in Gefahr zu begeben. Die zur Verfügung stehenden technischen Hilfsmittel der Spezialeinsatzkräfte erhöhen dabei die Verlässlichkeit der Lagebeurteilung. Ferngläser oder Nachtsichtgeräte können z. B. benutzt werden, um zu verifizieren, ob ein Verletzter atmet, oder um die Qualität der Atmung und die Atemfrequenz, das Vorhandensein einer lebensbedrohlichen Blutung oder eine mit dem Leben nicht vereinbare Verletzung zu erkennen. Unbemannte Flugsysteme und Drohnen werden zunehmend von taktischen Teams eingesetzt und können bei der Beobachtung helfen, ohne die Rettungskräfte selbst in Gefahr zu bringen. Bei kaltem Wetter kann häufig kondensierte Luft vor dem Mund des

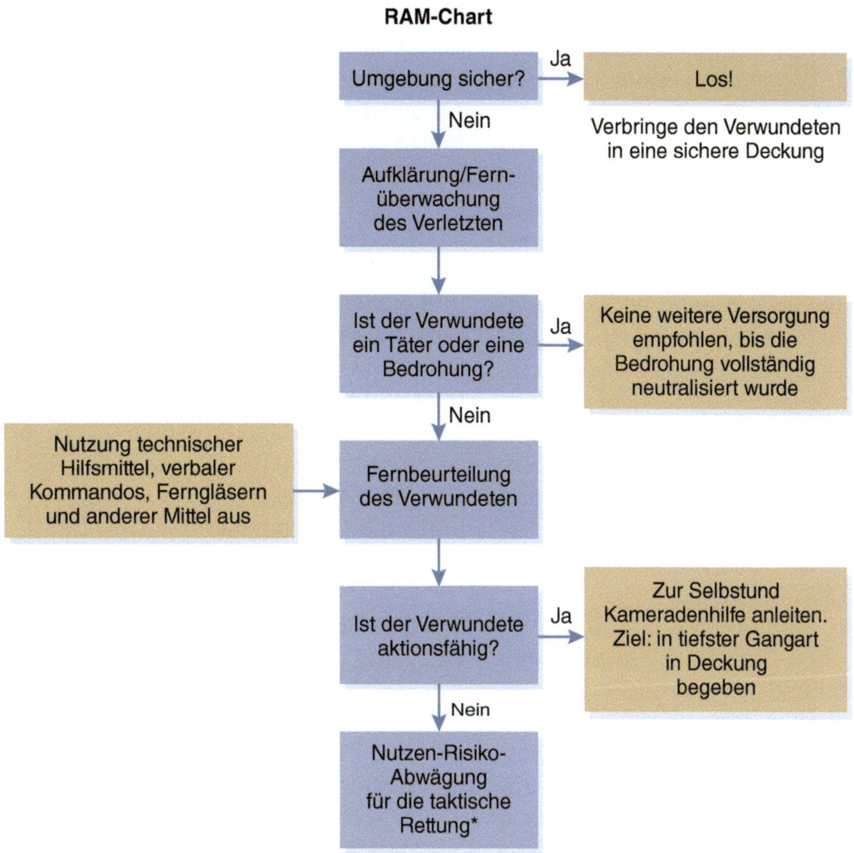


*Die Nutzen-Risiko-Abwägung einer taktischen Rettung hängt von der Überlebenswahrscheinlichkeit der betroffenen Person ab. Die endgültige Entscheidung trifft der Führungsverantwortliche der polizeilichen Spezialeinheit unter maßgeblicher medizinischer Beratung durch die TEMS-Fachkraft.

**Abbildung 22-5** Schnelle Patientenbeurteilung aus der Ferne (Rapid and Remote Assessment Methodology - RAM).



Verletzten beobachtet werden. Geräte zur akustischen Aufklärung können dazu verwendet werden, um Sprache, Stöhnen, Ächzen oder sogar Atemgeräusche zu detektieren. Wärmebildgeräte haben sich in den letzten Jahren dermaßen verbessert, dass zurzeit eine Anwendung im Rahmen der schnellen Fernbeurteilung untersucht wird.

Wenn der Verletzte stabil erscheint, sollten – falls möglich – zunächst Anweisungen zur medizinischen Selbsthilfe gegeben werden. Die Rettung wird erst vollzogen, wenn der Bereich gesichert ist (der Einsatzleiter kann zu jeder Zeit eine Rettungsaktion in Erwägung ziehen; dabei wird allerdings eher die taktische Situation seine Entscheidung leiten als der gesundheitliche Zustand des Verletzten). Wenn der Verletzte instabil ist, muss eine Nutzen-Risiko-Abwägung hinsichtlich einer schnellen medizinischen Versorgung und der Gefahr einer Rettung vorgenommen werden. Obwohl es sich dabei um eine Führungsentscheidung der Einsatzleitung handelt, wird sich der Kommandoführer auf die Beurteilung des Medics hinsichtlich des Zustands des Verletzten und der Dringlichkeit der Rettung stützen.

Dies mag nüchtern betrachtet selbstverständlich erscheinen; es ist jedoch wichtig, über eine Entscheidungsstruktur zu verfügen, die eine zuverlässige Bewertung fördert, damit in extremen Situationen Entscheidungen (z.B. über eine Rettungsaktion) nicht von Emotionen beeinflusst werden. Aus dem militärischen Bereich gibt es eine Reihe schmerzhafter Erfahrungen, wenn bei dem Versuch, einen gefallenen oder verwundeten Kameraden zu retten, zahlreiche Soldaten selbst getötet oder verwundet wurden.[54]

## Weitere Überlegungen

Einige Routinemaßnahmen des konventionellen Rettungsdienstes können in taktischen Situationen unangemessen sein, z. B. die HWS-Immobilisation, die kardiopulmonale Reanimation oder die sofortige Anlage eines intravenösen Zugangs. Die Immobilisation der Halswirbelsäule ist eine zeitraubende Maßnahme, die bei penetrierenden Verletzungen nur einen geringen Nutzen hat.[55] Bei stumpfem Trauma infolge eines Sturzes oder Verkehrsunfalls besteht ein erhöhtes Risiko für eine Halswirbelsäulenverletzung. Sofern es die taktische Lage erlaubt, sollte eine Immobilisation der Halswirbelsäule erfolgen. Neben der klassischen zervikalen Orthese stehen dafür auch alternative Verfahren zur Verfügung – etwa eine manuelle Inline-Stabilisation, die Verwendung von Head-Blocks auf einem Spineboard oder der Einsatz einer Vakuummatratze mit integriertem HWS-Stabilisierungssystem. Die Entscheidung zur Anwendung sollte dabei individuell und lageangepasst erfolgen. Die Evidenz zur Wirksamkeit starrer HWS-Orthesen ist begrenzt, insbesondere bei wachen, orientierten Traumapatienten. TCCC- und TECC-Leitlinien empfehlen daher eine risikobasierte Abwägung zwischen medizinischem Nutzen und taktischer Umsetzbarkeit.

Ebenso besitzt auch die kardiopulmonale Reanimation (CPR) beim traumatischen Herz-Kreislauf-Stillstand nur einen geringen Nutzen und erhöht die Exposition und damit das Risiko der Helfer. Demzufolge spielt die kardiopulmonale Reanimation in der taktischen Notfallmedizin eine untergeordnete Rolle und sollte auf Beinahe-Ertrinken, Elektrounfälle, Unterkühlung und Vergiftungen beschränkt bleiben.

Die genannten Beispiele machen einige der Unterschiede zwischen taktischer und konventioneller Notfallmedizin deutlich, sollen jedoch nicht das klinische Urteilsvermögen des Medics ersetzen.

### Analgesie

Früher wurde zur Analgesie in der taktischen Medizin häufig Morphin verabreicht, dessen Dosis nach Wirkung und Bedarf titriert wurde. Nach Einführung von Fentanyl-Präparaten, die über die Wangenschleimhaut (transmukosal) in den Blutkreislauf aufgenommen werden, wurden diese für Patienten mit leichten bis mäßigen Schmerzen ohne Beeinträchtigung der Atemwege oder des Bewusstseins in die TCCC-Leitlinien aufgenommen.[56,57] Ketamin ist ein weiteres sehr gut geeignetes Medikament mit einem breiten Anwendungsbereich und begrenzten Kontraindikationen. Es wurde 2012 in die TCCC-Richtlinien aufgenommen. Ketamin verursacht keinen Blutdruckabfall und wirkt nicht atemdepressiv, weshalb es selbst bei bewusstseinsgetrübten oder bewusstlosen Personen eingesetzt werden kann.[56,58] Die meisten Verletzten, die eine Analgosedierung oder Kurznarkose benötigen, profitieren stark von der Verwendung von Ketamin (natürlich unter geeigneter Überwachung und nach Autorisierung durch die medizinischen Leitung). Im Jahr 2014 wurde vom Committee für TCCC ein Dreifach-Analgesie-Konzept vorgestellt, das auch für den zivilen Bereich empfohlen werden kann.[58] Bei einem voll einsatzfähigen Angehörigen der Zugriffskräfte oder des Einsatzteams mit leichten Schmerzen werden zunächst orale Medikamente (z. B. Ibuprofen, Paracetamol) verabreicht. Bei mäßigen Schmerzen, jedoch ohne Schock oder Anzeichen einer Verschlechterung, wird die orale transmukosale Gabe von Fentanyl (oder die sublinguale Gabe von Sufentanil einem Fentanylderivat) empfohlen. Leidet der Betroffene unter starken Schmerzen und besteht eine Schocksymptomatik oder eine respiratorische Insuffizienz, ist Ketamin das Mittel der Wahl. Ketamin kann gegebenenfalls auch mit der i.v.-Gabe von Fentanyl kombiniert werden.[50,55-57] Diese Empfehlungen hängen maßgeblich von der Verfügbarkeit der entsprechenden Medikamente sowie den Handlungsanweisungen und Vorgaben des zuständigen ärztlichen Leiters und nicht zuletzt von der Ausbildung der eingesetzten Kräfte ab.

## Tactical Evacuation Care (Evacuation Care)

**Tactical Evacuation Care (taktische Evakuierungsmaßnahme)** findet im sicheren Bereich außerhalb des äußeren Rings statt, in dem ein relativ geringes Risiko für die Helfer besteht. Der äußere Ring schirmt den Tatort oder das Zielobjekt nach außen ab und wird durch konventionelle Polizeikräfte gesichert. Die Behandlungsprinzipien in diesem Bereich entsprechen im Wesentlichen den Grundsätzen der medizinischen Versorgung des Regelrettungsdienstes. Zur schnellen Evakuierung eines Verletzten aus dem Gefahrenbereich können auch Einsatzfahrzeuge der Polizei hinzugezogen werden, die normalerweise nicht zum Patiententransport vorgesehen sind (**Abbildung 22-6**).

Der Einsatzleiter wird Kräfte des Regelrettungsdienstes und ggf. weitere Kräfte (z. B. Schnelleinsatzgruppen) in der sicheren Zone bereitstellen. Die Versorgung im sicheren Bereich erfolgt ebenso wie die Versorgung während des Transports durch den Regelrettungsdienst. Ablauforganisation und Ordnung des Raums entsprechen im Wesentlichen den MANV-Konzepten des zivilen Rettungsdienstes und Katastrophenschutzes. Abhängig vom Lagebild können Patientenablagen, Behandlungsplatz, Bereitstellungsraum und Rettungsmittelhalteplatz eingerichtet werden.

Sogar in Bereichen, die als sicher angesehen werden, ist eine besondere Wachsamkeit geboten. Spezialeinsätze der Polizei sind komplex und unterliegen einem dynamischen Verlauf. Während des Amoklaufs an der Colombine Highschool im Jahr 1999 griffen die Amokläufer Ersthelfer mit Rohrbomben und improvisierten Sprengsätzen an. Glücklicherweise kam es aus technischen Gründen nicht zur Detonation. 2012 hatte ein Amoktäter vor seiner Tat in einem Kino in Aurora im

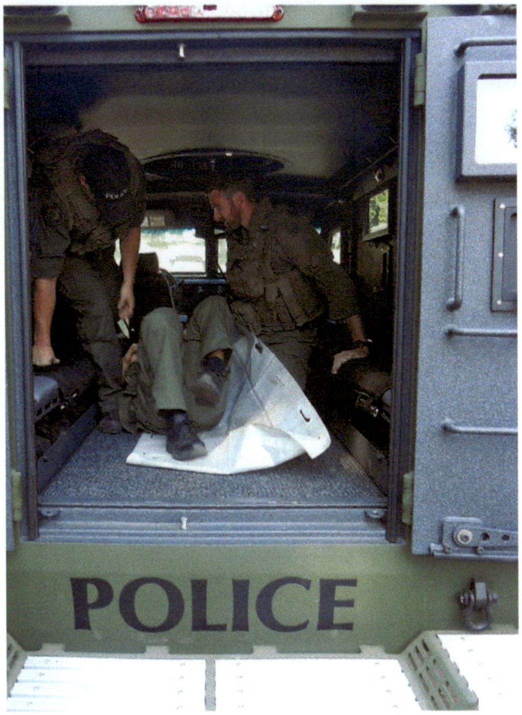


**Abbildung 22-6** Nicht standardmäßiges taktisches Evakuierungsfahrzeug.

Mit freundlicher Genehmigung von Commander Al Davis, Ventura Police Department

US-Bundesstaat Colorado Sprengstoff in seiner Wohnung deponiert. Bei der anschließenden Untersuchung der Wohnung wurden Sprengfallen aus 30 selbst gebauten Granaten sowie etwa 40 Liter Treibstoff entdeckt, die vermutlich bei einem Betreten der Wohnung explodiert wären und das gesamte Stockwerk zerstört hätten. Sämtliche Sprengvorrichtungen konnten entschärft werden, ohne dass Polizeibeamte oder Angehörige des Kampfmittelbeseitigungsdienstes zu Schaden kamen.

Das FBI berichtet über eine Reihe von Vorfällen in den letzten Jahren, bei denen Polizei- und Rettungskräfte in einen Hinterhalt gelockt worden waren und gezielt unter Feuer genommen wurden. Sichergestellte Ausbildungshandbücher terroristischer Organisationen geben detailliert Auskunft darüber, dass ein Verdächtiger, der sich in einem Objekt verbarrikadiert, dazu dienen kann, Polizeikräfte auf den Plan zu rufen, die dann wiederum durch andere feindliche Kräfte angegriffen werden („Second Hit"). Sorgfalt und situative Wachsamkeit sind die Eckpfeiler für eine sichere Einsatzdurchführung. In den letzten Jahren wurde eine Reihe von Angriffen auf Zivilpersonen und Sicherheitsbehörden verzeichnet, bei denen die unterschiedlichsten Mittel, von Feuer über Fahrzeuge bis hin zu chemischen Kampfstoffen eingesetzt wurden. Umsichtige Einsatzkräfte sollten daher bei Auftreten von unerwarteten Verletzungsmustern hellhörig werden.

# Massenanfall von Verletzten

Bei Amokläufen und Gewaltverbrechen mit Schusswaffengebrauch kommt es nicht selten zu einem Massenanfall von Verletzten (MANV). Diese Situationen erfordern ein hohes Maß an Koordination und Kooperation der beteiligten Sicherheitsorgane und Rettungsorganisationen. Dabei spielen die Rettungskräfte der Polizei eine wichtige Rolle als medizinisches Bindeglied zwischen den Einsatzkräften der Polizeibehörden und dem Regelrettungsdienst. Sie sind in die Führungsstrukturen der Polizei eingebunden und verfügen über die erforderlichen Kommunikationsmittel. Die Fähigkeit, in chaotischen und gefährlichen Situationen mit begrenzten Ressourcen zu arbeiten, kommt den Rettungskräften der Polizei auch bei einem Massenanfall von Verletzten zugute.[35]

# Gezielte medizinische Informationsgewinnung (Medical Intelligence) und fachliche Leitung

Zu den Aufgaben des medizinischen Dienstes der Polizei gehört die Gewinnung und Verarbeitung medizinischer Informationen und deren Integration in die Einsatzplanung der operativen Führung. Angehörige des medizinischen Dienstes der Polizei sollten daher sowohl auf lokaler als auch auf regionaler Ebene fundierte Kenntnisse über das Rettungsdienstsystem und die nachgeordneten Einrichtungen der Traumaversorgung aufweisen. Diese Kenntnisse ermöglichen bei einem Spezialeinsatz der Polizei die medizinische Planung in Bezug auf die zur Verfügung stehenden Rettungsmittel und mögliche Zielkrankenhäuser. Einsätze in entlegenem, ländlichem Umfeld erfordern eine wesentlich tiefgreifendere medizinische Einsatzplanung als Einsätze in städtischen Ballungsräumen. Dabei spielt auch die Verfügbarkeit von Luftrettungsmitteln eine entscheidende Rolle.

Schließlich ist es angesichts der zunehmenden Verbreitung medizinischer Einsatzelemente in den Sicherheitsbehörden unerlässlich, dass die Teams ärztliche Leiter als Mitglieder ihrer Führungsteams benennen und einbeziehen. Der polizeiärztliche Dienst ist im Wesentlichen ein Teilbereich der präklinischen Notfallmedizin und sollte als solcher behandelt werden. Die Gewinnung gut ausgebildeter Rettungsdienst- und Gesundheitsfachkräfte mit Interesse an taktischer Medizin muss weiter vorangebracht werden, um die Sicherheit der Einsatzkräfte und die Teamleistung zu verbessern. Und genauso wie die im zivilen Rettungsdienst tätigen Berufsgruppen, sollten sich auch die medizinischen Einsatzkräfte der Polizeibehörden an die Grundsätze der wissenschaftlichen Datenerhebung, der evidenzbasierten Medizin sowie eines guten Qualitätsmanagements halten und in klinischen Ausbildungsprogrammen fortbilden, um die bestmöglichen Versorgungssysteme für unsere Polizeikräfte zu erschaffen.

## ZUSAMMENFASSUNG

- Grundsätzlich sind die Prinzipien der präklinischen Traumaversorgung unter taktischen Bedingungen die gleichen wie im regulären Rettungsdienst.
- Trotzdem erfordern die Widrigkeiten und Gefahren im Rahmen von Spezialeinsätzen der Polizei bei jeder medizinischen Maßnahme die Abwägung ihres Nutzens gegenüber dem damit verbundenen Risiko. Dies erfordert besondere Fähigkeiten bei der Entscheidungsfindung.
- Die taktische Situation umfasst drei Phasen der medizinischen Versorgung:
  - Care Under Fire (Direct Threat Care) im unsicheren Bereich – Versorgung unter Beschuss oder direkter Bedrohung: Medizinische Versorgung, während der Verletzte und/oder dessen Helfer unter feindlichem Beschuss stehen oder einer akuten Gefahrensituation ausgesetzt sind.
  - Tactical Field Care (Indirect Threat Care) im teilsicheren Bereich – taktische Feldversorgung oder Versorgung unter indirekter Bedrohung: medizinische Versorgung, sobald die unmittelbare Gefahr unterdrückt oder kontrolliert wurde, in dem Bewusstsein, dass sich die Lage jederzeit wieder in eine „Care Under Fire"-Situation umwandeln kann.
  - Tactical Evacuation Care (Evacuation Care) im sicheren Bereich – taktische Versorgung bei der Evakuierung: Medizinische Versorgung, sobald die Sicherheit an der Einsatzstelle hergestellt oder der Verletzte in einen sicheren Bereich gebracht wurde. Die Versorgung gleicht in dieser Phase den Prinzipien der Traumaversorgung des regulären Rettungsdienstes.
- Durch gezielte medizinische Informationsgewinnung (Medical Intelligence) erlangt der medizinische Dienst der Polizei wichtige Kenntnisse über die Rahmenbedingungen, die geografischen Gegebenheiten und die für den Einsatz zur Verfügung stehenden medizinischen Ressourcen.

## WIEDERHOLUNG FALLBEISPIEL

Sie sind Rettungssanitäter eines Spezialeinsatzkommandos der Polizei. Ihre Einheit wird an einem kalten Wintermorgen zu einem laufenden Polizeieinsatz wegen häuslicher Gewalt gerufen. Zwei Beamte verschaffen sich vom Garten aus Zutritt zum Haus des Verdächtigen, Schüsse fallen. Ein Beamter geht im Eingangsbereich des Zielobjektes zu Boden, ein zweiter stürzt rückwärts die Treppe hinunter und bleibt hinter einer kleinen Mauer am Treppenabsatz liegen. Ein weiterer Kollege, der neben Ihnen steht, schreit: „Wir müssen die Kollegen da rausholen! Los!" Sie halten ihn am Arm fest und schauen zum Einsatzleiter.

- Wie sollten Sie sich verhalten?
- Wie können Sie in dieser gefährlichen Situation die verletzten Polizeibeamten untersuchen und behandeln?

## AUFLÖSUNG DES FALLBEISPIELS

Der Kommandoführer des Spezialeinsatzkommandos weist Sie an, die Rapid-Assessment-Methode anzuwenden, um herauszufinden, ob eine Rettungsaktion sinnvoll ist. Sie nutzen Fernglas und akustisches Aufklärungsgerät der Spezialeinheit, um den Zustand der beiden verletzten Beamten zu beurteilen. Der Beamte, der im Eingangsbereich des Zielobjektes liegt, zeigt keinerlei Atemexkursionen oder andere Zeichen einer Atemtätigkeit. Außer vereinzelten Funksprüchen seiner Kollegen können Sie keinerlei akustische Signale auffangen. Der zweite Beamte hat sich hinter einer kleinen Mauer in Sicherheit bringen können. Sie sehen eine Blutung im Bereich des distalen Oberschenkels. Über Funk leiten Sie den Beamten an, sich ein Tourniquet am Oberschenkel möglichst nah am Körper anzulegen. Nach Anlage des Tourniquets bestätigt er Ihnen, dass die Blutung zum Stillstand gekommen ist und dass er keine weiteren Verletzungen erlitten hat. Aufgrund Ihrer Einschätzung und Ihrer Risikoanalyse entscheidet sich der Kommandoführer gegen eine risikoreiche Rettungsaktion. Sie bleiben über Funk mit dem zweiten verletzten Beamten in ständigem Kontakt. Währenddessen gehen die Verhandlungen mit dem Täter weiter. Sie geben der zuständigen Rettungsleitstelle einen Lagebericht und lassen den Patienten im Traumazentrum anmelden. Etwa 30 Minuten später gibt der Täter auf und wird festgenommen. Ihr Rettungsteam bringt den verletzten Beamten ins Krankenhaus, wo durch eine Gefäßoperation das Bein erhalten werden kann.

# Quellenverzeichnis


1. Rinnert KJ, Hall WL. Tactical emergency medical support. Emerg Med Clin N Am. 2002;20:929-952.
2. Butler FK, Hagmann J, Butler EG. Tactical combat casualty care in Special Operations. Milit Med. 1996;161 (Suppl):1–16.
3. Federal Bureau of Investigation. Crime data explorer. Accessed January 17, 2022. https://crime-data-explorer.app.cloud.gov/pages/home
4. Federal Bureau of Investigation. Uniform crime reports. https://ucr.fbi.gov/leoka. Accessed October 6, 2021.
5. National Tactical Officers Association. Position statement on the inclusion of physicians in tactical law enforcement operations. https://www.ntoa.org/sections/tems/tems-position-statement/. Accessed January 17, 2022.
6. Heck JJ, Pierluisi G. Law enforcement special operations and medical support. Prehosp Emerg Care. 2001;5:403-406.
7. American College of Emergency Physicians. Policy statement on tactical emergency medical support. Ann Emerg Med. 2005;45:108.
8. National Association of Emergency Medical Technicians. Pollak AN, ed. Prehospital Trauma Life Support. 9th ed. Jones & Bartlett Learning; 2018.
9. Callaway DW, Reed S, Shapiro G, et al. The Committee for Tactical Emergency Care (C-TECC): evolution and application of TCCC guidelines to civilian high threat medicine. J Special Operations Med. 2011;11:2.
10. Smith ER, Shapiro G, Sarani B. Fatal wounding pattern and causes of potentially preventable death following the Pulse Night Club shooting event. Prehosp Emerg Care. 2018;22(6):662-668.
11. Kanable R. Peak performance: well-trained tactical medics can help the team perform at its best. Law Enforcement Tech. August 1999.
12. Cooke, MC. How much to do at the accident scene? BMJ. 1999;319:1105-1106. doi: 10.1136/bmj.320.7240.1005/.
13. Jagoda A, Pietrzek M, Hazen S, et al. Prehospital care and the military. Mil Med. 1992;157(1):11-15. doi: 10.1093/milmed/157.1.11.
14. Bellamy RF. The causes of death in conventional land warfare: implications for combat casualty care research. Mil Med. 1984;149:55-62.
15. Callaway DW. Tactical emergency services. In: Hogan DE, Burstein JL, eds. Disaster Medicine. 2nd ed. Philadelphia, PA: Lippincott, Williams and Wilkins; 2007.
16. Gerold KB, Gibbons M, McKay S. The relevance of Tactical Combat Casualty Care (TCCC) guidelines to civilian law enforcement operations. National Tactical Officers TEMS Overview. https://www.east.org/content/documents/Military Resources/TCCC/TCCC.pdf. Updated November 1, 2009. Accessed March 18, 2022. https://www.east.org/content/documents/MilitaryResources/TCCC/TCCC.pdf.
17. Parsons, DL, Mott JC. Tactical Combat Casualty Care Handbook: Observations, Insights, and Lessons. Fort Leavenworth, KS: Center for Army Lessons Learned; 2012.
18. Kragh JF, Walters TJ, Baer DG, et al. Survival with emergency tourniquet use to stop bleeding in major limb trauma. Ann Surg. 2009;249(1):1-7.
19. Thunholm P, Henåker L. A tentative model on effective army combat tactics. Comparative Strategy. 2020;39(5):490-504. doi: 10.1080/01495933.2020.1803713
20. Kragh JF, O'Neill ML, Walters TJ, et al. The military emergency tourniquet program's lessons learned with devices and designs. Mil Med. 2011;176:10, 1144.
21. Butler FK, Giebner SD, McSwain N, et al., eds. Prehospital Trauma Life Support. Military 8th ed. Burlington, MA: Jones & Bartlett Learning; 2014.

22. Bennett BL, Littlejohn LF, Kheirabadi BS, et al. Management of external hemorrhage in Tactical Combat Casualty Care: chitosan-based hemostatic gauze dressings. J Spec Oper Med. 2014;14:12-29.
23. Bennett BL, Littlejohn L. Review of new topical hemostatic dressings for combat casualty care. Mil Med. 2014; 179:497-514.
24. Littlejohn L, Bennett B, Drew B. Application of current hemorrhage control techniques for backcountry care: part 2: hemostatic dressings and other adjuncts. Wilderness Environ Med. 2015;26:246-254.
25. Drew B, Bennett B, Littlejohn L. Application of current hemorrhage control techniques for backcountry care. Part 1: tourniquets and hemorrhage control adjuncts. Wilderness Environ Med. 2015;26:236-245.
26. Kheirabadi BS, Edens JW, Terrazas IB, et al. Comparison of new hemostatic granules/powders with currently deployed hemostatic products in a lethal model of extremity arterial hemorrhage in swine. J Trauma. 2009;66:316-326.
27. Kheirabadi BS, Mace JE, Terrazas IB, et al. Safety evaluation of new hemostatic agents, smectite granules, and kaolin-coated gauze in a vascular injury wound model in swine. J Trauma. 2010;68:269-278.
28. Kheirabadi BS, Edens JW, Terrazas IB, et al. Comparison of new hemostatic granules/powders with currently deployed hemostatic products in a lethal model of extremity arterial hemorrhage in swine. J Trauma. 2009;66(2):316-326; discussion 327-328.
29. Butler FK Jr, Hagmann J, Butler EG. Tactical combat casualty care in special operations. Mil Med. 1996;161 (suppl):3-16.
30. Mabry R, Frankfurt A, Kharod C, et al. Emergency cricothyroidotomy in Tactical Combat Casualty Care. J Spec Oper Med. 2015;15:11-19.
31. Hessert MJ, Bennett BL. Optimizing emergent surgical cricothyrotomy for use in austere environments. Wilderness Environ Med. 2013;24:53-66.
32. Mabry R, Nichols M, Shiner D, et al. A comparison of two open surgical cricothyroidotomy techniques by military medics using a cadaver model. Ann Emerg Med. 2014;63:1-5.
33. Tien HC, Jung V, Riool SB, et al. An evaluation of tactical combat casualty care interventions in a combat environment. J Am Coll Surg. 2008;207(2):174-178.
34. Hacked HT, Parse LA, Levy AD, et al. Chest wall thickness in military personnel: implications for needle thoracentesis in tension pneumothorax. Mil Med. 2008;172:1260-1263.
35. Zengerink I, Brink PR, Laupland KB, et al. Needle thoracostomy in the treatment of tension pneumothorax in trauma patients: what size needle? J Trauma. 2008;64:111-114.
36. Givens ML, Ayotte K, Manifold C. Needle thoracostomy: implications of computed tomography chest wall thickness. Acad Emerg Med. 2004;11:211-213.
37. Zafren K, Giesbrecht GG, Danzl DF, et al. Wilderness Medical Society practice guidelines for the out-of-hospital evaluation and treatment of accidental hypothermia: 2014 update. Wilderness Environ Med. 2014;25(suppl): S66-S85.
38. McKeague AL. Evaluation of patient active warming systems. Military Health System Research Symposium, Tactical Combat Casualty Care breakout session. Ft. Lauderdale, FL. August 2012.
39. Allen PB, Salyer SW, Dubick MA, et al. Preventing hypothermia: comparison of current devices used by the U.S. Army in an in vitro warmed fluid model. J Trauma. 2010;69(suppl 1):S154-S161.
40. Revell M, Greaves I, Porter K. Endpoints for fluid resuscitation in hemorrhagic shock. J Trauma. 2003;54(suppl 5): S63-S67.
41. Morrison CA, Carrick MM, Norman MA, et al. Hypotensive resuscitation strategy reduces transfusion requirements and severe postoperative coagulopathy in trauma patients with hemorrhagic shock: preliminary results of a randomized controlled trial. J Trauma. 2011;70(3):652-663.
42. Ley E, Clond M, Srour M, et al. Emergency department crystalloid resuscitation of 1.5 L or more is associated with increased mortality in elderly and non-elderly trauma patients. J Trauma. 2011;70:398-400.
43. Duke MD, Guidry C, Guice J, et al. Restrictive fluid resuscitation in combination with damage control resuscitation: time for adaptation. J Trauma. 2012;73:674-678.
44. Spinella P, Pidcoke H, Strandenes G, et al. Whole blood transfusion for hemostatic resuscitation of major bleeding. Transfusion. 2016;56:S190-S202.
45. Cap A, Pidcoke H, DePasquale M, et al. Blood far forward: time to get moving! J Trauma. 2015;78:S2-S6.
46. Stubbs J, Zielinski M, Jenkins D. The state of the science of whole blood: lessons learned at Mayo Clinic. Transfusion. 2016;56:S173-S881.
47. Spinella PC, Perkins JG, Grathwohl KW, et al. Warm fresh whole blood is independently associated with improved survival for patients with combat-related traumatic injuries. J Trauma. 2009;66:S69-S76.
48. Montgomery HR, Drew BG, Torrisi J, et al. TCCC Guidelines Comprehensive Review and Edits 2020: TCCC Guidelines Change 20-05 01 November 2020. J Spec Oper Med. 2021;21(2):122-127.
49. Zafren K, Giesbrecht GG, Danzl DF, et al. Wilderness Medical Society practice guidelines for the out-of-hospital evaluation and treatment of accidental hypothermia: 2014 update. Wilderness Environ Med. 2014;25 (suppl):S66-S85.
50. McKeague AL. Evaluation of patient active warming systems. Military Health System Research Symposium, Tactical Combat Casualty Care breakout session. Ft. Lauderdale, FL. August 2012.
51. Allen PB, Salyer SW, Dubick MA, et al. Preventing hypothermia: comparison of current devices used by the U.S. Army in an in vitro warmed fluid model. J Trauma. 2010;69(suppl 1):S154-S161.
52. McKay S, Hoyne S. High threat immediate extraction: the Immediate Reaction Team (IRT) model. Tactical Edge. Spring 2007:50-54.
53. Callaway DW. Emergency medical services in disasters. Hogan DE, Burstein JL, eds. Disaster Medicine. 2nd ed. Philadelphia, PA: Lippincott, Williams and Wilkins; 2007:127-139.

54. Cloonan C. Proceedings of the Third International Conference on Tactical Emergency Medical Support. Bethesda, MD: Uniformed Services University of the Health Sciences; 1999.
55. Rosemary AS, Norris PA, Olson SM, et al. Prehospital traumatic cardiac arrest: the cost of futility. J Trauma. 1998;38:468-474.
56. Butler FK, Kotwal RS, Buckenmaier CC III, et al. A triple-option analgesia plan for Tactical Combat Casualty Care. J Spec Oper Med. 2014;14:13-25.
57. Kotwal R, O'Connor K, Johnson T, et al. A novel pain management strategy for combat casualty care. Ann Emerg Med. 2004;44:121-127.
58. Dickey N, Jenkins D, Butler F. Prehospital use of ketamine in battlefield analgesia. Defense Health Board Memorandum. Published March 8, 2012. Accessed January 17, 2022. https://health.mil/Reference-Center/Reports/2012/03/08/Prehospital-Use-of-Ketamine-in-Battlefield-Analgesia

# Weiterführende Literatur

National Association of Emergency Medical Technicians. PHTLS: Prehospital Trauma Life Support. Military 9th ed. Burlington, MA: Jones & Bartlett Learning; 2019.

Hossfeld B, Adams HA, Bohnen R, Friedrich K, Friemert B, Gräsner J-T, Gromer S, Josse F, Lechleuthner A, Poloczek S, Walz N, Weber M, Wurmb T, Helm M. Zusammenarbeit von Rettungskräften und Sicherheitsbehörden bei bedrohlichen Lagen. Anästh Intensivmed 2017;58:573-583

Neitzel C, Ladehof K. Taktische Medizin - Notfallmedizin und Einsatzmedizin. 3. Auflage. Springer-Verlag Heidelberg; 2024.

Taktik + Medizin, Zeitschrift für Polizei, Militär, Rettungsdienst und Feuerwehr, Stumpf & Kossendey Verlag, Edewecht

SPEZIELLE FERTIGKEITEN

## Sicherer intravenöser Zugang in schwierigen Situationen

**Prinzip: Einen intravenösen (i.v.) Zugang etablieren und sichern, wenn ein Traumapatient über eine längere Strecke bewegt oder getragen werden muss.**

Muss ein Traumapatient bewegt oder über längere Strecken getragen werden, besteht ein hohes Risiko, dass herkömmliche intravenöse Zugänge sich lockern, dislozieren oder dass es zu einer Diskonnektierung der Infusionsleitung kommt. Das US-Militär entwickelte daher eine Technik, die das Anlegen und sichere Fixieren eines i.v.-Zugangs ermöglicht, sodass auch unter Bewegung eine Dislokation oder Diskonnektierung des i.v.-Zugangs verhindert wird. Diese Methode wurde für den zivilen Rettungsdienst angepasst.

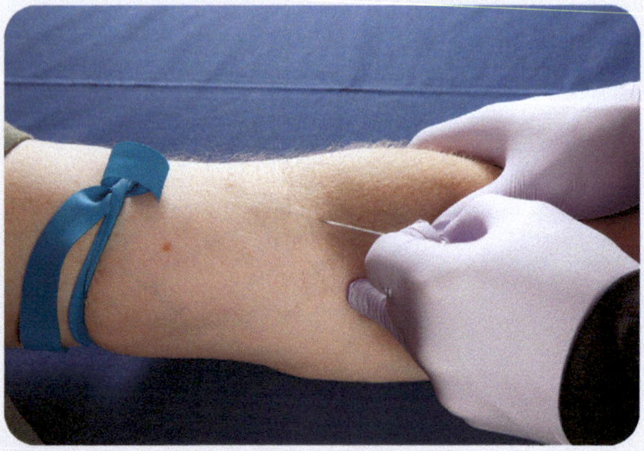

**1** Das Rettungsdienstfachpersonal legt den intravenösen Zugang nach dem üblichen Verfahren, unter Verwendung einer 18- oder 16-G-Venenverweilkanüle.

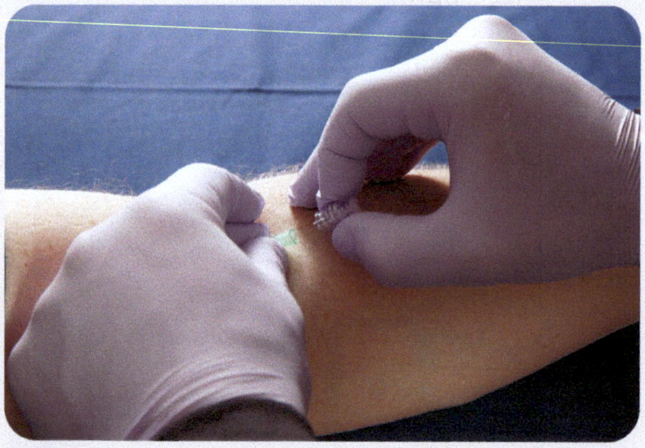

**2** Anschliessend wird die liegende Venenverweilkanüle mit einem Saline-Lock (Verschlussadapter) verbunden, der mit 0,9 %iger Kochsalzlösung gespült wird, um den intravenösen Zugang offen zu halten, ohne eine kontinuierliche Infusion anzuschließen.

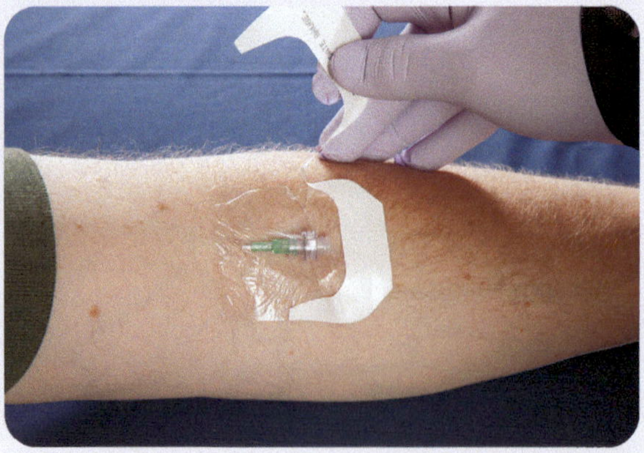

**3** Im nächsten Schritt wird die Venenverweilkanüle sowie der angeschlossene Saline-Lock vollständig mit einem transparenten Fixierungspflaster (z. B. Tegaderm) fixiert, um den i.V.-Zugang steril zu schützen und eine sichere Fixierung zu gewährleisten.

(Fortsetzung nächste Seite)

## Sicherer intravenöser Zugang in schwierigen Situationen *(Fortsetzung)*

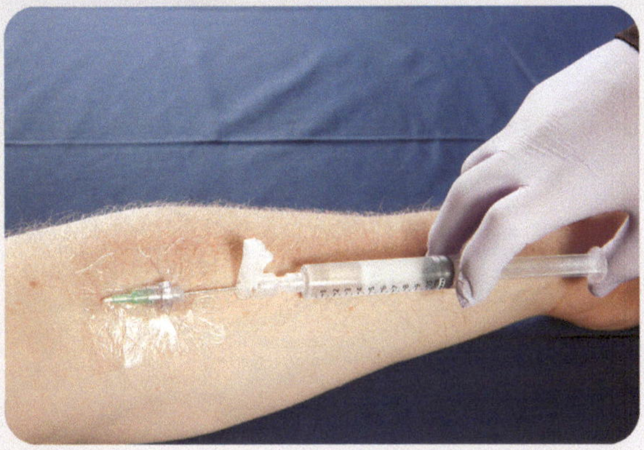

**4** Das Rettungsdienstfachpersonal spült den Saline-Lock mit 5 ml steriler 0,9 %iger Kochsalzlösung, indem er direkt durch den transparenten Verband und den Gummistopfen des Saline-Locks punktiert.

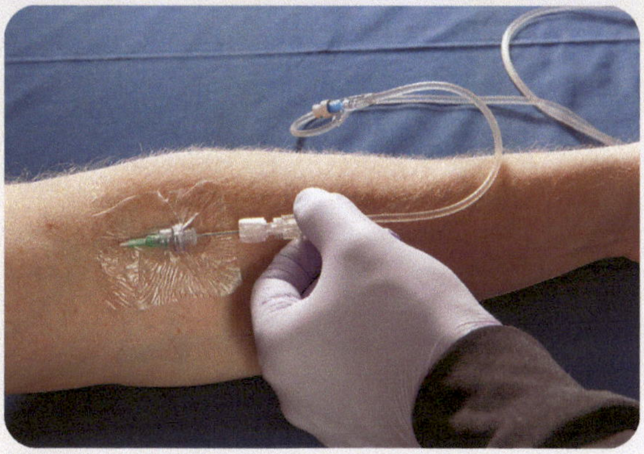

**5** Das Rettungsdienstfachpersonal führt eine zweite intravenöse Kanüle (18 G) direkt durch den Verband und den Gummistopfen des Saline-Locks ein und verabreicht über diesen i.v.-Zugang Infusionslösung und Medikamente.

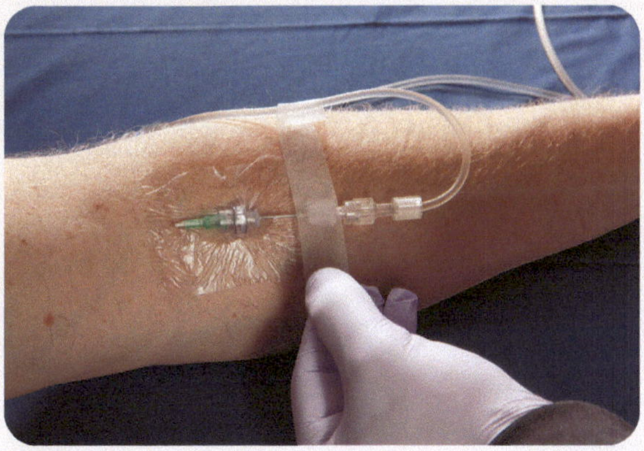

**6** Der zweite i.v.-Zugang und die Infusionsleitung am Arm werden durch zirkuläre Anlage eines Mullverbandes oder Fixierpflaster (z.B. 3M Transpore H) fixiert, um ein Verrutschen oder Zugbelastungen zu verhindern.

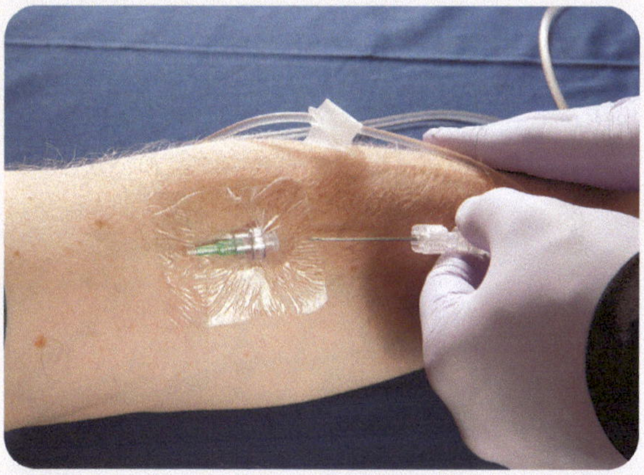

**7** Muss der Traumapatient transportiert oder umgelagert werden, werden das Fixiermaterial, die Infusionsleitung und die zweite Venenverweilkanüle entfernt. Der primäre intravenöse Zugang mit angeschlossenem Saline-Lock verbleibt in situ und gewährleistet nach Abschluss der Bewegung einen raschen Wiederanschluss der Infusion oder Medikamentengabe.

# GLOSSAR



**Abbreviated Injury Scale (AIS)** Ein Skalensystem zur Einstufung von Verletzungen, das einzelnen Verletzungen einen Wert zwischen 1 und 6 zuweist, wobei (1) für leichte, (2) für mäßige, (3) für ernste, (4) für schwerwiegende, (5) für kritische und (6) für nicht überlebensfähige Verletzungen steht.

**Abwehrspannung** Ein Befund, bei dem der Patient unwillkürlich die Bauchmuskeln anspannt, wenn der schmerzhafte Bereich des Abdomens abgetastet wird.

**Acetylcholin** Chemische Substanz, der als Neurotransmitter fungiert und von Nervenzellen freigesetzt wird, um einen Impuls des Nervensystems zu übertragen.

**Adrenalin** (1) Ein von den Nebennieren produziertes Hormon, welches u.a. das Herz stimuliert, um das Herzzeitvolumen durch Erhöhung der Kontraktionskraft und -frequenz zu steigern. (2) Medikament.

**Aerosol** Feste und flüssige Partikel, die in der Luft schweben.

**Aktive Präventionsmaßnahmen** Im Zusammenhang mit der Prävention von Verletzungen sind dies Präventionsmaßnahmen, die die aktive Beteiligung des Einzelnen erfordern, z. B. das Tragen eines Helms.

**Akute Höhenkrankheit (acute mountain sickness - AMS)** Symptome, verursacht durch Reisen in große Höhe (meist über 2.400 m.ü.M).

**Akute tubuläre Nekrose (ATN)** Akute Schädigung der Nierentubuli, meist durch eine mit einem Schock einhergehende Ischämie.

**Akutes Atemnotsyndrom (acute respiratory distress syndrome - ARDS)** Ateminsuffizienz infolge einer Schädigung der Kapillaren und Alveolen in den Lungen, die zum Austreten von Flüssigkeit in die Zellzwischenräume und Alveolen führt.

**Alkalose** Eine Ansammlung von Basen und ein gestiegener pH-Wert des Blutes oberhalb des Normbereichs (7,35-7,45).

**Alphateilchen** Ein Teilchen, das beim Alphazerfall eines radioaktiven Materials ausgesandt wird. Es besteht aus zwei Protonen und zwei Neutronen, wodurch das Teilchen eine positive Ladung hat.

**Alveolen** Die kleinsten Luftsäcke der Atemwege, wo das Atmungssystem auf das Kreislaufsystem trifft, und der Gasaustausch stattfindet.

**Anastomose** Verbindung zwischen zwei Strukturen, z. B. zwei Blutgefäßen oder benachbarten Darmabschnitten.

**Anhidrose** Das Fehlen von Schweißbildung.

**Anisokorie** Ungleich große Pupillen.

**Anteriores Rückenmark-Syndrom** Schädigung des vorderen Teils des Rückenmarks, meist als Folge von Knochenfragmenten oder Druck auf die Rückenmarksarterien.

**Apnoe** Fehlen der Atmung.

**Appendikuläres Skelett** Teil des Skeletts, welcher die Schultern und Arme sowie das Becken und die Beine umfasst.

**Arachnoidea mater** Spinnennetzartige transparente Membran zwischen Dura mater und Pia mater. Sie ist die mittlere der drei Hirnhäute, die das ZNS umgeben.

**Arthrose** Eine degenerative Erkrankung, die die Gelenke befällt und zu einer Schädigung des Gelenkknorpels führt, der normalerweise für eine reibungslose Gelenkbewegung sorgt.

**Aspirationspneumonitis** Beginnend abakterielle Entzündung in den Lungen durch eingedrungenen Mageninhalt oder Erbrochenes.

**Assist Control (A/C)-Beatmung** Eine Form der mechanischen Beatmung, bei der die Atemzüge durch das Beatmungsgerät unterstützt werden können, wenn der Patient die maschinelle Unterstützung durch einen ausreichenden Atemversuch auslöst, oder sie erfolgen automatisch bei Apnoe.

**Ataktische Atmung** Ein unregelmäßiges und unkoordiniertes Atemmuster mit variablen Atemzugvolumina und zufälligen Apnoe-Phasen.

**Atelektase** Kollaps von Alveolen oder eines Teils der Lungen.

**Atemarbeit** Die körperliche Arbeit oder Anstrengung, die beim Bewegen der Brustwand und des Zwerchfells zum Atmen aufgewendet wird.

**Atemminutenvolumen** Die pro Minute ausgetauschte Luftmenge. Wird berechnet durch Multiplikation des Volumens des Atemzugs (Atemzugvolumen) mit der Anzahl der Atemzüge pro Minute (Atemfrequenz).

**Atemschutzgerät mit Gebläse (powered air-purifying respirator - PAPR)** Ein Atemschutzgerät, das Umgebungsluft durch einen Filterbehälter ansaugt und mit Überdruck an eine Gesichtsmaske oder Haube abgibt.

**Atherosklerose** Eine Verengung der Blutgefäße, bei dem sich die innere Schicht der Arterienwand verdickt, während sich zusätzlich Fett- und Kalkablagerungen ansammeln.

**Atlas** Der erste Halswirbel (C1) unterhalb des Schädels.

**Atmung** Die gesamten Prozesse, die am Austausch von Sauerstoff und Kohlendioxid zwischen der Außenatmosphäre und den Körper beteiligt sind. Manchmal wird der Begriff beschränkt auf die äußerlich sichtbare Atmung.

**Atropin** Ein Wirkstoff, der die Wirkung von Acetylcholin kompetitiv behindert. Das Anticholinergikum wird zur Behandlung einer Bradykardie oder von Opfern von Nervengift eingesetzt.

**Augenlidlazeration** Riss am Augenlid. Macht einen bedeutenden Teil der Gesichtsverletzungen aus und oft mit anderen Augenverletzungen kombiniert, darunter Orbitafrakturen, Verletzungen des Tränenabflußsystems, Hornhautabschürfungen oder perforierende Augenverletzungen.

**Autonomes Nervensystem** Der Teil des zentralen Nervensystems, der die unwillkürlichen Funktionen des Körpers steuert und kontrolliert.

**Autonomie** Das Recht eines entscheidungsfähigen Patienten, das Ausmass der eigenen Gesundheitsversorgung frei von Einmischung oder unzulässiger Beeinflussung selbst zu bestimmen.

**Autoregulation** Der biologische Prozess der Erkennung von Veränderungen innerhalb des Systems und der Anpassung an diese Veränderungen. Beim Kreislaufsystem ist es der Prozess der Aufrechterhaltung eines konstanten Blutflusses bei Blutdruckschwankungen.

**Axiale Belastung** Die Kraft, die auf die Längsachse eines Objekts wirkt oder auf diese ausgeübt wird. Meist ist die Kraft gemeint, die vom Kopf nach unten auf die Wirbelsäule ausgeübt wird. Diese kann auch durch das Gewicht des Körpers entstehen, das auf den unteren Teil der Wirbelsäule wirkt, wie das beispielsweise bei einem Sturz aus der Höhe auf die Füße der Fall wäre.

**Axis** Der zweite Halswirbel (C2). Seine Form ermöglicht einen möglichst großen Drehbereich des Kopfes.

**Azidose** Eine Ansammlung von Säuren und ein gesunkener pH-Wert des Blutes unterhalb des Normbereichs (7,35-7,45).

**Barorezeptor** Eine sensorische Nervenendung, die durch Veränderungen des Blutdrucks stimuliert wird. Barorezeptoren befinden sich in den Wänden des rechten Vorhofes, der Hohlvenen, des Aortenbogens und des Karotissinus.

**Barotrauma** Verletzung luftgefüllter Organe durch eine Veränderung des Luftdrucks.

**Basalwert** Ausgangswert oder Ruhewert.

**Base** Chemischer Stoff mit einem pH-Wert von mehr als 7. Er ist wasserlöslich und setzt Hydroxidionen frei oder nimmt Wasserstoffionen auf. Er verursacht eine Verflüssigungsnekrose des Gewebes.

**Beckenring** Die runde Form, die das Becken bildet. Besteht aus Os ilium, Os ischium, Os pubis, Os sacrum und Os coccygis und wird auch als Beckengürtel bezeichnet.

**Benommenheit** Ein Zustand, bei dem die Wahrnehmungs- und Gedächtnisleistung des Patienten vermindert sind. Meist sind die Informationsverarbeitung und Reaktionsleistung auch reduziert.

**Betateilchen** Ein hochenergetisches Elektron, das bei radioaktivem Zerfall freigesetzt wird.

**Bindehaut** Die Schleimhaut, die die Sklera (den weißen Anteil des Auges) bedeckt und die Augenlider auskleidet.

**Biologischer Kampfstoff** Ein Bakterium, Virus, Pilz oder Toxin, das als Massenvernichtungswaffe eingesetzt werden kann.

**Biot-Atmung** Atemmuster mit relativ konstanten Atemzugvolumina und wiederkehrenden längeren Apnoe-Phasen.

**Blasenbildner** Eine Chemikalie, die verbrennungsähnliche Verletzungen verursacht. Kann als Massenvernichtungswaffe eingesetzt werden.

**Blinde nasotracheale Intubation** Intubationstechnik, bei der ein Endotrachealtubus durch ein Nasenloch in die Luftröhre eingeführt wird, ohne den Kehlkopf und die Stimmbänder zu visualisieren.

**Blitzeinleitung (rapid sequence induction (RSI))** Eine Technik der medikamentengestützten Narkoseeinleitung, bei der klassischerweise ein Sedativum und ein schnell wirkendes Muskelrelaxans gespritzt werden, um den Patienten bewusstlos und reflexlos zu machen und so das Risiko einer Aspiration während der Intubation zu minimieren. Heute wird in der Regel die modifizierte Variante mit Zwischenbeatmung und Gabe eines Opiates vor der Intubation verwendet.

**Bradypnoe** Ungewöhnlich langsame Atemfrequenz, unterhalb des jeweiligen Normwertes.

**Bremsweg** Die Strecke, über die ein sich bewegendes Objekt zum Stillstand kommt: Ein Maß dafür, wie schnell Energie abgebaut oder übertragen wird.

**Bronchiolen** Kleine Verzweigungen der Bronchien, durch die Luft zu den Alveolen strömt.

**Brown-Séquard-Syndrom** Verletzung, bei der es zu einer Hemitranssektion des Rückenmarks kommt. Es ist nur eine Seite des Rückenmarks betroffen.

**Caudal** In Richtung fußwärts

**Chemosis** Eine wässrige Schwellung der Bindehaut.

**Cheyne-Stokes-Atmung** Periodische Atmung, bei der die Atmung des Patienten zwischen Apnoe und Hyperpnoe schwankt. Klassisches Crescendo- und Decrescendomuster.

**Chirurgische Krikothyreotomie** Ein Verfahren zur Öffnung des Atemweges eines Patienten, bei dem ein Schnitt durch die Haut des Halses in die Krikothyreoidmembran vorgenommen wird, um den Atemweg zu öffnen.

**Choke** Verengung im Lauf einer Schrotflinte, um die Streuung der Schrotkugeln nach dem Abfeuern zu verringern.

**Commotio cordis** Stumpfe Gewalteinwirkung auf das Herz. Kann bei Eintreffen in der vulnerablen Phase der T-Welle zu Kammerflimmern führen.

**Cornea** Der gewölbte, transparente äußere Teil des Auges, der die Pupille und die farbige Iris bedeckt.

**Corneaabrasion** Augenverletzung verursacht durch einen kleinen Schnitt oder Kratzer auf der Hornhaut (dem klaren vorderen Teil des Auges).

**Coup-Contrecoup-Verletzung** Verletzung des Gehirns, wenn der Kopf abrupt abgebremst wird, wodurch eine Verletzung an der Aufprallstelle (Coup) und eine Verletzung auf der gegenüberliegenden Seite (Contrecoup) des Gehirns verursacht wird, wenn es mit der Schädelkalotte kollidiert.

**Critical incident stress management (CISM)** Eine Gruppe von Interventionsstrategien, die zur Vorbeugung und Bewältigung von Stress nach einem belastenden Ereignis eingesetzt werden.

**Cushing-Reflex** Tritt auf bei stark erhöhtem Hirndruck: Hierbei versucht der Körper, die Versorgung des Gehirns mit Blut durch einen massiv erhöhten Blutdruck sicherzustellen. Begleitend kommt es zu einer Reflexbradykardie.

**Dampf** Gasförmiger Zustand, entstanden aus einer Flüssigkeit oder einem Feststoff, die/ der meist als feiner Nebel oder Dunst sichtbar ist.

**Débridement** Die Entfernung von abgestorbenem oder beschädigtem Gewebe, meist chirurgisch

**Dezerebrationshaltung** Charakteristische Haltung bei einer Entkopplung des Großhirns vom Hirnstamm mit steifen und gestreckten Extremitäten, der Kopf wird zurückgezogen.

**Dekompressionskrankheit** Gruppe von Symptomen, verursacht durch die zu schnelle Entlastung eines vorher auf den Körper einwirkenden Überdrucks.

**Dekontamination** Reduktion oder Entfernung gefährlicher chemischer, biologischer oder radiolaktiver Stoffe.

**Dekortikationshaltung** Eine charakteristische pathologische Haltung eines Patienten mit schweren Hirnschäden: Der Patient verharrt in einer starren Haltung mit gestrecktem Rücken und gestreckten unteren Extremitäten, während die Arme gebeugt und die Fäuste geballt sind.

**Delayed sequence induction (DSI)** Technik der medikamentengestützten Narkoseeinleitung, bei der unter Sedation mit Ketamin oder Esketamin der Schwerpunkt auf die Präoxygenierung z.B. mittels NIV und apnoeische Oxygenierung während der Intubation gelegt werden.

**Delir(ium)** Eine abrupte Veränderung des mentalen Zustands als Folge einer akuten Erkrankung. Dieser ist meist reversibel, sobald der zugrunde liegende akute Prozess behoben ist.

**Demenz** Begriff für eine Abnahme der kognitiven Fähigkeiten, die zu Beeinträchtigungen im täglichen Leben führen.

**Dermatom** Der Hautbereich, der von einer Nervenwurzel sensibel versorgt wird.

**Dermis** Die Hautschicht direkt unter der Epidermis, die aus einem Gerüst aus Bindegewebe besteht, das Blutgefäße, Nervenenden, Talgdrüsen und Schweißdrüsen enthält.

**Devitalisiert** leblos oder tot.

**Diastole** Relaxation der Herzkammern (Füllungsphase der Herzkammern).

**Dirty bomb** Eine Bombe, bei der mittels Sprengstoff radioaktives Material verteilt wird.

**Distraktion** Das Auseinanderziehen zweier Strukturen, z. B. das Auseinanderziehen der gebrochenen Teile eines Knochens oder eines Teils der Wirbelsäule.

**Diverter** Eine Vorrichtung an einer Schrotflinte, die die Schrotkugeln beim Abfeuern in einer breiteren horizontalen Bahn verteilt.

**Dornfortsatz** Knöcherner Fortsatz am dorsalen Ende der Wirbel.

**Dorsalwurzel** Die Spinalnervenwurzel, die für sensorische Impulse zuständig ist.

**Dritter Häufungsgipfel der Todesfälle** Todesfälle aufgrund traumatischer Verletzungen, die mehrere Tage oder Wochen nach der ursprünglichen Verletzung eintreten - meist verursacht durch eine Sepsis oder ein Organversagen.

**DUMBELS** Ein Akronym, das die Symptomkonstellation bei den muskarinergen Wirkungen eines Nervengiftes aufzählt (Diarrhoe, urination - Harndrang, Miosis, Bradykardie, Bronchorrhoe, Bronchospasmus, Erbrechen, lacrimation - Tränenfluss, Speichelfluss, Schwitzen).

**Drittes Newtonsches Gesetz** Ein grundlegendes Gesetz der Physik, das besagt, dass jede Aktion eine gleich große und entgegengesetzte Reaktion hervorruft.

**Dura mater** Die äußere, widerstandsfähige Membran, die das Gehirn und das Rückenmark umgibt.

**Dynamischer Druck** Die Komponente einer Explosion, die gerichtet ist und als Explosionswind wahrgenommen wird.

**Dysarthrie** Motorische Sprechstörung durch Schädigung des Gehirns oder der Hirnnerven.

**Dysbarismus** Die physiologischen Veränderungen, die als Folge von Veränderungen des Umgebungsdrucks auftreten.

**Edentulismus** Das Fehlen von Zähnen.

**Einsatzleiter** Die Position, die für die Leitung aller Einsatzaktivitäten verantwortlich ist.

**Einsatzleitung** Als Einsatzleitung bezeichnet man die zentrale Führungseinheit zur Steuerung eines Einsatzes, wie ihn beispielsweise Feuerwehr, Rettungsdienst oder andere Organisationen allein oder gemeinsam bei Schadenslagen haben. Sie besteht aus dem Einsatzleiter und ggf. weiteren Führungskräften, die die Gesamtverantwortung für den Erfolg des Einsatzes tragen.

**Einsatzprotokoll** Der Bericht, der die vor der Einlieferung ins Krankenhaus geleistete Versorgung eines Patienten dokumentiert. Es umfasst die Anamnese, die Beurteilung, die präklinisch durchgeführten Maßnahmen, die Reaktion des Patienten auf die Behandlung und die Verdachtsdiagnose.

**Eispickel-Intubation** Eine Technik zur endotrachealen Intubation, bei der der Endotrachealtubus oral eingeführt wird, während der Intubierende dem Patienten gegenüber positioniert ist, anstatt sich wie üblich über dem Kopf des Patienten zu befinden.

**Ekchymose** Bläuliche oder violette, unregelmäßig geformte Flecken oder Bereiche, verursacht durch Blutungen unter der Haut.

**Eklampsie** Ein Syndrom bei Schwangeren, das Bluthochdruck, periphere Ödeme und Krampfanfälle umfasst - auch Schwangerschaftsvergiftung genannt.

**Elastizität** Die Fähigkeit, sich zu dehnen.

**Endotrachealtubus (ET-Tubus)** Kunststoffschlauch, der in die Luftröhre eingeführt wird, um einen gesicherten Atemweg sicherzustellen.

**Epidermis** Die äußerste Hautschicht, die vollständig aus abgestorbenen Epithelzellen ohne Blutgefäße besteht.

**Epiduralhämatom** Arterielle Blutung, die sich zwischen dem Schädel und der Dura mater ansammelt.

**Epiduralraum** Potenzieller Raum zwischen der das Gehirn umgebenden Dura mater und dem Schädel. Enthält die Meningealarterien.

**Epiglottis** Eine blattförmige Struktur, die als Tor oder Klappenventil fungiert und Luft in die Trachea und Feststoffe und Flüssigkeiten in den Ösophagus leitet.

**Ereignisphase** Die Phase der Traumaversorgung, die sich auf den Moment des eigentlichen Traumas bezieht.

**Erfrierung** Das Erfrieren von Körpergewebe infolge der Einwirkung von Temperaturen unter dem Gefrierpunkt.

**Erfrierung 1. Grades** Verletzung, die auf die Epidermis beschränkt ist, die kurzzeitig mit etwas Kaltem in Kontakt gekommen ist. Die betroffene Haut erscheint weiß oder gelblich. Es gibt keine Blasen und keinen Gewebeverlust. Die Haut taut schnell auf, fühlt sich taub an und erscheint rot mit umgebendem Ödem. Die Heilung erfolgt in 7 bis 10 Tagen.

**Erfrierung 2. Grades** Eine durch Kälteeinwirkung verursachte Erfrierungsverletzung, die die Epidermis und die oberflächliche Dermis betrifft. Diese sieht zunächst ähnlich aus wie eine Verletzung ersten Grades, aber es ist auch tiefergelegenes Gewebe geschädigt. Nach dem Wiedererwärmen entstehen oberflächliche Hautblasen, die von Erythemen und Ödemen umgeben sind. Es kommt zu keinem dauerhaften Gewebeverlust. Die Heilung erfolgt innerhalb von 3 bis 4 Wochen.

**Erfrierung 3. Grades** Eine durch Kälteeinwirkung verursachte Erfrierungsverletzung, die die Epidermis und die Dermis betrifft: Die Haut ist erfroren und in ihrer Beweglichkeit eingeschränkt. Nach dem Auftauen des Gewebes kann die Haut anschwellen und es bilden sich mit Blut gefüllte Blasen (hämorrhagische Blasen), was auf ein Gefäßtrauma im tiefen Gewebe hinweist. Es kommt zu einem langsamen Hautverlust, der zu Mumifizierung und Absterben führt.

**Erfrierung 4. Grades** Eine Erfrierungsverletzung, die die Haut und das darunter liegende Gewebe betrifft, z.B.die Muskeln und die Knochen.

**Erster Häufungsgipfel der Todesfälle** Todesfälle aufgrund traumatischer Verletzungen, die innerhalb von Sekunden bis Minuten nach der Verletzung eintreten.

**Erstes Newtonsches Gesetz** Ein grundlegendes Gesetz der Physik, das besagt, dass ein Körper in Ruhe in Ruhe bleibt und ein Körper in Bewegung in Bewegung bleibt, sofern keine äußere Kraft auf ihn einwirkt.

**Escharotomie** Ein Schnitt, damit sich das Gewebe unter der zähen, ledrigen, durch schwere Verbrennungen entstandenen Haut ausdehnen kann, wenn es anschwillt.

**Eukapnie** Ein Zustand, bei dem der Kohlendioxidgehalt im Blut innerhalb des normalen Bereichs liegt.

**Explosionslungen verletzung** Entsteht durch die Einwirkung einer hochgradigen Explosionsdruckwelle; die Lungenschäden reichen von Petechien bis hin zu Kontusionen und Lungenblutungen.

**Explosionsüberdruck** Druck, der den normalen atmosphärischen Druck übersteigt und durch eine Explosion hoher Intensität entsteht.

**Explosionswelle** Eine scharf abgegrenzte Druckwelle, die sich vom Zentrum einer Explosion nach außen ausbreitet.

**Explosionswind** Das Ergebnis der plötzlichen Verdrängung von Luft durch eine Explosion.

**Exsanguination** Vollständiger Verlust des Blutvolumens, der zum Tod führt.

**Extramuraler (extraluminaler) Druck** Druck im Gewebe, der das Gefäß umgibt.

**Extrazelluläre Flüssigkeit** Alle Körperflüssigkeiten, die sich nicht in den Zellen befindet.

**Extreme Höhe** Eine Höhe von mehr als 5.500 m.ü.M

**Faszie** Ein festes Gewebe, das verschiedene Strukturen voneinander trennt: Z.B. eine Muskelfaszie, die den Muskel umgibt und ihn so von einem Blutgefäss trennt.

**Fernaufklärung** Ein Prozess, bei dem taktische Einsatzkräfte Informationen sammeln, ohne ihre Position oder Absichten gegenüber der anderen Einheit preiszugeben. Dabei werden z.B. Ferngläsern, akustische Überwachung, Wärmebildgebung oder Drohnen eingesetzt.

**Fernschuss** Eine penetrierende Schusswunde, die in einer Entfernung von mehr als 5,5 Metern entsteht.

**Flail chest** Ein Brustkorb mit einem instabilen Segment, das durch mehrere an zwei oder mehr Stellen gebrochene Rippen entsteht. Leitsymptom ist die paradoxe Atmung. Gegebenenfalls kann auch das Sternum gebrochen sein.

**Flüchtigkeit** Die Wahrscheinlichkeit, dass Feststoffe oder Flüssigkeiten bei Raumtemperatur in eine gasförmige Form übergehen.

**Flusssäure** Fluorwasserstoffsäure, die wegen der hohen Lipidlöslichkeit rasch in die Haut eindringen kann. Gilt als Kontaktgift, von dem schon geringe Mengen zu einer lebensbedrohlichen Senkung des Serumkalziumspiegels und zu Herzrhythmusstörungen führen können.

**Folgeerscheinungen** Nachwirkungen oder Komplikationen einer Krankheit oder Verletzung.

**Fontanelle** Der weiche, membranöse Raum zwischen den noch nicht verknöcherten Knochen des Schädels eines Säuglings.

**Foramen magnum** Die Öffnung an der Schädelbasis, durch die die Medulla oblongata verläuft.

**Foramen** Eine kleine Öffnung. Der Singular ist Foramen.

**Fragmentierung** Das Zerbrechen eines Objekts in mehrere Teile oder Splitter.

**Frostbeulen** Rote oder violette juckende und schmerzende Hautveränderungen, die nach Kälteeinwirkung auftreten, insbesondere bei Patienten mit schlechter Durchblutung.

**Galea aponeurotica** Eine zähe, dicke Gewebeschicht unter der Kopfhaut, die die Schädelkalotte bedeckt.

**Gammastrahlung** Hochenergetische elektromagnetische Strahlung, die beim Zerfall radioaktiver Stoffe freigesetzt wird.

**Gerechtigkeit** Das, was fair oder gerecht ist. In der Medizin bezieht sich dies meist darauf, wie medizinische Ressourcen im Hinblick auf die Gesundheitsversorgung verteilt werden.

**Geschlossene Fraktur** Eine Knochenfraktur, bei der die darüber liegende Haut nicht verletzt ist.

**Globusperforation** Eine penetrierende Verletzung des Auges, bei der die gesamte Dicke der Hornhaut oder Lederhaut des Auges betroffen ist.

**Großhirn** Der größte Teil des Gehirns. Er ist verantwortlich für die Steuerung spezifischer intellektueller, sensorischer und motorischer Funktionen.

**Grundumsatz** Die Menge an Kalorien, die der Körper im Ruhezustand verbrennt, was zur Wärmeproduktion als Nebenprodukt des Stoffwechsels führt.

**Guedeltubus** Eine Atemwegshilfe, die im Mund und Oropharynx platziert wird, die Zunge weg von der Rachenhinterwand hält, um einen offenen Atemweg sicherzustellen. Wird nur bei Patienten mit erloschenem Würgereflex verwendet.

**Haddon-Matrix** Ein Matrixmodell aus der Unfall- und Verletzungsprävention. Sie kategorisiert Einflussfaktoren auf Unfälle in drei zeitliche Phasen (vor, während und nach dem Ereignis) sowie Kategorien (Mensch/Wirt, Fahrzeug/Energieüberträger und Umwelt) ein. Hieraus können Maßnahmen zur Prävention entwickelt werden.

**Hämothorax** Blut im Pleuraspalt.

**Hängetrauma** Eine Kaskade von Ereignissen, die letztendlich zu einem Schockzustand führen kann. Dieser entsteht durch Blutansammlung in den abhängigen Extremitäten, während der Körper über einen längeren Zeitraum ohne Bewegung hängt.

**Hemiparese** Schwäche, die auf eine Seite des Körpers beschränkt ist.

**Hemiplegie** Lähmung einer Körperhälfte.

**Herzbeuteltamponade** Kompression vom Herz durch Ansammlung von Flüssigkeit im Herzbeutel, der das Herz umgibt. Bei einem Trauma handelt es sich bei der Flüssigkeit meist um Blut. Die Ansammlung von Flüssigkeit verhindert den normalen Blutrückfluss zum Herzen, indem sie das Herz komprimiert und so die Füllung beeinträchtigt.

**Herzzeitvolumen** Das vom Herz gepumpte Blutvolumen in einer Zeiteinheit (üblicherweise angegeben in Litern pro Minute).

**Hirnhäute** Drei Membranen, die das Hirngewebe und das Rückenmark bedecken: Von außen nach innen sind das die Dura mater, die Arachnoidea mater und die Pia mater.

**Hirnstamm** Der Teil des Gehirns, der die Großhirnhemisphären und das Kleinhirn mit dem Rückenmark verbindet.

**Hitzekollaps** Ohnmacht oder Benommenheit nach längerem Stehen in einer heißen Umgebung, die aus einer Gefäßerweiterung und einer venösen Blutansammlung in den Beinen resultiert, was zu einem niedrigen Blutdruck führt.

**Hitzschlag** Eine Erkrankung, die meist bei Männern auftritt, die bei Hitze und Feuchtigkeit arbeiten oder Sport treiben. Ist durch gerötete, trockene Haut, erhöhte Körpertemperatur und veränderte Bewusstseinslage gekennzeichnet.

**Hochexplosiver Sprengstoff** Eine Art von Sprengstoff, der so konzipiert ist, dass er mit einer hohen Detonationsgeschwindigkeit explodiert. Er ist in der Lage, eine Schockwelle oder ein Überdruckphänomen zu erzeugen, das zu einer primären Explosionsverletzung führen kann.

**Höhenhirnödem (high altitude cerebral edema – HACE)** Eine lebensbedrohliche Komplikation in Form einer Schwellung des Gehirns, verursacht durch Reisen in große Höhen (meist über 2.400 Meter) verursacht.

**Höhenlungenödem (high altitude pulmonary edema – HAPE)** Eine lebensbedrohliche Komplikation durch Flüssigkeitsansammlung in den Lungen, verursacht durch Reisen in große Höhen (meist über 2.400 Meter).

**Homöostase** Ein konstantes, stabiles Milieu. Das Gleichgewicht, das zur Aufrechterhaltung funktionierender Körperprozesse erforderlich ist.

**Hyperämiezone** Bei einer Verbrennung die äußerste Zone: Sie weist nur minimale Zellschäden auf und ist durch eine erhöhte Durchblutung gekennzeichnet, verursacht durch eine durch die Verbrennung ausgelöste Entzündungsreaktion. Reaktion infolge der Verbrennungsverletzung.

**Hyperchlorämische Azidose** Eine metabolische Azidose (Senkung des pH-Werts im Blut unter den Normwert), die mit einem Anstieg der Chloridionenkonzentration im Blut einhergeht. Sie kann durch die Verabreichung großer Mengen sog. „physiologischer" Kochsalzlösung verursacht werden.

**Hyperextension** Extreme oder abnormale Streckung eines Gelenks. Eine Hyperextension des Halses kann bei einem Patienten zu einer Schädigung des Rückenmarks, zu einer Fraktur oder Luxation der Wirbel führen.

**Hyperflexion** Extreme oder abnormale Beugung eines Gelenks. Eine Hyperflexion des Halses kann bei einem Patienten zu einer Schädigung des

Rückenmarks, zu einer Fraktur oder Luxation der Wirbel führen.

**Hyperkaliämie** Erhöhter Kaliumspiegel (K+) im Blut.

**Hyperkapnie** Ein erhöhter Kohlendioxidgehalt im Körper.

**Hyperrotation** Übermäßige Drehung.

**Hypertone Kochsalzlösung** Jede Lösung von Natriumchlorid in Wasser mit einer Natriumchloridkonzentration, die über der physiologischen Kochsalzkonzentration des Körpers (0,9 %) liegt.

**Hypertonie** Blutdruck, der über der Obergrenze des Normwertes liegt.

**Hyphäma** Ansammlung von Blut in der vorderen Augenkammer zwischen der Hornhaut und der farbigen Iris.

**Hypobare Hypoxie** Hypoxie, verursacht durch den Abfall des Luftdrucks und des Sauerstoffpartialdrucks in großer Höhe.

**Hypochlorit** Ein Anion aus Chlor und Sauerstoff mit der chemischen Formel $ClO^-$.

**Hypopharynx** Der untere Teil des Rachens, der nach vorne in den Kehlkopf und nach hinten in die Speiseröhre mündet.

**Hypothalamus** Der Bereich des Gehirns, der als Temperaturregulationszentrum und Thermostat des Körpers fungiert, um die neurologische und hormonelle Regulation der Körpertemperatur zu steuern.

**Hypothermie** Ein Zustand, der durch eine unter dem Normbereich liegende Körpertemperatur gekennzeichnet ist.

**Hypoxämie** Ein Zustand, der durch einen unter dem Normwert liegenden Sauerstoffgehalt im Blut gekennzeichnet ist.

**Hypoxie** Ein Zustand, bei dem der Körper oder ein Körperbereich auf Gewebeebene nicht ausreichend mit Sauerstoff versorgt wird.

**Immersionsfuß** Eine nicht durch Erfrierungen verursachte Kälteschädigung, verursacht durch längeres Eintauchen in feuchte Umgebung, die kühl bis kalt ist. Wird auch als „Schützengrabenfuß" bezeichnet.

**Inhalation** (1) Der Vorgang des Einatmens von Luft in die Lunge. (2) Das Zuführen eines Medikamentes über die Atmung.

**Injury Severity Score (ISS)** Ein System zur Einstufung von Verletzungen, das diese in sechs anatomisch unterschiedliche Körperregionen einteilt: Kopf und Hals, das Gesicht, die Brust, den Bauch, die Extremitäten und andere externe Verletzungen.

**Intercostalmuskulatur** Die Muskeln zwischen den Rippen, die die Rippen miteinander verbinden und die Atmung mit ermöglichen.

**Intermittend Mandatory Ventilation (IMV)** Eine Form der mechanischen Beatmung, bei der Patienten mit einer festgelegten Frequenz beatmet werden, sofern sie nicht eigene Atemanstrengungen zwischendurch haben.

**Interstitielle Flüssigkeit** Die extrazelluläre Flüssigkeit, die sich zwischen der Zellwand und der Kapillarwand befindet.

**Intervertebralforamen** Ein Loch, durch das Nerven und Blutgefässe an den unteren lateralen Seiten der Wirbel verlaufen.

**Intrakranieller Druck (intracranial pressure - ICP)** Der Druck, den das Hirngewebe, das Blut und der Liquor auf die Innenseite des Schädels ausüben. Normwert bei Erwachsenen < 15 mmHg, bei Kindern <10 mmHg.

**Intramuraler (intraluminaler) Druck** Der Druck, der auf die Innenseite der Wände der Blutgefäße durch die intravaskuläre Flüssigkeit ausgeübt wird.

**Intrazelluläre Flüssigkeit** Flüssigkeit innerhalb einer Zelle.

**Ionisierung** Der Prozess, durch den ein Molekül durch Entfernung eines Elektrons oder mehrerer Elektronen geladen wird.

**Iris** Der farbige Teil des Auges, der die verstellbare Öffnung der Pupille enthält

**Kälteinduzierte Diurese** Erhöhte Urinproduktion als Folge einer peripheren Vasokonstriktion durch Kälteeinwirkung.

**Kälteinduzierte Vasodilatation** Physiologische Reaktion, die bei einer Abkühlung einer Extremität auf 10 °C auftritt, um einen gewissen Schutz vor der Kälte zu bieten.

**Kapillare** Kleinstes Blutgefäß. Diese winzigen Blutgefäße sind so klein, dass sich ein Erythrozyt beim Durchtreten verformen muss. Hier werden durch Diffusion und Osmose der Durchtritt von Sauerstoff und Nährstoffen sowie der Abtransport von Kohlendioxid und Abfallstoffen durch die Wände ermöglicht.

**Kapnographie** Messung von Kohlendioxid im Atemgas mit graphischer Darstellung.

**Kapnometrie** Messung von Kohlendioxid im Atemgas, ohne kontinuierliche Aufzeichnung oder Wellenform.

**Katarakt** Eine Erkrankung des Auges, bei der die Linse zunehmend trüb und das in das Auge eintretende Licht gestreut und verzerrt wird, wodurch das Sehvermögen beeinträchtigt wird.

**Katecholamine** Eine Gruppe von Stoffen, die als wichtige Nervensignalstoffe fungieren. Die wichtigsten vom Körper gebildeten Katecholamine sind Adrenalin (auch Epinephrin genannt), Noradrenalin und Dopamin. Sie sind Teil des sympathischen Nervensystems des Körpers und können auch als Medikamente diesem zugeführt werden.

**Kavitation** Der Vorgang, bei dem Körpergewebe aus seiner normalen Position gedrückt wird, wodurch eine vorübergehende oder dauerhafte Höhle entsteht (z. B. wenn der Körper von einem Projektil getroffen wird, entsteht durch die Beschleunigung der Gewebeteilchen weg vom Geschoss ein Verletzungsbereich, in dem eine große temporäre Höhle entsteht).

**Kerntemperatur** Die Temperatur der tiefen Strukturen und Organe des Körpers. Die Aufrechterhaltung im Normbereich ist für die Körperfunktionen entscheidend.

**Kinetische Energie** Energie, verursacht durch Bewegung. Wird aus dem Gewicht eines Gegenstands und seiner Geschwindigkeit errechnet: Kinetische Energie = $\frac{1}{2} \times m * v^2$, wobei m die Masse und v die Geschwindigkeit sind.

**Kleinhirn** Der Teil des Gehirns, der unterhalb des Großhirns und hinter der Medulla oblongata liegt und für die Koordination der Bewegungen zuständig ist.

**Koagulationsnekrose** Eine Gewebszerstörung verursacht durch Säureeinwirkung. Das geschädigte Gewebe bildet eine Barriere, die ein tieferes Eindringen der Säure verhindert.

**Koagulationszone** Der Bereich mit der größten Gewebezerstörung bei einer Verbrennung. Das Gewebe in dieser Zone ist nekrotisch (abgestorben) und kann nicht mehr repariert werden.

**Koagulopathie** Störung der Blutgerinnung.

**Kolliquationsnekrose** Eine Gewebeschädigung die auftritt, wenn eine Lauge menschliches Gewebe schädigt. Diese verflüssigt das Gewebe, wodurch die Chemikalie weiter eindringen kann.

**Kompartmentsyndrom** Als Kompartmentsyndrom wird der Zustand bezeichnet, bei dem ein erhöhter Druck in einem abgeschlossenen Bereich zu einer verminderten oder fehlenden Durchblutung führt.

**Kompressibilität** Fähigkeit, durch Druck verformt zu werden.

**Kompression** Die Kraft die dazu führet, dass Gewebe, Organe oder andere Körperteile zwischen zwei oder mehr Objekten oder Körperteilen zusammengedrückt werden.

**Kompressionsverletzung** Eine Verletzung, verursacht durch starke Quetsch- und Druckkräfte. Sie kann an äußeren Strukturen des Körpers oder an inneren Organen auftreten.

**Konvektion** Übertragung von Wärme durch die Bewegung oder Zirkulation eines Gases oder einer Flüssigkeit, z. B. die Erwärmung von Wasser oder Luft beim Kontakt mit einem Körper.

**Krepitation** (1) Kratzendes Geräusch, das durch das Aneinanderreiben von Knochenenden bei Frakturen entsteht. (2) Knisterndes Geräusch der Haut, dass bei einem Pneumothorax mit Luftansammlung in der Subkutis beim Abtasten entsteht.

**Kreuzbein** Teil der Wirbelsäule unterhalb der Lendenwirbelsäule, der die fünf Kreuzbeinwirbel (S1–S5) umfasst. Das Kreuzbein ist die tragende Basis der Wirbelsäule und gehört auch zum Beckenring.

**Kyphose** Eine nach vorne gerichtete, buckelartige Verkrümmung der Wirbelsäule, die häufig im Alterungsprozess entstehen kann. Eine Kyphose kann auch durch Rachitis oder Tuberkulose der Wirbelsäule verursacht werden.

**Larynx** Die Struktur direkt über der Luftröhre, die die Stimmbänder und die Muskeln enthält, die die Stimmbänder bewegen.

**Larynxtubus (LT)** Wird zur mechanischen Beatmung verwendet und ist eine Alternative zu Atemwegsmanagementtechniken wie Larynxmaske, Maskenbeatmung und Endotrachealtubus.

**Larynxmaske (LMA)** Ein Hilfsmittel zur Atemwegssicherung: Das distale Ende, das in den Mund des Patienten eingeführt wird, hat die Form einer ovalen Maske, um die supraglottischen Strukturen abzudichten und die Luftröhre nach außen abzuleiten.

**Leistungsinduzierte Hyponatriämie** Ein lebensbedrohlicher Zustand, der durch eine verminderte Natriumkonzentration im Blut aufgrund übermäßigen Wasserkonsums (1,5 Liter oder mehr pro Stunde) ohne Elektrolytersatz während längerer Aktivitäten auftreten kann.

**Leukozyten (weiße Blutkörperchen)** Nahezu farblose Zellen, die für die Abwehr von Krankheitserregern und Schadstoffen zuständig sind.

**Lewisit** Eine ölige Flüssigkeit, die als chemische Waffe verwendet werden kann, um verbrennungsähnliche Blasen zu erzeugen: Es handelt sich um ein blasenbildendes Mittel (Vesikans).

**Lichtenberg-Figuren** Farnartige rötliche Hautveränderungen, die durch einen Blitzschlag entstehen können.

**Ligament** Das faserige Bindegewebe, das Knochen miteinander verbindet und dem Gelenk Stabilität und Festigkeit verleiht.

**Liquor cerebrospinalis** Flüssigkeit, die sich in den Ventrikeln des Gehirns, im Subarachnoidalraum. Der Liquor wirkt als Stoßdämpfer und schützt Gehirn und Rückenmark vor Erschütterungen.

**Loslassschmerz** Ein Befund bei der körperlichen Untersuchung: Wenn der Untersucher auf den Bauch drückt und dann den Druck schnell wieder wegnimmt, wird kurzfristig ein stärkerer Schmerzen ausgelöst.

**Luftdichtes Gewebe** In diesem Buch bezeichnet dies die Eigenschaft von Organen, die gleiche Dichte wie Luft zu haben, z. B. Lungengewebe.

**Luftreinigendes Atemschutzgerät** Ein Gerät, das mithilfe eines Filters, Kanisters oder einer Kartusche Schadstoffe aus der Umgebungsluft entfernt und die Luft atembar macht.

**Lungenkontusion** Eine Prellung der Lunge, die sekundär zu einem stumpfen oder penetrierenden Trauma auftreten kann.

**Magnesium** (1) Ein essenzielles Elektrolyt in der menschlichen Physiologie. (2) Ein leicht entzündliches chemisches Element. Kommt auch in bestimmten Brandwaffen zum Einsatz.

**Makulopapulöses Exanthem** Ein Hautausschlag, der durch rötliche Verfärbungen (Makeln) in Verbindung mit kleinen und erhabenen Strukturen (Papeln) gekennzeichnet ist.

**Massenanfall von Verletzten (MANV)** Ein Unfall (z. B. Flugzeugabsturz, Gebäudeeinsturz oder Brand), bei dem durch ein Ereignis an einem Ort zur gleichen Zeit eine große Anzahl von Verletzten zu versorgen sind.

**Massenvernichtungswaffen (weapons of mass destruction - WMD)** Chemische, biologische, radiologische oder explosive Stoffe, die erhebliche Schäden und eine große Zahl von Opfern verursachen können.

**Mazeration** Verletzung der Haut infolge längerer Feuchtigkeitseinwirkung: Die Haut wird weiß, verliert ihre physiologische Schutzbarriere und kann sich leicht infizieren.

**Mediastinum** Der mittlere Teil der Brusthöhle, in dem sich u.a. das Herz, die großen Gefäße, die Trachea und der Ösophagus befinden.

**Mitigation** In der Notfallmedizin die Verringerung des Verlusts von

Menschenleben und Eigentum durch die Abschwächung der Auswirkungen von Katastrophen.

**Mittlerer arterieller Druck (MAD)** Der durchschnittliche Druck im Gefäßsystem, der durch Addition eines Drittels des Pulsdrucks zum diastolischen Druck geschätzt wird.

**Monotrauma** Einzelverletzung.

**Monro-Kellie-Doktrin** Die Summe der Volumina von Hirngewebe, Blut und Liquor cerebrospinalis muss innerhalb einer intakten Schädelkalotte konstant bleiben, um den Druck konstant zu halten.

**MTWHF** Ein Akronym, das die Konstellation von Symptomen beschreibt, die mit der Stimulation von nikotinischen Acetylcholinrezeptoren verbunden sind, meist nach einer Exposition gegenüber Nervenkampfstoffen. MTWHF steht für Mydriasis (selten), Tachykardie, weakness – Schwäche, Hypertonie, Hyperglykämie, Faszikulationen.

**Mukokutan** Bestehend aus oder in Bezug auf Haut und Schleimhäute.

**Multisystemtrauma** Ein Patient mit Verletzungen an mehr als einem Körpersystem.

**Muskarinerge Rezeptoren** Acetylcholinrezeptoren, die vor allem in glatten Muskeln und Drüsen vorkommen.

**Myoglobin** Ein Protein, das in Muskeln vorkommt und für die charakteristische rote Farbe der Muskeln verantwortlich ist.

**Myokardhypertrophie** Eine Zunahme der Herzmuskelmasse und -größe.

**Nachlast** Der Druck in der Aorta, gegen welchen die linke Herzkammer bei jedem Schlag Blut ausstoßen muss.

**Nasopharyngealtubus** Ein Tubus, der in die Nasenöffnung eingeführt wird und an der Rückseite des Rachenraums entlang verläuft, um die Zunge vom hinteren Teil des Rachens abzuheben und den Atemweg zu öffnen. Dieser Tubus wird von Patienten mit erhaltenem Würgereflex meist gut vertragen.

**Nasopharynx** Der obere Teil der Atemwege, der sich oberhalb des weichen Gaumens befindet.

**Nervus oculomotorius** Der dritte Hirnnerv, der die Pupillenverengung und bestimmte Augenbewegungen steuert.

**Neutralposition** Die Position eines Gelenks in Ruhe – weder gebeugt noch gestreckt.

**Nichtschaden** Ein ethischer Grundsatz, der medizinisches Personal verpflichtet, keine Maßnahmen zu ergreifen, die dem Patienten schaden oder ihn in Gefahr bringen könnten.

**Nikotinerge Rezeptoren** Acetylcholinrezeptoren, die vor allem in Skelettmuskeln vorkommen.

**Noradrenalin** (1) Ein vom sympathischen Nervensystem freigesetzter Stoff, der eine Verengung der Blutgefäße bewirkt, um die Größe des Gefäßsystems zu verringern und es besser an das Volumen der verbleibenden Flüssigkeit anzupassen. (2) Ein Medikament.

**Oberflächliche Verbrennung** Eine Verbrennung, die nur die Epidermis betrifft mit roter, entzündeter und schmerzhafter Haut.

**Ödem** Ein lokaler oder generalisierter Zustand, bei dem Körpergewebe eine übermäßige Menge an Flüssigkeit enthält. Das umfasst meist auch eine Schwellung des Gewebes.

**Offene Fraktur** Eine Fraktur eines Knochens, bei der die Haut verletzt ist.

**Offener Pneumothorax** Eine penetrierende Wunde an der Brust, die dazu führt, dass die Brustwand eröffnet ist. Dadurch entsteht ein Weg für Luft, die von der Außenumgebung in den Thorax gelangt.

**Omentum majus** Eine Falte des Peritoneums, die den Magen mit dem Colon transversum verbindet. Es ist keine direkte Verbindung, sondern hängt wie eine Schürze vor den Dünndarmschlingen durch.

**Onkotischer Druck** Druck, der die Flüssigkeitsmenge im Gefäßraum bestimmt.

**Oropharynx** Der mittlere Teil des Rachens, der zwischen dem weichen Gaumen und dem oberen Teil der Epiglottis liegt.

**Orotracheale Intubation** Eine Methode zur Sicherung eines offenen und durchgängigen Atemwegs, bei der ein Kunststoffschlauch durch den Mund in die Luftröhre eingeführt wird.

**Osmose** Die Bewegung von Wasser (oder einem anderen Lösungsmittel) durch eine Membran von einem Bereich mit wenig gelöstem Stoff zu einem Bereich mit viel gelöstem Stoff.

**Ösophagus** Der muskulöse Schlauch, der den Pharynx mit dem Magen verbindet.

**Osteophyt** Knochenauswuchs, meist entlang der Gelenke, insbesondere der Wirbelsäule im Alter. Auch als Knochensporn bezeichnet.

**Osteoporose** Ein Verlust der normalen Knochendichte mit Ausdünnung des Knochengewebes. Die Erkrankung kann durch kleinste Brüche Schmerzen insbesondere im unteren Rückenbereich erzeugen. Hierdurch kann sich auch die Körpergrösse reduzieren oder eine Fehlhaltung entstehen. Knochenbrüche können generell leichter auftreten. Häufig Bestandteil des Alterungsprozesses.

**Oxygenierung** (1) Bindung des Sauerstoffmoleküls an das zweiwertige Eisen des Hämoglobins. (2) Der Prozess der Anreicherung der Atemluft durch Zufuhr von Sauerstoff.

**Pädiatrisches Beurteilungsdreieck** Ein Instrument zur schnellen Beurteilung von pädiatrischen Patienten, das beim ersten Kontakt eingesetzt wird. Rettungsdienstfachpersonal beurteilt die ZNS-Funktion des Patienten, die Atmung und die Durchblutung der Haut.

**Parasympathisches Nervensystem** Der Teil des vegetativen Nervensystems, der für Erholung und den Aufbau von Körperreserven zuständig ist.

**Partielle Rückenmarksläsion** Teilweise Durchtrennung des Rückenmarks, bei der einzelne Bahnen und motorische/sensorische Funktionen intakt bleiben.

**Passive Präventionsmaßnahmen** In der Unfallverhütung eine Präventionsmethode, die keine Maßnahmen seitens des Einzelnen erfordert, z. B. Airbags in Fahrzeugen.

**Penetrierendes Trauma** Trauma, das entsteht, wenn ein Gegenstand die Haut durchdringt und darunter liegende Strukturen verletzt. Führt meist sowohl zu vorübergehenden als auch manchmal dauerhaften Hohlräumen.

**Perikarderguss** Eine abnormale Ansammlung von Flüssigkeit zwischen dem Herzen und dem das Herz umgebenden Beutel, dem Perikard.

**Perikardpunktion** Eine Intervention, bei der eine Nadel in den Perikardraum eingeführt wird, um angesammeltes Blut oder Flüssigkeit zu entfernen.

**Periphere Chemorezeptoren** In der Aorta und Carotis gelegene Rezeptoren, die Veränderungen des arteriellen Blutsauerstoff- und Kohlendioxidgeheltes sowie pH-Wertes detektieren und zur Atemregulation beitragen.

**Peritonealraum** Der Raum im Abdomen, der Teile des Darms, die Milz, die Leber, den Magen und die Gallenblase enthält. Der Peritonealraum ist von Peritoneum ausgekleidet.

**Peritoneum** Seröse Membran, das die Bauchhöhle auskleidet.

**Peritonitis** Entzündung des Peritoneums.

**Perkutan** Durch die Haut hindurch (z. B. eine Nadelstichverletzung).

**Perspiratio insensibilis** Der unmerkliche Verlust von Wasser durch ausgeatmete Luft, Haut und Schleimhäute.

**Pharynx** Der Pharynx ist eine röhrenförmige Struktur, die sowohl als Durchgang für die Atemwege als auch für den Verdauungstrakt dient. Nasopharynx – Bereich oberhalb des weichen Gaumens. Oropharynx – Bereich des Rachens hinter dem Mund. Hypopharynx - Bereich von der Spitze der Epiglottis bis zum Ringknorpel.

**Physiologische Kochsalzlösung** Eine u.a. intravenös verabreichte kristalloide Lösung, die Wasser und Natriumchlorid in einer Konzentration von 0,9 % enthält.

**Physiologische Reserve** Die Fähigkeit eines Organs oder Organsystems, auf Stressoren zu reagieren.

**Physiologische Thermoregulation** Der Prozess, durch den die Körpertemperatur reguliert wird. Beinhaltet auch die Erweiterung und Verengung von Blutgefäßen, um Körperwärme abzugeben oder zu speichern.

**Pia mater** Die dünne, gefäßreiche Membran, die eng an Gehirn und Rückenmark anliegt. Sie ist die innerste der drei Hirnhäute.

**Pleura parietalis** Eine dünne Membran, die die Innenseite der Brusthöhle auskleidet.

**Pleura visceralis** Eine dünne Membran, die Lungen überdeckt.

**Pleuragleiten** Die Bewegung im eFAST zwischen den beiden Pleurablättern, die während der Atmung auftritt (zwei Pleuralagen liegen aneinander und gleiten mit der Atmung).

**Pneumothorax** Eine Verletzung, bei welcher sich Luft im Pleuraspalt befindet und einen Lungenkollaps zur Folge haben kann. Ein Pneumothorax kann offen sein (mit einer Öffnung durch die Brustwand nach außen), oder geschlossen, als Folge eines stumpfen Traumas oder eines spontanen Kollapses.

**Polypharmazie** Liegt bei einem Patienten vor, wenn dieser mindestens 5 Medikamente gleichzeitig und dauerhaft einnimmt.

**Positiver endexspiratorischer Druck (positive end-exspiratoric pressure – PEEP)** Der Druck in den Lungen, der am Ende der Ausatmung über dem atmosphärischen Druck existiert. Bezieht bei der Beatmung auf den am Beatmungssystem einstellbaren Druck, der am Ende der Exspiration in den Lungen verbleibt, um die in den Lungen verbleibende Luftmenge zu erhöhen, den Atemweg zu schienen und den Gasaustausch zu verbessern.

**Posttraumatische Belastungsstörung (PTBS)** Eine psychische Erkrankung, verursacht durch das Erleben eines belastenden Ereignisses und zu Flashbacks, Albträumen, Angstzuständen und unkontrollierbaren Gedanken über das Ereignis führen kann.

**Posttraumatische Endophthalmitis** Infektion des Augeninneren als Folge eines penetrierenden Traumas des Auges.

**Präferenz** Die Art und Weise, wie das Prinzip der Versorgung durch das Rettungsdienstfachpersonal umgesetzt wird.

**Presbyakusis** Altersschwerhörigkeit.

**Pressesprecher** Der für die Information der Medien und damit der Öffentlichkeit sowie für die Verteilung von Informationen zuständige Mitarbeiter.

**Pressluftatmer** Ein persönliches Schutzgerät, bestehend aus einer Maske und einer tragbaren Luftversorgung, das in Umgebungen mit Sauerstoffmangel oder Gefahr einer Inhalation eines Giftes verwendet wird.

**Primäre Kontamination** Exposition gegenüber einer gefährlichen Substanz an ihrem Freisetzungsort.

**Primäre Unterkühlung** Ein Absinken der Körpertemperatur. Tritt auf, wenn Personen nicht auf eine starke akute oder chronische Kälteeinwirkung vorbereitet sind.

**Prinzip** Ein Element, das vom Gesundheitsfachpersonal gewährleistet werden muss, um das Überleben und das Ergebnis für den Patienten zu optimieren. Das bezieht sich auch auf die vier ethischen Konzepte der Autonomie, des Nichtschadens, der Wohltätigkeit und der Gerechtigkeit.

**Prinzipienethik** Die Anwendung der vier ethischen Prinzipien Autonomie, Nichtschaden, Wohltätigkeit und Gerechtigkeit, die einen Rahmen bieten, um die Vorteile und Nachteile der Behandlung eines bestimmten Patienten abzuwägen. Ziel ist es das zu tun, was im besten Interesse des Patienten liegt.

**Privatsphäre** Das Recht zu bestimmen, wer Zugang zu seinen persönlichen Informationen (z.B. Gesundheitsdaten) hat.

**Pulsdruck** (1) Der arterielle Druckanstieg, der entsteht, wenn bei jeder Kontraktion ein neuer Blutbolus die linke Herzkammer verlässt. (2) Die

Differenz zwischen systolischem und diastolischem Blutdruck.

**Pulslose elektrische Aktivität** Ein Zustand, der durch organisierte elektrische Aktivität im EKG gekennzeichnet ist, ohne dass eine Auswurfleistung am Herzen vorhanden ist. Die pulslose ventrikuläre Tachykardie zählt nicht dazu.

**Pulsoxymeter** Ein medizinisches Gerät zur Messung des Anteils des arteriellen oxygenierten Hämoglobins. Der Wert wird durch Messung des Absorptionsverhältnisses von rotem und infrarotem Licht bestimmt. Der angezeigte Messwert kann falsch hoch sein bei einer Kohlenmonixidvergiftung.

**Pulsus paradoxus** Ein Zustand, bei dem der systolische Blutdruck des Patienten bei jeder Einatmung um mehr als 10 mmHg abfällt, meist aufgrund des erhöhten intrathorakalen Drucks, wie er beispielsweise bei einem Spannungspneumothorax oder einer Perikardtamponade auftritt.

**Querfortsatz** Eine knöcherne Ausstülpung an jeder Seite eines Wirbels.

**Reizstoffe** Chemische Mittel, um Personen, schnell und kurzzeitig angriffsunfähig zu machen. Dazu werden die Haut, Schleimhäute, Lungen und Augen gereizt.

**Retikuläres Aktivierungssystem** Das Kontrollzentrum des zentralen Nervensystems, das u.a. für die Aufrechterhaltung des Bewusstseins- und Wachheitsgrades verantwortlich ist.

**Retroperitoneum** Der Raum hinter der Bauchhöhle, der die Nieren, Harnleiter, Blase, untere Hohlvene, Bauchaorta, Bauchspeicheldrüse, einen Teil des Zwölffingerdarms, Dickdarms und Enddarms sowie die weiblichen Fortpflanzungsorgane enthält.

**Rhabdomyolyse** Der Zerfall von Muskelgewebe mit Freisetzung intrazellulärer Muskelkomponenten in den Blutkreislauf.

**Rheumatoide Arthritis (RA)** Eine entzündliche Erkrankung, verursacht durch eine Autoimmunreaktion Gelenkschwellungen und -deformitäten.

**Rigor mortis** Vorübergehende Versteifung und Erstarren der Muskeln und Gelenke nach dem Tod. Beginnt meist innerhalb von 2 bis 4 Stunden nach dem Tod und beginnt sich nach 2-3 Tagen zu lösen.

**Ringer-Laktat-Lösung** Eine kristalloide Lösung, die isotonisch mit Blut ist und zur Auffüllung des zirkulierenden Volumens und der Elektrolyte verwendet wird. Enthält Wasser, Natrium, Chlorid, Kalzium, Kalium und Laktat.

**Rückenmarkserschütterung** Vorübergehende Störung der Rückenmarksfunktionen distal zur Stelle einer Rückenmarksverletzung.

**Rückenmarkskompression** Druck auf das Rückenmark, verursacht durch Schwellungen, Knochenfragmente oder Hämatome, welcher zu einer Gewebeischämie führen kann und in einigen Fällen eine Dekompression erforderlich macht, um einen dauerhaften Funktionsverlust zu verhindern.

**Rückenmarkskontusion** Schädigung des Rückenmarks. Das Rückenmark wird mechanisch stumpf in Mitleidenschaft gezogen.

**Rückenmarkslazeration** Gerissenes oder durchtrenntes Rückenmarksgewebe.

**Ruhephase** Ein Zustand oder Zeitraum der Inaktivität oder Ruhe.

**SAMPLER-Anamnese** Ein Akronym zum Merken der wichtigsten Bestandteile der Anamnese: Steht für Symptome, Allergien, Medikamente, past medical history (medizinische und chirurgische Vorgeschichte), letzte Mahlzeit, Ereignisse (die zu der Situation geführt haben) und Risikofaktoren.

**Säure** Eine chemische Substanz mit einem pH-Wert unter 7, die eine Lauge neutralisiert.

**Schädelbasisfraktur** Fraktur des Schädelbodens.

**Schädelkalotte** Der knöcherne Anteil des Schädels, der das Gehirn schützt.

**Scherkraft** Auf den Körper ausgeübte Energie, die dazu neigt, ein Organ oder ein Körperteil in eine Richtung zu bewegen, während sich der benachbarte Teil in eine andere Richtung bewegt oder an Ort und Stelle verbleibt. Kann zu Verletzungen führen.

**Schlagvolumen** Das Volumen an Blut, das bei jeder Kontraktion der linken Herzkammer gepumpt wird.

**Schnüffelposition** Eine um 8-10 cm angehobene Position vom Kopf bei liegendem Patienten, um die Sicht während der endotrachealen Intubation zu optimieren.

**Schockindex (SI)** Das Verhältnis zwischen Herzfrequenz und systolischem Blutdruck.

**Schorf** (1) Fibrinreiches geronnenes Exsudat einer Wunde. (2) Dicke Kruste aus abgestorbenem Gewebe, häufig Folge einer Verbrennung.

**Schweigepflicht** Die Verpflichtung von Gesundheitsfachpersonal, Patienteninformationen, die ihnen im Dienst offenbart werden, nicht an andere Personen weiterzugeben als denjenigen, die der Patient autorisiert hat, anderen medizinischen Fachkräften, die an der Versorgung des Patienten beteiligt sind, und Behörden, die für die Bearbeitung gesetzlicher Meldepflichten zuständig sind.

**Sehne** Ein Band aus zähem, unelastischem, faserigem Gewebe, das einen Muskel mit einem Knochen verbindet.

**Sehr große Höhe** Höhenlagen zwischen 3.500 und 5.500 m.ü.M.

**Sekundäre Unterkühlung** Eine Abnahme der Körpertemperatur als Folge einer systemischen Störung des Patienten: Z.B. Hypothyreose, Hypoadrenalismus, Trauma, Karzinom und Sepsis.

**Sekundärkontamination** Exposition gegenüber einem Gefahrstoff, nachdem dieser durch z.B. ein Opfer, einen Helfer oder ein Gerät vom Ursprungsort weg verteilt wurde.

**Selbsthilfe/Kameradenhilfe** Eine Erste-Hilfe-Maßnahme, um sich selbst oder anderen Kameraden das Leben zu retten: Z.B. das Anlegen eines Tourniquets bei einer lebensbedrohlichen Blutung.

**Seneszenz** Der Prozess des Alterns.

**Senfgas** Ein Hautätzmittel und Blasenbildner, kann als Massenvernichtungswaffe eingesetzt werden.

**Sepsis** Die Sepsis ist ein lebensbedrohliches Multiorganversagen aufgrund einer fehlgesteuerten systemischen Immunreaktion.

**Simulation** Training mit realitätsnaher Darstellung der Situation.

**Sklera** Die dichte, faserige, weiße äußere Schicht des Augapfels.

**Solare Keratitis** Entzündung der Hornhaut des Auges durch die Einwirkung von ultraviolettem Licht, häufig als Folge der Reflexion von Schnee. Wird auch als Schneeblindheit bezeichnet.

**Spannungspneumothorax** Ein Zustand, bei dem der Luftdruck in einem Pleuraspalt den des anderen übersteigt und nicht entweichen kann, wodurch die betroffene Seite übermäßig aufgebläht, die Lunge auf der betroffenen Seite komprimiert und das Mediastinum zur gegenüberliegenden Seite verschoben wird, wodurch die andere Lunge teilweise komprimiert und die Hohlvenen abgeschert werden. In der Regel fortschreitend und eine unmittelbar lebensbedrohliche Erkrankung.

**Spinaler Schock** Eine Verletzung des Rückenmarks, die zu einem vorübergehenden Verlust der sensorischen und motorischen Funktionen distal führt.

**Spinalkanalstenose** Verengung des Wirbelkanals.

**Spitzenüberdruckwert** Der maximale Druckwert, der an einem bestimmten Ort in dem Moment auftritt, zu dem eine Druckwelle eines Sprengstoffs diesen Ort erreicht.

**Sportbedingte hyponatriäme Enzephalopathie** Ein lebensbedrohlicher Zustand mit Hirnödem, der durch eine verminderte Natriumkonzentration im Blut aufgrund übermäßigen Wasserkonsums (1,5 Liter oder mehr pro Stunde) ohne Elektrolytersatz während längerer Aktivitäten auftritt.

**Sprengstoff mit geringer Sprengkraft** Eine Art von Sprengstoff, der relativ langsam von einem festen oder flüssigen in einen gasförmigen Zustand übergeht (in einer Reaktion, die eher einer Verbrennung als einer Detonation entspricht). Da die Energie viel langsamer freigesetzt wird, erzeugen Sprengstoffe mit geringer Sprengkraft keinen großen Überdruck.

**Stanzmarke** Eine Wunde, die entsteht, wenn der Lauf einer Waffe beim Abfeuern den Patienten berührt, was zu einer runden Eintrittswunde führt. Oft mit sichtbaren Verbrennungen, Ruß oder dem Abdruck der Mündung einhergehend.

**START-Triage-Algorithmus** Eine Methode zur Beurteilung von Patienten und zur Festlegung der Behandlungspriorität und den Transport bei einem Massenanfall von Verletzten: Umfasst die Beurteilung auf Gehfähigkeit, der Atmung, der Perfusion und des mentalen Status des Patienten.

**Stase-Zone** Der Bereich benachbart der Koagulationszone der Verbrennung: Die Durchblutung dieses Bereichs ist stagnierend, und die Zellen in dieser Zone sind geschädigt, jedoch nicht irreversibel. Wenn ihnen anschließend die Sauerstoffzufuhr oder die Durchblutung entzogen wird, sterben diese lebensfähigen Zellen ab und werden nekrotisch. Eine rechtzeitige und angemessene Verbrennungsversorgung erhält die Durchblutung und die Sauerstoffzufuhr zu diesen geschädigten Zellen aufrecht.

**Status epilepticus** Ein lebensbedrohlicher Zustand, bei dem ein Anfall länger als 5 Minuten anhält oder bei dem zwei oder mehr Anfälle ohne dazwischenliegendem kompletten Wiedererlangen des Bewusstseins auftreten.

**Stickstofflost** Eine Substanz, die als chemische Waffe eingesetzt werden kann, um verbrennungsähnliche Blasen zu erzeugen. Es kann auch die Atemwege, den Magen-Darm-Trakt und das Knochenmark schädigen. Blasenbildner. Wird auch als Medikament bei Tumoren eingesetzt.

**Stumpfes Trauma** Nicht penetrierendes Trauma, das durch einen Gegenstand verursacht wird, mit dem der Körper kollidiert.

**Subarachnoidalblutung (SAB)** Blutung in den mit Liquor gefüllten Raum zwischen der Arachnoidea mater und der Pia mater.

**Subduralhämatom** Ansammlung von Blut zwischen der Dura mater und Arachnoidea mater.

**Subkonjunktivale Blutung** Blutung zwischen der klaren Bindehaut, die das Auge bedeckt, und der weißen Sklera.

**Subkutanes Emphysem** Ansammlung von Luft in der Subkutis.

**Sublimation** Ein Prozess, bei dem Feststoffe Dämpfe abgeben und dabei den flüssigen Zustand umgehen. Dieser tritt z.B. bei Trockeneis auf.

**Subluxation** Eine teilweise oder unvollständige Luxation.

**Sympathisches Nervensystem** Teil des Nervensystems, der die Kampf- oder Fluchtreaktion auslöst.

**Systemischer Gefäßwiderstand** Der Widerstand gegen den Blutfluss durch die Gefäße. Er nimmt zu, wenn sich das Gefäß verengt. Jede Veränderung des Durchmessers oder der Gefäßelastizität kann den Widerstand beeinflussen.

**Systole** Eine wiederkehrende Kontraktion des Herzens, bei der sich die Kammern des Herzmuskels nach dem Wiederauffüllen mit Blut zusammenziehen.

**Tachypnoe** Eine erhöhte Atemfrequenz.

**Tamponieren** Das Ausstopfen einer Wunde. Auch die Kompression des Herzens durch die Ansammlung von Blut oder Flüssigkeit im Perikard.

**Tauchreflex bei Säugetieren** Der Tauchreflex ist ein angeborener Überlebensmechanismus bei Säugetieren, einschließlich Menschen, der bei Kontakt des Gesichts mit kaltem Wasser ausgelöst wird. Er bewirkt, dass der Herzschlag sich verlangsamt (Bradykardie), die Atmung angehalten wird und der Blutkreislauf zentralisiert wird.

**Taumeln** Eine Bewegung eines Projektils, wenn die Vorderkante des Geschosses auf Widerstand trifft.

**Tentorium cerebelli** Eine Einfaltung der Dura mater, die ein Dach über dem Kleinhirn bildet.

**Thermischer Gradient** Der Temperaturunterschied (hohe vs. niedrige Temperatur) zwischen zwei Objekten.

**Thermisches Gleichgewicht** Ausgeglichene Temperatur zwischen zwei oder mehr Objekten: Hierbei gleichen sich über einen Zeitraum unterschiedliche Temperaturen an.

**Thermit** Eine Mischung aus pulverisiertem Aluminium und Eisenoxid, die bis zu 2400 °C Hitze erzeugt und Eisen verschweißt.

**Thermoregulationszentrum** Der Bereich des Gehirns (Hypothalamus), der die Körpertemperatur steuert.

**Tidalvolumen (TV)** Das Luftvolumen, das bei jedem Atemzug bewegt wird. Von einem gesunden Erwachsenen im Ruhezustand werden mit jedem Atemzug etwa 500 ml Luft zwischen Lunge und Atmosphäre ausgetauscht.

**Totalkapazität der Lungen (total lung capacity - TLC)** Das Gesamtvolumen der Luft in den Lungen nach einer maximalen Einatmung.

**Totraum** Das Volumen der bewegten Luft, das nicht am Gasaustausch beteiligt ist, da es entweder in den Atemwegen verbleibt oder in Alveolen gelangt, die nicht oder nur schlecht durchblutet sind.

**Totenflecken** Ansammlung von Blut in den am tiefsten gelegenen Teilen eines Verstorbenen.

**Toxidrom** Eine Reihe von klinischen Anzeichen und Symptomen, die auf eine Exposition gegenüber einer bestimmten Klasse von Chemikalien oder Toxine hinweist.

**Trachealdeviation** Veränderung der Position der Luftröhre von ihrer normalen Position in der Mittellinie zu einer Seite hin, verursacht in der Regel durch einen unterschiedlichen intrathorakalen Druck in beiden Brusthöhlen bei einem Spannungspneumothorax.

**Transmuraler Druck** Der Druckgradient über die Gefäßwand.

**Transösophageale Echokardiographie** Eine Technik zur Durchführung einer Ultraschalluntersuchung des Herzens unter Verwendung einer in die Speiseröhre eingeführten Ultraschallsonde.

**Trauma jaw thrust** Ein Manöver, das das Öffnen der Atemwege mit geringer oder keiner Bewegung des Kopfes und der Halswirbelsäule ermöglicht. Der Unterkiefer wird von den Fingern nach vorne geschoben. Dieses bewegt die Zunge von der Rachenhinterwand weg.

**Traumatische Asphyxie** Stumpfe und quetschende Verletzungen an Brust und Bauch mit deutlichem Anstieg des intrathorakalen und intravaskulären Drucks, was zu einem Bruch der Kapillaren führt. Das ist gekennzeichnet durch eine violette Verfärbung der Haut, des Oberkörpers und des Gesichts mit Petechien.

**Triage** Französisches Wort mit der Bedeutung „sortieren": Ein Prozess, bei dem eine Gruppe von Patienten nach der Dringlichkeit ihrer Versorgung sortiert wird. Bei einem Massenanfall von Verletzten mit einer großen Anzahl von Patienten erfolgt die Triage, indem sowohl die Dringlichkeit als auch die Überlebenschancen evaluiert werden.

**Überdruckphänomen** Der plötzliche Anstieg des Luftdrucks oder die Schockwelle, die in der Nähe der Detonation eines Sprengstoffs auftritt.

**Umgebungstemperatur** Die Temperatur der Luft, die eine Person umgibt.

**Unabhängiges Unterwasseratemgerät (self-contained underwater breathing apparatus - SCUBA)** Ein tragbares Atemgerät für den Unterwassereinsatz, bestehend aus einer Maske mit Schläuchen, die mit einem Druckluftbehälter verbunden sind.

**Unbeabsichtigte Verletzung** Eine Verletzung, die nicht geplant war und ohne Vorsatz verursacht wurde.

**Vena cava inferior** Eine große Vene, die sauerstoffarmes Blut aus der unteren Körperhälfte zurück zum Herz transportiert.

**Vena cava superior** Eine große Vene, die sauerstoffarmes Blut aus der oberen Körperhälfte zurück zum Herz transportiert.

**Verbrennung** Verletzung von Körpergewebe durch Hitze.

**Verbrennung 1. Grades** Hierbei ist nur die Epidermis geschädigt. Die Haut schmerzt und ist gerötet.

**Verbrennung 2. Grades** Bei diesem Grad reicht die Verbrennung bis zur Dermis. Bei Verbrennungen Grad IIa ist der obere Anteil der Dermis geschädigt, es bilden sich serös gefüllte Blasen. Typischerweise ist die Schmerz- und Berührungswahrnehmung weitgehend normal. Heilt ohne Narbenbildung ab. Bei Verbrennungen Grad IIb ist die Sensibilität nicht mehr normal in dem betroffenen Areal. Häufig muss das abgestorbene Gewebe entfernt werden und durch ein dünnes Hauttransplantat ersetzt werden.

**Verbrennung 3. Grades** Hier reicht die Verbrennung bis zur Subcutis. Es finden sich Nekrosen und Schorf, die abgetragen werden müssen..

**Verbrennung 4. Grades** Diese tiefe Verbrennung reicht bis unter die Subcutis, so dass z.B. Knochen, Muskeln und Sehnen mit betroffen sein können.

**Verdunstung** Übergang von flüssiger zu gasförmiger Form.

**Verletzten-Sammelstelle** Der Ort, der für die Sammlung von Verletzten nach einem Unfall mit mehreren Verletzten genutzt wird.

**Verletzung** Schädigung von Körpergewebe durch äußere Gewalteinwirkung.

**Verletzungsprozess** Ähnlich wie bei einer Krankheit handelt es sich um einen Prozess, an dem ein Wirt, ein Erreger (im Falle einer Verletzung ist der Erreger Energie) und eine Umgebung oder Situation beteiligt sind, die eine Wechselwirkung zwischen Wirt und Erreger ermöglichen.

**Verlorene potenzielle Lebensjahre** Eine Schätzung der Auswirkungen einer Verletzung, die berechnet wird, indem das Alter zum Zeitpunkt des Todes von einem festgelegten Alter der untersuchten Gruppe, meist 65 oder 70 Jahre, oder der Lebenserwartung der Gruppe abgezogen wird.

**Versorgung unter Beschuss/Bedrohung** Medizinische Versorgung durch den Ersthelfer oder Einsatzkräfte, die als erste am Einsatzort eintreffen, während noch aktiver Beschuss oder Bedrohung durch den Feind besteht.

**Verstauchung** Eine akute Verletzung eines Bandes oder Bänder eines Gelenks. Verursacht durch eine Verletzung, die das Gelenk und die Stützbänder überdehnt.

**Verwesung** Zersetzung eines toten Körpers.

**Verzögerter Primärverschluss** Verzögertes Nähen einer Wunde nach 48 bis 72 Stunden, um Schwellungen vorher abklingen zu lassen und Infektionen vorzubeugen.

**Vestibulariskerne** Die Bereiche des Gehirns, aus denen die für das Gleichgewicht zuständigen Vestibularisnerven hervorgehen.

**Vollständige Rückenmarksdurchtrennung** Vollständige Durchtrennung des Rückenmarks mit Unterbrechung aller Spinalbahnen. Alle normalen neurologischen Funktionen distal der Stelle sind verloren.

**Vorlast** Dehnung der Herzmuskelfasern am Ende der Diastole, also kurz vor der Herzmuskelkontraktion (Systole). Sie ist direkt abhängig vom Füllungszustand der Herzkammern und damit vom venösen Blutrückfluss.

**Vorsätzliche Verletzung** Verletzung bei einer zwischenmenschlichen oder selbstgerichteten Gewalthandlung.

**Wärmeleitung** Die Übertragung von Wärme zwischen zwei Objekten, die in direktem Kontakt miteinander stehen.

**Wärmestrahlung** Die direkte Übertragung von Energie von einem warmen Objekt auf ein kühleres durch Strahlung.

**wasserdichtes Gewebe** In diesem Buch bezeichnet das die Gewebedichte, die der von Wasser ähnelt, z. B. Leber, Milz, Muskeln.

**Weißer Phosphor** Ein Brandstoff, der bei der Herstellung von Munition verwendet wird.

**Wirbelforamina** Löcher oder Öffnungen in der Knochenstruktur der Wirbel, durch die Blutgefäße und Nerven verlaufen.

**Wirbelkörperbogen** Dorsalseitig gelegene bogenförmige Struktur, die mit den Spinalkanal bildet.

**Wohltätigkeit** Ein ethischer Begriff, der „Gutes tun" bedeutet. Das verlangt von Rettungsdienstfachpersonal so zu handeln, dass der Nutzen für den Patienten maximiert und die Risiken minimiert werden.

**Zellatmung** Der Verbrauch von Sauerstoff durch die Zellen zur Energiegewinnung.

**Zentrale Chemorezeptoren** Zellen, die auf Veränderungen des $CO_2$-Partialdrucks oder des pH-Werts im Gehirn reagieren und zur Stimulation der Atmung beitragen, wenn sie durch die Ansammlung von Kohlendioxid im Blutkreislauf oder einer metabolischen Azidose stimuliert werden.

**Zentrale neurogene Hyperventilation** Ein pathologisches schnelles und flaches Atemmuster, das bei einer Kopfverletzung und erhöhtem Hirndruck auftreten kann.

**Zentrales Rückenmarkssyndrom** Schädigung des zentralen Teils des Rückenmarks, die meist bei einer Überstreckung der Halswirbelsäule auftritt; Symptome sind eine Schwäche oder Lähmung vorwiegend der oberen Extremitäten.

**Zerebraler Perfusionsdruck** Der zur Aufrechterhaltung des zerebralen Blutflusses erforderliche Druck: Berechnet wird er aus der Differenz zwischen dem mittleren arteriellen Druck (MAP) und dem Hirndruck (ICP).

**Zilien** Haarähnliche, vibrierende Zellstrukturen, die Fremdkörper und Schleim u.a. aus den Bronchien transportieren.

**Zirkuläre Verbrennung** Eine Verbrennung, die einen gesamten Körperteil wie Arm, Bein oder Brust im gesamten Umfang umfasst.

**ZNS** Zentrales Nervensystem, umfasst Gehirn und Rückenmark.

**Züge (Waffen)** Spiralförmig angelegte Rillen im Inneren des Laufs, die ein einzelnes Geschoss (Projektil) in einem stabilen Flugmuster zum Ziel drehen.

**Zweiter Häufungsgipfel der Todesfälle** Todesfälle aufgrund Verletzungen, die innerhalb von Minuten bis zu einigen Stunden nach der Verletzung eintreten.

**Zwerchfell** Der gewölbte Muskel, der Brustkorb und Bauchraum voneinander trennt und eine wichtige Funktion beim Atmen hat.

**Zyanose** Blaue Verfärbung der Haut, der Schleimhäute oder des Nagelbettes, die auf ungesättigtes Hämoglobin und einen unzureichenden Sauerstoffgehalt im Blut hinweist. Kann auch sekundär zu unzureichender Ventilation oder verminderter Durchblutung auftreten.

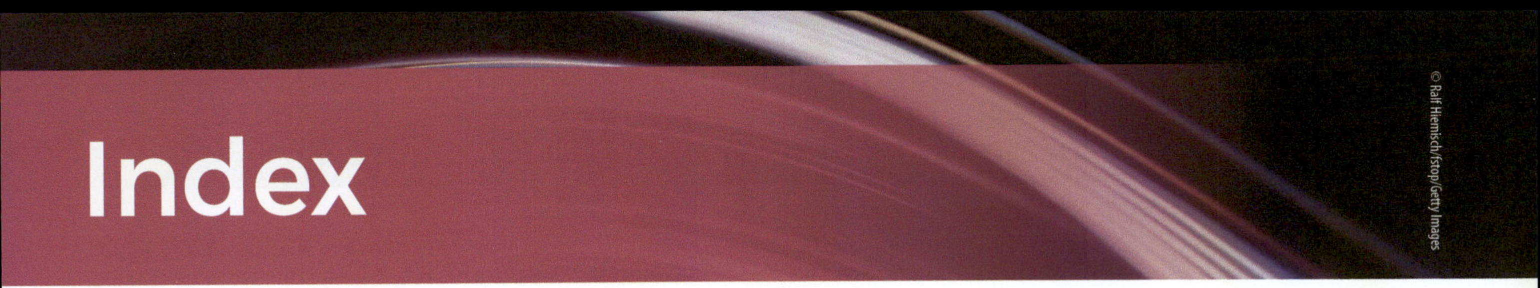


# Index

**Hinweis:** Seitenzahlen mit den Zusätzen *a*, *k*, *t* kennzeichnen Abbildungen, Kästen, und Tabellen.

## A

## B

## C



## D

## H

## I

## J



## K

## L



## M

## N



## O

## Q



## R

## T

## U

## V

## W

## X



## Y



## Z